R. A. Parsi · E. Parsi

Kardiologie · Angiologie

Rassouli A. Parsi
Elke Parsi

Kardiologie

Angiologie

330 Abbildungen
280 Tabellen

URBAN & FISCHER München · Jena

Zuschriften an die Verfasser
Univ.-Prof. Dr. med. habil. R. A. Parsi
Priv.-Doz. Dr. med. habil. Elke Parsi
Suermondtstraße 13
13053 Berlin

oder an:
Urban & Fischer
Lektorat Medizin
Karlstraße 45
80333 München

Wichtiger Hinweis für den Benutzer:
Die Erkenntnisse in der Medizin unterliegen laufendem Wandel durch Forschung und klinische Erfahrungen. Die Autoren dieses Werkes haben große Sorgfalt darauf verwendet, daß die in diesem Werk gemachten therapeutischen Angaben (insbesondere hinsichtlich Indikation, Dosierung und unerwünschter Wirkungen) dem derzeitigen Wissensstand entsprechen. Das entbindet den Nutzer dieses Werkes aber nicht von der Verpflichtung, anhand der Beipackzettel zu verschreibender Präparate zu überprüfen, ob die dort gemachten Angaben von denen in diesem Buch abweichen und seine Verordnung in eigener Verantwortung zu treffen.

Die Deutsche Bibliothek – CIP-Einheitsaufnahme
Ein Titeldatensatz für diese Publikation ist bei Der Deutschen Bibliothek erhältlich.

1. Auflage 2001

00 01 02 03 04 6 5 4 3 2 1

Lektorat: Dr. Dr. Roland Itterheim
Herstellung: Heinz Högerle, Horb-Rexingen
Satz: Typomedia, Scharnhausen
Druck und Einband: Franz Spiegel Buch GmbH, Ulm
Gesetzt in Concorde, Überschriften in Frutiger, Satzsystem Macintosh
Umschlaggestaltung: prepress|ulm GmbH, Ulm
Titelgrafik: Photo Disc; science, technology, medicine 2; medical heart model; digital bearbeitet
Gedruckt auf: BVS matt, 100 g/qm

ISBN 3-437-31070-4

Aktuelle Informationen finden Sie im Internet unter den Adressen:
http\\www.urbanfischer.de

Vorwort

Das vorliegende Werk basiert auf den beiden Auflagen der „Kardiologie für die Praxis", die 1978 bzw. 1983 im Gustav Fischer Verlag Jena erschienen sind. Aus technisch-organisatorischen Gründen kann die Neubearbeitung des vielen Kolleginnen und Kollegen vertrauten Buches erst jetzt vorgelegt werden.

Nach wie vor hat die erschreckend hohe Zahl von Herz-Kreislauf-Krankheiten wie arterielle Hypertonie, ischämische Herzkrankheit, cerebrovaskuläre Insuffizienz und periphere arterielle Durchblutungsstörungen, die auch durch die erhöhte Lebenserwartung der Bevölkerung bedingt ist, soziale und wirtschaftliche Probleme mit sich gebracht, mit denen sich zunehmend jeder Arzt auseinandersetzen muß.

Die Letalität an Herz-Kreislauf-Krankheiten ist in den Industrieländern Europas und Amerikas noch immer hoch. Sie machen etwa 50% und bei über 65jährigen sogar 80% aller Todesursachen aus. Ein weiterer Trend ist, daß besonders jüngere Menschen von der ischämischen Herzkrankheit und der arteriellen Hypertonie befallen sind. Auch die zunehmende Häufigkeit dieser Erkrankung bei Frauen ist alarmierend.

Wir waren bemüht, dem heutigen Wissenstand angepaßt, möglichst vollständige und für die Praxis relevante Aussagen auch der evidenzbasierten Medizin wiederzugeben. Die Anamnese und klinischen Untersuchungsmethoden wurden detailliert abgehandelt, da sie nach wie vor die Voraussetzung für den individuellen und effektiven Einsatz der apparativen und vor allem der invasiven Methoden in der Kardiologie und Angiologie sind. Diagnostische Methoden, insbesondere die jedem Arzt zugänglichen wie die Elektrokardiographie, wurden ausführlicher behandelt.

Wir ließen uns davon leiten, die vor allem an der Berliner Charité in über 40 Jahren sowie in den letzten 10 Jahren in der kardiologisch-angiologischen Niederlassung auf dem Gebiet der Herz-Kreislauf-Erkrankungen gewonnenen Erfahrungen den Kollegen zur Verfügung zu stellen. Zur Erleichterung des Gebrauches von ICD-10 auf diesem Teilgebiet wurden die entsprechenden Nummern der jeweiligen Erkrankung nachgestellt.

Für die Überlassung einzelner Bilder, die wir in unserer eigenen Bildmaterialsammlung nicht zur Verfügung hatten, danken wir ebenso wie für die Hinweise zum Kapitel „Nuklearmedizinische Untersuchungen" Frau Kollegin Dr. sc. med. Karin Sydow sowie für die computertomographischen und MRT-Bilder Herrn Kollegen PD Dr. med. K. H. Sandring.

Herrn Prof. Dr. H. Goos und Dr. med. A. Borges danken wir für das Lesen der ersten Fassung des Manuskriptes und ihre konstruktiven Bemerkungen.

Für die Hilfe bei der Abfassung des Manuskriptes und das Zusammentragen von Literatur möchten wir unserer Tochter Frau Dr. med. Anne Parsi herzlich danken.

Für die gute Zusammenarbeit sind wir Herrn Dr. Dr. R. Itterheim vom Urban & Fischer Verlag für das Lektorieren dieser Ausgabe zu Dank verpflichtet.

Nicht zuletzt danken wir dem jetzigen Hersteller, Herrn H. Högerle, für seinen konstruktiven Beitrag.

Berlin, August 2000

R. A. Parsi
Elke Parsi

Inhaltsübersicht

Abkürzungsverzeichnis

A.	Arterie
ABDM	Ambulantes Blutdruck-Monitoring
ACB	Aortokoronarer Venenbypass
ACE-Hemmer	Angiotensin converting enzyme
ACC/AHA	American College of Cardiology/ American Heart Association
ACME-Study	Angioplasty Compared to Medicine Study
A-H-Zeit	Vorhof-His-Bündel-Zeit
AHB	Anschlußheilbehandlung
α-HBDH	α-Hydroxy-Buttersäure-Dehydrogenase
ant.	anterior
AI	Aortenklappeninsuffizienz
AICD	Automatischer implantierter Kardioverter/Defibrillator
AIMS	Apsac Interventional Mortality Study
AIRE-Study	Acute Infarction Ramipril Efficacy Study
AKG	Apexkardiogramm
ALAT	Alanin-Aminotransferase
AMI	akuter Myokardinfarkt
AS	Aortenklappenstenose
ASAT	Aspartat-Aminotransferase
ASD	Vorhofseptumdefekt
ASIST	**A**tenolol **S**ilent **Is**chemia **T**rial
AT1	Angiotensin 1
AT III	Antithrombin III
ATP	Adenosintriphosphat
AÖT	Aortenklappenöffnungston
ARP	Absolute Refraktärperiode
ATRAMI-Studie	Autonomic Tone and Reflexes After Myocardial Infarction
AV	Atrioventrikular
$AVDO_2$	Arterio-venöse Sauerstoffdifferenz
BARI-Studie	Bypass Angioplasty Revascularization Investigation
BBPP	**B**eta-**B**locker **P**ooling **P**roject
BCAG	Brachiocephale Angiographie
BE	Basenüberschuß
BGA	Blutgas-Analyse
BHAT	β-**B**locker **H**eart **A**ttack **T**rial
BiPAP	bilevel positive airways pressure
β-MHC-Gen	β-cardiac **m**yosin **h**eavy-**c**hain-Gen
BMI	Body-Mass-Index
BWK	Brustwirbelkörper
CABG	Coronary artery bypass graft
CABRI-Studie	Coronary Angioplasty versus Bypass Revascularization Investigation
CaO_2	Sauerstoffgehalt im arteriellen Blut
CvO_2	Sauerstoffgehalt im venösen Blut
CASCADE-Studie	Cardiac Arrest in Seattle: Conventional versus Amiodarone Drug Evaluation Study
CAST-Studie	Cardiac Arrhythmia Suppression Trial
CK	Kreatinphosphokinase
CO	Kohlenmonoxid
CO_2	Kohlendioxid
Comm.	Communicans
CONSENSUS-Studie	Cooperative North Scandinavian Enalapril Survival Study
CPAP	continuous positive airways pressure
CPK	Karotispulskurve
CR	Koronarreserve
CREST-Syndrom	Calcinose, Raynaud-Phänomen, (e)ösophageale Dysfunktion, Sklerodaktylie, Teleangiektasie
CT	Computertomographie
CVI	chronisch venöse Insuffizienz
CW-Doppler	Continuous-wave-Doppler
DAB	Deutsches Arzneibuch
DCA	directional coronary atherectomy
dext.	rechter
dF/dt	1. Ableitung der Kraft der Muskelfaserkontraktion nach der Zeit
DIG	disseminierte intravasale Gerinnung
DG	Druckgradient
dp/dt	1. Ableitung der Ventrikeldruckkurve nach der Zeit
DSA	Digitale Subtraktionsangiographie
dv	dorsoventral
EAST-Studie	Emory Angioplasty versus Surgery trial
ECT	Emission Computed Tomography
EDRF	Endothelium derived relaxing factor
EF	(ejection fraction) Auswurffraktion
EKG	Elektrokardiogramm
ERACI-Studie	Argentine randomized trial of percutaneous transluminal coronary angioplasty versus coronary artery bypass surgery in multi-vessel disease
ERP	Effektive Refraktärperiode
ESVEM-Studie	Electrophysiologic Study versus Electrocardiographic Monitoring
EW	Eiweiß
FATS-Studie	Family Atherosclerosis Treatment Study

FGF	Fibroblast growth factor
g	Gehörähnliche Frequenz (im PKG)
GABI-Studie	German Angioplasty versus Bypass-surgery Intervention trial
GdB	Grad der Behinderung
GISSI-Studie	Gruppo italiano per lo studio della streptochinasi nell' infarcto miocardio
GMT	Göteborg Metoprolol Trial
GUSTO	Global Utilization of Streptokinase and Tissue Plasminogen Activator for Occluded Arteries
h_1	Hochfrequenz (im PKG)
HBE	His-Bündel-Elektrogramm
HDL	high density lipoprotein
HELLP-Syndrom	**H**emolysis, **e**levated **l**iver enzymes, **l**ow **p**latelet count
Hf	Herzfrequenz
HLA-System	Human leucocytes antigen-System
HLP	Hyperlipoproteinämie
HMG-CoA	β-Hydroxy-β-Methylglutaryl-Coenzym-A
HMV	Herzminutenvolumen
HOT-Studie	Hypertension Optimal Treatment
HSP	Hitzeschockproteine
H-V-Zeit	His-Bündel-Ventrikel-Zeit
HWZ	Halbwertszeit
iEG	intrakardiales Elektrogramm
IABP	Intraaortale Ballonpumpe
IHK	Ischämische Herzkrankheit
ICR	Interkostalraum
IDL	(intermediate density lipoprotein) Lipoprotein intermediärer Dichte (Remnants)
IMA-Bypass	A.-mammaria-interna-Bypass
INR	international normalized ratio
ISA	intrinsische Aktivität
ISAM	Intravenöse Streptokinase bei akutem Myokardinfarkt
ISDN	Isosorbiddinitrat
ISIS	International Study of Infarct Survival
IVUS	Intravasaler Ultraschall
KH	Kohlenhydrate
KHK	Koronare Herzerkrankung
KG	Körpergewicht
LAO	(left anterior oblique) Links-anteriorer Schrägdurchmesser
LAP	(left atrial pressure) Druck im linken Vorhof
LCA	(left ccoronary artery) Linke Koronararterie
LE	Lungenembolie
LDH	Laktatdehydrogenase
LDL	(low density lipoprotein) Lipoprotein geringer Dichte
LGL-Syndrom	Lown-Ganong-Lewine-Syndrom
LMCA	(left main coronary artery) Hauptstamm der linken Koronararterie
LVEDP	(left ventricular end-diastolic pressure) linksventrikulärer enddiastolischer Druck
LVEDV	(left ventricular end-diastolic volume) linksventrikuläres enddiastolisches Volumen
LVEDVI	(left ventricular end-diastolic volume indes) linksventrikulärer enddiastolischer Volumenindex
LVESVI	(left ventricular end-systolic volume index) linksventrikulärer endsystolischer Volumenindex
LVFD	Linksventrikulärer Füllungsdruck
LZE	Langzeit-EKG
M.	Morbus
MAAS	Multicenter Anti-Atheroma Study
MADIT	Multicentre Automatic Defibrillator Implantation Trial
MAS-Anfälle	Morgagni-Adams-Stokes-Anfälle
MASS-Studie	Medicine Angioplasty or Surgery Study
MdE	Minderung der Erwerbsfähigkeit
MDC-Studie	Metoprolol in dilated cardiomyopathy – Studie
MDH	Maleat-Dehydrogenase
MERIT-HF	Metoprolol randomized Intervention Trial in Heart failure
MHK	minimale Hemmkonzentration
MI	Mitralklappeninsuffizienz
MITRA-Studie	Maximal individual therapy in acute myocardial infarction
MARS-Studie	Monitored Atherosclerosis Regression Study
MILIS-Studie	Multicenter Investigation of Limitation of Infarct Size
MMPI	Minnesota Multiphasic Personality Inventory
MÖT	Mitralklappenöffnungston
MRFIT	Multiple Risk Factor Intervention Trial
MRT (NMR)	Magnetresonanztomographie
MS	Mitralklappenstenose
N.	Nervus
NYHA	New York Heart Association
O_2	Sauerstoff
OUP	oberer Umschlagpunkt
PAA	Partiell agonistische Aktivität
PACAB	Port-access coronary artery bypass
PAEDP	enddiastolischer Druck der A. pulmonalis
PAMD	Pulmonalarterieller Mitteldruck
PaO_2	arterieller Sauerstoffpartialdruck
PASD	Pulmonalarterieller systolischer Druck
PC	Pulmonalkapillär
PIOPED-Studie	Prospective Investigation Pulmonary Embolism Diagnosis
PDGF	Platelet derived growth factor
PEP	(pre-ejection period) Anspannungszeit
PET	Positronenemissionstomographie

PG	Prostaglandin
PKG	Phonokardiogramm
p.m.	punctum maximum
post.	posterior
PPSB	Plasmaderivat mit Gerinnungsfaktoren II, VII, IX und X
PRF	Pulsrepetitionsfrequenz
PS	Pulmonalklappenstenose
PTA	perkutane transluminale Angioplastie
PTCA	perkutane transluminale Koronarangioplastie
PTS	postthrombotisches Syndrom
PW	peripherer Widerstand
PW-Doppler	Pulsed-wave-Doppler
R.	Ramus
RAO	(right anterior oblique) Rechtsanteriorer Schrägdurchmesser
RAP	(right atrial pressure) Druck im rechten Vorhof
RCA	Rechte Koronararterie
RCX	R. circumflexus
REM	Rapid eye movement
RITA-Studie	Randomised Intervention Treatment of Angina
RIVA	R. interventricularis
RR	Blutdruck
SAM	**s**ystolic **a**nterior **m**ovement
SAVE-Studie	Survival and Ventricular Enlargement Trial
SaO_2	arterielle Sauerstoffsättigung
SE-Technik	Spin-echo-Technik
SHEP-Studie	Systolic Hypertension in Elderly
sin.	Links
SOLVD-Studie	Studies of Left Ventricular Dysfunction
SV	Schlagvolumen
SVES	supraventrikuläre Extrasystole
SW	(stroke work) Schlagarbeit
TAMI-Studie	Thrombolysis and Angioplasty in Myocardial Infarction
^{99m}Tc-DTPA	^{99m}Technetium-**d**iethylene-**t**riamine-**p**enta-acetic **a**cid (^{99m}Tc-Diethylen-Triaminopentaessigsäure)
TEA	Thrombendarteriektomie
TEE	Transösophagale Echokardiographie
TGF	Transforming growth factor
TIA	Transitorische ischämische Attacke
TIMI-Studie	Thrombolysis in Myocardial Infarction
tPA	tissue plasminogen activator
TÖT	Trikuspidalöffnungston
TRIMM-Studie	Trigger und Mechanismus des Myokardinfarkts
TSH	Thyroidea stimulierendes Hormon
UPET	Urokinase Pulmonary Embolism Trial
VES	ventrikuläre Extrasystole
V-HeFT II	Vasodilator - Heart Failure Trial II
Vkg	Vektorkardiographie
VLDL	(very low density lipoprotein) Lipoprotein sehr geringer Dichte
VSD	Ventrikelseptumdefekt
WE	Wood-Einheiten
WHO	World Health Organization
WPW-Syndrom	Wolff-Parkinson-White-Syndrom
ZVD	zentraler Venendruck

Teil A

Kardiologie – Allgemein

1 Kardiologische Anamnese und Untersuchungsmethoden

1.1 Kardiologische Anamnese

Obwohl der Kardiologie umfangreiche instrumentelle Methoden zur Verfügung stehen, bleibt die **Anamnese** die wichtigste Informationsquelle sowohl für die Diagnose- als auch Indikationsstellung für weiterführende nicht-invasive und invasive diagnostische und Therapieverfahren. Aus der Anamnese können nicht nur **qualitative,** sondern auch häufig **quantitative** Aussagen über eine Krankheit und ihre Entwicklungsphase gemacht werden.

1.1.1 Jetzige Anamnese

Im Vordergrund der Beschwerden von Herzpatienten bestehen drei Hauptsymptome: **Atemnot, Schmerzen und Herzrhythmusstörungen.**

Außerdem sind Erscheinungen, wie

- Schlafstörungen
- Nykturie
- Lähmungen
- Ödeme
- Reizhusten bei Belastung
- Schwindelanfälle und Synkopen
- Schrittmacherfunktionsstörungen nicht außer acht zu lassen.

➤ Atemnot

Atemnot ist ein bedeutendes Symptom zur Klassifizierung der kardiopulmonalen Belastbarkeit und Leistungsfähigkeit und Grundlage der NYHA-Klassifizierungen.

Eine **Dyspnoe** ist eine erschwerte Atemtätigkeit, die als Tachypnoe, Hyperpnoe und verschiedene Atemtypen in Erscheinung tritt.

Die **Ursachen** der Dyspnoe sind:

- kardiale
  - im Verhältnis zum Gasaustausch relativ zu kleines Herzminutenvolumen
  - schwere Hypoxämie bei Rechts-Links-Shunt (Eisenmenger-Komplex, Fallotsche Erkrankung)
- pulmonale
  - als Folge von Ventilationsstörungen, z. B. bei Lungenfibrose, Emphysembronchitis, Lungenembolie, pulmonal bedingter Hypoxämie
- extrathorakale
  - metabolische, z. B. Kussmaulsche Atmung bei metabolischer Azidose, Hyperthyreose
  - emotionale, neurotische Faktoren
  - cerebral bei Störung im Bereich des Atemzentrums
  - Adipositas
  - medikamentös
- mechanische
  - durch Einengung der oberen Luftwege mit in- oder exspiratorischem Stridor.

Daher ist zunächst eine Differenzierung der verschiedenen Ursachen erforderlich.

Bei **Lungenkrankheiten** besteht eine längere Anamnese mit Husten, Auswurf, Lungenentzündungen, die auch jahreszeitlichen Einflüssen unterliegen.

Atemnot kann **neurotisch** bedingt sein. Sie ist im Gegensatz zu kardiopulmonal verursachter Dyspnoe bei gleicher Belastung variabel, häufig mit Herzklopfen verbunden, oft in Ruhe auftretend, so daß dies im Zusammenhang mit der klinischen Gesamtbeurteilung anamnestisch zu differenzieren ist.

Die Dyspnoe kann über längere Zeit als einziges Zeichen einer **Herzkrankheit** ohne andere kardiopulmonale Symptome vorhanden sein. Bei Herzpatienten ist Atemnot in der Regel ein Hinweis auf eine

Funktionsstörung des linken Herzens als Folge der **Druck- oder Volumenbelastung**, die zu einer Lungenstauung geführt hat. Bei der Anamnese muß darauf geachtet werden, daß man über Art und Umfang der Atembeschwerden genauere Informationen erhält, da sie auch für die **Beurteilung des Schweregrades der Herzkrankheit** eine entscheidende Bedeutung haben. Es ist zu klären, ob die Atemnot in Ruhe oder unter Belastung, im Liegen, gelegentlich oder permanent auftritt. Zur Quantifizierung dienen z.B. folgende Angaben: Wieviel Stufen oder Etagen können erstiegen oder wieviel Meter etwas zügiger gegangen werden, ohne Atemnot zu bekommen.

Belastungsdyspnoe

Die Zunahme der Atemnot ist zur Schwere der körperlichen Belastung proportional und erlaubt daher auch eine Einschätzung der Herzfunktion.

Die **Herzinsuffizienz** wird nach der international üblichen Klassifikation der **New York Heart Association (NYHA)** in **vier Stadien** eingeteilt, je nachdem, ob Symptome wie Atemnot in Ruhe oder erst unter Belastung auftreten (s. Tabelle 17.7, S. 666). Die Einteilung nach NYHA wurde verschiedentlich modifiziert. Trotz der nicht genauen Meßbarkeit und subjektiven Einflüsse haben sich solche Klassifizierungen bewährt. Wenn die **Herzförderleistung vermindert** ist, können zunächst nur **Allgemeinsymptome** auftreten, ohne daß die ausgeprägten Befunde einer Rechts- oder Linksherzinsuffizienz nachweisbar sind. Die Patienten klagen über **Müdigkeit, Abgeschlagenheit, Schwindel, Ohnmacht, Pulsbeschleunigung, kalte, schweißige Haut**, die durch den kompensatorisch gesteigerten Sympathikotonus bedingt ist.

Orthopnoe

Der Patient wird durch Atemnot aus dem Schlaf geweckt und muß sich im Bett aufrichten, oder er benötigt von vornherein zusätzlich ein oder mehrere Kissen zum Schlafen. Die Atemnot ist dadurch bedingt, daß eine Redistribution des Blutes in der Horizontallage stattfindet. Das Blut fließt aus den unteren Extremitäten und dem Splanchnikusbereich in den Thorax und vermehrt die Lungenstauung.

Permanente Dyspnoe

Eine ausgeprägte Herzinsuffizienz führt dazu, daß die oben beschriebenen Beschwerden zunehmen, so daß der Patient bereits in Ruhe und im Sitzen Atemnot hat. Hinzu kommen die Ergußbildungen im Pleurabereich. Nicht selten wird eine geistige Verwirrtheit als Folge der Vorwärtsinsuffizienz beobachtet.

Atemnot-Anfälle

Im Prinzip sind es zwei klinische Bilder, die den gleichen Pathomechanismus besitzen, jedoch sich quantitativ unterscheiden: **Asthma cardiale** und **Lungenödem**.

Asthma cardiale

Der nächtliche Atemnotanfall (**Asthma-cardiale-Anfall**) ist auf die hydrostatisch bedingte vermehrte Blutfüllung der Lunge im Liegen zurückzuführen. Normalerweise sind der Druck und die Blutmenge in der Lungenbasis am größten. Hinzu kommt, daß durch das Liegen noch mehr Blut in die hinteren Lungenabschnitte verlagert wird. Darüber hinaus kommt es zu einer Anschwellung der Bronchialschleimhaut als Folge eines erhöhten Pulmonalvenen- und Alveolardruckes, was zusätzlich mit einem Bronchospasmus einhergeht. Diese Obstruktion der Bronchien führt zu einer Verlängerung des Exspiriums, wodurch pfeifende Rasselgeräusche schon mit Abstand zu hören sind. Am Ende eines Anfalls ist muköser, dicker und weißer Auswurf vorhanden.

Das Asthma cardiale ist Zeichen einer Linksherzinsuffizienz mit einer bronchospastischen, allergischen Veranlagung (Tabelle 1.1).

Lungenödem

Der Austritt von Flüssigkeit aus den Lungenkapillaren ins Interstitium führt zum **interstitiellen Lungenödem**. Wird Flüssigkeit in die Alveolen gepreßt, spricht man vom **alveolären Lungenödem**. Erst wenn eine Erhöhung des Lungenkapillardrucks über etwa zwei Wochen besteht, erweitert sich das Lymphgefäßsystem bis zum 10fachen und transportiert das 20fache der Ruhewerte ab.

Tab. 1.1: Differentialdiagnose zwischen Asthma cardiale und Asthma bronchiale

	Asthma bronchiale	Asthma cardiale
Anamnese	beschwerdefreies Intervall	kardiale Anamnese, Herzrhythmusstörung, Dyspnoe, arterielle Hypertonie
Auskultation	vorzugsweise spastische Phänomene (Giemen, Pfeifen)	feuchte Rasselgeräusche, Herzgeräusche
Auswurf	zäh, weißlich	blutig-schaumig
Perkussion	Emphysemzeichen	Herzvergrößerung
Blutdruck	oft normal, z.T. hypoton	häufig arterielle Hypertonie

Die Lunge enthält etwa 9% der Gesamtblutmenge. Unter Extrembedingungen kann sie bis zur 2fachen Blutmenge aufnehmen. Kommt es jedoch durch eine Linksherzinsuffizienz oder durch einen vergrößerten Strömungswiderstand, z. B. bei einer Mitralklappenstenose, zu einem Blutrückstau in die Lungen, ist dieser Staueffekt größer als der Abstrom, da das Blutvolumen des großen Kreislaufs etwa 7mal größer als das des kleinen Kreislaufs ist.

Das Lungenödem ist durch eine plötzliche Atemnot in Ruhe bzw. während der Belastung, häufig verbunden mit einem Angstgefühl, gekennzeichnet. Der Patient sitzt typischer Weise mit herabhängenden Beinen, und schon beim Betreten des Krankenzimmers hört man feuchte Lungenrasselgeräusche (**kochende Lunge**). Blutig tingierter Schaum ist im Mund sichtbar, oder es kommt zu blutigem Auswurf nach Hustendrang.

Pathophysiologisch handelt es sich hier um eine schnelle Erhöhung des Pulmonalkapillardruckes um mehr als 30 bis 35 mmHg, der somit den onkotischen Druck übersteigt und den Einstrom von Eiweiß und anderen Blutbestandteilen in die Alveolen zur Folge hat. Die erhöhte Kapillarpermeabilität sowie die gestörte lymphatische Zirkulation unterstützen diesen Vorgang.

Ein kardial bedingtes Lungenödem kann also durch einen zu großen Bluteinstrom (**aktives Lungenödem**) oder durch einen verminderten Abstrom (**passives Lungenödem**) entstehen.

- Aktive Lungenstauung
  - beschleunigter Blutumlauf (Anämie, Thyreotoxikose, Beriberi, M. Paget)
  - erhöhtes Blutvolumen (Gravidität)
  - Links-Rechts-Shunt (Vorhof-, Ventrikelseptumdefekt)
- Passive Lungenstauung
  - Linksherzversagen (hypertone Herzkrankheit, Aortenklappenfehler, Mitralklappeninsuffizienz, Myokardinfarkt, Myokarditis, Kardiomyopathien, Coarctatio aortae, Myokardfibrose, Myokardose)
  - Obstruktion der Lungenstrombahn (Mitralklappenstenose, Pericarditis constrictiva, Amyloidose, Endokardfibroelastose, Cor triatriatum, Thrombus im linken Vorhof, Myxom des linken Vorhofes)

Cheyne-Stokessche Atmung

Die Cheyne-Stokessche Atmung ist ein pathologischer Atmungstyp, der durch einen Durchblutungsmangel des Atemzentrums bedingt ist. Die Atemstörung tritt bei Herzpatienten zunächst während des Schlafs auf, später auch im wachen Zustand. Sie wird durch Barbiturate begünstigt!

Schmerzen

Schmerzen, vor allem ischämiebedingte **Thoraxschmerzen**, sind ein Hauptsymptom bei Herz- und Gefäßerkrankungen. Um die verschiedenen Ursachen der Schmerzen zu klären, sind folgende Aspekte zu erfragen:
- genaue Lokalisation
- Charakter (drückend, beengend, brennend, stechend, ziehend, krampfartig)
- Ausstrahlungsrichtung (z. B. in den linken Arm)
- Abhängigkeit von körperlicher oder psychischer Belastung, von Körperlagewechsel
- Atemabhängigkeit
- Reproduzierbarkeit
- Ansprechen auf Nitroglycerin
- Auftreten in Ruhe oder nachts, die Hinweise auf eine schwere Form der ischämischen Herzkrankheit, instabile Angina pectoris oder einen Koronarspasmus sind
- Dauer der Beschwerden.

- **Angina** bedeutet Einengung oder Einschnürung. Daraus wurde der Begriff Angina pectoris, die **Brustenge**, geprägt. Dieser ischämiebedingte Schmerzkomplex ist so charakteristisch, daß bereits die Anamnese die entscheidende Säule der Diagnostik ist. Man unterscheidet verschiedene Formen der Angina pectoris:
  - typische
  - atypische
  - Angina pectoris nocturna
  - Prinzmetal-Angina
  - und nach dem Verlauf stabile und instabile Angina pectoris.

Die Angina pectoris kann aber auch besonders bei atypischen Formen den durch andere Erkrankungen bedingten Beschwerden ähneln, so daß auch hier die anamnestischen Angaben eine wichtige Rolle bei der Ursachendifferenzierung spielen.

Die in der **Differentialdiagnose** der Angina pectoris besonders für die **Notfallentscheidung** bedeutenden **Thoraxschmerzen** sind:
- Schmerzen bei akutem Myokardinfarkt (s. auch Kap. 12.12.15)
- Schmerzen bei Aneurysma dissecans der Aorta (s. auch Kap. 34)
- Perikarditische Schmerzen (s. auch Kap. 10.5.3).

- **Andere gefäßbedingte Schmerzlokalisationen**, wie in den Extremitäten, im Abdominalbereich sowie im Kopfbereich (s. Kap. 33.3).

Herzrhythmusstörungen

Sowohl die Unregelmäßigkeit als auch die beschleunigte oder langsame Herzfrequenz und die damit verbundenen subjektiven Beschwerden führen häufig zum Arzt. Sie werden als „Herzrasen", „Herzstolpern", „Stehenbleiben des Herzens", „Aussetzer" oder „Extraschlag" vom Patienten empfunden. Weiterhin kann damit Schwindelgefühl oder Bewußtlosigkeit verbunden sein. Herzrhythmusstörungen können anfallsartig, von kurzer Dauer, über Stunden oder Tage anhaltend sein, in Ruhe oder bei Belastung auftreten (s. auch Kap. 15.7.1).

➤ Bewußtseinsstörungen

Schwindel

Unter Schwindel versteht man die subjektive Störung der Orientierung im Raum, d. h. eine Scheinbewegung von Körper und Raum.

Das **Schwindelgefühl** ist häufig Symptom einer Erkrankung, kann jedoch auch bei gesunden Menschen auftreten. Zur Klärung der kardialen oder extrakardialen Ursachen ist die Anamnese von entscheidender Bedeutung.

Es tritt oft bei Lagewechsel auf und ist mit Übelkeit, Erbrechen sowie einer Seitenbetonung verbunden. Dem damit einhergehenden ein- oder beiderseitigen Ohrensausen, Hörminderung bis zu Taubheit ist eine besondere Aufmerksamkeit zu schenken.

Auch die Dauer der Anfälle (Sekunden bis Minuten und länger) ist von Bedeutung. Sehstörungen, Geruchs- und Geschmacksverlust, Parästhesien der Wangen oder eine Facialisparese müssen in diesem Zusammenhang erfragt werden.

Zur ursächlichen Klärung ist nach Grundkrankheiten wie degenerativen Veränderungen der Halswirbelsäule, Herzrhythmusstörungen, arterieller Hypertonie, Herzinsuffizienz, Vestibularisreizung, Diabetes mellitus zu suchen. Nicht zuletzt ist diesbezüglich auf Alkohol, Rauchen, Coffein sowie ototoxisch wirkende Antibiotika wie Gentamicin, Streptomycin, aber auch Acetylsalicylsäure, Barbiturate und Sedativa zu achten. Wenn auch viele Krankheiten ein Schwindelgefühl verursachen können, liegt doch die Ursache zu etwa 40% im Herz-Kreislauf-System.

Synkope

Die **Synkope** ist ein kurzdauernder Bewußtseinsverlust mit und ohne Hinstürzen. Sie kann entweder primär cerebral (**extrakardial**) oder sekundär durch eine Störung der Kreislauffunktion (**kardial**) und dadurch bedingte cerebrale Hypoxie hervorgerufen werden.

Kardiale Ursachen von Synkopen sind:

- Verminderung des Herzminutenvolumens, z. B. durch Herzrhythmusstörungen oder körperliche Belastung bei Aortenklappenstenose
- Herzstillstand (hypodyname Form des Adams-Stokes-Anfalls) infolge höhergradiger AV- oder SA-Blockierungen
- Kammerflimmern/-flattern (hyperdyname Form des Adams-Stokes-Anfalls)
- gestörter venöser Rückstrom zum Herzen (z. B. Cava-inferior – Syndrom bei Schwangeren) durch reduziertes Herzminutenvolumen bei Vorwärtsinsuffizienz
- diastolische Füllungsbehinderung bei paroxysmaler Tachykardie, Pericarditis constrictiva, Myxom des linken Vorhofes bei Lageveränderung.

Extrakardiale Ursachen von Synkopen sind bedingt durch cerebrale Hypoxie bei:

- akutem (Lungenembolie) oder chronischem **Cor pulmonale**
- **hypersensitivem Karotissinus**

Die reflektorische Vaguswirkung führt zur Bradykardie durch AV- oder SA-Blockierungen. Diese Synkopen treten ohne Prodromi, oft nach abrupten Kopfbewegungen oder Manipulation am Sinus caroticus, z. B. bei der Rasur, auf.

- **Vasovagalen Synkopen**

Kann man die Ursache einer Synkope durch die Anamnese, körperliche Untersuchung und übliche nicht-invasive Untersuchungsmethoden, wie Ruhe-EKG, Schellong-Test, Langzeit-EKG, Karotisdruckversuch, Echokardiographie, Duplexsonographie der extrakraniellen Gefäße nicht hinlänglich klären und liegt sicher keine organische Erkrankung vor, so ist an eine **vasovagale** Auslösung zu denken. Sie wird durch Emotionen, starke Schmerzen, Gefäß- oder Pleurapunktion, Traumen im Epigastrium (Plexus solaris), manchmal durch Lokalanästhesie mit Lidocain ausgelöst. Im Gegensatz zu kardial bedingten Synkopen treten hier Vorzeichen wie Schwäche, Brechreiz, Schweißausbruch, Blässe und Bradykardie auf. Sie enden allmählich. Diese Synkope tritt überwiegend in aufrechter Körperhaltung auf und wird durch einen Blutdruck- und Herzfrequenzabfall ausgelöst. Man nimmt an, daß die vasovagale Synkope durch eine gestörte vasomotorische Regulation auf adrenerge Stimuli, wie den Wechsel zur aufrechten Körperhaltung, bedingt ist. Die extreme parasympathische Gegenregulation mit Auslösung einer Bradykardie, arteriellen Hypotonie und peripheren Vasodilatation löst dann das klinische Bild der vasovagalen Synkope aus (Epstein et al. 1986). Eine Methode zur Erfassung dieser Reaktion ist der **Orthostase-Test** am **Kipptisch**, dessen Aussage durch die Gabe von Catecholaminen, wie Isoprenalin, verstärkt werden kann (Hust et al. 1999).

- **Husten**

Die **Hustensynkope** tritt häufig bei Patienten mit chronischer Bronchitis und Adipositas bei einem starken Hustenanfall auf, dauert 1 bis 3 Sekunden und ist durch einen erhöhten intrathorakalen Druck und den damit verbundenen verminderten venösen Blutrückfluß zum Herzen bedingt. Infolge dieser reduzierten Herzförderleistung entsteht eine Mangeldurchblutung des Gehirns. Dieser Mechanismus wird vielfach übersehen! Eine genaue Anamnese ist der wichtigste Beitrag zur Diagnose. Neben der kardialen Ursache ist immer ein Hirntumor auszuschließen. Ähnliche Pathomechanismen spielen bei der **Lach- und Miktionssynkope** eine Rolle.

- **Schluckauf**

Es muß dann an eine Achalasie des Ösophagus gedacht werden.

- **Orthostatische arterielle Hypotonie**

Sie kann durch eine medikamentöse Behandlung bei arterieller Hypertonie ausgelöst werden. Daher sollte immer eine Blutdruckkontrolle im Liegen und Stehen erfolgen.

- **Cerebrovaskuläre Insuffizienz**

Atherosklerotische Veränderungen der Hirngefäße oder ein Subclavian-steal-Syndrom können Synkopen auslösen. In diesem Zusammenhang ist auf neurologische Ausfälle zu achten.

Die Synkope tritt so unvorhergesehen auf, daß die Patienten die Kontrolle über sich verlieren und es zu Unfällen kommen kann. Blässe und Atemstillstand gehen mit Pulsverlust einher. Dauert die Synkope länger als 15 Sekunden, können bereits klonische Krämpfe der Extremitäten auftreten. Nach 1 Minute geht die Blässe in eine Zyanose über. Es besteht eine totale Bewußtlosigkeit, wenn die Synkope 1 bis 2 Minuten dauert. Gewöhnlich beißen sich die Patienten im Gegensatz zum epileptischen Anfall nicht auf Lippen und Zunge. Es kommt aber auch hier häufig zum Urin- und Stuhlabgang. Die Synkope verschwindet auch wieder plötzlich. Der Patient ist evtl. schweißbedeckt, die Hautfarbe normalisiert sich, und es gibt keine retrograde Amnesie. Man kann meist durch Befragung des Patienten bzw. seiner Umgebung retrospektiv die Diagnose stellen.

➤ Andere Symptome

Reizhusten

Ein anfallsweiser Husten, der während der Ruhe, aber besonders nach Belastung auftritt (sog. kleines Lungenödem). Er ist ein wichtiges Zeichen der manifesten Linksherzinsuffizienz.

Hämoptyse (Hämoptoe)

Die Hämoptyse, das Blutspucken oder Bluthusten, ist ebenfalls eine wichtige und nicht seltene Erscheinung bei Herzkrankheiten. Man kann im Prinzip drei Formen von Hämoptysen unterscheiden.

Hämoptysen beim **Lungenödem** sind alveolären Ursprungs und meist mit einem Hustenanfall und feuchten Rasselgeräuschen verbunden. Die Blutbeimengung ist hell.

Beim **Lungeninfarkt** ist im Gegensatz zum Lungenödem die Menge des Auswurfes gering und das beigemengte Blut dunkler. Im Zusammenhang mit dem klinischen Bild ist differentialdiagnostisch an eine Lungenembolie zu denken (akute Rechtsherzbelastung).

Die **isolierte Hämoptyse** kann bei der selten vorkommenden Ruptur eines Aortenaneurysmas in die Bronchien, was erfahrungsgemäß zu einer stärkeren Blutung bis zum Blutsturz führt, oder bei ausgeprägter primärer oder sekundärer pulmonaler Hypertonie auftreten.

Nykturie

Das nächtliche Wasserlassen ist als Frühzeichen der Herzinsuffizienz anzusehen, vorausgesetzt, es sind keine funktionellen Blasenveränderungen oder andere urologische oder gynäkologische Ursachen nachweisbar.

Ödeme

Ödeme treten in der Regel zuerst als Knöchelödeme auf. Mit zunehmender Rechtsherzinsuffienz kommt es zu Unter- und Oberschenkelödemen, Aszites und Anasarka (s. Tabelle 17.5, S. 665).

Lähmungen

Sie treten als Folge einer abgelaufenen Hirnembolie bei Mitralklappenstenose (Voraussetzung ist dafür eine absolute Arrhythmie bei Vorhofflimmern), bei Herzwandaneurysma nach Myokardinfarkt und bei bakterieller Endokarditis auf. Weitere Emboliesym-

Nicht selten wird eine bis dahin übersehene Mitralklappenstenose dadurch diagnostiziert.

Zyanose

Eine Zyanose liegt vor, wenn der Anteil des reduzierten Hämoglobins mehr als 5 g/dl beträgt. Sie kann durch Störungen in der terminalen Strombahn, erhöhte Sauerstoffutilisation (**periphere Zyanose**) oder durch eine mangelhafte Arterialisierung des Blutes (**zentrale Zyanose**) verursacht sein. Zur Differenzierung der Zyanose ist u. a. zu klären, seit wann sie besteht (seit Geburt, z.B. Morbus Fallot, oder später aufgetreten, z.B. Eisenmenger-Reaktion).

Liegt aber eine Anämie vor, so wird die Zyanose im Gegensatz zur Polyglobulie, bei der sie deutlicher zur Erscheinung kommt, maskiert. Darüber hinaus ist die Ausprägung der Zyanose vom Füllungszustand der Kapillaren und Venolen abhängig. Bei einer Vasokonstriktion kommt es zu einer sog. „blassen" oder „grauen" Zyanose, wie sie bei Schockpatienten, Asthma cardiale sowie präfinal zu finden ist.

Die **periphere Zyanose** kann durch eine Stase im venösen Schenkel bei Rechtsherzinsuffizienz oder im Sinne einer diastolischen Füllungsbehinderung bei Pericarditis constrictiva verursacht werden. Weiterhin kommen die Engstellung oder Verlegung der Arteriolen wie beim M. Raynaud, entzündliche oder atherosklerotische Gefäßprozesse infrage. Auch die Agglutination der Erythrozyten durch Kälteantikörper, bei Virusinfekten, Leukämien und Leberzirrhose sowie die Strömungsverlangsamung des Blutes bei erhöhter Viskosität und dadurch gesteigerte Sauerstoffutilisation, z.B. bei Polyzythämie und Polyglobulie, spielen eine ursächliche Rolle.

Die **zentrale Zyanose** ist z.B. durch das Lungenemphysem, eine Lungenstauung, eine Durchmischung des arteriellen und venösen Blutes bei arterio-venösen Shunts in der Lunge und im Herzen bedingt. Auch familiär-kongenital oder sekundär durch chemische Stoffe und Arzneimittel kann es zu einer Reduktion des Hämoglobins zu Methämoglobin kommen.

Die zentrale Zyanose läßt sich im Gegensatz zur peripheren durch Sauerstoffgabe beheben.

■ Schweißausbruch

Schweißausbrüche treten als Begleiterscheinungen u. a. bei Hyperthyreose, nächtlicher Blutdruckerhöhung sowie bakterieller Endokarditis auf. An neurotische und klimakterische Ursachen sowie an ungewohnte klimatische Einflüsse muß gedacht werden.

■ Müdigkeit

Müdigkeit ist häufig als Vorzeichen des Myokardinfarktes und bei neurozirkulatorischer Asthenie vorhanden.

➤ Eigenanamnese

In der Eigenanamnese ist besonders zu erfragen:

- arterielle Hypertonie
- Myokardinfarkt
- Herzrhythmusstörungen
- Erkrankungen des Atmungssystems
- Herz- und Gefäßoperationen
- Allergien
- frühere Streptokokkeninfekte (Scharlach, gehäuft eitrige Anginen, akutes rheumatisches Fieber, Chorea minor)
- Virusinfektionen (besonders Röteln im Erwachsenenalter) und andere infektiöse Erkrankungen mit Beteiligung des Herzens (auch an AIDS denken!)
- Zeichen von Embolien (flüchtige oder permanente Lähmungserscheinungen u. a.)
- Einschätzung der bisherigen physischen und psychischen Leistungsfähigkeit (Schulsport, konzentrierte geistige Arbeit).

Weiterhin: Befand sich der Patient bereits früher in stationärer oder ambulanter Behandlung, warum, wo, wie lange, wann?

Wichtig ist auch die **Erfassung der Risikofaktoren** der Atherosklerose und besonders der ischämischen Herzkrankheit (s. Kap. 12.10).

Risikofaktoren I. Ordnung sind Hypercholesterinämie, arterielle Hypertonie, Zigarettenrauchen.

Risikofaktoren II. Ordnung sind Gerinnungsstörungen, wie Thromboseneigung durch z.B. Fibrinogenerhöhung, AT-III-Mangel, Diabetes mellitus, Gicht, Streß, Adipositas, körperliche Inaktivität, positive Familienanamnese, vorzeitige Menopause.

1.1.2 Familienanamnese

Folgende Aspekte der Familienanamnese sind zu berücksichtigen:

- angeborene Herzfehler
- Myokardinfarkte, besonders auch im jugendlichen Alter von Familienangehörigen
- plötzlicher Tod
- cerebrovaskuläre Insuffizienz, besonders Schlaganfall
- periphere arterielle Durchblutungsstörungen
- Risikofaktoren wie: arterielle Hypertonie, Hypercholesterinämie, Diabetes mellitus, Gicht usw.

1.1.3 Medikamentenanamnese

Einnahme von herzwirksamen Medikamenten, z.B. Herzglykoside, Antiarrhythmika, Antihypertensiva, Diuretika, Koronarpharmaka, und anderen mit genauer Dosierung, Einnahmedauer, evtl. Nebenwirkungen. Nachzufragen ist bei Frauen auch nach Antikonzeptiva, welche, wie lange. Bei Verdacht auf **Medikamentenabusus** oder **Drogenkonsum** sind u. a. Art, Menge, Zeitraum und eventuelle Therapieversuche zu eruieren.

1.1.4 Psychosoziale Anamnese

Sie umfaßt die schulische und berufliche Qualifikation, die jetzige Tätigkeit (wieviel Stunden pro Tag, körperlich belastende oder sitzende Arbeit), evtl. vorliegende Berufskrankheiten, Arbeitslosigkeit, Wohnverhältnisse, den Familienstand und erschwerende Lebensbedingungen. Konflikte tragen durchaus zur Auslösung oder Unterhaltung einiger Erkrankungen, wie der koronaren Herzkrankheit, bei. Daher sind eine ausführliche Befragung und Feststellung der Faktoren, die unter dem Begriff **„psychosozialer Streß“** zusammengefaßt sind, unentbehrlich. Unter diesem Begriff ist nicht einfach „Hektik“, starke Anstrengungen und Arbeitsdruck als isolierte Tatsachen zu verstehen. Vielmehr bedeutet dies die Reaktion des Individuums auf solche Situationen.

Unter **psychosozialem Disstreß** versteht man Anstrengungen und Verausgabungen in leistungsfordernden Situationen, die nicht zum erwarteten Erfolg führen.

Dauer und Intensität solcher Erlebnisse haben einen hohen Stellenwert bei der Entstehung von Erkrankungen. Diese Art von Streß fördert über neurohumorale Mechanismen Krankheitsprozesse. So wurden besonders für die koronare Herzkrankheit in den letzten Jahren „psychische Risikodispositionen“ herausgestellt und typisiert (Typ-A- und Typ-B-Verhalten; s. Kap. 12.10.9).

1.2 Klinische Untersuchung

Die Untersuchung des Kranken muß in einer entsprechenden Umgebung, in einem ruhigen Raum, möglichst ohne störende Nebengeräusche erfolgen. Das Auftreten des Arztes muß dabei dem Patienten Sicherheit und Vertrauen vermitteln. Nur dadurch ist erreichbar, daß der Patient seine gesundheitlichen Probleme offen darlegt und somit eine richtige Diagnose wahrscheinlicher wird. Außerdem werden dadurch solche Bedingungen verhindert, die eine Differenzierung von Herzgeräuschen erschweren, wie bei Tachykardie durch Aufregung.

1.2.1 Inspektion

Bereits durch die Inspektion werden wesentliche Informationen über den **physischen und psychischen Zustand** des Patienten durch Gang, Körperform und -haltung, Gestik und Mimik gewonnen. Weiterhin sind dadurch der Allgemein- und Ernährungszustand (normal, adipös, abgemagert), sichtbare periphere Ödeme und Aszites, aber auch Dyspnoe in Ruhe oder beim Sprechen und die Hautfarbe zu beurteilen. Inspektionsbefunde können bereits richtungsweisend für die Diagnose sein. Zum Beispiel weisen Atemnot, Zyanose und ein faßförmiger Thorax auf ein Lungenemphysem und chronisches Cor pulmonale hin.

➤ Gesicht

Im Gesicht sind zu beachten: Blässe, Rötung, Zyanose, allgemeiner Ikterus oder Sklerenikterus bei Stauungsherzinsuffizienz, besondere Pigmentierungen, Arcus senilis, ausgeprägte Wangen- und Lippenzyanose, die Facies mitralis, in der Regel bei Mitralklappenstenose, weiterhin Hämatome, Petechien und Facialisparese. Eine ausgeprägte, seit Kindheit bestehende Zyanose ist ein z.B. Hinweis auf Morbus Fallot. Tritt diese Zyanose in späterem Lebensalter auf, so ist sie als Folge eines Rechts-Links-Shunts bei pulmonaler Hypertonie (Eisenmenger-Reaktion) anzusehen (Tabelle 1.2).

➤ Hals

Am Hals ist die Beobachtung der **Venen** und **Arterien** wichtig. So weisen **hüpfende Karotiden** auf eine Aortenklappeninsuffizienz, ein **systolischer positiver Halsvenenpuls** auf eine Trikuspidalklappeninsuffizienz hin (Tabelle 1.3).

➤ Thorax

Deformierungen, wie die **Trichterbrust**, eine ausgeprägte **Kyphoskoliose**, ein **Faßthorax** oder ein **Herzbuckel** (Voussure), der eine Vorwölbung des linksseitigen knöchernen Thorax ist, können differenzierte Hinweise auf die hämodynamische Belastung des Herzens geben.

Sowohl bei starker Kyphoskoliose als auch Faßthorax kann eine Rechtsherzbelastung angenommen, bei einer ausgeprägten Trichterbrust eine diastolische Füllungsbehinderung vermutet werden.

Tab. 1.2: Inspektion des Gesichtes

Facialisparese	• einseitig herabhängender Mundwinkel • offener Lidspalt • verstrichene Stirnfalten
Lippen- und Ohrmuschelzyanose	• zyanotische Herzfehler • Mitralklappenstenose • Cor pulmonale
Gesichtsfarbe	
• blaß	• bakterielle Endokarditis • Aortenklappenstenose • Aortenklappeninsuffizienz • renale Hypertonie
• blaß-grau	• akuter Myokardinfarkt
• rot	• essentielle Hypertonie
• Wangenzyanose	• z.B. Mitralklappenstenose

Tab. 1.3: Inspektion des Halses

starke Arterienpulsationen	• Aortenklappeninsuffizienz
Halsveneneinflußstauung	• Rechtsherzdekompensation • Herzbeuteltamponade • Pericarditis exsudativa • Pericarditis constrictiva

Eine Voussure deutet darauf hin, daß die Herzerkrankung schon während des Wachstumsprozesses hämodynamisch wirksam war, wie es nicht selten bei einem Vorhofseptumdefekt durch die Dilatation des rechten Ventrikels der Fall ist.

Systolische Einziehungen der Interkostalräume können bei Pericarditis adhaesiva beobachtet werden.

Pulsationen der Brustwand sind besser zu tasten als zu sehen. Eine sichtbare starke Pulsation des Herzspitzenstoßes innerhalb des 5.ICR links in der MCL entspricht einer konzentrischen Hypertrophie und meist einer Druckbelastung des linken Ventrikels. Eine Verlagerung außerhalb der MCL nach links und kaudal spricht für eine Dilatation bei exzentrischer Hypertrophie der linken Herzkammer. Epigastrische sowie linksparasternale Pulsationen sind Zeichen einer rechtsventrikulären Belastung. Manchmal ist bei Geräuschen mit höherer Intensität ein **Schwirren** nicht nur palpabel, sondern auch sichtbar (Tabelle 1.4).

➤ Abdomen

Aus der Inspektion des Abdomens können sich u. U. Rückschlüsse auf die hämodynamische Situation des Herzens ergeben. Form und Größe des Abdomens geben Hinweise auf Aszites und Meteorismus. Ein

Tab. 1.4: Inspektion des Thorax

Trichter- oder Hühnerbrust	• angeborene Skelettanomalie
Voussure (Herzbuckel)	• angeborener Herzfehler
hebender und verbreiterter Herzspitzenstoß	• Linksherzbelastung
systolische Einziehung (linksparasternal)	• Pericarditis adhaesiva
Faßform des Thorax	• Lungenemphysem • Cor pulmonale

Tab. 1.5: Inspektion des Abdomens

verstrichener Nabel	• Aszites (Pericarditis constrictiva, Rechtsherzdekompensation)
epigastrische Pulsation	• Rechtsherzbelastung
Leberpulsation	• Trikuspidalklappeninsuffizienz
Striae • weiße • blaurötlich	 • Aszites, Adipositas, nach Gravidität • Cushing-Syndrom

verstrichener Nabel weist ebenfalls auf Aszites hin. Ein Caput medusae ist Folge einer portalen Hypertonie, epigastrische Pulsationen sind bei Rechtsherzhypertrophie zu finden. Die Nabel- oder Leistenhernien sowie Striae sind oft Folgen einer länger bestehenden intraabdominalen Druckerhöhung wie bei Aszites. Leberpulsationen werden bei Trikuspidalinsuffizienz beobachtet (Tabelle 1.5).

➤ Obere Extremitäten

An den oberen Extremitäten ist auf **Trommelschlegelfinger** und **Uhrglasnägel** zu achten. Ihre Genese ist noch nicht völlig geklärt. Es wird hypothetisch angenommen, daß Megakaryozyten und Thrombozytenaggregate unter bestimmten Bedingungen vom venösen in den arteriellen Schenkel gelangen und in den Akren abgelagert werden, in denen sie bereits histologisch nachgewiesen wurden. Durch die in den Akren stattfindende Freisetzung des PDGF (platelet derived growth factor) wird das Nagelbettödem, das den Uhrglasnägeln zugrunde liegt, bedingt. Durch diesen Faktor kommt es auch zur vermehrten lokalen Kollagensynthese durch die Fibroblastenaktivierung, was zur Bildung der Trommelschlegelfinger führt (Dickinson et al. 1987).

Oslersche Knötchen sind Zeichen von Mikroembolien bei bakterieller Endokarditis.

Weiterhin können **Pigmentveränderungen** oder ein **Palmarerythem** nachweisbar sein. Desgleichen ist auf **Längenunterschiede** sowie **Asymmetrien** zu achten, da sie Hinweis auf ein Klippel-Weber-Trenaunay-Syndrom sein können.

Auf eine Syn-, Poly- oder Arachnodaktylie ist zu achten, weil angeborene Herzfehler oft mit weiteren Fehlbildungen vergesellschaftet sind (Tabelle 1.6).

Tab. 1.6: Inspektion der oberen Extremitäten

Uhrglasnägel, Trommelschlegelfinger	• chronische Hypoxie • angeborene Herzfehler • chronisches Cor pulmonale
positiver Kapillarpuls	• Aortenklappeninsuffizienz
Oslersche Knötchen	• bakterielle Endokarditis
Syn-, Poly-, Arachnodaktylie	• mögliche Kombination mit angeborenen Herzfehler
Hautfarbe • weiß • Tricolore-Phänomen	 • Digitus mortuus • M. Raynaud
Längenunterschiede, Asymmetrien	• Klippel-Weber-Trenaunay-Syndrom

Tab. 1.7: Inspektion der unteren Extremitäten

Ödeme • einseitig • doppelseitig	 • Lymphstauung, venöse Insuffizienz, tiefe Beinvenenthrombose, postthrombotisches Syndrom • kardial, nephrogen, Lymphstauung
Varizen, Besenreiser	• meist familiäre Bindegewebsschwäche
trophische Störungen bis Gangrän (besonders Unterschenkel)	• arterielle Durchblutungsstörungen, • venöse Abflußstörungen
Trommelschlegelzehen, Uhrglasnägel	• chronische Hypoxie, angeborene Herzfehler • chronisches Cor pulmonale
Hautfarbe • abgegrenzte Blässe • bräunlich-rötlich • rot	 • arterielle Embolie • Varizen • Erysipel

➤ Untere Extremitäten

Einseitige Ödeme findet man am häufigsten als Folge einer chronisch venösen Insuffizienz oder von Thrombosen, **beiderseitige** bei kardialer, renaler oder lymphatischer Genese (Tabelle 1.7).

Trophische Veränderungen der Haut sowie die Lokalisation von Ulzerationen an der Innen- oder Außenseite des Unterschenkels dürfen nicht übersehen werden. Weiterhin ist auf Varizen, Rötungen sowie Temperaturunterschiede, Trommelschlegelzehen, Längenunterschiede und Mikroembolisierungen bei bakterieller Endokarditis zu achten.

1.2.2 Palpation

➤ Thorax

Durch die Palpation können weitere indirekte Informationen über pathologische Veränderungen der Herzfunktion und der Morphologie der Herzhöhlen gewonnen werden. Herzzyklussynchrone Thoraxbewegungen können systolisch oder diastolisch, links- oder rechtsventrikulären Ursprungs sein. Die Palpation des Thorax erfolgt mit flach aufgelegter Hand bzw. mit den Fingerspitzen.

Herzspitzenstoß

Der **Herzspitzenstoß** entsteht durch das Anschlagen des linken Ventrikels gegen die Brustwand in der isovolumetrischen Kontraktionsphase. Er liegt beim Gesunden im 5. ICR innerhalb der MCL und ist Ausdruck der linksventrikulären Aktion. Seine Stärke und Lokalisation sind abhängig von:

- Herzgröße
- Schlagvolumen
- Dicke der Thoraxwand
- Austreibungsgeschwindigkeit
- Vermehrung von Weichteilen (Mamma)
- Lungenüberlagerung des Herzens
- pleuroperikardialen Adhäsionen.

Darüber hinaus spielen die Drehung des Herzens in der systolischen Phase der Herzaktion sowie ballistische Effekte eine Rolle.

Der **normale** Herzspitzenstoß ist ein kurzer, schwacher Brustwandimpuls am Beginn der Systole im 5.ICR innerhalb der Medioclavicularlinie und besonders gut bei Asthenikern und Jugendlichen zu tasten. Einen **schwachen**, hypokinetischen Herzspitzenstoß findet man bei Lungenemphysem, Adipositas, Pericarditis constrictiva, Perikarderguß sowie bei Schockzuständen.

Im Gegensatz dazu spricht ein **starker**, hyperkinetischer (kurzer, starker, schleudernder Impuls) Herzspitzenstoß für ein erhöhtes Schlagvolumen wie bei Aorten- oder Mitralklappeninsuffizienz, Hyperthyreose, schwerer Anämie, Ventrikelseptumdefekt und Ductus Botalli. Physiologischer Weise tritt dieser hyperkinetische Herzspitzenstoß auch bei Jugendlichen besonders nach Belastung auf.

Ein **hebender** Herzspitzenstoß ist ein starker Impuls von längerer Dauer und ein deutliches Zeichen der Hypertrophie des linken Ventrikels, wie sie bei arterieller Hypertonie, Aortenklappenstenose und hypertropher Kardiomyopathie vorkommt.

Ein **verbreiterter** Herzspitzenstoß wird getastet bei exzentrischer Hypertrophie, wie bei Aortenklappeninsuffizienz, Mitralklappeninsuffizienz, dilatativer Kardiomyopathie.

Neben dem **systolischen** Herzspitzenstoß können auch der III. und IV. Herzton, die in der Frühphase der diastolischen Ventrikelfüllung bzw. durch die Vorhofkontraktion in der Spätphase der Diastole entstehen, getastet werden (**diastolischer Herzspitzenstoß**). Ein frühdiastolischer Impuls („ventricular shock") ist immer mit einem III. Herzton und ein präsystolischer Impuls („atrial shock") mit einem IV. Herzton verbunden.

Rechtsventrikuläre Impulse

Rechtsventrikulär bedingte Impulse werden bei gesunden Personen über der Thoraxwand nicht wahrgenommen. Bei ausgeprägter rechtsventrikulärer Hypertrophie, wie bei schwerer pulmonaler Hypertonie und Pulmonalstenose, können sie im III. bis IV. ICR links parasternal sowie auch im Epigastrium getastet werden.

Ein **hyperkinetischer rechtsventrikulärer Impuls** ist ein starker Impuls von kurzer Dauer und kann bei einem erhöhten Schlagvolumen wie bei Vorhofseptumdefekt oder auch bei Gesunden vorkommen. Ein rechtsventrikulärer Impuls fehlt typischer Weise bei Fallotscher Tetralogie und Ebsteinscher Anomalie.

Andere Ursachen systolischer Brustwandimpulse

Bei schwerer Mitralklappeninsuffizienz kann es aufgrund des großen Regurgitationsvolumens durch Pulsation des vergrößerten linken Vorhofes zu einer systolischen Pulsation der Thoraxwand kommen, die inspektorisch und palpatorisch erfaßbar ist. Bei einem Aneurysma der Vorderwand des linken Ventrikels kann ebenfalls ein systolischer Impuls tastbar werden.

Wenn auch selten, ist bei einer idiopathischen Dilatation oder einem vermehrten Druck oder Fluß in der Pulmonalarterie eine systolische Pulsation im II. ICR links sicht- und tastbar. Ein solcher Befund kann ebenfalls bei asthenischen Jugendlichen mit Hyperkinesie erfaßt werden. Eine systolische Pulsation im II. ICR rechts findet man bei einem Aneurysma der Aorta ascendens.

Tastbarer I. und II. Herzton

Ein **lauter I. Herzton**, z. B. bei Mitralklappenstenose, kann sich als **„klopfender" Herzspitzenstoß** palpieren lassen.

Ein **palpabler II. Herzton** über dem II. ICR rechts ist bei arterieller Hypertonie Ausdruck der Betonung der aortalen Komponente des II. Herztones; über dem 2. ICR links wiederum Folge der Betonung der pulmonalen Komponente des II. Herztones bei einer pulmonalen Hypertonie.

Systolische Einziehungen

Eine systolische Einziehung kann in einem oder mehreren Interkostalräumen, z. B. bei Pericarditis constrictiva, palpiert werden.

Schwirren

Bei lauten Geräuschen, gewöhnlich 4/6 oder lauter, ist ein Schwirren über der Brustwand zu tasten und damit auch die Fortleitung des Geräusches zu erfassen. Zur Palpation des Schwirrens legt man den Handteller am Ansatz der Finger und nicht die Fingerspitzen auf die Brustwand.

Bei Herzfehlern mit lauten Geräuschen, wie Aorten-, Pulmonalklappenstenose oder Ventrikelseptumdefekt, läßt sich die Diagnose bereits bei der Palpation vermuten. Auch ein rollendes Diastolikum (roulement diastolique) wie bei Mitralklappenstenose kann über der Herzspitze tastbar sein.

Tastbares Reiben

Ein perikarditisches Reiben kann als präcordiales „Schaben" palpiert werden.

Abdomen

Bei der Palpation des Abdomens werden die Größe, Konsistenz und Schmerzempfindlichkeit von Leber und Milz erfaßt. Auch ein Aszites muß ausgeschlossen werden, was jedoch bei geringer Ausprägung palpatorisch nicht immer möglich ist. Bei einem pulsierenden Tumor im Abdominalbereich muß an ein Aortenaneurysma gedacht werden, das wegen der Rupturgefahr besonders schonend palpiert werden muß. Sie können aber auch durch eine Kalzifizierung eine relativ derbe Konsistenz erhalten.

Extremitäten

Bei der Palpation der Extremitäten stehen die **arteriellen Pulse** im Vordergrund. Auch hier kann ein Schwirren tastbar sein, wenn z. B. als Komplikation einer arteriellen oder venösen Katheterisierung eine arterio-venöse Fistel vorliegt.

Obere Extremitäten

An den oberen Extremitäten werden die Frequenz, die Amplitude und die Füllungsgeschwindigkeit der A. radialis im Seitenvergleich beurteilt.

Pulsqualitäten

Die Beurteilung des Pulses erfolgt nach:
- der Seitengleichheit
- der Frequenz (brady- oder tachykard)
- dem Rhythmus (regulär, irregulär)
- der Spannung (durus, mollis)
- der Größe (altus, parvus)
- dem Druckablauf (celer, tardus, brevis, longus).

Folgende **Pulsqualitäten** sind von klinischer Bedeutung und geben differentialdiagnostische Hinweise:

- **Pulsus durus**

bei arterieller Hypertonie und generalisierter Atherosklerose

- **Pulsus mollis**

im Schock, bei Fieber

- **Pulsus parvus et tardus**

Zeichen eines kleinen Schlagvolumens (z. B. Mitral- und Aortenklappenstenose, Pericarditis exsudativa, Herzinsuffizienz)

- **Pulsus dicroticus**

Zweiter Pulsschlag in der Diastole, Zeichen eines herabgesetzten peripheren Widerstandes und niedrigen diastolischen Aortendruckes (z.B. Fieber, leichtere Grade der Aortenklappeninsuffizienz)

- **Pulsus anacroticus**

Doppelter Pulsschlag in der Systole. Nur an der A. carotis bei schwerer Aortenklappenstenose palpabel

- **Pulsus celer et altus**

Zeichen großen Schlagvolumens (z.B. Aortenklappeninsuffizienz, Ductus Botalli, hyperkinetisches Herzsyndrom, Thyreotoxikose)

- **Pulsus alternans**

Alternierend große und kleine Pulsfüllung, Zeichen unterschiedlicher Schlagvolumina bei Linksherzinsuffizienz.

- **Pulsus paradoxus**

Amplitudenabnahme am Ende des Inspiriums in Form einer Verstärkung der auch normalerweise vorhandenen Abnahme. Relative Zunahme während des Exspiriums (z.B. bei Pericarditis constrictiva).

- **Pulsus bigeminus**

Regelmäßige Kopplung von normaler Systole mit einer Extrasystole (z. B. Digitalisintoxikation, Herzinsuffizienz, Myokarditis)

- **Pulsus differens**

Qualitätsunterschiede zwischen der linken und rechten A. radialis (z.B. Subclavian-steal-Syndrom, Atherosklerose, Takayashu-Syndrom).

- **Pulsus irregularis**

Unregelmäßige Schlagfolge und Füllung des Pulses bei absoluter Arrhythmie bei Vorhofflimmern unterschiedlicher Genese, wie Mitralklappenstenose, arterieller Hypertonie, chronischer ischämischer Herzkrankheit, Kardiomyopathie unklarer Genese, Thyreotoxikose, auch bei sog. lone atrial fibrillation, einem Vorhofflimmern ohne nachweisbare Ursache bzw. bei jüngeren Patienten auch als respiratorische Arrhythmie.

Ist keine EKG-Schreibung möglich, kann als differentialdiagnostischer Hinweis gelten: Wenn unter physischer Belastung eine Regularisierung eintritt, liegt meist eine harmlose und vegetativ bedingte Extrasystolie vor, die den Pulsus irregularis bedingt hat!

Positiver Kapillarpuls

Bei Druck auf die Fingerspitze wird der Kapillarpuls z. B. bei Aortenklappeninsuffizienz sichtbar.

Untere Extremitäten

Bei der Palpation der **unteren** Extremitäten ist besonders auf einseitige Ödeme durch eine chronisch venöse oder lymphatische Insuffizienz, Phlebothrombose oder beiderseitig durch kardiale oder renale Erkrankungen bedingt zu achten. Auch die Auslösung eines Druckschmerzes ist zu erfassen.

An den unteren Extremitäten werden im Seitenvergleich die A. femoralis, A. poplitea, A. dorsalis pedis und A. tibialis post. palpiert. Von besonderer Aussage sind die Seitendifferenz sowie die Qualität, z.B. Hammerpuls über der A. femoralis bei Aortenklappeninsuffizienz. Ist bei gleichzeitiger Palpation von A. radialis und A. femoralis die A. radialis stärker tastbar, so spricht dies für eine Aortenisthmusstenose oder andere obliterierende Prozesse der Aorta bzw. Aa. iliacae.

1.2.3 Perkussion

Die **untere Herzgrenze** wird mit Hilfe der abgrenzenden Perkussion durch kurze, leise Perkussionsschläge durch die Festlegung der Lungen-Leber-Grenze gefunden. Diese Grenze wird **nach links** mit einer gedachten Linie übertragen, weil hier durch die Magenblase (Tympanie) die Grenze nicht perkutierbar ist.

Anschließend wird von **links nach medial** in der Ebene des 5.ICR von der VAL ausgehend leise perkutiert, da sonst die Grenze durchschlagen wird. Mit gleicher Technik läßt sich dann im Bereich des 3. und 4. ICR links die Herztaille festlegen.

Der **rechte Herzrand** wird ermittelt, indem der Plessimeterfinger parallel von rechts zum Sternum geführt wird. Die rechte Herzgrenze liegt bis etwa 0,5 cm rechts parasternal, die linke innerhalb der MCL links. Die **Herztaille** befindet sich im 3. ICR links parasternal. Sie ist physiologisch beim Tropfenherz, pathologisch z.B. bei Mitralklappenfehlern verstrichen.

Die **Bedeutung** der Herzperkussion hat durch die Einführung neuer Techniken, wie der Echokardiographie, für die Bestimmung der Herzgröße abgenommen. Dennoch ist sie als einfache Orientierungshilfe für die Erfassung der Herzgröße anzusehen.

In einer Studie an 100 stationären und ambulanten Patienten haben Heckerling et al. (1991) die perkutorisch ermittelten Herzgrößen mit den Ergebnissen der Röntgen-Thoraxuntersuchung verglichen. Dabei wurde ein kardiothorakaler Quotient > 0,5 als **Kardiomegalie** definiert. Die Übereinstimmung der Perkussion und der Röntgenuntersuchung war im 5. ICR links am deutlichsten. Eine über 10,5 cm breite Dämpfung in der Sternummitte ließ mit einer Sensitivität von 49,4% und einer Spezifität von 67,2% eine Kardiomegalie erkennen. Insgesamt war bei 36 Patienten eine Herzvergrößerung festzustellen.

Die Perkussion ist eine Methode, um Patienten mit oder ohne Herzvergrößerung bei der klinischen Untersuchung zu erkennen.

Man unterscheidet eine relative und absolute **Herzdämpfung**.

Eine Verlagerung der **relativen Herzdämpfung** nach lateral und kaudal liegt bei Dilatation des Herzens (dilatative Kardiomyopathie, Herzinsuffizienz) oder Perikarderguß vor, eine Verkleinerung bei Tropfenherz und Zwerchfelltiefstand.

Der **absoluten Herzdämpfung**, dem Bezirk des Herzens, der nicht von der Lunge bedeckt ist, kommt keine größere Bedeutung zu. Sie ist vergrößert bei Pleuraverwachsungen, Atelektase, Perikarderguß, verkleinert bei Lungenemphysem.

Zu einer **Linksherzvergrößerung** kommt es z.B. im Spätstadium der arteriellen Hypertonie, bei Aortenklappenfehlern, Mitralklappeninsuffizienz und Myokardinfarkt, zur **Rechtsherzvergrößerung** bei Mitralklappenstenose, Cor pulmonale, kongenitalen Herzfehlern mit einer Druckbelastung des rechten Ventrikels sowie bei pulmonaler Hypertonie bei Linksherzinsuffizienz.

Die **Lage des Herzens** hängt vom Zwerchfellstand und der Thoraxform ab. Die perkutorische Bestimmung der Herzgrenze ist bei Adipositas, Kyphoskoliose, Thoraxdeformierungen und besonders häufig beim Emphysem erschwert oder unmöglich.

1.2.4 Auskultation

Die Auskultation ist die wichtigste Untersuchungsmethode zur Erkennung von Herzkrankheiten und besonders von angeborenen und erworbenen Herzfehlern. Sie ist durch keine andere Methode ersetzbar.

➤ Geschichtliches

Die Auskultation ist in zwei Entwicklungsphasen zu unterteilen: die Erkennung der Herztöne und -geräusche, wie sie von William Harvey 1616 erstmalig erwähnt wurden, und die Einführung des Stethoskops 1816 durch René Theophile Laennec (1781–1826). Bis zu diesem Zeitpunkt wurde die direkte Form der Auskultation, wie sie durch Robert Bayle eingeführt wurde, praktiziert.

Laennec war diese Methode der direkten Auskultation (mit bloßem Ohr am Körper des Patienten) sehr unangenehm, und er schrieb dazu, daß es „unbequem für den Arzt und Patienten ist; die Unschicklichkeit allein macht die Untersuchung im Krankenhaus unpraktikabel. Es kann nicht der Mehrheit der Patientinnen zugemutet werden und wegen des großen Brustvolumens ist es ein physikalisches Hindernis für die direkte Untersuchung."

1816 wurde Laennec zu einem jungen Mädchen gerufen, das allgemeine Zeichen einer Herzkrankheit hatte und bei dem die Perkussion und Palpation nur geringe Auskünfte wegen ihrer Adipositas gaben. Wegen ihres Alters und Geschlechts verbot sich eine direkte Auskultation und er schrieb: „Dann erinnerte ich mich an eine bekannte akustische Tatsache, daß wenn das Ohr auf eine Seite eines Rohres gelegt wird, man die Reibungen der Fingerspitzen auf der anderen Seite des Rohres wahrnehmen kann. Ich überlegte, diese Möglichkeit für den vorliegenden Fall anzuwenden. Ich nahm ein Stück Papier und rollte es fest zusammen und legte das Ende dieser Rolle an das Präkordium. Dann legte ich mein Ohr

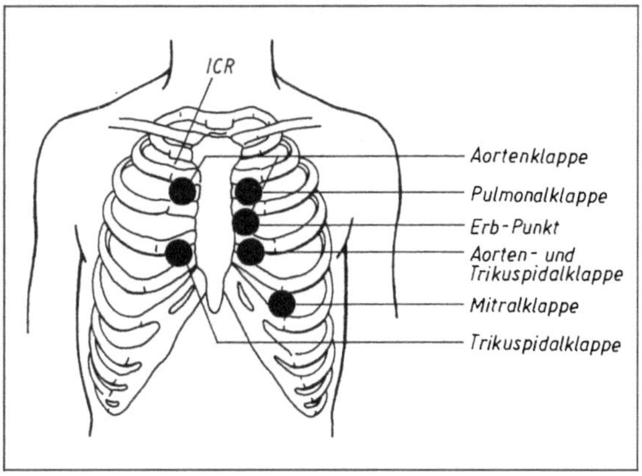

Abb. 1.1: Klassische Auskultationspunkte bzw. -areale des Herzens

an das andere Ende der Rolle, und ich war angenehm überrascht, das Herz deutlicher schlagen zu hören, als wenn ich mein Ohr direkt an die Brust gelegt hätte." Dies war die Geburtsstunde des **Stethoskops**.

➤ Auskultationsbedingungen

Man muß sich bewußt sein, daß an der Körperoberfläche mit dem Ohr oder mit dem Herzschallmikrophon nur etwa 5 bis 30% der Geräuschintensität (Töne oder Geräusche), die bei der Funktion des Herzens entsteht, wahrnehmbar ist.

Das menschliche Ohr hat einen Empfindlichkeitsbereich von 20 bis ca. 20.000 Hz. Für die Aufnahme der kardiovaskulären Geräusche ist es allerdings nicht optimal ausgerüstet. Seine maximale Empfindlichkeit liegt in einem Bereich zwischen 1000 und 5000 Hz. Im Frequenzbereich unter 1000 Hz, in dem die vom Herzen produzierten Schallphänomene liegen, ist die Empfindlichkeit deutlich herabgesetzt. Außerdem sind für das menschliche Ohr Schallphänomene unter einer Dauer von 0,05 Sekunden in ihrer Frequenzhöhe nicht mehr erfaßbar, und es ist gegenüber tiefen Frequenzen ohnehin relativ unempfindlich.

Ein geeignetes **Stethoskop** erleichtert die Auskultation und ermöglicht eine Differenzierung der Schallphänomene. Ein Stethoskop, versehen mit einer Membran und einem Trichter, ist für die Erfassung der unterschiedlichen Frequenzen notwendig. Das Ergebnis der Auskultation kann durch die Verwendung einer Membran für hochfrequente Geräusche, z. B. Aortenklappeninsuffizienz, oder eines Trichters für niedrigere Frequenzen, z.B. Mitralklappenstenose, verbessert werden. Dabei sollen die Ohroliven bequem anliegen und nicht drücken. Die Schlauchlänge sollte nicht länger als etwa 25 – 35 cm sein. Ist die Auskultation richtig erlernt und geübt, kann der Untersucher auch im Alter trotz Abnahme der Hörfähigkeit die Herzgeräusche verifizieren.

Die **Differenzierung** von Herztönen und kurzen Geräuschen ist schwierig, wenn sie weniger als 1 Sekunde auseinander liegen. Des weiteren muß beachtet werden, daß zwei wesentliche Faktoren die Herztöne während ihrer Fortleitung vom Entstehungsort beeinflussen:
- die Distanz zwischen Entstehungsort und Auskultationspunkte und
- die Übertragungscharakteristika des Gewebes zwischen diesen beiden Punkten.

Bei der Auskultation darf man sich nicht auf die „klassischen Auskultationspunkte" des Herzens (Abbildung 1.1) beschränken, sondern muß das Geräusch systematisch verfolgen, sein Punctum maximum sowie die Fortleitung genau bestimmen. Auch sollte man sich nie mit einer einmaligen Untersuchung unter Ruhebedingungen begnügen. Man auskultiert in einem **ruhigen Raum** am entspannt liegenden Patienten in Ruhe und unter Belastung.

■ Auskultation unter Belastung

Zur Auskultation unter Belastung genügt es in der Regel, den Patienten aufzufordern, sich etwa 10mal aus der Horizontalen aufzurichten. Danach erfolgt sofort die Auskultation der interessierenden Areale, da pathologische Geräusche u. U. erst nach Belastung oder durch Lageveränderungen deutlich hörbar werden können.

Isometrische und **isotonische Belastungen** können durch die Veränderung der Hämodynamik sowohl die Wahrnehmbarkeit des III. Herztones als auch von Austreibungsgeräuschen der Aorta und der A. pulmonalis oder diastolische Füllungsgeräusche der Mitralis und Trikuspidalis verstärken.

Die Hand-grip-Belastung (**isometrische Belastung**) verstärkt den Widerstand gegen die Entleerung des linken Ventrikels durch die Erhöhung des peripheren Widerstandes und des arteriellen Blutdruckes. Dadurch wird der IV. Herzton verstärkt und das leise Geräusch der Aortenklappeninsuffizienz lauter. Das systolische Insuffizienzgeräusch des Mitralklappenprolapses wird ebenfalls verstärkt. Bei der hypertrophen obstruktiven Kardiomyopathie wird der Gradient und damit das systolische Geräusch bei Hand-grip-Belastung als Folge des erhöhten peripheren Widerstandes und daraus resultierender Verminderung der linksventrikulären Austreibung reduziert.

■ Respiratorische Manöver

Während der Inspiration, bei der der Blutfluß zum rechten Ventrikel erhöht wird, lassen sich die Geräusche der Trikuspidalklappe besser wahrnehmen, die Geräusche der Mitralis dagegen besser in **exspiratorischer Apnoe**. Auch für die Erkennung des gespaltenen II. Herztones sowie zur besseren Erfassung des III. und IV. Herztones sind respiratorische Manöver nützlich.

Husten

Ein gleicher Effekt tritt nach mehrmaligem Husten auf. Beim Mitralklappenprolaps führen alle Manöver, die das Volumen des linken Ventrikels reduzieren, z. B. Valsalva-Manöver oder promptes Aufstehen aus der Hocke, zur Verstärkung des Prolapses und damit zur Verstärkung des Geräusches. Hingegen bewirken physikalische Manöver, die zu einer Vergrößerung des linksventrikulären Volumens führen, wie hand grip und Hockstellung, einen gegenteiligen Effekt.

Veränderung der Körperlage

Ein erhöhter Andruck des Stethoskoptrichters über der Herzspitze und die gleichzeitige Lagerung des Patienten auf die **linke Seite** verstärken die Wahrnehmbarkeit der mesodiastolischen und präsystolischen Geräusche der Mitralklappenstenose einerseits durch die engere Beziehung des Herzens zur Thoraxwand, andererseits durch die damit verbundene geringe Erhöhung der Herzfrequenz. Das Diastolikum der Aortenklappeninsuffizienz ist mit nach vorn gebeugtem Oberkörper **sitzend** deutlicher auskultierbar.

Hocken

Hocken erhöht auch die Intensität der diastolischen Geräusche bei Aortenklappeninsuffizienz und meist auch das Regurgitationsgeräusch der Mitralklappeninsuffizienz. Die pathophysiologische Grundlage dafür ist, daß Hocken den peripheren Widerstand erhöht und damit den linksventrikulären Auswurf erschwert.

> *Es empfiehlt sich daher, die Mitralklappe in linker und die Trikuspidalis in rechter Halbseitenlage* sowie das *Geräusch der Aortenklappeninsuffizienz im Sitzen bei leicht vorgebeugtem Oberkörper auszukultieren.*

Inhalt der Auskultation

Auskultiert werden Herztöne, Herzgeräusche und Herzrhythmus, wobei auf Dauer, Intensität und zeitliches Auftreten (systolisch oder diastolisch) der Phänomene zu achten ist.

Auskultationsareale (s. Abbildung 1.1) sind für die

- **Pulmonalklappe** 2. ICR links (2L2)
- **Aortenklappe** 2. ICR rechts, 4. ICR links parasternal (2R2, 4L2)
- **Mitralklappe** 5. ICR über der Spitze (5L6)
- **Trikuspidalklappe** der 4. ICR links bzw. der 5. ICR rechts parasternal (4L2, 5R2)

Herztöne

Herztöne sind kurzdauernde Geräuschbildungen, die aus komplexen, unregelmäßigen, hörbaren und nicht hörbaren Schwingungen bestehen. Der I. und II. Herzton kennzeichnen den Beginn und das Ende der Kammersystole. Zwischen diesen beiden Tönen ist eine kurze Geräuschlosigkeit vorhanden. Nach dem II. Herzton bis zum Beginn des nächsten Herztones ist das geräuschlose Intervall länger.

Der erste Abstand, d. h. die Schallpause zwischen dem I. und II. Herzton, ist die Kammersystole, die zweite schallfreie Pause zwischen dem II. Herzton und dem nachfolgenden I. Herzton die Kammerdiastole (s. Abbildung 1.11, S. 22).

Um dies zu differenzieren, ist bei der Auskultation des I. Herztones der Radialispuls bzw. der Karotispuls synchron zu tasten. Der I. Herzton, der mit dem Beginn der Systole zusammenfällt, tritt mit dem Herzspitzenstoß gleichzeitig auf. Daher kann das simultane Tasten des Herzspitzenstoßes auch zur Orientierung dienen.

Normalerweise wiederholt sich der Herzzyklus regelmäßig etwa 70mal in der Minute. Bei Sympathikotonen ist er etwas schneller, bei Vagotonen langsamer.

Die Herzfrequenz kann sich durch die Atmung ändern, so daß sie während der Inspiration höher und während der Exspiration niedriger ist. Diese Schwankung ist bei Jugendlichen häufig vorhanden und wird als **respiratorische Arrhythmie** bezeichnet.

▲ Einteilung der Herztöne

Obwohl für die Entstehung der Herztöne, insbesondere des I. Herztones, mehrere Hypothesen (muskuläre, valvuläre, vaskuläre) existieren, ist für klinische Belange ihre Einteilung nach folgenden Gesichtspunkten zweckmäßig (Parsi 1964, Parsi et al. 1964):

- **Herzklappenschlußtöne**, I. und II. Herzton
- **Herzklappenöffnungstöne**, wie der Mitral- und Trikuspidalklappenöffnungston bei Mitral- und Trikuspidalklappenstenose, sowie Klicks, die durch Öffnen der Aorten- und Pulmonalklappe zustande kommen.
- **Kammerfüllungstöne**, wie der III. Herzton sowie der Perikardton (protodiastolischer Extraton)
- **Austreibungstöne**, die in verschiedenen Abschnitten der Systole liegen und auch als Klick bezeichnet werden.
- **Töne bei künstlichen Herzklappen** sind durch Schluß und Öffnung der Herzklappenprothese bedingt. Je nach Typ des Herzklappenersatzes haben sie unterschiedliche Toneigenschaften.

▲ Herzklappenschlußtöne

Sie sind ein konstanter Bestandteil der Herztöne. Die Herzklappenschlußtöne sind unter physiologischen und modifiziert unter pathologischen Bedingungen konstant vorhanden. Ob diese Töne durch den Herzklappenschluß oder die Herzklappenspannung nach dem Schluß entstehen, ist nicht von entscheidender klinischer Bedeutung.

I. Herzton

Der I. Herzton hat eine Dauer von 0,08 bis 0,15 s und besteht aus zwei bis vier Komponenten. Die **erste Komponente** ist niederfrequent (35 Hz) mit kleiner Amplitude, die zwei bzw. drei Schwankungen beinhaltet und auskultatorisch nicht wahrnehmbar ist. Sie kommt 0,01 bis 0,03 s nach Beginn des QRS-Komplexes zur Darstellung. Es wird vermutet, daß dieser Anteil durch eine Anspannung des Kammermyokards entsteht.

Die **zweite und dritte Komponente** des I. Herztones besitzt eine hohe Frequenz (60 - 100 Hz) und hat eine große Amplitude. Die Gesamtdauer dieser Komponenten beträgt 0,05 s. Sie setzen 0,03 bis 0,07 s nach Beginn des QRS-Komplexes ein.

Die **vierte Komponente** ist wieder eine niederfrequente mit kleiner Amplitude, die etwa 0,11 s nach Beginn des QRS-Komplexes registriert wird. Diese vierte Komponente ist wie die erste auskultatorisch nicht wahrnehmbar. Sie entsteht mit Beginn der Austreibungsphase und ist somit ein Austreibungston.

Es ist heute als bewiesen anzusehen, daß der I. Herzton im Zusammenhang mit dem Mitral- und Trikuspidalklappenschluß entsteht. Daher ist es auch verständlich, daß bei pathologischen Veränderungen des linken Herzens, vor allem der Mitralklappe, die Mitralkomponente des I. Herztones verändert ist. Analog dazu führen pathologische Veränderungen des rechten Herzens und der Trikuspidalklappe zur Änderung der Trikuspidalkomponente.

Das Punctum maximum des I. Herztones ist im Herzspitzenbereich zu hören. Die Trikuspidalkomponente tritt 0,02 bis 0,04 s nach der Mitralkomponente auf, mit p.m. im Bereich des linken unteren Sternalrandes (Tabelle 1.8).

II. Herzton

Der II. Herzton ist kürzer als der I. Herzton und am lautesten im 2.ICR links parasternal besonders bei Jugendlichen (betonte II_P Komponente) und rechtsparasternal bei Älteren (betonte II_A-Komponente) hörbar. Er beginnt mit dem Ende der elektrischen Systole, die durch das Ende der T-Welle im EKG definiert ist. Seine Dauer beträgt 0,06 bis 0,12 s und hat eine Frequenz von 100 bis 150 Hz. Die Stärke bzw. Amplitude ist über der Herzbasis größer als der I. Herzton.

Der II. Herzton besteht aus zwei Komponenten:
- der aortalen Komponente (II_A), die dem Schluß der Aortenklappe und
- der pulmonalen Komponente (II_P), die dem Schluß der Pulmonalklappe entspricht.

II_A hat eine höhere Amplitude als II_P. II_A kommt 0,01 bis 0,03 s vor der Inzisur der Karotispulskurve. II_P ist synchron mit der Inzisur der Druckkurve der A. pulmonalis.

Der normale inspiratorische Abstand zwischen aortaler und pulmonaler Komponente variiert von 0,01 bis 0,03 s während der Exspiration. Ist ein als 0,03 s größerer Spaltungsabstand während der Exspiration festzustellen, spricht man von einer „fixierten Spaltung" des II. Herztones. Sie ist ein wichtiger Hinweis bei der Diagnose des Vorhofseptumdefektes. Dieses Spaltungsintervall kann sogar unter physiologischen Bedingungen 0,08 s erreichen. Normalerweise aber verlängert es sich auf 0,04 bis 0,06 s. *Diese Spaltung verschwindet jedoch während des Exspiriums* (Tabelle 1.9, Tabelle 1.10).

Die physiologische Spaltung verschwindet mitunter auch beim Aufrichten, die pathologische bleibt hingegen konstant. Umgekehrt verlängert Heben der Beine den Spaltungsabstand, der Folge einer diastolischen Füllungszunahme ist.

Der respiratorischen Beeinflußbarkeit liegen unterschiedliche Systolendauern in Abhängigkeit von unterschiedlichen Füllungsvolumina während des Inspiriums und Exspiriums zugrunde. Die Dauer der Systole des linken Ventrikels verkürzt sich im Inspirium und verlängert sich während des Exspiriums. Der rechte Ventrikel verhält sich genau gegenteilig. Um diese Spaltung mit dem Ohr differenzieren zu können, müssen mindestens 0,04-s-Intervalle vorliegen.

▲ Spaltung der Herztöne

Spaltung des I. Herztones

Eine Spaltung des I. Herztones ist prinzipiell dann vorhanden, wenn eine Asynchronie der Kontraktion des linken und rechten Ventrikels besteht, wie beim Rechtsschenkelblock und in paradoxer Anordnung der Komponenten des I. Herztones auch beim Linksschenkelblock. Eine Spaltung des I. Herztones ist aber auch physiologisch gelegentlich wahrnehmbar (Abbildung 1.2/5, S. 20). Über der Spitze ist nur die aortale Komponente des II. Herztones hörbar. Die schwache Pulmonalkomponente ist auskultatorisch nicht wahrnehmbar. Nur bei Patienten mit sehr hohem Pulmonalarteriendruck kann die Pulmonalkom-

Tab. 1.8: Pathologische Veränderungen des I. Herztones über der Spitze

verstärkt	abgeschwächt	alternierend
• Mitralklappenstenose • verkürzte PQ-Zeit • erhöhtes HMV	• oft bei Mitralklappeninsuffizienz • verlängerte PQ-Zeit (AV-Block I.Grades) • akuter Myokardinfarkt • Myokarditis • Herzinsuffizienz	• AV-Block III. Grades • Vorhofflattern mit unregelmäßiger Überleitung

Tab. 1.9: Pathologische Veränderungen des II. Herztones über der Basis

Pulmonalkomponente		Aortenkomponente	
verstärkt	abgeschwächt	verstärkt	abgeschwächt
normal • Kinder, Jugendliche **Druckerhöhung im kleinen Kreislauf** • primäre pulmonale Hypertonie • sekundäre pulmonale Hypertonie – Mitralklappenfehler – chronisches Cor pulmonale – Vitien mit Links-Rechts-Shunt	**Durchflußverminderung** • schwere Pulmonalklappenstenose • Atresie der A. pulmonalis, Herzinsuffizienz	**arterielle Hypertonie** • hypertone Herzkrankheit, • Aortenisthmusstenose, **degenerative Aortenklappenveränderungen**	**Durchflußverminderung** • Linksherzinsuffizienz, • schwere Aortenklappenstenose

Tab. 1.10: Pathologische Veränderungen des I. und II. Herztones

verstärkt	abgeschwächt
gute Schalleitung • asthenischer Körperbau	**abgeschwächte Schalleitung** • Adipositas • kräftige Muskulatur • Lungenemphysem • Perikarderguß
erhöhtes Schlagvolumen • körperliche Belastung • Aufregung • Fieber • Anämie • hyperkinetisches Herzsyndrom • Hyperthyreose	**andere Ursachen** • Myokarditis • Myokardinfarkt • Schock • Herzinsuffizienz • Myxödem • Agonie

ponente des II. Herztones über der Herzspitze hörbar werden.

Liegt keine ausgeprägte pulmonale Hypertonie vor, und wird ein Ton nach dem II. Herzton über der Herzspitze auskultiert, handelt es sich um einen Extraton, dessen Ursache geklärt werden muß. Deshalb ist der Begriff der Doppelung bzw. Spaltung des II. Herztones über der Herzspitze in der Regel nicht zutreffend.

Dieser Extraton kann ein Mitralklappenöffnungs-, Perikard- oder ein III. Herzton sein und sollte dann im Zusammenhang mit anderen Befunden weiter bewertet werden.

Spaltung des II. Herztones

Über der Basis hingegen ist der II. Herzton, z. B. über 2L2, besonders bei Jugendlichen, häufig, so daß die Spaltung des II. Herztones oder die teilweise Betonung der Pulmonalkomponente nicht unbedingt ein pathologischer Befund ist. Nur bei ausreichender Übung und im Zusammenhang mit anderen Befunden kann die pathologische Bedeutung auskultatorisch festgehalten werden (Tabelle 1.11, Tabelle 1.12).

▲ Herzklappenöffnungstöne

Herzklappenöffnungstöne sind protodiastolische Töne, die durch Öffnung der Mitral- und Trikuspidalklappe entstehen. Sie sind nur bei stenosierten Herzklappen hörbar.

Tab. 1.11: Verstärkung der physiologischen Spaltung des II. Herztones

Verspäteter Pulmonalklappenschluß	Früher Aortenklappenschluß
verspätete rechtsventrikuläre Aktivierung • Rechtsschenkelblock • linksventrikuläre ektopische Erregung **verlängerte rechtsventrikuläre mechanische Systole** • Pulmonalklappenstenose • Lungenembolie • pulmonale Hypertonie mit Rechtsherzversagen **verminderter Pulmonalissog (hang-out)** • Vorhofseptumdefekt • idiopathische Pulmonalarteriendilatation • Spaltung des II. Herztones unklarer Genese	**Verkürzung der linksventrikulären mechanischen Systole** • Mitralklappeninsuffizienz • Ventrikelseptumdefekt

Tab. 1.12: Paradoxe Spaltung des II. Herztones

Verspäteter Aortenklappenschluß	Früher Pulmonalklappenschluß
verzögerte elektrische Aktivierung des linken Ventrikels • Linksschenkelblock (proximaler Typ) • rechtsventrikuläre Elektrostimulation • rechtsventrikuläre ektopische Erregung	**Verkürzung der elektrischen Aktivierung des rechten Ventrikels** • WPW-Syndrom (Typ B)
verlängerte linksventrikuläre mechanische Systole • Linksschenkelblock (peripherer Typ) • Auswurfbehinderung des linken Ventrikels, z. B. Obstruktion • hypertone Herzkrankheit • Atherosklerose der Aorta • ischämische Herzkrankheit	
erhöhter Aortensog (hangout) • poststenotische Aortendilatation • Ductus arteriosus persistens	

Mitralklappenöffnungston (MÖT)

Die Mitralklappenöffnung ist bei normaler Herzklappenfunktion sowohl auskultatorisch nicht wahrnehmbar als auch phonokardiographisch nicht erfaßbar.

Kommt es zu einer Einengung der Mitralklappe, ist der MÖT als hochfrequente, scharfe und kurze Schallschwingung hör- und registrierbar und ein wesentliches Kriterium für die Diagnose der Mitralklappenstenose. Er wird durch ein plötzliches Abbremsen der ventrikelwärts gerichteten Mitralklappenbewegung am Beginn der Diastole hervorgerufen. Die Schwingungsfähigkeit der Herzklappensegel, besonders des anterioren Segels, steht in enger Beziehung zum Mitralklappenöffnungston. Sein Punctum maximum liegt im Herzspitzenbereich.

Der zeitliche Abstand zwischen der aortalen Komponente des II. Herztones bis zum Mitralklappenöffnungston kann einen Rückschluß auf den Druck im linken Vorhof bzw. den Schweregrad der Mitralklappenstenose geben.

Das Intervall zwischen dem Beginn des II. Herztones und dem Mitralklappenöffnungston beträgt bei Mitralklappenstenose 0,03–0,12 s, durchschnittlich 0,07s. *Je kürzer dieser Abstand, um so schwerer ist die Mitralklappenstenose,* vorausgesetzt, daß keine arterielle Hypertonie vorliegt (s. Abbildung 1.2/2, S. 20). Im Phonokardiogramm ist dieser Abstand gut meßbar. Im Gegensatz zum III. Herzton kann der Mitralöffnungston am besten im Hochfrequenzbereich des Phonokardiogramms registriert werden.

Trikuspidalklappenöffnungston (TÖT)

Eine Trikuspidalklappenstenose ist weitaus seltener als eine Mitralklappenstenose. Wenn jedoch eine Trikuspidalklappenstenose wahrnehmbar ist, kommt sie am häufigsten in Kombination mit Mitralklappenfehlern vor. Die Differenzierung beider Herzklappenfehler ist daher auskultatorisch sehr schwierig.

Der Trikuspidalklappenöffnungston (TÖT) kann sehr leicht mit dem Mitralklappenöffnungston verwechselt werden. Es besteht keine gesicherte auskultatorische Eigenschaft, um beide voneinander zu unterscheiden. Was die Lokalisation anbelangt, ist der Trikuspidalöffnungston parasternal rechts bzw. links im 4. ICR deutlicher, während der Mitralklappenöffnungston mehr über der Herzspitze zum Ausdruck kommt.

Weiterhin ist es möglich, den TÖT bei der Auskultation durch ein tiefes Inspirium zu verstärken, um so den Abstand vom II. Herzton zu vergrößern. Durch diesen Versuch kann der TÖT besser erfaßt werden. Dies ist aber nicht immer zutreffend. Für die Differenzierung leistet heute die Echokardiographie einen entscheidenden Beitrag. Was den Abstand des TÖT vom II. Herzton anbelangt, ist er auch phonokardiographisch nicht immer vom MÖT zu differenzieren.

▲ Kammerfüllungstöne

III. Herzton

Dieses Schallphänomen tritt in der Protodiastole auf und besteht aus niedrigen Frequenzen. Es besitzt daher auskultatorisch einen dumpfen Klangcharakter. Das p.m. des III. Herztones liegt über der Spitze oder etwas medial davon. Phonokardiographisch kommt er im Abstand von 0,11 bis 0,18 s, im Durchschnitt 0,13 s, nach dem II. Herzton zur Erscheinung. Jedoch kann bei Säuglingen das Intervall auf 0,09 s reduziert sein (s. Abbildung 1.2/4, S. 20). Die Dauer dieses Herztones beträgt 0,04 bis 0,06 s. Der III. Herzton ist bei Jugendlichen und Kindern physiologisch. Jenseits des 40. Lebensjahres sollte man jedoch nach pathologischen Ursachen suchen.

Unter pathologischen Bedingungen nehmen die Lautstärke und der Frequenzgehalt zu. In Verbindung mit dem I. und II. Herzton wird der III. Herzton in Form eines protodiastolischen Galopps wahrnehmbar. Dieser Galopprhythmus ist Ausdruck abnormer Dehnungsverhältnisse der Wand des linken Ventrikels und als Hinweis auf eine myokardiale Funktionsstörung zu werten.

Manöver, wie Anheben der Beine, Kopftieflage

und Preßversuche, verstärken den III. Herzton bzw. decken ihn auf. Hingegen lassen Druck auf das Epigastrium bzw. eine aufrechte Körperhaltung ihn verschwinden. Es ist dennoch fraglich, ob das Verhalten dieses Herztones nach den genannten Manövern die Unterscheidung zwischen pathologischem und physiologischem III. Herzton in jedem Falle ermöglicht.

IV. Herzton

Der IV. Herzton kann pathologisch sein. Er entsteht durch Kontraktion des linken Vorhofs bei erschwerter Füllung des linken Ventrikels. Daher wird er auch als **Vorhofton** bezeichnet.

Er setzt 0,06 bis 0,15 s nach dem Beginn der P-Welle ein. Bei Kindern und Jugendlichen kann er phonokardiographisch als Gruppe von Schwingungen im Niederfrequenzbereich vorhanden sein. Der auskultatorisch wahrnehmbare und phonokardiographisch registrierbare IV. Herzton bildet im Zusammenhang mit dem I. und II. Herzton den präsystolischen Galopp. Er ist besonders bei Erwachsenen als pathologisch zu bewerten (s. Abbildung 1.2/7, S. 20).

Der Vorhofton weist auf einen erhöhten Vorhofdruck hin, der wiederum Folge einer Steigerung des linksventrikulären Füllungsdruckes und somit Zeichen einer myokardialen Funktionsstörung ist. Je kürzer das Intervall zwischen dem Beginn der P-Welle und IV. Herzton, um so schlechter ist die Ventrikelfunktion.

Galopprhythmus

Die Summation des I. und II. Herztones mit einem Extraton kann den akustischen Eindruck eines Pferdegalopps hervorrufen. Eine Tachykardie verstärkt dieses Empfinden, ist aber keine Bedingung dafür. Es gilt nach wie vor der Satz von Harvey: „Ein Galopp ist ein Galopp unabhängig von der Herzfrequenz".

Man unterscheidet der Definition nach **drei Galoppformen**:

- präsystolischer Galopp,
- protodiastolischer Galopp,
- Summationsgalopp.

Das Zusammenkommen des I. und II. Herztones mit dem Vorhofton macht den auskultatorischen Eindruck des **präsystolischen** *oder* Vorhofgalopps. Das akustische Phänomen kann mit „ta-ta-tam" beschrieben werden. Mit Ausnahme des Kindesalters ist dieser Befund in der Regel Ausdruck einer Druckbelastung der linken oder rechten Herzkammer und kann bei allen Krankheiten, die zu dieser Druckbelastung führen, vorkommen.

Ist er jedoch z. B. nach einem akuten Ereignis, wie dem Myokardinfarkt, auskultierbar, kann dies als Zeichen einer Herzinsuffizienz gewertet werden. Jedoch ist auch die kompensatorisch erhöhte Steifigkeit der linksventrikulären Wand als Ursache des Galopps nicht ungewöhnlich.

Auch der **protodiastolische Galopp** ist bei Kindern und Jugendlichen kein pathologischer Befund. Bei Älteren aber, besonders mit koronarer Herzkrankheit, ist er vorwiegend Ausdruck einer Herzinsuffizienz.

Der **Summationsgalopp** ist das Zusammenkommen von I. und II. Herzton mit dem III. und IV. Herzton, der häufig bei Tachykardie nachweisbar ist, der nicht immer eine Herzkrankheit zugrunde liegen muß. Nach Beendigung der Tachykardie ist dieser Summationsgalopp nicht mehr hörbar. Der hämodynamische Hintergrund für die Entstehung dieser Galoppform ist die kurze Diastolendauer.

Perikardton

Ein Kammerfüllungston ist auch der Perikardton, wie man ihn bei Pericarditis constrictiva wahrnehmen kann. Er erweckt mit dem I. und II. Herzton fälschlich den Eindruck einer Mitralklappenstenosemelodie und führt deshalb häufig zur „Fehldiagnose" einer Mitralklappenstenose. Dieses Schallphänomen tritt 0,08 bis 0,12 s nach dem II. Herzton auf und ist manchmal sehr laut in der Protodiastole präcordial erfaßbar. Der Perikardton tritt früher als der III. Herzton auf. Er ist durch die erhöhte Steifigkeit der Ventrikelwand während der frühdiastolischen Füllung bedingt (s. Abbildung 1.2/8, S. 20).

▲ Austreibungstöne

Es sind Gruppen von Schwingungen, die in verschiedenen Phasen der Systole wahrnehmbar sind. Sie werden auch als „Klicks" bezeichnet. Ihre Genese kann vielfältig sein.

Protosystolische Klicks (Ejection-Clicks)

Ihre klinische Bedeutung ist mit Ausnahme des sog. Aorten- und Pulmonalklappenöffnungstones gering.

Die **arteriellen Klicks** sind kurze, hell klingende Töne, die kurz nach dem I. Herzton synchron mit dem Beginn der ventrikulären Austreibung hörbar sind, daher auch der Begriff „Ejection-Clicks" im angelsächsischen Schrifttum. Sie treten 0,12 bis 0,14 s nach Beginn des QRS-Komplexes auf und fallen mit dem Anstieg der Karotispulskurve zusammen, so daß man sie auch als eine Akzentuierung der vierten Komponente des I. Herztones interpretiert. Diese Töne sind Zeichen der Erweiterung und Dehnung der Aorta oder A. pulmonalis (s. Abbildung 1.2/3, S. 20).

Beim **Aortenklick** ist das p.m. über dem 2. ICR rechts bzw. am Sternalrand links hörbar. Er kommt bei der valvulären Aortenklappenstenose, Aortenklappeninsuffizienz, bei Erweiterung der Aorta bei arterieller Hypertonie und Atherosklerose vor. Der **Pulmonalis-Klick** hat sein p.m. über dem 2. ICR links parasternal und tritt bei valvulärer Pulmonalstenose, pulmonaler Hypertonie sowie bei idiopathischer Dilatation der Pulmonalarterie auf (s. Abbildung 1.2/6, S. 20).

Mesosystolischer Klick (Non-Ejection-Click)

Die kardial bedingten systolischen Klicks sind im Gegensatz zu den frühsystolischen arteriellen Klicks in der Mesosystole nachweisbar. Man sollte auf mesosystolische Klicks auskultatorisch achten, da sie häufig Hinweis auf einen Mitralklappenprolaps sind.

Töne bei künstlichen Herzklappen

Je nach Typ der Herzklappenprothese wie

- Kippscheibenklappen (z.B. Björk-Shiley Monostrut, Lillihei-Kaster),
- Kugelklappen (z.B. Starr-Edwards),
- Doppelflügelklappen (St. Jude Medical) oder
- Bioprothesen (Schweineaortenklappe, z.B. Hancock, Carpentier-Edwards; Klappen aus Perikard, z.B. Hof Mitroflow)

sind etwas unterschiedliche Toneigenschaften wahrnehmbar.

Auch durch die Implantationsposition werden die Auskultationsbefunde verändert. So werden Töne am Beginn und Ende der Diastole bei Mitralklappenersatz bzw. am Beginn der Systole bei Aorten- und Pulmonalklappenersatz wahrgenommen. Sie sind *laute, helle, metallisch klingende Öffnungs- und Schlußtöne und entstehen durch die Scheibenkippbewegung im Ring bzw. das Anschlagen der Kugel in der Käfigspitze.*

In Abhängigkeit von der Materialbeschaffenheit der Herzklappenprothese und der dadurch vorhandenen Kontaktflächen können verschiedene Tonintensitäten resultieren, die durch den Patienten oder seine Umgebung wahrgenommen werden können. Heute werden vor allem wegen der geringeren Komplikationsrate und größeren Lebensdauer Scheibenklappen bevorzugt implantiert.

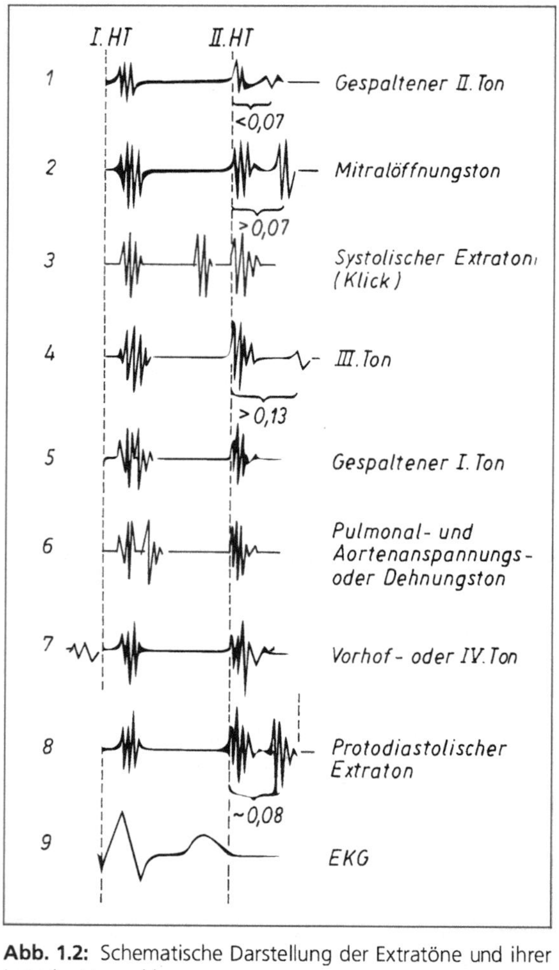

Abb. 1.2: Schematische Darstellung der Extratöne und ihrer Lage im Herzzyklus

Mitralklappenersatz

Ein Mitralöffnungston ist bei **Scheibenklappen** selten hörbar, jedoch phonokardiographisch registrierbar (Abbildung 1.3). Er beginnt mit der Bewegung der Scheibe.

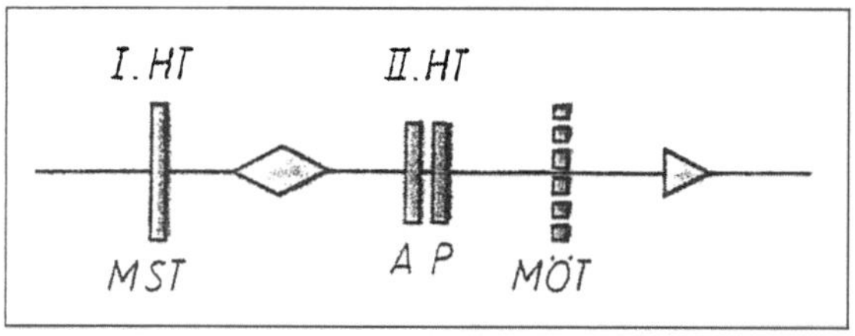

Abb. 1.3: Töne und Geräusche bei Kippscheibenprothese in Mitralposition

Bei der **Kugelprothese** entspricht der erste Ton dem Prothesenöffnungston, und er tritt durch die Bewegung der Kugel gegen den Käfig auf (Abbildung 1.4).

Enddiastolische Töne entstehen durch den Rückprall der Kugel auf den Ring, wenn der linksventrikuläre Druck den im linken Vorhof übersteigt.

Der Mitralklappenöffnungston ist bei der **Doppelflügelprothese** im Gegensatz zum scharf klingenden Mitralschlußton nur sehr selten auskultierbar (Abbildung 1.5).

Bei **Bioprothesen** kann ein Mitralöffnungston gehört werden. Der meist betonte Schlußton der Bio-

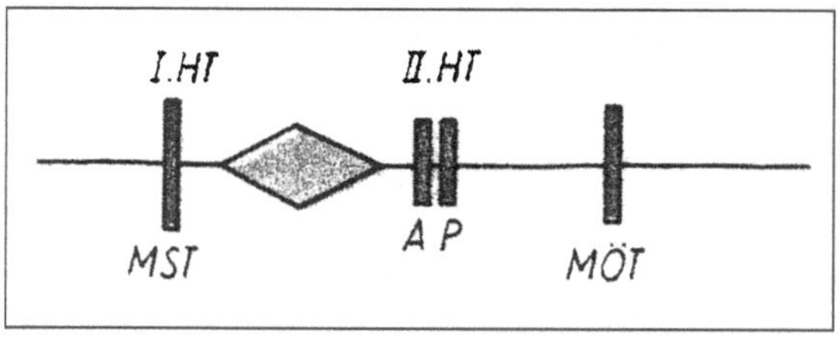

Abb. 1.4: Töne und Geräusche bei Kugelkäfigprothese in Mitralposition

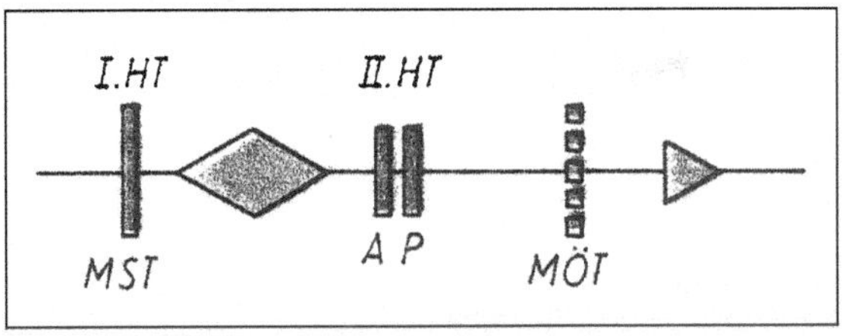

Abb. 1.5: Töne und Geräusche bei Doppelflügelprothese in Mitralposition

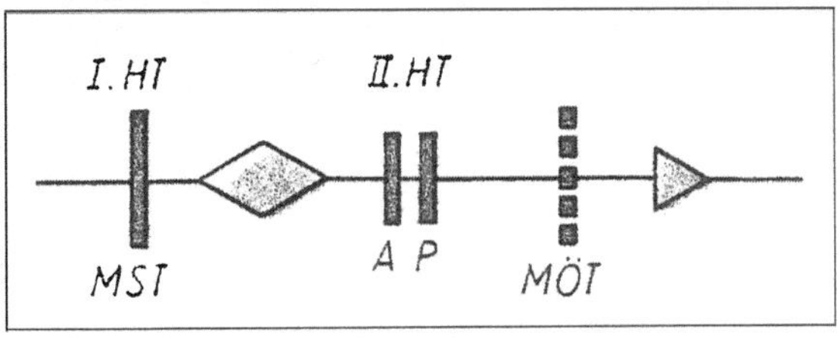

Abb. 1.6: Töne und Geräusche bei Bioprothese in Mitralposition

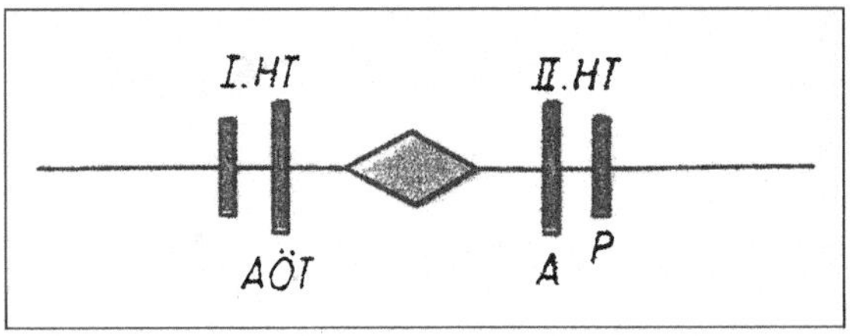

Abb. 1.8: Töne und Geräusche bei Kugelkäfigprothese in Aortenposition

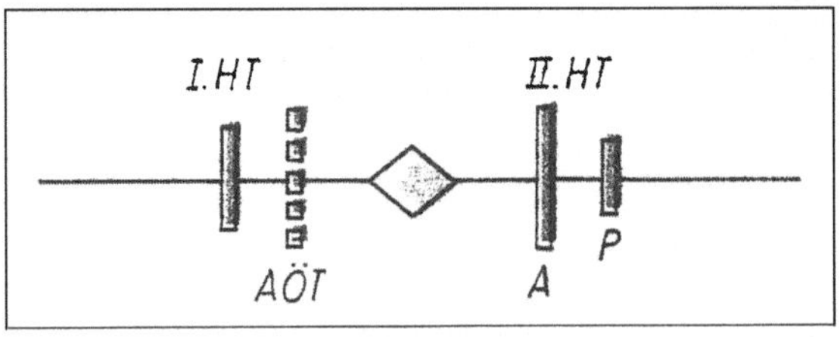

Abb. 1.9: Töne und Geräusche bei Doppelflügelprothese in Aortenposition

prothese ist hierbei identisch mit der Mitralkomponente des I. Herztones (Abbildung 1.6).

Aortenklappenersatz

Ähnlich wie beim Mitralklappenersatz kann auch beim Aortenklappenersatz der Öffnungston nur phonokardiographisch registriert und nicht auskultiert werden.

Der **Prothesenschluß** hier ist durch einen sehr lauten, betonten, metallisch klingenden II. Herzton über der Aorta hörbar. Eine Abschwächung oder ein Fehlen dieses Prothesenschlußtones kann durch eine pathologische Veränderung der Prothese, z. B. Thrombosierung, oder durch eine herabgesetzte Funktion des linken Ventrikels bedingt sein (Abbildung 1.7, Abbildung 1.8).

Bei Implantation der **Doppelflügelklappe** in Aortenposition ist der Öffnungston leise, aber regelmäßig auskultierbar (Abbildung 1.9).

Der **Prothesenschlußton** ist laut und metallisch klingend.

Eine **Bioprothese in Aortenposition** verursacht meist nur einen kurzen **Austreibungston nach dem I. Herzton** (Abbildung 1.10). Der **Klappenschlußton** ist entsprechend relativ **scharf, aber nicht metallisch klingend**. Auskultatorisch entspricht er der betonten aortalen Komponente des II. Herztones bei arterieller Hypertonie.

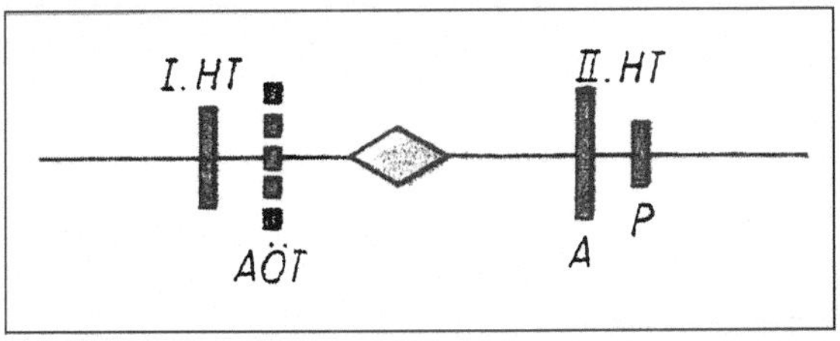

Abb. 1.7: Töne und Geräusche bei Kippscheibenprothese in Aortenposition

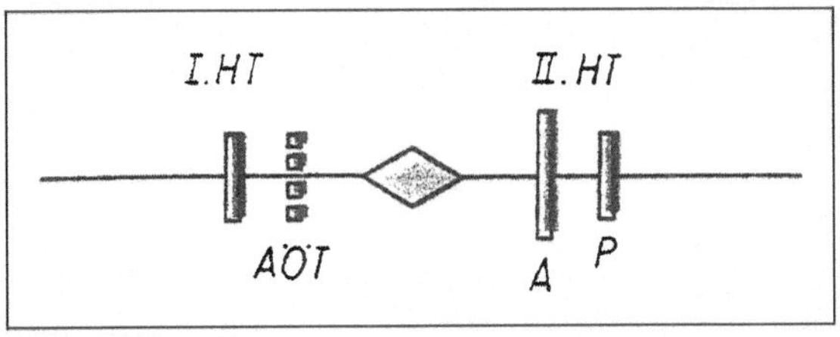

Abb. 1.10: Töne und Geräusche bei Bioprothese in Aortenposition

Herzgeräusche

Herzgeräusche sind unregelmäßige, nieder- bis hochfrequente Schwingungen von 50 – 800 Hz. Im allgemeinen werden folgende Faktoren für die Entstehung der Herzgeräusche verantwortlich gemacht:

- **Beschleunigung des Blutstroms** (z. B. systolische Geräusche bei Anämie)
- **Behinderung des vorwärtsgerichteten Blutstroms** durch Verengung (z. B. Aortenklappenstenose), Erweiterung oder Deformierungen im Verlauf der Strombahn (z. B. Aneurysma der Aorta ascendens)
- **Rückfluß (Regurgitation)** von Blut durch Herzklappeninsuffizienz (z. B. Mitralklappeninsuffizienz)
- Blutdurchtritt von einem höheren in ein niedrigeres Druckgebiet (z. B. Ventrikelseptumdefekt oder Ductus Botalli)
- Herzklappenprothesen.

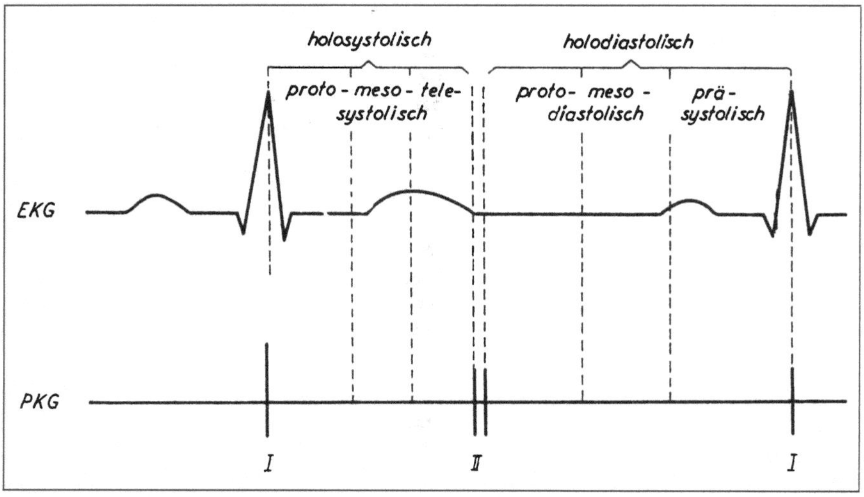

Abb. 1.11: Schematische Darstellung von systolischen und diastolischen Geräuschen in Beziehung zum EKG

▲ Einteilung der Herzgeräusche

Einteilung nach dem Herzzyklus

Man unterscheidet sog. **systolische, diastolische** bzw. **systo-diastolische Geräusche.**

Dabei muß differenziert werden, ob das Geräusch

- am Anfang (protosystolisch)
- in der Mitte (mesosystolisch)
- am Ende der Systole (tele- oder spätsystolisch)
- am Anfang (protodiastolisch)
- in der Mitte (mesodiastolisch)
- am Ende der Diastole (telediastolisch bzw. präsystolisch) liegt
- die gesamte Phase der Systole oder Diastole (holosystolisch bzw. holodiastolisch) davon ausgefüllt wird (Abbildung 1.11).

Bei pansystolischen Geräuschen ist der I. und II. Herzton auch vom Geräusch bedeckt.

Geräusche, die in der Systole sowie in der Diastole wahrnehmbar sind, können **kontinuierlich** (z.B. beim Ductus arteriosus persistens) oder **nicht kontinuierlich** wie bei einem kombinierten Aortenfehler sein.

Einteilung nach dem Entstehungsort

Es werden nach dem Entstehungsort **kardiale** und **extrakardiale** Geräusche unterschieden. Weiterhin werden **organisch bedingte**, wie bei Herzklappenfehlern, von **nicht organisch bedingten** Geräuschen, die z.B. durch Strömungsverhältnisse ohne organische Herzfehler entstehen, differenziert (Tabelle 1.13).

Herzklappenveränderungen können **organisch**, wie bei angeborenen oder erworbenen Herzfehlern (organische Stenose bzw. Insuffizienz), oder **relativ** infolge erhöhten Schlagvolumens (relative Stenose) oder Dilatation des Herzklappenringes (relative Insuffizienz) sein. Typische Beispiele für relative Herzklappenveränderungen sind die relative Pulmonal-

Tab. 1.13: Einteilung der Herzgeräusche

Kardial					extrakardial	kardioviszeral
Organisch				Nicht-organisch		
Absolut		Relativ				
Systolisch	Diastolisch	Systolisch	Diastolisch			
Austreibungsgeräusch	Kammerfüllungsgeräusch	bei Rechtsherzdekompensation, relative Trikuspidalklappeninsuffizienz	bei Vorhofseptumdefekt mit Links-Rechts-Shunt	Systolisch, selten diastolische Geräusche	arterielles Geräusch	perikardiales Geräusch
Regurgitationsgeräusch	Vorhofsystolisches Geräusch Regurgitationsgeräusch				arteriovenöses Geräusch venöses Geräusch	perikardiopleurales Geräusch

klappenstenose bei Scheidewanddefekten mit Links-Rechts-Shunt, die relative Pulmonalklappeninsuffizienz bei pulmonaler Hypertonie, die relative Trikuspidalklappeninsuffizienz bei Rechtsherzinsuffizienz oder die relative Mitralklappeninsuffizienz bei Dilatation des linken Ventrikels.

▲ Kardiale Geräusche

Organische Geräusche

Systolische Geräusche

Austreibungsgeräusche kommen durch Hindernisse im Verlauf der Strombahn wie bei Aorten- und Pulmonalklappenstenose zustande. Sie sind meist rauhe, mittelfrequente Systolika vom Crescendo-Decrescendo-Typ und von spindelförmiger oder rhomboider Form.

Bis zum Erreichen der maximalen Austreibungsgeschwindigkeit nehmen die Geräusche zu. Zwischen dem I. Herzton und dem Geräuschbeginn liegt eine Pause. Das Punctum maximum dieser Austreibungsgeräusche ist über dem 2. ICR rechts mit Fortleitung besonders in die rechte A. carotis, nach unten zum linken Sternalrand und oft bis zur Spitze. Dieses rauhe Geräusch ist sehr häufig laut und mit einem Schwirren verbunden.

Man hört dieses Austreibungsgeräusch meist über der Herzspitze weicher und sogar musikalisch. Diese Klangveränderung ist durch die Vibration der verdickten Aortenklappe bedingt. Andere pathologische Zustände, wie die **Aortensklerose** bei älteren Menschen, können ein ähnliches Geräusch durch die Verdickung und Versteifung der Semilunarklappen hervorrufen. Auch eine bikuspidale Aortenklappe als angeborener Herzklappenfehler kann den Blutstrom so beeinflussen, daß ein systolisches Geräusch entsteht, ohne daß eine Obstruktion vorliegt.

Bei einer **dilatierten Aorta**, wie man sie z. B. beim Marfan-Syndrom, einer ektatischen Aortensklerose, und häufig bei Lues findet, ist ein ähnliches Schallphänomen wahrnehmbar.

Bei der **hypertrophen Kardiomyopathie** kann durch eine schnelle Austreibung des Blutes aus dem linken Ventrikel ebenfalls ein solches Geräusch entstehen. Dies ist deutlicher bei obstruktiver Kardiomyopathie, bei der durch die asymmetrische Hypertrophie des Septums eine subvalvuläre muskuläre Stenose entsteht. Das Punctum maximum dieses Geräusches liegt tiefer als bei der valvulären Aortenstenose etwa im 4. ICR links parasternal. Bei der seltener vorkommenden **supravalvulären Aortenstenose** ist hingegen das p.m. des Geräusches mehr halswärts lokalisiert.

Der **Entstehung** von Austreibungsgeräuschen liegt folgender Mechanismus zugrunde:

- Nach dem I. Herzton wird zeitgleich mit der isovolumetrischen Kontraktion der Ventrikeldruck so erhöht, daß es zur Öffnung der entsprechenden Semilunarklappen kommt. Mit dem Beginn der Austreibung beginnt auch das Geräusch.
- Mit Zunahme der Austreibung verstärkt sich die Intensität des Geräusches (Crescendo-Geräusch) und wird bei Abnahme der Austreibung reduziert (Decrescendo-Geräusch). Das Ende des Geräusches weist auf das Ende der Austreibung hin. Der Ventrikeldruck sinkt unter den arteriellen Druck, und es kommt zum Schluß der Aorten- und Pulmonalklappe und damit auch des II. Herztones.

Je später der Gipfel des Geräusches in der Systole, um so schwerer ist die Herzklappenstenose (bedingt durch eine verlängerte Austreibungszeit der entsprechenden Herzkammer).

Regurgitationsgeräusche entstehen durch den Rückfluß des Blutes von einem Hoch- in ein Niederdruckgebiet, z. B. bei Ventrikelseptumdefekt vom linken in den rechten Ventrikel. Sie sind meist gießende Systolika vom Decrescendo-Typ oder bandförmig mit höherer Frequenz. Sie beginnen unmittelbar am Ende des I. Herztones, da der Blutrückfluß bereits während der Anspannungsphase beginnt.

➤ **Frühsystolische Geräusche** beginnen mit dem I. Herzton, ihre Intensität nimmt zum II. Herzton hin ab und endet in der Mesosystole (Decrescendo-Geräusch). Solches Geräusch ist bei Trikuspidalklappeninsuffizienz, oft bei Mitralklappeninsuffizienz sowie bei Ventrikelseptumdefekt zu finden.

Eine akute, schwere Mitralklappeninsuffizienz ist meist mit einem früh- oder holosystolischen Decrescendo verbunden. Diese Geräuschform entsteht dadurch, daß bei einer akuten Regurgitation Blut in einen noch normal großen linken Vorhof zurückfließt und dadurch eine hohe v-Welle in der Vorhofdruckkurve verursacht wird, die die spätsystolische Phase der Ventrikeldruckkurve trifft. Somit ist die Regurgitation zu Beginn am stärksten und zum Ende der Systole am geringsten.

➤ **Mesosystolische Geräusche** werden durch folgende pathologische Veränderungen hervorgerufen:

- einige Formen der Mitralklappeninsuffizienz, besonders bei Papillarmuskeldysfunktion
- bei Beschleunigung der Austreibung in den großen Gefäßen wie beim hyperkinetischen Herzsyndrom
- Dilatation der Aorta oder des Truncus pulmonalis
- morphologische Veränderungen der Semilunarklappen, der Sehnenfäden oder des Herzklappenringes ohne Obstruktion
- Einengung der ventrikulären Ausflußbahn.

Der pathophysiologische Mechanismus des mesosystolischen Geräusches bei Papillarmuskeldysfunktion liegt in der Schlußunfähigkeit der Herzklappe im Anfang der Systole und hauptsächlich in der Mesosystole. Die Regurgitation wird zum Ende der Systole vermindert. Eine Papillarmuskeldysfunktion findet man vor allem bei akutem Myokardinfarkt.

➤ **Spätsystolische Geräusche** sind ein wesentlicher Geräuschbefund bei Mitralklappenprolaps. Dabei ist typischerweise die Mitralklappe in der frühsystolischen Phase schlußfähig. Durch den Prolaps eines oder beider Segel in der Spätsystole kommt es dann zur Schlußunfähigkeit und damit zur Regurgitation.

➤ **Holosystolische Geräusche** entstehen durch den konstanten Rückfluß während der gesamten Systole, die meistens durch eine Mitral- oder Trikuspidalinsuffizienz besonders bei erhöhtem Druck im rechten Ventrikel, sog. Hochdrucktrikuspidalinsuffizienz, oder einen Ventrikelseptumdefekt bedingt sind.

Weitere systolische Geräusche treten auf bei Atherosklerose, Coarctatio aortae, Herzklappenringverdikkungen oder -verkalkungen oder Veränderungen an den Sehnenfäden und sind als pfeifende, klingende Geräusche wahrnehmbar.

Diastolische Geräusche

Kammerfüllungsgeräusche werden durch Stenosierung im Bereich der Atrioventrikularklappen, wie bei Mitral- und Trikuspidalklappenstenose, hervorgerufen. Sie sind meist rumpelnde, rauhe Decrescendo-Geräusche (roulement diastolique) mit einem präsystolischen Crescendo. Dieses präsystolische Crescendo entsteht durch die Vorhofkontraktion bei Sinusrhythmus und ist nicht mehr hörbar, wenn eine absolute Arrhythmie vorhanden ist. Es schließt sich an den Mitral- und Trikuspidalöffnungston an.

Regurgitationsgeräusche, wie bei Aorten- oder Pulmonalklappeninsuffizienz, sind meist gießende Decrescendo-Geräusche unmittelbar im Anschluß an den II. Herzton. Die Dauer des Geräusches ist proportional zur Schwere der Herzklappeninsuffizienz.

Weitere diastolische Geräusche. Bei Aortenklappeninsuffizienz, ist das **Austin-Flint-Geräusch**, ein präsystolisches rumpelndes Crescendo, entsprechend dem Geräusch der Mitralklappenstenose, am deutlichsten über der Herzspitze wahrnehmbar. Das **Graham-Steell-Geräusch**, ein gießendes, blasendes Decrescendo, ist bei Mitralklappenstenose über dem 2. ICR links und dem Erbschen Punkt infolge einer relativen Pulmonalklappeninsuffizienz, die durch eine pulmonale Hypertonie bedingt ist, auskultierbar. Das **Carey-Coombs-Geräusch** ist ein flüchtiges diastolisches Geräusch. Man findet es in der akuten Phase des rheumatischen Fiebers infolge der entzündliche Schwellung der Mitralklappe. Mit dem Rückgang der ödematösen Veränderungen der Herzklappe ist es nicht mehr hörbar.

Nach der zeitlichen Zuordnung unterscheidet man auch hier wieder proto- oder frühdiastolische, mesodiastolische, telediastolische oder präsystolische Geräusche.

➤ **Frühdiastolische Geräusche** beginnen je nach ihrem Entstehungsort mit der aortalen oder pulmonalen Komponente des II. Herztones.

Prototyp eines frühdiastolisches Geräusch an der Aortenklappe ist das Decrescendo-Geräusch der **Aortenklappeninsuffizienz**. Die Decrescendo-Form widerspiegelt die sukzessive Abnahme des Volumens und der Regurgitationsrate während der Diastole. Die hohe Geschwindigkeit der Regurgitation verursacht ein hochfrequentes Geräusch, das am sichersten mit der Membranseite des Stethoskops zu hören ist. Im Gegensatz dazu ist das Geräusch der **akuten Aortenklappeninsuffizienz** als Folge einer bakteriellen Endokarditis oder eines Aneurysma dissecans der Aorta ascendens meist relativ kurz, weil der diastolische Druck in der Aorta durch die schnelle Erhöhung des enddiastolischen Druckes im linken Ventrikel ausgeglichen wird. Es ist nicht so hochfrequent wie bei der **chronischen Aortenklappeninsuffizienz**, da die Geschwindigkeit der Regurgitation geringer ist.

Ein Prototyp des frühdiastolischen Geräusches an der Pulmonalklappe ist die **Pulmonalklappenregurgitation** vor allem als Folge der pulmonalen Hypertonie. Das **Graham-Steell-Geräusch** beginnt nach einer lauten Pulmonalkomponente des II. Herztones in dem Moment, da der rechtsventrikuläre Druck unter den erhöhten Pulmonaldruck fällt. Dieser hohe Druck in der A. pulmonalis verursacht eine Regurgitation mit hoher Geschwindigkeit, wodurch dieses hochfrequente Geräusch entsteht. Ein protodiastolisches Decrescendo-Geräusch kann nach der Sprengung einer Pulmonalstenose auftreten.

➤ **Mesodiastolische Geräusche** sind entweder durch die Stenosierung der Mitral- oder Trikuspidalklappe oder durch eine schlußunfähige Pulmonalklappe mit normalem Pulmonaldruck bedingt. Im Gegensatz zum hochfrequenten Graham-Steell-Geräusch ist dieses mesodiastolische Geräusch von mittlerer Frequenz. Das Geräusch der Mitralklappenstenose beginnt charakteristischerweise nach dem MÖT. Die Dauer dieses Geräusches bei Vorhofflimmern ist ein gutes Kriterium für den Schweregrad der Stenose, da ein bis zum I. Herzton reichendes Geräusch auf einen noch bestehenden Druckgradienten am Ende der Diastole hinweist. Ein Mesodiastolikum kann als Folge eines erhöhten Volumens und einer großen Fließgeschwindigkeit an der Herzklappe auch Zeichen einer relativen Trikuspidal- oder Mitralklappenstenose sein. Dieses findet man z. B. an der Mitralklappe bei Ventrikelseptumdefekt oder Ductus Botalli bzw. bei reiner schwerer Mitralklappeninsuffizienz oder an der Trikuspidalklappe bei Vorhofseptumdefekt vom Sekundum-Typ oder einer schwereren Trikuspidalinsuffizienz.

➤ **Telediastolische oder präsystolische Geräusche** werden durch einen erhöhten Fluß an der Mitralklappe während der Vorhofsystole bedingt. Das beste

Beispiel dafür ist die Mitralklappenstenose bei Sinusrhythmus. Derselbe Mechanismus ist bei der Trikuspidalklappenstenose wirksam. Dieses Geräusch der Trikuspidalklappenstenose verstärkt sich während des Inspiriums. In dieser Atemphase wird der diastolische Druckgradient durch ein gesteigertes Volumen und die erhöhte Kontraktilität des rechten Vorhofes einerseits und eine Verminderung des enddiastolischen rechtsventrikulären Druckes andererseits erhöht.

Ein weiteres präsystolisches Geräusch ist das **Austin-Flint-Geräusch**, das als Folge des „Anstoßens" der Regurgitation auf die Mitralsegel entsteht und bei der Auskultation die Differenzierung zur echten Mitralklappenstenose erschwert. Bei dieser Differenzierung ist die Echokardiographie entscheidend.

Systo-diastolische Geräusche

Kontinuierliche Geräusche können durch folgende Ursachen bedingt sein:

- Verbindung zwischen der Aorta und der Pulmonalarterie (z.B. Ductus arteriosus persistens, aorto-pulmonales Fenster)
- arterio-venöse Verbindung (kongenital, iatrogen, artifiziell, traumatisch bedingt)
- gestörtes Flußmuster in den Arterien (z. B. atherosklerotisch bedingte Stenosierung im Iliaco-femoralis-Bereich)
- gestörtes Flußmuster in den Venen (Nonnensausen [Nonne = Kreisel]).

Besonders durch die phonokardiographische Darstellung kann man eine gewisse Differenzierung zwischen diesen verschiedenen kontinuierlichen Geräuschen treffen. Während beim Ductus Botalli das Geräusch eine Crescendo-Decrescendo-Form hat und der Gipfel des Geräusches über dem II. Herzton liegt, ist bei arteriellen Geräuschen die systolische und bei venös bedingten die diastolische Komponente stärker ausgeprägt.

Nicht-kontinuierliche Geräusche. Ein Beispiel dafür ist ein kombinierter Aortenklappenfehler mit Aortenklappenstenose und -insuffizienz. Bei der Auskultation können besonders bei Tachykardie Verwechslungen mit einem kontinuierlichen Geräusch vorkommen. Phonokardiographisch kann das systolische Austreibungsgeräusch von dem diastolischen Regurgitationsgeräusch getrennt dargestellt werden.

▲ Geräusche bei künstlichen Herzklappen

Mitralklappenersatz

Die **Kippscheibenprothese** in Mitralposition ist durch ein 2/6 früh- bis mesosystolisches Austreibungsgeräusch gekennzeichnet. *Auch bei normaler Funktion kann ein diastolisches Geräusch auskultierbar werden,* da die Öffnungsfläche der Prothese etwa nur der Hälfte einer natürlichen Mitralklappenöffnungsfläche entspricht (s. Abbildung 1.3, S. 20).

Bei **Kugelklappen** ist das systolische Austreibungsgeräusch dem der Scheibenklappen vergleichbar, jedoch beim Nachweis eines Diastolikums ist an mechanische Fehler oder Thrombosierungen zu denken (s. Abbildung 1.4, S. 20).

Auch bei der **Doppelflügelklappe** kommt es zu einem 2/6 Austreibungsgeräusch. Ein deutlich wahrnehmbares, die gesamte Systole umfassendes Geräusch weist auf eine Mitralklappeninsuffizienz hin (s. Abbildung 1.5, S. 21).

Während ein leises Mesodiastolikum als Flußgeräusch bei diesem Herzklappenprothesentyp zu den normalen Strömungsgeräuschen gehört, weist ein lautes, z. B. 2/6 Diastolikum auf morphologische Veränderungen an der Herzklappenprothese, z.B. eine Thrombosierung, hin.

Im Gegensatz zu anderen Herzklappenprothesen kann bei einer **Bioprothese** fast regelmäßig in Linksseitenlage ein tieffrequentes Diastolikum auskultiert werden, ohne daß bei dieser Art des Herzklappenersatzes ein Rückschluß auf eine pathologische Funktionsabweichung gezogen werden kann (s. Abbildung 1.6, S. 21).

> *Bei mehr als der Hälfte der Patienten mit biologischem Herzklappenersatz findet man ein systolisches Austreibungsgeräusch.*

Der **Verlaufskontrolle**, die Aufschluß über das Neuauftreten oder die Verstärkung von Geräuschen gibt, kommt eine besondere Bedeutung für die Erkennung degenerativer oder thrombotischer Veränderungen der Herzklappe zu. Deshalb ist eine genaue Dokumentation der Auskultationsbefunde wichtig.

Aortenklappenersatz

Bei den **Kippscheibenklappen** ist ein Austreibungsgeräusch mit Fortleitung fast obligat anzutreffen. Die Problematik besteht auch hier in einem nicht bestehenden Zusammenhang zwischen einem auskultierbaren Diastolikum und einem Herzklappenleck. Es kann demzufolge auch bei einer bedeutsamen Protheseninsuffizienz ein Diastolikum fehlen (s. Abbildung 1.7, S. 21).

Die **Kugelprothese** hat aufgrund ihrer Mechanik immer ein 2/6–3/6 systolisches Austreibungsgeräusch mit Ausstrahlung in die Karotiden. Ein diastolisches Geräusch ist hingegen fast immer als pathologisch im Sinne eines Lecks anzusehen (s. Abbildung 1.8, S. 21).

Bei der **Doppelflügelklappe** findet man in der Regel kein Austreibungsgeräusch und besonders kein Diastolikum (s. Abbildung 1.9, S. 21).

Bei Verwendung einer **Bioprothese** kann es zu einem früh- bis mesosystolischen Geräusch kommen, das je nach verwendetem Herzklappendurchmesser lauter oder leiser, mit und ohne Fortleitung in die Karotiden wahrnehmbar ist. Auch hier ist ein Diastolikum als Ausdruck eines pathologischen Vorganges anzusehen (s. Abbildung 1.10, S. 21).

▲ Nicht-organische Geräusche

Diese nicht-organischen Geräusche sind systolische Geräusche, die durch die Beschleunigung des Blutstroms, wie bei körperlicher Anstrengung und Aufregung, hyperkinetischem Herzsyndrom, Hyperthyreose und Anämie zustande kommen.

Ein diastolisches Geräusch ist fast immer organischer, d.h. pathologischer Herkunft. Es muß deshalb nach der Ursache gefahndet werden!

▲ Extrakardiale Geräusche

Arterielle Gefäßgeräusche kommen durch Verengung bzw. Erweiterung der Gefäße oder durch eine Strömungsbeschleunigung zustande. **Arterio-venöse Verbindungen** verursachen ein kontinuierliches bzw. Maschinengeräusch, wie bei Ductus Botalli. **Venöse Geräusche** findet man besonders bei Kindern im Jugularbereich (sog. Nonnensausen).

▲ Kardioviszerale Geräusche

Kardioviszerale Geräusche unterteilt man in:
- perikardiale (Perikardreiben)
- perikardio-pleurale
- kardiopulmonale.

Aus dieser Gruppe ist das wichtigste Geräusch das **Perikardreiben** bei der Pericarditis fibrinosa (Lokomotivgeräusch, Hin-und-her-Geräusch).

▲ Beurteilung von Geräuschen

Die Beurteilung von Geräuschen erfolgt nach folgenden **Aspekten**:
Punctum maximum: Ort der größten Intensität des Geräusches.
Fortleitung (Abbildung 1.12): z.B. bei Aortenklappenstenose in die A. carotis, bei Mitralklappeninsuffizienz in die Axilla.
Charakter: Austreibungsgeräusche sind z. B. sägend, rauh, tieffrequent. Regurgitationsgeräusche sind gewöhnlich hauchend, hochfrequent. Das Geräusch des Ductus Botalli imponiert als Maschinengeräusch. Bei Mitralklappenstenose kann man ein rollendes Diastolikum (roulement diastolique) hören.
Intensität: Bei der Auskultation des Herzens kann man die Zu- oder Abnahme der Geräuschamplitude feststellen. Bei den Austreibungsgeräuschen findet man ein Crescendo-Decrescendo-Geräusch in der Systole, das sich phonokardiographisch spindelförmig darstellt. Ein diastolisches Decrescendo-Geräusch ist typisch für eine Aorten- bzw. Pulmonalklappeninsuffizienz. Ist die Intensität in der gesamten Systole konstant, handelt es sich um ein im Phonokardiogramm bandförmig dargestelltes Geräusch, wie z. B. bei Mitralklappeninsuffizienz. Dies gilt für die systolischen sowie diastolischen Herzgeräusche.

Die **Beurteilung** der Geräuschintensität erfolgt in Sechsteln.

1/6 Sehr leise, nur in Apnoe und geräuschloser Umgebung wahrnehmbar

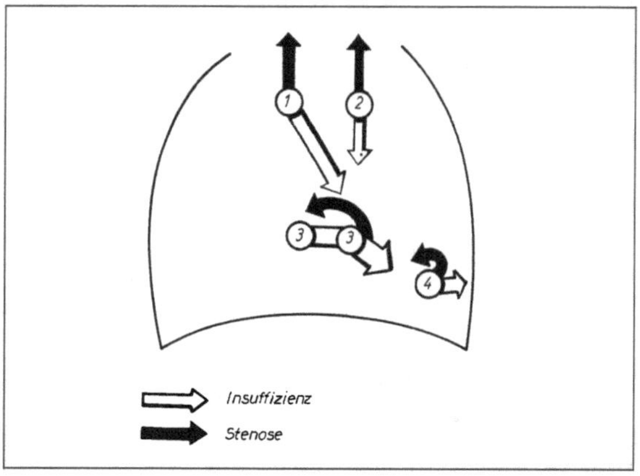

Abb. 1.12: Schematische Darstellung der Ausbreitungs- und Fortleitungsrichtung der Geräusche bei Herzklappenfehlern. Schwarze Pfeile: Ausbreitung der Stenosegeräusche, weiße Pfeile: Ausbreitung der Insuffizienzgeräusche.
1 – Aortenklappe, 2 – Pulmonalklappe, 3 – Trikuspidalklappe, 4 – Mitralklappe

2/6 Leise, aber auch während der Atmung hörbar
3/6 Mittellautes Geräusch, ohne Schwirren
4/6 Lautes Geräusch, meistens mit Schwirren verbunden
5/6 Sehr lautes Geräusch, immer mit Schwirren verbunden
6/6 Lautes Geräusch, bis 1 cm Abstand von Thoraxwand hörbar.

Diese Lautstärkeneinteilung gilt auch für die Herztöne. In der Regel wird diese Einteilung aber für die systolischen Geräusche verwendet. Im allgemeinen sind 2/6 systolische Geräusche über der Spitze (Mitralklappe), 3/6 über dem 2. ICR links (Pulmonalklappe) und 1/6 systolische Geräusche über 2. ICR rechts (Aortenklappe) von klinischer Bedeutung.

Bei pathologischem Geräuschbefund muß das gesamte Präkordium sorgfältig auskultiert werden und nicht nur an den klassischen Punkten, weil bei manchen Herzfehlern, z. B. der Mitralklappenstenose, der pathologische Auskultationsbefund nur an eng umschriebener Stelle wahrnehmbar ist.

1.3 Blutdruckmessung

1.3.1 Geschichtliches

Die erste direkte Blutdruckmessung mittels „Hämodynamometer" am Menschen führte in Lyon 1856 der Franzose Faivre während der Amputation von Gliedmaßen durch.

Im Jahre 1853 wurde das erste eigentliche nichtinvasive Blutdruckmeßgerät von dem Tübinger Physiologen Vierordt entwickelt. Größere Verbreitung fand ein 1880 von Siegfried von Basch (1881) erfundenes Sphygmomanometer. 1896 stellte Scipione

Riva-Rocci in Turin erstmals seinen Blutdruckapparat mit aufblasbarer Oberarmmanschette der Öffentlichkeit vor, mit dem der Blutdruck palpatorisch über der A. radialis bestimmt wurde. 1905 modifizierte der russische Militärarzt Nikolai Korotkoff Riva-Roccis Methode zu dem bis heute im wesentlichen unveränderten Blutdruckmeßverfahren mittels Auskultation über der A. brachialis.

1.3.2 Konventionelle Blutdruckmessung

Die Messung des arteriellen Blutdruckes ist seit langem ein konstanter Bestandteil jeder ambulanten und stationären Patientenuntersuchung.

Dabei ist die Methode nach Riva-Rocci mit einer Abweichung von ± 5 mmHg unter Beachtung einiger Faktoren ausreichend genau. Diese sind die Anlage einer 13 cm breiten Manschette um den entblößten Oberarm, die etwa 3–4 cm oberhalb der Ellenbeuge endet, und die Plazierung des Schlauches im Verlauf der A. brachialis. Der Arm des Patienten wird entspannt und leicht abduziert auf einer Unterlage gelagert. Der Blutdruckapparat ist mit seiner Nullposition in etwa der Höhe der Vorhöfe zu stellen. Anschließend wird die Manschette bis etwa 200 mmHg oder 20 - 30 mmHg über dem zu erwartenden Wert aufgeblasen und unter auskultatorischer Kontrolle der A. brachialis der Druck langsam reduziert, bis der erste Ton, der dem systolischen Druck entspricht, hörbar wird. Der letzte wahrnehmbare Ton entspricht dann dem diastolischen Druck. Die Differenz zwischen dem systolischen und diastolischen Wert ist die Blutdruckamplitude, die normalerweise nicht mehr als 50 mmHg beträgt.

Wesentlich ist, daß für die Blutdruckmessung nur intakte und geeichte Apparate verwendet werden. Auch muß die Manschette vor dem Anlegen luftleer gemacht und ihre Größe entsprechend dem Oberarmumfang gewählt werden. Die Blutdruckmessung soll stets an beiden Oberarmen und bei Verdacht auf Coarctatio aortae auch an den Oberschenkeln mit entsprechend breiteren und längeren Manschetten durchgeführt werden.

Die Manschettenbreite spielt besonders bei der Blutdruckmessung bei Kindern eine Rolle. So muß der aufblasbare Teil der Manschette für Säuglinge 5–6 cm, bei Kleinkindern etwa 8 cm und bei Kindern 12–14 cm breit sein.

Dabei ist zu beachten, daß eine Blutdruckmessung unter emotionalen und vegetativen Einflüssen wie Kälte, körperliche Arbeit, Rauchen und Essen dem sog. **Zufallsdruck** entspricht. Deshalb sollte der Patient etwa 15–20 Minuten vor der Blutdruckmessung in Ruhe sein. Der so gemessene Druck entspricht dem **Basaldruck**. Die Messungen sollten deshalb mehrfach im Sitzen, auch im Stehen und im Liegen durchgeführt werden.

Der WHO-Klassifikation nach liegt eine **arterielle Hypertonie** vor, wenn der systolische Druck 140 mmHg und der diastolische 90 mmHg übersteigen. Die **Borderline-Hypertonie** ist definiert mit Druckwerten zwischen 140 und 149 mmHg systolisch und 90 bis 94 mmHg diastolisch, jedoch hat sich dieser Begriff in der Praxis nicht bewährt (s. Tabelle 13.3, S. 492). Eine **arterielle Hypotonie** liegt vor, wenn der systolische Druck < 100 mmHg und der diastolische < 60 mmHg beträgt.

Auf folgende beeinflussende Faktoren muß im Zusammenhang mit der Blutdruckmessung geachtet werden:

Eine **Erhöhung des Blutdruckes** findet man bei

- körperlicher Belastung
- psychischer Belastung
- postprandial
- nach Nikotingenuß
- inspiratorischer Apnoe
- Husten
- Stehen (diastolischer Druck erhöht).

Eine **Blutdrucksenkung** kommt

- im Schlaf
- nach großen Mengen Alkohol

vor.

1.3.3 Langzeit-Blutdruckmessung

Dank der Fortschritte der Medizintechnik konnten in den letzten Jahren nicht-invasive, vollautomatische Langzeit-Blutdruckmeßsysteme entwickelt werden, mit denen der Blutdruck ambulant über 24–72 Stunden aufgezeichnet werden kann (Schrader et al. 1991).

Durch die große Anzahl der so gemessenen Werte kann das individuelle Blutdruckverhalten und damit das kardiovaskuläre Risiko eines Patienten besser beurteilt werden.

Es gibt zwei verschiedene Verfahren der Langzeit-Blutdruckmessung: die **auskultatorische** und die **oszillometrische Methode**.

Bei der **oszillometrischen Technik** werden anstelle der Korotkoff-Geräusche Druckoszillationen in der Manschette verwendet. In der Intensivmedizin werden seit einigen Jahren nach dieser Methode arbeitende Geräte eingesetzt.

Bei der Verwendung der **auskultatorischen Methode** wird ein Richtmikrophon über der A. brachialis plaziert. Dabei können sich Muskelgeräusche, Umgebungslärm, Strömungsgeräusche und ein Verrutschen des Mikrophons während der Aufzeichnung verfälschend auf die Meßergebnisse auswirken. Auch das Abnehmen und Wiederanlegen der Blutdruckmanschette sind für den Patienten nicht problemlos, da hierbei die exakte Manschettenposition entscheidender als bei der oszillometrischen Methode ist. Fehlmessungen bei der oszillometrischen Methode entstehen vor allem durch fehlende Muskelentspannung.

Beide Verfahren sind in ihrer Meßgenauigkeit jedoch gleich gut. Ein geringes Gerätegewicht (bis etwa 500 g) und eine leise Pumpfunktion sind zu bevorzugen. Von den Patienten wird gelegentlich über Schlafstörungen durch die Pumpgeräusche und den Manschettendruck während der Aufzeichnung berichtet. Dies betrifft nach einigen Untersuchungen in erster Linie die REM-Phase und weniger die Tiefschlafphase. Es werden in diesem Zusammenhang Anstiege bis zu 10 mmHg angegeben. Im allgemeinen ist die subjektive Beeinträchtigung in der Nacht jedoch relativ gering. Störend macht sich der Manschettendruck nachts vor allem bei Patienten mit fehlender Nachtabsenkung und hypertonen Werten bemerkbar (Davies et al. 1994).

Insgesamt kann jedoch davon ausgegangen werden, daß die Akzeptanz der Langzeit-Blutdruckmessung gut bis sehr gut ist. Eine **Phlebitis** durch den wiederkehrenden Meßvorgang am Meßarm ist ausgesprochen selten. Petechien können gelegentlich beobachtet werden. Es sei noch erwähnt, daß nur geeichte und von der Physikalisch-technischen Bundesanstalt in Braunschweig zugelassene Geräte eingesetzt werden dürfen.

➤ Funktionsweise

Bei der oszillographischen Methode dient die gesamte Blutdruckmanschette als Sensor für die Druckimpulse. Während der Manschettendruck automatisch stufenweise gesenkt wird, werden die Oszillationsimpulse von mindestens zwei aufeinanderfolgenden Herzschlägen auf der gleichen Druckstufe miteinander verglichen. Sind sie gleich, wird der Spitzenwert der Oszillationsimpulse von dem Gerät als valide angenommen und gespeichert. Sind die zwei Impulse unterschiedlich, werden sie als Artefakt angesehen und verworfen, worauf eine Wiederholungsmessung erfolgt.

Der arterielle Mitteldruck entspricht dem Manschettendruck, bei dem der maximale oszillometrische Impuls registriert wurde.

Da Artefakte durch Muskelkontraktionen und Bewegungen nicht völlig zu vermeiden sind, muß der Patient während des Meßvorgangs seine körperlichen Aktivitäten einschränken bzw. unterbrechen. Auch Dauer und Beginn von Arbeits- und Ruhephasen sollten keine großen Differenzen aufweisen. Zur Überprüfung dieser Bedingungen muß das **Tätigkeitsprotokoll** des Patienten kontrolliert werden.

➤ Durchführung der Untersuchung

In Übereinstimmung mit den Vorschriften der Consensus-Konferenz in Berlin 1990 und der Deutschen Hochdruckliga werden die Messungen in den Tagesstunden alle 15–20 Minuten und in der Nacht alle 30 Minuten empfohlen. Zur Erhöhung der Zuverlässigkeit der gemessenen Blutdruckwerte sind wie auch bei der konventionellen Blutdruckmessung verschiedene Manschettengrößen empfehlenswert. Dabei sollten für Kinder Manschetten in einer Länge von 13 - 20 cm, bei kleinwüchsigen Erwachsenen von 17 - 26 cm, bei Normalgroßen von 24 - 32 cm und bei Großwüchsigen von 32 - 42 cm Anwendung finden. Die üblicherweise für die oszillometrische Methode verwendete Manschette mit 48 - 50 cm bietet aufgrund des Klettverschlusses eine Variation von 13 - 40 cm. Die Manschette wird am entspannten linken Oberarm in Herzhöhe angelegt. Bei den nach der Auskultationsmethode arbeitenden Geräten muß darauf geachtet werden, daß das Richtmikrophon genau über der A. brachialis positioniert wird.

➤ Indikationen der 24-Stunden-Blutdruckmessung

Die 24-Stunden-Blutdruckmessung wird im allgemeinen zur Erfassung der Blutdruckhöhe (**diagnostische Indikation**), zur Beurteilung der antihypertensiven Therapie (**therapeutische Indikation**) sowie zur Einschätzung der Prognose (**prognostische Indikation**) eingesetzt.

Diagnostische Indikationen

- Abklärung einer milden arteriellen Hypertonie („Weißkittelhochdruck“)
- Gelegenheitsblutdruck diastolisch konstant über 110 mmHg,
- Mißverhältnis zwischen normalen Blutdruckwerten und bereits nachweisbaren Organveränderungen
- Gelegenheitsblutdruck diastolisch zwischen 90 und 110 mmHg und bereits vorhandene Organschäden
- erhöhte Blutdruckwerte bei fehlenden Organveränderungen,
- Nachweis einer nächtlichen arteriellen Hypertonie bei Schlafapnoe und Schwangeren
- krisenhafter Blutdruckanstieg
- Beobachtung des Blutdruckverhaltens bei Hypertonikern im Schichtdienst
- Ausschluß von nächtlichen Blutdruckanstiegen
- Nachweis von fehlendem nächtlichem Blutdruckabfall (< 10% des Tagwertes)
- nicht erklärbare Diskrepanzen zwischen der Selbstmessung und der Gelegenheitsmessung bei Unterschieden von mehr als 20 mmHg systolisch und mehr als 10 mmHg diastolisch.

Therapeutische Indikationen

- Beurteilung der Wirkdauer eines Medikamentes
- Beobachtung des antihypertensiven Effekts während der Nacht
- Dosisoptimierung bei schwerer arterieller Hypertonie
- Festlegung der Einnahmezeiten bei schwankendem Blutdruck
- Unzureichende Senkung des Gelegenheitsdruckes trotz gesicherter Compliance und adäquater Therapieeinstellung
- Klärung unerwünschter Wirkungen einer antihy-

Langzeitblutdruckmessung

Patientenname:		Auswertungsdatum:
Versichertennr:	Geschlecht: M	Geb. datum:
Alter: 45	Gewicht:	

Befundhinweis: durchgehend normotone RR-Werte; gute Nachtabsenkung. Beschwerden wurden nicht angegeben.

Kommentar:

	Gesamtzeit 12:36 - 09:23			Tagphase 06:00 - 22:00			Nachtphase 22:00 - 06:00			Proz. Abfall Tag-/Nachtphase
	MIT	MIN	MAX	MIT	MIN	MAX	MIT	MIN	MAX	
P_s [mmHg]	114	86	147	122	86	147	102	86	122	-19 %
P_d [mmHg]	73	50	96	78	50	96	63	50	96	-23 %
P_m [mmHg]	85	62	112	91	62	112	76	62	104	-19 %
PD [mmHg]	41	26	65	45	27	65	39	26	47	-15 %
HF [P/min]	82	61	123	89	62	123	75	61	108	-10 %
P_s > 140 mmHg	10%			14%			---%			
P_d > 90 mmHg	12%			14%			6%			
HF > 100 P/min	14%			17%			6%			
Gesamtmessungen	88			60			28			
Zusatzmessungen	5			3			2			
Fehlmessungen	36%			31%			46%			

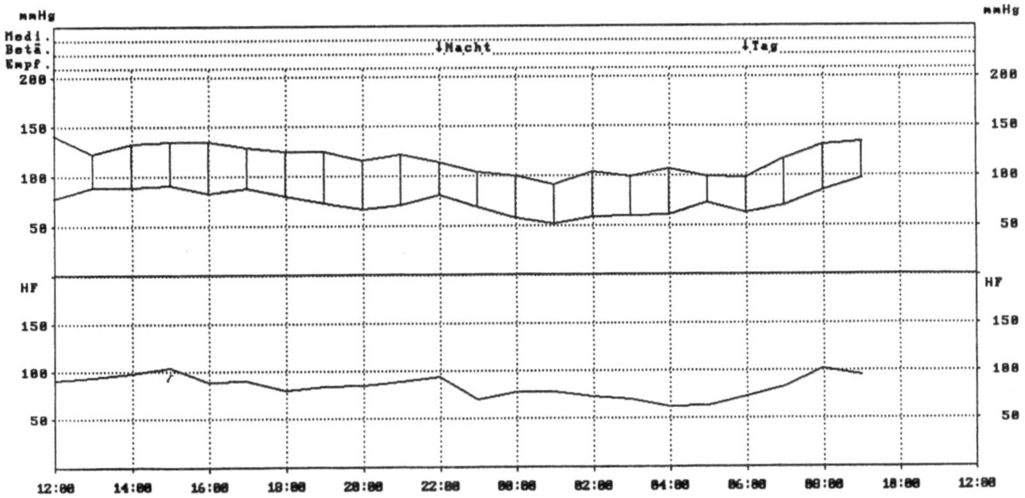

Abb. 1.13 a: Graphische Darstellung einer Langzeit-Blutdruckmessung bei einem normotonen Patienten

Numerische Darstellung Stundenmittelwerte

Uhrzeit	Mess.	P_s [mmHg]	P_d [mmHg]	P_m [mmHg]	PD [mmHg]	HF [P/min]
12:00	1	140	77	98	63	90
13:00	3	122	88	99	34	93
14:00	4	132	88	102	43	97
15:00	2	134	90	104	44	103
16:00	3	134	82	99	52	88
17:00	4	128	87	100	40	89
18:00	4	124	79	94	45	79
19:00	3	124	72	89	52	83
20:00	5	115	66	82	48	84
21:00	3	121	70	87	50	88
22:00	3	113	80	91	32	93
23:00	1	103	68	79	35	69
00:00	3	99	57	71	42	77
01:00	2	90	51	64	39	77
02:00	2	103	58	73	44	72
03:00	2	98	59	72	38	69
04:00	1	106	60	75	46	61
05:00	1	98	72	80	26	62
06:00	4	97	62	73	35	72
07:00	1	116	69	84	47	82
08:00	3	130	84	99	46	101
09:00	1	133	96	108	37	94
21-h-Mittelwerte :		114	73	85	41	82

Abb. 1.13b: Numerische Darstellung einer Langzeit-Blutdruckmessung bei einem normotonen Patienten

pertensiven Therapie, z.B. Schwindelgefühl oder subjektiver Beschwerden, die durch Gelegenheits- oder Selbstmessungen nicht genügend geklärt werden können

- Kein Nachweis einer Regression von Organschäden trotz guter Blutdruckeinstellung
- Präzisierung der Aussagen über das antihypertensive Wirkungsprofil verschiedener Medikamente.

Prognostische Indikationen

Aus den Ergebnissen der 24-Stunden-Blutdruckmessungen kann geschlossen werden, daß die Blutdruckwerte normalerweise sowohl bei Normotonen als auch bei Hypertonen während der Nacht deutlich niedriger als tagsüber sind. Dabei fällt der nächtliche Blutdruck ungeachtet des Tageswertes. Hypertonie-Patienten weisen nachts nur gering höhere Werte gegenüber Normotonen auf.

Bei Patienten mit sekundären arteriellen Hypertonien wird häufiger eine **fehlende zirkadiane Rhythmik** beobachtet. Dieses Blutdruckverhalten kann aber auch bei arterieller Hypertonie und Endorganveränderungen, bei Schwangerschaftsgestosen bzw. Präeklampsien nachweisbar sein. Mit dieser Methode ist zuverlässig registrierbar, welche Tätigkeiten den Blutdruck beeinflussen bzw. wie die Therapie optimiert werden kann.

➤ Auswertungsprogramme

Bei allen Auswertungsprogrammen werden die systolischen und diastolischen Blutdruckwerte sowie die Pulsfrequenz den jeweiligen Uhrzeiten zugeordnet. Neben der numerischen Wiedergabe ist eine grafische Darstellung der ermittelten Daten möglich (Abbildung 1.13a, b), was insbesondere die Beurteilung der zirkadianen Blutdruckrhythmik erleichtert. Mit den meisten Programmen werden der arterielle Mitteldruck und die stündlichen Durchschnittsblutdruckwerte berechnet. Als sinnvoll hat sich weiterhin die Bestimmung der Mittelwerte sowie der Minimal- und Maximalwerte getrennt für die Tag- und Nachtperiode sowie für den gesamten 24-Stunden-Zeitraum erwiesen. Es empfiehlt sich in jedem Fall die genaue Durchsicht der einzelnen Tagesprofile. Geräteabhängig können ca. 80 – 90% der gemessenen Daten in die Auswertung einbezogen werden.

Literatur

Basch, S. von: Über die Messung des Blutdrucks am Menschen. Zeitschrift für Klin. Medizin 2 (1881) 79 – 96.

Davies, R.J., N.E. Jenkins, J.R. Stradling: Effect of measuring ambulatory blood pressure on sleep and

blood pressure during sleep. Brit. Med. J. 308 (1994) 820 - 823.
Dickinson, C.J., J.F. Martin: Megakaryocytes and platelets clumps as a cause of finger clubbing. Lancet 2 (1987) 1434 - 1435.
Epstein, S.E., M. Stampfer, G.D. Beiser: Role of the capacitance and resistance vessels in vasovagal syncope. Circulation 37 (1986) 524 - 533.
Heckerling, P., S. Wiener, V. Moses, J. Claudio, M. Kushner, R. Hand: Accuracy of precordial percussion in detecting cardiomegaly. Am. J. Med. 91 (1991) 328 - 334.
Heintz, B., B. Lemmer, H.-G. Sieberth: 24-Stunden-Blutdruckmessung. Deutsches Ärzteblatt 92 (1995) 1521 - 1527.
Hust, M., K.F. Heck, M.W. Keim: Neue Methoden in der kardialen Funktionsdiagnostik: Kipptisch-Test zur Diagnostik vasovagaler Synkopen. Deutsches Ärzteblatt 96 (1999) A-1488–1492.
Laennec, R.T.H.: Traité de l'auscultation mediaté. Brosson et Claude, Paris 1819.
Parsi, R.A., M. Albert: Zur Auskultation des Herzens. Dtsch. Ges.Wesen 19 (1964) 1705 - 1707.
Parsi, R.A.: Zur Auskultation des Herzens. Dtsch. Ges.Wesen 19 (1964) 1749 - 1751.
Schrader, J., G. Schoel: 24-Stunden-Blutdruckmessung. Einsatz in Diagnostik und Therapie. Aktuelles Wissen, Hoechst, 1991.

2 Elektrokardiographie

2.1 Geschichtliches

Im Jahre 1887 wurde die klinische Elektrokardiographie durch die Pionierarbeit des englischen Physiologen **Augustus Desire Waller** und 1901 durch den holländischen Physiologen **Willem Einthoven** inauguriert. Sie bauten auf den Erkenntnissen der Arbeiten von **Luigi Galvani** aus dem Jahre 1794 an Nerven-Muskel-Präparaten und von anderen wie **Kolliker** und **Müller** sowie **Lipmann** auf, der 1875 mit einem Kapillarmanometer den Herzschlag von der Körperoberfläche aufzeichnete.

Mit der Entwicklung eines direkten Aufzeichnungsgerätes sowie der Einführung der **Wilsonschen Brustwandableitungen** in den späten 40ern des 20.Jh. hat sich das EKG als atraumatische, relativ kostengünstige, hilfreiche und unentbehrliche Methode der Herzuntersuchung in allen Fächern der Medizin etabliert. Heute werden weltweit mehr als 100 Millionen EKG/Jahr aufgezeichnet.

2.2 Anatomie des Erregungsleitungssystems

Das Herz setzt sich im wesentlichen aus dem Arbeitsmyokard und dem spezifischen Muskelgewebe, das für die Erregungsbildung und -leitung verantwortlich ist, zusammen.

Das Erregungsbildungs- und -leitungssystem besteht im wesentlichen aus folgenden Hauptanteilen (Abbildung 2.1):

- Sinusknoten
- His-Bündel
- intraatriale Bahnen
- AV-Knoten
- rechter und linker Tawara-Schenkel
- Purkinje-Fasern
- internodale atriale Verbindungen

Der **Sinusknoten** liegt im Sulcus terminalis zwischen V. cava superior und dem rechten Herzohr. Er ist ca. 15 × 4 × 2 mm groß.

Die **internodalen atrialen** Verbindungen bestehen aus drei bisher bekannten Bahnen. Das **Thorel-Bündel** zieht in einem rechts dorsolateralen Bogen zum AV-Knoten, das zweite zum AV-Knoten ziehende Bündel ist das nach **Wenckebach** benannte, es verläuft über die Hinterwand des rechten Vorhofes. Das **James-Bündel**, das entlang des Vorhofseptums zieht, ist die kürzeste Verbindung zwischen dem Sinus- und dem AV-Knoten.

Die **interatriale Bahn** zwischen dem rechten und linken Vorhof ist das **Bachmann-Bündel**. Von ihm geht das James-Bündel ab, das ventral des Foramen ovale nach kaudal zieht.

Der **Atrioventrikularknoten** befindet sich am unteren Rand der hinteren Wand des rechten Vorhofes in Höhe der Mündung des Sinus coronarius wenig oberhalb des septalen Trikuspidalsegels. Der AV-Knoten ist etwa 6 × 4 × 2 mm groß und läuft distal im His-Bündel aus.

Das **His-Bündel** tritt unterhalb der Pars membranacea des Kammerseptums durch die Atrioventrikularebene. Seine Größe beträgt 6–7 × 3–4 mm.

Die distale Fortsetzung des His-Bündels ist der **linke Tawara-Schenkel**, der im menschlichen Herzen unter dem Endokard der Ausflußbahn gefächert verläuft. Der linke Tawara-Schenkel teilt sich in der Regel in einen **posterioren** und einen **anterioren Faszikel**. Vom posterioren Faszikel kann sich auch ein

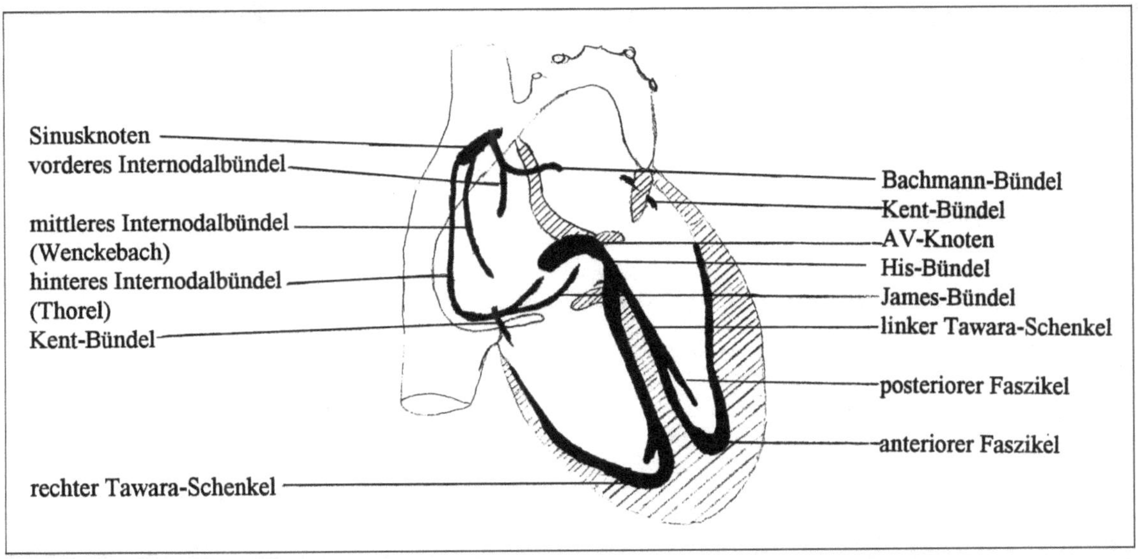

Abb. 2.1: Schematische Darstellung der anatomisch-topographischen Verhältnisse des Erregungsbildungs- und -leitungssystems des Herzens einschließlich der akzessorischen Leitungswege

medialer Anteil abzweigen. Der Abgang des anterioren Faszikels verläuft meist gemeinsam mit dem Ursprung des rechten Tawara-Schenkels.

Der **rechte Tawara-Schenkel** ist etwa 1 mm dick und zieht als gut abgrenzbarer Strang im oberen Anteil des Kammerseptums und erreicht im Gegensatz zum linken Schenkel erst relativ spät das Endokard. An der Basis des anterolateralen Papillarmuskels teilt er sich in drei kleine Äste. Sowohl der rechte als auch der linke Tawara-Schenkel laufen im Bereich der rechten und linken Kammer in die **Purkinje-Fasern** aus.

2.2.1 Gefäßversorgung

Der **Sinusknoten** wird bis zu 70% von der aus der rechten Koronararterie abgehenden Sinusknotenarterie versorgt. Bei 30% entspringt sie aus dem R. circumflexus der linken Koronararterie. Selten ist eine Versorgung aus beiden Hauptgefäßen vorhanden.

Der **AV-Knoten** und das **His-Bündel** werden aus Arterien der rechten Koronararterie versorgt. Die Bifurkation des His-Bündels, der linksposteriore Faszikel sowie der rechte **Tawara-Schenkel** erhalten ihr Blut aus Septumästen, die vom R. interventricularis anterior ausgehen. Der linksposteriore Faszikel wird hingegen direkt vom R. interventricularis posterior der rechten Koronararterie versorgt. Der Ursprung der AV-Knoten-Arterie hängt in erster Linie vom Typ der arteriellen Myokardversorgung ab. Bis zu 90% kommt die AV-Knoten-Arterie aus der rechten Koronararterie; zu 12% stammt sie aus dem R. circumflexus der linken Koronararterie und in einem Anteil von 0,2% sowohl aus der rechten Koronararterie als auch aus dem R. circumflexus. Wie aus histologischen Untersuchungen hervorgeht, ist nur der dorsale Anteil des AV-Knotens ausreichend vaskularisiert. Im distalen AV-Knoten sowie im His-Bündel ist die Gefäßversorgung hingegen gering ausgebildet. Deshalb sind diese Abschnitte bei Mangelversorgung eher betroffen.

2.2.2 Innervation des Herzens

Das Herz wird durch postganglionäre sympathische, parasympathische und sensible Nerven versorgt. Dabei ist der Anteil der sympathischen Nervenfasern am größten, gefolgt von den parasympathischen. Der Anteil sensibler Fasern ist am geringsten.

Die postganglionären sympathischen Nervenfasern stehen vor allem in Beziehung zu den Zervikal- und Thorakalganglien I – V. Intrakardiale Ganglien geben die parasympathischen postganglionären Axone ab. Für ihre Innervation sind präganglionäre Fasern verantwortlich. Eine besondere Häufung von Nervenfasern und Ganglienzellen ist in der dorsalen Vorhofwand sowie im Sinus- und AV-Knoten vorhanden.

2.3 Elektrophysiologische Grundlagen

Die regelrecht ablaufende elektrische Tätigkeit der Herzmuskelzelle ist die Voraussetzung für eine effektive mechanische Herztätigkeit.Jede Herzaktion ist deshalb das Ergebnis des Zusammenspiels von Erregungsbildung- und -ausbreitung, des daraus resultierenden mechanischen Blutauswurfes und der Wiederherstellung der Ausgangssituation. Die Herztätigkeit wird von verschiedenen nervalen, humoralen und metabolischen Faktoren beeinflußt.

Das Verständnis der elektrophysiologischen Vorgänge in der Zelle hat sich durch die Einführung von Mikroelektrodenverfahren bedeutend erweitert. Mit diesen Methoden durchgeführte Untersuchungen zeigen, daß die Membran aller Herzzellen sowie anderer erregbarer Gewebe eine Potentialdifferenz in Ruhe aufweist (**Ruhepotential**). Diese Potentialdifferenz beruht auf der intra- und extrazellulären Verteilung von Natrium-, Kalium- und Calciumionen und beträgt etwa –90 mV. Die Erregung der Zelle besteht aus einer Umpolarisation ihrer Membran, so daß während dieser Aktion die Außenseite der Zelle für kurze Zeit negativ geladen wird, während sich die Innenseite positiv verhält.

Die Potentialdifferenz zwischen erregtem und unerregtem Gebiet auf der Außenfläche beträgt ca. 100–120 mV. Es gilt die allgemeine Gesetzmäßigkeit, daß sich der erregte Bezirk gegenüber dem unerregten elektronegativ verhält.

Die hochdifferenzierten zellulären Grenzmembranen mit biomolekularen Lipoproteinschichten, deren Dicke 0,007–0,008 μm beträgt, verfügen sowohl über eine selektive Permeabilität als auch aktive Transportmechanismen. Die Ionen bewegen sich über spezifische Kanäle durch die Zellmembran. Die Leitfähigkeit eines Kanals kann durch die Potentialdifferenz an der Membran beeinflußt werden. Wird das Ruhepotential gestört und bis auf einen kritischen Wert reduziert (**Schwellenpotential**), treten Permeabilitätsänderungen der Zellmembran für Ionen auf.

2.3.1 Aktionspotential

Der rhythmisch wiederkehrende Gesamtvorgang an der Zelle wird **Aktionspotential** genannt, der die Phase 0 bis 4 durchläuft (Abbildung 2.2). Die Auslösung dieses Aktionspotentials unterliegt dem **Alles-oder-Nichts-Gesetz.**

Das Aktionspotential dauert 100–300 ms. Dabei ist die Potentialdauer im Kammermyokard länger und in der Vorhofmuskulatur kürzer. Am kürzesten ist seine Dauer im Sinusknoten und AV-Knoten. Mikroströme, die an der Membran gemessen werden, widerspiegeln die Gesamtzahl der geöffneten Kanäle bei einer bestimmten Spannung. Die Beeinflussung dieser Ströme repräsentiert die Veränderung, die durch die Variation im Membranpotential belegt ist.

Das **Ausmaß des Aktionspotentials** ist von ver-

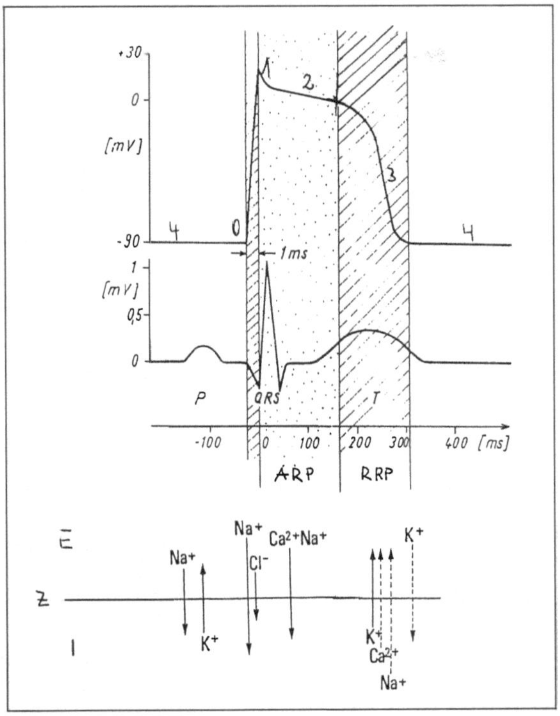

Abb. 2.2: Schematische Darstellung des Aktionspotentials und entsprechende aktive und passive Ionenbewegungen. Phase 0: Depolarisation mit Overshoot (Schwellenpotential), Phase 1: schnelle Repolarisation, Phase 2: Plateaubildung, Phase 3: Abschluß der Repolarisation, Phase 4: Ruhepotential. ARP – absolute Refraktärphase, RRP – relative Refraktärphase E: extrazellulär, Z: Zellmembran, I: intrazellulär. Voll ausgezogene Linien zeigen den passiven, die gestrichelten Linien den aktiven Ionenaustausch an.

schiedenen Faktoren abhängig: Zellen mit hohem Ruhemembranpotential, z.B. die Purkinje- Fasern, erzeugen Aktionspotentiale mit größerer Amplitude und höherer Depolarisationsgeschwindigkeit und leiten die Erregung schneller als Zellen mit niedrigerem Ruhemembranpotential, wie im AV-Knoten. Das Aktionspotential wird in seinem Ablauf durch folgende Faktoren beeinflußt:

- pH-Veränderungen
- Sauerstoffmangel
- Vagusreizung
- Änderung der K^+- und Na^+-Konzentration
- Temperaturänderungen
- Adrenalinwirkung

– **Aktionspotential Phase 0**

Mit der Depolarisation wird nicht nur das Membranpotential durch den schnellen Einstrom von Na^+-Ionen in das Zellinnere abgebaut, sondern es kommt kurzzeitig zu einer umgekehrten Aufladung (**Overshoot**) mit positiver Ladung des Zellinneren (ca. +15 bis 20 mV) und mit negativer Ladung des Zelläußeren (Tabelle 2.1).

– **Aktionspotential Phase 1**

In der einsetzenden schnellen Repolarisation (**early repolarization**) wird der positive Potentialüberschuß wahrscheinlich durch den Cl^-Ionen-Einstrom und K^+-Ionen-Ausstrom ausgeglichen.

– **Aktionspotential Phase 2**

Diese Phase ist durch den K^+-Ionen-Ausstrom und einem schwächeren Na^+-Ionen-Einstrom in Kombination mit einem Ca^{2+}- Ionen-Einstrom über langsame Kanäle gekennzeichnet. Dadurch kommt es zur **Plateaubildung** bei etwa 0 mV. Für eine Zeit von ca. 100 ms bleibt die Zelle dann im **Depolarisationszustand**. Den Ca^{2+}-Ionen kommt eine entscheidende Vermittlerfunktion zwischen den bioelektrischen Vorgängen an der Membran und der Reaktion der kontraktilen Proteine Aktin und Tropomyosin zu. In dieser Phase ist das Herz für einen neuen Reiz nicht ansprechbar (**absolute Refraktärphase**).

– **Aktionspotential Phase 3**

Mit der Schließung der „langsamen Kanäle" und mit dem Wiedereinstrom von K^+-Ionen wird das Ruhemembranpotential wiederhergestellt und damit die **Repolarisation beendet**.

– **Aktionspotential Phase 4**

Die elektrische Diastole ist entgegen früheren Vorstellungen kein passiver Vorgang, sondern die an aktive Stoffwechselleistungen (Natriumpumpe) gebundene Aufrechterhaltung des **Ruhepotentials**. Die Myokardzellen erhalten das Ruhepotential während der gesamten Diastole aufrecht.

Es konnte wiederholt gezeigt werden, daß die Herzmuskelzelle im Ruhezustand hauptsächlich für K^+-Ionen durchlässig ist. Daraus ist das gemessene Ruhepotential von –90 mV ableitbar.

Leitet man dieses Potential an der Zelle unipolar ab, stellt es sich als monophasische Stromkurve dar. Bei einer bipolaren Ableitung ist eine biphasische Kurve registrierbar. Die biphasische Aktionspotentialkurve ähnelt formal dem von der Körperoberfläche als **Summationsbild** abgeleiteten Elektrokardiogramm.

Tab. 2.1: Ionenbewegungen während des Aktionspotentials bei Schrittmacherzellen

Aktionspotentialphase		Ionen	Bewegungsrichtung
Phase 0	Steilanstieg	Na^+	einwärts
Phase 1	schnelle Repolarisation	Cl^- K^+	einwärts auswärts
Phase 2	Plateau	Ca^{2+} K^+	einwärts auswärts
Phase 3	Repolarisationsende	K^+	auswärts
Phase 4	Schrittmacherdepolarisation	Na^+ K^+	auswärts einwärts

2.3.2 Erregungsbildung

Die Schrittmacherzellen zeigen im Gegensatz zu den Zellen des Arbeitsmyokards einen **langsamen diastolischen Potentialabbau** mit einem Einstrom von Na^+-Ionen. Wird ein Schwellenpotential von ca. -60 mV erreicht, bricht das Ruhemembranpotential plötzlich zusammen und die Zelle wird spontan erregt.

Die **diastolische Depolarisation** kann unter folgenden Bedingungen auftreten:
- der Ionenausstrom ist erniedrigt, während der -einstrom konstant oder gering reduziert ist,
- der Ioneneinstrom ist erhöht, während der -ausstrom konstant oder gering erhöht ist,
- der Ionenausstrom ist erniedrigt und der -einstrom erhöht.

Die Frequenz der Herzschrittmacherzentren ist abhängig von der Schnelligkeit des diastolischen Potentialabbaus. Dieser diastolische Potentialabbau ist die Grundlage der spontanen Erregungsbildungsfähigkeit des Herzens.

Die Fähigkeit zu selbständiger rhythmischer Erregungsbildung ist nicht nur im Sinusknoten, sondern auch im AV-Knoten, intraventrikulären Erregungsleitungssystem und in der Arbeitsmuskulatur gegeben. Die Automatie des Sinusknotens wird als **primärer nomotoper Schrittmacher** und die Automatie der anderen, untergeordneten Gebiete als **heterotope** oder **ektope** Schrittmacher bezeichnet. Je nach Lokalisation werden sie in **sekundäre** wie AV-Knoten oder **tertiäre** wie intraventrikuläres Erregungsleitungssystem und Arbeitsmuskulatur eingeteilt.

Die Geschwindigkeit der spontanen diastolischen Depolarisation nimmt vom Sinusknoten zum intraventrikulären Erregungsleitungssystem ab. Sie wird außerdem über eine steigende Stimulation, wie die normale Sinusknotenaktivität oder künstliche Herzschrittmacher, gehemmt. Daraus ergibt sich die Regel, daß die Führung vom Zentrum mit der höchsten Automatiefrequenz übernommen wird. Niedere Zentren werden durch Triggerung eliminiert. In Tabelle 2.2 sind die Normalfrequenzbereiche der Schrittmacher-Zentren des Herzens zusammengestellt.

Tab. 2.2: Normalfrequenzbereiche der Schrittmacher-Zentren

Sinusknoten (primäres Zentrum)	60–100 Schläge/min
AV-Knoten (sekundäres Zentrum)	40–55 Schläge/min
unterhalb des AV-Knotens (tertiäres Zentrum)	25–40 Schläge/min

Die Tätigkeit des Herzens ist dadurch so abgesichert, daß beim Versagen des Sinusknotens kurzfristig ein anderes Zentrum (Ersatzzentrum) die Führung übernehmen kann.

Es liegt jedoch eine potentielle Gefahr im Wettstreit dieser Zentren, die zu einer unkoordinierten Aktion des Herzens führen kann. Diese pathologischen Abweichungen treten auf, wenn die Herrschaft des Zentrums mit der höchsten Frequenz und/oder die Refraktärzeiten ungünstig beeinflußt werden.

- **Refraktärphasen**

Ist ein Aktionspotential in einer Herzmuskelzelle ausgelöst worden, kann sie durch einen erneuten Reiz solange nicht erregt werden, bis das Membranpotential in der Repolarisationsphase auf einen Wert von ca. – 50 mV zurückgeht. Diese totale Untererregbarkeit wird als **absolute Refraktärphase** (ARP) bezeichnet. Ihr liegt eine vollständige Inaktivierung des Na^+- und Ca^{2+}-Systems zugrunde. Sie kann durch die Registrierung des Aktionspotential erfaßt werden. Beim Eintreten von Stimuli erfährt Phase 3 des Aktionspotentials keine Änderung.

Der Phase der absoluten Unerregbarkeit folgt die **effektive Refraktärphase** (ERP) mit einem Membranpotential von ca. –50 bis –60 mV. Nun kann eine Erregung ein neues Aktionspotential auslösen. Dies ist durch einen langsamen und trägen Anstieg der Phase 0 gekennzeichnet. Solche geringfügigen Potentialänderungen erregen die Nachbargebiete nicht, besitzen daher keine praktische Bedeutung und können nicht registriert werden.

Der Restabschnitt der Aktionspotentialkurve zwischen –60 mV und dem Ruhepotential von –90 mV bildet die **relative Refraktärphase** (RRP). Sie beginnt mit der einsetzenden Reaktivierung und endet bei vollständiger Verfügbarkeit der Na^+-Kanäle, jedoch sprechen nur einige Kanäle an.

Während dieser Zeit kann durch einen neuen Reiz ein effektives Aktionspotential ausgelöst werden. Dieses geht mit einer geringeren Steilheit der Phase 0 sowie einem niedrigeren Potentialüberschuß einher. Der Aktionsstrom wird in langsamerem Tempo in die Nachbarorgane weitergeleitet.

Den Refraktärzeiten folgten die **supernormale** oder **vulnerable Phase**. In dieser Periode ist die Aktivierung der Einstromkanäle abgeschlossen. Die Repolarisation hat aber das Ruhepotential noch nicht erreicht. Daher können unterschwellige Reize ein Aktionspotential auslösen. Ist der K^+-Ionen-Ausstrom verzögert, so wird die Bildung von Extraerregungen möglich. Die Refraktärphasen werden mittels der intrakardialen Elektrographie bestimmt.

Die Refraktärphase übt eine Schutzfunktion aus und ist gleichzeitig eine Erholungszeit des Herzens. Die Dauer der Refraktärphase ist frequenzabhängig. Eine Ausnahme bildet hier der AV-Knoten, dessen Refraktärzeit bei höheren Frequenzen fast unverändert zeitabhängig bleibt.

2.3.3 Erregungsausbreitung

Betrachtet man das Herz als Generator der elektromotorischen Kräfte im Sinne eines Dipols, unterliegt es auch seinen physikalischen Gesetzen (Dipol-Theorie).

Der **Summations- oder resultierende Vektor** wird durch seine Richtung und Größe definiert. Diese Größe des Summationsvektors resultiert aus dem Betrag der Teilvektoren. Der Summationsvektor zu einem definierten Zeitpunkt wird als **Momentanvektor** bezeichnet.

Die Erregungsausbreitung ist die Fortpflanzung des Erregungspotentials von seinem Entstehungsort, im Normalfall des Sinusknotens, auf die anderen Teile des Herzens. Die Erregungsleitung erfolgt mit unterschiedlichen Geschwindigkeiten im Erregungsleitungssystem und im Arbeitsmyokard (Tabelle 2.3).

Tab. 2.3: Erregungsleitungsgeschwindigkeiten in verschiedenen Abschnitten des Herzens

Vorhofmyokard	1–1,2 m/s
AV-Knoten	0,02–0,05 m/s
His-Bündel	1,2–2,0 m/s
Tawara-Schenkel	2,0–4,0 m/s
Purkinje-Fasern	2,0 m/s
Arbeitsmyokard	0,3–1,0 m/s

Diese Fortpflanzung verläuft räumlich, so daß zuerst die Vorhöfe, dann der AV-Knoten und schließlich die Ventrikel erregt werden. Die notwendige Zeit für die Passage in den einzelnen Abschnitten wird von der Aktivierbarkeit und vom Ablauf der Aktivierung des Na^+-Ionen-Einstroms durch die Zellmembran bestimmt. Daher ist die Erregungsleitungsgeschwindigkeit von der Zahl der Na^+-Kanäle an der Membran, die in verschiedenen Herzabschnitten unterschiedlich ist, abhängig. Die Geschwindigkeit der Erregungsausbreitung wird auch von der Größe des Schwellenpotentials bestimmt.

Je größer die Differenz zwischen dem Schwellen- und Ruhepotential ist desto länger ist das Intervall bis zum Erreichen des Schwellenniveaus durch den depolarisierenden Reiz.

Im Verlauf der Erregungsausbreitung wird das Myokard als erstes von der Depolarisation ergriffen, verbleibt dann während des Plateaus der Aktionspotentiale auf fast gleichem Niveau und kehrt schließlich zum Ruhepotential nach dem Ablauf der Repolarisation zurück. Die Erregungsausbreitung unterliegt dem Einfluß des vegetativen Nervensystems und seiner Transmitter und kann durch verschiedene Funktionsstörungen oder Medikamente verändert werden.

Außerdem beeinflußt der Ruhepotentialwert die Erregungsleitungsgeschwindigkeit. Auf dieser Grundlage sind die unterschiedliche Erregungsleitungsgeschwindigkeiten im Myokard, im AV-Knoten, in den Tawara-Schenkeln und den Purkinje-Fasern zu erklären.

- **Aktivierung des Herzens**

Ausgehend vom Sinusknoten, läuft der Depolarisationsvorgang mit einer Geschwindigkeit von ca. 1 m/s über das Myokard. Aus der Dauer des Aktionspotentials und der Weiterleitungsgeschwindigkeit resultiert das Ausmaß des Erregungsbereiches. Er beträgt für die innerhalb 1 ms ablaufenden Umpolarisierung ca. 1 mm. Dieser Bereich wird **Aktivierungsfront** oder **Grenzlinie** genannt. Vor ihr ist die Außenseite der Zelle positiv und dahinter um ca. 100 mV negativer polarisiert. Die unterschiedlichen Erregungsleitungsgeschwindigkeiten erzeugen charakteristische Ausbreitungsmuster, die als **Isochronen** bezeichnet werden. Dies sind Kurven, die die gleichzeitig von der Aktivierungsfront erfaßten Bereiche darstellen. Mittels dieser Isochronenkurven konnte gezeigt werden, daß die Depolarisationswelle an der Sinusknoten – Vorhofsgrenze, vorwiegend an der Crista terminalis, an mehreren Orten startet. Sie durchläuft das Vorhofseptum, die Vorhofwände und das Herzohr vom oberen rechten Vorhof zum unteren Teil des linken Vorhofes und erreicht die unteren Vorhofbereiche und die Spitzen der Herzohren nach ca. 70–90 ms.

Mit dem Übertritt der **Erregungswelle** in das AV-Leitungssystem wird die Vorhofaktivierung beendet. Die Aktivierung des Erregungsüberganges vom Vorhof zum Ventrikel wird durch den AV-Knoten, das His-Bündel und die Tawara-Schenkel vermittelt.

Die **Erregungsleitungsgeschwindigkeit** sinkt im AV-Knoten auf ca. 0,02 m/s. Dadurch verzögert sich die Erregungsüberleitung so stark, daß die Vorhofkontraktion vor der der Kammer ablaufen kann. Die Geschwindigkeit der Erregungsleitung im His-Bündel und in den Tawara-Schenkeln beträgt etwa 2 m/s. Die Erregungswelle erreicht die Purkinje-Fasern ca. 80 ms nach dem Eintritt in die AV-Überleitung. Die Geschwindigkeit der Erregungsausbreitung im Myokard ist nicht gleichmäßig. Sie beträgt durchschnittlich 0,4 m/s, subendokardial 1 m/s. Sie erregt das Ventrikelmyokard innerhalb von 80 ms.

Es wird das Septum, ausgehend vom linken Tawara-Schenkel von links nach rechts, zuerst basiswärts, dann in Richtung der Herzspitze erregt. Die Aktivierung der Kammerwände vom Endokard zum Epikard, nach vorn und apikal eher als nach hinten und basal folgt, so daß sich die Aktivierungsfront erst spitzen- und dann basiswärts, vor allem zum linken Ventrikel wendet (Abbildung 2.3).

Der Durchbruch zum Epikard wird am frühesten am **Quellpunkt** spitzennahe vor dem rechten Ventrikel erreicht. Von hier aus verläuft die Aktivierungsfront epikardial, konzentrisch bis zum völligen Erreichen aller Anteile der Kammerwände.

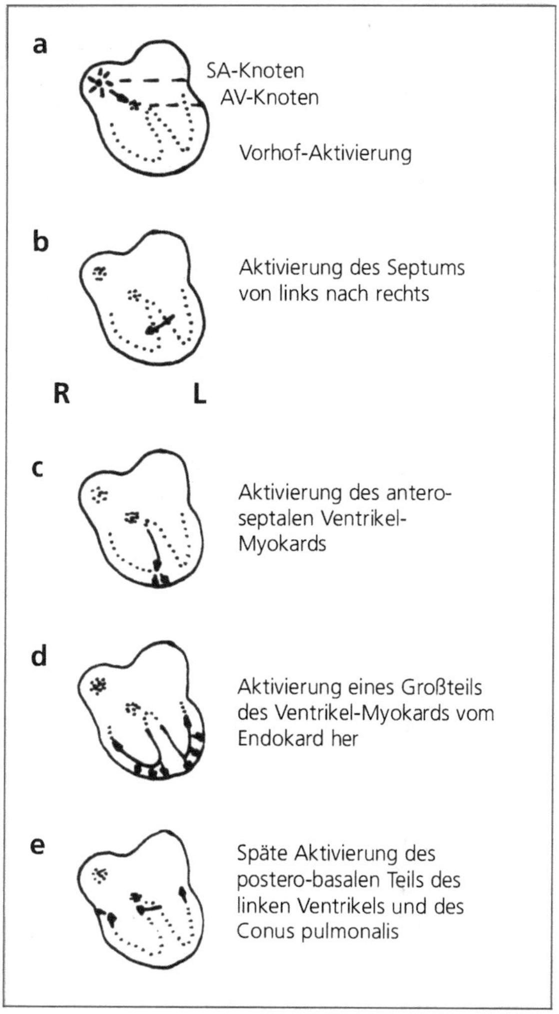

Abb. 2.3: Schematische Darstellung der Ausbreitung der Erregungswelle durch das Herz. a–e: zeitlicher Ablauf der Erregungsausbreitung. R = rechts, L = links

2.3.4 Erregungsrückbildung

Mit der Plateau- und Repolarisationsphase läuft die Erregungsrückbildung ab. Die Repolarisationsdauer von mehreren 100 ms bedingt im Herzen eine Ausdehnung der Repolarisationsfront von mehreren 100 mm. Große Teile des Herzens befinden sich daher gleichzeitig in der Erregungsrückbildungsfront. Die meßbaren Potentialunterschiede sind gering.

Weil die Plateau- und Repolarisationsphase auch innerhalb der Ventrikel nicht von gleicher Dauer ist, verläuft die Erregungsrückbildung in den verschiedenen Herzabschnitten nicht gleichförmig. Sie beginnt wegen ihres kurzen Plateaus bereits vor der vollständigen Aktivierung der Vorhöfe. Mit dem Eintritt der Repolarisationsfront in das AV-Überleitungssystem ist die Erregungsrückbildung abgeschlossen.

In den Herzkammern geht die Erregungsrückbildung, analog der Kammeraktivierung, von den Tawara-Schenkeln aus. Insgesamt wird das Epikard schneller als das Endokard und die Basis früher als die Spitzenanteile repolarisiert.

2.4 Voraussetzungen der EKG-Ableitung

Um optimale Informationen aus dem Oberflächen-EKG zu erhalten, sind folgende Voraussetzungen zu berücksichtigen:
- leistungsfähiges Registriergerät und exakte Eichung
- richtige Elektrodenlage
- die Wahl geeigneter Ableitungen.

Die Aussagekraft des EKG wird durch seine Wiederholung in entsprechenden Abständen (**Verlaufsbeobachtung**) deutlich erhöht. *Entscheidend wird der Wert eines EKG jedoch von der qualifizierten Beurteilung durch den Arzt bestimmt, der sowohl über ausreichende elektrophysiologische Kenntnisse als auch praktische Erfahrungen verfügen muß!*

Das EKG wird in der Regel mit einer Papiergeschwindigkeit von 25 oder 50 mm/s und einer Eichung von 1mV = 10 mm aufgezeichnet. Dabei richtet sich die Wahl der Geschwindigkeit nach der Fragestellung. Werden Herzrhythmusstörungen vermutet, kann eine längere Beobachtung am Monitor mit Schreibung der jeweiligen Ereignisse oder eines längeren Streifens mit 25 mm/s erfolgen. Es sollte aber auch unter dieser Fragestellung eine Aufzeichnungsgeschwindigkeit von 50 mm/s bevorzugt werden, da nur bei dieser Papiergeschwindigkeit die Morphologie der einzelnen EKG-Abschnitte eindeutig zu bewerten ist.

Weiterhin ist darauf zu achten, daß das EKG ohne Artefakte ist, die die exakte Interpretation der Stromkurve erschweren oder unmöglich machen. Ein weiterer unbedingt zu beachtender Faktor ist die **richtige Elektrodenlage und -haftung**. Unter Umständen sind die Ableitpunkte am Thorax, besonders bei Patienten mit Myokardinfarkt, zur Verlaufsbeurteilung zu markieren.

Muskelzittern ist besonders über den Standardableitungen durch kleine unregelmäßige Zacken nachweisbar und darf nicht mit einem Vorhofflimmern verwechselt werden. Es kann meist durch eine optimale Raumtemperatur, bequeme Lagerung, adäquate Muskelentspannung und Beruhigung des Patienten vermieden werden. Auch die Verlagerung der Elektroden von den Extremitäten an den Körperstamm kann behilflich sein. Weitere Artefakte können durch zu heftige Atemexkursionen, Sprechen oder Bewegungen des Patienten entstehen. Auch Einschaltung des Muskelfilters am EKG-Gerät bewirkt Glättung der EKG-Kurve.

2.5 Ableitungsmöglichkeiten

Im Prinzip können von jeder Stelle des Körpers (Körperoberfläche und intrakorporal) elektrische Aktivitäten des Herzens abgeleitet werden.
Ableitmöglichkeiten des EKG von der **Körperoberfläche** sind:

- konventionelles EKG
- Belastungs-EKG
- Langzeit-EKG, Telemetrie
- Oberflächenmapping.

Intrakorporale Ableitmöglichkeiten (s. auch Kap. 2.23):

- Ösophagus-Ableitungen
- His-Bündel-Elektrographie
- intrakardiales Mapping
- epikardiales Mapping.

Es haben sich weltweit einige standardisierte Ableitungssysteme durchgesetzt. Mit ihrer Hilfe werden entweder Differenzen zwischen zwei verschiedenen Ableitpunkten (**bipolare Ableitungen**) oder gegen eine Bezugselektrode (**unipolare Ableitung**) registriert.

2.5.1 Einthovensche Ableitungen

Bei den klassischen **Extremitätenableitungen nach Einthoven** werden dabei die Potentialdifferenzen zwischen dem rechten Arm(rot) und linken Arm (gelb) - **Ableitung I**, dem rechten Arm (rot) und linken Bein (grün) - **Ableitung II**, dem linken Arm (gelb) und linken Bein (grün) - **Ableitung III**, erfaßt. (Abb. 2.16, S. 49)

➤ Einthovensche Hypothese

Einthoven ging von folgenden Vorstellungen aus: Das Herz liegt im Zentrum eines unendlich leitfähigen, homogenen Mediums, des menschlichen Körpers. Die momentane elektrische Aktivität des Herzens stellt man sich als Aktivität eines Dipols vor, der im Zentrum eines **gleichschenkligen Dreiecks** steht, dessen Spitzen der rechte Arm, der linke Arm und das linke Bein sind. Aus der Verbindung dieser drei Punkte entstehen drei Standardableitungen. Obwohl diese Vorstellungen physikalisch nicht exakt sind, haben sie sich in der Praxis durchgesetzt und zum Verständnis des Elektrokardiogramms beigetragen.

➤ Einthovensches Gesetz

In jedem Moment des Herzzyklus ist die algebraische Summe des elektrischen Potentials von Ableitung I und III gleich dem Potential der Ableitung II.

$$\mathrm{I} + \mathrm{III} = \mathrm{II}$$

Diese Formel ist, in Anlehnung an das Kirchhoffsche Gesetz, nach dem die Summe aller Potentialdifferenzen in einem geschlossenen Kreis gleich Null ist, durch die Änderung des Vorzeichens (Polarität) der Ableitung II modifiziert worden, so daß daraus resultiert:

$$\mathrm{I} + \mathrm{III} + (-\mathrm{II}) = 0$$

Die Amplitude der einzelnen Ableitungen entspricht der Projektion des Momentanvektors auf die Ableitungsrichtung.

Aus den Einthoven- oder Goldberger-Ableitungen werden die Herzlagetypen in der Frontalebene bestimmt (s. Abb. 2.16, S. 49).

2.5.2 Goldberger-Ableitungen

Bei der Registriermethode nach **Goldberger** erfolgt die Ableitung von einem Ableitungspunkt gegen die hochohmig verbundenen beiden übrigen Elektroden. Diese Ableitungen werden als aVR, aVL und aVF bezeichnet. „aV" ist die Abkürzung für „augmented voltage" (vergrößerte Spannung). Die Ableitung gegen

- den linken Arm bezeichnet man als **aVL**,
- den rechten Arm mit **aVR**,
- den Fuß als **aVF**,

die in einem Winkel von 60° zueinander stehen (Abb. 2.4).

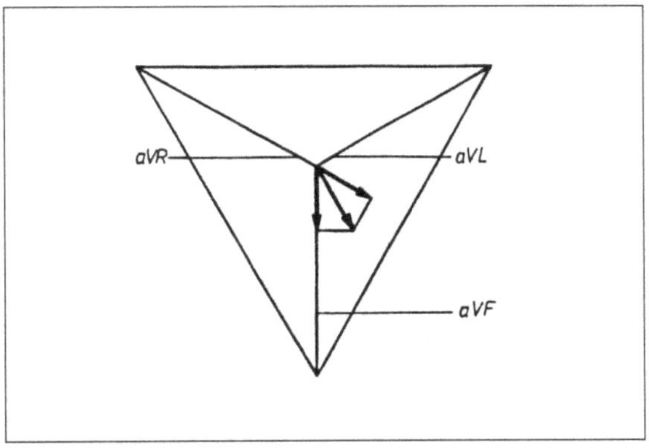

Abb. 2.4: Darstellung eines Vektors in den Ableitungen nach Goldberger

Die hexaxiale Darstellung der Ableitungen nach Einthoven und Goldberger im Cabrera-Kreis dient der Bestimmung der Herzachse in der Frontalebene (Abbildung 2.5).

2.5.3 Wilsonsche Ableitungen

Die Schreibung der **Brustwandableitungen nach Wilson** ist zur Erfassung der Potentialdifferenzen in der Horizontalebene erforderlich. Sie sind die wich-

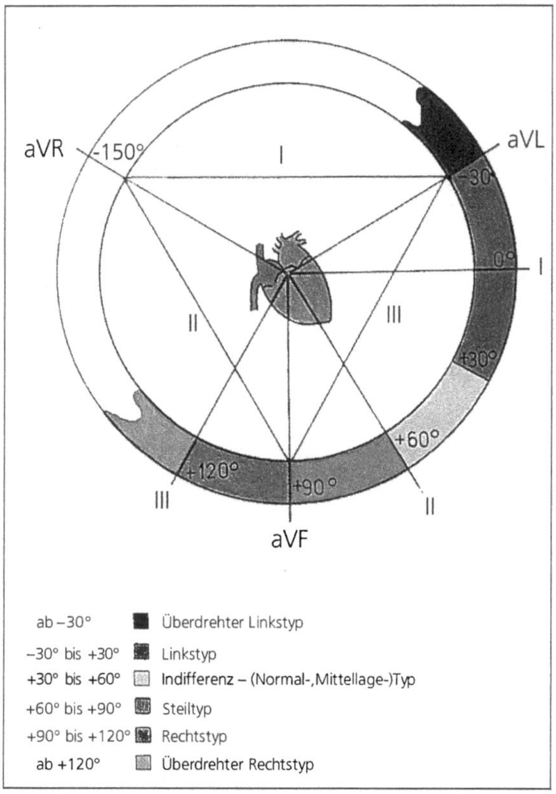

Abb. 2.5: Hexaxiale Darstellung der Einthoven- und Goldberger-Ableitungen zur Bestimmung der Herzachse (Cabrera-Kreis)

tigste und am weitesten verbreitete Form der unipolaren Ableitungen.

Entsprechend der Lokalisation der differenten (herznahen) Elektrode können umschriebene Veränderungen erfaßt werden. Als indifferente (herzferne) Elektrode dienen die hochohmig verbundenen Extremitätenableitungen (Null- oder Wilson-Elektrode).

Die Veränderungen des rechten Herzens können in den Ableitungen V_1 - V_3 bzw. durch den **rechten Gürtel** (bezeichnet als Vr_2 - Vr_3 oder V_{2r} - V_{3r}), die Veränderungen des linken Herzens in den Ableitungen V_4- V_6 und durch den **linken Gürtel** in den Ableitungen V_7- V_9 erfaßt werden. Besonders der linke Gürtel hat eine wichtige Aussage bei der Erfassung von strikt posterioren Myokardinfarkten. Die standardisierten Ableitpunkte zeigt (Tabelle 2.4).

Abbildung 2.6 zeigt die Lage der Elektroden am Thorax (a in Ansicht von vorn, b im Querschnitt).

Tab. 2.4: Ableitungsstellen der Brustwandableitungen nach Wilson

Ableitungen	Ableitungsstelle
V_1	4. ICR rechts parasternal
V_2	4. ICR links parasternal
V_3	zwischen V_2 und V_4
V_4	5. ICR linke Medioklavikularlinie
V_5	zwischen V_4 und V_6
V_6	Höhe V_4 linke mittlere Axillarlinie
zusätzliche Ableitungen	
linker Gürtel	
V_7	Höhe V_4 linke hintere Axillarlinie
V_8	Höhe V_4 linke Skapularlinie
V_9	Höhe V_4 links paravertebral
rechter Gürtel	
V_{1r}	= V_2
V_{3r}	zwischen V_1 und V_{4r}
V_{4r}	5. ICR rechte Medioklavikularlinie
V_{5r}	zwischen V_{4r} und V_{6r}
V_{6r}	Höhe V_{4r} rechte mittlere Axillarlinie

2.5.4 Ableitungen nach Nehb

Die drei Ableitpunkte (Ansatz der 2. Rippe rechts am Sternum, Gegend des Herzspitzenstoßes, linke Skapularlinie) schließen ein gleichseitiges Dreieck ein (Abbildung 2.7). Diese bipolaren Ableitungen nach Nehb D (dorsal), A (anterior), I (inferior) haben eine geringere diagnostische Aussage zur Erfassung der inferioren und posterioren Myokardinfarkte als der linke Gürtel. Ihre Bedeutung ist zu Recht in den Hintergrund getreten.

2.5.5 Korrigierte orthogonale Ableitungen

Bei dem orthogonalen EKG stehen die Ableitungslinien senkrecht aufeinander. Die Korrektur bezieht sich auf die exzentrische Lage des Dipols, das heterogene Medium Körper, und wird mit technischen Mitteln, wie Veränderung der physikalischen Grundlagen, erzielt. Durch diese Korrektur wird eine gleiche Ableitungsstärke aller Ableitungen erreicht (Frank 1954).

➤ Technik

Die Anzahl der Elektroden ist unterschiedlich. Nach dem am häufigsten verwendeten System von Frank werden 7 benutzt, die mit A, C, E, J, M, H und F bezeichnet werden. Die so gewonnenen Ableitungen der vertikalen, transversalen und sagittalen Ableitungslinie werden mit X, Y und Z bezeichnet, wobei X, Horizontalebene oder Querachse, etwa der **Standardableitung I, Y,** Frontalebene oder Längsachse,

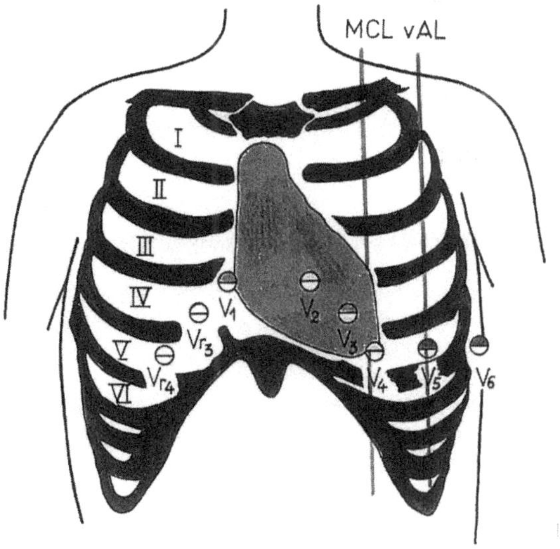

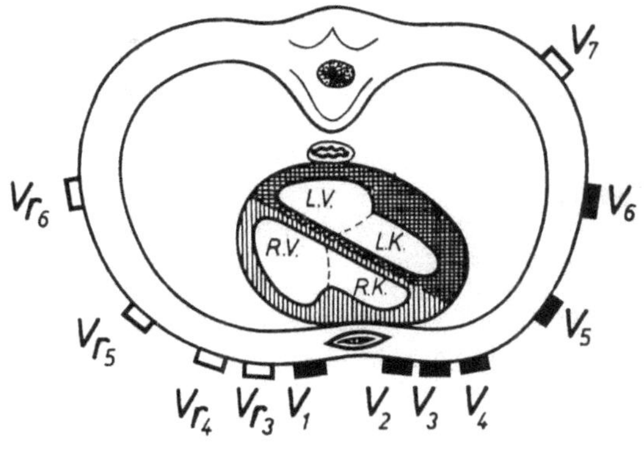

Abb. 2.6: Lage der Elektroden am Thorax bei der Ableitung nach Wilson (links) Ansicht von vorn (rechts) in Thoraxquerschnitt

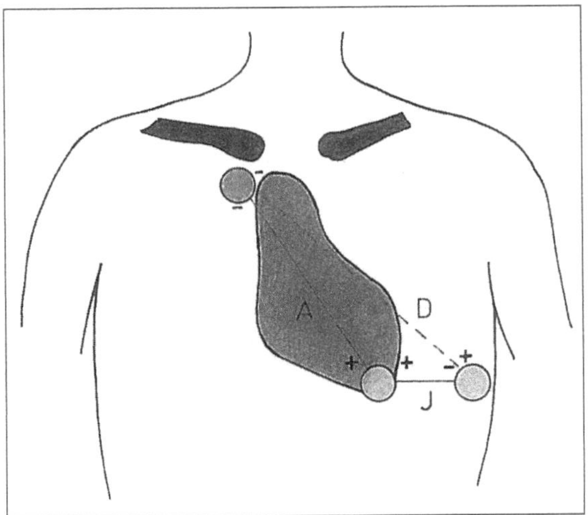

Abb. 2.7: Ableitpunkte der bipolaren Ableitungen nach Nehb

etwa dem Bild von **aVF** und **Z,** Saggitalebene oder -achse, dem Spiegelbild der **Ableitung V_2** entspricht.

➤ Beurteilung

Trotz der Vielzahl konventioneller Ableitungen ist es nicht möglich, die Biopotentiale der Herzens als Stromquelle räumlich zu erfassen. Die drei korrigierten orthogonalen Ableitungen vermitteln demgegenüber den räumlichen Informationsgehalt des kardioelektrischen Feldes. Die Ableitungen X, Y und Z stellen eine zeitlich abhängige lineare Registrierung der jeweiligen Projektion des räumlichen Herzvektors auf die X-, Y- und Z-Achse dar, so daß in jeder Ebene die elektrischen Potentialdifferenzen registriert werden. Es ist deshalb möglich, den Herzvektor in allen drei Ebenen und im Raum abzubilden. Der elektrische Informationsgehalt des Herzens in der Horizontalebene wird von der X- und Z-Achse, in der Frontalebene von der X- und Y-Achse und in der Sagittalebene von der Y- und Z-Achse wiedergegeben. Größe und Richtung des räumlichen Herzvektors erhält man unter Berücksichtigung aller drei Achsen.

Dabei entsprechen die drei Ableitungen des orthogonalen EKG nach Frank folgenden Ableitungen des konventionellen EKG:

- Ableitung X Ableitung I
- Ableitung Y vergleichbar Ableitung aVF
- Ableitung Z Spiegelbild zu Ableitung V_2.

Im Gegensatz zum konventionellen EKG sind die Ableitungsvektoren der drei **korrigierten orthogonalen** Ableitungen von gleicher Stärke und Richtung, d.h., der Herzvektor projiziert sich gleich stark auf alle drei Ableitungsachsen. Unregelmäßigkeiten des Thorax und Lageveränderungen des Herzdipols haben praktisch keinen Einfluß auf die registrierte Potentialdifferenz, daher „korrigiert".

Nachteile des orthogonalen EKG bestehen darin, daß herznahe Potentiale, etwa die der Ableitung V_1-V_3, nicht erfaßt werden können. Daher ist es bei umschriebenen Veränderungen, z.B. bei einem Myokardinfarkt, in diesen Bereichen nicht aussagefähig.

Weiterhin fehlen größere praktische Erfahrungen in der Auswertung dieses EKG.

Bei der Bewertung des orthogonalen EKG muß die Polung der Ableitungssysteme berücksichtigt werden.

Aber auch die korrigierten orthogonalen Ableitungen haben trotz ihrer theoretischen Vorteile nicht die erhoffte Bedeutung in der Praxis gewonnen.

2.6 Aussagen des Elektrokardiogramms

Das EKG erlaubt klinisch verwertbare **diagnostische Aussagen** über:

- Herzrhythmusstörungen (Erregungsbildungs- und -leitungsstörungen)
- Ischämische Herzkrankheit (Angina pectoris, akuter Myokardinfarkt, Postinfarktzustand)
- Hypertrophie der Herzkammern und Vorhöfe
- Herzfunktion (indirekte Aussagen)
- Verlauf von Herzerkrankungen
- Therapieeffektivität
- Prognose.

Außer bei Herzrhythmusstörungen sind alle anderen EKG-Befunde wie bei akutem Myokardinfarkt und Postinfarktzuständen, schweren Formen der Angina pectoris sowie der Hypertrophie einzelner Herzabschnitte nur im Zusammenhang mit der Klinik zu bewerten.

Bei **unspezifischen EKG-Veränderungen,** wie bei

- entzündlichen Herzerkrankungen (Perikarditis, Myokarditis, Endokarditis),
- neurovegetativen Einflüssen,
- Veränderungen im Ionenhaushalt und Intoxikationen

bestehen die vielfältigsten Möglichkeiten der Fehlinterpretation, besonders dann, wenn der EKG-Befund nicht streng in das klinische Bild eingeordnet werden kann.

Die exakte Anwendung der Elektrokardiographie gestattet nicht nur **qualitative,** sondern auch gewisse **quantitative** Aussagen zu einer Herzkrankheit. Sie ermöglicht darüber hinaus eine **Beurteilung des Therapieerfolges** (z.B. Thrombolyseerfolg bei akutem Myokardinfarkt, nach chirurgischer Korrektur verschiedener Herzfehler) sowie **prognostische Aussagen**.

Um eine **sachgerechte Interpretation** des EKG zu geben, sind die folgenden Voraussetzungen und negativ beeinflussenden Faktoren zu beachten.

Voraussetzungen sind:

- ein funktionstüchtiges Gerät
- die Kenntnis der Anatomie des Erregungsleitungssystems und einiger grundlegender elektrophysiologischer Vorgänge sowohl auf Zellebene als auch am gesamten Herzen
- eine adäquate Erfahrung mit der EKG-Auswertung.

Die Interpretation negativ beeinflussende Faktoren sind:

- Heterogenität des elektromagnetischen Feldes
- exzentrische Herzlage
- wechselnder Abstand von den Isopotentiallinien
- konstitutionelle Einflüsse (Thoraxform, Fettpolster)
- Änderung des Haut-Elektroden-Hautwiderstandes
- Muskelzittern
- Wanderung des virtuellen Nullpunktes.

2.7 Normales Elektrokardiogramm

Das normale menschliche Elektrokardiogramm ist durch Zacken und Wellen charakterisiert, die seit Einthoven mit den Buchstaben P, Q, R, S, T und U gekennzeichnet sind.

Die Stromkurve des Herzens ist mit ihren verschiedenen morphologischen und zeitlichen Aussagen in Abbildung 2.8 dargestellt.

Diese Kurve ist aus zwei Komponenten, dem Aktionspotential der Vorhöfe (Vorhofteil) oder Elektroatriogramm (Eag), und dem Aktionspotential der Kammern (Kammerteil) oder Elektroventrikulogramm (Evg), zusammengesetzt.

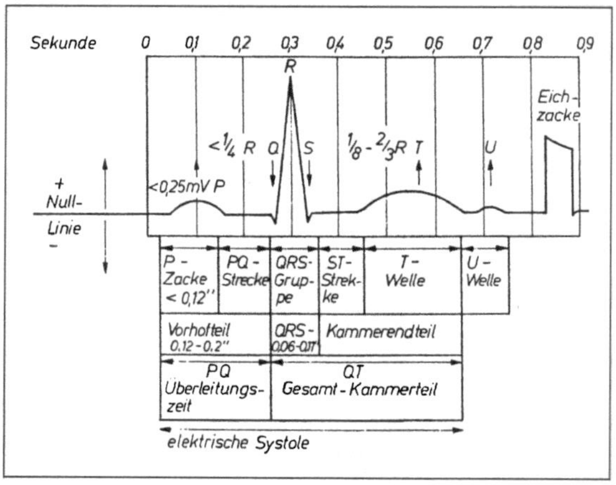

Abb. 2.8: Schematische Darstellung eines normalen EKG

2.7.1 P-Welle

Das Elektroatriogramm repräsentiert die elektrische Aktivität des rechten und linken Vorhofes.

Vektoriell betrachtet, repräsentieren die initialen Vektoren der **P-Schleife** die elektromotorische Kräfte des rechten Vorhofes und sind nach links vorn und unten gerichtet. Die Vektoren am Ende der P-Schleife sind elektromotorischen Kräfte des linken Vorhofes und nach links hinten und unten gerichtet.

Der erste Teil der P-Welle wird also vorwiegend vom rechten, der zweite vorwiegend vom linken Vorhof gebildet, der etwa 0,02–0,03 s später erregt wird. Die **Repolarisation des Vorhofes T_a** ist im konventionellen EKG normalerweise nicht erkennbar, da dieser Anteil vom QRS-Komplex überdeckt wird. Unter pathologischen Bedingungen jedoch, z.B. beim AV-Block oder in den Ösophagus-Ableitungen, kann sie sichtbar werden.

Die P-Welle ist in allen Einthovenschen Ableitungen **positiv**, kann aber gelegentlich in Ableitung III negativ sein. Die Richtung des mittleren Vektors der P-Welle in der Frontalebene ist derjenigen der Kammererregung in der Regel gleich. In V_1 und den weiter rechts gelegenen Ableitungen V_{r3} und V_{r4} erscheint sie in der Regel biphasisch (+/-), wobei der negative Anteil kleiner als der positive sein muß. Sie ist auf jeden Fall in den Ableitungen V_4 - V_6 positiv.

Eine **Doppelgipfligkeit** der P-Welle oder geringgradige Kerbungen werden auch bei Gesunden gelegentlich registriert, die auf nicht vollständig synchrone Erregungen der Vorhöfe zurückzuführen sind. Die **Dauer** der P-Welle beträgt bis 0,10 s und ihre Amplitude 0,1–0,3 mV. In V_1 ist die Amplitude des positiven Anteils 0,25 mV. Die Fläche des negativen Anteils ist ≤ 0,04 ms.

Faktoren, die die **Amplitude der P-Welle** beeinflussen, sind z.B.:
- das Alter (je jünger, desto höher)
- Tiefe der Inspiration
- Valsalva-Versuch
- körperliche Belastung
- Hyperthyreose
- adrenerge Stimulation.

Die beste Beurteilung der P-Welle gelingt in den Ableitungen II und V_1 (sog. Schlüsselableitungen). Von einer P-Welle spricht man nur dann, wenn der Erregungsursprung im Sinusknoten liegt. Alle anderen Ursprungsorte werden als P'-Welle bezeichnet.

2.7.2 PQ-Segment

Das PQ-Segment (PQ-Strecke) ist der Abschnitt zwischen dem Ende der P-Welle und dem Beginn der Q-Zacke. Es verläuft normalerweise isoelektrisch. Pathologische Veränderungen der PQ-Strecke s. auch Kap. 12.16.13.

2.7.3 PQ-Intervall

Das PQ-Intervall ist die Zeit, die der elektrische Impuls benötigt, um vom Sinusknoten ausgehend eine Kammererregung zu erzeugen. Die Erregungsdauer des Sinusknotens selbst ist im Oberflächen-EKG nicht nachweisbar.

Das **PQ-Intervall** ist die Summe der Erregungsleitungszeiten, die die Erregung benötigt, um durch
- den internodalen Trakt vom Sinusknoten bis zum AV-Knoten,
- den AV-Knoten,
- das His-Bündel,
- den rechten und linken Tawara-Schenkel und die Purkinje-Fasern bis zum Ventrikelmyokard zu gelangen.

Es dauert bei normaler Herzfrequenz 0,12–0,20 s.

2.7.4 QRS-Komplex

Der QRS-Komplex repräsentiert die Depolarisation der Kammer und besteht aus Q-Zacke, R-Zacke und S-Zacke.

Der **Beginn** des QRS-Komplexes bezeichnet die Aktivierung des intraventrikulären Septums, von dem die linke deutlicher und schneller als die rechte Seite aktiviert wird. Danach werden die Innenschichten der beiden Ventrikel aktiviert, und die Erregungsfront breitet sich in Richtung Außenschicht aus.

Er ist in aVR immer negativ und hat eine kleine oder keine R-Zacke. Die normale Dauer bei Erwachsenen beträgt 0,04–0,11 s. Sie ist von Alter und Herzfrequenz abhängig und bei Kindern kürzer.

Sind die Komponenten des QRS-Komplexes ungefähr gleich groß, werden sie mit großen Buchstaben (>0,5 mV) (QRS) benannt, sind kleinere Zacken (≤0,5 mV) vorhanden, werden sie üblicherweise mit kleinen Buchstaben bezeichnet, z.B. qRS. Folgt einer R- oder S-Zacke eine gleichgerichtete Aktivität, wird diese mit einem , bezeichnet, z.B. R', r', S', s'. Die Amplitude des QRS-Komplexes verändert sich je nach Lagetyp in den einzelnen Extremitätenableitungen.

Formunregelmäßigkeiten des QRS-Komplexes werden als **Kerbungen** oder **Splitterungen** bezeichnet. **Knotungen** liegen basal im QRS-Komplex. In V_1 sowie im Bereich der Übergangszone V_3 - V_4 sind Kerbungen als physiologisch anzusehen.

2.7.5 Oberer Umschlagpunkt

Der obere Umschlagpunkt (OUP; intrinsicoid deflection, Beginn der größten Negativitätsbewegung) ist der Zeitpunkt, in dem eine positive in eine endgültig negative Bewegung geändert wird.

Die **Dauer** des OUP wird vom Beginn der Q-Zacke (Beginn der Kammeraktivierung) bis zur Spitze der R- bzw. der R'-Zacke gemessen. Ist ein QRS-Komplex so gesplittert, daß mehrere R-Zacken nachweisbar sind, wird die letzte als Meßpunkt verwendet. Dabei werden kleine, zur isoelektrischen Li-

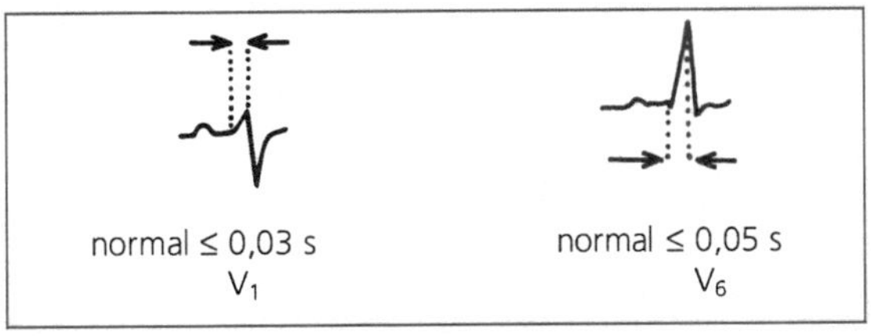

Abb. 2.9: Bestimmung des oberen Umschlagpunktes

nie liegende Kerbungen nicht berücksichtigt. Der obere Umschlagpunkt überschreitet normalerweise in V_1 0,03 s nicht, und in V_6 ist er < 0,05 s. Mit der Bestimmung des OUP wird eine mögliche Verzögerung der Erregungsleitung im rechten (V_1) bzw. im linken Ventrikel (V_6) erfaßt (Abbildung 2.9).

2.7.6 Q-Zacke

Die Q-Zacke als Ausdruck der Septumaktivierung ist als erste nach unten gerichtete, negative Zacke des QRS-Komplexes definiert, die der R- und S-Zacke vorangeht. Besteht der QRS-Komplex nur aus einer negativen Zacke, so wird diese Form als QS-Komplex bezeichnet.

Die Q-Zacke ist normalerweise ohne Splitterungen und Knotungen über den linksventrikulären Ableitungen wie I, aVL, V_4, V_5 und V_6 vorhanden. Die normale Q-Zacke dauert < 0,04 s oder weniger als 25% der gesamten QRS-Dauer, ihre Amplitude überschreitet 1/4 der R-Amplitude des selben QRS-Komplexes nicht.

Die Tiefe der Q-Zacke ist in der Regel kleiner als 2 mm in den Ableitungen I und II und kleiner als 1 mm in den anderen Ableitungen. In seltenen Fällen findet man bei Normalpersonen eine tiefe Q-Zacke in der Ableitung III, in V_1 und noch seltener in V_2. Ein Q_{III} kann aber auch Ausdruck eines inferioren Myokardinfarktes sein.

Auch in den Brustwandableitungen darf die Q-Zacke nicht mehr als 0,04 s dauern und ihre Amplitude 1/4 der nachfolgenden R-Zacke nicht übersteigen.

2.7.7 R-Zacke

Die R-Zacke ist die erste positive Zacke im QRS-Komplex. Ihre Dauer beträgt weniger als 0,01 s, und ihre Amplitude weist in der Normalpopulation eine starke Variation auf.

Wenn große individuelle Schwankungen in den Amplituden bestehen, muß bei Erwachsenen in den Brustwandableitungen mindestens eine R-Zacke >8 mm sein und die höchste R-Zacke 28 mm nicht übersteigen.

2.7.8 S-Zacke

Als S-Zacke wird die erste Negativbewegung nach der R-Zacke bezeichnet, die sich unterhalb der Isoelektrischen bewegt. Die S-Zacke ist selten tiefer als 6 mm.

Die **Größe** der R- und S-Zacken hat zueinander in den Brustwandableitungen eine umgekehrte Beziehung: In Ableitung V_1 ist die R-Zacke klein und die S-Zacke groß, in V_6 ist das Verhältnis umgekehrt. Je nach Ableitpunkt werden durch die R- und S-Zacke unterschiedliche Aktivitäten repräsentiert. So ist die R-Zacke in V_6 und die S-Zacke in V_1 Ausdruck der Aktivität des linken Ventrikels. Im Gegensatz dazu spricht die R-Zacke in V_1 und die S-Zacke in V_6 für den rechten Ventrikel.

Etwa in Ableitung V_3, die mit der Aktivität des Septum interventriculare korrespondiert, ist die R-Zacke in der Amplitude gleich der S-Zacke. Dies wird auch als Übergangszone bezeichnet. Zwischen V_1-V_3-V_6 nimmt im normalen EKG die Größe der S-Zacke ab und die der R-Zacke zu (Abbildung 2.10). In den Ableitungen des linken Gürtels V_7-V_9 sinkt die R-Amplitude wieder gering ab.

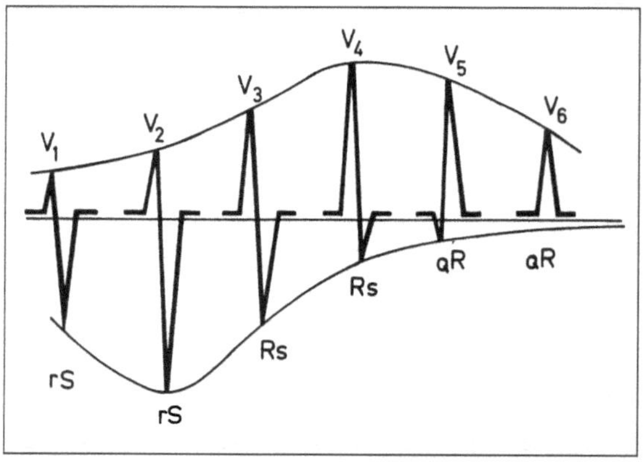

Abb. 2.10: Schematische Darstellung des normalen R/S-Verlaufes in den Brustwandableitungen, Übergangszone in V_3 (R = S)

Die tiefste **S-Zacke** in den Brustwandableitungen muß kleiner als 30 mm sein. Die **Summe** der höchsten R-Zacke und der tiefsten S-Zacke soll nicht mehr als 40 mm betragen.

2.7.9 ST-Strecke

Die ST-Strecke umfaßt das Ende der S-Zacke bis zum Beginn der T-Welle. Sie repräsentiert die vollständige Depolarisation.

Die **Dauer** des ST-Segments variiert stark mit der Herzfrequenz und beträgt nicht mehr als 0,15 s. In den Extremitäten- und Brustwandableitungen verläuft das ST-Segment isoelektrisch, also auf gleicher Ebene mit der PQ-Strecke und dem TP-Segment. Fehlt die S-Zacke, so geht die ST-Strecke meist leicht konkav gehoben vom absteigenden Schenkel der R-Zacke, dem sog. J-Punkt, ab.

In den rechtspräkordialen Ableitungen V_1 und V_2 kann die ST-Strecke leicht gehoben sein. Ist keine S-Zacke vorhanden, und geht somit die ST-Strecke aus der R-Zacke ab, geht sie oft konkav in die T-Welle über.

2.7.10 T-Welle

Die T-Welle spiegelt die Phase der Repolarisation wider. Ihre Fläche ist im Normalfall gleich der Fläche der Depolarisation (QRS-Fläche). Sie beginnt in der Regel in der isoelektrischen Linie und kann verschiedene Formen haben. Sie zeigt in ihrem Verlauf keine Knotenbildungen. Ihre Amplitude kann sehr unterschiedlich sein. Sie ist meist in allen Ableitungen höher als 2 mm und positiv. Eine Ausnahme dabei bildet aVR, in der sie negativ ist. Sie kann auch in der Ableitung III und aVF sowie in V_1 und V_2 bei Normalpersonen selten negativ sein. Wichtig für diese Bewertung ist die Verlaufsbeobachtung. *Eine negative T-Welle in I, II oder V_3- V_6 ist jedoch immer als pathologisch anzusehen.*

Eine invertierte T-Welle über aVL ist dann nicht pathologisch, wenn sie mit einer negativen P-Welle und einem niederamplitudigen QRS-Komplex vergesellschaftet ist. Die **Amplitude** der T-Welle ist normalerweise in den Extremitätenableitungen nicht höher als 5 mm und in den Brustwandableitungen nicht höher als 10 mm.

2.7.11 QT-Strecke

Die QT-Strecke repräsentiert die Gesamtzeit, die die Kammermuskulatur für ihre Depolarisation und Repolarisation benötigt. Dies wird auch **elektrische Kammersystole** genannt. Die Strecke umfaßt den Beginn der Q-Zacke bis Ende der T-Welle. Ihre Dauer ist von Alter, Geschlecht und Herzfrequenz abhängig und wird in Sekunden angegeben.

Die maximale **Dauer** der QT-Strecke beträgt 0,40 s bei einer Herzfrequenz von etwa 70 min^{-1}. Die QT-Zeit wird herzfrequenzbezogen korrigiert und als „korrigierte QT-Zeit" bezeichnet.

Die **korrigierte QT-Zeit** wird mit der Formel nach Bazett bestimmt:

$$QTc = \frac{\text{gemessene QT-Zeit}}{\sqrt{\text{R-R-Intervall.}}}$$

Ist das Ende der T-Welle nicht genau abgrenzbar, so kann mit Hilfe einer sog. Tangentenkonstruktion (Anlegen einer Tangente vom absteigenden T-Schenkel bis zur Isoelektrischen) die QT-Zeit ermittelt werden. In seltenen Fällen muß das Phonokardiogramm zur Identifizierung herangezogen werden. Dabei liegt der II. Herzton vor der TU-Verschmelzungswelle.

2.7.12 U-Welle

Die U-Welle wird als Abschnitt der Repolarisation betrachtet, die das Septum, die Papillarmuskeln oder das Erregungsleitungssystem betrifft. Ihre endgültige Genese ist jedoch noch nicht geklärt. Sie ist oft schwer zu verifizieren. Ihre Richtung ist gleich der der T-Welle. Sie ist demnach in den Extremitäten- und präkordialen Ableitungen positiv. Am deutlichsten stellt sich die U-Welle in den Ableitungen V_3, V_4, II und aVL dar (Abbildung 2.11).

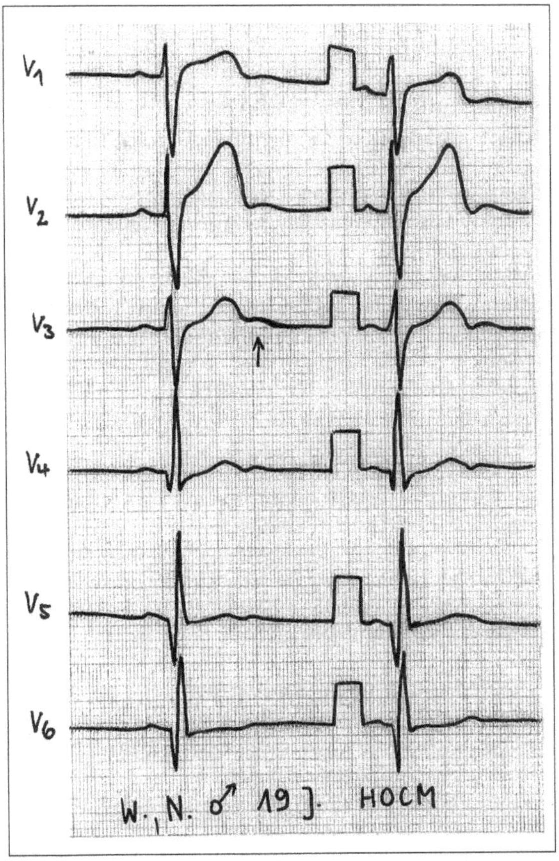

Abb. 2.11: EKG einer positiven U-Welle in den Ableitungen V_3 und V_4

Eine negative U-Welle ist selten ohne myokardiale Veränderungen anzutreffen. Die häufigste Ursache einer negativen U-Welle ist die arterielle Hypertonie. Sie kann auch das einzige Zeichen einer myokardialen Ischämie sein (Fisch 1989). Die U-Welle ist auch als hypokaliämisches oder azidotisches Nachpotential anzutreffen.

2.7.13 TP-Strecke

Das Intervall zwischen dem Ende der T-Welle und dem Beginn der P-Welle des nachfolgenden Herzzyklus wird als **elektrische Diastole** des Herzens bezeichnet. Die Dauer des Intervalls ist frequenzabhängig.

2.7.14 Morphologie des EKG in den einzelnen Ableitungen

➤ Ableitungen nach Einthoven

In der **Ableitung I** ist die P-Welle positiv. Die Q-Zacke kann vorhanden sein. Dominierend in dieser Ableitung ist die R-Zacke, gefolgt von einer kleinen s-Zacke. Die T-Welle ist konkordant zur R-Zacke positiv und klein.

Die P-Welle ist auch in der **Ableitung II** positiv und am besten ausmeßbar. Eine kleine Q-Zacke ist vorhanden, die R-Zacke dominierend und die T-Welle positiv. Die Konfiguration des QRS-Komplexes in dieser Ableitung ist sehr variabel. Er kann dem der Ableitung I oder III ähneln bzw. eine Mischung aus beiden sein.

In der **Ableitung III** ist die P-Welle positiv, nicht selten auch biphasisch oder negativ. Eine Q-Zacke ist fast immer nachweisbar und gelegentlich lagebedingt so ausgeprägt, daß daraus ein Myokardinfarktverdacht entstehen kann. Die R-Zacke ist in der Regel positiv (Abbildung 2.12). Gelegentlich ist aber auch ein QS-Komplex zu beobachten.

➤ Ableitungen nach Goldberger

In der Goldberger-Ableitung **aVR** ist die P-Welle, der QRS-Komplex und die T-Welle normalerweise negativ, so daß aVR insgesamt negativ ist.

Die Ableitung **aVL** ähnelt der Ableitung I. Die P-Welle kann jedoch gelegentlich negativ sein. Der Hauptausschlag ist die R-Zacke mit einer kleinen vorangehenden Q-Zacke. Die T-Welle ist positiv oder gelegentlich negativ. Dies tritt besonders dann auf, wenn auch die P-Welle negativ und die Amplitude des QRS-Komplexes klein ist.

In Ableitung **aVF** ist ein ähnliches Bild wie in Ableitung III zu finden. Die P- und die T-Wellen können auch negativ sein (Abbildung 2.13).

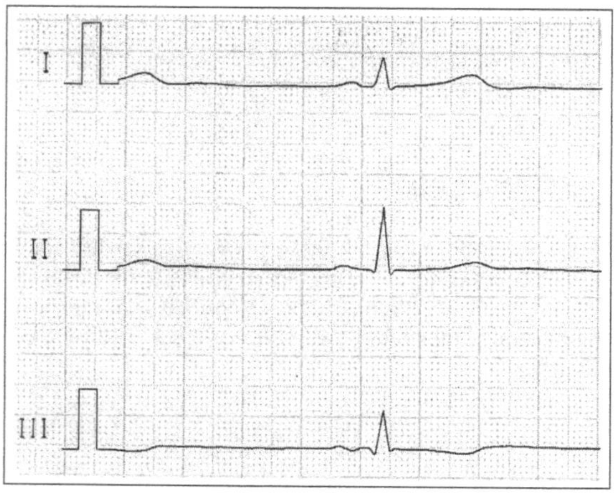

Abb. 2.12: Normale Ableitungen nach Einthoven

➤ Brustwandableitungen (Ableitungen nach Wilson)

In der **Ableitung V_1** ist die P-Welle positiv, negativ oder biphasisch. Die R-Zacke ist klein und die S-Zacke groß. Die T-Welle ist positiv, sie kann aber bei Jugendlichen negativ sein. In dieser Ableitung ist keine Q-Zacke nachweisbar.

Die P-Welle in **Ableitung V_2** ist von gleicher Morphologie, nur nicht so ausgeprägt. Die R-Zacke ist größer und die S-Zacke kleiner als in V_1, die T-Welle positiv. Auch hier ist keine Q-Zacke nachweisbar.

Die **Ableitung V_3** (aber auch V_4) repräsentiert die Übergangszone. Die P-Welle ist positiv, die Amplitude der R-Zacke ist gleich der der S-Zacke. Die T-Welle ist positiv. Auch in V_3 ist keine Q-Zacke vorhanden. Die U-Welle ist, falls vorhanden, in dieser Ableitung am deutlichsten sichtbar.

Die P-Welle in **Ableitung V_4** ist positiv, es kann sich eine kleine Q-Zacke finden. Die R-Zacke ist größer als die S-Zacke. Die T-Welle ist positiv.

In **Ableitung V_5** ist die P-Welle positiv, die Q-Zacke ist klein, die R-Zacke hoch und die S-Zacke kleiner als in V_4. Die T-Welle ist positiv.

In **Ableitung V_6** ist die P-Welle positiv, die Amplitude der R-Zacke ist gering niedriger als in V_5, die S-Zacke ist klein. Die T-Welle ist positiv.

Vergleicht man die Morphologie und Dynamik der P-Welle und der S-Zacke von V_1 bis V_6, so nimmt sie in ihrer Amplitude ab, die der R-Zacke hingegen steigt in diesen Ableitungen (Abbildung 2.14).

Der **linke Gürtel, Ableitungen V_7, V_8 und V_9,** zeigt eine angedeutete P-Welle, die Amplitude der R-Zacke nimmt weiterhin ab, es finden sich keine S-

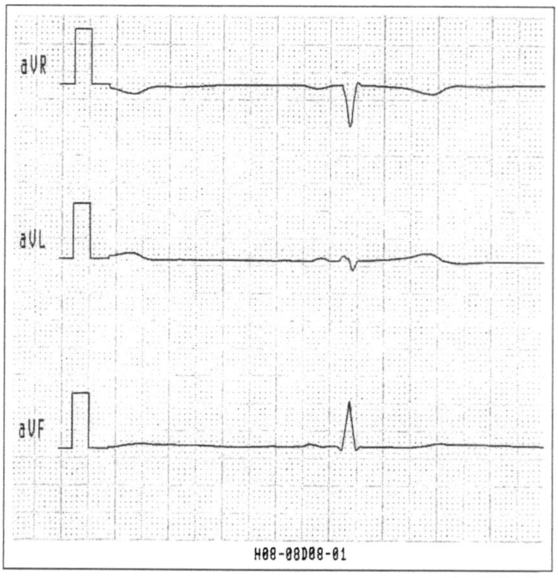

Abb. 2.13: Normale Ableitungen nach Goldberger

Zacken. Die Q-Zacke ist wie in den linkspräkordialen Ableitungen klein. Die T-Welle ist positiv und niederamplitudiger (Abbildung 2.15).

Der **rechte Gürtel**, **Ableitungen Vr_2 (= V_1), Vr_3 und Vr_4** (s. Abbildung 2.15), zeigt deutliche P-Wellen. Es kann eine Splitterung des QRS-Komplexes als Ausdruck eines inkompletten Rechtsschenkelblockes auch bei Normalpersonen vorkommen. Die T-Welle kann negativ oder positiv sein (s. Tabelle 2.4, S. 40).

➤ Ableitungen für Telemetrie und Langzeit-EKG

Um eine störungsfreie Aufzeichnung zu erhalten, werden die Elektroden an muskelarmen Partien des Oberkörpers plaziert (s. Kap. 2.17.2).

2.7.15 Einflüsse auf das normale EKG („Normvarianten")

Das Elektrokardiogramm ist, wie bereits dargestellt, der globale Ausdruck der elektrischen Aktivitäten des Myokards. Die Größe dieser Aktivität ist vom Durchmesser der einzelnen Fasern bzw. von der Summe der Fasern abhängig. So gesehen ist die Feldstärke, die durch die Erregung einer einzelnen Faser im Thorax erzeugt wird, dem Querschnitt der Fasern proportional. Wenn z. B. der Durchmesser einer Faser von 15 auf 23 µm erhöht wird, verdoppelt sich das Potential. Die Verlängerung der einzelnen Myokardfaser erhöht außerdem die erzeugte Spannung.

Die Myokardfasern sind anatomisch so angeordnet, daß 90–95% der elektrischen Aktivität des Herzens durch eine gegenseitige symmetrische Aufhebung der elektrischen Spannung nicht zu erfassen sind. Aufgrund einer nicht vollständigen Synchronisation und einer unterschiedlichen Verteilung der

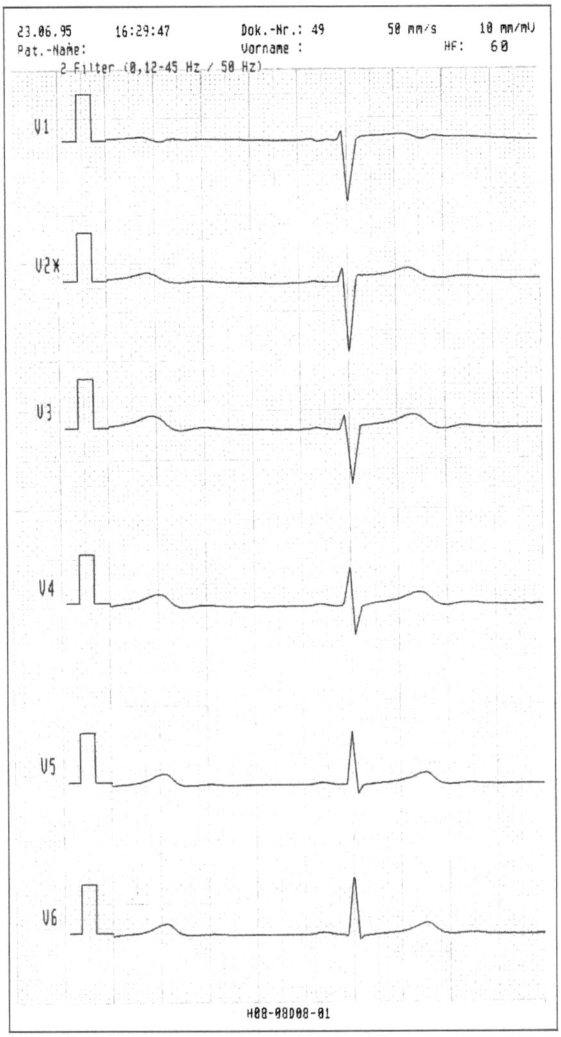

Abb. 2.14: Normale Brustwandableitungen

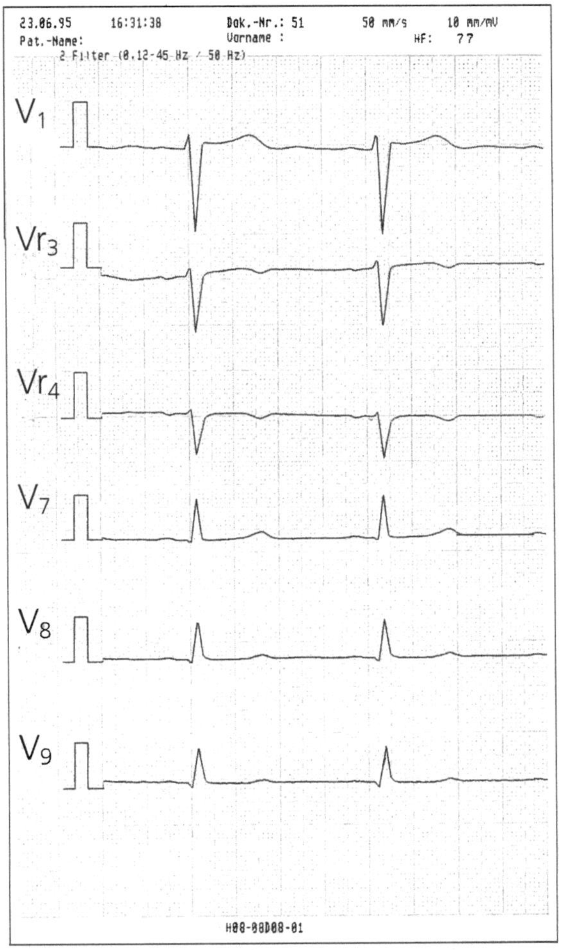

Abb. 2.15: Normaler rechter (Vr_3–Vr_4) und linker (V_7–V_9) Gürtel

Myokardfasern in Zahl und Richtung in verschiedenen Abschnitten kann nur ein Teil der elektrischen Aktivität des Herzens über der Körperoberfläche abgeleitet werden. *Hier liegt eine entscheidende Ursache für die Variabilität des Elektrokardiogramms.*

Außerdem ist erwähnenswert, daß das direkt vom Epikard abgenommene Potential fast fünfmal höhere Amplituden im Vergleich zum von der Thoraxoberfläche abgeleiteten Elektrokardiogramm ergibt.

Für die **Variation des normalen EKG** haben neben dem Abstand des Herzens von der Thoraxoberfläche andere **biologische Faktoren** wie Körperbau, Atmung, Körperlage, neurovegetative Einflüsse und ethnische Unterschiede, Tagesrhythmik sowie Nahrungsaufnahme eine Bedeutung.

Normvarianten des Elektrokardiogramms findet man am häufigsten im ST-T-Abschnitt. Beispiele für solche Normvarianten sind:

- das frühe oder vorzeitige Repolarisationsmuster,
- das persistierende juvenile Muster.

Das EKG gesunder Personen, besonders von jungen farbigen Männern, zeigt gelegentlich in den Extremitäten- und/oder präkordialen Ableitungen erhöhte ST-Strecken. Ebenfalls können hohe und spitze T-Wellen in den gleichen Ableitungen vorhanden sein. Gelegentlich finden sich kleine J-Wellen in den Ableitungen V_3 bis V_5. Man vermutet, daß diese EKG-Veränderungen auf eine Beschleunigung des Repolarisationsprozesses zurückzuführen sind. Endgültige Beweise liegen jedoch für diese Hypothese nicht vor.

Im EKG mancher gesunder Erwachsener können z.B. negative T-Wellen über V_1 und V_2, bei einem gesunden Kind sogar bis V_4 beobachtet werden. Manchmal persistiert die negative T-Welle besonders bei farbigen Frauen bis ins frühe Erwachsenenalter.

Ein wesentlicher Einfluß geht vom **Körperbau** des Patienten aus.

Neben den zu bestimmten Körperbautypen gehörenden Lagetypen spielt besonders die **Dicke des Unterhautfettgewebes** eine wesentliche Rolle. So kann es vor allem bei adipösen Frauen zur Reduktion der R-Zacken in den linkspräkordialen Ableitungen kommen.

Das bedeutet, daß alle Einflüsse, die den Abstand zwischen Herz und Körperoberfläche vergrößern (z.B. Adipositas, Trichterbrust, Emphysem), die Amplituden verkleinern, entgegengesetzt wirkende Prozesse (z.B. Abmagerung) vergrößern sie. Bei der Trichterbrust kann man eine Splitterung des QRS-Komplexes als rsr'-, rsR'-, rSr'-Konfiguration in V_1 und V_2 sowie T-Negativierungen in V_1 bis V_4 finden.

Auch die **Körperlage** hat einen wesentlichen Einfluß auf das normale EKG. Da die Herzlage im Stehen und Liegen durch Zwerchfellstands- und Blutdruckänderungen, reflektorische und neurovegetative Einflüsse variiert, ändert sich auch die elektrische Herzachse. Nach dem Aufstehen kommt es dadurch zur Drehung der elektrischen Herzachse etwas nach rechts, die Herzfrequenz steigt, die Amplitude der P-Welle nimmt in den Extremitätenableitungen zu, die T-Welle wird in Ableitung III flacher oder negativ. Insgesamt sind aber die durch diese Körperlage bedingten Veränderungen des EKG bei Herzgesunden nicht von wesentlicher Bedeutung.

Durch die **Atmung** wird bei tiefer Inspiration die elektrische Herzachse nach rechts gedreht, so daß ein Steil- oder Rechtstyp resultiert. Bei tiefer Exspiration dreht der Summationsvektor nach links. Diese Änderung ist durch den Zwerchfelltief- bzw. -hochstand bedingt.

Bei **angedeutetem Linkstyp** sind diese respiratorischen Einflüsse in Ableitung III besonders ausgeprägt. Wegen der senkrechten Einstellung der größten Momentanvektoren der P-Welle, des QRS-Komplexes und der T-Welle können beim Linkstyp exspiratorisch negative Wellen positiv und inspiratorisch positive Ausschläge negativ werden. Dieses Verhalten kann differentialdiagnostisch zur Klärung der Genese des Q_{III} (Myokardinfarkt, Herzlage) genutzt werden. In V_3 und V_4 wird die R-Zacke im Inspirium oft kleiner und die S-Zacke tiefer.

Die **Atemphasen** haben auch einen Einfluß auf die Herzfrequenz. Da es durch das Inspirium zu einem erhöhten Rückfluß in den rechten Vorhof kommt, wird infolge des **Bainbridge-Reflexes** die Herzfrequenz beschleunigt, in Exspiration nimmt sie ab. Die Senkung der Herzfrequenz während des Exspiriums wird auch durch die Reizung der Druckrezeptoren im Karotissinus und Aortenbogen durch den Blutdruckanstieg ausgelöst. Diese physiologische Reaktion des Sinusknotens wird als **respiratorische Sinusarrhythmie** bezeichnet. Sie ist bei Jugendlichen und Vagotonen ausgeprägter zu beobachten. Dabei schwankt die Herzfrequenz um etwa 15%. Die P-Wellen zeigen evtl. geringgradige periodische Formveränderungen, die PQ-Zeit ist hingegen unverändert.

Auch **neurovegetative Einflüsse** sind am EKG ablesbar.

Eine **Sympathikotonie** bewirkt einen Anstieg der Herzfrequenz, eine Erhöhung der P-Wellen in II, III und aVF, eine Verkürzung der PQ-Zeit und der QT-Zeit sowie eine Drehung der Herzachse nach rechts. Die T-Wellen-Amplitude wird meist über allen Ableitungen reduziert. Die ST-Strecke weist in den Ableitungen II, III, aVF sowie linkspräkordial V_4 bis V_6eine aszendierende Senkung auf.

Bei **Vagotonie** kommt es hingegen zum Herzfrequenzabfall, die P-Welle in II, III, aVF ist in ihrer Amplitude reduziert, sie zeigt Kerbungen und ist verbreitert. Das PQ- und QT-Intervall ist verlängert. Die ST-Strecke zeigt besonders in den Ableitungen V_2 bis V_4 einen konvexbogig gehobenen Abgang. In den gleichen Ableitungen findet sich auch eine überhöhte T-Welle.

Unmittelbar nach der **Nahrungsaufnahme** können besonders bei Kindern sowohl in den Extremitäten- als auch vor allem in den Brustwandableitungen V_2 bis V_5 T-Wellen-Abflachungen bis leicht negative T-

Wellen beobachtet werden, die im Nüchternzustand nicht nachweisbar sind.

Nach reichlichem **Zigarettenrauchen** werden T-Negativierungen und aszendierend gesenkte ST-Strecken gefunden.

Auch **tageszeitliche Schwankungen** in den EKG-Abschnitten und besonders der T-Welle und der ST-Strecke sind bekannt. Sie treten vorwiegend bei vegetativ Labilen in Form einer T-Negativierung mit und ohne ST-Strecken-Senkung auf. Diese Veränderungen sind unabhängig von der jeweiligen Herzfrequenz.

Die während des **Menstruationszyklus** auftretenden ST- und T-Wellen-Veränderungen müssen bei der Bewertung des EKG berücksichtigt werden. Es treten in dieser Zeit regelmäßig T-Wellen-Negativierungen in den rechtspräkordialen Ableitungen auf.

Die Normvarianten des EKG sind vielfältig. Es erfordert eine große praktische Erfahrung, um Normabweichungen nicht als pathologisch zu erachten.

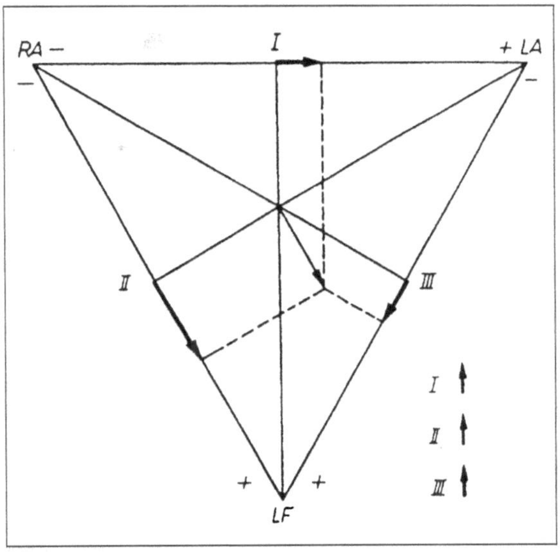

Abb. 2.16: Konstruktion der Herzlagetypen

2.7.16 Herzlagetypen

Die im nachfolgenden beschriebenen Herzlagetypen beziehen sich auf die elektrische Achse des Herzens, d.h. auf die Größe des Winkels des QRS-Vektors in der Frontalebene.

Die Winkelbestimmung wird im Einthovenschen Dreieck oder in den Goldberger-Ableitungen vorgenommen. Die Richtung der elektrischen Herzachse ist nicht in jedem Fall mit der anatomischen übereinstimmend, meist aber damit vergleichbar. Sie verläuft im wesentlichen parallel zur anatomischen von links vorn nach rechts hinten.

Die genaue Bestimmung des **Winkels** α ist nicht immer notwendig. Bei der visuellen Bestimmung kann er mit einer Genauigkeit von ±15° abgeschätzt werden.

Ist es aber erforderlich, ihn zu konstruieren, so wird folgendermaßen vorgegangen: Der errechnete Zahlenwert der algebraischen Summierung des QRS-Komplexes wird üblicherweise aus den Ableitungen I und III, ausgehend vom Mittelpunkt des Einthovenschen Dreiecks, im Koordinatensystem abgetragen. Anschließend wird daraus ein Kräfteparallelogramm konstruiert (Abbildung 2.16). Die Lage der elektrischen Herzachse, die durch den Winkel α in der Frontalebene definiert ist, ergibt sich durch Parallelverschiebung der Achse von Ableitung I in den Nullpunkt zum resultierenden Hauptvektor. Der resultierende Hauptvektor zeigt wiederum die entsprechende Gradzahl im Cabrera-Kreis an (s. Abb. 2.5, S. 40).

Für die Zuordnung zu den Herzlagetypen gelten folgende **Gradeinteilungen:**

-30° bis +30°	Linkstyp
+30° bis +60°	Indifferenztyp
+60° bis +90°	Steiltyp
+90° bis +120°	Rechtstyp
< -30°	überdrehter Linkstyp
> +120°	überdrehter Rechtstyp.

Der Drehung der elektrischen Herzachse in der Frontalebene im Uhrzeigersinn liegt eine Massenzunahme des rechten Ventrikels, der Drehung gegen den Uhrzeigersinn des linken Ventrikels zugrunde.

➤ Linkstyp

Der Linkstyp ist der häufigste Lagetyp des gesunden Erwachsenen über 40 Jahre. Der Winkel α liegt zwischen -30 und +30°. Dabei ist der QRS-Komplex in I am größten, in II ebenfalls positiv, in III meist negativ. Die Richtung des QRS-Komplexes in den Goldberger-Ableitungen aVL ist übereinstimmend mit I und von aVF mit Ableitung III. Der Linkstyp ist auch zu finden bei **Linksherzhypertrophie**, z. B. bei arterieller Hypertonie, Kardiomyopathie, Aortenfehler sowie bei **Zwerchfellhochstand** durch Adipositas, Schwangerschaft, bei Pyknikern und tiefer Exspiration (Abbildung 2.17).

➤ Indifferenztyp

Der Indifferenztyp ist der Herzlagetyp des gesunden Erwachsenen. Der Winkel α liegt hier zwischen +30 und +60°. Der QRS-Komplex ist in II am größten, gefolgt von Ableitung I, der positive Ausschlag in Ableitung III ist kleiner.

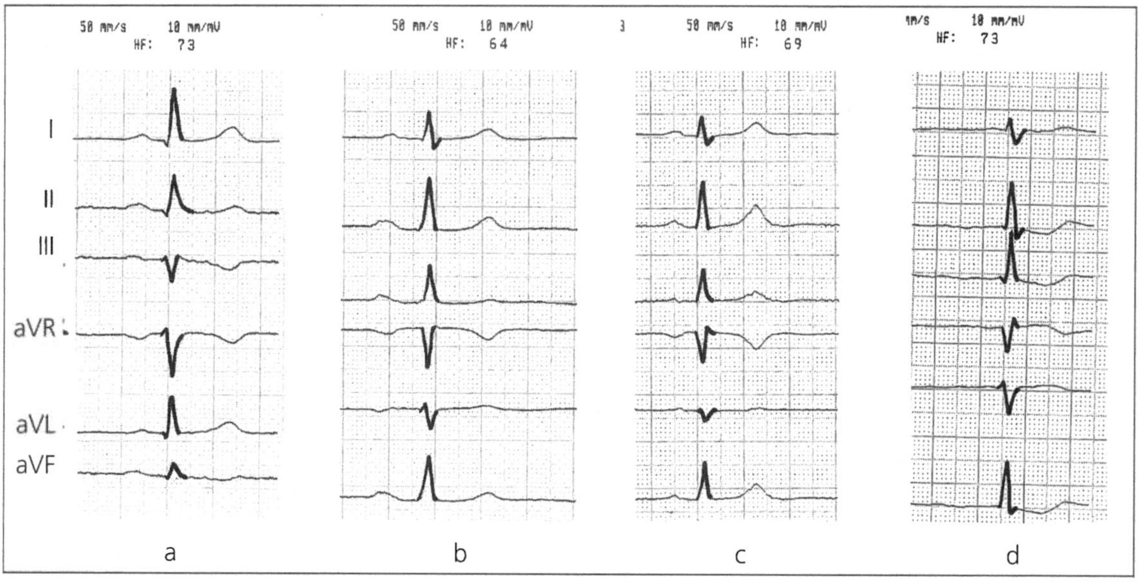

Abb. 2.17: EKG-Beispiele der Herzlagetypen. a – Linkstyp, b – Indifferenztyp, c – Steiltyp, d – Rechtstyp

➤ Steiltyp

Der Steiltyp ist physiologischer Weise bei Asthenikern sowie bei Jugendlichen vorhanden. Der Winkel α befindet sich zwischen +60 und +90°. Der QRS-Komplex ist in Ableitung II und III etwa gleich groß, in I hingegen positiv und klein bzw. es findet sich ein gleichgroßes R wie S. aVF ist in Richtung und Betrag mit den Ableitungen II und III vergleichbar. Der Steiltyp ist als Hinweis für pathologische Veränderungen des rechten Herzens vor allem bei Emphysematikern anzutreffen.

➤ Rechtstyp

Der Rechtstyp kommt physiologischer Weise bei gesunden Kleinkindern sowie asthenischen Erwachsenen und bei tiefer Inspiration vor. Beim Erwachsenen findet man den Rechtstyp als Folge der rechtsventrikulären Hypertrophie bei angeborenen Herzfehlern sowie chronischem und akutem Cor pulmonale. Der Winkel α ist hierbei ≥ +90°. Der QRS-Komplex ist in Ableitung III und aVF überwiegend positiv und in I und aVL meist negativ. In V_5 und V_6 sind gleiche QRS-Konfigurationen wie in aVF und III zu finden.

Dazu kann folgende **Faustregel** nach der Höhe der **R-Amplituden** in Ableitung I, II und III dienen:

R in I	>	R in II	=	Linkstyp
R in II	>	R in I	=	Indifferenztyp
R in II	>	R in III	=	Steiltyp
R in III	>	R in II	=	Rechtstyp.

➤ Pathologische Herzlagetypen

Als pathologische Lagetypen sind der überdrehte Rechtstyp und der überdrehte Linkstyp anzusehen.

Der **überdrehte Rechtstyp** ist durch einen negativen QRS-Komplex in I und II sowie aVL gekennzeichnet. Einen positiven Ausschlag kann man in III und aVF sowie in aVR finden. In der letztgenannten Ableitung kann er auch biphasisch sein. Der Winkel α ist ≥ +120°. Diese Achsenabweichung kann sowohl Ausdruck einer schweren Rechtsherzhypertrophie als auch einer Unterbrechung im links posterioren Faszikel sein.

Der **überdrehte Linkstyp** ist durch einen positiven QRS-Komplex in I und aVL sowie einem negativen Summationsvektor in II, III und aVF gekennzeichnet. Der Winkel α ist hierbei ≥ -30°.

Er ist Ausdruck einer pathologischen Veränderung des Herzens, wofür in erster Linie die Linksherzhypertrophie sowie die Blockierung des links anterioren Faszikels in Betracht kommen.

2.7.17 Bemerkungen zum EKG im Kindesalter

Je jünger das Kind, um so größer ist der Unterschied zum EKG des Erwachsenen. Ursachen sind:

- Kurz nach der Geburt ist die Masserelation der rechten zur linken Herzkammer etwa 1.
- Die Herzfrequenz ist schneller.
- Die elektrische Herzachse in der Frontalebene ist steiler.

Die **während des Schlafs** gemessene Herzfrequenz beträgt in den ersten Lebenswochen 130–140/min, zwischen dem 1. und 2. Lebensjahr 110–120/min, dem 2. – 5. Lebensjahr 90–100/min und danach weniger als 100/min.

Die erwähnten Faktoren müssen bei der EKG-Beurteilung beachtet werden, und zur richtigen Interpretation sind spezielle Kenntnisse erforderlich.

Dazu gehört auch die Kenntnis der Normwerte in den verschiedenen Lebensaltern hinsichtlich Zeit- und Amplitudenkriterien sowie der Änderung des Herzlagetyps. Vor allem wirken sich extrakardiale, besonders neurovegetative, Einflüsse sowie auch Artefakte durch Bewegungen, Schreien etc. auf die EKG-Kurve aus.

Aufgrund der entwicklungsphysiologischen Besonderheiten unterscheiden sich die EKG-Verläufe in den einzelnen Lebensabschnitten: die Neugeborenenperiode (1. Lebensmonat), das Säuglingsalter (bis 12. Lebensmonat), das Kleinkindalter (bis 3. Lebensjahr), das Kindergarten- und Vorschulalter (bis 6. bzw. 7. Lebensjahr), das Schulalter (bis 14. bzw. 15. Lebensjahr) sowie das Jugendalter (17.–19. Lebensjahr).

➤ Herzlagetyp

Die QRS-Achse in der Frontalebene beträgt in der ersten Lebenswoche etwa +120°. Bis zum Ende des ersten Lebensmonats erfolgt eine Drehung auf +100°. Vom Ende des 1. Lebensmonats bis zum 1. Lebensjahr erreicht sie + 65–80° und liegt dann bis zum 16. Lebensjahr zwischen +60–70° (Tabelle 2.5). Es ist pathologisch, wenn nach dem ersten Lebensjahr noch ein Winkel α von > +150° und nach dem 5. Lebensjahr von > +120° besteht.

Tab. 2.5: Drehung der QRS-Achse in der Frontalebene in Abhängigkeit vom Lebensalter

Alter	QRS-Achse
erste Lebenswoche	etwa +120°
Ende des ersten Lebensmonats	+100°
Ende 1. Lebensjahr	+65–80°
bis zum 16. Lebensjahr	+60–70°

➤ P-Welle

Die Dauer der P-Welle beträgt 0,06 bis 0,09 s. Ihre Amplitude über der Ableitung II ist nicht größer als 2,5 mV. Sie ist positiv in I, II, aVL, aVF, V_4, V_5, V_6, negativ in aVR, positiv oder biphasisch in III, $V_{1,2}$. Liegen jedoch pathologische Abweichungen wie beim P dextroatriale, P sinistroatriale oder P biatriale vor, so gelten die gleichen Kriterien wie beim Erwachsenen.

Aufgrund neurovegetativer Einflüsse zeigt die P-Welle die ausgeprägtesten Formänderungen (abgeflacht, verbreitert, doppelgipflig).

➤ PQ-Intervall

Die PQ-Strecke verläuft wie beim Erwachsenen isoelektrisch. Die normale Abweichung davon beträgt nicht mehr als ± 0,05 mV. Das PQ-Intervall ist frequenzabhängig. Mit höherer Frequenz nimmt es ab. Bei Säuglingen kann es < 0,10 s sein. Dabei kann als Regel angesehen werden, daß das PQ-Intervall etwa 60–100% der P-Wellen-Dauer beträgt.

➤ QRS-Komplex

Der QRS-Komplex des Kindes und besonders junger Kinder ist durch schlanke und hohe Amplituden mit geringer Dauer gekennzeichnet. Knotungen, Kerbungen und Splitterungen sind, isoliert auftretend, meist ohne pathologische Bedeutung.

Die Breite des QRS-Komplex liegt zwischen 0,045 und 0,090 s. In den peripheren Ableitungen II, III, aVF ist besonders bei Säuglingen häufig eine kleine q-Zacke vorhanden.

Die R-Zacke ist in den ersten Lebensmonaten in den Ableitungen I und II niederamplitudig. Sie nimmt zwischen dem 3. – 6. Lebensmonat zu.

In den Brustwandableitungen ist von Geburt bis zum 6. Lebensmonat die R-Zacke über V_1 größer als in V_6, gleichgroß zwischen dem 6. Lebensmonat bis zum 1. Lebensjahr und danach kleiner als in V_6. Die R-Zacke nimmt von Geburt bis zum Erwachsenenalter progressiv von V_1 – V_6 zu, hingegen nimmt die S-Zacke ab. Die normale Amplitude der R-Zacke, vom Beginn der S-Zacke gemessen, beträgt durchschnittlich 1 – 3 mV. Eine Niedervoltage liegt vor, wenn in den Extremitätenableitungen die Amplitude der R-Zacke < 0,6 mV und in den Brustwandableitungen < 0,7 mV beträgt. Wenn eine alleinige R-Zacke in V_1 im ersten Lebensjahr nachweisbar ist und größer als die S-Zacke nach dem 5. Lebensjahr bleibt, muß dies als pathologisch angesehen werden.

Liegen keine pathologischen Veränderungen vor, so kann die oft beobachtete Rsr'-, W- oder M-Form des QRS-Komplexes in V_1 als sog. „physiologischer inkompletter Rechtsschenkelblock" angesehen werden.

➤ Oberer Umschlagpunkt

Er beträgt für die rechte Herzkammer 0,03 s und für die linke Herzkammer < 0,04 s.

➤ ST-Segment

Das ST-Segment ist wie beim Erwachsenen isoelektrisch. Eine Abweichung bis zu 1 mm in den peripheren Ableitungen kann bei Säuglingen und in den Brustwandableitungen bei größeren Kindern normalerweise beobachtet werden.

➤ T-Welle

In Analogie zur P-Welle unterliegt auch die T-Welle neurovegetativen Einflüssen.

In den peripheren Ableitungen I und II ist sie immer positiv, positiv oder negativ in III, immer negativ in aVR und variabel in aVL und aVF. In den Ableitungen V_1 und V_2 ist die T-Welle in den ersten 24 Lebensstunden häufig positiv und wird dann unter Einbeziehung von V_3 und evtl. auch V_4 bis zum 12. und maximal 16. Lebensjahr negativ. Sie ist immer positiv in V_5 und V_6. Die normale Amplitude der T-Welle beträgt 15 bis maximal 65% der vorangehenden R-Zacke. Bleibt die T-Welle über den 4. Lebenstag hinaus positiv, ist dies als pathologisch anzusehen und gibt einen Hinweis auf eine Rechtsherzhypertrophie, deren Ursache abklärungsbedürftig ist. Eine negative T-Welle über den linkspräkordialen Ableitungen ist auch bei Kindern als Ausdruck einer Erregungsrückbildungsstörung anzusehen.

2.8 EKG bei Herzrhythmusstörungen

Das EKG ist die einzige Methode, die eine genaue Differenzierung von Erregungsbildungs- und Erregungsleitungsstörungen ermöglicht (Tabelle 2.6).

2.8.1 Erregungsbildungsstörungen

Die Erregungsbildungsstörungen können **nomotopen** und **heterotopen** Ursprungs sein.

Bei den **nomotopen Erregungsbildungsstörungen** bleibt der Sinusknoten der Schrittmacher des Herzens, nur seine Frequenz zeigt Abweichungen (Sinustachykardie > 100/min, Sinusbradykardie < 60/min). Auch sinusnahe Extrasystolen können auftreten.

Die **heterotopen Erregungsbildungen** können von allen außerhalb des Sinusknotens gelegenen Herzstrukturen ausgehen. Sie können als zusätzliche Erregungen (Extrasystolen), als Ersatzrhythmen (z.B. AV-Knoten oder Ventrikel) bzw. aktive Foci mit verschiedenen Frequenzen (bradykard oder tachykard) in Erscheinung treten. Anhand von EKG-Kriterien sind die Impulsursprünge meist zu differenzieren.

Tab. 2.6: Einteilung der Erregungsbildungsstörungen

Nomotoper Rhythmus
1. Nomotoper Rhythmus mit anomaler Frequenz – Sinustachykardie – Sinusbradykardie 2. Nomotoper Rhythmus mit irregulärer Schlagfolge – Sinusarrhythmie
Heterotoper Rhythmus
1. Nodaler Rhythmus 2. Ersatzrhythmus 3. Extrasystolie 4. Parasystolie 5. Supraventrikuläre Tachykardie – Atriale Tachykardie – Nodale Tachykardie – Vorhofflattern – Vorhofflimmern 6. Ventrikuläre Tachykardie – Kammerflattern – Kammerflimmern

➤ Form des QRS-Komplexes

Bei **supraventrikulärem** Erregungsursprung einschließlich His-Bündel ist die Form des Kammerkomplexes, vorausgesetzt, daß keine Schenkelblokkierung vorliegt, ähnlich dem bei Sinusrhythmus.

Bei **ventrikulärem**, unterhalb des His-Bündels gelegenem Erregungsursprung ist der QRS-Komplex erweitert und deformiert wie bei Schenkelblockbildern.

Aus der Form des QRS-Komplexes ist eine Differenzierung des Ursprungs möglich. Rechtsschenkelblockartige Bilder weisen auf einen linksventrikulären, linksschenkelblockartige Bilder auf einen rechtsventrikulären Ursprung hin.

➤ Kopplung der P-Welle zum QRS-Komplex

Ist eine positive P-Welle mit regelmäßiger Kopplung vor dem QRS- Komplex vorhanden, liegt ein Sinus- oder supraventrikulärer Rhythmus vor.

Ist die P-Welle in Ableitung II und III vor dem QRS-Komplex und negativ, besteht ein **oberer AV-Knoten-Rhythmus.** Ist die P-Welle nicht nachweisbar, im QRS-Komplex verborgen, ist ein **mittlerer AV-Knoten-Rhythmus** und bei durch eine retrograde Erregung des Vorhofes dem QRS-Komplex nachfolgender negativer P-Welle ein **unterer AV-Knoten-Rhythmus** anzunehmen.

Ein negatives P in Ableitung I ist ein Hinweis auf eine Dextrokardie!

➤ Extrasystolen

Extrasystolen sind durch zusätzliche Erregungen ausgelöste vorzeitige Kontraktionen des ganzen Herzens oder eines Herzabschnittes. Sie sind die häufigste Form der Erregungsbildungsstörungen.

Man unterscheidet nach ihrem Ursprung **supraventrikuläre** (oberhalb des His-Bündels) und **ventrikuläre** (vom His-Bündel abwärts) Extrasystolen (Tabelle 2.7, Abbildung 2.18).

■ Supraventrikuläre Extrasystolen

Sinusextrasystolen weisen einen völlig normalen Vorhof- und Kammerendteil auf und sind durch den frühzeitigen Einfall in den Grundrhythmus zu erkennen. Eine genaue Differenzierung zur Sinusarrhythmie ist nicht immer einfach.

Vorhofextrasystolen entstehen durch vorzeitige Vorhoferregungen.
- Die P-Welle ist je nach ihrem Ausgangspunkt positiv, biphasisch oder negativ.
- Der QRS-Komplex ist in der Regel normal.
- Eine kompensatorische Pause besteht in der Regel nicht.
- Das P-R-Intervall ist meist länger als 0,12 s.
- Gehäufte, besonders auch polytope Vorhofextrasy-

Tab. 2.7: Unterscheidungsmerkmale von supraventrikulären und ventrikulären Extrasystolen

EKG-Kriterium	supraventrikulär	ventrikulär
QRS-Komplex	meist nicht verändert	verbreitert, deformiert
retrograde Erregungsausbreitung	ja	nein
vollkompensatorische Pause	nein	ja
P-Welle	Kopplung zum QRS-Komplex regelrecht	keine Kopplung

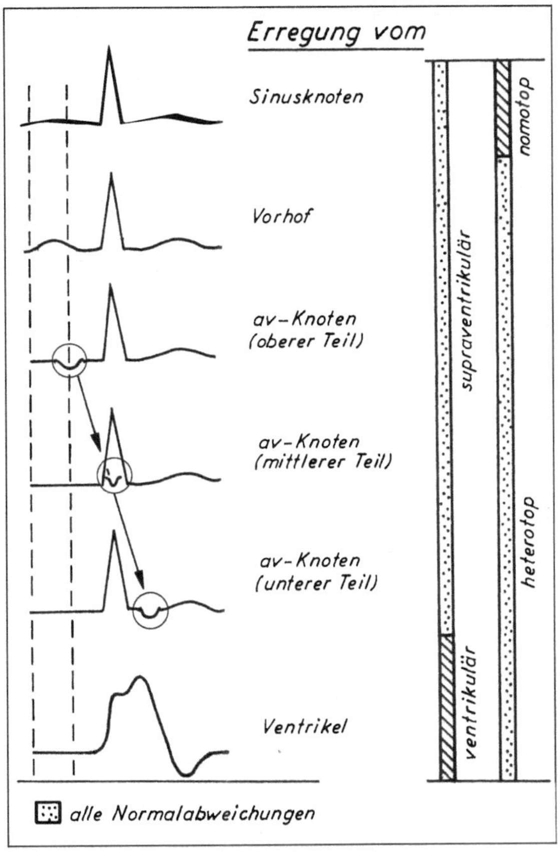

Abb. 2.18: Einteilung des Erregungsursprunges

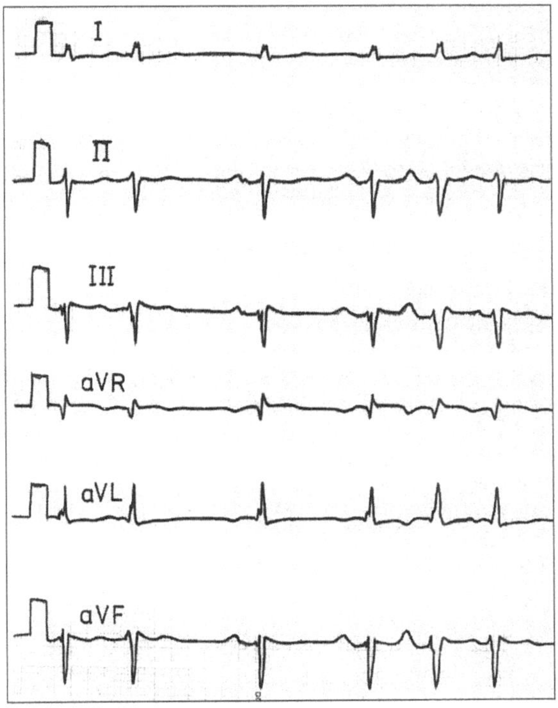

Abb. 2.19: EKG bei heterotoper Vorhofextrasystolie

stolen sind Vorboten des Vorhofflimmerns (Abbildung 2.19).

AV-Knoten-Extrasystolen sind durch eine P-Welle vor dem Kammerkomplex und einen P-R-Abstand kleiner als 0,12 s gekennzeichnet. Ist die P-Welle vor dem QRS-Komplex und negativ in Ableitung II und III, ist eine Extrasystolie vom oberen AV-Knoten, bei nicht nachweisbarer P-Welle (im QRS-Komplex) ist eine mittlere AV-Knoten-Extrasystolie und bei durch die retrograde Erregung des Vorhofes nachfolgender negativer P-Welle eine untere AV-Knoten-Extrasystolie anzunehmen.

Supraventrikuläre Extrasystolen mit aberranter intraventrikulärer Erregungsleitung sind durch genaue Betrachtung des Oberflächen-EKG zu erkennen. Es ist daran zu denken, wenn folgende EKG-Kriterien vorhanden sind:

- rSR'-Form des QRS-Komplexes in V_1
- eine vorzeitig einfallende P'-Welle ist einem verbreiterten QRS-Komplex vorangestellt
- das PR-Intervall dieser Herzaktion ist länger als das der normal geleiteten Sinuserregung
- die vorzeitige P'-Welle kann in der vorangehenden T-Welle liegen
- dem verbreiterten Kammerkomplex folgt keine kompensatorische Pause, bei Vorhofflimmern kommt es zum Wechsel zwischen kurzen und langen R-R-Intervallen.

Ventrikuläre Extrasystolen

Ventrikuläre Extrasystolen sind durch breite deformierte Kammerkomplexe ohne vorangehende P-Welle gekennzeichnet. Rechtsschenkelblockartige Bilder weisen auf einen linksventrikulären und linksschenkelblockartige auf einen rechtsventrikulären Ursprung hin.

Ist an jeden Normalschlag in Form einer fixen Kopplung eine Extrasystole gekoppelt, wird von einem **Bigeminus**, bei zwei folgenden von **Trigeminus** und drei hintereinander auftretenden von **Quadrigeminus** gesprochen.

Treten zwei Extrasystolen hintereinander auf, so liegt ein Couplet vor (Abbildung 2.20), beim Aufeinanderfolgen von drei oder mehr wird von Salve gesprochen (Abbildung 2.21).

Eine **2:1-Extrasystolie** liegt vor, wenn zwei Normalerregungen eine Extrasystole folgt, eine **3 : 1-Extrasystolie** dementsprechend nach drei normalen Erregungen eine Extrasystole (funktionelle Bedeutung s. Kap. 15.4.2).

➤ Ersatzrhythmus

Aufgrund der Hegemonie des Sinusknotens und der elektrophysiologischen Eigenschaften der untergeordneten Zentren kommt es bei Ausfall einer oder mehrerer Sinuserregungen zum Einspringen eines

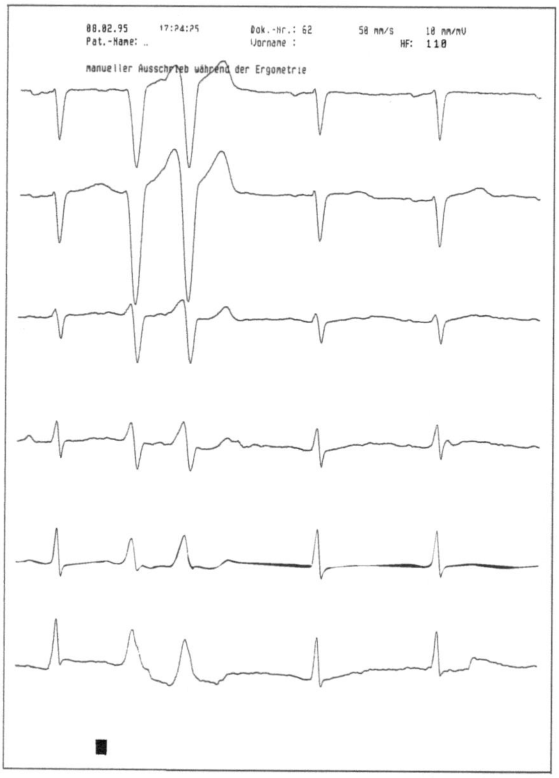

Abb. 2.20: EKG eines monotopen rechtsventrikulären Couplets

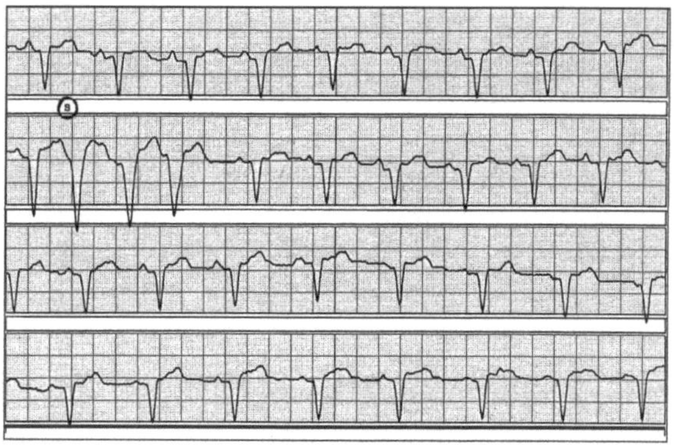

Abb. 2.21: Ventrikuläre Salve (S) (4 aufeinanderfolgende VES im LZE in der 2. Reihe links)

untergeordneten Zentrums zur Überbrückung der ventrikulären Asystolie.

Das Charakteristikum des Ersatzrhythmus ist, daß er zum zuvor vorhandenen Grundrhythmus verzögert einsetzt. Sein Ursprung ist nach den oben beschriebenen Kriterien zu verifizieren. Man unterscheidet:

- ein sekundäres Ersatzzentrum, aus AV-Knoten bzw. Vorhof und
- ein tertiäres Ersatzzentrum, aus den Ventrikeln stammend.

Von einem **AV-Knoten-Rhythmus** (Abbildung 2.22) ist der **Sinus-coronarius-Rhythmus** (Abbildung 2.23) zu unterscheiden. Er ist durch P-Wellen in II,

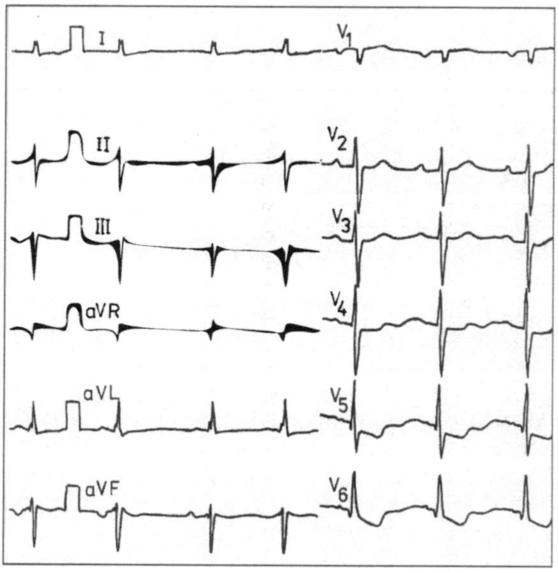

Abb. 2.22: EKG bei Wechsel zwischen Sinusrhythmus und Rhythmus vom oberen und mittleren AV-Knoten (s. Extremitäten-Ableitungen) bei einem Patienten mit kombiniertem Aorten- Mitralklappenfehler

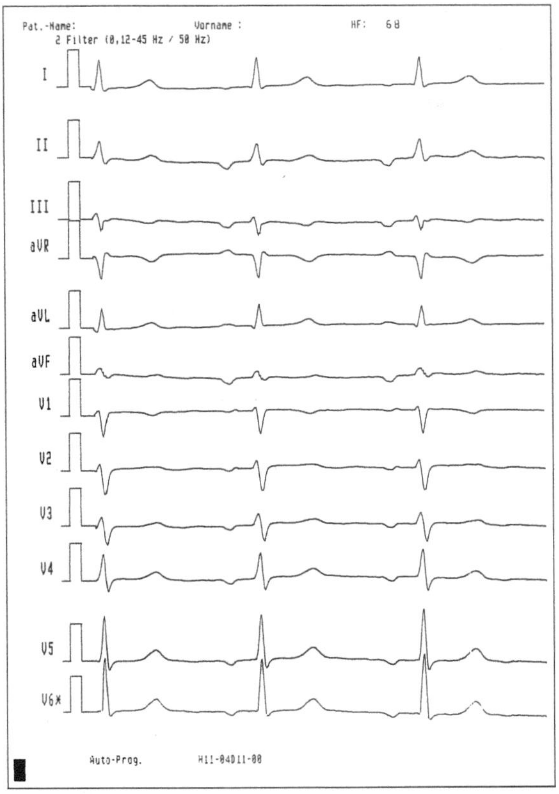

Abb. 2.23: Sinus-coronarius-Rhythmus bei einer 48jährigen herzgesunden Frau

III, aVF sowie in den linkspräkordialen Ableitungen gekennzeichnet. Ein anderes Bild der P-Welle bietet sich, wenn der **Ersatzrhythmus aus dem linken Vorhof** kommt. Die P-Welle ist doppelgipflig, aber der zweite Gipfel bedeutend höher, so daß diese Form mit einem „Bogen und Pfeil" verglichen wurde, die dieser P-Welle den Namen „dome and dart" gegeben hat.

Beim Vergleich der Abbildung 2.22 und Abbildung 2.23 sollte auf die tiefen negativen P-Wellen beim Sinus-coronarius-Rhythmus geachtet werden. Abbildung 2.24 zeigt einen intermittierenden ventrikulären Ersatzrhythmus.

➤ Pararrhythmie

Von einer Pararrhythmie wird gesprochen, wenn zwei oder mehrere Schrittmacherzentren nebeneinander auftreten oder sich in der Führung abwechseln.

Die Frequenz der tiefer lokalisierten Zentren ist in der Regel höher als die eigene Grundfrequenz.

Es können drei Formen auftreten:
- AV-Dissoziation
- Interferenzdissoziation
- Parasystolie.

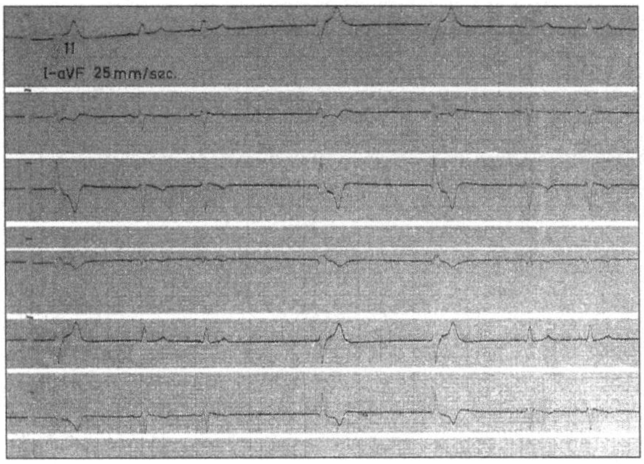

Abb. 2.24: Intermittierender ventrikulärer Ersatzrhythmus

Bei den ersten beiden liegt das sekundäre Zentrum supraventrikulär, bei dem letzten überwiegend ventrikulär.

AV-Dissoziation

Der Sinusknoten und der AV-Knoten generieren fast die gleiche Frequenz und wechseln sich in der Führung ab. Dies ist von Faktoren abhängig, die die Zentren entweder abschwächen oder verstärken. Im EKG treten die P-Wellen des Sinusknotens auf, obwohl die Ventrikel vom AV-Knoten her erregt werden. Die P-Wellen und die QRS-Komplexe haben dabei aber eine unterschiedliche Rhythmik. Es scheint, als ob die P-Welle durch den QRS-Komplex hindurchwandert.

Findet ein Schrittmacherwechsel zwischen Sinusknoten und AV-Knoten statt, so spricht man von einer **einfachen Dissoziation**. Diese Form ist vor allem bei vegetativ Labilen zu beobachten und hat keine wesentliche klinische Bedeutung. Bei der **kompletten Dissoziation** kann krankheitsbedingt der Sinusknoten nicht wieder die Führung übernehmen.

Interferenzdissoziation

Die AV-Dissoziation ist hierbei nicht konstant. Die Kammerfrequenz ist im EKG höher als die Vorhoffrequenz. Obwohl der AV-Knoten schneller ist, kann hin und wieder ein Sinusknotenimpuls in die Kammer geleitet werden, der Sinusknoten „interferiert". Diese Impulse imponieren, im Gegensatz zur AV-Dissoziation, in Form von Extrasystolen, die durch die Auskultation bzw. die Pulspalpation erfaßt werden können.

Parasystolie

Unter Parasystolie (Abbildung 2.25) versteht man eine unabhängige, der Sinustätigkeit analoge Aktivität eines untergeordneten, ventrikulären Zentrums (Extrasystolie mit gleitender Kopplung). Es ist anzu-

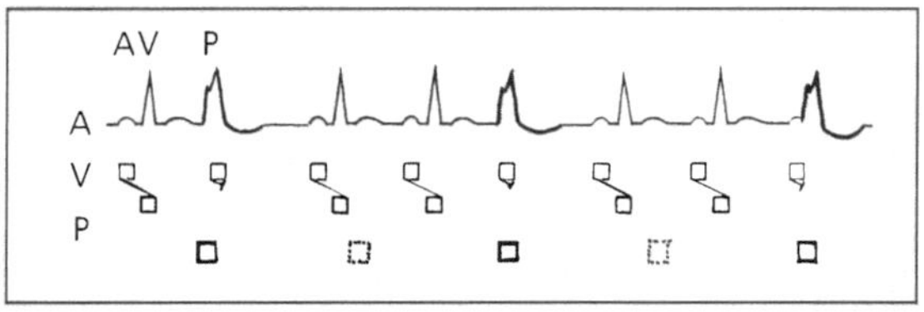

Abb. 2.25: Schematische Darstellung einer Parasystolie. A = Vorhof, V = Ventrikel, P = Parasystole

nehmen, daß das Parasystolie-Zentrum gegen die normalen Sinuserregungen geschützt ist („**Schutzblockierung**"). Nicht alle in diesem Zentrum gebildeten Erregungen werden beantwortet („**Austrittsblokkierung**"). Die **ventrikuläre** Parasystolie ist durch folgende EKG-Kriterien charakterisiert (Abbildung 2.26):

- breiter, deformierter Kammerkomplex mit gleitendem Kopplungsintervall
- Fusionsschläge
- Ektopien mit eigenem Grundrhythmus.

➤ Tachykardie

Eine Tachykardie ist vorhanden, wenn drei Komplexe mit einer Frequenz von mehr als 100/min aufeinandertreffen. Sie kann ventrikulären oder supraventrikulären Ursprungs sein (Tabelle 2.9, Abbildung 2.27).

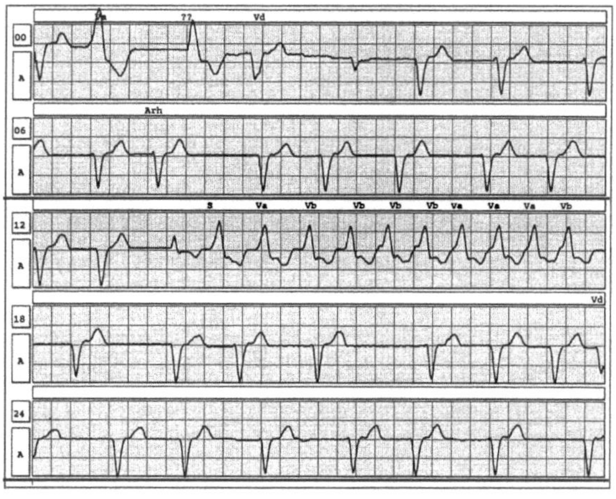

Abb. 2.27: Langzeit-EKG einer kurzzeitigen ventrikulären Tachykardie bei absoluter Arrhythmie, nach einer VES beginnend (3. Reihe)

➤ Absolute Arrhythmie

Das charakteristische Zeichen der absoluten Arrhythmie sind die unregelmäßigen R-R-Abstände, die durch ein Vorhofflimmern oder -flattern mit unregelmäßiger Übertragung der Vorhoferregung auf den Ventrikel bedingt sind. Der Unterschied zwischen

Tab. 2.9: EKG-Unterscheidungsmerkmale von supraventrikulären und ventrikulären Tachykardien

EKG-Kriterium	supraventrikulär	ventrikulär
QRS-Komplex-Form	meist nicht deformiert	schenkelblockartig erweitert
QRS-Dauer	< 0,12 s	⩾ 0,12 s
P-Welle	positiv oder negativ in bestimmter zeitlicher Beziehung zum QRS-Komplex nicht immer abgrenzbar	zeitlich unabhängig vom QRS-Komplex

Art der ektopischen Systolen	Extrasystolen	Parasystolen	Ersatzrhythmus
Kupplung	konstant	variabel	konstant
Abhängigkeit von Sinusknoten	abhängig	unabhängig	abhängig
R-R-Abstand	unregelmäßig	unregelmäßig	regelmäßig
Fusionssystolen	selten	ja	nein
R-on-T-Phänomen	möglich	möglich	nicht möglich
EKG	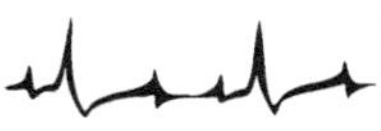	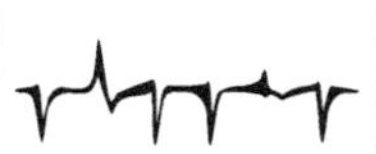	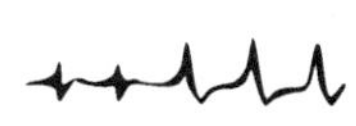

Abb. 2.26: Unterscheidungsmerkmale zwischen Extrasystolie, Parasystolie und Ersatzrhythmus. Beachte im schematischen EKG der Parasystolie die Fusionssystole (5. QRS-Komplex links)

Vorhofflimmern und -flattern liegt in der Vorhoffrequenz.

Das **Vorhofflattern,** bei dem deutliche Vorhofaktivitäten, sog. Flatterwellen, bezeichnet mit F, sichtbar sind, hat eine Frequenz von 250–350/min. Die häufigste Form des Vorhofflatterns ist der Typ I, bei dem sägezahnförmige F-Wellen über den Ableitungen II, III, aVF nachweisbar sind. Das **Vorhofflimmern**, dessen feinschlägige Vorhoferregungen als Flimmerwellen, bezeichnet mit f, nicht immer sicht-

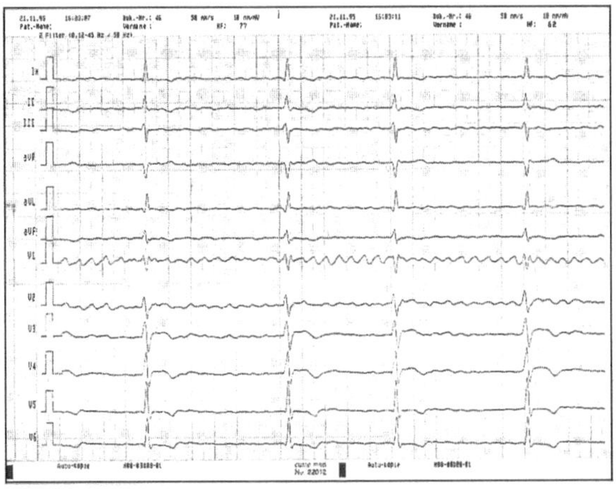

Abb. 2.28: EKG bei absoluter Arrhythmie bei grobem Vorhofflimmern

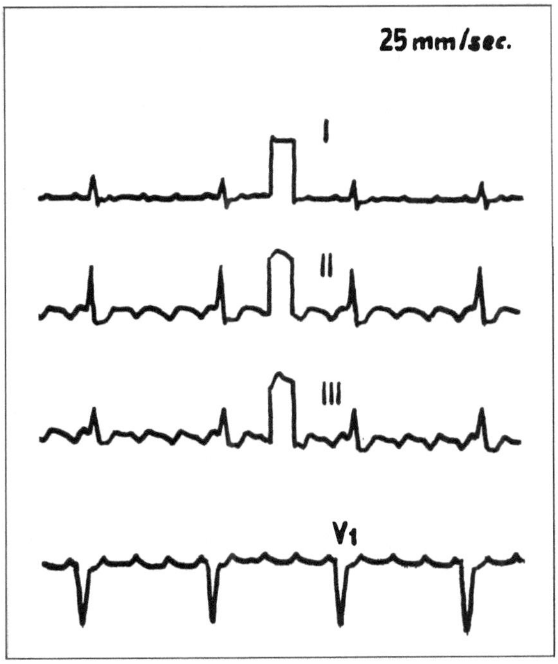

Abb. 2.29 a: EKG bei Vorhofflattern mit regelmäßiger Übertragung

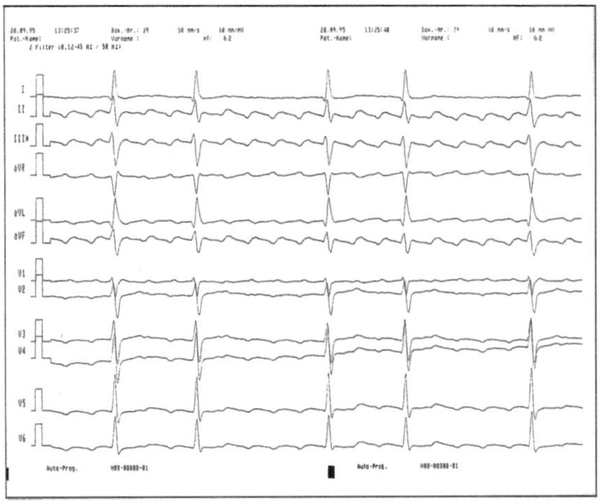

Abb. 2.29 b: EKG bei Vorhofflattern mit unregelmäßiger Übertragung

bar sind, hat eine Frequenz von 350–600/min (Abbildung 2.28).

Wenn ein Vorhofflattern mit einer konstanten Überleitung der Flatterwellen (2:1, 3:1, 4:1) vorliegt, ist der Puls trotz der schweren Erregungsbildungsstörung regelmäßig (Abbildung 2.29a, b).

➤ Wandernder Schrittmacher

Ein wandernder Schrittmacher ist durch **wechselnde Erregungsursprünge**, z. B. zwischen Sinusknoten, Vorhof und AV-Knoten, gekennzeichnet. Er ist durch verschieden konfigurierte P-Wellen sowie unterschiedliche P-R-Intervalle zu erkennen.

2.8.2 Erregungsleitungsstörungen

Tab. 2.8: Einteilung der Erregungsleitungsstörungen

Sinuatrialer (SA-)Block
I., II., III. Grades
Atrioventrikulärer (AV-)Block
I., II., III. Grades
Präexzitationssyndrome
1. Mit verbreitertem Kammerkomplex (WPW-Syndrom) 2. Ohne verbreiterten Kammerkomplex (LGL-Syndrom)
Schenkelblöcke
1. Hemiblock – Linksanteriorer Hemiblock – Linksposteriorer Hemiblock 2. Linksschenkelblock – Inkompletter Linksschenkelblock – Kompletter Linksschenkelblock 3. Rechtsschenkelblock – Inkompletter Rechtsschenkelblock – Kompletter Rechtsschenkelblock

➤ Sinuaurikulärer Block (SA-Block)

Die im Sinusknoten gebildete Erregung wird durch eine Austrittsblockierung nicht auf den Vorhof übertragen. Man unterscheidet drei Grade der SA-Blokkierung:

- **SA-Block I. Grades**

Beim SA-Block I. Grades liegt eine verzögerte Übertragung der Erregung vom Sinusknoten auf den Vorhof vor. Diese Blockierung ist im Oberflächen-EKG nicht zu erfassen.

- **SA-Block II. Grades**

Man unterscheidet einen Typ I und einen Typ II. Der *Typ I* ist durch eine zunehmende Verkürzung des P-P-Intervalls vor einer Pause gekennzeichnet und die Pause ist kürzer als zwei P-P-Intervalle. Diese Blokkierung verläuft analog der Wenckebach-Periodik des AV-Blocks II. Grades. Der *Typ II* ist durch einen gelegentlichen Ausfall der Herzaktion durch Ausfall der Sinuserregung gekennzeichnet (Abbildung 2.30). Dabei ist die entstandene Pause ein Vielfaches der vorhergehenden P-P-Intervalle. Dies ist vergleichbar dem Mobitz-Typ des AV-Blocks II. Grades.

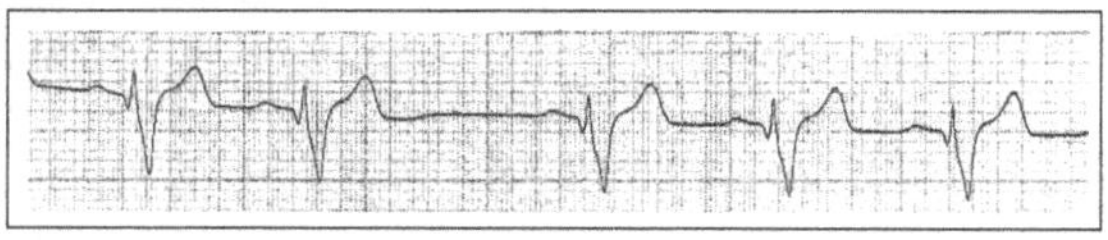

Abb. 2.30: EKG eines SA-Block II. Grades Typ II

- **SA-Block III. Grades**

Das Kennzeichen des SA-Block III. Grades ist das Fehlen der P-Wellen, die intermittierend oder permanent ausfallen können. Die Asystolie dauert dann solange, bis der Sinusknoten selbst oder ein niederes Ersatzzentrum die Führung wieder übernommen hat (präautomatische Pause; Abbildung 2.31).

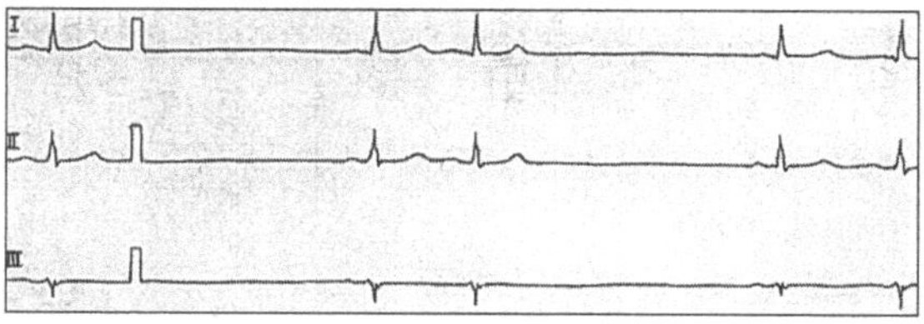

Abb. 2.31: EKG mit SA-Block III. Grades

➤ Atrioventrikulärer Block (AV-Block)

Die AV-Blockierung ist durch eine Verzögerung bzw. Unterbrechung der Erregungsleitung vom Vorhof zum Ventrikel gekennzeichnet. Dabei liegt die Erregungsleitungsverzögerung am häufigsten auf der Ebene der Tawara-Schenkel und nicht im AV-Knoten selbst. Besonders der AV-Block III. Grades ist zu 80% durch eine Unterbrechung unterhalb des His-Bündels bedingt. Auch hier werden drei Grade unterschieden:

- **AV-Block I. Grades**

Der AV-Block I.Grades ist durch eine Verzögerung der Erregungsübertragung vom Vorhof zum Ventrikel gekennzeichnet. Das EKG-Merkmal beim Erwachsenen ist die verlängerte PQ-Zeit > 0,20 s (Abbildung 2.32).

- **AV-Block II. Grades**

Auch hier unterscheidet man einen Typ I und einen Typ II.

Typ I nach Mobitz, der auch als **Wenckebach-Periodik** bezeichnet wird, bedeutet eine zunehmende Verlängerung der PQ-Zeit bis zum Ausfall einer Ventrikelerregung. Die Wenckebach-Periodik beginnt in der Regel mit einem normalen PQ-Intervall (Abbildung 2.33).

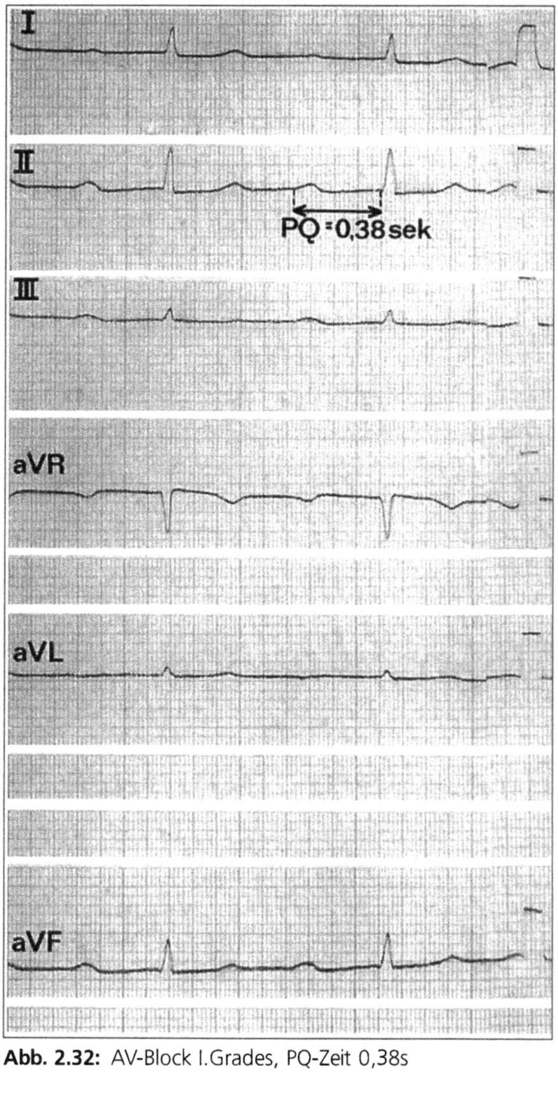

Abb. 2.32: AV-Block I.Grades, PQ-Zeit 0,38s

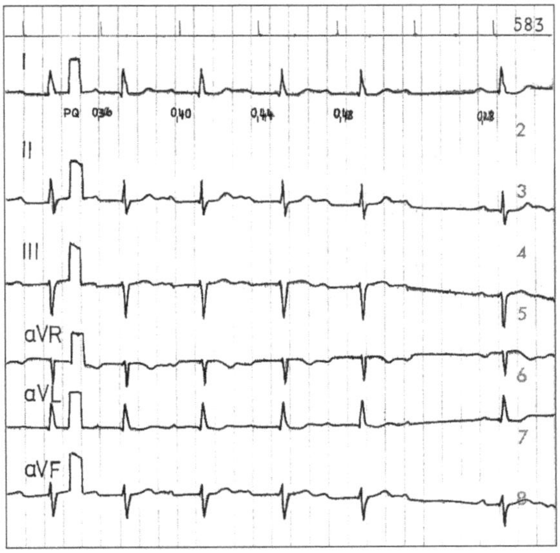

Abb. 2.33: AV-Block II. Grades, Wenckebach-Typ

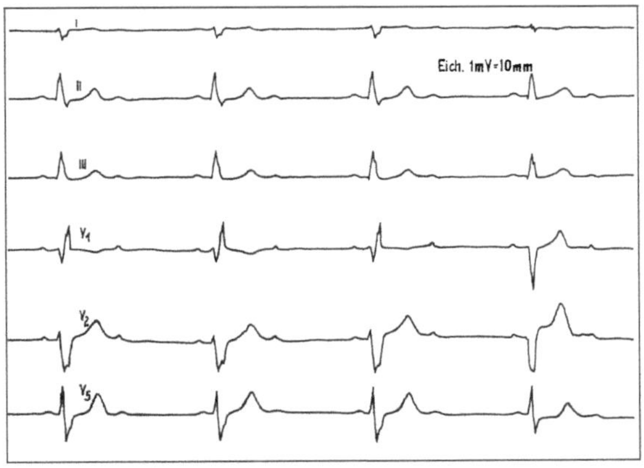

Abb. 2.34: AV-Block II. Grades, Mobitz-Typ mit konstanter 2:1-Überleitung

Der *Typ II* nach Mobitz ist durch einen Ausfall der Kammererregung bei vorhergehenden konstanter PQ-Zeit, die normal oder verlängert sein kann, gekennzeichnet (Abbildung 2.34).

- **AV-Block III. Grades**

Beim AV-Block III. Grades ist die Koordination zwischen Vorhof- und Kammererregung durch eine totale Unterbrechung der Erregungsleitung verlorengegangen; Vorhof und Kammer arbeiten getrennt mit unterschiedlicher Frequenz (Abbildung 2.35 a, b).

➤ Intraventrikuläre Erregungsleitungsstörungen

Unter intraventrikulären Erregungsleitungsstörungen versteht man eine **partielle** oder **totale** Unterbrechung der Erregungsleitung auf der Tawara-Schenkel-Ebene.

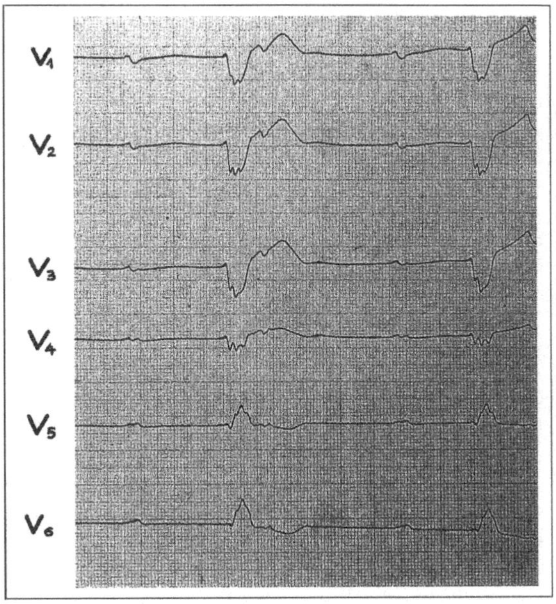

Abb. 2.35 a: AV-Block III. Grades, rechtsventrikulärer Ersatzrhythmus

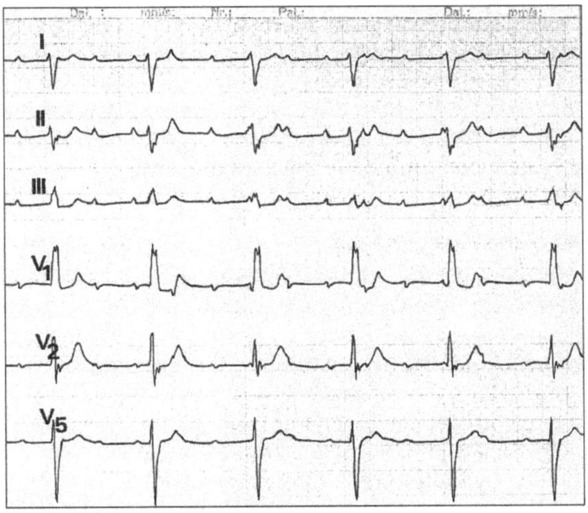

Abb. 2.35 b: AV-Block III. Grades, linksventrikulärer Ersatzrhythmus

Man unterscheidet demnach **komplette** und **inkomplette** Blockierungen des rechten und/oder linken Tawara-Schenkels. Von manchen anglosächsichen Autoren (Liebman et al. 89) wird dies auch als partieller oder fortgeschrittener Block definiert. Beide Formen sind durch die Dauer (> 0,12 s) und die Morphologie des QRS-Komplexes zu unterscheiden. Sie werden analog den AV-Blockierungen in drei Grade eingeteilt.

Rechtsschenkelblock

Der **komplette** Rechtsschenkelblock ist durch eine Erweiterung des QRS-Komplexes ≥ 0,12 s und Splitterung in den rechtspräkordialen Ableitungen V_1, V_2 gekennzeichnet, so daß hier zwei oder mehrere R- bzw. S-Zacken registriert werden. Der obere Umschlagspunkt beträgt ≥ 0,08 s (Abbildung 2.36a, b).

Der **inkomplette** Rechtsschenkelblock hat eine formal ähnliche Konfigurierung des QRS-Komplexes, jedoch ist die QRS-Dauer < 0,12 s und der OUP in V_1, V_2 > 0,03 s (Abbildung 2.37).

In der Frontalebene kann ein Links- oder Rechtstyp vorliegen.

Der **linkstypische** Rechtsschenkelblock mit einer kleinen q-Zacke und schlanken und schmalen R-Zacken und plumpen S-Zacken in der Ableitung I wird als **Wilson-Block** bezeichnet. Die R-Zacke in V_1 und V_2 ist gewöhnlich hoch und gesplittert, der OUP verzögert. In den linkspräkordialen Ableitungen ist die S-Zacke breit und plump. Ist eine hohe und breite R-Zacke in der Ableitung V_1 vorhanden, wird von einem **Bailey-Block** gesprochen.

Tabelle 2.10 zeigt die Kriterien des inkompletten und kompletten Rechtsschenkelblocks.

Eine **Rechtsverspätung**, auch als **physiologischer Rechtsschenkelblock, angedeuteter Rechtsschenkelblock** bezeichnet, ist durch einen normal breiten QRS-Komplex (≤ 0,10 s) mit geringer Verzögerung des oberen Umschlagpunktes charakterisiert. Der QRS-Komplex hat in der Ableitung V_1 eine M-Form mit einer rSr'- oder RSr'-Konfiguration. Man findet ihn vor allem bei herzgesunden Jugendlichen, gelegentlich auch noch im Erwachsenenalter.

Linksschenkelblock

Der **komplette** Linksschenkelblock ist ebenfalls durch eine Erweiterung des QRS-Komplexes ≥ 0,12 s, die durch die Verbreiterung der R-Zacken bedingt ist, gekennzeichnet; der OUP über den Ableitungen $V_{5,6}$ ist > 0,05 s. Die R-Zacken sind wegen der veränderten ventrikulären Erregungsausbreitung in den Ableitungen V_1und V_2 nicht vorhanden (Abb. 2.38).

Der **inkomplette** Linksschenkelblock hat eine QRS-Zeit < 0,12 s und einen OUP von > 0,05 s. Eine R-Reduktion bzw. Verlust über den rechtspräkordialen Ableitungen ist nicht nachweisbar. Tabelle 2.11 zeigt die Kriterien des inkompletten und kompletten Linksschenkelblocks.

Der **Fokalblock** oder **Periinfarction-Block** entsteht meist bei älteren Patienten in einem kleinen umschriebenen Myokardbezirk als Folge myokardialer Nekrosen. Die Extremitätenableitungen sind normal. Die Breite des QRS-Komplexes in den Brustwandableitungen ist an der oberen Normgrenze. Meist in den Ableitungen V_3, V_4 finden sich Splitterungen des QRS-Komplexes ähnlich denen des Rechtsschenkelblocks. Der OUP in diesen Ableitungen ist verspätet, die umgebenden QRS-Komplexe sind normal.

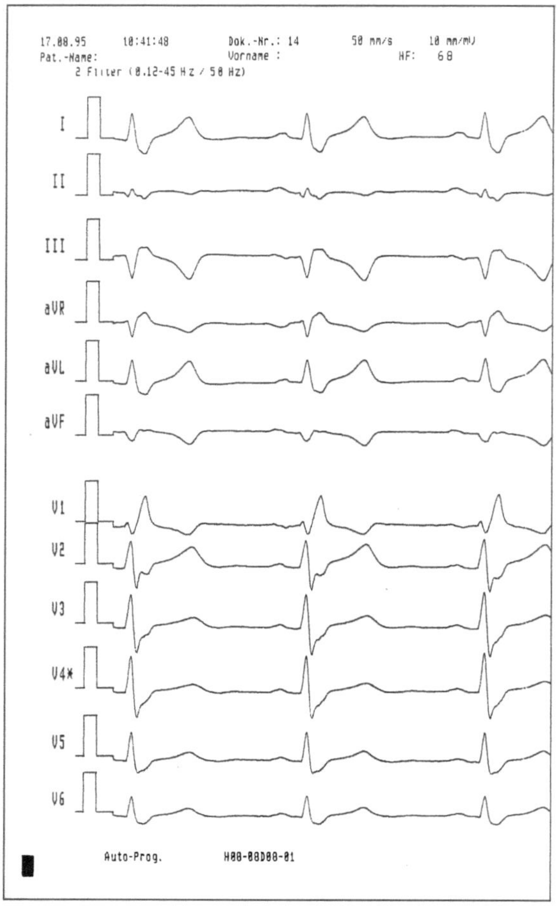

Abb. 2.36 a: Kompletter Rechtsschenkelblock, konstant

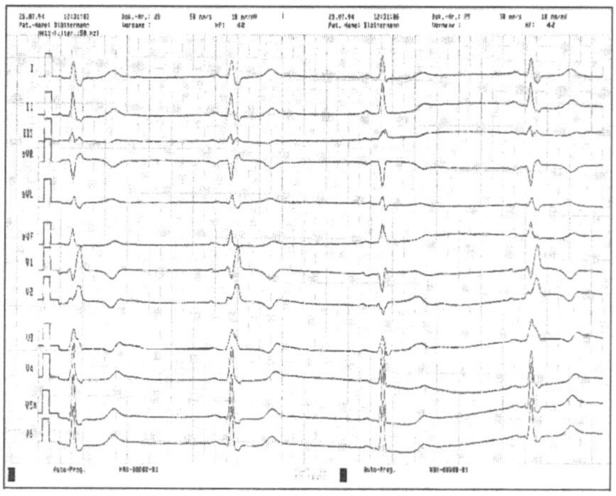

Abb. 2.36 b: Kompletter Rechtsschenkelblock, intermittierend

Der **Arborisations-** oder **Verzweigungsblock** ist Ausdruck einer in der Peripherie des Erregungsleitungsstörungen liegenden Unterbrechung. Die QRS-Komplexe sind besonders in den Standardableitun-

Tab. 2.10: Kriterien des inkompletten und kompletten Rechtsschenkelblocks

EKG-Kriterium	inkomplett	komplett
QRS-Dauer	0,09–0,11 s	≥ 0,12 s
OUP V_1, V_2	≥ 0,03 s	≥ 0,08 s
QRS-Form	RsR', rR'	RsR', rR' (verplumpt), kleines R in I, breites S in I, s in V_5'V_6 breit, flach
Erregungsrückbildung	in der Regel ungestört	ST-Strecken-Senkung, T-Negativierung

Tab. 2.11: Kriterien des inkompletten und kompletten Linksschenkelblocks

EKG-Kriterium	inkomplett	komplett
QRS-Dauer	< 0,12 s	≥ 0,12 s
OUP V_5, V_6	> 0,05 s	> 0,05–0,10 s
R-Reduktion bzw. Fehlen von R	V_1	V_1 (bis V_3)
QRS-Form	wenig verändert	plumpes, gesplittertes R in I, V_5, V_6 mit diskordantem Kammerendteil

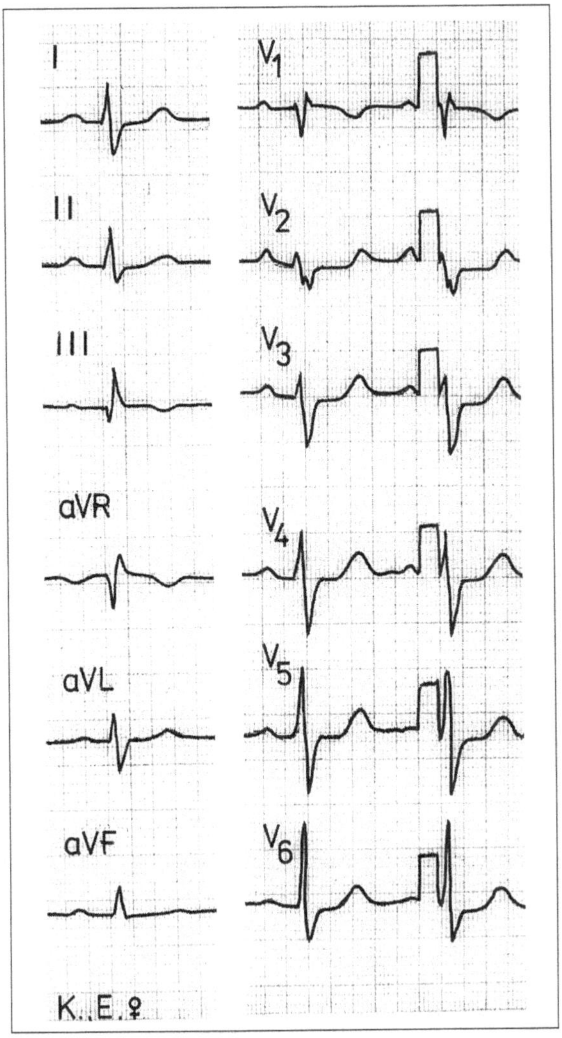

Abb. 2.37: Inkompletter Rechtsschenkelblock

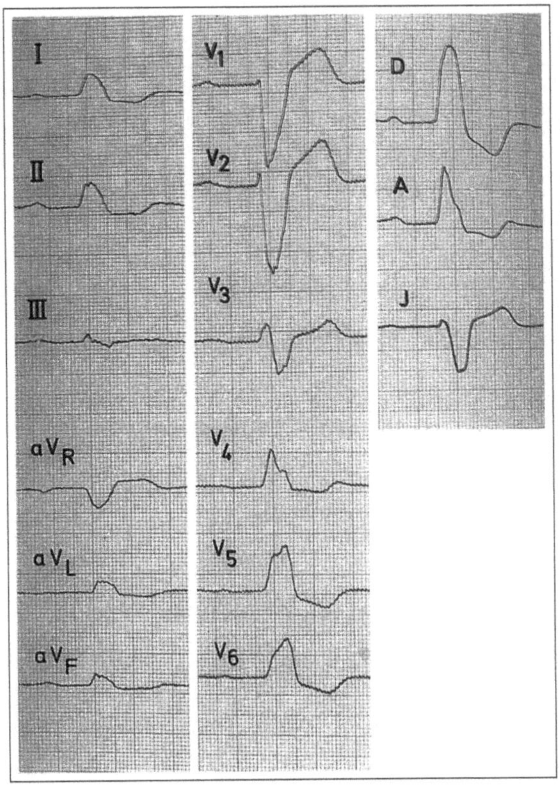

Abb. 2.38: Kompletter Linksschenkelblock

gen stark verbreitert und gesplittert und zeigen eine **Niedervoltage**. In den Brustwandableitungen findet man einen Linksschenkel- oder Rechtsschenkelblock. Diesem Blockbild liegt in der Regel eine diffuse ischämisch bedingte myokardiale Erkrankung zugrunde.

Hemiblock

Je nachdem welcher Faszikel des linken Tawara-Schenkels blockiert ist, unterscheidet man einen **linksanterioren** und **linksposterioren** Hemiblock (Abbildung 2.39). Ein Hemiblock liegt aber nur dann vor, wenn die diagnostisch wichtige Achsenabweichung in Verlaufsbeobachtungen nachgewiesen wird.

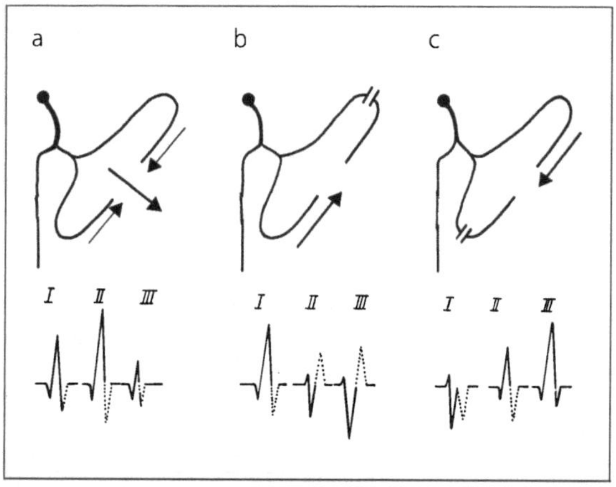

Abb. 2.39: Schematische Darstellung der Hemiblockformen. a – normal, b – links anteriorer und c – links posteriorer Hemiblock

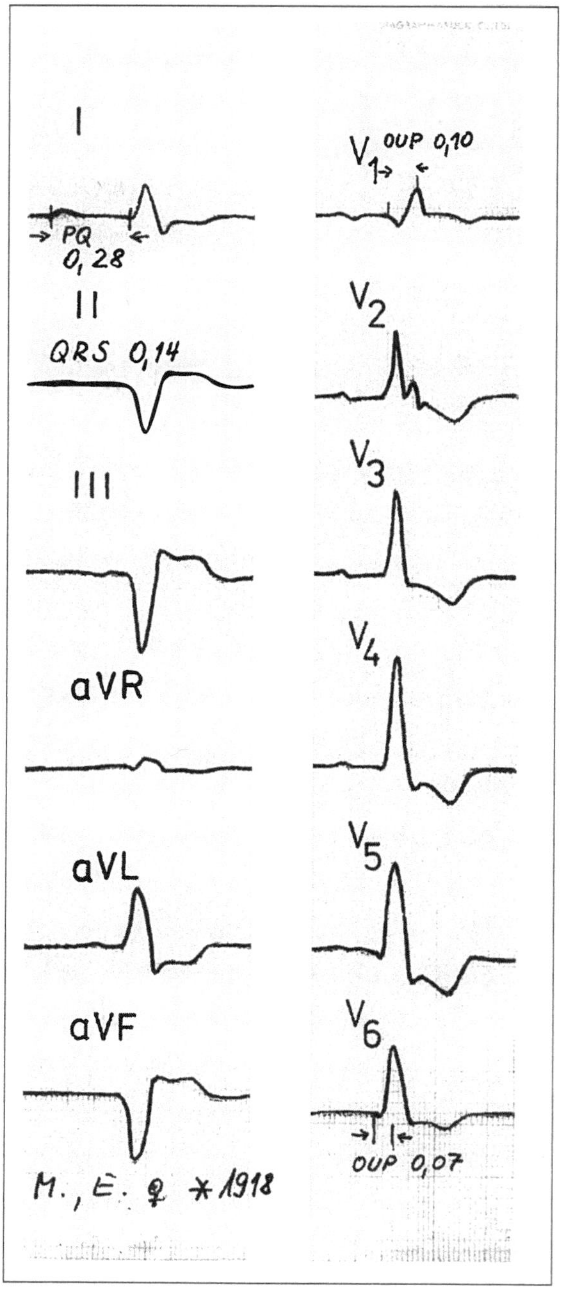

Abb. 2.40: EKG-Beispiel eines inkompletten trifaszikulären Blocks, Zustand nach inferiorem Myokardinfarkt

In Tabelle 2.12 sind die EKG-Kriterien der Hemiblockformen zusammengestellt.

Häufige Kombinationen der Faszikelblockierungen

Man legt die Einteilung in Faszikel zugrunde.

Zu den **monofaszikulären Blockierungen** werden der
- linksanteriore Hemiblock
- linksposteriore Hemiblock
- Rechtsschenkelblock

gerechnet.

Als **bifaszikulärer Block** eingestuft werden:
- Linksschenkelblock
- Rechtsschenkelblock und linksanteriorer Hemiblock
- Rechtsschenkelblock und linksposteriorer Hemiblock.

Tab. 2.12: EKG-Kriterien der Hemiblockformen

Linksanteriorer Hemiblock	Linksposteriorer Hemiblock
S_I-Q_{III}-Typ	Q_I-S_{II}-Typ
mittlere frontale QRS-Achse –30°	mittlere frontale QRS-Achse +120°
qrS-Komplex in V_1 und/oder V_2 möglich	hohe R-Zacke in II, III, aVF
QRS-Dauer obere Normgrenze (bis 0,10 s)	QRS-Dauer normal oder gering verlängert
tiefe S-Zacken linkspräkordial	OUP in aVF mit 0,045 s verzögert

Der **trifaszikuläre Block** tritt
- inkomplett oder
- komplett

in Erscheinung.

Der **komplette trifaszikuläre Block** ist die Folge der totalen Erregungsleitungsunterbrechung, der **inkomplette Block** die Folge einer verzögerten Erregungsleitung in allen drei Faszikeln (Abbildung 2.40).

Nach dieser **Einteilung** unterteilt man die intraventrikulären Erregungsleitungsstörungen in drei Grade.

- **Intraventrikuläre Erregungsleitungsstörung Grad I**

Diese Erregungsleitungsstörung I. Grades ist elektrokardiographisch durch die Verlängerung der P-R-Zeit über 0,20 s gekennzeichnet. Der QRS-Komplex zeigt eine rechts- oder linksschenkelblockartige Konfiguration. Im His-Bündel-Elektrogramm entspricht dies einer H-V-Zeit-Verlängerung > 60 ms.

- **Intraventrikuläre Erregungsleitungsstörung Grad II**

Bei der intraventrikulären Erregungsleitungsstörung Grad II werden in Analogie zum AV-Block ebenfalls der Typ I (Wenckebach-Periodik) und der Typ II (Mobitz-Block) unterschieden. Im Oberflächen-EKG ist ein kompletter Rechtsschenkelblock in Kombination mit einem linksanterioren oder linksposterioren Hemiblock bzw. ein kompletter Linksschenkelblock vorhanden. Das P-R-Intervall nimmt progressiv bis zum Ausfall einer Kammererregung zu, oder es kommt zum Ausfall einer Kammererregung ohne vorangehende P-R-Intervallzunahme.

Im **His-Bündel-Elektrogramm** entspricht dies einer H-V-Zeit-Verlängerung > 60 ms und einer sukzessiven Zunahme bis zur Unterbrechung bzw. einer sporadischen Unterbrechung. In dieser Phase ist dann das A-H-Potential nicht mehr von einem V-Potential gefolgt.

Die **Wenckebach-Periodik** (Mobitz I) ist aber häufiger in der Störung des AV-Knotens selbst bedingt (zunehmende Verlängerung der AH-Zeit > 120 ms; bei Blockierung Nachweis eines A-Potentials ohne nachfolgendes H-V-Potential). Dem **Mobitz-Block** (Mobitz II) hingegen liegt meist eine intraventrikuläre Blockierung zugrunde (Blockierung nach dem A-H-Potential).

- **Intraventrikuläre Erregungsleitungsstörung Grad III**

Die intraventrikuläre Erregungsleitungsstörung Grad III entspricht als kompletter trifaszikulärer Block dem AV-Block III. Grades. Es besteht keine Koordination zwischen den Vorhöfen und Kammern. Die QRS-Komplexe im Oberflächen-EKG sind um so deformierter, je tiefer die Unterbrechung der Erregungsleitung liegt. Im His-Bündel-Elektrogramm findet man eine totale Unterbrechung unterhalb des A-H-Potentials.

Beim **inkompletten trifaszikulären** Block hingegen werden alle Impulse sehr verzögert weitergeleitet. Im Oberflächen-EKG sind eine P-R-Verlängerung sowie eine starke Verbreiterung des QRS-Komplexes nachweisbar, der gelegentlich die Kriterien des Rechts- und Linksschenkelblocks aufweist (Abbildung 2.41).

Im His-Bündel-Elektrogramm entspricht dies einer H-V-Zeit-Verlängerung > 60 ms und mehr sowie zusätzlich einer A-H-Zeit-Verlägerung.

Der komplette trifaszikuläre Block ist die häufigste Ursache des totalen AV-Blocks.

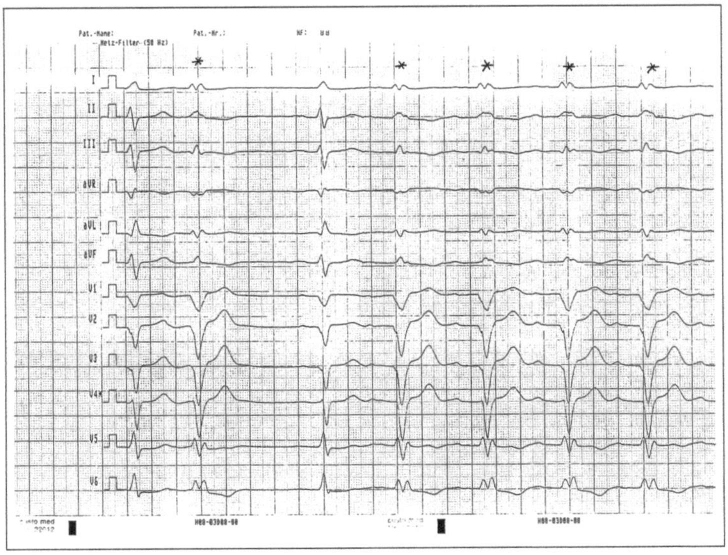

Abb. 2.41: Intermittierender inkompletter trifaszikulärer Block (Sterne). Die PQ-Zeit verlängert sich von 0,18 auf 0,22s und der QRS-Komplex von 0,10 auf 0,14s. Ein kompletter Linksschenkelblock und die Drehung der Herzachse vom Linkstyp zum Indifferenztyp sind nachweisbar. Zustand nach Anteroseptalinfarkt

2.9 Präexzitationssyndrome

Unter Präexzitationssyndrom versteht man eine Veränderung der Erregungsleitung von den Vorhöfen auf die Ventrikel unter Umgehung des AV-Knotens oder auch die retrograde Erregungsleitung über akzessorische Leitungsbahnen. Die Merkmale der Präexzitation können dabei sowohl bei antegrader als auch retrograder Erregungsleitung oder nur in eine Richtung sichtbar werden.

Akzessorische Bahnen sind:

- **Kent-Bündel**, das den AV-Knoten umgeht
- **Mahaim-Fasern**, die einen Kurzschluß zwischen dem AV-Knoten bzw. dem His-Bündel und dem Ventrikelmyokard bilden
- **James-Bündel**, Verbindung zwischen dem Vorhof und dem unteren AV-Knoten-Bereich bzw. dem His-Bündel (s. Abbildung 2.1, S. 33).

Diese akzessorischen Wege bei Präexzitationssyndrom sind durch folgende elektrokardiographischen Merkmale charakterisiert:

Kent-Bündel	PR-Intervall kurz, Δ-Welle, QRS-Komplex verbreitert
James-Bündel und Mahaim-Fasern	PR-Intervall kurz, Δ-Welle, QRS-Komplex verbreitert
James-Bündel	PR-Intervall kurz, Δ-Welle, QRS-Komplex verbreitert
Mahaim-Fasern	PR-Intervall normal oder verlängert, Δ-Welle, QRS-Komplex verbreitert

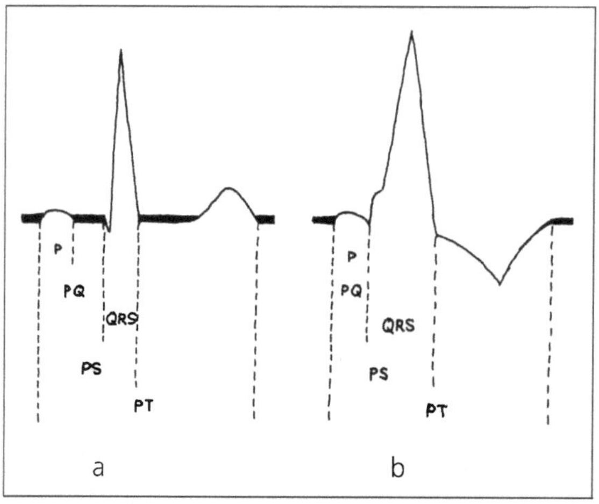

Abb. 2.42: Darstellung der EKG-Intervalle. a – normale Erregungsleitung, b – WPW-Syndrom

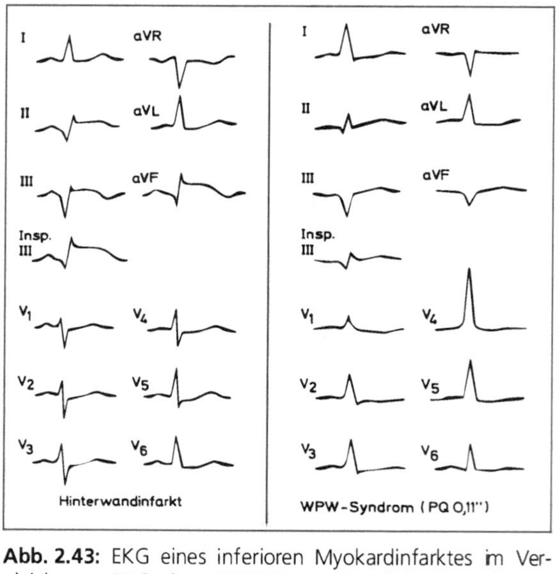

Abb. 2.43: EKG eines inferioren Myokardinfarktes im Vergleich zum EKG eines WPW-Typ A. Deutliche Veränderung des QRS-Komplexes in Ableitung III während des Inspiriums bei WPW-Syndrom im Vergleich zum inferioren Myokardinfarkt

2.9.1 Wolff-Parkinson-White-Syndrom

Die EKG-Merkmale des WPW-Syndroms sind die Verkürzung des PQ-Intervalls von ≤ 0,12 s, der träge Anstieg des QRS-Komplexes (Delta-Welle) und ein schenkelblockartig deformierter und verbreiterter QRS-Komplex von ≥ 0,10 s (Abbildung 2.42).

Man unterscheidet nach NYHA (Criteria Committee 1973) 4 Typen:

- **Typ A,** bei dem die Delta-Welle in V_1positiv ist (sternal positiv) und einen RS-Komplex zeigt. Bei diesem Bild ist eine Verwechslung mit einem strikt posterioren Myokardinfarkt bzw. mit einer rechtsventrikulären Hypertrophie gegeben (Abbildung 2.43).
- **Typ B**, bei dem die Delta-Welle überwiegend negativ ist. V_1 zeigt einen QS-Komplex (sternal negativ). Diese QS-Komplexe sind auch in den Standardableitungen zu finden, was mit einem inferioren Myokardinfarkt verwechselt werden kann. Da die Amplituden über den linkspräkordialen Ableitungen hoch sind, ist auch eine Linksherzhypertrophie abzugrenzen (Abbildung 2.44).
- **Typ C** zeigt eine große R-Zacke über V_1 und eine große S-Zacke über V_6 mit einer Delta-Welle (Abbildung 2.45)
- **Typ D** hat gleichgroße R- und S-Zacke über V_1. Die Delta-Welle ist in allen Ableitungen vorhanden (Abbildung 2.46).

Am häufigsten findet man den WPW-Typ B und A. In unserem Krankengut fanden wir 66% mit Typ B, 20% mit Typ A, 12% mit Typ D, 2% Typ C (Walter 1977).

Obwohl die EKG-Merkmale des WPW-Syndroms charakteristisch sind, war bei 39% die Überweisungs-

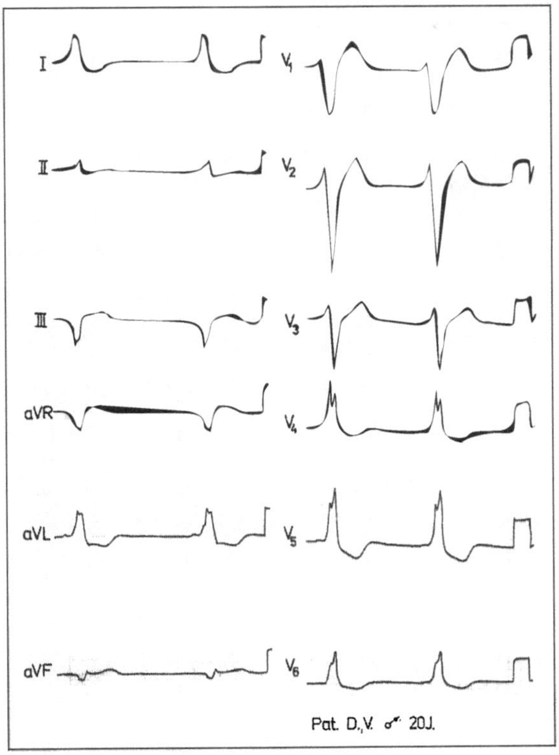

Abb. 2.44: EKG bei WPW-Syndrom Typ B

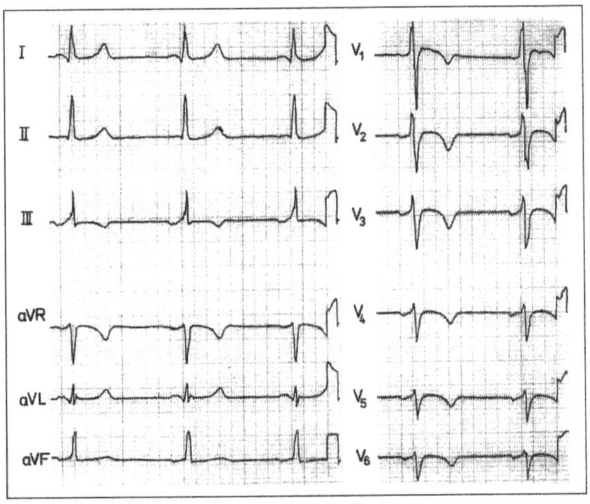

Abb. 2.45: EKG bei WPW-Syndrom Typ C

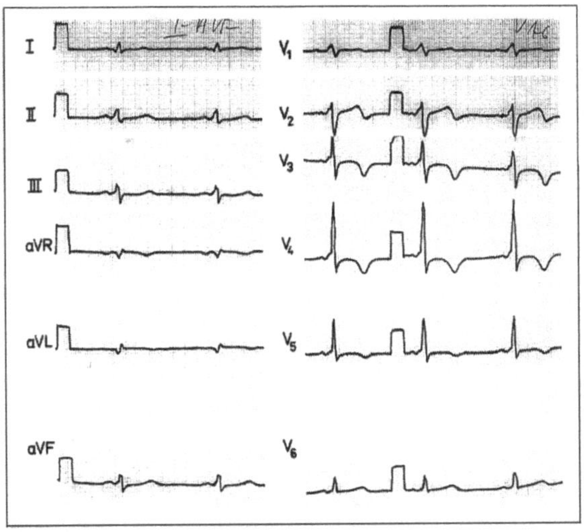

Abb. 2.46: EKG bei WPW-Syndrom Typ D

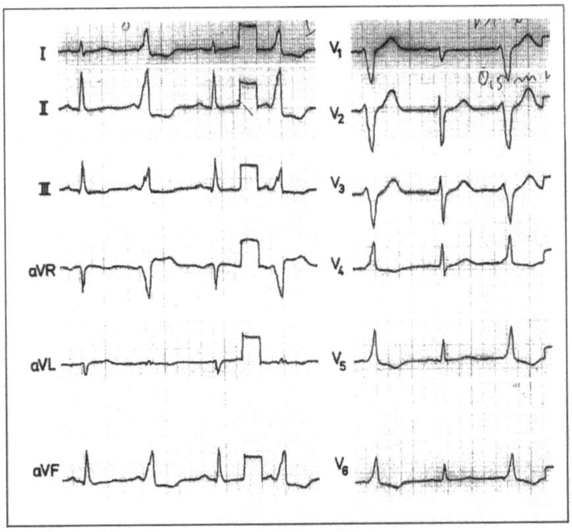

Abb. 2.47: Intermittierendes WPW-Syndrom Typ B

diagnose falsch. Das WPW-Syndrom kann konstant oder seltener intermittierend sein (Abbildung 2.47).

Bei der **Differentialdiagnose** zwischen **WPW-Syndrom** und **Schenkelblockbild** können folgende Kriterien herangezogen werden (Parsi 1962):

- PQ < 0,12 s
- die Negativitätsbewegung ist über beiden nicht, wie beim Schenkelblock, nur über einer Herzkammer verspätet.

Auch die Differenzierung des WPW-Syndroms vom **Linksschenkelblock** ist gegeben.

Ebenfalls besteht eine Verwechslung zwischen dem WPW-Syndrom und dem Myokardinfarkt unterschiedlicher Lokalisationen, wie bereits oben beschrieben wurde. Unterdrückt man medikamentös die akzessorische Bahn, z.B. durch Ajmalin, so zeigt sich ein normaler EKG-Verlauf (Abbildung 2.48).

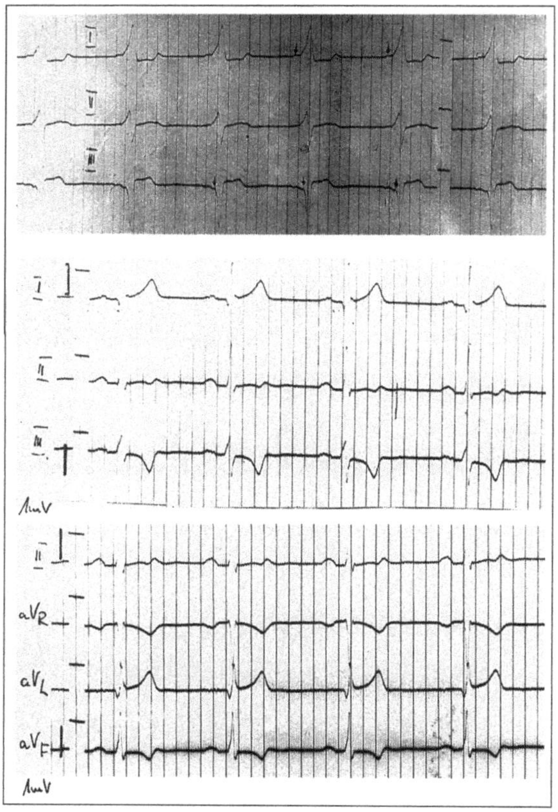

Abb. 2.48: oben – QS-Komplex in der Ableitung III, unten – Normalisierung des EKG-Verlaufs nach 50 mg Tachmalin®

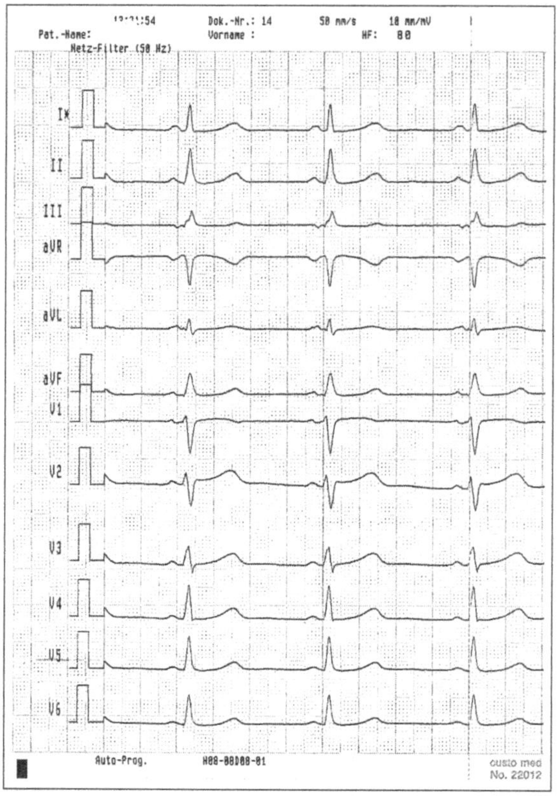

Abb. 2.49: EKG eines LGL-Syndroms

2.9.2 Lown-Ganong-Levine-Syndrom

Beim LGL-Syndrom kommt es zu einer frühzeitigen Kammererregung über den AV-Knoten und die Tawara-Schenkel. Hier setzt das Leitungsbündel im unteren AV-Knoten-Bereich oder oberen His-Bündel an. Das EKG-Merkmal dieser Form der Präexzitation ist eine verkürzte PQ-Zeit ≤ 0,12 s. Form und die Dauer des QRS-Komplexes sind normal (Abbildung 2.49).

Die Präexzitationssyndrome sind eine reine EKG-Diagnose. Der Definition (Criteria Committee NYHA 1973) nach liegt erst dann ein WPW- bzw. LGL-Syndrom vor, wenn paroxysmale Tachykardien auftreten (s. Kap. 15.12).

2.10 Schrittmacher-EKG

Die heute üblichen implantierbaren Schrittmachersysteme arbeiten alle in einer Demand-Funktion.

Man unterscheidet prinzipiell:

- Einkammer-Schrittmacher (nur Vorhof- oder Kammerstimulation)
- Doppelkammer-Schrittmacher (Vorhof- und Kammerstimulation).

Der Kammerschrittmacher funktioniert QRS-synchronisiert, QRS-getriggert oder -inhibiert. Die Grundfrequenz ist individuell einstellbar und in der Regel 70/min.

Das EKG ist durch den nadelförmigen Impuls vor dem linksschenkelblockartig deformierten QRS-Komplex charakterisiert, da der Erregungsursprung im rechten Ventrikel lokalisiert ist.

Für den **QRS-synchronisierten Schrittmacher** ist charakteristisch, daß bei Vorhandensein einer Eigenerregung der Schrittmacherimpuls 0,04 s nach dem Beginn des QRS-Komplexes sichtbar wird, d.h. im absteigenden R-Schenkel lokalisiert ist. Da sich zu diesem Zeitpunkt der Ventrikel in der absoluten Refraktärphase befindet, kann keine Erregung ausgelöst werden. Fällt die Eigenfrequenz unter die Schrittmacherfrequenz ab, so wird eine schrittmacherinduzierte Systole ausgelöst. Das EKG-Bild entspricht dann wieder der linksschenkelblockartigen Deformierung bei vorangehendem Schrittmacherimpuls (Abbildung 2.50).

Die **inhibierenden Demand-Schrittmacher** sind solange im EKG nicht sichtbar, wie die Eigenfrequenz nicht die Schrittmacherfrequenz unterschrei-

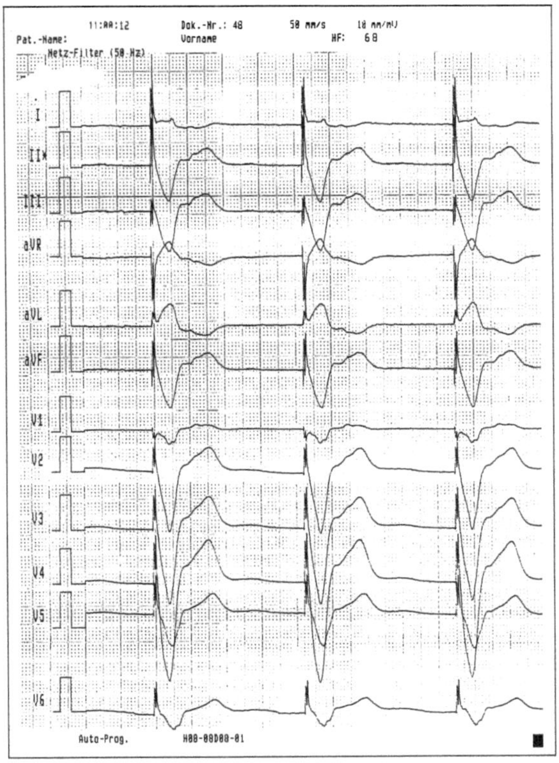

Abb. 2.50: EKG bei VVI-Schrittmacher

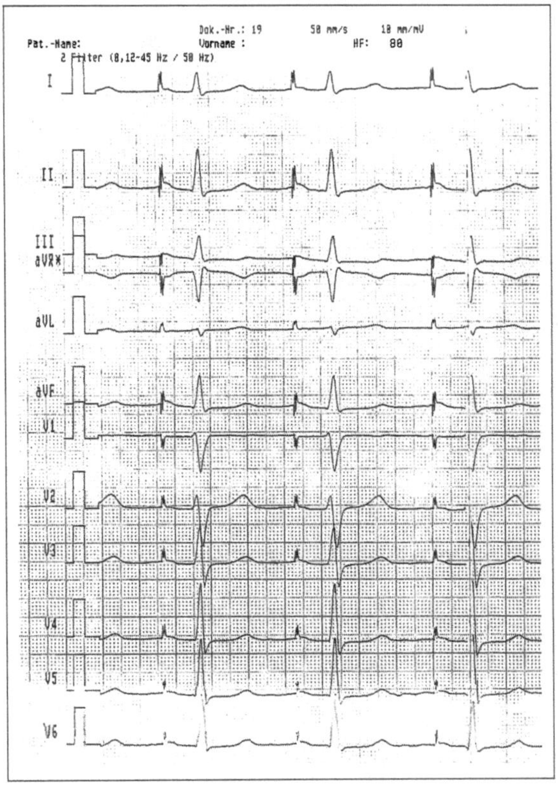

Abb. 2.51: EKG bei AAI-Schrittmacher

tet. Demzufolge ist die Funktionstüchtigkeit des Schrittmachers nicht ohne weiteres aus dem EKG ablesbar. Es ist zur Funktionseinschätzung deshalb das Auflegen eines Magneten erforderlich.

Die für die Herzkammer beschriebenen **Einkammer-Schrittmacher** sind analog auch für den Vorhof anwendbar. Der Unterschied im EKG besteht darin, daß der nadelförmige Spike vor der P-Welle oder anstelle der P-Welle erscheint. Eine Deformierung des QRS-Komplexes wird dadurch nicht erzielt (Abbildung 2.51).

Der **Doppelkammer-Schrittmacher** kann als **vorhofgesteuerte Kammerstimulation** programmiert sein. Dabei wird über die im rechten Vorhof implantierte Elektrode der Impuls aufgenommen und davon ausgehend die Kammer über die zweite Elektrode in einem konstanten Zeitabstand stimuliert.

Eine weitere Möglichkeit der Doppelkammer-Schrittmacher bietet das **„sequential pacing“**, bei dem der Vorhof und die Kammer zeitgerecht nacheinander stimuliert werden. Arbeitet er nach dem Inhibierungsprinzip, so kann wahlweise eine Vorhof- und /oder Kammerstimulation erfolgen. Entsprechend ist auch das elektrokardiographische Bild (Abbildung 2.52).

Je nachdem, wo die impulsgebende und/oder impulsaufnehmende Elektrode plaziert ist, werden die

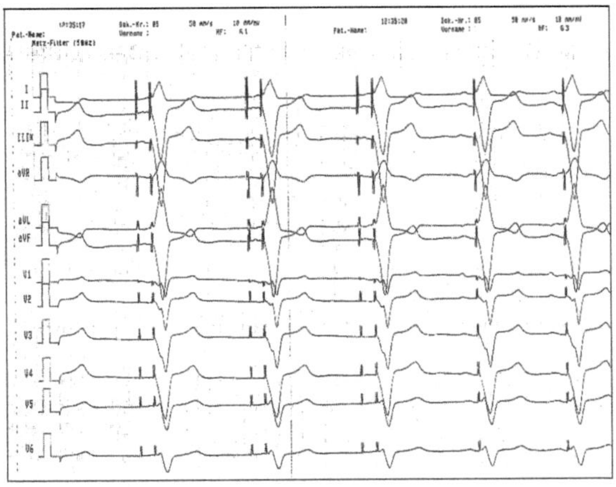

Abb. 2.52: EKG bei DDD-Schrittmacher

Systeme mit Buchstaben (V, A, D, I, O, M) unterschiedlich bezeichnet:

- Der *erste* Buchstabe bezeichnet den Stimulationsort,
- der *zweite* Buchstabe den Sensingort,
- der *dritte* Buchstabe den Sensingmodus,
- der *vierte* Buchstabe die Programmierbarkeit.

V bedeutet ventrikulär, A atrial, I inhibiert, T getriggert, D dual, R atemfrequenzabhängig (A und V, T, R oder I), O nicht programmierbar, M programmierbar. Daraus abgeleitete Systeme sind z. B. VVIO, AAIM, VDD, DDD, DDIR oder VVIM.

2.11 EKG bei ischämischer Herzkrankheit

2.11.1 EKG bei Angina pectoris

Die myokardiale Ischämie verursacht metabolische und hämodynamische Veränderungen, die den EKG-Alterationen vorangehen. Die Angina pectoris und die fast gleichzeitig auftretenden EKG-Veränderungen sind dann zu beobachten, wenn durch die Ischämie eine Linksherzinsuffizienz verursacht wird und die Umstellung auf den anaeroben Stoffwechsel erfolgt.

Für die Diagnose der Angina pectoris ist das Ruhe-EKG keine verläßliche Methode, da bei ca. 50% der Patienten keine myokardiale Ischämie in Ruhe nachweisbar ist. Ein normales Ruhe-EKG schließt also deshalb eine ischämische Herzkrankheit nicht aus.

Nur beim Angina-pectoris-Anfall können myokardiale Ischämiezeichen, besonders ST-Strecken-Senkungen, erfaßt werden, die durch eine negative Sauerstoffbilanz verursacht sind (s. Kap. 12.12.7).

Eine wesentlich bessere Aussage ist durch die **Belastungselektrokardiographie** zu erreichen (s. Kap. 12.12.8).

Konstante EKG-Veränderungen hingegen deuten auf eine irreversible Myokardischämie hin.

➤ ST-T-Veränderungen

Von den möglichen elektrokardiographischen Veränderungen ist die Veränderung des ST-T-Abschnitts am bedeutendsten. Je nach Lokalisation und Ausmaß der Ischämie kann es zu einer **ST-Strecken-Senkung** (subendokardiale Ischämie) oder zu einer **ST-Elevation** (subepikardiale bzw. transmurale Ischämie) kommen.

Als Ursache der ST-Strecken-Senkung wird eine Erregungsabschwächung in den inneren Schichten der Ventrikel und besonders des linken Ventrikels angenommen.

Die Veränderungen der ST-Strecke sind häufig mit Alterationen der T-Welle vergesellschaftet, die der labilste Abschnitt des EKG ist. Eine **überhöhte T-Welle** (subendokardial) bzw. eine gleichschenklig **negative** T-Welle (subepikardial) sind deshalb auch wichtige Zeichen der myokardialen Ischämie (Abbildung 2.53).

Da wegen ihres Versorgungsmusters der Durchblutung die subendokardiale Schicht am meisten ischämiegefährdet ist, tritt eine ST-Strecken-Senkung als häufigstes Ischämiezeichen auf.

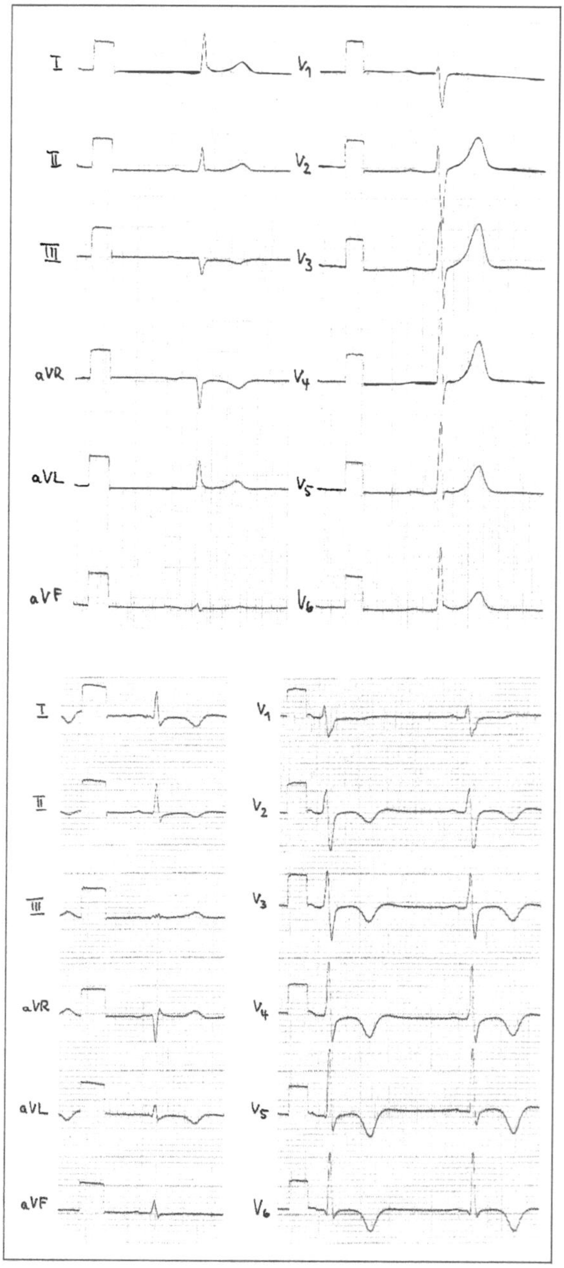

Abb. 2.53: T-Wellen-Veränderungen bei myokardialer Ischämie. Oben: überhöhte T-Welle als Ausdruck einer subendokardialen myokardialen Ischämie bei einem Patienten mit 4-Gefäß-Erkrankung, Unten: gleichschenklige negative T-Wellen über I, II, aVL sowie V_2-V_6 bei Stammstenose der linken Koronararterie > 70 % als Zeichen der subepikardialen Ischämie

Die häufigsten **Veränderungen der ST-Strecke** und der **T-Welle** bei myokardialer Ischämie zeigen die Abbildung 2.54 und Abbildung 2.55 sowie die Tabelle 2.13 und 2.14 (S. 70).

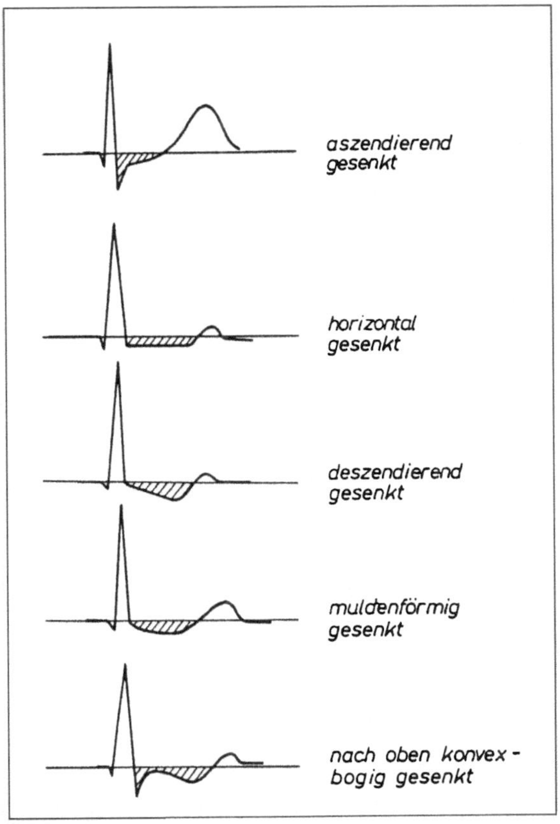

Abb. 2.54: Schematische Darstellung der häufigsten Veränderungen der ST-Strecke bei chronischer myokardialer Ischämie

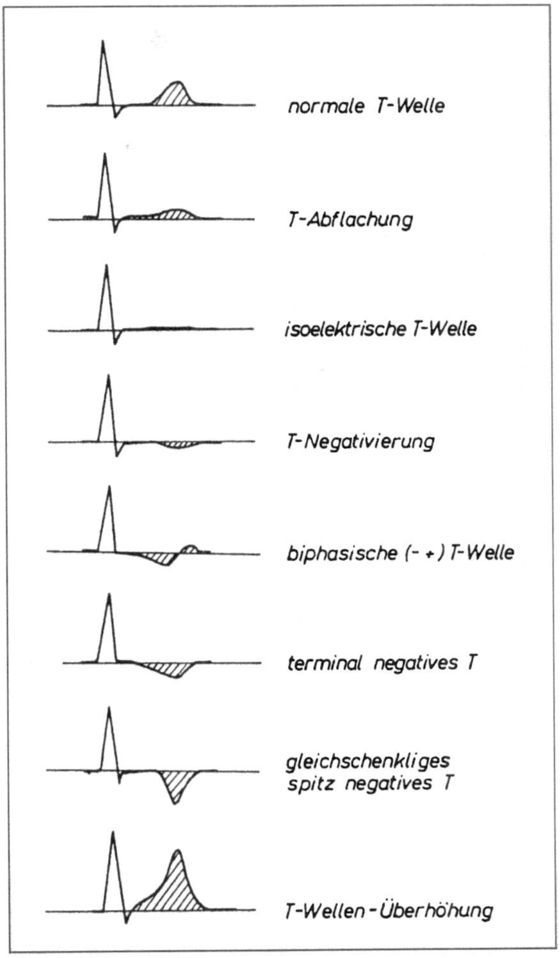

Abb. 2.55: Schematische Darstellung der häufigsten Veränderungen der T-Welle bei chronischer myokardialer Ischämie

Die **horizontale und deszendierende Form** hat die größte Aussagekraft zur Erkennung der myokardialen Ischämie. Eine Senkung von 1 mm (Eichung 10 mm = 1 mV) ist als sicheres Zeichen einer subendokardialen Ischämie anzusehen. Dabei kann man davon ausgehen: Je tiefer die ST-Strecken-Senkung ist, um so stärker ist die myokardiale Ischämie.

Eine **aszendierende ST-Strecken-Senkung** wird dann als pathologisch betrachtet, wenn sie am J-Punkt 1 mm oder mehr für die Dauer von 0,08 s (sog. S-Typ der ST-Strecken-Senkung) oder länger beträgt. Hierbei ist zu beachten, daß z.B. durch eine Sympathikotonie ein falsch-positiver Befund imitiert werden kann. Zur Differentialdiagnose der ST-Strecken-Veränderungen s. Tabelle 2.13 (S. 70).

Normalerweise geht die ST-Strecke kontinuierlich in die T-Welle über. Zu achten aber ist auf eine **isoelektrisch verlaufende ST-Strecke**, der eine **scharf abgesetzte T-Welle** folgt (Abbildung 2.56). Dies ist ebenfalls als eine Form der subendokardialen Ischämie zu werten, da das Belastungs-EKG nach unserer Erfahrung bei diesen Patienten in der Regel pathologisch ist (Parsi et al. 1977).

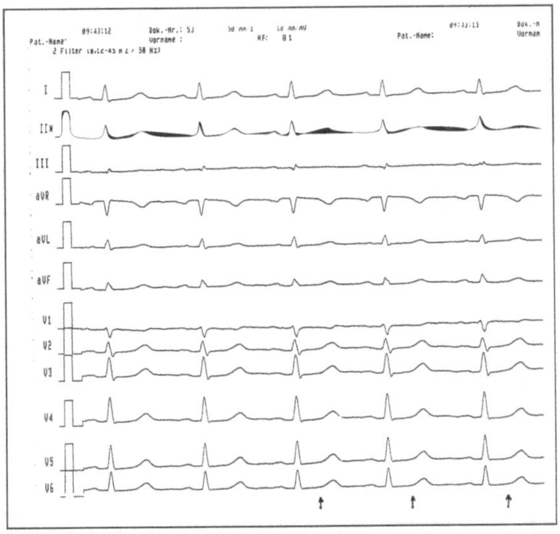

Abb. 2.56: EKG-Beispiel einer scharf abgesetzten T-Welle (↑) in den linkspräcordialen Ableitungen

Tab. 2.13: Ursachen der ST-Strecken-Senkungen und ST-Strecken-Hebungen

ST-Strecken-Senkung	ST-Strecken-Hebungen
Innenschichtläsion bei IHK	akuter Myokardinfarkt
Myokarditis, Koronariitis	Transmurale oder subepikardiale Ischämie
Glykosid-Effekt	Perikarditis
Toxische Myokardschädigung	PRINZMETAL-Angina
Hypokaliämie	Herzwandaneurysma
Sekundär, z. B. bei Schenkelblöcken	Lungenembolie
Reflektorisch bedingt bei akuten Oberbauchprozessen (Pankreatitis, Ulzera, Gallenkoliken, Cholezystitis, Hiatushernien)	Elektrolytstörungen
Epilepsie, Psychosen, Hypnose	Herztumoren
Orthostatische Kreislaufdysregulation	Akute Pankreatitis
Schockzustände (herabgesetzter Perfusionsdruck)	Vagotonie
Hochgradige Anämien	Herzgesunde (als Normvariante)
Ausgeprägte Lungenerkrankungen mit entsprechenden obstruktiven und/oder restriktiven Ventilationsstörungen	
Postextrasystolisch, nach Tachykardien	
Sauerstoffmangelatmung bzw. Aufenthalt in großen Höhen	
Akute und chronische CO-Vergiftungen	
Nach Pharmaka und Genußmitteln (z. B. Phenothiazine, Anästhetika, Nikotin)	
Hungerzustand bzw. nach Nahrungsaufnahme	

Tab. 2.14: Differentialdiagnose der T-Wellen-Abflachung bzw. T-Wellen-Inversion

Ischämische Herzkrankheit mit und ohne Myokardinfarkt
Entzündliche Erkrankungen des Myokards und/oder seines Gefäßsystems
Pericarditis constrictiva
Herzkammerhypertrophie, z. B. bei Herzklappenfehlern und arterieller Hypertonie
Toxische Myokardschädigungen
Sympathikotonie
Sekundär, z. B. bei Schenkelblock, WPW-Syndrom
Lageanomalien des Herzens
Während der Nahrungsaufnahme
Orthostatische Kreislaufdysregulation
Elektrolytstörungen
Verminderter Perfusionsdruck bei Schockzustand
Nach Pharmaka und Genußmitteln, z. B. sympathomimetische Pharmaka und Nikotin
Sauerstoffmangelatmung bzw. Aufenthalt in großen Höhen
Nach Tachykardien

Bei ungefähr 1% der Bevölkerung findet man T-Wellen-Veränderungen, ohne daß klinische Anzeichen einer Herzerkrankung vorliegen. Sie haben aber häufiger als die übrige Bevölkerung eine Adipositas, arterielle Hypertonie, Hypercholesterinämie und Hyperglykämie und damit auch eine höhere Mortalität (Ostrander 1970).

➤ Veränderungen des QRS-Komplexes

Für die Schenkelblockierungen ist bei 50–80% der Patienten eine ischämische Herzkrankheit ursächlich vorhanden. Der Linksschenkelblock wurde im eigenen Krankengut bei 46,3% der Patienten durch eine Koronaratherosklerose hervorgerufen.

➤ Überdrehter Linkstyp

Der überdrehte Linkstyp, das Charakteristikum des linksanterioren Hemiblocks, ist häufig Ausdruck einer ischämischen Herzkrankheit. Nur bei Jüngeren sind angeborene Herzfehler, wie ein ASD vom Primumtyp oder ein inkompletter AV-Kanal, ursächlich in Erwägung zu ziehen.

➤ Veränderungen der U-Welle

Eine positive U-Welle wird bei etwa 70% der Bevölkerung gefunden. Demgegenüber findet man pathologische, negativ oder biphasisch verlaufende U-Wellen in etwa 1% aller Routine-EKG (Palmer 1953), die dann am häufigsten mit einer arteriellen Hypertonie und Koronaratherosklerose verbunden sind.

➤ Veränderungen der P-Welle

Die Dauer der P-Welle als Ausdruck einer intraatrialen Erregungsleitungsstörung bei degenerativer Veränderung der Vorhofmuskulatur nimmt im Alter zu, vorausgesetzt ihr liegt keine Hypertrophie oder Dilatation der Vorhöfe zugrunde. Dafür spricht das häufigere Auftreten von Vorhofflimmern und eines akuten Myokardinfarktes bei älteren Patienten mit zuvor verbreiterter P-Welle.

➤ Herzrhythmusstörungen

Die Herzrhythmusstörungen sind bei myokardialer Ischämie nicht selten und bleiben manchmal der einzige elektrokardiographische Hinweis.

Die häufigsten Herzrhythmusstörungen sind (s. Kap. 12.19)

- Erregungsleitungsstörungen (Schenkelblockierungen, AV- und seltener auch SA-Blockierungen),
- Erregungsbildungsstörungen (VES, ventrikuläre Tachykardien, Kammerflimmern, supraventrikuläre Extrasystolen, Vorhofflimmern).

Trotzdem muß man davon ausgehen, daß das Ruhe-EKG mit dem Koronarangiogramm nur zu 50% korreliert, was insgesamt nur einer geringen, etwa 45% betragenden Sensitivität zur Erfassung der myokardialen Ischämie entspricht.

2.11.2 EKG bei Prinzmetal-Angina

Die EKG-Veränderungen bei Prinzmetal-Angina treten auf:

- während des spontanen Angina-pectoris-Anfalls
- ohne Angina-pectoris-Anfall
- unter Belastung.

Am häufigsten werden EKG-Veränderungen *während* des Angina-pectoris-Anfalls beobachtet. Die ST-Elevation ist dann entweder in den Ableitungen, die den Bereich der Vorderwand- oder Hinterwand repräsentieren, zu finden. Eine spiegelbildliche ST-Strecken-Senkung ist dann in den gegenüberstehenden Ableitungen nachweisbar. Neben der ST-Elevation ist eine Zunahme der R-Zacken-Amplitude von 50–300% in den gleichen Ableitungen und am deutlichsten in der Ableitung V_2 konstant zu finden. Die S-Zacke ist dann in diesen Ableitungen nicht nachweisbar. Bei 60% der Patienten sind damit auch vor allem ventrikuläre Herzrhythmusstörungen verbunden.

Bei einigen Patienten mit Prinzmetal-Angina sind diese elektrokardiographischen Veränderungen auch *ohne* Angina-pectoris-Anfall vorhanden. Bei kontinuierlicher EKG-Beobachtung fand man darüber hinaus einen passageren linksposterioren Hemiblock sowie ventrikuläre Herzrhythmusstörungen.

Unter Belastung können sowohl ST-Strecken-Senkungen als auch häufiger ST-Elevationen, vergleichbar denen beim akuten Anfall, vorhanden sein.

Folgende EKG-Veränderungen können bei Prinzmetal-Angina auftreten (Abbildung 2.57):

- ST-Elevation in Ruhe (konkav bis monophasisch)
- Hohe R-Zacken und T-Wellen
- Belastungs-EKG
  - ST-Strecken-Senkungen
  - ST-Elevation
  - normal
- Erregungsbildungs- und -leitungsstörungen
- linksanteriorer oder linksposteriorer Hemiblock
  - ventrikuläre Extrasystolie oder Tachykardie
  - absolute Arrhythmie
  - AV-Blockierungen.

2.11.3 EKG bei akutem Myokardinfarkt

Der akute Myokardinfarkt ist hauptsächlich ein Problem des linken Ventrikels. Deshalb beziehen sich die topographischen Einteilungen, wie „Vorderwand"-/„Hinterwand"-Infarkt auf den linken Ventrikel. Der rechte Ventrikel sowie die Vorhöfe sind seltener beteiligt.

Das EKG ermöglicht folgende **Aussagen** bei akutem Myokardinfarkt:

- qualitative (Myokardinfarkt ja/nein)
- Entscheidung zur Thrombolysetherapie,

ferner Aussagen zu

- Lokalisation
- Ausmaß (Quantifizierung)
- Entwicklungsphase
- Therapiebeurteilung (Thrombolyse)
- Extension des Myokardinfarktes
- Reinfarkt
- Prognose.

Die Erfassung des Myokardinfarktes im EKG (Abbildung 2.58) ist wiederum von seiner Größe, Ausdehnung (subendokardial, intramural, subepikardial, transmural) und Lokalisation, der Wahl geeigneter EKG-Ableitungen sowie von adäquaten Kontrollen abhängig.

Ausgedehnte **transmurale Myokardinfarkte** rufen charakteristische EKG-Bilder hervor, wodurch etwa 80–90% der Myokardinfarkte diagnostiziert werden. Die Myokardinfarkte, die nur ca. 10% der Muskulatur des linken Ventrikels betreffen, werden in der Regel elektrokardiographisch nicht erfaßt.

Da der akute Myokardinfarkt ein regionales Geschehen ist, zeigt das EKG je nach Lokalisation verschiedene Bilder, die von normal bis vor allem zu

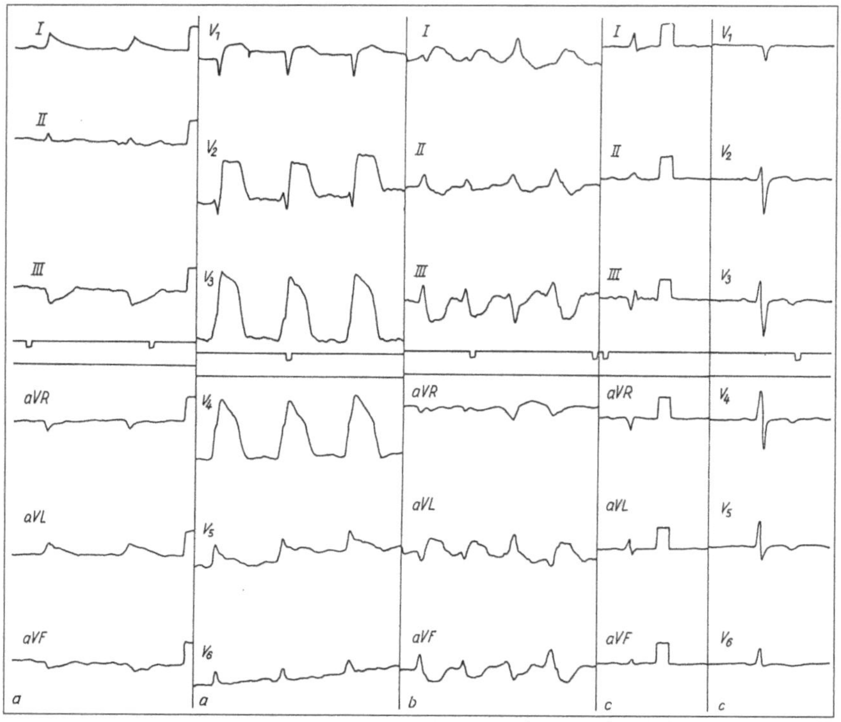

Abb. 2.57: EKG eines 66jährigen Patienten mit Prinzmetal-Angina. a – während des Anfalls deutliche Deformierung der QRS-Komplexe, besonders in den Ableitungen V_2–V_4, Serumenzyme normal, b – zusätzliches Vorhofflimmern während des Anfalls, c – Normalisierung des EKG nach dem Anfall

Intensitätsgrad der Schädigung	Lokalisation		
	subendokardial	subepikardial	transmural
Ischämie	spitz positives T	koronares T	—
	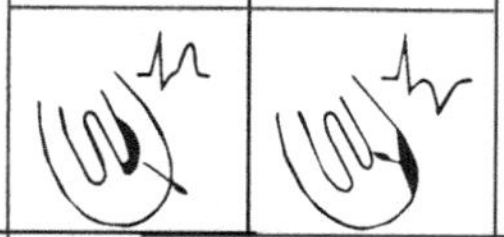		
Läsion	ST-Senkung	ST-Hebung	ST-Hebung
	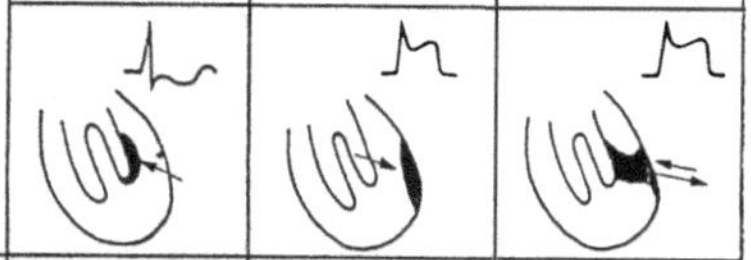		
Nekrose	Q-Zacke R-Reduktion	Q-Zacke	Q-Zacke QS-Komplex R-Reduktion
	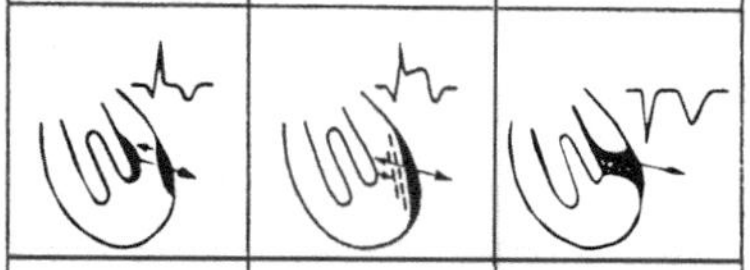		
	+subepikardiale Ischämie (T-Negativierung)	+subepikardiale Ischämie (T-Negativierung) und Läsion (ST-Hebung)	+Ischämie (T-Negativierung)

Abb. 2.58: EKG-Veränderungen in Abhängigkeit von der Intensität der myokardialen Ischämie und der Lokalisation (subendokardial, subepikardial, transmural)

Veränderungen des QRS-Komplexes, der ST-Strecke und der T-Welle reichen. Ein **pathognomonisches EKG** für den Myokardinfarkt gibt es jedoch nicht.

➤ Vektorielle Darstellung

Die akute Unterbrechung bzw. Drosselung der myokardialen Durchblutung führt zeitlich zu **drei** verschiedenen **Intensitätsgraden** der Gewebeschädigung, die sich elektrokardiographisch unterschiedlich manifestieren. Je nachdem, wo die myokardiale Ischämie lokalisiert ist, ändert sich die Richtung des resultierenden Hauptvektors und damit auch das EKG-Bild.

Wie der Abbildung 2.58 zu entnehmen ist, kann in Abhängigkeit von der Lokalisation der gleiche Prozeß durch eine ST-Strecken-Senkung oder eine ST-Strecken-Elevation widergespiegelt werden.

In der unmittelbaren Umgebung des Nekrosebereiches kommt es zu schweren Stoffwechselstörungen, die von reaktiven Entzündungsvorgängen begleitet werden. Diese Zone wird als **Läsions- oder Verletzungszone** bezeichnet. Sie ist am Ende der Depolarisation weniger stark elektronegativ als die inneren Schichten des Myokards. Dadurch besteht am Ende der Depolarisation eine Potentialdifferenz, wobei der **Vektor von innen nach außen**, d.h. zu den relativ elektropositiven bzw. zu den weniger elektronegativen Bezirken, gerichtet ist. Deshalb ist in den entsprechenden Ableitungen, auf die der Vektor zeigt, eine ST-Elevation zu erwarten.

Der Hauptvektor der **T-Welle** ist vom Myokardinfarktgebiet weg gerichtet und verläuft mit dem Initialvektor des QRS-Komplexes mehr oder weniger parallel. Bei lokaler Myokardschädigung sind die Außenschichten noch elektronegativ, während die Innenschichten bereits wieder vollkommen repolarisiert und damit elektropositiv sind. Es muß damit zwangsläufig in der Repolarisationsphase der Vektor von außen nach innen gerichtet sein, da der Vektor immer zum elektropositiven Bezirk weist.

Das nekrotische Gewebe ist nicht mehr in der Lage, bioelektrische Potentiale zu erzeugen. Daher wird der Summationsvektor nur noch von der gesunden Muskulatur gebildet und erfährt abhängig von der Lokalisation und dem Umfang der **Nekrose** eine andere Größe und Richtung. Da das nekrotische Gewebe nicht mehr aktiv den **Summationsvektor** beeinflußt, ist dieser **stets von der infarzierten Muskulatur weg gerichtet.**

Je nach Projektion dieses Initialvektors auf die Frontalebene, entsprechend den Extremitätenableitungen, bzw. die Horizontalebene, entsprechend den Brustwandableitungen, kommt es zur Darstellung von **Q-Zacken.**

Die Myokardläsion verursacht eine monophasische Stromkurve. Diese **ST-Elevation**, die auch als **Pardee-Welle** bezeichnet wird, spricht für ein akutes Ereignis. Diese kann einige Stunden nach Beginn des akuten Myokardinfarktes auftreten und sich Stunden bzw. Tage danach zurückbilden. Auch kann dieses Bild einer akuten transmuralen myokardialen Ischämie, z. B. während einer Herzkatheterisierung, im Laufe von Sekunden oder Minuten verschwinden, obwohl sorgfältige enzymatische Untersuchungen danach keinen Hinweis auf Nekrosen ergaben. Wenn diese ST-Elevation sich etwa nach 3 Wochen nach dem Infarkt nicht zurückbildet, kann sie Ausdruck kinetischer Störungen, z. B. eines Herzwandaneurysmas, sein und bedarf genauer diagnostischer Abklärung.

Der Hinweis auf die **Nekrose** ist eine **Q-Zacke,** die jedoch eine Dauer von $\geq$ 0,04 s und eine Tiefe von ein Viertel bis ein Drittel der betreffenden R-Zacke haben muß. Diese Q-Zacke kann konstant nach dem Myokardinfarkt als Ausdruck der Narbenbildung nachweisbar bleiben. Ist ein QS-Komplex über den Brustwandableitungen vorhanden, wird von einem **elektrischen Fenster** gesprochen, da an dieser Ableitstelle das intrakavitäre Potential erfaßt wird.

Lagebedingte Q-Zacken sind durch EKG-Registrierung in tiefer In- und Exspiration zu differenzieren. Lagebedingte Q-Zacken zeigen gegenüber der infarktbedingten Q-Zacke wesentlich größere Amplitudenschwankungen während der Atemphasen.

➤ Elektrokardiographische Verlaufsstadien des akuten Myokardinfarktes

■ Akutes Stadium

Als Folge des akuten Koronararterienverschlusses kommt es zu EKG-Zeichen der myokardialen Ischämie, die jedoch sehr flüchtig und demzufolge nicht immer erfaßbar sind.

Störungen in der Erregungsrückbildung sind meist Zeichen einer myokardialen Ischämie, da die Repolarisationsphase gegenüber einer Minderdurchblutung empfindlicher als die Depolarisationsphase ist. Im EKG findet man als Zeichen der Innenschichtalteration eine **T-Wellen-Überhöhung** („Erstikkungs-T", „T-en-dôme"). Das T-en-dôme geht meist mit einer diskreten ST-Elevation einher (Abbildung 2.59b–d). Veränderungen des QRS-Komplexes entstehen dementsprechend später und haben eine geringere Rückbildungstendenz.

An der Grenze des ischämischen bzw. nekrotischen Herzmuskelbezirkes entsteht ein **Verletzungspotential**, das durch eine monophasische Deformierung des Kammerendteils gekennzeichnet ist.

Die **ST-Strecke** ist kuppelartig oder plateauartig verformt. Die T-Welle ist im allgemeinen nicht abgrenzbar.

Dem Stadium der **Ischämie** folgt bei Weiterbestehen des Durchblutungsmangels die **Läsion** und letztlich die **Nekrose**. Die Nekrose führt zu **Veränderungen des initialen QRS-Vektors.** Je nach Lokalisation und den Projektionsbedingungen kommt es zur Ausbildung **pathologischer Q-Zacken.**

Eine pathologische Q-Zacke ist vorhanden, wenn folgende **Kriterien** erfüllt sind:

- In der Ableitung III muß die Amplitude der Q-Zacke mindestens 25% der größten R-Zacke betragen.
- Der Q-Zacke darf keine positive Schwankung vorausgehen, und eine R-Zacke muß folgen.
- Es darf kein Rechtstyp vorliegen.
- Die Dauer der Q-Zacke muß mindestens 0,04 s betragen.

Das **akute Stadium** dauert **einige Stunden bis Tage**, gelegentlich Wochen. Q-Zacken können noch nach 4–6 Tagen zur Darstellung kommen.

■ Reaktives Folgestadium

Dieses Stadium wird durch die **Negativierung der T-Welle** eingeleitet, die gleichschenklig spitz negativ wird („koronares T", „terminal negatives T"). Die **ST-Elevation** kehrt zur isoelektrischen Linie zurück. Dabei wird häufig ein **subakutes Stadium** durchlaufen, bei dem die T-Welle gleichschenklig negativ wird und die ST-Strecke noch oberhalb der Isoelektrischen liegt (Abb. 2.59e–g).

Das reaktive Folgestadium beginnt meist nach einigen Tagen, selten nach wenigen Stunden oder Wochen. In bezug auf die Kammerendteilveränderungen

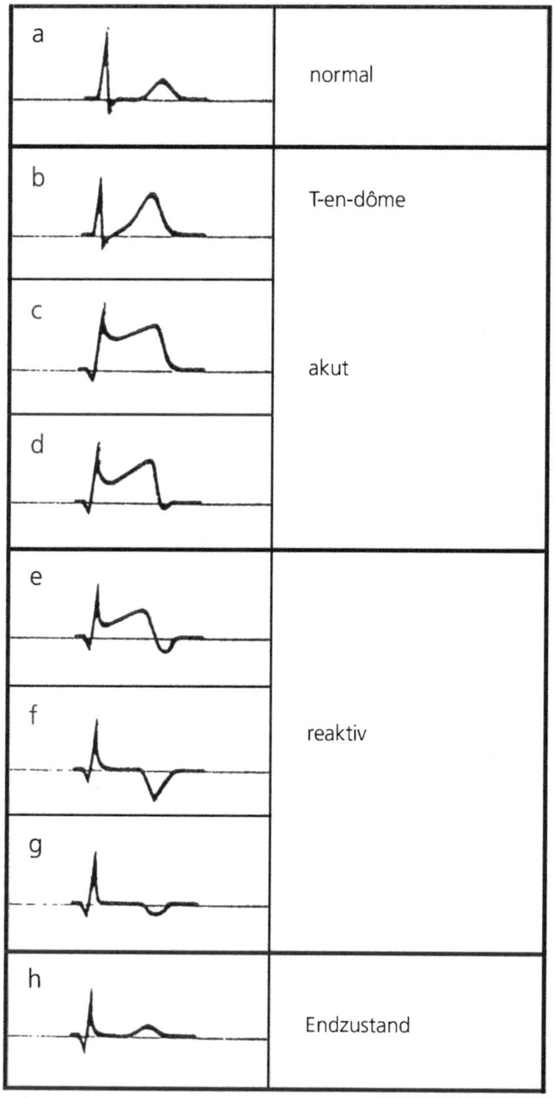

Abb. 2.59: Schematische Darstellung des typischen EKG-Verlaufs eines akuten Myokardinfarkts in den Extremitätenableitungen. a: normal, b: T en dôme, b-d: akutes Stadium, e-g: reaktives Stadium, h: Endstadium

bleiben viele Myokardinfarkte in diesem Stadium stehen. Normalisiert sich die ST-Strecke nicht innerhalb von 3 Wochen, so besteht der Verdacht auf die Entwicklung kinetischer Störungen unterschiedlicher Schweregrade.

Endstadium (Postinfarktzustand)

In diesem Stadium kann sich der Kammerendteil wieder völlig normalisiert haben. ST-Strecken- und T-Wellen-Veränderungen sind nicht mehr nachweisbar. Bei etwa 75% der Patienten ist nur die Q-Zacke bzw. der QS-Komplex als Zeichen des abgelaufenen Myokardinfarktes vorhanden.

Auch eine völlige Normalisierung der EKG-Kurve ist bei etwa 25% der Patienten möglich. Aber bei genauerem Vergleich mit dem Vor-EKG zeigt sich dann meist eine Amplitudenreduktion des Kammerkomplexes. Dieses Stadium ist in der Regel nach 2–3 Wochen erreicht, in seltenen Fällen erst nach Monaten (Abbildung 2.59h und Abbildung 2.60).

➤ Lokalisationsdiagnostik des akuten Myokardinfarktes

Nicht-transmurale und transmurale Myokardinfarkte

Die EKG-Veränderungen bei **nicht-transmuralem** Myokardinfarkt, der auch **Non-Q-wave-Infarkt** genannt wird, betreffen den ST-T-Abschnitt. Darauf beruhen auch die Unsicherheiten in der elektrokardiographischen Diagnostik (Tabelle 2.15).

Der **transmurale Myokardinfarkt** ist das Resultat einer totalen Ischämie. Man unterscheidet zwischen Myokardinfarkten der Vorder- und Hinterwand des linken Ventrikels sowie Septuminfarkten. **Zur Erfassung dieser Lokalisationen ist die richtige Auswahl der Ableitungen von großer Bedeutung** (Tabelle 2.16).

Der Hinterwandinfarkt ist, je nachdem, ob es sich um einen inferioren oder strikt posterioren Myokardinfarkt handelt, in unterschiedlichen Ableitungen erfaßbar (Abbildung 2.61).

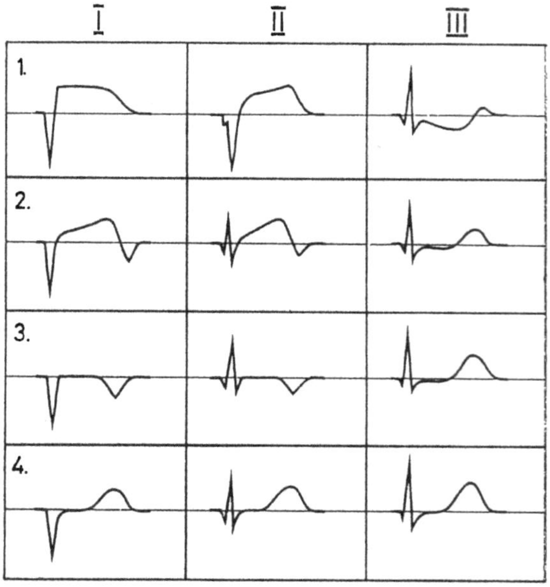

Abb. 2.60: Schematische Darstellung des typischen EKG-Verlaufs eines akuten Myokardinfarkts in den Brustwandableitungen. I: großer transmuraler Myokardinfarkt, II: kleiner transmuraler Myokardinfarkt, III: subendokardialer Myokardinfarkt, 1: akutes Stadium, 2-3: reaktives Folgestadium, 4: Endstadium

Tab. 2.15: Lokalisation und EKG-Veränderungen nicht-transmuraler Myokardinfarkte

Nicht-transmurale Myokardinfarkte		
Lokalisation	**EKG-Veränderungen**	
Papillarmuskel	ST-Strecken-Senkung oder ST-Strecken-Hebung Herzrhythmusstörungen – AV-Überleitungsstörungen – intraventrikuläre Erregungsleitungsstörungen (evtl. pathologische Q-Zacke)	
Subendokardial	ST-Strecken-Senkung (präkordial) Q-Zacken R-Reduktion spitzes positives T (V_4–V_6) evtl. T-Abflachung oder präterminal negatives T	
Subepikardial	ST-Hebung spitzes negatives T (koronares T)	
EKG-Veränderungen bei subepi- und subendokardialer Ischämie, Läsion und Nekrose		
	subepikardial	**subendokardial**
Ischämie	koronares T	spitz positive T-Welle
Läsion	ST-Strecken-Hebung	ST-Strecken-Senkung
Nekrose	ST-Strecken-Hebung, Q-Zacke T-Negativierung	T-Negativierung, Q-Zacke

Tab. 2.16: Topographie des Myokardinfarktes und ihre Beziehung zu verschiedenen EKG-Ableitungen

Lokalisation	Einthoven			Gold-berger			Wilson								Frank			Nehb		
	I	II	III	aVR	aVL	aVF	V_1	V_2	V_3	V_4	V_5	V_6	V_7	V_8	X	Y	Z	D	A	I
großer Vorderwandinfarkt	•	•			•		•	•	•	•	•	•			•		•		•	•
Septuminfarkt							•	•									•			
Anteroseptalinfarkt							•	•	•	•							•		•	
Lateralinfarkt	•	•			•						•	•	•		•				•	•
Supraapikaler Infarkt										•	•						•		•	
Apikalinfarkt											•	•			•					•
Posterolateralinfarkt							•	•					•	•		•	•	•		
Inferiorer Infarkt		•	•			•										•		•		

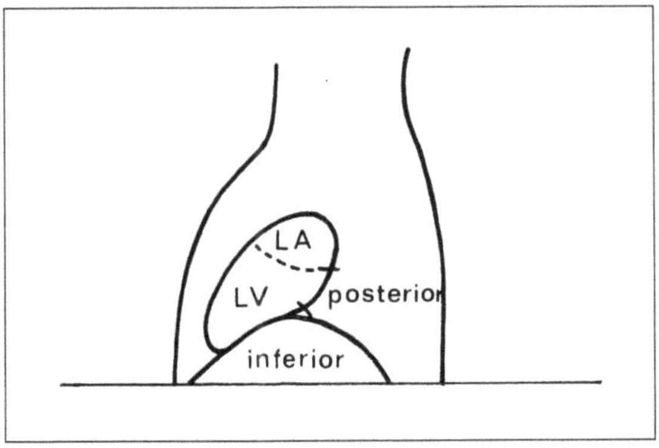

Abb. 2.61: Topographische Einteilung der Hinterwandinfarkte in strikt posterior und inferior

Während für den **inferioren** Infarkt die Ableitungen II, III und aVF geeignet sind, ist der **strikt posteriore** Infarkt **indirekt** über den **Brustwandableitungen V_1, V_{r3}, V_{r4}** und **direkt** über **V_{7-9}** bzw. **Nehb D** zu registrieren (Abbildung 2.62). Werden die Ableitungen V_{7-9} nicht registriert und nur indirekte Zeichen in Betracht gezogen, werden nach eigenen Untersuchungen **28,6%** der Myokardinfarkte dieser Lokalisation nicht **erfaßt.**

Der **Vorderwandinfarkt** kommt besonders in den **Brustwandableitungen V_1- $V_{4(6)}$** zum Ausdruck. Der **Septuminfarkt** ist in der Regel in den **Ableitungen $V_{1,2}$** zu erkennen.

Daraus folgt, daß einerseits Vorderwandinfarkte der Diagnostik entgehen, wenn nicht die Wilson-

Elektrokardiographie 2

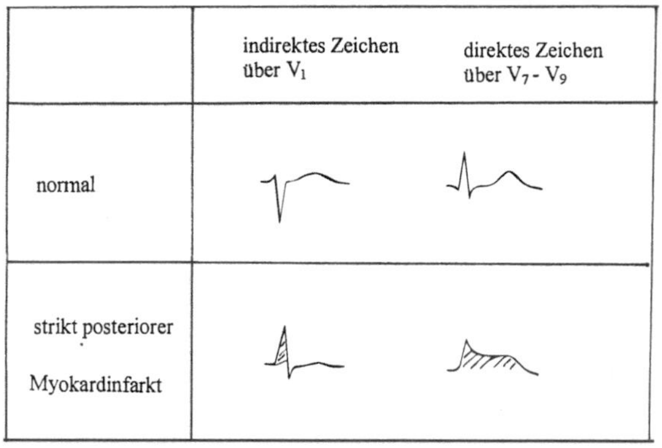

Abb. 2.62 a: EKG eines strikt posterioren Myokardinfarktes. Schematische Darstellung in den Brustwandableitungen

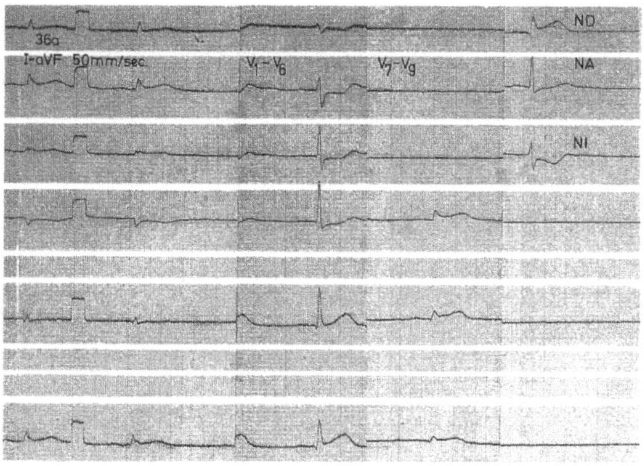

Abb. 2.62 b: EKG eines strikt posterioren Myokardinfarktes. Myokardinfarkt-Zeichen über $V_{7\text{-}9}$ sowie Nehb D

schen Ableitungen und andererseits der strikt posteriore Myokardinfarkt nicht immer erfaßt werden kann, wenn nicht die Ableitungen $V_{7\text{-}9}$ bzw. Nehb D aufgezeichnet werden. Deshalb sind regelmäßig bei jedem Patienten mit Myokardinfarkt **mindestens 15 EKG-Ableitungen** zu schreiben.

Die folgenden Schemata zeigen die typischen EKG-Veränderungen über den betreffenden Ableitungen beim Myokardinfarkt unterschiedlicher Lokalisation (Abbildung 2.63, Abbildung 2.64, Abbildung 2.65).

Tabelle 2.17 zeigt die **Lokalisationen** des Myokardinfarktes, ihre Darstellungen im EKG, einschließlich der Ableitungen nach Nehb und der orthogonalen Ableitungen sowie der verschlossenen Koronararterien.

Trotz Berücksichtigung dieser Faktoren kann in Einzelfällen auch bei adäquaten Verlaufskontrollen die Diagnose elektrokardiographisch nicht gestellt werden. Das gilt vor allem für Patienten, die bereits einen oder mehrere Myokardinfarkte durchgemacht

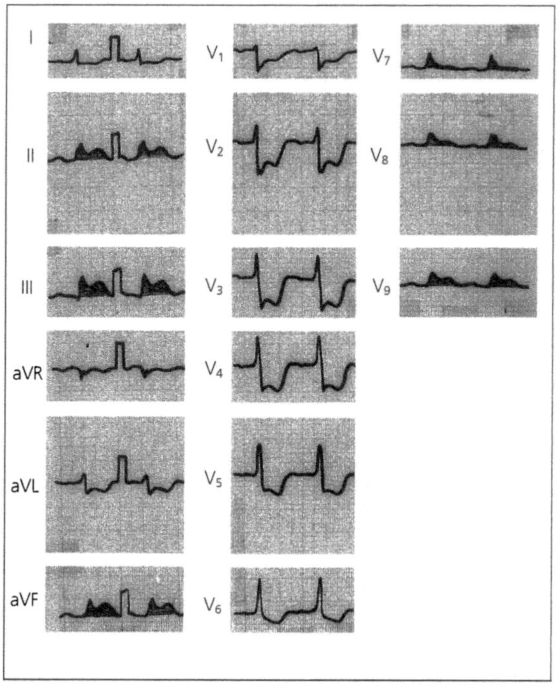

Abb. 2.63: EKG eines großen Hinterwandinfarktes und spiegelbildliche ST-Strecken-Senkung in den Brustwandableitungen bei einem 66jährigen Patienten 2 Stunden nach Beginn des Myokardinfarktes

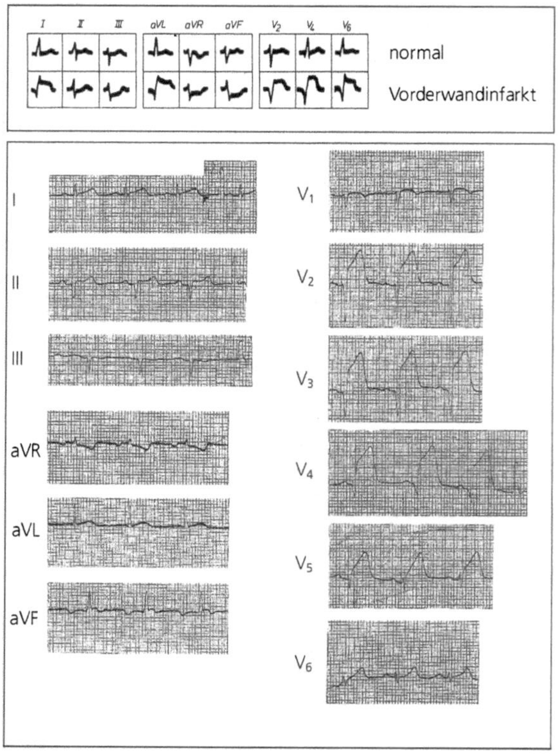

Abb. 2.64: EKG eines großen Vorderwandinfarktes. Oben: schematische Darstellung im Vergleich zum normalen EKG, unten: Originalbild von einem 69jährigen Patienten

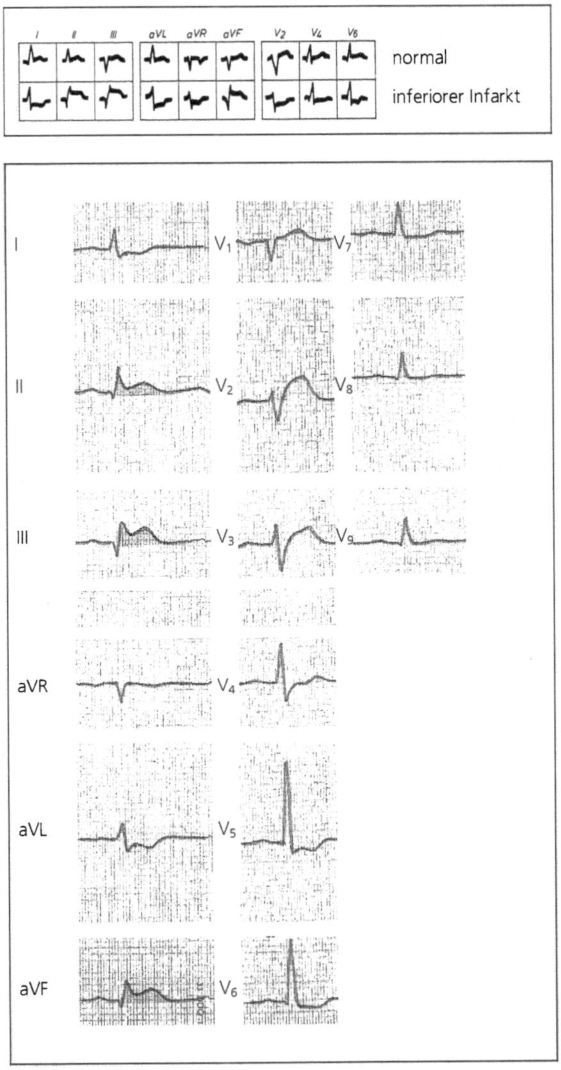

Abb. 2.65: EKG bei inferiorem Myokardinfarkt.
a – schematische Darstellung im Vergleich zum normalen EKG, b – Originalbild

haben. Nach einem Reinfarkt kann durch die Änderung der Richtung und des Betrages der Vektoren eine Aufhebung der elektrokardiographischen Kriterien erreicht werden, so daß formal der EKG-Verlauf „normal" erscheint. Auch können manche Lokalisationen wie hochgelegener Myokardinfarkt im Hinterwandbereich elektrokardiographisch stumm sein.

EKG bei seltenen Lokalisationen des akuten Myokardinfarktes

Es können auch andere Abschnitte des Herzens vom Myokardinfarkt betroffen werden. Diese sind:

- Vorhof
- rechter Ventrikel
- Papillarmuskeln
- Ventrikelseptum (s. auch Kap. 12).

Diagnose des akuten Myokardinfarktes bei Schenkelblock

Ein akuter Myokardinfarkt bei bereits vorhandenem Schenkelblock kann im EKG nur durch eine Verlaufsbeurteilung gesichert werben. Postinfarktzustände können übersehen werden, besonders dann, wenn keine Vor-EKGs zum Vergleich vorhanden sind.

Beim **Linksschenkelblock** findet sich linkspräkordial sowie über Ableitung I keine Q-Zacke. Ist sie nachweisbar, spricht dies für einen Myokardinfarkt, ebenso wie eine linkspräkordiale R-Reduktion bzw. ein R-Zacken-Verlust.

Beim **Rechtsschenkelblock** ist normalerweise eine Q-Zacke vorhanden, weil der initiale Septalvektor von links nach rechts hier erhalten bleibt, es sei denn, es liegt ein Kammerseptuminfarkt vor. Die R-Zacke in V_1-V_4 kann beim Myokardinfarkt fehlen.

Die elektrokardiographischen Zeichen des Vorder- und Hinterwandinfarktes bei Rechts- und Linksschenkelblock zeigen die Tabelle 2.18 sowie die Abbildung 2.66 und Abbildung 2.67.

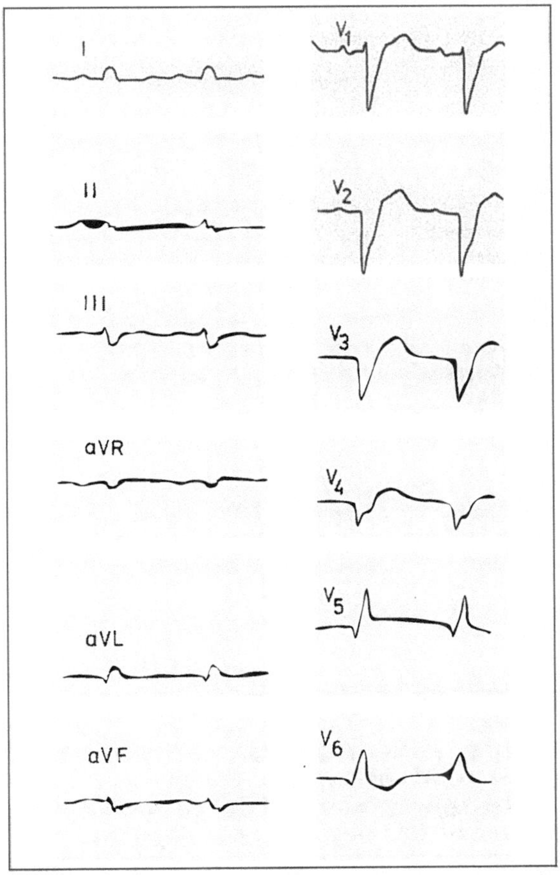

Abb. 2.66: EKG eines Anteroseptalinfarktes bei Linksschenkelblock

Tab. 2.17: Elektrokardiographische Lokalisation des akuten Myokardinfarktes und verschlossene Koronararterien

Lokalisation des Myokardinfarktes	EKG-Ableitung	Verschlossene Koronararterien
gesamte Vorderwand	I, II, aVL, V_1–V_6 A, I, X, Z	Zentraler Verschluß des R. interventricularis ant.
Septum	V_1, V_2 Z	Septumäste des R. interventricularis post. und ant.
anteroseptal	V_1–V_4 A, Z	Weiter peripher gelegener Verschluß des R. interventricularis ant.
lateral	I, II, aVL, V_5–V_7 I, X	Verschluß des R. diagonalis, evtl. auch des posterolateralen Astes des R. circumflexus sin.
supraapikal	V_3, V_4 A, Z	Verschluß des Seitenastes des R. interventricularis ant.
apikaler	V_5, V_6 I, X	Peripherer Verschluß des R. interventricularis ant.
strikt posterior	(V_1, V_2) V_7–V_9 D, Y, Z	Verschluß des arterioventrikularen Astes des R. circumflexus sin.
inferior	II, III, aVF D, Y	A. coronaria dext. bzw. R. circumflexus der A. coronaria sin.

Tab. 2.18: Differenzierung des akuten Myokardinfarktes bei Schenkelblock

	Extremitätenableitungen	Brustwandableitungen
LSB und Vorderwand-infarkt	Q-Zacke in I und aVL, Fehlen infarktspezifischer Veränderungen möglich; bei kleinerem Antero-septalinfarkt rsR-Typ in I und aVL	QS-Komplex rechtspräkordial, linkspräkordial qRs- oder QRS-Typ. Mitunter rSR-Typ in V_6 und Potentialverluste in V_5 und V_6
LSB und Hinterwand-infarkt	Geknotete R-Zacken in III und aVF können als Hinweis dienen. Q-Zacken in III, (II) und aVF, evtl. koronare T-Welle in diesen Ableitungen. Diese Veränderungen kommen bei inferioren Infarkten vor.	Hohe R-Zacken in V_1 (V_2), R/S-Verhältnis von 1 oder größer in V_1 (V_2) und Q-Zacken in V_7–V_9 und Nehb D bei posterolateralem Infarkt
RSB und Vorderwand-infarkt	Infarkt häufig stumm, mitunter r_I- S_{II}- S_{III}-Typ (auch als Diskrepanztyp bezeichnet).	Rechtspräkordial qR- oder QR-Komplex. Links-präkordial typische plumpe S-Zacken oft nicht nachweisbar. In linken und mittleren Ableitungen mitunter auch reine QS-Komplexe. In V_1 und V_2 nicht selten tiefe S-Zacke, während R-Zacke nicht > 0,05 mV beträgt.
RSB und Hinterwand-infarkt	In typischen Fällen Nachweis von Q-Zacken in III (II) und aVF. W-förmig aufgesplitterter QRS-Komplex ist infarktverdächtig.	Bei posterolateralem Infarkt Q-Zacken in V_7–V_9 und Nehb D

Myokardinfarkt und Hemiblock

Bei Myokardinfarkt mit homolateralem Hemiblock kann eine kleine, weniger als 0,045 s dauernde Q-Zacke in Ableitung I, aVL bei Anteroseptalinfarkt und linksanteriorem Hemiblock und in Ableitung II, III und aVF bei inferiorer Myokardinfarkt und linksposteriorem Hemiblock sprechen. Selten ist das Vorkommen eines Hemiblocks kontralateral zum Myokardinfarkt.

■ Myokardinfarkt und WPW-Syndrom

Die EKG-Diagnose eines akuten Myokardinfarktes bei gleichzeitig bestehendem WPW-Syndrom ist oft schwierig, da die Delta-Welle je nach Typ der Präexzitation sowohl den Myokardinfarkt maskieren oder eine infarkttypische Q-Zacke imitieren kann (s. Abbildung 2.43, S. 64).

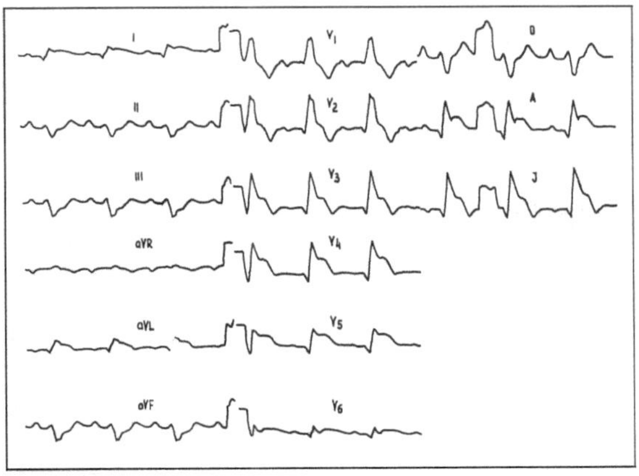

Abb. 2.67: EKG eines großen Vorderwandinfarktes und kompletter Rechtsschenkelblock. Zeichen des akuten Myokardinfarktes auch in den Ableitungen I, aVL.

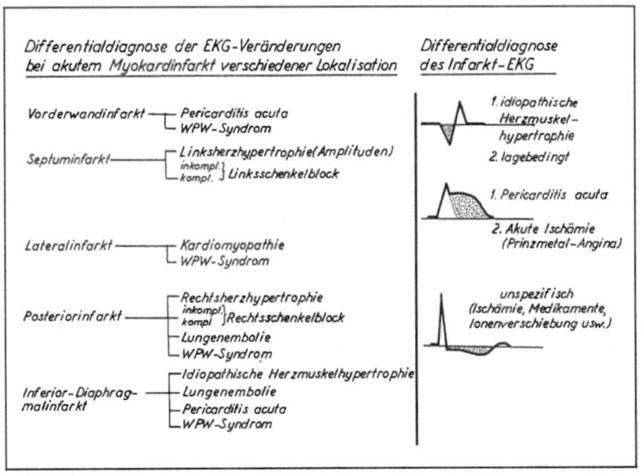

Abb. 2.68: Gegenüberstellung der elektrokardiographischen Differentialdiagnose verschiedener Lokalisationen des akuten Myokardinfarktes mit anderen Krankheitsbildern

Tab. 2.19: EKG-Veränderungen bei Lungenembolie und inferiorem Myokardinfarkt

Verhalten von	bei Lungenembolie	bei inferiorem Myokardinfarkt
P-Welle	P-dextroatriale	unauffällig
QRS-Vektor	Rechtsdrehung	unauffällig
T-Welle in III	diskordant	unauffällig
Q-Zacke in III	unauffällig	breit, tief
Q-Zacke in aVF	fehlt	vorhanden
ST-Strecke in II	gesenkt	gehoben
ST-Strecke in III	gehoben	gehoben
ST-Strecke in Nehb D	unauffällig	gehoben
S-Zacke in I	tief	flach
OUP in V_1	verspätet	unauffällig
R/S-Umschlag	links verlagert	unauffällig

➤ Differentialdiagnose der EKG-Veränderungen

In Abbildung 2.68 sind die wichtigsten differentialdiagnostisch abzuklärenden Erkrankungen zusammengestellt.

Tabelle 2.19 zeigt die elektrokardiographischen Veränderungen bei Myokardinfarkt gegenüber denen bei Lungenembolie.

Mittels **EKG-Mapping** (s. S. 89) kann der Myokardinfarkt quantitativ beurteilt werden. Dadurch ist eine Einschätzung des Therapieerfolges und der Prognose möglich. Wegen seines relativ großen apparativ-technischen und zeitlichen Aufwandes hat sich diese Methode in der klinischen Praxis nicht durchgesetzt.

2.12 EKG bei Herzmuskelhypertrophie

Das wesentliche elektrokardiographische Kriterium einer Hypertrophie bestimmter Herzabschnitte ist die Zunahme der Amplitude des betreffenden Anteils, wie der P-Welle für die Vorhöfe und des QRS-Komplexes für die Kammern.

Eine Zunahme des Faserdurchmessers von 15 – 23 µm verdoppelt das Potential. Jede Verlängerung der Einzelfaser im Myokard erhöht außerdem die erzeugte Spannung. Da die meisten Herzmuskelhypertrophien asymmetrisch verlaufen, ist die Erfassung dieser Potentialveränderungen theoretisch gegeben. Die Myokardfasern sind jedoch anatomisch so angeordnet, daß der größte Teil (90–95%) der elektrischen Aktivität des Herzens durch eine gegenseitige symmetrische Aufhebung der elektrischen Spannung nicht erfaßbar ist.

Eine Ursache der Herzmuskelhypertrophie ist eine über die Norm gesteigerte Arbeitsleistung, wobei diese einen **Druck**- und/oder **Volumencharakter** tragen kann. Je größer die zusätzliche Leistung und/oder je länger die Zeit der Einwirkung, um so stärker ist die Herzmuskelhypertrophie (Abbildung 2.69, S. 81).

Anders ausgedrückt: Eine zusätzliche Leistung in der Zeit führt zu einer Vermehrung der Herzmuskelmasse und damit zur Zunahme des elektrischen Potentials.

Auf dieser elektrophysiologischen Grundlage und unter Berücksichtigung der bereits erwähnten Einschränkungen sind anhand klinisch-anatomischer und klinisch-hämodynamischer Parameter Kriterien zusammengestellt worden, die wertvolle Informationen für die Größe der verschiedenen Herzabschnitte, besonders bei pathologischen Befunden, bieten.

Es wurde ein Versuch unternommen (Cabrera et al. 1952), eine Unterscheidung zwischen der systolischen und diastolischen Belastung der Ventrikel auch im EKG zu finden. Trotz einiger Einschränkungen in der Zuordnung hat diese Vorstellung eine weite Verbreitung gefunden. Danach gibt es EKG-Merkmale zur Unterscheidung zwischen Druck- und Volumenbelastung des rechten und linken Ventrikels:

	Rechter Ventrikel	Linker Ventrikel
Systolische Belastung (Druckbelastung)	hohe R-Zacke, gleichschenklig negative T-Welle rechtspräkordial	hohe R-Zacken, Abflachung und Negativierung der T-Welle, ST-Strecken-Senkungen linkspräkordial
Diastolische Belastung (Volumenbelastung)	inkompletter oder kompletter Rechtsschenkelblock	erhöhte R-Zacken und T-Wellen, leichte ST-Strecken-Hebung linkspräkordial

Das diagnostische Hauptkriterium der Hypertrophie verschiedener Herzabschnitte ist jedoch die **Amplitudenzunahme** in den betreffenden EKG-Anteilen.

Bei der **Vorhofhypertrophie** stehen die Veränderungen der P-Welle mit monophasisch betontem rechtem oder linkem Vorhofanteil oder biphasischer Form im Vordergrund.

Bei der **Hypertrophie der Kammern** sind dementsprechend QRS-Komplex-Veränderungen mit Amplitudenzunahme der R- und S-Zacken und Verbreiterung des QRS-Komplexes vorhanden. Zur exakteren Bewertung der im EKG vorhandenen Veränderungen wurden für die Hypertrophiebeurteilung Kriterien aufgestellt.

2.12.1 Vorhofhypertrophie

Wegen der anatomischen Lage der Vorhöfe entsteht die P-Welle zuerst aus der Erregung des rechten und nachfolgend des linken Vorhofs. Der maximale Abstand der Erregung zwischen beiden Vorhöfen beträgt nicht mehr als 0,03 s.

Da der P-Vektor des rechten Vorhofs nach vorn und unten, der des linken Vorhofs nach links, hinten und oben gerichtet ist, entsteht in den Ableitungen I, II und aVL eine positive P-Welle. In den Brustwandableitungen ist die P-Welle normalerweise klein und nur über V_1 gut sichtbar. In V_1 ist die P-Welle biphasisch. Dabei entspricht der kleine positive Anteil dem vorn liegenden rechten Vorhof und der kleine negative Anteil dem linken Vorhof.

➤ Hypertrophie des rechten Vorhofes

Das Kriterium der Hypertrophie des rechten Vorhofes ist das **P-dextroatriale**. Da die Masse des rechten Vorhofes überwiegt, wird der Summationsvektor mehr nach vorn und unten gerichtet. Die P-Welle in II und III hat dabei eine Amplitude > 0,2 mV beim Erwachsenen und > 0,25 mV bei Kindern. Sie ist hoch und spitz. Die Dauer der P-Welle ist nicht verändert. Die gleiche Konfiguration ist auch in V_1 und V_2 zu finden.

Wir unterscheiden ein:

- **primäres P-dextroatriale** bei pathologischer Veränderung der Trikuspidalklappe wie bei Trikuspidalklappenstenose, Ebstein-Anomalie und ein
- **sekundäres P-dextroatriale** als Folge der Druck- und Volumenbelastung des rechten Herzens, z.B. bei valvulärer Pulmonalstenose, bei Fallotschem Komplex und Cor pulmonale.

Die EKG-Kriterien der Vergrößerung des rechten Vorhofs zeigen Abbildung 2.70 und Tabelle 2.20, S. 82.

➤ Hypertrophie des linken Vorhofes

Die Hypertrophie des linken Vorhofs ist elektrokardiographisch durch das **P-sinistroatriale** gekennzeichnet. Der Hauptvektor des linken Vorhofs als überwiegende elektromotorische Kraft ist nach links hinten und oben gerichtet.

Die P-Welle ist als Ausdruck der späteren und länger dauernden Erregung des linken Vorhofs in Ableitung I und II breiter als > 0,11 s und doppelgipflig. Liegt nur eine Doppelgipfligkeit besonders bei älteren Menschen vor, muß auch an eine atriale Erregungsleitungsstörung gedacht werden, ohne daß eine Hypertrophie oder Dilatation des linken Vorhofs vorliegt.

Der negative Anteil der P-Welle in V_1 wird dabei deutlicher ausgeprägt. Er ist tiefer als 0,15 mV und breiter als 0,04 s. Die Fläche dieses negativen Anteils wird als **P terminal force** (Ptf) bezeichnet und ist ein gebräuchliches Kriterium zur Beurteilung der Belastung des linken Vorhofes. Es ist als pathologisch

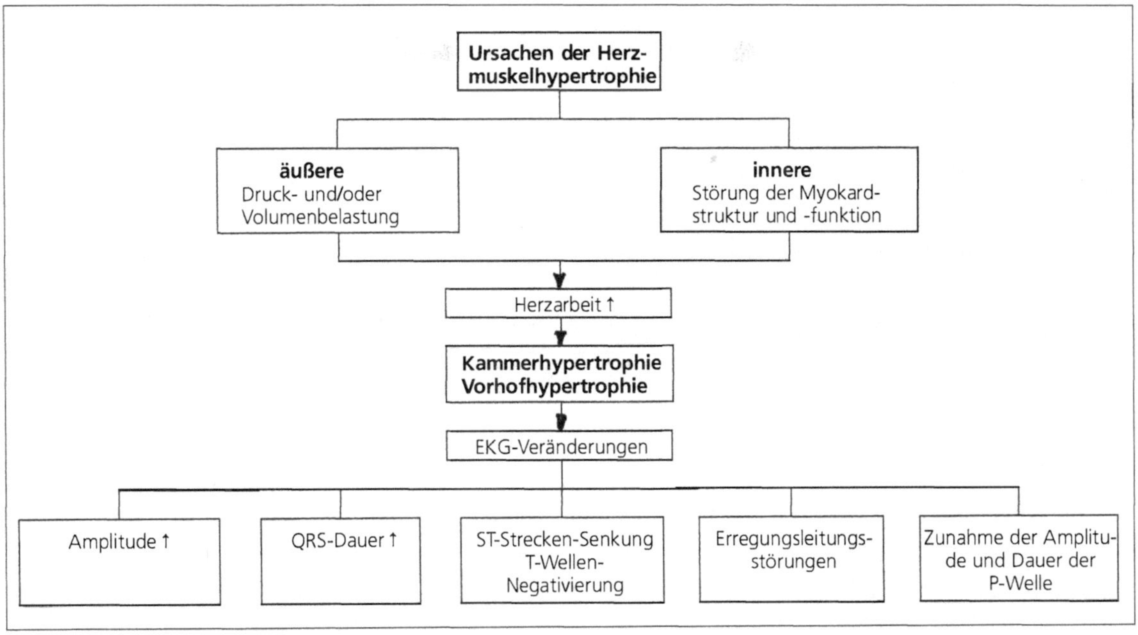

Abb. 2.69: Äußere und innere Ursachen der Herzmuskelhypertrophie und ihre elektrokardiographischen Folgen

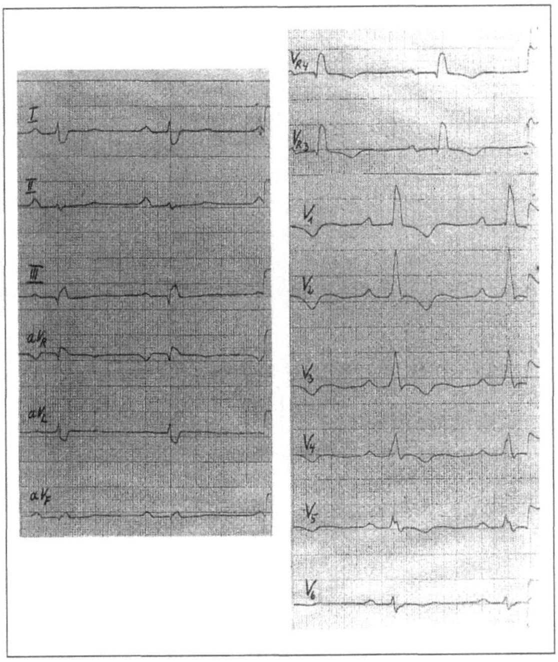

Abb. 2.70: EKG bei Hypertrophie des rechten Vorhofes und des rechten Ventrikels bei einem 31jährigen Patienten mit valvulärer Pulmonalstenose

anzusehen, wenn diese Fläche > 0,02 mm s ist. Die P-Welle in den Ableitungen V_5 und V_6 entspricht dabei etwa der in den Ableitungen I und II.

Auch hier unterscheiden wir:

- **primäres P-sinistroatriale** bei Mitralklappenstenose, Mitralklappeninsuffizienz als Folge primärer pathologischer Veränderungen auf der AV-Klappenebene
- **sekundäres P-sinistroatriale** bei valvulärer Aortenstenose, Aortenklappeninsuffizienz, linksventrikulärer Hypertrophie und erhöhtem LVEDP bei IHK.

Die EKG-Kriterien der Vergrößerung des linken Vorhofes zeigen Abbildung 2.71 und Tabelle 2.20.

➤ Hypertrophie beider Vorhöfe

Die gleichzeitige Hypertrophie beider Vorhöfe ruft ein **P-biatriale** hervor.

Die P-Welle ist in den Ableitungen I, II, III höher als 0,20 mV und breiter als 0,11 s, in den Ableitungen V_1 und V_2 hat sie einen hohen spitz positiven (>0,15 mV) und einen breiten, tief negativen Anteil (>0,15 mV und breiter als 0,08 s).

Das P-biatriale findet man bei Mitralklappenstenose mit pulmonaler Hypertonie, Aortenklappenfehlern mit Rechtsherzinsuffizienz oder Erkrankungen des Myokards mit Rechts- und Linksherzinsuffizienz (Tabelle 2.20).

Tab. 2.20: EKG-Kriterien der Vorhofhypertrophie

EKG	P-dextroatriale	P-sinistroatriale	P-biatriale
elektrische Vorhofachse in der Frontalebene (∢ α)	> 60° nach rechts	> 60° nach links	
P-Dauer	oft normal	verlängert	verlängert
P-Welle in Extremitätenableitungen	hoch und spitz in II, III und/oder aVF	doppelgipflig mit erhöhtem zweitem Anteil in I, aVL	hoch, verbreitert in II
P-Welle in Brustwandableitungen	hoch, spitz oder biphasisch mit positivem Initial- und nicht verbreitertem negativem Terminalteil in V_1	biphasisch mit flachem positivem erstem und tiefem negativem zweitem Teil in V_1; doppelgipflig, im zweiten Teil deutlicher ausgeprägt und verbreitert in V_6	deutlich biphasisch mit hoher spitzer, initial positiver und breiter, terminal negativer Komponente

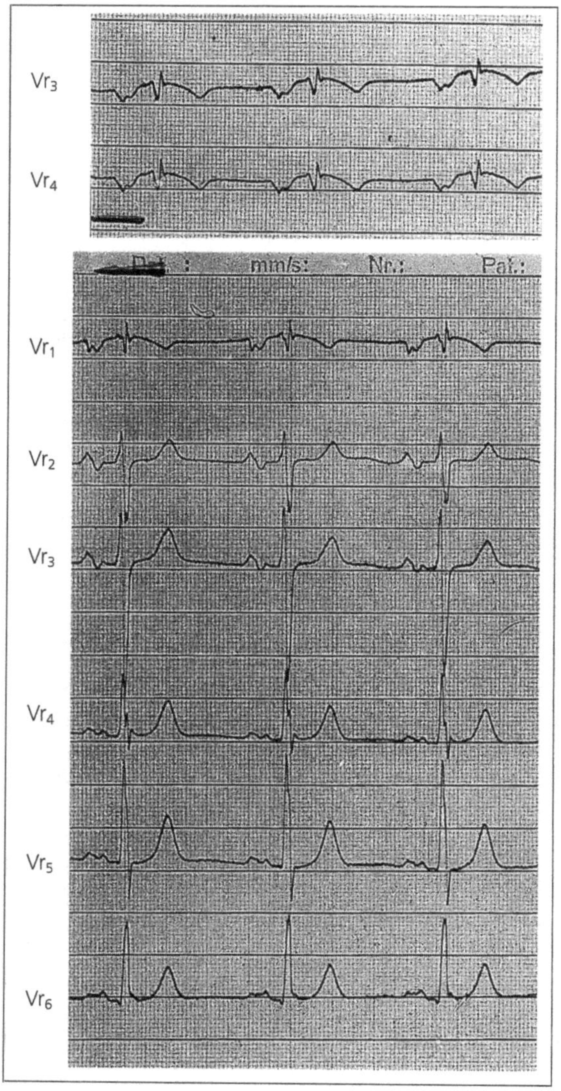

Abb. 2.71: EKG bei Hypertrophie des linken Vorhofes. In den Brustwandableitungen deutliche P-sinistroatriale.

2.12.2 Kammerhypertrophie

Der Summationsvektor der Ventrikelerregung ist die Summe der Einzelvektoren aus dem elektronegativen Verhalten der erregten gegenüber den unerregten Herzmuskelanteilen. Dabei zeigt die Richtung eines jeden Vektors stets von der elektronegativen zur elektropositiven Seite.

Bei der Depolarisation verläuft die Vektorrichtung von links nach rechts. Dabei bildet sich über der Ableitung V_1 eine kleine R-Zacke und über V_6 eine kleine Q-Zacke. Der Summationsvektor hat die Richtung nach links unten, und die Erregung läuft vom Endokard zum Epikard und von der Herzbasis zur Herzspitze. Im Zustand der größten Erregung des linken Ventrikels, d.h. 0,04–0,05 s nach Beginn der Depolarisation, wird die größte R-Zacke über $V_{5,6}$ gebildet. Der Vektor ist zu diesem Zeitpunkt von V_1 weg gerichtet. Ausdruck dafür sind die negativen Potentiale der S-Zacke. Die gesamte Depolarisation beträgt gewöhnlich 0,06–0,10 s. Das Verhalten der T-Welle in der Repolarisationsphase läßt sich analog ableiten.

➤ Hypertrophie der rechten Herzkammer

Durch Zunahme der Masse des rechten Ventrikels weicht der vergrößerte QRS-Vektor nach rechts vorn und unten ab. Dadurch kommt es zu einem **rechts- oder steiltypischen** EKG in der Frontalebene.

Die Zunahme der R-Zacken-Amplitude und das veränderte R/S-Verhältnis zugunsten der R-Zacke in den rechtspräcordialen Ableitungen ist das Hauptkriterium der Zunahme der rechtsventrikulären Muskelmasse.

Durch die rechtsventrikuläre Hypertrophie kommt es in V_1 zu einer Verzögerung der Erregungsausbreitung, die sich in einer Verbreiterung des QRS-Komplexes und Verspätung des oberen Umschlagpunktes darstellt (Abbildung 2.72). Weiterhin findet man eine ST-Strecken-Senkung und T-Wellen-Negativierung in den Ableitungen mit der größten R-Zacken-Amplitude. In Spätstadien kommt es dann auch zur Belastung des rechten Vorhofes mit Ausbildung eines sekundären P-dextroatriale.

Die Diagnose der rechtsventrikulären Hypertrophie, die beim Erwachsenen durch das Überwiegen des linken Ventrikels erschwert ist, wird durch das Heranziehen verschiedener Kriterien sicherer (Tabelle 2.21).

Für **Kinder** in verschiedenen Lebensaltern gelten nach Rowe und Mehrizi für die rechtsventrikuläre Hypertrophie folgende Kriterien:

- qR in V_1
- R in V_1 > 2,8 mV
- R in V_{r4} > 1,9 mV
- S in V_6 > 1,1 mV nach dem 2. Lebenstag
- T in V_1 positiv nach dem 4. Lebenstag

➤ Hypertrophie der linken Herzkammer

Der vergrößerte QRS-Vektor rotiert infolge der vermehrten linksventrikulären Muskelmasse nach links hinten und oben. Die Folgen sind die Abweichung des QRS-Vektors in der Frontalebene nach links sowie eine Zunahme der R-Zacken linkspräkordial und der S-Zacken rechtspräkordial (Abbildung 2.73).

Durch die linksventrikuläre Hypertrophie kommt es zur Verzögerung der Erregungsausbreitung und der obere Umschlagpunkt ist linkspräkordial verspätet (> 0,05 s). Durch die myokardiale Mangeldurchblutung bei ausgeprägter Herzmuskelhypertrophie kommt es sekundär zu Veränderungen der ST-Strecke, der T-Welle und U-Welle. In Spätstadien der linksventrikulären Hypertrophie tritt eine Belastung des linken Vorhofes hinzu, die sich als sekundäres P-sinistroatriale darstellt.

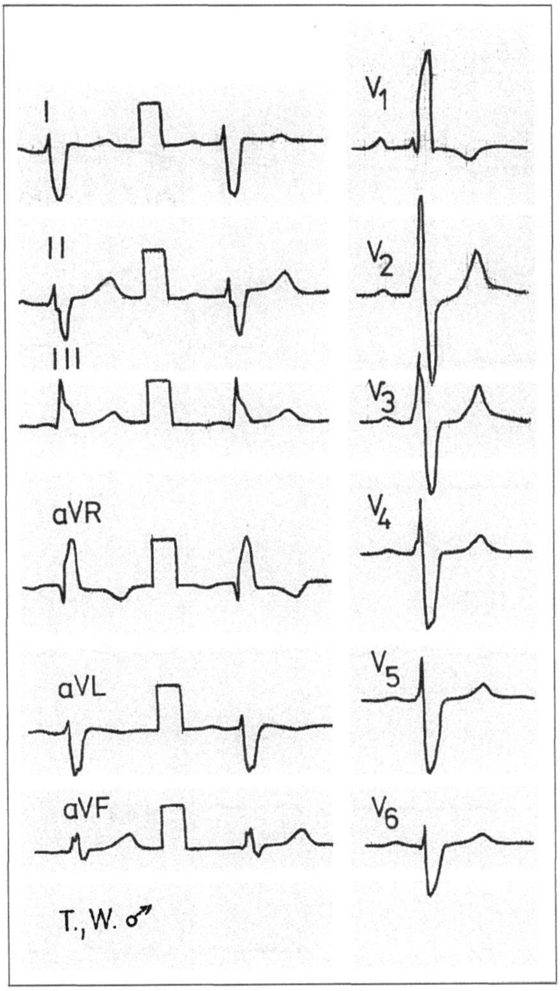

Abb. 2.72: EKG bei Rechtsherzhypertrophie

Tab. 2.21: EKG-Kriterien der rechtsventrikulären Hypertrophie

Lagetyp
Rechtstyp bzw. überdrehter Rechtstyp $\alpha \geq 110°$
Standardableitungen
(RI + SIII) – (SI +RIII) ≥ –1,5 mV P. dextroatriale
Brustwandableitungen
1. R V_1 > 0,7 mV 2. R/S > 1 3. Inkompletter Rechtsschenkelblock und R' in V_1 > 1,0 mV 4. Kompletter Rechtsschenkelblock und R' in V_1 > 1,5 mV 5. R V_5 < 0,5 mV, S V_5 > 0,7 mV 6. T V_1 – T V_3 negativ bei gleichzeitig hohen R-Zacken in diesen Abteilungen 7. ST-Streckung-Senkung V_1 – V_3
Je mehr dieser Kriterien erfüllt sind, um so sicherer ist die Diagnose der Rechtsherzhypertrophie

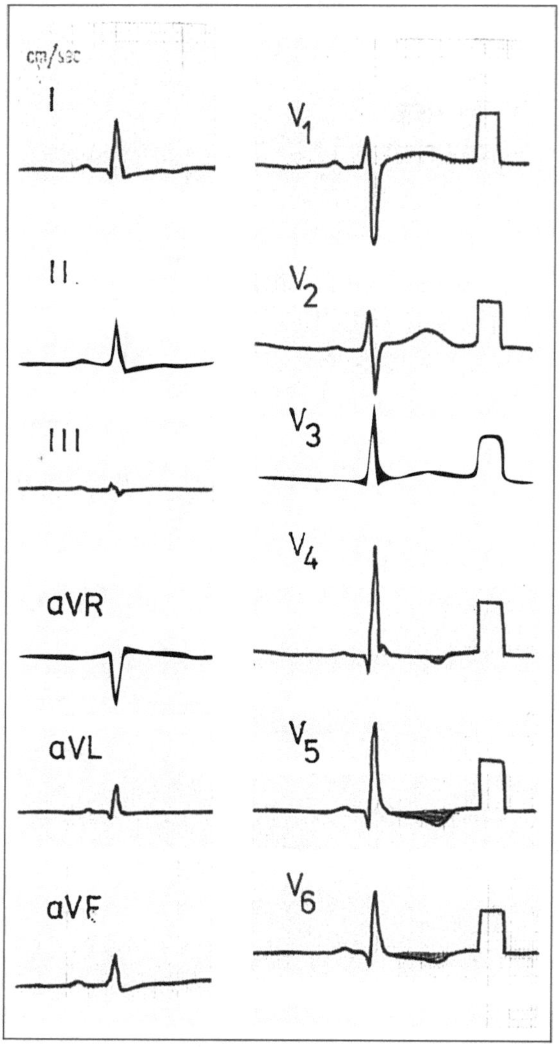

Abb. 2.73: EKG bei Linksherzhypertrophie, sog. Druckhypertrophie

In Tabelle 2.22 sind Kriterien der Linksherzhypertrophie nach Sokolow-Lyon zusammengestellt.

Die Tabelle 2.23 zeigt die in unserem Arbeitskreis verwendeten Kriterien (Pocher et al. 74).

Für **Kinder** in verschiedenen Lebensaltern gelten nach Rowe und Mehrizi folgende Kriterien:

S in V_1	> 2,1 mV (Reifgeborene)
	> 2,6 mV (Frühgeborene)
R in V_6	> 1,6 mV
R/S in V_1	< 1,0 nach dem 2. Lebenstag (Frühgeborene)
R/S in V_1	< 0,6 nach dem 7. Lebenstag (Frühgeborene)
Q in V_6	> 0,3 mV
QRS-Achse	< + 30°.

➤ Hypertrophie beider Ventrikel

Die EKG-Diagnose der Hypertrophie beider Herzkammern ist oft schwierig, da sich die Potentiale aufheben können und nur die Zeichen der überwiegenden, meist der linken, Kammer zur Darstellung kommen. Deshalb sollten bei Verdacht auf eine Hypertrophie beider Herzkammern die Ableitungen des rechten und linken Gürtels geschrieben werden.

Zeichen einer zusätzlichen rechtsventrikulären Hypertrophie bei Linksherzhypertrophie sind:

- Rechtstyp
- große R- und S-Amplituden über V_1 - V_4 (Katz-Wachtel-Phänomen)
- inkompletter und kompletter Rechtsschenkelblock
- R > Q in aVR
- negatives T und ST-Strecken-Senkungen in V_1 - V_3
- tiefe S-Zacken in $V_{5,6}$
- kleine R-Zacken in Ableitung I.

Zur biventrikulären Hypertrophie können verschiedene Grunderkrankungen wie das Cor pulmonale mit arterieller Hypertonie oder kombinierte Herzklappenfehler führen.

Für **Kinder** in verschiedenen Lebensaltern gelten folgende Kriterien:

- Direkte Zeichen der Links- und Rechtsherzhypertrophie
- Zeichen der rechtsventrikulären Hypertrophie und zusätzlich:
  - q-Zacke 0,2 mV tief oder mehr linkspräkordial
  - deutliche, aber nicht abnorme R-Zacke in V_6
  - T-Inversion linkspräkordial
- Direkte Zeichen der linksventrikulären Hypertrophie und zusätzlich:
  - R oder R' rechtspräkordial

Die Einschätzung der **Schweregrade der Herzmuskelhypertrophie** aus dem EKG kann anhand folgender Einteilung vorgenommen werden:

Grad	EKG-Kriterien
I	Zunahme der Amplituden
II	Hohe Amplituden und Verbreiterung des QRS-Komplexes
III	Hohe Amplituden, verbreiterte QRS-Komplexe und zusätzliche Kammerendteilveränderungen
IV	Hohe Amplituden, breite QRS-Komplexe, Kammerendteilveränderungen und Zeichen der Vorhofbelastung

Die Hypertrophiekriterien sind bei zusätzlichen Veränderungen des Kammerkomplexes wie kompletter Links- oder Rechtsschenkelblock oder WPW-Syndrom nicht sicher anwendbar.

Tab. 2.22: Kriterien der Linksherzhypertrophie nach Sokolow-Lyon

Standardableitungen
1. R I + S III ≥ 2,5 mV 2. ST I ≥ 0,5 mm gesenkt 3. T I flach, biphasisch oder negativ, besonders wenn es zusammen mit dem unter 2. genannten Kriterium und einer hohen R-Zacke vorkommt und 2. 4. T II und T III biphasisch oder invertiert bei gleichzeitigem Vorkommen einer hohen R-Zacke 5. T III > T I bei Linkstyp sowie einem hohen QRS-Komplex über Ableitung I und III.
Goldberger-Ableitungen
1. ST-Strecke > 0,05 mV in aVL oder aVF gesenkt 2. flache, biphasische oder invertierte T-Wellen mit einer R-Zacke ≥ 0,6 mV in aVF und I ist 3. R-Zacke in aVL > 1,0 mV 4. positive T-Welle in aVR
Brustwandableitungen
1. R-Zacke in V_5 oder V_6 > 2,6 mV 2. ST-Strecke über V_4–V_6 > 0,05 mV gesenkt 3. flache, biphasische oder invertierte T-Welle über V_4–V_6 mit einer normalen R-Zacke und einer kleineren S-Zacke + unter 2. genanntes Kriterium 4. Kammeraktivierungszeit über V_5 oder V_6 ≥ 0,06 s, besonders mit einer hohen R-Zacke 5. R/S in V_5:R/S in V_1 > 100 6. R V_5 + S V_1 > 3,5 mV, bei Kindern und Jugendlichen > 4,5 mV

Tab. 2.23: EKG-Kriterien der linksventrikulären Hypertrophie

Amplitudenkriterien
• R oder S in den peripheren Ableitungen > 2,0 mV, S V_1 oder V_2 > 3,0 mV • R V_6 ≥ 1,8 mV • Verhältnis R V_6 : R V_5 ≥ 1 • R_I + S_{III} ≥ 2,5 mV • T_{III} > T_I bei Linkstyp • T flach oder doppelgipflig mit R > 0,6 mV in aVF • R V_5 oder V_6 > 2,6 mV • R : S V_5 multipliziert mit R : S V_1 > 100 • R V_5 + S V_1 > 3,5 mV • R V_5 > 3,3 mV, R V_6 ≥ 2,6 mV
Diskordanzkriterien
• QRS/T-Diskordanz der Hauptvektoren in den peripheren Ableitungen • Positives T in aVR
St-Strecken-Senkungskriterien
• ST I ≥ 0,1 mV gesenkt • ST aVF ≥ 0,05 mV gesenkt
Verlängerung der QRS-Dauer
• QRS-Dauer > 0,09 s • OUP V_5 oder V_6 > 0,05 s
Drehung der elektrischen Herzachse
• überdrehter Linkstyp (α > –30 °) • Rechtsverschiebung der Übergangszone von R : S in den Brustwandableitungen
Vorhofbelastung
• P V_1 ≥ 0,1 mV terminal gesenkt mit einer Dauer von ≥ 0,04 s
Eine **sichere** linksventrikuläre Hypertrophie liegt dann vor, wenn drei der genannten Kriterien (je 1 aus 3 verschiedenen Gruppen) oder vier oder mehr aus der gleichen Gruppe nachweisbar sind.

2.13 Unspezifische EKG-Veränderungen

Unspezifische Veränderungen, die in erster Linie die ST-Strecke und die T-Welle betreffen, finden sich bei einer Vielzahl von Krankheiten oder pathologischen Abweichungen, wie entzündlichen Herzerkrankungen, Erkrankungen des zentralen Nervensystems, neurovegetativen Störungen, Medikamenteneinflüssen, Elektrolyt- und Stoffwechselstörungen. Ihre Interpretation ist nur im Zusammenhang mit der Klinik möglich.

2.13.1 Digitalis

Durch Digitalispräparate wird die Repolarisation beschleunigt. Ausdruck einer effektiven **therapeutischen Wirkung** sind eine QT-Verkürzung mit gleichzeitiger meist muldenförmiger ST-Strecken-Senkung und eine abgeflachte oder terminal negative T-Welle.

Als **toxische Wirkung** ist die ausgeprägte Verlangsamung der Erregungsleitung besonders im AV-Knoten anzusehen. In bezug auf die Erregungsbildung wirkt es negativ chronotrop, und bei Intoxikation können auch **ventrikuläre Ektopien,** besonders ein **Bigeminus**, hervorgerufen werden. Dem EKG kommt bei der Diagnostik der Digitalisüberdosierung eine bedeutende Rolle zu.

2.13.2 Chinidin

Durch Chinidingabe kann es in **therapeutischen Dosen** zu einer T-Wellen-Abflachung oder -Negativierung, Verlängerung des QT-Intervalls durch T-U-Verschmelzungen und ST-Strecken-Senkungen kommen.

In **toxischen Bereichen** sind AV-Überleitungsstörungen, Verbreiterungen des QRS-Komplexes, Kammerflimmern oder eine Asystolie zu erwarten.

2.13.3 β-Rezeptoren-Blocker

Bei Gabe von β-Rezeptoren-Blockern im **therapeutischen Bereich** ist eine Senkung der Herzfrequenz um 15–20 Schläge/min zu erwarten.

Als **toxische Wirkung**, meist nur im Zusammenhang mit suizidaler Absicht zu beobachten, ist eine Verlängerung der PQ-Zeit sowie in seltenen Fällen auch des QRS-Komplexes bis zum inkompletten oder kompletten trifaszikulären Block als Folge der Verzögerung der intraventrikulären Erregungsleitung zu sehen.

2.13.4 Ajmalin

Im **therapeutischen Bereich** mit Ajmalin kommt es zu einer geringen Senkung der Herzfrequenz. Im **toxischen Bereich** nimmt die PQ-Zeit und besonders die QRS-Dauer zu, so daß es im Einzelfall zum Auftreten von intraventrikulären Erregungsleitungsstörungen, meist eines kompletten Rechtsschenkelblocks, kommen kann. In dem Zusammenhang sind auch ST-Strecken-Senkungen zu beobachten. Darüber hinaus werden paranodale Erregungsleitungsbahnen wie beim WPW-Syndrom blockiert.

2.13.5 Phenothiazide

Bei etwa 50% der Patienten unter Phenothiazid-Therapie sind im **therapeutischen Bereich** EKG-Veränderungen wie ST-Strecken-Senkungen, T-Wellen-Abflachungen oder -Negativierungen, Verlängerung des QT-Intervalls sowie eine prominente U-Welle zu erwarten.

Wirkungen im **toxischen Bereich**, die auch hier meist nur als Suizidversuche in Erscheinung treten, sind eine Verlängerung des QT-Intervalls, AV-Blokkierungen und intraventrikuläre Erregungsleitungsstörungen sowie ventrikuläre Arrhythmien durch Reentry-Mechanismen.

2.13.6 Trizyklische Antidepressiva

Im **therapeutischen Bereich** findet man bis auf eine Beschleunigung der Herzfrequenz keine Veränderungen im EKG.

In **toxischen Bereichen** findet man den Phenothiaziden vergleichbare EKG-Veränderungen.

EKG-Veränderungen bei **metabolischen Störungen** s. Kap. 23.4.

2.14 Fehlerquellen des Elektrokardiogramms

Da gerätetechnische Probleme heute weniger im Vordergrund stehen, bleiben als Fehlerquellen (Abbildung 2.74 a – g):

- vertauschte Ableitungen an den Extremitäten (Lagetypänderungen, fehlortiger Erregungsursprung)
- vertauschte Brustwandelektroden (Amplitudensturz, z. B. falscher Verdacht auf Myokardinfarkt)
- zirkadiane Einflüsse (vegetativ bedingt, besonders Beeinflussung der P-Welle, der ST-Strecke und der T-Welle)
- postprandiale ST-T- sowie Lagetyp-Veränderungen
- pharmakologische Einflüsse (z. B. Kardiotonika, Antiarrhythmika, Psychopharmaka)
- Rauchen (Repolarisationsveränderungen)
- Muskelzittern durch Kälte, Tremor etc.
- starke Atemexkursionen
- Unruhe des Patienten.

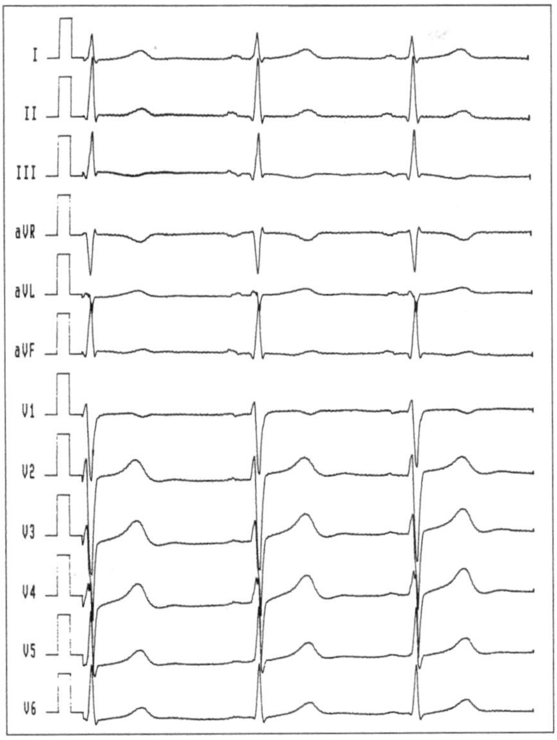

Abb. 2.74a: Normales EKG

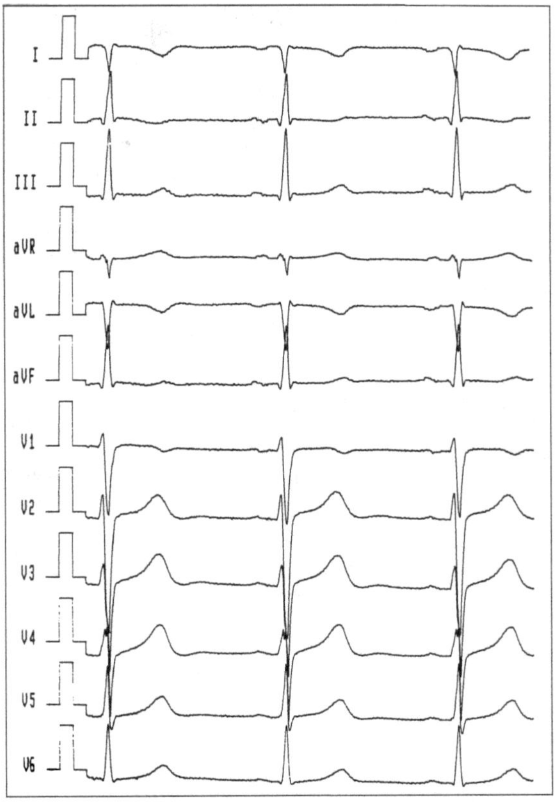

Abb. 2.74b: Vertauschte Elektroden zwischen rechtem und linkem Arm

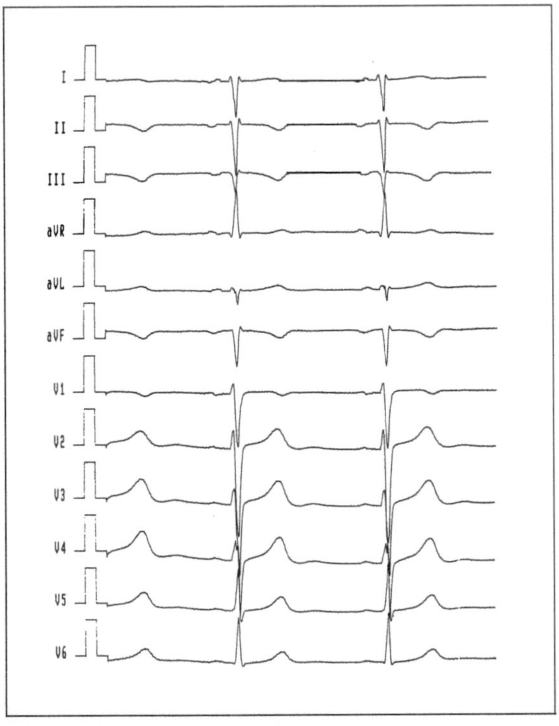

Abb. 2.74c: Vertauschte Elektroden zwischen rechtem Arm und rechtem Bein

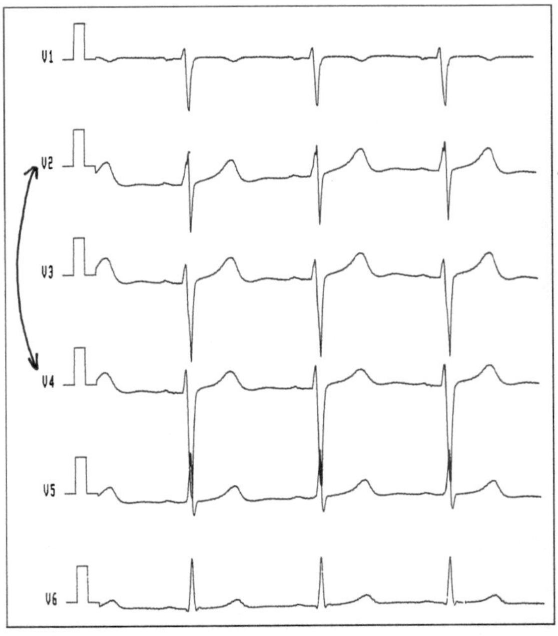

Abb. 2.74d: Vertauschte Elektroden V_2 und V_4

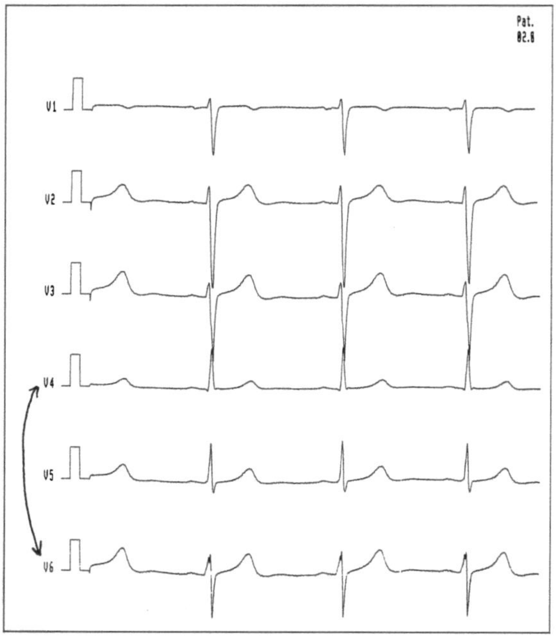

Abb. 2.74e: Vertauschte Elektroden V_4 und V_6

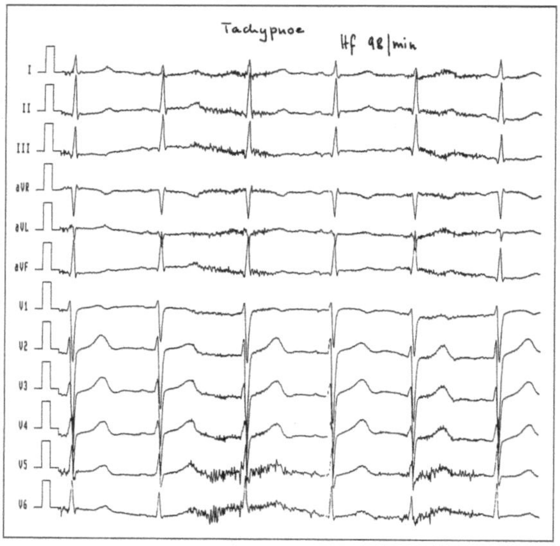

Abb. 2.74f: Herzfrequenzsteigerung und Artefakte durch Tachypnoe

2.15 Auswertung und Beurteilung des EKG

Eine Voraussetzung, Fehlinterpretationen zu vermeiden, ist eine systematische Auswertung des EKG. Dem auswertenden Arzt müssen darüber hinaus klinische Angaben zur Art der Herzerkrankung, Blutdruckwerte sowie die Einnahme von Medikamenten

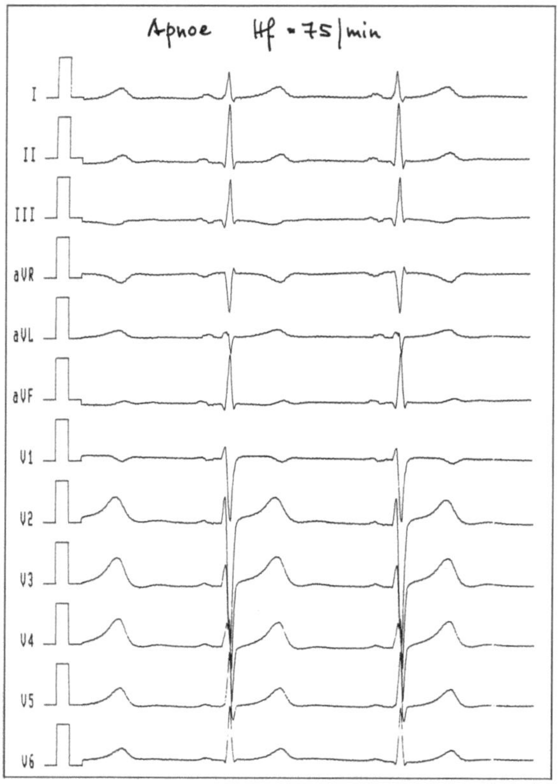

Abb. 2.74g: Herzfrequenzsenkung durch Apnoe

bekannt sein, ansonsten sind fehlerhafte Interpretationen möglich.

Die **Überprüfung der Aufnahmetechnik**, wie exakte Elektrodenlage, Höhe der Eichzacke, die bei der heutigen EKG-Gerätegeneration gelöst ist, steht dabei am Anfang der Auswertung.

Die **Herzfrequenzbestimmung** kann aus den R-R-Abständen mittels eines EKG-Lineals erfolgen oder durch Umrechnung der R-R-Abstände in Millimeter (Zentimeter), bezogen auf die Registriergeschwindigkeit nach der Formel:

$$\text{Frequenz} = \frac{60}{2\text{facher R-R-Abstand}} \times 100 \ (\text{/min})$$

ermittelt werden.

Diese einfache Art hat besonders für die Bestimmung der oberen und unteren Herzfrequenz bei absoluter Arrhythmie ihre Bedeutung.

Die Herzfrequenz wird heute bei der EKG-Schreibung automatisch ausgedruckt oder kann mittels EKA-Meter bestimmt werden.

Für eine exakte Interpretation des EKG ist es eine unbedingte Voraussetzung, daß der Arzt mit der Sensitivität und Spezifität der Methode genauestens vertraut sein muß, um vorhandene Abweichungen von der Norm einordnen zu können und sie nicht über- oder unterzubewerten.

Die **Auswertung** sollte nach folgendem Vorgehen erfolgen:

- Bestimmung des dominierenden Rhythmus,
- Schrittmacher-EKG
- Messung der Herzfrequenz
- Bestimmung des Herzlagetyps in den Extremitätenableitungen,
- Messung der P-, PQ-, QRS- und QT-Dauer,
- systematische Betrachtung der Morphologie der EKG-Kurve in den Extremitäten- und Brustwandableitungen,
- Bestimmung der R/S-Relation, des oberen Umschlagspunktes in den Brustwandableitungen über V_1 bzw. V_6
- Beurteilung der ST-Strecke (Senkungen, Hebungen)
- Beurteilung der T-Welle (Negativierung, Überhöhung, Abflachung)
- Beurteilung des Pharmakaeinflusses
- genaue Beschreibung auffälliger Kurvenabschnitte
- wenn möglich, Vergleich mit Vor-EKG
- Formulierung einer Gesamtbeurteilung.

In der **Gesamtbeurteilung** sollen dabei keine anatomisch-pathologischen Diagnosen, wie z. B. Myokarditis, gestellt werden, sondern die Beschreibung der pathologischen Befunde soll eine Einordnung in das klinische Bild erlauben.

Ein *Beispiel* dafür ist:

Sinusrhythmus um 75/min, Linkstyp, PQ 0,16, S-L-Index 4,5 mV. Amplitudenkriterien der Linksherzhypertrophie.

2.16 EKG-Oberflächenmapping

Unter Mapping versteht man ein Aufzeichnungsverfahren, bei dem durch das gleichzeitige Ableiten der Potentiale des kardioelektrischen Feldes über eine Vielzahl von Elektroden Aussagen über den Erregungsablauf gewonnen werden können.

Klinische Anwendung fanden hier das:

- sog. ST-Segment-Mapping
- Isopotentiallinienmapping.

Das Oberflächenmapping ist eine Methode zur Erfassung des elektromagnetischen Feldes des Herzens mittels einer Anordnung von 35–250 Elektroden. Die Auswertung erfolgt besonders als ST-Segment-Mapping und als Isopotentiallinien-Mapping.

Dieses Verfahren wird vor allem für die Quantifizierung des Ischämieareals und der Größe des Myokardinfarktes verwendet.

Wegen des hohen technischen Aufwands einerseits und des noch ungeklärten Aussagewertes andererseits ist das Oberflächenmapping nicht in der Praxis anwendbar.

2.17 Langzeit-EKG

Holter führte 1949 diese Methode der EKG-Registrierung ein, die 1957 von ihm wesentlich weiterentwickelt wurde. Dadurch besteht heute die Möglichkeit, das EKG über längere Zeiträume (bis zu 24 Stunden) unter normalen Lebensbedingungen zu registrieren. Dazu wird ein präkordiales Ableitungssystem, das mit einem tragbaren, batteriebetriebenen Gerät verbunden ist, verwendet. Die EKG-Signale werden auf ein Magnetband bzw. einen Festkörperspeicher übertragen. Die Auswertung erfolgt dann über spezielle Computerprogramme.

2.17.1 Indikationen des Langzeit-EKG

Die Ableitung des Langzeit-EKG ist gegeben bei:

- **Diagnostik der Herzrhythmusstörungen** (qualitativ, quantitativ)
  - Erregungsbildungsstörungen
  - Erregungsleitungsstörungen, z.B. SA-Block, AV-Block, intraventrikuläre Erregungsleitungsstörungen
- **Zuordnung klinischer Symptome** (Synkopen, Schwindelanfälle, Herzrasen, Angina pectoris)
- **Diagnostik der myokardialen Ischämie** (stumme Ischämie, Prinzmetal-Angina)
- **Ersatz des Belastungs-EKG** nach Beinamputation, bei neurologischen Erkrankungen, Claudicatio intermittens, Arthrosen etc.
- **Effektivitätsbeurteilung der antiarrhythmischen Therapie**
- **Beurteilung der Herzschrittmacherfunktion**
- **Beurteilung der Prognose** bei Patienten mit symptomatischer IHK, Postinfarktzustand, Kardiomyopathie, asymptomatischer IHK und mehreren Risikofaktoren.

2.17.2 Anlegen des Langzeit-EKG-Aufnahmegerätes

Für die Registrierung des Langzeit-EKG werden gewöhnlich zwei bipolare Ableitungen und eine Erdelektrode angelegt.

Für die **Herzrhythmusanalyse** sind die beiden **Ableitungen V_2 und V_5** nach Wilson, für die **ST-Segment-Analyse** die **Ableitungen CM_5 und CC_5** zu verwenden.

Bei CM_5 wird die positive Elektrode über der 5. Rippe links in der Medioklavikularlinie plaziert, die negative Elektrode über dem Manubrium sterni.

Bei CC_5 wird die negative Elektrode über der 5. Rippe rechts in der vorderen Axillarlinie, die positive über der 5. Rippe links angebracht.

Die **Ableitpunkte** über den knöchernen Strukturen haben den Vorteil, daß Muskelartefakte verhindert werden. Bei starker Behaarung ist evtl. auch eine

Rasur in Größe der Elektroden erforderlich. Sind die Ableitpunkte festgelegt, wird der Langzeitrekorder üblicherweise mit einem Gürtel oder Tragegurt am Patienten befestigt. Durch die Verwendung von Klebeelektroden mit exzentrischem Druckknopf wird der Zug auf die EKG-Kabel verringert, und es sind weniger Artefakte nachweisbar.

Nach dem Anschließen erfolgen der Start des Aufnahmegerätes unter Überprüfung der optimalen Ableitpunkte und der Ausdruck des Patientenprotokolls. Damit ist das System für die Aufnahme bereit (Abbildung 2.75).

Je sorgfältiger diese Vorbereitung sind, um so einfacher und exakter ist die spätere Auswertung. In diesem Zusammenhang ist es bei Auftragsleistungen unbedingt erforderlich, dem auswertenden Arzt bekannte EKG-Abweichungen wie Schenkelblockierungen, Vorhofflimmern u. ä. mitzuteilen.

Es ist eine adäquate Aufklärung des Patienten erforderlich, um eine gute Zusammenarbeit zu gewährleisten und das tragbare Gerät nicht durch Unkenntnis zu beschädigen.

In dem **Protokoll** werden durch den Patienten Ereignisse, Belastungen, Symptome sowie die Zeit der Medikamenteneinnahme während der Aufnahmezeit eingetragen. Dieses Protokoll gibt wesentliche Zusatzinformationen zur Bewertung der EKG-Veränderungen.

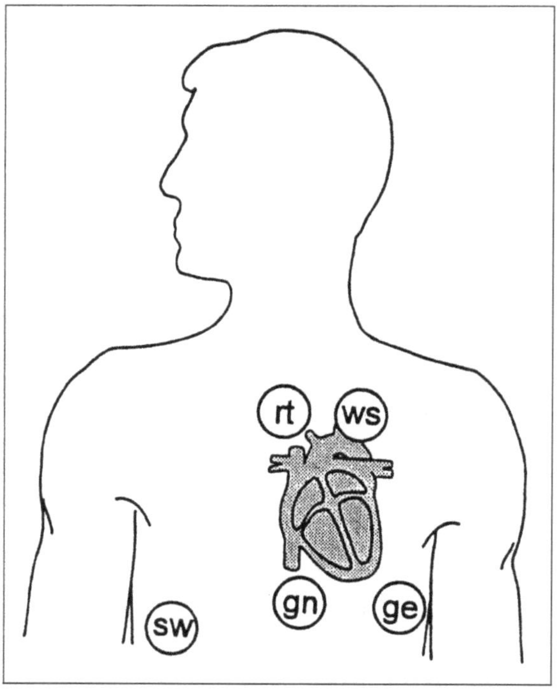

Abb. 2.75: Elektrodenlage zur Langzeit-EKG-Aufzeichnung. Elektrodenlage: Ableitung A rot (rt)- 2. ICR rechts, gelb (ge) – V5/V6 in der VAL links im 5. ICR, Ableitung B weiß (ws) – 2. ICR links, grün (gn) – V3/V4 in der MCL links im 5. ICR, Masse schwarz (sw) an jeder beliebigen Körperstelle

2.17.3 Dauer der Aufzeichnung

Die Herzrhythmusstörungen haben eine hohe Spontanvariabilität und unterliegen einem Tag-Nacht-Rhythmus. Je länger die Aufnahmezeit, um so größer die Chance, Herzrhythmusstörungen zu erfassen.

Nach der EBM-Regelung darf eine Langzeit-EKG-Aufzeichnung nicht weniger als 18 Stunden betragen. Die heute verwendeten Gerätesysteme erlauben im allgemeinen eine 24-Stunden-Registrierung. Die große Variabilität ventrikulärer und paroxysmaler supraventrikulärer tachykarder sowie bradykarder Herzrhythmusstörungen zeigt, daß eine längere als die genannte Aufzeichnungsdauer sowie Wiederholungen gerechtfertigt sind. Nur wenn der Patient trotz wiederholt negativem Befund weiterhin Beschwerden, wie synkopale Anfälle u. ä. angibt, ist eine elektrophysiologische Untersuchung zur Klärung der Herzrhythmusstörung anzustreben.

2.17.4 Bewertungsmodus des Langzeit-EKG

- Beschreibung des Grundrhythmus, der Tages- und Nachtfrequenz
- Beschreibung der Herzrhythmusstörungen
- Beschreibung der Beziehung zwischen den vom Patienten angegebenen Beschwerden und dem EKG-Verlauf
- Bewertung der Therapieeffektivität bei Herzrhythmusstörungen
- Bewertung der Ischämie-Reaktionen im EKG in Beziehung zur körperlichen Aktivität und Angina pectoris
- Schlußfolgerungen (klinisch relevante Herzrhythmusstörungen ja/nein)

Tabelle 2.24 zeigt die Wertigkeit des Langzeit-EKG im Vergleich zum Belastungs-EKG.

Neben der qualitativen und quantitativen Arrhythmie-Diagnostik bietet das Langzeit-EKG die Möglichkeit, den Therapieerfolg von Herzrhythmusstörungen zu beurteilen.

Durch die Analyse der ST-Strecken-Veränderungen (Senkungen oder Hebungen) ist ein wesentlicher Beitrag zur **Erfassung der myokardialen Ischämie** gegeben (Abbildung 2.76). Hierbei können folgende Aspekte geklärt werden:

- Erfassung von Episoden der stummen Ischämie
- Erfassung der EKG-Veränderungen im Zusammenhang mit einer Angina pectoris bei der alltäglichen Belastung
- Ausschluß von ischämiebedingten pektanginösen Beschwerden, die vom Patienten empfunden werden, aber kein Korrelat im EKG haben.

Tab. 2.24: Wertigkeit des Langzeit-EKG im Vergleich zum Belastungs-EKG

Fragestellung	Langzeit-EKG	Belastungs-EKG
Herzrhythmusstörung	+ + +	+
Myokardiale Ischämie	+	+ + +
Beurteilung der Symptome Angina pectoris Synkopen, Schwindelanfälle, Herzrasen	 (+) + + +	 + + + (+)
Beurteilung der Therapieeffektivität	+ +	+ +
Komplikationen	–	+
Beide Methoden sind als Ergänzung und nicht als Alternative anzusehen!		

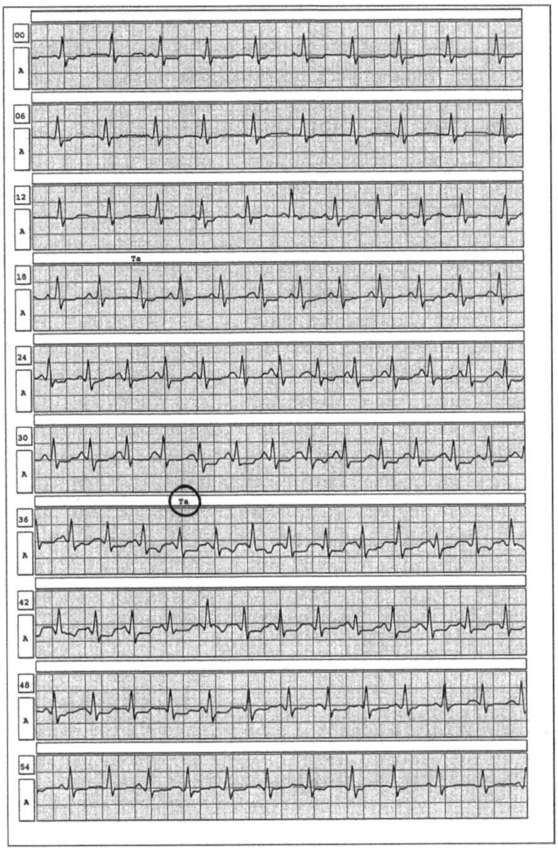

Abb. 2.76: Langzeit-EKG-Beispiel für eine tachykardieinduzierte horizontale ST-Strecken-Senkung

Das konventionelle Langzeit-EKG oder die **Telemetrie** ist eine wesentliche Methode zur Verifizierung von Arrhythmien mit oder ohne ST-Veränderungen, was ein wichtiger prognostischer Hinweis für KHK-Patienten ist. Deshalb ist es empfehlenswert, vor dem Beginn von Koronarsport-Programmen u.a. ein Langzeit-EKG durchzuführen.

Vollständigkeitshalber soll die gemeinsame Klassifikation der **Indikationen für das Langzeit-EKG** (LZE) zur Erfassung von Risiken kardialer Ereignisses bei Arrhythmie-Patienten mit und ohne Symptome durch des **American College of Cardiology** und der **American Heart Association** (1989) erwähnt werden.

Allgemein akzeptierte Indikation zum LZE (Klasse I)

- Patienten mit idiopathischer hypertropher Kardiomyopathie mit und ohne Symptome
- Postinfarktpatienten mit linksventrikulärer Funktionsstörung

Häufig durchgeführt, aber nicht allgemein akzeptierte Indikation zum LZE (Klasse II)

- Bei Patienten mit bekannter stabiler Angina pectoris, nach aorto-koronarem Bypass oder PTCA mit Zeichen einer myokardialen Dysfunktion oder Arrhythmien
- Bei Patienten mit WPW-Syndrom
- Bei Patienten mit langem QT-Syndrom
- Bei Patienten mit bedeutsamer Aortenklappenerkrankung und Symptomen, die für Arrhythmien sprechen
- Bei Patienten mit dilatativer Kardiomyopathie und Symptomen, die für Arrhythmien sprechen

Keine Indikation zum LZE (Klasse III)

- Bei Patienten mit bekannter stabiler Angina pectoris ohne Zeichen einer myokardialen Dysfunktion oder Arrhythmien
- Bei Patienten mit asymptomatischem Mitralklappenprolaps
- Bei asymptomatischen Personen ohne bekannte Herzerkrankung vor Aufnahme eines Trainingsprogramms
- Bei asymptomatischen Personen zur Abschätzung des potentiellen Arrhythmierisikos, das aus beruflichen Gründen zur Gefährdung anderer führen kann.

2.18 Computergestützte Auswertung des Routine-EKG

Der Einsatz des Computers für eine diffizile Analyse des Elektrokardiogramms ist heute noch begrenzt. Die bisher vorhandenen Computerprogramme sind für die Auswertung **normaler EKG** einsetzbar und darüber hinaus in der Lage, eine exakte Analyse der EKG-Anteile hinsichtlich Dauer, Amplituden, Abweichungen von der Isoelektrischen sowie zur Herzfrequenz zu geben. Diese Erfassung der Meßdaten ist eine zeitsparende Hilfe für den auswertenden Arzt. Eine Begrenzung tritt aber bereits bei der Diagnostik der Herzrhythmusstörungen auf.

Den Programmen mangelt es an einer ausreichenden Sensitivität, Genauigkeit und Wiederholbarkeit. Oft ist die Stellung einer EKG-Diagnose eingeschränkt, und der Computer kann sich hierbei mehr als Hindernis denn als Hilfe herausstellen. Bei einer Vielzahl von EKG-Befunden ist es deshalb erforderlich, eine Kontrolle durch in der EKG-Auswertung Erfahrene vorzunehmen. Die Feinheiten der EKG-Beurteilung bleiben nach wie vor dem erfahrenen Elektrokardiographiker vorbehalten. Nicht alle EKG-Veränderungen können oder sollen programmiert werden, da solche Programme zu umfangreich, komplex, schwierig oder aufwendig zu entwickeln sind.

2.19 Telefonelektrokardiogramm

Die telefonische Übermittlung des Elektrokardiogramms wurde erstmals um 1906 von Einthoven vorgenommen. Dieses diagnostische Verfahren ist in den USA, Frankreich, Mexiko, Israel und der Schweiz seit einigen Jahren etabliert und steht seit 1995 in beschränktem Ausmaß auch in Deutschland zur Verfügung. Erste systematische Erfahrungen dazu wurden seit 1993 im Akutkrankenhaus in Remscheid (Löllgen et al. 1996) gesammelt.

Von diesem System profitieren in erster Linie Patienten mit Herzrhythmusstörungen, koronarer Herzkrankheit mit und ohne Postinfarktzustand und nach Herzoperationen.

Durch das Anlegen eines speziellen EKG-Gerätes ist der Patient an jedem möglich Ort durch einen Anruf in der Lage, beim Auftreten von Herzrhythmusstörungen oder anderen Herzbeschwerden sein Elektrokardiogramm an das Überwachungszentrum zu übertragen. Dies setzt jedoch voraus, daß sich der Patient oder die Pflegepersonen gezielt mit der Problematik vertraut machten. Dort wird die neue Aufzeichnung direkt in einen Rechner eingespielt, durch den diensthabenden Facharzt beurteilt und ggf. mit dem Vor-EKG verglichen.

Die **Vorteile** dieser Methode sind:

- Verkürzung der Entscheidungszeit des Patienten, den Arzt zu rufen
- im Einzelfall kann wertvolle Zeit für eine Notfallversorgung gespart werden
- Vermeidung unnötiger, kostenaufwendiger Arztbesuche und stationärer Aufnahmen
- erhöht das Sicherheitsgefühl beim Patienten
- Diagnostik bisher nicht erfaßter Herzrhythmusstörungen.

Die Probleme scheinen heute noch vor allem in organisatorischen und finanziellen Bereichen zu liegen.

2.20 Belastungselektrokardiographie

Das Belastungselektrokardiogramm ist eine der wichtigsten nicht-invasiven Untersuchungsmethoden für die Diagnostik einer latenten Koronarinsuffizienz. Darüber hinaus hat sie eine große Bedeutung für die Beurteilung des Krankheitsverlaufes, der Therapieeffektivität und der Prognose. Das Belastungs-EKG ist auch nach Empfehlungen der American Heart Association (Pina et al. 1995) der **nächste nicht-invasive Schritt** nach der Anamnese, klinischen Untersuchung und Ruhe-EKG in der Diagnostik der ischämischen Herzkrankheit.

Die diagnostische Wertigkeit des konventionellen Ruhe-EKG hinsichtlich der Erfassung der myokardialen Ischämie, ausgenommen akute Myokardinfarkte und Postinfarktzustände, ist deutlich eingeschränkt. Patienten mit Koronarer Herzkrankheit zeigen dann EKG-Veränderungen, wenn unter der Belastung die Koronarreserve nicht mehr ausreicht, den myokardialen Sauerstoffverbrauch zu decken.

Das Belastungselektrokardiogramm korreliert in ca. 85% mit den Veränderungen im Koronarangiogramm im Vergleich zum Ruhe-EKG mit ca. 50%. Die Sensitivität liegt für Männer bei 50 - 80%, die Spezifität bei 80 - 95% (Task Force ESC 1997). Es ist zu einer wertvollen kardiologischen Untersuchungsmethode bei der Diagnostik der ischämischen Herzkrankheit geworden.

2.20.1 Indikationen

- Verifizierung der Angina pectoris
- Verlaufsbeurteilung der myokardialen Ischämie
- Abklärung unspezifischer Veränderungen im Ruhe-EKG, wie isolierte T-Wellen-Veränderungen
- asymptomatische Patienten mit Risikofaktoren der ischämischen Herzkrankheit
- Beurteilung der linksventrikulären Funktion nach Myokardinfarkt, nach Herzoperationen
- prognostische Aussage bei Patienten nach Myokardinfarkt
- Beurteilung der kardiovaskulären Leistungsfähigkeit bei arterieller Hypertonie, bei Lungenerkrankungen, zur Eingliederung in Trainingsprogramme bei Rehabilitation, zur Beurteilung der Berufstauglichkeit, z. B. Feuerwehr, Taucher, Piloten

- Objektivierung des Therapieeffektes nach medikamentöser oder chirurgischer Therapie der verschiedenen Herzkrankheiten
- Nachweis belastungsabhängiger Herzrhythmusstörungen, z. B. ventrikuläre Extrasystolie
- Nachweis einer chronotropen Inkompetenz, z.B. bei Sinusknotenkrankheit
- Bestimmung von Stoffwechselparametern und Säure-Basen-Status zur qualitativen und quantitativen Beurteilung des kardiopulmonalen Systems

2.20.2 Kontraindikationen

- Absolute Kontraindikationen
  - frischer Myokardinfarkt oder Infarktverdacht
  - instabile Angina pectoris
  - Herzinsuffizienz in Ruhe mit einer Herzfrequenz > 100/min
  - schlechter Allgemeinzustand
  - arterielle Hypertonie (systolisch > 200 mmHg und/oder diastolisch > 120 mmHg)
  - schwerere pulmonale Hypertonie (Mitteldruck in der A. pulmonalis > 30 mmHg)
  - respiratorische Globalinsuffizienz
  - Herzrhythmusstörungen, wie gehäufte ventrikuläre Extrasystolen, Couplets, Tachykardien, AV-Blockierungen II. Grades (Mobitz-Typ) und III. Grades, außer angeborener AV-Block III. Grades
  - akute Endokarditis, Myokarditis, Perikarditis
  - jeder andere fieberhafte Zustand
  - akute Phlebothrombose
  - akute thrombembolische Erkrankungen im großen oder kleinen Kreislauf
  - Herzwandaneurysma
  - Aneurysma der Aorta unterschiedlicher Lokalisation
  - valvuläre und subvalvuläre Aortenstenose mit einem Druckgradienten von > 40 mmHg und symptomatische Patienten
- Relative Kontraindikationen
  - Ausgeprägte Herzvergrößerung
  - nicht kompensierte Stoffwechselerkrankungen (z. B. Diabetes mellitus, Thyreotoxikose, Myxödem)
  - leichte valvuläre und subvalvuläre Aortenstenose mit einem Druckgradienten von < 40 mmHg.

2.20.3 Durchführung

Valentin et al. (1976) stellten folgende modifizierte **Richtlinien für die ergometrische Belastung** zusammen:

1. Vorbereitung des Probanden oder Patienten

- Information über Sinn, Ablauf und eventuelle Risiken des Belastungstests
- keine wesentlichen Anstrengungen am Untersuchungstag
- leichte und zweckmäßige Bekleidung
- Aufnahme nur leichter Speisen, Vermeidung von Stimulanzien wie Kaffee, Tee, Nikotin, Alkohol
- am Untersuchungstag möglichst keine Medikamente, sonst genaue Angabe über bisherige Medikation (Digitalis), bei Kontrolluntersuchung gleiche Therapie.

2. Umgebungsbedingungen

- Raumtemperatur 18–24 °C
- relative Luftfeuchtigkeit nicht über 60–70%
- ruhiger Untersuchungsraum, Vermeidung unnötigen Lärms.

3. Untersuchungszeitpunkt

- möglichst morgens
- bei Kontrolluntersuchung zur gleichen Tageszeit.

4. Anforderungen an das Personal

- Anwesenheit oder unmittelbare Nähe mit sofortiger Erreichbarkeit eines Arztes
- funktionstüchtige Ausrüstung zur Reanimation mit Defibrillator, temporärer Schrittmachersonde, Intubationsbesteck, Sauerstoff, Notfallmedikamente
- geübtes Personal

5. Erforderliche Angaben im Untersuchungsprotokoll

- Datum und Tageszeit
- Belastungsform, -höhe und -dauer
- Alter, Größe, Gewicht des Probanden oder Patienten
- Körperposition, Drehzahl bzw. Laufbandgeschwindigkeit und Steigungswinkel
- Beurteilung der Mitarbeit, Ermüdungserscheinungen oder Beschwerden des Patienten.

Um **Steady-state-Bedingungen** und damit eine Leistungsprüfung zu erreichen, erfolgt die Steigerung in jeder 5. oder 6. Minute (s. S. 95).

Am Beginn einer körperlichen Belastung steigt die O_2-Aufnahme exponentiell und erreicht bei gleichbleibender Belastung einen fast konstanten Wert.

Der **orientierende Belastungstest**, wie er als Test in der Frühmobilisation nach Myokardinfarkt in der Regel zwischen dem 14. und 21. Tag nach dem Infarkt durchgeführt wird, beginnt mit 25 W und wird nur mit jeweils 5 Minuten Dauer bis auf 50 W gesteigert. Die EKG- und Blutdrucküberwachung erfolgt hier jede Minute. Die Herzfrequenz soll 120/min nicht übersteigen. Im Gegensatz zum Belastungs-EKG wird die medikamentöse Therapie belassen. Es ist jedoch vor der Durchführung dieses orientierenden Belastungstests individuell abzuschätzen, wie das Risiko-Nutzen-Verhältnis ist.

2.20.4 Komplikationen

Unter Berücksichtigung der Kontraindikationen ist das Belastungs-EKG eine risikoarme und den Patienten relativ wenig gefährdende Methode.

Rochmis et al. (1971) haben von 170000 Untersuchungen aus 73 Zentren 16 Todesfälle (1/10000) gefunden. Acht Jahre später veröffentlichten Scherer et al. (1979) die Ergebnisse von 712 285 Belastungsuntersuchungen. Dabei traten 96 vital bedrohliche Komplikationen auf, wovon 52 durch eine Defibrillation behandelt werden konnten. Insgesamt wurden 17 Todesfälle (1/52000) berichtet. 1984 hat die Zahl der tödlichen Komplikationen sogar auf 1/644000 abgenommen (Wendt et al. 1984).

Wir haben über 10 000 Belastungsuntersuchungen durchgeführt und keine ernsthaften Komplikationen beobachtet (Parsi et al. 1977). Man kann davon ausgehen, daß die Reduktion der Komplikationen auf eine größere Erfahrung, sorgfältigere Indikationen, sachkundigere Überwachung, strenge Beachtung der Abbruchkriterien etc. zurückzuführen ist. Im allgemeinen wird **Kammerflimmern** mit einer Inzidenz von 6,1/100000 und das **Lungenödem** mit 1,4/100000 angegeben.

2.20.5 Abbruchkriterien

Die Belastung muß abgebrochen werden, wenn folgende Symptome auftreten:

1. **EKG-Veränderungen**
   - horizontale oder deszendierende ST-Strecken-Senkungen ≥ 0,2 mV
   - Herzrhythmusstörungen (gehäufte, salvenartige oder polytope Extrasystolen)
   - Erregungsleitungsstörungen (AV-Blockierungen, Schenkelblockierungen).
2. **Blutdruckveränderungen**
   - Blutdruckanstieg systolisch > 220 mmHg oder diastolisch > 120 mmHg
   - abnormer Blutdruckabfall über 20% bei gleichbleibender Belastung oder mangelnder Anstieg (< 20–30 mmHg) bei steigender Belastung
3. **Herzfrequenzänderungen**
   Herzfrequenzerhöhung über die submaximale Herzfrequenz, mangelnder Anstieg der Herzfrequenz bei steigender Belastung.
4. **Auftreten eines typischen Angina-pectoris-Syndroms**
5. **Erschöpfung des Patienten**
   Dyspnoe, muskuläre Erschöpfung infolge Trainingsmangels, starker Schweißausbruch, zunehmender Kopfschmerz, Schwindelgefühl.
6. **Claudicatio intermittens.**

Die Belastung sollte nicht über die altersabhängige Ausbelastungsfrequenz, bei Patienten mit KHK nicht über die **submaximale Herzfrequenz**, gesteigert werden.

Prinzipiell sind bei Belastungsprüfungen
- psychische Einflüsse
- Motivationen
- vorangehende Belastungsuntersuchungen
- Raumtemperatur
- Tageszeit
- Medikamente
- Nahrungsaufnahme

usw. zu berücksichtigen.

2.20.6 Methoden der Belastung

Für den Nachweis einer eingeschränkten Koronarreserve gibt es verschiedene Provokationstests. Sie beruhen auf zwei Prinzipien:
1. Steigerung des Sauerstoffverbrauchs (körperliche, medikamentöse Belastung),
2. Verminderung des Sauerstoffangebots (Vorhofstimulation, medikamentöse Belastung).

Diese Methoden haben ihre Vor- und Nachteile und ihre speziellen Indikationsgebiete.

➤ Körperliche Belastung

Die älteste und gebräuchlichste Belastungsart ist die körperliche Belastung, die in verschiedenen Formen durchgeführt wird.

■ Kniebeugetest

Er wird angewandt, wenn aus technischen Gründen keine anderen dosierten Belastungsformen möglich sind. In der Regel werden 10, 20 oder 30 Kniebeugen gemacht und anschließend das EKG registriert. Die Leistung hängt wesentlich vom Körpergewicht und von der Kniebeugetechnik ab. Diese Art der Belastung ist unphysiologisch und bereitet besonders älteren Patienten erhebliche Schwierigkeiten. Eine annähernde Bestimmung der Leistung in Watt ist durch Umrechnung (1 kpm/s = 6,12 Watt) zwar gegeben, eine standardisierte stufenweise Belastung bis zur submaximalen altersentsprechenden Herzfrequenz mit gleichzeitiger EKG-Registrierung oder Kontrolle auf dem Monitor jedoch nicht möglich. Die mit dieser Methode erzielten Ergebnisse sind deshalb schlecht reproduzierbar und kaum miteinander vergleichbar. Aus den dargelegten Gründen sollte er für diese Fragestellung nicht angewendet werden.

Master-Test

Dieser von Master entwickelte Test war der erste Versuch, die Belastung zu standardisieren. Der Patient steigt zwei Stufen, die eine genormte Höhe von 9 inches (= 23 cm) haben, und geht auf der anderen Seite der Treppe wieder hinunter. Nach einer Drehung um 180° wird der gesamte Vorgang wiederholt.

Die in 1,5 min (einfacher Master-Test) oder 3 min (doppelter Master-Test) zu steigende Stufenzahl wird entsprechend dem Alter, Geschlecht und Gewicht des Probanden variiert. Die durchschnittliche Belastungsintensität beträgt umgerechnet etwa 81 Watt.

Auch nach unseren Untersuchungen korrelieren die mit dem Master-Test gewonnenen Ergebnisse nur zu 65% mit dem Koronarangiogramm, während bei 21% der Test falsch-negativ ist. Dieser hohe Prozentsatz an falsch negativen Untersuchungsergebnissen schränkt die diagnostische Aussagekraft des Master-Tests stark ein und gehört heute mehr zur Geschichte der Belastungselektrokardiographie.

Harvard-Step-Test

Dieser Test ist ein Einstufentest (Höhe 50,8 cm). Der Proband muß 5 min lang auf- und absteigen, wobei der Rhythmus mit 30mal je Minute vorgegeben ist. Methodisch ist dieser Test leicht realisierbar. Er hat aber auch alle dem Master-Test eigenen Nachteile.

Fahrradergometrie

Die beste Methode der individuellen Belastung ist die Fahrradergometrie, die sich als Standardmethode durchgesetzt hat.

Vorteile

Die Fahrradergometrie besitzt gegenüber allen anderen Belastungsformen folgende Vorteile:

- Eine genaue Austestung derjenigen Belastungsintensität, unter der es zu ischämischen EKG-Veränderungen kommt, ist leicht möglich. Sie ist ein semiquantitatives Verfahren, Mangeldurchblutung des Myokards in Abhängigkeit von therapeutischen Maßnahmen individuell zu objektivieren und reproduzieren.
- Während der Untersuchung im Sitzen oder Liegen kann ohne zusätzlichen methodischen Aufwand ein EKG registriert werden.
- Während der Belastung kann das EKG kontinuierlich über einen Monitor beobachtet werden, wodurch ein rechtzeitiges Erkennen von Herzrhythmusstörungen und ST-Strecken-Senkungen gegeben ist.
- Beobachtung und Aufzeichnung transitorischer EKG- Veränderungen sind gegeben,
- Die einzelnen Belastungsstufen können über einen diagnostisch notwendigen Zeitraum aufrechterhalten werden.

Bei der **Wahl der Belastungsdauer** sollte man von der jeweiligen Zielstellung der Untersuchung ausgehen.

Nachteile

Die Nachteile der Fahrradergometrie bestehen in

- erschwerter Interpretation der EKG-Kurve durch Muskelzittern und Null-Linienschwankung
- Ergebnis hängt vom Leistungswillen, Trainingszustand u. a. des Untersuchten ab
- nicht durchführbar bei Körperbehinderung
- relativ großer technischer Aufwand.

Ableitungssysteme bei der Belastungselektrokardiographie

Es wurden verschiedene Versuche unternommen, um durch eine bestimmte Auswahl der Abnahmestellen eine optimale Information über das elektromagnetische Feld des Herzens zu erhalten.

Die Anzahl der verwendeten Ableitungen reicht von nur einer bis zu zwölf. Daneben gibt es noch verschiedene Modifikationen der Brustwandableitungen.

Als Ableitungssystem ist die Kombination I, II, III nach Einthoven und V_2, V_4 und V_5 nach Wilson am günstigsten und ausreichend, obwohl nicht alle Geräte diese Kombinationsschaltung ermöglichen. Um von Muskelpotentialen störungsfreie Ableitungen zu erzielen, sollten die Beinelektroden am Rücken befestigt werden.

In V_5 tritt die ischämische ST-Strecken-Senkung häufig früher auf als in V_4 oder V_6. Nach Blackburn et al. (1966) sind 89% aller Informationen des konventionellen Belastungs-EKG mit der Ableitung V_5 erfaßbar, nach unseren Erfahrungen sogar 97%. Neben den genannten Ableitungen wird eine bipolare Brustwandableitung (C_{V5} oder V_5 - V_{r5}) mit hoher Aussagekraft verwendet. Durch die zusätzliche Anlage der rechtspräcordialen Ableitungen V_{r3}, V_{r4}, V_{r5} konnte die Sensitivität des Belastungs-EKG für die Erkennung von Myokardischämien bedingt durch Koronararterienstenosen an der rechten Koronararterie und dem R. circumflexus deutlich erhöht werden (Michaelides et al. 1999).

Voraussetzungen und Durchführung

Es ist zwischen einer **Leistungsprüfung** mit Untersuchung der Hämodynamik und des Metabolismus unter Steady-state-Bedingungen und der **Provokation** einer in Ruhe latenten Koronarinsuffizienz aus rein diagnostischen Gründen zu unterscheiden. Für eine Provokation sind Steady-state-Bedingungen und eine maximale ergometrische Belastung nicht erforderlich, da solche Untersuchungen bei Patienten mit einer ischämischen Herzkrankheit mit einem erhöhten Risiko verbunden sind.

Für die **Herzfunktionsbeurteilung** und zum Erreichen eines relativen steady state wird die „Ergostase“

benutzt. Ergostase bedeutet, daß bei einer konstanten Belastungsdauer von 6 Minuten/Stufe die Pulsfrequenz von der 4. bis zur 6. Minute um weniger als 8 Schläge ansteigt. Die unter maximaler Ergostasebedingung geleistete Wattstufe wird als „**maximale Ergostase**" bezeichnet.

Je nachdem, welche Fragestellung mit der Durchführung des Belastungs-EKG verbunden ist, sollte die medikamentöse Therapie abgesetzt bzw. belassen werden, da die Pharmaka das EKG beeinflussen.

Wird ein **Provokationstest** zur Aufdeckung einer myokardialen Ischämie durchgeführt, sind die **Pharmaka** unter Beachtung ihrer durchschnittlichen **Abklingquote** abzusetzen, die für

• Kurzzeitnitrate, wie Nitroglycerin	1 Stunde
• Langzeitnitrate	6 Stunden
• β-Rezeptoren-Blocker	bis 8 Stunden
• Calciumantagonisten	6–24 Stunden
• Molsidomin	6–8 Stunden
• ACE-Hemmer	6–24 Stunden
• Digitalis	Digoxin 14 Tage, Digitoxin 21 Tage

beträgt.

Außerdem soll auf die Einnahme **anderer Pharmaka** wie Chinidin, Phenothiazide und Barbiturate geachtet werden, da diese Medikamente das EKG ebenfalls beeinflussen und somit zu einer Fehlinterpretation beitragen. Ebenfalls sollen **Genußmittel** wie Coffein, Alkohol und Rauchen vor der Untersuchung vermieden werden.

Bei Frauen sollte unmittelbar **prämenstruell** und während der **Menstruation** die Belastungsuntersuchung nicht durchgeführt werden, da die Herzfrequenz erhöht ist und Veränderungen der Repolarisationsphase auftreten können.

Soll hingegen eine **Leistungsprüfung** wie bei Postinfarktpatienten oder eine Beurteilung der Therapieeffektivität wie bei Patienten mit arterieller Hypertonie durchgeführt werden, so kann die medikamentöse Therapie belassen werden.

Was die Belastung unter **Digitalistherapie** anbelangt, so sollte man davon ausgehen, daß auch unter Digitalis das Auftreten einer horizontalen oder deszendierenden ST-Strecken-Senkungen von >0,2 mV als pathologisch angesehen werden kann. Ist trotz einer adäquaten Belastung keine weitere ST-Strekken-Senkung vorhanden, so liegt kein pathologisches Ergebnis vor.

Was die Belastungsuntersuchung unter Belassung anderer Medikamente anbelangt, so ist dann mit folgenden EKG-Veränderungen zu rechnen:

Medikament	**EKG-Veränderung**
Diuretika, Laxantien	• T-Wellen-Negativierung, • ST-Strecken-Senkungen, • ventrikuläre Extrasystolie, • AV-Überleitungsstörungen (ausgelöst durch Hypokaliämie)
trizyklische Antidepressiva	• T-Wellen-Negativierung, • ST-Strecken-Senkungen, • ST-Elevation
Antiarrhythmika	• ST-Strecken-Senkungen, • T-Wellen-Negativierung

Alle Belastungsuntersuchungen setzen voraus, daß sie von einem Arzt, der mit der Belastungsuntersuchung und der Reanimation einschließlich Intubation vertraut ist, durchgeführt werden. Dementsprechend muß der Notfallkoffer einschließlich Intubationsbesteck und Defibrillator bereitgestellt sein.

Es ist selbstverständlich, daß ein Belastungs-EKG nur nach **Aufklärung des Patienten** und klinischer Untersuchung unter Beachtung der Kontraindikationen durchgeführt werden kann.

Dem Untersucher sind bei **Auftragsleistungen**

- Zielstellung der elektrokardiographischen Untersuchung
- die wichtigsten klinischen und anamnestischen Daten
- Befund des Ruhe-EKG
- Medikation nebst Dosierung

mitzuteilen, das sowohl zur Beurteilung des EKG, des Blutdruck- und Pulsverhaltens als auch für eventuelle Zwischenfälle wichtig ist.

Da diese Patientengruppe ein erhöhtes Untersuchungsrisiko hat, sollten folgende Aspekte bei der Belastungsuntersuchung besonders beachtet werden:

- der technischen Assistentin darf die Untersuchung nicht allein überlassen werden
- ständiges und aufmerksames EKG-Monitoring
- Blutdrucküberwachung
- auf subjektive Beschwerden des Patienten kritisch und aufmerksam achten
- Ausbelastung anstreben
- Normalisierung des EKG in der Erholungsphase abwarten
- exakte Protokollführung
- Defibrillator und Notfallkoffer in Bereitschaft halten.

Neben vielen Arbeitsgruppen belasten auch wir bis 85% der altersabhängigen maximalen Herzfrequenz (**submaximale Belastung**), falls nicht vorher Abbruchkriterien (s. S. 94) auftreten. Diese submaximale Herzfrequenz kann nach der Faustregel **190 – Lebensalter** ermittelt werden.

Eine **maximale Belastung** ist nur gesunden Probanden und Sportlern vorbehalten, wobei auch hier nicht über eine Herzfrequenz von 170/min hinaus belastet werden sollte.

Jede Belastungsstufe dauert 2 oder 3 Minuten, die nächsthöhere Stufe wird ohne Zwischenschaltung von Pausen eingestellt.

Die fahrradergometrische Belastung kann in folgenden **Varianten** ausgeführt werden:

- sitzend oder liegend
- als Ein- oder Mehrstufentest

- kurze Belastungsdauer auf einer Stufe oder das Anstreben eines relativen steady state mit oder ohne Pause zwischen den einzelnen Belastungsstufen
- Steigerungen der einzelnen Belastungsstufen um 10, 25 oder 50 Watt
- unterschiedliche Höhe der Initialstufe (niedrige Initialstufe: 25 Watt, mittlere Initialstufe: 50 oder 75 Watt, hohe Initialstufe: 100 oder 125 Watt oder individuelle Initialstufe)
- submaximale oder maximale Belastung.

Die **EKG-Registrierung** und die **Blutdruckmessung** erfolgen vor der Belastung, nach Abschluß jeder Belastungsstufe und in 2minütigen Abständen in der Erholungsphase bis zur 6. Minute bzw. bis zum Erreichen der Ausgangswerte.

Die Fahrradergometrie setzt eine **Eichung** des Gerätes voraus, um reproduzierbare und vergleichbare Befunde zu erhalten. Dabei ist besonders auf die **Drehzahlabhängigkeit** des entsprechenden Gerätetyps zu achten. Von den Patienten werden 40–50 Umdrehungen/min als am angenehmsten empfunden. Der Sauerstoffverbrauch war bei dieser Drehzahl am geringsten. Junge Männer haben ihren größten Wirkungsgrad bei 60 oder mehr Umdrehungen/min, Frauen und ältere männliche Patienten demgegenüber bei 40–50 Umdrehungen je Minute. Aus diesen Gründen werden Fahrradergometer bevorzugt auf 60 Umdrehungen/min geeicht. Die neueren Gerätetypen (z.B. Fa. ergoline) geben die optimale Drehzahl in Abhängigkeit von Geschlecht, Größe, Gewicht und Last automatisch vor.

Wir belasten überwiegend in sitzender Position und beginnen in Abhängigkeit von der physischen Belastbarkeit der Patienten mit 25 oder 50 Watt, steigern die Belastung nach 2 Minuten um 25 oder 50 Watt ohne Zwischenschaltung von Pausen bis zur submaximalen Herzfrequenz oder bis zum Auftreten von Abbruchkriterien.

Tabelle 2.25 weist auf die Bedingungen zur Durchführung eines ergometrischen Belastungstests hin.

Bewertung des Belastungs-EKG

Das Belastungs-EKG ist als pathologisch zu bewerten, wenn während und nach der Belastung folgende Veränderungen nachweisbar sind, wobei den **ST-Strecken-Veränderungen** die **größte Bedeutung** zukommt:

- horizontale ST-Strecken-Senkung ≥ 1 mm bzw. deszendierend gesenkt ≥ 1 mm
- ST-Strecken-Elevation > 1 mm in den Standardableitungen und > 2 mm in den Brustwandableitungen als Zeichen einer transmuralen Ischämie bzw. linksventrikulärer Wandbewegungsstörungen
- gleichschenklige T-Negativierungen ≥ 0,5 mm
- ventrikuläre Herzrhythmusstörungen wie Bigeminus, Couplets, Salven, 4 : 1-multifokale oder 5 : 1-unifokale ventrikuläre Extrasystolie von 20 QRS-Komplexen, Kammerflimmern, -flattern
- supraventrikuläre Herzrhythmusstörungen wie supraventrikuläre Tachykardie, Vorhofflimmern, -flattern
- AV-Blockierungen II. und III. Grades und intraventrikuläre Erregungsleitungsstörungen (RSB, LSB, LAH, LPH).

Die verschiedenen Formen der ST-Strecken-Senkungen haben in der Diagnostik der myokardialen Ischämie unterschiedliche Wertigkeit. Während die horizontale und deszendierende ST-Strecken-Senkung

Tab. 2.25: Bedingungen zur Durchführung eines ergometrischen Belastungstestes

Notwendige Voruntersuchung	Anamnese: – Symptome (Häufigkeit der Angina pectoris, Herzrhythmusstörungen, Schwindelanfälle, Synkopen, Blutdruck) – Medikamente (was, wie lange, wann letzte Einnahme) Ergebnisse der körperlichen Untersuchung Ruhe-EKG Ruhe-Blutdruck
Methodik	Geeichtes Ergometer Drehzahl 40–60 min^{-1} Monitorkontrolle oder fortlaufende EKG-Registrierung Blutdruckmessung Raumtemperatur (16–24 °C), relative Luftfeuchtigkeit (30–60 %)
Patient oder Proband	Normale Körpertemperatur Wenigstens 2 Std. nach letzter Mahlzeit, 12 Std. Abstand zum Alkoholgenuß nicht unmittelbar nach Rauchen
Medikamente	Bei Herzglykosiden je nach Abklingquote ausreichende Pause. Andere Pharmaka wie β-Rezeptoren-Blocker je nach Fragestellung.
Untersuchung	in Anwesenheit eines Arztes und Vorhandensein einer Notfallausrüstung

im allgemeinen akzeptiert wird, ist die aszendierende ST-Strecken-Senkung problematisch (Abbildung 2.77). Ist die Senkung im J-Punkt ≥ 0,2 mV und trifft die aszendierend gesenkte ST-Strecke die Isoelektrische erst nach 0,08 s, wird dies als pathologisch betrachtet (S-Typ nach Punsar), wobei nach unserer Erfahrung dieses Kriterium für die Diagnostik der ischämischen Herzkrankheit nicht bedeutsam ist.

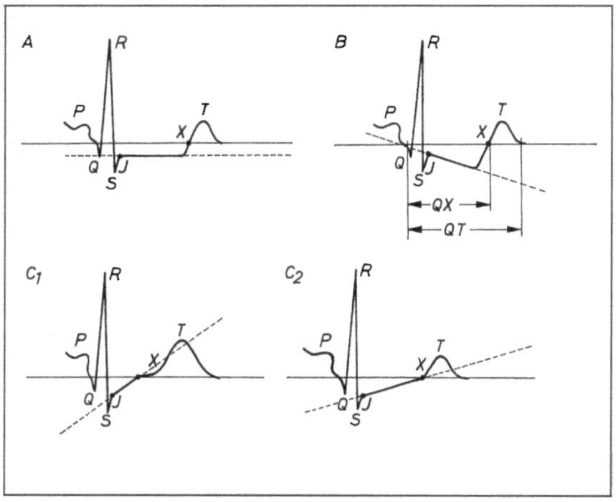

Abb. 2.77: Schematische Darstellung diagnostisch bedeutsamer ST-Strecken-Senkungen im Belastungs-EKG. a – horizontal gesenkte ST-Strecke, b – deszendierend gesenkte ST-Strecke c_1 – verzögert aszendierend gesenkte ST-Strecke (R-Typ nach Punsar), c_2 – verzögert aszendierend gesenkte ST-Strecke (S-Typ nach Punsar)

Je mehr Ableitungen ST-Strecken-Senkungen zeigen, um so schwerer und ausgedehnter ist die myokardiale Ischämie, und eine Mehrgefäßerkrankung ist anzunehmen (Abbildung 2.78a, b). Ebenfalls je geringer die Wattzahl beim Auftreten der Ischämiezeichen ist, um so schwerer sind die myokardiale Ischämie und eine Mehrgefäßerkrankung wahrscheinlich.

Das Belastungs-EKG ist nur dann als „normal" zu klassifizieren, wenn bei Erreichen der submaximalen Herzfrequenz keine pathologischen EKG-Veränderungen auftreten.

Die Aussagen der Belastungstests betreffen in erster Linie Männer. Bei unseren 398 männlichen Patienten, bei denen im Liegen die Fahrradergometrie durchgeführt wurde, lag im Vergleich zur Koronarangiographie die Sensitivität bei 82% und die Spezifität bei 66% (Parsi 1981). 12,5% der Patienten mit einer Angina pectoris hatten ein falsch-positives und 11% ein falsch-negatives Belastungs-EKG (Parsi et al. 1974).

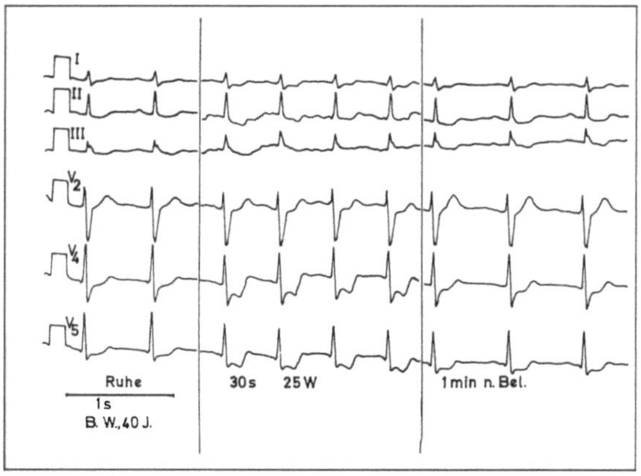

Abb. 2.78a: Pathologisches Belastungs-EKG. 3–4 mm horizontal bis deszendierend gesenkte ST-Strecke bei 25W mit biphasischer T-Welle in V_4 und V_5 bei einem 40jährigen Patienten mit 90%iger proximaler RIVA-Stenose

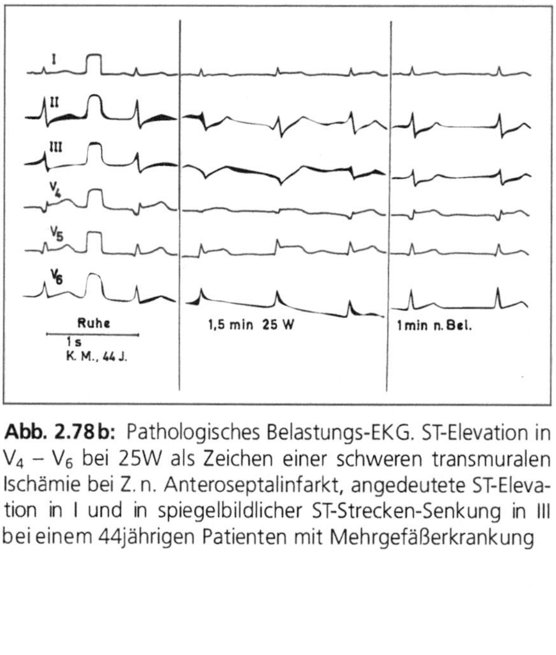

Abb. 2.78b: Pathologisches Belastungs-EKG. ST-Elevation in V_4 – V_6 bei 25W als Zeichen einer schweren transmuralen Ischämie bei Z. n. Anteroseptalinfarkt, angedeutete ST-Elevation in I und in spiegelbildlicher ST-Strecken-Senkung in III bei einem 44jährigen Patienten mit Mehrgefäßerkrankung

Sensitivität ist definiert als Quotient aus

$$\frac{\text{richtig-positivem Testergebnis}}{\text{richtig-positivem + falsch-negativem Testergebnis}}$$

Spezifität ist der Quotient aus

$$\frac{\text{richtig-negativem Testergebnis}}{\text{richtig-negativem + falsch-positivem Testergebnis}}$$

Der **Vorhersagewert** (predictive value) bezieht sich auf das **positive Testergebnis** und bringt zum Ausdruck, mit welcher Wahrscheinlichkeit die vermutete Erkrankung tatsächlich vorliegt.

Er ist definiert als Quotient aus

$$\frac{\text{richtig-positivem Testergebnis}}{\text{richtig-positivem + falsch-positivem Testergebnis}}$$

Die Spezifität des Belastungs-EKG beträgt 84%, wenn die Grenze für horizontale und deszendierend gesenkte ST-Strecken auf 1,0 mV festgelegt wird. Die Sensitivität liegt bei 40% für eine koronare Eingefäßerkrankung, bei 90% für eine Dreigefäßerkrankung und im Durchschnitt für eine angiographisch gesicherte koronare Herzkrankheit bei 66%.

Die Aussagen des pathologischen Belastungs-EKG für Frauen sind sehr eingeschränkt. Man findet bis zu 50% falsch-positive Befunde.

Es wird angenommen, daß die Sensitivität der Belastungselektrokardiographie im Liegen höher ist als im Sitzen. Der Grund dafür könnte die größere Volumenbelastung des linken Ventrikels durch die Beinhochlage sein (Bairey et al. 1987).

Ein **falsch-positives** bzw. **falsch-negatives** Belastungs-EKG bezieht sich auf den Nachweis von Koronararterienstenosen. Gründe für ein **falsch-positives** Ergebnis können sein:

- Glykosidtherapie
- antianginöse Medikation
- Diuretikagabe
- Kaliummangel anderer Ursache
- exzessives Rauchen vor der Belastung infolge chronischer Kohlenmonoxidintoxikation
- häufig bei Frauen (hormonaler Einfluß?)
- pathologische Ruhe-EKG-Befunde wie bei Linksschenkelblock oder WPW-Syndrom.

Außerdem muß berücksichtigt werden, daß ein **pathologisches** Belastungs-EKG, das klinische Bedeutung hat, auch bei

- Veränderungen im Small-vessel-Bereich
- metabolischen Defekten des Herzmuskels, sowie
- Koronarspasmen

vorhanden sein kann, ohne daß die großen subepikardialen Koronararterien entsprechende Veränderungen zeigen. Man sollte deshalb davon ausgehen, daß alle, die eine Angina-pectoris-Symptomatik und ein pathologisches Belastungs-EKG zeigen, als IHK-Patienten anzusehen sind.

Ein **falsch-negatives** Belastungs-EKG kann bedingt sein durch:

- nicht adäquate Belastung, d.h., die submaximale altersbezogene Herzfrequenz wurde nicht erreicht
- nicht komplexe Betrachtung der pathologischen Belastungskriterien
- Zahl der betroffenen Koronararterien, d.h., je mehr Koronararterien betroffen sind, um so geringer ist die Zahl der falsch-negativen Belastungs-EKGs. Bei Ein-Gefäß-Erkrankungen, z.B. Befall des R. interventricularis anterior, ist ein falsch-negativer Befund im Vergleich zu Veränderungen am R. circumflexus oder an der rechten Koronararterie selten.

Auch Veränderungen der **R-Zacke** können auftreten. Normalerweise kommt es zur Abnahme der R-Zacken-Amplitude unter Belastung, was wahrscheinlich auf die Verkleinerung der linksventrikulären Volumina zurückführbar ist. Kommt es nun bei Patienten mit Koronarer Herzkrankheit unter Belastung zu einer ischämiebedingten Vergrößerung des endsystolischen und enddiastolischen Volumens des linken Ventrikels, verlagert sich das Herz näher zur Thoraxwand und damit auch an die ableitenden Elektroden. Diese Vergrößerung der R-Zacken wird **Brody-Effekt** genannt.

Reproduzierbarkeit

Die Reproduzierbarkeit von Vorergebnissen ist eine der wichtigsten Aussagen über den Wert einer Methode. Sie wurde anhand der Herzfrequenz sowohl für die Fahrradergometrie als auch die Kletterstufe untersucht (Tschirdewahn et al. 1963). Dabei konnte gezeigt werden, daß beide Belastungsformen eine gute Reproduzierbarkeit und damit einen guten diagnostischen Wert besitzen. Ein wesentlicher Faktor dabei ist, daß eine mögliche beibehaltene medikamentöse Therapie, wie Calciumantagonisten, Nitropräparate, β-Rezeptoren-Blocker beachtet wird, da sie die Belastungstoleranz erhöhen und somit eine Verlaufsbeurteilung der Belastbarkeit verfälschen.

Um eine adäquate Reproduzierbarkeit zu erreichen, muß auf die in Tabelle 2.26 aufgeführten Fehlerquellen bei der **Wiederholung der Belastung** geachtet werden.

Prognostische Aussage des Belastungs-EKG

Findet man bei **asymptomatischen Männern** ein pathologisches Belastungs-EKG, so kann man davon ausgehen, daß diese Männer mit 85% Wahrscheinlichkeit innerhalb der nächsten 5 Jahre eine Angina pectoris oder einen Myokardinfarkt entwickeln.

Tab. 2.26: Fehlerquellen bei wiederholten Belastungsuntersuchungen

Technische Fehlerquellen
Verschiedene Ergometer Ungleiche Elektrodenposition
Umwelteinflüsse
Raumtemperatur Luftdruck Luftfeuchtigkeit
Patientenbezogen
Aufwärmen vor dem Test zirkadiane Einflüsse (unterschiedliche Tageszeiten) differenter Abstand zur Nahrungsaufnahme nicht angegebene Medikamente unterschiedlicher Zeitpunkt der Medikamenteneinnahme, besonders Nitrate

Auch nimmt die Sterblichkeit mit dem Ausmaß der ST-Strecken-Senkung zu. Ein positives Belastungs-EKG bei **asymptomatischen Frauen** war hingegen nur bei etwa 4,6% mit dem Auftreten einer Angina pectoris oder einem Myokardinfarkt verbunden. Fiel das Belastungs-EKG **negativ** aus, so traten diese Ereignisse bei Männern zu 1,9% und bei Frauen zu 0,3% auf.

Folgende Veränderungen während des Belastungs-EKG weisen auf ein hohes Risiko hin:
- ST-Strecken-Senkungen ≥ 2 mm
- ventrikuläre Extrasystolen
- Herzfrequenz ≥ 140/min bei 3 min 25 Watt
- Belastungshypotonie
- kurze Belastungsdauer
- früher Beginn der Angina pectoris
- früher Beginn der ST-Strecken-Senkungen.

Das Belastungs-EKG gehört neben dem Langzeit-EKG zu den anerkannten Verfahren zur Einschätzung der Prognose bei Patienten nach akutem Myokardinfarkt.

Laufbandbelastung (Treadmill-Belastung)

Diese Belastungsform ist besonders in den USA weit verbreitet, wobei sich die Belastungsintensität aus der Laufgeschwindigkeit des Bandes, der Dauer und dem Anstieg (schiefe oder waagerechte Ebene) ergibt.
Vorteile der Laufbandbelastung:
- annähernd physiologische Belastung
- gute diagnostische Aussage.

Nachteile:
- großer technischer Aufwand
- erhöhter Platzbedarf
- ungeeignet für ältere und behinderte Personen.

Für die **Durchführung** dieses Tests hat das von Bruce et al. (1973) vorgeschlagene Belastungsschema breite Anwendung gefunden. Nach diesem Protokoll wird die Belastung in maximal 7 Stufen zu drei Minuten durchgeführt. Der Beginn sind eine Geschwindigkeit von 2,7 km/h sowie eine Steigerung von 10%. In den nachfolgenden Stufen werden die Geschwindigkeit und die Steigung erhöht bis zu einer maximalen Geschwindigkeit von 6,7 km/h und einer Steigung von 16%. Das EKG wird kontinuierlich aufgezeichnet und nach der Belastung noch für 3 Minuten fortgesetzt. Neben Herzfrequenz und Blutdruck können auch hier das HMV und der O_2-Verbrauch bestimmt werden. Der Test wird nach den üblichen Abbruchkriterien beendet.

Alle Variationen der geforderten Belastung können also damit eingestellt werden. Die Methode entspricht weitgehend der täglichen Belastung. Die Anzahl der falsch-negativen Ergebnisse wird mit 16% angegeben. Die **Spezifität** dieser Methode beträgt 89% und ihre **Sensitivität** 84%, wobei als Referenzsystem die Koronarangiographie gewählt wurde.

Manche Autoren fanden mit der dosierten Treadmill-Belastung bis zur submaximalen Herzfrequenz bei 80–90% der Patienten mit Angina-pectoris-Syndrom ein pathologisches Belastungs-EKG, so daß diese Belastungsart bei adäquater Belastungshöhe auch zu ähnlichen Ergebnissen wie die Fahrradergometrie führen könnte.

Klettertest nach Kaltenbach und Klepzig

Kaltenbach und Klepzig beschrieben einen Klettertest, der nach ihren Erfahrungen mit der Ergometrie gleichgesetzt werden kann und eine dosierte Belastung ermöglichen soll.

Statt der Master-Treppe wird bei diesem Test eine in der Höhe um jeweils 5 cm verstellbare 70 cm-Einzelstufe verwendet. Diese Einzelstufe ist so konstruiert, daß in 5 cm-Schritten Stufenhöhen von 10–50 cm eingestellt werden können. Sie ist aus Sicherheitsgründen an einer Wand fest verankert, oberhalb der Stufe sind quer zur Wand 55 cm lange Sprossen angebracht.

Die Belastung wird so durchgeführt, daß der Patient zunächst mit beiden Händen eine Sprosse umgreift und dann mittels eines Metronoms in der angegebenen Zeit und unter Zuhilfenahme der Arme 6 Minuten lang diese Stufe „erklettert" (auf- und absteigt). Durch die Variation des Metronomtaktes und der Stufenhöhe kann jede beliebige Belastung eingestellt werden.

Die mit dieser Methode erreichbare Reproduzierbarkeit der Ergebnisse und der Wirkungsgrad entsprechen einer ergometrischen Untersuchung. Bei ischämischer Herzkrankheit fällt der Test in 88% der Fälle positiv aus.

Gegenüber der Master-Treppe ergeben sich folgende Vorteile:
- genaue Dosierbarkeit der Belastung
- gute Übereinstimmung mit den Ergebnissen der Ergometrie
- keine Drehung während des Tests
- die Leistung kann bei Bedarf auch höher gewählt werden, Stufenhöhe und Metronomfrequenz sind verstellbar
- Benutzung beider Arme möglich, was besonders bei älteren oder behinderten Personen wesentlich ist
- geringerer Platzbedarf.

Wesentliche Nachteile sind:
- keine störfreie EKG-Registrierung
- erschwerte Blutdruckkontrolle.

Medikamentöse Belastung

Eine myokardiale Ischämie kann auch medikamentös, z. B. durch Dipyridamol, Isoproterenol, Dobutamin provoziert werden. Die medikamentöse Belastung mittels **Dipyridamol** hat sich am meisten durchgesetzt (Tauchert et al. 1976, Parsi et al. 1980) und ist eine Erweiterung des diagnostischen Spektrums.

Der Test leistet einen Beitrag, wenn

- das EKG bereits Veränderungen wie Schenkelblockierungen, WPW-Syndrom oder nach Digitalisierung zeigt
- die körperliche Belastung nicht durchführbar ist (periphere arterielle Durchblutungsstörungen, Beinamputation)
- der Patient leistungsunwillig ist und/oder die submaximale Herzfrequenz nicht erreicht wird.

Verabreicht man Dipyridamol i.v. in einer Dosierung von 0,5–0,75 mg/kg KG (0,25 mg/kg KG in 3 Minuten, weitere 0,25 mg/kg KG in 7 Minuten und bei bis dahin negativem Test weitere 0,25 mg/kg KG in 3 Minuten), so werden bei bedeutsamen Koronararterienstenosen über einen coronary steal-Mechnismus eine Angina pectoris und/oder ischämische EKG-Veränderungen ausgelöst. Die Angina pectoris und die ischämischen EKG-Veränderungen sind durch Aminophyllin (0,24 g) coupierbar (Abbildung 2.79).

Die Sensitivität beträgt nach eigenen Erfahrungen je nach Schweregrad der Koronaratherosklerose für Männer bis zu 85% und die Spezifität 63%. Bei Frauen scheint der Dipyridamol-Test eine größere Aussagekraft als die Fahrradergometrie zu haben.

Trotz der vielfältigen Anwendung des Dipyridamols im Zusammenhang mit anderen Untersuchungsmethoden wie Elektrokardiographie, Echokardiographie, Myokardszintigraphie und die Koronarreservebestimmung ist die hämodynamische Wirkung nicht einheitlich bewertet. In einer eigenen Untersuchung an 32 männlichen Patienten mit hämodynamisch bedeutsamer Koronaratherosklerose (Parsi et al. 1990) fanden wir nach der i.v. Gabe von Dipyridamol eine Beeinträchtigung der systolischen und diastolischen Funktion des linken Ventrikels (Tabelle 2.27).

Differenziert man die Patienten (Parsi, E., et al. 1990) nach den hämodynamischen Auswirkungen bei positivem oder negativem Testergebnis, nach Ausbildung von Kollateralen sowie nach Patienten mit und ohne durchgemachten Myokardinfarkt, so findet man, daß nur bei Patienten mit positivem Testergebnis eine signifikante Beeinträchtigung der systolischen und besonders der diastolischen Funktion vorhanden ist. Postinfarktpatienten und Patienten mit

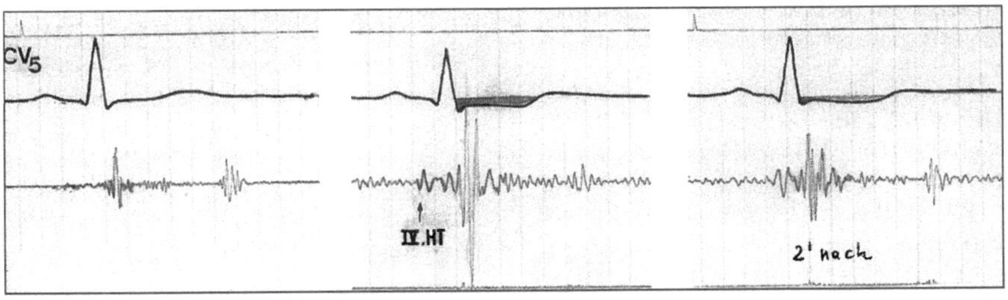

Abb. 2.79: Positiver Dipyridamol-Test. Im Ruhe-EKG V_5 normaler Erregungsablauf. Unter Dipyridamol Auftreten einer nitratpflichtigen Angina pectoris und einer 2 mm horizontal gesenkten ST-Strecke. Im PKG IV. Herzton nachweisbar. Die ST-Strecken-Senkung ist noch bis 2 min nach 0,24 g Aminophyllin nicht völlig normalisiert

Tab. 2.27: Hämodynamische Veränderungen unter Dipyridamol bei 32 männlichen Patienten mit Koronararterienstenosen > 50 %

Parameter	Maßeinheit	Ruhe	Dipyridamol	p-Wert (Signifikanz)
Systolische Funktion				
LVESVI	ml/m^2	28 ± 13	32 ± 15	n.s.
SVI	ml/m^2	46 ± 10	43 ± 14	n.s.
HI	$l/min/m^2$	3,3 ± 0,9	3,5 ± 1,2	n.s.
EF		0,62 ± 0,13	0,58 ± 0,15	< 0,05
SER_{mean}	ml/s	276 ± 73	251 ± 91	< 0,02
SET	ms	315 ± 62	338 ± 78	n.s.
Vcf_{mean}	s^{-1}	1,07 ± 0,43	0,91 ± 0,43	< 0,01
LVSP	mmHg	132 ± 32	130 ± 28	n.s.
MVO_2		$(30, \pm 1,2) \times 10^6$	$(3,8 \pm 1,3) \times 10^6$	< 0,02
Diastolische Funktion				
LVEDVI	ml/m^2	74 ± 21	74 ± 17	n.s.
LVEDP	mmHg	14 ± 7	20 ± 10	< 0,001
MCSED	$N/m^2 \times 10^2$	39 ± 17	76 ± 44	< 0,001
Herzfrequenz	min^{-1}	75 ± 16	82 ± 15	< 0,001

kollateralversorgtem Myokard zeigen eine bereits in Ruhe eingeschränkte systolische und diastolische Funktion. In diesen beiden Gruppen wird besonders die diastolische Funktion nach Dipyridamol herabgesetzt. Aus dieser differenzierten hämodynamischen Reaktion sind wahrscheinlich auch die unterschiedlichen Angaben zur Sensitivität und Spezifität des Dipyridamol-Tests abzuleiten.

➤ Isolierte Vorhofstimulation

Obwohl die Methode der isolierten Vorhofstimulation (Atrial pacing) ein invasives Verfahren ist, soll sie der Systematik halber an dieser Stelle erwähnt werden. Sie ist durch eine gute Reproduzierbarkeit der Schmerzschwelle gekennzeichnet und gibt ähnliche Resultate wie die Fahrradergometrie. Da ein relativ hoher technischer Aufwand notwendig ist, sollte sie auf einen bestimmten Indikationsbereich beschränkt bleiben.

Indikationen sind:

- Patienten, die ergometrisch die erforderliche Leistung nicht erreichen (Gutachten, mangelnder Trainingszustand),
- Körperbehinderte,
- gezielte hämodynamische und metabolische Untersuchungen (z. B. bei ischämischer Herzkrankheit).

Zu beachten ist jedoch, daß im Vergleich zur Fahrradergometrie eine etwa 20 Schläge/min höhere Herzfrequenz zur Auslösung der Angina pectoris erforderlich ist. Die Methode ist eingeschränkt bzw. nicht mehr einsetzbar, wenn AV-Leitungsstörungen vorliegen. Insgesamt ist die klinische Bedeutung der Methode rückläufig.

2.21 Orthostase-EKG

Mit dem Orthostase-EKG können keine sicheren diagnostischen Aussagen über Erkrankungen des Herzens gewonnen werden. Die dabei zu beachtenden EKG-Veränderungen beruhen wahrscheinlich auf einer sympathikotonen Gegenregulation oder einer Minderperfusion des Herzmuskels durch Versacken des Blutes in der Gefäßperipherie.

EKG-Veränderungen im Orthostase-EKG sind in erster Linie bei vegetativ Dysregulierten, bei Asthenikern und Untrainierten sowie bei Patienten mit arterieller Hypotonie zu erwarten.

Normale EKG-Veränderungen	**Verdächtige** EKG-Veränderungen
• Zunahme der Herzfrequenz • geringe Änderung des Herzlagetyps nach rechts • angedeutete Amplitudenzunahme der P-Welle in den Ableitungen II, III sowie in den Brustwandableitungen V_{5-6} • geringe Abflachung der T-Welle in den Ableitungen II, III, V_{5-6}, evtl. negativ in III	• Abnahme der Herzfrequenz • Zunahme der P-Wellen-Amplitude • T-Wellen deutlich abgeflacht, isoelektrisch oder negativ • ST-Strecken-Senkungen > 1 mm, oft erst nach 10 min Stehen auftretend

2.22 Spätpotentiale

Ventrikuläre Spätpotentiale sind niederamplitudige (5 – 40 μV), höherfrequente Signale am Ende des QRS-Komplexes oder in der ST-Strecke. Sie werden als Zeichen einer lokalen Erregungsleitungsverzögerung gewertet und treten vor allem in den Randzonen des akuten Myokardinfarktes und bei Postinfarktpatienten mit ventrikulären Tachykardien auf.

Ihre Ableitung im Oberflächen-EKG ist erst Anfang der 80er Jahre eingeführt worden. In tierexperimentellen Postinfarktstudien wurde gezeigt, daß ein lokalisiert geschädigtes Myokardareal mit abnormen Erregungsleitungseigenschaften die Grundlage für das Re-entry-Phänomen bildet und damit für das Auftreten von Kammerrhythmusstörungen verantwortlich ist.

Zur Sichtbarmachung dieses kleinen Potentials bedarf es der Computertechnik, mit deren Hilfe eine Signalmittlung (Signalaveraging) vorgenommen wird. Diese Signalverarbeitung betrifft sowohl eine **zeitliche** (in den einzelnen Ableitungen), als auch eine **räumliche** (über mehrere Ableitungen) **Zuordnung der Signale**.

Das orthogonale System nach Frank wird für die Ableitung und computergestützte Verarbeitung bevorzugt verwendet. Bestimmt werden Dauer und Häufigkeit (time domain und frequency domain) der Potentiale. Bisherige Ergebnisse zeigen, daß bei Patienten mit Linksschenkelblock, Rechtsschenkelblock, WPW etc. aufgrund der Verzögerung der Erregungsleitung und der asynchronen Depolarisation des linken Ventrikels die Erfassung der Spätpotentiale gestört und deshalb bei dieser Gruppe nicht anwendbar ist.

Von Spätpotentialen spricht man, wenn mindestens 2 der folgenden 3 Kriterien erfüllt sind:

- **LAS > 38 ms:** Das LAS (low-amplitude signal)

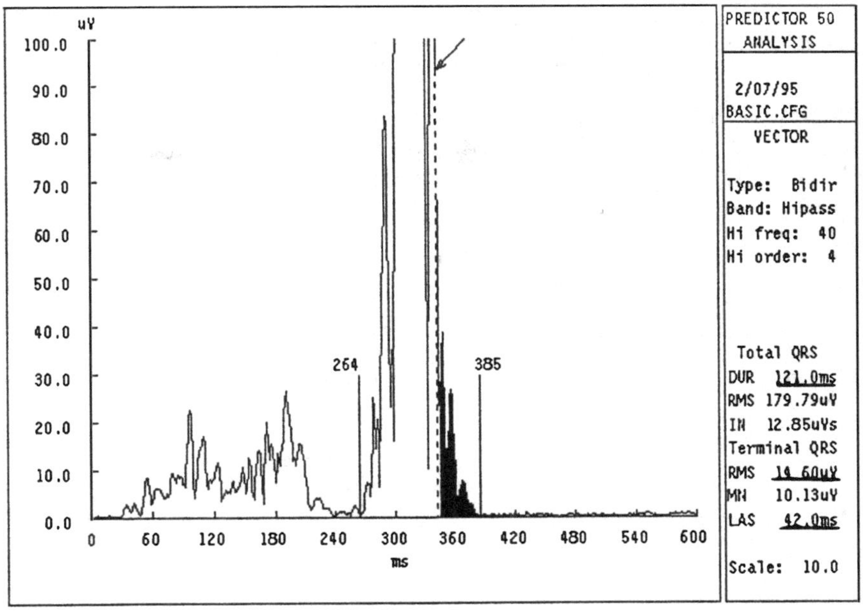

Abb. 2.80: Spätpotentiale bei einem Patienten mit ischämischer Herzkrankheit, QRS = 121,0 ms, RMS = 14,6(V, LAS = 42,0 ms

entspricht der mittleren Dauer des niedrigamplitudigen Signals des terminalen QRS.

- **QRS > 114 ms:** Die mittlere Dauer des gefilterten QRS-Komplexes.
- **RMS < 20** μV: Die root-mean-square voltage entspricht der mittleren Amplitude der letzten 40 ms des QRS-Komplexes.

Diese Methode hat einen großen positiv-prädiktiven Wert bei der Verifizierung hochgefährdeter Patienten für maligne Arrhythmien und plötzlichen Tod (Abbildung 2.80).

2.23 Intrakorporale Ableitung des Elektrogramms

Neben den Informationen, die von der Körperoberfläche ableitbar sind, ist es gelegentlich erforderlich, die Potentiale direkt im Herzen oder in herznahen Abschnitten zu erfassen.

In der klinischen Kardiologie etablierte Verfahren sind die

- intrakardiale Elektrographie
  - einfache Ableitung
  - endo- und epikardiales Mapping
  - His-Bündel-Elektrographie
- Ösophagusableitungen.

2.23.1 Intrakardiale Elektrographie

Im Gegensatz zur Aufzeichnung der von der Körperoberfläche abgeleiteten Potentiale (Elektrokardiogramm) ist die Schreibung der Potentiale aus dem Herzen selbst als **Elektrogramm** definiert (Abbildung 2.81).

Für die Durchführung der intrakardialen Elektrographie (iEG) sind mindestens zwei venöse Zugänge zur Einführung von Elektrodenkathetern erforderlich. Es werden für die Ableitung der Potentiale bi- und multipolare Sonden verwendet.

Die Aufzeichnung des Elektrogramms erfolgt am günstigsten mit einem Mehrkanalschreiber (6–8 Kanäle) sowie mit einem Schreibsystem, dessen untere Grundfrequenz bei ca. 30–50 Hz liegt und die Potentiale möglichst ohne Trägheit wiedergibt. Diese Forderungen werden durch Düsendirektschreiber erfüllt.

Bei der Durchführung der intrakardialen Elektrographie sind die Vorschriften zur medizinisch geprüften Sicherheit (**MedGV**) zu beachten.

Folgende **Indikationen** berechtigen zur Ableitung eines intrakardialen Elektrogramms:

- Differenzierung der Herzrhythmusstörungen (supra- und ventrikuläre Tachykardien) (Abbildung 2.82)
- genaue Lokalisierung der Vorhofinfarkte.

2.23.2 Endo- und epikardiales Mapping

Für die Ableitung eines intrakardialen Mappings werden multipolare Elektrodenkatheter je nach Frage-

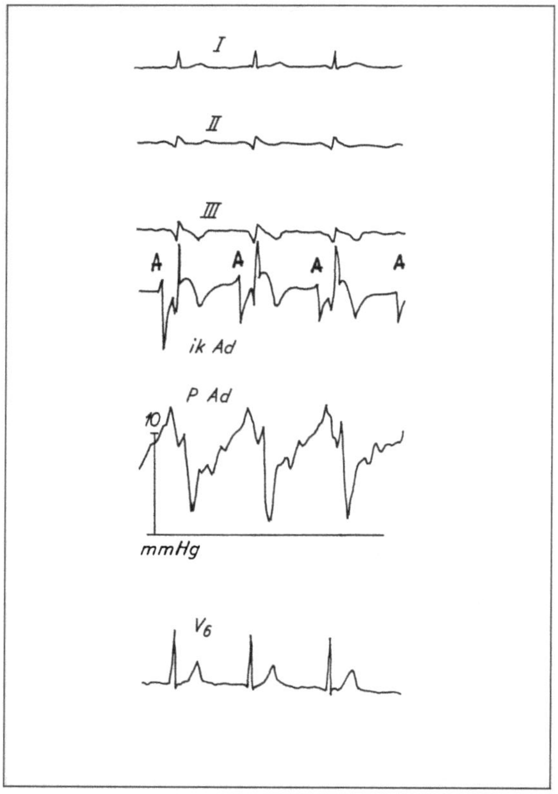

Abb. 2.81: Normales intrakardiales EG. Normale Kupplung der Vorhofaktion (A) zum Kammerkomplex. Simultan gemessene Druckkurve des rechten Vorhofes, V6 als Bezugs-Ableitung im Oberflächen-EKG

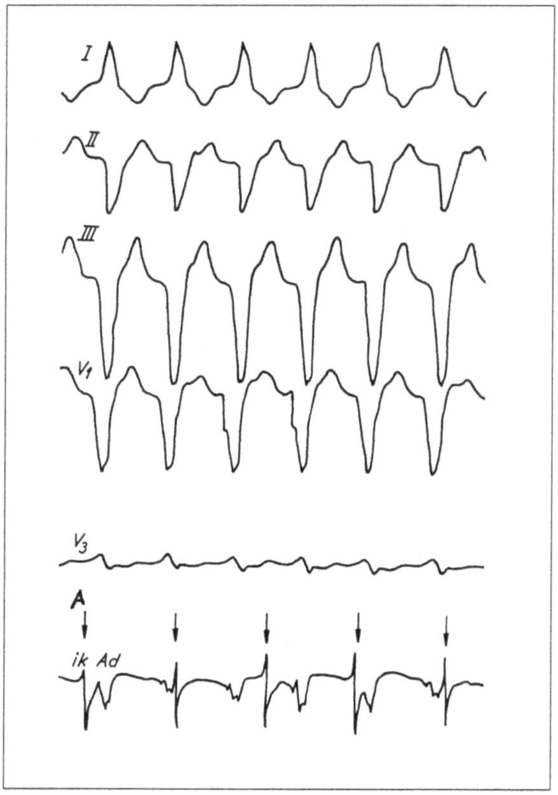

Abb. 2.82: Intrakardiales EG zur Differenzierung des Erregungsursprunges bei unklaren Tachykardien. Dissoziierte Vorhof- (A) und Kammeraktion bei einer Tachykardie rechtsventrikulären Ursprungs. Die Pfeile kennzeichnen die weiteren Vorhofaktionen

stellung in die rechte Herzkammer, in den rechten Vorhof und zur Erfassung der Potentiale des linken Vorhofs im Sinus coronarius plaziert. Ebenfalls können während der Linksherzkatheterisierung durch eine Elektrode die Potentiale vom linken Ventrikel abgeleitet werden. Durch eine gleichzeitige Stimulation und Ableitung werden Aufschlüsse über den Erregungsweg gewonnen.

Das **endokardiale Mapping**, das durch intravasal geführte Elektrodenkatheter abgeleitet wird, hat seine Bedeutung für die Lokalisation aberranter Erregungsleitungsbahnen sowie zur Lokalisierung ektoper Erregungsbildungszentren.

Das **epikardiale Mapping** ist nur nach Thorakotomie möglich und dient vor allem der intraoperativen Lokalisation aberranter Erregungsleitungsbahnen.

Die Kombination des epi- mit dem endokardialen Mapping ermöglicht besonders bei linksventrikulären Aneurysmen die Lokalisation von Tachykardiefoci.

2.23.3 His-Bündel-Elektrographie

Die intrakardiale Elektrographie hat sich für die Differenzierung der Herzrhythmusstörungen und die Indikation zur differenzierten Therapie und Bewertung der Therapieeffektivität in der klinischen Praxis als nützlich erwiesen. Einen besonderen Platz nimmt dabei die Ableitung der His-Bündel-Potentiale, die His-Bündel-Elektrographie (HBE), ein (Abbildung 2.83). Zur Ableitung der His-Bündel-Elektrographie wird ein Elektrodenkatheter an der rechten Vorhof-Kammer-Grenze plaziert (Abbildung 2.84).

Es werden dazu uni-, bi- und multipolare Elektrodenkatheter verwendet. Die Einführung und Lokalisierung der Elektrodenkatheter werden unter Röntgensicht vorgenommen. Als Bezugsableitungen dienen in der Regel die Ableitungen nach Einthoven I – III.

Indikationen des His-Bündel-Elektrogramms:

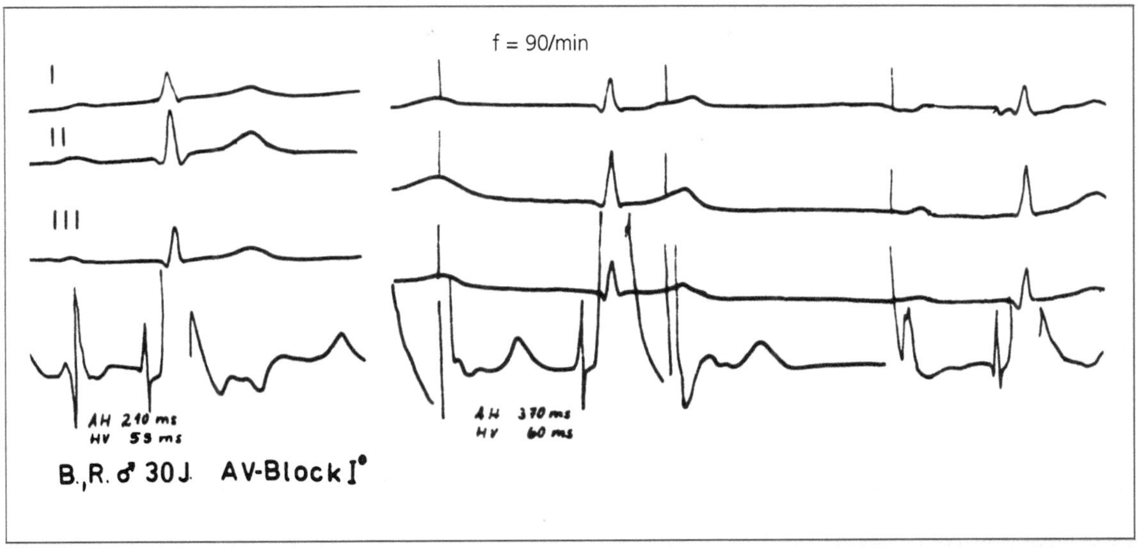

Abb. 2.83: His-Bündel-Potentiale, Verlängerung der A-H-Zeit bei AV-Block I. Grades unter Vorhofstimulation mit einer Frequenz von 90/min, Auftreten eines AV-Blocks III. Grades. Nach 2. Impuls folgt keine Ventrikelaktion

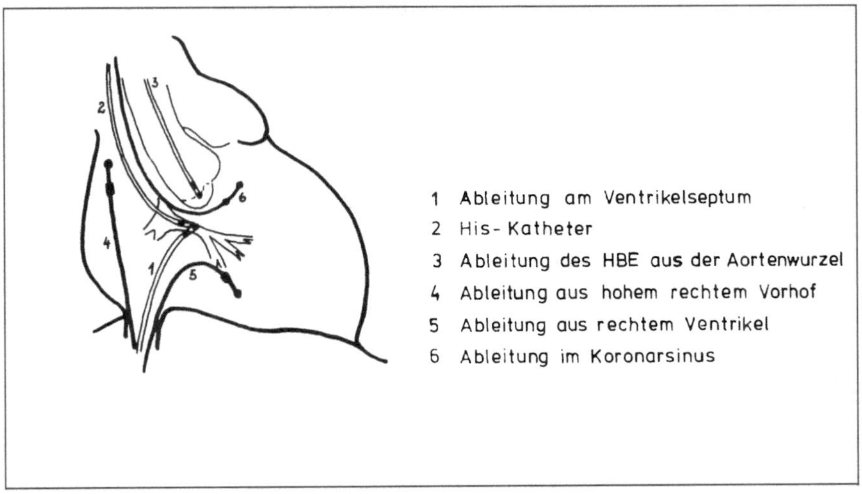

Abb. 2.84: Katheterpositionen bei der His-Bündel-Elektrographie

- Differenzierung von Erregungsleitungsstörungen (genaue Lokalisierung)
- Differenzierung von Erregungsbildungsstörungen
- Prüfung der Wirksamkeit von Pharmaka (besonders Antiarrhythmika) auf verschiedene Abschnitte des Erregungsleitungssystems.

Folgende Intervalle werden gemessen:

P-A-Zeit Zeit der Erregungsleitung von Sinus- bis zum AV-Knoten, Normalwert: 27 ± 9 ms

A-H-Zeit Zeit der Erregungsleitung durch den AV-Knoten, Normalwert 92 ± 19 ms

H-V-Zeit Zeit der Erregungsleitung vom His-Bündel durch die Tawara-Schenkel und das His-Purkinje-System, Normalwert: 43 ± 6 ms.

Da den **Normalwerten** relativ kleine Patientenzahlen zugrunde liegen, schwanken die Angaben in der Literatur. Die Zusammenstellung dieser Normalwerte der verschiedenen Arbeitsgruppen zeigt Tabelle 2.28.

2.23.4 Ösophagus-Elektrogramm

Bei dieser Ableitmethode werden die elektrischen Aktivitäten des Herzens über einen im Ösophagus gelagerten Elektrodenkatheter erfaßt (Abbildung 2.85).

Die an der Elektrode vorhandene Markierung gibt den Abstand von der Zahnleiste bis zur Spitze an. Über die liegende Ösophaguselektrode kann sowohl

Tab. 2.28: Normalwerte des His-Bündel-Elektrogramms (nach verschiedenen Arbeitsgruppen)

Autor	Patienten	P-A-Zeit (ms)	A-H-Zeit (ms)	H-V-Zeit (ms)
Narula et al. (1970)	13	43 ± 11	88 ± 21	41 ± 6
Bekheit et al. (1971)	20	37 ± 11	78 ± 18	37 ± 5
Dhingra et al. (1973)	61	27 ± 9	92 ± 19	43 ± 6
Seipel et al. (1978)	51	27 ± 8	89 ± 17	43 ± 7
Parsi, E. et al. (1986)	15	26 ± 6	74 ± 18	40 ± 10

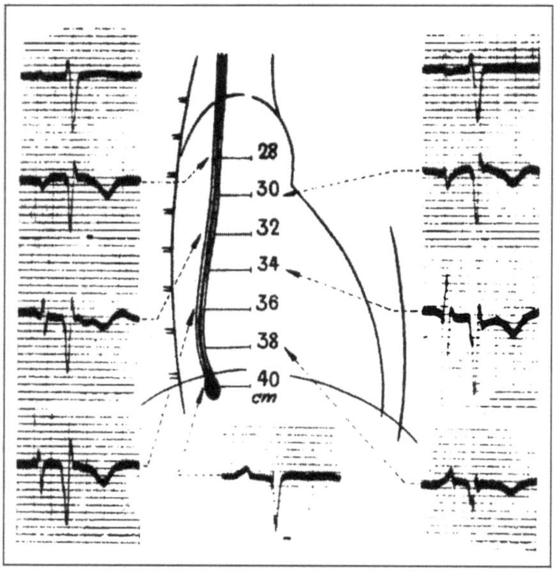

Abb. 2.85: EKG-Potentiale in Beziehung zur Lage des Ösophaguskatheters

eine Differenzierung von Erregungsbildungsstörungen vorgenommen als auch stimuliert werden. Der Anschluß des Katheters erfolgt an einen speziellen Ösophagusstimulator.

2.24 Vektorkardiographie

1938 haben Wilson in den USA und Schellong in Deutschland unabhängig voneinander die Vektorkardiographie in die Klinik eingeführt. Von Beginn an bestand die Frage nach den Vorteilen dieser Methode gegenüber der skalaren Elektrokardiographie.

Im Gegensatz zum EKG, das das elektrische Potential des Herzens skalar aufzeichnet, erfaßt das Vektorkardiogramm (VKG) die elektrischen Vektoren des Herzens in einer Ebene (frontal, horizontal, sagittal) in Form von **Vektorschleifen**, die mittels x-y-Kathodenstrahloszillograph bzw. mittels anderer elektronischer Aufzeichnungsgeräte registriert und dokumentiert werden.

Es wurden verschiedene Ableitungssysteme vorgestellt. Dabei hat das **System nach Frank** (1956) größere Verbreitung gefunden. Die Bezeichnung ist mit P-, QRS-, T- und evtl. U-Schleife analog zum EKG.

Das Vektorkardiogramm kann das EKG z.B. bei der Diagnostik der Hypertrophie verschiedener Herzabschnitte und beim Myokardinfarkt ergänzen, nicht aber ersetzen. Es ist keine Routinemethode. Zum besseren Verständnis des EKG ist jedoch die vektorielle Deutung von nutzen.

2.25 EKG in Beziehung zur Hämodynamik und Herzfunktion

Obgleich das EKG keine direkte Beziehung zur Herzfunktion ausdrückt, können indirekt nicht nur qualitative, sondern auch z.T. quantitative Informationen über die Parameter der Herzfunktion gewonnen werden. Voraussetzungen dafür sind eine einwandfreie EKG-Kurve, adäquate Ableitungen, eine pathophysiologisch orientierte Auswertung der EKG-Parameter sowie die Beurteilung des EKG durch einen erfahrenen Kliniker. Es wurden viele Versuche unternommen, um durch invasive Untersuchungen gewonnene Daten durch elektrokardiographische Parameter abzuschätzen. Das betrifft z.B. die Höhe des Druckes in der A. pulmonalis, die Größe des Links-Rechts-Shunts, den linksventrikulären enddiastolischen Druck sowie die Schweregrade verschiedener angeborener und erworbener Herzfehler. Die EKG-Kriterien ermöglichen auch eine Beurteilung der kinetischen Störung des linken Ventrikels bei ischämischer Herzkrankheit sowie das Ausmaß der Myokardschädigung bei Herzinsuffizienz verschiedener Genese. In den entsprechenden Kapiteln werden diese Beispiele krankheitsbezogen dargestellt.

Literatur

ACC/AHA Task Force Report: Guidelines for Ambulatory Electrocardiography. J. Am. Coll. Cardiol 13 (1989) 249 - 258.

Bairey, C.N., A. Rozanski, M. Levey, D.S. Berman: Differences in the frequency of ST segment depression during upright and supine exercise: Assessment in normals and in patients with coronary artery disease. Am. Heart J. 114 (1987) 1317 - 1323.

Bekheit, S., J.G. Murtagh, P. Morton, E. Fletcher: Measurement of sinus impulse conduction from electrogram of bundle of His. Brit. Heart J. 33 (1971) 719 - 724.

Blackburn, H., H.L. Taylor, N. Okamoto, R. Rautaharju, P.L. Mitchell, A.C. Kerkhoff: Standardization of the exercise electrocardiogram. A systematic comparison of chest lead configurations employed for monitoring during exercise. In: Karvonen, M.J., A. Barry, C.C. Thomas: Physical activity and the heart. Springfield, 1966.

Brody, D.A.: A theoretical analysis of intracavitary blood mass influence on heart-lead relationship. Circ. Res. 4 (1956) 731 - 740.

Cabrera, E., J.R. Monroy: Systolic and diastolic loading of the heart. Part I. Physiologic and clinical data. Amer. Heart J. 43 (1952) 661 - 668.

Criteria Committee of the New York Heart Association: Nomenclature and criteria for diagnosis of the heart and great vessels. 7th. Ed., New York Heart Association Inc. 1973, S. 253 ff.

Dhingra, R.C., K.M. Rosen, S.H. Rahimtoola: Normal conduction intervals and responses in sixty-one patients using His bundle recording and atrial pacing. Chest 64 (1973) 55 - 59.

DiMatteo, J., A. Vacheron: Cardiologie Expansion Scientifique Française, 1983.

Einthoven, W.: Le télecardiogramm. Arch. Int. Physiol. IV (1906) 132 - 165.

Engel, T·R.: High-frequency electrocardiography: Diagnosis of arrhythmia risk. Amer. Heart J. 118 (1989) 1302 - 1316.

Fisch, C.: Evolution of the Clinical Electrocardiogram. J. Am. Coll. Cardiol. 14 (1989) 1127 - 1138.

Frank, E.: The image surface of a homogenous torso. Am. Heart J. 47 (1954) 757 - 768.

Hoberg, E.: Die ST-Streckenanalyse im Langzeit-EKG. Auswertetechnik und klinische Wertigkeit. Springer Verlag, Berlin, Heidelberg, New York, 1990.

Höher, M., V. Hombach: Ventrikuläre Spätpotentiale - Teil I: Grundlagen. Herz & Rhythmus 3 (1991) 1 - 7.

Holter, N., J. Gengerelli: Remote recording of physiological data by radio. Rocky Mountain Med. J. 46 (1949) 747 - 754.

Holter, N.: Radioelectrocardiography: a new technique for cardiovascular studies. Ann. NY Acad. Sci. 65 (1957) 913 - 918.

Knoebel, S.B.: Evolution of the clinical electrocardiogram. J. Am. Coll. Cardiol. 14 (1989) 1127 - 1138.

Lemmerz, G.: Das orthogonale EKG-Ableitungssystem im Routinebetrieb. G. Braun, Karlsruhe, 1969.

Liebman, J., R. Plonsey: Noninvasive diagnostic methods. Part 1. Electrocardiography. In: Adams, F.H., G.C. Emmanouilides, T·A. Riemenschneider (ed): Heart disease in infants, children and adolescents. Williams & Wilkins, Baltimore, Hongkong, London, Sydney 1989, 35–55.

Löllgen, H., T. Steinberg, U. Fahrenkrog: Telefonische EKG-Übertragung. Münch. Med. Wschr. 138 (1996) 473 - 477.

Michaelides, A.P., Z.D. Psomadaki, P.E. Dilaveris, D.J. Richter, G.K. Andrikopoulos, K.A. Aggeli, C.I. Stefanadis, P.K. Toutouzas: Improved detection of coronary artery disease by exercise electrocardiography with the use of right precordial leads. N. Engl. J. Med. 340 (1999) 340 - 345.

Management of stable angina: Recommendations of the Task Force of the European Society of Cardiology. Eur. Heart J. 18 (1997) 394 - 413.

Narula, O.S, R. Javier, P. Samet, L.C. Maramba: Significance of His and left bundle recordings from the left heart in man. Circulation 42 (1970) 385 - 389.

Ostrander jr., L.D.: The relation of „silent" T wave inversion to cardiovascular disease in an epidemiologic study. Amer. J. Cardiol. 25 (1970) 325 - 333.

Palmer, H.J.: Isolated U wave negativity. Circulation 7 (1953) 205 - 211.

Parsi, R.A: Ein Beitrag zur Klinik und Pathogenese des Wolff-Parkinson-White-Syndroms. Z. ges. inn. Med. 17 (1962) 786 - 791.

Parsi, R.A. Die ischämische Herzkrankheit. Akademie-Verlag, Berlin 1981.

Parsi, R.A., K. Berwing, E. Ludwig, H.J. Pech: Die Bedeutung des Dipyridamol-Testes in der Diagnostik der chronisch-ischämischen Herzkrankheit im Vergleich zur Fahrradergometrie. Dtsch. Gesundh.-Wesen 35 (1980) 12 - 16.

Parsi, R.A., K. Berwing, J. Sima, E. Ludwig: Das interessante EKG: Alternierende Hemiblöcke mit komplettem Rechtsschenkelblock. Dt. Gesundh.-Wesen 31 (1976) 1052 - 1054.

Parsi, R.A., E. Ludwig: Stellenwert der klinischen Elektrokardiographie in der Diagnostik und Beurteilung der chronischen ischämischen Herzkrankheit. Dt. Gesundh.-Wesen 32 (1977) 1969 - 1974.

Parsi, R.A., H. Semmler: Die ischämische Herzkrankheit im Elektrokardiogramm unter besonderer Berücksichtigung der Belastungselektrokardiographie. Moderne Kardiologie, Bd. 5, Gustav Fischer Verlag, Jena 1977.

Parsi, R.A., H. Semmler, R. Seidel: Die Bedeutung des Ruhe-Elektrokardiogramms für die Diagnostik der ischämischen Herzkrankheit. Dtsch. Ges.wesen 29 (1974) 647 - 652.

Parsi, R.A., H. Semmler, R. Seidel, J. Sima: Ergebnisse der Belastungselektrokardiographie. Ein Vergleich mit koronarangiographischen Befunden. Dtsch. Ges.wesen 29 (1974) 2181 - 2198.

Parsi, R.A., E. Parsi: Differenzierte hämodynamische Wirkungen des Dipyridamols (Curantyl®) bei Patienten mit ischämischer Herzkrankheit. Z. Klin. Med. 45 (1990) 215 - 217.

Parsi, E., R.A. Parsi: Einfluß von Röntgenkontrastmittel auf das Erregungsbildungs- und -leitungssystem bei selektiver Koronarographie bei Patienten mit und ohne Koronaratherosklerose. Eine His-Bündel-Studie. Z. Klin. Med. 41 (1986) 355 - 357.

Parsi, E., R.A. Parsi: Veränderungen der linksventrikulären Funktion bei IHK-Patienten (mit und ohne Myokardinfarkt, mit und ohne Kollateralen) unter Dipyridamol. Z. Klin. Med. 45 (1990) 677 - 680.

Pina, I.L., G.J. Balady, P. Hanson, A.J. Labovitz, D.W. Madonna, J. Myers: Guidelines for clinical exercise testing laboratories. A statement for healthcare professionals from the Committee on Exercise and Cardiac Rehabilitation, American Heart Association. Circulation 91 (1995) 912 - 921.

Pocher, K., B. Heublein, R.A. Parsi: Welcher Anteil der Patienten mit linksventrikulärer Hypertrophie des Herzens kann mit Hilfe der Volksröntgenreihenuntersuchung erfaßt werden? Z. Alternsforsch. 29 (1975) 349 - 353.

Rochmis, P., H. Blackburn: Exercise test. A survey of procedures, safety, and litigation experience in approximately 170.000 tests. J. Amer. Med. Ass. 217 (1971) 1061 - 1066.

Scherer, D., M. Kaltenbach: Häufigkeit lebensbedrohlicher Komplikationen bei Belastungsuntersuchungen. Dtsch. med. Wschr. 104 (1979) 1161 - 1165.

Seipel, L.: His-Bündel-Elektrographie und intrakardiale Stimulation. Verlag Georg Thieme, Stuttgart 1978, S. 8 - 30.

Simson, M.B.: Use of signal in the terminal QRS complex to identify patients with ventricular tachycardia after myocardial infarction. Circulation 64 (1981) 235 - 242.

Tauchert, M., D.W. Behrenbeck, B. Niehus, W. Jansen, V. Carstens, H.H. Hilger: Ein neuer pharmakologischer Test zur Diagnose der Koronarinsuffizienz. Dtsch. med. Wschr. 101 (1976) 35 - 37.

Tschirdewahn, B., M. Kaltenbach, H. Klepzig: Eine dosierte Stufenbelastung für Arm- und Beinarbeit im Vergleich mit dem Fahrradergometer. Arch. Kreisl.-Forsch. 42 (1963) 45 - 53.

Valentin, H., K.P. Holzhauser: Funktionsprüfungen von Herz und Kreislauf. Deutscher Ärzte-Verlag, Köln-Lövenich 1976.

Walter, M.: Das Präexzitations-Syndrom - eine klinisch-elektrokardiographische Studie. Diplomarbeit, Bereich Medizin Charité, Humboldt-Universität zu Berlin, 1977.

Wendt, T., D. Scherer, M. Kaltenbach: Lebensbedrohliche Komplikationen bei 1.741 106 Ergometrien. Dtsch. med. Wschr. 109 (1984) 123 - 127.

3 Radiologische Untersuchung des Herzens

3.1 Konventionelle Röntgenuntersuchung

Trotz verschiedener neuer bildgebender diagnostischer Verfahren ist die konventionelle Röntgenuntersuchung des Herzens auch heute noch ein wesentlicher Bestandteil der Basisdiagnostik. Sie ermöglicht, das kardiopulmonale System als Einheit abzubilden.

3.1.1 Indikationen zum Röntgen-Thorax

Aus der **Röntgen-Thorax-Aufnahme in zwei Ebenen** (dorsoventral und linkslateral) können wesentliche Informationen gewonnen werden. Sie beziehen sich auf die **Größe des Herzens** oder einzelner **Herzabschnitte**, sein Umfeld wie **Stauungszeichen** im kleinen Kreislauf sowie die **Beurteilung der zentralen Gefäße**.
Weiterhin sind eine Diagnostik

- erworbener Herzklappenfehler
- angeborener Herzfehler
- des Perikardergusses sowie eine
- Beurteilung von Veränderungen des knöchernen Thorax mit Auswirkungen auf das Herz und eine
- Verlaufskontrolle bei Herzinsuffizienz und akuter respiratorischer Insuffizienz

möglich. Besonders die Beurteilung des **Herzumfeldes** kann durch die Echokardiographie nicht erfolgen.

Falls zur Erweiterung der Aussagen erforderlich, können zusätzlich Aufnahmen in RAO (rechts vorderer Schrägdurchmesser) 60° und LAO (links vorderer Schrägdurchmesser) 40° durchgeführt werden.

Durch die Kombination mit der Durchleuchtung sind der Nachweis und die Lokalisation von **Verkalkungen** in den verschiedenen Abschnitten sicher zu diagnostizieren (s. Kap. 3.1.12).

Aus dem Verhältnis Querdurchmesser des Herzens zu Querdurchmesser des Thorax (sog. **Herz-Thorax-Quotient**), gemessen in Höhe des rechten Vorhofs, können wertvolle Informationen besonders für Verlaufsbeobachtungen gewonnen werden (Abb. 3.1), obwohl durch orthostatische Einflüsse Abweichungen in der Bewertung auftreten können. Der Herz-Thorax-Quotient ist bis 0,5 normal, über 0,6 sicher pathologisch.

3.1.2 Normale Herzkontur

Bei der **Beurteilung der Herzkontur** sind eine Reihe biologischer und aufnahmetechnischer Faktoren zu beachten.
Biologische Faktoren

- Körperlage
- Alter
- Konstitutionstyp

Aufnahmetechnische Einflüsse

- Atemphase
- intrathorakale Druckverhältnisse.

Im Stehen verringert sich das Blutvolumen des Herzens, und die Herzsilhouette wird schmaler. Im Liegen hingegen kommt es zu einem verstärkten venösen Rückfluß und damit zu einer relativen Größenzunahme des Herzens.

Auch die Aufnahmetechnik ist von entscheidender Bedeutung. Der Patient soll bei der inspiratorischen Apnoe die Stimmritze offen lassen, um somit ein Valsalva-Manöver und eine daraus resultierende Veränderung des intrathorakalen Druckes mit Beeinflussung der Herzform und -größe zu vermeiden. Deshalb ist es erforderlich, Verlaufskontrollen, aus denen Rückschlüsse auf Therapieeinflüsse gezogen werden sollen, immer unter identischen Bedingungen zu wiederholen.

3.1.3 Dorsoventrale Aufnahme

Bei dieser Aufnahmetechnik liegt die Vorderseite des Thorax an der Röntgenkassette an, die Strahlen durchdringen den Patienten von hinten nach vorn. Bei aufrechter Körperhaltung werden beide Hände in die Hüften gestützt. Die Schultern und die Thoraxvorderfläche berühren eng die Kassette. In tiefer Inspiration wird die **Aufnahme in Apnoe** vorgenommen. Der Zentralstrahl ist senkrecht zur Kassette auf den VII. BWK gerichtet. Der Fokus-Film-Abstand beträgt ca. 1,5–2 m.

Vom Diaphragma aufwärts wird die **rechte Herzkontur** durch den rechten Vorhof und die Vena cava superior gebildet. Nur bei tiefer Inspiration ist oft ein schmaler, dreieckiger Schatten im Winkel zwischen der rechten Seite des Zwerchfells und dem rechten Vorhof zu sehen, der durch die V. cava inferior bedingt ist.

Die **linke Herzkontur** wird aus drei Segmenten gebildet: Oben erscheint der Aortenknopf, unter dem Aortenbogen das Pulmonalis-Segment, dem sich dann nach unten die Kontur des linken Ventrikels anschließt. Die Spitze des linken Vorhofs kann zum linken Rand des Herzens hin ausgedehnt sein und erscheint dann unterhalb des Pulmonalissegments. Im linken kardio-phrenischen Winkel ist oft eine dreieckige Verschattung zu sehen, die durch ein epikardiales Fettpolster bedingt ist (Abbildung 3.2 a, b).

3.1.4 Linkslaterale (linksseitliche) Aufnahme

Bei dieser Aufnahmeprojektion liegt der Thorax linksseitlich der Röntgenkassette an. Die Röntgenstrahlen durchdringen dabei den Thorax von rechts nach links. Dazu werden beide Arme über dem Kopf verschränkt. Der Zentralstrahl liegt in der hinteren Axillarlinie in Höhe des VI. BWK. Auch hier beträgt der Fokus-Film-Abstand 1,5–2 m.

Der **zum Sternum zeigende Herzschatten** wird durch die Überlagerung von rechtem Vorhof und rechtem Ventrikel gebildet; oberhalb davon ist der

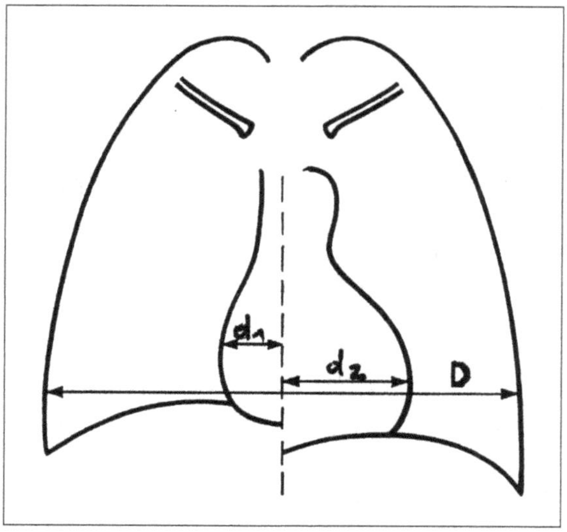

Abb. 3.1: Schematische Darstellung der Meßpunkte für den Herz-Thorax-Quotienten. Querdurchmesser (d1 + d2) des Herzens, D – Querdurchmesser des Thorax

Schatten der A. pulmonalis und der Aorta. Die **posteriore Herzkontur** wird im unteren Abschnitt durch die Hinterwand des linken Ventrikels und oberhalb davon vom linken Vorhof gebildet. Zwischen der linken Seite des Zwerchfells und dem linken Ventrikel befindet sich der retrokardiale Raum, in dem sich der Schatten der V. cava inferior abbildet (Abbildung 3.3).

3.1.5 RAO-Projektion

Die RAO-Projektion erreicht man, indem die rechte Schulter in aufrechter Körperposition gegen die Röntgenkassette nach vorn und die linke Schulter um etwa 45° nach hinten gedreht wird. Der linke Arm wird seitlich erhoben und die Hand dabei auf den Kopf gelegt. Die Aufnahme erfolgt ebenfalls in tiefer Inspiration, der Zentralstrahl ist senkrecht auf die Kassette in Höhe des VII. BWK mit einem Fokus-Film-Abstand von 1,5–2 m gerichtet.

Durch die RAO-Projektion ist eine sehr gute Beurteilung des linken Vorhofs sowie der rechtsventrikulären Ausflußbahn möglich. In dieser Projektion liegen der linke und der rechte Ventrikel nebeneinander. Die Wirbelsäule erscheint rechts vom Herzschatten.

Eine deutliche Erhöhung der Aussage bringt auch hier der **Bariumbreischluck**. Da der linke Vorhof und der Ösophagus unmittelbar benachbart sind, ist eine Vergrößerung des linken Vorhofs somit am besten zu beurteilen.

Unter der Aorta ascendens, die sich am oberen linken Herzrand senkrecht projiziert, verlaufen der Stamm der Pulmonalarterie und der rechtsventriku-

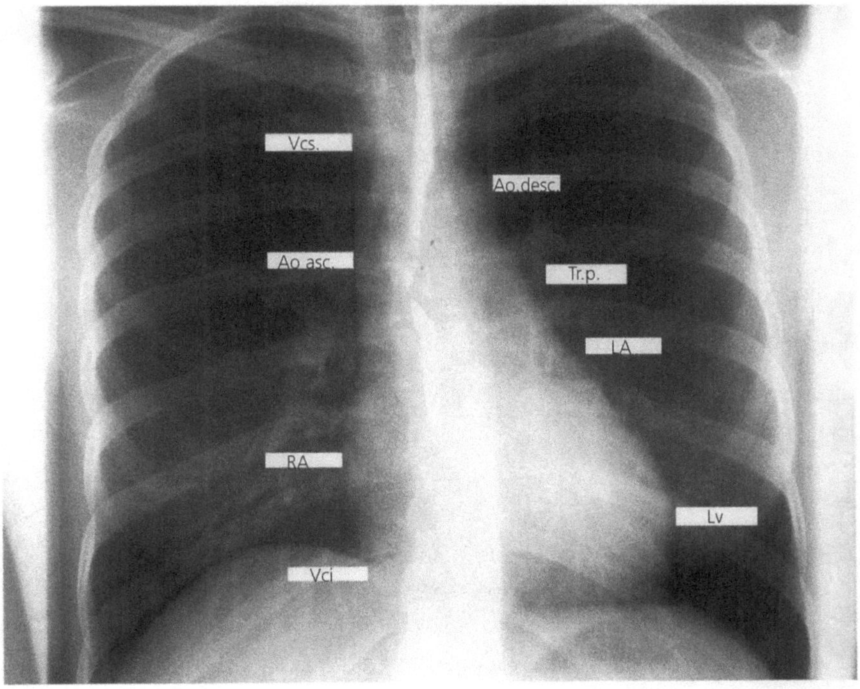

Abb. 3.2a

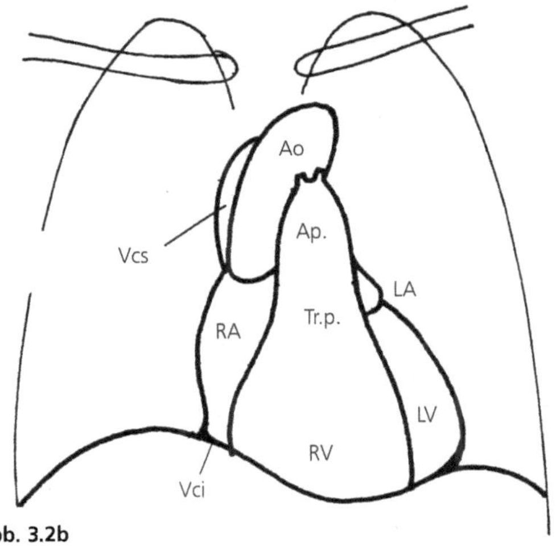

Abb. 3.2b

Abb. 3.2: Topographische Verhältnisse im dv-Röntgenbild. a – Röntgenaufnahme, b – schematische Darstellung: RV: rechter Ventrikel, LV: linker Ventrikel, RA: rechter Vorhof, LA: linker Vorhof, Tr. p.: Trunas pulmonalis, Ao: Aorta, Ap.: Lungenarterie

läre Ausflußtrakt. Nach kaudal schließt sich die linksventrikuläre Vorderwand an.

In dieser Projektion sind ebenfalls Mitral- und Aortenklappenkalk oder ein prothetischer Klappenersatz gut zu beurteilen. Die Differenzierung aller vier Herzklappen gelingt in dieser Abbildungsebene. Auch Vorderwandaneurysmen stellen sich dar (Abbildung 3.4).

3.1.6 LAO-Projektion

Bei der Röntgenaufnahme im II. Schrägdurchmesser wird die linke Schulter in aufrechter Körperposition der Kassette zu nach ventral, die rechte Schulter um etwa 45° nach dorsal gedreht. Der rechte Arm wird seitlich erhoben und die Hand auf den Kopf gelegt. Der Zentralstrahl ist wieder auf den VII. BWK gerichtet, und der Fokus-Film-Abstand beträgt 1,5–2 m.

In der LAO-Projektion sind der linke Vorhof, die Hinterwand des linken Ventrikels sowie die Aorta einschließlich ihrer Abgänge bis zu ihrem Übergang in den Abdominalanteil einer guten Beurteilung zugänglich. Da das Septum interventriculare tangential getroffen wird, kann auch ein VSD nachgewiesen werden. Der obere rechte Herzrand wird vom rechten Vorhof gebildet. Bei Vergrößerung des gesamten

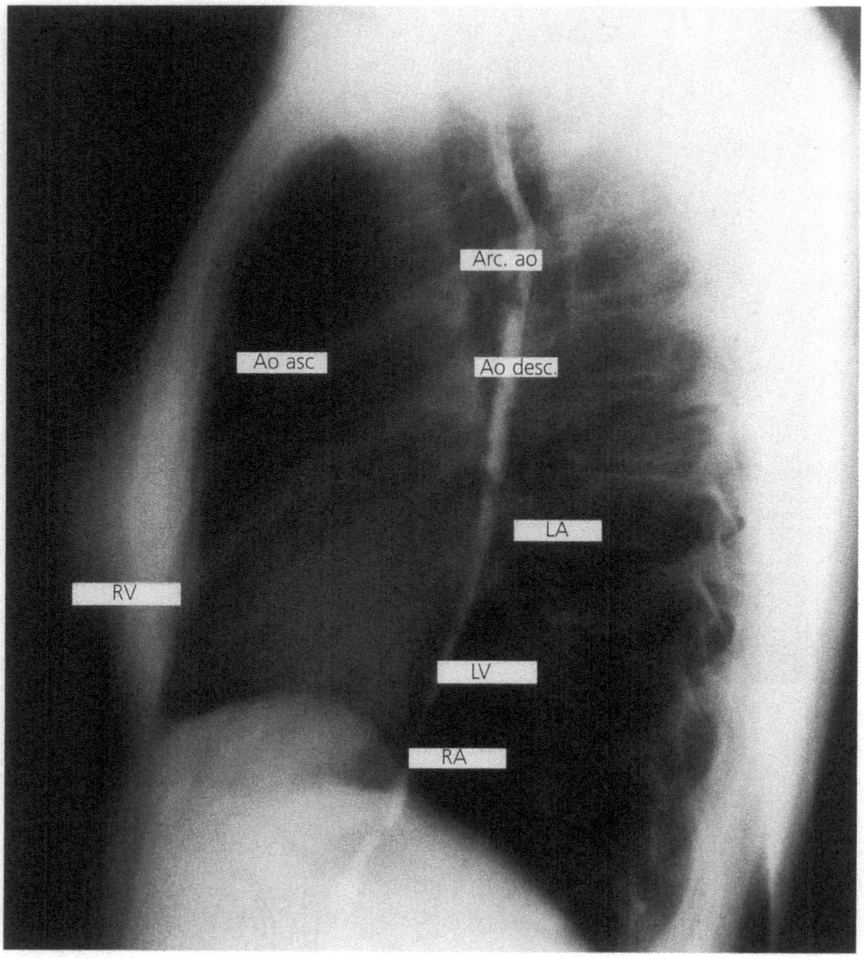

Abb. 3.3: Topographische Verhältnisse im seitlichen Röntgenbild. RV = rechter Ventrikel, Ao asc. = Aorta ascendens, Arc. ao = Arcus aortae, Ao desc. = Aorta descendens, LA = linker Vorhof, LV = linker Ventrikel, RA = rechter Vorhof

rechten Herzens erscheint der rechte Herzrand gekrümmt. Kalkeinlagerungen in der Aorten- oder der Pulmonalklappe sind gut darstellbar (Abbildung 3.5).

3.1.7 Einfluß der Körperlage

Die Körperlage hat, wie erwähnt, einen wesentlichen Einfluß auf die Abbildung des Herzens im Röntgenbild. **Im Stehen** nimmt die Blutfüllung des Herzens ab, im Liegen zu. Dadurch kommt es **im Liegen** zur Betonung des rechten Vorhofs sowie des Pulmonalissegments. Der Querdurchmesser kann durch das höherstehende Zwerchfell zunehmen. Es ist demzufolge kein therapeutischer oder prognostischer Schluß aus dem Vergleich zweier, in unterschiedlicher Position aufgenommener Röntgen-Thorax-Aufnahmen zu ziehen.

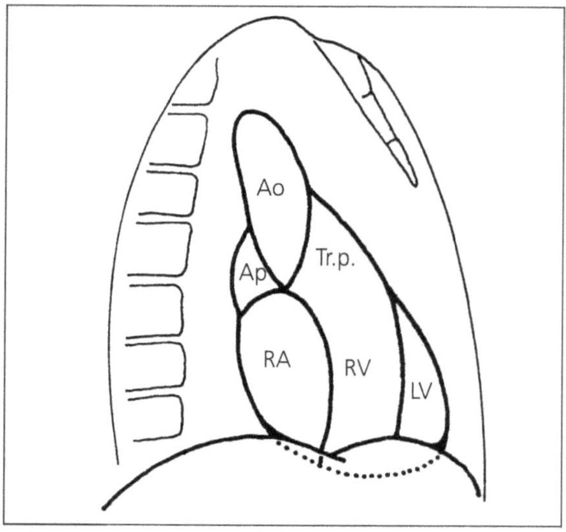

Abb. 3.4: Schematische Darstellung der Topographie in RAO-Projektion. RV: rechter Ventrikel, LV: linker Ventrikel, RA: rechter Vorhof, LA: linker Vorhof, Tr.p. = Truncus pulmonalis, Ao: Aorta, A.p.: Lungenarterie,

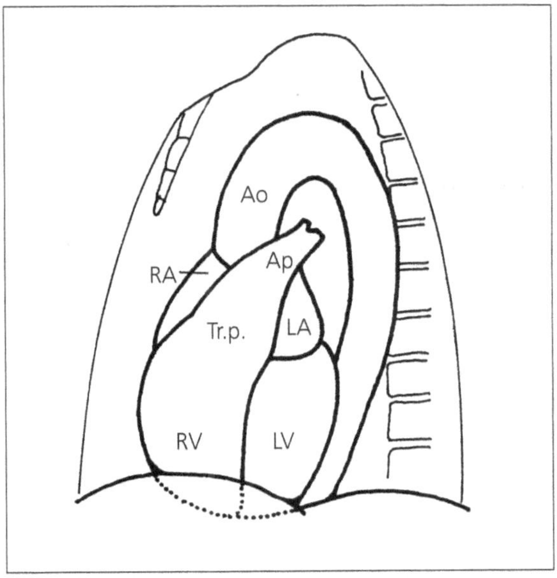

Abb. 3.5: Schematische Darstellung der Topographie in LAO-Projektion. RV: rechter Ventrikel, LV: linker Ventrikel, RA: rechter Vorhof, LA: linker Vorhof, Tr.p. = Truncus pulmonalis, Ao: Aorta, Ap: Lungenarterie

3.1.8 Vergrößerung des Herzens

Eines der wichtigsten radiologischen Zeichen für Veränderungen des Herzens ist die Vergrößerung des Herzschattens. Dabei kann die Vergrößerung allgemein sein oder nur bestimmte Abschnitte betreffen. Man muß dabei in Rechnung stellen, daß bei der konventionellen Röntgenuntersuchung die Diagnose der Herzvergrößerung vor allem aus der Veränderung des Herzschattens gestellt wird. Da die Herzsilhouette die Summation aller Bestandteile des Herzens einschließlich Muskel, Durchmesser der Herzhöhlen, Fettanlagerungen und Perikardflüssigkeit ist, kann eine exakte Aussage nur durch Vergleichsbeurteilungen erfolgen. Weiterhin muß beachtet werden, daß es durch die Größenänderung von Herzanteilen zur Rotation des Herzens kommt, die ihrerseits wieder die Herzsilhouette beeinflußt.

➤ Vergrößerung des linken Ventrikels

Eine geringe Linksherzhypertrophie bewirkt keine bedeutsame Veränderung der Herzkonfiguration. Mit zunehmender Vergrößerung des linken Ventrikels sieht man in der dorsoventralen Aufnahme, daß teilweise der Ausflußtrakt und der Rand der linken Begrenzung des Herzens runder und konvexer werden, d.h., die Kontur des linken Ventrikels verlagert sich nach links und unten zum Zwerchfell. In der linkslateralen Aufnahme kommt es zur Zunahme des Herzschattens nach posterior bis zur Ausfüllung des retrokardialen Raumes.

Differentialdiagnostisch sind bei dieser Konfiguration auch die Vergrößerung des linken Vorhofs sowie ein Perikarderguß abzugrenzen.

Die **Vergrößerung des linken Ventrikels** findet man bei Aorten- und Mitralklappeninsuffizienz, Spätstadien der sub-, supra- und valvulären Aortenstenose, Spätstadien von kombinierten Aortenklappenfehlern, Ductus Botalli persistens, Myokarditis, Spätstadien der koronaren Herzkrankheit und der arteriellen Hypertonie.

➤ Vergrößerung des linken Vorhofs

In der dorsoventralen Aufnahme ist eine geringere Vergrößerung des linken Vorhofs nicht zu diagnostizieren, weil er normalerweise nicht an der Konturbildung der rechten oder linken Seite des Herzens beteiligt ist. Bei ausgeprägter Zunahme kommt es am linken Rand zur Bildung einer Doppelkontur, und bei weiterer Zunahme kann sich ein zusätzlicher Bogen zwischen dem Pulmonalissegment und dem linken Ventrikel bilden. Wenn der linke Vorhof kurz unterhalb des tracheobronchialen Winkels liegt, kann seine Vergrößerung eine Aufweitung der Bifurkation der Trachea hervorrufen, und ein erhöhter Abgang des linken Hauptbronchus ist sichtbar. In der linkslateralen Aufnahme hingegen ist eine Vorwölbung nach posterior nachweisbar, was sogar zu einer Verlagerung des Ösophagus nach hinten und rechts führen kann (Nachweis durch Breischluck).

Die bei der Mitralklappenstenose vorhandene Prominenz des Pulmonalissegments ist nicht nur durch die Dilatation der Pulmonalarterie bedingt, sondern auch durch die Verdrängung des Gefäßes durch den vergrößerten linken Vorhof. Auch die Rotation des Herzens nach links trägt zu dieser Konfiguration bei.

Die **primäre Vergrößerung** des linken Vorhofs findet man bei Mitralklappeninsuffizienz, Mitralklappenstenose, kombinierten Mitralklappenfehlern und beim Myxom des linken Vorhofs.

Eine **sekundäre Vergrößerung** des linken Vorhofs tritt als Folge der linksventrikulären Funktionsstörung wie bei Kardiomyopathien, Myokarditis, Spätstadien der koronaren Herzkrankheit und arteriellen Hypertonie auf.

➤ Vergrößerung des rechten Ventrikels

In der dorsoventralen Projektion kann eine geringe Veränderung der Herzkonfiguration gesehen werden, aber die Vergrößerung des Pulmonalissegmentes auf der linken Seite ist nur ein indirektes Zeichen für eine rechtsventrikuläre Vergrößerung. Dieses Zeichen ist jedoch fast konstant vorhanden. Diese Prominenz des Pulmonalissegments tritt durch die Rotation des Herzens nach links, bedingt durch die rechtsventrikuläre Vergrößerung, stärker hervor.

Die Vergrößerung des rechten Ventrikels ist am sichersten in der linkslateralen Aufnahme, durch eine Vorwölbung der Region des rechtsventrikulären Ausflußtraktes zu erfassen. Bei Patienten mit Mitralklappenstenose kann diese Auswölbung nach vorn auch durch die Verdrängung der rechten Kammer durch den vergrößerten linken Vorhof mitbedingt sein.

Eine **Vergrößerung des rechten Ventrikels** findet man in Spätstadien einer valvulären oder infundibulären Pulmonalstenose, Pulmonalklappeninsuffizienz, bei großen Vorhof- und Ventrikelseptumdefekten, akutem und chronischem (Spätstadium) Cor pulmonale, Kardiomyopathien, Dysplasie des rechten Ventrikels sowie als Folge der Linksherzinsuffizienz.

➤ Vergrößerung des rechten Vorhofs

Die Vergrößerung des rechten Vorhofs zeigt sich im dorsoventralen Bild durch eine Vorwölbung nach rechts am rechten Herzrand. Die Röntgendiagnostik der Vergrößerung des rechten Vorhofs ist jedoch mit vielen Fehlern behaftet, da der Vorhof auch durch andere Herzstrukturen verdrängt werden kann. Eine genauere Bestimmung der Größe des rechten Vorhofs kann oft nur mit Hilfe von Kontrastmitteln erfolgen.

Die **primäre Vergrößerung des rechten Vorhofs** ist kennzeichnend für die Trikuspidalklappenstenose, die organische Trikuspidalklappeninsuffizienz, den Vorhofseptumdefekt, fehlmündende Lungenvenen sowie die Ebstein-Anomalie. Zu einer **sekundären Vergrößerung** kommt es bei Rechtsherzinsuffizienz.

3.1.9 Veränderungen des Aortenschattens

Eine Verbreiterung der Aorta ascendens kann Ausdruck einer Aortenektasie oder eines Aortenaneurysmas bzw. einer poststenotischen Dilatation bei Aortenstenose sein.

Einen **prominenten Aortenknopf** findet man bei arterieller Hypertonie und bei Atherosklerose, auf die auch eine Kalksichel hinweisen kann. Die **Verbreiterung des Schattens** der Aorta descendens kann ebenfalls einer Ektasie oder einem Aneurysma entsprechen.

3.1.10 Veränderungen des Pulmonalisschattens

Die Prominenz des Pulmonalbogens findet man bei valvulärer Pulmonalstenose, als Zeichen der pulmonalen Hypertonie wie bei großem Links-Rechts-Shunt bei ASD und VSD, akutem und chronischem Cor pulmonale, Linksherzinsuffizienz sowie bei idiopathischer Pulmonalarterienektasie.

3.1.11 Veränderung der Herzsilhouette bei Perikarderguß

Viele Patienten mit akuter Perikarditis haben normale Thoraxbefunde. Das ist dadurch bedingt, daß auch einige hundert Milliliter Perikarderguß keine röntgenologisch erfaßbaren Veränderungen bewirken müssen. Erst eine darüber hinausgehende Menge vergrößert die Herzsilhouette nach beiden Seiten, oft mit zeltförmiger Figur. Charakteristisch dafür ist, daß die Lungen weniger gestaut sind als bei Patienten mit Herzinsuffizienz und gleicher Herzgröße. Dies kann als wertvolles Zeichen für die Diagnose eines Perikardergusses verwendet werden. Oft ist mit dem Perikarderguß auch ein kleiner Pleuraerguß vergesellschaftet.

3.1.12 Röntgenologische Erfassung von Kalkablagerungen

Röntgenaufnahme und Bildwandlerdurchleuchtung spielen für die Erfassung von Kalk in verschiedenen Herzabschnitten sowie im Perikard eine wesentliche Rolle. Sie können sowohl eine geringe klinische Bedeutung als auch für die Diagnose und Wahl der Therapie der Herzkrankheit entscheidend sein.

Flecken oder Linien mit höherem Kontrast, die sich pulssynchron bewegen, sind Zeichen der **Verkalkung der Koronararterien**, die in der linken Koronararterie dreimal häufiger als in der rechten nachweisbar ist. Koronararterienkalk wurde bei 2,9% der über 50jährigen gefunden (Endrys et al. 1957). Bei Koronarpatienten mit gesicherter Koronaratherosklerose steigt dieser Anteil bis auf 76% (Hamby et al. 1974).

Weitere Möglichkeiten für Kalzifizierungen:

- Wand des linken Vorhofs
- organisierte Thromben des Vorhofs und Ventrikels
- Herztumoren und vor allem Myxome
- perikardiale Kalksichel
- schalenförmige Verkalkung bei Ventrikelaneurysma
- schollige oder ringförmige Verkalkungen der Herzklappen.

3.1.13 Röntgenologische Veränderungen der Lungen bei Herzerkrankungen

Ein weiterer bedeutender Beitrag der Röntgenuntersuchung des Thorax bei Herzpatienten ist die Erfassung der pathophysiologischen Veränderungen des kleinen Kreislaufs.

Die Gefäßschatten im dorsoventralen Bild sind durch die Pulmonalarterien und -venen sowie ihre Aufzweigung in die verschiedenen Pulmonalsegmente bedingt. Der sog. große „Kommaschatten“ im rechten und linken Hilus ist durch den deszendierenden Ast der Pulmonalarterie bedingt, von dem dann kleinere Segmentarterien zum Unter- und Mittellappen abgehen.

Im konventionellen Röntgenbild ist beim Erwachsenen die Breite des deszendierenden Pulmonalarterienastes im größten Durchmesser 9–16 mm. Die

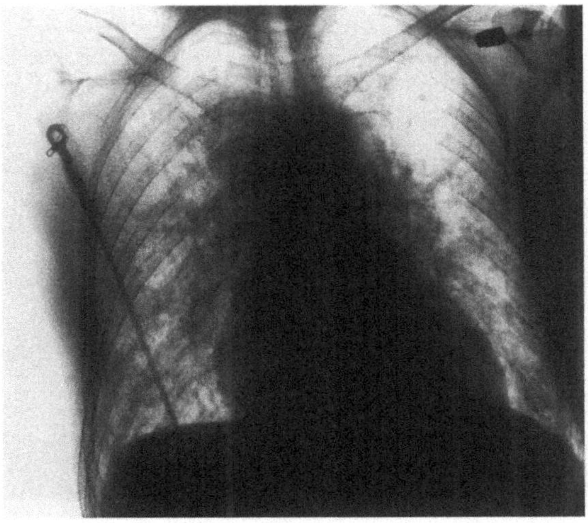

Abb. 3.6: Alveoläres Lungenödem bei einem Patienten mit akutem Myokardinfarkt

Segmentarterien in der Lungenbasis sind 2–4 mm breit. Das Verhältnis der Größe zwischen dem zentralen und dem peripheren Gefäßschatten variiert zwischen 3:1 und 5:1.

Die Pulmonalvenen des rechten Unterlappens können bis zum rechten Herzrand hin zurückverfolgt werden. Diese Venenschatten verlaufen mehr horizontal und medial der großen Arterienstämme. Die Pulmonalvenenschatten des Oberlappens hingegen liegen lateral zu den großen arteriellen Ästen oberhalb des Hilusschattens. Diese unterschiedliche Position hilft bei der Differenzierung zwischen arteriellem und venösem Stamm. Die unteren zwei Drittel des Hilusschattens sind durch die arteriellen Stämme bedingt, das obere Drittel durch die superioren Venenstämme.

Die am häufigsten zu erfassenden Veränderungen im kleinen Kreislauf sind durch Änderungen des arteriellen und venösen Druckes, des pulmonalen Blutflusses und das Lungenödem bedingt. Bei einer Erhöhung des Pulmonalvenendruckes über 10 mmHg ist als erstes Zeichen die Dilatation des Pulmonalvenenschattens oberhalb und lateral des Hilus wahrnehmbar. Bei Druckwerten um 18 mmHg (bei Mitralklappenstenose, chronischer Linksherzinsuffizienz) sind die Pulmonalvenen in den oberen Abschnitten deutlich dilatiert, in den unteren Abschnitten normal oder verengt. Diese Asymmetrie ist durch einen erhöhten Druck und erhöhten Blutdurchfluß in den oberen Abschnitten der Lungen im Vergleich zu den unteren bedingt, in denen mehr eine Vasokonstriktion vorliegt.

Das **Lungenödem** kann alveolär oder interstitiell auftreten.

Das **alveoläre** Ödem ist die Folge einer akuten Linksherzinsuffizienz und durch eine beidseitige Verschattung, beginnend in den zentralen Lungenabschnitten, gekennzeichnet (sog. Schmetterlingsfigur). Ein röntgenologisches Frühzeichen dafür ist die Dilatation der rechten Oberlappenvene (Abbildung 3.6).

Das **interstitielle** Ödem hingegen ist mehr die Folge einer chronischen Erhöhung des Pulmonalvenendruckes oder einer beginnenden Linksherzinsuffizienz.

Die Ansammlung von Ödemflüssigkeit im perivaskulären Gewebe hat zur Folge, daß die Begrenzung der Gefäße unscharf wird. Die Transparenz der Lungen ist herabgesetzt, und sie erscheinen „wolkig". Wenn sich die Flüssigkeit im Interlobärspalt ansammelt, bilden sich **Kerley-Linien**. Die im Mittel- und Oberfeld radiär und hiluswärts verlaufenden Linien werden *Kerley-A-Linien*, die im Unterfeld horizontal verlaufenden *Kerley-B-Linien* genannt. Die Röntgenuntersuchung ist wichtig, da diese Veränderungen eher röntgenologisch sichtbar sind, als man sie durch die Auskultation erfassen kann. Oft ist damit ein Pleuraerguß vergesellschaftet.

Kerley-Linien sind jedoch nicht pathognomonisch für ein interstitielles Ödem, da sie auch bei interstitiellen Lungenerkrankungen, wie z.B. der Lungenfibrose, vorhanden sein können. Die Erhöhung des Pulmonalarteriendruckes ist meist die Folge des erhöhten Pulmonalvenendruckes. Deshalb zeigt das Röntgenbild eine Kombination der oben beschriebenen Veränderungen mit denen der arteriellen pulmonalen Hypertonie, die erst bei systolischen Druckwerten >50 mmHg nachweisbar sind.

Die **Kriterien einer arteriellen pulmonalen Hypertonie** sind eine Vergrößerung oder Dilatation des Stammes der Pulmonalarterie sowie der zentralen Anteile der rechten und linken Hauptäste hinab bis zum Beginn der Segmentarterien. Die Segmentarterien sind normal oder verschmälert, so daß das Verhältnis von zentralen zu peripheren Gefäßdurchmessern größer als 7:1 ist.

Bei **präkapillarer Pulmonalarterienhypertonie** sind die Pulmonalvenen annähernd normal und Kerleysche Linien nicht nachweisbar.

Ein **erhöhter Pulmonaldurchfluß** tritt vor allem bei **Links-Rechts-Shuntvitien** auf, bei denen der Lungenblutdurchfluß größer als der Blutfluß im großen Kreislauf ist. Röntgenologische Veränderungen treten dann auf, wenn der Pulmonaldurchfluß 1 1/2- bis 2mal größer als im großen Kreislauf ist. Dabei sind sowohl die Pulmonalvenen als auch -arterien in allen Lungenabschnitten verbreitert. Die zentralen Pulmonalarterienäste sind dabei genauso verbreitert wie die Segmentarterien, so daß ein nahezu normales Größenverhältnis zwischen beiden Gefäßabschnitten vorhanden ist (kleiner als 6:1).

Bei Herabsetzung des Pulmonaldurchflusses (großer **Rechts-Links-Shunt** wie bei Fallotscher Tetralogie) sind sowohl die arteriellen als auch die venösen Lungengefäßschatten schmaler als normal. Das Hauptsegment der Pulmonalarterie am linken Herzrand ist meist konkav, die Hilusschatten sind schmal.

Ein Kollateral- oder Bronchialkreislauf ist ein Zeichen einer Pulmonalatresie, da die Blutversorgung über die von der Aorta entspringenden Bronchialarterien realisiert wird. Die Pulmonalvenen und Arterienäste sind sehr schmal und irregulär.

Eine **Rechtsherzinsuffizienz** kann aus dem Röntgenbild nur aus der zunehmenden Verbreiterung des Herzens nach rechts, durch die Vergrößerung des rechten Vorhofs und die Verbreiterung des Schattens der oberen Hohlvene und der V. azygos bei fehlender Lungenstauung geschlußfolgert werden. Insgesamt ist die Beurteilung des rechten Ventrikels schwieriger als die des linken Ventrikels.

Wichtige Hinweise auf eine Rechtsherzinsuffizienz sind kleine, nur rechtsseitig basal lokalisierte Pleuraergüsse. Das Ausmaß dieser Ergüsse ist z.B. durch die Seitenlage oft besser zu beurteilen.

Trotz vieler wichtiger Informationen, die aus einer konventionellen Röntgen-Thoraxaufnahme gewonnen werden können, ist wegen der Strahlenbelastung jede Indikation streng zu stellen. Weiterhin sind die Patienten dazu anzuhalten, ihren Röntgenpaß zu führen, um den Zeitpunkt der letzten Aufnahme zu erfahren und somit unnötige Wiederholungen zu vermeiden.

Durch die digitale Computertechnik könnte sich besonders die bislang verwendete konventionelle Technik der Großformataufnahmen ändern. Eine Möglichkeit dazu ist die Selenradiographie. Durch diese neue Technik kann die Strahlenbelastung bis zu 30% reduziert werden.

3.2 Computertomographie des Herzens

Die Computertomographie ist ein röntgenologisches Schichtverfahren. Es macht sich in der Bildgebung die Unterschiede in der Dichte der vom Röntgenstrahl in der Regel als Querschnitt durchdrungenen Gewebe zunutze (Abbildung 3.7).

Mit der technischen Realisierung von kurzen Scan-Zeiten konnte dieses Verfahren auch in die Kardiologie Eingang finden. Sie liegen heute bei maximal 1–2 s, so daß etwa 30–45 Scans/min aufgenommen werden.

Der **Beitrag der Computertomographie** zur Präzisierung der Diagnose bei Erkrankungen des Herzens und der großen Gefäße besteht in:

- einer sicheren Aussage zu intrakavitären Thromben
- der Verifizierung bei echokardiographisch nicht beurteilbaren Perikardveränderungen (Perikarderguß, -zyste, -verkalkungen)
- der Bestimmung der Konsistenz des Ergusses (Blut ja/nein)
- der Erfassung von Herztumoren oder Metastasierungen ins Peri-Myokard
- der Erfassung eines Herzwandaneurysmas
- der Erfassung der Dissektion der Aorta
- der Erfassung der Lungenembolie.

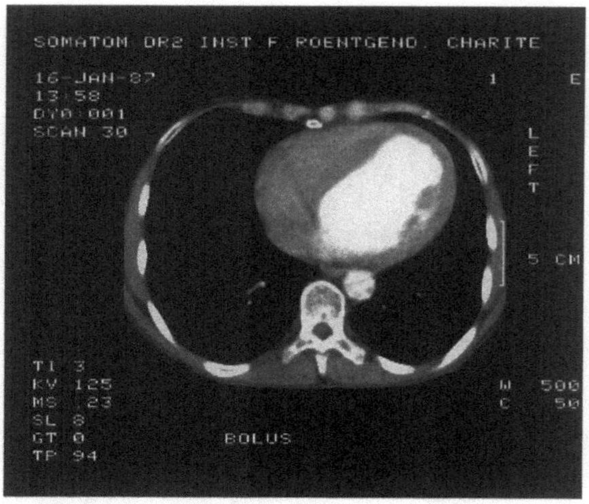

Abb. 3.7: Normales CT-Bild des Herzens, linker Ventrikel kontrastmittelgefüllt

Daneben sind Informationen zur Größe der Herzhöhlen und der Wanddicke erreichbar. Durch die intravenöse Anwendung von Kontrastmittel wird die Aussage noch erhöht.

Die **Computertomographie kann keine Aussagen**

- zur Aortenwurzel
- zu Koronarostien
- zur Aortenklappeninsuffizienz

liefern.

Der **Nachteil** dieser Methode ist, daß sie einen nicht unbedeutenden Anteil ionisierender Strahlen benötigt. Zur Verbesserung der Aussagefähigkeit besonders bei pathologischen Veränderungen am Gefäßsystem wird zusätzlich Kontrastmittel intravenös eingebracht. Deshalb ist die Methode bei Frauen im gebärfähigen Alter nicht zu jeder Zeit einsetzbar. Mit Kontrastmittelzwischenfällen muß auch hier gerechnet werden.

3.3 Spiral-Computertomographie

Die Spiral-Computertomographie ist ein hochsensitives Verfahren zur Erfassung pathologischer Veränderungen besonders im Bereich der Aorta.

Indikationen zum Spiral-CT:

- Beurteilung von Aortenbogenanomalien
- Beurteilung der supraaortalen Äste
- Beurteilung von Aneurysmen, auch dissezierenden, im Bereich der Aorta ascendens
- Diagnostik der postinterventionellen (chirurgisch, Ballondilatation) Verlaufsbeurteilung der Coarctatio aortae.

Die Untersuchung des Patienten erfolgt in Inspiration unter gleichzeitiger Gabe eines verdünnten nicht-ionischen Kontrastmittels. Die Menge entspricht dabei der einer venösen digitalen Subtraktionsangiographie in 3 Ebenen. Gegenüber Standard-CTs ist sie um etwa die Hälfte geringer. Eine Röhren/Detektor-Einheit rotiert dabei kontinuierlich 1mal/s. Der Patient wird mit einem kontinuierlichen Tischvorschub durch das Gerät gefahren. In dieser Zeit gibt die Röhre eine Dauerstrahlung ab. Diese Strahlenmenge liegt aber noch unterhalb der eines üblichen Thorax-CT und unter der für DSA-Aufnahmen in 3 Projektionen. Aufgrund der Strahlenbelastung sollte auch diese Untersuchung nur in zeitlich größeren Abständen durchgeführt werden.

Durch diese Aufnahmetechnik entsteht eine spiralförmige Abtastung des Untersuchungsvolumens. Dadurch können zur Auswertung zwei- und dreidimensionale Bilder mit detaillierten Informationen zu Gefäßverläufen und pathologischen Prozessen gewonnen werden. Gefäßdurchmesser können sehr gut quantifiziert werden. Aussagen zu daraus entstehenden Druckgradienten sind allerdings gegenwärtig noch nicht möglich.

3.4 Elektronenstrahl-Computertomographie

Die Elektronenstrahl-Computertomographie (electron beam computed tomography - EBCT, Synonyma: Ultrafast CT, Cine CT) bietet wegen ihres hohen räumlichen und zeitlichen Auflösungsvermögens und der EKG-getriggerten Aufnahmen eine gute Möglichkeit zur Darstellung des Herzens. Interessante Ansätze zur Früherkennung und Quantifizierung von Koronararterienverkalkungen auf der Basis eines errechneten Kalzium-Scores sind vorhanden. Außerdem kann diese Methode zur Beurteilung der Herzfunktion eingesetzt werden. Die ersten Untersuchungen zeigen, daß durch eine i.v. Gabe von Konstrastmittel das Lumen der Koronararterien dargestellt und pathologische Veränderungen beurteilt werden können. Die Methode scheint als nicht-invasives Verfahren in der Zukunft für die Diagnostik der kardiovaskulären Erkrankungen einen Beitrag leisten zu können (Achenbach et al. 1998).

Literatur

Achenbach, S., W. Moshage, D. Ropers, J. Nossen, W.G. Daniel: Value of electron-beam computed tomography for the noninvasive detection of high-grade coronary artery stenosis and occlusions. N. Engl. J. Med. 339 (1998) 1964–1971.

Endrys, J., J. Cernohorsky: The clinical significance of the finding of calcified coronary arteries diagnosed by X-ray in vivo. Cardiologia 29 (1957) 426 - 439.

Engels, G., S. Haetinger, A. Weikl, G. Lenz, K. Bachmann: Kernspintomographische Morphometrie des Herzens. Herz+Gefäße 10 (1990) 472 - 479.

Hamby, R. I., F. Tabrah, B. G. Wisoff, M. L. Hartstein: Coronary artery calcification: Clinical implications and angiographic correlates. Am. Heart J. 87 (1974) 565 - 570.

Rienmüller, R.: Kardiopulmonales Gefäßsystem. In: Lissner, J., K. Fink (Hrsg.): Radiologie II. Ferdinand Enke Verlag, Stuttgart 1990, S. 151 - 198.

4 Magnetresonanztomographie

4.1 Grundprinzipien

Das **Grundprinzip** der Magnetresonanz besteht darin, daß regellos orientierte Kerne (Wasserstoff, Fluor, Phosphat, Natrium, Kohlenstoff, Sauerstoff) sich in einem Hauptmagnetfeld parallel ausrichten. Bei Anregung durch Strahlung geben sie bei ihrer entsprechenden Lamorfrequenz (Kreisfrequenz) elektromagnetische Energie ab. In erster Linie werden Wasserstoffatome angeregt und zur Signalemission veranlaßt. Diese Signale werden gemessen und computergestützt zu einem überlagerungsfreien Schichtbild des untersuchten Körperabschnitts umgewandelt.

Die MR-Technik ist mit verschiedenen **Synonyma** belegt:

NMR-Bildgebung, Magnet-Resonanz-Bildgebung (MRI), Spin-Bildgebung, Spin-Mapping, NMR-Tomographie, Zeugmatographie, Protonenbildgebung.

Die Magnetresonanz ist ein Effekt, der bereits 1946 durch Purcell und Bloch unabhängig voneinander entdeckt wurde. Erst ab 1973 aber wurde dieses Verfahren für die Medizin zugänglich, da es durch technische Entwicklungen gelang, die Aufnahmezeiten aus dem Stunden- in den Minutenbereich zu verlegen. Erste Natriumbilder wurden am menschlichen Kopf erzeugt.

1982 gelingt die Darstellung des schlagenden Herzens (Alfidi et al. 1982), und 1984 wird durch die EKG-Steuerung der Repetitionszeit eine deutliche Verbesserung der Bildqualität erreicht. 1984 gelingt erstmalig die Darstellung des Herzens in den herzeigenen Achsen, wie sie auch in der Echokardiographie und Lävographie üblich ist (Dinsmore et al. 1984). Dadurch verbessert sich die Korrelation zur linksventrikulären Wanddickenbestimmung und zu den Durchmessern des linken Ventrikels. Durch die 1988 eingeführte Anwendung von Oberflächenspulen kann auf eine Lagerung des Patienten in verschiedenen Projektionsebenen verzichtet werden.

4.2 Magnetresonanztomographie des Herzens

Bei der MR-Tomographie beruht die Unterscheidung nicht allein auf der Dichte, sondern auch auf anderen Gewebeeigenschaften, die das MR-Signal beeinflussen. Daher kann eine Kombination von Parametern gewählt werden, die ein für die Untersuchung besonders geeignetes Bild liefert.

Durch eine EKG-Triggerung können neben morphologischen auch wesentliche funktionelle Parameter der Herzfunktion (ausgenommen auch hier Druckwerte) bestimmt werden.

Die Bilder, die mit der Magnetresonanztomographie erzeugt werden, ähneln denen der Computertomographie oder der Ultraschallverfahren. Alle drei Methoden führen zu Schichtbildern des Körpers. Sie basieren jedoch auf verschiedenen physikalischen Prinzipien. Fließendes Blut, kortikaler Knochen und

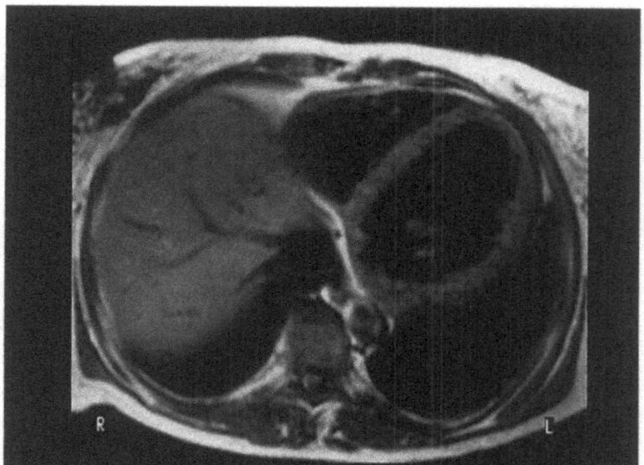

Abb. 4.1: MRT-Bild des Herzens. Schnittbild in Höhe beider Ventrikel. Der linke Ventrikel ist gering vergrößert. SE-Technik

Luft werden in der NMR dunkel dargestellt (Abbildung 4.1).

4.2.1 Indikationen

In der Kardiologie ist diese Methode zu den folgenden Fragestellungen aussagefähig.

1. **Morphologische Aussagen** zu:
   - Aortendissektion und -aneurysmen
   - Coarctatio aortae, Aortenstenose
   - verschiedenen Gefäßabschnitten (intrakardial, Thorax-, Abdominalgefäße, periphere arterielle und venöse Gefäße)
   - intrakardialen und intraperikardialen Massen
   - angeborenen Herzfehlern
   - Differenzierung intrakardialer Masse und Thrombus
2. **Gewebecharakterisierung**:
   - Regionale Wanddickenveränderungen
   - Myokardinfarktareale
3. **Funktionsbeschreibung**:
   - Ventrikelfunktion
   - Herzklappendefekte
   - Regurgitationen
4. **Funktionsanalyse**:
   - Ventrikelfunktion
   - links- und rechtsventrikuläres Volumen
   - Auswurffraktion
   - Herzminutenvolumen
   - Wandbewegung.

Wegen dieser Möglichkeiten ist anzunehmen, daß die Magnetresonanztomographie vielleicht in der Zukunft eine größere Bedeutung erlangt als alle anderen in vivo bildgebenden Verfahren.

4.2.2 Vorteile

Hauptvorteile der MR-Bildgebung:

- Sie benutzt keine ionisierende Strahlung.
- Sie bietet die Möglichkeit der Gewebecharakterisierung
- Blutflußmessungen
- keine Gas- und Knochenartefakte
- Bilder in allen Projektionen ohne Lagerung des Patienten
- keine Kontrastmittelgabe erforderlich.

Die Entwicklung dieser Untersuchungsmethode geht dahin, die Meßzeiten weiter zu verkürzen und der Echokardiographie vergleichbare Strömungsmessungen zur Verbesserung der Beurteilung von Herzklappenstenosen und -insuffizienzen zu ermöglichen.

Methodisch befindet sich die Magnetresonanztomographie als dynamische Magnetresonanztomographie, Magnetresonanzspektroskopie des Herzens, im klinisch-experimentellen Entwicklungsstadium.

4.2.3 Kontraindikationen

Die MRT ist nicht durchführbar bei Patienten mit:

- Herzschrittmachern
- Herzklappenprothesen
- Gefäßstents und Gefäßclips aus ferromagnetischem Material.

4.3 Magnetresonanzangiographie

Die für die Magnetresonanztomographie beschriebenen physikalischen Grundlagen gelten ebenfalls für die Magnetresonanzangiographie (MRA). Die MRA macht sich besonders die Flußempfindlichkeiten für die Erzeugung sog. flußgewichteter Bilder zunutze.

Diese Methode erlaubt ohne Kontrastmittel die Erzeugung von DSA-ähnlichen Bildern, die nicht nur der venösen, sondern vor allem auch der intraarteriellen DSA vergleichbar sind. Diese Aussage trifft aber nicht für alle Gefäßregionen zu. Gute und reproduzierbare Ergebnisse konnten bislang nur für den Kopf- Hals-Bereich mit Darstellung der intrakraniellen Gefäße und das Karotisstromgebiet erbracht werden.

Die Problematik der Darstellung der Gefäße des Körperstammes und der Extremitäten ergibt sich aus nicht unterdrückbaren Bewegungen in der Umgebung der Gefäße, wie Herzaktion, Atmung und Peristaltik. Diese Besonderheiten stellen eine sehr große Anforderung an die Aufnahmetechnik, die diese Probleme noch nicht vollständig gelöst hat.

Die Magnetresonanzangiographie der arteriellen und venösen **Gefäße der Thoraxregion** ist gegenwärtig nur als zusätzliche Untersuchungsmethode anzusehen. Einzelne Studien mit noch unbefriedigendem Ergebnis liegen über eine thorakale Magnetresonanzangiographie zur Darstellung der **Koronararterien** sowie der **Pulmonalgefäße** vor. Die **Venenuntersuchung** durch die Magnetresonanztechnik hat bereits eine entscheidende Bedeutung bei der Thrombose- und Tumordiagnostik im Bereich der Armvenen und der oberen Hohlvene.

Die Hauptindikation der MRA der **arteriellen Abdominalgefäße** liegt heute vor allem in der Beurteilung von Bauchaortenaneurysmen und Nierenarterienstenosen. Bei der Beurteilung der **venösen Gefäße** ist die MRA, vergleichbar der Cavographie, geeignet, in der V. cava inferior Thromben oder Tumormassen zu erkennen. Auch die V. portae mit Verschlüssen, Verlagerungen oder Umgehungskreisläufen und der Hauptstamm der Milzvene sind gut abzubilden. Auch Lungenembolien in lobären und segmentalen Arterien sind erfaßbar (Hoffmann et al. 1999). **Periphere Arterien** und **Venen** sind ebenfalls gut darstellbar (Wasser et al. 1999).

Folgende **klinische Anwendungen** sind gegenwärtig möglich:

- Beurteilung von intrakraniellen Arterienstenosen und Aneurysmen
- Beurteilung der A. carotis auf Stenosen oder Verschlüsse
- Beurteilung des Aortenbogens und seiner Abgänge, besonders der A. carotis und A. vertebralis
- Aortenaneurysma
- Darstellung der Pulmonalgefäße
- Beurteilung der tiefen Beinvenen auch hinsichtlich Thrombosierungen
- Beurteilung der A. femoralis und A. poplitea
- Darstellung der Handgefäße.

Literatur

Alfidi, K.J., J. Haager, S.J. El Yousef, P.J. Bryan, B.D. Fletcher, J.P. LiPuma, S.C. Morrison, B. Kaufman, J.B. Richey, H.N. Young, A.M. Cohen, H.E. Butler, A.E. Ament, J.M. Lieberman: Preliminary experimental results in humans and animals with superconducting, whole-body, nuclear magnetic resonance scanner. Radiology 143 (1982) 175 - 181.

Bloch, F., W.W. Hansen, M. Packard: The nuclear experiment. Phys. Rev. 70 (1946) 474 - 478.

Dinsmore, R.E., G.L. Wismer, R.A. Levine, R.D. Okada, T.J. Brady: Magnetic resonance imaging of the heart: positioning and gradient angle selection for optimal imaging planes. Am. J. Radiol. 143 (1984) 1135 - 1142.

Hoffmann, U., W. Schima, C. Herold: Pulmonary magnetic resonance angiography. Eur. Radiol. 9 (1999) 1745-1754.

Purcell, E.M., H.C. Torrey, R.V. Pound: Resonance absorption by nuclear magnetic moments in a solid. Phys. Rev. 69 (1946) 37 - 42.

Wasser, M.N.: Magnetic resonance angiography of peripheral vascular disease. J. Comput. Assist. Tomogr. 23 (1999) (Suppl. 1), S. 129-133.

5 Echokardiographie

Die Echokardiographie ist eine nichtinvasive bildgebende Methode zur Darstellung von Strukturen des Herzens und der angrenzenden großen Gefäße. Sie wurde 1954 von Edler und Hertz in die klinische Praxis eingeführt. Der große Durchbruch gelang aber erst mit der Einführung der 2-D-Technik (B-Bild) und der Doppler-Verfahren, wodurch die Funktion des linken Ventrikels beurteilt werden kann.

In Kombination mit dem Impuls- und Farbdoppler können auch wertvolle Informationen zur Herzklappenfunktion gewonnen werden. Ein wesentlicher Vorteil besteht darin, daß die Methode beliebig oft wiederholbar ist.

Als Bezugskurve für die Analyse des Herzzyklus wird das simultan abgeleitete EKG verwendet.

Die Bedingungen und Voraussetzungen zur selbständigen Durchführung der Echokardiographie in der Niederlassung sind in der „Ultraschall-Vereinbarung“ der Kassenärztlichen Bundesvereinigung vom 10.2. 1993 sowie in der Ergänzung der Ultraschall-Vereinbarung über die Durchführung der Belastungs-Echokardiographie mit Wirkung vom 1.1. 1996 verbindlich festgelegt.

5.1 Physikalisch-technische Grundlagen

Ultraschallwellen sind mechanische Wellen, die außerhalb der menschlichen Hörfähigkeit in einem Bereich von 18000 Hz bis 10 MHz liegen. In der Echokardiographie werden Frequenzen zwischen 2,25 und 7,5 MHz verwendet.

Hauptvorteile des Ultraschalls:
- Verhalten nach den Gesetzen der Optik (Reflexion und Brechung)
- als Strahl richtbar
- Reflexion auch von kleinen Objekten.

Sein wesentlichster **Nachteil** ist, daß er sich in gasförmigen Medien nicht ausbreiten kann. Daraus ergibt sich, daß lufthaltige Organe nicht untersuchbar sind und dahinter liegende Strukturen nicht sichtbar werden, z.B. das Herz nicht hinter der Lunge. Deshalb besteht die Notwendigkeit, den Schallkopf zur Untersuchung mittels Gel an den Körper anzukoppeln.

Das Verhalten des Ultraschalls wird mit den physikalischen Größen
- **Schwingung** (Reihenfolge von Verdichtungen und Verdünnungen, oft in Form einer Sinusschwingung)
- **Wellenlänge** (Abstand zweier Schwingungen)

- **Geschwindigkeiten** (Schnelligkeit der Ausbreitung durch ein Medium)
- **Frequenz** (Anzahl der Schwingungen pro Zeiteinheit)

beschrieben.

Daraus ergibt sich, daß die Geschwindigkeit gleich dem Produkt aus Wellenlänge und Frequenz ist und Frequenz und Wellenlänge zueinander indirekt proportional sind.

Im menschlichen Weichteilgewebe ist die Ausbreitungsgeschwindigkeit des Ultraschalls relativ konstant bei 1540 m/s. Die von einem Sender ausgehenden Ultraschallwellen werden von den Organen und Geweben je nach ihren speziellen physikalischen Eigenschaften reflektiert. Je größer die Differenz in der akustischen Impedanz zweier Medien ist, desto größer ist der reflektierte Schall. Der Größenanteil des reflektierten Schalls ist auch von seinem Einfallswinkel abhängig, der bei 90° sein Optimum erreicht.

Die **Reflexion** ist abhängig

- vom Medium (je homogener, um so geringere Reflexion)
- vom Einfallswinkel.

In Abhängigkeit vom angeschallten Objekt entstehen Spiegelechos oder Streuechos. **Spiegelechos** entstehen an größeren, glattwandigen Strukturen, wie z.B. Herzklappen und Herzwände. Von ihnen kann bei ungünstigem Einfallswinkel u.U. kein Echo zurückkommen. **Streuechos** entstehen dagegen an relativ kleinen Objekten mit unregelmäßiger Oberfläche, z.B. am Myokard. Dadurch wird aber in jedem Fall, wenn auch bei ungünstigem Einfallswinkel, ein Echo aufgenommen. Sie treten vor allem in der zweidimensionalen Echokardiographie auf und sind für die Abbildung von Objekten nötig, die parallel zur Schallrichtung verlaufen, wie z.B. die lateralen und medialen Wände des linken Ventrikels.

Mit der Entdeckung des piezoelektrischen Effekts im Quarz wurde die Entwicklung von auf diesem Prinzip arbeitenden **Schallköpfen** möglich und somit Ultraschall in verschiedenen Bereichen anwendbar. Die Schallköpfe enthalten als piezoelektrisches Element keramische Stoffe.

Unter einem **piezoelektrischen Element** versteht man einen Kristall, der bei Durchfließen mit Strom seine Form mit der Polung ändert. Bei dieser Formänderung sendet er Schallwellen aus. Auch die Umkehrung ist möglich: Beim Auftreffen von Schallwellen wird ein elektrischer Impuls gebildet.

Von einem Schallkopf werden in der Regel Longitudinalwellen erzeugt, die vorwiegend in Flüssigkeiten auftreten und parallel zur Schallwellenausbreitung verlaufen. Daneben gibt es eine weitere von der Longitudinalrichtung differierende Wellenfront, die besonders von Kanten eines angeloteten Objekts ausgeht und sog. „Nebenkeulen" (s. Kap. 5.5) erzeugt.

Weiterhin ist zu beachten: Je höher die verwendete Sendefrequenz ist (z.B. 7,5 MHz), um so geringer sind die Eindringtiefe und das Auflösungsvermögen. Das bedeutet, daß die entsprechende Sendefrequenz je nach Fragestellung gewählt werden muß. Die in der Kardiologie verwendeten Schallköpfe sind Sektorscanner mit einem schnellen Bildaufbau (15–40 Bilder/s). Diese Sektorscanner sind **elektronischer** (phased array transducer) oder **mechanischer** (annular array transducer) Art. Sie unterscheiden sich durch ihre Form: Der elektronische Schallkopf ist plan, der mechanische hat eine Domform.

Die technisch realisierten Abbildungsmöglichkeiten sind die eindimensionale (**TM-Bild**), die zweidimensionale Echokardiographie (**B-Bild**) und in neuerer Zeit auch die dreidimensionale Darstellung (**3-D-Bild**).

Das **TM-Bild** (Time-Motion-Bild) ist ein Grauwert-Ultraschallabbildungsverfahren, bei dem das zeitliche Verhalten von Gewebsstrukturen längs einer ausgewählten Ultraschallinie als Funktion der Zeit dargestellt wird (Abbildung 5.1). Die Helligkeiten der einzelnen Bildpunkte entsprechen den Echosignalhöhen an diesem Ort zu einem bestimmten Zeitpunkt. Die Auftragung erfolgt längs der Abszisse als Zeitachse. Die Ordinate ist die Skala für die Bildtiefe.

Das **B-Bild** (Brightness-Mode) ist ein zweidimensionales Grauwert-Ultraschallbild. Die Helligkeiten der einzelnen Bildpunkte im Schnittbild entsprechen den Echosignalhöhen (Echoamplituden) an diesem Ort.

5.2 Aussagen der Echokardiographie

Mit der Echokardiographie sind eine nahezu vollständige Abbildung der Herzstrukturen und die Beurteilung ihrer Funktionen möglich. Durch den zusätzlichen Einsatz der Dopplertechnik können genaue

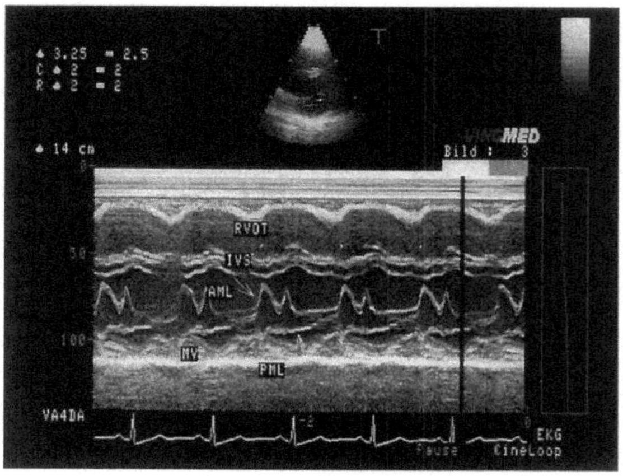

Abb. 5.1: TM-Bild der Mitralklappe (MV).
AML = anteriores Mitralklappensegel, PML = posteriores Mitralklappensegel, IVS = Septum interventriculare, RVOT = rechtsventrikulärer Ausstromtrakt

Informationen über Blutfluß, Druckgradienten an den Herzklappen, Flußrichtung und Strömungsverhalten an definierten Strukturen gewonnen werden.

Durch die Entwicklung der Farbdoppler-Technik wurde die Diagnostik von Herzklappenfehlern, besonders von Regurgitationen und intrakardialen Shunts, weiter verbessert.

Aus diesen Aussagen der Echokardiographie ergeben sich auch die Indikationen zur **Beurteilung**:

- der Herzklappenstrukturen und ihrer Funktionen, einschließlich der Papillarmuskeln
- der Herzkammern, der Wanddicken einschließlich des interventrikulären Septums und der Funktion des linken Ventrikels
- der Vorhöfe
- von Thromben, Tumoren, Herzklappenvegetationen
- des Perikards
- der Aorta ascendens und der herznahen Gefäße
- der Abgänge der Koronararterien vor allem bei Kindern.

Weiterhin ist die Durchführung einer Echokardiographie intrauterin zur Beurteilung der Funktion und Struktur des fetalen Herzens möglich.

Obwohl der Echokardiographie beim Erwachsenen einige Strukturen, wie das rechte Herz, die Pulmonalarterien und Koronararterien, weniger oder nicht der Beurteilung zugänglich sind, hat sie einen festen Platz in der kardiologischen Diagnostik. Vor allem bei Mitral- und Aortenklappenfehlern ist es möglich, eine Operationsindikation ohne zusätzliche invasive Diagnostik zu stellen.

Es ist zu beachten, daß für eine richtige Beurteilung der Echokardiogramme Kenntnisse über die Hämodynamik und Pathophysiologie der Herzkrankheiten unabdingbar sind.

5.3 Standardschnittebenen

Die 2-D-Echokardiographie wird nach einem Nomenklaturvorschlag der American Society of Echocardiography (Henry et al. 1980) zur Beurteilung der Morphologie des Herzens in 3 rechtwinklig aufeinanderstehenden Standardschnittebenen und 4 Schallwandlerpositionen durchgeführt.

Die **Schallwandlerpositionen** sind dabei:

- links parasternal
- apikal
- subcostal
- suprasternal.

Bei den Schnittebenen unterscheidet man die Längs-, Querachsen- und Vierkammerebene.

Die **Längsachsenebene** bildet das Herz parallel zu seiner Längsachse ab (Abbildung 5.2).

Die **parasternale lange Achse** ist die erste Ebene in der Darstellung des Herzens, mit der die Untersuchung beginnt. Man erhält dadurch einen orientie-

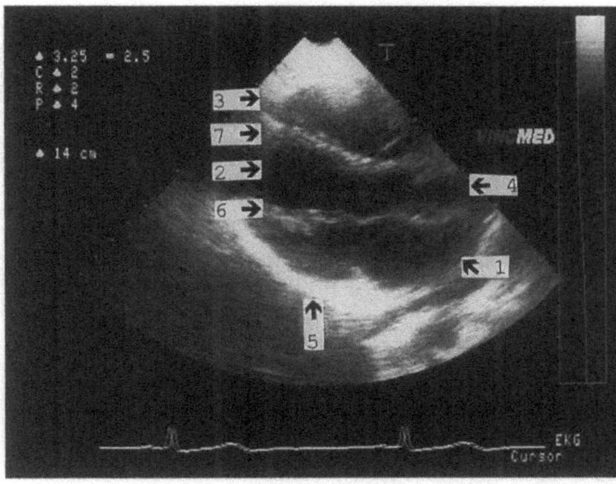

Abb. 5.2: Parasternale lange Achse. 1 = linker Vorhof, 2 = linker Ventrikel, 3 = rechter Ventrikel, 4 = Aorta, 5 = Hinterwand des linken Ventrikels, 6 = Papillarmuskel, 7 = Septum interventriculare

renden Überblick über die anatomischen Verhältnisse. Dabei wird nach den genannten Konventionen der rechte Ventrikel oben und der linke Ventrikel unten dargestellt. Weiterhin ist sie die Referenzebene für die nachfolgenden Ebenen.

Die Darstellung der parasternalen Längsachse gelingt durch das Aufsetzen des Schallkopfes im IV. ICR links parasternal. Bei normaler Konstitution verläuft die anatomische Herzachse in der Linie zwischen der rechten Schulter und der linken Flanke. Je nach davon abweichendem Konstitutionstyp verläuft sie steiler (z. B. Astheniker) oder flacher (z. B. Pykniker). Die Ebene ist dann exakt dargestellt, wenn das Septum interventriculare im Bild horizontal verläuft. Davon ausgehend befinden sich der Apex links, die Aorta und der Vorhof rechts, der rechte Ventrikel oben, die posteriore Wand des linken Ventrikels unten.

Eine davon modifizierte Darstellung ist der **Drei-Kammer-Blick**, der den linken Ventrikel, den linken Vorhof und die Aorta zur Darstellung bringt. Die Längsschnittebene ist neben der linksparasternalen, auch durch eine apikale, suprasternale und transösophageale Anlotung darzustellen.

Durch die Darstellung der **suprasternalen langen Achse** wird der Aortenbogen mit allen seinen Abgängen der supraaortalen Äste sowie der rechten Pulmonalarterie dargestellt. Die Schallkopfposition ist hierbei im Jugulum parallel zum leicht nach hinten gestreckten Hals (Abbildung 5.3).

Durch diese Schnittebene ist eine Beurteilung der Aorta ascendens, der A. descendens und der Abgänge des Truncus brachiocephalicus, der A. carotis communis und der A. subclavia sinistra beurteilbar.

Die **Querachsenebene** bildet das Herz senkrecht zur Längsachse ab. Mit Hilfe dieser Querschnittsebenen kann das Herz von der Basis bis zum Apex systematisch untersucht werden. Diese kurze Achse

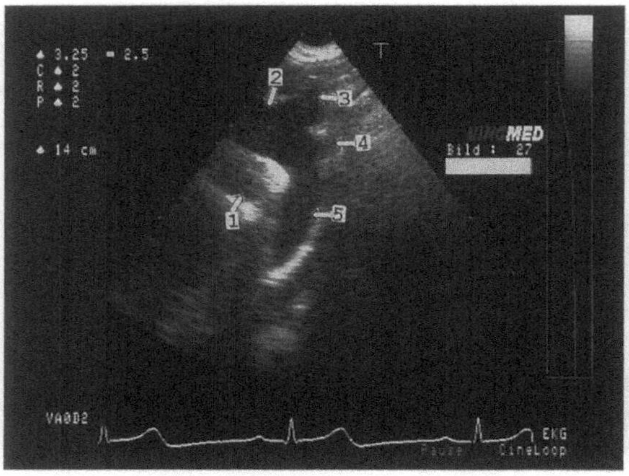

Abb. 5.3: Suprasternaler Längsschnitt durch die Aorta und ihre großen Äste. 1 – A. pulmonalis, 2 – Aortenbogen, 3 – Truncus brachiocephalicus, 4 – A. carotis comm. sin., 5 – Aorta descendens

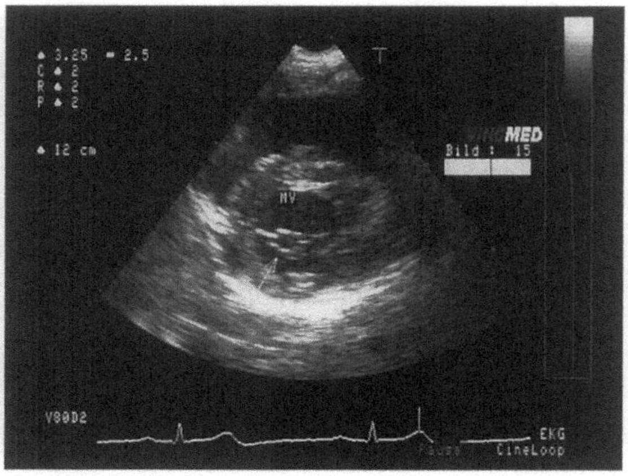

Abb. 5.4: Kurze Achse auf Mitralklappenebene

kann von linksparasternal, subcostal und transösophageal dargestellt werden.

Die wesentlichsten **kurzen Achsenabbildungen** sind:

- in Höhe der Mitralklappe
- in Höhe der Papillarmuskeln
- in Höhe der Aortenwurzel.

Die **kurze Achse auf Mitralklappenebene** ist in der zweidimensionalen Abbildung durch die annähernd kreisrunde Form des linken Ventrikels mit der fischmaulförmigen Mitralklappenbewegung gekennzeichnet. Erkennbar sind die links- und rechtsventrikulären Anteile des Kammerseptums. Schallkopfnah davon liegt der rechte Ventrikel mit der Trikuspidalklappe (Abbildung 5.4).

Durch die Darstellung dieser Ebene ist eine gute Beurteilungsmöglichkeit der Mitralklappensegel, der -öffnungsfläche sowie des Mitralklappenringes gegeben.

Die **kurze Achse auf Papillarmuskelebene** entsteht durch Kippen des Schallkopfes in Richtung Herzspitze. Dabei kann man beobachten, wie die Mitralklappensegel in die Sehnenfäden und anschließend in die Papillarmuskeln übergehen. Damit der linke Ventrikel wieder in der kreisrunden Form erscheint, muß der Schallkopf in der Regel einen ICR tiefer positioniert werden. Die Papillarmuskeln stellen sich dann in 8-Uhr-(posteromedialer Papillarmuskel) und in 4-Uhr-Position (anterolateraler Papillarmuskel) dar (Abbildung 5.5).

Die **kurze Achse auf Aortenwurzelebene** wird durch eine Kippung des Schallkopfes zur rechten Schulter hin erreicht. Gelegentlich ist auch die Anlotung von einem ICR höher aus erforderlich (Abbildung 5.6).

In dieser Ebene gelingt bei Kindern und Jugend-

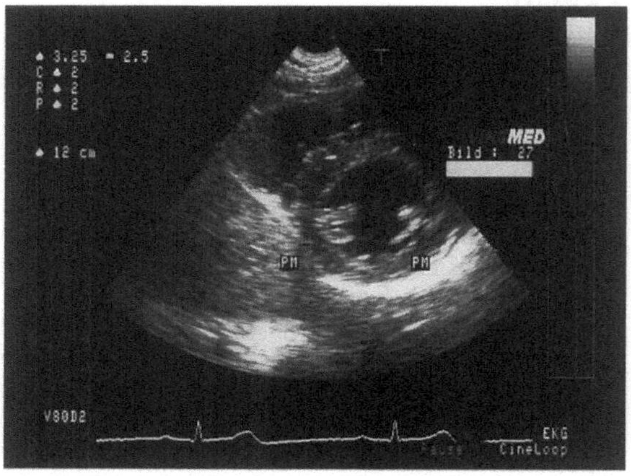

Abb. 5.5: Kurze Achse auf Papillarmuskelebene. PMA = anteriorer Papillarmuskel (links), PMP = posteriorer Papillarmuskel (rechts)

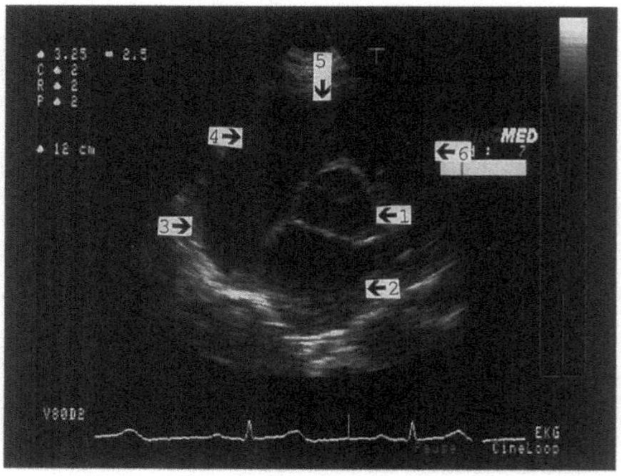

Abb. 5.6: Kurze Achse auf Aortenwurzelebene. 1 = Aorta, 2 = linker Vorhof, 3 = rechter Vorhof, 4 = Trikuspidalklappe, 5 = rechter Ventrikel, 6 = Pulmonalklappe

lichen auch die Darstellung des Stammes der linken Koronararterie (Abbildung 5.7).

Zentral im Bild steht die Aortenklappe mit der durch die drei Taschen entstehenden Figur eines Mercedessterns. Dahinter befindet sich der linke Vorhof. In Fortsetzung des linken Vorhofs im Uhrzeigersinn sind das Vorhofseptum, der rechte Vorhof, die Trikuspidalklappe, der rechtsventrikuläre Ausflußtrakt, die Pulmonalklappe sowie die Pulmonalarterie zu beurteilen.

Bei der Darstellung der **subcostalen** kurzen Achse ist im Unterschied zur parasternalen kurzen Achse der rechte Vorhof oder Ventrikel vorn. Die Darstellung der Strukturen von subcostal hat vor allem bei Emphysematikern einen wichtigen Stellenwert, da diese Patienten von parasternal wegen der Lungenüberlagerung kaum beurteilbare Bilder zulassen. Eine tiefe Inspiration verbessert hier die Darstellbarkeit (Abbildung 5.8).

In der **suprasternalen kurzen Achse** kommen der Aortenbogen, die rechte Pulmonalarterie sowie die obere Hohlvene zur Darstellung. Man erreicht die suprasternale kurze Achse durch eine 90°-Drehung aus der Position der suprasternalen langen Achse. Durch ein geringes Kippen in Richtung des rechten Sternalrandes zeigt sich die obere Hohlvene.

Die **Vier-Kammer-Ebene** stellt das Herz rechtwinklig zur Längs- und Querachsenebene von apikal, subcostal bzw. transösophageal dar. Hierbei wird der linke Ventrikel auf der rechten Seite und umgekehrt abgebildet (Abbildung 5.9, s. Farbtafel S. 865).

In dem davon modifizierten **Zwei-Kammer-** bzw. **Fünf-Kammer-Blick** werden entweder nur der linke Vorhof und linke Ventrikel bzw. alle vier Kammern und zusätzlich die Aorta abgebildet.

Bei diesen Abbildungsebenen bleibt jedoch gleich, daß unabhängig von der Topographie des Herzens schallkopfnahe Objekte immer oben, schallkopfferne immer unten abgebildet werden.

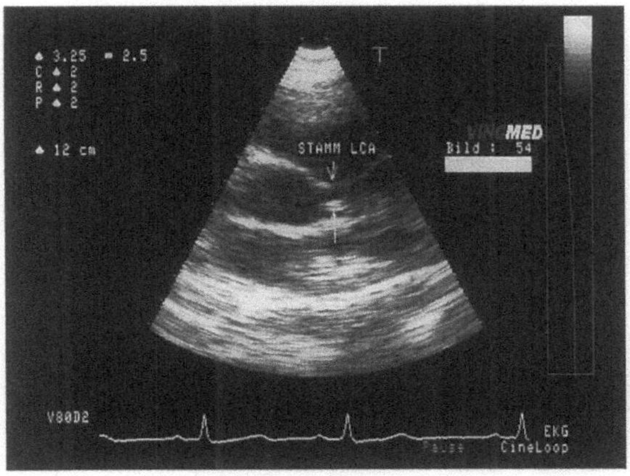

Abb. 5.7: Darstellung des Stammes der linken Koronararterie bei einem 8jährigen Jungen

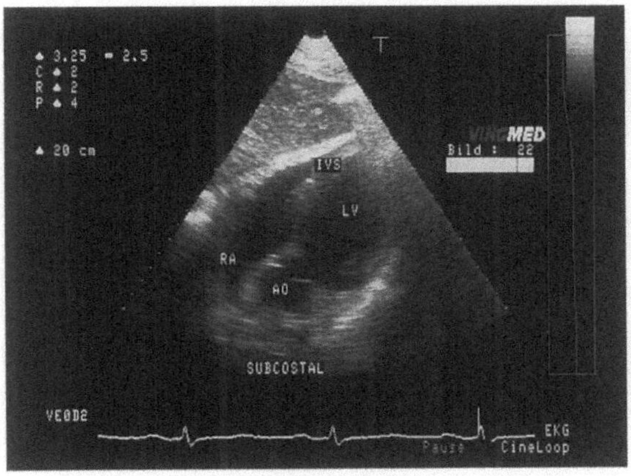

Abb. 5.8: Subcostale lange Achse. IVS = Septum interventriculare, LV = linker Ventrikel, Ao = Aorta, RA = rechter Vorhof

5.4 Durchführung der Untersuchung

Bei der transthorakalen Echokardiographie liegt der Patient in Linksseitenlage mit nach oben gestrecktem linkem Arm. Dabei sitzt der Untersucher je nach Gewohnheit und Händigkeit rechts oder links vom Patienten.

Es wird dann zunächst linksparasternal das Schallfenster aufgesucht und beibehalten. Unter dem **Schallfenster** des Herzens versteht man den Zugang, bei dem die Ultraschallwellen störungsfrei das Herz abbilden. Durch Drehung und Kippung des Schallwandlers, Lagerung des Patienten sowie eine Optimierung der Bildeinstellung am Echokardiographen können dann die entsprechenden oben beschriebenen Ebenen und Achsen eingestellt werden (Tabelle 5.1).

Tabelle 5.1 zeigt eine Zusammenstellung der Normalwerte der Wanddicken und Diameter (nach Erbel et al. 1985, modifiziert).

5.5 Artefakte

Artefakte sind häufig Anlaß für Fehldeutungen der Echobefunde. Ihre Entstehung ist nicht immer Folge einer fehlerhaften Technik oder Untersuchung. Artefakte beruhen auf den physikalischen Gesetzen der Reflexion, der Beugung der Schallwellen, der Schallausdehnung oder technisch bedingt auf einer inadäquaten Bildabtastung.

Nebenkeulen werden an den Rändern der einzelnen Schallkopfelemente erzeugt und laufen nicht

Tab. 5.1: Echokardiographische Normalwerte

Parameter	Normalwerte
• Wanddicken	
interventrikuläres Septum enddiastolisch	6–11 mm
linksventrikuläre Hinterwand enddiastolisch	6–11 mm
rechtsventrikuläre Vorderwand enddiastolisch	< 5 mm
• Durchmesser	
linker Ventrikel enddiastolisch	37–56 mm
linker Ventrikel endsystolisch	27–37 mm
linker Vorhof	19–37 mm
linksventrikulärer Ausflußtrakt	17–26 mm
rechter Ventrikel enddiastolisch	8–30 mm
rechter Vorhof	20–37 mm
• systolische linksventrikuläre Funktion	
linksventrikuläres fractional shortening	> 25 %
mittlere Verkürzungsgeschwindigkeit des kontraktilen Elements	1,0–1,9 circ/s
linksventrikuläre Auswurffraktion	50–75 %
• linksventrikuläre Volumina	
linksventrikulärer enddiastolischer Volumenindex	37–85 ml/m²
linksventrikulärer endsystolischer Volumenindex	12–40 ml/m²
linksventrikulärer Schlagvolumenindex	22–52 ml/m²
Herzindex	2,36 ± 0,37 l/min/m²

parallel mit dem Hauptstrahl. Sie verbrauchen etwa 15% der Schallenergie. Dieser Artefakt spielt besonders bei Phased-array-Schallköpfen eine Rolle und führt im schallkopfnahen Bereich zu einer schlechteren Bilddarstellung. Er führt oft zu bogigen Linienführungen in echofreien Flüssigkeitsräumen beim Passieren eines stark reflektierenden Objekts, z.B. Artefakte im Vorhof bei Mitralklappenersatz.

Kometenschweifartefakte treten z.B. an Metallprothesen auf und sind als langes, echoreiches Band unter dem Objekt sichtbar.

Schallschatten entstehen hinter Gebilden, die eine sehr hohe oder völlige Reflexion herbeiführen. Dies sind am Herzen vor allem Herzklappenprothesen, Kalk sowie Gas. Die charakteristische Abbildung ist hierbei die sog. *dorsale Schallverstärkung*, die zu einer schallkopffernen, hellen Darstellung des Gewebes hinter dem Objekt führt (Abbildung 5.10).

Eine weitere Möglichkeit sind **Mehrfachechos**. Das Prinzip beruht darauf, daß ein ausgesandtes Ultraschallsignal nicht nur an der gegenüberliegenden Seite, sondern auch an der sendernahen Seite erneut reflektiert wird. Dies ruft ein weiteres Signal in der doppelten Entfernung vom Schallkopf hervor (Abbildung 5.11). Dadurch kommen z.B. Echos außerhalb der Herzgrenzen zur Darstellung, die man jedoch nicht bewerten sollte.

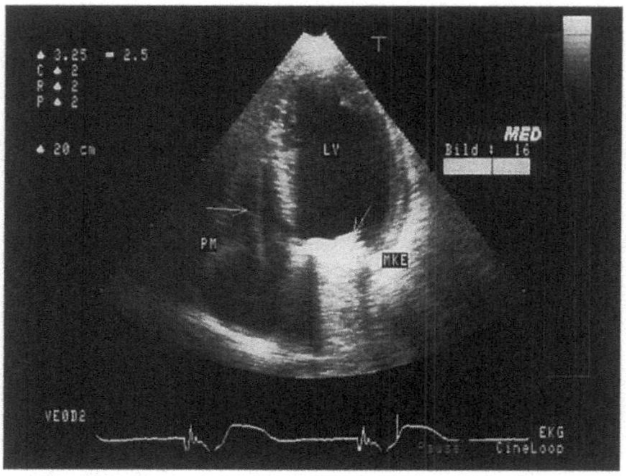

Abb. 5.10: Schallschatten einer Kippscheiben-Prothese in Mitralposition. MKE = Mitralklappenersatz, LV = linker Ventrikel, PM = Schrittmacherelektrode im rechten Ventrikel

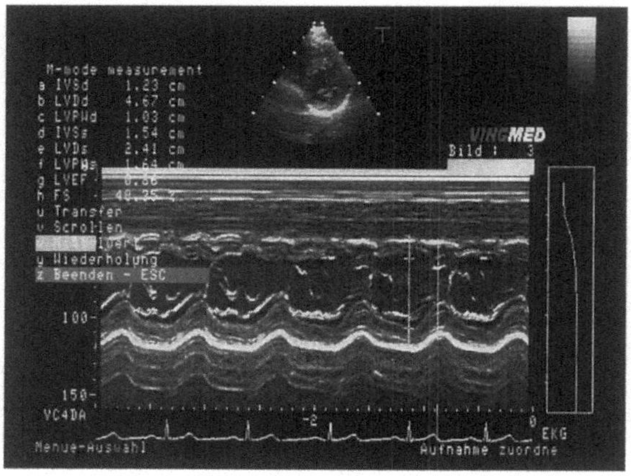

Abb. 5.11: Mehrfachechos im Bereich der Hinterwand des linken Ventrikels

5.6 Dopplerechokardiographie

Durch die Kombination der M-Mode- und 2-D-Echokardiographie mit der gepulsten Dopplerechokardiographie konnte das Spektrum der nichtinvasiven Untersuchungsmethoden zur Messung der normalen und pathologischen Flußveränderungen an den Herzklappen, an intrakardialen Shunts sowie an den großen Gefäßen erweitert werden. Seit Anfang der 80er Jahre stehen diese Techniken als ergänzende Verfahren in der Diagnostik zur Verfügung. Damit sind semiquantitative und quantitative Aussagen möglich.

Die **physikalische Grundlage** der Doppler-Technik beruht auf der Eigenschaft des Ultraschalls, daß sich die Wellenlänge des reflektierten Schalls bei konstanter Sendefrequenz durch Annäherung zwischen Sender und Empfänger verkürzt. Dadurch kommt es zu einem Anstieg der Frequenz und demzufolge auch der Tonhöhe. Rücken Schallquelle und Empfänger aber auseinander, so kommt es zu einer Zunahme der Wellenlänge, Frequenz und Tonhöhe hingegen nehmen ab. Dieses Verhalten von Schallwellen ist der **Doppler-Effekt** (nach dem Entdecker dieses Phänomens, dem österreichischen Physiker Doppler benannt). Verdeutlichen kann man sich dieses Phänomen an den Geräuschen eines vorbeifahrenden Zuges.

Es sind im Prinzip in den neuen Echokardiographiegeräten drei sich ergänzende Doppler-Techniken realisiert:

- die continuous wave (cw-) Technik
- die pulsed wave (pw-) Technik
- die high pulsed repetition frequency (hprf-) Technik.

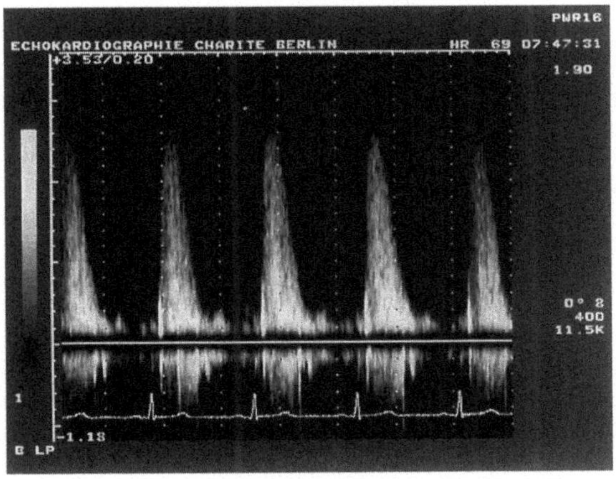

Abb. 5.12: Normaler CW-Doppler über der Mitralklappe

5.6.1 CW-Technik

Ein **CW-Doppler** ist ein Verfahren zur Bestimmung der Frequenz (Phasen)-Verschiebung bzw. Wellenlängenänderung einer kontinuierlich emittierten und empfangenen Schallwelle (continuous wave) auf Grund des Doppler-Effekts. Das Verfahren besitzt keine Axialauflösung hinsichtlich des Ortes, aus dem ein Dopplersignal gewonnen wird. In der CW-Technik ist der Schallkopf Sender und Empfänger zugleich. Dadurch sind nach Wahl entsprechender Sendefrequenzen alle auch unter pathologischen Bedingungen auftretenden Blutflußgeschwindigkeiten bis max. 7 m/s im Herzen und in den großen Gefäßen quantitativ zu erfassen (Abbildung 5.13, s. Farbtafel). Demgegenüber kann keine Lokalisationsdiagnostik zum Ursprung der Dopplerverschiebung erfolgen.

5.6.2 PW-Technik

Der **PW-Doppler** ist ein Verfahren der Frequenz-(Phasen)-Verschiebung bzw. Wellenlängenänderung eines Schallpulses (pulse wave) auf Grund des Doppler-Effekts.

Im Gegensatz zur CW-Technik kann zwar mittels PW-Technik in Kombination mit der 2-D-Echokardiographie eine Lokalisation der Dopplerverschiebung erfolgen, jedoch wegen der Eigenschaften des PW-Dopplers ist die Messung höherer Geschwindigkeiten nicht möglich. Es treten dann, physikalisch gesehen, begrenzend die Nyquist-Frequenz und das Aliasing-Phänomen auf.

Die Schallwellenlänge ist beim PW-Doppler etwa 1000mal kürzer als die zu messende Dopplerfrequenz. Es werden deshalb nur wenige Meßpunkte der Welle erfaßt. Die Schallwellenfrequenz kann nur exakt bestimmt werden, wenn z. B. bei einer Sinusschwingung mindestens 2 Punkte – der obere und untere Scheitelpunkt – genau erfaßt werden. Wird die Zahl der Meßpunkte reduziert, so wird eine fiktive Frequenz, die von der wahren differiert, gemessen (**Aliasing-Phänomen**). Die **Nyquist-Frequenz** ist definiert als die Hälfte der Pulsrate des Dopplers. Sie hängt ab von der Schallsondenfrequenz und der Eindringtiefe.

5.6.3 HPRF-Technik

Unter der **Pulsrepetitionsfrequenz** (PRF) versteht man die Frequenz, mit der einzelne Ultraschallimpulse vom Schallkopf ausgesandt werden.

Die Impulse werden bei diesem Verfahren kontinuierlich mit hoher Pulsrepetitionsfrequenz abgegeben, ohne auf die Rückkehr der vorangegangenen zu warten. Damit sind mehrere Schallimpulse zwischen Sender und reflektierendem Gewebe unterwegs. Dadurch entsteht der Vorteil, Lokalisationsfähigkeit zu haben und außerdem hohe Flußgeschwindigkeiten zu erfassen. Die damit meßbare Flußgeschwindigkeit liegt bei ca. 5 m/s.

Aus der Anwendung der verschiedenen Doppler-Verfahren, besonders aber aus dem CW-Doppler, sind die mittleren und maximalen Druckgradienten, bei Herzklappenstenosen die Klappenöffnungsfläche über die Druckhalbwertszeit sowie der qualitative Nachweis einer Regurgitation erfaßbar.

Beim Vergleich der mit dem CW-Doppler und invasiv gemessenen Spitzendruckgradienten bei valvulärer Aortenstenose konnte gezeigt werden, daß zwischen beiden Methoden nur eine geringe Differenz bei schwerer Aortenklappenstenose, bei leichter und mittlerer deutliche Abweichungen nachweisbar sind. Die durch beide Methoden ermittelten mittleren Druckgradienten hingegen korrelieren gut in jedem Schweregrad.

Die normalen Flußwerte an den 4 Herzklappen zeigt Tabelle 5.2.

Tab. 5.2: Normale Flußwerte an den Herzklappen

Aortenklappe	1,0–1,7 m/s
Mitralklappe	0,6–1,3 m/s
Pulmonalklappe	0,6–0,9 m/s
Trikuspidalklappe	0,3–0,7 m/s

5.7 Farbdoppler-Echokardiographie

Der Beitrag der Farbdoppler-Echokardiographie besteht in einer rascheren Orientierung zur Lokalisation und Ausbreitung pathologischer Flüsse durch die gute räumliche Darstellung, wodurch Shunts und Regurgitationen verschiedener Lokalisation leichter und schneller als durch die alleinige Anwendung der CW-Dopplertechnik erfaßt werden können.

Dabei wird die **Flußrichtung** vom Schallkopf weg durch die Farbe blau und auf den Schallkopf zu durch rot gekennzeichnet (Abbildung 5.13, s. Farbtafel S. 865).

Die **Farbintensität** variiert mit der Blutflußgeschwindigkeit, d.h., je höher die Geschwindigkeit in der farblich kodierten Richtung ist, um so heller ist die Farbdarstellung und umgekehrt.

Die **Inhomogenität** des Farbsignals steigt mit der Turbulenz des Flusses. Je turbulenter der Fluß, um so mehr Gelb- und Grüntöne sind sichtbar. Auch bei der Farbdoppler-Echokardiographie spielt das **Aliasing-Phänomen** eine Rolle, da es auch zu den gepulsten Verfahren gehört.

Bei steigender Geschwindigkeit des zu bewertenden Flusses kommt es zu einem Farbumschlag ohne Änderung der Flußrichtung. Durch die Auszählung der während der Meßzeit vorhandenen Farbumschläge kann unter Kenntnis der Nyquist-Grenze die Flußgeschwindigkeit abgeschätzt werden.

Die quantitative Beschreibung von Herzklappeninsuffizienzen erfolgt durch die Ausmessung der Regurgitationsfläche in Relation zur aufnehmenden Herzkammer in der zweidimensionalen Echokardiographie.

Einer kritischen Beurteilung bedarf aber die Ausdehnung des Farbjets, die von klinischer Bedeutung ist.

Auf eine Mitralklappenregurgitation angewendet, bedeutet das, das dieses Volumen je nach Größe des linken Vorhofs eine unterschiedliche Bewertung erfährt: Die gleiche Menge ist relativ groß bei kleinem Vorhof und klein bei deutlicher Dilatation des linken Vorhofs (Abbildung 5.14, s. Farbtafel S. 865).

Dies entspricht auch der klinischen Bedeutung hinsichtlich der pulmonalen Stauungssymptome, da der Pulmonalvenendruck, gemessen auch in der v-Welle, um so kleiner ist, je nachgiebiger und größer der linke Vorhof ist.

Eine Über- oder Unterschätzung des Regurgitationsvolumens ergibt sich auch aus dem Verlauf des Regurgitationsjets: Ist er keulenförmig, so ist es unerheblich, in welcher radialen Richtung das Strömungsprofil angeschallt wird, vorausgesetzt, die Parallelrichtung von Fluß und Schall ist gewährleistet. Ist das Regurgitationsvolumen dagegen flächig, kann es in seinem Ausmaß sowohl über- als auch unterschätzt werden. Das trifft vor allem bei auf eine Herzwand hin abgelenkten Regurgitationsjets zu, z. B. in Richtung Vorhofwand bei Mitralklappenregurgitation oder Ventrikelseptum bei Aortenklappenregurgitation. Dieses Phänomen der Jet-Ablenkung entsteht schon, bevor die Regurgitation auf die entsprechende Kammerwand auftrifft.

Es ist weiterhin in die Beurteilung einzuschließen, daß bei einer zweidimensionalen Schnittführung nur eine Augenblicksgröße dargestellt wird, beim Farb-M-Mode hingegen auch die Beurteilung der Regurgitation über die Zeit möglich ist.

5.8 Kontrast-Echokardiographie

Durch eine intravenöse Echokontrastgabe können
- intrakardiale Shunts auf Vorhof- und Ventrikelebene
- Trikuspidal- und Pulmonalklappeninsuffizienz
- pulmonale Hypertonie
- korrigierte Transposition der großen Gefäße
- Blutbewegung in den herznahen großen Venen
- persistierende linke obere Hohlvenen
- arteriovenöse Lungenfisteln

erfaßt werden, die mit der Doppler-Echokardiographie nicht diagnostizierbar sind.
Man unterscheidet
- nicht-lungengängige und
- lungengängige Echokontrastmittel.

Durch die **nicht-lungengängigen** Kontrastmittel (Echovist®) wird das rechte Herz einschließlich Links-Rechts-Shunts besser visualisiert. Durch den Links-Rechts-Shunt kommt es in der **2-D-Darstellung** zu einer Auswaschung des Kontrastmittels durch den Jet. Im **M-Mode** können die Verläufe der Kontrastmittelwellen meist besser verfolgt werden. Darüber hinaus wird sowohl die Intensität des **PW-** als auch des **Farbdopplers** verstärkt, so daß eine deutlich verbesserte Aussage bei nicht ausreichend darstellbaren Befunden erzielt wird.

Durch die Entwicklung eines **lungengängigen**, biologisch abbaubaren, Mikrobläschen enthaltenden Echokontrasts auf Zuckerbasis (Galaktose-Mikropartikel-Suspension, Levovist®) bietet sich die Möglichkeit der Kontrastierung des linken Herzens mit verbesserter Darstellung der Endokardkontur und der Dopplersignale. Dadurch ist mit der konventionellen transthorakalen Echokardiographie eine klinisch relevante Verbesserung der Quantifizierung von Mitral- und Aortenklappeninsuffizienz sowie der Aortenklappenstenose erreichbar. Dies gilt sowohl für die Farbdoppler-Echokardiographie als auch den PW- und CW-Doppler.

Die Echokontrastmittel werden über eine Verweilkanüle in der V. brachialis als **Bolusinjektion** von 5–10 ml nach vorheriger Einstellung der gewünschten Schnittebene unter kontinuierlicher Videoaufnahme injiziert.

Die **intrakoronare Gabe** von Echokontrast zur Quantifizierung und Abgrenzung von vitalem Myokard befindet sich im wesentlichen noch im klinisch-experimentellen Stadium und überschreitet die Grenzen der Echokardiographie als nichtinvasive Methode.

5.9 Echokardiographische Shuntbestimmung

Die Farbdoppler-Echokardiographie bietet beim Erwachsenen in erster Linie qualitative Erfassungsmöglichkeiten eines Ventrikelseptumdefektes.

Beim Versuch der Quantifizierung der Farbwolke mittels Planimetrie, die die Form eines Kegelstumpfes hat, ist eine konstante Einstellung des Dopplers und des Schallkopfes erforderlich. Schon bei einer geringen Änderung der Pulsrepetitionsfrequenz können beträchtliche Streuungen der Ergebnisse auftreten. Zusätzlich ist die im CW-Doppler gemessene maximale Geschwindigkeit im VSD erforderlich.

Aus dem mit dem CW-Doppler gemessenen Verhältnis des pulmonalen zum systemischen Fluß können besonders bei Kindern semiquantitative bzw. quantitative Aussagen gemacht werden. Für Erwachsene konnte diese sehr gute Übereinstimmung mit der invasiven Diagnostik noch nicht gefunden werden.

Eine noch größere Schwierigkeit im **Erwachsenenalter** ist sowohl im 2-D-Bild als auch mit der Farbdoppler-Technik die Erfassung des **kleineren Vorhofseptumdefektes**. Bei größeren Shunts läßt sich vor allem in der parasternalen kurzen Achse und von subxiphoidal sowohl im Farbdoppler als auch im CW-Doppler ein pathologisches Flußmuster über dem intraatrialen Septum registrieren. Indirekte Auswirkungen, wie ein höherer Fluß über der Trikuspidal- und Pulmonalklappe als über der Mitral- und Aortenklappe, können zur Quantifizierung herangezogen werden. Normalerweise liegt das Verhältnis zwischen pulmonalem zu systemischem Fluß bei 0,6.

Insgesamt kann man davon ausgehen, daß eine sichere Quantifizierung des Shunts beim Erwachsenen gegenwärtig echokardiographisch noch nicht routinemäßig zur Verfügung steht.

5.10 Gewebe-Dopplerechokardiographie

Die Gewebe-Dopplerechokardiographie des Myokards erlaubt die Wiedergabe von Dopplersignalen mit hoher Amplitude und langsamen Geschwindigkeiten. Dadurch werden, entgegen der sonst farbkodierten Geschwindigkeit des strömenden Blutes, die relativ zur Schallsonde auftretenden Geschwindigkeiten des Myokards farbkodiert dargestellt. Sie ergänzt die transthorakale und transösophageale Echokardiographie in differenzierten Fragestellungen. Es können linksventrikuläre Wandbewegungsstörungen, eine subendokardiale Ischämie, die Dicke der rechtsventrikulären Wand und Spontankontrast im linken Vorhof qualitativ und quantitativ besser dargestellt werden (Bartel et al. 1998).

Eine etablierte klinische Anwendung hat dieses Verfahren gegenwärtig noch nicht. Es bleibt zukünftigen Erfahrungen vorbehalten, ob diese Methode in der Kombination mit einem lungengängigen Echokontrastmittel eine Myokardanfärbung erlaubt, die dann zur besseren Beurteilung der systolischen Wanddickenzunahme, eines zeitlich frühen Parameters der myokardialen Ischämie, genutzt werden kann.

5.11 Belastungsechokardiographie

Durch die Anwendung physikalischer oder medikamentöser Belastungstests während der echokardiographischen Untersuchung vor allem bei Patienten mit Angina pectoris und Postinfarktzustand kann durch die Analyse der regionalen Myokardfunktion die Aussage des Belastungs-EKG um 20–30% erhöht werden. Die Belastungsechokardiographie ist inzwischen ein etabliertes nichtinvasives diagnostisches Verfahren zur Aufdeckung einer latenten myokardialen Ischämie.

5.11.1 Indikationen

- Bestimmung des Umfangs und der Lokalisation der myokardialen Ischämie
- Beurteilung der linksventrikulären Funktion nach Myokardinfarkt
- prognostische Aussagen für Postinfarktpatienten
- Verifizierung eines positiven Belastungs-EKG, z. B. bei Frauen, bei Digitalistherapie
- präoperative Untersuchung von kardialen Risikopatienten vor allgemeinchirurgischen Eingriffen
- Verlaufsbeurteilung nach therapeutischen Eingriffen wie Koronarangioplastie und aorto-koronarer Bypass-Operation
- Erfassung einer latenten Herzinsuffizienz
- Aufdeckung von belastungsinduzierten Wandbewegungsstörungen bei Ventrikelaneurysmen

- Erfassung einer myokardialen Ischämie bei Angina-pectoris-Patienten mit EKG-Veränderungen wie Schenkelblockierungen, WPW-Syndrom und Herzschrittmacher.

Als **verwendbare Belastungsverfahren** der myokardialen Ischämieprovokation unter den Bedingungen der Echokardiographie haben sich

- Laufband- und Fahrradergometrie
- hand grip
- transvenöse oder transösophageale Vorhofstimulation sowie
- Dipyridamol-Test und Dobutamin-Test

herausgestellt.

Wir bevorzugen die Untersuchung während der Fahrradergometrie, da sie der physiologischen Belastung am nächsten kommt. Zur Diagnostik vor revaskularisierenden Eingriffen zur Beurteilung von Narbe und noch vitalem Myokard sollen medikamentöse Belastungstests aussagefähiger sein.

5.11.2 Körperliche Belastung

Die methodisch einfacheren körperlichen Belastungsmethoden wie Fahrradergometrie und in den USA besonders die Laufbandbelastung sind aber mit Bewegungsartefakten und atembedingter Herabsetzung der Bildqualität behaftet. Deshalb wurde die echokardiographische Beurteilung der linksventrikulären Funktion und besonders der Kinetik zunächst nicht während, sondern sofort nach der Belastung vorgenommen.

Belastungsinduzierte Wandbewegungsstörungen können bei schwerer Ischämie noch 1–5 min nach Belastungsende bestehen. Bei Eingefäßerkrankungen und subkritischen Stenosen birgt aber die rasche Normalisierung dieser Wandbewegungsstörungen einen hohen Sensitivitätsverlust bis zu 25% in sich. Um diese Probleme zu umgehen, wird die ergometrische Untersuchung halbsitzend (45°) oder in nach vorn gebeugter sitzender Position unter kontinuierlicher Anschallung und Videoaufzeichnung des linken Ventrikels in mindestens 2 Ebenen durchgeführt.

5.11.3 Medikamentöse Belastung

➤ Dipyridamol-Belastung

Für die medikamentösen Belastungstests hat sich besonders das Dipyridamol (Curantyl®, Persantin®), das bereits seit Ende der 70er Jahre einen breiten Einsatz in der Diagnostik der ischämischen Herzkrankheit gefunden hatte (Tauchert et al. 1976, Parsi et al. 1980), etabliert.

Die Vorbedingungen zur Durchführung der Dipyridamol-Echokardiographie entsprechen denen des Dipyridamol-Tests. Die Patienten dürfen 3 Stunden vor dem Test keine xanthinhaltigen Getränke wie Tee, Kaffee oder Cola zu sich nehmen. Antianginös wirkende Pharmaka wie Langzeitnitrate, Calciumantagonisten und ß-Rezeptoren-Blocker müssen entsprechend der Abklingquote abgesetzt werden.

Die für die Belastungsechokardiographie übliche Dipyridamol-Dosierung ist mit 0,56 mg/kg KM innerhalb von 4 Minuten und Fortsetzung der Infusion nach einer 4minütigen Pause mit einer weiteren Infusion von 0,28 mg/kg KM über 2 Minuten aber höher, als für den ursprünglichen Dipyridamol-Test angegeben. Anschließend erfolgt die Gabe von 240 mg Theophyllin. Falls in Ausnahmefällen eine nur ungenügende Herzfrequenzsteigerung nachweisbar oder der Dipyridamol-Test negativ ist, kann zusätzlich 1 mg Atropin verabreicht werden.

Die **Sensitivität** der Dipyridamol-Echokardiographie wird mit 57–74%, ihre **Spezifität** mit 80–100% zur Erkennung einer Myokardischämie angegeben.

Nebenwirkungen können ventrikuläre Ektopien und durch die negativ dromotrope Wirkung des Dipyridamols im AV-Knoten auch höhergradige AV-Blockierungen bis zur Asystolie sein (s. Kap. 8.12.4). Ein akuter Myokardinfarkt, ein Lungenödem oder anhaltende ventrikuläre Tachykardien sind selten.

Bei der Durchführung dieses Dipyridamol-Tests muß man sich bewußt sein, daß sowohl hämodynamische als auch elektrophysiologische Veränderungen auftreten können, die einer intensivtherapeutischen Betreuung bis hin zur Reanimation bedürfen.

➤ Dobutamin-Belastung

Bei der Dobutamin-Belastung werden über einen Perfusor 5 µg/kg/min über 5 Minuten intravenös verabreicht. Es erfolgt eine kontinuierliche Anschallung. Dann wird die Dosierung alle 5 Minuten um 5 µg/kg/min gesteigert. Die maximale Dosis wird mit 30 µg/kg/min angegeben. Auch hier ist die Möglichkeit der Zugabe von 1 mg Atropin bei ungenügender Herzfrequenzsteigerung möglich.

Nach Beendigung des Dobutamin-Tests ist der Patient noch etwa 5 Minuten bzw. bis zur völligen Rückbildung aller ischämiebedingten Veränderungen zu beobachten. Nitroglycerin oder ß-Rezeptoren-Blocker können gelegentlich zur Coupierung der ischämiebedingten Veränderungen notwendig sein.

Die **Sensitivität** der Dobutamin-Echokardiographie wird mit 54–96%, ihre **Spezifität** mit 66–95% angegeben.

Nebenwirkungen des Dobutamins sind catecholaminvermittelte Symptome wie Flush, Kopfschmerzen, mimische Zuckungen, Hyperventilation, Atemnot, Angina pectoris, Herzrhythmusstörungen. Diese Symptome sind bei Infusionsunterbrechung schnell reversibel.

5.11.4 Auswertung

Durch eine computergestützte Auswertung der digitalisierten Echobilder und eine genügend große Er-

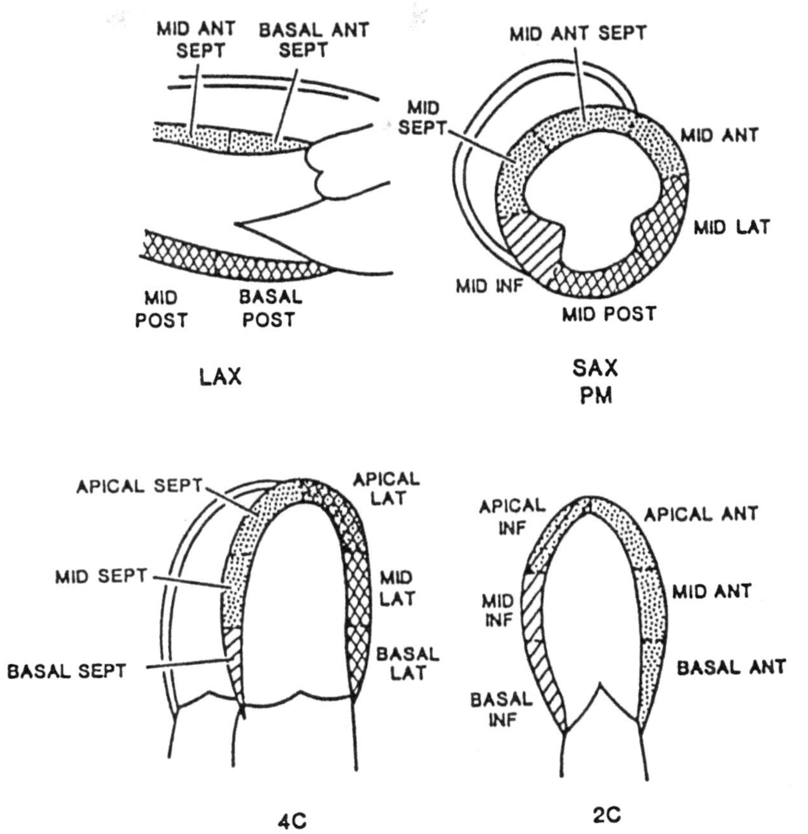

Abb. 5.15: 16-Segment-Modell der American Society of Echocardiography (nach Schwammenthal et al. 1992, modifiziert), LAX: lange Achse parasternal, SAX PM: kurze Achse auf Papillarmuskelebene, 4C: 4-Kammer-Blick, 2C: 2-Kammer-Blick

fahrung des Untersuchers in der Beurteilung der Kinetikstörungen des linken Ventrikels ist in der Regel eine exakte Quantifizierung der Ischämie möglich.

Beim Vergleich der Ergebnisse ist zu beachten, ob die fahrradergometrische Untersuchung in liegender oder sitzender Position durchgeführt wurde: Im Sitzen kommt es zu einer Abnahme des linksventrikulären enddiastolischen Volumens, im Liegen zu einer Zunahme.

Zur Bewertung der regionalen Wandbewegungsstörungen werden ein **Score-System** nach Empfehlungen der American Society of Echocardiography (Abbildung 5.15) sowie die von Picano et al. (1992) vorgeschlagene zusätzliche Beurteilung der **systolischen Wanddickenzunahme** verwendet.

Die Zuordnung des 16-Segmente-Modells zu den versorgenden Koronararterien zeigt Tabelle 5.3.

Trotz methodisch bedingter Einschränkungen ist bei Belastungsechokardiographie zumindest bei selektiertem Patientengut die Aussagefähigkeit vergleichbar der des Radionuklidventrikulogramms.

Tab. 5.3: Zuordnung des 16-Segmente-Modells zu den versorgenden Koronararterien

Koronararterie	Versorgtes Segment des linken Ventrikels
RIVA	• anterior: basal, Mitte, apikal • septal: Mitte, apikal • anteroseptal: Mitte, basal
RCA	• inferior: basal, Mitte • septal: basal
RCX	• posterior: Mitte, basal • lateral: Mitte, basal
RIVA + RCX	• lateral: apikal
RIVA + RCA	• inferior: apikal

5.11.5 Normalwerte der globalen und regionalen Myokardfunktion bei Belastungsechokardiographie

Mertes et al. (1991) untersuchten anhand von 50 Probanden die Veränderung der regionalen und globalen Myokardfunktion unter Belastung mittels zweidimensionaler Echokardiographie.

Es zeigte sich, daß im Vergleich der Ruhewerte zur maximalen Belastung bei 210 W folgende Änderungen auftraten: Die Auswurffraktion stieg von 59 ± 10% auf 85 ± 7%, das endsystolische Volumen sank von 22,1 ml/m^2 auf 7,1 ml/m^2, das enddiastolische Volumen reduzierte sich von 55 ± 21 auf 45 ± 23 ml/m^2. Sowohl die EF als auch das endsystolische Volumen sind im Gegensatz zum enddiastolischen Volumen unter Belastung geeignete Parameter zur Beurteilung der Myokardfunktion. Die quantitative Wandbewegungsanalyse ist allerdings nur eingeschränkt aussagefähig.

5.11.6 Belastungsdopplerechokardiographie

Bei der Belastungsdopplerechokardiographie wird die Blutflußgeschwindigkeit an der Aortenklappe gemessen und daraus das Herzminutenvolumen und davon abgeleitet das Schlagvolumen bestimmt. Auch das Einstromprofil an der Mitralklappe wird zur Beurteilung herangezogen. Durch eine belastungsbedingte Ischämiereaktion wird die Geschwindigkeit an der Aortenklappe reduziert und das E/A-Verhältnis an der Mitralklappe geändert. Beide Flußprofile können aber unabhängig von einer Ischämie z.B. durch einen Herzfrequenzanstieg verändert werden, was die diagnostische Bedeutung der Methode einschränkt. Sie ist bei etwa 80–85% der Patienten durchführbar.

Ein diagnostischer Erkenntniszuwachs wird nur dann erreicht, wenn z.B. durch Interventionen wie Hand-grip-Belastung oder medikamentöse Beeinflussung eine bedeutsame Herabsetzung der systolischen Funktion infolge einer Ischämie hervorgerufen werden kann. Es ist dann eine relative Mitralregurgitation vor allem Patienten mit Mehrgefäßerkrankungen erfaßbar. Weitere Indikationen sind die Beurteilung des Druckgradientenanstiegs bei Patienten mit hypertropher obstruktiver Kardiomyopathie sowie die Einschätzung des Schweregrades Aortenklappenstenose bei Patienten mit herabgesetzter linksventrikulärer Funktion.

5.12 Transösophageale Echokardiographie

Durch die transösophageale Echokardiographie (TEE) lassen sich die intrakardialen Strukturen ohne störende Einflüsse der Lunge, der Rippen sowie der Mamma und von ausgeprägtem Fettgewebe mit hoher Bildqualität darstellen. Die Detailerkennung wird durch die Nähe zur abgebildeten Struktur deutlich begünstigt (Abbildung 5.16, s. Farbtafel S. 865).

Diese Methode wurde von Hanrath und Mitarbeitern 1981 inauguriert. Die transösophageale Echokardiographie ist aber keine reine nichtinvasive Methode.

Die transösophageale Sonde ist einem flexiblen Gastroskop vergleichbar. Dabei befindet sich ein hochfrequenter 5,0- oder 7,5-MHz-Schallkopf anstelle der Fiberoptik an der Spitze des Systems. Durch Anwendung von Sonden mit zwei Schallköpfen oder in neuester Zeit von omniplanen Sonden sind Darstellungen von zwei bzw. beliebig vielen Schnittebenen möglich.

In Analogie zur Gastroskopie wird die Sonde nach Rachenanästhesie beim Patienten in Linksseitenlage eingeführt.

Eine leichte Sedierung kann sich beim Erwachsenen erforderlich machen; Kinder sollten aber in Allgemeinnarkose untersucht werden. Beim auf dem Rücken liegenden Beatmungspatienten sollte die TEE-Sonde mittels Laryngoskop eingeführt werden.

Indikationen:

- Abklärung intrakardialer Thromben und Tumoren
- Abszeßbildungen und thrombotische Auflagerungen bei Endokarditis
- Dysfunktionen von Herzklappenprothesen
- Aortenaneurysmen und Verdacht auf Aneurysma dissecans
- Vorhofseptumdefekt, Aneurysma des Vorhofseptums, offenes Foramen ovale
- Beurteilung der Komplikationen des akuten Myokardinfarktes (Ventrikelseptumdefekt, Papillarmuskeldysfunktion)
- Funktionsstörungen von Herzklappen, die durch die transthorakale Echokardiographie nicht ausreichend beurteilt werden können
- Klärung der anatomischen Verhältnisse bei kongenitalen Herzfehlern
- Beurteilung der Ballonlage und des funktionellen Ergebnisses während und nach Valvuloplastie besonders der Mitralklappe
- Diagnostik von kardialen und parakardialen Raumforderungen
- planimetrische Quantifizierung der Aortenklappenstenose
- intraoperativ, intensivmedizinisch besonders zur Beurteilung der Pumpfunktion des linken Ventrikels.

Die transösophageale Echokardiographie ist bei etwa 3% der Patienten zur weiteren Klärung indiziert. Sie ist eine personell, technisch und materiell aufwendigere Methode als die transthorakale Echokardiographie. Nicht anwendbar ist sie bei Patienten mit Erkrankungen des Ösophagus und Schluckstörungen. Ist bei diesen Patienten jedoch aus dringlicher Indikation die transösophageale Echokardiographie durchzuführen, sollte immer eine Röntgen-Thorax-Aufnahme mit Breischluck und/oder Ösophagoskopie vorausgehen.

Die transösophageale Echokardiographie ist für den Patienten weniger belastend als eine Gastroskopie, da keine Gasinsufflation erforderlich ist. In der Hand des Geübten dauert sie auch unter Berücksichtigung verschiedener Fragestellungen meist 5–10 Minuten. Eine Heparin- oder Antikoagulantientherapie muß für die Durchführung der TEE nicht unterbrochen werden.

Die **intraoperative Anwendung** der transösophagealen Echokardiographie bei nicht-kardialen und Herzoperationen bietet die Möglichkeit der Überwachung der linksventrikulären Funktion mit Beurteilung sich ausbildender regionaler myokardialer Ischämien, der Erkennung von Herzklappenlecks, intraoperative Beurteilung des Erfolges der Herzklappenrekonstruktion, Früherkennung von Luftembolien u.a. Für den Anästhesisten hat dabei das TEE vor allem eine **Monitorfunktion**, für den Kardiologen und Chirurgen hingegen eine **Diagnostikfunktion**.

Eine Reihe von Untersuchungen hat sich mit den traumatischen Folgen, der möglichen Auslösung einer Bakteriämie und ihren Konsequenzen durch die transösophageale Echokardiographie beschäftigt. Eine prinzipielle **Antibiotikaprophylaxe** kann auch daraus nicht empfohlen werden. Sie wird auch bei endokarditis-gefährdeten Patienten von einzelnen Arbeitsgruppen unterschiedlich gehandhabt. In einer Untersuchung an 140 Patienten wurden vor der TEE bei 1,4% und nach der TEE bei 0,7% positive Blutkulturen gefunden. Da dieser Unterschied nicht statistisch relevant ist, obliegt es also nach wie vor einer individuellen Entscheidung, ob Antibiotika prophylaktisch gegeben werden. Bei Zustand nach Herzklappenersatz sollten sie aber in der Regel verabreicht werden.

Komplikationen treten selten auf und beziehen sich in erster Linie auf verschiedene, hauptsächlich nur vorübergehend auftretende Rhythmusstörungen wie Vorhofflimmern, ventrikuläre Extrasystolen oder AV-Block III. Grades. Gelegentlich tritt Erbrechen auf. Bei 2–3% der Patienten ist das Einführen der Sonde wegen eines starken Würgreflexes nicht möglich.

Der Anteil erfolglos versuchter Untersuchungen lag in einem Patientengut von mehr als 10400 Patienten bei 3,4%, die Häufigkeit der vorzeitig beendeten Untersuchungen bei 1%.

Die Darstellung erfolgt mit **multiplanen** Transducern, die eine Beurteilung der kardialen Strukturen und der großen Gefäße mit einem Winkel von 180° erlauben.

Es wird damit eine zusätzliche diagnostische Aussage zu folgenden Strukturen erreicht:

- Längsverlauf der V. cava superior
- rechtsventrikulärer Ausflußtrakt
- Pulmonalklappe.

Darüber hinaus werden die apikale Region des linken Ventrikels, die Vorhöfe sowie die Aortenklappe und die Aorta ascendens besser darstellbar.

Durch ein zusätzliches Computersystem und multiplane Sonden bei der transösophagealen Echokardiographie ist eine **dreidimensionale Darstellung** (**Echo-CT**) des Herzens und der großen Gefäße möglich. Dadurch sind eine exaktere Quantifizierung der Kammervolumina und die Darstellung der strukturellen Geometrie des Herzens möglich.

Während der Systole werden beide Herzkammern, der posterolaterale Papillarmuskel, die geschlossene Mitralklappe sowie der linke Vorhof sichtbar gemacht. Dabei können die Tiefe der Kammern und die Spannweite der Papillarmuskeln gut beurteilt werden. Die Aorta hingegen stellt sich abschnittsweise longitudinal dar. Auch Störungen der Kammerwandbewegungen und Änderungen in den Kammervolumina während des Herzzyklus sind erfaßbar. Zusätzlich zu den dynamischen und statischen dreidimensionalen Bildern kann das Herz zweidimensional in jeder gewünschten Ebene dargestellt werden.

Die 3-D-Darstellung sowie andere Mehrebenen-Darstellungen (Roelandt et al. 1994) des Herzens während der transösophagealen oder transthorakalen Echokardiographie befinden sich gegenwärtig noch im klinischen Forschungsstadium und wurden in ersten Studien u.a. bei Kindern mit angeborenen Herzfehlern veröffentlicht.

5.13 Echokardiographische Beurteilung der linksventrikulären Funktion

Auch echokardiographisch wird besonders unter Anwendung des PW-Dopplers versucht, die diastolische und systolische Funktion des linken Ventrikels zu beschreiben.

Zur Beurteilung der **diastolischen Funktion** wurden Parameter wie die Kammerrelaxation, die myokardiale Compliance und die Kammercompliance sowie das mitrale **Flußmuster** herangezogen. Die gestörte **Kammerrelaxation** zeigt sich in einer Zunahme der isovolumetrischen Relaxationszeit und im Dopplermuster über der Mitralklappe in einer Verkleinerung der frühen Füllungswelle (E-Welle) und einer Zunahme der präsystolischen Welle (A-Welle). Normalerweise ist die E-Welle größer als die A-Welle. Mit zunehmendem Alter, bei Adipösen und Hypertonikern sowie bei Linksherzhypertrophie nimmt die E-Welle in ihrer Geschwindigkeit ab und die A-Welle zu, wodurch der E/A-Quotient kleiner wird, auch wenn keine morphologischen Abweichungen echokardiographisch feststellbar sind. Bei Sportlern sind die E-Welle und der E/A-Quotient höher, als wenn bei Normalpersonen unter Belastung die gleiche Herzfrequenz erzielt wird. In Ruhe besteht kein Unterschied. Eine mögliche Erweiterung der Aussage ergibt die Anwendung der PW-Dopplertechnik mit der TEE, wenn aus dem Pulmonalvenenfluß sowohl die Vorhoffüllung als auch die Füllung des linken Ventrikels beurteilt werden.

Die **Kammercompliance** ist das Verhältnis von Volumen- und Druckänderungen. Es wird durch Faktoren wie die Größe und Form der linken Herzkammer, rechtsventrikuläre Volumina, das Perikard u. a. beeinflußt.

Andere Parameter als die diastolische Funktion allein verändern das diastolische Kammerfüllungsmuster. Dies sind u. a. in der frühdiastolischen Füllung die Veränderung des atrioventrikulären Druckgradienten an der Mitralklappe durch Änderung der Vorlast, der linksatriale Druck, in der spätdiastolischen Füllung der linksventrikuläre enddiastolische Druck, der Herzrhythmus, die Herzfrequenz und die Dauer des PQ-Intervalls.

Die **systolische Funktion** wird durch Parameter wie die EF, die linksventrikuläre Masse, die Masse-Volumen-Relation und den Wandstress beschrieben.

Für die Bestimmung der **Auswurffraktion** hat sich die Anwendung des Simpsonschen Scheibenmodells (s. Kap. 8.6.3) in der apikalen Schnittebene als zuverlässig und vergleichbar mit anderen Methoden wie der Radionuklidventrikulographie erwiesen (Abbildung 5.17).

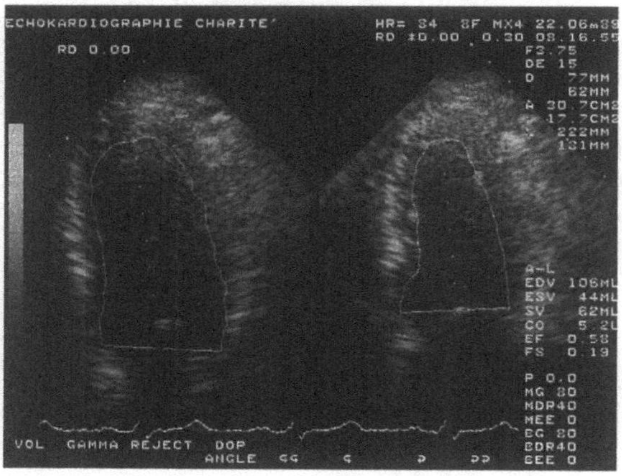

Abb. 5.17: Bestimmung linksventrikulärer Funktionsparameter mittels Flächen-Längen-Methode im apikalen 2-Kammer-Blick, Messung in Diastole und Systole

Darüber hinaus ist mittels Dopplertechnik die Bestimmung des **Herzzeitvolumens** und daraus abgeleitet des **Schlagvolumens** möglich.

Die bedeutendste **Fehlermöglichkeit** besteht in der genauen Messung des Durchmessers kurz unterhalb der Aortenklappe oder für das rechte Herz der Pulmonalklappe, da dieser Durchmesser im Quadrat in die Formel eingeht und deshalb bedeutsame Abweichungen entstehen können.

5.14 Duplex-Sonographie

Seit den 80er Jahren steht mit der Duplex-Sonographie ein nichtinvasives Verfahren zur Untersuchung der peripheren Arterien und Venen sowie der hirnversorgenden Arterien zur Verfügung, mit dem Verlaufs- und Therapiekontrollen für den Patienten schonend durchführbar sind. In dieser Methode sind die Vorzüge der Doppler-Sonographie, der B-Bild- und Farbdoppler-Technik vereint. Dadurch können die vom direktionalen Doppler her bekannten Flußphänomene erfaßt, anhand des Farbsignals Aussagen zur Flußrichtung und -qualität, zu morphologischen Veränderungen der Gefäße getroffen und schwer zu identifizierende Gefäße aufgefunden werden.

Ein wesentlicher Vorteil der farbkodierten Duplex-Sonographie liegt in der beträchtlichen Zeitersparnis bei der Beurteilung von normalen und pathologischen Flußmustern (Abb. 5.18, s. Farbtafel S. 865).

Zur Beurteilung werden die Kompressibilität der Vene, das Auftreten von Binnenechos sowie Flußphänomene in der Vene herangezogen. Einen besonderen Platz nimmt die Diagnostik der tiefen Beinvenenthrombose mittels farbkodierter Duplex-Sonographie ein. Sie ist im Bereich der V. poplitea, der V. femoralis und der V. iliaca der Phlebographie hinsichtlich Sensitivität und Spezifität vergleichbar. Übereinstimmungen der Ergebnisse beider Methoden werden bis zu 97% angegeben. Im Bereich der Unterschenkelvenen ist jedoch die Phlebographie im allgemeinen überlegen.

Als **diagnostische Kriterien** haben sich dabei im B-Bild intraluminal gelegene echodichte Strukturen, Blutfluß um einen Füllungsdefekt, die Nichtkomprimierbarkeit der Venen, keine Venendilatation bei Durchführung eines Valsalva-Manövers herausgestellt.

Bei zusätzlicher Anwendung des Dopplers gewinnt man folgende Informationen: Fehlen eines intraluminalen Signals, Nachweis eines kontinuierlichen Signals ohne Nachweis von Atmungseinflüssen sowie reduzierte oder fehlende Reaktionen auf das Valsalva-Manöver.

Die **Nachteile** der Duplex-Sonographie liegen in ihrer Zeitaufwendigkeit (bis zu 45 min/Patient) und in einer unvollständigen Informationswiedergabe durch ein B-Bild-Foto. Die Dokumentation auf einem Videoband ist deshalb ebenso erforderlich, was wiederum Ansprüche an Archivierungskapazität stellt. Ein weiterer großer Nachteil besteht darin, daß die Ergebnisse stark untersucherabhängig sind.

Eine Erweiterung der Aussagen der farbkodierten Duplex-Sonographie bietet der gezielte Einsatz der **Ultraschallangiographie**. Die Methode basiert auf der Verarbeitung des farbkodierten Amplitudensignals des fließenden Blutes. Die Farbcodierung erfolgt unabhängig von der Richtung und Flußgeschwindigkeit des Blutes sowie vom Winkel des einfallenden Ultraschallstrahls. Ein **Aliasing-Phänomen** kann deshalb nicht auftreten. Dadurch ist auch die Darstellung der kleineren Gefäße und ihrer Abgänge deutlich verbessert. Da diese Möglichkeit der Signalverarbeitung in den neueren Farbdoppler-Systemen integriert ist, kann diese Methode eine schnellere Verbreitung finden und in Ergänzung zur farbkodierten Duplex-Sonographie noch präzisere nichtinvasive Ergebnisse liefern.

5.15 Intravaskuläre Doppler-Sonographie

Durch das Miniaturisieren der Schallköpfe, die auf Kathetern F 5 bis 7 angebracht werden, sind eine intravasale Anwendung mit Beurteilung der Gefäßwand und bedingt Flußmessungen ermöglicht worden. Bisher liegen Erfahrungen bei der Beurteilung von Stents, Dissektionen nach PTCA und Transplantatvaskulopathien vor. Es ist zu erwarten, daß sich mit Entwicklung dieser Technik neue Dimensionen für die Gefäßuntersuchung eröffnen.

Richtlinien für die Anwendung dieser Methode wurden 1999 von ACC/AHA publiziert.

5.16 Wirkungen des Ultraschalls

Trotz weiter Verbreitung der diagnostischen Ultraschallanwendungen in den verschiedensten Bereichen der Medizin gibt es bislang keine Mitteilungen über gesundheitsschädigende Auswirkungen dieses Verfahrens. Das liegt in erster Linie an den sehr kleinen Intensitäten, die ca. in der Größenordnung von 10 mW/cm^3 liegen.

Man kann voraussetzen, daß die Thoraxmuskelmasse den größten Teil der Ultraschallenergie bereits absorbiert und nur etwa 10% der Energie das Herz erreichen. Des weiteren reagieren das Blut und die Herzstrukturen nicht sehr empfindlich auf die eintreffenden Ultraschallwellen, so daß gesundheitliche Schäden nicht zu erwarten sind.

Nach dem heutigen Erkenntnisstand kann man schlußfolgern, daß mit der Echokardiographie eine Methode mit hoher Sicherheit in der kardiologischen Diagnostik zur Verfügung steht.

Literatur

ACC/AHA Guidelines for coronary angiography: executive summary and recommendations. A report of the American College of Cardiology/American Heart Association task force on practice guidelines (Committee for Coronary Angiography). Developed in collaboration with the Society of Cardiac Angiography and Interventions. Circulation 99 (1999) 2345 - 2357.

Bartel, T., S. Müller, S. Möhlenkamp, Ch. Bruch, J. Schaar, R. Erbel: Verbesserte Strukturidentifizierung mittels Gewebe-Doppler-Echokardiographie. Herz 23 (1998) 499 - 505.

Berwing, K.: Myokardiale Kontrastechokardiographie. Schattauer, Stuttgart, New York 1993.

Bubenheimer, P., G.D.Kneissel: Doppler-Echokardiographie. CW-, PW-, HPRF- und Farbdoppler-Methoden. edition medizin, VCH Verlagsgesellschaft mbH, Weinheim, 1990.

Bubenheimer, P.: Echokardiographische Standardschnitte. Herz+Gefäße 12 (1992) 415 - 421.

Daniel, W.G., A. Mügge: Transesophageal echocardiography. N Engl. J. Med. 332 (1995) 1268 - 1279.

Erbel, R., B. Henkel, C. Ostländer, W. Clas, R. Brennecke, J. Meyer: Normalwerte für die zweidimensionale Echokardiographie. Dtsch. Med. Wschr. 110 (1985) 123 - 128.

Feigenbaum, H.: Echocardiography 5. Ed. Lea & Febiger, Philadelphia, Baltimore, Hongkong, London, München, Sydney, Tokyo, 1993.

Hanrath, P., P. Kremer, B.A. Langenstein, M. Matsumoto, W. Bleifeld: Transösophageale Echokardiographie. Ein neues Verfahren zur dynamischen Ventrikelfunktionsanalyse. Dtsch. med. Wschr. 106 (1981) 523 - 525.

Henry, L.W., A. DeMaria, R. Gramiak, D.L. King, J.A. Kisslo, R.L. Popp, D.J. Sahn, N.B. Schiller, A. Tajik, L.E. Teichholz, A.E. Weyman: Report of the American Society of Echocardiography Committee on Nomenclature and Standards in Two-dimensional Echocardiography. Circulation 62 (1980) 212 - 217.

Köhler, E.: Ein- und zweidimensionale Echokardiographie mit Dopplertechnik. 5. Auflage. Ferdinand Enke Verlag, Stuttgart 1992.

Krünes, U., K. Bürger: Erste Erfahrungen mit der Ultraschall-Angiographie im Bereich der extrakraniellen und extremitätenversorgenden Arterien. Bildgebung 61 (1994) 197 - 201.

Lambertz, H., T. Menzel: Diagnostischer Zugewinn durch biplane transösophageale Echokardiographie. Dtsch. Med. Wschr. 118 (1993) 549 - 553.

Mertens, H., U.Nixdorff, R.Erbel, J.Meyer: Normalwerte der globalen und regionalen Myokardfunktion für die Belastungs-Echokardiographie Z. Kardiol. 80 (1991) 529 - 536.

Moltzahn, S.: Ein- und zweidimensionale Echokardiographie. Eine Einführung. Georg Thieme Verlag, Stuttgart, New York 1992.

Moltzahn, S., M. Zeydabadinejad: Dopplerechokardiographie. CW, PW, Farbdoppler - eine Einführung. Georg Thieme Verlag, Stuttgart, New York 1994.

Mudra, H., W. Zwehl, V. Klauss. K. Theissen: Stellenwert der Belastungs-Echokardiographie bei der Beurteilung der linksventrikulären Funktion - zweidimensionale und Doppelerechokardiographie. In: J.M. Curtius: Diagnostische Sicherheit der Echokardiographie. Springer Verlag, Berlin, Heidelberg, New York 1990, S. 14 - 22.

Pandian, N.G., N.C. Nanda, S.L. Schwartz, P. Fan, Q.-L. Cao, R. Sanyal, T.-L. Hsu, B. Mumm, H. Wollenschläger, A. Weintraub: Three-dimensional and four-dimensional transesophageal echocardiographic imaging of the heart and aorta in humans using a computed tomographic imaging probe. Echocardiography 9 (1992) 677 - 687.

Parsi, R.A., K. Berwing, E. Ludwig, H.J. Pech: Die Bedeutung des Dipyridamol-Tests in der Diagnostik der chronisch-ischämischen Herzkrankheit im Vergleich zur Fahrradergometrie. Dtsch. Gesundh Wes. 35 (1980)12 - 20.

Picano, E., A. Distante, M. Masini, M.A. Morales, F. Lattanzi, A. L'Abbate: Dipyridamole-echocardiography test in effort angina pectoris. Am J. Cardiol. 56 (1985) 452 - 456.

Picano, E.: Dipyridamole-echocardiography test: historical background and physiologic basis. Europ. Heart J. 10 (1989) 365–376.

Picano, E., P. Marzullo, G. Gigli, B. Reisenhofer, O. Parodi, A. Distante, A. L'Abbate: Identification of viable myocardium by dipyridamole-induced improvement in regional left ventricular function by echocardiography in myocardial infarction and comparison with thallium scintigraphy at rest. Am J. Cardiol 70 (1992) 703 - 710.

Qualifikationsvoraussetzungen gemäß § 135 Abs. 2 SGB V zur Durchführung von Untersuchungen in der Ultraschalldiagnostik (Ultraschall-Vereinbarung) vom 10. Februar 1993. Dt. Ärztebl. 90 (1993) A_2-541 - A_2-558. Ergänzung der Ultraschall-Vereinbarung. Dt. Ärztebl. 92 (1995) A-3580.

Roelandt, J., A. Salustri, W. Vletter, Y. Nosir, N. Bruining: Precordial multiplane echocardiography for dynamic anyplane, paraplane and three-dimensional imaging of the heart. Thoraxcentre J. 6 (1994) 4 - 13.

Schartl, M., S. Beckmann, W. Boksch: Streßechokardiographie - eine Standortbestimmung. Z. Kardiol. 83 (1994) 531 - 547.

Schmaizl, K.J.G. (Hrsg.): Kardiale Ultraschalldiagnostik. Blackwell Wissenschaft, Berlin 1994.

Schwammenthal, E., B. Schwartzkopff, M. Block, J. Johns, B. Lösse, R. Engberding, M. Borggrefe, G. Breithardt: Doppler echocardiographic assessment of the pressure gradient during bicycle ergometry in hypertrophic cardiomyopathy. Am. J. Cardiol. 69 (1992) 1623 - 1628.

Tauchert, M., D.W. Behrenbeck, J. Hoetzel, H.H. Hilger: Ein neuer pharmakologischer Test zur Diagnose der Koronarinsuffizienz. Dtsch. Med. Wschr. 101 (1976) 37 - 42.

6 Nuklearmedizinische Verfahren

Die Beurteilung des Herz-Kreislauf-Systems mit Hilfe von Isotopen hat sich seit den 70er Jahren zu einer klinisch etablierten Methode entwickelt.

In den 50er Jahren begannen erste Versuche der Funktionsuntersuchung der Herzkammern. 1965 konnte erstmals auch durch Isotopenverfahren die Auswurffraktion als wichtiges Kriterium der Herzfunktion berechnet werden. Ende der 60er Jahre stand dann die durch Anger entwickelte Gammakamera für den klinischen Einsatz zur Verfügung. Seit etwa Mitte der 70er Jahre ist die ^{201}Thallium-Myokardszintigraphie im klinischen Einsatz.

Mit den nuklearmedizinischen Verfahren können folgende **Informationen** gewonnen werden:

- Myokardperfusion (Durchblutung von Myokardarealen in Ruhe und nach Belastung, Bypass-Funktion, vor und nach PTCA)
- Unterscheidung zwischen Narbe und vitalem Myokard, Entscheidung zur Revaskularisation
- Pumpfunktion (Auswurffraktion in Ruhe und nach Belastung)
- Shuntbestimmung (besonders Septumdefekte)
- Parameter des Myokardstoffwechsels (z. B. freie Fettsäuren, ATP)
- Blutvolumenbestimmung.

Die meisten nuklearkardiologischen Verfahren verwenden eine **Gammakamera** entweder vom Einzelkristall-Typ oder vom Multikristall-Typ.

Die **Einzelkristall-Kamera** (Anger-Kamera) ist das am weitesten verbreitete System. Es ist technisch zur Erfassung der wichtigsten klinisch relevanten nuklearkardiologischen Informationen ausreichend. Die **Multikristall-Kamera** ist im allgemeinen die sensitivere Methode und zur Erfassung des sog. first pass geeignet. Die **Positron-Kamera** oder der Positron-Emissions-Tomograph (PET) ist wenig verbreitet und wird in erster Linie für Forschungszwecke verwendet.

Auch beim Einsatz dieser nuklearkardiologischen Verfahren müssen ihre Aussagemöglichkeiten im Vergleich zu anderen Methoden abgewogen werden. Es ist auch zu entscheiden, ob durch andere, weniger aufwendige und nicht-strahlenbelastende Untersuchungen die gleiche Information gewonnen werden kann. Diese Methoden sind aus Strahlenschutzgründen nicht überall und in jedem Falle anwendbar oder beliebig oft wiederholbar. Jedoch darf nicht außer acht gelassen werden, daß bei bestimmten Fragestellungen die Nuklearkardiologie als nichtinvasives Verfahren einen wesentlichen Beitrag leisten kann.

6.1 Myokardperfusionsszintigraphie

Nach Gabe von 1–3 mCi ^{201}Thalliumchlorid, ^{99m}Tc-MIBI oder ^{99}Technetiumpyrophosphat wird die Anreicherung von Radioaktivität im Myokard gemessen.

Klinisch bewährte Untersuchungsprotokolle sind im Zusammenhang mit zwei klinisch wesentlichen Fragestellungen etabliert (Büll et al. 1994):

- Prüfung der relativen regionalen Myokardperfusion bei unterschiedlichen Bedingungen
- Erfassung der Myokardvitalität.

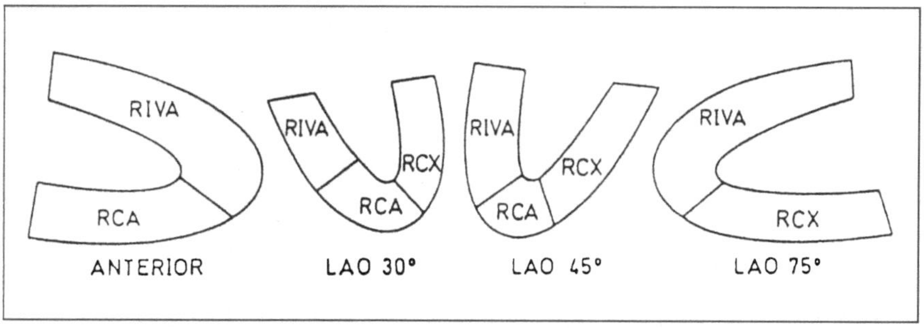

Abb. 6.1: Schematische Darstellung der verschiedenen Abschnitte des linken Ventrikels und der entsprechenden blutversorgenden Koronararterien in den verschiedenen Sichten. RIVA = R. interventricularis ant., RCA = rechte Koronararterie, RCX = R. circumflexus

Zur Beurteilung der **regionalen Myokardperfusion** wird eine kombinierte Myokardszintigraphie unter Belastung im Vergleich zur Ruhe unter Verwendung von ^{201}Tl oder ^{99m}Tc-MIBI durchgeführt. Soll die **Myokardvitalität** z. B. vor revaskularisierenden Eingriffen bewertet werden, wird zur Beurteilung der regionalen Ruheperfusion ein Myokardszintigramm mit ^{99m}Tc-MIBI nur in Ruhe untersucht. Zur Beurteilung des „hibernating myocardium" sollte der Nachweis des erhaltenen Glucosestoffwechsels unter Anwendung einer PET-Untersuchung mit ^{18}F-Deoxyglucose (^{18}F-DG) erfolgen.

6.1.1 Indikationen

- Nicht eindeutige EKG-Kriterien einer myokardialen Ischämie (zweifelhafte Belastungs-EKG-Befunde, Schenkelblockbilder)
- Stumme Myokardischämie (im Langzeit-EKG erfaßte Episoden ohne Klinik)
- Kontraindikationen oder Ablehnung zur invasiven Diagnostik
- Angina pectoris bei nicht vorhandenem Korrelat im Koronarangiogramm
- Bestimmung der Größe des Myokardinfarktes
- Bestimmung der Prognose nach Myokardinfarkt
- vor und als Verlaufskontrolle nach revaskularisierenden Maßnahmen (Koronarangioplastie und Bypass-Chirurgie)
- Herztumoren
- Dilatative Kardiomyopathie
- Verdacht auf Myokarditis
- Verlaufsbeurteilung nach Herztransplantation.

6.1.2 Durchführung

Wird die Untersuchung mit **planarer** Aufnahmetechnik durchgeführt, werden mindestens 3 Projektionen aufgenommen. In den heute zunehmend verbreiteten **tomographischen Verfahren** (ECT = Emission Computed Tomography) erfolgt die Abbildung des Herzens entlang der Längsachse des Herzens. Es wird das Herz von RAO 45° bis LAO 45° umfahren. Sowohl für die planare als auch die ECT-Technik werden etwa 20–30 Minuten Untersuchungszeit benötigt. Die Injektion des Radiopharmakons erfolgt während der maximal erreichbaren oder vorgegebenen Belastung, die dann noch für etwa 1 Minute fortgesetzt wird. In dieser Zeit ist die Aufnahme des Isotops in erster Näherung abgeschlossen. Innerhalb weniger Minuten, bis max. 10 Minuten nach Injektion, wird die Registrierung (**Frühszintigramm**) durchgeführt. Drei bis 4 Stunden nach der Belastung wird das sog. **Spätszintigramm** aufgezeichnet. Dieses entspricht dem Ruheszintigramm und gibt Informationen über reversible Speicherdefekte im Myokard. Wird ein **„hibernating myocardium"** vermutet, kann ein weiteres Spätszintigramm nach 24 Stunden aufgenommen werden.

6.1.3 Beurteilung

Der linke Ventrikel wird in verschiedenen Projektionen dargestellt, die den Versorgungsgebieten der Koronararterien zuzuordnen sind (Abbildung 6.1).

In Ruhe besteht ein Verhältnis der Aktivitätsanreicherung zwischen Herz und Lunge von 2,5:1, unter Belastung von 3,5:1. Daher ist die Zuverlässigkeit des Verfahrens unter Belastung größer.

Die **Aktivitätsanreicherung** im Myokard ist bis auf eine Verminderung im Bereich der Herzspitze bis zu 20% bei Normalpersonen homogen. Sie ist abhängig vom Funktionszustand der Herzmuskelzelle (normal, ischämisch, narbig) sowie von der Myokarddurchblutung. Die rechte Herzkammer wird in Ruhe nicht dargestellt.

Während der Belastung wird das Myokard bei Normalpersonen noch homogener dargestellt, auch die Herzspitze wird gleichmäßiger angereichert. Der rechte Ventrikel wird ebenfalls darstellbar.

Bei Normalpersonen besteht kein Unterschied in der Aktivitätsverteilung zwischen Früh- und Spätszintigramm (Abbildung 6.2, s. Farbtafel S. 866).

Die interessierenden Myokardgebiete („region of interest") zeigen einen typischen Quotienten für maximale und minimale Bereiche. Dieser Quotient nimmt von 84% in Ruhe auf 94% unter Belastung zu (Sauer und Sebening 1980).

Bei Patienten mit koronarer Herzkrankheit, die

bereits in Ruhe Speicherdefekte zeigen, handelt es sich um eine **Narbe**. Im Gegensatz dazu finden sich derartige Defekte unter Belastung bei myokardialer Ischämie (Abbildung 6.3, s. Farbtafel S. 866).

6.1.4 Thalliumszintigraphie

Mit der Thalliumszintigraphie ist die Möglichkeit gegeben, die Verteilung der regionalen myokardialen Durchblutung zu bestimmen. Das Isotop der Wahl ist dabei ^{201}Thallium. Mit dieser Untersuchungstechnik werden zwei unterschiedliche Aussagen erreicht: Bildet man das Herz kurze Zeit nach der intravenösen Gabe von ^{201}Thallium ab, so zeigen sich **Aussparungen** in den Regionen, die entweder minderperfundiert oder Myokardinfarktnarben sind. Es erfolgt dann eine **Redistribution,** und es bleiben nur noch die **Narbenbezirke** sichtbar. Für die Koronare Herzkrankheit wird eine Sensitivität von 80–90% und eine Spezifität von 90–100% angegeben. Diese Aussagen sind u. E. sehr optimistisch. Bei der Bewertung der Thalliumszintigraphie dürfen auch **falsch-positive Ergebnisse** nicht außer acht gelassen werden (Tabelle 6.1).

Thallium hat eine lange Halbwertszeit von 73,5 Stunden. Deshalb ist zu berücksichtigen, daß bei Aufnahmen 4 Stunden nach der Thalliuminjektion häufiger Narben vermutet werden als bei der Beurteilung nach 24 Stunden. Die Szintigraphie kann in Ruhe und mit Dipyridamol-Belastung durchgeführt werden.

In neuerer Zeit wird die Myokardszintigraphie auch mit der Einzel-Photonemissions-Computertomographie (**SPECT**) durchgeführt. Durch die Positron-Emissions-Computertomographie **(PET)** können vor allem Informationen über den **Herzstoffwechsel** gewonnen werden. Nach neueren Untersuchungen (Srinivasan et al. 1998) wird die PET mit F-18-Fluorodeoxyglucose als „Goldstandard" in der Vitalitätsdiagnostik des Myokards angesehen. Ihre Aussagekraft liegt bei 85%. Der Thalliumszintigraphie ist die PET besonders bei Patienten mit eingeschränkter linksventrikulärer Funktion überlegen (Mester et al. 1999). Kostengünstiger ist jedoch die Bestimmung der Gewebevitalität unter F-18-Fluordeoxyglukose mit dem konventionellen Gammakamerasystem (SPECT). Ob jedoch dieses Verfahren praxisgünstiger ist, wird gegenwärtig untersucht.

Tab. 6.1: Ursachen falsch-positiver Thalliumszintigramme

- Abschwächung der Thalliumaktivität durch das Gewebe der linken Mamma
- Fehldeutung isolierter regionaler Wash-out-Defekte als myokardiale Ischämie
- Fehlinterpretation der physiologisch durch geringere Muskelmasse bedingten Aktivitätsreduktion im Bereich der Herzspitze als Narbe
- Vortäuschen einer septalen Aussparung durch einen Linksschenkelblock ohne koronare Herzkrankheit
- Artifiziell geringe Thalliumanreicherung oder -auswaschung durch paravasale Injektion

Tab. 6.2: Ursachen falsch-positiver Befunde bei ^{99m}-Tc-Pyrophosphat-Szintigraphie

- Anreicherung des Technetiums in der weiblichen Brustdrüse
- Rippenfrakturen
- Lungenerkrankungen
- Hautläsionen
- erhöhte Aktivität im Blut

6.1.5 ^{99m}Tc-Mibi-SPECT

Das gegenwärtig am meisten verwendete Radiopharmakon aus der Gruppe der ^{99m}Tc-markierten Verbindungen für die Myokardperfusionsszintigraphie ist das ^{99m}Tc-Hexakis-methoxy-isobutyl-isonitril; ^{99m}Tc-$(MIBI)_6$. Die Extraktionsfraktion bei der Passage des Myokards beträgt etwa 60%. Dieses Radiopharmakon hat nach Aufnahme im Myokard keinen bedeutsamen Ausstrom. Somit bleibt die Aktivität im Myokard konstant. Bei koronarer Herzkrankheit wird die Sensitivität mit 99%, die Spezifität mit 94% angegeben (Vogt et al. 1994).

Bisherige vergleichende Untersuchungen zwischen Thallium- und Mibi-SPECT-Szintigraphie konnten keine eindeutige Überlegenheit eines Verfahrens nachweisen.

6.1.6 Technetium-Szintigraphie

Bei der **^{99m}Tc-Pyrophosphat-Szintigraphie,** die auch als Hot-spot-Szintigraphie oder positive Myokardinfarktszintigraphie bezeichnet wird, kommt es zur Anreicherung dieses Radiopharmakons im **Myokardinfarktgebiet**, die mittels Gammakamera dargestellt werden kann. Ihre **größte Aussage** hat diese Methode 48–72 Stunden nach eingetretenem Myokardinfarkt bei den Patienten, bei denen die Diagnose des Myokardinfarktes aufgrund bereits bestehender EKG-Veränderungen oder nicht eindeutiger Enzymbewegungen nicht sicher gestellt werden kann (Tabelle 6.2).

6.1.7 Indium-Antimyosin-Szintigraphie

Klinisch und zu Forschungszwecken finden spezifische mit ^{111}Indium markierte Myosin-Antikörper mit einer Halbwertszeit von 67 Stunden Anwendung. Dieser spezifische monoklonale Antikörper gegen intrazelluläres Myosin besitzt eine hohe Spezifität und Sensitivität für einen **akuten myokardialen Zelluntergang**. Dieses Verfahren ist bei der Diagnostik der instabilen Angina pectoris, des akuten Myokardinfarktes, bei der Rejektionsdiagnostik nach Herztransplantation sowie bei akuter Myokarditis hilfreich. Diese Antikörper reichern sich aber nur im Herzmuskel an, wenn es zu einer irreversiblen Schädigung gekommen ist (Knapp 1990).

6.2 Radionuklid-Angiokardiographie

6.2.1 „First pass"-Radionuklid-ventrikulographie

Die Radionuklidventrikulographie (RNV) ist eine **bildgebende** Methode (Abbildung 6.4, s. Farbtafel S. 867). Durch die Bestimmung der veränderten Radioaktivität von i.v. verabreichtem ^{99m}Tc, dessen Halbwertszeit 6 Stunden beträgt, über die Zeit entstehen sog. *Zeit-Aktivitäts-Kurven*, die Informationen liefern über:

- Auswurffraktion im rechten und linken Ventrikel
- Ventrikelvolumina
- pulmonales Blutvolumen
- regionale Wandkinetik
- qualitative und quantitative Diagnostik intrakardialer Shunts.

6.2.2 Gleichverteilungsmethode (Äquilibriumsverfahren)

Die 1971 eingeführte Methode ist weiter verbreitet als die First-pass-Technik. Mit diesem ebenfalls bildgebenden Verfahren sind unter Anwendung von ^{99m}-Tc in Ruhe und unter Belastung die

- Auswurffraktion und die
- regionale Wandkinetik des linken Ventrikels bestimmbar.

Bei der Funktionsbeurteilung des linken Ventrikels (z. B. Auswurffraktion und regionale Wandkinetik) sind dadurch gut reproduzierbare Ergebnisse erreichbar. Dabei können die endsystolischen und enddiastolischen Bilder übereinandergelagert und farblich kodiert werden (Abbildung 6.5, s. Farbtafel S. 867). Die Differenz zwischen enddiastolischer und endsystolischer Kontur ist Ausdruck der Amplitude der Myokardbewegung und somit der regionalen und globalen Wandkinetik. Der Normalwert der Auswurffraktion des linken Ventrikels liegt bei ≥50%, für den rechten Ventrikel bei ≥ 40%.
Auch die Erfassung von

- Funktionsparametern des kleinen Kreislaufs (rechtsventrikuläre EF, rechtsventrikuläre Volumina, Pulmonalblutvolumina) und die
- Quantifizierung der Herzklappenregurgitation

sind möglich.

6.2.3 Nuklearstethoskop

Das sog. Nuklearstethoskop ist eine **nicht-bildgebende** Methode, bei der die Detektorsonde linkspräkordial in LAO-Projektion von 30–45° aufgesetzt wird. In dieser Position können eine gute Trennung zwischen dem linken und rechten Ventrikel erreicht und verwertbare linksventrikuläre Meßwerte gewonnen werden.

Alle bisher erwähnten Methoden der Radionuklidventrikulographie können auch für die Bedside-Diagnostik zur Anwendung kommen.

6.3 Isotopenanwendung bei Linksherzkatheterisierung

Zwei Methoden zur Bestimmung der Myokardperfusion unter den Bedingungen der Linksherzkatheterisierung sind dabei anwendbar:

- die Xenon-wash-out-Methode,
- die Injektion von albumingebundenen Mikrosphären direkt in die Koronararterien.

Diese beiden Methoden sind jedoch nicht mehr in allgemeiner klinischer Anwendung und in erster Linie Forschungszwecken vorbehalten.

6.4 Lungenperfusions- und Lungenventilationsszintigraphie

Durch die intravenöse Gabe von ^{99m}Technetium-markierten Mikrosphären wird eine reduzierte Lungenperfusion oder der Ausfall von Lungenanteilen (Lungenembolie, Emphysemblasen) darstellbar. Durch die gleichzeitige Anwendung der Ventilationsszintigraphie mit Einatmung von radioaktivem Xenon ist eine genauere Differenzierung der minder- oder nichtperfundierten Areale, z.B. für die Diagnose der akuten Lungenembolie, möglich (s. Kap. 14.1.10).

6.5 Shuntbestimmung

Mit Hilfe der Herzbinnenraumszintigraphie können intrakardiale Shunts quantitativ durch die intravenöse Injektion von Radioisotopen (wie ^{99m}Technetium-markierte Albuminmikrosphären) erfaßt werden. Mit der Anwendung der First-pass-Technik kann die Zeit-Aktivitäts-Kurve durch die verschiedenen Herzhöhlen verfolgt werden.

Die Bedeutung der Isotopentechnik besteht in der Differenzierung hämodynamisch bedeutsamer Shunts. Sie hat ihren Platz vor allem in der Vorfelddiagnostik und besonders bei Kindern in der postoperativen Verlaufskontrolle.

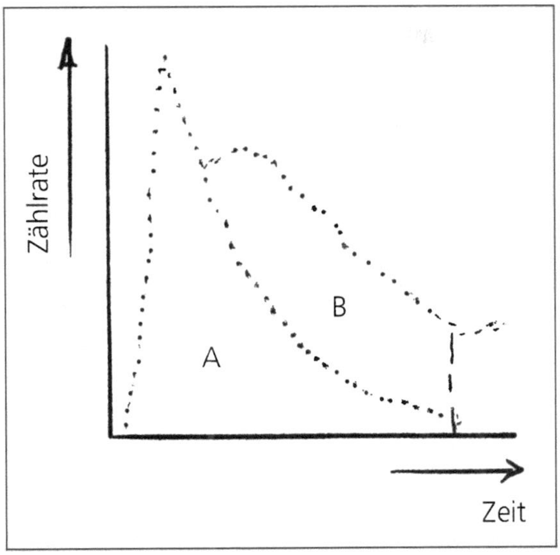

Abb. 6.6: Schematische Darstellung einer Isotopendilutionskurve. A = Fläche unter der berechneten Lungenpassage-Kurve der Aktivität, B = Fläche unter der Zeit-Zählraten-Kurve, über der rechten Lunge ermittelt

6.5.1 Links-Rechts-Shunt

Die Bestimmung des Links-Rechts-Shunts erfolgt ebenfalls mittels der RNV. Es lassen sich auch die Ebenen bestimmen, auf denen der Shunt vorliegt. Aufgrund des Rezirkulationsgeschehens bei einem Shuntvitium zeigt sich eine gleiche Form der Dilutionskurve wie bei anderen Indikatordilutionsverfahren (s. Kap. 8.9). Das Shuntvolumen ist aus der Differenz der über der Lunge gemessenen Zeit-Aktivitäts-Kurve sowie aus der aufgezeichneten Zeit-Zählraten-Kurve zu berechnen (Abbildung 6.6).

Bei der Isotopendilution werden meist ^{99m}Tc-Verbindungen oder ^{131}Iodalbumin intravenös in einem kleinen Volumen (< 0,5 ml) als Bolus injiziert. Aufnahmen von schneller Folge (1 Aufnahme/s) werden von der Injektion an über dem Herzen und der Lunge angefertigt. Die Gesamtaufnahmezeit beträgt ca. 1 Minute. Die Berechnung des Shuntvolumens ergibt sich dann aus:

$$\text{Li-Re-Shuntvolumen (\%)} = \frac{(B - A)}{A}$$

A = Fläche unter der berechneten Lungenpassagekurve der Aktivität
B = Fläche unter der Zeitzählerratenkurve, über der rechten Lunge ermittelt.

Fehlermöglichkeiten sind durch eine fehlerhafte Bolusinjektion gegeben. Es kommt dann zur Darstellung eines falsch-positiven Links-Rechts-Shunts. Ein zuverlässiges quantitatives Ergebnis ist auch bei hochgradiger Mitralklappeninsuffizienz oder Trikuspidalklappeninsuffizienz oder schwerer Stauungsherzinsuffizienz nicht zu erreichen.

6.5.2 Rechts-Links-Shunt

Die quantitative Bestimmung eines Rechts-Links-Shunts erfolgt mittels ^{99m}Tc-Mikrosphären, die normalerweise im Lungenkapillarbett fixiert werden. Bei Rechts-Links-Shunt wird ein Teil dieser Mikrosphären sofort unter Umgehung der Lungen in den großen Kreislauf transportiert. Dieser sich im großen Kreislauf, also außerhalb der Lungen befindliche Anteil ist das Maß für den Rechts-Links-Shunt.

Für die Bestimmung des Rechts-Links-Shunts werden meist 5 MBq ^{99m}Tc-Mikrosphären/kg KM i.v. injiziert. Wenige Minuten später erfolgt dann die Aufzeichnung mittels Gammakamera. Seine Berechnung erfolgt aus den Impulsraten des Gesamtkörpers und der Lungen.

$$\text{Re-Li-Shuntvolumen (\%)} = \frac{(GK - LU) \times 100}{GK}$$

GK = Impulsraten über den gesamten Körper
LU = Impulsraten über die Lungen

6.5.3 Vorteile und Nachteile

Der **Vorteil** dieser Methode der Bestimmung des Links-Rechts- bzw. Rechts-Links-Shunts liegt darin, daß *keine Katheterisierung* notwendig ist und gleichzeitig das Blutvolumen bestimmt werden kann. Bei Verwendung von ^{99m}Tc-DTPA für die Bestimmung des Links-Rechts-Shunts erfolgt über die glomeruläre Filtration eine rasche Ausscheidung aus dem Körper.

Der **Nachteil** liegt wie bei Verwendung anderer Isotopen auch in einer Strahlenbelastung und der relativ teuren Ausrüstung. Die Shunts lassen sich zwar quantitativ bestimmen, und eine Differenzierung in Vorhof- und Ventrikelebene ist möglich, aber keine weitere Lokalisationsdiagnostik. Shuntgrößen bis zu 20% des Pulmonalzeitvolumens können auch bei Normalpersonen gefunden werden.

Literatur

Büll, U., E. Kleinhans, S.N. Reske: Herz-Kreislauf-System. In: Büll, U., H. Schicha, H.-J. Biersack, W.H. Knapp, Chr. Reiners, O. Schober: Nuklearmedizin. Verlag Georg Thieme, Stuttgart, New York 1994, S. 203 - 244.

Eichstädt H., S.F. Horowitz: Nuklearkardiologie. Aktuelles Wissen Hoechst, 1984.

Mester, J., K.H. Bohuslaviski, R. Buchert, E. Henze, M. Clausen: Myokardszintigraphie bei koronarer Herzerkrankung. Herzmedizin 16 (1999) 6 - 11.

Knapp, W.H.: Herz. In: Winkel, K. zum (Hrsg.): Nuklearmedizin. Springer Verlag, Berlin, Heidelberg 1990.

Sauer, E., H. Sebening: Myokard- und Ventrikelszintigraphie. Boehringer, Mannheim 1980.

Srinivasan, G., A.N. Kitsiou, S.L. Bacharach, M.L. Barlett, C. Miller-Davis, V. Dilsizian: [^{18}F] Fluorodeoxyglucose single photon emission computed tomography. Can it replace PET and thallium SPECT for the assessment of myocardial viability? Circulation 97 (1998) 843 - 850.

Strangfeld, D.: Nuklearkardiologische Diagnostik. In: Urbaszek, W., H. Eichstädt, D. Modersohn (Hrsg.): Kardiovaskuläre Funktionsdiagnostik Gustav Fischer Verlag, Jena, Stuttgart, New York 1992, S. 382 - 412.

Vogt, H., G. Graf, W. Krawietz, H.D. Bolte, P. Heidenreich: Zur Bedeutung des SESTA-Mibi-Spect bei angiographisch dokumentierter koronarer Herzerkrankung. Der Nuklearmediziner 17 (1994) 125 - 134.

Zaret, B.L., F.J. Wackers: Medical Progress: Nuclear Cardiology. N Engl. J. Med. 329 (1993) 855 - 863.

7 Andere nichtinvasive Untersuchungsmethoden

7.1 Phonokardiographie

Die Phonokardiographie ermöglicht die Beurteilung der zeitlichen Folge und Differenzierung der Herztöne und -geräusche. Ihre diagnostische Bedeutung ist heute durch andere Methoden, wie die Doppler-Echokardiographie, in den Hintergrund getreten.

Während die Herzgeräusche im **Frequenzbereich** von 80 bis 800 Hz liegen, umfaßt er bei den Herztönen 30 bis 150 Hz. Besonders durch die Dauer kann man diese beiden Gruppen von Schallphänomenen trennen. Die Dauer der Herzgeräusche beträgt in der Regel mehr als 0,15 s. Durch die Herzschallregistrierung können die Auskultationsbefunde detailliert analysiert werden. Sie ist aber keinesfalls in der Lage, die Auskultation zu ersetzen, sondern kann sie nur ergänzen und dokumentieren.

7.1.1 Klinische Bedeutung

Klinische Bedeutung hat die Phonokardiographie bei der Verlaufsbeurteilung von Herzfehlern sowie künstlichen Herzklappen.
Sie dient der:
- Dokumentation und Objektivierung des Auskultationsbefundes zur Diagnostik und Verlaufskontrolle
- quantitativen Beurteilung des Schweregrades von Herzfehlern
- Funktionsbeurteilung von Herzklappenprothesen durch Veränderung der Schallphänomene wie bei Thrombosierungen, Nahtdehiszenz
- Beurteilung der Herzfunktion im Zusammenhang mit anderen Methoden (z. B. Karotispulskurve, EKG, Apexkardiographie).

Die **Vor- und Nachteile** der Phonokardiographie können wie folgt zusammengefaßt werden:
Vorteile
- einfach und überall verfügbar
- gut reproduzierbar
- nicht belastend
- ökonomisch

Nachteile
- nicht standardisierte Methode
- ohne exakte Auskultation nicht sinnvoll
- adäquat empfindliches Registriergerät erforderlich

7.1.2 Registrierbedingungen

Zur Aufzeichnung eines auswertbaren Phonokardiogramms sind folgende Aspekte zu beachten:
- einwandfreie Technik (Mikrophon, Filter, Verstärker, Registriergerät)
- Wahl geeigneter Papiergeschwindigkeit (50 bzw. 100 mm/s)
- Verwendung des Elektrokardiogramms oder Venenpulses als Bezugskurven
- auskultatorische Ermittlung optimaler Abnahmestellen durch den Arzt
- Wahl zweckmäßiger Frequenzen (35, 70, 140, 250 Hz).

Im deutschen Sprachraum hat sich vor allem der **Frequenzgang** der Herzschallabstimmungen nach

Maass und Weber (1952) durchgesetzt. Damit können durch Auswahl der günstigen Abstimmungen die charakteristischen Herzgeräusche wie folgt differenziert werden:

- g = 140 Hz (gehörähnlich)
- t = 35 Hz
- m_1 = 70 Hz
- m_2 = 140 Hz
- h_1 = 250 Hz

Die genannten Abstimmungen kennzeichnen die Übertragungseigenschaften vom Mikrophon bis zum Schreiber.

7.1.3 Phonokardiographische Darstellung der Herztöne

Physikalisch gesehen, bestehen Herztöne aus tiefen Frequenzen (etwa 50 Hz), die Geräusche hingegen in erster Linie aus höheren Frequenzen (um 250 Hz).

➤ I. Herzton

Der I. Herzton tritt in der frühen Kammersystole auf und beginnt 0,02–0,06 s (durchschnittlich 0,04 s) nach Beginn des QRS-Komplexes im EKG (Mitral- und Trikuspidalkomponente). Die Gesamtdauer beträgt durchschnittlich 0,08–0,15 s, bei Kindern weniger. Er besteht aus drei Segmenten: Vor-, Haupt- und Nachsegment.

Das **Vorsegment** hat ein bis drei Schwingungen in einem Frequenzbereich von 25–50 Hz und ist nicht hörbar. Das **Hauptsegment**, auch Tonsegment genannt, besteht aus 2–5 Schwingungen mit größeren Amplituden und hörbaren Frequenzen zwischen 40 und 150 Hz. Das **Nachsegment** besteht aus 1–3 Schwingungen, die ebenfalls nicht gehört werden.

➤ II. Herzton

Der II. Herzton tritt am Ende der Systole, und zwar 0,03–0,05 s, im Mittel 0,04 s nach Ende der T-Welle, auf. Er besteht aus einem aortalen und einem pulmonalen Anteil. Eine Spaltung von 0,03 s zwischen diesen beiden Komponenten ist noch als physiologisch anzusehen. Seine durchschnittliche Dauer beträgt 0,10–0,12 s, bis zum vierten Lebensjahr etwa 0,06 s. Er setzt sich aus einer großen, zwei- oder dreiphasigen Welle hoher Tonlage mit kleinen, unhörbaren Vibrationen tiefer Tonlage, die dem Hauptsegment vorangehen und ihm folgen, zusammen. Somit hat der II. wie der I. Herzton drei Segmente: Vor-, Haupt- und Nachsegment.

Das **Vorsegment** besteht aus ein bis zwei Schwingungen von 25–30 Hz, die nicht hörbar sind. Das **Hauptsegment** setzt sich aus 2–4 hochfrequenten, großen, im hörbaren Bereich liegenden Schwingungen von 70–150 Hz, zusammen. Das **Nachsegment** hat 1–3 Schwingungen von 25–30 Hz, die im nicht hörbaren Bereich liegen.

➤ III. Herzton

Der normale III. Herzton ist gewöhnlich nur bei Kindern oder Jugendlichen zu hören. Tritt er nach dem 40. Lebensjahr auf, ist nach pathologischen Befunden zu suchen. Er beginnt 0,10–0,18 s (im Mittel 0,13 s) nach dem Ende der T-Welle und liegt in den tieferen Frequenzbereichen.

➤ IV. Herzton

Der IV. Herzton, auch als Vorhofton bezeichnet, beginnt 0,06–0,15 s nach Beginn der P-Welle und setzt sich aus Komponenten der Vorhof- und Ventrikelkontraktion zusammen.

Herzgeräusche s. Kap. 1.2.4 sowie bei angeborenen und erworbenen Herzfehlern (Kap. 9 und 11).

7.2 Rheographie

Die Rheographie ist eine Methode zur indirekten Bestimmung der Durchblutung verschiedener Organe, besonders des Gehirns. Sie beruht auf der Registrierung pulssynchroner Veränderungen des elektrischen Widerstandes des untersuchten Gefäßgebietes, wodurch der Karotispulskurve ähnliche Bilder entstehen.

7.3 Apexkardiographie

Bei der Apexkardiographie (AKG) wird die durch den Herzspitzenstoß hervorgerufene Bewegung der Thoraxwand mittels Pulsabnehmers über Elektrokardiographen registriert.

Ihre **Hauptindikationen** sind:

- Differentialdiagnose von Mitralklappenstenose und Mitralklappeninsuffizienz
- Beurteilung diastolischer Füllungsbehinderung (z. B. bei Pericarditis constrictiva)
- Beurteilung von Koronarerkrankungen, besonders mit Herzinsuffizienz (bei etwa 40% werden nicht registrierbare Kurven aufgezeichnet)
- Diagnostik der idiopathischen Herzmuskelhypertrophie
- Beurteilung der Kontraktilität des Myokards mittels kalibrierter (semiquantitativer) AKG. Diese Ergebnisse sind jedoch kritisch zu beurteilen.

Das Verfahren hat wegen der besseren Aussagen anderer Methoden, wie Echokardiographie etc., seine praktische Bedeutung verloren.

7.4 Systolische Zeitintervalle

7.4.1 Elektromechanische Systole

Die elektromechanische Systole ist das Zeitintervall von der Q-Zacke im EKG bis zur Aortenkomponente des II. Herztones. Das ($Q–A_2$)-Intervall korreliert umgekehrt proportional mit der Herzfrequenz. Bei einer Zunahme von ($Q–A_2$) liegt eine Erhöhung des Schlagvolumens vor. Veränderungen im Erregungsleitungssystem führen nicht zu Veränderungen des ($Q–A_2$)-Intervalls. Abnahme von ($Q–A_2$) bedeutet Abnahme der Austreibungszeit.

7.4.2 Austreibungszeit

Die Austreibungszeit kann vom Anstieg der Karotispulskurve (CPK) bis zur Inzisur der CPK gemessen werden. Da die Austreibungszeit zur Beurteilung der Herzleistung besonders geeignet ist, kommt ihrer Bestimmung große Bedeutung zu. Sie verhält sich dem Schlagvolumen direkt und der Herzfrequenz umgekehrt proportional. Das Absinken des arteriellen Blutdruckes sowie die Abnahme der Kontraktilität des Herzmuskels führen zu einer Zunahme der Austreibungszeit.

7.4.3 Anspannungszeit

Die Anspannungszeit kann wie folgt errechnet werden:
- elektromechanische Systole minus Austreibungszeit
- (Q- bis CPK-Anstieg) minus zentrale Pulswellenlaufzeit.

Sie ist abhängig von der QRS-Dauer und dem linksventrikulären enddiastolischen Druck. Bei hohem diastolischem Aortendruck ist die Anspannungszeit verlängert.

7.4.4 Druckanstiegszeit

Die Errechnung der Druckanstiegszeit ist als Teilabschnitt der Anspannungszeit folgendermaßen möglich:
- AKG- bis CPK-Steilanstieg minus zentrale Pulswellenlaufzeit
- I. Herzton bis CPK-Steilanstieg minus zentrale Pulswellenlaufzeit.

Da zwischen dem Kontraktilitätsindex (KI) und dp/dt_{max} eine gute Korrelation besteht, kommt der Bestimmung der Druckanstiegszeit (DZ) für die Beurteilung der myogenen Kontraktilität besondere Bedeutung zu. Der KI berechnet sich nach folgender Formel:

$$KI = \frac{\text{RR diastolisch}}{\text{DZ}}$$

Für den KI besteht eine positive Herzfrequenzabhängigkeit, für die DZ hingegen nicht. Kommt es also im Verlauf von Frequenzänderungen zu Veränderungen des KI, bedeutet dies eine Veränderung im kontraktilen Status der Myokardfaser. Daher kann die KI-Bestimmung zur Beurteilung von Veränderungen der Kontraktilität des Myokards herangezogen werden.

7.4.5 Gesamtmechanische Systole

Die gesamtmechanische Systole ist definiert als Druckanstiegszeit plus Austreibungszeit. Sie kann gemessen werden vom I. bis zum II. Herzton bzw. vom Anstieg der Apexkurve bis zum II. Herzton. Erhöhung der Herzfrequenz führt zur Abnahme der gesamtmechanischen Systole.

7.4.6 Umformungszeit

Die Umformungszeit kann als Zeitabschnitt der Anspannungszeit von Beginn der Q-Zacke des EKG bis zum I. Herzton gemessen werden. Sie ist der Frequenz direkt proportional.

7.4.7 Zentrale Pulswellenlaufzeit

Die zentrale Pulswellenlaufzeit wird vom Beginn des II. Herztones bis zum Auftreten der CPK-Inzisur gemessen (Abbildung 7.1).

7.5 Arterienpulsschreibung

Die Registrierung des Karotispulses und ihre erste Ableitung geben Hinweise über den Funktionszustand des Myokards besonders als Bestandteil der systolischen Zeitintervalle (Abbildung 7.2). Die Methode hat durch die Verbreitung der Echokardiographie an Bedeutung verloren.

7.6 Untersuchung der Venen

Die Untersuchung des Venendruckes und der -pulsationen besonders an den oberen Extremitäten ist von klinischer Bedeutung.

7.6.1 Venendruck

Die Beobachtung des Füllungszustandes sowohl der Jugularvenen als auch der Arm- und Handrückenve-

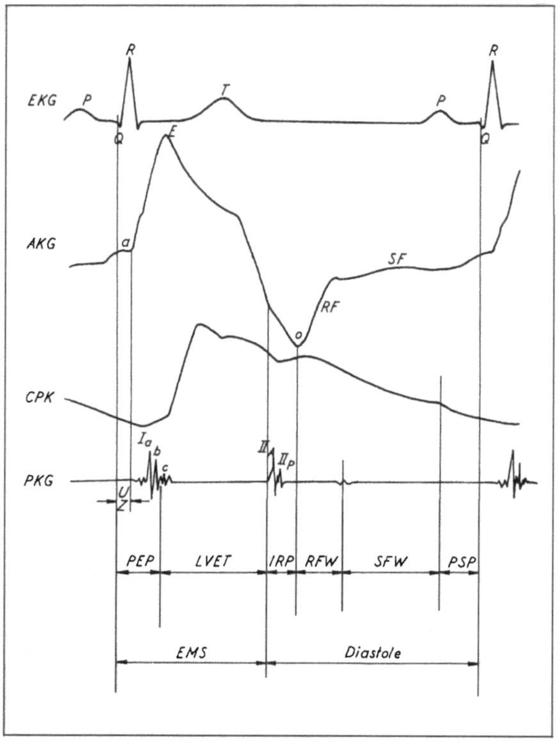

EKG	Elektrokardiogramm
AKG	Apexkardiogramm
CPK	Karotispulskurve
PKG	Phonokardiogramm
EMS	elektromechanische Systole
UZ	Umformungszeit
PEP	Anspannungszeit
LVET	linksventrikuläre Auswurfzeit
IRP	isovolumetrische Relaxationsperiode
RFW	schnelle Füllungswelle
PSP	präsystolische Periode
a	Vorhofwelle
E	Auswurfphase
O	Öffnungspunkt
RF	schnelle Füllung
SF	langsame Füllung

Abb. 7.1: Schematische Darstellung der Zeitintervalle

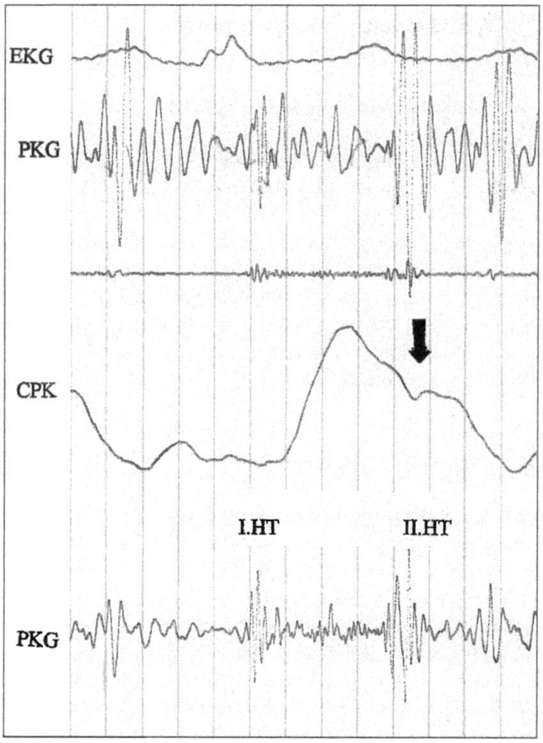

Abb. 7.2: Karotispulskurve (CPK) in Beziehung zum EKG und Phonokardiogramm (PKG). I. HT – I. Herzton, II. HT – II. Herzton. Der Pfeil kennzeichnet die Inzisur der Karotispulskurve. Registriergeschwindigkeit 100 mm/s

nen erlaubt eine orientierende klinische Einschätzung. Normalerweise kollabieren Venen der oberen Extremitäten, wenn der Arm bis in die Höhe des rechten Vorhofs (ca. 45°) gehoben wird. Bei erhöhtem Venendruck kollabieren sie nicht. Die Untersuchung erfolgt am besten am liegenden Patienten. Die invasive Messung der Druckwerte in den großen Venen ist entweder mit Hilfe einer Wassersäule (Messung nach Moritz und Tabora) oder über einen zentralen Venenkatheter, der an einen Druckwandler angeschlossen ist, möglich.

Der normale Venendruck liegt um 12 cm Wassersäule. Pathologische Erhöhungen treten bei Rechtsherzinsuffizienz, Pericarditis constrictiva, Perikarderguß, Trikuspidalinsuffizienz und Thrombose der V. cava superior oder inferior auf.

7.6.2 Hepatojugularer Reflux

Bei Druck auf die Lebergegend mit der flachen Hand an einem in einem Winkel von 30° oder mehr sitzenden oder liegenden Patienten treten bei Rechtsherzinsuffizienz die Jugularvenen deutlich hervor, und eine Pulsation wird sichtbar.

7.6.3 Venenpulsationen

Sichtbare Pulsationen in den Venen sind Ausdruck von durch den rechten Vorhof und Ventrikel bedingten Volumenänderungen und deshalb für die Beurteilung der Hämodynamik des rechten Herzens bedeutend. Palpable, pulssynchrone venöse Pulsationen (positiver Venenpuls) sind Ausdruck der Erhöhung des Venendruckes über 13 mm Wassersäule. Bei der Beurteilung des Venenpulses am Hals muß darauf geachtet werden, daß der Kopf nur leicht gedreht ist, um die Anspannung des M. sternocleidomastoideus zu vermeiden. Der positive Venenpuls darf nicht mit dem Karotispuls verwechselt werden! Ein positiver Venenpuls tritt vor allem bei Trikuspidalinsuffizienz auf.

Bei der Registrierung der Jugularvenenpulskurve (Abbildung 7.3) findet man fünf charakteristische Wellen (drei positive, zwei negative).

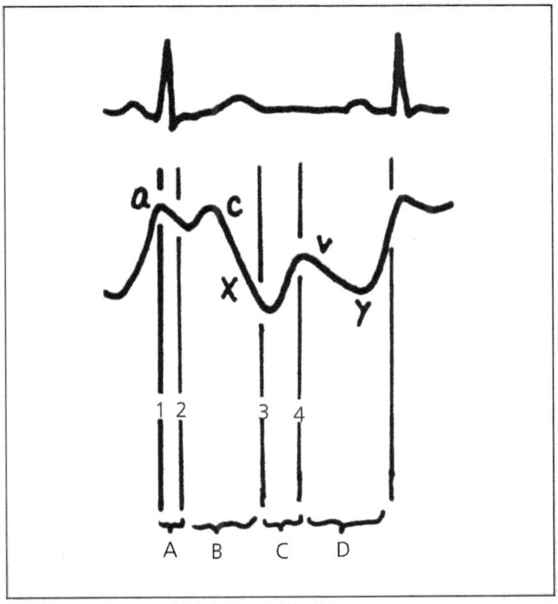

Abb. 7.3: Charakteristische Wellen der Jugularvenenpulskurve. A: isometrische Kontraktion, B: Austreibungszeit, C: isometrische Relaxation, D: Füllungszeit. 1: AV-Klappenschluß, 2: Semilunarklappenöffnung, 3: Semilunarklappenschluß, 4: AV-Klappenöffnung. a: Kontraktion des rechten Vorhofes, c: Kontraktion des rechten Ventrikels, v: Komponente der venösen Füllung des rechten Vorhofes bei geschlossener Trikuspidalklappe, y: systolischer und diastolischer Kollaps, Entleerung des rechten Vorhofes, x: Entleerung der V. jugularis in die V. cava sup. und des rechten Vorhofes, Systole des rechten Ventrikels

Literatur

Maass, H., A. Weber: Herzschallregistrierung mittels differenzierender Filter. Eine Studie zur Herzschallnormung. Cardiologia (Basel) 21 (1952) 773–794.

Michel, D.: Angeborene Herzfehler. Springer Verlag, Berlin, Göttingen, Heidelberg 1964.

8 Invasive Untersuchungsmethoden

8.1 Herzkatheterisierung

8.1.1 Geschichtliches

Der deutsche Chirurg Werner Forssmann hat mit einem Selbstversuch im Jahre 1929 in der Chirurgischen Abteilung des Krankenhauses Eberswalde eine neue Dimension in der kardiologischen Diagnostik eröffnet. Mit einem Ureterenkatheter via V. cubitalis erreichte er den rechten Vorhof. Cournand und Mitarbeiter griffen diese Idee 1941 erneut auf und entwickelten die Rechtsherzkatheterisierung zu einer klinisch anwendbaren Methode weiter. Die Gruppe um Cournand und Forssmann erhielten für diese Leistung 1956 den Nobelpreis für Medizin.

Die retrograde arterielle Linksherzkatheterisierung wurde 1950 von Zimmermann und Seldinger eingeführt. Dieses Verfahren wurde dann von verschiedenen Arbeitsgruppen perfektioniert. 1959 inaugurierten Cope und Ross die transseptale Katheterisierung des linken Ventrikels.

8.1.2 Methoden

Heute ist die **Rechts- und Linksherzkatheterisierung** ein wesentlicher Bestandteil der invasiven kar-

diologischen Diagnostik. Mit ihrer Hilfe ist es möglich,
- Druckwerte in den verschiedenen Abschnitten des Herzens und der großen Gefäße zu messen
- ein intrakardiales Elektrogramm abzuleiten
- temporäre elektrische Stimulationen
- selektive und semiselektive Darstellungen des Herzens und der Gefäße durch Kontrastmittel
- Shuntbestimmung
- Messung der Herzzeitvolumina

durchzuführen.

Dabei werden die notwendigen Katheter für die **Rechtsherzkatheterisierung** über die V. cubitalis, die V. subclavia oder jugularis bzw. die V. femoralis, für die **Linksherzkatheterisierung** über die A. femoralis oder A. brachialis eingeführt.

In wenigen Indikationen kann eine **transseptale Katheterisierung** vorgenommen werden.

8.1.3 Vorbereitung des Patienten

Die Vorbereitung des Patienten erfolgt, da die Untersuchungen sowohl *ambulant* als auch *stationär* durchgeführt werden können, in der Regel auf zwei Ebenen: durch den *vorbereitenden*, meist niedergelassenen *Arzt* und den *Untersucher*.

Der vorbereitende Arzt klärt den Patienten über die *Notwendigkeit* und das *Ziel* der Untersuchung einschließlich der damit verbundenen Konsequenzen hinsichtlich einer invasiven oder herzchirurgischen *Therapie* sowie der möglichen *Komplikationen* auf. Auch der **Aufklärungsbogen** vom entsprechenden Herzkatheterlabor sollte dem Patienten evtl. bereits zugänglich gemacht werden. In die Verantwortung des vorbereitenden Arztes gehört auch das *rechtzeitige Absetzen* der oralen Antikoagulantien sowie der Pharmaka, die das Untersuchungsergebnis beeinflussen können.

Dem **Untersucher** sollten zur Durchführung der Untersuchung folgende **Informationen** über den Patienten vorliegen:
- Anamnese
- Status praesens einschließlich Palpationsbefund der Femoral- bzw. Brachialarterien
- Laborwerte, besonders Quick-Wert (INR), Blutbild, Schilddrüsenwerte, Blutgruppe
- Ergebnis des Ruhe- und Belastungs-EKGs
- Echokardiographie oder Ultraschalluntersuchung der entsprechenden Gefäßregion
- Röntgen-Thorax.

Für **spezielle Fragestellungen** sollten
- Langzeit-EKGs, auch mit ST-Strecken-Analyse,
- Belastungs-Echokardiographie
- nuklearkardiologische Untersuchungen wie Myokardszintigramm oder Radionuklidventrikulographie, Shuntbestimmungen

zusätzlich durchgeführt werden.

Zur **direkten Vorbereitung** für das Untersuchungsprocedere gehören:
- der Patient geht ohne bzw. bei Untersuchungen in den Nachmittagsstunden nur mit einem leichten Frühstück zur Untersuchung
- Leistenbeuge, meist die rechte, wird rasiert
- Aufklärung über den geplanten Untersuchungsgang
- Information darüber, daß bei der maschinellen Injektion des Kontrastmittels ein Wärmegefühl auftreten kann
- Gabe von 0,5 mg Atropin s. c.
- Gabe von Nitroglycerin vor der Koronarangiographie sublingual oder intrakoronar.

8.1.4 Druckmessung

➤ Konventionelle Druckmessung

Die konventionelle Druckmessung kann aus einem beliebigen Herz- und Gefäßabschnitt mittels folgender Übertragungsmöglichkeiten registriert werden:
- mechanische Druckübertragung durch den flüssigkeitsgefüllten Katheter
- Umwandlung des mechanischen in ein elektrisches Signal durch einen mechanoelektrischen Wandler
- Verstärkung des elektrischen Signals durch einen Signalverstärker
- Schreibsystem
- Computergestützte Datenerfassung und -auswertung.

Dabei bestimmen die Qualität des Kathetermaterials, die Katheterlänge sowie das Schreibsystem die Genauigkeit der registrierten Druckkurve.

Durchführung

Der an einem Stativ oder am Untersuchungstisch befestigte Druckwandler wird 5 cm unterhalb des Angulus sterni oder bei 2/3 des Thoraxtiefendurchmessers in Höhe des rechten Vorhofs eingestellt. Da der intravasale Druck auf den atmosphärischen Druck bezogen wird, erfolgt zunächst nach Entlüftung ein sog. *Null-Abgleich*. Dann wird das Meßsystem zur Atmosphäre hin verschlossen, und der intrakorporale Druck kann aufgenommen werden. Für die Messung exakter Druckwerte ist auch die **Eichung** des Registriersystems (z. B. 4 cm entsprechen einem Druck von 200 mmHg) von entscheidender Bedeutung. Sie wird bei Null-Abgleich eingestellt.

Die **Registrierung** der Druckkurven erfolgt in postexspiratischer Atempause. Dabei wird in der Regel eine **Registriergeschwindigkeit** von 50 mm/s für die Messung des systolischen Druckes und Mitteldruckes sowie 100 mm/s für die Messung des enddiastolischen Druckes gewählt.

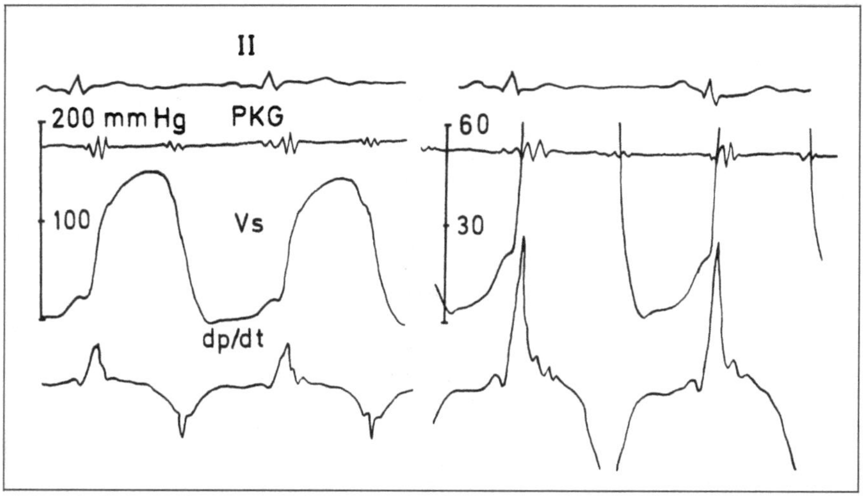

Abb. 8.1: Mit Tipmanometer gemessene linksventrikuläre Druckkurve und daraus abgeleitetem dp/dt

Fehlermöglichkeiten

Bei der konventionellen Druckmessung ergeben sich folgende Fehlermöglichkeiten:

- gedämpfte Druckkurven durch Luftbläschen im Katheter-Druckwandler-System
- Kathetersystem ist vor der Messung nicht blutfrei gespült
- Meßstrecke (Katheterlänge plus Verbindungsschläuche) ist zu lang, was die Eigenfrequenz dieses Systems erniedrigt.
- Nullinien-Verschiebungen durch Fehler im Druckwandler-Verstärker-System bringen unterschiedliche Formen der Druckkurve; deshalb sollte ein Nullinien-Abgleich vor jeder Messung durchgeführt werden, vorausgesetzt, er erfolgt nicht automatisch.

➤ Druckmessung mittels Kathetertipmanometer

Durch die Verwendung eines Kathetertipmanometers werden die Probleme der konventionellen Druckmessung wie Null-Abgleich, gedämpfte Druckkurven etc. umgangen, da sich der Druckwandler in der Spitze des Katheters befindet. Dadurch können in Ruhe und unter Belastung qualitativ hochwertige Druckkurven, aus denen die Ableitung von Kontraktilitätsparametern wie dp/dt, Vpm direkt möglich ist, registriert werden (s. Kap. 8.6.6).

Trotz der genannten Vorteile ist die Kathetertipmanometermessung im Routinebetrieb die Ausnahme, da im Vergleich zu den externen Druckwandlern

- die Anschaffungskosten relativ hoch sind
- die mechanische Beanspruchbarkeit geringer ist.

Tab. 8.1: Normalwerte des Druckes im großen und kleinen Kreislauf sowie einiger wichtiger Herzfunktionsparameter

Lokalisation	systolisch (in mmHg)	diastolisch (in mmHg)	Mitteldruck (in mmHg)
rechter Vorhof	2–6	–2–2[2]	0–4
rechter Ventrikel	13–30	0–6	–
A. pulmonalis	14–30	2–12	8–19
PC-Druck	6–16	5–11	2–11
linker Vorhof	5–10	1–6	2–8
linker Ventrikel	100–140	2–12	–
Aorta ascendens	100–140	75–95	80–95
Herzminutenvolumen	4–7 l/min		
Herzindex	2–5 l/min/m² KOF		
Sauerstoffverbrauch	200–300 ml/min		
av-O_2-Differenz	4–5,5 Vol.-%		

[1] entspricht der Höhe der a-Welle, [2] entspricht der Höhe der v-Welle

Tab. 8.2: Ursachen der Druckveränderungen im kleinen Kreislauf

Struktur	Druckänderung	Ursache
rechter Vorhof	hohe a-Welle	gestörte rechtsventrikuläre Füllung bei • rechtsventrikulärer Hypertrophie • Pericarditis constrictiva • Trikuspidalklappenstenose
	hohe v-Welle	gestörte rechtsventrikuläre Füllung bei • Rechtsherzinsuffizienz • Trikuspidalklappeninsuffizienz
	Mitteldruck erhöht	• Trikuspidalklappenstenose • erhöhter rechtsventrikulärer enddiastolischer Druck
rechter Ventrikel	systolisch erhöhter Druck	• Pulmonalklappeninsuffizienz • akute oder chronische pulmonale Hypertonie (Lungenembolie, primär, chronisches Cor pulmonale) • Obstruktion der rechtsventrikulären Ausflußbahn, z. B. Bernheim-Syndrom
	enddiastolisch erhöhter Druck	• akute oder chronische Rechtsherzinsuffizienz • Störung der Compliance durch Hypertrophie, valvuläre und subvalvuläre Pulmonalstenose, Pulmonalklappeninsuffizienz, Ventrikelseptumdefekt, Pericarditis constrictiva
A. pulmonalis	systolisch erhöhter Druck	• Erhöhung des Lungengefäßwiderstandes (primär, sekundär) • erhöhter Pulmonalvenendruck • Vitien mit Links-Rechts-Shunt (großer Ventrikelseptumdefekt, Ductus arteriosus persistens, Vorhofseptumdefekt) • Hypervolämie
	enddiastolisch (= PC-Druck) erhöhter Druck	• akute und chronische Linksherzinsuffizienz • Mitralklappenstenose • Tumoren des linken Vorhofs (Myxom) • Cor triatriatum • Einengung der Pulmonalvenen
	Mitteldruck erhöht	• alle Zustände, die zu einer pulmonalen Hypertonie führen

Zur Beurteilung der Druckkurven aus den einzelnen Herz- und Gefäßabschnitten wird das EKG als Bezugskurve verwendet (Abbildung 8.1, Tabelle 8.1).

8.1.5 Rechtsherzkatheterisierung

➤ Druckmessung im rechten Herzen

■ Druckmessung im rechten Vorhof

Die Druckkurve des rechten Vorhofs ähnelt in der Form der nicht-invasiv gewonnenen Kurve des V.-jugularis-Pulses (Abbildung 8.2).

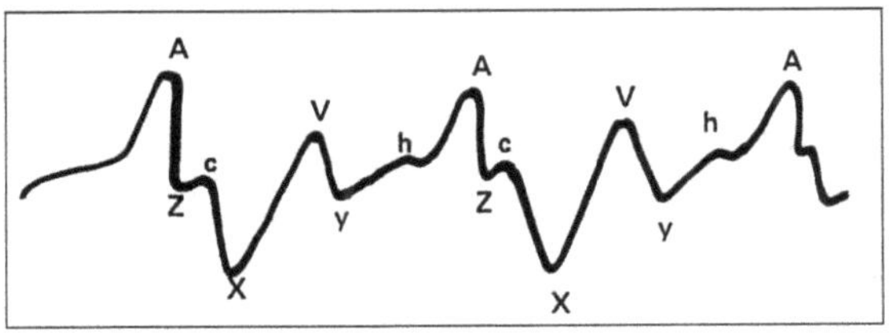

Abb. 8.2: Schematische Darstellung einer Druckkurve des rechten Vorhofs

Die Kontraktion des Vorhofs entspricht der **a-Welle**, die der P-Welle im EKG folgt. Die **c-Welle** sowie **Z** werden durch den Schluß der Trikuspidalklappe hervorgerufen. **X** ist der tiefste Punkt nach der a-Welle und entspricht der Vorhofrelaxation. Die **v-Welle**, die normaler Weise kleiner als die a-Welle ist, wird durch die Kontraktion des rechten Ventrikels erzeugt. Der Abfall zur **y-Welle** entspricht der rechtsventrikulären Füllung. Nach dieser Phase sind die diastolischen Druckwerte im rechten Vorhof und rechten Ventrikel identisch. Nur bei Bradykardie ist auch eine kleine **h-Welle**, die zwischen y und a liegt, registrierbar. Bei der Vorhofdruckmessung ist ebenfalls der Mitteldruck zu registrieren. Die Registriergeschwindigkeit beträgt für die Vorhofdruckkurve 50 mm/s, für den Mitteldruck ist auch 25 mm/s ausreichend.

■ Druckmessung im rechten Ventrikel

Die Druckkurve des rechten Ventrikels wird zur Beurteilung des systolischen und enddiastolischen Druckes registriert. Der enddiastolische Druck des rechten Ventrikels entspricht der a-Welle und liegt,

8 Invasive Untersuchungsmethoden

bezogen auf das EKG, am Beginn der Q-Zacke. Die Registriergeschwindigkeit beträgt meist 50 mm/s.

Druckmessung in der A. pulmonalis

Der Druck in der A. pulmonalis zeigt ein systolisches Maximum und diastolisches Minimum wie jede andere arterielle Druckkurve. Besonders bei der Ap-Druckkurve muß auf die Formtreue gedachtet werden, die sowohl durch den Druckwandler als auch das Registriersystem beeinflußt wird. Auch in der A. pulmonalis ist der Mitteldruck zu registrieren. Die Papiergeschwindigkeit beträgt dabei 50 mm/s. Beim Rückzug des Katheters aus der A. pulmonalis in den rechten Ventrikel ist unter Registrierung evtl. ein Druckgradient an der Pulmonalklappe zu erfassen.

PC-Druckmessung

Der PC-Druck entspricht von der Form der Kurve und der Höhe dem Druck im linken Vorhof. Diese wird aber mit einer Zeitverzögerung von etwa 80 ms gegenüber der linksatrialen Druckkurve registriert (Tabelle 8.2).

➤ Einschwemmkatheter

Durchführung

Bei diesem Verfahren wird der Katheter mit dem Blutstrom von der V. cubitalis, subclavia, jugularis interna bzw. femoralis in Richtung Herz und Pulmonalgefäße plaziert. Dabei orientiert sich der Untersucher über die Position des Katheters anhand der vorgeschobenen Länge und der Druckkurve. Ein ständiges **EKG-Monitoring** ist zur frühzeitigen Erfassung evtl. auftretender Herzrhythmusstörungen erforderlich. Eine **Bildwandlerkontrolle** zur Plazierung des Katheters ist außer bei Patienten mit Herzschrittmacher nur selten notwendig. Zu Beginn der Entwicklung der Rechtsherzkatheterisierung wurden dünne Katheter verwendet, mit denen in der Regel nur eine Druckmessung möglich war. Außerdem konnte nur in ca. 20% der Fälle das Pulmonalkapillargebiet erreicht werden. Es war das Verdienst von Swan und Ganz, den nach ihnen benannten Katheter zu entwickeln.

Die Katheterspitze ist mit einem Ballon und einem Thermistor ausgerüstet, so daß sich **zwei wesentliche Vorteile** ergeben:

- unkomplizierteres Erreichen des PC-Gebietes
- Bestimmung des Herzminutenvolumens mittels Thermodilution.

Indikationen und Kontraindikationen

Indikationen zur Rechtsherzkatheterisierung mittels Einschwemmkatheter zur Beurteilung der Herzfunktion sind:

- chronische oder akute Funktionsstörung des linken und/oder rechten Ventrikels in Ruhe oder unter Belastung verschiedener Genese
- Hyperkinetisches Herzsyndrom
- Verlaufsbeurteilung nach Therapiemaßnahmen
- Bestimmung des Herzminutenvolumens mittels Dilutionsverfahren
- intrakardiale Elektrographie
- temporäre Stimulation zur Behandlung bradykarder Herzrhythmusstörungen (s. Kap. 15.10.11).
- Behandlung des Vorhofflatterns mittels Overdriving (s. Kap. 15.11.10).

Als **relative Kontraindikationen** für den diagnostischen Rechtsherzkatheter sind anzusehen:

- Erregungsleitungsstörungen wie AV-Block II. und III. Grades, kompletter Linksschenkelblock
- Patienten mit Herzschrittmacher
- Patienten mit erhöhter Neigung zu Kammerrhythmusstörungen
- komplizierte Gerinnungsstörungen

Komplikationen der Herzkatheterisierung

Schleifen- und Knotenbildungen

Sie können als wesentliche Probleme bei der Anwendung der Einschwemmkathetertechnik auftreten, wobei auch hier die Erfahrung des Untersuchers eine wesentliche Rolle spielt.

Eine **Schleifenbildung in der Achselhöhle** ist zu vermuten, wenn nach 20 cm Katheterlänge von der rechten bzw. 30 cm von der linken Ellenbeuge aus noch keine zentralvenöse Druckkurve registriert werden kann und Schmerzen im Schulterbereich angegeben werden.

Liegt die **Schleife im rechten Vorhof,** so kann nach etwa 40 cm von der rechten bzw. 50 cm von der linken Ellenbeuge aus noch keine Ventrikeldruckkurve registriert werden. Trotz dieser eingeführten Länge des Katheters bleiben zentralvenöse Druckkurvenformen sichtbar. Ein weiterer Hinweis können gehäufte supraventrikuläre Extrasystolen sein. Von der rechten V. jugularis und subclavia aus beträgt der Katheterweg bis zum rechten Ventrikel ca. 20 cm.

Ist die **Schleife im rechten Ventrikel,** so geht die Ventrikeldruckkurve unter weiterem Vorschieben des Katheters von 10–20 cm nicht in die Pulmonalarteriendruckkurve (60–70 cm von der Ellenbeuge bzw. 40–50 cm von der Vena jugularis aus) über. Es können ventrikuläre Extrasystolen oder Tachykardien bei gleichzeitig deformierter rechtsventrikulärer Druckkurve auftreten.

Eine **Schleifenbildung in der Pulmonalarterie** ist anzunehmen, wenn bei aufgeblasenem Ballon nach Registrierung einer Pulmonalarteriendruckkurve bei weiterem Vorschieben des Katheters um etwa 10 cm keine PC-Druckkurve registriert werden kann, der Mitteldruck sich nicht ändert und nur Mischkurven bzw. deformierte Druckkurven festzustellen sind. Ist diese Schleifenbildung nach kurzer Manövrierung nicht behebbar, sollte in jedem Falle durch die Röntgendurchleuchtung die Katheterlage kontrolliert und ggf. korrigiert werden.

Diese **Komplikationen** sind **vermeidbar**, wenn das Aufblasen des Ballons bereits in der zentralen Vene erfolgt. Hat man Hinweise dafür, daß im rechten Ventrikel eine Schleifenbildung vorliegt, sollte der Einschwemmkatheter in den rechten Vorhof zurückgezogen und ein neuer Katheterisierungsversuch gestartet werden.

Die Rechtsherzkatheterisierung bei Patienten mit großem rechtem Herzen, bedeutsamer Trikuspidalklappeninsuffizienz und pulmonaler Hypertonie ist prinzipiell unter Röntgenkontrolle vorzunehmen. Treten deformierte Druckkurven und gehäufte Extrasystolen auf, sollte der Katheter sofort unter fortlaufender Kontrolle des EKG und der Druckkurven vorsichtig zurückgezogen werden.

Katheterabschneidung

Eine weitere Komplikationsmöglichkeit bilden die Katheterabschneidung und Verschleppung von Katheterresten. Sie lassen sich u.a. durch die Benutzung einer nicht scharfen Plastikhülse, durch den vorsichtigen Rückzug des Einschwemmkatheters mit entlüftetem Ballon, durch den Rückzug des Katheters bei Widerstand nur unter Röntgenkontrolle und die Überprüfung der Intaktheit des Ballons vor der Einführung vermeiden. Sind abgerissene Katheterteile im Herzen oder in der Lungenstrombahn vorhanden, muß je nach Lokalisation erwogen werden, ob durch perkutane oder evtl. herzchirurgische Methoden der Fremdkörper zu entfernen ist.

Ballonruptur

An die Ruptur des Ballons ist zu denken, wenn nach vorheriger Registrierung einer Pulmonalarteriendruckkurve nach Aufblasen des Ballons keine eindeutige PC-Druckkurve entsteht. Als Beweis kann dann angesehen werden, daß die anstelle von Luft in den Ballon injizierte Kochsalzlösung nicht wieder aspiriert werden kann.

Möglichkeiten, diese Ballonrupturen zu vermeiden, sind die Prüfung des Ballons vor Beginn der Untersuchung durch Aufblasen unter Wasser. Außerdem darf der Ballon nur mit der vom Hersteller empfohlen Luftmenge von 0,5–1,5 ml gefüllt werden. Zuletzt sollte nicht vergessen werden, den Katheter vor dem Ende der Untersuchung intravasal zu entlüften.

Lungenarterienruptur

Selten kommt es zur Lungenarterienruptur. Zur Vermeidung dieser Komplikation sollte der Katheter nur mit aufgeblasenem Ballon vorgeschoben werden. Des weiteren sollte der Einschwemmkatheter mit aufgeblasenem Ballon nie über den Meßvorgang hinaus in der PC-Position verbleiben. Nach Durchführung der PC-Druckmessung muß der Katheter mit entlüftetem Ballon wieder eine Pulmonalarteriendruckkurve aufnehmen oder in den Pulmonalarterienstamm zurückgezogen werden. Befindet sich der Einschwemmkatheter bereits in der PC-Position, darf der Ballon nicht mehr forciert aufgeblasen werden. Der Ballon darf stets nur mit Luft und nie mit Flüssigkeit gefüllt werden. Nur zur Überprüfung seiner Intaktheit bei Verdacht auf Ballonruptur ist dies gestattet.

Bei hämodynamischem Monitoring muß man darauf achten, daß der Einschwemmkatheter nicht länger als etwa 2 Stunden in der PC-Position verbleibt, da sonst die Gefahr der Lungenarterienobliteration und Drucknekrosen der Gefäßwand besteht. Der Ballonkatheter sollte nur bei entlüftetem Ballon zurückgezogen werden, um eine Balloninvagination oder eine Läsion der Lungenarterienwand zu vermeiden.

Lungenembolie

Eine weitere Komplikation ist die **Lungenembolie**, deren Ursache in erster Linie in Thrombosierungen im und um den Katheter herum liegt. Deshalb ist der Patient für eine Rechtsherzkatheterisierung einer adäquaten Heparinisierung bzw. bei längerem hämodynamischem Monitoring einer Heparinisierung anhand der Gerinnungsparameter zu unterziehen. Die Einschwemmkatheter sollten während der Untersuchung regelmäßig mit heparinisierter Kochsalzlösung intermittierend oder kontinuierlich gespült werden. Nach Blutentnahme ist der Spülvorgang besonders wichtig.

Können nur noch deformierte Druckkurven erfaßt werden, und gelingt eine Blutaspiration nicht, muß der Einschwemmkatheter sofort wegen des Verdachts der Katheterthrombosierung entfernt werden. Es sollte nicht unbedingt versucht werden, den Katheter durch forcierten Druck freizuspülen.

Bei der Langzeitüberwachung mittels Einschwemmkathetern sollte der Zugang über die Beckenvene wegen der größeren Gefahr der Beckenvenenthrombose und Lungenembolie besonders bei Patienten mit diesen beiden Ereignissen in der Anamnese nicht benutzt werden.

Luftembolie

Luftembolien spielen nach unseren Erfahrungen bei Lege-artis-Durchführungen eine geringe Rolle. Besonders beim Zugang über die V. subclavia und V. jugularis sind die Punktionskanüle oder Einführungshülse abzudichten, damit durch den atembedingten Druckabfall keine Luft angesaugt werden kann.

Lebensbedrohliche Komplikationen

Außer mit diesen Komplikationen muß man im Zusammenhang mit der Herzkatheterisierung auch mit **letalem Ausgang** rechnen. Allerdings sind solche Todesfälle selten. An der Schüchtermann-Klinik (Buchwalsky 1985) lag bei über 25.000 Einschwemmkatheteruntersuchungen die Rate der lebensbedrohlichen Komplikationen unter 0,1%. Dazu zählten Kammerflimmern und Kammertachykardien. Auf der **kardiologischen Intensivstation** war bei Anwendung mehrlumiger Katheter die Zahl der Komplikationen höher und betrug bei 2500 Untersuchungen 350, ein Patient verstarb. Die Komplikationsrate lag damit bei 14%,

Tab. 8.3: Komplikationen bei 600 Subclavia-Katheterisierungen

Art der Komplikation	Anzahl	%
Pneumothorax	6	1
Hämatothorax	2	0,32
klinisch manifeste Thrombose	–	–
lokale Infektionen	1	0,16
Sepsis	1	0,16
Katheterabriß	–	–
Katheterknotung	1	0,16
Plexusirritation	1	0,16
Arterienpunktion	10	6

die Letalitätsrate bei 0,0004%. Bei dieser Untersuchung wurden schwere Blutungen, Knoten- und Schleifenbildung des Katheters, Lungeninfarkte und lebensbedrohliche Arrhythmien, Pneumothorax und Hämatothorax nach Katheterisierung **via V. subclavia** als Komplikationen beschrieben. Der Todesfall war durch die Thrombosierung der A. pulmonalis bedingt.

Nach eigenen Erfahrungen auf einer kardiologischen Intensivstation ist die Komplikationsrate bei der Katheterisierung der V. subclavia nicht so hoch (Parsi et al. 1978; Tabelle 8.3).

Wie aus Tabelle 8.3 ersichtlich, ist der Pneumothorax neben der Arterienpunktion die häufigste Komplikation. Meist findet man aber nur einen kleinen Mantelpneu, selten einen vollständigen Kollaps der Lunge. Es sollte deshalb nach jeder Subclavia-Katheterisierung eine Röntgen-Thorax-Aufnahme angefertigt werden. Allerdings ist die Wahrscheinlichkeit von Komplikationen in der Intensivmedizin höher als bei geplanten Untersuchungen. Deshalb sollte die Indikation auf solche Patienten beschränkt werden, bei denen eine hämodynamisch orientierte Therapie erforderlich ist, z. B. Patienten mit kardiogenem Schock und Linksherzinsuffizienz. Der Zugang über die V. jugularis sowie die Kubitalvene wird von vielen Arbeitsgruppen bevorzugt.

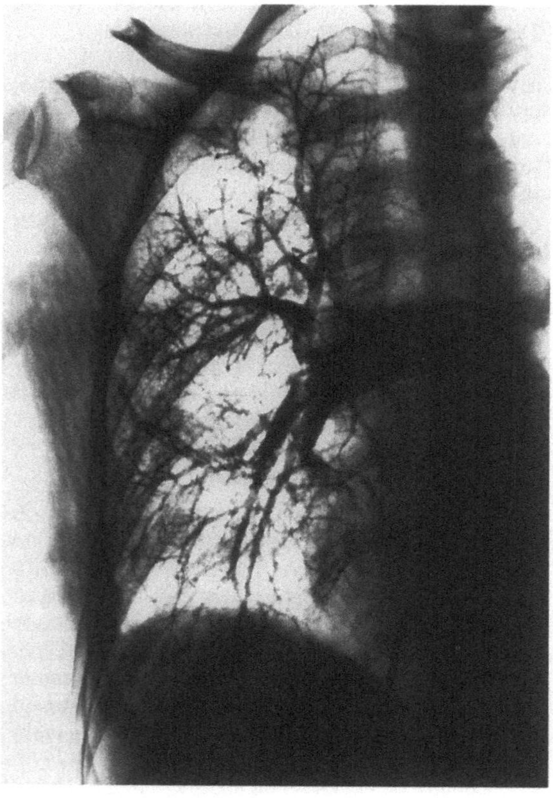

Abb. 8.3: Selektive Darstellung der rechten A. pulmonalis

Septische und infektiöse Komplikationen

Um septische und infektiöse Komplikationen zu vermeiden, muß bei der Katheterisierung unbedingt steril gearbeitet werden.

➤ Angiokardiographische Darstellung des kleinen Kreislaufs

Die **Pulmonalisangiographie** (Abbildung 8.3, Abbildung 8.4a, b), sowohl als selektive als auch als globale Kontrastmittelinjektion durchgeführt, erlaubt **Aussagen**:

- zum Ausmaß von Lungenembolien
- zu Lungengefäßanomalien
- zu peripheren Pulmonalstenosen
- zu av-Fisteln
- zu Pulmonalvenenanomalien.

Bei der selektiven Darstellung des **rechten Vorhofs** können Aussagen zu Vorhoftumoren, peri- und parakardialen Erkrankungen sowie Vorhofveränderungen bei der Ebsteinschen Anomalie erzielt werden.

Der **Sinus coronarius** kann bei der Bestimmung des Koronardurchflusses als Kontrolle der Katheterlage durch eine relativ geringe Menge an Kontrastmittel dargestellt werden (Abbildung 8.5).

Durch die Kontrastmitteldarstellung des **rechten Ventrikels** können seine Morphologie und die rechtsventrikuläre Ausflußbahn beurteilt werden. Durch die Abbildung der Pulmonalarterie sind Aussagen zum Schweregrad der Pulmonalklappenstenose sowie zu einer Pulmonalatresie möglich. Außerdem werden Gefäßursprungsanomalien erkannt.

➤ Dilutionsmethoden

Die gebräuchlichen Dilutionsmethoden sind:

- Farbstoffdilution
- Thermodilution.

Bei der **Farbstoffdilution**, die vor allem zur Lokalisation der intra- und extrakardialen Kurzschlüsse und zur Bestimmung von Shuntvolumina angewendet

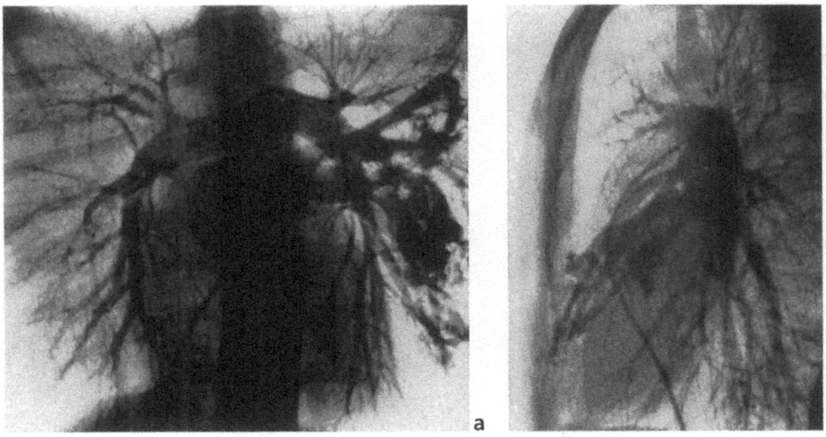

Abb. 8.4: Selektives Pulmonalisangiogramm bei multiplen arteriovenösen Lungenfisteln der Lingula und des linken Oberlappens. a – frontaler Strahlengang, b – seitlich

wird, verwendet man Ujoviridin® oder Cardiogreen® als grünen Farbstoff.

Die **Thermodilution** verwendet Temperaturunterschiede (meist kältere Lösungen), die an einem Thermistor gemessen werden, vor allem zur Bestimmung des Herzminutenvolumens (s. Kap. 8.6.1). Mit Hilfe des Swan-Ganz-Katheters können über die V. subclavia oder V. jugularis das Herzminutenvolumen und der Druck im kleinen Kreislauf einschließlich des PC-Druckes auch langzeitig überwacht werden, was eine besondere Bedeutung in der Intensivmedizin bekam.

➤ Koronardurchflußmessung

■ Definition

Der Koronardurchfluß wird durch die Druckdifferenz zwischen dem Druck im Bereich der Koronarostien (Aortendruck) und dem Druck im Sinus coronarius, der den Druck im rechten Vorhof widerspiegelt, sowie dem Koronarwiderstand determiniert.

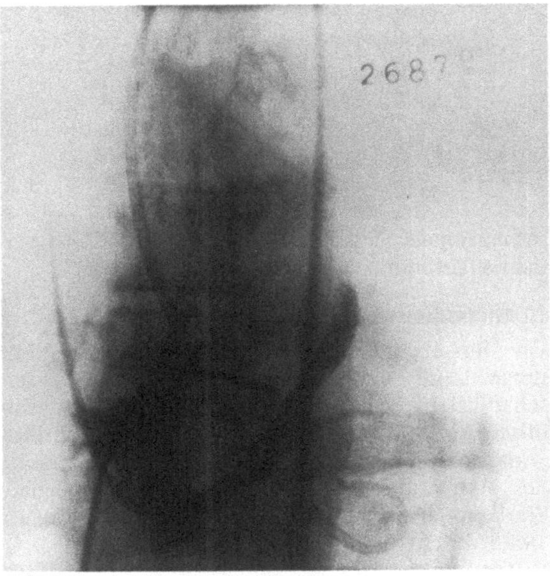

Abb. 8.5: Kontrastmitteldarstellung des Sinus coronarius, Sondierung über die V. subclavia

■ Indikationen

Die Bestimmung des Koronardurchflusses sowie einiger anderer Funktionsparameter des Koronarkreislaufes hat für die Beurteilung der ischämiebedingten Herzkrankheit einen hohen Stellenwert.

Indikationen für die Koronardurchflußbestimmung:

- Bestimmung der Koronarreserve
- Nachweis einer myokardialen Ischämie bei normalen Koronararterien
- Aussagen zum Herzstoffwechsel
- klinische Beurteilung von Koronarpharmaka
- Untersuchung pathophysiologischer Mechanismen

■ Koronarperfusionsdruck

Der Koronarperfusionsdruck ist die Differenz zwischen dem arteriellen Druck und dem Druck im rechten Vorhof. Er beträgt normalerweise 80 – 90 mmHg. Da der Perfusionsdruck unter normalen Bedingungen u.a. durch den Barorezeptorenreflex konstant gehalten wird, hängt die Myokardperfusion in erster Linie von der Arteriolenweite bzw. von ihrem Gefäßwiderstand ab. Der Arteriolentonus hängt seinerseits von myokardmetabolischen und neurohumoralen Faktoren ab. Bei Änderungen des Perfusionsdruckes setzt eine **Autoregulation** ein, die die Myokardperfusion relativ konstant hält.

■ Koronarwiderstand

Der Koronarwiderstand resultiert aus vasomotorischen Lumeneigenschaften der Koronararterien und dem kontraktilen Zustand des Myokards. Dadurch wird das Sauerstoffangebot an den Herzmuskel dem jeweils regionalen oder globalen Energiebedarf angepaßt. Er hat demnach eine **vasale** und **myokardiale Komponente**.

Dabei reguliert unter Normalbedingungen die vasale Komponente die Höhe des Koronarwiderstan-

Tab. 8.4: Klinische Möglichkeiten der Koronardurchflußmessung

Art	Prinzip	Voraussetzng	Region	Zeit
• **Einstrommessung**				
elektromagnetische Flußmessung	Hallsonde	Sonde muß direkt um Gefäß liegen, nur bei Operation	lokale Messung der mittleren Strömungsgeschwindigkeit	fortlaufend pulsatil
Ultraschall-Doppler-Messung	Doppler-Prinzip	Messung direkt am Gefäß, intravasal, z. T. schon transkutan, Gefäßlumen: Echo	lokales Strömungsprofil	fortlaufend pulsatil
Kinedensitometrie	Analyse der angiographischen Kontrastdichte	Koronarangiogramm, Film und/oder Video mit Multifotoelementen	Abschätzung der lokalen mittleren Strömung	abhängig von der Bildfolge
• **Ausstrommessung**				
Thermodilution im Koronarsinus	Dilution	Sinuskatheter mit 2–3 Thermistoren, Lagekontrolle, Sinus und V. cord. magna	variable Repräsentation (60–90 % des LV), Trennung links und rechts ?	oft wiederholbar oder kontinuierlich
Farbstoffdilution	Dilution	Sinuskatheter (Mischung!), kontinuierliche Blutentnahme für Photometer	s. o.	s. o.
Argon, N_2O, Ascorbinsäure	Dilution	intrakoronare oder i. v. Applikation, Messung im Sinus coronarius	s. o., bei intrakoronarer Gabe quantifizierbar	diskontinuierlich
• **invasive Myokardperfusionsmessung**				
^{133}Xe	Clearance	intrakoronare Injektion, Anger-Kamera	nur mit Angiographie, regionale Differenzierung	Minuten, Lipidaffinität
Mikrosphären (8–10 µm)	Verteilungsstudie	s. o.	gute regionale Differenzierung	noch lange HWZ
• **nichtinvasive Myokardperfusionsmessung**				
Thallium	Kalium-analog, Uptake, Clearance	i.v. Gabe, Anger-Kamera	geringe Auflösung, relative Differenzierung	Minuten, Stoffwechseleffekte
^{99m}Te-PYP-Infarktszintigraphie	Anreicherung in Nekrose	Anger-Kamera	sehr empfindlich, gute regionale Differenzierung	erst nach 12–18 h, bis 5 Tage positiv
Radionuklidangiographie	^{99m}Te-Pertechneat- markierte Erythrozyten	Anger-Kamera	regionale Wandkinetik – EF	wiederholbar, keine direkte Perfusion

des, unter pathologischen hingegen die myokardiale Komponente durch Zunahme der diastolischen Wandspannung.

Koronarreserve

Die Koronarreserve drückt die Durchblutungsgröße des Herzmuskels als Anpassung an verschiedene hämodynamische und energetische Belastungen aus. Sie ist definiert als Verhältnis aus:

$$\text{Koronarreserve} = \frac{\text{Koronarwiderstand in Ruhe} \times 100}{\text{Koronarwiderstand bei maximaler Dilatation.}}\ (\%)$$

Dabei wird der Koronarwiderstand (mmHg/ml/min × 100 g) unter definierten Ruhebedingungen sowie bei maximaler Dilatation nach 0,5 mg/kg KG Dipyridamol bestimmt.

Methoden

Die Messung des Koronardurchflusses ist keine Routinemethode, sondern bleibt in erster Linie wissenschaftlichen Fragestellungen vorbehalten. **Methodisch** ist die Koronarreservebestimmung durch Einstrom- oder Ausstrommessung bzw. durch Messung der Myokardperfusion auf Kapillarebene möglich. Sie kann **invasiv** oder **nichtinvasiv** erfolgen (Parsi 1981, Marcus et al. 1987).

Der koronararterielle Durchfluß läßt sich durch Methoden, die direkt intrakoronar eingesetzt werden (**Einstromverfahren**), bestimmen. Dazu gehören

Tab. 8.5: Wichtige Funktionsparameter des Koronarkreislaufs

Symbol	Parameter	Normalwert
P_{cor}	koronarer Perfusionsdruck	80–90 mmHg
$avDO_2$	koronararterio-venöse Sauerstoffdifferenz	12,2 Vol.-%
V_{cor}	Koronardurchblutung	71 ml/min × 100 g
$R_{cor\ (R)}$	Koronarwiderstand in Ruhe	1 mmHg/ml/min × 100 g
$R_{cor\ (B)}$	Koronarwiderstand bei maximaler Dilatation	0,2 mmHg/ml/min × 100 g
CR	Koronarreserve	300–400 %

elektromagnetische und Dopplerverfahren sowie die Kinedensitometrie.

Die **Ausstromverfahren** bieten gleichzeitig die Möglichkeit, über den Sinus-coronarius-Katheter Blutproben für Herzstoffwechseluntersuchungen zu entnehmen. Der Nachteil dieser Methode besteht in der Notwendigkeit der Katheterisierung des Sinus coronarius und auch darin, daß das Sinus-coronarius-Blut nicht den Koronardurchfluß des gesamten Koronargefäßsystems repräsentiert. Für die Katheterisierung des Sinus coronarius und Messung des Koronardurchflusses wird ein Thermodilutionskatheter (Ganz et al. 1971) über eine Schleuse via V. femoralis in den Sinus coronarius eingeführt.

Die Messungen der **Myokardperfusion** beruhen auf dem Fickschen Prinzip. Verschiedene Indikatoren können dazu verwendet werden (Tabelle 8.4).

Es wurden außer den genannten Methoden die hochauflösende **transösophageale Dopplerechokardiographie** mit Dipyridamol (Iliceto et al. 1991), die kontrastverstärkte transthorakale Second-harmonic-Echo-Doppler-Methode zur Flußmessung im R. interventricularis ant. (Caiati et al. 1999), die **Magnetresonanztomographie** oder die Positron-Emissionstomographie zur Koronardurchflußmessung herangezogen. Bei der **Positron-Emissionstomographie** kann unter Verwendung von ^{82}Rb und ^{13}N-Ammonium die regionale Myokardperfusion qualitativ bestimmt werden. Mit Radiopharmaka wie ^{13}N-Ammonium oder ^{15}O ist u.a. eine quantitative Aussage zum Myokarddurchfluß und unter Anwendung von Vasodilatantien zur regionalen Koronarreserve möglich.

■ Normalwerte

Wichtige Parameter des Koronarkreislaufs zeigt Tabelle 8.5.

➤ Intrakardiale Elektrographie

Die intrakardiale Elektrographie (iEG), vor allem die His-Bündel-Elektrographie (HBE), hat in den letzten Jahren ihren festen Platz in der Diagnostik der Erregungsbildungs- und -leitungsstörungen sowie in der Therapieüberprüfung, besonders bei der Behandlung tachykarder Herzrhythmusstörungen, gefunden (s. auch Kap. 2.23.3).

8.1.6 Linksherzkatheterisierung

➤ Indikationen

- Messung der Druckwerte im linken Ventrikel, in der Aorta und im linken Vorhof
- Bestimmung der linksventrikulären Volumina und daraus abgeleiteter Parameter
- Beurteilung der regionalen und globalen Wandkinetik
- Beurteilung der Morphologie der Koronararterien und des Kollateralsystems.

Eine Indikation zur **transseptalen Katheterisierung** besteht bei

- retrograd nicht passierbarer Aortenklappe zur Untersuchung des linken Ventrikels
- Aortenklappenersatz
- subvalvulärer Aortenstenose
- Mitralklappenstenose zur Druckmessung im linken Vorhof bei nicht verwertbarem PC-Druck und Bestimmung des transmitralen Druckgradienten
- Mitralvalvuloplastie.

➤ Druckmessung im linken Herzen

■ Druckmessung im linken Ventrikel

Durch die retrograde Sondierung des linken Ventrikels kann der linksventrikuläre Druck gemessen werden. Es ist eine stabile Lage des Katheters im linken Ventrikel anzustreben, um ohne Extrasystolen und Schleuderzacken die Druckkurve aufzuzeichnen, da sonst die Meßergebnisse nicht verwertbar sind.

Die Form der Druckkurve entspricht der des rechten Ventrikels. Es werden der systolische und enddiastolische Druck sowie der frühdiastolische Druck registriert. Auch der linksventrikuläre enddiastolische Druck wird zum Zeitpunkt der a-Welle gemessen. Die Registrierung erfolgt für die systolischen Druckwerte mit 50 mm/s. Im Gegensatz zur rechtsventrikulären Druckkurve ist hier ein höherer Druckbereich, z.B. 200 mmHg, zu wählen, um die Kurve vollständig aufzeichnen zu können (Abbildung 8.6).

Bei der Messung des linksventrikulären enddiastolischen Druckes werden dann eine Geschwindigkeit von 100 mm/s und ein Druckbereich von z.B. 40 mmHg eingestellt (Abbildung 8.7).

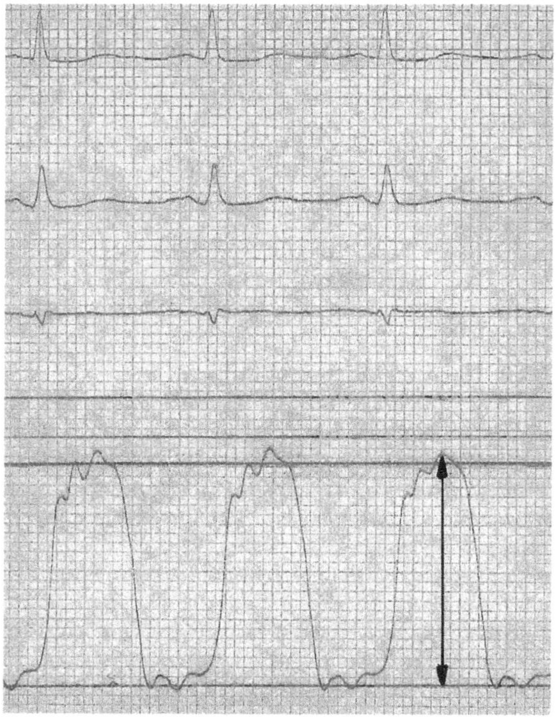

Abb. 8.6: Linksventrikuläre Druckkurve. Die Pfeile kennzeichnen die Meßpunkte für den systolischen Ventrikeldruck (200 mmHg)

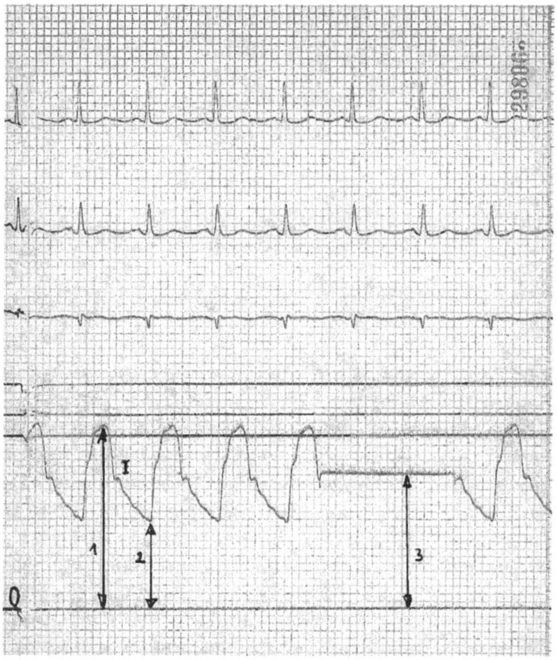

Abb. 8.8: Aortendruckkurve bei einem Patienten mit arterieller Hypertonie 200/100, Mitteldruck 140 mmHg. 0 = Nullinie, 1 = systolischer Aortendruck, 2 = diastolischer Aortendruck, 3 = Mitteldruck der Aorta, I = Inzisur der Aortendruckkurve

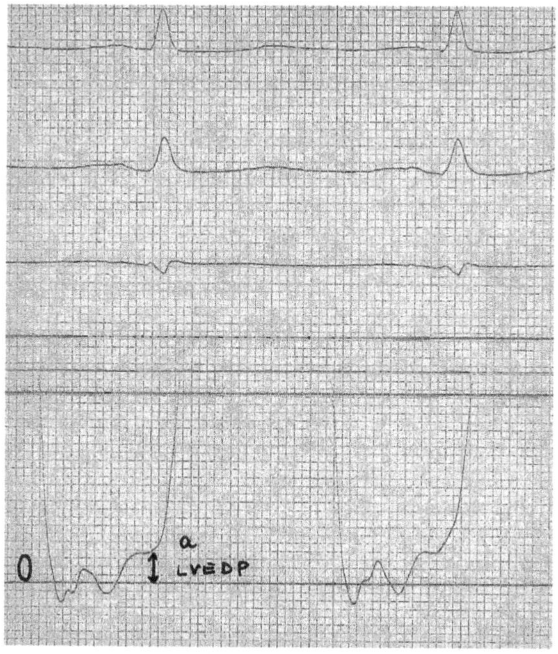

Abb. 8.7: Darstellung des enddiastolischen Druckes anhand einer Druckkurve. 0 = Nullinie, a = a-Welle, LVEDP 8 mmHg.

Druckmessung in der Aorta

Die Druckkurve zeigt wie die Ap-Druckkurve ein systolisches Maximum und ein diastolisches Minimum. Die Inzisur der Aortendruckkurve entspricht dem Schluß der Aortenklappe. Ihre Registrierung erfolgt im gleichen Druckbereich wie die Ventrikeldruckkurve und mit 50 mm/s. Auch für den Aortendruck wird ein Mitteldruck registriert. Beim Rückzug des Katheters aus dem linken Ventrikel in die Aorta ascendens kann unter laufender Registrierung der Druckgradient an der Aortenklappe oder subaortal erfaßt werden (Abbildung 8.8).

Druckmessung im linken Vorhof

Die Druckmessung im linken Vorhof ist nur durch eine transseptale Katheterisierung möglich und wird deshalb nur in bestimmten Fällen, wie bei Mitralklappenstenose vor Ballonvalvuloplastie, vorgenommen. Die Druckkurve weist in Analogie zum rechten Vorhof wieder 2 Druckhöhen, die a- und v-Welle, und 2 Drucktiefen, die x- und y-Welle, auf. Die c-Welle ist meist nicht zu identifizieren. Die Registrierung des Vorhofdruckes und des Mitteldruckes erfolgt mit 50 mm/s in einem kleinen Meßbereich. Der Vorhofmitteldruck entspricht dem enddiastolischen Druck in der A. pulmonalis. Ursachen der Druckänderungen im großen Kreislauf zeigt Tabelle 8.6.

➤ Angiokardiographie des Herzens und der großen Gefäße

Die Angiokardiographie ist die Methode zur Darstellung von Herz- und Gefäßabschnitten durch Kontrastmittelinjektion in den Blutstrom. Sie ist Voraussetzung für herzchirurgische Verfahren und die Ballonkathetertherapie.
Dies wird am häufigsten als:
- selektive Angiokardiographie oder
- selektive Koronarangiographie

durchgeführt.

Lävographie

Die Kontrastmitteldarstellung des linken Ventrikels ist eine wesentliche präoperative Diagnostikmethode zur Beurteilung seiner Morphologie und Funktion.

Die Plazierung eines Ringkatheters (Pigtail-Katheter) bzw. eines Sones-Katheters im linken Ventrikel erfolgt entweder retrograd über die A. femoralis, A. brachialis oder via V. femoralis transseptal über die Perforation des Vorhofseptums und Passage des Katheters über die Mitralklappe in den linken Ventrikel. Dazu wird ein Brockenbrough-Katheter am Vorhofseptum plaziert, über den eine zum Katheterisierungsbesteck gehörende lange Nadel eingeführt und das Septum perforiert wird. Anschließend wird der Katheter zusammen mit der Nadel in den linken Vorhof vorgeführt, dann die Nadel zurückgezogen. Daraufhin kann der Katheter durch die Mitralklappe in den linken Ventrikel geführt werden. Diese transseptale Katheterisierung ist bestimmten Indikationen vorbehalten.

Die Darstellung des Ventrikels erfolgt **monoplan** in RAO 30°–45° oder **biplan** in RAO und LAO 45°–60°. Das Kontrastmittel wird dabei kontinuierlich in der Regel in einer Menge von 0,5 ml/kg KG, das entspricht etwa 30–40 ml Gesamtmenge, und mit einer Geschwindigkeit von 12 ml/s injiziert (Abbildung 8.9).

Die **RAO-Aufnahme** ermöglicht die Beurteilung folgender Strukturen bzw. Zustände:
- Mitralklappe bezüglich Beweglichkeit
- Mitralklappenring
- posteriores Mitralklappensegel hinsichtlich einer Mitralklappeninsuffizienz,
- Größe des linken Vorhofs bei Mitralklappeninsuffizienz,
- anteriore und inferiore Bereiche des linken Ventrikels.

In der **LAO-Projektion** werden dargestellt:
- Ventrikelseptum
- posterolaterale Abschnitte des linken Ventrikels
- aortales Mitralklappensegel
- linke und rechte Aortenklappentasche
- Veränderungen des linksventrikulären Ausflußtraktes.

Die Aufzeichnung der kinematographischen Bilder erfolgt in der Regel mit 50 Bildern/s. Dabei werden

Tab. 8.6: Ursachen der Druckänderungen im großen Kreislauf

Struktur	Druckänderung	Ursachen
linker Ventrikel	systolisch erhöht	• arterielle Hypertonie • Aortenklappenstenose • Aortenklappeninsuffizienz • hypertrophe obstruktive Kardiomyopathie
	enddiastolisch erhöht	• akute oder chronische Linksherzinsuffizienz • Linksherzhypertrophie • Aortenklappeninsuffizienz • Aortenklappenstenose • Kardiomyopathie
Aorta ascendens	systolisch erhöht	• arterielle Hypertonie • Coarctatio aortae • Aortenklappeninsuffizienz
	systolisch < LVSP	• Aortenklappenstenose • hypertrophe obstruktive Kardiomyopathie
	diastolisch erhöht	• arterielle Hypertonie
	vergrößerte Amplitude	• Aortenklappeninsuffizienz • niedriger peripherer Widerstand • Ductus Botalli • Aortensklerose • AV-Fistel
	kleine Amplitude	• Kreislaufschock • Aortenklappenstenose
linker Vorhof	a-Welle erhöht	• gestörte linksventrikuläre Füllung, z. B. Mitralklappenstenose • chronische und akute Linksherzinsuffizienz • linksventrikuläre Hypertrophie
	v-Welle erhöht	• Mitralklappeninsuffizienz • Linksherzinsuffizienz

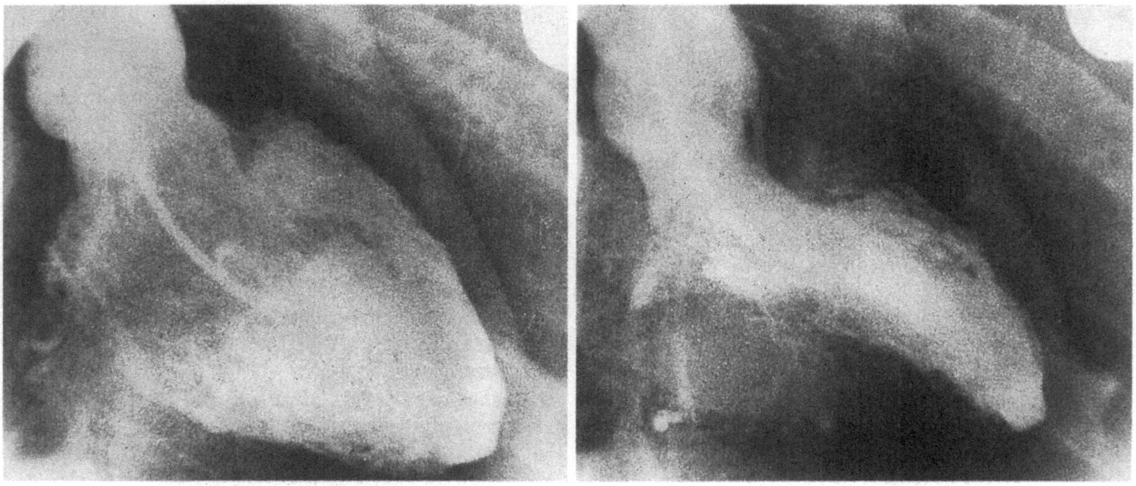

Abb. 8.9: Darstellung des linken Ventrikels, links in Diastole, rechts in Systole

je nach Herzfrequenz meist 5–6 Herzzyklen aufgezeichnet, die eine exakte Auswertung der linksventrikulären Funktion gestatten.

Neben der Funktionsbeurteilung des linken Ventrikels bei Patienten mit ischämischer Herzkrankheit und Aussagen über die Wanddicken können durch die Lävographie auch morphologische Aussagen zum Ventrikelseptumdefekt, zur linksventrikulären Ausflußbahn sowie zur Mitral- und Aortenklappe getroffen werden.

Kontrastmitteldarstellung des zentralen großen Kreislaufs

Neben der Lävographie besteht auch die Möglichkeit der Darstellung anderer Herz- und Gefäßabschnitte.

Über den **linken Vorhof**, der **selektiv** nur mittels transseptaler Katheterisierung zugänglich ist, bieten sich Möglichkeiten zur Darstellung der Mitralklappe sowie von linksatrialen Tumoren.

Kann das linke Herz nicht direkt katheterisiert werden, wird mittels einer **globalen** Angiographie durch Injektion des Kontrastmittels in den rechten Ventrikel und Passage durch den Pulmonalkreislauf das linke Herz dargestellt.

Durch die **Aortographie** werden beurteilt:
- Morphologie der Aorta und Aortenklappe
- Aneurysma und Ektasie
- Coarctatio aortae
- Aneurysma des Sinus Valsalvae
- Aortenklappenstenose und -insuffizienz.

Selektive Koronarangiographie

Die **selektive** Koronarangiographie ist bislang noch die einzige Methode, die exakte Aussagen über die Morphologie der Koronararterien für die Indikation zur PTCA- oder bypasschirurgischen Intervention gibt.

Die **semiselektive** Koronarangiographie, z. B. nach Paulin und Hettler, kann bei der Differenzierung von zentralen, katheterinduzierten Koronarspasmen und organischen Abgangsstenosen behilflich sein (Abbildung 8.10).

Indikationen

- Stabile Angina pectoris
- Postinfarktangina
- Instabile Angina pectoris
- Signifikante Ischämiezeichen im Belastungs-EKG ohne Angina pectoris
- PTCA bei akutem Myokardinfarkt
- Chirurgische Therapie bei Komplikationen des akuten Myokardinfarktes (Papillarmuskelabriß, Ventrikelseptumperforation, Herzwandruptur)
- Beurteilung der Langzeittherapie (medikamentös, körperliches Training, chirurgisch)
- Beurteilung der Berufstauglichkeit bei pathologischem Ruhe- oder Langzeit-EKG bei Personen in bestimmten Berufen, z. B. Pilot, Zugführer
- Gutachtliche Aspekte
- Nach Reanimation bei Verdacht auf kardiale Ursache.

Außerdem besteht eine Indikation zur Koronarangiographie bei
- atypischer Angina pectoris
- ätiologisch unklaren EKG-Veränderungen, besonders ST-T-Veränderungen, AV-Überleitungsstörungen, intraventrikulären Erregungsleitungsstörungen
- ätiologisch unklaren, besonders ventrikulären Herzrhythmusstörungen
- unklarer Kardiomegalie und Herzinsuffizienz (Kardiomyopathien)
- Indikationen zur chirurgischen Therapie bei Herzklappenfehlern bei Männern >40 Jahre und

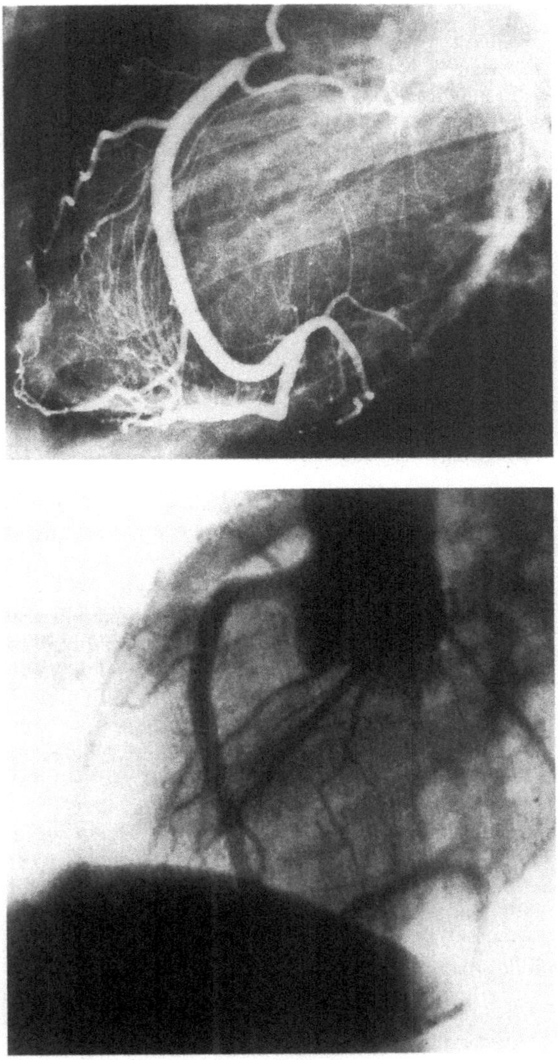

Abb. 8.10: Darstellung der rechten Koronararterie.
Oben: Bei selektiver Darstellung hochgradige zentrale Enge der sonst normalen rechte Koronararterie, deutliche Flushbildung, unten: bei semiselektiver Darstellung normale Weite im gesamten Verlauf der Koronararterie. Es lag ein bedeutsamer Koronarspasmus vor.

Frauen nach der Menopause bzw. in Abhängigkeit von Risikofaktoren der koronaren Herzkrankheit früher

- angeborenen Gefäßmißbildungen (arterio-venöse Koronarfistel, Bland-White-Garland-Syndrom, Koronararterienaneurysma usw.)
- Perikarderkrankungen (z. B. Pericarditis constrictiva).

Die Indikationen zur Koronarangiographie sind auch in den revidierten Richtlinien von ACC/AHA (1999) zusammengefaßt.

Durchführung

Das Vorgehen über die A. femoralis nach **Judkins** oder über die A. brachialis nach **Sones** (Arteriotomie oder Seldinger-Technik) ist meist abhängig von den Erfahrungen der Untersucher oder anatomischen Bedingungen wie Verschluß der Beckenarterien bzw. aorto-bifemoralem Bypass. Tabelle 8.7 zeigt die Vor- und Nachteile der Katheterisierungstechnik nach Judkins und Sones.

Die selektive Darstellung der Koronararterien wird durch eine Kontrastmittelinjektion per Hand mit Kathetern nach Judkins und Amplatz oder nach Sones in tiefer Inspiration durchgeführt (Abbildung 8.11 a, b). Für jede Injektion werden maximal 5–10 ml Kontrastmittel (Ultravist®, Solutrast®) benötigt.

Die linke und rechte Koronararterie werden in jeweils drei Projektionen bzw. bei Erfordernis in davon abgewandelten Aufnahmepositionen zur bestmöglichen Darstellung der Stenosierungen dargestellt. Die **Standardprojektionen** unter maximaler Inspiration sind für die **linke** Koronararterie RAO 30° (10–20°), der frontale Strahlengang sowie LAO 45° (50–70°). Gekippte Aufnahmen wie nach kraniokaudal in RAO 30–40° oder kaudokranial in RAO 20–30° bzw. kaudokranial in LAO 30–50° können diese Projektionen ergänzen. Für die **rechte** Koronararterie sind dies RAO 30° (30–40°), frontaler Strahlengang etwa 100° und in LAO 30° (30–40°) bzw. kaudokranial in LAO 30–40° (Abbildungen 8.12–8.16).

Die Untersuchung wird unter systemischer Heparinisierung mit 5.000 E vorgenommen und zur Vermeidung von Koronarspasmen 0,3–0,8 mg Nitroglycerin sublingual verabreicht. Bei Patienten mit Antikoagulantientherapie sollte der INR nicht über 1,5 (Quick-Wert ≥40%) liegen.

Tab. 8.7: Vor- und Nachteile der Katheterisierungstechnik nach Judkins und Sones

Technik	JUDKINS	SONES
Vorteile	• Austausch mit PTCA-Katheter möglich • keine Arteriotomie • einfachere Handhabung	• Sondierung des linken Ventrikels, der LCA und RCA nur mit einem Katheter • keine Bettruhe
Nachteile	• Katheteraustausch notwendig • Druckverband und Bettruhe	• Arteriotomie

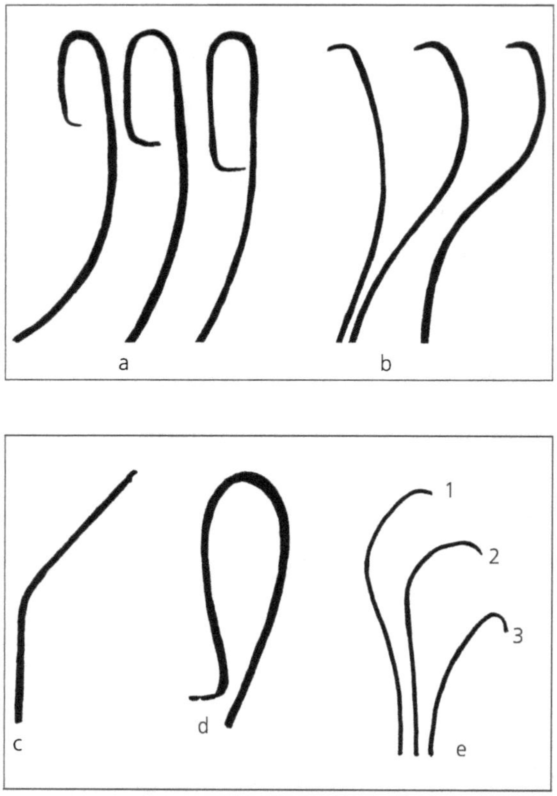

Abb. 8.11: Katheterformen. a – Judkins für die linke Koronararterie in 3 Größen, b – Judkins für die rechte Koronararterie in 3 Größen, c – Sones-Katheter für den linken Ventrikel, rechte und linke Koronararterie, d – Amplatz-Katheter für die rechte Koronararterie, e – Koronarbypass-Katheter für Bypass der rechten (1) und der linken (2) Koronararterie, (3) Mammaria-interna-Bypass.

Während der gesamten Untersuchung läuft ein EKG-Monitoring, um evtl. sich anbahnende Komplikationen, besonders Herzrhythmusstörungen, rechtzeitig zu erkennen. Auch die Möglichkeit einer kontinuierlichen Drucküberwachung ist gegeben.

Folgende **kontrastmittelinduzierte EKG-Veränderungen** können auftreten:

- ST-Strecken-Senkungen mit präterminal negativer T-Welle
- T-Wellen-Überhöhung
- Sinusbradykardie

seltener

- AV-Blockierungen I.Grades,
- AV-Ersatzrhythmen,
- Schenkelblockierungen,
- ventrikuläre Extrasystolen bis hin zum Kammerflimmern.

Wir fanden unter Kontrastmittelgabe vor allem bei Patienten mit hämodynamisch bedeutsamen Koronararterienstenosen eine Zunahme der AH-Zeit im His-Bündel-Elektrogramm (Parsi, E. et al. 1986).

Daneben ist auch mit einer Häufigkeit von 10–30% mit unerwünschten **allergisch/pseudoallergischen Reaktionen** auf das **Kontrastmittel** zu rechnen. Das klinische Spektrum dieser Reaktionen ist breit und reicht von leichten Hautrötungen bis zum anaphylaktischen Schock. Ein Zusammenhang zur Histaminfreisetzung durch jodhaltige Kontrastmittel kann angenommen werden.

Therapie der Wahl sind bei **unbekannter Allergie** Prednisolon 200 mg i.v. sowie alle Maßnahmen zur Schockbekämpfung. Deshalb sollte bei **bekannter Allergieanamnese** nichtionisches Kontrastmittel verwendet werden. Darüber hinaus werden eine **prophylaktische Gabe** von Methylprednisolon in einer

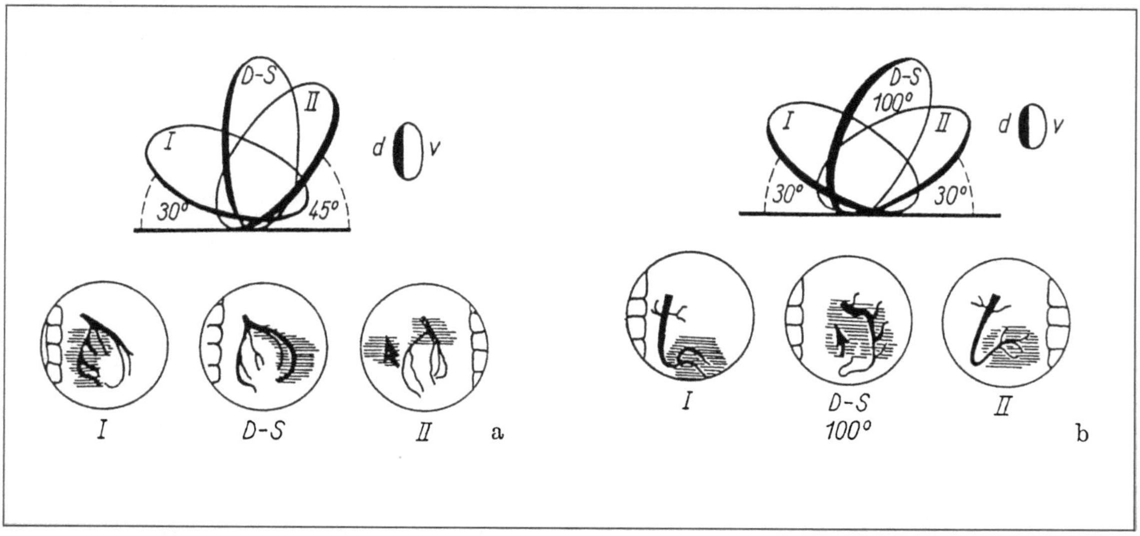

Abb. 8.12: Schematische Darstellung der Standardprojektionen, a – der linken und b – der rechten Koronararterie. I: RAO-Projektion, D-S: frontaler Strahlengang, II: LAO-Projektion

Dosierung von 32 mg jeweils 12 und 2 Stunden vor der Untersuchung oder H_1-Blocker in körpergewichtsadaptierter Dosierung von 8–12 mg in Kombination mit H_2-Blockern 400–600 mg als Kurzinfusion etwa 20 min vor der Untersuchung oder bereits am Vorabend oral beginnend empfohlen.

Auch auf **nephrotoxische Nebenwirkungen**, z.B. bei Patienten mit Diabetes mellitus oder renaler Re-

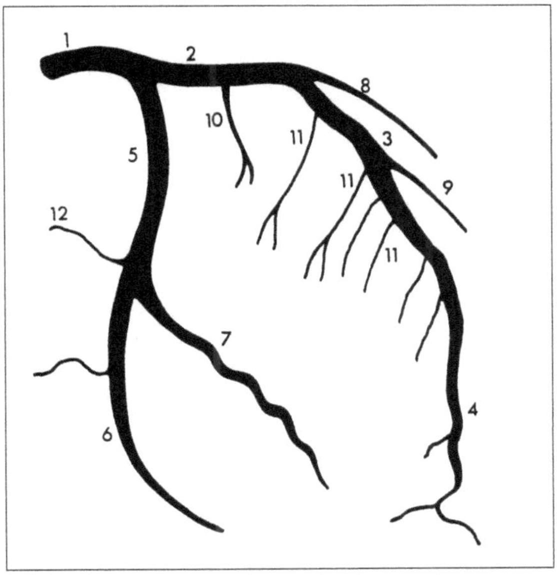

Abb. 8.13: Schematische Darstellung einer normalen linken Koronararterie in RAO-Projektion, 1: Stamm der linken Koronararterie, 2: proximaler RIVA., 3: mittlerer RIVA., 4: distaler RIVA, 5: proximaler RCX, 6: distaler RCX, 7: R. marginalis sin., 8: 1. Diagonalast, 9: 2. Diagonalast, 10: 1. Septumast, 11: 2. Septumast, 12: R.atrialis

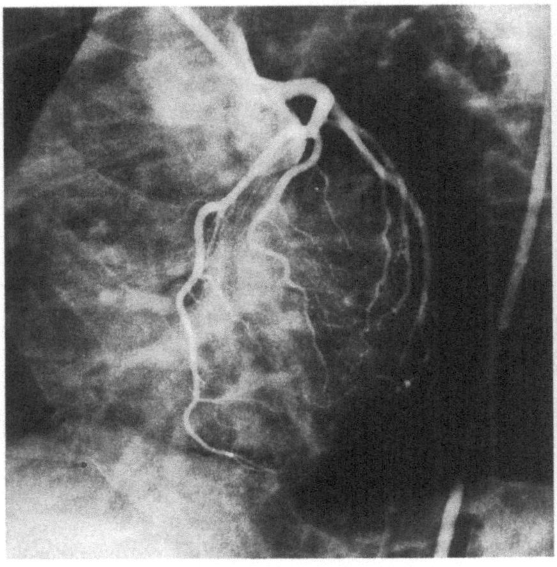

Abb. 8.14: Selektives Koronarangiogramm einer normalen linken Koronararterie, LAO-Projektion

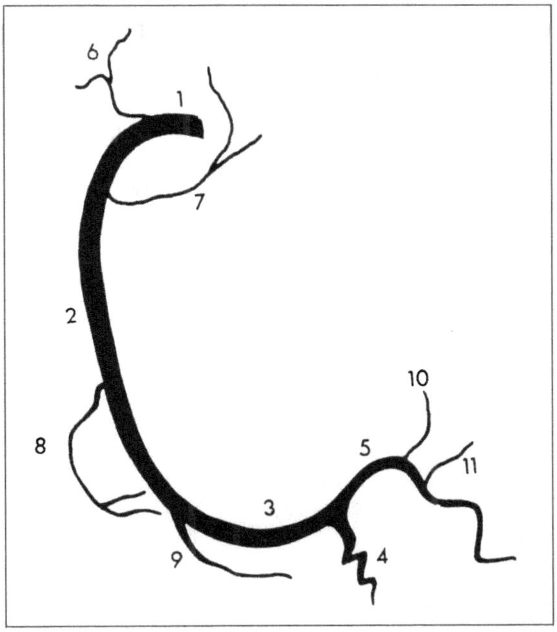

Abb. 8.15: Schematische Darstellung einer normalen rechten Koronararterie in LAO-Projektion, 1: 1. Segment (horizontales) der rechten Koronararterie, 2: 2. Segment (vertikales) der rechten Koronararterie, 3: 3. Segment (horizontales) der rechten Koronararterie, 4: R. interventricularis post., 5: A. retroventricularis, 6: Conusarterie, 7: Sinusknotenarterie, 8: R. ventricularis dext., 9: R. marginalis dext., 10: AV-Knotenarterie, 11: A. diaphragmatica

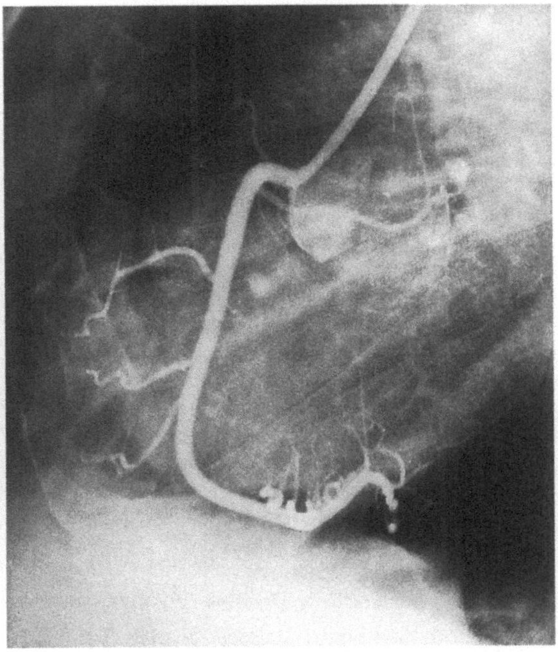

Abb. 8.16: Selektives Koronarangiogramm einer rechten Koronararterie, LAO-Projektion

Tab. 8.8: Komplikationsraten bei Koronarangiographie

Komplikation	A. femoralis	A. brachialis
Mortalität	0,14%	0,5%
Myokardinfarkte	0,22%	0,44%
Embolien	0,08%	0,17%
Gefäßkomplikationen	0,36%	2,78%

tention anderer Genese, und auf Einflüsse auf die **Schilddrüsenfunktion** ist zu achten. Bei **Hyperthyreose-Verdacht** ist die Gabe von Thiamazol 40 mg 1 Stunde vor der Untersuchung und Fortsetzung am Folgetag mit anschließender Dosisreduktion nach Schilddrüsenwerten erforderlich. Bei **funktioneller Autonomie** 15 min vor der Kontrastmittelgabe 40 Tropfen Irenat, 2 Stunden danach 20 Tropfen, anschließend 3 × 15 Tropfen über 1 Woche.

Bewertung

Die Koronarangiographie gestattet keine Aussage über Erkrankungen der intramuralen oder kleineren extramuralen Arterien, sondern nur über größere extramurale Koronararterien.

Folgende **Befunde des Koronargefäßsystems** werden bei der Beurteilung des Koronarangiogramms berücksichtigt:

- Konturunregelmäßigkeiten und Lichtungsschwankungen
- Lichtungsreduktion ohne Einstrom- bzw. Ausstrombehinderung
- Lichtungsverlust mit Strömungsbehinderung
- Gefäßverschlüsse mit Kollateralen
- Gefäßwandstarre (nur kinematographisch erfaßbar)
- Kontrastmittel-Leerspüleffekt mit starrer oder fließender Grenze.

Je nachdem, welche Koronararterie die Crux cordis erreicht bzw. die posteriore Wand versorgt, unterscheidet man einen **Linkstyp**, **Rechtstyp** oder **Intermediärtyp** der arteriellen Myokardversorgung.

Die *Einengung des Lumens* der Koronararterien wird *prozentual* angegeben. Die Beurteilung des **Stenosegrades** wird in der Regel visuell unter Betrachtung mehrerer Projektionen vorgenommen, wobei aber auch eine Inter- und Intraobserver-Variabilität von 10–20% und manchmal darüber vorliegt. Es besteht auch die Möglichkeit, computergestützt den Grad der Stenosierung morphometrisch und videodensitometrisch zu bestimmen. In Anlehnung an die AHA-Graduierung der Koronararterienstenosen wird die Beurteilung des **Stenosegrades** wie folgt vorgenommen:

- Plaquebildungen ≤25%
- Stenosierungen <50%, 51–75%, 76–90%, 91–99%
- Totalverschluß 100%.

Eine klinisch relevante Stenosierung beginnt ab 50%. Sind mehrere Stenosen <50% hintereinandergeschaltet, haben sie ebenfalls größere hämodynamische Bedeutung.

Durch die exakte **morphologische und funktionelle Beurteilung** des stenosierten oder verschlossenen Gefäßabschnittes einschließlich des poststenotischen Abschnittes, des intramuralen Gefäßverlaufes, der Kollateralzirkulation in Verbindung mit der Funktionsbeurteilung des linken Ventrikels kann individuell die Wahl des Therapieverfahrens getroffen werden.

Neben der Morphologie, dem Ursprung und Verlauf der Koronararterien können auch durch stenosierende Prozesse ausgebildete **Kollateralkreisläufe** beurteilt werden. Kollateralen füllen als **inter- oder intrakoronare Verbindungen** antegrad und häufiger retrograd proximal verschlossene große Äste auf.

Obgleich eine große Variationsmöglichkeit der Verbindung von Gefäßabschnitten vorhanden sein kann, gibt es einige **Hauptkollateralwege**. So werden der R. interventricularis anterior der linken Koronararterie und der R. interventricularis posterior der rechten Koronararterie über die Arterien des Ventrikelseptums verbunden; es entstehen demnach sowohl **Links-Rechts-** als auch **Rechts-Links-Kollateralkreisläufe.**

Weitere Rechts-Links-Verbindungen verlaufen über die Vorderfläche des Herzens, von denen besonders die Verbindung der beiden Konusarterien erwähnenswert ist (**Vieussensche Anastomose**). An der Unterfläche des Herzens bestehen Verbindungen zwischen dem R. circumflexus der linken und dem R. interventricularis posterior der rechten Koronararterie. Auch die Vorhofarterien sind zur Kollateralfunktion in der Lage.

Zu **Fehlinterpretationen** der koronarangiographischen Bilder können

- Koronarspasmen,
- Intramuralverläufe der Koronararterien sowie
- Anomalien des Abganges und des Verlaufes

führen.

Von organisch-stenosierenden Prozessen sind **Koronarspasmen**, die katheterinduziert oder im Rahmen einer Prinzmetal-Angina auftreten, zu unterscheiden. Zur Vermeidung von Spasmen wird Nitroglycerin vor jeder Kontrastmittelapplikation sublingual verabreicht und auf eine exakte Katheterlage im Koronarostium geachtet. **Katheterinduzierte Spasmen** findet man in der Regel proximal in der Nähe der Katheterspitze. Auf den Spasmus deutet auch ein intensiver myokardialer Flush am Ende der Kontrastmittelinjektion hin (s. Abbildung 8.10, S. 161).

Die **spontan auftretenden Spasmen** hingegen sind meist im mittleren und distalen Drittel der Koronararterien zu finden.

Intramuralverläufe, besonders im Bereich des R. interventricularis anterior, können in seltenen Fällen mit stenosierenden Prozessen verwechselt werden.

Tab. 8.9: Komplikationen bei Rechts- und Linksherzkatheterisierung

Lokale Komplikationen	• Lokaler Venen- oder arterieller **Spasmus**: meist Folge nicht ausreichender lokaler Anästhesie • **Hämatom** bei nicht adäquater Kompression nach Katheterisierung bzw. bei großkalibrigen Kathetern, Fehlpunktionen, mehrfachem Austausch des Katheters, Gerinnungsstörungen, Nichtbeachtung einer Antikoagulantientherapie • **Infektion** • **Aneurysma spurium**
Herzrhythmusstörungen	• **Erregungsbildungsstörungen**: Extrasystolien, ventrikuläre und supraventrikuläre Tachykardien, absolute Arrhythmie bei Vorhofflimmern oder -flattern, Kammerflimmern • seltener **Erregungsleitungsstörungen**: AV-Block I.-III. Grades, intraventrikuläre Erregungsleitungsstörungen (Rechts- und Linksschenkelblock)
Traumatische Komplikationen	• **Hämoperikard** durch Perforation des Myokards oder der Koronararterie
Hämodynamische Komplikationen	• **Lungenödem** • **vaso-vagale Synkope** • **Myokardischämie**: Angina pectoris, Myokardinfarkt
Thrombembolische Komplikationen	• **zerebrale** Embolie durch Thrombus- oder Kalkabsprengung • **periphere** Embolie
Fieber	• **Sepsis**: Endokarditis • **pyrogene Reaktionen** durch Kathetermaterial
Allergische Komplikationen	• bei **Kontrastmittelgabe**

Charakteristisch dafür sind Kaliberschwankungen des Gefäßes in Systole und Diastole.

Atypische Verläufe und Abgänge der Koronararterien können gelegentlich die Beurteilung ebenso wie unzureichende Kontrastmittelinjektionen und nicht optimale Projektionen erschweren.

Komplikationen

Die **Komplikationsrate** der Koronarangiographie wurde durch Verbesserung der Technik sowie Erfahrung erheblich reduziert. In der CASS-Studie (1983) wurden je nach Vorgehen über die A. brachialis oder A. femoralis unterschiedliche Komplikationsraten gefunden (Tabelle 8.8, s. S. 164).

Die Komplikationen insgesamt liegen unter 1%. Man kann heute davon ausgehen, daß die Komplikationsraten noch geringer geworden sind. Die Gesamtletalität liegt in Fallzusammenstellungen von 200.000 und 75.000 Patienten bei 0,10% bzw. 0,11% (Johnson et al. 1989, 1993). In einer Statistik über 67.347 Patienten mit selektiver Koronarangiographie, Ventrikulographie, Links-Rechts-Katheter, PTCA und Valvuloplastie werden u.a. die Mortalität mit 0,049%, Kammerflimmern 0,217%, Asystolie 0,047%, Myokardinfarkt 0,024% und cerebrale Embolien mit 0,037% angegeben. Gefäßkomplikationen wie AV-Fistel wurden mit 0,25%, Aneurysma falsum mit 0,35%, Hämatome mit 0,65%, chirurgisch behandlungsbedürftige Kathetereinführungsstelle mit 0,28% notiert (Bestehorn 1998).

Mit zunehmender Erfahrung treten auch keine wesentlichen Unterschiede in der Komplikationsrate zwischen der Sones- und Judkins-Technik auf. Jedoch steigt die Letalität mit zunehmendem Alter, Mehrgefäßerkrankung sowie Zunahme der linksventrikulären Dysfunktion.

Auch andere mögliche Komplikationen wie lokale Thrombosen, Blutungen, Herzrhythmusstörungen, Herztamponade und Kontrastmittelallergie sollten nicht außer acht gelassen werden.

■ Bypass-Angiographie

Die selektive Darstellung des Koronarbypass setzt die Kenntnis über **Art** (aorto-koronarer, Mammaria-interna-Bypass), **Anzahl** und **Verlauf der Anastomosen** voraus.

Sie erfolgt mittels Injektion per Hand im Anschluß an die Koronarangiographie mit einem Judkins-Katheter für die rechte Koronararterie (spezielle Bypass-Katheter s. Abbildung 8.11e). Das Aufsuchen der Ostien des **Bypass zur linken Koronararterie** erfolgt unter Durchleuchtung im dv-Strahlengang. Ihr Abgang ist aus der Aorta ascendens nach vorn gerichtet. Dabei liegt der aorto-koronare Bypass zum R. circumflexus meist oberhalb des R.-interventricularis-ant.-Bypass.

Der **Bypass zur rechten Koronararterie** wird unter Durchleuchtung in LAO-Projektion an der anterolateralen Wand der Aorta ascendens aufgesucht. Er liegt oberhalb des Ostiums der rechten Koronararterie im Uhrzeigersinn in Richtung 9 Uhr rotiert.

Die Katheterisierung des **A.-mammaria-interna-Bypass** ist methodisch komplizierter. Man verwendet dazu rechten Judkins-Katheter oder einen speziellen

Mammaria-interna-Katheter (s. Abbildung 8.11e, S. 162). Das Ostium der A. mammaria interna im Aortenbogen wird mit dem Judkins-Katheter sondiert und gegen den Spezialkatheter getauscht, anschließend dann der Bypass dargestellt. Wegen der die Thoraxwand versorgenden Äste kann es bei der Kontrastmittelinjektion zu Schmerzen kommen.

Für jede Bypass-Sondierung gilt, wenn das Bypass-Ostium nicht an der vermuteten Stelle ist, daß die Aortenwand systematisch mit dem Katheter abgefahren werden muß. Die erfolgreiche Sondierung des Ostiums zeigt sich durch eine ruckartige Bewegung des Katheters, was durch eine Probeinjektion bestätigt wird.

Sollte trotz Bemühungen die Darstellung des Bypass selektiv nicht gelingen, so ist die **semiselektive** Darstellung über die Aortographie möglich. Gelegentlich findet man **Metallclip-Markierungen**, die aber nicht in jedem Falle das Bypass-Ostium anzeigen müssen, da diese Clips wandern können.

Bei der Bypass-Darstellung, die in 2–3 Projektionen erfolgt, sind zur Beurteilung seiner Funktion besonders die genaue Abbildung der proximalen und distalen Anastomose und der Abstrom in die native Koronararterien wichtig.

8.1.7 Komplikationen der Links- und Rechtsherzkatheterisierung

Nach einer Statistik von Cournand betrug die Letalität bei 5691 Rechtsherzkatheterisierungen 0,07%. Braunwald gibt bei 12.000 Links- und Rechtsherzkatheterisierungen eine Letalität von 0,44% an. Die Sterblichkeit ist bei der Katheterisierung des linken Herzens größer als bei der des rechten Herzens. Diese Angaben beziehen sich auf die Katheterisierungen ohne transseptales Vorgehen. Bei transseptaler Katheterisierung ist die häufigste Komplikation das Hämoperikard (Tabelle 8.9, s. S. 165). Es ist durch Fehlpunktionen in den Perikardraum, in die Aorta ascendens oder die A. pulmonalis bedingt. Insgesamt liegt auch diese Komplikation unter 1%.

8.1.8 Dokumentation

Für jeden untersuchten Herz- und Gefäßbereich müssen die entsprechende **Dokumentation** (Kinematographie, Rollfilm, Einzelbild, Video etc.) sowie die notwendige Kontrastmittelmenge und -applikationsform (maschinell, per Hand) gesondert festgelegt werden.

Zusätzlich ist ein **Protokoll der Untersuchung** zu führen, in dem die Namen der Untersucher, Uhrzeiten für Beginn und Ende der Untersuchung, Durchleuchtungszeiten, verwendete Katheter, Untersuchungsvorgehen, Kontrastmittelmengen, verabreichte Medikamente (z.B. Nitroglycerin, Atropin, Nifedipin) sowie evtl. aufgetretene Komplikationen vermerkt sind.

Die Voraussetzungen zur Ausführung und Abrechnung invasiver kardiologischer Leistungen sind in den Mitteilungen der Kassenärztlichen Bundesvereinigung von 9/1999 festgelegt (KBV 1999).

8.2 Digitale Subtraktionsangiographie

Der Einsatz von Computern bei angiokardiographischen Untersuchungen erzeugt qualitativ hochwertige Bilder des kardiovaskulären Systems mit geringerer Kontrastmittelkonzentration.

Dabei werden die Bilder nicht durch Schwärzung eines Röntgenfilms, sondern durch eine digitale Speicherung erzeugt. Von den verschiedenen Arten der Bildverarbeitung hat sich die digitale Subtraktion als am günstigsten erwiesen.

Die alleinige intravenöse Injektion des Kontrastmittels hat sich für die Diagnostik des Herzens und der Koronararterien im Gegensatz zu anderen Gefäßgebieten jedoch nicht als effektiv herausgestellt, so daß weiterhin eine arterielle Gefäßkatheterisierung, wenn auch mit dünnerlumigen Kathetern und einer geringeren Kontrastmittelmenge, erforderlich ist.

Indikationen zur digitalen Subtraktionsangiographie:
- Untersuchung der peripheren Arterien und Nierenarterien
- Untersuchung der Thorakalaorta (besonders Aortenisthmusstenose)
- Aneurysma und Dissektion der Aorta
- Vaskuläre und nichtvaskuläre Hilusmassen
- Lungenembolie.

8.3 Perkutane transluminale Angioskopie

Durch die Entwicklung von ultradünnen Endoskopen wurde die intravasale Untersuchung möglich. Die für die Angioskopie verwendeten Geräte besitzen einen Außendurchmesser von 0,7–2,4 mm und haben einen Arbeitskanal von 0,35 mm. Über das Instrument können ein Führungsdraht, Kontrastmittel oder Fibrinolytika direkt unter Sicht ins Gefäßlumen eingebracht werden.

Das Endoskop wird unter Röntgensicht in das interessierende Gefäßgebiet vorgeführt. Durch eine Druckspülung mit physiologischer Kochsalzlösung und eine kurzzeitige proximale Gefäßblockierung wird eine freie Sicht für ca. 5–12 s erreicht. Die Befunde können mittels Video- oder Schnellschußkamera dokumentiert werden.

Indikationen:
- perkutane Dilatation von Gefäßstenosen
- lokale Thrombolysetherapie

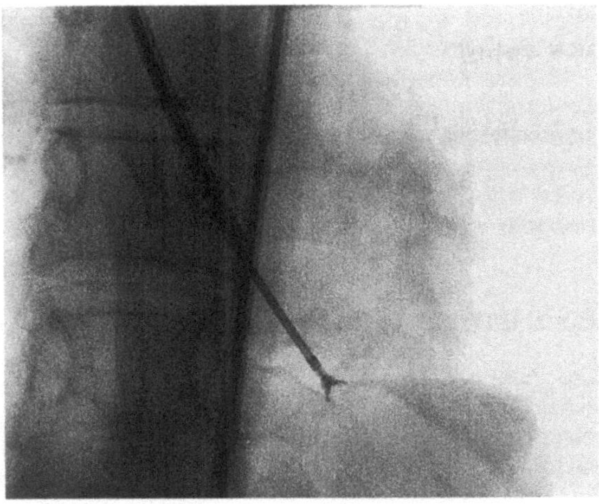

Abb. 8.17: Lage des Bioptoms im linken Ventrikel

- Rekanalisierung von Gefäßverschlüssen
- Stent-Implantation
- Rotationsangioplastie
- Beurteilung von Gefäßendoprothesen (Thrombogenität, neue Intima-Reaktion)
- entzündliche Gefäßprozesse.

Das Ausmaß atherosklerotischer, entzündlicher oder strahlenbedingter Gefäßveränderungen sowie die Differenzierung zwischen lokalen Thrombosen und Thrombembolien ist besser als durch die Angiographie beurteilbar. In der **Ermenonville**-Klassifikation (den Heijer et al. 1994) wurden folgende Zuordnungen der angioskopischen Befunde getroffen: stabile Angina pectoris - grau-weiße oder hellgelbe Gefäßwand, instabile Angina pectoris - tiefgelbe oder gelbrote Gefäßwand mit Plaquefissur, Plaqueabhebung, weiße oder rote Thromben, akuter Myokardinfarkt - roter okkludierender Thrombus meist auf dem Boden eines xanthomatösen Atheroms. Es wurde in nachfolgenden Untersuchungen (Thieme et al. 1996) versucht, Atherom, Thrombus und Dissektion histologisch zu validieren.

Die **Komplikationen** und die **Komplikationsrate** dieser Untersuchungstechnik sind denen der Angiographie vergleichbar.

ACC/AHA veröffentlichten 1999 Empfehlungen zur Indikation dieser Methode.

8.4 Endomyokardbiopsie

Die Endomyokardbiopsie ist eine perkutane transvasale Kathetermethode zur Entnahme von Endomyokardgewebe mit Hilfe eines Bioptoms aus dem rechten oder linken Ventrikel (Abbildung 8.17).

Das erste Bioptom zur transvasalen Endomyokardbiopsie wurde von der Arbeitsgruppe um Konno et al. (1963) entwickelt. Die Methode der transvasalen Endomyokardbiopsie erfuhr verschiedene Modifikationen:

- Konno-Bioptom (1963)
- Katheter-Bioptom (Müller et al. 1971)
- Caves-Schulz-Bioptom für das rechte Herz (1974)
- Kings-Hospital-Bioptom (Richardson 1974)
- Kawai-Kitaura-Bioptom für das linke Herz (1977).

Wir verwendeten eine Olympus-Magenbiopsie- bzw. Duodenalbiopsiezange für die Endomyokardbiopsie des linken bzw. rechten Ventrikels (Parsi et al. 1981, 1986).

Das Myokard wird somit u. a. einer histologischen, histochemischen oder immunhistologischen Untersuchung in vivo zugänglich.

8.4.1 Indikationen

- Rejektionsdiagnostik nach Herztransplantation
- Kardiomyopathien unklarer Genese, besonders der dilatativen Form
- Myokarditis.

8.4.2 Komplikationen

Eine häufige **Komplikation**, wie aus der Sammelstatistik von Sekiguchi (1978) bei einer Gesamtzahl von 4627 Biopsien (Tabelle 8.10) und von Richardson (1980) mit einer Gesamtzahl von 2337 Biopsien hervorgeht, ist die **Perforation der Herzwand**. Die größere Perforationsgefahr besteht bei der rechtsventrikulären Biopsie. In der Sammelstatistik von Sekiguchi wurden auch zwei **Todesfälle** angegeben. Bei unseren 209 transvasalen Endomyokardbiopsien trat nur 1 Mantelpneumothorax bei transjugularer Entnahme auf (Parsi et al. 1986).

Bei der Entscheidung für eine Myokardbiopsie muß sorgfältig das Nutzen-Risiko-Verhältnis abgewogen und der optimale Zeitpunkt entsprechend der Fragestellung gewählt werden. So gehandhabt, ist nach eigenen Erfahrungen die Myokardbiopsie mit vertretbaren Risiken verbunden.

Tab. 8.10: Perforationsraten bei Endomyokardbiopsie, bezogen auf n = 4627 (Sekiguchi et al. 1978)

Perforationslokalisation	n	%
rechter Vorhof	2	1,3
rechter Ventrikel	17	0,49
linker Ventrikel	7	0,68
Aortenklappe	1	0,1
insgesamt	27	0,58

8.5 Perikardpunktion

Die Perikardpunktion wird durchgeführt zur

- Entlastung bei Herzbeuteltamponade
- Untersuchung von Perikardergußflüssigkeit.

Sie kann bettseitig unter EKG-Kontrolle oder im Herzkatheterlabor mit und ohne Röntgenkontrolle durchgeführt werden. Es gibt zwei Möglichkeiten des Zuganges zum Perikardraum:

- transthorakal-apikal
- subxiphoidal.

Falls aus therapeutischen Zwecken erforderlich, kann die Perikardpunktion auch zur Einführung einer **Perikarddrainage** verwendet werden.

8.5.1 Vorbereitung

Der Patient wird einem EKG- und Blutdruck-Monitoring unterzogen. Die Punktionsstelle wird durch Hautdesinfektion gesäubert, steril abgedeckt. Es erfolgt eine Lokalanästhesie mit 1%igem Lidocain, und mit einer längeren Anästhesienadel wird bereits die Punktionsrichtung unter Aspiration aufgesucht.

8.5.2 Subxiphoidales Vorgehen

Für den subxiphoidalen Zugang wird der Patient in halbsitzender Position gelagert. Für die nach der Hautdesinfektion sich anschließende Punktion wird eine etwa 10 cm lange, dickerlumige Punktionsnadel mit Mandrin verwendet. Zur Vermeidung eines Pneumoperikards muß das System luftfrei sein. Die Nadel wird unter Aspiration je nach Konstitutionstyp in einem Winkel von etwa 15–25° in Richtung der linken Schulter vorgeführt, bis etwa in 3–5 cm Tiefe ein geringer Widerstand anzeigt, daß das Perikard erreicht ist. Überträgt sich auf die Punktionsnadel die Herzaktion, sollte man trotz der geringen Gefahr der Perforation der Herzwand die Kanüle zurückziehen. Nach erfolgreicher Punktion wird der Perikarderguß mittels Dreiwegehahn-System entleert.

8.5.3 Transthorakales Vorgehen

Auch für den transthorakalen Zugang befindet sich der Patient in halbsitzender Position, aber etwas in Linksseitenlage. Zur Punktion wählt man die Gegend des Herzspitzenstoßes. Ist er palpabel, so geht man 1–2 cm davon lateral an der Oberkante der Rippe ein. Sonst wird im 5.–7. ICR links etwa 2 cm innerhalb des linken Randes der Dämpfungsfigur punktiert. Die Perikardpunktion kann auch echokardiographisch gestützt durchgeführt werden, und durch Gabe von Echokontrastmittel ist der Perikardraum darstellbar.

8.5.4 Perikarddrainage

Bei der Perikarddrainage erfolgt ein gleichartiges Vorgehen wie bei der Punktion von subxiphoidal. Es wird anstelle der Punktionskanüle eine Seldinger-Kanüle mit kurzem Führungsdraht verwendet und über den liegenden Draht ein Katheter eingeführt.

Darüber ist sowohl die regelmäßige Entleerung des Perikardraumes als auch die Installation von Medikamenten (Antibiotika, Zytostatika) möglich. Zur Vermeidung von Katheterinfektionen muß steril gearbeitet und u. a. ein täglicher Verbandswechsel vorgenommen werden.

8.5.5 Untersuchung des Punktates

Das Punktat wird auf spezifisches Gewicht, Gesamteiweiß, zytologisch, bakteriologisch und bei hämorrhagischem Erguß auch auf Hämatokrit etc. untersucht.

8.5.6 Komplikationen

Bei sachgerechtem Vorgehen ist die Komplikationsrate relativ gering. Bei **Punktion des rechten Vorhofs** oder **rechten Ventrikels** findet man supraventrikuläre oder rechtsventrikuläre Extrasystolen sowie Veränderungen der EKG-Kurve wie Hebungen des ST-T-Abschnitts oder der PQ-Strecke. In diesen Situationen kann durch den Anschluß der Punktionsnadel an das Kabel der EKG-Ableitung V_4 folgendes EKG-Bild zur Differenzierung im Vergleich zu den Ableitungen V_5 und V_6 beitragen:

- Bei Punktion des **rechten Vorhofs** zeigen sich eine große P-Welle und Elevation der PQ-Strecke.
- Bei Punktion des **rechten Ventrikels** ist der QRS-Komplex groß und eine ST-Elevation nachweisbar.

Bei Aspiration von Blut muß folgende Differenzierung getroffen werden: Punktat zur Überprüfung der Gerinnbarkeit auf ein Stück Filterpapier träufeln. Entsteht ein blutig-seröser Saum, so liegt ein hämorrhagischer Perikarderguß vor. Entstehen jedoch Koagula, so wurde Blut aspiriert. Blut stammt nur aus dem Perikardraum, wenn eine Herzwandruptur oder ein Aneurysma dissecans vorliegt, ansonsten handelt es sich immer um eine Fehlpunktion. Eine weitere Sicherheit zur intraperikardialen oder intrakavitären Lage der Kanüle oder des Katheters kann durch die Echokontrolle unter Gabe von Echokontrastmittel wie Echovist® gewonnen werden (Weisse et al. 1996).

8.5.7 Frustrane Punktion

Zu frustranen, nicht erfolgreichen Punktionen kommt es bei

- zu kleinem Perikarderguß
- gekammertem Perikarderguß
- Koagulabildung nach Herzoperation (nach ineffektivem oder frühzeitig gezogenem Perikarddrain)

- Metastasen (z. B. Hämangiosarkom, Melanom), die den Perikardraum ausfüllen.

8.6 Parameter der Herzfunktion

8.6.1 Herzminutenvolumen

➤ Definition

Das Herzminutenvolumen (HMV) ist diejenige Blutmenge, die vom linken Ventrikel und unter normalen Bedingungen auch vom rechten in 1 Minute ausgeworfen wird. Seine Determinanten sind das Schlagvolumen und die Herzfrequenz. Das normale HMV beträgt unter Ruhebedingungen 4–7 l/min, im Durchschnitt 5,3 l/min.

Das Herzminutenvolumen ist bei Frauen etwa 15% niedriger als bei Männern, im Liegen ist es 15–20% größer als im Stehen und bei Kindern höher als bei Erwachsenen.

➤ Bestimmung des Herzminutenvolumens

Bei der **Indikatordilutionstechnik** wird eine bestimmte Menge eines Stoffes zu einem feststehendem Volumen zugegeben. Dann kann nach der kompletten Mischung das Volumen (V) der Flüssigkeit nach folgender Formel bestimmt werden:

$$V = \frac{I}{c},$$

wobei **c** (mg/l) die Konzentration des Indikators **I** (mg) nach der kompletten Mischung ist. Dieses Prinzip ist die Grundlage zur Bestimmung des Herzminutenvolumens.

Eine **ideale** Indikatorsubstanz soll
- schnell und komplett mischbar sein,
- während der Meßzeit in der Blutbahn verbleiben und
- das HMV selbst nicht beeinflussen.

Indikatoren mit solchen Eigenschaften sind z. B. grüne Farbstoffe wie Cardiogreen®, warme oder kalte Lösungen. Dabei wird der Indikator schnell intravenös injiziert. Seine durchschnittliche Konzentration wird kontinuierlich in der A. pulmonalis (**veno-venöse Dilution**) oder in einer peripheren Arterie (**veno-arterielle Dilution**) bestimmt. Wenn die Zeit (t) zwischen der ersten und letzten Erscheinung des Indikators an der Meßstelle bekannt ist, kann das Herzminutenvolumen wie folgt bestimmt werden:

$$HMV = \frac{I \times 60}{c \times t}$$

Ist der Indikator I in Milligramm, die Durchschnittskonzentration in Milligramm/l und die Passagezeit t in Sekunden angegeben, wird das Herzminutenvolumen in l/min berechnet.

➤ Ficksches Prinzip

Hierbei wird Sauerstoff als Indikator benutzt. Er wird dem Blut bei der Lungenpassage kontinuierlich zugeführt und bei der Durchströmung der peripheren Organe von diesen aufgenommen.

Das arterielle Blut hat nach Verlassen der Lungenstrombahn eine Sauerstoffsättigung von 97% und nicht wie erwartet 100%, da ca. 3% des Hämoglobins als CO-Hb vorliegen, das keine Sauerstoffbindung ermöglicht. Die Sauerstoffsättigung des zum rechten Herzen und zur Lunge strömenden venösen Blutes beträgt 73%. Aus der Menge des in der Lunge aufgenommen Sauerstoffs (VO_2 in ml/min) und der Differenz der Sauerstoffkonzentration im arteriellen und venösen Blut ($avDO_2$ in ml/100 ml) kann das Herzminutenvolumen nach folgender Formel berechnet werden:

$$HMV = \frac{O_2\text{-Aufnahme}}{AVD_{O_2}}$$

Es ist dies die *klassische Methode* der HMV-Bestimmung. Sie dient auch heute noch als Referenzsystem für andere Methoden der Herzminutenvolumen-Bestimmung. Der O_2-Verbrauch/min wird mit Hilfe eines Atemsacks oder eines Grundumsatzgerätes bestimmt. Die O_2-Sättigung des venösen und arteriellen Blutes kann spektroskopisch gemessen werden. Die arterio-venöse O_2-Differenz beträgt im allgemeinen 4–4,5 Vol.-%.

Beispiel: O_2-Verbrauch 240 ml/min, $avDO_2$ 0,04: HMV = 240/0,04 = 6 l/min.

Unbedingte Voraussetzung für die Anwendung des Fickschen Prinzips ist die Entnahme des venösen Blutes mittels Katheterisierung aus der A. pulmonalis oder dem rechten Vorhof. Eine exakte Blutentnahme ohne Luftbeimengungen mit einer heparingespülten Spritze ist dazu erforderlich. Die Blutgasanalyse nach van Slyke ist zwar exakt, aber sehr aufwendig, so daß diese nur bei wissenschaftlichen Fragestellungen angewendet wird. Eine ausreichend genaue Bestimmung ist auch mit der Beckmannschen Spektralphotometrie sowie mit dem Fiberoptikkatheter möglich.

Während diese Methode unter **Ruhebedingungen** zuverlässig ist, ist die Verwertbarkeit unter **Belastung** wegen der ungenauen Bestimmung des O_2-Verbrauches eingeschränkt.

Der **Sauerstoffgehalt** des Blutes ist auch aus der Sauerstoffsättigung und der Hämoglobinkonzentration zu berechnen. Dabei ist zu berücksichtigen, daß 1 g Hämoglobin 1,34 ml Sauerstoff chemisch bindet (**Hüffnersche Zahl**). Der geringe Anteil von physikalisch gelöstem Sauerstoff kann hierbei vernachlässigt werden.

➤ Modifiziertes Ficksches Prinzip

Um die Bestimmung des Herzminutenvolumens in der Praxis zu vereinfachen, wurde angenommen, daß

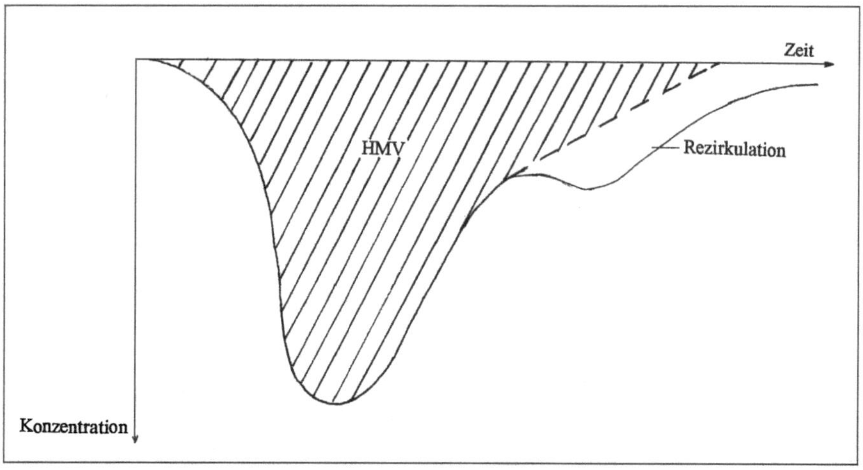

Abb. 8.18: Schematische Darstellung einer Farbstoffdilutionskurve zur Berechnung des Herzminutenvolumens

die interindividuellen Schwankungen der Sauerstoffaufnahme im steady state vernachlässigbar klein sind. Daher wird dieses Verfahren auch bei Belastungstests verwendet.

Unter dieser Annahme wurden für verschiedene Altersgruppen und die Geschlechter Normwerte erstellt. Bei unter 50jährigen liegt das Herzminutenvolumen in Ruhe bei 7,5–8,5 l/min und steigt unter Belastung auf 13–16 l/min an. Bei über 50jährigen liegt es in Ruhe bei 6,5–7,5 l/min und unter Belastung bei 12–13 l/min.

Voraussetzung für die Anwendung ist, daß keine Lungenkrankheiten mit schweren Diffusionsstörungen vorliegen. Daher muß bei jedem Patienten vor der Untersuchung ein Lungenfunktionstest durchgeführt werden. Um die Punktion einer Arterie zu umgehen, wird ersatzweise Kapillarblut aus dem hyperämisierten Ohrläppchen entnommen.

Das Herzminutenvolumen kann auch aus Nomogrammen durch Abtragung des gemischt-venösen Sauerstoffpartialdruckes ($P_{O_2,v}$) und der zugehörigen Belastung in Watt bestimmt werden. Anstelle des Sauerstoffpartialdruckes kann auch die Sauerstoffaufnahme eingesetzt werden.

Folgende **Fehlermöglichkeiten** können bei der blutgasanalytischen Herzminutenvolumen-Bestimmung auftreten:

- Durch eine zu periphere Lage des Katheters im PC-Bereich wird arterialisiertes Blut entnommen. Um das zu vermeiden, soll ein Rückzug des Katheters in den Truncus pulmonalis (etwa 10 cm) zur Blutentnahme erfolgen.
- Langsame Blutentnahme unter leichtem Sog ohne Luftblasen und Schaumbildung. Optimal sind Glasspritzen und eine *sofortige* Analyse des Blutgasgehaltes.
- Die arterielle Sauerstoffsättigungsbestimmung im Kapillarblut bei Blutentnahme aus dem hyperämisierten Ohrläppchen ist z. B. bei Kreislaufzentralisation verfälscht. Deshalb sollte in solchen Situationen eine direkte arterielle Blutabnahme vorgenommen werden.
- Die aus den Normwerttabellen ermittelte Sauerstoffaufnahme entspricht bei pathologischen Zuständen wie Sauerstoffdiffusionsstörung der Lungen nicht den Realwerten. Zur Vermeidung dieser Fehlbestimmungen sind direkte spirometrische Messungen der Sauerstoffaufnahme erforderlich.
- Auch methodische Fehler, wie Blutgerinnselbildung in der Meßkette, verbrauchte, undichte Glaselektroden sowie fehlerhafte Kalibrierung des Gerätes müssen in Betracht gezogen werden. Zum Erlangen genauer Meßwerte ist nur einwandfrei heparinisiertes Blut in das Gerät einzugeben sowie eine systematische Kontrolle der Geräte vorzunehmen.
- Fehlberechnung des Herzminutenvolumens durch nicht aktuelle Hämoglobinwerte und Barometerdrucke.
- Arterio-venöse Kurzschlußverbindungen müssen ausgeschlossen sein.

➤ Farbstoffdilution

Nach intravenöser Injektion eines *grünen Farbstoffs*, z.B. Ujoviridin® oder Cardiogreen® und fortlaufende Bestimmung der arteriellen Farbstoffkonzentration wird eine Dilutionskurve aufgezeichnet. Man injiziert den Farbstoff als Bolus möglichst herznah über einen Katheter in bekannter Menge und Konzentration. Die Farbstoffkonzentration des arteriellen Blutes wird dann photometrisch bestimmt.

Je geringer der Blutfluß ist, desto größer ist die Konzentration des Farbstoffs. Aus der Zeit-Konzentrationskurve (Dilutionskurve) läßt sich durch Extrapolation des aufsteigenden Schenkels das Herzminutenvolumen planimetrisch bestimmen. Das Rezirkulationsvolumen wird nicht berücksichtigt. Dazu kommt heute der Computer zum Einsatz (Abbildung 8.18).

Die **Berechnung** des Herzminutenvolumens nach **Stewart-Hamilton** wird mit folgender Formel vorgenommen:

$$HMV = \frac{60 \times I \times 100}{K \times T \times (100-H)}$$

I = injizierte Farbstoffmenge (mg)
K = mittlere Konzentration des Farbstoffs in einem Umlauf (mg/l)
T = Dauer der Zirkulation (s)
H = Hämatokritwert (%).

Durch die Entwicklung der **dynamischen Eichung** ist die Farbstoffdilutionsmethode eine der besten Methoden zur Herzminutenvolumen-Bestimmung.

Die HMV-Berechnung wird bei **dynamischer Eichung** wie folgt durchgeführt:

$$HMV = \frac{F_{Ei} \times M_{PAT.} \times Q}{F_{PAT.} \times M_{Ei}}$$

F_{Ei} = Fläche der Eichkurve (mm^2)
M_{Pat} = Menge des Farbstoffes im Patienten zur Zeit der Untersuchung (mg)
F_{Pat} = Fläche der Dilutionskurve des Patienten (mm^2)
M_{Ei} = Menge des Farbstoffs, die zur Darstellung der Eichkurve verwendet wird (mg)
Q = Absauggeschwindigkeit der Absaugspritze (ml/min).

Hierbei können folgende **Fehler** auftreten:

- Der Farbstoff wird langsam und ungleichmäßig gespritzt. Deshalb sollte die Injektion als Bolus über großlumigere Katheter erfolgen.
- Auch darf das arterielle Blut nicht langsam und ungleichmäßig aspiriert werden. Dies kann mit Hilfe einer Pumpe umgangen werden.
- Durch computergestützte Auswertung können Fehler bei der Planimetrie der Farbstoffverdünnungskurve, besonders bei der Berechnung der Rezirkulation, vermieden werden.

Da die Farbstoffe jodhaltig sind, ist auch hier eine **Allergieauslösung** möglich.

➤ Thermodilution

Das Prinzip der Thermodilution beruht auf der intravenösen Injektion kälterer oder wärmerer Flüssigkeiten. Die Temperaturverdünnungskurve läßt sich aus einem Bandschreiber aufzeichnen. Je flacher die Kurve, desto höher das Herzminutenvolumen. Für eine genaue Bestimmung des Herzminutenvolumens ist eine artefaktfreie Kurve die Voraussetzung.

Die Messung des Herzminutenvolumens kann auf zwei Wegen erfolgen:

1. **Veno-venös** (Injektion in den rechten Vorhof und Messung in der A. pulmonalis).

Diese Messung geschieht unter Verwendung eines mehrlumigen Swan-Ganz-Katheters, dessen Spitze mit einem Thermistor versehen ist. Mit Hilfe des Katheterlumens im rechten Vorhof wird ein Kältebolus schnell injiziert und mit dem Thermistor die Wärmeveränderung in der A. pulmonalis gemessen. Um zuverlässige Ergebnisse zu erhalten, muß man mindestens 3 Meßwerte bei ruhiger Atmung aufzeichnen, die sich nicht um mehr als 8%–10% unterscheiden. Die Methode ermöglicht nicht nur unter Ruhebedingungen, sondern auch unter Belastung bei einem Herzminutenvolumen bis zu 15–20 l/min exakte Werte. Allerdings ist zu beachten, daß man genau genommen nur das Herzminutenvolumen des rechten Herzens mit diesem Verfahren bestimmt.

Ein besonderer **Vorteil** besteht in der Anwendbarkeit in Akutsituationen, z. B. bei Myokardinfarkt, da keine arterielle Punktion notwendig ist und die Beeinflussung durch Voluminaänderungen der Lunge ausbleibt.

Die Berechnung des Herzminutenvolumens geschieht mittels Computer. Die Messungen sind beliebig wiederholbar und belasten den Patienten nicht.

2. **Veno-arteriell** (Injektion in den rechten Vorhof und Messung im arteriellen Bereich).

Es ist auch möglich, mit schnellen Thermistoren (fast response thermistors) die rechtsventrikuläre Auswurffraktion computergestützt zu bestimmen. Allerdings ist die Messung bei Vergrößerung der rechten Kammer, Trikuspidal- oder Pulmonalklappeninsuffizienz nicht exakt.

Fehlerquellen bei der HMV-Bestimmung mittels Thermodilution sind:

- Die eingegebene Injektattemperatur entspricht nicht der realen Temperatur, da es durch die Hand des Untersuchers zu einer zusätzlichen Erwärmung des Injektats gekommen ist. Durch die „Inflow"-Messung der Injektattemperatur wird dieser Fehler korrigiert. Die Injektionsspritze sollte daher zwischen den Messungen nicht in der Hand des Untersuchers belassen werden.
- Die Injektion der Kältelösung muß schnell und gleichmäßig erfolgen.
- Differieren die Meßwerte erheblich, sollte an ein Anliegen des Thermistors an der Pulmonalarterienwand und damit eine Messung der Körpertemperatur, an eine Änderung der Bluttemperatur in der Pulmonalarterie durch eine forcierte, tiefe Atmung durch Änderung der Temperatur der Inspirationsluft gedacht werden.
- Bei unkorrekter Katheterlage oder bei gehäuften Extrasystolen erfolgt die Injektion der Kältelösung nicht exakt im rechten Vorhof, wodurch eine unzureichende Durchmischung im rechten Ventrikel entsteht.
- Ein arterio-venöser Kurzschluß muß ausgeschlossen werden.
- Auch an Fehler in den Meßinstrumenten, z.B. Thermistorkatheterdefekt, muß gedacht werden.

➤ Isotopendilution

Auf dem Dilutionsprinzip beruhend, kann zur HMV-Bestimmung als Indikator auch ein Isotop verwendet werden.

➤ Kontrastmittel

Durch Injektion des Kontrastmittels in den linken Ventrikel kann mittels Serienangiokardiographie und Kinematographie das Schlagvolumen, und daraus das Herzminutenvolumen bestimmt werden. Dieses Verfahren gilt noch immer als „Goldstandard und Referenz" für die anderen Methoden.

➤ Nichtinvasive Herzminutenvolumen-Bestimmung

Obwohl bisher verschiedentlich versucht wurde, das Herzminutenvolumen nichtinvasiv zu bestimmen, z. B. durch Ballistokardiographie oder Ganzkörperplethysmographie, Impedanzkardiographie, systolische Zeitintervalle, sind die Ergebnisse unbefriedigend und für die Praxis nicht anwendbar.

Verfahren wie die **Ultraschall-Doppler-Technik** haben sich dagegen in der praktischen Arbeit bewährt. Die Ergebnisse der mittels Dopplerverfahren bestimmten Herzzeitvolumina korrelieren gut mit den Ergebnissen der Thermodilutionstechnik.

Die Bestimmung des Herzzeitvolumens erfolgt mittels Ultraschall-Doppler-Verfahren (Abbildung 8.19) nach folgender Formel, wobei die Computerberechnung im Echogerät integriert ist:

$$HZV = A \times \int VM \times Hf$$

HZV = Herzzeitvolumen (l/min)
A = Querschnittsfläche der Aorta unterhalb der Aortenklappe:
A ergibt sich aus $A = \pi \, (d/2)^2$
d = Aortendurchmesser
$\int VM$ = planimetrisch ermitteltes Flußgeschwindigkeits-Zeit-Integral
Hf = Herzfrequenz (min^{-1})

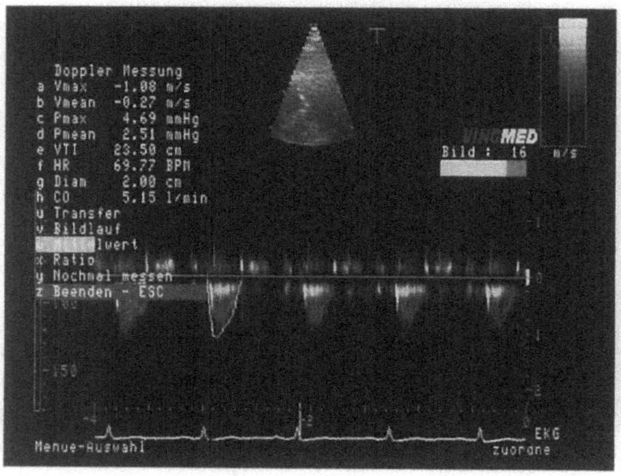

Abb. 8.19: Bestimmung des Herzminutenvolumens mittels Ultraschalldoppler-Verfahren aus apikaler Anlotung

Für eine genaue Bestimmung des Herzzeitvolumens sind dabei folgende **Voraussetzungen** zu beachten:

- Es darf keine Mitral- **und** Aortenklappeninsuffizienz vorliegen.
- Der Dopplerstrahl muß nahezu parallel zum gemessenen Fluß sein.
- Es sollte eine Mittlung der Meßwerte aus mehreren Herzzyklen vorgenommen werden.
- Die Kurve mit der größten Geschwindigkeit sollte bewertet werden.

Je mehr Erfahrungen der Untersucher hat, um so genauer wird die Bestimmung.

Tabelle 8.11 zeigt Zustände, die zu Veränderungen des Herzminutenvolumens führen.

Der **Herzindex** ist das auf die Körperoberfläche (in m^2) bezogene Herzminutenvolumen. Der durchschnittliche Wert liegt unter Beachtung der Bestimmungsmethode bei 3–3,3 $l/min/m^2$.

Tab. 8.11: Veränderungen des Herzminutenvolumens

HMV vergrößert	HMV verringert
• Fieber • Hyperthyreose • AV-Fistel • Anämie • sekundäres Lungenemphysem • Morbus Paget • Hyperkinetisches Syndrom	• Tachyarrhythmia absoluta • paroxysmale Tachykardie • Pericarditis constrictiva • Herztamponade • extreme Bradykardie • Herzklappenstenose und -insuffizienz • Stauungsherzinsuffizienz • Myxödem

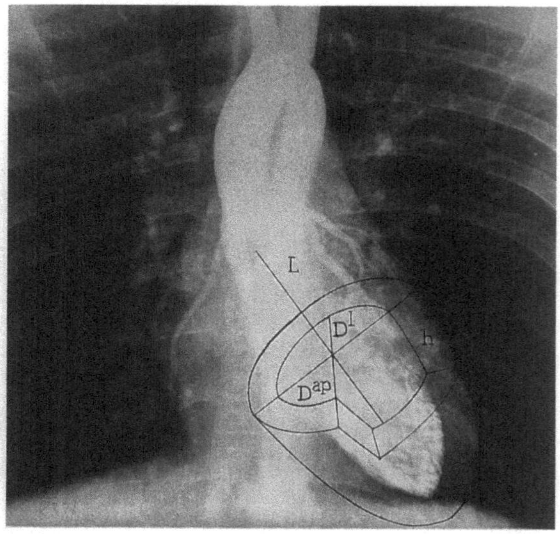

Abb. 8.20: Darstellung des Ellipsoids in einem monoplan Ventrikulogramm. L = Längsachse, Dap = anteriore Projektionsfläche, Di = inferiore Projektionsfläche, h = Wanddicke

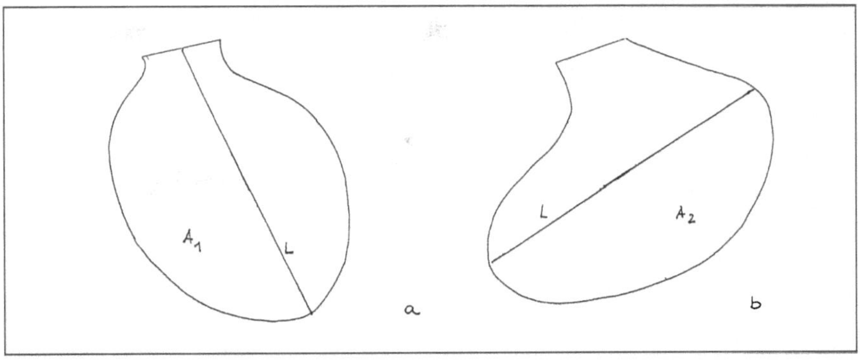

Abb. 8.21: Schematische Darstellung des Modells nach Dogde et al. (1960). Darstellung der Längschsenlage (L) in a – RAO-Projektion und b – LAO-Projektion

8.6.2 Schlagvolumen

Das Schlagvolumen (ml) wird durch Berechnung des Herzminutenvolumens (l/min) und Messung der Herzfrequenz (min^{-1}) nach der Formel

$$SV = \frac{HMV}{Herzfrequenz}$$

berechnet.

Sein Durchschnittswert beträgt in Ruhe etwa 70–80 ml. Das Schlagvolumen kann durch kardiale und extrakardiale Faktoren beeinflußt werden.

Kardiale Faktoren
- intrakardiale Kurzschlüsse
- Herzklappenfunktionsstörungen
- Veränderungen der Kontraktionsfähigkeit und/oder des diastolischen Tonus der Herzmuskulatur.

Extrakardiale Faktoren
- arterio-venöse Fistel
- Anämie
- ausgeprägte Hyper- und Hypovolämie
- stark erniedrigter oder erhöhter Gefäßwiderstand unterschiedlicher Genese.

8.6.3 Bestimmung der Herzvolumina

Zur Bestimmung der Volumina der verschiedenen Herzhöhlen, besonders des linken Ventrikels, stehen folgende Methoden zur Verfügung:
- mono- und biplane Kinekardiographie
- Echokardiographie
- Radionuklidventrikulographie
- Farbstoffdilution
- Thermodilution.

➤ Angiokardiographische Volumenbestimmung

Die angiokardiographische Volumenbestimmung, die als Referenzsystem für andere Meßmethoden anerkannt ist, erfolgt durch die Kontrastmitteldarstellung der betreffenden Herzhöhle in einer oder zwei Ebenen unter Filmdokumentation. Für die Korrektur der geometrischen Vergrößerung und elektronenoptischen Verzerrung des Projektionsgegenstandes kann das von Kaltenbach et al. (1975) angegeben Verfahren verwendet werden. Die Auswertung erfolgt computergestützt durch die Zwei-Bild-Analyse, wobei das Endokard durch das Kontrastmittel besser abgrenzbar wird. Zur Auswertung dürfen nur Sinusaktionen verwendet werden. Nach jeder Extrasystole darf wegen der postextrasystolischen Potenzierung erst die übernächste Sinusaktion bewertet werden.

Als Enddiastole ist der größte, als Endsystole der kleinste Ventrikelumfang zu verwenden. Das enddiastolische Volumen wird dann zum Zeitpunkt der Q-Zacke durch Umfahren der enddiastolischen Endokardkontur, das endsystolische Volumen durch die endsystolische Kontur zum Ende der T-Welle im gleichzeitig als Bezugskurve registrierten EKG ermittelt. Für die Bestimmung der Ventrikelvolumina hat sich die Hypothese, daß der linke Ventrikel annähernd die Form eines Rotationsellipsoids hat, bewährt (Abbildung 8.20).

Entsprechend der am weitesten verbreiteten Methode nach Dodge et al. (1960) und Arvidsson et al. (1961) werden die lange Achse, die in der Mitte der Aortenklappe bis zur Mitte der Spitze des Ventrikels liegt, gemessen und die dazugehörigen Halbachsen aus den entsprechenden Projektionsflächen errechnet (**Flächen-Längen-Methode**). Dieses Modell nach Dodge ist auch für die Monoplantechnik in RAO gültig (Abbildung 8.21).

Neben der Flächen-Längen-Methode hat die Auswertung mittels Scheibchenmethode nach der Simpsonschen Regel Bedeutung erlangt. Bei dieser Auswertungsmethode wird der Ventrikel in viele gleich dicke Scheiben zerlegt. Das Volumen wird dann aus der Summation dieser elliptischen Scheiben berechnet. Dem computergestützten Auswertungsprogramm liegen diese Modelle meist wahlweise für die Beurteilung der linksventrikulären Funktion zugrunde (Abbildung 8.22).

In eigenen Untersuchungen fanden wir mit dieser Methode die Normalwerte in Tabelle 8.12.

Die Volumetrie der anderen Herzhöhlen kann im Prinzip nach der gleichen Methodik erfolgen.

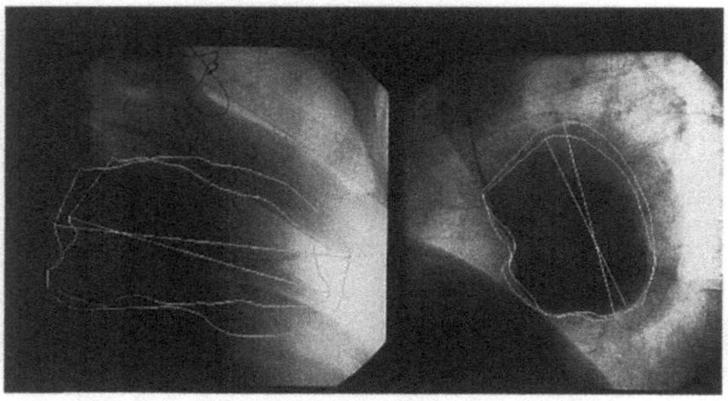

Abb. 8.22: Darstellung der systolischen und diastolischen Kontur des linken Ventrikels, links in RAO, rechts in LAO. Biplane EF 30 %, EDV 303 ml, ESV 212 ml, SV 91 ml.

➤ Echokardiographische Volumenbestimmung

Die echokardiographische Volumenbestimmung sollte nur noch aus der **zweidimensionalen** Darstellung erfolgen. Dabei liegen ihr die gleichen Möglichkeiten - Flächen-Längen-Methode und Scheibchen-Methode - wie der Angiokardiographie zugrunde. Auch hier werden die Ventrikelkonturen in Enddiastole und Endsystole umfahren. Die Darstellung erfolgt am besten im apikalen Zwei- und Vier-Kammer-Blick.

Die echokardiographisch bestimmten Volumina sind im Vergleich zu den angiokardiographisch gewonnenen immer kleiner. Ursachen dafür sind, daß die Längsachse aufgrund der nicht realen Darstellung der Herzspitze zu kurz gemessen wird und liegen in der verschiedenen Endokarderkennung. Echokardiographisch wird die innere und angiokardiographisch die äußere Trabekelstruktur erkannt (s. Tabelle 5.1, S. 126).

➤ Indikator-Auswaschverfahren

Für die Berechnung von Herzvolumina mittels Indikatordilutionsverfahren sind sowohl für die Thermodilution als auch die Farbstoffdilution 2 arterielle Katheter erforderlich.

Eine weitere Voraussetzung dafür ist, daß das Herzzeitvolumen oder das Schlagvolumen bestimmt werden kann. Durch die sich von Schlag zu Schlag ändernde Indikatorkonzentration kann dann die Berechnung der Auswurffraktion sowie des enddiastolischen und endsystolischen Volumens erfolgen. Dies ist durch die entstehenden Auswaschstufen möglich, deren Anzahl bereits einen Hinweis auf die Auswurffraktion gibt. Sind sowohl die Kammervolumina als auch die Auswurffraktion normal, so entstehen große Konzentrationsunterschiede von Schlag zu Schlag, und der Indikator ist schnell eliminiert.

Für die Thermodilution gilt die Formel zur Berechnung des enddiastolischen Volumens (ml) nach Holt (1966).

$$\text{LVEDV} = \frac{\text{SV}}{1\text{–K}}$$

K ergibt sich dabei aus den Konzentrationsstufen mit

$$K = \frac{C_3}{C_2} + \frac{C_4}{C_3} + \ldots \frac{C_n}{C_n^{-1}} \times \frac{1}{n}$$

8.6.4 Bestimmung der Wanddicke des linken Ventrikels

Die Wanddicke des linken Ventrikels ist ein Kriterium der Wandhypertrophie und damit ein indirekter Hinweis für die Volumen- und Druckbelastung des linken Ventrikels. Sie ist ein Faktor, der den myokardialen Sauerstoffverbrauch erhöht. Die Wanddicke geht in die Bestimmung der linksventrikulären Muskelmasse und die Wandspannung bzw. den Wandstress ein.

Die Wanddicke kann **angiokardiographisch** in der RAO-Projektion in der Enddiastole an der anterolateralen Wand bzw. in LAO-Projektion an der posterolateralen Wand im mittleren Abschnitt gemessen und in Millimeter angegeben werden. **Normalwerte** bis 11 mm.

Echokardiographisch wird die posteriore Wand im M-Mode in der kurzen Achse unmittelbar unterhalb der Mitralklappenebene gemessen. Dabei wird senk-

Tab. 8.12: Normalwerte einiger ventrikulographisch gewonnener hämodynamischer Parameter (monoplane RAO-Projektion) bei eigenen Untersuchungen von 36 Patienten mit normalen Koronararterien, ohne Herz- und Gefäßerkrankungen

Parameter		Normalwert
linksventrikulärer enddiastolischer Volumenindex	LVEDVI	77 ± 14 ml/m²
linksventrikulärer endsystolischer Volumenindex	LVESVI	32 ± 8 ml/m²
linksventrikulärer Schlagvolumenindex	LSVI	50 ± 9 ml/m²
Auswurffraktion	EF	68 ± 9 %
mittlere systolische Auswurfrate	SER_{mean}	246 ± 120 ml/m²
systolische Austreibungszeit	SET	326 ± 41 ms
mittlere zirkumferentielle Verkürzungsgeschwindigkeit	Vcf_{mean}	0,85 ± 0,19 s^{-1}
linksventrikuläre Muskelmasse	LVM	87 ± 24 g/m²
rechtsventrikulärer enddiastolischer Volumenindex	RVEDVI	77 ± 11 ml/m²
rechtsventrikulärer endsystolischer Volumenindex	RVESVI	26 ± 6 ml/m²
rechtsventrikulärer Schlagvolumenindex	RSVI	50 ± 6 ml/m²

Tab. 8.13: Kontraktilitätsindices der isovolumetrischen Phase

Index	Definition
dp/dt_{max}	maximale linksventrikuläre Druckanstiegsgeschwindigkeit
$t_{max}dv/dt$	Zeit von der R-Zacke des EKG bis zu dp/dt_{max}
dp/dt_{max}: IP	dp/dt_{max}, geteilt durch den gleichzeitig entwickelten linksventrikulären Druck
dp/dt_{max}: LVP	dp/dt_{max}, geteilt durch den simultanen gesamtlinksventrikulären Druck
dp/dt_{max}: IIT	dp/dt_{max}, geteilt durch die „i ntegrierte isometrische Spannung", die ungefähr die Fläche der linksventrikulären Druckkurve während der isovolumetrischen Kontraktion ist
peak ($dp/dt/LVP_t$)	der Spitzenwert von dp/dt, geteilt durch den Momentanwert des gesamtventrikulären Druckes; dies ist das Analogon zum Spitzenwert der Geschwindigkeit des kontraktilen Elementes (peak V_{CE}) oder zur maximalen Geschwindigkeit Vpmt
t-peak dp/dt:LVP_t	Zeit von der R-Zacke des EKG bis zum Gipfel von $dp/dt/LVP_t$
PEP (pre-ejection period)	Dauer der isovolumetrischen Kontraktion, gemessen von der R-Zacke des EKG bis zum Beginn der Austreibung aus der Aorta; nichtinvasive Einschätzung durch EKG, Karotispuls und PKG möglich
t bis $flow_{max}$	Zeit von Beginn der Aortenaustreibung bis zum Gipfel der Durchflußgeschwindigkeit (peak-flow velocity)
V_{pm}	größte gemessene Verkürzungsgeschwindigkeit in der isovolumetrischen Phase
V_{max}	Schnittpunkt der Regressionsgeraden des abfallenden Schenkels der konstruierten Kurve mit der Geschwindigkeitsachse bei einem Druck von 0

recht der Abstand zwischen der Vorderkante des Endokardechos und der Vorderkante des Epikardechos zum Zeitpunkt der R-Zacke gemessen. Die **Normalwerte** liegen zwischen 7 und 11 mm.

8.6.5 Bestimmung der Muskelmasse des linken Ventrikels

In die Bestimmung der Wandmasse des linken Ventrikels geht die Messung der Wanddicke ein. Dazu wird in RAO-Projektion die freie laterale bzw. anterolaterale Wand auf einer Länge von etwa 4 cm markiert oder in LAO-Projektion die posterolaterale Wand.

In die Berechnung gehen weiterhin der Längs- und Querdurchmesser des linken Ventrikels, das spezifische Gewicht des Myokards sowie der Korrekturfaktor der geometrischen Größenänderung bei der Abbildung ein (s. Kap. 8.6.3). Daraus ergibt sich folgende Formel:

$$LVM = \rho \times \frac{\pi}{6} \times [(D + 2d)^2 (L + 2d) - D^2L] \times K^3$$

LVM = linksventrikuläre Muskelmasse (g)
ρ = spezifisches Gewicht des Myokards ($1{,}05\ g/cm^3$)
D = Ventrikeldurchmesser (cm)
L = Längsachse des Ventrikels (cm)
d = Wanddicke (cm)
K = geometrischer Vergrößerungsfaktor

Der Normalwert des linksventrikulären Masseindex (LVMI) liegt angiokardiographisch bestimmt bei 92 ± 16 g/m^2, echokardiographisch bestimmt für Männer bei 71–94 g/m^2 und für Frauen bei 62–89 g/m^2.

8.6.6 Kontraktilitätsindices

Kontraktilitätsindices sind Parameter, die die Kontraktionsfähigkeit bzw. die Kontraktionskraft des Herzmuskels beschreiben. Die physiologische Basis der **Kontraktilität**, die begrifflich nicht exakt definiert ist, liegt in der elektromechanischen Kupplung in der Herzmuskelzelle. Es besteht dabei eine direkte Korrelation zwischen der Kontraktionskraft und der Kontraktionsgeschwindigkeit.

Man unterscheidet eine **isovolumetrische** und eine **auxotone** Phase der Kontraktion.

➤ Prinzip des Frank-Starling-Gesetzes

Zur Beurteilung der Kraft und Geschwindigkeit der Kontraktion der Herzmuskelfasern wird dF/dt als Funktion der initialen Faserlänge nach dem Prinzip des Frank-Starling-Gesetzes betrachtet. Da die Kraft und ihre Veränderung in der Zeiteinheit bei intakten Tieren nicht zu messen sind und andererseits die Kraft eine gewisse Korrelation zum Druck hat, wird der Druck anstelle der Kraft verwendet. *Der Druck ist Ausdruck der Kraft pro Flächeneinheit.* Im Ventrikel wird der Druck durch die Wandspannung erreicht, jedoch besteht keine lineare Beziehung zwischen Druck und Wandspannung. Deshalb wurde von verschiedenen Untersuchern dp/dt zur Beurteilung der Kontraktilität des Herzens benutzt.

Kontraktilitätsparameter der isovolumetrischen Phase

Die **isovolumetrische Phase** der Kontraktion beginnt mit der Systole und endet mit dem Erreichen des diastolischen Aortendruckes. Diese Phase ist durch einen Druckanstieg ohne Volumenänderung gekennzeichnet. Die Kontraktilitätsparameter sind nur mit Kathetertipmanometer genauer meßbar (Tabelle 8.13).

dp/dt

dp/dt ist die systolische Druckanstiegsgeschwindigkeit des linken Ventrikels und entspricht der 1. Ableitung der Ventrikeldruckkurve nach der Zeit. Dieser Index wurde 1965 von Mason et al. als wichtiger Hinweis auf den inotropen Funktionszustand angegeben, vorausgesetzt, daß dp/dt unabhängig von der Dehnung und dem Widerstand zur Verkürzung ist. Die Drucksteigerungsrate des Ventrikels ist anfangs nicht maximal, sondern erhöht sich von Beginn der Systole bis zum Maximum vor Beginn des Auswurfs. Somit vergeht bis zum Erreichen von dp/dt_{max} einige Zeit.

Obwohl die maximale Druckanstiegsgeschwindigkeit von der Vorlast, der Nachlast, der Herzfrequenz und dem Koronarperfusionsdruck abhängig ist, wird sie trotz kritischer Meinungen als brauchbares Kriterium zur Beurteilung der Kontraktilität angesehen. Der **Normalwert** beträgt 1500–1800 mmHg/s.

Inotropie-Index

Der Inotropie-Index ist der Quotient aus maximaler Druckanstiegsgeschwindigkeit und dem isovolumetrischen Druck zum Zeitpunkt von dp/dt_{max}. Dieser Index wird als besserer Kontraktilitätsparameter angesehen, da er eine geringere Abhängigkeit vom linksventrikulären Füllungsdruck als dp/dt_{max} haben soll. Sein **Normalwert** liegt bei $35 \pm 4\ s^{-1}$.

t-dp/dt

Der Parameter t-dp/dt wird auch als isovolumetrischer Geschwindigkeitsindex bezeichnet, d.h. die Zeit von Beginn der Systole bis zur Spitze von dp/dt. Er wird als weiterer Kontraktilitätsindex angesehen, der unabhängig von der Faserlänge ist. Sein **Normalwert** liegt bei 61 ± 5 ms.

V_{max} und V_{pm}

Die tierexperimentell entwickelte Vorstellung der Beurteilung der Kontraktilität durch die Kraft-Geschwindigkeits-Beziehung, die maximale Verkürzungsgeschwindigkeit (V_{max}) und die maximale isometrische Spannungsentwicklung (K_0) ist eingeschränkt auf den Menschen zu übertragen. Da V_{max} selbst nicht direkt gemessen werden kann, wird es durch Extrapolation auf den Druck 0 im Schnittpunkt mit der Achse, auf die die Geschwindigkeit der Ventrikelkontraktion in der isovolumetrischen Phase (dp/dt : P × K) abgetragen ist, erhalten (Vpm).

Anspannungszeit

Die Anspannungszeit (AZ) oder pre-ejection period (PEP) ist die Summe aus prä- und isovolumetrischer Kontraktionszeit. Sie ist das Intervall vom Beginn der Kammerdepolarisation (Beginn der R-Zacke) bis zum Beginn der linksventrikulären Auswurfphase in der Aortendruckkurve.

Tabelle 8.13 zeigt die verschiedenen Kontraktilitätsindices mit entsprechenden Definitionen.

Diese Kontraktilitätsindices der isovolumetrischen Phase haben alle einen wesentlichen **Nachteil**:

- Sie sind nur mittels Kathetertipmanometer-Messungen genau und deshalb sehr zeit- und kostenaufwendig.
- Ihr Gebrauch ist für den klinischen Alltag nicht relevant und ihr Einsatz in erster Linie Forschungsaufgaben, wie z.B. Pharmakaprüfungen, vorbehalten.

Kontraktilitätsparameter der auxotonen Phase

Die **auxotone Phase** der Kontraktion beginnt mit der Öffnung der Aortenklappe und der damit verbundenen Austreibung. Sie ist mit dem Auswurf des Schlagvolumens beendet. Die Kontraktilitätsparameter dieser Phase sind im eigentlichen Sinne nicht als solche anzusehen, da sich in der Phase der auxotonen Kontraktion gleichzeitig das Volumen und der Druck ändern. Auch die Geometrie des Ventrikels unterliegt einer ständigen Änderung, und die Vor- und Nachlast beeinflussen den Meßwert dieser Parameter. Die Bestimmung dieser Kontraktilitätsparameter (Tabelle 8.14) setzt eine Messung der Kammervolumina voraus. Im Gegensatz zu denen der isovolumetrischen Phase haben sie in der Praxis zur Beurteilung der linksventrikulären Funktion einen hohen Stellenwert erlangt.

Auswurffraktion

Die Auswurffraktion des Ventrikels (EF) ist der Quotient aus dem Schlagvolumen und den enddiastolischen Ventrikelvolumen. Nach Multiplikation mit 100 wird sie in Prozent angegeben. Sie ist ein Maß für die Ventrikelentleerung.

$$EF = \frac{EDV - ESV}{EDV} = \frac{SV}{EDV} \times 100\ (\%)$$

Wie aus der Formel ableitbar, ist EF um so größer, je größer das Schlagvolumen im Vergleich zum enddiastolischen Volumen ist. Der **Normalwert** liegt je nach Methode zwischen 50 und 75%.

Geschwindigkeit der myokardialen Kontraktion

Die Geschwindigkeit der myokardialen Kontraktion V_{CE} (velocity of contractile element) wurde von Sonnenblick et al. (1969) und Mason et al. (1970) als Kontraktilitätsindex entwickelt und kann während der isovolumetrischen Phase der Kontraktion aus

Tab. 8.14: Kontraktilitätsparameter der auxotonen Phase

Index	Definition
EF	Quotient aus Schlagvolumen und enddiastolischem Volumen
$MSER_{mean}$	mittlere systolische Auswurfgeschwindigkeit
V_{CEmax}	theoretische maximale Geschwindigkeit der Verkürzung der kontraktilen Elemente des linken Ventrikels bei Nullkraftentwicklung

der Formel berechnet werden. Sein **Normwert** ist >1 cm/s.

$$V_{CE} = \frac{dp/dt_{max}}{K \times IP}$$

V_{CE} = Geschwindigkeit der myokardialen Kontraktion (cm/s)
dp/dt_{max} = maximale Druckanstiegsgeschwindigkeit ($mmHg \cdot s^{-1}$)
K = tierexperimentell ermittelter Zahlenwert zwischen 26 und 32, Durchschnittswert 28 (cm^{-1})
IP = augenblicklicher (instant) linksventrikulärer Druck (mmHg).

Zirkumferentielle Faserverkürzungsgeschwindigkeit

Vcf_{mean}, die mittlere zirkumferentielle Faserverkürzungsgeschwindigkeit, wird auf der Grundlage der systolischen und diastolischen Umfangsveränderungen bei bekannter linksventrikulärer Austreibungszeit ermittelt. Der **Normalwert** für Erwachsene beträgt 1,0–1,9 $circ/s^{-1}$ (Zirkumferenzen/Sekunde).

Normiert man Vcf_{mean} auf den enddiastolischen Ventrikeldurchmesser, so ergibt sich:

$$Vcf_{mean} = \frac{LVEDD - LVESD}{LVEDD \times LVET}$$

Vcf_{mean} = mittlere zirkumferentielle Faserverkürzungsgeschwindigkeit (circ/s)
LVEDD = linksventrikulärer enddiastolischer Durchmesser (cm)
LVESD = linksventrikulärer endsystolischer Durchmesser (cm)
LVET = linksventrikuläre Austreibungszeit (s)

Mittlere systolische Auswurfgeschwindigkeit

Die mittlere systolische Auswurfgeschwindigkeit errechnet sich aus:

$$MSER = \frac{EDV - ESV}{EDV/LVET}$$

MSER = mittlere systolische Auswurfgeschwindigkeit (ml/s)
EDV = enddiastolisches Volumen (ml)
ESV = endsystolisches Volumen (ml)
LVET = linksventrikuläre Austreibungszeit (s).

Der **Normalwert** beträgt 246 ± 120 ml/m^2.

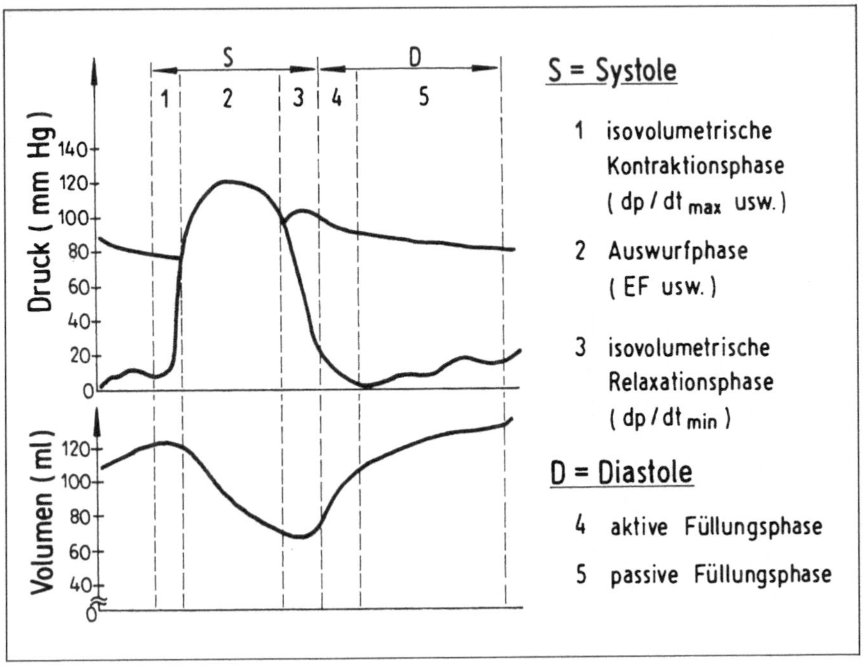

Abb. 8.23: Schematische Darstellung der zeitlichen Beziehung zwischen Druck und Volumen des linken Ventrikels

Tab. 8.15: Methoden zur Beurteilung der globalen und regionalen Herzfunktion

Global	Regional
1. Klinik – Anamnese – körperliche Untersuchung 2. EKG 3. Echokardiographie – eindimensional – zweidimensional 4. PW-Doppler 5. Radionuklidventrikulographie 6. Magnetresonanz-Tomographie 7. Lävographie mit und ohne Belastungstests	1. EKG 2. Echokardiographie – eindimensional – zweidimensional 3. Streßechokardiographie 4. Radionuklidventrikulographie 5. Myokardszintigraphie 6. Magnetresonanz-Tomographie 7. Positronen-Emissions-Tomographie 8. Lävographie mit und ohne Belastungstest

➤ Kontraktilitätsparameter der Relaxation und Dehnung

Die isovolumetrische Entspannung beginnt nach Ende des Schlagvolumenauswurfs. Anschließend öffnet sich die Mitral- und Trikuspidalklappe, und die Füllung für den nächsten Herzschlag beginnt.
Kontraktilitätsparameter dieser Phase sind:

- maximale Druckabfallgeschwindigkeit dp/dt_{min}
- Quotient aus der maximalen Druckabfallgeschwindigkeit und dem simultanen Druck $\frac{dp/dt_{min}}{P}$
- mittlere diastolische Füllungsrate (MDFR)
- normierte mittlere diastolische Füllungsrate (N-MDFR)
- mittlere diastolische Volumendehnbarkeit (Compliance) $\Delta V/\Delta P$
- mittlere diastolische Steifigkeit $\Delta P/\Delta V$

8.6.7 Beurteilung der diastolischen Funktion des linken Ventrikels

Die Einteilung und Beurteilung der Herzfunktion nach Parametern der systolischen und diastolischen Phase hat sich in der Praxis bewährt (Abbildung 8.23).

➤ Enddiastolischer Druck des linken Ventrikels

Der enddiastolische Druck des linken Ventrikels (LVEDP) wird als Füllungsdruck zur Beurteilung seines Funktionszustandes benutzt. Er überschreitet normalerweise 12 mmHg in Ruhe nicht. Voraussetzung zu seiner Erfassung ist die Katheterisierung des linken Ventrikels.

Mit bestimmten Einschränkungen kann der Pulmonalkapillardruck (PC-Druck) oder der diastolische Druck der A. pulmonalis als Äquivalent für den enddiastolischen Druck des linken Ventrikels eingesetzt werden. Der PC-Druck oder der enddiastolische Druck in der A. pulmonalis (PAEDP) ist höher als der LVEDP bei Mitralklappenstenose, Lungenvenenobstruktion, Tumoren und großen Thromben im linken Vorhof. Außerdem sind eine Fehllage des Katheters bei PC-Messungen sowie die Überdruckbeatmung als mögliche Ursachen dieser Diskrepanz anzusehen. Bei einer Erhöhung des PAEDP muß auch an ein Cor pulmonale gedacht werden. Für die Messung des PAEDP ist nur eine Rechtsherzkatheterisierung notwendig. Der PC-Druck beträgt bei Gesunden in Ruhe etwa 8 mmHg; unter Belastung erhöht er sich um ein Drittel des Ausgangswertes.

➤ Enddiastolisches Volumen des linken Ventrikels

Das enddiastolische Volumen des linken Ventrikels (LVEDV) wird ebenfalls als Kriterium des Funktionszustandes der linken Kammer verwendet. Der **Normalwert** in Ruhe variiert in Abhängigkeit von der Bestimmungsmethode von 80–110 ml.

Tab. 8.16: Formeln für häufig verwendete hämodynamische Parameter

MAP	= diastolischer Druck + $^1/_3$ der Pulsamplitude *oder* (systolischer Druck + 2 × diastolischer Druck) : 3
HI	= HMV [l/min] : KOF [m²]
SVR	$= \frac{Ao_m \text{ [mm Hg]} - RA_m \text{ [mm Hg]} \times 79{,}9}{HMV \text{ [l/min]}}$
PVR	$= \frac{PA_m \text{ [mm Hg]} - PCP_m \text{ [mm Hg]} \times 79{,}9}{HMV \text{ [l/min]}}$
SV	= HMV : HF ml/min
SVI	= SV : KOF ml/min/m²
CaO_2	= Hämoglobin [g %] × 1,34 × (SaO_2 + (PaO_2 × 0,0031))
CvO_2	= Hämoglobin [g %] × 1,34 × (SvO_2 + (PvO_2 × 0,0031))
$AVDO_2$	= CaO_2 – CvO_2
EF	= SV : enddiastolisches Volumen × 100
SW	linksventrikulär = (MAP–LVEP) × SV × 0,0136 rechtsventrikulär = (PA_m–RVEP) × SV × 0,0136
Druckumrechnung	1 mmHg = 1,36 cm H_2O 1 cm H_2O = 0,735 mmHg

Tab. 8.17: Abkürzungen und Normwerte (in Ruhe)

ZVD	Zentraler Venendruck	5 mmHg im Mittel
RAP	Druck im rechten Vorhof	4–5 mmHg im Mittel (a-Welle 3–7 mmHg)
RVP	Druck im rechten Ventrikel	systolisch 15–30 mmHg frühdiastolisch 0 mmHg enddiastolisch 5 mmHg
PAP	Pulmonalarteriendruck	systolisch 25 (30) mmHg diastolisch 10–15 mmHg Mittel 15 –20 mmHg
PCP	Pulmonalkapillardruck	8–12 mmHg a-Welle 4–14 mmHg v-Welle 6–16 mmHg
LAP	Druck im linken Vorhof	8–12 mmHg
LVP	Druck im linken Ventrikel	systolisch 90–140 mmHg frühdiastolisch 0 mmHg enddiastolisch 8–12 mmHg
MAP	Mittlerer Arteriendruck	10–100 mmHg
HMV	Herzminutenvolumen	5–8 l/min
HI	Herzindex = HMV/m^2 KOF	2,5–4,5 l/min/m^2
KOF	Körperoberfläche	1,5–2,0 m^2
SVR	Peripherer Widerstand im großen Kreislauf	1170 ± 270 dyn × s × cm^{-5}
PVR	Peripherer Widerstand im Lungenkreislauf	67 ± 30 dyn × s × cm^{-5}
HF	Herzfrequenz	60–90 /min
SV	Schlagvolumen	60–90 ml/min
SVI	Schlagvolumenindex	35–50 ml/min/m^2
EF	Auswurffraktion	70 %
LVEDV	Enddiastolisches Volumen des linken Ventrikel	70 ml/m^2
LVEDP	Enddiastolischer Druck linker Ventrikel	8–12 mmHg
dp/dt	Druckanstiegsgeschwindigkeit	1500–1800 mmHg/s
PaO_2	Sauerstoffpartialdruck im arteriellen Blut	80–95 mmHg
$PaCO_2$	CO_2-Partialdruck im arteriellen Blut	40 mmHg

Tab. 8.17: (Fortsetzung)

PvO_2	Sauerstoffpartialdruck im venösen Blut	32–40 mmHg
$PvCO_2$	CO_2-Partialdruck im venösen Blut	41–51 mmHg
SaO_2	Sauerstoffsättigung im arteriellen Blut	97 %
SvO_2	Sauerstoffsättigung im venösen Blut	75 %
CaO_2	Sauerstoffgehalt im arteriellen Blut	19–20 ml/100 ml
CvO_2	Sauerstoffgehalt im gemischt-venösen Blut	14–15 ml/100 ml
$AVDO_2$	Atrio-venöse Sauerstoffdifferenz	4–6 ml/100 ml
VO_2	Sauerstoffaufnahme	115–165 ml/min/m^2
SW	Schlagarbeit rechter Ventrikel Schlagarbeit linker Ventrikel	10–15 g × m 60–180 g × m

➤ Diastolische Wandspannung

Die Bestimmung der Wandspannung des linken Ventrikels erfolgt nach der Formel von Laplace unter Berücksichtigung des Radius, des Druckes und des Volumens in der Enddiastole.

Die Wandspannung berechnet sich nach folgender Formel:

$$\sigma = \frac{P \times r}{d}$$

σ = Wandspannung (Newton/m^2)
P = enddiastolischer Druck (Pa)
r = Krümmungsradius des linken Ventrikels (m)
d = enddiastolische Wanddicke (m)

➤ Kontraktilitätsparameter

Von den oben erwähnten Kontraktilitätsparametern beschreiben alle Parameter der Relaxation und Dehnbarkeit wie dp/dt_{min}, die MDFR u.a. die diastolische Funktion des linken Ventrikels.

8.6.8 Beurteilung der systolischen Funktion des linken Ventrikels

Neben der Beurteilung der **Muskelmasse** und der **Wanddicke des linken Ventrikels,** die durch die Angiokardiographie und Echokardiographie erfolgt, gehören auch die Parameter der Pumpfunktion wie **Herzminutenvolumen, Schlagvolumen, endsystolisches Druck-Volumen-Verhältnis** sowie die **systoli-**

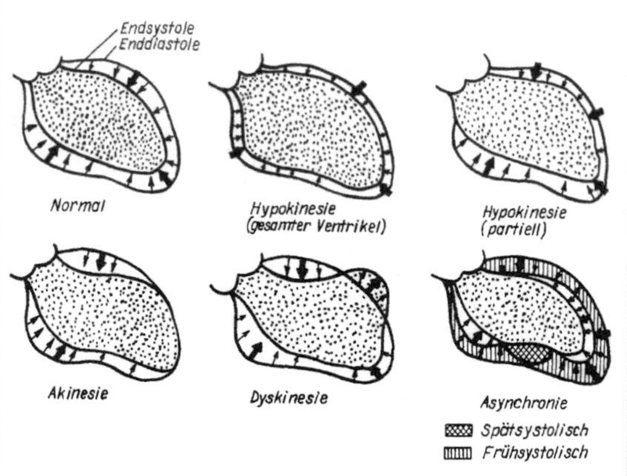

Abb. 8.24: Einteilung der linksventrikulären Kinetik nach Herman et al. (1967)

sche **Wandspannung** bzw. der systolische **Wandstress** dazu.

➤ Endsystolisches Volumen

Das endsystolische Volumen kann in Analogie zum enddiastolischen Volumen bestimmt werden. Seiner Veränderung wird bei der Beurteilung der linksventrikulären Funktion ein großer Wert beigemessen.

➤ Schlagvolumen

Das Schlagvolumen des linken Ventrikels ist die Differenz aus enddiastolischem und endsystolischem Volumen.

➤ Systolische Wandspannung

Die systolische Wandspannung errechnet sich nach der gleichen Formel wie die diastolische, nur daß die entsprechenden systolischen Werte eingetragen werden.

Die systolische Wandspannung ist ein wesentlicher Faktor der systolischen Wandspannungsreserve, die ihrerseits die Kontraktilitätsreserve des linken Ventrikels determiniert. Von der Wandspannung unterscheidet man den **Wandstress**, in den die Wandmasse anstelle der Wanddicke eingeht.

➤ Kontraktilitätsparameter

Alle Kontraktionsparameter der isovolumetrischen Phase beschreiben die systolische Funktion des linken Ventrikels.

Methoden zur Beurteilung der Herzfunktion, hämodynamische Parameter und Normwerte sind in den Tabellen 8.15–8.17 (s. S. 178 und 179) zu finden.

8.6.9 Herzarbeit

Der physikalische Begriff der Arbeit (A) ist als Produkt aus Kraft (k) und Länge (l) bzw. Druck (p) und Volumen (V) definiert.

$$A = k \times l$$
$$A = p \times V$$

Mit entsprechenden Parametern kann man die Arbeit des rechten bzw. linken Ventrikels berechnen.

8.6.10 Globale und regionale Wandkinetik

Durch die Ventrikulographie können ebenfalls Aussagen zur globalen und regionalen Kinetik getroffen werden.

Die Einteilung der linksventrikulären Kinetikstörungen nach Herman et al. (1967) wird in der Praxis weitgehend berücksichtigt (Abbildung 8.24).

Die verwendeten Methoden der Wandkinetik sind:

- Quer- und Halbachsenmethode
- Radiantenmethode.

Bei der **Quer- und Halbachsenmethode** werden die Messungen meist monoplan in RAO 30° durchgeführt. In dieser Projektion werden, wie bereits erwähnt, die anteriore, apikale und diaphragmale Ventrikelwand dargestellt. Die quantitative Erfassung der Kinetikstörungen ist möglich (Abbildung 8.25).

Bei der **Radiantenmethode** wird eine mit der physiologischen Kontraktion besser übereinstimmende konzentrische Kontraktion des linken Ventrikels durch die auf einen Punkt zulaufenden Achsen wiedergegeben. Das Kontraktionszentrum ist hierbei der Mittelpunkt der Längsachse. Lage und Mittelpunkt der Längsachse sind von der Größe und Gestalt des linken Ventrikels abhängig. Deshalb wird der systolische Flächenschwerpunkt als Kontraktionszentrum gewählt. Durch diese Wahl wird der Einfluß von apikalen Kontraktionsstörungen, die die räumliche

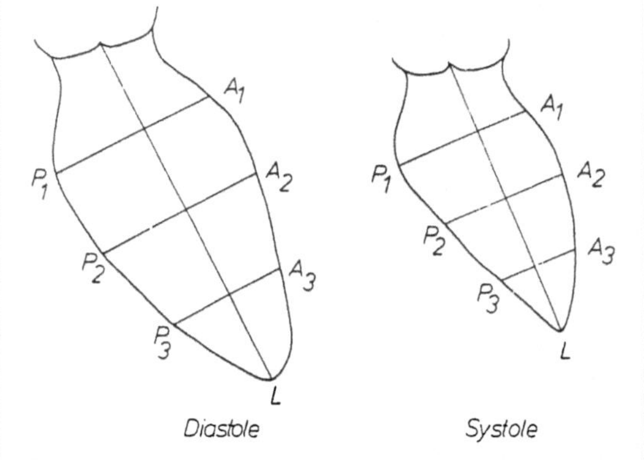

Abb. 8.25: Schematische Darstellung der Halbachsenmethode zur Bestimmung der regionalen Wandkinetik

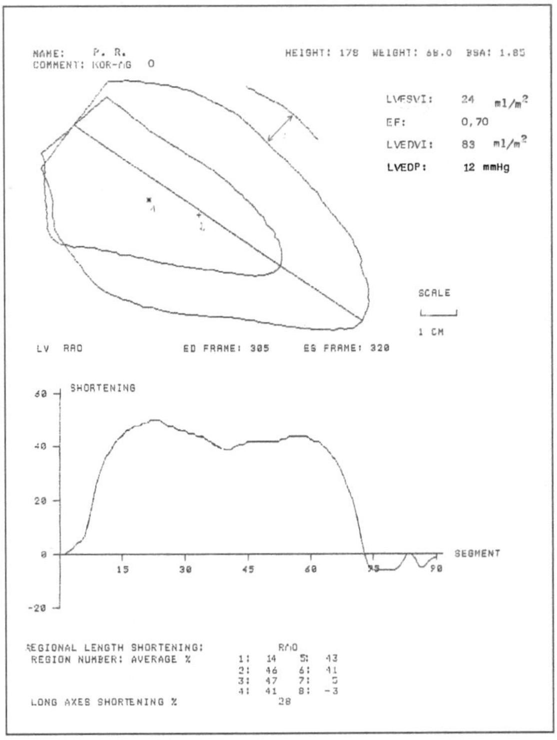

Abb. 8.26a: Computergestützte Auswertung des monoplanen Ventrikulogramms zur Volumetrie und Beurteilung der linksventrikulären Wandkinetik. a – normaler linker Ventrikel, b – Störung der regionalen Wandkinetik anterior-apikal bei ischämischer Herzkrankheit. 1 – systolischer Flächenschwerpunkt, 2 – diastolischer Flächenschwerpunkt, 3 – diastolische Wanddicke, 90 Radianten in 8 Regionen

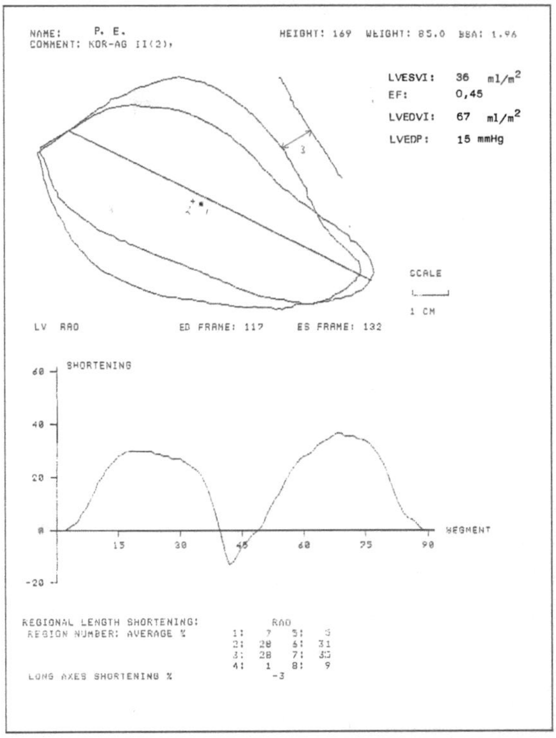

Abb. 8.26b: Computergestützte Auswertung des Ventrikulogramms zur Volumetrie und Beurteilung der linksventrikulären Wandkinetik. a – normaler linker Ventrikel, b – Störung der regionalen Wandkinetik anterior-apikal bei ischämischer Herzkrankheit. 1 – systolischer Flächenschwerpunkt, 2 – diastolischer Flächenschwerpunkt, 3 – diastolische Wanddicke, 90 Radianten in 8 Regionen

Lage des Kontraktionszentrums beeinflussen, deutlich verringert (Abbildung 8.26a, b).

Zur Quantifizierung der regionalen und globalen Wandbewegungsstörungen des linken Ventrikels kann das von Slany et al. (1977) angegebene Punktsystem verwendet werden (Tabelle 8.18).

8.7 Kreislaufzeit

Die Bestimmung der Kreislaufzeit erfolgt aus der Blutströmungsgeschwindigkeit mit thermischen, radioaktiven Verfahren oder Farbstoffmethoden innerhalb einer definierten Meßstrecke.

Die Kreislaufzeit (Tabelle 8.19) wird durch **zwei Faktoren** determiniert:
- das Herzminutenvolumen
- das zirkulierende Blutvolumen.

Die Kreislaufzeit kann durch **subjektive Methoden** bestimmt werden:
- Decholintest
- Calciumgluconattest
- Äthertest.

Diese sind jedoch wegen ihrer Ungenauigkeit abzulehnen.

Objektive Methoden sind:
- Lungen-Ohr-Zeit-Test,
- Farbstoffverdünnungskurven.

Tabelle 8.19, S. 183, zeigt Verlängerungen und Verkürzungen der Kreislaufzeit.

8.8 Blutvolumen

Die Menge des intravasalen Blutvolumens ist eine wichtige Determinante des diastolischen Füllungsdruckes des Herzens und damit auch der Auswurfleistung. Das Blutvolumen wird bestimmt durch Zufügen einer definierten Menge Fremdsubstanz, z. B. ^{131}Iodalbumin und nachfolgende Konzentrationsbestimmung unter Berücksichtigung des Hämatokrits nach der Formel:

$$\text{Blutvolumen} = \frac{\text{Plasmavolumen}}{100\text{–Hämatokrit}} \times 100$$

Die zirkulierende Blutmenge beträgt 70–80 ml/kg Körpergewicht oder etwa 1/13 des Körpergewichts, also 5–6 l.

Tabelle 8.20 zeigt Situationen, die zur Zunahme bzw. Verminderung des Blutvolumens führen.

8.9 Shuntbestimmung

Zur Diagnose der intrakardialen oder auf Ebene der großen Gefäße liegenden Shuntvitien, zur Einschätzung der Herzbelastung, Wahl des geeigneten Therapieverfahrens und zur Prognose sind Methoden zur qualitativen und quantitativen Bestimmung der Shuntgrößen von besonderer Bedeutung. Durch verschiedene Methoden kann dieses Ziel erreicht werden.

8.9.1 Sauerstoffmethode

Unterschiedliche Sauerstoffgehalte in den vier Herzhöhlen bzw. in den zentralen großen Gefäßen weisen auf einen Shunt hin, der durch die Oxymetrie lokalisiert und quantifiziert werden kann. Differenzen im Sauerstoffgehalt des Blutes treten aber auch physiologischer Weise auf, die aber nach Just (1976) eine bestimmte Grenze nicht überschreiten.

Rechter Vorhof gegenüber den Hohlvenen:	1,9 Vol.-%
rechter Ventrikel gegenüber dem rechten Vorhof:	0,9 Vol.-%
A. pulmonalis gegenüber dem rechten Ventrikel:	0,5 Vol.-%

Zur quantitativen Einschätzung eines Shunts kann das **Shuntvolumen** auch in **Prozent des Herzzeitvolumens** vereinfacht ausgedrückt werden.

Der **Links-Rechts-Shunt** (%) wird danach durch die Formel berechnet:

$$\%\ \text{Shunt}_{\text{Li-Re}} = \frac{SaO_{2\ PA} - SaO_{2\ ven}}{SaO_{2\ art} - SaO_{2\ ven}} \times 100$$

$SaO_{2\ PA}$ = Sauerstoffsättigung in der A. pulmonalis
$SaO_{2\ art}$ = Sauerstoffsättigung im arteriellen Blut
$SaO_{2\ ven}$ = Sauerstoffsättigung im gemischt-venösen Blut (Mittelwert aus beiden Hohlvenen)

Der **Rechts-Links-Shunt** (%) wird nach folgender Formel bestimmt:

$$\%\ \text{Shunt}_{\text{Re-Li}} = \frac{SaO_{2\ PV} - SaO_{2\ art}}{SaO_{2\ PV} - SaO_{2\ ven}} \times 100$$

$SaO_{2\ PV}$ = Sauerstoffsättigung in den Pulmonalvenen
$SaO_{2\ art}$ = Sauerstoffsättigung im arteriellen Blut
$SaO_{2\ ven}$ = Sauerstoffsättigung im gemischt-venösen Blut (Mittelwert aus beiden Hohlvenen)

Die Sauerstoffsättigung in den Pulmonalvenen kann unter der Voraussetzung, daß keine Lungenerkrankung vorliegt, mit 95% angenommen werden.

Für die Bestimmung der **absoluten Shuntvolumina** muß immer gleichzeitig das Herzminutenvolumen bestimmt werden. Dazu werden die Systemvolumina des großen und kleinen Kreislaufs nach folgenden Formeln getrennt bestimmt:

$$Q_{syst} = \frac{VO_2}{C_{art\ O2} - C_{ven\ O2}} \times 10$$

$$Q_{pulm} = \frac{VO_2}{C_{PV\ O2} - C_{PA\ O2}} \times 10$$

Q_{syst} = Stromvolumina des großen Kreislaufs l/min
Q_{pulm} = Stromvolumina des kleinen Kreislaufs l/min
VO_2 = Sauerstoffverbrauch in ml/min
$C_{art\ O_2}$ = arterieller Sauerstoffgehalt in Vol.-%
$C_{ven\ O_2}$ = venöser Sauerstoffgehalt in Vol.-%
$C_{PV\ O_2}$ = pulmonalvenöser Sauerstoffgehalt in Vol.-%
$C_{PA\ O_2}$ = pulmonalarterieller Sauerstoffgehalt in Vol.-%

Tab. 8.18: Punktsystem zur Bewertung der Wandkinetik des linken Ventrikels (modifiziert nach Slany et al. 1977)

	Verkürzung (%)	Bewertung	Kontraktionsablauf
mittlere regionale Längenverkürzung	≥ 30 %	0 Punkte	normal
	15–29 %	1 Punkt	Hypokinesie
	15 %	2 Punkte	Akinesie
	0 %	3 Punkte	Dyskinesie
Längsachsenverkürzung	15 %	0 Punkte	normal
	10–14 %	1 Punkt	Hypokinesie
	9 %	2 Punkte	Akinesie
	0 %	3 Punkte	Dyskinesie

Tab. 8.19: Verlängerungen und Verkürzungen der Kreislaufzeit

Kreislaufzeit verlängert	Kreislaufzeit verkürzt
• Stauungsherzinsuffizienz • Polyzythämie • Hypervolämie • Myxödem	• körperliche Belastung • Fieber • Hyperthyreose • Schwangerschaft • Anämie • Beriberi • Rechts-Links-Shunt

Tab. 8.20: Zustände, die zu einer Zunahme oder Abnahme des Blutvolumens führen können

Zunahme des Blutvolumens	Verminderung des Blutvolumens
• Polycythaemia vera, Polyglobulie • Leukämie • splenomegale Anämie • Hyperthyreose • Leberzirrhose • Cushing-Syndrom • Stauungsherzinsuffizienz	• Blutungen • Schock • Myxödem • Glomerulonephritis • perniziöse Anämie • Exsikkose durch Diarrhoe, starken Schweißverlust oder Erbrechen • auch bei: Kälteeinwirkung, nach Narkose, längerem Stehen (> ½ h)

Eine weitere Größe, die zur quantitativen Bestimmung bekannt sein muß, ist das sog. effektive Lungenstromvolumen ($Q_{pulm\ eff}$). Es berechnet sich aus

$$Q_{pulm\ eff} = \frac{VO_2}{C_{PV\ O_2} - C_{ven\ O_2}} \times 10$$

Nun ergeben sich die **Shuntvolumina** aus folgenden Beziehungen:
Links-Rechts-Shunt $Q_{Li\text{-}Re} = Q_{pulm} - Q_{pulm\ eff}$
Rechts-Links-Shunt $Q_{Re\text{-}Li} = Q_{syst} - Q_{pulm\ eff}$

8.9.2 Isotopendilutionsverfahren

Bei einer Shuntbestimmung mittels Isotopendilutionsverfahren ist ebenfalls die Möglichkeit der Kurzschlußdiagnostik gegeben (ausführlich s. Kap. 6.5).

8.9.3 Farbstoffdilution

Durch die periphere Injektion eines Indikators und Registrierung, z.B. mittels Ohroxymetrie, sind hämodynamisch bedeutsame Shunts ausreichend abzuschätzen. Kleinere Kurzschlußverbindungen sowie die genaue Lokalisation des Shunts erfordern eine Herzkatheterisierung mit intrakardialer Dilutionstechnik.

Zur **quantitativen** Beurteilung der Shunts sind verschiedene Methoden zur Berechnung aus arteriell oder nicht-invasiv gewonnenen Indikatorverdünnungskurven angegeben worden. Mit der Berechnung nach Carter et al. (1960) sind bei globaler Technik Links-Rechts-Shunts von mehr als 20% des Pulmonaldurchflusses und Rechts-Links-Shunts von mehr als 5% des Systemdurchflusses erkennbar. Die Genauigkeit reicht für klinische und ambulante Zwecke aus. Probleme ergeben sich lediglich im Grenzbereich sowie bei sehr großen Herzen.

Intrakardiale Shunts zeigen in der nach venöser Farbstoffinjektion und arterieller Abnahme aufgezeichneten Dilutionskurve bei einer bestimmten Shuntgröße typische Veränderungen. So führt ein Rechts-Links-Shunt durch Übertritt venösen Blutes in den großen Kreislauf unter Umgehung des Lungenkreislaufs zu einer Vorwelle vor der Hauptwelle.

Beim Links-Rechts-Shunt fließt ein Teil des Blutes aus dem Lungenkreislauf unter Umgehung des Körperkreislaufs sofort wieder in die Lungenstrombahn. Dadurch entsteht zwischen der Hauptwelle, die als Ausdruck der ersten Indikatorpassage auftritt, und der normalen Rezirkulation eine vorzeitige pathologische Rezirkulationswelle (Abbildung 8.27).

Bei der Synopsis aller klinischen Befunde ist für den Rechts-Links-Shunt die Aussage „groß" oder „klein" ausreichend.

Die quantitative Bestimmung des Links-Rechts-Shunts ist jedoch speziell im Hinblick auf eine operative Indikation bedeutungsvoll. Hierzu dient das Auswerteverfahren nach Carter et al. (1960), wonach die Größe des Links-Rechts-Shunts in Prozent des pulmonalen Durchflusses (PDF) nach Ausmessung des Konzentrationsverhaltens am Verdünnungsschenkel angegeben wird (Abbildung 8.28).

Die Berechnung kann nach zwei Formeln erfolgen:

$$\text{Carter I} = \frac{141 - K_2}{MK} - 42 = \text{Li-Re-Shunt in \% PDF}$$

$$\text{Carter II} = \frac{135 - K_3}{MK} - 14 = \text{Li-Re-Shunt in \% PDF}$$

Je zentraler die Farbstoffinjektion erfolgt, um so besser ist die Aussagefähigkeit der Kurven. Ähnliche Berechnungen sind auch aus radiokardiographischen Kurven möglich.

8.9.4 Ascorbinsäure- und Wasserstoffmethode

Die Shuntbestimmung mittels Wasserstoff und Ascorbinsäure ist eine Methode zur Erfassung von Links-Rechts-Shunts, zu der ebenfalls eine Herzkatheterisierung erforderlich ist.

Dazu wird Ascorbinsäure in den rechten Ventrikel injiziert bzw. Wasserstoff inhaliert. Der Shuntnachweis basiert auf einer Spannungsänderung an der etwa 3 mm langen Platinelektrode, die in einem Katheter plaziert ist. Diese Spannungsänderung, die sich an der Änderung der Nullinie zeigt, wird durch die Reduktion der Ascorbinsäure bzw. die Diffusion des Wasserstoffs durch die Lungenalveolen ins Blut verursacht. Besonders mit der Wasserstoffmethode sind kleine, etwa um 5% liegende Shunts zu erfassen.

8.9.5 Echokardiographische Shuntbestimmung

s. Kap. 5.9, S. 129.

8.10 Widerstandsbestimmung im kleinen und großen Kreislauf

Den einzelnen Gefäßabschnitten fallen normaler Weise unterschiedliche Anteile am Gefäßwiderstand zu:

Gefäßabschnitt	**%Anteil am Gefäßwiderstand**
Aorta, große Arterien, Arterienäste	19
terminale Arterien und Arteriolen	etwa 50
Kapillaren	25

Diese extreme Zunahme des Strömungswiderstandes in den terminalen Arterien und Arteriolen ist die Folge der Abnahme des Gefäßquerschnitts.

Im **venösen Bereich** haben die Venolen mit 4% den höchsten Anteil am Widerstand, auf alle anderen Venenabschnitte entfallen nur etwa 3%. Der Berechnung von Kreislaufwiderständen liegt das Hagen-Poiseuillesche Gesetz zugrunde. Danach verhält sich das je Zeiteinheit durch ein Röhrensystem strömende Volumen der bestehenden Druckdifferenz und der Querschnittsgröße direkt proportional, der Rohrlänge und der Viskosität der strömenden Flüssigkeit umgekehrt proportional.

Daraus folgt nach Bayer et al. (1967) vereinfacht:

$$R = \frac{P_1 - P_2}{V/t}$$

R = Widerstand (dyn · s · cm^{-5})
$P_1 - P_2$ = Druckdifferenz aus dem Mitteldruck im untersuchten (P_1) und nachgeschalteten (P_2) System (dyn cm^{-2})
V/t = Volumen pro Zeiteinheit (= Herzminutenvolumen) (ml/min).

Die physiologisch unterschiedlichen Widerstände der einzelnen Organkreisläufe bedingen auch unterschiedliche Anteile am Herzminutenvolumen der entsprechenden Organsysteme.

1 mmHg entspricht 1332 dyn × s × cm^{-5}, 1 dynxs × cm^{-5} = 80 × WE.

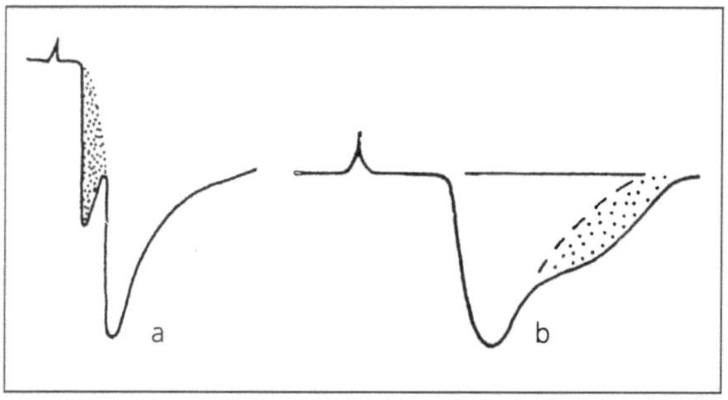

Abb. 8.27: Schematische Darstellung einer Dilutionskurve a – geringer Rechts-Links-Shunt, b – Links-Rechts-Shunt

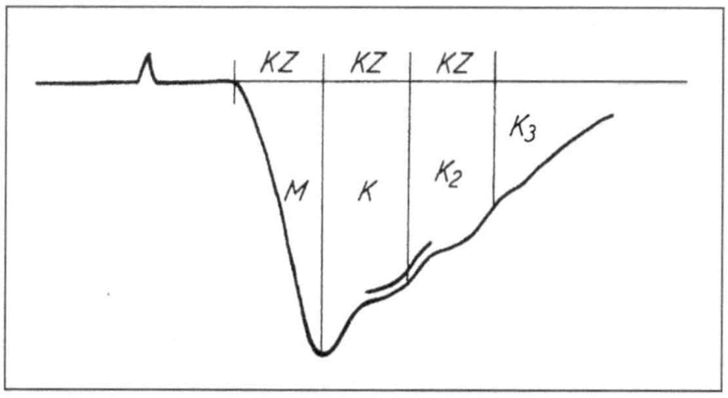

Abb. 8.28: Schematische Darstellung einer Farbstoffdilutionskurve, M: maximale Konzentration, K2: maximale Shuntkonzentration, K3: Verdünnungskonzentration, KZ: Konzentrationszeit

8.10.1 Lungenarteriolenwiderstand

$$PAR = \frac{(PA_m - „PC“_m) \times 1332}{HMV: 60}$$

Normalwert: 50–100 dyn × s × cm^{-5}.
PAR = Lungenarteriolenwiderstand (dyn × s × cm^{-5})
PAm = Mitteldruck in der A. pulmonalis (mmHg)
„PC“m = Mitteldruck in den Pulmonalvenen bzw. sog. PC-Druck (mmHg)
HMV = Herzminutenvolumen (l/min)

8.10.2 Lungengesamtwiderstand

$$R = \frac{PA_m}{HMV: 60} \times 1332$$

Normalwert: 200–350 dyn × s × cm^{-5}
R = Lungengesamtwiderstand (dyn × s × cm^{-5})
PA_m = Mitteldruck in der A. pulmonalis (mmHg)
HMV = Herzminutenvolumen (l/min)

8.10.3 Peripherer Gesamtwiderstand

Der periphere Gesamtwiderstand ist die Summe aller parallel geschalteten Einzelkreisläufe. Die Größe des Gesamtwiderstandes bestimmt in Verbindung mit dem Herzzeitvolumen die Höhe des Blutdruckes.

$$TPR = \frac{Ao_m - Ad_m}{HMV : 60} \times 1332$$

TPR = peripherer Gesamtwiderstand (dyn × s × cm^{-5})
Ao_m = mittlerer Aortendruck (mmHg)
Ad_m = Mitteldruck im rechten Vorhof (mmHg)
HMV = Herzminutenvolumen (l/min)

8.11 Bestimmung der Herzklappenöffnungsfläche

Physikalisch besteht eine einfache Beziehung zwischen Durchflußvolumen, Durchflußgeschwindigkeit und Größe der Öffnungsfläche.

8.11.1 Mitralklappe

R. und S.G. **Gorlin** (1951) berechneten nach diesem physikalischen Prinzip die **Herzklappenöffnungsflächen** stenosierter Herzklappen. Auf diesem Prinzip beruhen Formeln für die Bestimmung der Öffnungsfläche der Mitralis, Trikuspidalis, Aorta und Pulmonalis. Die Formel für die Mitralklappe lautet:

$$MÖF = \frac{HMV}{DFZ \times Hf \times 0{,}7 \times 44{,}5 \times \sqrt{LA_m - LV_m}}$$

MÖF = Mitralklappenöffnungsfläche (cm^2)
HMV = Herzminutenvolumen (l/min)
DFZ = diastolische Füllungszeit (s)
LA_m = mittlerer linksatrialer Druck (mmHg)
LV_m = mittlerer linksventrikulärer diastolischer Druck (mmHg)
44,5 = $\sqrt{2\,g} = 2 \times 9{,}81\ cm \cdot s^{-2}$
0,7 = empirisch gewonnene Konstante für die Mitralklappe

Diese Formel kann nicht angewendet werden, wenn eine bedeutsame Mitralklappeninsuffizienz besteht.

Der **Normalwert** der Mitralklappenöffnungsfläche liegt beim Erwachsenen zwischen 4 und 6 cm^2.

Diese Gorlinschen Beziehungen können auch für die Berechnung des Regurgitationsvolumens benutzt werden. Demnach errechnet sich die Mitralklappeninsuffizienz nach:

$$V_{Rmitr} = MÖF \times t_{diast} \times 31 \times \sqrt{\Delta P_{mitr}} - HMV$$

V_{Rmitr} = Mitralregurgitation (ml/min)
MÖF = Mitralklappenöffnungsfläche (cm^2)
t_{diast} = mittlere diastolische Durchflußzeit (s)
ΔP_{mitr} = mittlerer diastolischer Druckgradient (mmHg)
HMV = Herzminutenvolumen (l/min)

8.11.2 Aortenklappe

Die bei der Mitralklappe beschriebenen Gesetzmäßigkeiten gelten auch für die Aortenklappe. Dabei gilt folgende Formel:

$$AÖF = \frac{HMV}{DFZ \times Hf \times 1 \times 44{,}5 \times \sqrt{LV_m - A0_m}}$$

AÖF = Aortenklappenöffnungsfläche (cm^2)
HMV = Herzminutenvolumen (l/min)
DFZ = diastolische Füllungszeit (s)
Hf = Herzfrequenz (min^{-1})
LV_m = mittlerer linksventrikulärer Druck (mmHg)
Ao_m = mittlerer Aortendruck (mmHg)
44,5 = $\sqrt{2\,g}$
1 = empirisch gewonnene Konstante für die Aortenklappe

Der **Normalwert** der Aortenklappenöffnungsfläche liegt zwischen 2,6 und 3,5 cm^2.

Der Faktor 1 gilt auch für die **Trikuspidalklappe** und **Pulmonalklappe**. Entsprechend der Formel sind lediglich die entsprechenden Druckwerte der vor- und nachgeschalteten Herzhöhlen bzw. Gefäße einzusetzen.

Die Klappenöffnungsfläche ist bei bekanntem transvalvulärem Druckgradienten und Herzminutenvolumen auch über ein Nomogramm ablesbar (Nigri et al. 1984).

8.12 Funktionsdiagnostik unter Belastung

Belastungstests (Tabelle 8.21) vermitteln einen genaueren Einblick in die Herz-Kreislauf-Verhältnisse als die alleinige Ruheuntersuchung.
Sie ermöglichen:

- Früherkennung einer gestörten Kreislaufregulation,
- Beurteilung der Belastbarkeit des Herz-Kreislauf-Systems
- Früherfassung einer Koronarinsuffizienz
- Ableitung einer differenzierten Therapie
- Effektivitätsprüfung von Therapiemaßnahmen.

Die Bewertung einfach zu erfassender Parameter wie Blutdruck, Herzfrequenz und EKG unter und nach der Belastung erlaubt ausreichende Aussagen über die Herz-Kreislauf-Situation.

Belastungsuntersuchungen während der Rechts- und/oder Linksherzkatheterisierung mit intrakardialen Druckmessungen, Messungen des Herzzeitvolumens einschließlich therapeutischer Interventionen sind eine Ergänzung der Funktionsbeurteilung.

8.12.1 Voraussetzungen

Voraussetzungen sind die genaue klinische Untersuchung des Patienten und die Beachtung der Kontraindikationen, um dadurch Risiken und Komplikationen der Belastungstests zu vermeiden. Zur Ausrüstung gehört die Möglichkeit zur Defibrillation und Reanimation einschließlich einer temporären Stimulation (Tabelle 8.22).

8.12.2 Prinzip der Belastung

Belastungstests basieren auf verschiedenen Formen der Muskelkontraktion:
- isometrische oder statische Kontraktion, die vorwiegend eine Druckbelastung des linken Ventrikels bewirkt
- dynamische oder isotonische Kontraktion, die vorwiegend eine Volumenbelastung des linken Ventrikels hervorruft.

8.12.3 Methoden

Folgende Methoden sind für die Funktionsdiagnostik geeignet:
- Fahrradergometrie (Belastungs-EKG, Leistungsprüfung unter Steady-state-Bedingungen, orientierender Belastungstest)
- Medikamentöse Belastung (bevorzugt Dipyridamol-Test)
- isolierte Vorhofstimulation
- isometrische Belastung.

➤ Fahrradergometrie

Die Fahrradergometrie ist eine standardisierte Methode der Belastung und Leistungsprüfung (s. Kap. 2.20.6).

■ Indikationen

Für die Belastungs- und Leistungsuntersuchung bestehen folgende Indikationen:
- Diagnostik der koronaren Herzkrankheit
- Beurteilung der kardiovaskulären Leistungsfähigkeit (auch in Kombination mit einem Atemfunktionstest - Spiroergometrie)
- Beurteilung des Krankheitsverlaufs und der Prognose
- Objektivierung des Therapieeffektes.

Absolute und relative **Kontraindikationen** für eine Ergometerbelastung s. Kap. 2.20.2.

➤ Isolierte Vorhofstimulation

Die isolierte Vorhofstimulation, ein an die Rechtsherzkatheterisierung gebundenes Verfahren, wurde von Sowton et al. (1967) als Belastungstest bei Patienten mit ischämischer Herzkrankheit eingeführt.

■ Indikation

Die myokardiale Ischämie wird hierbei über die zunehmende Verkürzung der Diastolendauer bei Steigerung der Stimulationsfrequenz hervorgerufen. Die artifizielle Vorhofstimulation eignet sich zu hämodynamischen, metabolischen und elektrophysiologischen Untersuchungen.

■ Durchführung

Eine bipolarer Elektrodenkatheter wird via V. femoralis oder V. subclavia im rechten Vorhof plaziert. Die Stimulation beginnt mit einer um etwa 20 Schläge über der eigenen Herzfrequenz liegenden Schrittmacherfrequenz, die meist bei 100/min liegt und bis maximal 170/min gesteigert wird.

Tab. 8.21: Belastungstests zur Provokation einer myokardialen Ischämie

Tests mit Erhöhung des Sauerstoffbedarfs	Tests mit Verminderung des Sauerstoffangebots
• Körperliche Belastung – Vorwiegend dynamische Belastungen (Fahrradergometer, Stufentest, Laufband) – Statische Belastungen (Handdynamometer) • Medikamentöse Belastung (Isoproterenol, Dobutamin)	• Isolierte Vorhofstimulation • Medikamentöse Belastung (Dipyridamol) • Hypoxietest

Tab. 8.22: Notfallausrüstung für Belastungsuntersuchungen

Apparative Voraussetzungen	Notfallmedikamente
• Stethoskop, Blutdruckmeßgerät • Stauschlauch, Spritzen, verschiedene Kanülen • Mundspatel, funktionstüchtige Lampe • Guedel- oder Safar-tubus, Ambu-Beutel mit Maske, evtl. Intubationsbesteck, Sauerstoffflasche, Absauggerät • Defibrillator, evtl. temporäre Schrittmachersonde	• **Sympathomimetika**: Adrenalin, Dobutamin • **Vagolytika**: Atropin **Antiarrhythmika**: • Lidocain, Ajmalin, Propranolol, Verapamil, Digitoxin • **Kurzzeitnitrate**: Nitroglycerin • **Antihypertensiva**: Nifedipin (Tropfen), Nitroglycerin • **Diuretika**: Furosemid • **Sedativa** und **Analgetika**: Diazepam, Metamizol • **Bronchodilatatoren**: Aminophyllin, Fenoterol • **Infusionslösungen**: Infukoll M 40, 5-HAES, Glucose 5 %

Vor- und Nachteile

Die artifizielle Vorhofstimulation bietet folgende **Vorteile:**

- Untersuchung unter genau definierten Bedingungen und damit reproduzierbar
- Vor- und Nachlastparameter bleiben konstant
- Anstieg des Sauerstoffbedarfs ist nur auf frequenzbedingte Kontraktilitätszunahme beschränkt.

Nachteile:

- invasives Verfahren
- Erreichen der Angina-Schwelle erst bei etwa 20 Schlägen/min höher als bei Ergometrie
- eingeschränkte Durchführung bei frühzeitigem Erreichen des Wenckebach-Punktes.

Isometrische Belastung

Die isometrische Belastung in Form des **hand grip** ist eine auf die Armmuskulatur beschränkte Haltearbeit gegen einen weitgehend definierten Widerstand, z.B. gegen eine Feder, gemessen in Newton. Sie wird in Prozent der maximal willkürliche Kontraktionskraft (MVC = maximal voluntary contraction) ausgedrückt.

Indikation

Die isometrische Belastung eignet sich zur Untersuchung der linksventrikulären Funktion während der Herzkatheteruntersuchung und bei der Echokardiographie. Es kommt dabei sowohl bei Normalpersonen als auch bei Patienten mit ischämischer Herzkrankheit zu reproduzierbaren Veränderungen der Hämodynamik und der regionalen Wandkinetik.

Durchführung

Zu beachten ist, daß es während des hand grip nicht zum zusätzlichen Valsalva-Manöver kommt. Es wird dabei eine in der Praxis bewährte Belastung mit 1/3 der MCV über 5 Minuten oder mit 50% der MCV über 2–3 Minuten durchgeführt.

Vor- und Nachteile

Die **Vorteile** der Methode bestehen darin, daß sie einfach zu handhaben und technisch nicht aufwendig ist sowie eine gute Reproduzierbarkeit aufweist. Das EKG ist simultan ableitbar.

Nachteile liegen vor allem darin, daß die Messungen zur Herzfunktion unbedingt während der Kraftaufwendung durchgeführt werden müssen, da die hämodynamischen Veränderungen rasch rückläufig sind. Die Kraftaufwendung muß laufend kontrolliert werden. Unter dieser Belastung steigt der Sauerstoffbedarf nur gering an. Deshalb hat diese Methode nur eine geringe Sensitivität für die Diagnostik der IHK.

Medikamentöse Belastung

Dipyridamol- und Dobutamin-Test

Zur medikamentösen Belastung mittels Dipyridamol und Dobutamin s. Kap. 5.11.3.

Isoproterenol-Test

Isoproterenol wird in einer Dosierung von 0,6 mg in 250 ml 5% Glucoselösung intravenös infundiert.

Die Anfangsdosierung beträgt 5 µg/min. Sie wird um 2,5 µg/min gesteigert, bis eine Herzfrequenz von 130–150/min erreicht ist. Diese Herzfrequenz wird dann 4 Minuten beibehalten. Die durchschnittliche Infusionszeit beträgt 8 Minuten. Die wirksame Dosis liegt zwischen 7,5 und 22,5 µg/min.

Der Test ist **positiv**, wenn in mindestens 2 Ableitungen eine ST-Strecken-Senkung von 0,1 mV nachweisbar ist. Die Spezifität des Tests wird mit 96%, die Sensitivität mit 93% angegeben (Bienvenu et al. 1978).

8.12.4 Veränderungen der Funktionsparameter unter Belastung

Herzfrequenz bei Sinusrhythmus

Die Herzfrequenz wird während der Belastung aus der EKG-Registrierung manuell oder elektronisch ermittelt. Folgende **Faktoren** beeinflussen die Höhe der Herzfrequenz:

- Körperlage (im Stehen höher als im Liegen)
- Alter (je älter, um so niedriger die Herzfrequenz)
- Trainingszustand (höher bei Untrainierten als bei Trainierten)
- Raumtemperatur (je höher die Raumtemperatur, um so schneller die Herzfrequenz)
- psychische Einflüsse (je aufgeregter, um so schneller)
- Medikamenteneinflüsse (erhöht bei Sympathomimetika, reduziert bei Digitalis, β-Rezeptoren-Blokkern, Calciumantagonisten).

Die Herzfrequenz und damit verbunden auch das Herzminutenvolumen steigt wegen der Aktivierung des Sympathikus unter jeder Belastung an. Da sie aber auch vom Sympathikotonus, vom körperlichen Trainingszustand der peripheren Muskulatur, von hormonalen Einflüssen, Alter und Gewicht abhängt, ist sie allein kein sicheres Maß der Leistungsfähigkeit des Herzens.

Auch eine **bradykarde Herzfrequenzreaktion** unter Belastung ist möglich. Sie kann entweder durch einen guten Trainingszustand, wie bei Sportlern, medikamentös durch β-Rezeptoren-Blocker oder durch eine Minderfunktion des Sinusknotens bedingt sein. Diese **chronotrope Inkompetenz** findet man bei etwa 10% der Patienten mit ischämischer Herzkrankheit mit und ohne Postinfarktzustand (Löllgen 1990).

➤ Herzrhythmusstörungen

Während der Belastung oder in der Erholungsphase können bei Koronarpatienten, besonders nach Herzinfarkt und nach Herzoperationen, supraventrikuläre oder ventrikuläre Herzrhythmusstörungen als Folge der myokardialen Ischämie provoziert bzw. verstärkt werden. Bei Dipyridamol-Belastung muß auf das Auftreten von AV-Überleitungsstörungen geachtet werden, da die AH-Zeit signifikant verlängert wird (Parsi, E. 1986; Abbildung 8.29).

➤ Blutdruckänderungen

Der nichtinvasiv gemessene **systolische Blutdruck** entspricht etwa dem direkt intraarteriell registrierten Wert. Bei Personen mit normalem Blutdruck steigt der systolische Blutdruck mit der Belastung an. Das Maximum des systolischen Blutdrucks liegt zwischen 160 und 250 mmHg, obwohl selten bei jungen Menschen exzessive **Blutdruckerhöhungen** mit systolischen Werten bis zu 280 mmHg erreicht werden können. Bei Patienten mit Aortenklappeninsuffizienz, Aortenisthmusstenose sowie arterieller Hypertonie können sehr hohe systolische Werte auftreten. Die Höhe des systolischen Blutdrucks ist ein Maß für die Belastbarkeit der Patienten.

Als Faustregel gilt, daß etwa bei einer Belastung >100 W ein systolischer Blutdruck von 200 mmHg erreicht wird.

Im allgemeinen steigt der systolische Blutdruck um 8–10 mmHg pro Belastungsstufe. Steigt bei einem normotonen Patienten unter Belastung der systolische und diastolische Wert über die Abbruchgrenze an (**Belastungshypertonie**), kann sich später eine manifeste arterielle Hypertonie entwickeln.

Der **diastolische Druck** korreliert hingegen nicht so direkt zwischen invasiv und nichtinvasiv gemessenen Werten. Unter steigender Belastung kommt es nicht zu einer wesentlichen Erhöhung des diastolischen Druckes. Er fällt unter steigender Belastung bei Jüngeren meist gering ab, bei Älteren wird er leicht erhöht.

Der **Abfall des Blutdruckes** unter körperlicher Belastung ist ein Zeichen der Herz- und Koronarinsuffizienz und soll nicht unbeachtet gelassen werden.

Im Gegensatz zu den dynamischen Belastungsmethoden ändert sich der Blutdruck sowohl bei Vorhofstimulation als auch unter **Dipyridamol** nicht.

Der Blutdruckmessung kommt vorwiegend eine Überwachungsfunktion zu, um eine Kreislaufüberlastung zu vermeiden.

➤ Hämodynamische Parameter

■ Vorlast

Das Verhalten des **Füllungsdruckes des linken Ventrikels** ist ein wichtiges Kriterium der Vorlast (preload) und für die Beurteilung der Funktion des linken Ventrikels im Zusammenhang mit den Änderungen des Herzminutenvolumens (**Fluß-Druck-Kurve**) von besonderer Bedeutung.

Seit der Einführung des Einschwemmkatheters wird vielfach der enddiastolische Druck der Pulmonalarterie (PAEDP) als Äquivalent des enddiastolischen linksventrikulären Druckes (LVEDP) verwendet. Der LVEDP steigt normalerweise nicht über 12 mmHg.

Unter normalen physiologischen Bedingungen stimmen am Ende der Diastole die Drucke in der A. pulmonalis und den Lungenkapillaren (sog. PCP) mit dem Druck im linken Vorhof und dem LVEDP überein. Unter Belastung sollte der PAEDP nicht über 20 mmHg ansteigen. Ein Anstieg des systolischen Pulmonalarteriendruckes über 30 mmHg bei gleichbleibendem PC-Druck spricht für einen erhöhten Gefäßwiderstand infolge morphologischer Veränderungen im Sinne des Cor pulmonale.

Da der PC-Druck und der PAEDP auch unter **körperlicher Belastung** mit dem LVEDP mit gewissen Einschränkungen korreliert, deutet ein entsprechender Anstieg unter Belastung auf eine Zunahme der Vorlast bzw. auf eine Abnahme der Dehnbarkeit des linken Ventrikels hin (Abbildung 8.30). Insgesamt wird jedoch der LVEDP durch den PAEDP unterschätzt, und die Korrelation wird um so schwächer, je höher der LVEDP ist (Parsi et al. 1982; Abbildung 8.30).

Unter Vorhofstimulation sinkt bei Normalpersonen der linksventrikuläre enddiastolische Druck ab. Bei Patienten mit ischämischer Herzkrankheit steigt er, wie auch aus eigenen Untersuchungen hervorgeht (Heublein et al. 1974), signifikant an. Auch bei isometrischer Belastung (Heublein et al. 1974) kommt es bei IHK-Patienten, wie unter Dipyridamol (Parsi, E. et al. 1990, Parsi et al. 1990) zu einem signifikanten Anstieg des linksventrikulären enddiastolischen Druckes.

■ Herzminutenvolumen

Das Herzminutenvolumen kann bei Gesunden das 3–4fache des Ausgangswertes unter Belastung erreichen. Diese Steigerung des HMV korreliert bei Gesunden eng mit der Größe des Herzens. Gesunde Personen haben bei maximaler Belastung einen Herzindex von 7 l/min/m^2, Sportler sogar bis zu 12 l/min/m^2 (Pech et al. 1985).

Unter Belastung findet eine Umverteilung des Herzminutenvolumens zugunsten der arbeitenden Muskulatur und der Herzmuskeldurchblutung statt (Tabelle 8.23, s. S. 190).

Bei Patienten mit Herzinsuffizienz ist diese Steigerung nicht adäquat und entspricht nicht dem Ausmaß des Sauerstoffverbrauchs. Die Dynamik des Herzminutenvolumens unter der Belastung ist ein brauchbares Kriterium für die Beurteilung der Pumpfunktion und die Bestimmung des Schweregrades der Herzfunktionsstörung.

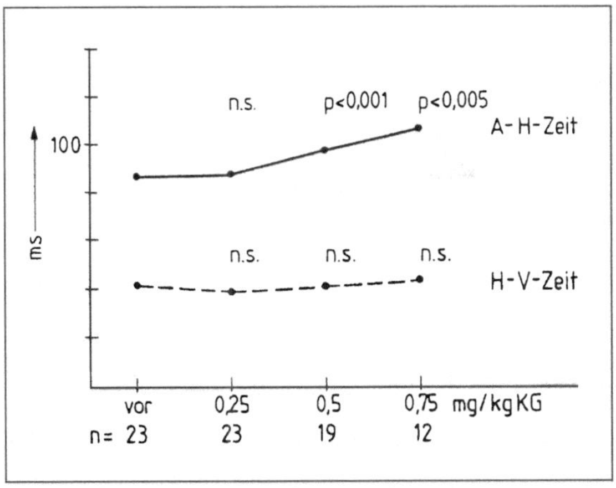

Abb. 8.29: Dosisabhängige Verlängerung der AH- und HV-Zeit unter Dipyridamol bei 23 Patienten mit IHK

Fluß-Druck-Beziehung

Durch die Messung des PAEDP und des HMV bzw. Herzindexes (HI) unter Belastung können nach eigenen Erfahrungen und in Übereinstimmung mit den Untersuchungen von Roskamm und Reindell (1982) wichtige Aussagen über den Schweregrad der linksventrikulären Funktionsstörung getroffen werden. Danach kann man die **Funktionseinschränkung** des linken Ventrikels wie folgt einteilen:

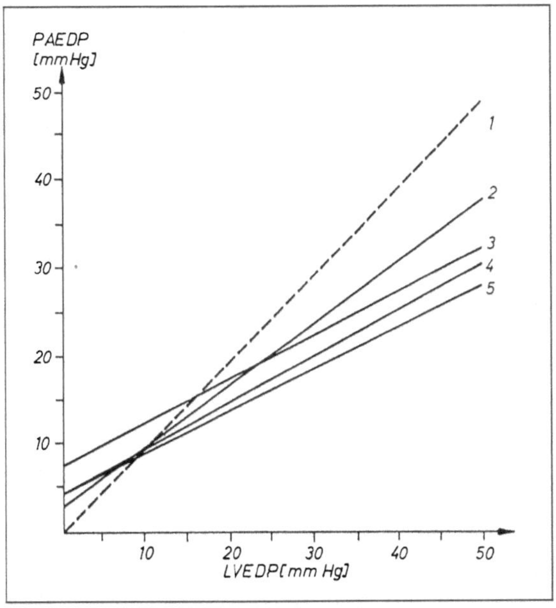

Abb. 8.30: Darstellung der Regressionsgraden und der Korrelationen zwischen LVEDP und PAEDP unter verschiedenen Bedingungen – akuter Myokardinfarkt, ergometrische Belastung, Beinhochlage (Volumenbelastung), Ruhe. 1 – Identitätsgerade, 2 – akuter Myokardinfarkt: n = 25 Patienten, r = 0.73,3 – ergometrische Belastung: n = 36 Patienten, r = 0.60,4 – Beinhochlage: n = 20 Patienten, r = 0.67,5 – Ruhe: n = 54 Patienten

Stadium I

- HMV und PAEDP in Ruhe normal,
- HMV unter Belastung normal,
- PAEDP > 20 mmHg

Stadium II

- HMV in Ruhe und unter Belastung normal
- PAEDP in Ruhe und unter Belastung erhöht

Stadium III

- HMV in Ruhe normal, bei Belastung reduziert,
- PAEDP in Ruhe und unter Belastung erhöht

Stadium IV

- HMV in Ruhe reduziert, HI < 2,5 l/min/m^2.
- PAEDP in Ruhe deutlich erhöht.

Da im Stadium IV eine manifeste Herzinsuffizienz bereits durch die Ruhemessungen erfaßt werden kann, ist eine körperliche Belastung nicht indiziert.

Auswurffraktion

Die Bestimmung der Auswurffraktion als Kontraktilitätsparameter der auxotonen Phase der Herzkontraktion hat große Bedeutung. Sie steigt normalerweise unter **ergometrischer Belastung** um mehr als 5%. Bei über 60jährigen bleibt sie gleich oder steigt um weniger als 5% an. Bei jüngeren Patienten weißt ein fehlender Anstieg der EF unter Belastung auf eine beginnende Herzfunktionsstörung hin. Kommt es jedoch zu einem Abfall von ≥ 5%, so liegt eine Herzinsuffizienz vor.

Nach Untersuchungen unserer Arbeitsgruppe gibt die Beurteilung der EF in Ruhe und unter Belastung in Beziehung zum linksventrikulären enddiastolischen Druck und enddiastolischen Volumen einen wesentlichen Aufschluß über die linksventrikuläre Funktion. Es wurde ermittelt, daß bei Patienten mit bereits in Ruhe hohem LVEDP und LVEDV und reduzierter EF eine Erschöpfung der Vorlast-Reserve vorliegt. Die EF sinkt unter ergometrischer Belastung bei Patienten mit Postinfarktzustand im Vergleich zu denen ohne durchgemachten Myokardinfarkt signifikant ab.

Eine normale Ruhe-EF von 75% und mehr kann auch während der Belastung unverändert bleiben, ohne daß dies als pathologisch anzusehen ist. Bei der Beurteilung der EF müssen Vor- und Nachlast beeinflussende Faktoren sowie Herzklappeninsuffizienz, Shuntvitien oder Herzklappenfehler mit Shunt berücksichtigt werden. Unter Vorhofstimulation und unter Dipyridamol kommt es ebenfalls zu einem signifikanten Abfall der EF.

Sauerstoffaufnahme und -verbrauch

Die **Sauerstoffaufnahme** unter körperlicher Belastung ist ein Kriterium der kardiopulmonalen Leistungsbreite des Organismus, die von verschiedenen Faktoren wie Ventilation, Sauerstoffdiffusion, Sauerstoffbindungskapazität, Bluttransport und -verteilung abhängt. Sie ist die Menge an Sauerstoff, die pro

Zeiteinheit von der Lunge aufgenommen werden kann.

Der **Sauerstoffverbrauch** hingegen bezieht sich auf die Rate der Sauerstoffaufnahme aller Gewebe. Daß Aufnahme und Verbrauch identisch sind, setzt voraus, daß die Sauerstoffspeicher konstant bleiben (Löllgen 1990).

Die maximale Sauerstoffaufnahme korreliert unter Normalbedingungen mit dem Herzminutenvolumen. Dabei steigt die Sauerstoffaufnahme zu Beginn einer Belastung exponentiell an, um bei fortgesetzter gleichbleibender Belastung in ein steady state zu kommen.

Übersteigt der Sauerstoffbedarf das Aufnahmevermögen (= aerobe Kapazität), kommt es durch zunehmende Laktatanhäufung und die daraus resultierende metabolische Azidose zum Abbruch der Belastung. In der Erholungsphase wird die **Sauerstoffschuld** ausgeglichen.

Eine sehr **hohe Sauerstoffaufnahme** unter Belastung findet man bei Sportlern, **eingeschränkte Aufnahme** weist auf eine reduzierte Leistungsfähigkeit hin.

Die Bestimmung der maximalen Sauerstoffaufnahme ist für Übungs- und Trainigsprogramme, z.B. in der Sportmedizin, sowie für leistungsphysiologische Untersuchungen geeignet.

Laufbandbelastung auf der Ebene bzw. auf schiefer Ebene, die **Fahrradergometrie** im Sitzen sowie der Klettertest erreichen die höchsten prozentualen Anteile der maximalen Sauerstoffaufnahme zwischen 93 und 100%.

Der **Sauerstoffpuls** ist der Quotient aus der maximalen Sauerstoffaufnahme und der Herzfrequenz. Er ist ein Maß für die pro Herzschlag aufgenommene bzw. transportierte Sauerstoffmenge. Die Messung des Sauerstoffpulses ist methodisch aufwendig.

Andere, weniger technisch aufwendige Möglichkeiten der Abschätzung des Sauerstoffverbrauchs sind mit dem Doppel- bzw. noch genauer mit dem Tripleprodukt zu erhalten.

Aus dem **Doppelprodukt** aus systolischem Blutdruck und Herzfrequenz kann der Sauerstoffverbrauch in Ruhe und unter Belastung abgeschätzt werden. Da das Doppelprodukt eine fünfstellige Zahl ist, kann durch die Division mit dem Faktor 1000 eine Verkleinerung der Größenordnung erreicht werden. Maximalwerte liegen dann bei Normalpersonen zwischen 20 und 35. Neben dem Doppelprodukt kann auch das **Tripleprodukt** aus Herzfrequenz, systolischem Blutdruck und systolischer Austreibungszeit zur Abschätzung des myokardialen Sauerstoffverbrauchs verwendet werden. Bei Patienten mit ischämischer Herzkrankheit fanden wir eine signifikante Steigerung des myokardialen Sauerstoffverbrauchs, gemessen am Tripleprodukt unter Dipyridamol-Belastung (Parsi, E. 1986).

Tab. 8.23: Umverteilung des Herzminutenvolumens unter Belastung

Organ	Anteil in Ruhe (%)	Anteil unter Belastung (%)
Splanchnikus	24	1
Skelettmuskulatur	21	88
Niere	19	1
Haut	9	2,5
Koronararterien	5	20

➤ Kontraktilitätsparameter

Unter **ergometrischer Belastung** steigen bei Normalpersonen die Kontraktilitätsparameter der isovolumetrischen (Inotropie-Index, V_{max}) und auch der auxotonen Phase (EF) an. Im Gegensatz zum gesunden Herzen kann das kranke Herz seine Kontraktilität kaum steigern.

Unter **Vorhofstimulation** fiel V_{pm} unmittelbar nach der Frequenzbelastung bei Patienten mit ischämischer Herzkrankheit signifikant ab. V_{max} war nicht signifikant reduziert. Von den Parametern der auxotonen Phase waren unter diesem Provokationstest die EF und die N-MSER signifikant reduziert, V_{cf} zeigte ein gleiches, aber nicht signifikantes Verhalten (Heublein und Pech 1978, Pech et al. 1980).

Unter **isometrischer Belastung** fanden wir bei Patienten mit ischämischer Herzkrankheit überwiegend einen Anstieg der EF, bei Normalpersonen bleibt sie unverändert.

Unter **Dipyridamol** reduzierten sich die Kontraktilitätsparameter der isovolumetrischen und auch der auxotonen Phase. Die systolische Austreibungsrate, die EF und $V_{cf\ mean}$ wurden signifikant reduziert, dp/dt_{min} als Parameter der Relaxation wurde ebenfalls gesenkt.

➤ Regionale Kinetikstörungen des linken Ventrikels

Der Zusammenhang zwischen Kammervolumina, Kontraktilitätsparameter und Wandkinetik gibt Aufschlüsse über Kompensationsmöglichkeiten des linken Ventrikels unter Belastung.

Mit allen Methoden der **körperlichen Belastung** sind bei Patienten mit ischämischer Herzkrankheit Kinetikstörungen unterschiedlichen Schweregrades zu provozieren bzw. zu verschlechtern. Dies ist in der Regel auch mit der Reduktion der Auswurffraktion verbunden.

Da unter der körperlichen Bewegung die Bestimmung invasiv gewonnener Parameter eingeschränkt ist, hat sich gerade hier die **Belastungsechokardiographie** als bildgebendes Verfahren einen vorderen Platz erobert. Unter **Vorhofstimulation** fanden wir im Zusammenhang mit der Zunahme der kontraktionsgestörten Areale eine Senkung der EF und der

$V_{cf\ mean}$. Durch **Dipyridamol** sind im Versorgungsbereich stenosierter Koronararterien reversible Asynergien zu erzeugen, was einen wesentlichen Beitrag zur Indikationsstellung (PTCA oder Bypass-Chirurgie) leisten kann. Die Induktion kinetischer Störungen ging parallel mit dem Abfall der EF und der $V_{cf\ mean}$.

➤ Myokardstoffwechsel

Neben Druck- und Volumenparametern können auch **Parameter** des Myokardstoffwechsels bestimmt werden. Das Herz extrahiert Lactat normalerweise aus dem Blut. Deshalb ist auch die Lactatkonzentration im Sinus coronarius geringer als in den Koronararterien. Unter Ischämie kommt es zur sog. *Lactatumkehr*, d.h., im Sinus coronarius steigt die Konzentration über die im koronararteriellen Blut an. Der Lactatgehalt ist somit ein Maß für die Intensität der myokardialen Ischämie bzw. der anaeroben Glykolyse. Unter körperlicher Belastung kommt es zu einem Anstieg der arteriellen Lactatkonzentration.

Da es sich bei einer akuten myokardialen Ischämie um eine Störung der linksventrikulären Funktion handelt, werden Parameter der linksventrikulären Funktion pathologisch verändert.

Bei unseren Untersuchungen fanden wir bei durch Vorhofstimulation induzierter myokardialer Ischämie eine gleichzeitige Erhöhung des Lactats im Sinus coronarius, Erhöhung des linksventrikulären enddiastolischen Druckes sowie eine Senkung von V_{pm}.

Literatur

ACC/AHA Guidelines for coronary angiography: executive summary and recommendations. A report of the American College of Cardiology/American Heart Asscociation task force on practice guidelines (Committee for Coronary Angiography). Developed in collaboration with the Society of Cardiac Angiography and Interventions. Circulation 99 (1999) 2345 - 2357.

Arvidsson, H.: Angiocardiographic determination of left ventricular volume. Acta radiol. 56 (1961) 321 - 330.

Bayer, O., F. Loogen, H.H. Wolter: Die Herzkatheterisierung bei angeborenen und erworbenen Herzfehlern. Georg Thieme Verlag Stuttgart 1967.

Bestehorn, H. P.: Interventionelle Kardiologie. Verlag Georg Thieme, Stuttgart, New York, 1998.

Bienvenu, P., P. Morand: Place du test à l'Isoprotérénol dans le diagnostic de lnsufficiance coronarienne chronique. Technique et resultats. Coeur 11 (1978) 231 - 244.

Buchwalsky, R.: Einschwemmkatheter. 2. Aufl. Perimed-Verlag, Erlangen, 1985.

Caiati, C., C. Montaldo, N. Zedda, A. Bina, S. Iliceto: New noninvasive method for coronary flow reserve assessment: contrast-enhanced transthoracic second harmonic echo Doppler. Circulation 16 (1999) 771 - 778.

Carter, S.A., D.F. Bajec, E. Yannicelli, E.H. Wood: Estimation of left-to-right shunts from atrial dilution curves. J. Lab. Clin. Med. 55 (1960) 77 - 89.

Caves, P.K., W.P. Schulz, E. Dong, E.B. Stinson, N.E. Shumway: New instrument for transvenous cardiac biopsy. Amer J. Cardiol. 33 (1974) 264 - 267.

Den Heijer, P, D.P. Foley, H.L. Hillege, J.M. Lablance, R.B. van Dijk, D. Franzen, M.C. Morice, A. Serra, I.K. de Scheerder, P.W. Serruys et al.: The „Ermenonville" classification of observations at coronary angioscopy: Evaluation of intra- and interobserver agreement. European Working Group on Coronary Angioscopy. Eur. Heart J 15 (1994) 815 - 822

Dodge, H.T., H. Sandler, D.W. Ballew, J.D. Lord: The use of biplane angiocardiography for the measurement of left ventricular volume in man. Amer. Heart J. 60 (1960) 762 - 775.

Ganz, W., K. Tamura, H.S. Marcus, R. Donoso, S. Yoshida, H.J.C. Swan: Measurement of coronary sinus blood flow by continuous thermodilution in man. Circulation 44 (1971) 181–195

Gorlin, R., S.G. Gorlin: Hydraulic formula for calculation of area of stenotic mitral valve, other cardiac valves and central circulatory shunts. Amer. Heart J. 41 (1951) 1 - 14.

Herman, M.V., R.A. Heinle, M.D. Klein, R. Gorlin: Localized disorders in myocardial contraction. Asynergy and its role in congestive heart failure. New Engl. J. Med. 277 (1967) 222 - 232.

Heublein, B., H.J. Pech: Linksventrikuläre Funktion bei chronisch-ischämischer Herzkrankheit in Ruhe und unter Belastung sowie bei akutem Myokardinfarkt. Dissertation B, Humboldt-Universität zu Berlin, 1978.

Heublein, B., R.A. Parsi, J. Witte, H.J. Pech: Funktion des linken Ventrikels bei Patienten mit chronisch-ischämischer Herzkrankheit unter Belastung. Dtsch. Ges.wesen 29 (1974) 2201 - 2207.

Holt, J.P.: Indicator-dilution methods: indicator injection, sampling and mixing problems in measurement of ventricular volume. Amer. J. Cardiol. 18 (1966) 208 - 219.

Iliceto, S., V. Marangelli, C. Memmola, P. Rizzon: Transesophageal doppler echocardiography evaluation of coronary blood flow velocity in baseline conditions and during dipyridamole-induced vasodilation. Circulation 83 (1991) 61 - 69.

Johnson, L.W., E.C. Lozner, Johnson, S., R. Krone, A.D. Pichard, G.W. Vetrovec, T.J. Noto: Coronary Angiography 1984 - 1987: a report of the Registry of the Society for Cardiac Angiography and Interventions. I. Results and complications. Cathet. Cardiovasc. Diagn. 17 (1989) 5 - 10.

Johnson, L.W., R. Krone: Cardiac catheterization 1991: a report of the Registry of the Society for Cardiac Angiography and Interventions (SCA&I). Cathet Cardiovasc. Diagn. 28 (1993) 219 - 220.

Kaltenbach, M., W. Schulz: Kineangiographische Bestimmung v. Ventrikelvolumina mit Rechnerhilfe. Dtsch. med. Wochenschr. 100 (1975) 590 - 599.

Kawai, Ch., Y. Kitaura: New endomyocardial biopsy catheter for the left ventricle. Amer. J. Cardiol. 40 (1977) 63 - 65.

KBV: Neue Qualitätssicherungsvereinbarung zur invasiven und interventionellen Kardiologie. Deutsches Ärzteblatt 96 (1999) A-2384 - A-2388.

Konno, S., S. Sakakibara: Endomyocardial biopsy. Dis. Chest 44 (1963) 345 - 353.

Lichtlen, P.R.: Koronarangiographie. Perimed, Erlangen, 1979.

Löllgen, H.. Kardiopulmonale Funktionsdiagnostik. Verlag der CIBA-Zeitschriften, 1990.

Marcus, M.L., R.F. Wilson, C.W. White: Methods of measurement of myocardial blood flow in patients. A critical review. Circulation 76 (1987) 245–253

Mason, D.R., E.H. Sonnenblick, J. Ross, J.W. Covell, E. Braunwald: Time to peak dp/dt: A useful measurement for evaluating the contractile state of the human heart. Circulation 32, Suppl. 2 (1965) 145 - 157.

Mason, D.T., J.F. Spann jr.. R. Zelis: Quantification of the contractile state of the intact human heart. Maximal velocity of contractile element shortening determined by the instantaneous relation between the rate of pressure rise and pressure in the left ventricle during isovolumic systole. Am. J. Cardiol. 26 (1970) 248 - 257.

Müller, S., P. Müller, G. Richter: Transvenöse u. transarterielle Endomyokardbiopsie mit einem Katheter-Bioptom. Z. Kreislaufforsch. 60 (1971) 291 - 303.

Nelius, D., R.A. Parsi, P. Romaniuk: Klinische und hämodynamische Bedeutung der arteriovenösen Lungenfisteln (avLF). Z. Erkr. Atm. 137 (1972) 229 - 233.

Nigri, A., E. Martuscelli, E. Mangieri, P. Voci, A. Danesi, R. Sardella, L. Feroci, A. Reale: Nomogram for calculation of stenotic cardiac valve areas from cardiac output and mean transvalvular gradient. Cath- Cardiovasc. Diag. 10 (1984) 613 - 618.

Parsi, E.: Hämodynamische und elektrophysiologische Wirkungen von Koronarpharmaka bei Patienten mit und ohne Koronararterienstenosen. Dissertation B, Humboldt-Universität zu Berlin, 1986.

Parsi, E., R.A. Parsi: Einfluß von Röntgenkontrastmittel auf das Erregungsbildungssystem und -leitungssytem bei selektiver Koronarangiographie bei Patienten mit und ohne Koronaratherosklerose - Eine His-Bündel-Studie. Z. Klin. Med. 41 (1986) 355 - 357.

Parsi, E., R.A. Parsi: Veränderungen der linksventrikulären Funktion bei IHK-Patienten (mit u. ohne Myokardinfarkt, mit u. ohne Kollateralen) unter Dipyridamol. Z. Klin. Med. 45 (1990) 677 - 680.

Parsi, R.A.: Die ischämische Herzkrankheit. Akademie-Verlag, Berlin, 1981, S. 62–69.

Parsi R.A., E. Ludwig, H.J. Pech: Transvasale Endomyokardbiopsie - ein modifiziertes Verfahren. Dtsch. Gesundh. - Wesen 36 (1981) 1097 - 1099.

Parsi, R.A., E. Ludwig, H.-J. Pech, B. Heublein, K. Berwing: Beziehungen zwischen den Druckwerten im kleinen Kreislauf und dem enddiastolischen Druck im linken Ventrikel bei chronischer IHK und akutem Myokardinfarkt. Dtsch. Ges. Wesen 37 (1982) 11 - 15.

Parsi, R.A., E. Parsi: Differenzierte hämodynamische Wirkungen des Dipyridamols (Curantyl®) bei Patienten mit ischämischer Herzkrankheit. Z. Klin. Med. 45 (1990) 215 - 217.

Parsi, R.A., P. Romaniuk, E. Parsi, R. Meyer: Technik und Aussagekraft der Myokardbiopsie. In: Loskot, F.: Herzerkrankungen. Steinkopff-Verlag, Darmstadt, 1986, S. 127 - 133.

Pech, H.J., R.A. Parsi, W. Porstmann, B. Heublein: Funktion des linken Ventrikels unter frequenzinduzierter Angina pectoris. Z. ges. inn. Med. 35 (1980) 785 - 792.

Pech, H.J., R.A. Parsi: Funktionsprüfungen des Herz-Kreislauf-Systems. In: Brüschke, G.: Handbuch der Inneren Erkrankungen. Bd.1: Heublein, B. (Hrsg.): Herz-Kreislauf- und Gefäßerkrankungen. Gustav Fischer Verlag, Jena 1986, S. 534.

Richardson, P.J.: Endomyocardial biopsy technique: In: Bolte, H.-D. (ed.): Myocardial biopsy. Springer, Berlin, Heidelberg, New York 1980.

Richardson, P.J.: King's endomyocardial bioptome. Lancet I (1974) 660 - 661.

Roskamm, H., H. Reindell: Herzkrankheiten. Pathophysiologie, Diagnostik, Therapie. Springer Verlag, Berlin, Heidelberg, New York 1982, S. 433 - 449.

Sekiguchi, M., M. Hiroe, S. Morimoto, Y. Kawagoe: Proc. of the VIII. World Congress of Cardiology, Tokyo, 1978.

Slany, J., H. Mösslacher, G. Kronik, R. Schmoliner: Einfluß von Dipyridamol auf das Ventrikulogramm bei koronarer Herzkrankheit. Z. Kardiol. 66 (1977) 389 - 395.

Sonnenblick, E.H., W.W. Parmley, C.W. Urschel: The contractile state of the heart as expressed by force-velocity relations. Amer. J. Cardiol. 23 (1969) 488 - 503.

Sowton, G.W.E., R. Balcon, D. Cross, M.H. Frick: Measurement of the angina threshold using atrial pacing. Cardiovasc. Res., London 1 (1967) 301 - 307.

Thieme, T., K.D. Wernecke, R. Meyer, E. Brandenstein, D. Habedank, A. Hinz, S.B. Felix, G. Baumann, F.X. Kleber: Angioscopic evaluation of atherosclerotic plaques: Validation by histomorphology and association with stable and unstable coronary syndromes. J. Am. Coll. Cardiol. 28 (1996) 1 - 6.

Valentin, H., K.P. Holzhauser: Funktionsprüfungen von Herz und Kreislauf. Deutscher Ärzte-Verlag, Köln-Lövenich, 1976.

Weisse, A.B., R.R. Desai, G. Rajihah, S. Lopez: Contrast echocardiography as an adjunct in hemorrhagic or complicated pericardiocentesis. Amer. Heart f. 131 (1996) 822 - 825.

Diagnosestellung einer Herzkrankheit, ihre Formulierung und abgeleitete Therapie

Das **diagnostische Vorgehen** umfaßt:
- **Anamnese** (meist der wichtigste Teil der Diagnose)
- **klinische Untersuchung** (Inspektion, Palpation, Perkussion, Auskulatation)
- **Elektrokardiographie** (Ruhe-EKG, Belastungs-EKG, Langzeit-EKG)
- **Echokardiographie,** evtl. Belastungsecho
- **radiologische Untersuchung** (konventioneller Röntgen-Thorax, evtl. CT)
- **nuklearmedizinische Untersuchungen** (Perfusionsszintigraphie, RNV u. a.)
- **spezielle kardiologische Untersuchungsmethoden** (Herzkatheterisierung, Angiokardiographie, Farbstoffdilutationsverfahren, Elektrophysiologie, MRT, PET u. a.).

Wenngleich der Schlüssel zur Diagnose in der einen oder anderen Untersuchungsmethode liegen kann, führt in der Regel erst die Zusammenfassung der Ergebnisse aller Untersuchungsmethoden zur vollständigen Kenntnis des Krankheitsbildes. *Der rationelle Einsatz jeder Methode setzt das Wissen über ihre Aussagemöglichkeit und Grenzen durch den Arzt voraus.*

Die **Formulierung der Diagnose** kann erfolgen nach
- ätiologischen (z. B. rheumatischen Genese)
- anatomischen (z. B. Mitralklappenstenose, Aortenklappeninsuffizienz usw.)
- pathophysiologischen (z. B. Umkehrshunt, Orthostase-Reaktion)
- funktionellen Stadien (I–IV)
- therapeutischen Gruppen (A–D).

Beispiel: rheumatisch bedingte Mitralklappenstenose mit Verkalkungen im funktionellen Stadium IV mit Stauungsinsuffizienz und absoluter Arrhythmie, therapeutsiche Gruppe D.

Therapievorschlag:
- Rekompensationsmaßnahmen
- evtl. antirheumatische Therapie
- antithrombotische Therapie
- Mitralklappen-Operation
- Rhythmisierungsversuch

Teil B

Kardiologie – Speziell

9 Angeborene Herzfehler

9.1 Häufigkeit

Die „wahre" Häufigkeit der angeborenen Herzfehler ist nicht exakt anzugeben. Sie differiert auch zwischen Kindern und Erwachsenen deutlich. Diese Häufigkeitsunterschiede sind durch eine höhere Letalität im Säuglingsalter bei komplexen Fehlbildungen, durch Spontanverschluß, z. B. des Ventrikelseptumdefektes, und die zunehmenden Möglichkeiten der Korrekturoperationen bedingt. Weiterhin findet man geschlechtsbezogene Häufigkeitsunterschiede bei bestimmten angeborenen Herzfehlern. So sind der Vorhofseptumdefekt und der Ductus arteriosus persistens häufiger beim weiblichen, Aortenklappenstenose, Coarctatio aortae, Fallotsche Tetralogie und Transposition der großen Arterien hingegen häufiger beim männlichen Geschlecht anzutreffen.

Angeborene Herzfehler werden bei 8–10 auf 1000 Lebendgeborene diagnostiziert (Vosberg 1999). Für Europa, exklusive Rußland, bedeutet das 60 000 Kinder pro Jahr. Für Deutschland wird die Häufigkeit mit 0,8% angegeben.

Bei 2–3% der Kinder entsteht durch einen Spontanverschluß der Ventrikelseptumdefekte und des offenen Ductus arteriosus ein Normalzustand. Andererseits sterben noch einschließlich der Operationsletalität etwa 2% der Patienten. Bei 25% der Kinder mit angeborenen Herzfehlern sind auch extrakardiale Anomalien vorhanden. Beides zusammen erhöht die Letalität deutlich. Tabelle 9.1 zeigt die Häufigkeit der angeborenen Herzfehler nach Angaben verschiedener Autoren.

9.2 Fortschritte in Therapie und Diagnostik

Durch die Einführung der chirurgischen Behandlung der angeborenen Herzfehler wurde ein bedeutsamer Impuls für die Entwicklung der Kardiologie besonders auf dem Gebiet der invasiven und nichtinvasiven Diagnostik gesetzt.

Diese Pionierarbeiten, die bereits 1939 mit der Ligatur des Ductus Botalli durch Gross begannen, erreichten mit der Einführung der Anastomose zwischen der A. subclavia und der A. pulmonalis durch Blalock und Taussig 1945, der Einführung der Operation in Hypothermie 1952 und des extrakorporalen Kreislaufs 1953 neue Dimensionen. Es kamen 1967 der perkutane Verschluß des Ductus arteriosus persistens sowie in den letzten Jahren des Vorhofseptumdefektes hinzu.

Der Vergleich der nichtinvasiven und invasiven Untersuchungsergebnisse sowie intraoperative genauere Erkenntnisse brachten einen neuen Schub in der Entwicklung der klinischen Kardiologie. Basierend auf einer profunden klinischen Ausbildung und pathophysiologischen Kenntnissen, kann man heute überwiegend unter Anwendung von nichtinvasiven Methoden eine exakte Diagnose der angeborenen Herzfehler stellen. Durch diese diagnostischen und operationstechnischen Fortschritte konnte die Letalität an angeborenen Herz- und Gefäßmißbildungen soweit gesenkt werden, daß mehr als 70% das Erwachsenenalter erreichen.

Tab. 9.1: Häufigkeit der angeborenen Herzfehler nach Angaben verschiedener Autoren

Autor	Abrahams und Wood (1951)	Blumenthal (1953)	Keith (1941)	Stuckey (1954)	Fontana und Edwards (1962)		R. A. Parsi (1971)
Patientenalter	verschieden, vor allem ältere Kinder und Erwachsene	verschieden, vor allem ältere Kinder und Erwachsene	Säuglinge und Kinder	Säuglinge und Kinder	unterschiedliches Alter	Mittelwert aller 5 Gruppen	Erwachsene
Zahl der Patienten	689	350	372	426	357		310
Ventrikelseptumdefekt	14,5 %	17,7 %	27,7 %	20,0 %	9,0 %	17,6 %	10,7 %
Fallotsche Tetralogie	14,0 %	18,3 %	16,4 %	15,0 %	7,9 %	14,3 %	14,5 %
Ductus Botalli	13,0 %	12,0 %	17,5 %	18,0 %	8,6 %	13,8 %	15,1 %
Pulmonalklappenstenose	11,6 %	11,0 %	1,3 %	8,0 %	2,2 %	6,8 %	16,1 %
Coarctatio aortae	6,0 %	5,7 %	5,9 %	3,7 %	5,9 %	5,4 %	12,6 %

9.3 Embryologie

Die Entwicklung des Herz-Kreislauf-Systems beginnt bereits mit dem 14.Tag nach der Befruchtung.

Ende der **3. Woche** existiert bereits ein funktionstüchtiger Kreislauf. Zu dieser Zeit zeigt der einheitliche Herzschlauch bereits rhythmische Kontraktionen. Aus diesem in die Länge wachsenden Schlauch entwickeln sie gleichzeitig Erweiterungen und Einschnürungen, die den Vorhof, den Ventrikel und den Bulbus bilden, der nach kranial in den Truncus arteriosus, die paarig angelegte Aorta und Kiemenbogenarterien übergeht.

In der **4.–7. Woche** entstehen durch Septenbildung die vier Herzkammern. Diese Entwicklung beginnt in der 4. und 5. Woche mit der Bildung von Endokardwülsten. Zunächst verschmelzen zwischen dem Vorhof und der Kammer das ventrale und dorsale Endokardkissen und unterteilen somit den AV-Kanal in einen rechten und linken Anteil, der sich zu den späteren AV-Klappen wandelt. Durch das Zusammenwachsen des Septum primum und des Septum secundum erfolgt die Trennung des primitiven Vorhofs in den rechten und linken Vorhof, die dann über das Foramen ovale miteinander in Verbindung stehen. Ähnliches geschieht auf Ventrikelebene: Dort entwickelt sich eine Muskelleiste, die in den Ventrikel hineinragt. Zwischen dem Kammerseptum und den miteinander verwachsenen Endokardkissen bleibt bis zur 7. Woche eine Öffnung, das Foramen interventriculare.

Zum Ende der **5. Woche** erfolgt die Teilung des Bulbus cordis und des Truncus arteriosus unter Verschmelzung der subendokardialen Längswülste zum Septum aorticopulmonale. Aus diesem getrennten Truncus arteriosus entstehen die Aorta und der Truncus pulmonalis. Der nun getrennte Bulbus cordis bildet den Conus arteriosus des rechten Ventrikels. Die Semilunarklappen der Aorta und am Truncus pulmonalis entwickeln sich aus 3 am Ursprung der Gefäße liegenden Subendokardpolstern. Die AV-Klappen hingegen entstehen durch das Endokardkissen in Höhe des AV-Kanals.

Am Ende der **7. Woche** verschmelzen die Bulbuswülste, und das Foramen interventriculare verschließt sich durch Anteile des Endokardkissens des AV-Kanals. Dies entspricht der Pars membranacea des Septum interventriculare. Nach diesem Verschluß entspringt die Aorta dem linken und der Truncus pulmonalis dem rechten Ventrikel. Der Sinus venosus wird in der **6.–7. Woche** teilweise im rechten Vorhof assimiliert bzw. zum Sinus coronarius umgebildet. In der **6.–8. Woche** werden die Kiemenbogenarterien zurückgebildet, und es entstehen die A. carotis, A. subclavia und die Pulmonalarterien.

Im Prinzip ist die endgültige Entwicklung des Herzens erst in der Neonatalphase mit Schluß des Foramen ovale und des Ductus arteriosus persistens abgeschlossen. Die Entstehung von Herz- und Gefäßmißbildungen unterschiedlicher Komplexität findet in der Zeit vom 20.–50. Tag statt.

9.4 Ätiologie

Die Ätiologie der angeborenen Herzfehler ist heterogen. Zu 90% sind an der Manifestation der Erkrankung neben genetischen auch exogene Faktoren mitbestimmend. Die Herzfehler entstehen in erster Linie in den embryonalen Entwicklungsphasen zwischen dem 20. Tag und Ende der 7. Woche. Der Zeitpunkt des Einwirkens der Noxen auf den Embryo oder den Feten bestimmt die Art des angeborenen Herzfehlers. Als mögliche exogene Noxen und mütterliche Erkrankungen für diese Herzmißbildungen werden

- Infektionen, besonders Röteln in der Schwangerschaft (etwa 35%),
- mütterlicher Alkoholabusus (35–40%),
- Medikamente, besonders Antikonvulsiva (2–30%),
- mütterliche Stoffwechselerkrankungen wie Diabetes mellitus und Phenylketonurie (3–50%),
- mütterliche manifeste oder latente Autoimmunerkrankungen, wie Lupus erythematodes (40%)

angesehen.

Darüber hinaus ist bekannt, daß manche Herzfehler durch Einzelgenmutationen, bei denen fast ausschließlich eine Mutation der von der Mutter auf das Kind übertragenen mitochondrialen DNA vorliegt, verursacht werden können (Franke 1993). Beispiele dafür sind das familiäre Auftreten von Vorhofseptumdefekt mit verlängerter AV-Überleitung, Ventrikelseptumdefekt, der angeborene totale AV-Block, der Mitralklappenprolaps, verschiedene Formen der Kardiomyopathie oder die Pulmonalarterienstenose, die sowohl isoliert als auch als Teil von Syndromen auftreten kann. Sind sie z. B. Teil eines Syndroms, wie dem DiGeorge-Syndrom oder dem Velo-Kardio-Fazialen Syndrom, liegt in der Regel eine Mikrodeletion in der Chromosomenregion 22q11.2 vor (Trost et al. 1999).

Hat ein Elternteil einen angeborenen Herzfehler, so ist eine Häufigkeit von 2,7% für die Coarctatio aortae und 4,3% für einen offenen Ductus arteriosus bei den Kindern anzunehmen. Dabei ist das Risiko für Kinder von Müttern mit angeborenen Herz- und Gefäßmißbildungen höher als bei betroffenen Vätern. Zu einer genetischen Beratung gehört auch eine eingehende klinisch-kardiologische Untersuchung der Verwandten ersten Grades. Falls bei der Mutter ein angeborener Herzfehler vorliegt, steigt das Wiederholungsrisiko für das Auftreten eines Herzfehlers von 3% beim ersten auf 10% beim zweiten Kind. Hat ein Kind bereits einen angeborenen Herzfehler, so differiert das Wiederholungsrisiko für das Geschwisterkind von der Art des Herzfehlers (z.B. VSD und Ductus arteriosus Botalli beim zweiten Kind mit 10%

Wahrscheinlichkeit; für Aortenisthmusstenose 2–6%).

Bei etwa 5–12% der Neugeborenen ist der Herzfehler ein Teil einer komplexen Chromosomenanomalie und somit ein diagnostischer Bestandteil eines Syndroms, wie der Trisomie 21, der Trisomie 18, des Marfan-, des Ellis-Creveld-, Noonan-, Holt-Oram-, Williams-Syndroms u. a.

Da Eltern Chromosomenanomalien und Mikrodeletionen in klinisch geringerer Ausprägung als das zu erwartende Kind haben können, sollten sich diese Eltern einer **genetischen Beratung** unterziehen. Die Weitergabe von Mikrodeletionen liegt bei 50% (Trost et al. 1999).

Trotz moderner klinischer und experimenteller Methoden ist eine genaue Klärung der Ursachen bisher nicht möglich. Die meisten der entstehenden Herzmißbildungen können jedoch bereits ab 20. Woche mittels fetaler Ultraschalldiagnostik gesichert werden.

Man kann prinzipiell folgende **angeborene Herz- und Gefäßmißbildungen** unterscheiden:

- grobe Form- und Massenfehler des Herzens (Akardie, Hemiakardie)
- Form- und Stellungsfehler der Herztrennwände (Cor biloculare, Cor triloculare, Truncus arteriosus communis, Vorhof- und Kammerseptumdefekte, Ductus arteriosus persistens Botalli)
- Lageanomalie der arteriellen Ostien im Bereich der Herzbasis (Transposition der großen Gefäße, reitende Aorta bei Fallotscher Tetralogie)
- Stenosen und Atresien im Pulmonal- und Aortenklappenbereich (isolierte Pulmonal-, Aortenklappenstenose, Coarctatio aortae)
- Anomalie der Segelklappen (Ebstein-Anomalie, Trikuspidalatresie)
- Fehlmündung großer Venen (V. cava superior sinistra persistens, Transposition von Lungenvenen).

9.5 Vorhofseptumdefekt (Q 21.1)

Leonardo da Vinci beschrieb 1513 einen „perforierenden Kanal" im Vorhofseptum. Man nimmt an, daß dies die erste Beschreibung einer kongenitalen Mißbildung des menschlichen Herzens ist.

9.5.1 Definition

Ein Vorhofseptumdefekt (ASD) liegt nur dann vor, wenn – im Gegensatz zum offenen Foramen ovale – ein Links-Rechts- bzw. ein Rechts-Links-Shunt nachweisbar ist. Nach Angaben aus dem Sektionsgut kommt ein offenes Foramen ovale mit einem Durchmesser von 0,6–1 cm etwa bei 6% und von 0,2–0,5 cm bei 29–35% aller Erwachsenen vor. Sektionsuntersuchungen zeigen, daß die Größe des Foramen ovale mit dem Lebensalter tendenziell zunimmt. Es hat keine klinische Bedeutung, jedoch muß beim Auftreten einer paradoxen Embolie an ein offenes Foramen ovale gedacht werden.

9.5.2 Häufigkeit

Die Häufigkeit des Vorhofseptumdefektes bei Erwachsenen wird mit 4,6–23% angegeben, er ist somit der häufigste angeborene Herzfehler. Im eigenen Krankengut (Parsi 1971) betrug die Häufigkeit 18%. Was die **familiäre Häufung** anbelangt, kann man davon ausgehen, daß ein ASD beim Kind mit einer Wahrscheinlichkeit von 6% auftritt, wenn die Mutter bzw. 1,5%, wenn der Vater betroffen ist (Nora et al. 1991). Im Rahmen einer **Embryo- bzw. Fetopathie** kann ein ASD mit einer Wahrscheinlichkeit von 40% bei mütterlichem Alkoholabusus, 5% bei Lithiumeinnahme, 15–20% nach Retinoiden, 5–10% nach Thalidomid, 35% nach mütterlicher Rötelninfektion sowie 25–100% bei Phenylketonurie auftreten (Nora et al. 1991).

9.5.3 Einteilung

Um den chirurgischen Belangen mehr Rechnung zu tragen, werden die Vorhofseptumdefekte anatomisch-pathologisch wie folgt eingeteilt:

➤ **nach der Lokalisation (Abbildung 9.1)**

Hochsitzende Defekte

- **Fossa-ovalis-Defekt (Ostium-secundum-Typ, ASD-Typ II)**

Er ist mit 75% die häufigste Fehlbildung. Sie entsteht durch die Hemmung der Entwicklung des Septum secundum.

- **Sinus-venosum-Defekte**
  Sie sind im oberen Vorhofseptumabschnitt im Bereich der Einmündungsstelle der oberen Hohlvene in den rechten Vorhof lokalisiert und machen ca. 15% der Vorhofseptumdefekte aus. Häufig ist diese ASD-Form mit der Fehlmündung der Lungenvenen, meist aus der rechten Lunge, verbunden.

Tiefsitzende Defekte

Die tiefsitzenden Defekte sind der **Ostium-primum-Typ**, ASD-Typ I, der etwa 20% der Fehlbildungen ausmacht.

- **Defekte ohne Beteiligung der Atrioventrikularklappe**
  Sie sind mit etwa 15% die zweithäufigste Fehlbildung und entstehen durch die Wachstumshemmung des Endokardkissens; sie ist eine partielle Form des totalen AV-Kanals.
- **Defekte mit Beteiligung der Atrioventrikularklappe**
  Bei diesen Defekten unterscheidet man einen in-

kompletten und kompletten AV-Kanal. Ihre Häufigkeit wird mit 7,4% angegeben.

Der **inkomplette AV-Kanal** ist durch zwei Klappenringe, einen kaudalen Vorhofseptumdefekt und selten auch einen Ventrikelseptumdefekt gekennzeichnet. Dabei liegt meist eine Verbindung zwischen beiden Vorhöfen oder durch eine Spalte im anterioren Mitralsegel zwischen dem rechten Vorhof und dem linken Ventrikel vor. Die Trikuspidalklappe ist selten einbezogen.

Beim **kompletten AV-Kanal** ist in der Regel meist nur eine gemeinsame dysplastische AV-Klappe in Kombination mit einem kaudalen Defekt im Vorhofseptum sowie einem Defekt im oberen Ventrikelseptum vorhanden.

➤ nach der Größe

- kleine Vorhofseptumdefekte unter 2 cm Durchmesser
- **große** Defekte über 2 cm Durchmesser
- **fehlendes Vorhofseptum** (Cor triloculare biventriculare).

Die Beurteilung der Größe hat auch eine wichtige hämodynamische Bedeutung. Während bei kleinen Vorhofseptumdefekten Druckunterschiede zwischen beiden Vorhöfen vorhanden sind, besteht auch nach unseren Erfahrungen bei Defekten, mit über 2 cm Durchmesser, ein diastolischer Druckausgleich.

Wir teilen die Vorhofseptumdefekte nach der Größe des Shunts in **folgende Gruppen** ein:

- Links-Rechts-Shunt < 30% des Pulmonaldurchflußvolumens,
- Links-Rechts-Shunt zwischen 30–50% des Pulmonaldurchflußvolumens,
- Links-Rechts-Shunt > 50% des Pulmonaldurchflußvolumens.

Außerdem unterscheiden wir Vorhofseptumdefekte **ohne** und **mit pulmonaler Hypertonie**.

9.5.4 Hämodynamik

Ein Teil des Blutes fließt über den Defekt vom linken in den rechten Vorhof (**Links-Rechts-Shunt**) und erreicht über den rechten Ventrikel und die Lungenstrombahn wieder den linken Vorhof. Daraus resultiert eine **Volumenbelastung des rechten Herzens** mit Rezirkulation des Shuntvolumens im kleinen Kreislauf. Diese Belastung ist zunächst eine reine Volumenbelastung. *Die Volumenbelastung des rechten Herzens ist der Größe des Defektes direkt proportional.*

Ein funktioneller Druckgradient zwischen dem rechten Ventrikel und der A. pulmonalis von 10–20 mmHg kann durch ein erhöhtes rechtsventrikuläres Schlagvolumen auftreten. *Bei großen Vorhofseptumdefekten ist der Mitteldruck im linken und rechten Vorhof angeglichen.* In den großen Kreislauf gelangt eine entsprechend geringere Blutmenge.

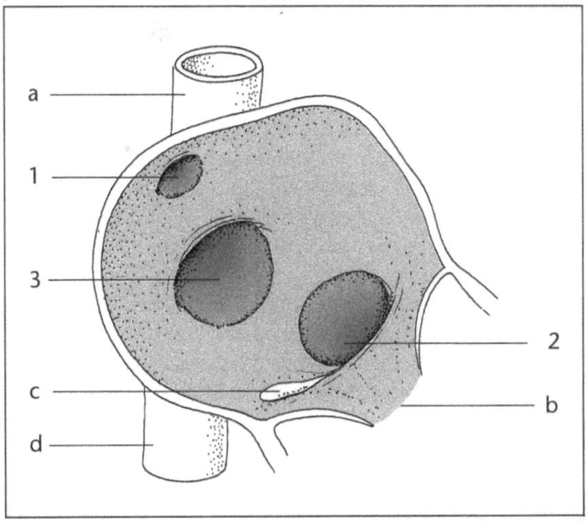

Abb. 9.1: Lokalisation häufiger Vorhofseptumdefekte. 1 – Sinus-venosum-Defekt, 2 – Ostium-primum-Defekt, 3 – Ostium-secundum-Defekt, a – V. cava superior, b – Trikuspidalklappe, c – AV-Knoten, d – V. cava inferior

Erst nach der Entwicklung einer **pulmonalen Hypertonie** (sog. **hyperkinetische Hypertonie**) wird die Entleerungsarbeit des rechten Ventrikels während der Systole erschwert und damit die rechte Kammer auch einer Druckbelastung ausgesetzt. Als Folge dieser Druckerhöhung kann sich ein Umkehrshunt (**Rechts-Links-Shunt**), **Eisenmenger-Reaktion** entwickeln. Die systolischen Druckwerte im rechten Ventrikel und in der A. pulmonalis übersteigen bei Vorhofseptumdefekt in der Regel 50 mmHg nicht. Eine ausgeprägte **pulmonale Hypertonie** ist beim Vorhofseptumdefekt seltener. Bei etwa 10% ist eine pulmonale Hypertonie mit systolischem Druck > 75 mmHg oder einem mittleren Pulmonalarteriendruck > 50 mmHg festzustellen. Es besteht bei diesen Patienten wahrscheinlich schon von Geburt an ein erhöhter pulmonaler Arteriolenwiderstand mit verminderter Sauerstoffsättigung des Blutes und Umkehrshunt. Bei ihnen ist der Verlauf ungünstiger. Sie entwickeln eine schwere Rechtsherzinsuffizienz, und es kann zum plötzlichen Tod kommen.

Das Auftreten der **Eisenmenger-Reaktion** bei ASD ist, im Gegensatz zum VSD und zum Ductus Botalli, nicht immer von der Größe des Defektes abhängig; sie besitzt eine individuelle Variabilität. Dies kann als weiterer Hinweis dafür gelten, daß primär ein höherer pulmonaler Arteriolenwiderstand vorhanden ist.

Beim **Eisenmenger-Syndrom (Eisenmenger-Reaktion)** kommt es aufgrund der fortschreitenden pulmonalen Hypertonie meist zwischen dem 4. und 10. Lebensjahr zu einer Umkehr des bis dahin bestehenden Links-Rechts-Shunts zu einem Rechts-Links-Shunt. Liegt eine ausgeprägte Dextroposition der Aorta vor, kann diese Shuntumkehr bereits im Säuglingsalter auftreten.

Klinisch wird das Eisenmenger-Syndrom durch Zyanose, Atemnot bei körperlicher Belastung, Hämoptysen, Synkopen, Stauungsherzinsuffizienz, atypische Angina pectoris, cerebrale Ereignisse meist als Folge einer paradoxen Embolie, Herzrhythmusstörungen und Polyglobulie gekennzeichnet. Diese Symptome sind vor dem 30. Lebensjahr nicht häufig.

Im Jahre 1897 wurde eine komplexe Mißbildung von dem deutschen Arzt Victor Eisenmenger beschrieben, die unter seinem Namen in die Literatur eingegangen ist.

Beim **Eisenmenger-Komplex** bestehen eine kongenitale kombinierte Herz- und Gefäßmißbildung mit hochsitzendem Ventrikelseptumdefekt, aortaler Dextroposition mit reitender Aorta, rechtsventrikulärer Hypertrophie, eine normale oder erweiterte A. pulmonalis. Die pulmonale Hypertonie besteht hier von Geburt an.

Eine begleitende Pulmonalklappeninsuffizienz ist häufig nachweisbar.

9.5.5 Klinisches Bild

Kleinere Vorhofseptumdefekte verursachen in der Regel keine Beschwerden. Bei mittleren (30–50% Shuntvolumen) und größeren (> 50% Shuntvolumen) Vorhofseptumdefekten nehmen die Beschwerden mit dem Lebensalter zu.

Folgende **Faktoren** können die Zunahme der Belastung des rechten Ventrikels und der Beschwerden im Alter erklären:

- Zunahme der pulmonalen Hypertonie
- Abnahme der Dehnbarkeit des linken Ventrikels
- Auftreten von Herzrhythmusstörungen, besonders der absoluten Arrhythmie
- mögliche Vergesellschaftung mit der ischämischen Herzkrankheit.

Bei den meisten Patienten beginnen die Symptome erst um das 35. Lebensjahr. Deshalb ist der Vorhofseptumdefekt einer der Herzfehler, die am häufigsten bis dahin übersehen oder zufällig bei einer Röntgen-Thoraxaufnahme entdeckt werden.

Die **häufigsten Symptome** sind eine **Belastungsdyspnoe** bei etwa 70%, **Schwindel** und **Palpitationen**, die meist durch supraventrikuläre Tachykardien bedingt sind, sowie Atemwegsinfekte und Herzschmerzen. Im eigenen Krankengut hatten 20% eine **absolute Arrhythmie bei Vorhofflimmern und -flattern**. Sie trat vor allem bei großen Vorhofseptumdefekten und älteren Patienten auf (Parsi 1971). Gatzoulis et al. (1999) fanden auch bei 19% ihrer Patienten mit ASD Vorhofflimmern und -flattern, das eine Beziehung zum Alter und zum Pulmonalarteriendruck hatte. Die Symptome bei Vorhofseptumdefekt vom Primum-Typ beginnen früher. Auch der Tod tritt früher ein. Die Patienten sterben im allgemeinen bereits nach der Pubertät.

➤ Inspektion

Ist eine diskrete Zyanose vorhanden, deutet dies auf einen Umkehrshunt hin und hat somit prognostische Bedeutung. Mitunter kann eine **Voussure** bestehen.

Beim ASD vom **Sekundum-Typ** ist die betonte Aktion des rechten Ventrikels meist sichtbar, die Pulsation im Bereich des Herzspitzenstoßes hingegen optisch und palpatorisch nicht wahrnehmbar. Beim ASD vom **Primum-Typ** mit Einbeziehung der Mitralklappe ist der Herzspitzenstoß betont.

➤ Auskultation

Bei der Auskultation ist ein gröberes, nicht sehr lautes systolisches Austreibungsgeräusch mit Punctum maximum über 2 L 2 und 3 L 2 als Ausdruck einer relativen Pulmonalklappenstenose, die durch ein erhöhtes Schlagvolumen des rechten Ventrikels bedingt ist, wahrzunehmen.

Die Spaltung des II. Herztones über dem 2. ICR links bleibt im Gegensatz zum normalen Verhalten im Inspirium und Exspirium unverändert (**fixierte Spaltung**).

Nach Belastung kann ein leises **Diastolikum** über 4 L 2 bzw. 2 L 2 als Ausdruck einer relativen Trikuspidalklappenstenose oder relativen Pulmonalklappeninsuffizienz hörbar werden. Ein weiches systolisches Geräusch über dem 4. ICR links bzw. rechts weist auf eine besonders in späteren Stadien auftretende Trikuspidalklappeninsuffizienz hin.

Die Intensität des systolischen Geräusches der relativen Pulmonalklappenstenose nimmt bei Umkehrshunt ab. Bedingt durch die pulmonale Hypertonie, wird der II. Herzton lauter, und die Spaltung ist nicht mehr nachweisbar. Das systolische Geräusch der Trikuspidalklappeninsuffizienz steht dann im Vordergrund.

➤ Komplikationen

Als mögliche Komplikationen können bronchopulmonale Infektionen, Lungenembolie, Pulmonalarterienthrombose, **seltener** Hirnabszeß oder Ruptur einer Pulmonalarterie auftreten. Bei jungen Menschen soll man bei cerebralen Ereignissen an paradoxe Embolien bei Vorhofseptumdefekt oder offenem Foramen ovale denken.

9.5.6 Elektrokardiogramm

Während der Vorhofseptumdefekt vom Sekundum-Typ zu etwa 95% einen **Rechtstyp** zeigt, findet man beim Vorhofseptumdefekt vom Primum-Typ fast immer einen **überdrehten Linkstyp** (Winkel $\alpha > -30°$) oder einen **Linkstyp** (Winkel α zwischen 0 und $> -30°$). Bei einem überdrehten Rechtstyp (Winkel $\alpha > +110°$) besteht der Verdacht auf pulmonale Hypertonie. Eine im Verlauf beobachtete Zunahme der Abweichung der elektrischen Achse nach rechts weist auf die Entwicklung einer pulmonalen Hypertonie

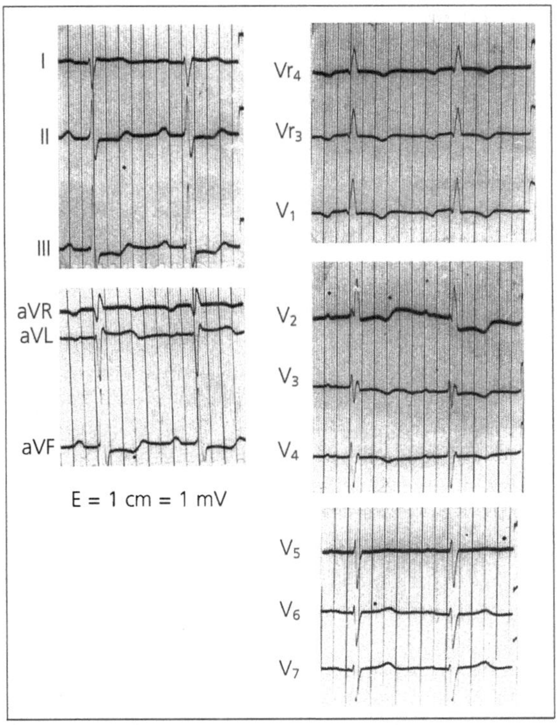

Abb. 9.2: EKG einer 26jährigen Patientin mit Vorhofseptumdefekt vom Sekundum-Typ mit schwerer pulmonaler Hypertonie und Umkehrshunt

hin. **Vorhofflimmern** ist bei etwa 8–20% vorhanden. Bei Patienten mit Sinus-venosum-Typ sind **ektope Vorhofrhythmen** sehr häufig. Ein ausgeprägtes **P-dextroatriale** weist auf eine pulmonale Hypertonie oder einen großen Links-Rechts-Shunt hin.

Ein **AV-Block I. Grades** tritt beim Primum-Typ häufiger als beim Sekundum-Typ auf. Ein AV-Block I. Grades ist fast immer mit einem großen Links-Rechts-Shunt vergesellschaftet.

Die **Morphologie des QRS-Komplexes** ist ein wichtiges Merkmal für die Diagnostik des Vorhofseptumdefektes. Über den rechtspräkordialen Ableitungen ist das Bild eines **inkompletten** oder **kompletten Rechtsschenkelblocks** vorhanden. **Hohe R'-Zacken** in den rechtspräkordialen Ableitungen, ein überdrehter Rechtstyp sowie tiefe S-Zacken linkspräkordial weisen auf eine ausgeprägte pulmonale Hypertonie hin (Abbildung 9.2).

Ein kompletter Rechtsschenkelblock weist meist auf einen großen Vorhofseptumdefekt hin (Abbildung 9.3).

Das Rechtsschenkelblockbild ist bei dieser Anomalie so häufig, daß bei Fehlen die Diagnose des Vorhofseptumdefektes angezweifelt werden muß.

In jedem Fall ist ein unauffälliges EKG mit einem unbedeutsamen Vorhofseptumdefekt verbunden.

Negative **T-Wellen** und **ST-Strecken-Senkungen** über den linkspräkordialen Ableitungen weisen bei einem Vorhofseptumdefekt auf eine Myokardschädigung hin. Diese Patienten haben nach unserer Erfahrung in der Regel klinische Erscheinungen der Rechtsherzinsuffizienz.

9.5.7 Phonokardiographie

Der II. Herzton ist während der In- und Exspiration fixiert gespalten. Das systolische Austreibungsgeräusch der relativen Pulmonalklappenstenose wird sichtbar. Das Intervall zwischen der aortalen und pulmonalen Komponente des II. Herztones ist länger als 0,06 s.

9.5.8 Echokardiographie

Eine wesentliche Information wird durch das **2-D-Bild** gewonnen.

Eine Möglichkeit, vor allem bei schlanken Personen, den ASD zu erfassen, besteht in der Anlotung im **subcostalen Vier-Kammer-Blick**. Hier fällt der Schallstrahl senkrecht auf das Vorhofseptum. Im **apikalen Vier-Kammer-Blick** hingegen kommt es oft zur Darstellung von drop outs und damit zu Fehlbeurteilungen, weil hier der Schallstrahl parallel zum Septum verläuft.

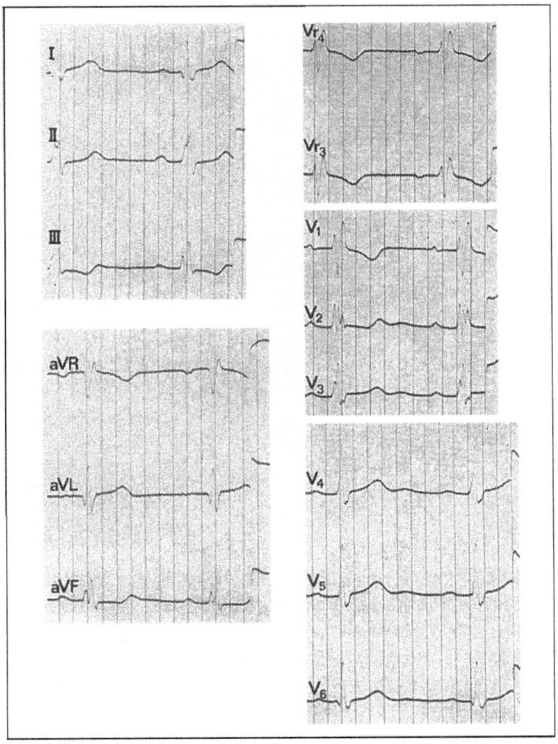

Abb. 9.3: EKG einer 42jährigen Patientin mit Vorhofseptumdefekt, Links-Rechts-Shunt 70 %

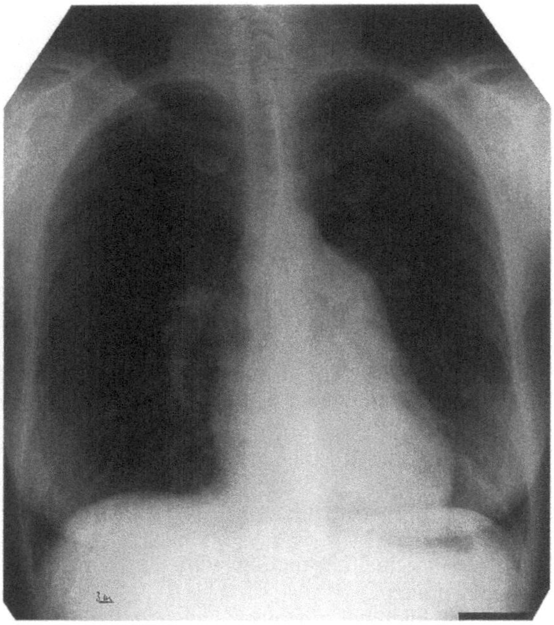

a

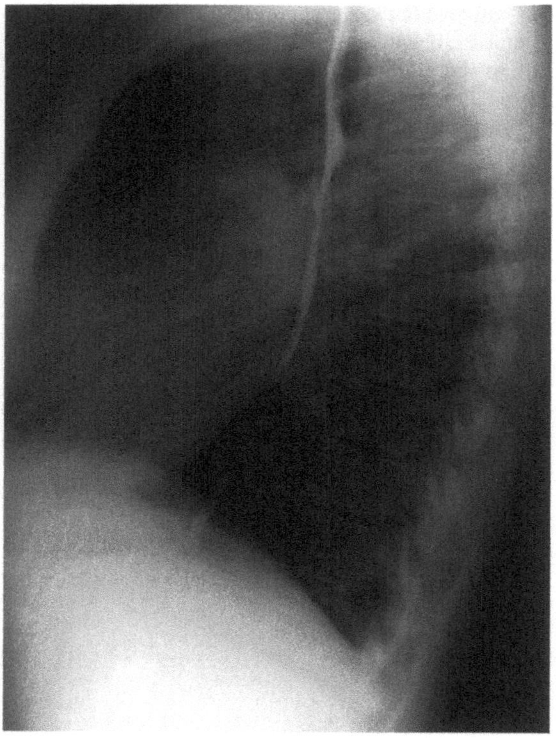

b

Abb. 9.5: Röntgenbild einer 28jährigen Patientin mit Vorhofseptumdefekt vom Sekundum-Typ in a) dorsoventralem und b) seitlichem Strahlengang mit Bariumbreischluck. Ausgeprägter Pulmonalbogen, verstärkte Pulmonalgefäßstruktur als Zeichen der vermehrten Lungendurchblutung. Der rechte Herzrand ist durch die Vergrößerung des rechten Vorhofs etwas höher plaziert. In der seitlichen Aufnahme ist eine Verlängerung der Ausstrombahn des rechten Ventrikels nachweisbar.

Wegen der guten Anlotbarkeit ist die direkte Darstellung des ASD im Kindesalter von subcostal in der Regel problemlos. Beim Jugendlichen und Erwachsenen ist wegen der eingeschränkten Darstellbarkeit und der größeren Distanz zum Schallkopf diese Abbildung schon unsicherer.

Im **M-Mode** ist eine rechtsventrikuläre Dilatation nachweisbar, die oft auch mit einer paradoxen Bewegung des Ventrikelseptums verbunden ist. Diese Befunde können aber auch bei anderen Veränderungen des Pulmonalkreislaufs auftreten und sind daher nicht beweisend für einen ASD.

Ist keine Mitralinsuffizienz vorhanden, erscheint der linke Ventrikel in seiner Größe reduziert, was als Zeichen eines verkleinerten systemischen Blutvolumens zu werten ist. Bei einigen Patienten kann dann ein Mitralklappenprolaps nachweisbar sein.

Durch die **CW-Dopplertechnik**, durch die **Farbdoppler-Echokardiographie** und die Anwendung von **Echokontrast,** über den linken Arm injiziert mit und ohne Valsalva-Manöver, kann der Defekt weiter gesichert werden. Auch hier sollte man die subcostale Ebene wegen des senkrechten Schallverlaufs bevorzugen.

In der **transösophagealen Echokardiographie** hingegen gelingt bis zu 95% eine sichere Erfassung des ASD (Abb. 9.4, s. Farbtafel S. 868). Auch eine Differenzierung zwischen Sekundum- und Primum-Typ ist dadurch möglich; der eindeutige Nachweis bzw. Ausschluß eines Sinus-venosus-Defektes kann auch von transösophageal schwierig sein (Bubenheimer 1990).

9.5.9 Röntgen-Thorax

Es sind die Zeichen des Rezirkulationsherzens mit
- Vergrößerung des rechten Ventrikels und der Vorhöfe
- Betonung des Pulmonalbogens (Abbildung 9.5).
- einer vermehrten Lungengefäßzeichnung (aktive Lungenstauung) zu finden (Abbildung 9.6).

9.5.10 Nuklearmedizinische Verfahren

Besonders bei Links-Rechts-Shunt kann die Bestimmung des pulmonalen Durchflußvolumens mittels Radionuklidscan eine Quantifizierung des Shunts ermöglichen. Einschränkend muß aber erwähnt werden, daß durch die Nuklidanwendung die Shuntebene nicht lokalisiert werden kann.

9.5.11 Herzkatheterisierung

Meist gelingt die Sondierung des Defektes. Durch die Anwendung der Farbstoffdilution wird die Bestimmung der Lokalisation, Menge und Richtung des Shunts möglich. Auch zusätzlich vorhandene Fehlbildungen wie ein inkompletter AV-Kanal, fehlmündende Lungenvenen sind dadurch zu diagnostizieren bzw. auszuschließen.

Die Druckverhältnisse sind meistens normal oder im rechten Herzen leicht erhöht. Bei ca. 10% kann eine ausgeprägte pulmonale Hypertonie erfaßt werden.

9.5.12 Differentialdiagnose

Häufig kommt es zu folgenden **Fehldiagnosen**:

- **Mitralklappenstenose** wegen der Spaltung des II. Herztones oder wegen einer relativen Trikuspidalklappenstenose.
- **Pulmonalklappenstenose;** hierzu verleitet das systolische Geräusch über 2 L 2, das aber bei der valvulären Pulmonalstenose von wesentlich rauherem Charakter ist. Ferner findet sich eine Abschwächung der Pulmonalkomponente des II. Herztones. Außerdem bietet die Röntgenaufnahme mit verminderter Lungenzeichnung ein gänzlich anderes Bild zu dem der Rezirkulation beim Vorhofseptumdefekt.
- **Ventrikelseptumdefekt**; das Geräusch ist tiefer lokalisiert, von hochfrequentem Charakter und stellt sich phonokardiographisch meistens bandförmig dar. Auch das EKG läßt in der Regel eine Differenzierung zu.

Fehldiagnosen können durch sorgfältige klinische, elektrokardiographische, phonokardiographische, echokardiographische und röntgenologische Untersuchungen vermieden werden (Tabelle 9.2).

9.5.13 Therapie

Es wird als optimal angesehen, die **Operation** zwischen dem 4. und 5. Lebensjahr durchzuführen. Je früher der Operationszeitpunkt gewählt wird, um so besser ist die Prognose.

Neuere Studien (Konstantinides et al. 1995, Vogel et al. 1999) zeigen, daß die operative Korrektur des Vorhofseptumdefektes auch bei Patienten über 40 Jahre die Langzeitüberlebenschance verbessert und die Häufigkeit der Herzinsuffizienz reduziert.

Die Inzidenz der Vorhofarrhythmien ging postoperativ von 27% auf 15% zurück (Vogel et al. 1999). Die Häufigkeit thrombembolischer Ereignisse war aber nicht davon beeinflußt. Es gibt aber bislang keine randomisierte Studie, die die Verbesserung der Überlebenschance bei Operierten im Vergleich zu medikamentös Behandelten beweist.

Bei Patienten über 40 Jahren muß die Operationsindikation jedoch individuell entschieden werden, da die postoperativ auftretenden Komplikationen, wie relativ häufige Herzrhythmusstörungen, Vorhoftachykardie, Vorhofflimmern und -flattern, AV-Knoten-Tachykardie nicht außer acht zu lassen sind.

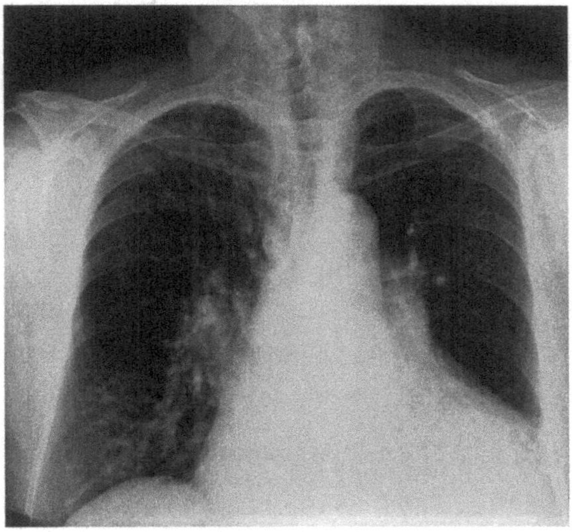

Abb. 9.6a: Röntgenbild eines Vorhofseptumdefektes vom Primum-Typ und Mitralklappeninsuffizienz in dorsoventralem Strahlengang. Röntgenologische Zeichen einer schweren pulmonalen Hypertonie. Vergrößerung des rechten und linken Ventrikels sowie des linken Vorhofs. Verstärkte Lungengefäßzeichnung und betonte Hili

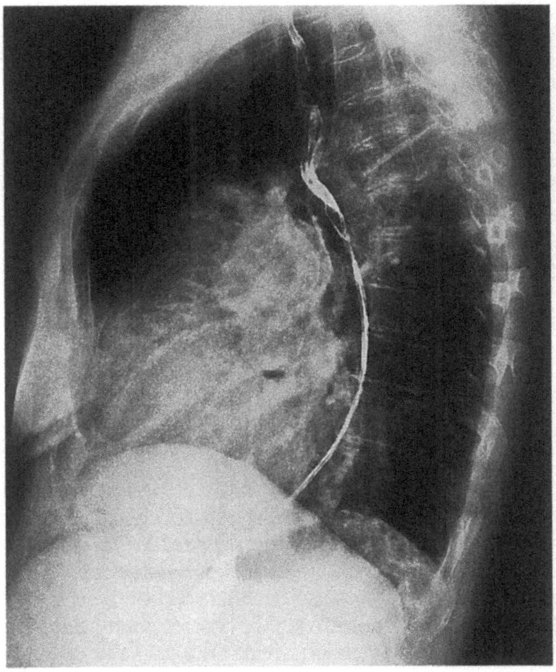

Abb. 9.6b: Röntgenbild eines Vorhofseptumdefektes vom Primum-Typ und Mitralklappeninsuffizienz in seitlichem Strahlengang mit Bariumbreischluck

Tab. 9.2: Diagnostische Merkmale bei Vorhofseptumdefekt

Auskultation	• I. Herzton häufig laut • II. Herzton fixiert gespalten, II_P betont • grobes systolisches Austreibungsgeräusch durch relative Pulmonalstenose bedingt, mit p. m. über 2 L 2 • gelegentlich III. und IV. Herzton • nicht selten diastolisches Geräusch über 4 L 2 der relativen Trikuspidalklappenstenose • Leiserwerden des systolischen Austreibungsgeräusches bei Rechtsherzdekompensation, anstelle dessen Geräusch der Trikuspidalklappeninsuffizienz
EKG	• inkompletter bis seltener kompletter Rechtsschenkelblock • ASD vom Sekundum-Typ: Rechtstyp, ASD vom Primum-Typ: überdrehter Linkstyp
PKG	• gespaltener I. Herzton bei Rechtsschenkelblock durchschnittlich 0,038 s (0,02 – 0,05 s) • II. Herzton verstärkt, Amplitude von $II_P > II_A$ im II.-IV. ICR. Spaltung im Exspirium > 0,04 s (0,035 – 0,07) • III. Herzton ist sehr selten, meist um 70 Hz • IV. Herzton ist sehr selten, meist über der Herzspitze registrierbar • spindelförmiges Systolikum mit p. m. über 2 R 2, oft holosystolisch • diastolisches Geräusch: proto- oder mesodiastolisches Sofortgeräusch 0,06–0,1 s nach dem II. Herzton über 2 R 2 registrierbar oder präsystolisches Intervallgeräusch 0,07–0,11 s nach der P-Welle im 140- bis 250-Hz-Bereich mit Decrescendo-Charakter nachweisbar
Echokardiographie	• rechtsventrikuläre Dilatation • Blutflußbeschleunigung über der Pulmonal- und Trikuspidalklappe • bei Erwachsenen seltener direkte Darstellung des ASD aus konstitutionellen Gründen möglich • verbesserte Diagnostik durch Echokontrastgabe • im transösophagealen Echokardiogramm bis zu 95 % lokalisierbar
Röntgen-Thorax	• Vergrößerung des rechten Ventrikels und der Vorhöfe • Rezirkulationsherz (Pulmonalbogen und Lungengefäße, besonders Hili, betont)

Das Operationsrisiko ist erfahrungsgemäß mit einer Letalität unter 1% gering, wenngleich es bei Älteren und Patienten mit pulmonaler Hypertonie mit und ohne Rechtsherzinsuffizienz etwas höher liegt.

Es besteht **keine Operationsindikation**

- bei hämodynamisch unbedeutsamem Links-Rechts-Shunt mit einem Verhältnis zwischen pulmonalem und systemischem Durchflußvolumen < 1,5:1,0
- bei fixierter pulmonaler Hypertonie mit einem Pulmonalgefäßwiderstand zu arteriellem Gefäßwiderstand > 0,7:1,0.

Spätergebnisse nach chirurgischer Korrektur zeigen, daß elektrokardiographische, echokardiographische und röntgenologische Merkmale des Vorhofseptumdefektes häufiger zurückgehen oder sich normalisieren, wenn die Operation frühzeitig vor dem 6. Lebensjahr im Vergleich zu Operierten nach dem 20. Lebensjahr durchgeführt wird. Jedoch bleibt der inkomplette Rechtsschenkelblock nicht selten bestehen.

Auch die körperliche Belastbarkeit der im jüngeren Lebensalter operierten Patienten ist besser.

Ein Verschluß des Vorhofseptumdefektes ist auch mittels **Kathetertechnik** möglich (King et al. 1974, 1976). Der Defekt sollte jedoch nicht größer als 2 cm im Durchmesser sein. Weiterhin muß der Rand des Defektes fest sein, damit das knopf- oder schirmartige Gerät fest verankert werden kann. Da bei dieser Implantation auch lebensbedrohliche Komplikationen entstehen können, ist die Durchführung nur in Zentren mit kardiochirurgischem Standby möglich.

Ist eine instrumentell-chirurgische Therapie nicht indiziert, wird eine auftretende Herzinsuffizienz nach den üblichen Grundsätzen behandelt. Eine Endokarditis-Prophylaxe ist bei alleinigem ASD vom Sekundum-Typ nicht erforderlich.

9.5.14 Prognose

Bei 40% der Kinder mit ASD Typ II kann es bis zum 5. Lebensjahr zu einem Spontanverschluß kommen. Bei einigen Patienten wird die Defektgröße kleiner.

Bei Patienten ohne chirurgische Behandlung des Vorhofseptumdefektes liegt das durchschnittliche Alter zum Zeitpunkt des Todes zwischen 36 und 40 Jahren. Etwas weniger als 50% der Patienten mit Vorhofseptumdefekt erreichen ein Alter über 40 Jahre. Bei den über 40jährigen liegt die jährliche Sterberate bei 5 bis 7%. Nur etwa 4% dieser Altersklasse sind asymptomatisch, nur 10% werden 60 Jahre. Nach dem 60. Lebensjahr liegt die Häufigkeit einer starken Behinderung oder Tod bei 88% (Campbell 1970).

Patienten mit hämodynamisch wenig bedeutsamem Links-Rechts-Shunt, in seltenen Fällen auch mit größerem Links-Rechts-Shunt, können auch nach eigenen Beobachtungen gelegentlich ein hohes Alter erreichen. In fortgeschrittenem Stadium tritt der Tod zumeist durch eine Rechtsherzinsuffizienz ein. Patienten mit einem ASD vom Primum-Typ haben eine schlechtere Prognose, und der Tod tritt ohne Operation meist kurz nach der Pubertät ein.

9.5.15 Arbeitsfähigkeit und Belastbarkeit

Die Arbeitsfähigkeit ist im allgemeinen bei unkompliziertem postoperativem Verlauf nach 3 Monaten gegeben. Ansonsten richtet sie sich nach dem Grad der körperlichen Belastbarkeit (Tabelle 9.3).

Tab. 9.3: Richtlinien für die körperliche Belastbarkeit bei Vorhofseptumdefekt (nach WHO 1993)

Vorhofseptumdefekt **• nicht operiert**	normaler pulmonalarterieller Druck mit oder ohne Mitralklappenprolaps oder -insuffizienz oder ventrikuläre Herzrhythmusstörungen	mittlerer pulmonalarterieller Druck > 20 mmHg
Physische Belastbarkeit	+++	+
Einschränkung der Freizeitgestaltung	–	++
Einschränkung der Berufswahl	–	++
Risiko bei Training	+	+
Intensität des Trainings	+++	++
Überwachung bei Training	1	1
Vorhofseptumdefekt **• operiert**	normale Hämodynamik, Erregungsleitung und Herzgröße	mittlerer Pulmonalarteriendruck > 20 mmHg, Erregungsleitungsstörungen und/oder Kardiomegalie
Physische Belastbarkeit	+++	+
Einschränkung der Freizeitgestaltung	–	++
Einschränkung der Berufswahl	–	++
Risiko bei Training	+	++
Intensität des Trainings	++/+++	++
Überwachung bei Training	1	1–3

Intensität der körperlichen Belastung
+ = niedrig – Aktivität mit niedriger dynamischer und/oder statischer Anforderung
++ = mäßig – Aktivität mit mäßiger dynamischer und/oder statischer Anforderung
+++ = hoch – Aktivität mit hoher dynamischer und/oder statischer Anforderung

Einschränkungen der Freizeit und Berufstätigkeit
– = keine
+ = leicht – Heben bis 25 kg, Tragen bis 10 kg, kein Mannschaftsleistungssport
++ = mäßig – Heben bis 10 kg, Tragen bis 5 kg, eingeschränktes körperliches Training, kein Mannschaftssport
+++ = stark – überwiegend sitzend, wenig laufen, Entscheidung zur chirurgischen und/oder medikamentösen Therapie zur Beseitigung der Einschränkung

Risiko bei Training
+ gering
++ mäßig
+++ hoch

Trainingsintensität
+ gering < 10 Punkte
++ mäßig 10–13 Punkte
+++ hoch > 10 Punkte

Belastung unter Aufsicht
1 = ohne Aufsicht – Selbstbeobachtung
2 = mit Aufsicht – Selbstbeobachtung
3 = ohne Aufsicht – medizinisch überwacht
4 = mit Aufsicht – medizinisch überwacht

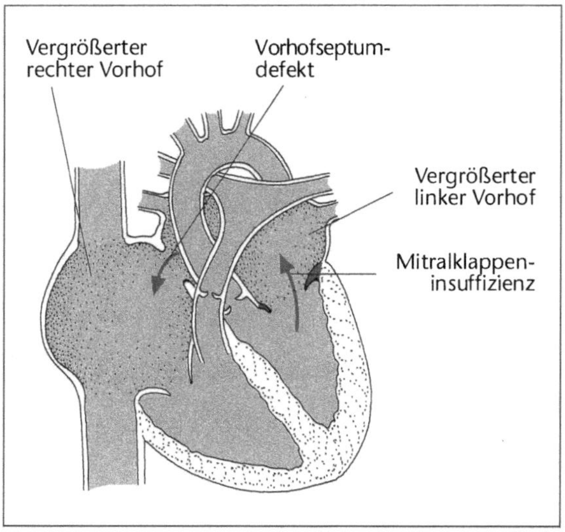

Abb. 9.7: Schematische Darstellung der anatomischen und hämodynamischen Verhältnisse bei ASD mit inkomplettem AV-Kanal

9.5.16 Vorhofseptumdefekt, vergesellschaftet mit anderen Herz- und Gefäßmißbildungen

➤ Vorhofseptumdefekt plus Mitralklappenstenose (Lutembacher-Syndrom)

Das Lutembacher-Syndrom ist die Kombination des Vorhofseptumdefektes mit einer Mitralklappenstenose. Diese Kombination ist äußerst selten angeboren. Die Kombination eines ASD mit einer rheumatisch bedingten Mitralklappenstenose kann gelegentlich gefunden werden. Oft ist diese Diagnose auch Ergebnis einer Fehldeutung des Geräuschbefundes, da bei einem großen ASD mit Links-Rechts-Shunt das Geräusch der relativen Trikuspidalklappenstenose für eine Mitralklappenstenose gehalten wird! Insgesamt wird die Häufigkeit des Lutembacher-Syndroms überschätzt.

Beim Lutembacher-Syndrom führt die Bestimmung der Schwere der Mitralklappenstenose nach der Gorlinschen Formel zu einer Unterschätzung der Mitralklappenstenose, da durch den Links-Rechts-Shunt der echte Durchfluß durch die Mitralklappe nicht objektiv erfaßt werden kann.

➤ Vorhofseptumdefekt plus fehlmündende Lungenvenen

Eine oder mehrere Pulmonalvenen münden in 15–20% der Fälle in den rechten Vorhof oder in das venöse System an anderer Stelle. Häufig sind die fehlmündenden Lungenvenen mit einem Vorhofseptumdefekt vom Sinus-venosum-Typ kombiniert. Die **Häufigkeit** dieser Anomalie ist schwer zu definieren. Mehrizi et al. (1964) geben an, daß sie 2% der Todesfälle durch angeborene Herzfehler innerhalb des ersten Lebensjahres ausmacht.

➤ Inkompletter AV-Kanal

Der inkomplette AV-Kanal besteht aus einem Vorhofseptumdefekt vom Primum-Typ mit Mitral- oder seltener Trikuspidalklappeninsuffizienz (Abbildung 9.7).

9.5.17 ASD als Teil komplexerer Herz- und Gefäßmißbildungen

Der Vorhofseptumdefekt ist hier ein Teil komplexerer Mißbildungen wie des Fallotschen Komplexes, der Trikuspidal- und Pulmonalklappenatresie, der Transposition der großen Gefäße etc.

9.6 Atrioventrikulärer Septumdefekt (Q 21.2)

9.6.1 Definition

Atrioventrikulärer Septumdefekt ist der Oberbegriff für die als Endokardkissendefekte, partieller oder kompletter AV-Kanal bezeichneten Mißbildungen. Diese Mißbildung ist charakterisiert durch
- das Fehlen oder eine inkomplette Ausbildung des atrioventrikulären Septums im membranösen und muskulären Anteil,
- Fehlbildung der gemeinsamen AV-Klappe bzw. eines gemeinsamen AV-Klappenringes.

9.6.2 Häufigkeit

Der atrioventrikuläre Septumdefekt wird mit einer Häufigkeit von 7,4% angegeben. Er ist mit 40–70% die häufigste Herzmißbildung bei der Trisomie 21. Häufig sind auch andere Fehlbildungen wie die Fallotsche Tetralogie, der Double outlet right ventricle und die Transposition der großen Gefäße vergesellschaftet.

9.6.3 Einteilung

Da es nicht zur Ausbildung einer Trikuspidal- und Mitralklappe kommt, sind also somit nur *eine* gemeinsame AV-Klappe sowie ein unterschiedlich großer Defekt im AV-Septum vorhanden. Je nach der Beziehung des anterioren und posterioren Segels dieser AV-Klappe und ihrer Morphologie wird ein
- partieller
- intermediärer
- kompletter atrioventrikulärer Septumdefekt

unterschieden.

Der **partielle AV-Septumdefekt** entspricht dem Vorhofseptumdefekt vom Ostium-primum-Typ. Es bestehen 2 getrennte AV-Klappenöffnungen ohne Ventrikelseptumdefekt. Der **intermediäre Typ** zeigt die gleiche Anatomie der AV-Klappe, hat aber zusätzlich im klappennahen Bereich des Ventrikelseptums einen Defekt.

Beim **kompletten atrioventrikulären Septumdefekt** bestehen ein großer Ventrikelseptumdefekt und nur eine gemeinsame AV-Klappe.

Nach Rastelli et al. (1966) wird der **komplette** atrioventrikuläre Septumdefekt in 3 Typen eingeteilt:

- **Typ A**: Das vordere Brückensegel ist durch eine Kommissur in einen mitralen und trikuspidalen Anteil getrennt. Die meist kurzen Sehnenfäden setzen am oberen Rand des muskulären Ventrikelseptums an. Der Ventrikelseptumdefekt ist in der Regel klein. Er ist mit 70% die häufigste Erscheinungsform des atrioventrikulären Septumdefektes.
- **Typ B**: Die Spaltbildung des anterioren Brückensegels ist mehr oder weniger ausgeprägt, und die medialen Chordae setzen an einem rechtsventrikulär gelegenen Papillarmuskel an. Dieser Typ macht 15% aus.
- **Typ C**: Hierbei flottiert das Brückensegel frei. Eine Insertion ist weder am konalen Papillarmuskel des rechten Ventrikels noch am Kammerseptum vorhanden.

9.6.4 Hämodynamik

Bei den **inkompletten** Varianten, die den Typen A und B zuzuordnen sind, entsteht über den Vorhofseptumdefekt ein Links-Rechts-Shunt und über die Mitralregurgitation und den Ventrikelseptumdefekt ein linksventrikulärer - rechtsatrialer Shunt. Die Größe dieses Shunts hängt von der Schwere der Mitralregurgitation und der Größe des Ventrikelseptumdefektes ab.

Beim **kompletten** Defekt stehen alle 4 Herzhöhlen miteinander in Verbindung. Das Ausmaß und die Richtung des hieraus resultierenden Shunts hängen ab

- von der Größe des Ventrikelseptumdefektes,
- vom Verhältnis der Widerstände im großen und kleinen Kreislauf sowie
- vom Ausmaß der Insuffizienz der AV-Klappen.

Meist ist der Shunt linksventrikulär - rechtsatrial gerichtet. Ein großer Ventrikelseptumdefekt führt zum Druckangleich zwischen dem linken und rechten Ventrikel, zur pulmonalen Hypertonie und damit zur Zunahme des Rechts-Links-Shunts. Aus diesen hämodynamischen Gegebenheiten resultieren eine Volumenbelastung des linken Herzens und eine Volumen- und Druckbelastung des rechten Herzens.

9.6.5 Klinisches Bild

Auskultatorisch findet man beim **Vorhofseptumdefekt vom Primum-Typ** wie beim **Sekundum-Typ** ein gröberes systolisches Austreibungsgeräusch mit Punctum maximum über 2 L 2 als Ausdruck der relativen Pulmonalklappenstenose sowie die fixierte Spaltung des II. Herztones über dem 2. ICR links. Auf den Primum-Typ hinweisend ist aber ein Systolikum über der Spitze meist von hellerem Klang und geringer Intensität, das der Mitralregurgitation entspricht.

Beim **kompletten** AV-Septumdefekt ist hingegen bereits im Säuglings- und Kindesalter die Entwicklung einer Herzinsuffizienz mit pulmonaler Hypertonie feststellbar. Eine Zyanose kann in Abhängigkeit vom Schweregrad der hämodynamischen Veränderungen in Ruhe oder erst unter Belastung auftreten.

Bei der **Inspektion** fällt eine schon frühzeitig sich entwickelnde Voussure auf. Präkordiale Pulsationen sowie ein Schwirren über dem III./IV. ICR parasternal links sind **palpabel. Auskultatorisch** findet man das systolische Geräusch des Ventrikelseptumdefektes, das Austreibungsgeräusch der relativen Pulmonalklappenstenose sowie ein pansystolisches Geräusch der AV-Klappeninsuffizienz. Ein III. Herzton kann an verschiedenen Punkten auskultiert werden. Der II. Herzton ist normal oder gespalten, die Pulmonalkomponente des II. Herztones bei pulmonaler Hypertonie betont.

9.6.6 Elektrokardiogramm

Beim kompletten AV-Septumdefekt findet man in der Frontalebene einen Linkstyp bis überdrehten Linkstyp. Dieser ungewöhnliche Lagetyp ist auf eine zusätzliche Anomalie im Erregungsleitungssystem zurückzuführen.

Weiterhin sind eine Doppelkammerhypertrophie bzw. bei Zunahme der pulmonalen Hypertonie eine überwiegende Rechtsherzhypertrophie nachweisbar. Ein P-dextroatriale als Ausdruck der Vergrößerung des rechten Vorhofs sowie ein AV-Block I. Grades sind häufig. Selten kann auch ein WPW-Syndrom festgestellt werden.

9.6.7 Echokardiogramm

Durch das **2-D-Bild** kann der Defekt gut abgebildet und im Detail erfaßt werden. Im apikalen 4-Kammer-Blick ist der Ansatz der AV-Klappen, der Größe des Vorhof- und Ventrikelseptumdefektes darstellbar. Die Kommissur im vorderen Mitralsegel läßt sich meist gut in der parasternalen kurzen Achse abbilden.

Im **M-Mode** findet man eine Verbreiterung des rechten Ventrikels sowie paradoxe Bewegungen des interventrikulären Septums.

Durch den **CW- und Farbdoppler** kann die Herzklappenfunktion beurteilt werden.

9.6.8 Röntgen-Thorax

Beim ASD vom Primum-Typ findet man neben den Zeichen des Rezirkulationsherzens als Folge der Mitralregurgitation eine Vergrößerung des linken Vorhofs und des linken Ventrikels. Der komplette AV-Kanal ist durch eine alle vier Herzhöhlen betreffende Dilatation gekennzeichnet. Das Pulmonalsegment ist vorgewölbt. Die Lungengefäßzeichnung ist stark vermehrt. Die Zeichen der pulmonalen Hypertonie sind nachweisbar (s. Abbildung 9.6, S. 205).

9.6.9 Herzkatheterisierung

Durch die Herzkatheteruntersuchung können die Shuntgröße, die Druckwerte in den einzelnen Herzabschnitten sowie der Lungengefäßwiderstand ermittelt werden.

Durch die Angiokardiographie wird die typische Konfiguration des Gänsehalses („goose neck"), die durch die Verkürzung der Einflußbahn im Vergleich zur Ausflußbahn des linken Ventrikels mit unter die Klappenebene in den linken Ventrikel hinein verlängerter Aorta hervorgerufen wird.

9.6.10 Therapie

Die Therapie besteht in Abhängigkeit von der Schwere der Veränderungen in erster Linie in einer operativen Korrektur der Defekte oder palliativ in einer Banding-Operation zur Verhinderung einer pulmonalen Hypertonie meist schon innerhalb des ersten Lebensjahres. Leichtere Formen und mit nicht zu schwerer Mitralinsuffizienz können noch im Schulalter operativ korrigiert werden. Nach der operativen Korrektur findet man bei fast allen Patienten einen **Rechtsschenkelblock** sowie Herzrhythmusstörungen wie eine Sinusknoten-Dysfunktion und AV-Blockierungen.

9.6.11 Prognose

Der komplette AV-Septumdefekt hat durch die frühzeitige Entwicklung der Herzinsuffizienz, der pulmonalen Hypertonie und den erhöhten Lungengefäßwiderstand eine schlechte Prognose. Der Tod tritt vor allem bei Kindern mit Trisomie 21 meist um das 2. Lebensjahr ein. Selten erreichen sie das 15. Lebensjahr.

9.7 Fehlmündende Lungenvenen (Q 26.3, Q 26.2)

9.7.1 Definition

Isolierte oder in Kombination mit anderen Herzmißbildungen, besonders mit dem Vorhofseptumdefekt, auftretende atypische Mündung der Körper- und Lungenvenen. Alle vier Lungenvenen fließen in einen Pulmonalsinus, da, meist durch die Rückbildung oder Atresie der embryonal gemeinsamen Lungenvene bedingt, kein Anschluß zum linken Vorhof besteht.

9.7.2 Einteilung

Man unterscheidet je nach Einmündung in das venöse System verschiedene Typen. Die Lungenvenen können **partiell** (Q 26.3) oder **total** (Q 26.2) fehlmünden:

- Typ I suprakardialer Typ
- Typ II kardialer Typ
- Typ III infrakardialer Typ
- totale Lungenvenenfehlmündung.

9.7.3 Hämodynamik

Beim **suprakardialen Typ** besteht ein großer Links-Rechts-Shunt über die V. vertebralis und V. anonyma in die V. cava superior.

Beim **kardialen Typ** münden die Pulmonalvenen über einen Pulmonalvenensinus oder direkt entweder einzeln oder mit einem gemeinsamen Stamm in den rechten Vorhof. Dies führt zu einer Volumenbelastung des rechten Herzens wie bei Vorhofseptumdefekt.

Der **infrakardiale Typ** ist durch eine Verbindung zwischen dem Pulmonalvenensinus und der V. portae gekennzeichnet. Eine Einengung der Pulmonalvenen mit sekundärer pulmonaler Hypertonie wird hier fast regelmäßig gefunden.

Die **totale Lungenvenenfehlmündung** zeigt viele Varianten, wovon die linkspersistierende obere Hohlvene die häufigste Anomalie ist. Sie hat keinen Anschluß an den linken Vorhof. Das Blut fließt retrograd in die linke V. brachiocephalica und findet dann Anschluß an die V. cava superior.

9.7.4 Klinisches Bild

Die Schwere des klinischen Bildes entwickelt sich erst innerhalb der ersten Lebensmonate. Es ist je nach Einmündungsort durch eine leichte bis mäßige Zyanose, Dyspnoe und Herzinsuffizienz gekennzeichnet.

Bei der Auskultation findet sich kein Geräuschbefund. Es fällt lediglich eine weite Spaltung des II. Herztones auf.

9.7.5 Elektrokardiogramm

Im Vordergrund der EKG-Veränderungen jenseits der Neugeborenenperiode stehen der inkomplette Rechtsschenkel, die Rechtsherzhypertrophie, ein P-dextroatriale sowie kleine r-Zacken linkspräkordial.

9.7.6 Echokardiogramm

Echokardiographisch stellt sich die Vergrößerung des rechten Vorhofs, Ventrikels sowie der A. pulmonalis dar. In der **fetalen Echokardiographie** kann diese Anomalie, wenn sie isoliert auftritt, sehr schwer diagnostiziert werden (Chaoui 1995).

9.7.7 Röntgen-Thorax

Das Röntgen-Thorax-Bild ist je nach Einmündungsort der Lungenvenen unterschiedlich. Bei Einmündung in den rechten Vorhof ähnelt es dem Vorhofseptumdefekt.

Beim infrakardialen Typ ist das Herz normal groß, die Lungengefäßzeichnung ist fleckig oder retikulär. Durch die Lungenstauung kommt eine milchig-glasige Trübung zur Darstellung. Bei der **linkspersistierenden oberen Hohlvene** ist die Lungengefäßzeichnung extrem vermehrt, und wegen der beidseitigen Verbreiterung des oberen Mediastinums nimmt das Herz die Form einer 8 („figure of eight") an.

9.7.8 Therapie

Ist kein oder ein nur kleiner Vorhofseptumdefekt vorhanden, ist eine **Ballonatrioseptostomie** nach Rashkind lebensrettend. Eine chirurgische Korrektur kann anschließend vorgenommen werden. Postoperativ können Vorhofrhythmusstörungen oder ein AV-Knoten-Rhythmus auftreten.

9.7.9 Prognose

Besteht kein Vorhofseptumdefekt, sind die Kinder nicht lebensfähig. Beim infrakardialen Typ ist die Prognose schlecht, da meist eine Einengung des gemeinsamen Lungenvenenstammes besteht.

9.8 Ventrikelseptumdefekt (Q 21.0)

9.8.1 Definition

Der Ventrikelseptumdefekt ist eine bereits im Jahre 1879 von Roger beschriebene Kommunikation in verschiedener Größe und Lokalisation zwischen beiden Ventrikeln, die isoliert oder im Zusammenhang mit anderen angeborenen Herzfehlern vorkommen.

9.8.2 Häufigkeit

Der Ventrikelseptumdefekt ist einer der häufigsten angeborenen Herzfehler und macht bei Kindern etwa 20% (Graham et al. 1989), im eigenen Erwachsenen-Krankengut 8,3% aus (Parsi 1971). Im Erwachsenenalter ist er jedoch seltener als der Vorhofseptumdefekt. Die Kombination mit einer meist infundibulären Pulmonalstenose kommt bei ca. 25% der Patienten vor. Frauen (56%) haben im Vergleich zu Männern (44%) häufiger einen Ventrikelseptumdefekt. Der Ventrikelseptumdefekt ist der häufigste Herzfehler im Rahmen anderer Chromosomenanomalien wie der Trisomie 13, Trisomie 18 und Trisomie 21. Bei der Mehrheit (> 95%) aber ist er unabhängig von einer Chromosomenanomalie vorhanden. Hier können andere Einflüsse wie Alkohol (40%), Retinoide (15–20%) und Thalidomid (5–10%), mütterlicher Diabetes mellitus (3–5%), Röteln (35%) sowie eine Phenylketonurie (25–100%) (Nora et al. 1991) eine Rolle spielen.

Diese **Häufigkeitsunterschiede** zwischen dem Kindes- und Erwachsenenalter sind durch folgende Faktoren bedingt:
- oft tritt der Tod sehr früh innerhalb des ersten Lebensjahres durch eine Herzinsuffizienz ein,
- bei großen Links-Rechts-Shunts kommt es in der Kindheit oft zu einem spontanen Verschluß,
- die Ventrikelseptumdefekte werden in der Regel in der Kindheit chirurgisch verschlossen.

Kleine Ventrikelseptumdefekte kommen häufiger vor als große. Defekte von einem Durchmesser bis zu 1 cm, von 1 bis 2 cm und über 2 cm stehen in einem Häufigkeitsverhältnis zueinander von 12:3:1. Im allgemeinen werden die großen Defekte nur im Kindesalter beobachtet. In der Erwachsenenkardiologie kommen in der Regel nur kleinere Ventrikelseptumdefekte als isolierte Fehlbildung vor. Was die familiäre Häufung anbelangt, kann man davon ausgehen, daß ein VSD beim Kind mit einer Wahrscheinlichkeit von 9,5% auftritt, wenn die Mutter bzw. 2,5%, wenn der Vater betroffen ist (Nora et al. 1988).

9.8.3 Einteilung

Die Einteilung der Ventrikelseptumdefekte wird nach verschiedenen Aspekten vorgenommen.

➤ Nach der Lokalisation

Das Septum interventriculare wird in drei Abschnitte eingeteilt (Abbildung 9.8):
- anteriorer
- mittlerer
- posteriorer Abschnitt

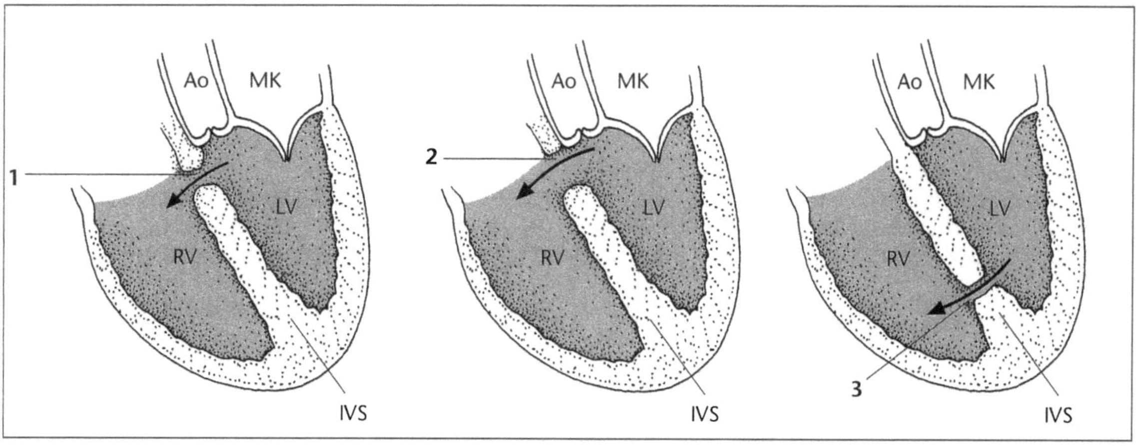

Abb. 9.8: Schematische Darstellung der Lokalisationen des Ventrikelseptumdefektes, LV: linker Ventrikel, RV: rechter Ventrikel, Ao = Aorta, MK = Mitralklappe, IVS = Septum interventriculare, 1: mittlerer oder membranöser Defekt, 2: anteriorer oder infundibulärer Defekt, 3: posteriorer oder muskulärer Defekt

Die **mittleren Ventrikelseptumdefekte**, die auch als **membranöser**, **infracristaler**, **membrano-muskulärer** oder **Fallotscher Typ** bezeichnet werden, sind mit etwa 80% die häufigsten. Dieser membranöse Ventrikelseptumdefekt ist unter dem Aortenklappenring lokalisiert und kann das vordere Segel der Aortenklappe nach unten ziehen, wodurch eine Schlußunfähigkeit der Herzklappe verursacht werden kann. Auf der rechten Seite mündet er in den Ausflußtrakt des rechten Ventrikels direkt unter der Pulmonalklappe ein.

Der **anteriore Ventrikelseptumdefekt**, der auch als **supracristaler**, **infundibulärer** oder **konaler Ventrikelseptumdefekt** bezeichnet wird, kommt mit einer Häufigkeit von 5–7% vor. Die **posterioren Ventrikelseptumdefekte** sind fast immer muskulär und machen etwa 5–20% aller Ventrikelseptumdefekte aus.

Andere Lokalisationen in diesem Bereich sowie muskuläre Defekte, die häufig in Form von Fensterungen (**Schweizer-Käse-Effekt**) beobachtet werden, kommen seltener vor.

➤ Nach der Größe

Kleiner Ventrikelseptumdefekt mit einem Durchmesser von etwa 0,5 cm, der auch als **Morbus Roger** bezeichnet wird. Der Druck in der A. pulmonalis und im rechten Ventrikel ist normal oder nur gering erhöht. Der Links-Rechts-Shunt beträgt bei diesen Defekten nicht mehr als 3 l/min und damit < 36% des Pulmonaldurchflußvolumens. Der systolische Druck im rechten Ventrikel überschreitet in der Regel nicht 40 mmHg.

Mittelgroßer Ventrikelseptumdefekt mit einem Durchmesser von 1–1,5 cm und einem Druck im rechten Ventrikel und der A. pulmonalis von mehr als 40 mmHg. Der Links-Rechts-Shunt ist größer.

Große Ventrikelseptumdefekte haben einen Durchmesser >1,5 cm, und der Druck im rechten Ventrikel und in der A. pulmonalis ist deutlich erhöht. *Je größer der Defekt, um so höher ist der Druck im rechten Ventrikel.* Die Druckwerte sind bei den großen Defekten in beiden Ventrikeln etwa gleich groß.

Diese Formen werden auch als Ventrikelseptumdefekte mit druckangleichender Wirkung (Grosse-Brockhoff et al. 1960) oder als Common ejectile force (Edwards 1953) bezeichnet. Bei extremen Formen dieser Gruppe sind beide Kammern als eine Kammer zu betrachten, das Herz ist funktionell ein **Cor triloculare biatrium.**

9.8.4 Ventrikelseptumdefekt als Teil anderer Herz- und Gefäßmißbildungen

Ein Ventrikelseptumdefekt tritt nicht nur isoliert, sondern auch als Teil verschiedener, auch seltenerer Herz- und Gefäßmißbildungen auf.

- Der Ventrikelseptumdefekt kann mit einer subvalvulären, valvulären oder supravalvulären Pulmonalstenose als Teil der **Fallotschen Tetralogie oder Pentalogie** vergesellschaftet sein.
- Bei etwa 10% der Patienten mit Ventrikelseptumdefekt ist ein **Ductus arteriosus persistens** nachweisbar.
- Ein gleichzeitiges Auftreten einer **Aortenklappeninsuffizienz** mit einem Ventrikelseptumdefekt liegt bei etwa 5% der Patienten vor.
- Der Ventrikelseptumdefekt kann auch im **Zusammenhang mit selteneren Mißbildungen** wie Truncus arteriosus, Trikuspidalklappenatresie, double outlet right ventricle, double outlet left ventricle gemeinsam auftreten.

9.8.5 Hämodynamik

Für die hämodynamische Wirksamkeit des Ventrikelseptumdefektes sind seine **Lage** und **Größe** von Bedeutung. Durch den Links-Rechts-Shunt kommt es zu einer Volumenbelastung des rechten Ventrikels mit Erhöhung des Herzminutenvolumens im kleinen Kreislauf und nachfolgend auch zu einer Volumenbelastung des linken Herzens.

Bei unkompliziertem Ventrikelseptumdefekt ist die Größe des Links-Rechts-Shunts von der Höhe des Widerstandes zwischen dem Pulmonalkreislauf und dem arteriellen Kreislauf abhängig.

Bei einem Ventrikelseptumdefekt im Durchmesser < 1 cm oder kleiner als die Hälfte des Aortenklappendurchmessers ist der Links-Rechts-Shunt klein bis mäßig. Ist der Durchmesser des Ventrikelseptumdefektes > 1 cm oder größer als die Hälfte des Aortenklappendurchmessers, gleicht sich der Druck in beiden Ventrikeln an. Ist der pulmonale Gefäßwiderstand gleich oder größer als der Widerstand im großen Kreislauf, tritt ein Rechts-Links-Shunt mit dem klinischen Bild der **Eisenmenger-Reaktion** auf.

Wenn der Defekt im oberen Abschnitt des membranösen Septums liegt, fließt das gesamte Shuntvolumen direkt in die A. pulmonalis, ohne daß daraus eine Volumenbelastung des rechten Ventrikels resultiert. Bei dieser Form besteht eine Volumenbelastung des Pulmonalkreislaufs sowie des linken Vorhofs und linken Ventrikels. Die Hämodynamik ähnelt der des Ductus Botalli. Dies setzt voraus, daß der fortbestehende fetal erhöhte Widerstand im kleinen Kreislauf und die daraus resultierende pulmonale Hypertonie nicht bereits zu einer Druckbelastung des rechten Herzens geführt haben. Diese Form ist relativ selten. Die Shuntmenge hängt auch vom Widerstand der Lungengefäße ab. Je höher dieser Widerstand, um so kleiner ist der Links-Rechts-Shunt.

Nach **pathophysiologischen Aspekten** wird der VSD eingeteilt (Nadas et al. 1972):

- **Gruppe I**: kleiner Ventrikelseptumdefekt, geringer Links-Rechts-Shunt, normaler Pulmonaldruck (M.Roger)
- **Gruppe II**: großer Ventrikelseptumdefekt, mit großem Links-Rechts-Shunt, normalem oder gering erhöhtem Pulmonalwiderstand
  Gruppe II a: Der systolische Druck in der A. pulmonalis ist kleiner als 70% des systemischen Druckes.
  Gruppe II b: Der systolische Druck in der A. pulmonalis ist größer als 70% des systemischen Druckes.
- **Gruppe III**: ausgeprägte Erhöhung des pulmonalen Widerstands und pulmonale Hypertonie, geringer Links-Rechts-Shunt oder bidirektionaler Shunt mit noch überwiegendem Links-Rechts-Shunt, stellt die Grenze zur Eisenmenger-Reaktion dar.
- **Gruppe IV**: großer Ventrikelseptumdefekt, verbunden mit valvulärer oder subvalvulärer Pulmonalstenose (Schutz des Pulmonalkreislaufs), überwiegender Rechts-Links-Shunt (Eisenmenger-Reaktion).

9.8.6 Postnatale Entwicklung des Lungengefäßwiderstandes bei Ventrikelseptumdefekt

Wenn nach der Geburt der Widerstand im kleinen Kreislauf sinkt, sind das pulmonale Durchflußvolumen und die Volumenbelastung des rechten Ventrikels relativ groß. Die so veränderte hämodynamische Situation ist für den Organismus in dieser Phase der Entwicklung sehr kritisch und kann bereits im Säuglingsalter zum Tod führen.

Dies entspricht der **1. Phase** im klinischen Verlauf des Ventrikelseptumdefektes (Grosse-Brockhoff et al. 1960). Um diese kritische Belastung des kleinen Kreislaufs zu umgehen, schaffte man eine künstliche Pulmonalklappenstenose (**Banding-Operation**) durch partielle Unterbindung der Pulmonalarterie. Bleibt der Lungenwiderstand nach der Geburt unverändert erhalten oder steigt er erneut an, überstehen die betroffenen Kinder die gefährliche Zeit der ersten Lebensmonate. Die damit verbundene pulmonale Hypertonie drosselt den Links-Rechts-Shunt auf ein erträgliches Maß. Dieser **2. Phase** der Entwicklung begegnet man am häufigsten. Sie ist in der Regel schon am Ende des ersten Lebensjahres erreicht. Dieser hämodynamische Zustand führt zu einer Volumen- und Druckbelastung des rechten Ventrikels. Gleichzeitig besteht eine Volumenbelastung des linken Ventrikels. Wenn der pulmonale Widerstand so weit erhöht ist, daß die Höhe des Widerstandes im großen Kreislauf erreicht bzw. überschritten wird, ist das Krankheitsbild in die **3. Phase** eingetreten, die mit einem Umkehrshunt und einer **zentralen Zyanose** einhergeht.

9.8.7 Klinisches Bild

Die klinischen Symptome, wie Atemnot und Leistungsminderung, hängen in erster Linie von der Größe des Ventrikelseptumdefekts ab. Kleine Ventrikelseptumdefekte werden wegen fehlender Beschwerden subjektiv nicht wahrgenommen. Die Diagnose kann zufällig bei einer ärztlichen Untersuchung wegen des lauten systolischen Geräusches oder anhand einer Röntgen-Thorax-Aufnahme vermutet werden.

➤ Inspektion

Gelegentlich ist eine Voussure zu beobachten. Eine Zyanose tritt bei Umkehrshunt auf. Bei 70% der Patienten ist ein systolisches Schwirren palpabel.

➤ Auskultation

Kleinere Ventrikelseptumdefekte können hämodynamisch unbedeutend sein, weisen aber ein 3/6–5/6 systolisches, hochfrequentes Geräusch mit p. m. über 4 L 2 auf. Das Geräusch wird durch einen Düseneffekt beim Durchfluß des Blutes vom linken Ventrikel mit höherem Druck in den rechten Ventrikel mit niedrigerem Druck durch den Ventrikelseptumdefekt bedingt. Bei mehr als 90% der Patienten mit einem lauten Geräusch des Ventrikelseptumdefektes ist es auch am Rücken links paravertebral wahrnehmbar. Wird das Geräusch leiser und die Pulmonalkomponente des II. Herztones betont, weist dies auf eine pulmonale Hypertonie und Shuntumkehr hin.

Selten kann auch wie beim Vorhofseptumdefekt ein Diastolikum wahrnehmbar sein. Das Geräusch mit p.m. über 2 L 2 entspricht dem Graham-Steell-Geräusch oder über der Herzspitze bei großem Links-Rechts-Shunt als Ausdruck einer relativen Mitralklappenstenose (Tabelle 9.4, S. 217).

➤ Komplikationen

Der Verlauf eines Ventrikelseptumdefektes wird nicht selten durch eine pulmonale Hypertonie, bakterielle Endokarditis, Aortenklappeninsuffizienz oder Herzinsuffizienz kompliziert.

9.8.8 Elektrokardiogramm

Die EKG-Veränderungen sind zwar nicht so charakteristisch wie beim Vorhofseptumdefekt, können aber im Zusammenhang mit der Klinik zur Diagnose beitragen. Es finden sich verschiedene EKG-Bilder, die von Normalbefunden bei kleinen Defekten bis zur Doppelkammerhypertrophie entsprechend den hämodynamischen Situationen variieren. Ein **unauffälliges EKG** spricht für einen kleinen Ventrikelseptumdefekt mit hämodynamisch unbedeutsamem Links-Rechts-Shunt.

Ein biphasischer QRS-Komplex über den Standard- und Brustwandableitungen (**Katz-Wachtel-Phänomen**) sowie tiefe Q-Zacken über der Ableitung III mit einer RS-Form über Ableitung I, die Verschiebung der Übergangszone über den Brustwandableitungen nach links sowie tiefe S-Zacken linkspräkordial lassen an einen Ventrikelseptumdefekt denken.

Bei ausgeprägter **pulmonaler Hypertonie** sind eine deutliche Rechtsherzhypertrophie und ein P-dextroatriale nachweisbar (Abbildung 9.9).

Bei **inkomplettem Rechtsschenkelblock** ist der Links-Rechts-Shunt relativ klein und beträgt etwa 35% des Pulmonaldurchflußvolumens. Der Mitteldruck in der A. pulmonalis ist entweder nicht oder nur mäßig erhöht. Bei **komplettem Rechtsschenkelblock** liegt ein großer Links-Rechts-Shunt oder eine pulmonale Hypertonie vor.

Bei Doppelkammerhypertrophie besteht ein großer Links-Rechts-Shunt mit oder ohne pulmonale Hypertonie.

Bei Kombination eines **kompletten AV-Blocks** mit einem entsprechenden systolischen Geräusch über dem 4.ICR links muß der Verdacht auf einen Ventrikelseptumdefekt geäußert werden.

Eine **absolute Arrhythmie** ist selten und spricht eher gegen einen Ventrikelseptumdefekt.

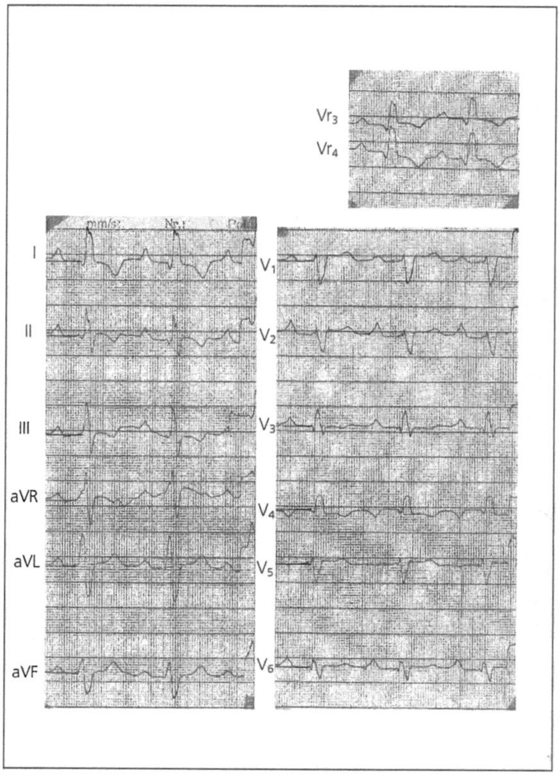

Abb. 9.9: EKG bei Ventrikelseptumdefekt mit ausgeprägter pulmonaler Hypertonie (Eisenmenger-Reaktion). Ausgeprägte Zeichen der rechtsventrikulären Hypertrophie mit tiefen, breiten S-Zacken bis V_6, ausgeprägtes P-dextroatriale

9.8.9 Echokardiographie

Die Echokardiographie ist die diagnostische Methode der Wahl, die sowohl für die prä- und postoperative Verlaufsbeurteilung als auch über vergesellschaftete Fehlbildungen wesentliche Informationen bringt.

In der **2-D-Darstellung** kommt die Lage des Ventrikelseptumdefektes besonders im apikalen 4-Kammer-Blick, in der parasternalen langen Achse oder auch von subcostal zur Darstellung (Abbildung 9.10). Der linke Vorhof und der linke Ventrikel sind bei mittelgroßem Ventrikelseptumdefekt vergrößert. Bei großem Ventrikelseptumdefekt ist auch der rechte Ventrikel vergrößert. Die Ausdehnung von perimembranösen Defekten ist am besten in der parasternalen kurzen Achse erfaßbar. Befindet sich der Ventrikelseptumdefekt im muskulären Teil des Septums und besonders apikal, ist er echokardiographisch schwer darstellbar, da diese Ventrikelseptumdefekte sehr klein oder multipel sind. Bei perimembranösem Defekt ist das Prolabieren des nonkoronaren Aortenklappensegels zu beobachten.

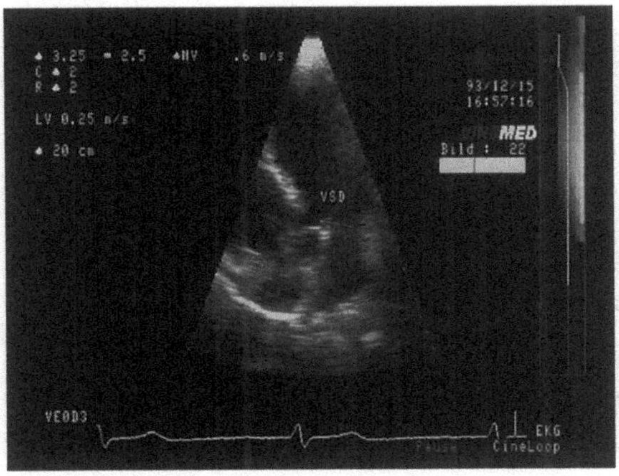

Abb. 9.10: Darstellung eines Ventrikelseptumdefekts in der Pars membranacea im 4-Kammer-Blick

Durch die **PW-, CW- und besonders die Farbdoppler-Echokardiographie** ist der **Shunt** gut erfaßbar und eine qualitative und quantitative Abschätzung seiner Größe möglich. Sogar kleine Ventrikelseptumdefekte sind dadurch bis 90% diagnostizierbar. Der **Druck** in der A. pulmonalis kann, wenn eine Regurgitation an der Trikuspidalklappe vorhanden ist, aus ihrer maximalen Geschwindigkeit abgeschätzt werden. Aus den mit dem CW-Doppler auf der Ebene des Shunts gemessenen Flußgeschwindigkeiten ist der Druck zwischen beiden Kammern zu ermitteln. Subtrahiert man diesen Druck vom systolischen Blutdruck, so ist eine Abschätzung des rechtsventrikulären Druckes unter der Voraussetzung, daß keine Aortenklappenstenose vorliegt, gegeben.

9.8.10 Phonokardiogramm

Das Phonokardiogramm bringt ein bandförmiges, holosystolisches Geräusch in verschiedenen Frequenzen zur Darstellung (Abbildung 9.11). Bei sehr kleinen Ventrikelseptumdefekten wird mitunter auch ein spindelförmiges Geräusch registriert.

9.8.11 Röntgen-Thorax

Bei kleinem Ventrikelseptumdefekt ist das Röntgenbild unauffällig. Größere Ventrikelseptumdefekte sind durch eine **verstärkte Lungengefäßzeichnung** und einen prominenten Pulmonalarterienbogen gekennzeichnet. Die Herzvergrößerung und die verstärkte Lungengefäßzeichnung stehen in direkter Beziehung zum Ausmaß des Links-Rechts-Shunts. Liegt eine hohe pulmonale Hypertonie vor (**Eisenmenger-Syndrom**), besteht ein Kalibersprung zwischen ausgeprägten hilären und den engen peripheren Gefäßen (Abbildung 9.12, Tabelle 9.4).

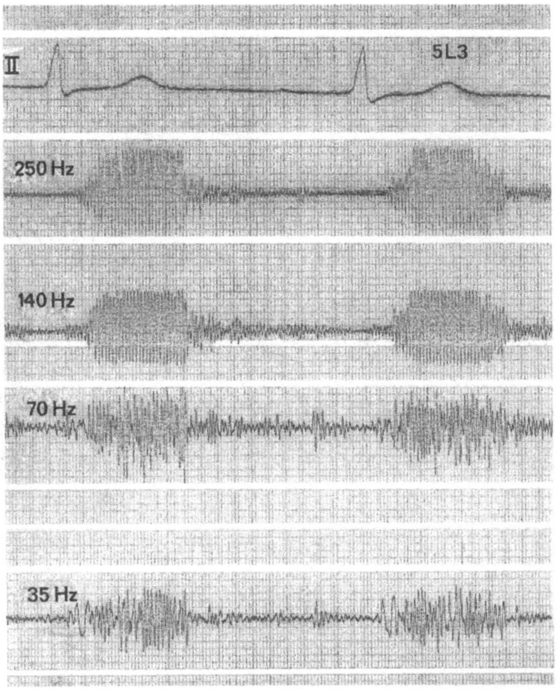

Abb. 9.11: Phonokardiogramm bei Ventrikelseptumdefekt. Bandförmiges, hochfrequentes Geräusch, angedeuteter III. und IV. Herzton

9.8.12 Magnetresonanztomographie

Eine Magnetresonanztomographie-Untersuchung ist dann indiziert, wenn durch konstitutionelle und Lungenerkrankungen die Verifizierung des Ventrikelseptumdefekts durch die Echokardiographie nicht möglich ist (Graham et al. 1989).

9.8.13 Nuklearmedizinische Verfahren

Durch die Anwendung des Radionuklidscans kann der Links-Rechts- oder Rechts-Links-Shunt qualitativ und quantitativ ermittelt werden.

9.8.14 Herzkatheterisierung

Durch die nichtinvasiven Verfahren ist eine ausreichende funktionelle und morphologische Aussage zum Ventrikelseptumdefekt möglich.

Die invasive Diagnostik ist indiziert zur Stellung der Operationsindikation bei großem Links-Rechts-Shunt und Verdacht auf pulmonale Hypertonie bzw. Erscheinungen der Rechtsherzinsuffizienz. Dadurch

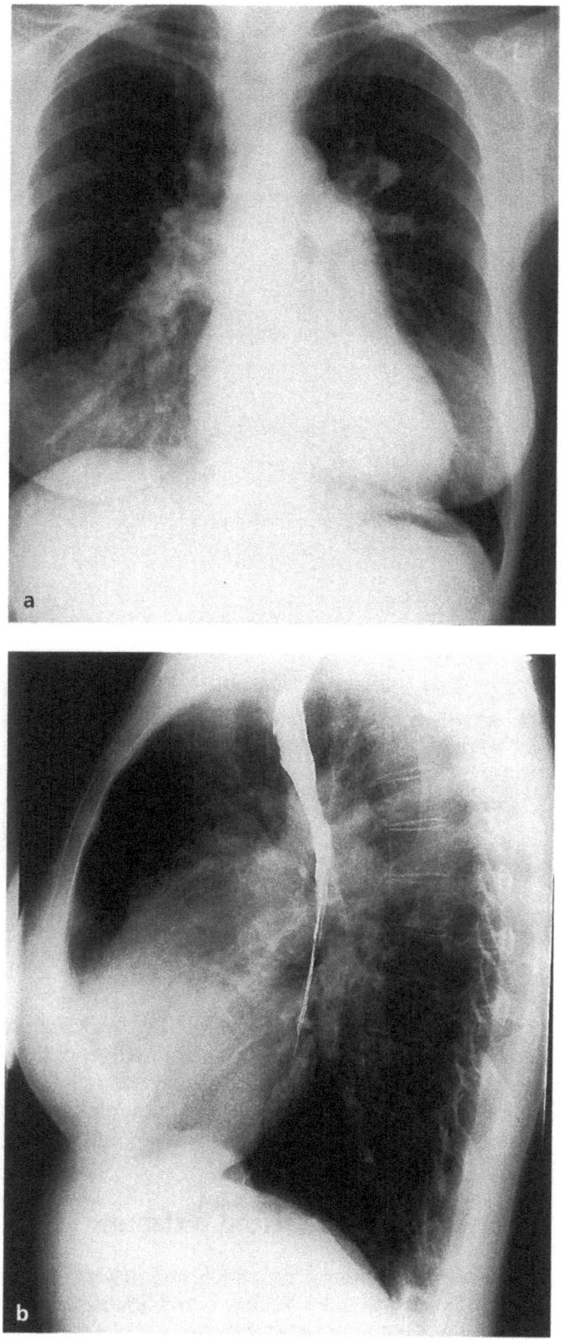

Abb. 9.12: Röntgen-Thorax-Bild. a im dv-Strahlengang und b seitlich mit Bariumbreischluck. Darstellung eines Ventrikelseptumdefektes mit pulmonaler Hypertonie (Eisenmenger-Syndrom). Prominenter Pulmonalbogen, stark betonte Hili, Kalibersprung zur Peripherie, dilatierter rechter sowie betonter linker Ventrikel

werden die Druckwerte im großen und kleinen Kreislauf, die Shuntgröße unter Anwendung der **Farbstoffdilution** und mittels **Angiokardiographie** weitere funktionelle und morphologische Abweichungen erfaßt. Bei erhöhtem Pulmonalarteriendruck und erhöhtem Pulmonalgefäßwiderstand (obere Grenze 8 Wood-Einheiten) wird die Reversibilität z.B. durch Vasodilatantien-Gabe überprüft (s. Kap. 14.4.13).

9.8.15 Differentialdiagnose

Das **systolische Geräusch** des Ventrikelseptumdefektes ist abzugrenzen von

- Mitralklappeninsuffizienz
- subvalvulärer Aortenstenose
- atrioventrikulärem Septumdefekt
- Fallotscher Tetralogie.

Ist eine Aorteninsuffizienz mit dem Ventrikelseptumdefekt vergesellschaftet, so muß eine Abgrenzung erfolgen zu:

- kombiniertem Aortenklappenfehler
- Ductus Botalli
- Truncus arteriosus persistens
- Fistelbildung im Bereich des Sinus Valsalvae oder
- koronararterio-venöser Fistel.

9.8.16 Therapie

Nur ein **großer Ventrikelseptumdefekt**, der eine Herzinsuffizienz bzw. eine Hemmung der kindlichen Entwicklung nach sich zieht, sollte innerhalb des ersten Lebensjahres operiert werden. **Kleine Ventrikelseptumdefekte** sind nicht operationsbedürftig. Der operative Verschluß ist bei **Erwachsenen** mit einem Verhältnis des pulmonalen zum systemischen Blutdurchfluß von 1,5 bis 1,0 indiziert. Wenn eine mittelschwere **pulmonale Hypertonie** bei Links-Rechts-Shunt vorliegt, sollte die Operation kurzfristig durchgeführt werden. Die Letalität liegt insgesamt bei 1–9%. Durch die Möglichkeit des primären Verschlusses des Ventrikelseptumdefektes in jedem Lebensalter ist die **Banding-Operation** auch wegen ihrer Nachteile, wie Ausbildung einer schweren Rechtsherzhypertrophie, prinzipiell nicht mehr erforderlich. Eine Ausnahme besteht jedoch bei kritisch kranken Kindern mit multiplen Ventrikelseptumdefekten (Graham et al. 1989).

Als **postoperative Komplikationen** werden bei 60–80% nach Ventrikulotomie ein Rechtsschenkelblock bzw. bei Korrektur vom Vorhof aus bei 25–45% oder auch ein AV-Block III. Grades, der einer Schrittmacherimplantation bedarf, beobachtet.

Wegen der **Endokarditisgefahr** ist postoperativ und bei allen instrumentell-operativen Eingriffen eine konsequente Prophylaxe mit Antibiotika erforderlich (s. Tab. 10.12, S. 283). Patienten, die nicht operationsbedürftig sind, sollten je nach Lebensalter

Tab. 9.4: Diagnostische Merkmale bei Ventrikelseptumdefekt

Auskultation	• pansystolisches, 3/6 lautes Geräusch mit p. m. über 4 L 2, häufig systolisches Schwirren in diesem Bereich (70 %) • I. und II. Herzton meist nicht abgrenzbar • III. und IV. Herzton in ca. 50 % der Fälle
EKG	• Zeichen der Links-, Rechts- oder biventrikulären Hypertrophie
PKG	• pansystolisches bandförmiges, seltener spindelförmiges Geräusch mit höheren Amplituden • bei kleineren Defekten auch spindelförmiges Geräusch mit Anfangs- und Spätcrescendoform
Echokardiographie	• direkte Darstellung des Defektes besonders von apikal • Vergrößerung des rechten Ventrikels • Defektdarstellung durch PW- und CW-Doppler, qualitative und quantitative Abschätzung des Shunts
Röntgen	• Rezirkulationsherz ähnlich dem ASD: Pulmonalbogen und Lungengefäße, besonders Hili, betont

alle 1–2 Jahre einer kardiologischen Untersuchung unterzogen werden.

Es wurde auch ein VSD-Verschluß mittels Kathetertechnik durchgeführt (Lock et al. 1988). Größere Erfahrungen liegen noch nicht vor, so daß der Stellenwert dieses Verfahrens noch nicht eindeutig geklärt ist.

9.8.17 Prognose

Bei **kleinem** Ventrikelseptumdefekt ist die Prognose sehr gut, 75–80% dieser Defekte verschließen sich innerhalb der ersten zwei Lebensjahre spontan. Nach dem **Spontanverschluß** bleibt bei einigen Patienten ein membranöses Aneurysma zurück (Graham et al. 1989).

Bei **mittelschwerem** Ventrikelseptumdefekt besteht innerhalb der ersten 6 Lebensmonate die Gefahr der Herzinsuffizienz, die in der Regel medikamentös beherrschbar ist. Wird nachgewiesen, daß der rechtsventrikuläre Druck annähernd normal ist, reduziert sich der Links-Rechts-Shunt nach dem ersten Lebensjahr. Diese Patienten bedürfen keiner Operation. Sie können jedoch eine bedeutsame infundibuläre Pulmonalstenose entwickeln, die ihrerseits operationsbedürftig ist. Etwa 15–20% dieser Patienten haben aber weiterhin einen großen Links-Rechts-Shunt. Bleibt er bis zum 4.–5. Lebensjahr bestehen, ist eine Operation indiziert, wenn der Pulmonaldurchfluß mehr als das zweifache des systemischen Flusses ist.

Bei **großem** Ventrikelseptumdefekt ist in der Regel eine Operation wegen der medikamentös nicht beherrschbaren Herzinsuffizienz innerhalb des ersten Lebensjahres erforderlich.

In einer Langzeitstudie über 25 Jahre an 790 nichtoperierten Patienten mit Ventrikelseptumdefekt (Corone et al. 1977), die wiederholt untersucht wurden, konnte festgestellt werden, daß eine Aortenklappeninsuffizienz bei 6,3% und eine bakterielle Endokarditis bei 3,7% nachweisbar war. 25 Patienten verstarben, 15 davon zwischen 1 und 39 Jahren.

Von 499 der wiederholt untersuchten Patienten blieben 71% stabil. Bei 21% fanden sich Zeichen eines Spontanverschlusses. 7% entwickelten eine infundibuläre Pulmonalstenose, und nur bei 1% verstärkte sich die pathologische Veränderung der Lungengefäße. Diese Studie belegt, daß entweder nur Patienten mit Ventrikelseptumdefekt, bedeutsamer pulmonaler Hypertonie und großem Links-Rechts-Shunt oder Patienten, die später eine Aortenklappeninsuffizienz entwickelten, einer Operation bedürfen. Nach Meinung dieser Autoren bedarf es keiner Operation, wenn ein Patient mit Ventrikelseptumdefekt das erste Lebensjahr überstanden hat.

Weiterhin wird angenommen, das die Verminderung der Anzahl der Ventrikelseptumdefekte im Erwachsenenalter nicht durch Tod der Patienten, sondern höchstwahrscheinlich durch einen Spontanverschluß des Ventrikelseptumdefektes bedingt ist, der schätzungsweise bei 30% der Patienten eintritt.

Prognostisch ungünstig sind hochsitzende, große, zur Anpassungshypertrophie, Shuntumkehr und Zyanose führende Ventrikelseptumdefekte.

9.8.18 Belastbarkeit und Arbeitsfähigkeit

Bei kleinerem Ventrikelseptumdefekt besteht keine Einschränkung der Arbeitsfähigkeit. Auch bei Kindern ist die Teilnahme am Schulsport gegeben (Tabelle 9.5). Mit der Wiederaufnahme der Arbeit ist bei unkompliziertem postoperativem Verlauf etwa nach 3 Monaten zu rechnen.

9.9 Aneurysma des Septum membranaceum des Ventrikels

Das Aneurysma des Septum membranaceum ist eine seltene Anomalie ohne und mit kleinem Ventrikelseptumdefekt (Abbildung 9.13, s. Farbtafel S. 868). Es kann vermutet werden, daß es als Folge des Spontanverschlusses beim Ventrikelseptumdefekt entsteht.

Tab. 9.5: Richtlinien der Belastbarkeit bei Patienten mit Ventrikelseptumdefekt (nach WHO 1993)

Defekt	klein	mittel	groß
Physische Belastbarkeit	+++	+/++	+
Einschränkung der Freizeitgestaltung	–	+/++	+++
Einschränkung der Berufswahl	–	+/++	+++
Risiko bei Training	+	+	++
Intensität des Trainings	+++	++/+++	+
Überwachung bei Training	1	1	1–3

Erläuterung der Symbole s. Tabelle 9.3 (S. 207).

Es ist **klinisch** gewöhnlich asymptomatisch. Da Thromben im Aneurysma vorhanden sein können, besteht die Möglichkeit einer arteriellen Embolie. Ein frühsystolischer Klick kann auskultatorisch wahrnehmbar sein. Kommt es zur **Ruptur**, findet man ein holosystolisches Geräusch wie beim Ventrikelseptumdefekt. **Echokardiographisch** ist das Aneurysma in der Pars membranacea des Septum interventriculare im 4-Kammer-Blick, in der parasternalen langen Achse sowie in der kurzen Achse gut darstellbar. Es ist eine dünne, membranöse Struktur, die sich in den rechten Ventrikel wölbt. Mittels CW- und Farbdoppler kann ein Links-Rechts-Shunt und damit die Ruptur des Aneurysmas nachgewiesen werden. Eine **klinische** Bedeutung erlangt diese Fehlbildung dadurch, daß sie häufig mit Herzrhythmusstörungen einhergeht. Auch höhergradige AV-Überleitungsstörungen und supraventrikuläre Tachykardien kommen nicht selten vor (Abbildung 9.14).

9.10 Ductus arteriosus persistens (Ductus Botalli) (Q 25.0)

9.10.1 Definition

Die sich normalerweise spätestens vier Wochen nach der Geburt schließende Verbindung zwischen der Aorta und der A. pulmonalis persistiert. Während der Embryonalzeit hat diese Verbindung die Aufgabe, das venöse Blut unter Umgehung der Lunge in die Aorta zu leiten. Diese kardiovaskuläre Anomalie wurde bereits im 2. Jh. durch Galen beschrieben.

9.10.2 Häufigkeit

Diese Anomalie ist **dreimal** häufiger bei Frauen als bei Männern.

Daneben kommt sie **sechsmal** häufiger bei Personen vor, die in Gebirgsgegenden leben als bei denen, die auf Meereshöhe wohnen. Die **Inzidenz** wird mit etwa 13% angegeben. Im eigenen Erwachsenen-Krankengut betrug sie 11,8%. Etwa 40% aller Frühgeborenen mit einem Gewicht < 1500 g haben einen offenen Ductus Botalli. Bei 90% der Reifgeborenen schließt sich der Ductus Botalli im ersten Tag nach der Geburt, aber nicht mehr nach der 3. Lebenswoche.

Was die familiäre Häufung anbelangt, kann man davon ausgehen, daß ein Ductus arteriosus persistens beim Kind mit einer Wahrscheinlichkeit von 4% auftritt, wenn die Mutter, bzw. 2%, wenn der Vater betroffen ist (Nora et al. 1991). Im Rahmen einer **Embryo-** bzw. **Fetopathie** kann durch mütterlichen Alkoholgenuß ein Ductus arteriosus persistens zu 40%, unter Hydantoin mit 2–5%, unter Retinoiden mit 15–20% und bei Rötelninfektionen mit 35% auftreten (Nora et al. 1991). Aus dem Gewebe des Ductus arteriosus konnte man darüber hinaus Rötelnviren kultivieren.

9.10.3 Hämodynamik

Als Folge dieser aus der embryonalen Zeit verbliebenen Verbindung fließt das Blut von der Aorta in die A. pulmonalis. Die Größe des Links-Rechts-Shunts ist von der Druckdifferenz in beiden Systemen und der Weite des Ductus arteriosus abhängig.

Das Blut, das in den Lungenkreislauf rezirkuliert, kehrt wieder über die Lungenvenen in das linke Herz zurück, so daß bei unkompliziertem Ductus Botalli eine Volumenbelastung des linken Herzens sowie des Lungenkreislaufs resultiert. Bei **größerem** Ductus arteriosus ist die Blutdruckamplitude normalerweise groß, da durch den Übertritt eines Teils des systemischen Blutvolumens in den Pulmonalkreislauf der diastolische Druck des Systemkreislaufes abnimmt. Um den Perfusionsdruck der lebenswichtigen Organe aufrechtzuerhalten, wird der systolische Blutdruck folglich erhöht. Dieser Zustand wird dann geändert, wenn durch den erhöhten Widerstand im kleinen Kreislauf und die zunehmende pulmonale Hypertonie ein Umkehrshunt zustande kommt. Eine

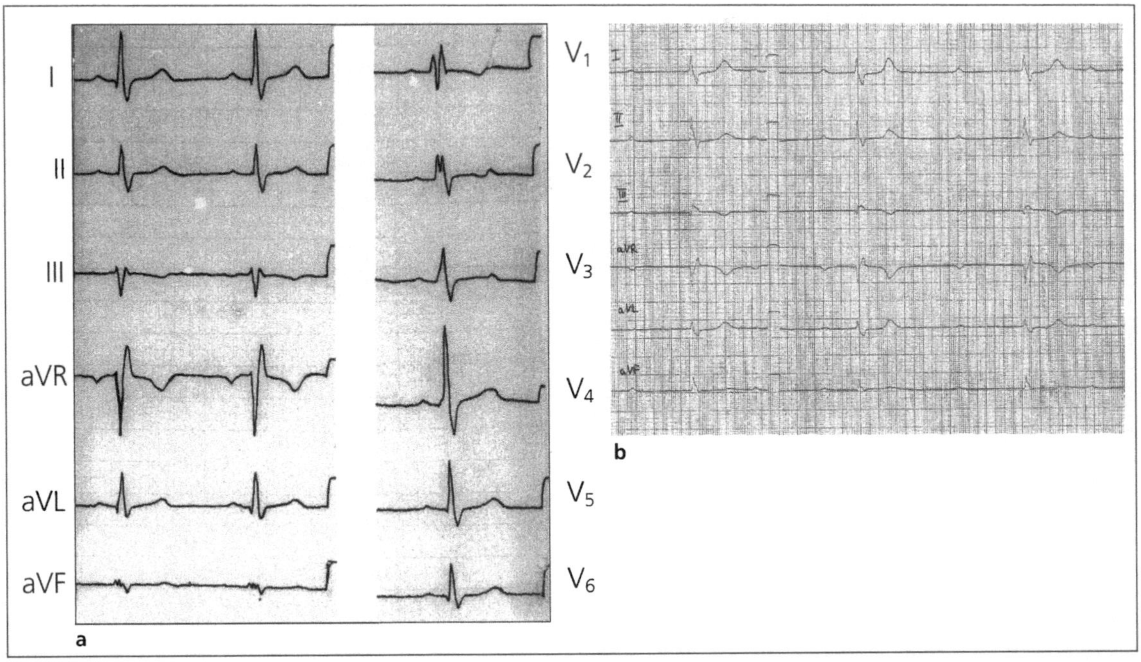

Abb. 9.14: EKG eines 16jährigen Patienten mit Aneurysma in der Pars membranacea des Septum interventriculare. a – Ausgangs-EKG mit inkomplettem Rechtsschenkelblock, b – AV-Block III. Grades

9 Angeborene Herzfehler

schwere pulmonale Hypertonie ist im Vergleich zum Ventrikelseptumdefekt jedoch seltener.

Im Erwachsenenalter nimmt die Elastizität der Lungengefäße ab, die Anpassungsfähigkeit an zusätzliche Volumenvergrößerungen wird geringer, und der Druck in der Pulmonalarterie steigt an. Weist der Ductus arteriosus persistens ein Lumen auf, das größer als die halbe Weite des Aortenisthmus ist, kommt es zwischen großem und kleinem Kreislauf zu einem **systolischen Druckangleich**. Der anfangs niedrige Strömungswiderstand der Lungenstrombahn steigt an, bleibt jedoch zunächst reversibel. Später kommt es als Folge des stark erhöhten Lungenwiderstandes und der pulmonalen Hypertonie zu morphologischen Veränderungen der Lungenstrombahn, die auch als **irreversible Phase** bezeichnet wird.

Aus einem ursprünglichen Links-Rechts-Shunt kann bei Druckangleich beider Kreisläufe ein **Rechts-Links-Shunt** werden, der nicht nur Folge des gesteigerten Pulmonalvolumendurchflusses, sondern auch eines Restwiderstandes des Pulmonalkreislaufs der Fetalperiode ist. Es liegt dann das Bild einer Doppelkammerhypertrophie vor, bei dem die Rechtsherzhypertrophie im Vordergrund steht. Deshalb ist die Prüfung der pharmakologischen Beeinflußbarkeit der pulmonalen Hypertonie ein wichtiger Schritt zur Bestimmung der Operationsindikation. Je nach der Höhe des Pulmonalarteriendruckes werden die **Schweregrade des Ductus arteriosus** eingeteilt (Tabelle 9.6).

Nicht selten sind die linke Pulmonalarterie auch ohne pulmonale Hypertonie **kalzifiziert** und ihre Intima verdickt. Diese Veränderungen werden als Folge eines traumatischen Effektes auf die Arterienwand beim Links-Rechts-Shunt angesehen und als „jet lesions" bezeichnet.

Tab. 9.6: Einteilung des Ductus arteriosus nach der Höhe des Druckes in der A. pulmonalis

Stadium	Druck in der A. pulmonalis
I	normal oder leicht erhöht
II a	erhöht, aber noch unter 50 % des Aortendruckes
II b	größer als 50 % des Aortendruckes
III	gleich dem Aortendruck, Umkehrshunt

9.10.4 Klinisches Bild

Die Symptomatik der Patienten mit Ductus arteriosus persistens ist abhängig von der Größe des Duktus und der Höhe des Pulmonalarterienwiderstandes. Sie kann von Beschwerdefreiheit bis Rechtsherzinsuffizienz reichen. Bei hämodynamisch nicht bedeutsamem Ductus arteriosus persistens sind die Patienten asymptomatisch. Die von manchen Patienten angegebenen Symptome, wie Herzschmerzen oder Atemnot, sind oft uncharakteristisch und werden häufig als „neurotische" Beschwerden angesehen. Nach genauer Befragung erfährt man häufig, daß wegen Atemnot und Herzklopfen z. B. die Leistungen im

Schulsport hinter den Gleichaltrigen zurückbleiben. Bei schwerer pulmonaler Hypertonie können Hämoptysen auftreten, und die Zeichen der Rechtsherzinsuffizienz stehen im Vordergrund. Bei der Blutdruckmessung fällt eine große Blutdruckamplitude mit niedrigem diastolischen Druck auf.

➤ Inspektion und Palpation

Patienten mit offenem Ductus arteriosus sind meist schlank und zierlich. Bei bestehendem Umkehrshunt fließt der größte Teil des venösen Blutes direkt in die Aorta descendens, deshalb können an den unteren Extremitäten eine **Zyanose** und **Trommelschlegelzehen** auftreten, die bei nicht sorgfältiger Inspektion übersehen werden können. *Daraus erklärt sich auch die Schwäche in den Beinen ohne Atemnot.* Der Puls ist bei hämodynamisch bedeutsamem Links-Rechts-Shunt beschleunigt, von großer Amplitude und schnellend (Pulsus celer et altus). Ein systolisches oder systo-diastolisches Schwirren kann über 2 L 2 palpiert werden. Der Herzspitzenstoß ist hebend, nach unten und außen verlagert.

➤ Auskultation

Auskultatorisch fällt ein kontinuierliches Systodiastolikum, das sog. **Maschinengeräusch** mit p. m. über 2 L 2 und charakteristischer Crescendo-Verstärkung in der Spätsystole auf. Der II. Herzton ist betont und gespalten, aber nicht immer nachweisbar. Bei großem Links-Rechts-Shunt kann auch ein diastolisches Geräusch über der Spitze als Ausdruck der relativen Mitralklappenstenose vorhanden sein.

Ist ein **Umkehrshunt** eingetreten, verliert das Geräusch seinen Charakter, und die Diagnosestellung ist erschwert. Es tritt ein frühdiastolisches, blasendes Geräusch der Pulmonalklappeninsuffizienz auf (**Graham-Steell-Geräusch**).

➤ Komplikationen

Komplikationen des Ductus arteriosus persistens sind vor allem:
- bakterielle Aortitis und Ductitis mit einer Häufigkeit von 0,45% (Campbell 1968)
- Rechtsherzinsuffizienz bzw. Links-Rechts-Herzinsuffizienz
- paradoxe Embolien
- Aneurysma im Ductusbereich, das zur Ruptur oder Dissektion neigt,
- bronchopulmonale Infektionen.

9.10.5 Elektrokardiogramm

Als erste EKG-Veränderungen treten die Zeichen der Volumenbelastung des linken Herzens und deutliche Q-Zacken über den linkspräkordialen Ableitungen auf. In der weiteren Entwicklung sind Kriterien einer geringgradigen biventrikulären Hypertrophie oder ausgeprägte Zeichen der Rechtsherzhypertrophie erfaßbar. Bei großem Links-Rechts-Shunt ist häufig ein Vorhofflimmern wegen der Volumenbelastung des linken Vorhofs vorhanden (Abbildung 9.15).

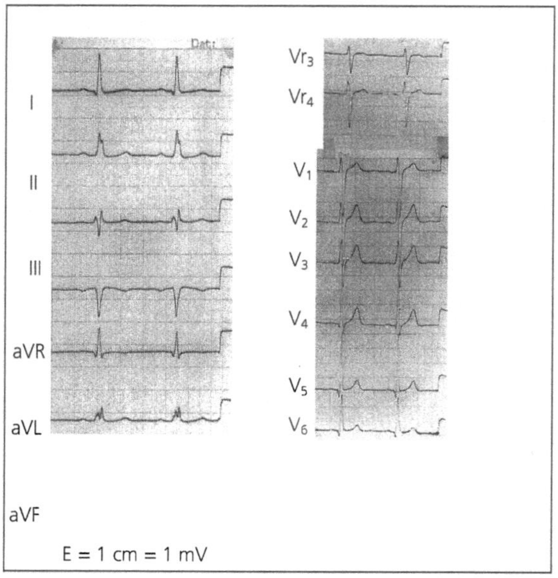

Abb. 9.15: EKG bei Ductus arteriosus persistens mit Zeichen der Volumenhypertrophie in den linkspräkordialen Ableitungen (ST-Elevation und hohe T-Wellen) sowie angedeutete Q-Zacken linkspräkordial

Folgende elektrokardiographische Merkmale sind für die **Einschätzung** des Ductus Botalli von Bedeutung:

Für einen Links-Rechts-Shunt und **Belastung des linken Herzens** sprechen:
- P-sinistroatriale bei unkompliziertem Ductus arteriosus persistens
- deutliche Zeichen der Linksherzhypertrophie bei einem Links-Rechts-Shunt > 50% des Pulmonaldurchflußvolumens
- kompletter Linksschenkelblock bei großem Links-Rechts-Shunt.

Für eine **pulmonale Hypertonie** können sprechen:
- überdrehter Rechtstyp
- P-biatriale und P-dextroatriale
- inkompletter oder kompletter Rechtsschenkelblock
- tiefe S-Zacken linkspräkordial.

9.10.6 Echokardiographie

Liegt ein kleiner Ductus arteriosus persistens mit hämodynamisch nicht bedeutsamem Links-Rechts-Shunt vor, so ist ein unauffälliges 2-D- und M-Mode-Echokardiogramm zu erwarten.

Bei hämodynamisch bedeutsamem Ductus arteriosus persistens ist im **2-D-Bild und im M-Mode** eine Vergrößerung des linken Vorhofs und linken Ventrikels nachweisbar. Bei pulmonaler Hypertonie kommt

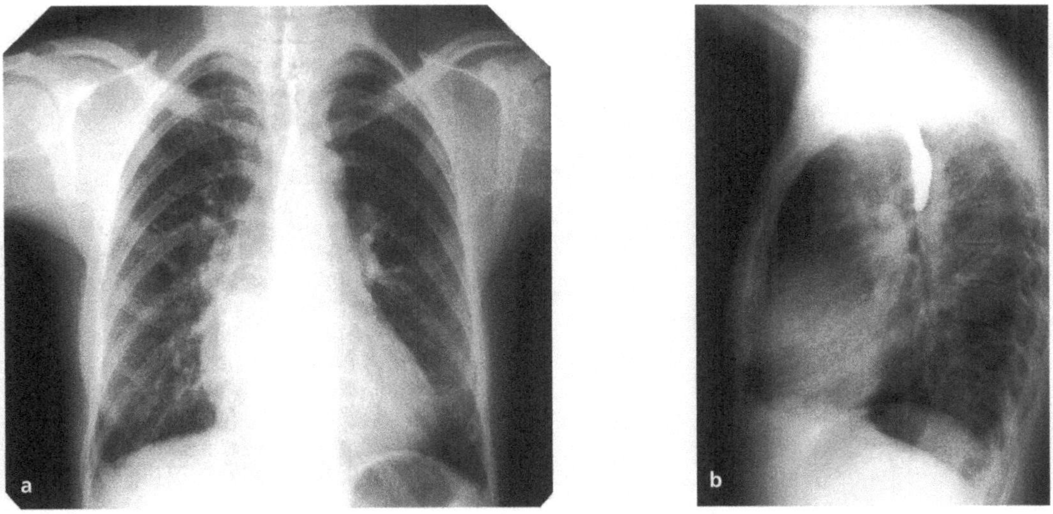

Abb. 9.17: Röntgen-Thorax bei Ductus arteriosus persistens mit leichter pulmonaler Hypertonie, a – im dv-Strahlengang, b – in seitlicher Aufnahme mit Bariumbreischluck. Diskret prominenter Pulmonalbogen, verstärkte zentrale Lungengefäßzeichnung, gering betonter linker und rechter Ventrikel, Verlängerung der rechtsventrikulären Kontaktstrecke

es auch zur Dilatation des rechten Ventrikels und des rechten Vorhofs. Die Darstellung des Ductus arteriosus gelingt am ehesten von suprasternal bzw. supraklavikulär links, in dem die Region des Aortenbogens und der Pulmonalarterie aufgesucht wird. Beim Säugling und Kleinkind kann er auch im 2-D-Bild in der parasternalen und suprasternalen Schnittebene erfaßt werden.

In der **Farbdoppler-Darstellung** (Abbildung 9.16, s. Farbtafel S. 868) sowie im **CW- und PW-Doppler** zeigt sich dann der typische systolisch-diastolische Fluß durch den Ductus, der die Aorta und die Pulmonalarterie verbindet. Nach Entwicklung der pulmonalen Hypertonie wandelt sich dieses Flußmuster zu einem rein systolischen Fluß. Der Pulmonalisdruck läßt sich nach der Hatle-Formel aus der Differenz des systolischen Blutdruckes und dem aus dem CW-Doppler ermittelten Druckmaximum an der Pulmonalklappe errechnen (Hatle et al. 1985). Auch mit Hilfe von Echokontrast kann die Shuntgröße durch das Ausmaß der Regurgitation in der Aorta descendens abgeschätzt werden. Die Quantifizierung des Shunts mittels CW-Doppler ist beim Erwachsenen jedoch schwierig.

Im **transösophagealen Echokardiogramm** gelingen die Darstellung der Bifurkation der Pulmonalarterie und die direkte Darstellung des Ductus arteriosus. Sie sollte bei Jugendlichen und Erwachsenen zur Sicherung der Diagnose und Beurteilung der Morphologie des Duktus sowie bei Verdacht auf Ductitis durchgeführt werden.

9.10.7 Magnetresonanztomographie

Die Magnetresonanztomographie kann als diagnostisches Verfahren bei Ductus arteriosus persistens eingesetzt werden.

9.10.8 Röntgen-Thorax

Im Röntgen-Thorax (Abbildung 9.17) finden sich Zeichen eines Rezirkulationsherzens, bei dem je nach Größe und Ausbildungsgrad des Ductus arteriosus persistens eine Links- und Rechtsherzbelastung erkennbar ist. Die Lungengefäße sind betont. Bei der Durchleuchtung findet man die Gefäße im Hilusbereich mit hyperdynamen Bewegungen (hilar dancing). Die Aorta ist im Vergleich zum Pulmonalbogen ausgeprägter, der linke Vorhof und linke Ventrikel sind vergrößert. Bei pulmonaler Hypertonie und Rechts-Links-Shunt sind alle Herzhöhlen vergrößert. Weiterhin kann ein Kalibersprung von den zentralen zu den peripheren Lungengefäßen nachweisbar sein. Gelegentlich ist eine Kalkeinlagerung im Duktusbereich sichtbar.

9.10.9 Phonokardiographie

Im Phonokardiogramm kommt es zur Darstellung des kontinuierlichen Maschinengeräusches mit p. m. über dem verstärkten II. Herzton (Abbildung 9.18).

9.10.10 Herzkatheterisierung

Die Herzkatheterisierung gibt die Möglichkeit der Sondierung des Ductus arteriosus persistens, der

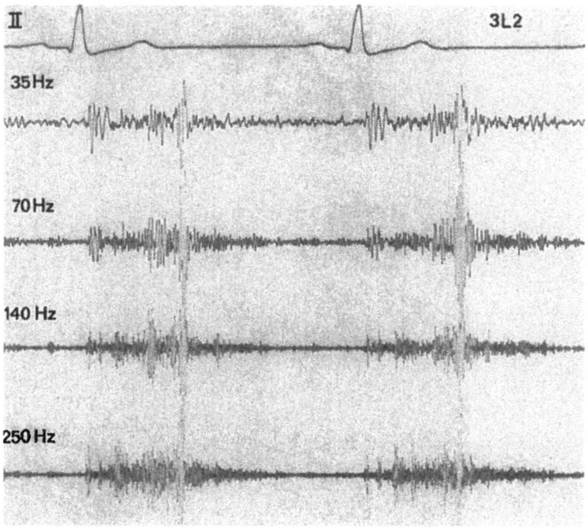

Abb. 9.18: Phonokardiogramm bei Ductus arteriosus persistens, Ableitung über 3 L 2. Gipfel des kontinuierlichen Geräusches über dem II. Herzton

Druckmessung sowie zusammen mit der Farbstoffdilution und der Angiokardiographie der Gewinnung von Informationen zu Shuntgröße, Lokalisation und Durchmesser. Bereits durch die Rechtsherzkatheterisierung und durch die Messung des rechtsventrikulären und A.-pulmonalis-Druckes kann eine Zuordnung zu den Schweregraden erfolgen. Die Angiokardiographie ist zunehmend weniger erforderlich.

9.10.11 Nuklearmedizinische Verfahren

Unter Anwendung von ^{99m}Technetium kann der Links-Rechts-Shunt qualitativ und quantitativ erfaßt werden. Es ist zwar die Shuntebene bestimmbar, aber bei einem Shunt auf der Pulmonalarterienebene kann der Ductus Botalli nicht von einem aorto-pulmonalen Fenster differenziert werden.

9.10.12 Differentialdiagnose

Der einfache Ductus arteriosus persistens macht in der Regel diagnostisch keine Schwierigkeiten. Bei abweichenden Befunden ist differentialdiagnostisch jedoch an ein aorto-pulmonales Fenster, Koronarfisteln, Nonnensausen, Kollateralgeräusche bei Coarctatio aortae und Fallotscher Tetralogie, periphere Pulmonalarterienstenose, einen kombinierten Aortenklappenfehler mit Tachykardie, die Perforation des Sinus Valsalvae sowie an die Kombination von Ventrikelseptumdefekt und Aortenklappeninsuffizienz zu denken.

9.10.13 Therapie

➤ Medikamentöser Ductusverschluß

Bei **Frühgeborenen** wurde medikamentös versucht, den Ductusverschluß zu induzieren (Friedman et al. 1976). Prostaglandin-Inhibitoren wie Indometacin (Dosierung 0,2 mg/kg KG i. v., nach 12 und 24 Stunden wiederholt) wurde bei einem Teil der Frühgeborenen verabreicht. Dadurch konnte ein Verschluß des Ductus arteriosus persistens mit einer Rezidivrate von 30% erreicht werden (Gersony et al. 1983). Auch Ibuprofen iv. (Startdosierung ab 3. Lebenstag 10 mg/kg KG, dann 2 Gaben im 24-Stunden-Intervall von 5 mg/kg KG) hat den gleichen Effekt aber mit signifikant geringerer Nephrotoxizität (van Overmeire et al. 2000).

Tab. 9.7: Diagnostische Merkmale des Ductus arteriosus persistens

Auskultation	• I. Herzton normal, II. Herzton vom Geräusch überdeckt • III. oder IV. Herzton ist nicht selten • **systo-diastolisches kontinuierliches Geräusch** mit p. m. über 2 L 2 (sog. „Maschinengeräusch")
EKG	• angedeutete Zeichen der linksventrikulären Hypertrophie (Volumentyp), häufig mit deutlicher Q-Zacke und angedeutete ST-Elevation über linkspräkordialen Ableitungen • bei pulmonaler Hypertonie und Umkehrshunt Zeichen der Rechtsherzhypertrophie
PKG	• systo-diastolisches Geräusch mit Gipfel über II. Herzton
Echokardiographie	• bei kleinem Ductus arteriosus persistens: normales 2-D-Bild • sonst Vergrößerung des linken Ventrikels und Vorhofs • Ductus-Darstellung bei Kindern und Jugendlichen von parasternal und suprasternal möglich • im Farbdoppler turbulente Strömung auf die Pulmonalklappe gerichtet • im CW-Doppler Nachweis einer kontinuierlichen, hochfrequenten, turbulenten Strömung auf die Pulmonalklappe gerichtet • bei Erwachsenen Sicherung der Diagnose über transösophageale Echokardiographie
Röntgen	• Rezirkulationsherz • häufig im Vergleich zur Pulmonalis ausgeprägtere Pulsationen der Aorta • linker Vorhof und linker Ventrikel können vergrößert sein

➤ Katheteroperative Therapie

■ Ductusverschluß nach Porstmann

Ein nicht-chirurgischer Verschluß des Ductus arteriosus persistens wurde zum ersten Mal 1967 an der Berliner Charité von W. Porstmann und Mitarbeitern (1967) durchgeführt. Dabei wurde ein Ivalon-Schaumstoffpfropf, der dem Ductus Botalli individuell angepaßt wurde, über die Katheterisierung der A. femoralis in den Duktus eingebracht. Der Pfropf besteht aus einem 12 mm langen Stahlrahmen mit zentralem Lumen, auf dem das Schaumstoffmaterial mit Seidenähten fixiert wird. Er wird über eine transduktale, arterio-venöse Drahtschiene durch die Femoralarterie in den Ductus geschoben und dort verankert. Das arterielle Einführungsbesteck hat einen Durchmesser von 5–9 mm. Das Kaliber der A. femoralis sollte deshalb wenigstens 5 mm betragen und größer als das des Duktus sein. Deshalb ist das Verfahren nur bei Heranwachsenden und Erwachsenen anwendbar. Bei ungünstigen anatomischen Verhältnissen kann durch Freilegen der Femoralarterie Komplikationen vorgebeugt werden.

Weltweit wurden seit 1967 mehr als 1000 Patienten mit diesem Verfahren behandelt, die meisten davon in Deutschland und Japan. Üblicherweise gelingt ein kompletter und dauerhafter Verschluß des Ductus arteriosus persistens in mehr als 98% der Fälle (105 von 107 behandelten Patienten; Schräder et al. 1992).

Im **Langzeitverlauf** von mehr als 200 Patientenjahren traten keine Spätkomplikationen auf. Es wurden keine Rekanalisationen oder Endokarditiden beobachtet. Die Krankheitssymptome besserten sich nach dem Eingriff bei etwa 90% der Patienten.

■ Ductusverschluß nach Rashkind

Diese Ductusverschlußtechnik wurde von Rashkind (Rashkind et al. 1979, 1987) beschrieben. Der Ductus Botalli wird mit einem Dacron-bespannten zuerst einfachen und später Doppelschirmchen (Durchmesser 12 oder 17 mm), der über eine Femoralvene eingebracht wird, verschlossen. Das Schirmchen kann in zusammengefaltetem Zustand über eine 85 cm lange Schleuse mit einem Kaliber 8 oder 11 French, durch den Ductus arteriosus persistens bis in die Aorta vorgeschoben werden. Dort entfaltet sich das vordere Drahtgestell und verfängt sich beim Zurückziehen der Schleuse im Infundibulum. Der hintere Teil des Schirmchens öffnet sich danach auf der pulmonalen Seite des Ductus arteriosus persistens. Der Schirm wird abgekoppelt und durch sein Drahtgerüst im Ductus festgehalten. Da ein arterieller Zugang nicht erforderlich ist, kann das Verfahren auch bei Kindern ab einem Körpergewicht von 8 kg angewandt werden.

Ein kompletter Verschluß des Ductus Botalli gelingt allerdings nur in 80–85% der Fälle. Auch mehr als ein Jahr nach dem Eingriff ist bei den übrigen 15–20% der Patienten farbdoppler-echokardiographisch noch ein Residual-Shunt nachweisbar.

Da die Anwendung der Rashkind-Methode besonders bei Kindern unter 8 kg KG problematisch ist und die Kosten dieses Verfahrens relativ hoch sind, wurde mit der kontrolliert freisetzbaren Spirale (Celiker et al. 1997) eine weitere Modifikation dieses Verfahrens vorgenommen. Dabei werden arterielle sowie auch venöse Katheterisierungen erforderlich. Nach angiokardiographischer Größenbestimmung des Duktus wird er via Aorta – Ductus – A. pulmonalis verschlossen.

Der perkutane Verschluß hat folgende **Vorteile**:
- keine Thorakotomie
- kurze stationäre Verweildauer
- schnellere Wiedererlangung der Arbeitsfähigkeit.

➤ Chirurgische Therapie

Die Indikation zur chirurgischen Therapie ist bei **mittelgroßem** Ductus arteriosus persistens **ohne pulmonale Hypertonie** gegeben. Liegt eine **pulmonale Hypertonie** mit einem Pulmonalgefäßwiderstand von > 10 Wood-Einheiten vor, ist der Patient wegen der Eisenmenger-Reaktion inoperabel. In diesen Fällen ist nur eine symptomorientierte Therapie möglich.

Liegt der Pulmonalgefäßwiderstand zwischen 8 und 10 Wood-Einheiten, so sollte wegen des postoperativ nicht vorhersehbaren Verhaltens des Pulmonalgefäßwiderstandes eine sehr individuelle Entscheidung getroffen werden. In dieser Gruppe liegt die Operationsletalität bei durchschnittlich 12%.

Die Ligatur des Ductus arteriosus persistens ist nur bei **Neugeborenen** und bei Patienten mit einem Duktusdurchmesser über 10 mm erforderlich. Da es auch zur Ruptur des Duktus während der Ligatur kommen kann, wird sie als Herz-Lungenmaschinen-Operation durchgeführt. Neuerdings wird auch der Duktusverschluß endoskopisch vorgenommen (Burke et al. 1997). Wenn der Ductus arteriosus persistens noch vor dem Auftreten vom Komplikationen operiert wird, so liegt die Operationsletalität um 1%.

Bei **kleinem** Ductus arteriosus persistens mit einem Durchmesser von 3 mm und weniger sowie geringem Links-Rechts-Shunt ist im Einzelfall auch ein abwartendes Verhalten gerechtfertigt, da eine bakterielle Duktitis insgesamt sehr selten vorkommt.

9.10.14 Prognose

Ein **Spontanverschluß** ist sowohl im Kindes- als auch im Erwachsenenalter relativ selten und wurden auf 0,6%/Jahr berechnet (Campbell 1968). Die Prognose ist in erster Linie abhängig von der **Größe** des Ductus arteriosus und des Links-Rechts-Shunts sowie der Höhe der **pulmonalen Hypertonie.**

Ein **kleiner** Ductus arteriosus persistens ohne Komplikationen beeinflußt nicht die Lebenserwartung. Die Betroffenen können ein hohes Alter erreichen. Bei einem **mittelgroßen** Ductus arteriosus per-

Tab. 9.8: Richtlinien für die körperliche Belastbarkeit bei Ductus arteriosus persistens (nach WHO 1993)

Ductus arteriosus persistens • nicht operiert				
Shunt	klein		mittel bis groß	
Pulmonalarteriendruck	normal	< 0,5 des Aortendruckes	> 0,5 des Aortendruckes	schwere Pulmonalgefäßveränderung
Physische Belastbarkeit	+++	+++	++/+++	+/++
Einschränkung der Freizeitgestaltung	–	–	–/+	++/+++
Einschränkung der Berufswahl	–	+	++	++/+++
Risiko bei Training	+	+	++	+++
Intensität des Trainings	+++	++/+++	++/+++	+/++
Überwachung bei Training	1	1	1–2	2–4
Ductus arteriosus persistens • operiert	**verschlossener Ductus mit normalem Pulmonalarteriendruck**		**verschlossener Ductus mit pulmonaler Hypertonie**	
Physische Belastbarkeit	+++		++/+++	
Einschränkung der Freizeitgestaltung	–		+	
Einschränkung der Berufswahl	–		++/+++	
Risiko bei Training	+		++	
Intensität des Trainings	+++		+/++	
Überwachung bei Training	1		1–3	

Erläuterung der Symbole s. Tabelle 9.3 (S. 207)

sistens ist die Anpassung des Herzens durch die Dilatation und Hypertrophie des linken Ventrikels gekennzeichnet. Sie ermöglicht somit ein normales bis leicht verringertes Wachstum des Kindes. Die pulmonale Hypertonie entwickelt sich langsam. Die Lebenserwartung ist ohne hinzutretende Komplikationen leicht eingeschränkt. **Kinder** mit einem **großen** Ductus arteriosus persistens erreichen wegen der Linksherzinsuffizienz und der Eisenmenger-Reaktion im Mittel etwa nur 2 Jahre.

9.10.15 Belastbarkeit und Arbeitsfähigkeit

Patienten mit **kleinem** Ductus arteriosus persistens ohne Komplikationen sind uneingeschränkt schulsport- bzw. arbeitsfähig. Bei **mittelgroßem** Ductus arteriosus persistens sind größere körperliche Belastungen in jedem Lebensalter zu vermeiden. Die Leistungsfähigkeit ist reduziert.

Nach erfolgreichem Verschluß ist die Arbeitsfähigkeit spätestens 3 Monate nach der Operation und nach der Katheterverschlußtechnik früher gegeben (Tabelle 9.8).

9.10.16 Ductus arteriosus persistens, vergesellschaftet mit anderen Herz- und Gefäßmißbildungen

Der Ductus arteriosus persistens kann mit **zyanotischen** Herz- und Gefäßmißbildungen wie der Trikuspidalatresie, Fallotschen Tetralogie, Transposition der großen Gefäße oder dem Single ventricle sowie mit **nicht-zyanotischen** Herz- und Gefäßmißbildungen wie Vorhofseptumdefekt und Pulmonalklappenstenose vergesellschaftet sein.

Ebenfalls soll auf folgende, nicht seltene Kombinationen geachtet werden:

- mit Ventrikelseptumdefekt
- mit Coarctatio aortae
- mit valvulärer Aortenstenose.

➤ Ductus arteriosus persistens in Kombination mit Ventrikelseptumdefekt

Gelegentlich kann bei dieser Kombination das Geräusch des Ventrikelseptumdefektes übersehen werden, da es als eine Ausstrahlung der systolischen Komponente des kontinuierlichen Geräusches angesehen wird. Bei der Korrektur dieser Herzfehler ist erst der Ductus arteriosus persistens zu verschließen und später der Ventrikelseptumdefekt.

➤ Ductus arteriosus persistens in Kombination mit der Coarctatio aortae

Findet man bei Patienten mit Ductus arteriosus persistens eine deutliche arterielle Hypertonie, muß an diese Kombination gedacht werden. Am häufigsten ist die Coarctatio aortae unterhalb des Ductus arteriosus persistens (postduktaler oder Erwachsenentyp) lokalisiert. Dadurch wird der Links-Rechts-Shunt durch den erhöhten Druck in der Aorta vergrößert. Bei dieser Form der Lokalisation beider Gefäßmißbildungen zueinander kann eine gleichzeitige Korrektur erfolgen.

➤ Kombination des Ductus arteriosus persistens mit einer valvulären Aortenstenose

Diese Kombination ist durch die Auskultation gut zu differenzieren. Es sollte zunächst der Ductus arteriosus persistens verschlossen und später ein Aortenklappenersatz vorgenommen werden.

9.11 Aortopulmonales Fenster (Q 21.4)

Das aortopulmonale Fenster ist als eine Öffnung von 10–25 mm Durchmesser zwischen der Aorta und der Pulmonalarterie, etwa 1 cm oberhalb der Semilunarklappen, **definiert**.

Im Prinzip besteht bei einem aorto-pulmonalen Fenster die gleiche **hämodynamische** Situation wie beim Ductus arteriosus persistens. Die **klinischen** Symptome ähneln denen eines großen Ductus Botalli.

Das **EKG** des aorto-pulmonalen Fensters ähnelt bis auf häufiger beobachtete T-Wellen-Veränderungen dem des Ventrikelseptumdefektes oder dem des Ductus Botalli.

Die **echokardiographischen** Befunde ähneln denen eines großen Ductus Botalli. Der Untersuchungsgang ist identisch. Die Diagnose kann durch selektive **Kineaortographie** weitere gesichert werden. Die Beseitigung des Defektes ist **operativ** möglich. Besteht eine **Linksherzhypertrophie**, ist unabhängig von der Höhe des Druckes im rechten Ventrikel bzw. in der A. pulmonalis die Operationsindikation gegeben. Liegt jedoch eine isolierte **rechtsventrikuläre Hypertrophie** vor, ist eine Operation kontraindiziert.

9.12 Coarctatio aortae (Q 25.1)

Obwohl diese Mißbildung bereits im Jahre 1789 durch Paris beschrieben wurde, ist deren operative Behandlung erst 1944 durch Crafoord (1945) eingeleitet worden.

9.12.1 Definition

Die angeborene Einengung der Aorta kann sowohl im thorakalen als auch im abdominalen Abschnitt auftreten. Am häufigsten ist sie aber unterhalb des Abganges der A. subclavia oder distal des Ansatzes des Ligamentum arteriosum, im Aortenisthmusbereich, vorhanden. Deshalb ist die Bezeichnung „Coarctatio aortae“ umfassender und exakter als „Aortenisthmusstenose“.

9.12.2 Häufigkeit

Ihre Häufigkeit bei den angeborenen Herzfehlern wird mit 3,7–8% angegeben, im eigenen Krankengut etwa mit 9,8%. Männer sind doppelt so häufig von dieser Anomalie betroffen wie Frauen.

Die Coarctatio aortae ist oft mit anderen angeborenen Defekten, wie Turner-Syndrom, bikuspidale Aortenklappe, Ductus arteriosus persistens, Ventrikelseptumdefekt und Mitralklappenanomalien vergesellschaftet. Was die familiäre Häufung anbelangt, kann man davon ausgehen, daß eine Coarctatio aortae beim Kind mit einer Wahrscheinlichkeit von 4% auftritt, wenn die Mutter bzw. 2,5%, wenn der Vater betroffen ist (Nora et al. 1991). Unter mütterlicher Hydantoineinnahme kann die Coarctatio aortae bei 2–5% als Embryo bzw. Fetopathie auftreten.

9.12.3 Hämodynamik

Im Prinzip handelt es sich, wie bei jeder Verengung in einem geschlossenen Drucksystem, um einen erhöhten Druck im prästenotischen Abschnitt und um eine Hypotonie im poststenotischen Bereich. Oberhalb der Coarctatio aortae sind ein erhöhter arterieller Druck und unterhalb, in Abhängigkeit von der Schwere der Stenose, ein deutlich niedrigeres Druckniveau festzustellen.

Die adäquate Blutversorgung des poststenotischen Anteils ist nur über Kollateralen möglich. Die arterielle Hypertonie oberhalb der Stenose führt zur Druckbelastung des linken Ventrikels mit Ausbildung einer Linksherzinsuffizienz, falls nicht zuvor eine Korrektur vorgenommen wurde.

Der Grad der Verengung kann von einer leichten Stenose bis zu einer kompletten Atresie reichen. Der stenosierte Abschnitt kann einige Millimeter bis einige Zentimeter lang sein.

Bei 25% ist sie mit einer bikuspidalen Aortenklappe vergesellschaftet, die durch atherosklerotische Veränderungen zur Ausbildung einer Aortenklappenstenose und/oder -insuffizienz neigt. Die Entwicklung eines **Kollateralsystems** ist von dem Schweregrad der Stenose und dem Alter des Patienten abhängig.

Nach der **Lokalisierung der Stenose** und ihren Beziehungen zu benachbarten, von der Aorta abzweigenden Gefäßen können verschiedene hämodynamische und klinische Varianten entstehen:

- Die typische Aortenisthmusstenose liegt unterhalb des Abganges der A. subclavia sinistra. Hierbei sind die Blutdruckwerte an beiden oberen Extremitäten höher als die an den unteren.
- Liegt die Stenose oberhalb der A. subclavia sinistra, ist der gemessene Druck am linken Arm geringer als am rechten. An den unteren Extremitäten ist der Blutdruck niedriger oder nicht meßbar.

Die anatomische Lokalisation der Stenose zum offenen Ductus Botalli bedingt unterschiedliche hämodynamische Gegebenheiten, die als Infantil- und Erwachsenentyp bezeichnet werden (Bonnet 1903). Obwohl diese Einteilung nicht von allen Arbeitsgruppen verwendet wird, ist sie im klinischen Sprachgebrauch weit verbreitet.

➤ Postduktale Stenose (Erwachsenentyp)

Die postduktale Stenose ist relativ selten mit anderen Herz- und Gefäßmißbildungen vergesellschaftet. In der Regel treten bei dieser Form keine Symptome im Kindesalter auf.

Die Verhältnisse im kleinen Kreislauf entsprechen denen eines unkomplizierten Ductus arteriosus persistens. Es kann zu einer pulmonalen Hypertonie kommen, wobei sie wegen des hohen arteriellen Druckes im prästenotischen Abschnitt der Aorta nicht zu schnell zu einem Rechts-Links-Shunt führen kann.

Bestehen die fetalen Kreislaufverhältnisse fort und ist somit eine pulmonale Hypertonie vorhanden, führt das zu einem Rechts-Links-Shunt über den Ductus arteriosus persistens. Schließt sich dieser Ductus arteriosus persistens spontan oder wird durch eine Operation verschlossen, fällt damit das Entlastungsventil für den rechten Ventrikel weg. Es kommt dadurch zu einer enormen Belastung des rechten Ventrikels und schließlich zum Rechtsherzversagen.

➤ Präduktale Stenose (Infantiltyp)

Bei 40% der Patienten ist die präduktale Stenose mit anderen Defekten wie dem Ventrikelseptumdefekt, dem Ductus arteriosus persistens oder der Transposition der großen Gefäße kombiniert.

Die Kollateralbildung ist bei diesen Patienten schlecht entwickelt.

Die hämodynamische Situation ist von der Höhe des Druckes in der A. pulmonalis und im poststenotischen Abschnitt der Aorta abhängig. Wenn der Druck in der A. pulmonalis den Druck der Aorta übersteigt, kommt bereits in sehr jungem Lebensalter ein typisches klinisches Bild zustande, das durch Zyanose der unteren Extremitäten charakterisiert ist.

Nur etwa 5% der Aortenisthmusstenosen jenseits des 20. Lebensjahres sind vom Infantiltyp (Bolt et al. 1953). Tritt zu dieser Form eine pulmonale Hypertonie hinzu, so zeigt das EKG einen Rechtsschenkelblock bzw. Zeichen der rechtsventrikulären Hypertrophie mit einem P-dextroatriale, die mit einer Häufigkeit von 11 bis 25%, im eigenen Krankengut von 12,5% gefunden wird. Beim Erwachsenentyp mit unkomplizierter Aortenisthmusstenose liegt eine reine Druckbelastung des linken Ventrikels vor.

9.12.4 Klinisches Bild

Im Vordergrund stehen die Symptome des arteriellen **Hochdrucks**, wie Kopfschmerzen, Ohrensausen, Schwindel, Nasenbluten und Belastungsdyspnoe. Im Gegensatz dazu treten an den unteren Extremitäten Zeichen der Mangeldurchblutung wie eine Claudicatio intermittens, Kältegefühl und schnelle Ermüdbarkeit auf.

Zwischen den oberen und unteren Extremitäten besteht physiologischer Weise ein **Druckunterschied** von 20 – 40 mmHg zugunsten der unteren. Bei der Coarctatio aortae hingegen ist der mit einer entsprechend breiten Manschette gemessene Blutdruck an den unteren Extremitäten niedriger bzw. nicht meßbar. Sind die Blutdruckwerte der oberen und unteren Extremitäten gleich, handelt es sich um eine **subklinische Form** der Aortenisthmusstenose. Der systolische Druck ist dabei stärker erhöht als der diastolische und am rechten Arm höher als am linken. Er kann auf extreme systolische Druckwerte bis 280 mmHg steigen, was jedoch selten ist. Die **Blutdrucksteigerung** beginnt zwischen dem 8. und 10. Lebensjahr und steigt bis etwa zum 20. Lebensjahr. Danach bleibt die Druckhöhe etwa konstant. Diese arterielle Hypertonie ist sowohl mechanisch durch die Reduktion der Elastizität der Aorta als auch durch die Ischämie der Niere hormonell durch die Aktivierung des Renin-Angiotensin-Aldosteron-Systems bedingt. Dafür spricht die weiterbestehende arterielle Hypertonie bei einem Prozentsatz technisch einwandfrei operierter Patienten.

➤ Inspektion

Bei der Inspektion des Thorax kann die Pulsation des linken Herzens sichtbar sein. Der Herzspitzenstoß ist hebend. Die Pulsation der Aorta ist bei jüngeren und schlanken Patienten in der Fossa suprasternalis sichtbar.

➤ Palpation

Diese Druckunterschiede sind bereits durch die vergleichende Palpation der A. radialis und der A. femoralis erfaßbar. Die A. radialis pulsiert dabei stärker als die A. femoralis. In ausgeprägten Fällen können besonders am Rücken pulsierende Kollateralen, die erweiterten Interkostalarterien, palpabel sein.

➤ Auskultation

Bei der Auskultation findet man neben dem durch den Kollateralfluß bedingten **transsystolischen** Geräusch besonders paravertebral im Brustwirbelsäulenbereich ein spätsystolisches oder transsystolisches Geräusch über der Herzbasis sowie subkapsulär. Außerdem soll auch parumbilikal nach systolischen Geräuschen gesucht werden, die auf eine abdominale Lokalisation der Coarctatio aortae hinweisen.

Die **aortale Komponente** des II. Herztones ist betont. Am unteren Rand des Sternums kann ein **systolischer Klick** als Hinweis auf eine bikuspidale Aortenklappe oder die Dilatation der Aorta ascendens wahrnehmbar sein.

Etwa 5% der Aortenisthmusstenosen sind mit einer organischen **Aortenklappenstenose** vergesellschaftet. Daran ist besonders dann zu denken, wenn ein lautes Austreibungsgeräusch über dem 2. ICR rechts hörbar ist und in die Karotiden fortgeleitet wird. Im EKG ist dann meist eine deutliche Linksherzhypertrophie vorhanden. Es kann evtl. ein **diastolisches Sofortgeräusch** über der Aorta sowie dem Erbschen Punkt als Ausdruck der **Aortenklappeninsuffizienz** hörbar sein.

Bei einem solchen Befund handelt es sich um eine **relative** Aortenklappeninsuffizienz durch:
- Erweiterung des Aortenklappenringes bei Ektasie der Aorta ascendens
- bikuspidale Aortenklappe
- bei Marfan-Syndrom,

wobei die erste Möglichkeit die häufigste ist.

➤ Komplikationen

Komplikationen:
- Ruptur oder Dissektion der Aorta (ca. 16%)
- cerebrale Blutung durch die Ruptur eines Aneurysmas im Circulus arteriosus Willisii
- Herzinsuffizienz.

Eine **bakterielle Infektion** tritt bei 8–25% der Patienten auf. Diese Infektion kann im Bereich der Aortenklappe, in der Coarctatio oder ihrer Nachbarschaft, vor allem unterhalb der Aortenisthmusstenose, oder an einem Atherom auftreten. Daran ist bei erhöhter Temperatur und einem diastolischen Geräusch zu denken. Tritt eine **bakterielle Endokarditis** auf, so ist die Coarctatio aortae in der Regel mit einer bikuspidalen oder rheumatisch veränderten Aortenklappe vergesellschaftet. Eine **Endarteriitis** im Coarctatio-Bereich dagegen ist sehr selten.

Nach dem 40. Lebensjahr steigt die Häufigkeit der **Stauungsherzinsuffizienz** steil an und ist häufig auch mit einer frühzeitigen Koronaratherosklerose vergesellschaftet. **Neurologische Symptome**, wie Hemiplegie, Sehstörungen, Aphasie, können durch eine Gefäßruptur, besonders von Aneurysmen, arterielle Embolien im Zusammenhang mit einer bakteriellen Infektion oder eine cerebrospinale Kompression durch Dilatation bzw. Aneurysma der Arterien bedingt sein. Neurologische Symptome und die Ruptur der Aorta treten häufig während der **Schwangerschaft** und der Entbindung auf, wenn auch über Patientinnen mit mehreren normal ausgetragenen Schwangerschaften berichtet wurde.

9.12.5 Elektrokardiogramm

Je nach **Ausprägung der Linksherzhypertrophie** können ein
- normaler Erregungsablauf (ca. 5–30%)
- Zeichen der Linksherzhypertrophie (ca. 36%)
- ein Linksschenkelblock (ca. 5–7%)
- ein inkompletter und kompletter Rechtsschenkelblock (ca. 12%)
- Vorhofflimmern in späteren Stadien beim Auftreten einer Stauungsherzinsuffizienz

vorhanden sein.

Auffallend ist, das die Linksherzhypertrophie hier durch relativ kleine R-Zacken über V_4- V_6 und tiefe S-Zacken über V_1 und V_2 gekennzeichnet ist. Eine **T-Wellen-Negativierung** über den linkspräkordialen Ableitungen ist nur in schweren Fällen vorhanden und tritt nach eigenen Erfahrungen bei erhöhtem enddiastolischem Druck im linken Ventrikel und Kombination mit einer Aortenklappenstenose bei bikuspidaler Aortenklappe auf.

Bei folgenden **EKG-Merkmalen** sollte der Verdacht auf eine **Kombination** der **Coarctatio aortae** mit anderen **Herzfehlern** geäußert werden:
- Rechtsabweichung der elektrischen Herzachse in der Frontalebene
- Kriterien der isolierten rechtsventrikulären Hypertrophie
- Tiefe S-Zacke über den Ableitungen II und III
- Q-Zacke über den Ableitungen II und III
- Q-Zacke über V_6, die größer als 4 mm ist
- Tiefe S-Zacke über V_5 und/oder V_6
- Tiefe negative T-Wellen, sog. koronares T, über V_5 und V_6.

9.12.6 Phonokardiographie

Registrierung eines spät- bzw. transsystolischen Geräusches linksthorakal und paravertebral links.

9.12.7 Echokardiographie

In der **zweidimensionalen Darstellung**, vor allem von suprasternal oder supraklavikulär links aus, kann die Coarctatio aortae bei Kindern und schlanken Jugendlichen als lokalisierte Einengung gut dargestellt werden. Die unterschiedliche Anatomie der Coarctatio aortae (tubulär oder zirkumskript) kann im günstigen Falle ebenfalls abgebildet werden. Auch zusätzliche Herzfehler, wie eine bikuspidale Aortenklappe und die Linksherzhypertrophie, können erfaßt werden. Bei Jugendlichen und Erwachsenen ist die Darstellung dieser Region im 2-D-Bild meist ungenügend.

Wegen der Überlagerung durch die luftgefüllten Strukturen (Trachea, Trachealbifurkation und Ösophagus) ist deshalb der sicherste Beweis der Coarctatio aortae und in ihrem Sonderfall der Aortenisth-

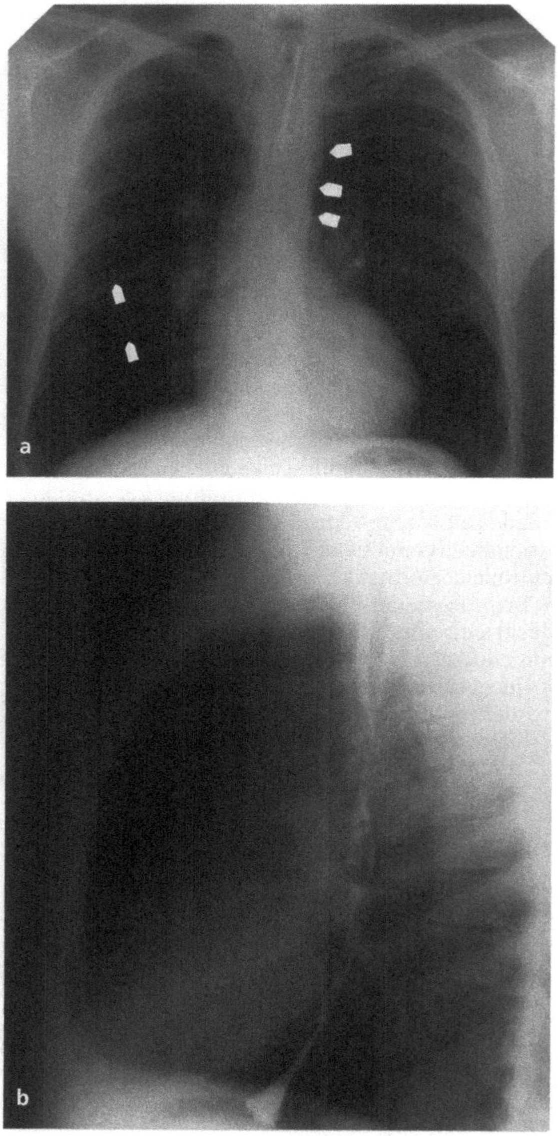

Abb. 9.19: Röntgen-Thorax eines 31jährigen Patienten mit Aortenisthmusstenose, a – In der dv-Aufnahme Einkerbung der Aorta descendens (mittlerer Pfeil). Der obere und untere Pfeil markiert den prä- und poststenotischen Abschnitt. Die Pfeile im Lungenbereich weisen auf die Rippenusuren (rib notching) hin. b – Die seitliche Aufnahme zeigt eine Betonung des linken Ventrikels.

musstenose der Nachweis einer turbulenten Strömung im **Farbdoppler** sowie einer hohen systolischen Flußgeschwindigkeit ohne wesentlichen diastolischen Fluß im **PW- oder CW-Doppler**. Mit dem CW-Doppler kann von suprasternal der Druckgradient gemessen werden. Er ist verwertbar, wenn damit keine Aortenklappenstenose vergesellschaftet ist.

Gelingt dies nicht, so kann indirekt durch die vergleichende Flußmessung in der Aorta ascendens und abdominalis auf das Vorliegen der Coarctatio aortae geschlossen werden. Ist kein Gradient erfaßbar, muß an die totale Atresie der Aorta gedacht werden. Vollständigkeitshalber sollte jedoch in jedem Fall die Flußmessung über der Aorta abdominalis erfolgen. Die transösophageale **Echokardiographie** kann bei Erwachsenen mit dem Farbdoppler weitere Informationen zur Lage und zum Ausmaß der Coarctatio geben. In der **fetalen Echokardiographie** ist die Coarctatio aortae schwierig und in leichten Fällen nicht diagnostizierbar (Chaoui 1995).

9.12.8 Röntgen-Thorax

In fortgeschrittenen Stadien sind eine **Vergrößerung** des linken Ventrikels, **Rippenusuren** sowie eine **Kerbenbildung** meist im Bereich der Aorta descendens sichtbar (Abbildung 9.19). **Rippenusuren** sind meist bilateral, aber nicht symmetrisch ausgebildet. Sie treten am häufigsten zwischen dem 10. und 20. Lebensjahr, manchmal auch früher auf, können aber auch fehlen. Die Rippenusuren haben keine pathognomonische Bedeutung, da sie auch bei anderen pathologischen Veränderungen, wie dem Fallotschen Komplex, pulmonalen Erkrankungen sowie M. Recklinghausen, vorhanden sein können. Bei einem Teil der Patienten mit Aortenisthmusstenose ist im dv-Strahlengang das Gefäßband schornsteinförmig, da der Aortenbogen nicht dargestellt ist.

Man kann auch mittels der **Computertomographie** mit Kontrastmittel die Aortenisthmusstenose darstellen, jedoch ist wegen der Strahlenbelastung die MRT zu bevorzugen.

9.12.9 Magnetresonanztomographie

Die MRT-Technik ist eine wichtige Methode zur Darstellung der Coarctatio aortae, die sowohl für die Diagnostik als auch für die postoperative Verlaufskontrolle Bedeutung besitzt (Abbildung 9.20).

9.12.10 Herzkatheterisierung

In der Regel reichen zur Befunderhebung die Magnetresonanztomographie und die Dopplerechokardiographie aus. Die Indikation zur Herzkatheterisierung ist aber gegeben, wenn zusätzliche Fehlbildungen differenziert werden sollen. Ist die Coarctatio aortae retrograd sondierbar, gelingen die Druckmessung im linken Ventrikel sowie die Messung des Druckgradienten zwischen prä- und poststenotischem Bereich. Durch die Aortographie erhält man genaue Informationen über die Anatomie des Aortenbogens sowie die Morphologie und das Ausmaß der Kollateralen. Sie ist somit hilfreich für die Ent-

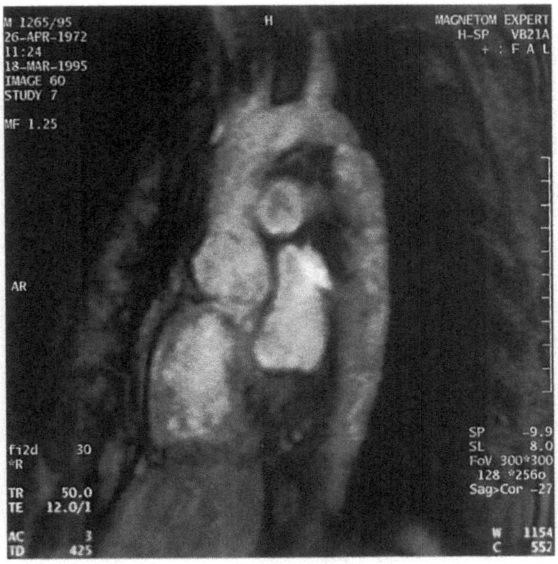

Abb. 9.20: MRT-Bild eines 24jährigen Patienten mit Zustand nach operativer Korrektur einer Aortenisthmusstenose im 7. Lebensjahr, Restdruckgradient 25 mmHg

scheidung zum operationstechnischen Vorgehen (Ausmaß des Kollateralkreislaufes besonders bei Erwachsenen, Dacronprothese oder End-zu-End-Anastomose; Tabelle 9.9).

9.12.11 Differentialdiagnose

Differentialdiagnostisch ist eine **arterielle Hypertonie** anderer Genese auszuschließen.

9.12.12 Therapie

➤ Chirurgische und instrumentelle Therapie

Bei Jugendlichen oder jungen Erwachsenen kann die Operationsindikation ohne Herzkatheterisierung gestellt werden. Sie ist gegeben, wenn der Druckunterschied zwischen den oberen und unteren Extremitäten 50 mmHg übersteigt bzw. geringer als 50 mmHg ist aber unter Belastung deutlich ansteigt.

Das günstigste **Operationsalter** liegt zwischen 3. und 5. Lebensjahr. Es erfolgt dabei die Interposition eines Conduits aus Dacrongewebe an der Stelle der Coarctatio aortae oder eine Erweiterung der Stenose durch einen Patch. Die **Operationsletalität** liegt unter 2%.

Postoperativ kommt es in den ersten 12–24 Stunden zu einer paradoxen Erhöhung besonders des systolischen Druckes. Am zweiten und dritten Tag erhöht sich auch der diastolische Druck. Diese Blutdruckerhöhungen sind im Zusammenhang mit einer gesteigerten Sympathikus-Aktivität zu sehen, die sich auch in einer beachtlichen Steigerung des Plasmarenin- und Plasmanoradrenalinspiegels zeigt.

Die **Therapie der Wahl** ist die Gabe von **ACE-Hemmern**. Das postoperative Fortbestehen einer arteriellen Hypertonie ist gewöhnlich vom Lebensalter zum Zeitpunkt der Operation abhängig.

Bei 2/3 der Patienten kommt es postoperativ zu einer Normalisierung des Blutdruckes. Tritt keine Normalisierung ein, so handelt es sich meist um ältere Erwachsene mit fixiertem Hochdruck oder bedeutsamer Reststenose.

Da besonders in der **Schwangerschaft** eine erhöhte cerebrovaskuläre Komplikationsrate zu erwarten ist, kann diese Operation auch während der Schwangerschaft durchgeführt werden.

Postoperative Komplikationen:
- arterielle Hypertonie
- falsche und wahre Aneurysmen
- Aneurysmaruptur
- Mesenterialinfarkte
- nekrotisierende Arteriitis mesenterialis.

Die **Ballonangioplastie** der nativen Coarctatio aortae oder auch von Restenosen nach Operation ist zur Methode der Wahl geworden. Dadurch kann der Druckgradient zumindest kurzfristig reduziert werden. Die sofortige Erfolgsrate liegt bei 92%. Bei etwa 23% der Patienten mit zunächst erfolgreicher Erweiterung tritt mittelfristig wieder ein Druckgradient von mehr als 20 mmHg auf. Die Restenoserate liegt

Tab. 9.9: Diagnostische Merkmale bei Coarctatio aortae

Auskultation	• I. Herzton meist normal, II. Herzton laut • 2/6–3/6 spät- bis transsystolisches Geräusch über 2 L 2 und paravertebral
EKG	• Zeichen der linksventrikulären Hypertrophie mit tiefen S-Zacken rechtspräkordial • inkompletter Rechtsschenkelblock
PKG	• spät- bis transsystolisches Geräusch
Echokardiographie	• Nachweis der linksventrikulären Hypertrophie • Erfassung des Druckgradienten im PW- und CW-Doppler von suprasternal im Bereich der Aorta descendens
Röntgen	• linksventrikuläre Betonung oder Vergrößerung • Kerbenbildung im Bereich der Aorta • Rippenusuren

bei Neugeborenen innerhalb weniger Monate sogar bei 77%. Die Langzeitergebnisse sind aber noch widersprüchlich. Die Bildung eines Aortenaneurysmas findet man nach der Ballonangioplastie bei 2–20% der Patienten (Fletcher et al. 1995). Jüngst wurden auch Stents zur Vermeidung von spät auftretenden Aneurysmen, Aortenrupturen und Dissektionen im Coarctatio-Bereich sowohl bei Jugendlichen als auch Erwachsenen eingesetzt.

➤ Medikamentöse Therapie

Bei Neugeborenen mit Herzinsuffizienz ist eine sofortige medikamentöse Therapie mit positiv inotropen Substanzen und Diuretika erforderlich. Durch die Infusion von Prostaglandin E_1 wird der Ductus arteriosus offen gehalten, um somit die Organe kaudal der Coarctatio aortae besser zu perfundieren. Diese Maßnahme dient zur Überbrückung bis zur Operation oder Ballonangioplastie. Bei der Wahl des Therapieverfahrens muß man in Rechnung stellen, daß einerseits die Komplikationsrate bei Ballonangioplastie bei Neugeborenen höher ist und andererseits aber die Operationsletalität mit ca. 32% bei nicht-elektiver Operation hoch ist.

Die medikamentösen Therapie ist **präoperativ** auf die Behandlung der arteriellen Hypertonie der Herzinsuffizienz gerichtet. Eine **Endokarditis-Prophylaxe** ist besonders bei bikuspidaler Aortenklappe erforderlich.

Postoperativ ist wegen des zu erwartenden systolischen und diastolischen Druckanstieges eine medikamentöse Blutdrucksenkung erforderlich, um die damit verbundene starke Druckbelastung des linken Ventrikels zu reduzieren. Die weitere postoperative **Langzeitbeobachtung** muß vor allem auf die Verlaufsbeurteilung der Blutdruckentwicklung gerichtet sein. Bei Wiederauftreten der arteriellen Hypertonie muß an eine Restenose gedacht werden, die etwa bei 20% der Operierten auftreten kann. Es sind deshalb regelmäßige **Blutdruckkontrollen** an den oberen und unteren Extremitäten, die **Langzeit-Blutdruckmessung** durchzuführen sowie das Blutdruckverhalten unter **fahrradergometrischer Belastung** zu beurteilen. Diese klinischen Verlaufskontrollen sollten in ca. 6monatigen Abständen mit der **Echokardiographie** und in Abhängigkeit vom Verlauf auch mit der **Magnetresonanztomographie** oder der **digitalen Subtraktionsangiographie** kombiniert werden.

9.12.13 Prognose

Eine **schwere** unbehandelte Coarctatio aortae führt bereits im Säuglingsalter zum Tode. Obwohl bereits viele Kinder mit dieser Anomalie an Herzinsuffizienz sterben, erreichen manche Patienten auch ein Alter von 50 Jahren und mehr.

Die **unkorrigierte** Coarctatio aortae ist mit einer bedeutsamen Verkürzung der Lebenserwartung verbunden. Die klinischen Symptome beginnen meist zwischen dem 20. und 30. Lebensjahr. **Ohne** operative Korrektur liegt der Eintritt des Todes zwischen dem 30. und 35. Lebensjahr. Die meisten Patienten sterben vor dem 40. Lebensjahr an Herzinsuffizienz, Ruptur der Aorta oder von Zerebralgefäßen oder an einer bakteriellen Endokarditis (Campbell 1970). Eine fortbestehende arterielle Hypertonie in Ruhe oder unter Belastung ist trotz erfolgreicher Coarctatektomie mit einem deutlichen Anstieg der Letalität verbunden.

In Langzeitstudien (Brouwer et al. 1994, Cohen et al. 1989, Liberthson et al. 1979) konnten gezeigt werden, daß folgende Faktoren für die **postoperative Prognose** entscheidend sind: Je früher die Operation, um so besser die Prognose. Am günstigsten sollte die Korrektur nach Vollendung des ersten Lebensjahres erfolgen. Bei extremen Blutdruckwerten sollte die Korrektur bereits vor dem ersten Lebensjahr vorgenommen werden. Die nach der Operation weiterbestehende arterielle Hypertonie steht in Beziehung zum Zeitpunkt der Operation und zum Lebensalter. Die Häufigkeit der arteriellen Hypertonie liegt bei ca. 50%, wenn die Operation nach dem 20. Lebensjahr, und bei 6%, wenn sie vor dem 5. Lebensjahr durchgeführt wird. Die koronare Herzkrankheit war die häufigste Todesursache im späteren Lebensalter. Häufig werden andere vergesellschaftete Herz- und Gefäßmißbildungen übersehen, die später eine weitere Herzoperation erforderlich machen.

Die chirurgische Korrektur verbessert insgesamt die Lebenserwartung.

9.12.14 Belastbarkeit und Arbeitsfähigkeit

Die Schulsport- und Arbeitsfähigkeit ist wesentlich vom Operationserfolg und von Komplikationen abhängig und kann nach etwa 3 Monaten bzw. nach Ballonangioplastie auch früher gegeben sein (Tabelle 9.10).

9.13 Mitralklappenprolaps (I 34.1)

9.13.1 Definition

Das Mitralklappenprolaps-Syndrom resultiert aus verschiedenen pathologischen Veränderungen des Mitralklappenapparates.

Das Mitralklappenprolaps-Syndrom ist unter verschiedenen, vor allem englischen **Bezeichnungen**, wie z.B. „systolic click-murmur syndrome", „Barlow-Syndrom", „Syndrom der wogenden Mitralklappe", „floppy valve syndrome", in der Literatur zu finden.

Erst 1963 wiesen Barlow et al. mit Hilfe der Angiokardiographie, der intrakardialen Phonokardiographie und der Echokardiographie nach, daß die auskultierten Geräuschphänomene nicht extrakar-

Tab. 9.10: Richtlinien für die körperliche Belastbarkeit bei Coarctatio aortae (nach WHO 1993)

Coarctatio aortae • nicht operiert	**ohne schwere arterielle Hypertonie und assoziierte Defekte**	**mit schwerer arterieller Hypertonie**
Physische Belastbarkeit	+++	+
Einschränkung der Freizeitgestaltung	–	++
Einschränkung der Berufswahl	–	++
Risiko bei Training	+	+++
Intensität des Trainings	+++	+
Überwachung bei Training	1	2–4
Coarctatio aortae • operiert	**mit normalem Blutdruck und ohne Aortenklappenerkrankung**	**mit arterieller Hypertonie und/ oder Aortenklappenerkrankung**
Physische Belastbarkeit	+++	++
Einschränkung der Freizeitgestaltung	–	++
Einschränkung der Berufswahl	–	++
Risiko bei Training	+	++
Intensität des Trainings	+++	+/++
Überwachung bei Training	1	1–3
Erläuterung der Symbole s. Tabelle 9.3 (S. 207)		

dialen Ursprungs, sondern durch einen Mitralklappenprolaps, der oft mit einer Mitralregurgitation verbunden ist, bedingt sind.

9.13.2 Häufigkeit

Der Mitralklappenprolaps ist mit etwa 5–10% eine relativ häufige Anomalie der Mitralklappe der besonders erwachsenen nordamerikanischen Bevölkerung und bei Frauen dreimal häufiger als bei Männern. Die Diagnose wurde häufig ausschließlich echokardiographisch gestellt. Die Prävalenz liegt in den USA bei 6–17%, in Europa bei 2–7% (Cheng 1987). Die Prävalenz sinkt mit zunehmendem Lebensalter (Savage et al. 1983).

9.13.3 Ätiologie

Nach ätiologischen Gesichtspunkten kann man einen **primären** und einen **sekundären** Mitralklappenprolaps unterscheiden.

Möglicherweise ist der **primäre** Mitralklappenprolaps durch eine Störung im Kollagen- oder Mucopolysaccharidstoffwechsel bedingt, da er z.B. bei Patienten mit Ehlers-Danlos-Syndrom (erbliche Kollagendysplasie) oder Marfan-Syndrom, hierbei manchmal unter Beteiligung aller Herzklappen, Osteogenesis imperfecta, Muskeldystrophie Typ Duchenne und Morbus Ebstein häufiger nachweisbar ist. Das Syndrom ist deshalb auch familiär gehäuft zu finden. Auch bei Patienten mit WPW-Syndrom ist die Inzidenz des Mitralklappenprolapses höher.

Beim **sekundären** Mitralklappenprolaps fehlen strukturelle Schäden der Mitralklappe. Er ist

- bei hypertropher obstruktiver Kardiomyopathie
- bei Vorhofseptumdefekt
- als Folge einer infarktbedingten Papillarmuskeldysfunktion

zu finden.

9.13.4 Klinische Symptome

Etwa 80% der Patienten sind asymptomatisch, und die Diagnose wird meist zufällig durch Reihenuntersuchungen o. ä. gestellt.

Es gibt **keine Allgemeinsymptome,** die auf diese Diagnose hinweisen.

Treten **kardiale Symptome** auf, sind diese zumeist **Palpitationen**, eine **atypische Angina pectoris** oder **Synkopen**. Bei schwerer Mitralregurgitation treten Zeichen der reduzierten Herzleistung hinzu. Palpitationen können durch **Herzrhythmusstörungen** (s. S. 232) bedingt sein. Es kann wegen dieser Herzrhythmusstörungen zu einer familiären Häufung des plötzlichen Todes kommen. Arrhythmien setzen aber myxomatös veränderte Mitralklappensegel, murale Endokardläsionen und einen verstärkten Zug an den Papillarmuskeln voraus. Der **plötzliche Tod** hat generell eine niedrige Inzidenz (Cheng 1987), ein **höheres**, mit 2–4% angegebenes **Risiko** (Devereux et al. 1989) ist nur bei Patienten vorhanden, die eine

- bedeutsame Mitralklappenregurgitation mit linksventrikulärer Funktionsstörung,
- Synkopen in der Anamnese,
- komplexe ventrikuläre Herzrhythmusstörungen,

- Repolarisationsstörungen sowie eine
- Verlängerung der korrigierten QT-Zeit

haben.

Inwieweit jedoch Herzrhythmusstörungen und der plötzliche Tod eine echte höhere Inzidenz bei Mitralklappenprolaps zeigen, ist noch nicht endgültig geklärt. Man kann aber davon ausgehen, daß die Bedeutung des Mitralklappenprolapses echokardiographisch und klinisch überschätzt wurde.

9.13.5 Auskultation

Die Auskultation nimmt eine **Schlüsselposition** in der Diagnostik des Mitralklappenprolapses ein. Der wichtigste Auskultationsbefund und damit auch das klinische Leitsymptom ist der **systolische Klick.** Er wird entweder **direkt** durch die Schädigung des Herzmuskels oder **indirekt** durch eine inhomogene Kammeraktivierung mit nachfolgender ungeordneter Papillarmuskelfunktion erzeugt. Dem Klick folgt oft ein systolisches Mitt- oder Spätcrescendogeräusch.

Wichtig ist aber die Beurteilung des Geräuschbefundes unter Belastung. Die Mitralklappe beginnt zu prolabieren, wenn die systolische Verringerung der linksventrikulären Volumina einen kritischen Punkt erreicht hat, an dem die Mitralklappensegel nicht länger zusammenhalten. In dem Punkt tritt der Klick auf, und das Geräusch beginnt.

Alle Tests, wie das **Valsalva-Manöver**, **schnelles Aufstehen**, Inhalation von **Amylnitrit**, die die linksventrikulären Volumina und den venösen Rückstrom reduzieren oder eine Verstärkung der Kontraktilität bewirken, rufen das Regurgitationsgeräusch *früher* hervor. Bei Interventionen mit dazu entgegengesetzten hämodynamischen Effekten, wie Beinhochlage, schnelles Hinlegen, maximale isometrische Belastung, tritt das Geräusch *später* auf.

9.13.6 Elektrokardiogramm

Das EKG ist bei asymptomatischen Patienten in der Regel normal.

Bei einer kleinen Anzahl asymptomatischer und bei vielen symptomatischen Patienten sind

- negative oder biphasische T-Wellen und
- unspezifische ST-Strecken-Veränderungen in den Ableitungen II, III, aVF und in den anterolateralen Brustwandableitungen sowie eine
- Verlängerung des QT-Intervalls feststellbar.

Verschiedene Herzrhythmusstörungen, wie

- supraventrikuläre und ventrikuläre Extrasystolen
- Vorhofflimmern, besonders bei Patienten mit Mitralklappeninsuffizienz
- Tachyarrhythmien sowie durch eine
- Sinusknotendysfunktion bedingte Bradyarrhythmie und
- verschiedene Grade von AV-Blockierungen

sind im Ruhe- und Langzeit-EKG erfaßbar.

9.13.7 Phonokardiogramm

Mit Hilfe des Phonokardiogramms und der simultan geschriebenen Karotispulskurve kann dieser Klick, der vor dem Beginn des Steilanstieges der Karotispulskurve auftritt, zum systolischen Klick in der Auswurfphase differenziert werden. Die Schwere der Mitralregurgitation kann durch die Dauer des systolischen Geräusches abgeschätzt werden.

9.13.8 Echokardiographie

Die Echokardiographie hat für die Verifizierung des Mitralklappenprolapses eine entscheidende Bedeutung.

Der **primäre Mitralklappenprolaps** ist echokardiographisch durch vergrößerte, meist – durch die myxomatösen Veränderungen bedingt – verplumpte Mitralklappensegel, verlängerte Sehnenfäden sowie einen vergrößerten Mitralklappenring charakterisiert. Auffällig ist das **Ballonieren** eines oder beider Segel in den linken Vorhof während der Systole.

Im **M-Mode** lassen sich nach dem zeitlichen Verlauf ein **spätsystolischer** und ein **holosystolischer Prolaps** unterscheiden.

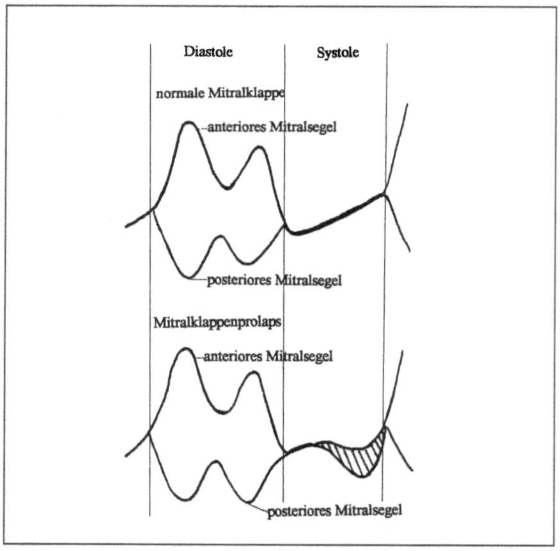

Abb. 9.21: Schematische Darstellung eines spätsystolischen Prolapses im Vergleich zum Normalen

Beim spätsystolischen Prolabieren ist der Mitralklappenschluß bis auf eine gering nach anterior verlagerte Bewegung zunächst normal. Dann erscheint mesosystolisch eine nach dorsal zum linken Vorhof gerichtete, konkave Bewegung.

Der holosystolische Prolaps zeigt unmittelbar nach Beginn der Kammersystole eine nach dorsal gerichtete Bewegung. Die nach anterior gerichtete C-D-Bewegung fällt meist aus.

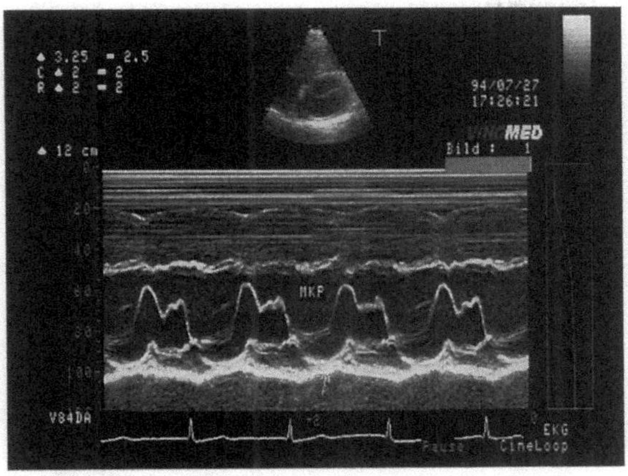

Abb. 9.22: Echokardiographische Darstellung eines holosystolischen Mitralklappenprolapses im M-Mode in der kurzen Achse auf Mitralklappenebene.

Durch die Anwendung des **CW- und Farbdopplers** kann die Mitralklappeninsuffizienz erfaßt werden.

9.13.9 Röntgen-Thorax

Die Röntgen-Thorax-Aufnahme zeigt gewöhnlich eine normale Herzkonfiguration und normale Lungenverhältnisse. Nur bei schwerer Mitralklappeninsuffizienz ist eine Veränderung der Herzkonturen nachweisbar (s. Kap. 11.3.7).

9.13.10 Nuklearmedizinische Verfahren

Mit der ^{201}Tl-Myokardszintigraphie unter Belastung sind bei Patienten mit atypischer Angina pectoris und EKG-Veränderungen Hinweise auf eine mögliche ischämiebedingte Ursache zu finden oder auszuschließen. Aber auch bei Mitralklappenprolaps können falsch-positive Befunde im Myokardszintigramm gefunden werden.

9.13.11 Herzkatheterisierung

In der Regel ist aber die invasive Diagnostik nicht erforderlich, da die Diagnose mittels nichtinvasiver Verfahren gestellt werden kann.

Die Lävographie erlaubt endsystolisch im rechtsanterioren Schrägdurchmesser die beste Beurteilung des posterioren Segels der Mitralklappe, im linksanterioren Schrägdurchmesser des anterioren Segels. Dabei ist die Aussackung der Mitralklappensegel inferior und posterior ihres Ansatzes am Annulus ein sicheres diagnostisches Zeichen. Gleichzeitig sind dadurch vergesellschaftete Abweichungen erfaßbar. Die **Koronarangiographie** verifiziert die Morphologie der Koronararterien und bringt Hinweise oder den Ausschluß eines ischämiebedingten Mitralklappenprolapses.

9.13.12 Komplikationen

Patienten mit Mitralklappenprolaps und Mitralklappeninsuffizienz sind außer vom **plötzlichen Tod** auch von der **bakteriellen Endokarditis** und arteriellen, besonders cerebralen **Embolien** bedroht. Dies ist durch eine verkürzte Thrombozytenlebensdauer und eine Hyperkoagulabilität bedingt. Thromben können sich an den veränderten Mitralklappensegeln abscheiden und von dort embolisieren. Bevor man jedoch diese Emboliequelle annimmt, müssen alle anderen ausgeschlossen sein.

9.13.13 Therapie

Asymptomatische Patienten sollten alle zwei Jahre untersucht werden. Patienten mit einem langen systolischen Geräusch und Zeichen der Progression sind einer jährlichen klinischen Untersuchung zu unterziehen. Diese Patienten sollten auch eine **Endokarditisprophylaxe** (s. Kap. 10.3.11) vor Zahnextraktionen u. ä. erhalten.

Zur Behandlung der meisten Herzrhythmusstörungen, der atypischen Angina pectoris sowie bei verlängertem QT-Intervall sind **ß-Rezeptoren-Blocker** die Therapie der Wahl.

Ist die Mitralklappenregurgitation mit und ohne Sehnenfadenruptur so fortgeschritten, daß trotz adäquater medikamentöser Therapie keine vollständige Rekompensation erreicht wird, ist eine **rekonstruktive Mitralklappenoperation** mit Raffung des Mitralklappenringes, seltener ein Mitralklappenersatz indiziert.

9.13.14 Prognose

Die Prognose des Mitralklappenprolapses ist insgesamt gut (Nishimura et al. 1985). Das Fortschreiten der Mitralklappenregurgitation ist bei etwa 15–20% der Patienten über einen Zeitraum von 10–15 Jahre zu erwarten. Dies tritt bei Patienten, die sowohl einen Klick als auch das Systolikum haben, häufiger auf als bei denen, die nur ein systolisches Geräusch aufweisen.

9.14 Pulmonalarterienstenose (Q 25.6)

9.14.1 Definition

Die angeborene Pulmonalarterienstenose ist am häufigsten durch eine Einengung der Pulmonalklappe (**valvuläre** Pulmonalstenose Q 22.1) meist als Folge der Einschmelzung der Kommissuren bedingt. Seltener ist diese Einengung unterhalb (**infundibulär** Q 24.3) und noch seltener oberhalb (**supravalvulär** Q 25.7) der Pulmonalklappe lokalisiert.

9.14.2 Häufigkeit

Die valvuläre Pulmonalstenose ist ein häufiger angeborener Herzfehler und machte in unserem Krankengut bei Erwachsenen ca. 10% aus. Ihre Häufigkeit wird mit 1,3–11,6% angegeben.

Was die familiäre Häufung anbelangt, findet man eine Pulmonalarterienstenose beim Kind mit einer Wahrscheinlichkeit von 6,5%, wenn die Mutter bzw. 2%, wenn der Vater betroffen ist (Nora et al. 1991). Als Embryo- oder Fetopathie tritt sie bei 2–5% nach mütterlicher Hydantoineinnahme, nach Rötelninfektion zu 35% auf.

Die **subvalvuläre Pulmonalstenose** befindet sich meist im Bereich des Infundibulums und wird deshalb auch als **infundibuläre Pulmonalstenose** bezeichnet. Diese Form tritt fast nie isoliert, häufig aber in Kombination mit einem Ventrikelseptumdefekt und einer valvulären Pulmonalstenose auf.

Die **supravalvuläre Pulmonalstenose** kann entweder unmittelbar oberhalb der Pulmonalklappe oder bis hin zur Bifurkation der Pulmonalarterie lokalisiert sein. Meist beide Lungen betreffende Einengungen im Bereich der peripheren Lungenarterienaufteilungen werden als **periphere Pulmonalarterienstenose** bezeichnet. Ihre Häufigkeit liegt bei 1,5%.

Die Entwicklung einer subvalvulären Hypertrophie kann ihrerseits zu einer weiteren Einengung des rechtsventrikulären Ausflußtraktes (**infundibuläre Pulmonalstenose**) führen. Dies findet man am häufigsten bei älteren Kindern.

Tab. 9.11: Einteilung der valvulären Pulmonalarterienstenose nach dem Druckgradienten zwischen dem rechten Ventrikel und der A. pulmonalis (Parsi 1971)

Schweregrad		Systolischer Druckgradient
I	leicht	10–40 mmHg
II	mittel	41–80 mmHg
III	schwer	> 80 mmHg

9.14.3 Hämodynamik

Die Verengung der Pulmonalklappe zwingt den rechten Ventrikel zu einer erhöhten Druckarbeit, um den Ausstromwiderstand zu überwinden und den kleinen Kreislauf aufrechtzuerhalten. Je stärker die Pulmonalarterienstenose, um so größer wird die Arbeit des rechten Ventrikels. Dadurch kommt es zu einer Hypertrophie der Muskulatur des rechten Ventrikels, so daß die physiologischen Verhältnisse zwischen der Masse des rechten und linken Ventrikels geändert werden. Aufgrund dieser Druckbelastung des rechten Ventrikels kommt es zur Rechtsherzhypertrophie, Dilatation und später zu einem Rechtsherzversagen. Als Folge der erheblichen Druckbelastung des rechten Herzens kommt es fast immer zu einem kleinen Rechts-Links-Shunt durch das offene Foramen ovale. Das Herzminutenvolumen ist in Ruhe auch bei schwerer Pulmonalklappenstenose meist normal, besonders Kinder zeigen unter Belastung auch eine Zunahme des Herzminutenvolumens.

Bei eigenen Untersuchungen wurde die folgende Schweregradeinteilung der valvulären Pulmonalstenose verwendet (Tabelle 9.11). Auch eine Einteilung in 4 Schweregrade unter Einbeziehung des systolischen Druckgradienten und der Pulmonalklappenöffnungsfläche ist gebräuchlich (Tabelle 9.12).

9.14.4 Klinisches Bild

Die meisten Erwachsenen mit einer leichten (rechtsventrikulärer Druck < 40 mmHg) oder mittelschweren Pulmonalklappenstenose (rechtsventrikulärer Druck < 80 mmHg) sind asymptomatisch. Sie können ein höheres Alter erreichen und Frauen auch mehrere Schwangerschaften austragen (eigene Beobachtung). Bei einer schweren Pulmonalklappenstenose sind unter Belastung **Dyspnoe** und **Schwindel** aufgrund des reduzierten Herzminutenvolumens

Tab. 9.12: Einteilung der valvulären Pulmonalstenose nach dem systolischen Druckgradienten und der Pulmonalklappenöffnungsfläche

Schweregrad		Systolischer Druckgradient	Pulmonalklappenöffnungsfläche (cm^2)
I	unbedeutend	< 25 mmHg	> 2,0
II	leicht	25–49 mmHg	1,5–2,0
III	mäßig	50–79 mmHg	1,0–1,5
IV	ausgeprägt	> 80 mmHg	< 1.0

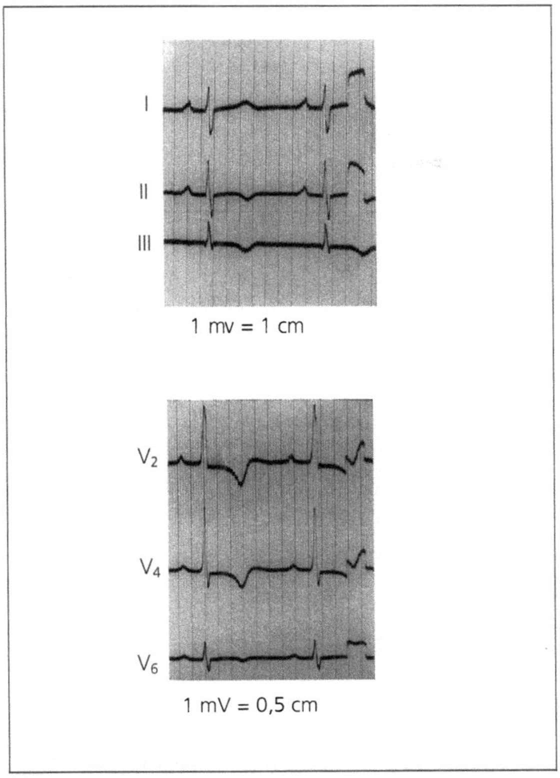

Abb. 9.23: EKG bei schwerer Pulmonalklappenstenose mit einem systolischen Druckgradient über der Pulmonalklappe von 110 mmHg; eindeutige Zeichen der Druckbelastung und Hypertrophie des rechten Ventrikels (hohe R-Zacken über V_2, tiefes S über V_6, T-Negativierung bis V_6, P-dextroatriale)

häufige Symptome. Der plötzlicher Tod ist jedoch sehr selten.

Sind manifeste Zeichen der Rechtsherzinsuffizienz und eine relative Trikuspidalklappeninsuffizienz vorhanden, ist mit einer hohen Letalität zu rechnen.

➤ Inspektion

Es bilden sich zwar keine Trommelschlegelfinger, jedoch ist immer eine leichte, durch den Rechts-Links-Shunt bedingte Lippen- und Akrozyanose nachweisbar.

➤ Palpation

Bei der Palpation sind eine verstärkte Aktion des rechten Ventrikels sowie ein systolisches Schwirren meist über 2/3 L 2, bei der subvalvulären Pulmonalarterienstenose über 3/4 L 2 feststellbar.

➤ Auskultation

Die Auskultation ergibt ein grobes Systolikum vom Crescendo-Decrescendo-Typ mit p. m. über 2 L 2. *Je später der Gipfel des Systolikums, um so schwerer ist die Pulmonalklappenstenose.* Bei leichteren Graden ist ein **systolischer Klick** hörbar, der sich exspiratorisch verstärkt. Er ist nicht mehr wahrnehmbar, wenn die Pulmonalklappe kalzifiziert ist. Je größer der Abstand zwischen II_A und II_P um so schwerer ist die valvuläre Pulmonalstenose. *Die pulmonale Komponente des II. Herztones ist abgeschwächt.* Sie ist um so leiser, je schwerer die Pulmonalklappenstenose ist. Weiterhin ist bei schweren Pulmonalklappenstenosen ein IV. Herzton wahrnehmbar. Bei der subvalvulären Pulmonalstenose ist das Geräuschmaximum nach kaudal zu 3/4 L 2 verschoben (s. Abbildung 9.24) .

9.14.5 Elektrokardiogramm

Nach unseren Untersuchungen und klinischen Erfahrungen besteht eine gute Korrelation zwischen dem Schweregrad der Pulmonalklappenstenose und den EKG-Veränderungen. In Abhängigkeit vom Schweregrad findet man verschiedene **Grade der Rechtsherzhypertrophie**.

Grad I ist durch einen **inkompletten Rechtsschenkelblock** mit einer rSR'-Konfiguration des QRS-Komplexes in V_1 gekennzeichnet. Diese QRS-Morphologie ist etwa bei 20% der Patienten als Ausdruck niedrigerer rechtsventrikulärer Druckwerte zu finden.

Grad II hat einen **inkompletten Rechtsschenkelblock** mit relativ schmalen qR-Komplexen in den rechtspräkordialen Ableitungen und T-Wellen-Negativierungen. In der Frontalebene ist ein **Rechtstyp** vorhanden. Das P-dextroatriale weist auf eine Vergrößerung des rechten Vorhofs hin. Der Druckgradient liegt hier zwischen 40 und 80 mmHg.

Grad III zeigt Kriterien einer **schweren Rechtsherzhypertrophie** mit hohen, schmalen qR-Komplexen in den rechtspräkordialen Ableitungen und **T-Wellen-Negativierung** bis nach V_4, V_5. In der Frontalebene findet man einen **überdrehten Rechtstyp**. Das ausgeprägte **P-dextroatriale** weist auf eine Vergrößerung des rechten Vorhofs hin.

Je stärker die Pulmonalklappenstenose, um so größer ist die Abweichung der elektrischen Achse in der Frontalebene nach rechts.

Das Verhalten der T-Welle über den Brustwandableitungen bringt gleichfalls wichtige quantitative Aussagen: Je weiter die negative T-Welle nach links reicht, desto schwerer ist die Pulmonalklappenstenose (Abbildung 9.23).

Das EKG ist auch wichtig zur **Verlaufskontrolle** nach Valvuloplastie oder Valvulotomie zur Beurteilung der **Regression** der **Rechtsherzhypertrophie**. Dabei bildet sich nach erfolgreicher Intervention das sogenannte Bild der Druckhypertrophie mit hohen R-Zacken rechtspräkordial und T-Wellen-Negativierungen bis V_5 zu einem inkompletten Rechtsschenkelblock zurück.

9.14.6 Echokardiogramm

Die Darstellung der Pulmonalklappe gelingt meist gut in der links parasternalen kurzen Achse und von subcostal.

In der **2-D-Darstellung** ist besonders auf verdickte und/oder auch verkalkte Pulmonalklappentaschen sowie in Analogie zur Mitralklappe auf das sog. *Doming* zu achten. Weiterhin ist eine poststenotische Dilatation der A. pulmonalis zu finden.

Im **M-Mode** ist die a-Welle > 6 mm. Ein indirektes Kriterium der Pulmonalklappenstenose sind die rechtsventrikuläre Dilatation und Hypertrophie.

Die Aussage der M-Mode- und 2-D-Echokardiographie kann wegen der schwierigeren Darstellbarkeit der Pulmonalklappe bei Lungenüberlagerung bzw. wegen der sub- oder supravalvulären Lage der Stenose eingeschränkt sein.

Mittels **CW- und PW-Dopplertechnik** kann eine Quantifizierung des Schweregrades durch die Messung des Druckgradienten aus der links parasternalen kurzen Achse oder von subcostal vorgenommen werden. Ein Druckgradient von 5–10 mmHg ist an der Pulmonalklappe noch als normal anzusehen. Erst Druckgradienten > 15 mmHg und ein Druck im rechten Ventrikel > 30 mmHg sprechen nach Ausschluß eines Links-Rechts-Shunts für eine Pulmonalklappenstenose. Bei der subvalvulären Stenose findet man eine Strömungsgeschwindigkeit von 1,5 m/s und mehr bereits unterhalb der Pulmonalklappe.

Im **Farbdoppler** gelingt die Abbildung des turbulenten Flusses an der Pulmonalklappe, die durch die zusätzliche Gabe eines Echokontrasts noch bildlich verstärkt dargestellt werden kann.

9.14.7 Phonokardiographie

Phonokardiographisch läßt sich der Schweregrad der Stenose einschätzen. Je schwerer die Pulmonalklappenstenose ist, um so schwächer ist die Pulmonalkomponete des II. Herztones. Um so länger ist dann, bedingt durch die Verlängerung der Austreibungszeit des rechten Ventrikels, der Abstand der Komponenten des II. Herztones und um so später der Gipfel des systolischen Geräusches (Abbildung 9.24).

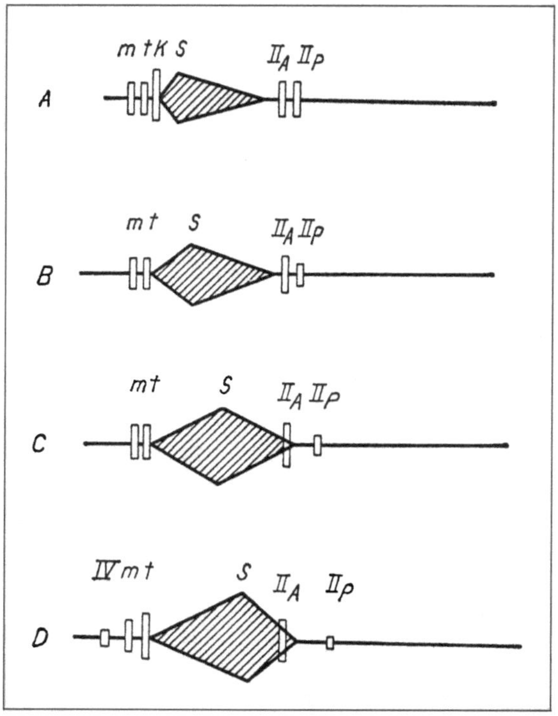

Abb. 9.24: Schematische Phonokardiogramme verschiedener Schweregrade der Pulmonalklappenstenose. m: Mitralkomponente, t: Trikuspidalkomponente, K: Klick, II_A: aortale Komponente des II. HT, II_p: pulmonale Komponente des II. HT, A: leichte valvuläre Pulmonalstenose, B: mäßige valvuläre Pulmonalstenose, C: mittelschwere valvuläre Pulmonalstenose, D: schwere valvuläre Pulmonalstenose

9.14.8 Röntgen-Thorax

Bei leichterer bis mittlerer Pulmonalklappenstenose sind die Herzkonfiguration und -größe sowie die Lungengefäßzeichnung normal. Eine poststenotische Dilatation des Stammes und der linken im Vergleich zur rechten Pulmonalarterie ist oft sichtbar (Abbildung 9.25). Eine Vergrößerung des rechten Ventrikels und Vorhofs ist bei Rechtsherzinsuffizienz zu finden. Die Lungengefäßzeichnung ist rarefiziert („leere Lunge"). Sie ist verstärkt bei Rechtsherzinsuffizienz und/oder einem zusätzlich vorhandenen Links-Rechts-Shunt auf Vorhofebene. Kalzifizierungen der Pulmonalklappe weisen auf eine langbestehende Pulmonalklappenstenose hin und sind deshalb nur bei Erwachsenen zu finden. Bei **subvalvulärer Pulmonalstenose** fehlt im Vergleich zur valvulären Pulmonalstenose die poststenotische Dilatation der Pulmonalarterie (Tabelle 9.13).

9.14.9 Herzkatheterisierung

Sie dient zur Bestimmung des Druckgradienten zwischen der A. pulmonalis und dem rechten Ventrikel (Abbildung 9.26).

Durch die Kontrastmitteldarstellung des rechten Ventrikels werden sowohl die Lokalisation und Schwere der Pulmonalklappenstenose als auch evtl. zusätzliche Fehlbildungen dargestellt. **Es ist darauf zu achten**, daß der Katheter die Pulmonalklappe

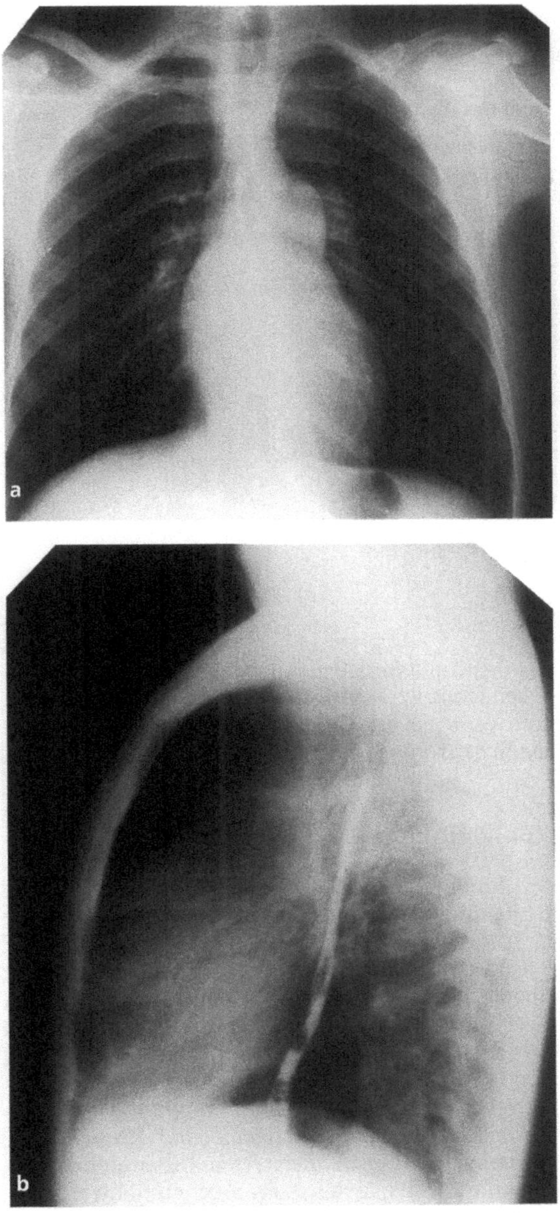

Abb. 9.25: Röntgen-Thorax eines 23jährigen Patienten mit valvulärer Pulmonalstenose, a – im dv-Bild deutliche poststenotische Dilatation des Pulmonalarterienstammes und Betonung der linken Pulmonalarterie. Vergrößerung des rechten Vorhofes und rechten Ventrikels. Rarefizierung der Lungengefäße; b – im seitlichen Strahlengang (mit Bariumbreischluck) Vergrößerung des rechten Ventrikels und Prominenz des Pulmonalarterienstammes

nicht während ihrer Öffnung verschließt. Dies führt zu einer hämodynamisch gefährlichen Situation mit bedrohlichen Komplikationen.

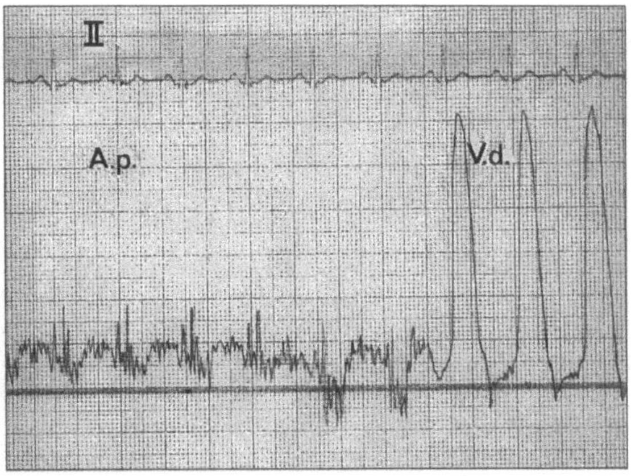

Abb. 9.26: Systolischer Druckgradient bei Rückzug des Katheters aus der A. pulmonalis (Ap) in den rechten Ventrikel (Vd) bei Pulmonalklappenstenose

9.14.10 Differentialdiagnose

Von der **valvulären** Pulmonalstenose ist die seltener isoliert auftretende **subvalvuläre** oder **infundibuläre** Stenose zu unterscheiden. Von einer **leichten** Pulmonalklappenstenose ist ein Vorhofseptumdefekt, eine idiopathische Dilatation der Pulmonalarterie sowie eine subvalvuläre Aortenstenose abzugrenzen. Von einer **mittelschweren** und **schweren** Pulmonalklappenstenose sind der Ventrikelseptumdefekt und bei Zyanose auch die Fallotsche Tetralogie zu differenzieren.

9.14.11 Therapie

Eine Pulmonalklappenstenose mit einem Druckgradient < 40 mmHg bedarf keiner besonderen Behandlung. Eine jährliche kardiologische Kontrolle zur Beurteilung der Entwicklung des Druckgradienten ist jedoch notwendig. Obwohl die Inzidenz der bakteriellen Endokarditis bei Pulmonalklappenstenose sehr gering ist, sollte man doch die **Endokarditis-Prophylaxe** bei Eingriffen mit Bakteriämiegefährdung durchführen.

Bei Symptomen der **Rechtsherzinsuffizienz**, die als Spätkomplikation bei Erwachsenen mit mäßiger bis schwerer bzw. in der Regel bei Neugeborenen mit schwerer Pulmonalklappenstenose auftritt, ist eine entsprechende Behandlung erforderlich.

Bei **symptomatischen** Patienten und einem Druckgradienten von etwa 80 mmHg ist eine sichere Indikation zur Erweiterung der Klappenöffnung gegeben.

Die Korrektur mittels **Valvuloplastie** ist heute für die isolierte valvuläre Pulmonalstenose das Verfahren der Wahl. Der chirurgische Eingriff wird dann bevorzugt, wenn auch damit kombinierte Herz- und Gefäßmißbildungen, wie infundibuläre Pulmonalarterienstenose, Ventrikelseptumdefekt etc. korrigiert

Tab. 9.13: Diagnostische Merkmale bei valvulärer Pulmonalstenose

Auskultation	• I. Herzton normal, II. Herzton gespalten, II_P abgeschwächt • bei schweren Fällen IV. Herzton • 3/6–6/6 **grobes, sägendes, spindelförmiges Austreibungsgeräusch** mit p. m. über 2 L 2
EKG	• Zeichen der rechtsventrikulären Hypertrophie (vom inkompletten Rechtsschenkelblock bis zu ausgeprägten Bildern der sog. Druckbelastung) • rechtsventrikuläre Hypertrophie um so deutlicher, je schwerer die Pulmonalklappenstenose
PKG	• je schwerer die Pulmonalklappenstenose, um so kleiner die Pulmonalkomponente des II. Herztons • je länger der Abstand der beiden Komponenten des II. Herztons, um so schwerer die Pulmonalklappenstenose • je später der Gipfel des systolischen Geräusches, um so schwerer die Pulmonalklappenstenose
Echokardiographie	• Quantifizierung und Lokalisation durch PW-, HPRF-, CW-Doppler • Erfassung der rechtsventrikulären Hypertrophie • Abgrenzung zur subvalvulären Stenose, Erfassung weiterer Fehler (ASD, Ventrikelseptumdefekt, Trikuspidalklappeninsuffizienz)
Röntgen	• betonter Pulmonalisbogen bis poststenotische Dilatation • im Vergleich zur rechten erweiterte linke Pulmonalarterie • Vergrößerung besonders der Ausflußbahn des rechten Ventrikels, rarefizierte Lungengefäße

werden müssen. Khan et al. (1982) sowie Lababidi et al. (1983) führten die transvenöse Ballondilatation bei Kindern und Chen et al. (1996) bei Erwachsenen mit valvulärer Pulmonalstenose durch.

Bei Druckgradienten < 80 mmHg und Symptomfreiheit ist eine Intervention nicht indiziert. Komplizierter und nicht einheitlich ist die Entscheidung zur Operation bei asymptomatischen Patienten mit einen Druckgradienten > 80 mmHg; diese Patienten sollten durch Valvuloplastie versorgt werden.

Sowohl nach der **Pulmonalvalvulotomie** als auch der **Pulmonalvalvuloplastie** findet man bei etwa der Hälfte der Patienten eine leichte Pulmonalklappeninsuffizienz, die am neu aufgetretenen Diastolikum über 2/3 L 2 zu diagnostizieren ist. Nur bei ca. 4% ist eine schwerere Pulmonalklappeninsuffizienz nachweisbar, die eine zweite Operation erforderlich macht.

Postoperativ kann es nach der Resektion des Infundibulums, verbunden mit einer Valvulotomie, zu verschiedenen Komplikationen wie intraventrikulären Erregungsleitungsstörungen, z. B. Rechtsschenkelblockierungen, kommen. Nach der Valvuloplastie ist eine Reduktion des Druckgradienten nachweisbar, wobei etwa Dreiviertel der Patienten einen Druckgradienten kleiner als 36 mmHg hatten. Nur 12% dieser Patienten entwickelten wieder eine interventionsbedürftige Pulmonalklappenstenose (McCrindle 1994). Für die **Langzeitergebnisse** der Ballonvalvuloplastie sind Faktoren wie die Morphologie der Pulmonalklappe und die Größe des Ballonkatheters entscheidend.

Die rechtsventrikuläre Hypertrophie bildet sich nach der Valvulotomie oder Valvuloplastie zurück und **elektrokardiographisch** ändert sich das Bild der sogenannten Druckhypertrophie mit hohen R-Zacken rechtspräkordial zu einem inkompletten Rechtsschenkelblock. Das EKG kann somit zur postoperativen Verlaufsbeurteilung des Rückganges der Rechtsherzhypertrophie herangezogen werden.

9.14.12 Prognose

Vor Einführung der Valvulotomie erreichten die Patienten mit schwerer Pulmonalklappenstenose kaum ein Alter über 50 Jahre.

Kinder werden in ihrer Entwicklung durch die Pulmonalklappenstenose nicht beeinträchtigt, was die Eigenschaft der Pulmonalklappe zeigt, sich mit dem Körperwachstum zu vergrößern. Auch der Beginn von Symptomen in einem Alter unter zwei Jahren korreliert nicht eindeutig mit dem Grad der Pulmonalklappeneinengung. Da sowohl eine leichte Pulmonalklappenstenose in den ersten Lebensjahren bedeutsam werden, andererseits aber ein höherer Gradient auch spontan rückläufig sein kann, müssen diese Kinder in den ersten 5 Lebensjahren sorgfältig kardiologisch überwacht werden. Bei der Analyse der Second National History Study of Congenital Heart Defects (Hayes et al. 1993) wurden Patienten mit einem Druckgradienten < 50 mmHg keine Intervention unterzogen. Bei einem Druckgradienten > 80 mmHg wurde eine Valvulotomie durchgeführt. Bei einem Druckgradienten zwischen 50 und 80 mmHg wurde bei einem Teil eine chirurgische Behandlung durchgeführt. Die gesamte Gruppe hatte nach 25 Jahren eine Überlebensrate von 95,7%. Die Mehrzahl der Patienten mit einem Druckgradienten zwischen 50 und 80 mmHg bedürften aber einer Valvuloplastie wegen der Zunahme der Einengung der Pulmonalklappe.

Tab. 9.14: Richtlinien für die körperliche Belastbarkeit bei valvulärer Pulmonalstenose (nach WHO 1993)

Maximaler systolischer Druckgradient	< 50 mmHg	> 50 mm Hg
Physische Belastbarkeit	+++	+/++
Einschränkung der Freizeitgestaltung	–	–/++
Einschränkung der Berufswahl	–	–/++
Risiko bei Training	+	++
Intensität des Trainings	+++	++/+++
Überwachung bei Training	1	2–4
Erläuterung der Symbole s. Tabelle 9.3 (S. 207)		

9.14.13 Belastbarkeit und Arbeitsfähigkeit

Durch die Valvuloplastie oder Valvulotomie wird die Belastungsfähigkeit besonders bei symptomatischen Patienten deutlich verbessert. Bei unkompliziertem Verlauf ist die Schul- bzw. Arbeitsfähigkeit nach 3 Monaten bzw. nach Valvuloplastie früher gegeben (Tabelle 9.14).

9.15 Fallotscher Komplex (Q 21.3)

9.15.1 Definition

Im Jahre 1888 beschrieb Arthur Fallot in einer Serie von Arbeiten im „Marseillaise Medical" unter dem Titel „Beitrag zur Anatomopathologie der Blauen Krankheit" (maladie bleu) die Tetralogie, die heute auch seinen Namen trägt.

Zum **Fallotschen Komplex** gehört die Kombination:

- Pulmonalstenose (subvalvulär, valvulär, supravalvulär oder kombiniert) mit
- Ventrikelseptumdefekt
- Vorhofseptumdefekt
- reitender Aorta
- rechtsventrikulärer Hypertrophie.

Diese angeborenen Fehler kommen in unterschiedlicher Kombination vor. Danach unterscheidet man:

Fallotsche Trilogie: Pulmonalklappenstenose, Vorhofseptumdefekt und rechtsventrikuläre Hypertrophie. Dieser Begriff ist jedoch umstritten.

Fallotsche Tetralogie: Pulmonalarterienstenose, Ventrikelseptumdefekt, reitende Aorta und rechtsventrikuläre Hypertrophie

Fallotsche Pentalogie: Pulmonalarterienstenose, Ventrikelseptumdefekt, Vorhofseptumdefekt, reitende Aorta und rechtsventrikuläre Hypertrophie.

Ein Fallotscher Komplex ist immer mit einer Pulmonalarterienstenose vergesellschaftet. Ihr Schweregrad variiert zwischen leichter Pulmonalarterienstenose bei etwa 20% bis zur vollständigen Atresie der Pulmonalarterie bei ca. 10%. Diese Form wird auch **Truncus aorticus**, **Pseudotruncus arteriosus** oder **extremer Fallot** genannt. Eine infundibuläre Stenose findet man bei ca. 50%, eine valvuläre Pulmonalstenose bei 10%, eine Kombination von beiden bei ca. 30%.

9.15.2 Häufigkeit

Die **Fallotsche Tetralogie** ist der häufigste angeborene zyanotische Herzfehler. Die Häufigkeit wird mit etwa 10% aller angeborenen Herzfehler angegeben. In unserem Krankengut betrug sie 11,3%. Bezogen auf die zyanotischen Herzfehler, macht er etwa 60–70% nach dem ersten Lebensjahr aus. Was die familiäre Häufung anbelangt, findet man eine Fallotsche Tetralogie beim Kind mit einer Wahrscheinlichkeit von 2,5%, wenn die Mutter bzw. 1,5%, wenn der Vater betroffen ist (Nora et al. 1991). Die Fallotsche Tetralogie entsteht als Embryo- oder Fetopathie durch Trimethadioneinnahme bei 15–30%, Thalidomid bei 5–10% sowie zu 22,5 - 100% bei Phenylketonurie (Nora et al. 1991).

9.15.3 Hämodynamik

Der Ventrikelseptumdefekt ist gewöhnlich groß, nähert sich in seiner Größe dem Aortendurchmesser, ist in der Regel hochsitzend gerade unter dem rechten Ansatz der Aortenklappe, getrennt von der Pulmonalklappe durch die Crista supraventricularis.

Der Verlauf der Aorta ist nach anterior verlagert, reitet über dem Ventrikelseptumdefekt und liegt rechts des Ursprungs der Pulmonalarterie.

Bei der Fallotschen Tetralogie und Pentalogie ist das Blut in der Aorta gemischt und sauerstoffuntersättigt. Es besteht meistens aus dem gesamten Schlagvolumen des linken Ventrikels und einem Teil des Schlagvolumens des rechten Ventrikels.

Je nach dem Grad der Dextroposition der Aorta muß auch der rechte Ventrikel sein Schlagvolumen gegen den Widerstand des großen Kreislaufs auswerfen, der aber meist geringer ist als der im Bereich der häufig eingeengten Ausflußbahn des rechten Ventrikels. Dadurch entsteht eine **Hypertrophie des rechten Ventrikels**, die ein konstanter Bestandteil

Tab. 9.15: Diagnostische Merkmale bei Fallotschem Symptomenkomplex

Auskultation	• I. Herzton häufig laut, II. Herzton fast nur IIA • seltener III. und IV. Herzton, evtl. systolischer Klick oder systolisches Geräusch
EKG	• Zeichen der rechtsventrikulären Hypertrophie, besonders kleine r- und große S-Zacke in Ableitung I und V_6
PKG	• spindel-, gelegentlich bandförmiges systolisches Geräusch mit wechselndem Crecsendo- und Decrescendo-Anteil
Echokardiographie	• Im 2-D-Bild Darstellung der Morphologie (Ventrikelseptumdefekt, reitende Aorta, Pulmonalstenose) • Durch PW- und CW-Doppler qualitative und quantitative Erfassung der Pulmonalstenose • Im Farbdoppler Nachweis des Ventrikelseptumdefektes, des Rechts-Links-Shunts, der turbulenten Ströme im RVOT • In der transösophagealen Echokardiographie Beurteilung des RVOT und der Lagebeziehung zwischen Ventrikelseptumdefekt und reitender Aorta
Röntgen	• Coeur en sabot • Rarefizierung der Lungengefäße
Ein **besonderes Merkmal** ist bei Fallotscher Tetralogie und Pentalogie die **Zyanose**!	

dieser Anomalie ist. Seine Wanddicke ist erheblich und übersteigt gelegentlich die des linken Ventrikels.

Der **Lungendurchfluß** ist infolge der Pulmonalklappenstenose herabgesetzt. Das Mischblut fließt unter Umgehung des Lungenkreislaufs durch die reitende Aorta, was die Zyanose hervorruft, die je nach Form und Schwere des Fallotschen Komplexes unterschiedlich ausgeprägt ist. Die Druckwerte im rechten und linken Ventrikel sind gewöhnlich angeglichen.

Bei einem sog. **doppelt gekammerten rechten Ventrikel** trennt ein infundibulär der Pulmonalklappe lokalisiertes Muskelbündel den rechten Ventrikel in eine proximal gelegene Kammer mit einem höheren Druck und eine distale mit einem niedrigeren Druck.

Kommuniziert der Ventrikelseptumdefekt mit dem Kammeranteil, der einen niedrigen Druck hat, so entsteht mehr das klinische Bild eines einfachen Ventrikelseptumdefektes ohne Zyanose. Seltener ist der Auswurfwiderstand des rechten Ventrikels kleiner als in der Aorta, so daß ein Links-Rechts-Shunt zustande kommt (**azyanotischer Fallot**).

Der Organismus versucht, diese Sauerstoffuntersättigung durch eine **Polyglobulie** zu kompensieren. Der Hämatokritwert beträgt meist 0,60 und mehr. Der Durchblutungsmangel der Lungen wird üblicherweise durch **Erweiterung des Bronchialarteriensystems** verbessert. Bei der Mehrheit der Patienten ist der Widerstand in der Aorta kleiner als der Ausflußwiderstand des rechten Ventrikels, so daß ein Rechts-Links-Shunt resultiert. Diese Fallot-Patienten sind **zyanotisch**.

Aufgrund dieser Varianten und des unterschiedlichen hämodynamischen Verhaltens wird der Fallotsche Komplex auch wie folgt eingeteilt (McCord et al. 1957):

1. **Typ I** – extreme Tetralogie
2. **Typ II** – klassische Tetralogie
3. **Typ III** – leichte Tetralogie
4. **Typ IV** – überwiegender Ventrikelseptumdefekt
5. **Typ V** – überwiegende Pulmonalklappenstenose.

9.15.4 Klinisches Bild

Die **Zyanose** steht im Vordergrund des Erscheinungsbildes. Sie ist entweder gleich bei der Geburt vorhanden oder tritt im Laufe der ersten Lebensmonate auf.

Eine **Belastungsdyspnoe, Trommelschlegelfinger** und eine **Polyzythämie** sind nachweisbar. Die Atemnot unter Belastung zwingt die Kinder in eine „**Hockstellung**". Durch diese Hockstellung wird der periphere Widerstand im großen Kreislauf erhöht, der Links-Rechts-Shunt und der pulmonale Durchfluß steigen, was zur Erleichterung der Atmung führt. Auch beim Liegen wird deshalb eine **Knie-Thorax-Lage** bevorzugt. Die Patienten bekommen, durch geringe Belastungen provoziert bzw. in Ruhe, wiederholt paroxysmale **zyanotische Krisen** mit Bewußtlosigkeit und Krämpfen. Sie reagieren sehr stark auf Temperaturänderungen. Eine plötzliche Verstärkung der Zyanose, die durch einen abrupten Anstieg des Rechts-Links-Shunts und Herabsetzung des pulmonalen Blutdurchflusses bedingt sein kann, tritt nicht nur bei Patienten mit ausgeprägter Zyanose oft zwischen dem 2. bis 9. Lebensmonat auf und ist lebensbedrohlich. Es ist durch eine **Hyperpnoe** und **ausgeprägte Zyanose** charakterisiert, die zu einer zunehmenden **muskulären Schlaffheit** und **Synkopen** führt. Gelegentlich endet dieser Zustand in einem **Krampfzustand** mit dem **Tod**.

➤ Palpation

Am linken Sternalrand etwa in Höhe des II./III. ICR links kann oft ein systolisches Schwirren als Folge der Pulmonalklappenstenose und des Ventrikelseptumdefektes palpabel sein.

➤ Auskultation

Bei der Auskultation ist ein frühsystolischer Klick am unteren Sternalrand und über der Spitze erfaßbar (Tabelle 9.15). Der I. Herzton ist unauffällig oder laut. Die Pulmonalkomponente des II. Herztones ist selten hörbar, so daß der akustische Eindruck nur *eines* einzelnen Herztones entsteht, der der aortalen Komponente des II. Herztones entspricht.

Das **Systolikum** ist durch die Pulmonalklappenstenose und/oder den Ventrikelseptumdefekt bedingt, sein Punctum maximum liegt über 2 L 2 bzw. 4 L 2. Das systolische Geräusch bei der Fallotschen Tetra- und Pentalogie ist, was die Lautstärke, Dauer sowie Beziehung zu den Herztönen betrifft, sehr vielfältig. Es kann in die Halsgefäße und zum Rücken fortgeleitet werden. Durch das Valsalva-Manöver kann die Geräuschintensität wesentlich reduziert werden, während Lagewechsel und Atmung eine geringe Beeinflussung zeigen. Sehr selten kann ein **kontinuierliches Geräusch** durch Entwicklung der Kollateralgefäße entstehen. Diese Ursache ist anzunehmen, wenn die Vergesellschaftung mit einem Ductus arteriosus persistens ausgeschlossen ist.

Ein reduzierter arterieller Gefäßwiderstand und eine verstärkte rechtsventrikuläre Ausstromtrakteinengung bedingen die verminderte Geräuschintensität. Die Intensität ist also umgekehrt proportional zur Schwere der Pulmonalklappenstenose (Tabelle 9.15).

➤ Komplikationen

Ein **Hirnabszeß**, der beim Fallot häufiger als bei anderen angeborenen Herz- und Gefäßmißbildungen auftritt, ist oft die Todesursache. Der Rechts-Links-Shunt ermöglicht, daß die Keime im venösen System ohne Passage der Lunge das Gehirn erreichen. Sauerstoffmangel und das weiche cerebrale Parenchym begünstigen die Abszeßbildung.

Es ist bemerkenswert, daß eine **bakterielle Endokarditis** seltener mit einem Fallotschen Komplex vergesellschaftet ist. Wir haben nur zwei Fälle in unserem Krankengut beobachten können.

Häufige **pulmonale Infektionen** sowie **Tuberkulose** dürfen hingegen nicht außer acht gelassen werden.

Es können **Paresen** und **Plegien** als Folge der Thrombosierung bzw. Embolie vorkommen. Ebenfalls können **Blutungen** als Folge der Verminderung von **Fibrinogen** und **Thrombozyten** bei Polyglobulie in Form von Petechien, Nasenbluten, seltener auch Magen-Darm-Blutungen beobachtet werden.

9.15.5 Elektrokardiogramm

Die Frontalebene zeigt einen **überdrehten Rechtstyp**. Die Rechtsherzhypertrophie mit kleinen r-Zakken und großen S-Zacken in Ableitung I und V_6 ist das dominierende Bild (Abbildung 9.27). Wird der Herzfehler nicht korrigiert, können später **Vorhofflimmern** und **-flattern** auftreten.

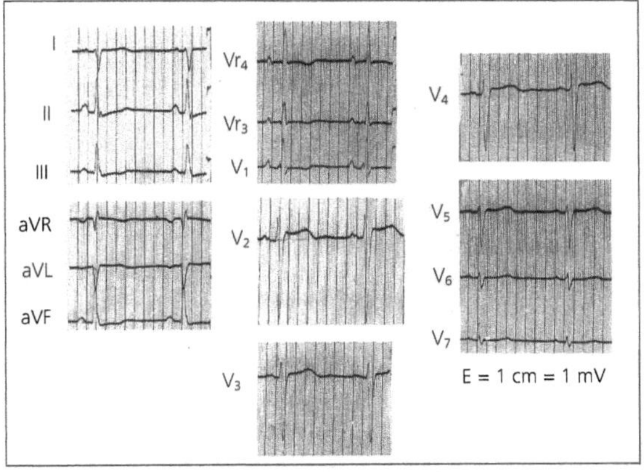

Abb. 9.27: EKG eines 34jährigen Patienten mit Fallotscher Tetralogie, ausgeprägte rechtsventrikuläre Hypertrophie, P-dextroatriale, kleine R-Zacken im Vergleich zur S-Zacke in I und V_6

Durch folgende Merkmale kann das EKG zur Diagnostik und Differenzierung der Fallotschen Gruppe beitragen:

Mehr als 90% der Patienten mit **Fallotscher Tetralogie** haben einen **überdrehten Rechtstyp** mit einen Winkel $\alpha > +110°$. Ein **linkstypisches** EKG zeigt, daß bei der Kombination eines Ventrikelseptumdefektes mit einer Pulmonalklappenstenose der Ventrikelseptumdefekt hämodynamisch im Vordergrund steht. Diese Patienten sind nur gering zyanotisch oder azyanotisch. Diese Form entspricht dem Typ IV (McCord et al. 1957).

Die kleinen r-Zacken über den linkspräkordialen Ableitungen sowie über der Ableitung I sind auffällig und weisen bei zyanotischen Patienten auf eine Fallotsche Tetralogie hin (Tabelle 9.16).

Der QRS-Komplex, vor allem über der Ableitung V_1, zeigt eine Initialknotung, die sog. **Verspätungskurve**. Man findet sie bei etwa 85% der Patienten als weiteren diagnostischen Hinweis auf die Fallotsche Erkrankung. Der **obere Umschlagpunkt** über V_1 ist immer verlängert, während er über V_6 normal ist.

Die **Übergangszone** liegt bei etwa 80% über den rechtspräkordialen Ableitungen V_1 oder V_2 oder sogar Vr_3 und Vr_4.

Negative T-Wellen über V_2 hinaus kommen, im Gegensatz zu schweren rein valvulären Pulmonalstenosen, bei der Fallotschen Gruppe selten vor.

Ein **P-dextroatriale** zeigt die Belastung des rechten Vorhofs.

9 Angeborene Herzfehler

Der QRS-Komplex bleibt im Laufe des Lebens relativ konstant, so daß das EKG des Erwachsenen dem des Kindes ähnelt.

Tab. 9.16: Einige Unterscheidungsmerkmale im EKG bei Fallotscher Trilogie und Tetralogie

Kriterium	Trilogie	Tetralogie
P-biatriale	33 %	–
AV-Block I. Grades	15,7 %	–
Kompletter Rechtsschenkelblock	+	–
OUP V_1	= 0,06	= 0,05

9.15.6 Echokardiogramm

Die **zweidimensionale** Darstellung, besonders die parasternale lange Achse, bringt Informationen zum prozentualen Anteil der reitenden Aorta, zum Ausmaß und zur Lokalisation der infundibulären Obstruktion, zur Weite der Pulmonalklappe und der Pulmonalarterie.

Im **M-Mode**-Echokardiogramm kann die abnormale Beziehung zwischen dem Aortenklappenring und dem Septum interventriculare erfaßt werden. Der Ventrikelseptumdefekt stellt sich als fehlendes Echo im Septum interventriculare dar. Es gibt weiterhin quantitative Angaben zum Ausmaß der rechtsventrikulären Hypertrophie.

Der qualitative Nachweis der Pulmonalklappenstenose gelingt mittels **Farbdoppler-Echokardiographie**. Der im **CW-Doppler** gemessene Druckgradient beträgt im Erwachsenenalter meist zwischen 70 und 90 mmHg. Da der Druck im rechten und linken Ventrikel fast gleich ist, kann über dem Ventrikelseptumdefekt kein Druckgradient ermittelt werden.

Durch die Echokardiographie können auch die Varianten des Fallotschen Symptomenkomplexes differenziert werden.

In der **fetalen Echokardiographie** findet man vor allem die reitende Aorta und den Ventrikelseptumdefekt. Die Pulmonalklappenstenose entwickelt sich in den späteren Schwangerschaftswochen und die Rechtsherzhypertrophie postpartal, so daß nicht alle zur Fallotschen Tetralogie gehörenden Veränderungen pränatal diagnostiziert werden können (Chaoui 1995).

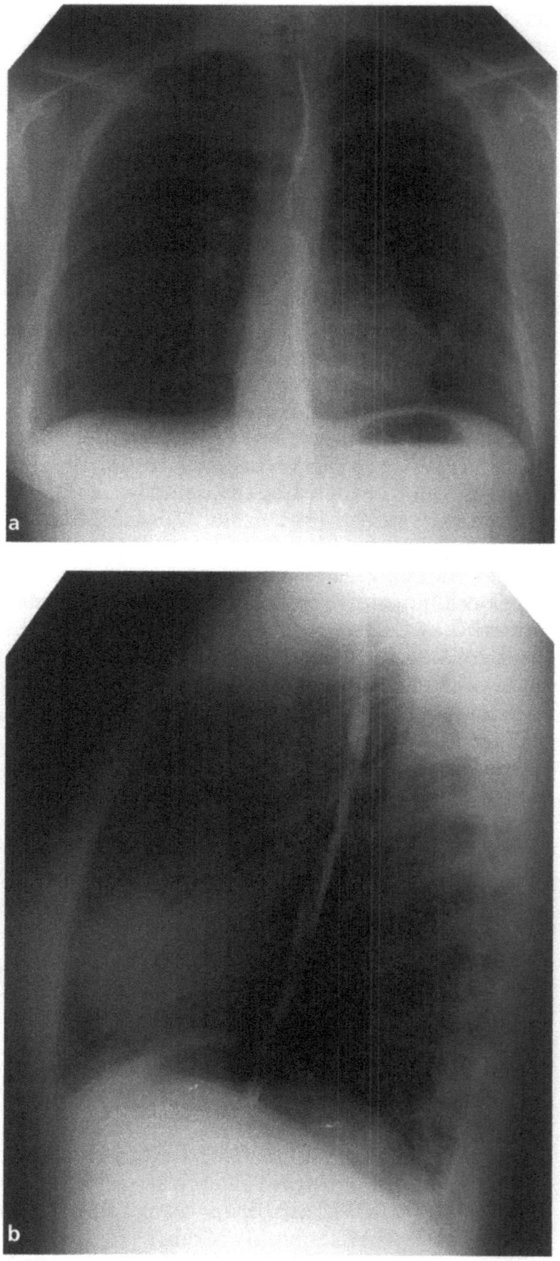

Abb. 9.28: Röntgen-Thorax einer 18jährigen Patientin mit Fallotscher Tetralogie, a – im dv-Strahlengang geringe Betonung des rechten Ventrikels; angedeutete Anhebung der Herzspitze, sonst unauffällige Herzkonfiguration. Lungengefäßzeichnung unauffällig; b – im seitlichen Strahlengang mit Bariumbreischluck findet sich eine leichte Verlängerung der rechtsventrikulären Kontaktfläche

9.15.7 Röntgen-Thorax

Die typische Herzkonfiguration als Folge der rechtsventrikulären Hypertrophie, das **Cœur en sabot,** die Holzschuh-Form des Herzens, wird mehr bei Kindern als bei Erwachsenen gefunden.

Bei Erwachsenen ist die Herzsilhouette im dorsoventralen Bild oft normal, im seitlichen Bild kann oft die rechtsventrikuläre Vergrößerung erfaßt werden (Abbildung 9.28). Bei ca. 25% der Patienten findet man eine Verlagerung des **Aortenknopfes** (aortic arch) nach rechts. Die **Pulmonalgefäße** können normal sein. Bei mehr als der Hälfte der Patienten mit einer azyanotischen Form des Morbus Fallot sind hingegen die Pulmonalgefäße verstärkt.

Bei sog. „alter Fallotschen Tetralogie" ändert sich das Röntgenbild: Das Herz ist vergrößert, die Herzspitze abgerundet, die Lungenhili und paramediastinalen Lungengefäße sind ausgeprägt. Eine vermehrte Lungengefäßzeichnung, durch die Kollateralen der Bronchialarterien bedingt, kann nachweisbar sein.

9.15.8 Herzkatheterisierung

Neben der Messung der Druckwerte in den verschiedenen Abschnitten des Herzens und der Gefäße werden angiokardiographisch detaillierte Befunde zur Weite des Pulmonalklappenringes, zum Durchmesser der Pulmonalarterie sowie zur Schwere der Einengung der rechtsventrikulären Ausflußbahn erfaßt. Auch die Lokalisation der arterio-pulmonalen Kollateralen, die Anatomie der Koronararterien, der Pulmonalarterie und weitere Fehlbildungen werden abgebildet. Bei Patienten, die einer vorherigen Palliativoperation mit Anlage eines arteriell-pulmonalen Shunts nach Blalock oder Waterstone-Cooley unterzogen wurden, kann sich an der Anastomosestelle der A. pulmonalis eine periphere Stenose entwickeln, die durch die Angiographie dargestellt werden kann.

Obwohl durch die Herzkatheterisierung und Angiokardiographie traditionell die meisten Informationen gewonnen werden, kann heute auch mittels anderer Verfahren wie Echokardiographie und Magnetresonanztomographie eine ausreichende Diagnose erreicht werden, so daß diese präoperative invasive Diagnostik nicht in jedem Zentrum obligat ist.

9.15.9 Therapie

➤ Chirurgische Therapie

Da die Palliativoperation einerseits die Herzfehler nicht prinzipiell korrigiert und andererseits einige Risiken, wie paradoxe Embolien und Endokarditis, in sich birgt, soll die Totalkorrektur möglichst frühzeitig angestrebt werden.

Ist aber eine Totalkorrektur z.B. wegen schwerer Zyanose, unkontrollierbaren hypoxischen Anfällen oder hypoplastischer Pulmonalarterie nicht möglich, sind folgende **Palliativoperationen** zu erwägen:

- **Anastomose nach Blalock-Taussig**, die eine End-zu-Seit-Anastomose der A. subclavia und A. pulmonalis der homolateralen Seite herbeiführt
- **Gore-Tex-Interpositions-Shunt**, Verbindung zwischen der A. subclavia und der A. pulmonalis der gleichen Seite
- **Anastomose nach Waterstone**, Anlage einer Verbindung zwischen der Aorta ascendens und Pulmonalarterie rechts intraperikardial
- **Anastomose nach Potts,** latero-laterale Verbindung zwischen Aorta descendens und linker Pulmonalarterie.

Die Waterstone-Anastomose wurde wegen der häufigen postoperativen Komplikationen verlassen und die Anastomose nach Pott sehr selten durchgeführt. Die Blalock-Taussig-Anastomose ist das Verfahren der Wahl bei älteren Kindern, die Gore-Tex-Interposition dagegen bei kleinen Kindern.

Seit 1955 wird die durch Lillehei inaugurierte **Totalkorrektur** mit Hilfe des extrakorporalen Kreislaufs durchgeführt. Sie besteht in einer rechtsventrikulären Infundibulektomie, Pulmonalvalvulotomie, Patchverschluß des Ventrikelseptumdefektes mit Verlegung des linksventrikulären Ausflußtraktes zur Aorta sowie einem rechtsventrikulären Ausflußtraktpatch. Die Letalität liegt dabei zwischen 5 und 15%. Diese Korrekturoperation kann im Neugeborenen und Kleinkindalter bzw. bei palliativ operierten Kinder zwischen dem 2.–4. Lebensjahr durchgeführt werden.

Die Operation nach **Rastelli** (1969) wird gewählt, wenn der rechtsventrikuläre Ausstromtrakt hypoplastisch oder atretisch ist. Der Ventrikelseptumdefekt wird mittels Patch verschlossen. Der rechte Ventrikel und die Pulmonalarterie werden entweder über ein klappentragendes Conduit oder ein Aortenhomograft verbunden. Die Letalität bei diesem Verfahren liegt bei 5–10%. Der günstigste Operationszeitpunkt liegt um das 5. Lebensjahr.

Als **postoperative Komplikationen** treten vor allem bei Erwachsenen

- Blutungen aus den stark erweiterten Kollateralgefäßen
- Verschlechterung der Herzfunktion auf.

Postoperativ sind im **EKG** häufig zu sehen:

- Rechtsschenkelblock, bei Kindern bis zu 100%
- linksanteriorer Hemiblock,
- verlängerte intraatriale Erregungsleitungszeiten
- supraventrikuläre und ventrikuläre Herzrhythmusstörungen sowie
- AV-Blockierungen I. – III. Grades.

➤ Sonstige Therapiemaßnahmen

Bei **Fieber**, erhöhter **Lufttemperatur** und chirurgischen **Operationen** soll dem Patienten mehr Flüssigkeit verabreicht werden, um die Hämokonzentration herabzusetzen und Thrombosen zu vermeiden. Bei hoher **Hämokonzentration** können bei Bedarf Aderlässe durchgeführt werden. Thrombozytenfunktion und partielle Thromboplastinzeit sind zu kontrollieren.

Bei **Hyperurikämie** ist Allopurinol 100–300 mg/d zu verordnen. Bei **schwerer Zyanose** ist eine **Sauerstoffgabe** erforderlich.

Bei **hypoxischen Anfällen** ist auch nach einer relativen Eisenmangelanämie zu suchen, die ihrerseits die Anfälle verstärkt. **ß-Rezeptoren-Blocker** bewirken durch ihre negative Inotropie eine funktionelle Reduktion der infundibulären Stenose und führen

Tab. 9.17: Richtlinien für die körperliche Belastbarkeit bei Fallotscher Erkrankung (nach WHO 1993)

Fallotsche Erkrankung • **nicht operiert/palliativ mit aortopulmonalem Shunt versorgt**		
Physische Belastbarkeit	+/++	
Einschränkung der Freizeitgestaltung	+	
Einschränkung der Berufswahl	+	
Risiko bei Training	++	
Intensität der Trainings	+	
Überwachung bei Training	1–3	
Fallotsche Erkrankung • **operiert**	**Druckgradient < 50 mmHg zwischen rechtem Ventrikel und Pulmonalarterie**	**Rest-VSD und/oder Druckgradient > 50 mmHg zwischen rechtem Ventrikel und Pulmonalarterie und/oder bedeutsame Pulmonalklappeninsuffizienz**
Physische Belastbarkeit	++/+++	+/++
Einschränkung der Freizeitgestaltung	–	+
Einschränkung der Berufswahl	+	++
Risiko bei Training	+	+++
Intensität des Trainings	++/+++	+/++
Überwachung bei Training	1	2–4

Erläuterung der Symbole s. Tabelle 9.3 (S. 207)

dadurch zu einer Verminderung des Rechts-Links-Shunts. Auch **Sedativa** sowie ggf. **Morphin** in einer Dosierung von 0,01–0,1 mg/kg KG s.c. können dazu eingesetzt werden. Die Einnahme einer **Hockstellung** oder Halten des Kindes in Hockstellung kann behilflich sein. Auch die **intravenöse Gabe** von

- Volumenexpandern,
- Natriumbicarbonat zum Ausgleich des Basendefizits sowie
- Vasokonstriktoren bei ausgeprägter arterieller Hypotonie unter intravasalem Blutdruck-Monitoring

kann die Situation verbessern.

Bei Patienten mit Fallotscher Erkrankung sind folgende Medikamente **kontraindiziert**:

- Digitalisglykoside,
- Acetylsalicylsäure,
- nichtsteroidale Antirheumatika,
- arterielle Vasodilatantien.

9.15.10 Prognose

Wenn **keine chirurgische Korrektur** vorgenommen wird, sterben die Kinder mit schweren Fallot-Formen meist in den ersten Lebensjahren oder während der Pubertät. In leichteren Fällen können die Patienten 40–50 Jahre alt werden und üben manchmal erstaunlich schwere körperliche Arbeit aus.

Je ausgeprägter die Zyanose und die Polyglobulie sind, um so schlechter ist die Prognose.

Die **postoperative Prognose** bei früh operierten Patienten ohne nennenswerte Restdefekte hängt in erster Linie nur von der Herzfunktion ab. Eine Vergrößerung des rechten Ventrikels findet man häufiger bei später operierten Patienten sowie bei denen mit anatomischen Folgen wie einer bedeutsamen Pulmonalklappeninsuffizienz. In dieser Patientengruppe ist auch der linke Ventrikel meist in seiner Funktion herabgesetzt. Ein weiterer prognostisch wichtiger Faktor sind **Herzrhythmusstörungen**, die als Sinusknoten-Syndrom, supraventrikuläre Tachykardien, Vorhofflimmern oder -flattern bei ca. 30% der Patienten auftreten. Es wurde eine enge Beziehung zwischen linksventrikulären Funktionsstörungen und Vorhofarrhythmien gefunden, so daß sie als Vorhersagefaktor für die linksventrikuläre Funktionsstörung angesehen werden können. Vorhofflimmern und -flattern sind häufiger bei älteren Patienten. Als Komplikation der Tachyarrhythmien treten oft Hirnembolien auf. Nach einer Totalkorrektur, die nach dem 5.–8. Lebensjahr durchgeführt wurde, findet man häufig auch komplexe ventrikuläre Herzrhythmusstörungen, die ihrerseits die Ursache für Synkopen und den plötzlichen Tod sein können. Die ventrikulären Herzrhythmusstörungen sind wahrscheinlich durch die postoperative Vernarbung und Fibrosierung des linken Ventrikels bedingt. Es konnten aber diesen Ereignissen keine ausschließlich kardialen Veränderungen zugeordnet werden. Es ist erwähnenswert, daß der plötzliche Tod bei den Fallot-Patienten nicht häufig ist.

Insgesamt kann festgestellt werden, daß diese ventrikulären Herzrhythmusstörungen multifaktoriell bedingt sind und von Alter, diastolischem Volumen des rechten Ventrikels, linksventrikulären Funktionsstörungen, Restdruckgradient über der A. pulmonalis sowie der Beobachtungsdauer abhängen.

9.15.11 Belastbarkeit und Arbeitsfähigkeit

Palliativ operierte Kinder sind nur gering bis mittelschwer körperlich belastbar und demzufolge nur bedingt schulsportfähig bzw. völlig zu befreien. Nach diesen Kriterien ist auch die Berufswahl zu treffen.

Operierten Patienten, die noch einen Restgradienten zwischen dem rechten Ventrikel und der A. pulmonalis < 50 mmHg haben, können sich einer mäßigen bis hohen körperlichen Belastung aussetzen. Bei ihnen ist eine volle Arbeitsfähigkeit im Erwachsenenalter in körperlich überwiegend nicht belastenden Berufen gegeben.

Die **Arbeitsfähigkeit** ist deutlich reduziert bei den Patienten, die postoperativ noch einen geringen Restshunt im Bereich des Ventrikelseptumdefektes, einen Druckgradienten > 50 mmHg an der Pulmonalklappe und/oder eine bedeutsame Pulmonalklappeninsuffizienz haben (Tabelle 9.17).

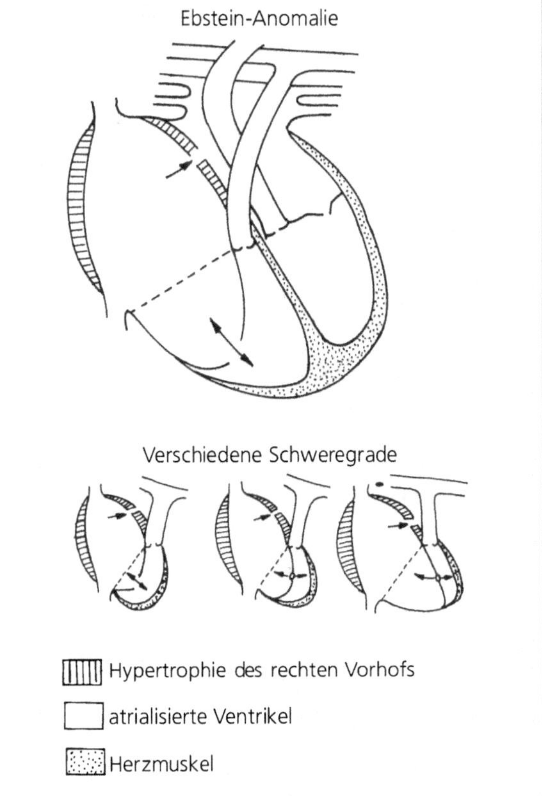

Abb. 9.29: Schematische Darstellung der Ebstein-Anomalie in verschiedenen Schweregraden. Die gestrichelte Linie markiert die normale Trikuspidalklappenebene. Der Doppelpfeil (↕) zeigt die verlagerte und insuffiziente Trikuspidalklappe. Der Pfeil (↑) im Vorhofbereich weist auf den Vorhofseptumdefekt hin.

9.16 Ebstein-Anomalie (Q 22.5)

9.16.1 Definition und Häufigkeit

Diese Anomalie wurde 1866 von Ebstein beschrieben. Sie ist durch eine nach unten in den rechten Ventrikel verlagerte Trikuspidalklappe charakterisiert. Der rechte Vorhof wird durch die Einbeziehung eines Teils des rechten Ventrikels vergrößert. Die Trikuspidalklappensegel inserieren an anomaler Stelle, die Trikuspidalklappe ist dysplastisch, und ein verschieden großer Anteil der septalen und inferioren Herzklappensegel haftet an der rechtsventrikulären Wand in einiger Entfernung von der AV-Klappenebene. Durch den erhöhten Druck im rechten Vorhof verschließt sich das Foramen ovale nicht. Die Ebstein-Anomalie kann auch mit einem echten Vorhofseptumdefekt vergesellschaftet sein. Die Kombination mit einer Pulmonalklappenstenose ist hingegen selten.

Die Ebstein-Anomalie macht weniger als 1% der angeborenen Herzfehler aus. Beide Geschlechter sind etwa gleich häufig betroffen. Bei mütterlicher Lithiumeinnahme findet man den Morbus Ebstein bei etwa 5% der Betroffenen (Nora et al. 1991).

9.16.2 Hämodynamik

Durch die Verlagerung der Trikuspidalklappe nach unten wird der rechte Ventrikel atrialisiert. Der volumenverringerte rechte Ventrikel und die A. pulmonalis erhalten relativ wenig Blut. Im weiteren Verlauf kommt es zu einer **venösen Stauung** und zur **Rechtsherzinsuffizienz**. Dabei ist die Störung der rechtsventrikulären Funktion in erster Linie abhängig von der Größe des atrialisierten Ventrikelanteils, dem Grad der Trikuspidalklappeninsuffizienz, der Größe des interatrialen Defektes und dem Pulmonalgefäßwiderstand in der Neugeborenenphase.

Es kann davon ausgegangen werden: *Je tiefer die Verlagerung der Trikuspidalklappe ist, um so hämodynamisch wirksamer ist der Defekt.*

Die **Förderleistung** des verkleinerten rechten Ventrikels ist bei dieser Mißbildung reduziert. Die Folge davon ist eine Verminderung des Schlagvolumens des

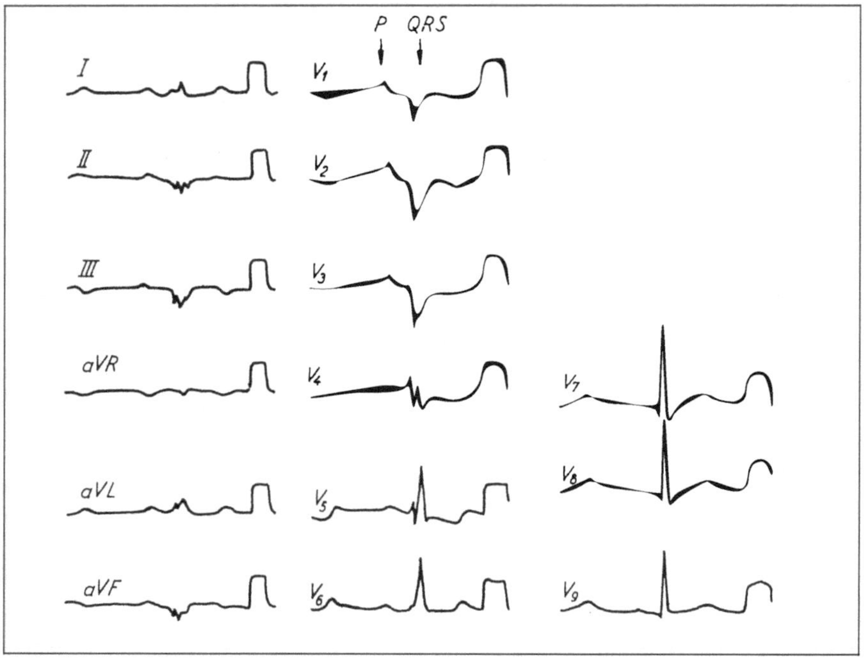

Abb. 9.30: EKG bei Ebstein-Anomalie

rechten Ventrikels und des pulmonalen Durchflußvolumens.

Im Bereich des funktionellen rechten Vorhofs, der durch den rechten Vorhof plus einen Teil des rechten Ventrikels gebildet wird, kommt es zu einer ähnlichen hämodynamischen Situation wie bei einer Pulmonalklappenstenose.

Der Druck im rechten Vorhof ist erhöht und führt bei vorhandenem Vorhofseptumdefekt oder durch das Foramen ovale zu einem Rechts-Links-Shunt und damit zur Belastung des linken Herzens.

Die hämodynamische Wirksamkeit des Fehlers richtet sich nach dem Grad der Verlagerung der Trikuspidalklappe und nach zusätzlich vorhandenen Fehlbildungen.

9.16.3 Klinisches Bild

Die meisten Patienten werden bis zum 30. oder 40. Lebensjahr symptomatisch. Die Zeichen der Rechtsherzinsuffizienz mit **Dyspnoe**, **Leistungsminderung** und **peripheren Ödemen**, durch **Vorhof-** oder **Ventrikelarryhthmien** bedingte **Synkopen** stehen im Vordergrund und sind prognostisch ungünstig. Die **Herzinsuffizienz** ist die **häufigste Todesursache**. Daneben tritt bei etwa 20% ein meist arrhythmiebedingter **plötzlicher Herztod** ein.

Zyanose ist bei etwa 75% der Patienten infolge eines Rechts-Links-Shunts über das offene Foramen ovale oder den Vorhofseptumdefekt vorhanden. Sie wird deutlicher unter Belastung oder bei **Kälteexposition**. Bei den verbleibenden 25% ist die rechtsventrikuläre Pumpfunktion weitgehend normal. Die **rechtsparasternale Pulsation** als Zeichen der Vergrößerung des rechten Vorhofs ist sicht- bzw. tastbar, evtl. ist auch eine Halsveneneinflußstauung sichtbar.

Der I. Herzton ist weit gespalten, der II. Herzton normal. Ein III. Herzton kann vorhanden sein. Über dem gesamten Präkordium und vor allem über der Herzbasis ist ein IV. Herzton hörbar. Ein leises systolisches Geräusch als Ausdruck der Trikuspidalklappeninsuffizienz ist über 4 R 2 auskultierbar. Ein systolischer Klick ist häufig nachweisbar. Bei Kombination mit anderen Fehlbildungen verändert sich der Geräuschbefund entsprechend.

Als **Komplikationen** treten supraventrikuläre Tachykardien, oft im Zusammenhang mit einem WPW-Syndrom, sowie häufig Hirnabszesse und paradoxe Embolien auf.

9.16.4 Elektrokardiogramm

Das EKG bei der Ebsteinschen Krankheit kann folgende Veränderungen zeigen (Abbildung 9.30):

- monströses linkstypisches P-dextroatriale
- AV-Block I. Grades bei etwa 25–75%, selten AV-Block II. oder III. Grades
- bei 10–15% WPW-Syndrom (Typ B)
- polyphasische QRS-Komplexe mit Niedervoltage (R oder R' über V_1 nicht größer als 8 mm)
- bei 95–100% kompletter bzw. inkompletter Rechtsschenkelblock
- je breiter der QRS-Komplex, um so größer das Herz und die hämodynamische Wirksamkeit
- im Gegensatz zu Rechtsschenkelblockbildern bei anderen Herzfehlern eine nach linkspräkordial

zunehmende R-Zacke sowie evtl. eine Q-Zacke über V_1
- häufig paroxysmale Kammertachykardien.

Bei etwa 15% findet sich ein normales EKG.

9.16.5 Echokardiogramm

Im **2-D-Echokardiogramm** kann man im apikalen 4-Kammer-Blick die **Verlagerung der Trikuspidalklappe nach unten** mit Darstellung eines kleinen rechten Ventrikels und vergrößerten rechten Vorhofs sichtbar machen. Der Abstand zwischen dem Ansatz des septalen Mitral- und Trikuspidalklappensegels liegt im Durchschnitt bei 1,4–3,5 cm. Normalerweise beträgt dieser Abstand nur einige Millimeter. Gelingt die Darstellung von apikal nicht ausreichend, so kann ein weiterer Versuch von links parasternal und subcostal in der kurzen Achse vorgenommen werden.

Im **M-Mode** werden gleichzeitige Trikuspidal- und Mitralklappenechos gefunden. Ein sicheres diagnostisches Zeichen ist der mehr als 40–65 ms verspätete Schluß der Trikuspidalis gegenüber der Mitralklappe.

Mit dem **PW- und Farbdoppler** ist die **Trikuspidalklappeninsuffizienz** erfaßbar. Nach einem zusätzlichen ASD und einer Pulmonalklappenstenose muß gesucht werden.

Bei nicht eindeutiger transthorakaler Darstellbarkeit ist eine **transösophageale Echokardiographie** auch zur Beurteilung des Vorhofseptums durchzuführen. In der **fetalen Echokardiographie** kann diese Anomalie bereits sicher diagnostiziert werden.

9.16.6 Röntgen-Thorax

Die Röntgen-Thorax-Aufnahme zeigt eine Vergrößerung des Herzens nach rechts, die durch den rechten Vorhof bedingt ist. Der Pulmonalbogen ist nur schwach ausgebildet oder konkav verlaufend. Die Lungengefäße sind wegen der geringen Blutdurchströmung rarifiziert.

9.16.7 Magnetresonanztomographie

Der Beitrag der Magnetresonanztomographie für die Diagnostik der Ebstein-Anomalie liegt in erster Linie in der Lokalisation der Trikuspidalklappenebene im Vergleich zur Mitralklappe.

9.16.8 Herzkatheterisierung

Die Herzkatheterisierung wird mit einer intrakardialen Elektrographie kombiniert. Diese Methode zum Nachweis der Atrialisierung des rechten Ventrikels wurde von Hernandes et al. (1958) eingeführt. Unmittelbar oberhalb der Trikuspidalklappe wird dabei ein rechtsventrikuläres Potential im Elektrogramm erfaßt; die Druckkurve hingegen zeigt ein Bild des Vorhofdruckes. Diese Diskordanz zwischen dem intrakardialen Elektrogramm und der Druckkurve ist am sichersten in der Rückzugkurve zu erfassen, wenn die Katheterisierung über die V. cava superior (z.B. V. subclavia) erfolgt. Mit Hilfe der Farbstoffdilution oder der Kontrastmitteldarstellung wird ein Rechts-Links-Shunt nachweisbar.

Die hämodynamischen Veränderungen hängen in erster Linie vom Ausmaß der Trikuspidalklappeninsuffizienz ab. Durch Injektion von Kontrastmittel in den rechten Ventrikel ist die Möglichkeit gegeben, die Verlagerung der Trikuspidalklappe, die Größe des rechten Ventrikels und die Konfiguration des rechtsventrikulären Ausflußtraktes darzustellen. Angiokardiographisch zeigt sich das rechte Herz in drei Anteilen (dreilappige Form): der vergrößerte rechte Vorhof, der atrialisierte Anteil des rechten Ventrikels und der distal verlagerte rechte Ventrikel. Der Nachweis der Atrialisierung ist die **einzige** zusätzlich aus der invasiven Diagnostik zu gewinnende Information.

Sie ist nur dann vorzunehmen, wenn eine Operationsentscheidung zu treffen ist. Es ist dabei ist Vorsicht geboten, da aufgrund der **erhöhten Arrhythmiebereitschaft** Todesfälle eintreten können.

9.16.9 Therapie

Die **medikamentöse** Therapie orientiert sich auf die Behandlung der Rechtsherzinsuffizienz und der Herzrhythmusstörungen, die u.a. auf Ajmalin (Tachmalin®) gut ansprechen.

Bei Neugeborenen wird die Behandlung mit Vasodilatantien, wie Prostaglandine und andere, die zur Reduktion des Pulmonalgefäßwiderstandes führen, und eine Verminderung der Trikuspidalklappenregurgitation und des Rechts-Links-Shunts auf Vorhofebene bewirken, vorgenommen.

Alle **chirurgischen** Operationsmethoden zur Korrektur dieser Anomalie sind mit großem Risiko behaftet. Bei strenger Indikation und großer Erfahrung des Operationsteams sind jedoch sehr gute Resultate zu erzielen. Was die Korrektur der Trikuspidalklappeninsuffizienz anbelangt, ist die Trikuspidalklappenplastik oder -rekonstruktion wegen der deutlich besseren Ergebnisse dem prothetischen Klappenersatz vorzuziehen.

Eine **Operationsindikation** ist gegeben, bei
- funktionellem Stadium NYHA III–IV,
- Herzgröße mit einem Herz-Thorax-Quotienten $\geq 0{,}65$,
- Zyanose in Ruhe
- arterielle Sauerstoffsättigung < 90%.

Postoperativ ist eine regelmäßige kardiologische Betreuung erforderlich.

9.16.10 Prognose

Die Schwere der Ebstein-Anomalie, der zusätzlichen anatomischen Fehlbildungen und auftretende Komplikationen bestimmen wesentlich die Prognose. Etwa 30% der Patienten mit Ebstein-Anomalie versterben vor dem 10. Lebensjahr. Eine bedeutsame Verbesserung der Lebenserwartung wurde durch die chirurgische Korrektur erreicht. Eine beachtliche Zahl von Patienten erreicht jedoch auch ohne chirurgische Therapie das Erwachsenenalter. Der Tod tritt meist als Folge von Herzrhythmusstörungen ein. Leichtere Formen der Ebstein-Anomalie erlauben eine normale Lebenserwartung.

9.17 Aneurysma des Sinus Valsalvae (Q 25.4)

Das Aneurysma des Sinus Valsalvae wurde erstmals 1839 von Hope und 1840 von Thurnam beschrieben.

9.17.1 Definition und Häufigkeit

Das **angeborene Fehlen der Media der Aortenwand** hinter dem Sinus Valsalvae kann zu seiner aneurysmatischen Erweiterung führen, die sich über Jahre hinweg vergrößern kann. Das Aneurysma des **rechten Sinus coronarius** ist oft mit einem Defekt im membranösen Anteil des Ventrikelseptums kombiniert. Überwiegend ist das männliche Geschlecht betroffen.

9.17.2 Ätiologie

Das Aneurysma des Sinus Valsalvae kann kongenitalen oder bakteriellen (z. B. syphilitischen) Ursprungs sein.

9.17.3 Hämodynamik

Je nachdem, in welchem Abschnitt die Perforation stattfindet, kommt es zu einer Belastung des rechten bzw. linken Herzens.

Sonst wird die Hämodynamik von vergesellschafteten Anomalien wie dem Ventrikelseptumdefekt, der Coarctatio aortae, dem aorto-pulmonalen Fenster etc. beeinflußt. Am häufigsten rupturiert der rechte Sinus coronarius, seltener der posteriore und ganz selten der linke Sinus coronarius.

9.17.4 Klinisches Bild

Das Aneurysma bleibt über Jahre symptomlos und wird, wenn es nicht rupturiert, meist zufällig bei Röntgenuntersuchungen oder bei der Autopsie entdeckt.

Zwischen dem 18. und 30. Lebensjahr tritt häufiger bei Männern als bei Frauen eine Ruptur auf. In der Regel perforiert das Aneurysma des rechten Sinus coronarius in den rechten Ventrikel, das des posterioren in den rechten Vorhof und das des linken Sinus in den rechten Vorhof oder Ventrikel. Syphilitische Aneurysmen haben die Neigung, sich aufwärts auszudehnen und rupturieren deshalb meist außerhalb des Herzens.

Das klinische Bild kann in **drei Stadien** eingeteilt werden:

1. Mit der **Ruptur** tritt ein **plötzlicher Schmerz** oder ein Engegefühl im Thorax und im oberen Abdomen, verbunden mit Dyspnoe, Palpitationen, Erbrechen oder Übelkeit, auf. Diese Beschwerden halten etwa 1 Stunde an; mitunter tritt plötzlich der Tod ein. **Selten sind diese Symptome gering ausgeprägt oder fehlen sogar**.
2. Es tritt ein **beschwerdefreies Intervall** über Tage bis Monate auf. Lediglich leichte Atemnot, Palpitationen oder präkordialer Druck können bestehen. *Erfolgt keine chirurgische Revision, entwikkelt sich*
3. eine progressive, therapierefraktäre Herzinsuffizienz.

Ein **lautes kontinuierliches Geräusch** ist entlang des unteren Sternums **auskultierbar**. Ist das Aneurysma des Sinus Valsalvae mit einer Aortenklappeninsuffizienz oder einem Ventrikelseptumdefekt vergesellschaftet, so ist ein **systo-diastolisches Geräusch** vorhanden. Die Regurgitation an der Aorta kann durch einen Prolaps der Aortenklappensegel infolge der Aneurysmaruptur oder einer Herzklappendeformierung zustande kommen.

Eine **Komplikation**, die auch zur Ruptur führen kann, ist die bakterielle Infektion. Weiterhin kann es durch Druck auf das Septum interventriculare zu intraventrikulären Erregungsleitungsstörungen kommen.

9.17.5 Elektrokardiogramm

Das EKG kann bei Ruptur des Aneurysmas in den rechten Ventrikel bzw. Vorhof einen **inkompletten bis kompletten Rechtsschenkelblock** als Zeichen der Entwicklung einer rechtsventrikulären Belastung zeigen. Infolge der Kompression des His-Bündels sowie des AV-Knotens kann beim kongenitalen Aneurysma des Sinus Valsalvae ein **AV-Block III. Grades** vorhanden sein.

9.17.6 Echokardiogramm

In der **zweidimensionalen** Echokardiographie ist eine Vorwölbung vor allem des anterioren oder rechten Sinus coronarius in den rechtsventrikulären Ausflußtrakt nachweisbar. Beim Eintritt einer **Ruptur** stellen sich eine Diskontinuität der vorderen Wand des Sinus coronarius sowie ein mittsystolischer Schluß und ein grobes Flattern des rechtskoronaren Segels der Aortenklappe dar. Weitere Zeichen bei Ruptur in den rechten Ventrikel sind ein Flattern der Trikuspidalklappe sowie eine vorzeitige Öffnung der Pulmonalklappe.

Die Anwendung des **CW- und PW-Dopplers** sowie des **Farbdopplers** kann für die Auffindung der Rupturlokalisation hilfreich sein.

Die **transösophageale Echokardiographie** kann das Aneurysma des Sinus Valsalvae eindeutig darstellen.

9.17.7 Röntgen-Thorax

Die dorsoventrale Aufnahme ist in der Regel normal oder zeigt die Konturen der zusätzlichen Anomalie.

9.17.8 Herzkatheterisierung

Durch die Aortographie werden die Lokalisation und das Ausmaß der Ruptur dargestellt. Die Koronararterien sind sichtbar und nicht einbezogen. Der rechte oder der nonkoronare Sinus ist deformiert, und falls eine Ruptur stattfand, tritt das Kontrastmittel vom unteren Ende des elongierten Sinus direkt in den rechten Vorhof oder rechten Ventrikel über. Eine gleichzeitig bestehende Aortenklappeninsuffizienz und ein Ventrikelseptumdefekt werden mit abgebildet. Der Druckgradient an der infundibulären Pulmonalstenose und der Links-Rechts-Shunt auf Vorhof- oder Ventrikelebene können quantitativ erfaßt werden. Die rechtsventrikulären Druckwerte sind mäßig bis deutlich erhöht.

9.17.9 Therapie

Therapie der Wahl ist der **chirurgische Verschluß** des rupturierten Aneurysmas mit und ohne Symptome, ggf. mit Korrektur vergesellschafteter Anomalien. Das Operationsrisiko ist relativ gering, die Hospitalletalität liegt bei Rupturen des Aneurysmas in den rechten Vorhof bzw. Ventrikel < 5% (Dubost et al. 1962). **Postoperativ** können verschiedene Erregungsbildungs- und -leitungsstörungen auftreten.

9.17.10 Prognose

Der Verlauf und die Prognose dieser Anomalie sind sehr unterschiedlich und reichen von Symptomlosigkeit bis zum plötzlichen Tod. Sie sind von der Größe der Ruptur und ihren hämodynamischen Folgen abhängig. Die Rupturen treten am häufigsten zwischen dem 30. und 40. Lebensjahr auf. Patienten ohne Ruptur sind asymptomatisch. Manche Patienten haben auch nach der Ruptur über längere Zeit keine besonderen Beschwerden. Bei großer Ruptur und großem Shunt zeigt sich eine rapide Verschlechterung, die zum Tode führt. Einige Patienten haben Beschwerden bei der Ruptur, aber der Zustand stabilisiert sich, und es tritt ein längeres beschwerdefreies Intervall ein.

9.18 Dextrokardie (Q 24.0)

9.18.1 Definition

Man unterscheidet **vier Typen** von Dextrokardie.

- **Typ I** ist die **Dextrokardie mit Situs inversus.** Die echte Dextrokardie beinhaltet auch eine spiegelbildliche Transposition des Herzens. Das linke Herz und die Herzspitze liegen dabei rechts, die Herzspitze wird durch den linken Ventrikel gebildet. Auch die anderen inneren Organe sind spiegelbildlich vertauscht (**Situs inversus totalis**).
- **Typ II** ist eine **isolierte Dextrokardie.** Dies bedeutet nur eine spiegelbildliche Lage der Herzhöhlen bei normaler Lage der übrigen Organe. Diese Form ist immer von anderen Herzmißbildungen begleitet, wie der Pulmonalklappenstenose oder -atresie, dem Cor triloculare biatrium sowie anderen mit Zyanose einhergehenden Fehlern. Gelegentlich ist die isolierte Dextrokardie mit einer Transposition der Aorta und Pulmonalarterie vergesellschaftet.
- **Typ III** ist eine **Dextroversion („korrigierte falsche Dextrokardie").** Bei diesem Typ ist das Herz in die rechte Thoraxhälfte verlagert. Die Herzhöhlen behalten dabei ihre physiologische Lage. Diese Anomalie ist fast immer mit anderen Herzfehlbildungen, wie der Fallotschen Pentalogie, der Transposition der großen Gefäße, Septumdefekten im Sinne des Cor biloculare u. a. verbunden.
- **Typ IV** ist eine **Dextroposition („sekundäre Dextrokardie").** Die Dextroposition des Herzens, die Verlagerung des Herzens in die rechte Thoraxhälfte, ist in der Regel die Folge von traumatischen oder erworbenen Erkrankungen der Lunge, der Pleura oder des Zwerchfells.

9.18.2 Hämodynamik

Bei Spiegelbilddextrokardie ohne zusätzliche Mißbildungen sind die hämodynamischen Verhältnisse normal. Ist sie aber mit anderen Anomalien vergesellschaftet, wird sie durch die gegebene Mißbildung geprägt.

9.18.3 Elektrokardiogramm

Obwohl das EKG bei der **Spiegelbilddextrokardie** auf den ersten Blick ein ungewöhnliches Bild bietet, kann man dennoch nicht von anomal sprechen. Man kann es bei der Interpretation „korrigieren" und dadurch wie bei einem normalen Situs beurteilen.

Das EKG hat bei der Diagnose von **Typ I** eine besondere Bedeutung. Die Ableitung I ist das Spiegelbild der normalen Ableitung I: Die P-Welle, der QRS-Komplex und die T-Welle sind invertiert. Die Ableitung II ist identisch mit der normalen Ableitung III, Ableitung III identisch mit Ableitung II. Vertauscht man die Armelektroden, erhält man ein **normales EKG**. In den Brustwandableitungen ist die R/S-Relation ebenfalls umgekehrt. Auch über den Brustwandableitungen ist ein normales EKG ableitbar, wenn die Elektroden wie der rechte Gürtel angelegt werden (Abbildung 9.31).

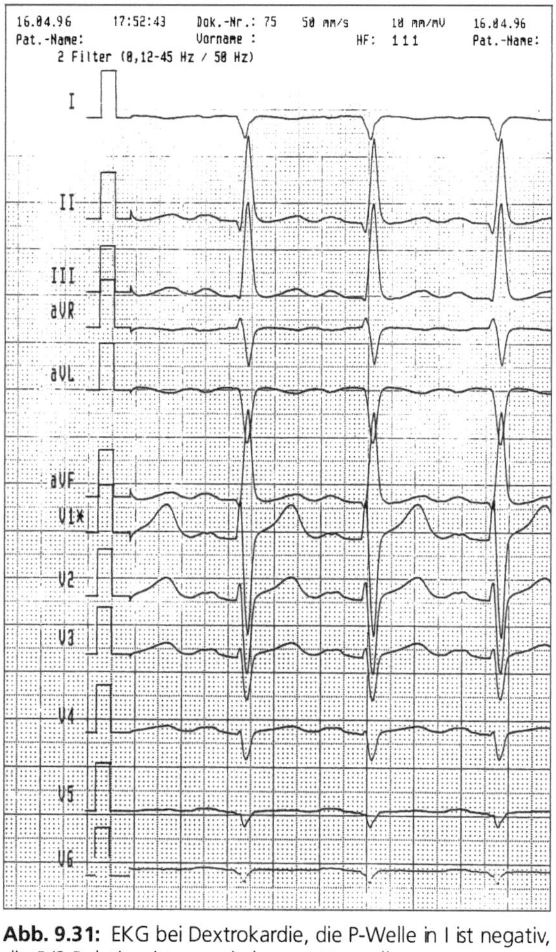

Abb. 9.31: EKG bei Dextrokardie, die P-Welle in I ist negativ, die R/S-Relation ist umgekehrt zur Normallage

Das EKG beim **Typ II** zeigt im Gegensatz zur Dextrokardie bei Situs inversus im allgemeinen positive P-Wellen.

Das EKG zeigt beim **Typ III** eine T-Wellen-Inversion in Ableitung I und oft eine tiefe Q-Zacke in den Ableitungen II oder III. Eine Veränderung des EKG durch zusätzliche Fehlbildungen muß beachtet werden.

Bei einem EKG mit folgenden Merkmalen muß an eine Spiegelbilddextrokardie gedacht werden:

- negative P-Wellen über der Ableitung I
- dominante R-Zacke über aVR
- umgekehrte Voltagezunahme im Vergleich zu normalen EKG-Bildern über V_1 bis V_6, d.h., bei einer Dextrokardie nimmt die Amplitude der R-Zacke von linkspräkordial nach rechts zu.

Bei der Feststellung eines solchen Bildes kann man bei nochmaliger EKG-Schreibung durch folgende Maßnahmen das EKG korrigieren:

- die Elektroden des rechten und linken Armes und
- die Elektroden des rechten und linken Beines vertauschen,
- bei den Brustwandableitungen von V_2 nach rechts schreiben (V_2, V_1, Vr_3 etc.).

Bei bestehendem Verdacht auf begleitende Mißbildungen ist es günstig, das EKG konventionell und in der Vertauschung abzuleiten.

Bei **Dextrorotation** kann man **verschiedene elektrokardiographische Bilder** nach dem Grad der Drehung des Herzens um seine Längsachse erhalten, die aber auch häufig durch begleitende Mißbildungen beeinflußt werden.

Die **P-Welle** ist bei einer unkomplizierten Dextroversion unauffällig, vorausgesetzt, daß kein ektopischer Vorhofrhythmus besteht, der häufig auch bei dieser Anomalie vorkommt. Anderenfalls ist die P-Welle negativ. Die **PQ-Zeit** ist unauffällig und nur bei ektopem Vorhofrhythmus verkürzt.

Die elektrische Achse des **QRS-Komplexes** in der Frontalebene ist normal oder leicht nach rechts gedreht, wenn nicht eine andere Mißbildung vorliegt, die die hämodynamische Situation bestimmt.

Die **QRS-Dauer** ist bei unkomplizierten Fällen normal. Eine deutliche **Q-Zacke** ist über Ableitung I häufig vorhanden. Die **R-Zacke** über der Ableitung I ist meist klein, während die R-Zacke über II und III normal groß ist. Eine **S-Zacke** ist in Ableitung II und III angedeutet, in I aber nicht vorhanden.

Präkordial ist das Potential des linken Ventrikels über V_{1-2} zu registrieren, und die Amplituden der R-Zacken nehmen von V_1 bis V_6 ab, es bleibt aber die qR- oder qr-Form. Die Übergangszone liegt über V_{3R} oder V_{4R}.

9.18.4 Echokardiogramm

Für die Untersuchung muß der Patient auf die rechte Seite gelagert werden. Die Schallkopfpositionen sind spiegelbildlich aufzusetzen. Der Untersuchungsgang verläuft dann nach den Standardschnittebenen.

9.18.5 Röntgen-Thorax

Konfiguration und Position des Herzens im Thorax können beurteilt und dokumentiert werden.

9.18.6 Prognose

Die Prognose wird in erster Linie durch den vergesellschafteten Herzfehler bedingt.

9.19 Komplette Transposition der großen Gefäße (Q 20.3)

9.19.1 Definition

Bei der kompletten Transposition der großen Gefäße entspringt die Aorta dem rechten, die A. pulmonalis dem linken Ventrikel (Abbildung 9.32). Sie wird auch als *D-Transposition* bezeichnet. Die Lebensfähigkeit ist von der Kommunikation dieser beiden Kreisläufe abhängig, die bei > 30% durch einen ASD, bei ca. 40% durch einen Ventrikelseptumdefekt oder durch einen Ductus Botalli besteht. Innerhalb dieser Krankheitsgruppe unterscheidet man **zwei Formen**: mit subvalvulärer Pulmonalstenose und mit normaler oder erweiterter A. pulmonalis.

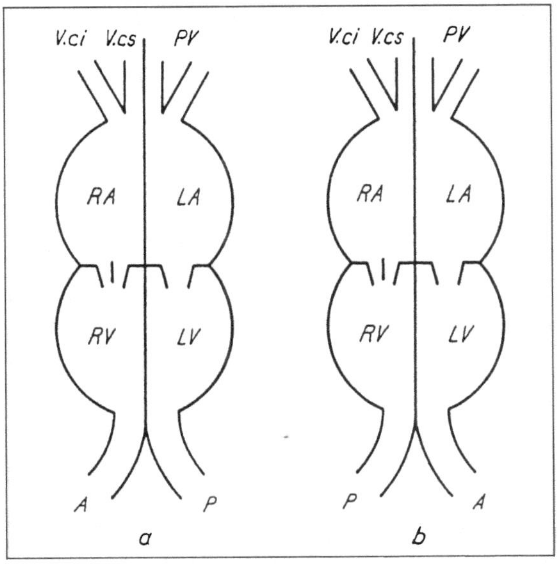

Abb. 9.32: Schematische Darstellung der a) anatomischen Verhältnisse bei kompletter Transposition der großen Gefäße im Vergleich zur b) normalen Anatomie, RA: rechter Vorhof, LA: linker Vorhof, RV: rechter Ventrikel, LV: linker Ventrikel, A: Aorta, P: A. pulmonalis, V. c. i.: V. cava inf., V. c. s.: V. cava sup., PV: Pulmonalvenen

9.19.2 Häufigkeit

Die komplette Transposition der großen Gefäße ist **einer der häufigsten zum Tode führenden angeborenen zyanotischen Herzfehler.** Das männliche Geschlecht ist gegenüber dem weiblichen zwei- bis dreimal häufiger betroffen. Sie wird mit 5–7% aller angeborenen Herzfehler bei Lebendgeborenen und etwa bei 9% aller Totgeburten gefunden.

9.19.3 Hämodynamik

Es entspringen die großen Gefäße jeweils aus dem falschen Ventrikel, d.h., die Aorta entspringt aus dem rechten, die Pulmonalarterie aus dem linken Ventrikel. Damit sind beide Kreisläufe parallel geschaltet. Die Lungen erhalten dadurch sauerstoffreiches, die lebensnotwendigen Organe hingegen sauerstoffarmes Blut. Nach der Geburt ist dieses Kind nur lebensfähig, wenn der Ductus arteriosus persistens offen gehalten wird und weitere Kommunikationen zwischen beiden Kreisläufen, wie der Vorhof- und Ventrikelseptumdefekt bestehen oder ein ASD artifiziell durch die Ballonatrioseptostomie geschaffen wird.

9.19.4 Klinisches Bild

Die komplette Transposition wird wahrscheinlich, wenn bei bereits nach der Geburt stark **zyanotischen** Kindern, mit oder ohne Herzgeräusch, das bei 50% nicht vorhanden ist, eine schnelle Herzgrößenzunahme, eine Rechtsherzinsuffizienz und eine zunehmende pulmonale Stauung zu beobachten sind.

Gerade wenn eine so ausgeprägte Zyanose ohne Herzgeräusch besteht, muß man an die komplette Transposition denken.

Manchmal ist das Geräusch des Ventrikelseptumdefektes hörbar bzw. ein kontinuierliches Geräusch des Ductus arteriosus persistens oder das Diastolikum der Pulmonalinsuffizienz. Die Kinder, die die ersten Lebensmonate überstehen, haben eine starke Polyglobulie, entwickeln Trommelschlegelfinger und eine ausgeprägte Belastungsdyspnoe. Ihre Entwicklung ist retardiert.

9.19.5 Elektrokardiographie

Das EKG ist in **vieler Hinsicht dem Fallotschen Komplex ähnlich**.
Wichtige EKG-Merkmale sind:

- meist rechtsventrikuläre Hypertrophie
- Häufig besteht ein P-dextroatriale
- Weist das EKG Zeichen einer linksventrikulären Hypertrophie oder eine Belastung des linken Vorhofs auf, muß an eine Kombination mit einem Ventrikelseptumdefekt oder Ductus Botalli gedacht werden
- Ein QRS-Komplex von RSR' über V_1 oder eine R-

Zacke, die über V_6 höher ist als 15 mm, spricht ebenfalls für einen Ventrikelseptumdefekt
- Eine rechtsventrikuläre Hypertrophie und Zeichen der Belastung des rechten Vorhofs deuten auf ein intaktes Ventrikelseptum oder auf eine zusätzliche Pulmonalklappenstenose hin. Sie lassen ferner den Schluß zu, daß der evtl. vorhandene Shunt nur geringgradig sein kann
- In den Brustwandableitungen ist die T-Welle über V_1 positiv, über V_6 negativ. Sind die T-Wellen über allen Ableitungen positiv, ist die Amplitude über V_1 höher als über V_6.

9.19.6 Echokardiogramm

In der Echokardiographie kann nachgewiesen werden, daß, bei sonst regelrechter Anatomie, die Aorta aus dem rechten und die Pulmonalarterie aus dem linken Ventrikel entspringt.

In der subcostalen und parasternalen Schnittebene kann gezeigt werden, daß das hinten liegende Gefäß eine Bifurkation hat. Nachdem die beiden großen Gefäße identifiziert wurden, müssen sie an ihren Ursprung zurückverfolgt und auch die anatomischen Strukturen der Ventrikel betrachtet werden, so daß erst dadurch eine genaue Diagnose gestellt werden kann.

Echokardiographisch kann auch die nachlassende Funktionsfähigkeit des linken Ventrikels aufgrund des postnatalen Druckabfalls durch das Vorwölben des interventrikulären Septums von rechts nach links beurteilt werden. Auch in der fetalen Echokardiographie ist diese Mißbildung bereits diagnostizierbar (Chaoui 1995).

9.19.7 Röntgen-Thorax

Das Röntgen-Thorax-Bild ist bei Neugeborenen so charakteristisch, daß die Diagnose prima vista gestellt werden kann. Man findet eine unterschiedlich ausgeprägte eiförmige Herzsilhouette mit schmalem oberen Mediastinum, leichter Herzvergrößerung und verstärkter Lungengefäßzeichnung.

Die Aorta entspringt anterior dem rechten Ventrikel und die Pulmonalarterie posterior dem linken Ventrikel. Die Röntgenuntersuchung ist eine wichtige Hilfe zur Differenzierung des Fallotschen Komplexes zur Transposition der großen Gefäße, da sie ein normales oder erhöhtes pulmonales Durchflußvolumen hat. Beim Fallotschen Komplex besteht hingegen eine Reduktion des Lungendurchflusses.

9.19.8 Therapie

Medikamentös wird durch **Prostaglandin-E-Infusionen** versucht, den Ductus arteriosus persistens als lebenserhaltende Kommunikation bis zum Operationszeitpunkt offen zu halten.

Eine der häufig angewandten **palliativen Methoden** ist die nach Rashkind, bei der mittels Ballonkatheter ein artifizielle Vorhofseptumdefekt (**Ballonatrioseptostomie**) geschaffen wird, um später eine Totalkorrektur vornehmen zu können. Die Ballonatrioseptostomie wird ebenfalls unter echokardiographischer Kontrolle durchgeführt und ihr Erfolg sofort beurteilt. Dabei sollte der so artifiziell geschaffene Vorhofseptumdefekt mindestens ein Drittel der Länge des Vorhofseptums ausmachen.

Bei der **chirurgischen Korrektur** nach **Mustard** oder **Senning,** bei der die Korrektur der Transposition der großen Gefäße auf Vorhofumkehr (**atrial switch**) vorgenommen wird, treten Spätfolgen in Form verschiedener Vorhofrhythmusstörungen bei Sinusknoten-Syndrom, plötzlicher Herztod als Folge des aus dem Vorhofflattern entstehenden Kammerflimmern, rechtsventrikuläre Funktionsstörungen und eine bedeutsame Trikuspidalklappeninsuffizienz, da der rechte Ventrikel auf die Dauer nicht in der Lage ist, die Aufgabe des linken Ventrikels zu übernehmen. Wegen der Probleme der Mustard- und Senning-Operation wurden verschiedene Bemühungen gestartet, eine normale Anatomie und Physiologie des Kreislaufs zu erreichen. 1975 wurde dann die erste klinisch erfolgreiche **arterielle Switch-Operation** (Janete et al. 1976) durchgeführt. Dabei wird die distale Aorta in die proximale Pulmonalarterie reanastomosiert. Es ist dabei zu beachten daß die linke Koronararterie nach der A. pulmonalis entspringt, so daß ihre Reimplantation notwendig wird. Entscheidend für den Erfolg sind also die Koronaranatomie sowie die Fähigkeit des linken Ventrikels, postoperativ den großen Kreislauf aufrechtzuerhalten. Da aus ihm die Pulmonalarterie entspringt, sinkt der Druck postnatal schnell ab und verliert schnell die Fähigkeit, den Körperkreislauf zu versorgen. Die Operationsletalität liegt zwischen 10 und 15%.

9.19.9 Prognose

Die Letalitätsrate ohne operative Korrektur ist sehr hoch. Sie liegt bereits in der ersten Lebenswoche bei 30% und steigt im Laufe des ersten Lebensjahres auf 70%. Bei der Transposition der großen Arterien mit leichter subvalvulärer Pulmonalstenose ist der O_2-Gehalt des arteriellen Systems höher. Damit bestehen eine geringere Zyanose und eine bessere Lebenserwartung.

9.20 Korrigierte Transposition der großen Gefäße (Q 20.5)

9.20.1 Definition und Häufigkeit

Die korrigierte Transposition der großen Gefäße ist charakterisiert durch die Vertauschung der großen

Gefäße in Verbindung mit der Inversion der Ventrikel und der Atrioventrikularklappen, d.h., der rechte Ventrikel befindet sich an der Stelle des linken und der linke an der des rechten (Abbildung 9.33). Diese Fehlbildung wird auch als **ventrikulo-arterielle Diskordanz** oder **L-Transposition** bezeichnet. Sie wird mit einer Häufigkeit von etwa 1,1% angegeben.

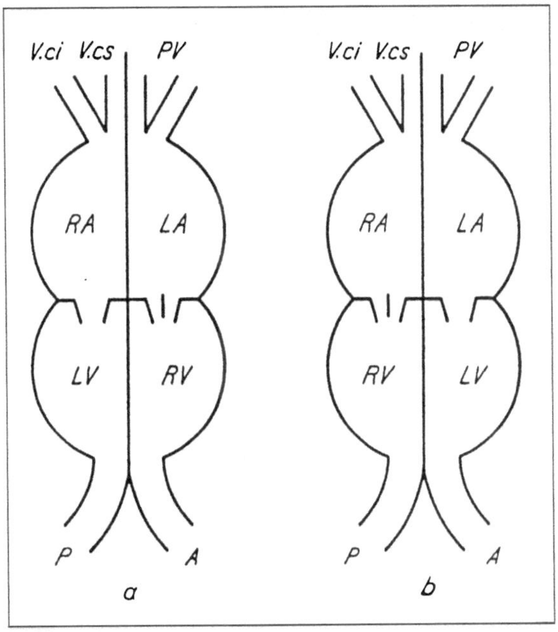

Abb. 9.33: Schematische Darstellung der a) anatomischen Verhältnisse bei korrigierter Transposition der großen Gefäße im Vergleich zur b) normalen Anatomie, RA: rechter Vorhof, LA: linker Vorhof, RV: rechter Ventrikel, LV: linker Ventrikel, A: Aorta, P: A. pulmonalis, V. c. i.: V. cava inf., V. c. s.: V. cava sup., PV: Pulmonalvenen

9.20.2 Hämodynamik

Hämodynamisch bestehen normale Verhältnisse, vorausgesetzt, es liegen keine weiteren Anomalien vor.

Die korrigierte Transposition kann in **zwei Formen** vorkommen:

- Inversion der Kammern und der Vorhöfe,
- Inversion der Kammern ohne Inversion der Vorhöfe.

Die erste Form ist außerordentlich selten. Man bezeichnet diesen Fehler als **korrigierte** Transposition, weil im Endeffekt der große Kreislauf sauerstoffgesättigtes Blut erhält und das venöse Blut in den kleinen Kreislauf fließt. Die Patienten mit unkomplizierter korrigierter Transposition ohne andere Herzmißbildungen haben eine normale Lebenserwartung.

9.20.3 Klinisches Bild

Häufig sind mit der korrigierten Transposition der großen Gefäße andere Anomalien, wie der Ventrikelseptumdefekt in 75%, die Ebsteinsche Anomalie in 21% und die Pulmonalklappenstenose in 18% vergesellschaftet. Das klinische Bild wird dann durch die Hämodynamik des zusätzlichen Fehlers geprägt. Viele Patienten weisen außerdem eine Trikuspidalklappeninsuffizienz auf.

9.20.4 Elektrokardiogramm

Das EKG-Bild wird meist von der hämodynamischen Wirksamkeit des zusätzlichen Herzfehlers bestimmt. Das **Auffälligste am EKG** bei dieser Anomalie sind **Herzrhythmusstörungen** (Abbildung 9.34). Es zeigt häufig AV-Überleitungsstörungen, davon bei 10–20% einen AV-Block III. Grades, bei etwa 10% verschiedene Formen des AV-Blocks II. Grades.

Außerdem kommen absolute Arrhythmien, paroxysmale Tachykardien und das WPW-Syndrom vor. Einen Sinusrhythmus haben nur etwa 30% der Patienten.

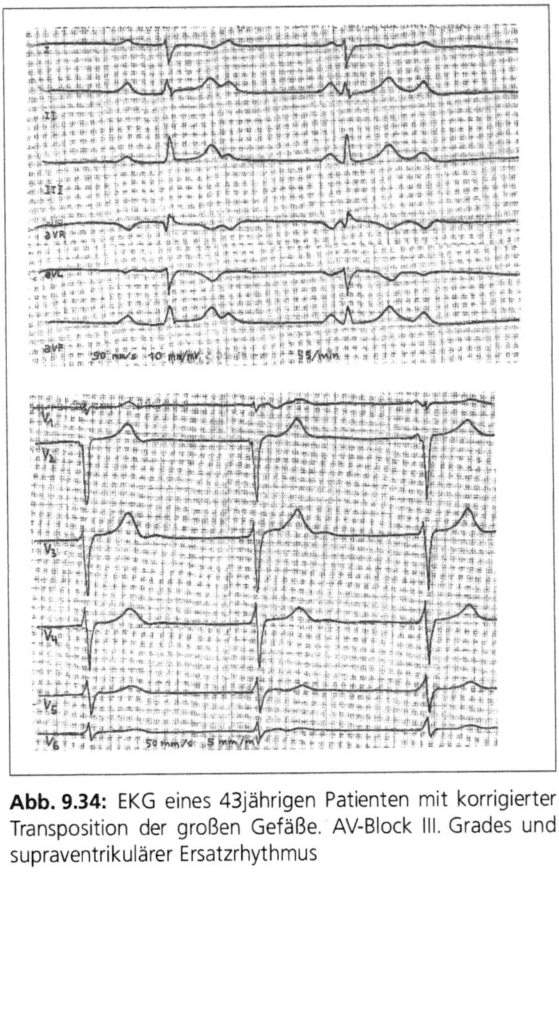

Abb. 9.34: EKG eines 43jährigen Patienten mit korrigierter Transposition der großen Gefäße. AV-Block III. Grades und supraventrikulärer Ersatzrhythmus

9.20.5 Echokardiogramm

Echokardiographisch findet man als wesentliches diagnostisches Kriterium die vertauschte Lage beider Ventrikel und der Atrioventrikularklappen, d.h., der rechte Ventrikel befindet sich an der Position des linken und umgekehrt. Die günstigsten Schnittebenen dafür sind die **parasternale lange Achse** und der apikale 4-Kammer-Blick. Um zusätzliche Fehler zu erfassen, sind alle Untersuchungsschritte exakt durchzuführen.

9.20.6 Röntgen-Thorax

Im Röntgen-Thorax-Bild steht die Aorta vorn und die Pulmonalarterie posterior. Durch den abnormen Verlauf der Aorta ascendens ist der linke obere Herzrand konvex begrenzt. Durch den medial gelegenen Truncus pulmonalis kommt durch einen Bariumschluck linksseitig relativ kaudal die Ösophagusimpression zur Darstellung. Der Pulmonalbogen fehlt an der zu erwartenden Stelle, das Gefäßband ist schmal.

Die Synopsis dieser Veränderungen läßt röntgenologisch an die korrigierte Transposition denken.

9.20.7 Therapie

Die reine korrigierte Transposition bedarf keiner chirurgischen Therapie. Die chirurgische Therapie richtet sich nach der Hämodynamik der Zusatzanomalien.

9.20.8 Prognose

Die Prognose hängt weitestgehend von den zusätzlichen Anomalien ab. Der Tod tritt am häufigsten durch plötzliches Herzversagen infolge eines MAS-Anfalls, Herzinsuffizienz oder pulmonale Infektionen auf. Der operative Verschluß des Ventrikelseptumdefektes ist mit hoher Letalität verbunden.

9.21 Double outlet des rechten Ventrikels (Q 20.1)

Hierbei entspringt sowohl die A. pulmonalis als auch die Aorta aus dem rechten Ventrikel in Verbindung mit einem subaortalen Ventrikelseptumdefekt. Die Stellung von Aorta und Truncus pulmonalis zueinander ist dabei variabel. Die **Häufigkeit** dieser Anomalie wird mit 2,0% der angeborenen Herzfehler angegeben.

Die **Hämodynamik** des Double outlet right ventricle wird im wesentlichen durch die häufigen Zusatzmißbildungen wie Pulmonalklappenstenose oder Pulmonalatresie bestimmt.

Die **klinischen Symptome** gleichen bei der Gruppe ohne Pulmonalstenose (**Typ II**) denen des Ventrikelseptumdefektes mit pulmonaler Hypertonie, während die Gruppe mit Pulmonalklappenstenose (**Typ I**) klinisch der Fallotschen Tetralogie ähnelt.

Als häufigste **EKG-Veränderung** findet man als Folge der systemischen Druckbelastung der rechten Herzkammer die Zeichen der **Rechtsherzhypertrophie** sowie einen **Rechtstyp** in der Frontalebene. Das EKG des linken Ventrikels ist bei Patienten mit Pulmonalklappenstenose unauffällig. Eine **Doppelkammerhypertrophie** kann bei ausgeprägtem Links-Rechts-Shunt auf Ventrikelebene nachweisbar sein. Einen **AV-Block I. Grades** findet man bei etwa 10–20%. Weitere EKG-Veränderungen sind von den zusätzlichen Fehlbildungen abhängig.

Der Ursprung beider großer Arterien aus dem rechten Ventrikel ist **echokardiographisch** in der parasternalen kurzen Achse oft besser zu erkennen als angiographisch, da die Beziehung zwischen den Semilunarklappen und dem Ventrikelseptum meist gut darstellbar ist. Dabei ist das Zurückverfolgen der beiden Arterien auf ihren Ursprung das wichtigste diagnostische Kriterium. Der begleitende Ventrikelseptumdefekt stellt sich farbdopplerechokardiographisch gut dar. Das Überreiten der Aorta kann durch die Anlotung der parasternalen langen Achse prozentual angegeben werden. Von **subcostal** kann es zur Fehldiagnose durch eine falsche Zuordnung von Ventrikel und Arterie kommen, so daß diese Schnittebene nur dem Geübten eine eindrucksvolle Darstellung gibt. Assoziierte Fehlbildungen wie die Pulmonalklappenstenose oder Pulmonalatresie, dysplastische AV-Klappen u.ä. können mit erfaßt und in ihrer hämodynamischen Bedeutung abgeschätzt werden. In der **fetalen Echokardiographie** ist der Double outlet des rechten Ventrikels diagnostizierbar (Chaoui 1995).

Die Herzform im **Röntgen-Thorax** hängt von der hämodynamischen Dominanz der zusätzlichen Herzfehler ab.

Die **Therapie** ist **chirurgisch**. Bei Kindern ohne Pulmonalklappenstenose, die bereits im ersten Lebensjahr eine schwere klinische Symptomatik entwickeln, wird zunächst eine palliative **Banding-Operation** zur Verhinderung einer pulmonalen Hypertonie durchgeführt. Das Vorgehen bei der **Totalkorrektur** hängt von der komplexen intrakardialen Anatomie ab. Eine **Operation** ist nur bei extremer pulmonaler Hypertonie **kontraindiziert**. Peri- und postoperativ können ventrikuläre Tachykardien sowie AV-Blockierungen auftreten, die auch Ursache des plötzlichen Herztodes sein können.

9.22 Taussig-Bing-Syndrom (Q 20.1)

Das Taussig-Bing-Syndrom ist eine Variante des Double outlet des rechten Ventrikels mit subpulmonalem Ventrikelseptumdefekt.

Die Aorta ist vollständig transponiert und entspringt dem rechten Ventrikel, unabhängig vom Ventrikelseptumdefekt, während der Stamm der A. pulmonalis nach links verlagert ist und über dem linken Ventrikel reitet. Die Aorta liegt anterior, die A. pulmonalis posterior. Es finden sich ein hoher Ventrikelseptumdefekt (subpulmonaler Ventrikelseptumdefekt) sowie eine rechtsventrikuläre Hypertrophie. Der Pulmonalisstamm erhält mehr Blut aus dem linken Ventrikel als die Aorta. Es ist eine **relativ seltene Anomalie.**

Klinisch imponieren **von Geburt an** eine Zyanose, Unterentwicklung, Belastungsdyspnoe, Herzvergrößerung, ein Systolikum über 3 L 2, eine betonte Pulmonalkomponente des II. Herztones.

Das **EKG** zeigt eine ausgeprägte **rechtsventrikuläre Hypertrophie** oder einen inkompletten **Rechtsschenkelblock. Röntgenologisch** stellt sich eine vermehrte pulmonale Gefäßzeichnung dar.

9.23 Double outlet des linken Ventrikels (Q 20.2)

Beim Double outlet des linken Ventrikels entspringen die Aorta und die A. pulmonalis komplett oder hauptsächlich aus dem morphologisch linken Ventrikel. 1967 wurde diese **ausgesprochen seltene Anomalie** von Sakakibara et al. (1967) erstmalig beschrieben. 1977 wurden 36 und 1988 109 Fälle aus verschiedenen Quellen zusammengestellt (van Praagh et al. 1989).

Man unterscheidet zwei Hauptgruppen der Anomalie:

- mit zwei Ventrikeln oder
- einem gut entwickelten Ventrikel,

die ihrerseits wieder in 8 bzw. 7 Untergruppen unterteilt sind.

9.24 Persistierender Truncus communis (Q 20.0)

Der Truncus arteriosus persistens ist durch **einen gemeinsamen arteriellen Stamm charakterisiert**, aus dem der große und kleine Kreislauf sowie die Koronararterien entspringen. Es findet sich nur eine Semilunarklappe mit zwei bis drei Segeln, häufiger mit drei. Normalerweise zweigen beide Koronararterien aus diesem gemeinsamen Stamm ab. Damit ist eine Unterscheidung zur Atresie der Aorta möglich. Bei der **echten Form** des persistierenden Truncus arteriosus communis entspringt der Gefäßstamm beiden Ventrikeln und gibt Äste zur rechten und linken Pulmonalarterie ab. Die Pulmonalarterien sind gewöhnlich normalkalibrig und bedingen einen guten pulmonalen Durchfluß.

Diese Fehlbildung ist **selten** und macht weniger als 2% aller kongenitalen Herzfehler aus.

Das **klinische Bild** ähnelt dem eines großen Links-Rechts-Shunts, wie er beim Ventrikelseptumdefekt oder beim offenen Ductus vorkommt. Die **Hauptsymptome** sind **Dyspnoe** und **Müdigkeit**. Frühzeitig stellt sich eine **Rechtsherzinsuffizienz** ein. Sie ist die häufigste Todesursache. Die Kinder sterben meist innerhalb der ersten 6 Monate. Unter günstigen Umständen erreichen sie das 3. bis 4. Lebensjahr.

Das **EKG** der Patienten mit Truncus arteriosus persistens mit hohem pulmonalem Blutvolumen ist in **vieler Hinsicht dem EKG bei Ventrikelseptumdefekt ähnlich.** Eine RS-Form des QRS-Komplexes über V_1 sowie tiefe Q-Zacken, die bei einem Teil der Ventrikelseptumdefekte beobachtet wurden, kommen allerdings bei dieser Fehlbildung nicht vor. Fehlen beide Pulmonalarterien, ähnelt das EKG-Bild dem der Fallotschen Tetralogie. In der **fetalen Echokardiographie** ist der Truncus arteriosus communis bereits diagnostizierbar. Das Bild ähnelt der Fallotschen Tetralogie mit Ventrikelseptumdefekt und reitender Aorta. Die Ebene der großen Gefäße ist einstellbar, und der Abgang des Truncus pulmonalis aus dem Truncus arteriosus kann gezeigt werden (Chaoui 1995).

Die **medikamentöse** Therapie ist auf die Behandlung der Rechtsherzinsuffizienz ausgerichtet. Die **chirurgische** Therapie ist unbefriedigend.

9.25 Pseudotruncus arteriosus (Q 22.0)

Beim Pseudotruncus arteriosus **fehlt die Hauptpulmonalarterie**. Es besteht eine Atresie der Pulmonalklappe. Die periphere *Pulmonalarterie* erhält ihr Blut entweder über einen Ductus arteriosus persistens oder häufiger aus Bronchialarterien, die von der Aorta abgehen und die Lungendurchblutung gewährleisten.

Eine Pulmonalatresie ist bei etwa 20% der Patienten mit Fallot-Komplex vorhanden und macht somit die schwerste Form dieser Anomalie aus. Das **EKG** sieht dem einer schweren Fallotschen Tetralogie ähnlich.

9.26 Trikuspidalatresie (Q 22.4)

Die Trikuspidalatresie gehört zu einer Gruppe **angeborener Herzfehler**, bei denen der rechte Vorhof und der rechte Ventrikel *nicht* durch eine Trikuspidalklappe verbunden sind. Je nach Größe und zusätzlichen Ventrikelseptumdefekten ist der rechte Ventrikel dann hypoplastisch bis nicht vorhanden. Diese Anomalie ist die häufigste Ursache des hypoplastischen Rechtsherzsyndroms. In der Tat besteht ein **zweiräumiges Herz**.

Die Trikuspidalatresie ist eine **seltene Anomalie**, die etwa 1% aller kongenitalen Herzfehler und etwa 5% aller zyanotischen Herzfehler ausmacht. Sie entsteht als Embryo- bzw. Fetopathie mit einer Häufigkeit von 5% nach mütterlicher Lithiumeinnahme.

Innerhalb des ersten Lebensjahres versterben etwa 38% der Kinder, nur 20% erreichen das Erwachsenenalter.

Da die Trikuspidalklappe fehlt oder nicht durchgängig ist, erreicht das Blut nicht auf normalem Wege den Pulmonalkreislauf.

Die Vorhöfe sind durch einen größeren Vorhofseptumdefekt oder ein größeres offenes Foramen ovale verbunden. Wegen des Mischblutes besteht von Geburt an eine Zyanose. Im Prinzip kann eine Trikuspidalatresie mit vermindertem Pulmonalvolumen bei Pulmonalarterienstenose, aber auch mit erhöhtem Pulmonalvolumen bei Atresie der Trikuspidalklappe mit kompletter Transposition der großen Gefäße ohne Pulmonalklappenstenose einhergehen.

Es wurde versucht, Klassifizierungen der Trikuspidalatresie im Zusammenhang mit den vergesellschafteten Anomalien vorzunehmen, von denen keine wegen der verschiedenen Variationen Anspruch auf Vollständigkeit haben kann.

Nach Edwards et al. (1949) wird die Trikuspidalatresie in 3 Typen eingeteilt:

Typ I: die großen Gefäße entspringen regelrecht und es besteht eine Kombination mit einer Pulmonalatresie ohne Ventrikelseptumdefekt (Typ **IA**), mit kleinem Ventrikelseptumdefekt und Pulmonalarterienstenose (**IB**) mit großem Ventrikelseptumdefekt ohne Pulmonalarterienstenose (**IC**),

Typ II: die großen Gefäße entspringen vertauscht (D-Transposition) und es besteht eine Kombination eines Ventrikelseptumdefektes mit einer Pulmonalatresie (Typ **IIA**), eines Ventrikelseptumdefektes mit Pulmonalstenose (**IIB**) eines Ventrikelseptumdefektes ohne Pulmonalstenose (**IIC**),

Typ III: L-Transposition der großen Gefäße.

Bei der **Trikuspidalatresie mit vermindertem Pulmonalvolumen** findet man im **EKG** ein P-dextroatriale, Drehung der elektrischen Achse des QRS-Komplexes in der Frontalebene meist nach links (RI-SII-SIII-Typ) und Kriterien der linksventrikulären Hypertrophie. Häufig bestehen linkspräkordial T-Wellen-Abflachungen oder -Negativierungen. *Bei einem Kind mit Lippenzyanose und Linksherzhypertrophiezeichen im EKG muß an eine Trikuspidalklappenatresie gedacht werden.*

Eine Trikuspidalatresie mit normalem oder erhöhtem Pulmonalvolumen zeigt im EKG einen Rechtstyp in der Frontalebene sowie Kriterien der rechts- und linksventrikulären Hypertrophie über den präcordialen Ableitungen.

Im **Röntgen-Thorax** kann in Abhängigkeit vom Ausmaß des Pulmonaldurchflusses eine normale, reduzierte oder vermehrte Lungengefäßzeichnung festgestellt werden.

Echokardiographisch ist die Trikuspidalklappe im 2-D-Bild nicht nachweibar, der rechte Ventrikel ist klein. Der CW- und Farbdoppler ermöglicht die Abschätzung des Mitraldurchflusses sowie Lokalisation des Shuntes.

Neugeborene mit schweren Zeichen einer Hypoxämie, erhalten **Prostaglandin-E_1-Infusionen** zur Aufrechterhaltung des Ductus arteriosus. Ein operatives Vorgehen ist bei Patienten mit niedrigem Pulmonaldurchfluß indiziert, um ihn zu erhöhen, sowie bei zyanotischen Kindern mit hypoxischen Anfällen.

Therapeutisch ist die Operation nach **Fontan** (1983) möglich, bei der eine Verbindung des rechten Vorhofes mit dem Truncus der Pulmonalarterie hergestellt und die Trikuspidal- und/oder die Pulmonalklappe verschlossen wird. Geeignet ist ein Patient, der nicht älter als 2 Jahre ist, dessen pulmonaler Gefäßwiderstand < 4 Wood-Einheiten und mittlerer pulmonalarterieller Druck < 15 mmHg betragen. Eine Mitralklappeninsuffizienz sollte nicht vorliegen.

Palliative Operationen sind die nach **Waterston-Cooley** (Shunt zwischen Aorta und der rechten Pulmonalarterie, obsolet wegen Gefahr der pulmonalen Hypertonie) und die nach **Blalock-Taussig**. Die Operationen führen zu einem erhöhten Pulmonaldurchfluß. Eine Reduktion des Pulmonalflusses mittels Pulmonalarterienbanding ist ein weiterer palliativer Ansatz.

Die Ergebnisse des New England Regional Infant Cardiac Program (1980) zeigen für die Trikuspidalatresie eine Gesamtletalität von 42%. Dabei liegt die Letalität bei 48% mit medikamentöser Therapie und bei 40% mit chirurgischer Therapie.

9.27 Single atrium (Q 20.8)

Diese Anomalie ist die seltenste Form des Vorhofseptumdefektes und hat im Prinzip die gleiche Hämodynamik. Sie zeichnet sich durch völliges Fehlen des Vorhofseptums aus.

Als charakteristische Merkmale sind (Ellis et al. 1959) die Kombination einer Zyanose mit dem Auskultationsbefund eines Vorhofseptumdefektes und einer Mitralklappeninsuffizienz, Herzvergrößerung mit den Kriterien einer Rezirkulation (ausgeprägte Lungengefäßzeichnung) im **Röntgen-Thorax** zu finden. Weiterhin gehört dazu, daß das EKG einem kompletten AV-Kanal entspricht. Die Blutgasanalyse bei der **Herzkatheterisierung** ergibt eine komplette Mischung des Blutes auf Vorhofebene und eine identische Sauerstoffsättigung des Blutes in der A. pulmonalis und der Aorta.

Das **Elektrokardiogramm** gibt unter Berücksichtigung des klinischen Bildes eine wesentliche Hilfe bei der Diagnosestellung.

Es zeigt die für den kompletten AV-Kanal typischen Veränderungen mit Linkstyp in der Frontalebene, inkomplettem Rechtsschenkelblock sowie eine abnorme Vorhofaktivierung bei Sinusrhythmus oder oberem AV-Knoten-Rhythmus.

9.28 Cor triatriatum (Q 20.8)

Beim Cor triatriatum münden die Lungenvenen in eine zusätzliche, oberhalb des echten linken Vorhofs gelegene Höhle, die miteinander kommunizieren. Dieser zusätzliche Raum, also der dritte Vorhof, kann auch über einen Kanal mit dem rechten Vorhof in Verbindung stehen. Das Cor triatriatum ist mit 0,1% eine **sehr seltene Mißbildung** des Herzens.

Beim klassischen Cor triatriatum hat diese die 2 Vorhöfe teilende Membran die Form eines Windsackes. Die Öffnung in dieser Membran variiert von weniger als 3 mm bis etwa 10 mm im Durchmesser. Die Größe dieser Öffnung bestimmt das Ausmaß der hämodynamischen Veränderungen.

Die Schwere des **klinischen Bildes** wird durch die pulmonale Hypertonie bestimmt.

Auskultatorisch ist ein diastolisches Geräusch wahrnehmbar, das u.a. zur Annahme einer Mitralklappenstenose führen kann. Im Unterschied zur Mitralklappenstenose fehlen das präsystolische Rumpeln und der Mitralklappenöffnungston. Liegt das Punctum maximum im 3. oder 4. ICR links, kann es mit einer leichten Aortenklappeninsuffizienz verwechselt werden.

Im **EKG** findet man die Zeichen der Rechtsherzbelastung. Im Gegensatz zur Mitralklappenstenose ist aber kein P-sinistroatriale nachweisbar, da der proximale Vorhof elektrisch nicht aktiv und der eigentliche Vorhof nicht vergrößert ist.

Die Diagnose des Cor triatriatum kann durch die **transthorakale Echokardiographie** gestellt werden. Mittels CW- und Farbdoppler gelingt eine genaue Darstellung und quantitative Bestimmung der Membranöffnung sowie des Flusses zwischen den beiden Vorhöfen. Die **transösophageale** Echokardiographie und die **Magnetresonanztomographie** bestätigen die Diagnose (Barthel et al. 1993).

Diese Patienten erreichen **selten** das Erwachsenenalter.

9.29 Single ventricle (Q 20.4)

Anatomisch ist der Single ventricle in zwei Gruppen, *mit* und *ohne* Raum für eine Ausflußbahn einzuteilen. Bei 80% ist dieser Raum rudimentär als single left ventricle vorhanden. Der Single ventricle macht etwa 2% aller kongenitalen Herzfehler aus.

Liegt eine Pulmonalklappenstenose vor, ist das Pulmonaldurchflußvolumen je nach Schweregrad vermindert. Die Patienten sind infolge der Durchmischung des Blutes zyanotisch. Je nachdem, ob die Aorta oder A. pulmonalis vom rudimentären Ventrikel abgeht, resultiert eine unterschiedliche hämodynamische Situation.

Das **EKG** bei Single ventricle ist **extrem variabel** und davon abhängig, ob eine Transposition der großen Gefäße besteht oder eine bulboventrikuläre Inversion vorhanden ist.

Ohne bulboventrikuläre Inversion zeigt das EKG präcordial kleine r-Zacken, große S-Zacken über V_1 und V_2 und hohe R-Zacken, kleine bzw. nicht nachweisbare s-Zacken über V_5 und V_6, also das Bild des Überwiegens des linken Ventrikels. **Mit bulboventrikulärer Inversion** hingegen stellen sich über den Brustwandableitungen hohe R-Zacken über V_1, V_2, kleine r-Zacken und tiefe S-Zacken über V_5/V_6, Bild des Überwiegens des rechten Ventrikels, hohe R-Zacken über V_1 und biphasische R-S-Komplexe über V_3 bis V_6, also das Bild der Doppelkammerhypertrophie, dar.

Ohne rudimentäre Herzkammer ist das EKG so vielfältig, daß keine Verallgemeinerung möglich ist. Die T-Welle über V_1 kann positiv, negativ oder biphasisch sein, sonst ist sie über den anderen Ableitungen in der Regel positiv.

Die **Überlebenschance** hängt von der Kombination mit einer Pulmonalklappenstenose ab. Mit Pulmonalklappenstenose beträgt sie durchschnittlich 17 Jahre, ohne etwa 6 Jahre.

9.30 Uhlsche Krankheit (Q 24.8)

Die Uhlsche Krankheit wurde 1952 von Uhl beschrieben.

Der rechte Ventrikel mit papierdünner Wand ist nahezu funktionsuntüchtig. Perikard und Endokard sind fest zusammengerückt und bilden die Wand der rechten Kammer. Die Trikuspidalklappe ist normal lokalisiert, dennoch sind die Papillarmuskeln kurz und hypoplastisch. Der rechte Ventrikel hat nur eine Behältnisfunktion, die eigentliche Auswurfleistung erbringt der rechte Vorhof, der das Blut in die A. pulmonalis fördert.

Die Uhlsche Krankheit ist eine seltene Mißbildung.

Diese Anomalie zeigt sich **klinisch** bei den Neugeborenen als Herzinsuffizienz und leichte Zyanose. Im Kindesalter kann die Zyanose an Intensität zunehmen. Wegen der unterschiedlichen Ausprägung des klinischen Bildes kann bei manchen Patienten die Krankheit bis zum Erwachsenenalter übersehen werden. Bei der Auskultation sind die Herztöne leise, ein Galopprhythmus ist wahrnehmbar.

Im **EKG** findet man einen Rechtstyp mit kleinen Amplituden des QRS-Komplexes und T-Wellen-Negativierungen in den rechtspräkordialen Ableitungen sowie ein P-dextroatriale.

Die charakteristisch verdünnte Wand des rechten Ventrikels ist **echokardiographisch** im 2-D-Bild gut darstellbar, im M-Mode auch meßbar. Der rechte

Ventrikel und Vorhof sind vergrößert. Es bestehen hypokinetische Wandbewegungsstörungen, die regional oder bei schweren Formen auch global nachweisbar sind. Zusätzliche Herzklappenfehler gehören nicht zur Uhlschen Krankheit.

Die durch die Dilatation des rechten Herzens bedingte Herzvergrößerung ist **röntgenologisch** auffällig. Die Lunge ist normal. Durch die **Magnetresonanztomographie** kann die Differentialdiagnose zum Morbus Ebstein gesichert werden.

Bei der **Herzkatheterisierung** sind die **Druckwerte** im rechten Vorhof stark erhöht. Die a-Welle in der Druckkurve ist hoch. Die **Ventrikulographie** zeigt einen sehr großen, dünnwandigen rechten Ventrikel ohne Trabekel. Die Trikuspidalklappe ist normal plaziert und zeigt keine Insuffizienz.

Bei der schweren Form versterben die Patienten in den ersten Lebensjahren. Es gibt allerdings partielle Hypoplasien der rechtsventrikulären Muskulatur, die auch bei größeren Kindern beschrieben worden sind. Treten ventrikuläre Tachyarrhythmien hinzu, wird diese Anomalie als „arrhythmogene rechtsventrikuläre Kardiomyopathie" klassifiziert (s. Kap. 16).

9.31 Marfan-Syndrom (Q 87.4)

Das von Marfan (1896) beschriebene Bild mit „Spinnengliedrigkeit" wurde von Taussig et al. (1943) durch das angeborene Aneurysma der Aorta ascendens und 1955 von McKusick insgesamt als Syndrom beschrieben. Es wird durch eine autosomal dominant vererbte Bindegewebsstörung verursacht. Das familiäre Auftreten macht 75–85% aus. Seine Prävalenz liegt bei etwa 1 : 10 000 (Dietz et al. 1994). Bei 15–20% werden Neumutationen angenommen, die meist durch ein erhöhtes Vateralter > 40 Jahre bedingt sein sollen. Die Krankheitsverläufe dieser Kinder sind häufig besonders schwer (Franke 1993).

Charakteristische Merkmale sind die abnorme Länge der Röhrenknochen, die Spinnengliedrigkeit (Arachnodaktylie), Luxationen und Subluxationen der verschiedenen Gelenke, Plattfüße, Trichter- oder Hühnerbrust, die Kyphoskoliose sowie ein hoher Gaumen (Domgaumen). Die Patienten sind sehr dünn. **Pathognomonisch** ist die **Subluxation der Linsen**, was sich als Linsenschlottern oder Iriszittern manifestiert. Darüber hinaus sind Myopie und vorzeitige Netzhautablösung zu beobachten. Weiterhin kann ein **Aneurysma der Aorta ascendens,** häufig verbunden mit einer **Insuffizienz der Aortenklappe** oder der Aorta descendens als Folge der Mediaschwäche, vorhanden sein. Auch andere Fehlbildungen des Herzens können im Rahmen eines Marfan-Syndroms vorkommen. Gehäuft findet man auch einen Spontanpneumothorax. Die klinische Diagnostik ist oft erschwert, da nicht immer alle Symptome vorhanden sind. 20–30%, darunter wenig ausgeprägte Formen, werden nicht diagnostiziert.

Die **Prognose** der Patienten ist durch den Kenntniszuwachs über die Krankheit sowie die Verbesserung der Operationsverfahren im Bereich der Aorta ascendens wesentlich positiv beeinflußt worden. So lag die mittlere Lebenserwartung 1972 bei 45 Jahren (Murdoch et al. 1992), wobei die Frauen etwa 10 Jahre länger lebten, 1995 hingegen schon bei durchschnittlich 72 Jahren (Silverman et al. 1995).

Marfan-Patienten sollten regelmäßig kardiologisch betreut werden. Dazu gehört die Beurteilung der Aorta ascendens und der Aortenklappeninsuffizienz mittels **bildgebender Verfahren**, wie transthorakaler und transösophagealer Echokardiographie, Computertomographie oder Magnetresonanztomographie (Devereux et al. 1999) und die konsequente Blutdrucktherapie in erster Linie mit ß-Rezeptoren-Blokkern. Eine **Indikation** zum elektiven **Aortenklappenersatz** mit Conduit ist dann gegeben, wenn der Aortenbulbus 55 bis 60 mm erreicht hat (Devereux et al. 1999). Es ist wegen der geringen Operationsletalität von 1,5% eine elektive Operation anzustreben, da bei den Akutoperationen die Letalität bei 9,1% liegt (Gott et al. 1999). Die berechnete postoperative Überlebensrate lag nach 1 Jahr bei 93%, nach 10 Jahren bei 75%.

9.32 Perikarddefekte (Q 24.8)

Das parietale Perikard kann vollständig oder teilweise, meist linksseitig, aber auch rechtsseitig oder zum Diaphragma fehlen. Oft jedoch ist der Defekt partiell und linksseitig. Er ist eine **sehr seltene angeborene Anomalie.**

Es kann sich eine Öffnung bilden, die zu einer Hernie der Lunge oder zu einer Inkarzeration des linken Herzohres führen kann.

Charakteristisch für das Fehlen des parietalen Perikards ist die abnorme Beweglichkeit des Herzens, sowohl bei der Atmung als auch bei Lagewechsel des Körpers. **Klinisch** bleibt die Anomalie im allgemeinen stumm, selten kann es zu Angina-ähnlichen Thoraxschmerzen, Kreislaufstörungen und auch zum plötzlichen Tod durch Abknicken der großen Gefäße infolge abnormer Beweglichkeit kommen. Das **Röntgen-Thorax-Bild** lenkt den Verdacht auf Perikarddefekt durch die Form des Herzens, die durch die Hernienbildung eine Ausbuchtung zeigt. Nur die partiellen Defekte benötigen wegen der Gefahr der Hernienbildung und Strangulation der Ventrikel oder der Entwicklung eines V. cava sup. Syndroms eine **chirurgische Therapie**. Die Patienten mit komplettem oder linksseitigem Perikarddefekt sind besonders für **traumatische Herzschädigungen** z.B. durch den Sicherheitsgurt beim Autofahren gefährdet.

Literatur

Abrahams, D.G., P. Wood: Pulmonary stenosis with normal aortic root. Brit. Heart J. 11 (1955) 97–102.

Baer, R.W., H.B. Taussig, E.H. Oppenheimer: Congenital aneurysmal dilatation of aorta associated with arachnodactyly. Bull. Johns Hopkins Hops. 72 (1943) 309–341.

Barlow, J.B., W.A. Pocock, P. Marchand, M. Denny: The significance of late systolic murmurs. Amer. Heart J. 66 (1963) 443–452.

Barthel, Th., K.H. Sandring, G. Schönfeld, S. Müller, G. Baumann: Classic cor triatriatum: optimal imaging by transesophageal echo and magnetic resonance tomography in the adult. Am. J. Noninvas. Cardiol. 7 (1993) 308–310.

Belau, L., L. Grävinghoff, E.W. Keck: Verschluß des persistierenden Ductus arteriosus Botalli ohne Thorakotomie. Dtsch. med. Wschr. 118 (1993) 169–175.

Blumenthal,S.: The incidence of congenital cardiac malformations. Tr. Am. Coll. Cardiol. 3 (1953) 209–213.

Bolt, W., A.W. Knipping, H. Valentin, P. Venrath: Zur Differentialdiagnose der kongenitalen Vitien unter besonderer Berücksichtigung der diagnostischen Möglichkeiten der Praxis. Dtsch. Med. Wschr. 78 (1953) 628–633.

Bonnet, L.M.: Sur la lésion dite sténose congénitale de l'aorte dans la région de l'esthme. Rev. Méd. 23 (1903) 108.

Brouwer, R.M., M.E. Erasmus, T. Ebels, A. Eijgelaar : Influence of age on survival, late hypertension, and recoarctation in elective aortic repair with a follow-up from 25–44 years. J. Thorac. Cardiovasc. Surg. 108 (1994) 525–531.

Bubenheimer, P. : Vorhofseptumdefekt – Lokalisation und Vermessung. Teil 2. Herz+Gefäße 10 (1990) 449–454

Burke, R.P., G. Wernovsky: Thoracoscopic clipping of patent ductus arteriosus. N. Engl. J. Med. 336 (1997) 185.

Campbell, M.: Natural history of persistent ductus arteriosus. Br. Heart J. 30 (1968) 4–13.

Campbell, M.: Natural history of coarctation of the aorta. Br. Heart J. 32 (1970) 633–640.

Campbell, M.: Natural history of atrial septal defect. Br. Heart J. 32 (1970) 820–826.

Celiker, A., S.A. Qureshi, A. Bilgic, M. Carminati, R. Kirk, E. Rosenthal, D. Alehan, S. Giusti, E.J. Baker, M. Tynan: Transcatheter closure of patent arterial ducts using controlled-release coils. Eur. Heart. J. 18 (1997) 450–454.

Chaoui, R.: Thorax, Herz und Lungen. In: Sohn, Ch., W. Holzgreve (Hrsg.): Ultraschall in Gynäkologie und Geburtshilfe. Verlag Georg Thieme, Stuttgart, New York 1995, S. 174–256.

Chen, C.R., T.O. Cheng, T. Huang, Y-L. Zhou, J-Y. Chen, Y-G. Huang, H-J. Li: Percutaneous balloon valvuloplasty for pulmonic stenosis in adolescents and adults. N Engl. J. Med. 335 (1996) 21–25.

Cheng, T.O.: Mitral valve prolaps. Disease-a-Month 33 (1987) 481–485.

Cohen, M., V. Fuster, P.M. Steele, D. Driscoll, D.C. McGoon: Coarction of the aorta. Long-term follow-up and prediction of outcome after surgical correction. Circulation 80 (1989) 840–845.

Corone, P., F. Doyon, S. Gaudeau, F. Guérin, P. Vernant, H. Ducam, C. Rumeau-Rouqouette, P. Gaudeul: Natural history of ventricular septal defect. A study involving 790 cases. Circulation 55 (1977) 908–915.

Crafoord, C., G. Nylin: Congenital coractation of the aorta and its surgical treatment. J. Thorac. Surg. 14 (1945) 347–350.

Devereux, R.B., R. Kramer-Fox, P. Kligfield: Mitral valve prolapse: causes, clinical manifestations and management. Ann. Intern. Med. 111 (1989) 305–317.

Devereux, R.B, M.J. Roman: Aortic disease in Marfan's syndrome. N. Engl. J. Med. 340 (1999) 1358–1359.

Dietz, H., F. Ramirez, L. Sakai: Marfan syndrome and other microfibrillar diseases. In: Harris, H., K. Hirschhorn (eds.): Advances in human genetics, Vol. 22. Plenum Press, New York, 1994, 153–186.

Dubost, C., P. Blondeau, A. Piwnica: Right aorta-atrial fistulas resulting from a rupture of the sinus of Valsalva. J. Thorac. Cardiovasc. Surg. 43 (1962) 421–430

Ebstein, W.: Über einen sehr seltenen Fall der Insuffizienz der Valvula tricuspidalis, bedingt durch eine angeborene hochgradige Mißbildung der selben. Arch. Anat. Physiol. 33 (1866) 238–254.

Edwards, J.E.: Congenital malformations of the heart and great vessels. In: Gould, S.E.: Pathology of the heart. Charles C. Thomas Publisher, Springfield, Ill. 1953.

Edwards, J.E., H.B. Burchell: Congenital tricuspid atresia: a classification. Med. Clin. North Am 33(1949) 1177–1185

Ellis, F.H., J.W. Kirklin, H.J.C. Swan, J.W. DuShane , J.E. Edwards: Diagnosis and surgical treatment of common atrium. Surgery 45 (1959) 160–171.

Erbel, R., M. Mortasawi, G. Krämer, H. Oelert, J. Meyer: Das Mitralklappenprolaps-Syndrom. Dtsch. Med. Wschr. 114 (1989) 678–687.

Fallot, A.: Contribution à l'anatomie pathologique de la maladie bleu (cyanose cardiaque). Marseille Med. 25 (1888) 418–420

Feigenbaum, H.: Echocardiography. Lea & Febiger, Philadelphia, Baltimore, Hongkong, London, München, Sydney, Tokyo, 5. Aufl., 1994.

Ferencz, C., J.D.Rubin, C.A. Loffredo, A.C. Magu: Epidemiology of congenital heart disease: The Baltimore-Washington-Infant-Study 1981–1989. Futura, Mount Kisko 1993.

Fletcher, S.E., M.R. Nihill, R.G. Grifka, M.P. O'Laughlin, C.E. Mullins: Balloon angioplasty of native coarctation of the aorta: midterm follow-up and prognostic factors. J. Am. Coll. Cardiol. 25 (1995) 730–734.

Fontan, F., C. Deville, J. Quaegebeur, J. Ottenkamp, N. sourdille, A. Choussat, G.A. Brom: Repair of tricuspid atresia in 100 patients. J. Thorac. Cardiovasc. Surg. 85 (1983) 647–660.

Fontana, R.S., J.E. Edwards: Congenital cardiac disease. W.B. Saunders Company, Philadelphia–London 1962.

Franke, U.-C.: Zur Genetik angeborener Herzerkrankungen. Allg. Med. 69 (1993) 935–940.

Friedman, W.F., M.J. Hirschklan, M.P. Printz, P.T. Pittlick, S.E. Kirkpatrick: Pharmacologic closure of patent ductus arteriosus in the premature infant. N. Engl. J. Med. 295 (1976) 526–530.

Gatzoulis,M.A., M.A. Freeman, S.C. Siu, G.D. Webb, L. Harris: Atrial arrhythmia after surgical closure of atrial septal defects in adults. N. Engl. J. Med. 340 (1999) 839–846.

Gersony, W.M., G.J. Peckham, R.C. Ellison, O.S. Miettinen, A.S. Nadas: Effect of indomethacin in premature infants with patent ductus arteriosus: results of national collaborative study. J. Pediatr. 102 (1983) 895–906.

Gott, V.L., P.S. Green, D.E. Alejo, D.E. Cameron, D.C. Naftel, D.C. Miller, A.M. Gillinov, J.C. Laschinger, R.E. Pyeritz: Replacement of the aortic root in patients with Marfan's Syndrome. N Engl. J. Med. 340 (1999) 1307–1313.

Graham jr., T.P., H.W. Bender, M.S. Spach: Ventricular septal defect. In: Adams, F.H., G.C. Emmanouilides, T.A. Riemenschneider: Heart Disease in infants, children, and adolescents. Williams & Wilkins, Baltimore, Hong Kong, London, Sydney, 4. Ed., 1989, S. 189–209.

Grosse-Brockhoff, F., F. Loogen, A. Schaede: Angeborene Herz- und Gefäßmißbildungen. In: Handbuch der Inneren Medizin, 4. Aufl., Bd. IX/3, Springer Verlag, Berlin 1960.

Hagen P.T., Scholz, D.G., Edwards, W.D.: Incidence and size of patent foramen ovale during the first 10 decades of life: An autopsy study of 965 normal hearts. Mayo Clin Proc 59: 17–20 (1984).

Hatle, L., B. Angelsen: Doppler ultrasound in cardiology. Lea & Febiger, Philadelphia, 2.ed. 1985

Hayes, C.J., W.M. Gersony, D.J. Driscoll, J.F. Keane, L. Kidd, M. O'Fallon, D.R. Pieroni, R.R. Wolfe, W.H. Weidman: Second natural history study of congenital heart defects. Results of treatment of patients with pulmonary valvular stenosis. Circulation 87 (Suppl. I) (1993) I-28–I-37.

Hernandez, F.A., R. Rochkind, H.R. Cooper: The intracavitary electrocardiogram in the diagnosis of Ebstein's anomaly. Am. J. Cardiol. 1 (1958) 181–190

Huysmans, H. A., M. Vrakking, W.J. P. van Boven: Late follow-up after surgical correction of atrial septal defect of the secundum type. Z. Kardiol. 78 Suppl. 7, (1989) 43–45.

Janete, A.D., V.F. Fontes, P.P. Paulista, L.C. Souza, F. Neger, M. Galantier, J.E. Sousa: Anatomic correction of transposition of the great vessels. J. Thorac. Cardiovasc. Surg. 72 (1976) 364–368.

Kaemmerer, H., A. Mügge, F. Oelert, M. Westhoff-Bleck, G.P. Meyer, P.R. Lichtlen: Arterielle Hypertonie nach operativer Behandlung einer Aortenisthmusstenose. Herz/Kreisl. 28 (1996) 184–189.

Keith, J.D.: Congenital heart disease. In: Parsons,L.: Modern trends in pediatrics. Paul B. Hoeber, Inc., New York 1941, S. 75–122.

Khan, J.S., R.I. White, S.E. Mitchell, T.J. Gardner: Percutaneous balloon valvuloplasty: a new method for treating congenital pulmonary valve stenosis. New Engl. J. Med. 307 (1982) 540–542.

King, T.D., N.L. Mills: Nonoperative closure of atrial septal defect.

Surgery (1974) 383–385.

King, T.D., S.L. Thompson, C. Steiner, N.L. Mills: Secundum atrial septal defect. Nonoperative closure during catheterization. J. Am. Med. Ass. 235 (1976) 2506–2508.

Konstantinides, S., A. Geibel, M. Olschewski, L. Görnandt, H. Roskamm, G. Spillner, H. Just, W. Kasper: A comparison of surgical and medical therapy for atrial septal defect in adults. New Engl. J. Med. 333 (1995) 469–473.

Lababidi, Z., J.R. Wu: Percutaneous balloon pulmonary valvuloplasty. Am. J. Cardiol. 52 (1983) 560–562.

Liberthson, R.R., D.G. Pennington, M.L. Jacobs, W.M. Daggett: Coarctation of the aorta: review of 234 patients and clarification of management problems. Am. J. Cardiol. 43 (1973) 835–840.

Lilihei, G.W., M. Cohen, H.E. Warden, R.C. Read, J.B. Aust, A. DeWall, A.J. Warco: Direct vision intracardiac surgical revision of the tetralogy of Fallot, pathology of Fallot and pulmonary atresia defects. Report of the first 10 cases. Ann. Surg. 142 (1955) 418–445.

Lock, J.E., P.C. Block, M.G. McKay, D.S. Baim, J.F. Keane: Transcatheter closure of ventricular septal defects. Circulation 78 (1988) 361–366.

Marfan, A.B.: Un cas de déformation congénitale des quatre membres, plus prononcée aux extrémités, caractérisée par l'allongement des os avec un certain degré d'amincissement. Bull. Soc. Hop. Paris 13 (1896) 220–226.

McCord, M.C., J.van Elk, S.G. Blount: Tetralogy of Fallot. Clinical and hemodynamic spectrum of combined pulmonary stenosis and ventricular septal defect. Circulation 16 (1957) 736–749.

McCrindle, B.W.: Independent predictors of long-term results after balloon pulmonary valvuloplasty. Valvuloplasty and Angioplasty of Congenital Anomalies (VACA) Registry Investigators. Circulation 89 (1994) 1751–1759.

McKusick, V.A.: Cardiovascvular aspects of Marfan's syndrome: heritable disorder of connective tissue. Circulation 11 (1955) 321–342.

Mehrizi, A., M.S. Hirsch, H.B. Taussig: Congenital heart disease in neonatal period: autopsy study of 170 cases. J. Pediatr. 65 (1964) 721–725.

Murdoch, J.L., B.A. Walker, B.L. Halpern, J.W. Kuzma, V.A. McKusick: Life expectancy and causes of death in the Marfan syndrome. N. Engl. J. Med. 286 (1972) 804–806.

Nadas, A.S., D.C. Fyler: Pediatric Cardiology. W.B. Saunders, Philadelphia, 3rd ed. 1972.

Nora, J.J., A.H. Nora: Update counseling the family with firstdegree relative with a congenital heart defect. Am. J. Genet. 29 (1988) 137–142.

Nora, J.J., K. Berg, A.H. Nora: Cardiovascular diseases. Genetics, Epidemiology and Prevention. Oxford University Press, New York, Oxford 1991.

Nishimura, R.A., M.D. McGoon, C. Shub, F.A. Miller jr., D.M. Ilstrup, A.J. Tajik: Echocardiographically documented mitral-valve prolapse–long-term follow up of 237 patients. New Engl.J. Med. 313 (1985) 1305–1309.

Nugent, E.W., R.M. Freedom, J.J. Nora, R.C. Ellison, R.D. Rowe, A.S. Nadas: Clinical course in pulmonary stenosis. Circulation 56 Suppl. I (1977) I-38–I-47.

Parsi, R.A.: Quantitative Elektrokardiographie. Gustav Fischer Verlag, Jena 1971.

Pfeiffer, D., H. Omran, T. Lewalter, L. Pizzulli, W. Fehske, B. Lüderitz: Ballondilatation von Herzklappenstenosen. Deutsches Ärzteblatt 92 (1995) A 1765–A 1768.

Porstmann, W., L. Wierny, H. Warnke: Verschluß des Ductus arteriosus persistens ohne Thorakotomie. Thoraxchirurgie 15 (1967) 199–203.

Rampp, Therapie., R. v. Essen: 30 Jahre Mitralklappenprolaps–Was ist geblieben? Fortschr. Med. 113 (1995) 257–262.

Rashkind, W.J., C.C. Cuaso: Transcatheter closure of patent ductus arteriosus. Pediatr. Cardiol. 1 (1979) 3–7.

Rashkind, W.J., C.E. Mullins, W.E. Hellenbrand, M.A. Tait: Nonsurgical closure of patent ductus arteriosus: clinical application of the Rashkind Ductus arteriosus persistens occluder system. Circulation 75 (1987) 583–592.

Rastelli, G.C., J.W. Kirklin, J.L. Titus: Anatomic observations on complete form of persistent common atrioventricular canal with special reference to atrioventricular valves. Mayo Clin. Proc. 41 (1966) 296–308.

Rastelli, G.C.,R.B. Wallace, P.A. Ongley: Complete repair of transposition of the great arteries with pulmonary stenosis. Circulation 39 (1969) 83–89.

Report of the New England regional infant cardiac program. Pediatrics 65 (1985) 327–337.

Sakakibara, S., A. Takao, T· Arai, A. Hashimoto, M. Nogi: Both great vessels arising from the left ventricle (double outlet left ventricle) (origin of both great vessels from the left ventricle). Bull. Heart Inst. Japan. 1967, 66–75.

Savage, D.D., R.J. Garrison, R.B. Devereux, W.P. Castelli, S.J. Andersen, D. Levy, P.M. Mc Namara, J. Stokes, W.B. Kannel, M. Feinleib: Mitral valve porlaps in the general population. I. Epidemiologic features. The Framingham study. Amer. Heart J. 106 (1983) 571–577.

Schräder, R., G.-D. Kneissl, H. Sievert, W.-D. Bussmann, M. Kaltenbach: Klinik und Therapie des persistierenden Ductus arteriosus im Erwachsenenalter Dtsch. Med. Wschr. 117 (1992) 1805–1809.

Silverman, D.I., K.J. Burton, J. Gray, M.S. Bosner, N.T· Kouchoukos, M.J. Roman, M. Boxer, R.B. Devereux, P. Tsipouras: Life expectancy in the Marfan syndrome. Am. J. Cardiol. 75 (1995) 157–160.

Stuckey, D.: The pattern of congenital heart disease in infancy and childhood. Austr. Med. J. 2 (1954) 433–439.

Subcommittee of Cardiovascular Sequelae, Subcommittee of Surgical Treatment in Kawasaki Disease, Research Committee. Guidelines for treatment and management of cardiovascular sequelae in Kawasaki disease. Heart Vessels 3 (1987) 50–54.

Thurnam,J.: On aneurysm and especially spontaneous aneurysm of the ascending aorta and sinus of Valsalva. Med. Chir. Tr. 23 (1840) 323.

Trost, D., H. Engels, G. Bauriedel, W. Wiebe, G. Schwanitz: Angeborene kardiovaskuläre Fehlbildungen und chromosomale Mikrodeletionen in 22q11.2. Dtsch.med.Wschr. 124 (1999) 3–7.

Trost, D., W. Wiebe, R. Raff, R. Schubert, H. Engels, C. Ergang, G. Bauriedel, G. Schwanitz: Kardiovaskuläre Fehlbildung: Eine Indikation zur zytogenetischen und molekularzytogenetischen Untersuchung. Herz/Kreisl. 31 (1999) 254–258.

Uhl, H.S.M.: A previously undescribed congenital malformation of the heart: almost total absence of the myocardium of the right ventricle. Bull. Johns Hopkins Hosp. 91 (1952) 197–205.

Van Overmeire, B., K. Smets, D. Lecoutere, H. van de Broek, J. Weyler, K. de Groote, J.-P. Langhendries: A comparison of ibuprofen and indomethacin for closure of patent ductus arteriosus. N. Engl. J. Med. 343 (2000) 674–681.

Van Praagh, R., P.M. Weinberg, J.P. Srebro: Double-outlet left ventricle. In: Adams, F.H., G.C. Emmanouilides, T.A. Riemenschneider: Heart Disease in infants, children, and adolescents. Williams & Wilkins, Baltimore, Hong Kong, London, Sydney, 4th ed., 1989, S. 461–485.

Vogel, M., F. Berger, A. Kramer, V. Alexi-Meshkishvili, P.E. Lange: Diagnose und chirurgische Behandlung von Vorhofseptumdefekten im Erwachsenenalter. Dtsch. med. Wschr. 124 (1999) 35–38.

Vosberg, H.P.: Die Genetik in der Kardiologie. Internist 40 (1999) 522–533.

WHO Expert Committee: Rehabilitation after cardiovascular diseases, with special emphasis on developing countries. WHO Technical Report Series, No. 831, 1993.

10 Entzündliche Herzerkrankungen

10.1 Immunpathologische Reaktionen des Herzens

Die Ursachen einiger kardiovaskulärer Erkrankungen sind auf **humorale** sowie **zelluläre Immunreaktionen** zurückzuführen. Dabei sind entzündliche Prozesse des kardiovaskulären Systems als indirektes Resultat genetisch determinierter abnormer Immunreaktionen auf eine bakterielle oder virale Infektion anzusehen. Es wird für möglich gehalten, daß die antimikrobielle Immunität und die kreuzreaktive Autoimmunreaktion unterschiedlichen genetischen Kontrollen unterliegen.

Damit wurden die Autoimmunreaktionen des Herzens auf Streptokokken- (**rheumatisches Fieber**) und Trypanosomeninfektionen (**Chagas-Krankheit**) verständlich. In den letzten Jahren erkannte man, daß auch die **bakterielle Endokarditis**, die **dilatative Kardiomyopathie** und die **disseminierte Vaskulitis** zu dieser Gruppe von Erkrankungen gehören.

Prinzipiell können alle **4 klassischen Typen** der Immunreaktionen auch am Herzen ablaufen, wobei **Typ-I**(atopische)-**Reaktionen** nur im Zusammenhang mit anderen allergischen Erkrankungen, wie Asthma bronchiale u. a., als Ursache für pathologisch-anatomische Veränderungen, klinische Symptome und pathologische EKG-Veränderungen wahrscheinlich sind. Es wird angenommen, daß die Angina pectoris bis hin zum Myokardinfarkt durch die Wirkung vasoaktiver biologischer Substanzen an den Koronararterien hervorgerufen werden kann.

Die anderen Reaktionstypen können in verschiedenen Kombinationen auftreten. Bei der **Typ-II-Reaktion** werden die Myokardzellen entweder direkt durch zytotoxische Antikörper oder indirekt durch Killerzellen zerstört.

Immunkomplexbildungen in kleinen Blutgefäßen können das Komplementsystem, damit das Gerinnungssystem aktivieren und Entzündungsreaktionen hervorrufen (**Typ-III-Reaktion**). Die **Typ-IV-Reaktion** ist gekennzeichnet durch eine extensive Gewebezerstörung mit Lymphozyteninfiltration.

10.2 Rheumatisches Fieber (I 00)

10.2.1 Definition

Das rheumatische Fieber ist eine akut einsetzende allergisch-hyperergische Reaktion gegenüber ß-hämolysierenden Streptokokken der Gruppe A mit nachfolgenden **entzündlichen Veränderungen des Bindegewebes** vor allem im Herzen, in den Gefäßen, den Gelenkkapseln, serösen Häuten sowie den Muskeln. Seine große klinische Bedeutung besteht in der Entwicklung einer potentiell letal verlaufenden Myokarditis sowie der Fibrosierung der Herzklappen, die über Jahre dann zu einem hämodynamisch bedeutenden Herzfehler führt.

10.2.2 Ätiologie

Es kommt zu einer hyperreaktiven, allergisch-hyperergischen Antigen-Antikörper-Reaktion des Organismus auf die ß-hämolysierenden Streptokokken der Gruppe A, die zu 95% das rheumatische Fieber verursachen. Der wichtigste Virulenzfaktor ist hierbei das M-Protein. Es bestehen Strukturunterschiede im M-Protein der Streptokokken, die eine akute Glomerulonephritis oder das rheumatische Fieber auslösen. Bei 30–73% der Patienten kann das rheumatische Fieber zu einer Karditis führen.

10.2.3 Häufigkeit

Der Erkrankungsgipfel des rheumatischen Fiebers liegt zwischen dem 5. und 15. Lebensjahr. Die **Inzidenz** wurde für die USA zwischen 1984 und 1988 bei 6–17jährigen mit 2,53/100.000 Einwohner und Jahr angegeben. Dabei traten die meisten Fälle unter in den Städten lebenden Afroamerikanern auf (Bisno 1991).

Die WHO schätzte im Jahre 1995, daß weltweit 12 Mio. Menschen an rheumatischem Fieber bzw. rheumatisch bedingten Herzerkrankungen leiden und infolge dessen jährlich 400.000 Menschen sterben (WHO 1995).

In Europa und Nordamerika hat es seit Beginn des Jahrhunderts deutlich an Häufigkeit abgenommen. Die Gründe dafür sind vielfältig und nicht eindeutig beweisbar. Zweifellos haben jedoch die Verbesserung der Wohnbedingungen sowie die Behandlung und Prophylaxe der Streptokokeninfektionen mit Antibiotika dazu beigetragen.

Allerdings begann der Rückgang schon vor der Einführung der Antibiotika. Die Veränderung der Virulenz und der Serotypen der Streptokokken der Gruppe A sind hierfür von großer Bedeutung. Trotz dieser Abnahme ist die rheumatische Herzerkrankung weiterhin die führende Todesursache innerhalb der Herzerkrankungen der 5- bis 24jährigen in vielen Teilen der Welt und bleibt nach wie vor ein ernsthaftes Gesundheitsproblem. Man kann davon ausgehen, daß bei etwa 3/4 der Kinder und bei 1/3 der Erwachsenen eine Herzbeteiligung vorliegt.

10.2.4 Klinisches Bild

➤ Allgemeine Symptome

Ein bis 3, maximal 5 Wochen nach einem **Streptokokkeninfekt**, wie Pharyngitis, eitrige Angina tonsillaris, Scharlach oder anderen entzündlichen Erkrankungen der Atemwege, treten Störungen des Allgemeinbefindens mit **Appetitlosigkeit**, **Mattigkeit**, **Blässe**, Fieber, Kopfschmerzen, Schweißausbrüche sowie gelegentlich Nasenbluten, zunehmende **Dyspnoe, Thoraxschmerzen** oder Chorea minor auf. In **typischen Fällen** kommt es vorwiegend in den großen Gelenken wie Knie-, Ellenbogen-, Schulter- und Hüftgelenken zu entzündlichen Veränderungen, die durch die 5 klassischen Entzündungszeichen **rubor, dolor, calor, tumor** und **functio laesa** gekennzeichnet sind. Allerdings muß daran gedacht werden, daß der Rheumatismus heute häufig in einer **abortiven Form** abläuft.

Das **rheumatische Fieber** ist in bezug auf **Gelenkbeschwerden vielgestaltig** und reicht von **flüchtigen Arthralgien** bis zu **ausgeprägten Schwellungen** und von einem Gelenk zum anderen **wandernden starken Schmerzen**. Gelegentlich sind auch eine **Purpura rheumatica** oder ein **Erythema anulare rheumaticum** vorhanden.

Das akute rheumatische Fieber dauert durchschnittlich 6–12 Wochen.

➤ Kardiale Symptome

Die **ernsthafteste Komplikation** ist die **rheumatische Karditis**, die als **Pankarditis** (I 09.8) mit Prädominanz eines Abschnittes als Endokarditis mit Herzklappenbeteiligung, Myokarditis oder Perikarditis vorkommen kann. In amerikanischen und kanadischen Studien wird die Inzidenz der rheumatischen

Karditis mit 40–51% angegeben. In der ersten Krankheitswoche der rheumatischen Karditis treten bei etwa 75% der Patienten leise systolische und/oder diastolische Geräusche auf. In der zweiten bis dritten Krankheitswoche haben etwa 85% diese Geräusche.

Das leise **systolische Geräusch über der Spitze** entsteht

- bei einer Myokarditis durch die Dilatation des linken Ventrikels als Ausdruck einer relativen Mitralinsuffizienz,
- durch die entzündlich bedingten Veränderungen, wie ödematöse Schwellungen, Verdickungen und verrucöse Auflagerungen, an der Mitralklappe entsteht eine echte Mitralklappeninsuffizienz und
- als Strömungsgeräusch bei erhöhtem Schlagvolumen infolge des Fiebers und der Tachykardie.

Das leise **diastolische Geräusch über der Spitze (Carey-Coombs-Geräusch)** entsteht durch

- Turbulenzen des Blutes im Bereich der entzündlich-ödematös veränderten Mitralklappe und deutet auf die Aktivität des rheumatischen Prozesses hin. Es beginnt unmittelbar nach dem III. Herzton und endet vor dem I. Herzton.

Das **diastolische Geräusch über der Basis** ist Ausdruck

- der durch Beteiligung der Aortenklappe entstandenen Aortenklappeninsuffizienz, und es erscheint schon früh im Krankheitsverlauf. Es kann allein oder in Kombination mit dem systolischen Geräusch über der Spitze auftreten.
- Ein Möwenschreigeräusch ist selten wahrnehmbar und dann Ausdruck der Aortenvalvulitis bei akuter Karditis.

Das **systolische Geräusch über der Basis**

- ist ein kurzes Austreibungsgeräusch, das durch den Ausstrom des Blutes in die großen Gefäße entsteht und auf keinen Fall mit einer Aortenklappenstenose verwechselt werden darf. Es ist vor allem bei Kindern nachweisbar.

Perikardreiben, das gelegentlich auch nur flüchtig wahrnehmbar ist, weist auf eine fibrinöse Perikarditis hin. Sie tritt bei 5–10% der Patienten auf. Bei Myokardbeteiligung ist ein III. oder IV. Herzton hörbar.

➤ Extrakardiale Symptome

Erythema nodosum (L 52)

Beim Erythema nodosum handelt es sich um subkutane Rheumaknötchen, die rund, fest und schmerzlos mit einem Durchmesser von 0,5–2,0 cm im Bereich von Sehnenansätzen besonders auch bei Kindern zu finden sind. Obwohl sie die Hauptmanifestation des rheumatischen Fiebers sind, sind sie aber nicht pathognomonisch, da sie auch beim Lupus erythematodes und bei der Rheumatoidarthritis vorhanden sein können.

Erythema anulare rheumaticum (L 53.1)

Das Erythema anulare rheumaticum ist weniger häufig, aber so charakteristisch, daß es zu einem der **fünf diagnostischen Hauptkriterien** geworden ist. Es sind breite, bläulich-rote, nicht juckende, schmerzlose und nicht erhabene Ringe, die durch die blasse Haut scheinen. Sie sind vor allem am **Stamm** und **an den proximalen Abschnitten** der Extremitäten vorhanden, treten aber nicht im Gesicht auf.

Chorea minor (I 02.9)

Die **Chorea minor (Veitstanz)** ist eine neurologische Erkrankung, die durch spontane, unbeabsichtigte, abrupte, regellose, schnelle Bewegungen des Körpers einschließlich der Gesichtsmuskulatur, Muskelschwäche und Gefühlslabilität gekennzeichnet ist. Sie kann mit anderen Symptomen des akuten rheumatischen Fiebers vergesellschaftet sein oder auch allein auftreten. Die Chorea minor tritt nie allein zusammen mit einer Arthritis, aber regelmäßig mit einer Karditis auf. Nach der Pubertät findet man sie bei rheumatischem Fieber ausschließlich beim weiblichen Geschlecht. Im Vergleich zur Karditis und Arthritis ist die Chorea minor heute noch seltener. Sie hört nach durchschnittlich 8–15 Wochen wieder auf.

Temperaturen

Die Temperaturen beim rheumatischen Fieber übersteigen meist 38–40°C nicht und haben keinen spezifischen Verlauf. Das Fieber ist nach einer Woche auch ohne antipyretische Behandlung für weitere ein bis zwei Wochen auf niedrigere Grade rückläufig. Unter antirheumatischer Therapie kann auch eine Wiederkehr des Fiebers nach etwa 4–6 Wochen beobachtet werden.

Bauchschmerzen

Bauchschmerzen, die bei etwa 5% der Patienten auftreten, können Ausdruck einer akuten Beteiligung der kleinen Darmgefäße sein.

Rheumatische Pneumonie

Die rheumatische Pneumonie tritt zusammen mit den entzündlichen Veränderungen auf, kann aber nicht eindeutig von einem fleckigen Lungenödem, einer segmentalen Plattenatelektase bei Lungenembolie oder einer durch die Vaskulitis bedingten Thrombose unterschieden werden.

10.2.5 Klinische Diagnostik

Bereits im Jahre 1944 stellte Jones Kriterien zur Diagnostik des rheumatischen Fiebers zusammen. Diese wurden 1992 von einer Expertengruppen der AHA überarbeitet.

In den letzten Jahren ließ sich eine Zunahme **atypischer, chronisch-evolutiver Formen** des rheumati-

Tab. 10.1: Überarbeitete Kriterien des rheumatischen Fiebers nach Jones (AHA 1992)

Majorkriterien	Minorkriterien
1. Polyarthritis	• Fieber
2. Karditis	• Arthralgien
3. Chorea minor	• durchgemachtes rheumatisches Fieber oder rheumatischer Herzfehler
4. Erythema anulare rheumaticum	• erhöhte BSR oder positives CrP
5. Subkutane Rheumaknötchen	• verlängertes PR-Intervall
plus: Hinweise für durchgemachte Streptokokkeninfektion • Scharlach in der Anamnese, • Streptokokken Gruppe A in der Rachenspülkultur, • erhöhter Antistreptolysintiter oder andere Streptokokken-Antikörper	

schen Fiebers feststellen, die verschiedene Verläufe erkennen lassen:
- mit Dauerzeichen der Aktivität
- mit intermittierenden Aktivitätszeichen
- eine fulminante, prognostisch ungünstige Form mit hohem Fieber und zerebralen Symptomen.

Besteht der Verdacht auf eine der atypischen Formen, soll auch ohne pathologische Laborbefunde mit Salicylaten, Prednison und Penicillin behandelt werden.

Neben diesen in der Tabelle 10.1 genannten Merkmalen des rheumatischen Fiebers können noch **allgemeine Erscheinungen** vorkommen, wie
- Gewichtsabnahme
- Leichte Ermüdbarkeit
- Unwohlsein
- Erbrechen
- Schweißausbrüche
- Anämiebedingte Blässe
- Tachykardie
- Präkordial-, Bauch- und Kopfschmerzen.

10.2.6 Blutchemische Untersuchungen

Die Blutsenkungsgeschwindigkeit ist deutlich erhöht. Im **Blutbild** ist eine Leukozytose mit Linksverschiebung vorhanden. Der **Antistreptolysintiter** ist erhöht, das **C-reaktive Protein** positiv. In der Serumelektrophorese kommt es anfangs zum Anstieg der α- und ß-, später auch der γ-Globulin-Fraktion. Die Mukopolysaccharide sind ebenfalls erhöht. Darüber hinaus ist es hilfreich, die Antistreptokinase, Antistreptohyaluronidase, Antistreptodornase, Antikörper gegen typenspezifisches M-Protein, Antikörper gegen gruppenspezifisches C-Polysaccharid in der Zellwand und im Stroma zu bestimmen. Weiterhin kann die Bestimmung sarkolemmaler Antikörper sowie der Antikörper gegen Myosin und Tropomyosin diagnostische Hinweise bringen (Maisch 1991).

10.2.7 Elektrokardiogramm

Im Verlaufe des akuten rheumatischen Fiebers lassen sich verschiedene, aber **nicht** als **spezifisch** anzusehende **EKG-Veränderungen** nachweisen. Es können alle EKG-Abschnitte im Erregungsablauf gestört sein. Es finden sich vor allem:
- **AV-Blockierungen** I. bis III. Grades
- polytope ventrikuläre Extrasystolen
- intraventrikuläre Erregungsleitungsstörungen sowie
- ST-Strecken-Senkungen
- T-Wellen-Abflachungen und T-Wellen-Negativierungen.

10.2.8 Echokardiogramm

Echokardiographisch können eine Dilatation des linken Ventrikels mit relativer Mitralklappeninsuffizienz, Schwellungen der Herzklappensegel und evtl. ein Perikarderguß nachweisbar sein. Weiterhin trägt die Echokardiographie zur Differenzierung der auftretenden Geräusche (**Carey-Coombs-Geräusch**) bei. Sie hat aber vor allem in der Langzeitbeobachtung ihre Bedeutung.

10.2.9 Radiologische Untersuchungen

Im **Röntgen-Thorax** fällt eine meist uncharakteristische Herzvergrößerung auf. Die Konturen sind besonders bei Beteiligung des Myokards fließend. Er ist als Ausgangsdokumentation für Verlaufskontrollen besonders auch bei der Beurteilung der Lungengefäßstruktur von Bedeutung. Die **Röntgenaufnahme** der **großen Gelenke** ist wichtig, da die morphologischen Veränderungen einen diagnostischen Beitrag bringen. Man findet hier Arthritis ohne Hinweise für Destruktionen.

10.2.10 Therapie

Wegen der bedeutsamen Folgen des rheumatischen Fiebers hat seine Therapie konsequent zu erfolgen.
Wichtige Maßnahmen:
- Bettruhe
- salzarme, vitaminreiche Kost
- Corticosteroide mit einer Anfangsdosierung von 40–60 mg/d unter Beachtung der Kontraindikationen in Kombination mit Antibiotika und Kaliumgaben. Diese Therapie soll bis 3 Monate nach Normalisierung der Aktivitätszeichen fortgesetzt werden
- Penicillin in einer Dosierung von 1 bis 2 Millionen E/Tag
- Bei **Kontraindikationen zur Corticosteroidtherapie** Gabe von 2–3, max. bis 9 g Acetylsalicylsäure/Tag bei einem Körpergewicht von 70 kg und entsprechend weniger bei geringerem Körpergewicht. Auf die Entwicklung toxischer Effekte ist zu achten, und die Dosierung ist dem klinischen Bild entsprechend zu reduzieren.

Darüber hinaus sind
- schmerzstillende Medikamente ggf. zusätzlich indiziert.
- Je nach Schwere der Herzinsuffizienz können ACE-Hemmer, Glykoside, Diuretika und Sauerstoffgaben erforderlich sein.
- Physiotherapeutische Maßnahmen sind je nach Befinden des Patienten durchzuführen.
- Eine Fokussanierung unter Antibiotikaschutz sollte unbedingt angeschlossen werden.

Eine antientzündliche Therapie ist bis einige Wochen nach der Normalisierung der Blutsenkungsgeschwindigkeit fortzuführen.

Die Patienten sind als **geheilt** anzusehen, wenn *weder klinische noch paraklinische Zeichen einer Reaktivierung über einen Zeitraum von etwa 1 Jahr nachweisbar sind.*

10.2.11 Verlauf und Prognose

Schwere Formen können zum Tod durch Herzinsuffizienz führen. Häufiger jedoch ist die Karditis weniger intensiv und führt zur Vernarbung der Herzklappen.

„Der Rheumatismus bellt wie ein Hund die Gelenke an und beißt das Herz" (Bouillaud).

Im Gegensatz zur Ernsthaftigkeit ihrer Prognose kann die rheumatische Karditis an sich stumm verlaufen, und erst die zur ärztlichen Untersuchung führenden Symptome, wie Arthralgien oder eine Chorea minor, weisen eine Vergesellschaftung mit einem Herzgeräusch auf. Patienten, bei denen die rheumatische Karditis mit relativ wenig eindrucksvollen Symptomen (abortive Form) verläuft, sind auch die, die bei der Anamnese kein zu ihrer Herzerkrankung führendes akutes rheumatisches Fieber angeben können. Die häufigsten **Rezidive** treten binnen der ersten 5 Jahre nach dem ersten rheumatischen Fieber auf und betreffend überwiegend die Patienten, die bereits eine kardiale Beteiligung hatten. Nach effektiver Sekundärprophylaxe sind etwa 70% der Herzgeräusche, die im Rahmen der rheumatischen Karditis erfaßt wurden, nicht mehr nachweisbar.

10.2.12 Rehabilitation

Bei der Rehabilitation der Patienten mit rheumatischem Fieber spielen physiotherapeutische Maßnahmen, besonders auch zur Überwindung von Kreislaufregulationsstörungen infolge längerer Bettlägerigkeit, eine wesentliche Rolle. Eine anschließende Rehabilitationskur mit dem Ziel der physischen und psychischen Konditionierung sollte in Erwägung gezogen werden.

In der postinfektiösen Phase kann es zu Kreislaufregulationsstörungen kommen, die sich durch Tachykardien, Atemnot und allgemeine Schwäche zeigen. Da diese Symptome auch bei Rezidiven auftreten können, ist also eine Floridität als Ursache sorgfältig auszuschließen.

10.2.13 Arbeitsfähigkeit

Die Arbeitsfähigkeit ist individuell nach Krankheitsverlauf und Tätigkeitsprofil einzuschätzen. Die Arbeitswiederaufnahme sollte frühestens nach 6 Monaten erfolgen. Eine Wehrdiensttauglichkeit besteht nicht.

10.2.14 Prävention des rheumatischen Fiebers

Die prophylaktische Gabe von Penicillin hat bei jungen Patienten die Häufigkeit des rheumatischen Fiebers und folglich auch die Letalität reduziert. Desgleichen ist die Penicillinbehandlung der Streptokokken-Gruppe-A-bedingten Racheninfektionen eine primäre Prävention des rheumatischen Fiebers. In vielen Fällen entsteht jedoch das rheumatische Fieber durch übersehene und nicht behandelte subklinische oder leichtere Formen der Racheninfektionen mit Streptokokken der Gruppe A.

Andererseits hat die großzügige Anwendung von Penicillin und anderen Antibiotika sowohl Streptokokkenepidemien verhindert als auch ihre Rheumatogenität zerstört.

Streptokokken, die während einer Epidemie isoliert werden, sind im allgemeinen reich an M-Protein und gewöhnlich vollständig abgekapselt. Im Gegensatz dazu hatten bei sporadisch auftretenden Pharyngitiden mit Streptokokken Gruppe A viele der isolierten Stränge keine Hyaluronsäurekapsel und einen niedrigen M-Protein-Gehalt. Beide zusammen, das **M-Protein** und die **Hyaluronsäurekapsel**, sind für die **Virulenz** und **Rheumatogenität** verantwortlich.

Die **Nachbetreuung** dieser Patienten besteht in einer regelmäßigen Kontrolle des EKG, der Echokardiographie, der Blutsenkungsgeschwindigkeit, des Rheumastatus und des Urins. Weiterhin erfolgt eine durchschnittlich 5- bis 10jährige Penicillinprophylaxe mit Depotpenicillin i.m. oder V-Penicillin 400 000–1 Mio. IE/Tag oral, bei Schulkindern unabhängig vom Alter mindestens bis zur Vollendung des 18. Lebensjahres oder darüber hinaus. Bei Patienten, die bereits beim ersten Ereignis eine Herzbeteiligung im Rahmen des rheumatischen Fiebers zeigen, ist die Penicillinprophylaxe mindestens bis zum 25. Lebensjahr oder länger fortzusetzen, wenn entsprechende Umweltfaktoren oder Risikofaktoren es erforderlich machen. Auch während der Schwangerschaft ist die Penicillingabe fortzusetzen. Bei Jugendlichen ist auf die regelmäßige Prophylaxe besonderes Augenmerk zu legen, da in dieser Altersgruppe oft Complianceprobleme hinsichtlich der Tabletteneinnahme auftreten.

Bei Patienten mit einem rheumatischen Herzklappenfehler muß die Dauer der Sekundärprophylaxe individuell durch den behandelnden Arzt festgelegt werden und kann u.a. lebenslang bestehen (WHO 1988).

Bei **Penicillinallergie** ist die Gabe von Depotsulfonamiden erforderlich. Ein wichtiger Aspekt der Nachsorge ist die sorgfältige Infektbehandlung, die auch bei leichteren Formen stets mit Bettruhe und ausreichend hohen Penicillindosen erfolgen muß.

Die Tonsillektomie ist bei rezidivierenden Anginen unter Penicillinschutz durchzuführen, falls sie nicht bereits im Rahmen der Fokussanierung vorgenommen wurde.

Eine gezielte **Antibiotikaprophylaxe** des rheumatischen Fiebers ist danach bei diagnostischen und therapeutischen Eingriffen einschließlich von Zahnbehandlungen durchzuführen. Dies ist aber nicht mit der Prophylaxe der bakteriellen Endokarditis zu verwechseln.

Herzklappenfehler entwickeln sich im Durchschnitt 12–15 Jahre, im eigenen Krankengut 17 Jahre, minimal nach 1–3 Jahren nach dem akuten rheumatischen Fieber.

Als **Faustregel** kann gelten: Die Lebenserwartung des Patienten ist um so schlechter, je jünger er bei Krankheitsbeginn war.

10.3 Endokarditis (I 38)

10.3.1 Definition

Die Endokarditis ist eine entzündliche Erkrankung der Herzinnenhaut, die sich vor allem im Bereich der Herzklappen manifestiert, aber auch die Innenfläche der Herzhöhlen, die Sehnenfäden und die Papillarmuskeln einbeziehen kann.

10.3.2 Geschichtliches

Die Krankheit wurde erstmalig von dem französischen Arzt Bouillaud im Jahre 1835 beschrieben. Bereits 1841 unterschied er eine rheumatische und eine infektiöse Form der Endokarditis. Ein weiterer Entwicklungsschritt in der klinischen Beschreibung dieser Erkrankung wurde durch William Osler unternommen.

10.3.3 Häufigkeit

Die **Inzidenz** der Endokarditis wird mit 11–50/ 100 000 Einwohner angegeben. Männer sind mit 56% häufiger als Frauen mit 44% betroffen. Die Gesamtinzidenz der Endokarditis ist im Sektionsgut rückläufig. Sie betrug 8,3% in den Jahren 1930–1954, 4% zwischen 1969 und 1980 sowie 1,9% zwischen 1981–1987.

Bemerkenswert ist jedoch die Häufigkeit der zu Lebzeiten nicht diagnostizierten Endokarditisfälle. Nach verschiedenen Untersuchungen liegt sie zwischen 43 und 75%. Dabei ist der Anteil der abakteriellen Endokarditis mit 88% am höchsten. Im Vordergrund der Symptomatik standen thromboembolische Komplikationen, die falsch interpretiert wurden. Die Zahl der nicht diagnostizierten Fälle nimmt mit dem Alter zu. Dabei bestanden keine Unterschiede zwischen Universitätskrankenhäusern und anderen Einrichtungen.

10.3.4 Abakterielle Endokarditis

➤ Definition

Die abakterielle Endokarditis ist die entzündliche Veränderung des Endokards, wie sie beim rheumatischen Fieber sowie in der Gruppe der Bindegewebserkrankungen (Kollagenosen) vorkommt.

Die Rheumatoidarthritis geht selten mit einer Herzbeteiligung einher. Im Gegensatz dazu wird gelegentlich im Verlaufe eines Lupus erythematodes visceralis besonders bei jungen Frauen eine Endokardbeteiligung gefunden (**Libman-Sacks-Endokarditis**).

Es kommt dabei meist zu verrucösen Auflagerungen von maximal 3–4 mm. Diese Auflagerungen können diskret oder ausgeprägt sein und sind vor allem an degeneriertem Herzklappengewebe zu finden. Für die Libman-Sacks-Endokarditis ist typisch, daß fast ausschließlich die Mitralklappe und ihr Herzklappenapparat befallen werden. Die Einbeziehung der Aortenklappe ist sehr selten.

Roldan et al. (1996) untersuchten Patienten mit systemischem Lupus erythematodes mittels transösophagealer Echokardiographie. 43% der Patienten hatten Vegetationen, die in der Regel an der atrialen Seite der Mitralklappe und der aortalen Seite der Aortenklappe lokalisiert waren. Herzklappeninsuffizienzen wurden bei 25% festgestellt.

➤ Hämodynamik

Trotz der Häufigkeit und des Ausmaßes der endokardialen Beteiligung bei der Libman-Sacks-Endokarditis ist dabei eine wesentliche Herzklappenfunktionsstörung mit Ausbildung einer bedeutsamen Herzklappeninsuffizienz sehr selten.

Im Heilungsprozeß kann es jedoch gelegentlich zu einer größeren Vernarbung und Deformierung der Mitralklappe kommen. Bei der Langzeitbeobachtung ist dann eine Verschlechterung der myokardialen Funktion zu beobachten. Die Gefahr dieser verrucösen Auflagerungen besteht in einer bakteriellen Besiedlung, die zu strukturellen und funktionellen Veränderungen der Herzklappe führen kann.

➤ Klinisches Bild

Im Vordergrund des klinischen Bildes stehen die Symptome des Lupus erythematodes visceralis mit Fieber, Gelenkbeschwerden und Nierensymptomen. Etwa zwei Drittel der Patienten haben, wie in autoptischen Studien nachgewiesen werden konnte, eine Perikardbeteiligung. Aber nur bei einem Drittel sind entsprechende klinische Symptome der **Perikarditis**, wie typischer Brustschmerz und Perikardreiben, vorhanden.

Bei der **Auskultation** kann ein systolisches oder diastolisches Geräusch über der Mitralklappe, selten über der Aortenklappe hörbar sein. Der Geräuschbefund wird bei zusätzlicher Beteiligung des Myokards durch die Tachykardie und einen Galopprhythmus weiter verändert.

Die Entwicklung einer Herzinsuffizienz auf der Basis der Libman-Sacks-Endokarditis ist sehr selten. Sie kann jedoch als Folge der renalen Hypertonie bei Lupus erythematodes visceralis auftreten.

➤ Elektrokardiogramm

Das EKG ist in der Regel unauffällig. Selten findet man eine absolute Arrhythmie bei Vorhofflattern oder -flimmern.

➤ Echokardiogramm

Die Echokardiographie bringt Informationen zur ursächlichen Abklärung der evtl. vorhandenen Herzgrößenzunahme, die meist durch einen Perikarderguß im Rahmen der Grundkrankheit auftritt.

In der **2-D-Darstellung** können Auflagerungen besonders am vorderen Mitralsegel gefunden werden. Die Klappensegel sind verdickt. Eine Herzklappenfunktionsstörung wird jedoch nicht beobachtet. Diese Herzklappenveränderungen werden am sichersten in der **transösophagealen Echokardiographie** erfaßt (Roldan et al 1996).

➤ Röntgen-Thorax

Im Röntgenbild findet man bei myokardialer Beteiligung oder bei Pericarditis exsudativa eine Vergrößerung des Herzens.

➤ Therapie

Die Therapie erfolgt in erster Linie mit Glucocorticoiden, Acetylsalicylsäure und Immunsuppressiva. Bei Anämie können sich Bluttransfusionen erforderlich machen.

Sekundäre Infektionen werden entsprechend antibiotisch behandelt. Eine Sanierung der Infektionsherde unter antibiotischem Schutz soll nicht außer acht gelassen werden.

10.3.5 Abakterielle thrombotische Endokarditis

➤ Definition

Mit abakterieller thrombotischer Endokarditis wird eine entzündliche Veränderung des Endokards unklarer Genese bezeichnet, bei des es auf primär normalen Herzklappen zu thrombotischen Ablagerungen mit fakultativer sekundärer bakterieller Besiedlung besonders bei Patienten mit konsumierenden Erkrankungen kommt, deshalb wird sie auch als **marantische Endokarditis** bezeichnet.

➤ Häufigkeit

Vegetationen wurden in Autopsien vor allem bei Patienten mit Malignom in einer Häufigkeit von 0,3–9,3%, durchschnittlich von 1,2% gefunden. Sie steigt mit dem Alter der Patienten.

Die Häufigkeit von **Embolien** wird mit 14,1 bis 90,9%, durchschnittlich mit 42% angegeben (Lopez et al. 1984). Diese weite Spanne ist teilweise durch die unterschiedliche Definition der embolischen Ereignisse nach klinischen und pathologischen Kriterien bedingt.

➤ Ätiologie

In der Literatur besteht Übereinstimmung, daß eine ältere oder neuere pathologische Veränderung der Herzklappenoberfläche Voraussetzung für die thrombotischen Ablagerungen ist. Gross und Friedberg (1936) fanden bei 75% rheumatische Herzklappenveränderungen als Ursache.

Allan und Sirota (1944) beschrieben folgende Faktoren, die eine Kollagenveränderung der Herzklappen und damit die verrucösen Ablagerungen hervorrufen:

- allergisch bedingte Fibrinveränderungen
- sog. hämodynamisches Trauma
- Vitamin-C-Defizit
- Alter des Patienten

Die **Mitralklappe** ist mit 43,4% am häufigsten betroffen, gefolgt von der **Aortenklappe** mit 36,0%, der **Kombination** aus beiden Herzklappen mit 13,1%, der **Trikuspidalis** mit 3,6% und der **Pulmonalklappe** mit 0,9%.

In Autopsiestudien bei an **Malignom** verstorbenen Patienten, die einen **zentralen Venenkatheter oder einen Pulmonaliskatheter** hatten, fand man Thrombenablagerungen häufiger an der Pulmonalklappe als an der Trikuspidalklappe. Zwischen der Entstehung der Thromben und der Verweildauer des Katheters bestand keine Beziehung.

➤ Klinisches Bild

Spezifische klinische Symptome bietet die abakterielle thrombotische Endokarditis nicht.
Daran denken sollte man aber, wenn

- eine chronische Erkrankung besteht, die mit einer abakteriellen thrombotischen Endokarditis verbunden sein kann,
- ein neues oder sich änderndes Herzgeräusch,
- multiple systemische Embolien

auftreten.

Ein Herzgeräusch ist nicht konstant zu finden. Findet man aber bei Patienten mit Malignomen oder einer Verbrauchskoagulopathie ein neu aufgetretenes oder sich veränderndes Geräusch, so ist an diese Endokarditisform zu denken.

Zerebrale, koronare, renale, periphere sowie Mesenterial- und Lungenembolien haben etwa 50–75% der Patienten. Daraus ergibt sich, daß neurologische Ereignisse in unterschiedlichem Ausmaß am häufigsten nachweisbar sind. Bei Koronarembolien treten typische Schmerzen, EKG- und Enzymveränderungen als Folge des eingetretenen Myokardinfarktes ein. Hämaturie findet man als Zeichen der Nierenembolie. Ein Erregernachweis gelingt trotz mehrfacher Blutkulturen nicht.

➤ Echokardiogramm

Im Gegensatz zur bakteriellen Endokarditis ist die echokardiographische Diagnostik der abakteriellen thrombotischen Auflagerungen schwierig. Am ehesten ist die zweidimensionale Darstellung hilfreich, so daß vor allem aus Verlaufskontrollen diagnostische Schlüsse gezogen werden können. Bislang ist über wenige Fälle berichtet worden (Lopez et al. 1987).

➤ Herzkatheterisierung

Die Herzkatheterisierung und Angiokardiographie ist für die Diagnose nicht hilfreich und sollte deshalb nicht durchgeführt werden.

➤ Therapie

Die vorhandenen Gerinnungsstörungen müssen ausgeglichen werden. Eine Heparingabe soll die Apposition von Fibrin an den Herzklappen und damit systemische Embolien verhindern. Eine **direkte, spezifische** Therapie ist nicht bekannt.

10.3.6 Bakterielle Endokarditis (I 33.0)

„Bei einer Hemiplegie bei Kindern und Jugendlichen denke zuerst an eine bakterielle Endokarditis".
Jochmann (1914)

➤ Definition

Die bakterielle Endokarditis, die in der angloeächsischen Literatur auch als „infective endocarditis" bezeichnet wird, ist eine mikrobielle, meist durch eine bakterielle und seltener mykotische Ansiedlung verursachte Destruktion des Herzklappenapparates mit Ausbildung einer hämodynamisch bedeutsamen Schlußunfähigkeit einer oder mehrerer Herzklappen. Bei der akuten Endokarditis sind die Ulzerationen vorwiegend in den Ventilklappen des linken Herzens ohne thrombotische Auflagerungen lokalisiert. Bei der subakuten Endokarditis findet man hingegen fast regelmäßig thrombotische Auflagerungen.

➤ Häufigkeit

Wenn auch die bakterielle Endokarditis mit einer Inzidenz von 10–15 Fällen pro Million Einwohner und Jahr (Rudolph et al. 1983) nicht zu den häufigen Erkrankungen gehört, ist sie jedoch wegen der hohen Morbidität und Letalität von großer klinischer Bedeutung. Ihre **echte Häufigkeit** ist nicht genau bekannt. Für die USA wird z.B. eine Erkrankungsrate von 10.000–15.000 pro Jahr geschätzt (Bayer 1993). Heute sind im Gegensatz zu vor etwa 50 Jahren nicht vorwiegend jüngere Jahrgänge, sondern zunehmend ältere Menschen betroffen. Das Geschlechtsverhältnis liegt bei 51- bis 60jährigen mit 9:1 noch weiter zuungunsten des männlichen Geschlechts. Im Gegensatz zu früher ist heute eine vorbestehende Herzerkrankung rheumatischer Genese seltener.

Ursachen des Anstiegs:

- großzügige Anwendung von Antibiotika, auch bei leichteren Infektionen
- Chemoprophylaxe für Patienten mit durchgemachtem rheumatischem Fieber oder rheumatischer Herzkrankheit sowie für einige angeborene Herzfehler
- Resistenzentwicklung der Erreger
- Zunahme der Implantation künstlicher Herzklappen und Herzschrittmacher

Tab. 10.2: Erreger der bakteriellen Endokarditis

Prädisposition	Erreger	Bemerkung
Zahnbehandlung	Streptococcus viridans	
künstliche Herzklappen < 2 Monate postoperativ	• Staphylococcus epidermidis • Diphtheroide • gramnegative Stäbchen • Candida • Enterokokken • Staphylococcus aureus • Streptokokken	frühzeitig auftretende Infektionen neigen zur Resistenz gegen Antibiotika-Prophylaxe z. Z. der Operation
> 2 Monate postoperativ	• Staphylococcus epidermidis • Streptococcus viridans • Diphtheroide • Enterokokken • Staphylococcus aureus	Spätinfektion durch schwach virulente, während der Operation eingeschleppte Erreger
Harnweginfekte	• Enterokokken • gramnegative Stäbchen	bei älteren Männern mit Prostatahypertrophie, bei Frauen mit urogenitalen Infektionen
Phlebitis durch Venenkatheter	• Staphylococcus aureus • Staphylococcus epidermidis • Candida • gramnegative Stäbchen	zunehmend Ursache bei hospitalisierten Patienten
Alkoholismus	• Pneumokokken	gelegentlich zusammen mit Pneumonien oder Meningitis
i.v. Drogenabusus	• Staphylococcus aureus • Streptokokken Gruppe A • gramnegative Stäbchen • Candida	septische Phlebitis und Endokarditis im Bereich der Trikuspidalis, seltener auch der Pulmonalis

- Zunahme der instrumentellen diagnostischen und therapeutischen Verfahren, besonders auf Intensivstationen
- Zunahme von intravenösem Drogenmißbrauch
- Verbesserung der Diagnostik.

➤ Einteilung

Nach dem **Verlauf** erfolgt die Einteilung in eine **subakute** und eine **akute** Endokarditis.

Die **subakute Form** ist am häufigsten durch Streptococcus viridans, die **akute Form** meist durch Staphylococcus aureus bedingt. Bei dieser Einteilung darf aber nicht außer acht gelassen werden, daß auch bei der subakuten Endokarditis plötzlich lebensbedrohliche Komplikationen auftreten können oder die akute Endokarditis einen gemäßigten Verlauf nehmen kann.

➤ Ätiologie

Das Spektrum der bakteriellen Ursachen der infektiösen Endokarditis hat sich in den letzten 30 Jahren deutlich verändert.

Nach Einführung der Antibiotika haben Endokarditiden durch **ß-hämolysierende Streptokokken** Gruppe A, **Pneumo**-, **Meningo**- und **Gonokokken** drastisch abgenommen, während die Infektionen mit **nicht-hämolysierenden Streptokokken** gering zunahmen. In der Folgezeit wurde ein Anstieg der Infektionen mit **Staphylococcus aureus** deutlich sichtbar.

Beim Vergleich der Studien zwischen 1969 und 1978 mit denen zwischen 1979 und 1988 zeigt sich eine Verminderung des Anteils an Streptokokken von 68% auf 41%, während der Anteil an Erregern der Staphylococcus-Gruppe von 12% auf 30% gestiegen ist. Vor Einführung der Antibiotika lag der Anteil der durch Streptococcus viridans bedingten Endokarditiden bei etwa 90%. Die Beteiligung von Enterokokken hat sich von 8% auf 16% verdoppelt. Mykotisch bedingte Endokarditiden blieben mit etwa 6% konstant (Horstkotte et al. 1991).

Dabei hängt die Art des Erregers häufig von prädisponierenden Faktoren ab (Tabelle 10.2).

Folgende Faktoren können zur **Entstehung** einer **subakuten** Endokarditis beitragen:

- Herzklappendeformierungen oder hämodynamisch bedingte Düseneffekte wie bei Ventrikelseptumdefekt und Mitralklappeninsuffizienz
- steriler Abscheidungsthrombus
- Bakteriämie, oft nur kurzfristig, z. B. bei Zahnsteinentfernung
- hoher Agglutinin-Antikörpertiter gegen Infektionserreger
- durch andere pathologische Vorgänge abgeschwächtes Immunsystem.

Tab. 10.3: Endokarditisrisiko bei verschiedenen Herzfehlern

Sehr geringes Risiko	Mäßiges Risiko	Hohes Risiko
• Vorhofseptumdefekt • Herzschrittmacher, ICD • chirurgisch korrigierte Herzfehler ohne prothetisches Material • Mitralklappenprolaps ohne Mitralinsuffizienz • Zustand nach aorto-koronarem Bypass	• angeborene Herzfehler außer ASD • palliativ operierte Herzfehler • rheumatische und degenerative Herzklappenfehler • Mitralklappenprolaps mit Mitralinsuffizienz • hypertrophe obstruktive Kardiomyopathie	• Herzklappenprothesen • Zustand nach bakterieller Endokarditis

Die **Lokalisationen** der bakteriellen Endokarditis sind der Häufigkeit nach die Mitralklappe (86%), die Aortenklappe (55%), die Trikuspidalklappe (19,6%) und mit 1,1% am seltensten die Pulmonalklappe. Das Risiko einer bakteriellen Endokarditis ist nicht bei allen Herzfehlern gleich (Tabelle 10.3). Wenn auch die Häufigkeitsangaben differieren, bleibt die Reihenfolge des Herzklappenbefalls gleich.

Entstehung der **akuten** Endokarditis:

- In der Mehrzahl werden makroskopisch **normale** Herzklappen befallen (50–60%).
- Die Erreger verursachen eine **Bakteriämie** und haben eine hohe **Penetrationsfähigkeit** in das Herzklappengewebe. Höchste Penetrationsfähigkeit haben Enterokokken und Staphylococcus epidermidis, die niedrigste E. coli und Klebsiella pneumoniae.

➤ Hämodynamik

Durch die entzündliche Zerstörung des Herzklappengewebes kommt es zur Entwicklung der Schlußunfähigkeit der Herzklappe mit hämodynamisch bedeutsamen Regurgitationen besonders an der Aorten- oder Mitralklappe (s. Kap. 11).

➤ Klinisches Bild der bakteriellen Endokarditis

Wegen der nicht immer charakteristischen Symptome erfolgt oft eine verzögerte Diagnosestellung. In einer 1992 veröffentlichten Schweizer Studie über die Jahre 1976–1987 (Misteli et al. 1992) analysierten die Autoren Gründe.

- Die Zeit zwischen dem Beginn der ersten Symptome bis zur Aufnahme lag bei durchschnittlich 46 Tagen. In dieser Zeit erfolgte die hausärztliche Betreuung.
- Nur 29% der Patienten wurden unter der Verdachtsdiagnose Endokarditis ins Krankenhaus eingewiesen.
- Auch bei nur etwa einem Drittel der Patienten mit bekanntem Herzfehler wurde die Diagnose vor Krankenhauseinweisung gestellt.
- Bei zwei Drittel wurde die Endokarditis differentialdiagnostisch in Erwägung gezogen und bei 16% sogar erst post mortem gestellt.

Als **Gründe der verspäteten Diagnosestellung** wurden folgende Überlegungen herausgestellt:

- relative Seltenheit des Krankheitsbildes
- Unspezifische Symptome, wobei Fieber bei mehr als 80% der Patienten vorhanden war und als konstantes Leitsymptom anzusehen ist
- Unterschiedliche Virulenz der Erreger, bei Staphylococcus-aureus-Infektionen erfolgte die Krankenhauseinweisung bereits nach 6 Tagen, bei Infektionen mit Streptococcus viridans und Staphylococcus epidermidis erst durchschnittlich nach 60 Tagen
- Trotz anhaltenden Fiebers wurde nur bei 1 Patienten eine Blutkultur angefertigt. Dieser Mangel kann aber unter ambulanten Bedingungen durch verschiedene abnahmetechnische Schwierigkeiten mit bedingt sein.
- Bei etwa 50% Patienten wurde eine antibiotische Therapie begonnen, was eine weitere Verzögerung der Diagnosestellung um durchschnittlich 20 Tage bedeutete.

Man muß annehmen, daß diese Faktoren nicht nur für diese Studie gelten, sondern verallgemeinerungswürdig sind. Diese Angaben zur verzögerten Überweisung ins Krankenhaus stehen auch in Übereinstimmung mit anderen Untersuchern (Lode et al. 1977), die bei subakuter Endokarditis eine Aufnahme von 1–2 Monaten nach Symptombeginn angeben.

■ Subakute Endokarditis (I 33.0)

Die subakute Endokarditis tritt in der Regel bei Patienten mit vorbestehenden kardiovaskulären Erkrankungen auf.

Im Vordergrund des klinischen Bildes stehen **subfebrile** Temperaturen (37–37,4°C), die entweder über einen längeren Zeitraum kontinuierlich vorhanden sind oder intermittierend auch mit längerem fieberfreiem Intervall wieder auftreten. Fieberspitzen treten meist nachmittags und abends auf. Schüttelfrost ist selten. Die Krankheit setzt **uncharakteristisch** und **schleichend**, wodurch die Bezeichnung **Endocarditis lenta** entstand, mit Müdigkeit, allgemeiner Schwäche, Abgeschlagenheit, Inappetenz, Nachtschweiß, Leistungsminderung und Gliederschmerzen ein. Deshalb wird nicht selten zunächst ein **„grippaler Infekt"** vermutet. Ist die Tachykardie unproportional zur Körpertemperatur, muß an eine hinzutretende Herzinsuffizienz gedacht werden. **Embolisierungen**

Tab. 10.4: Klinische und paraklinische Befunde bei bakterieller Endokarditis

Allgemeine Symptome und Befunde	• Fieber • Schwäche • Gewichtsverlust • Zeichen einer Herdinfektion, die zur Septikämie geführt hat • Milzvergrößerung	
Kardiovaskuläre Befunde	• Herzgeräusche • Herzinsuffizienz • myokardiale Ischämie • Myokardinfarkt • plötzliche zerebrovaskuläre Ereignisse • Septische Embolie • echokardiographischer Nachweis von Vegetationen oder Herzklappeninsuffizienz	
Immunreaktive Befunde	• Gelenkschmerzen • Myalgie	• Tendosynovitis • Oslersche Knoten
Laborbefunde	• erhöhte Blutsenkung • Anämie • Leukozytose • positiver Coombs-Test	• positive Blutkulturen • Hämaturie • Proteinurie

in die verschiedensten Körperregionen (cerebral, kardial, Auge, Niere etc.). An der Haut, den Schleimhäuten und Konjunktiven sind **Petechien** bei ca. 30% zu finden. **Oslersche Knötchen** stellen sich vor allem an den Handinnenflächen, Fingerkuppen, Fußsohlen und Zehenkuppen als rote, erythematöse und druckempfindliche Knötchen dar. Sie sind Ausdruck einer immunkomplexbedingten Vaskulitis.

■ Akute Endokarditis (I 33.0)

Im Gegensatz zur subakuten treten bei der akuten Endokarditis plötzlich **hohe Temperaturen** (39–40°C), häufig mit Schüttelfrost, aus relativem Wohlbefinden auf und verursachen in kurzer Zeit eine drastische Verschlechterung des Allgemeinzustandes mit Entwicklung eines hämodynamisch bedeutsamen Herzfehlers. Bei der **Inspektion** fällt eine blasse, anämische Gesichtsfarbe auf. Fieber findet man bei etwa 90% der Patienten. Nur bei sehr alten Menschen und Patienten mit konsumierenden Erkrankungen kann das Fieber fehlen oder nur sehr gering sein. Man findet 1–4 mm große subkutane hämorrhagische Erytheme palmar oder plantar (**Janeway-Flecke**). Auch retinale Hämorrhagien (**Roth-Flecke**) können auffallen. Größere Embolien im Zerebral-, Abdominal- oder Extremitätenbereich mit entsprechender Symptomatik sind nicht selten. Gelegentlich sind diese embolisch bedingten Symptome die ersten Zeichen der akuten Endokarditis (Tabelle 10.4). *Sie sind fast immer ein Hinweis auf einen Streptokokken- oder Enterokokkenbefall.*

Weitere Symptome der akuten Endokarditis:

Cerebrovaskuläre Ereignisse wurden im Sektionsgut zwischen 30–40%, aber klinisch nur zu 11–23% bei nativen Herzklappen und 25–30% bei Herzklappenersatz gefunden. Treten rezidivierende cerebrale Embolien im Zusammenhang mit Fieber auf, muß an eine Endokarditis gedacht werden.

- profuses Schwitzen (besonders nachts) bei 75%
- Inappetenz bei 70%
- Schüttelfrost bei 50%
- diffuse, wandernde Arthralgien bei 40%
- Palpitationen bei 30%
- hämorrhagische Komplikationen bei 25%.

Die **Milz** ist bei ca. 30–40% der Patienten **palpabel**. Ist sie nicht palpabel, sollte eine Oberbauchsonographie durchgeführt werden.

Bei der **sorgfältigen Auskultation** findet man bei **90%** entweder die Geräusche des **zugrunde liegenden Herzfehlers** oder der sich entwickelnden **Herzklappenregurgitation**. Der **Blutdruck** und besonders die Blutdruckamplitude sind unauffällig und ändern sich mit der weiteren Entwicklung einer Aortenregurgitation oder von Nierenkomplikationen.

➤ Laborchemische und bakteriologische Untersuchungen

Die **Blutsenkungreaktion** ist bei mehr als 90% der Patienten beschleunigt. Im **Blutbild** sind eine Leukozytose mit Linksverschiebung sowie eine Thrombozytopenie nachweisbar. Das Fibrinogen ist erhöht. In der Elektrophorese findet sich intermittierend ein hoher γ-Gradient. Zirkulierende Immunkomplexe sind meist nur zu finden, wenn positive Blutkulturen vorhanden sind. Der Rheumafaktor ist hoch und sinkt während der Therapie ab. Bei der Endocarditis lenta findet man auch antiendotheliale und antisarkolemmale Antikörper. Im **Urinstatus** kann bei 40% als Ausdruck einer Löhleinschen Herdnephritis eine Erythrozyturie, Zylindrurie und Proteinurie vorhanden sein.

➤ Blutkulturen

Sowohl zur Sicherung der Diagnose als auch zur gezielten Therapie sind Blutkulturen mit Erreger- und

Resistenzbestimmung erforderlich. Der **Erregernachweis** kann in Blutkulturen, chirurgisch gewonnenen Gewebeproben sowie auch aus von peripheren Embolien durch Biopsie erhaltenem Material geführt werden.

Da bei bakterieller Endokarditis eine **kontinuierliche Bakteriämie** besteht, ist bei ca. 95% eine positive Kultur zu erwarten. Dies setzt voraus, daß zuvor keine Antibiotikatherapie erfolgte und häufig Blutkulturen gemacht werden. Es müssen mindestens 3–4 Blutkulturen binnen 24 Stunden durchgeführt werden. Die Chance des Erregernachweises steigt, wenn die Kulturen während einer **Fieberattacke** abgenommen werden. Der Temperaturanstieg ist aber nicht unbedingt Voraussetzung der Blutentnahme, da es sich um eine kontinuierliche Bakteriämie handelt.

Die Blutentnahme aus venösen Kathetern ist wegen der Möglichkeit artifizieller Verunreinigungen grundsätzlich nicht geeignet.

Eine akute Endokarditis **ohne Bakteriennachweis** kommt bei 5–40% vor. Bei diesen Fällen bzw. bei Pilzendokarditis können arterielle Blutabnahmen oder die sehr seltenen Entnahmen aus dem Knochenmark zur bakteriologischen Sicherung infrage kommen. Eine aktive und effektive Zusammenarbeit mit dem bakteriologischen Labor ist aber für eine schnelle und erfolgreiche Therapie entscheidend. Es muß auch eine **Fahndung nach der Erregereintrittsstelle** erfolgen, um eine rechtzeitige Sanierung zu ermöglichen. Bei Patienten mit zugrunde liegendem rheumatischem Herzklappenfehler kann der Rheumastatus gelegentlich positiv sein.

➤ Elektrokardiogramm

Die bei der Endokarditis auftretenden EKG-Veränderungen sind weitgehend **unspezifisch**. Neben den durch den bestehenden oder entstandenen Herzfehler bedingten EKG-Veränderungen können bei myokardialer Beteiligung ST- und T-Wellen-Veränderungen wie bei Myokarditis auftreten. Besonders bei Aortenklappenendokarditis ist eine Verlängerung des PQ-Intervalls möglich. Treten **Schenkel**- bzw. **AV-Blockierungen** auf, muß an eine Abszeßbildung im Bereich des Erregungsleitungssystems gedacht werden. Dies sowie supraventrikuläre oder ventrikuläre **Herzrhythmusstörungen** sind ein prognostisch ungünstiges Zeichen. Tritt ein **Myokardinfarktbild** auf, so ist an eine Koronararterienembolie zu denken. Das EKG kann aber auch, besonders in den Anfangsstadien, bis auf eine Tachykardie völlig normal sein.

➤ Echokardiogramm

Die erste echokardiographische Darstellung einer bakteriellen Endokarditis im M-Mode gelang 1973 der Gruppe um Feigenbaum, die erste 2-D-Darstellung 1977 (Gilbert et al. 1977).

Heute ist bei etwa 60–80% der Nachweis von **Herzklappenvegetationen** in der transthorakalen zweidimensionalen Darstellung möglich. Sie entwickeln sich aber nur bei etwa der Hälfte der Patienten.

Vegetationen können in verschiedenen Formen vorkommen: breitbasig aufsitzend, fadenförmig flottierend, gestielt oder prolabierend. Ihre Erfassung ist in erster Linie von ihrer Größe abhängig. Vegetationen unter 3 mm sind schlecht oder nicht erfaßbar, die über 5 mm gut darstellbar. Dabei sind floride und abgeheilte Vegetationen nicht unterscheidbar.

Pilzinfektionen verursachen größere Vegetationen als Staphylococcus aureus und sind deshalb besser zu erfassen. Die bedeutendste Schwierigkeit besteht jedoch bei der Echodiagnostik durch Streptococcus viridans hervorgerufener subakuter Endokarditiden, da hier die Vegetationen besonders klein sind. In der **transösophagealen Echokardiographie** können bereits Vegetationen von 1 mm erfaßt werden.

Ein **negativer Echobefund** zum Nachweis von Vegetationen schließt also eine akute Endokarditis bei entsprechendem klinischem Bild nicht aus. Andererseits erhöht sich der Stellenwert der Echokardiographie bei Nachweis von Herzklappenauflagerungen ohne Bakteriennachweis im Blut.

Findet man jedoch an der **Aortenklappe polypöse Verdickungen** (Abbildung 10.1), elongierte Auflagerungen mit unregelmäßigem Bewegungsmuster und **fadenförmige Strukturen**, so ist an eine Endokarditis zu denken.

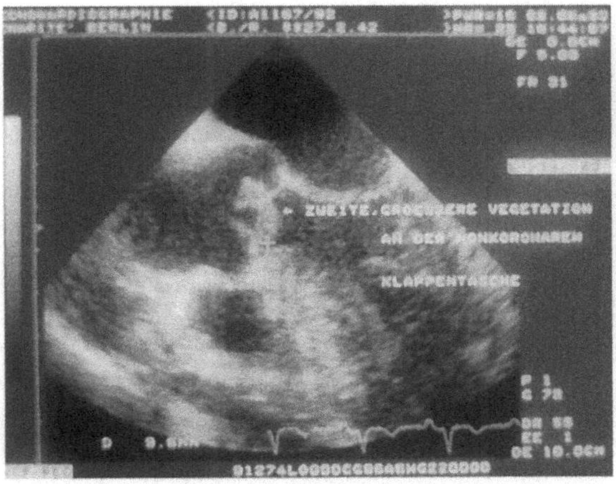

Abb. 10.1: Darstellung einer größeren, polypösen Vegetation an der non-koronaren Aortenklappentasche in parasternaler langer Achse

Der echokardiographische Nachweis eines „flatternden" Aortenklappensegels mit einem vorzeitigen Schluß der Mitralklappe zeigt die Notwendigkeit eines dringlichen Aortenklappenersatzes an, da dies ein Zeichen für eine bedeutsame Aortenklappeninsuffizienz ist.

Im Verlauf einer akuten Endokarditis kann es zu verschiedenen **Herzklappendestruktionen**, wie Ruptur oder Perforation eines Herzklappensegels, Ruptur der Chordae tendineae, Abszeßbildung im Herzklappenring oder interventrikulären Septum kommen.

An einen **Abszeß** muß gedacht werden, wenn im Herzklappenring oder im Septum interventriculare **ein oder mehrere echofreie Strukturen** nachweisbar sind. In der Diagnostik der Abszesse hat die transösophageale Echokardiographie mit einer Sensitivität von 87% und einer Spezifität von 90% unbestrittenen Wert. Dabei treten die Abszesse bei Aortenklappenendokarditis häufiger als bei Befall der Mitralklappe auf.

Flottierende Strukturen an der Klappe sind immer mit einem erhöhten Embolierisiko verbunden. Es ist ab einer Größe von 10 mm deutlich erhöht. Die Größe der Vegetationen wird meist durch die transthorakale Echokardiographie unterschätzt. Eine eindeutige Überlegenheit zeigt hier die multiplane transösophageale Untersuchungstechnik.

An der **Trikuspidalklappe** hingegen werden auch kleinere endokarditische Veränderungen durch die transthorakale Untersuchung sicher erfaßt.

Bei klinischem Verdacht auf eine **Pulmonalklappenendokarditis** ist nur die transösophageale Darstellung aussagefähig.

Ist bei der Endokarditis eine **Myokardbeteiligung** vorhanden, sind auch Störungen der linksventrikulären Kinetik nachweisbar.

Bei **Regurgitationen** ist die Anwendung der Impuls- und Farbdoppler-Echokardiographie besonders für die Verlaufsbeurteilung von qualitativem und teilweise quantitativem Nutzen. Auch die Verlaufsbeurteilung der linksventrikulären Funktion ist ein wesentlicher Parameter zur Wahl des Zeitpunktes der Operation.

Die Echokardiographie ist also insgesamt für die prä- und postoperative **Verlaufskontrolle** von entscheidender Bedeutung.

Bei allen Vorteilen der Darstellbarkeit und Aussagemöglichkeiten dürfen jedoch auch die echokardiographischen Befunde nur im Konsens mit der Klinik beurteilt werden und zu entsprechenden therapeutischen Konsequenzen führen.

➤ Röntgen-Thorax

Bei Beteiligung des Myokards ist eine unspezifische Vergrößerung des Herzens vorhanden. Besteht bereits ein Herzklappenfehler, so kann das Herz entsprechende Veränderungen zeigen.

Bei vor allem **rechtsseitiger Endokarditis** kann im Röntgen-Thorax das Bild einer „Pneumonie" nachweisbar sein, das immer an embolisch bedingte Lungenabszesse denken lassen soll.

➤ Herzkatheterisierung

Eine invasive Diagnostik ist bei akuter Endokarditis nur bei Patienten nach dem 40. Lebensjahr, besonders mit Risikofaktoren der ischämischen Herzkrankheit, zur Beurteilung der Koronararterien erforderlich. Vor der invasiven Diagnostik ist jedoch unbedingt die Gefahr der Embolisierung individuell abzuwägen und ggf. darauf zu verzichten.

➤ Komplikationen

Vegetationen

Komplikationen der bakteriellen Endokarditis sind gefürchtete Folgen, die die Prognose der Patienten verschlechtern. Dabei spielt der Nachweis von **Vegetationen** eine entscheidende Rolle.

Für die Entstehung dieser thrombotischen Ablagerungen sind Schädigungen der Endokardoberfläche sowie turbulente Strömungen von wesentlicher Bedeutung. Diese Voraussetzungen ermöglichen eine spätere **bakterielle Besiedlung**.

- Bei Patienten mit gesicherten Vegetationen muß häufiger mit thrombembolischen Episoden,
- Stauungsherzinsuffizienz sowie
- höherer Letalität gerechnet werden.

Zu Embolisierungen führen bevorzugt Vegetationen ab 10 mm. Etwa 50% der Patienten mit Vegetationen benötigen eine chirurgische Behandlung.

Embolisierungen

Die Häufigkeit der klinisch erfaßbaren Embolisierungen hat etwa von 70–97% in der Vorantibiotika-Ära auf 15–35% mit der Antibiotikatherapie abgenommen.

Die am häufigsten embolisierten Organe sind:

- Koronargefäße (40–60%)
- Nieren (56%)
- Milz (44%)
- Gehirn (33%).

Diese Häufigkeitsangaben sind dem Sektionsgut entnommen. Cerebrovaskuläre Ereignisse werden klinisch bei 11–23% bei nativen Herzklappen und 25–30% bei Herzklappenersatz gefunden. Treten rezidivierende cerebrale Embolien im Zusammenhang mit Fieber auf, muß an eine Endokarditis gedacht werden. Milz- und Nierenembolien verlaufen vielfach ohne besondere klinische Symptome.

Koronarembolien sind am häufigsten bei Aortenklappenendokarditis zu finden und führen über einen akuten Myokardinfarkt zu einer schnellen Zunahme der Herzinsuffizienz. **Hirnembolien** sind die schwerwiegendsten Komplikationen. Am häufigsten ist das Stromgebiet der A. cerebri media mit Ausbildung einer Hemiplegie betroffen. Gelegentlich ist sie das erste Manifestationszeichen einer bakteriellen Endokarditis.

Infektiöse Absiedlungen

Eine schwerwiegende Komplikation ist die **Abszeßbildung**, die besonders bei Infektionen mit Enterokokken und Staphylococcus aureus auftritt und bei etwa 20% der Patienten nachweisbar ist. Die **Niere** und das **Myokard** sind davon am meisten betroffen.

Die Abszesse können **disseminiert** im Myokard, aber auch **solitär** vorhanden sein. So kann sich ein

Abszeß im basalen Septum interventriculare, der von einer infizierten Mitralklappe ausgehen kann, **elektrokardiographisch** mit zunehmender Verlängerung der PQ-Zeit und evtl. zusätzlich mit einem neu aufgetretenen Linksschenkelblock zeigen.

Die **Häufigkeit** von Abszessen ist bei Aortenklappenendokarditis höher als beim Befall der Mitralklappe. Der Abszeß direkt im Herzklappenring aber hat keine Beziehung zu den verursachenden Bakterien.

An die Entwicklung eines **Herzklappenringabszesses** soll besonders gedacht werden, wenn folgende Befunde vorliegen:

- Aortenklappenendokarditis
- neu aufgetretene Aortenregurgitation
- Nachweis einer Perikarditis
- höhergradige AV-Blockierungen
- kurze Dauer der Symptome mit schnell zunehmender Schwere des Krankheitsbildes.

Klinische Zeichen dafür sind das Wiederauftreten von Fieberschüben, die meist nicht durch Antibiotikagaben zu beherrschen sind, sowie negative Blutkulturen.

Die **Diagnose** dieser Abszedierungen kann durch **Ultraschall** und **Computertomographie** gesichert werden.

Mykotische Absiedlungen

Die **pilzbedingten Aneurysmen,** besonders der Cerebralarterien, kommen bei etwa 2,5% aller Patienten mit bakterieller Endokarditis vor. Verschiedene Pathomechanismen werden diskutiert. Neben den Cerebralarterien sind der Sinus Valsalvae, der ligierte Ductus arteriosus, die Aorta abdominalis und ihre Hauptäste sowie die Koronar- und Pulmonalarterien weitere Lokalisationen. Bei einer Besiedlung dieser mykotischen Aneurysmen mit Staphylococcus aureus steigt die Rupturgefahr. Plötzlich einsetzende Rupturen mit nachfolgend großen Blutungen verlaufen meist letal.

Herzinsuffizienz

Die Herzinsuffizienz ist eine der schwerwiegendsten Komplikationen und häufigsten Todesursachen bei 15–65% der Patienten. Sie ist bei 55% durch eine hämodynamisch bedeutsame Aortenklappeninsuffizienz und bei 50% durch die Mitralklappeninsuffizienz bedingt.

Die zur Herzinsuffizienz führenden Endokarditiden sind überwiegend durch Enterokokken, Streptococcus pneumoniae, Staphylococcus aureus und Streptococcus viridans verursacht.

Bei sich **schnell entwickelnden** Zeichen der Herzinsuffizienz ist an solche Komplikationen wie Zerstörung der Segel, paravalvuläres Leck, Ruptur der Chordae tendineae oder der Papillarmuskeln zu denken.

Perikarditis und Myokarditis

Die Pathomechanismen der Perikarditis und Myokarditis bei bakterieller Endokarditis sind weitgehend unbekannt. Am ehesten ist eine immunologische Reaktion anzunehmen.

Neurologische Komplikationen

Neurologische Komplikationen sind häufig lebensbedrohlich und treten durchschnittlich bei 15–30% der Patienten auf. Sie sind vor allem durch Gefäßveränderungen auf Grund von Embolisierungen, Einblutungen, durch die Ruptur mykotischer Aneurysmen und eine akute Meningitis oder Meningoenzephalitis bedingt.

Neurologische Symptome:

toxisch	Kopfschmerz, Konzentrationsschwäche, Schläfrigkeit, Erregbarkeit
psychisch	Neurosen, Psychosen, Desorientiertheit, emotionale Instabilität, optische und akustische Halluzinationen, Teilnahmslosigkeit
Cerebrovaskulär	Lähmungen, sensorische und motorische Aphasie, Koma
Entzündlich	Meningitis, Meningoenzephalitis
Störungen der Hirnnerven	Sehstörungen, Ausfall von Hirnnerven mit Lähmungen und sensorischen Störungen

➤ Endokarditis des rechten Herzens

Die Endokarditis der Trikuspidalklappe machte 1983 etwa 5% des Krankengutes aus. Es ist anzunehmen, daß dieser Anteil heute höher liegt, besonders in den Ländern, in denen der intravenöse Drogenmißbrauch eine bedeutende Rolle spielt.

Die **Trikuspidalklappenendokarditis** ist durch verschiedene **Erreger** bedingt:

- Staphylococcus aureus
- Staphylococcus epidermidis
- Pseudomonas aeruginosa
- Neisseria gonorrhoeae
- Hefen und andere Pilze
- Streptococcus pneumoniae
- Streptococcus viridans
- Enterokokken
- Streptococcus pyogenes

Etwa 60–70% dieser Trikuspidalklappenendokarditiden haben einen akuten Verlauf mit bedeutsamer Lungenbeteiligung, die durch Hämoptysen und eine Pneumonie gekennzeichnet sind. Bei mehr als einem Drittel traten **Herzgeräusche**, **Splenomegalie, Haut- und Nierenabszesse** oder eine diffuse **Pyelonephritis** sogar bis 65% auf.

An eine **Pulmonalklappenendokarditis** muß gedacht werden, wenn

- Fieber
- rezidivierende Lungenembolien und ein sich
- entwickelndes niederfrequentes diastolisches Geräusch der Pulmonalinsuffizienz

wahrnehmbar sind. Die Diagnose ist wegen des meist uncharakteristischen Bildes schwierig. Die tägliche, auch mehrfache Auskultation des Herzens kann wichtige Hinweise bringen.

Komplikationen dieser Endokarditislokalisation sind:
- Myokarditis
- Lungeninfarkte und -abszesse durch embolische Absiedlungen
- Entwicklung einer progressiven Niereninsuffizienz.

Häufigste **Todesursachen:**
- multiple Lungeninfarkte
- Abszedierungen der Lunge
- Herzinsuffizienz.

➤ Endokarditis nach Herzklappenersatz

Die Inzidenz der frühen bakteriellen Endokarditis nach Herzklappenersatz wird mit etwa 0,4–1,2% angegeben, die Prothesenspätendokarditis mit einer Häufigkeit von 0,5% der Patienten/Jahr. Sie macht insgesamt 20% aller Endokarditisfälle aus. Diese ernsthafte, mit hoher Letalität verbundene Erkrankung darf postoperativ nicht außer acht gelassen werden. Ein Drittel dieser Herzklappenprothesenendokarditiden tritt als **frühe** innerhalb von 60 Tagen, zwei Drittel als **späte Prothesenendokarditis** in einem Zeitraum von mehr als 60 Tagen nach der Operation auf.

Häufigste Ursachen der Herzklappenprothesenendokarditis sind:
- Staphylococcus epidermidis: häufigste Ursache der Prothesenfrühendokarditis,
- Streptococcus viridans: häufigste Ursache der Prothesenspätendokarditis,
- Staphylococcus aureus,
- gramnegative Bakterien.

Die **Kontamination** kann intra- bzw. postoperativ erfolgen. Das bakteriologische Agens kann zu 90% der Fälle verifiziert werden. Gramnegative Bakterien, Pilze und Mischinfektionen sind bei prothetischen Herzklappen häufiger als bei nativen (Horstkotte 1991).

Das postoperative Auftreten von Fieber sowie die Entwicklung eines neuen Geräusches lassen an die Entstehung eines paravalvulären Lecks denken, das in der Regel durch eine Herzklappenprothesenendokarditis bedingt ist. Eine konsequente prä- und postoperative Antibiotikatherapie konnte die Inzidenz der Frühendokarditis senken. Die Spätendokarditis ist ihrem Erregerspektrum nach mit der der nativen Klappen zu vergleichen. Sie hat jedoch schwerere, besonders embolische Komplikationen, und die chirurgische Therapie ist komplizierter.

Für beide Erscheinungsformen gilt, daß eine **regelmäßige Auskultation** und Kontrolle der Elektro- und Echokardiographie zur Sicherung der Diagnose, zur Quantifizierung der Regurgitation und Beurteilung der linksventrikulären Funktion notwendig sind.

Sind **Fieberschübe ohne** ein neu aufgetretenes Geräusch und **negative Blutkulturen** nachweisbar, so muß an einen Abszeß im Herzklappenring gedacht werden. Daneben können Infektionen auch von einem durch **Patch** verschlossenen Septumdefekt ausgehen.

Die **Letalität** bei Herzklappenprothesenspätendokarditis ist höher als bei den nativen Herzklappen und wird mit 25% angegeben (Delahaye et al. 1995).

10.3.7 Therapie

➤ Medikamentöse Therapie

Für den Ausgang der Krankheit ist der rasche Therapiebeginn von entscheidender Bedeutung. Optimal ist eine frühzeitige Diagnostik einschließlich Erreger- und Resistenzbestimmung. Aber auch der dringende klinische Verdacht reicht dazu aus, wenn auch noch kein sicherer Erregernachweis geführt werden konnte. Trotz relativer Abnahme bleiben die **Streptokokken** (Streptococcus viridans, Streptokokken Gruppe D und ß-hämolysierende Streptokokken) die häufigsten Erreger der bakteriellen Endokarditis der nativen Herzklappen.

Da mit 40–60% **Streptococcus viridans** der häufigste Erreger ist, ist die Gabe von Penicillin die effektivste Therapie. Nur bei etwa 5% ist eine relative Penicillinresistenz vorhanden.

Die Dosierung der Antibiotika und Chemotherapeutika ist stets so zu wählen, daß sie bakterizid wirksam ist (Tabelle 10.5).[1]

Bakterien liegen bei der Endokarditis in den Vegetationen in einem Fibrin- und Detritusmantel eingebettet. Somit sind sie vor der direkten Einwirkung humoraler und zellulärer Faktoren des Blutes geschützt. Dies ist auch ein Grund, warum eine hochdosierte intravenöse bakterizide Therapie durchgeführt werden muß. Dabei ist exakt auf Wirkung und Nebenwirkung, besonders auf die Nierenfunktion bei Aminoglykosiden zu achten.

Die Wahl der Medikamente muß auch nach ihrer Eigenschaft der **Fibrinpenetrationsfähigkeit** ausgewählt werden. Möglicherweise liegt hierin der Grund für den Erfolg des Penicillins. Diese Penetrationsfähigkeit eines Antibiotikums in ein Fibringerinnsel

1 Die hier angeführten Tabellen für die Therapie der Endokarditiden wurden nach den Empfehlungen der Arbeitsgemeinschaft Endokarditis der Paul-Ehrlich-Gesellschaft für Chemotherapie e.V. unter Mitarbeit von Vertretern der Deutschen Gesellschaft für Herz-Kreislauf-Forschung, für Pädiatrische Kardiologie, für Herz- und Gefäßchirurgie und der Schweizerischen Arbeitsgruppe für Endokarditisprophylaxe zusammengestellt (Niebel 1992).

Tab. 10.5: Therapieempfehlungen bei Streptokokken-Endokarditis (Viridans-Gruppe, S.bovis) mit einer MHK von Benzylpenicillin < 0,125 µg/ml (bei Erwachsenen und Kindern)

Bedingungen	Erwachsene	Kinder	Dauer
Unkomplizierter Verlauf Krankheitsdauer < 3 Monate, jüngeres Alter	**Benzylpenicillin** 20 Mio. E/die in 4–6 Einzeldosen + **Gentamicin** 3 mg/kg/d in 3 Einzeldosen	**Benzylpenicillin** 200.000–300.000 IE/kg/d in 4–6 Einzeldosen + **Gentamicin** 3–6 mg/kg/d in 3 Einzeldosen	Mindestens 2 Wochen 2 Wochen
Erhöhtes Risiko für Nephrotoxizität, Alter > 65 Jahre, Niereninsuffizienz, Vorschädigung des I. und VIII. Hirnnerven	**Benzylpenicillin** 20 Mio. E/d in 4–6 Einzeldosen	**Benzylpenicillin** 200.000–300.000 IE/kg/d in 4–6 Einzeldosen	Mindestens 4 Wochen
Komplizierter Verlauf Krankheitsdauer > 3 Monate große Vegetationen Herzklappenprothese	**Benzylpenicillin** 20 Mio. E/d in 4–6 Einzeldosen + **Gentamicin** 3 mg/kg/d in 3 Einzeldosen	**Benzylpenicillin** 200.000–300.000 IE/kg/d in 4–6 Einzeldosen + **Gentamicin** 3–6 mg/kg/d in 3 Einzeldosen	Mindestens 4 Wochen Mindestens 2 Wochen
Penicillinunverträglichkeit	**Vancomycin** 2 g/d in 2–4 Einzeldosen oder **Cefazolin** 3–6 g/d in 3 Einzeldosen in Kombination mit **Gentamicin**	**Vancomycin** 40 mg/kg/d in 2–4 Einzeldosen oder **Cefazolin** 80–100 mg/kg/d in 3 Einzeldosen in Kombination mit **Gentamicin**	4 Wochen 4 Wochen

Anmerkungen:
1. Kurzinfusion: Beta-Lactam-Antibiotika >30 min, Aminoglykoside >30 min, Vancomycin > 60 min
2. Serumspiegel für
   Vancomycin
   Talspiegel < 10 µg/ml
   Spitzenspiegel (1 h nach Infusion) < 45 µg/ml bei 1 g,
   < 35 µg/ml bei 0,5 g
   Gentamicin
   Talspiegel < 2 µg/ml
   Spitzenspiegel < 10 µg/ml
3. Dosisanpassung bei Niereninsuffizienz
4. Bei Viridansmutanten stets Kombinationstherapie: 4 Wochen Penicillin und 2 Wochen Gentamicin

Benzylpenicillin	Penicillin „Grünenthal"®, Penicillin G®
Gentamicin	Refobacin®, Duragentamycin®
Vancomycin	Vancomycin „Lederle"®, Vancomycin CP Lilly®
Cefalozin	Gramoxin®, Elzogram®

hängt im wesentlichen von zwei Faktoren ab: **Serum-Spitzenkonzentration** und **Grad der Proteinbindung**.

Das **Mittel der Wahl** ist nach wie vor **Penicillin G**. Es sollte in dringlichen klinischen Situationen nach Abnahme von Blutkulturen auch ohne Kenntnis der genauen Erreger gegeben werden. Danach besteht die Möglichkeit des Wechsels des Antibiotikums, falls penicillinresistente Mikroorganismen nachgewiesen wurden.

Zur **Dosierung** gibt es **keine einheitlichen Richtlinien**. Sie hängt im wesentlichen von den empirischen Erfahrungen des Arztes ab und wird deshalb mit durchschnittlich 4–6 bis 20–30 Mio E Penicillin/Tag angegeben. Unserer Erfahrung nach sind 8 Mio E/Tag in der Regel ausreichend. Die Penicillintherapie, die in 4–6 Einzeldosen/Tag gegeben wird, sollte stets mit einem Aminoglykosid wie Streptomycin 1 g/d i. m. oder Gentamicin oder Tobramycin in einer Dosierung von 3–4,5 mg/kg KG in 3 Einzeldosen kombiniert werden.

Es wurde aber festgestellt, daß intravenöse Bolusinjektionen effektiver sind als kontinuierliche Gaben. Dabei sollte die Zeit zwischen den Einzelgaben beim **Jüngeren und Erwachsenen** im mittleren Lebensalter etwa die Sekretionszeit über die Nierentubuli von 6 Stunden nicht überschreiten. Beim **älteren Patienten** kann sie auf 8 Stunden verlängert und beim Kind auf etwa 3–4 Stunden verkürzt werden.

Die **Gesamttherapiedauer** ist ebenfalls nicht einheitlich und beträgt durchschnittlich 4–6 Wochen. Nach dieser Zeit wurden die meisten Heilungen und die wenigsten Rückfälle beobachtet. Bei dieser Langzeittherapie, die auch unserer Praxis entspricht, ist

Tab. 10.6: Therapie der Enterokokken-Endokarditis mit einer MHK > 0,125 µg/ml (bei Erwachsenen und Kindern)

Bedingungen	Erwachsene	Kinder	Dauer
Penicillinverträglichkeit	**Mezlocillin** 12–20 g/d in 3–4 Einzeldosen + **Gentamicin** 3 mg/kg/d maximal 240 mg/d in 3 Einzeldosen	**Mezlocillin** 200–300 mg/kg/d in 3–4 Einzeldosen + **Gentamicin** 3–6 mg/kg/d maximal 240 mg/d in 3 Einzeldosen	4–6 Wochen
Penicillinunverträglichkeit	**Vancomycin** 2 g/d in 2–4 Einzeldosen + **Gentamicin** 3 mg/kg/d in 3 Einzeldosen maximal 240 mg/d	**Vancomycin** 40 mg/kg/d in 2–4 Einzeldosen + **Gentamicin** 3–6 mg/kg/d in 3 Einzeldosen maximal 240 mg/d	4–6 Wochen

Anmerkungen:
1. Bei kompliziertem Verlauf, großen Vegetationen, Krankheitsdauer > 3 Monate sowie bei Herzklappenprotheseträgern ist eine Behandlungsdauer von 6 Wochen vorzuziehen.
2. Bei Viridans-Streptokokken und Non-Enterokokken mit MHK zwischen 0,125 µg/ml und 0,5 µg/ml ist eine vierwöchige Behandlung ausreichend.
3. Infusionsdauer, Serumspiegel und Dosierung bei Niereninsuffizienz s. Tabelle 10.5.

Mezlocillin	Baypen®, Mezlocillin-ratiopharm®
Gentamicin	Refobacin®, Duragentamycin®
Vancomycin	Vancomycin „Lederle"®, Vancomycin CP Lilly®

jedoch auf eine **Superinfektion mit Pilzen** zu achten, besonders dann, wenn Breitbandantibiotika angewendet werden.

Bei durch **Streptococcus viridans** bedingten Endokarditiden ist gelegentlich die Behandlungsdauer von 2 Wochen ausreichend.

Kommt es unter einer adäquaten und zuerst effektiven Antibiotikatherapie zu einem erneuten Fieberanstieg, muß an **Abszedierungen** im Bereich des Herzklappenringes oder im Myokard, an **bakteriellen Embolien**, Sepsis anderer Ursache, z. B. durch Verweilkatheter, unzureichende Antibiotikadosierung und seltener durch Antibiotika bedingtes Fieber („drug fever") gedacht werden.

Die intravenöse Gabe der Antibiotika ist zu bevorzugen, da die intramuskuläre Gabe sowohl schmerzhaft ist als auch die Gefahr des Spritzenabszesses in sich birgt. Die orale Gabe sollte wegen der nicht genau bestimmbaren individuellen Resorption, da eine Serumspiegelbestimmung für die Mehrzahl der Antibiotika laborchemisch nicht möglich ist, sowie wegen der bei vielen Patienten auftretenden gastrointestinalen Symptome nicht in der Akutphase verwendet werden.

Bei **Diabetikern** mit möglicher Nierenerkrankung kann auch auf das Aminoglykosid wegen der Nephrotoxizität verzichtet werden. In diesen Fällen muß eine höhere Penicillindosierung gewählt werden.

Bei bekannter **Penicillinallergie** ist für die Behandlung der Streptokokken-Endokarditis das Vancomycin die Therapie der Wahl. Es wird in 4 Einzeldosen zu je 500 mg langsam infundiert.

Bezieht die Allergie Cephalosporine nicht mit ein, so kann Cefalotin in einer Dosierung von 6–8 g/Tag in Kombination mit Gentamicin oder Vancomycin allein in einer Dosierung von 2 g/Tag in 4 Einzeldosen verwendet werden (Tabelle 10.5).

Enterokokken-Endokarditis kann durch Enterococcus faecalis, Enterococcus faecium, seltener durch andere Enterokokkenspezies verursacht sein.

Enterokokken haben eine hohe Resistenzrate gegenüber Penicillin. Die Therapie besteht in einer Gabe von 16 g Mezlocillin/ Tag in 4 Einzeldosen über 6 Wochen in Kombination mit 3–4,5 mg Gentamicin/kg KG/Tag oder Tobramycin, das die ersten 2 Wochen gegeben wird. Eine weitere Variante ist die Kombination von Ampicillin und Gentamicin. Bei Beta-Lactam-Antibiotika-Allergie sind auch Vancomycin und Gentamicin einzusetzen (Tabelle 10.6).

Staphylokokken-Endokarditis kann durch koagulase-positive Organismen wie Staphylococcus aureus oder koagulase-negative wie Staphylococcus epidermidis hervorgerufen werden. Staphylokokken sind extrem virulent und destruierend. Deshalb muß die Therapie so schnell wie möglich beginnen.

Das Mittel der Wahl ist hier das Oxacillin in einer Dosierung von 8–12 g/Tag in 4 Einzeldosen über eine Dauer von 6 Wochen und bei schwer verlaufenden Formen in Kombination wieder für 2 Wochen mit Gentamicin oder Tobramycin in einer Dosierung von 3–4,5 mg/kg KG/Tag in 3 Einzeldosen.

Sind die Staphylokokken **resistent** gegen Oxacillin, ist Vancomycin in Kombination mit Gentamicin zu geben.

Liegt eine staphylokokken-bedingte **Herzklappenprothesenendokarditis** (Tabelle 10.7, Tabelle 10.8) vor, werden der intravenösen Therapie noch oral 600 mg Rifampicin/Tag zugesetzt.

Tab. 10.7: Therapie der Staphylokokken-Endokarditis (S.aureus, S.epidermidis) bei Nativklappen (Erwachsene und Kinder)

Bedingungen	Erwachsene	Kinder	Dauer
Oxacillinempfindliche Erreger, MHK ≤ 1 µg/ml	**Flucoxacillin** 8–12 g/d in 4–6 Einzeldosen + **Gentamicin** 3 mg/kg/d in 3 Einzeldosen	**Flucoxacillin** 150–200 mg/kg/d in 4–6 Einzeldosen + **Gentamicin** 3–6 mg/kg/d in 3 Einzeldosen	4–6 Wochen 3–5 Tage
Oxacillinresistente Erreger, MHK > 1 µg/ml oder Penicillinunverträglichkeit	**Vancomycin** 2 g/d in 4–6 Einzeldosen	**Vancomycin** 40 mg/kg/d in 2–4 Einzeldosen	4–6 Wochen

Anmerkungen:
1. Kombination von Vancomycin mit Gentamicin (2 Wochen), Rifampicin (6 Wochen) oder Fosfomycin (6 Wochen) bedarf der speziellen Indikation und zusätzlicher In-vitro-Tests.
2. Staphylokokken-Endokarditis durch penicillinempfindliche Stämme (MHK ≤ 0,125 µg/ml) ist sehr selten. Die MHK-Bestimmung ist dabei zwingend erforderlich. Behandlung: täglich 20–30 Mio. Benzylpenicillin in 4–6 Einzeldosen über wenigstens 4 Wochen + Gentamicin 3 mg/kg/d über 3–5 Tage.
3. Infusionsdauer, Serumspiegel und Dosierung bei Niereninsuffizienz s. Tabelle 10.5.

Flucoxacillin	Staphylex®
Gentamicin	Refobacin®, Duragentamycin®
Vancomycin	Vancomycin „Lederle"®, Vancomycin CP Lilly®

Tab. 10.8: Therapie der Staphylokokken-Endokarditis nach prothetischem Herzklappenersatz (S. aureus, S. epidermidis) bei Erwachsenen und Kindern (modifiziert)

Bedingungen	Erwachsene	Kinder	Dauer
Oxacillinempfindliche Erreger, MHK ≤ 1 µg/ml	**Flucoxacillin** 8–12 g/d in 4–6 Einzeldosen + **Gentamicin** 3 mg/kg/d in 3 Einzeldosen + **Rifampicin** 900 mg/d oral in 3 Einzeldosen oder **Fosfomycin** 15–20 g/d in 3–4 Einzeldosen	**Flucoxacillin** 150–200 mg/kg/d in 4–6 Einzeldosen + **Gentamicin** 3–6 mg/kg/d in 3 Einzeldosen + **Rifampicin** 20 mg/kg/d oral in 2 Einzeldosen oder **Fosfomycin** 200–300 mg/kg/d in 3–4 Einzeldosen	≥ 6 Wochen 2 Wochen ≥ 6 Wochen ≥ 6 Wochen
Oxacillinresistente Erreger oder Penicillinunverträglichkeit	**Vancomycin** 2 g/d in 2–4 Einzeldosen	**Vancomycin** 40 mg/kg/d in 2–4 Einzeldosen	≥ 4–6 Wochen

Anmerkungen:
1. Der synergistische Effekt von Fosfomycin ist in klinischen Studien nicht belegt. Rifampicin wird bei der Infektion durch koagulase-negative Staphylokokken empfohlen, die Resultate für Infektionen mit koagulase-positiven Staphylokokken sind widersprüchlich.
2. Die Kombination von Vancomycin mit Gentamicin, Rifampicin oder Fosfomycin bedarf der speziellen Indikation und zusätzlicher In-vitro-Tests.
3. Die Endokarditis durch oxacillinempfindliche Stämme von Staphylococcus epidermidis ist selten. Exakte mikrobiologische Diagnostik einschließlich MHK-Bestimmung ist zwingend erforderlich.
4. Infusionsdauer, Serumspiegel und Dosierung bei Niereninsuffizienz s. Tabelle 10.5.

Flucoxacillin	Staphylex®
Gentamicin	Refobacin®, Duragentamycin®
Rifampicin	Rifa®, Rimactan®
Fosfomycin	Fosfocin®
Vancomycin	Vancomycin „Lederle"®, Vancomycin CP Lilly®

Tab. 10.9: Therapie der Endokarditis durch gramnegative Erreger bei Erwachsenen und Kindern

Bedingungen	Erwachsene	Kinder	Dauer
Pseudomonas aeruginosa	**Azlocillin** oder **Piperacillin** 20 g/d in 4–6 Einzeldosen oder **Ceftacidim** 6–8 g/d in 3–4 Einzeldosen + **Tobramycin** 3–5 mg/kg/d in 3 Einzeldosen	**Azlocillin** oder **Piperacillin** 200–300 mg/kg/d in 4–6 Einzeldosen oder **Ceftacidim** 100–150 mg/kg/d in 3–4 Einzeldosen + **Tobramycin** 6–8 mg/kg/d in 3 Einzeldosen	mind. 6 Wochen mind. 6 Wochen
Enterobacteriaceae	**Cefotaxim** 6–8 g/d in 3–4 Einzeldosen + **Gentamicin** 3–5 mg/kg/d in 3 Einzeldosen	**Cefotaxim** 100–150 mg/kg/d in 3–4 Einzeldosen + **Gentamicin** 4–6 mg/kg/d in 3 Einzeldosen	mind. 4 Wochen
HACEK[1]	**Mezlocillin** 12–20 g/d in 3–4 Einzeldosen oder **Cefotaxim** 6–8 g/d in 3–4 Einzeldosen + **Gentamicin** 3–5 mg/kg/d in 3 Einzeldosen	**Mezlocillin** 200–300 mg/kg/d in 3–4 Einzeldosen oder **Cefotaxim** 100–150 mg/kg/d in 3–4 Einzeldosen + **Gentamicin** 4–6 mg/kg/d in 3 Einzeldosen	mind. 4 Wochen mind. 4 Wochen

[1] Haemophilus influenzae, H. parainfluenzae, H. aprophilus; Actinobacillus, Cardiobacterium, Eikenella, Kingella

Anmerkungen:
1. Bei der Behandlung sind die In-vitro-Empfindlichkeiten zu berücksichtigen. Chinolone und Imipenem (Zienam®) sind im Einzelfall zu erwägen. Häufig ist ein Herzklappenersatz notwendig.
2. Infusionsdauer, Serumspiegel und Dosierung bei Niereninsuffizienz s. Tabelle 10.5.

Azolocillin	Securopen®
Piperacillin	Pipril®
Cefacidim	Fortum®
Tobramycin	Gernebcin®
Cefotaxim	Claforan®
Gentamicin	Refobacin®, Duragentamycin®
Mezlocillin	Baypen®, Mezlocillin-ratiopharm®

Tab. 10.10: Therapie der Pilzendokarditis

Erreger	Therapie
Candida	**Amphotericin B** 0,5–0,6 mg/kg/d, in 1 Einzeldosis + **5-Flucytosin** 150 mg/kg/d, in 3 Einzeldosen
Aspergillus, Mucor	**Amphotericin B** 0,5–0,6 mg/kg/d, in 1 Einzeldosis

Anmerkungen:
1. Unter hoher Volumen- und Salzzufuhr ist die Nephrotoxizität von Amphotericin geringer, Maximaldosis: 1 mg/kg/d, maximale Gesamtdosis: 2–3 g.
2. Indikation zur Frühoperation, Therapiedauer nach Herzklappenersatz mindestens 6 Wochen.
3. Bei Aspergillus oder Mucor ggf. nach Test zusätzliche Gabe von 5-Flucytosin und Rifampicin.

Amphotericin B	Amphotericin B®
Flucytosin	Ancotil®

Rifampicin ist hervorragend gegen Staphylokokken wirksam. Es hat eine gute Gewebspenetration und wirkt darüber hinaus sowohl gegen die intra- als auch extrazellulär angesiedelten Organismen. Liegt eine Penicillinallergie vor, kann eine Kombination von Vancomycin und Gentamicin verwendet werden, die allerdings eine hohe Nephrotoxizität hat.

Bei einer durch **gramnegative Erreger** (Tabelle 10.9) oder **Pilze** (Tabelle 10.10) hervorgerufenen Endokarditis kommen Amphotericin B und Flucytosin zum Einsatz. Eine schnelle chirurgische Sanierung ist hier entscheidend.

Liegt eine klinisch sichere **Endokarditis mit negativen Blutkulturen** vor, so ist diese nach den Richtlinien für eine Enterokokken-Endokarditis zu behandeln (Tabelle 10.11).

Tab. 10.11: Therapie der kulturnegativen Endokarditis bei Erwachsenen und Kindern

Bedingungen	Erwachsene	Kinder	Dauer
Nativklappe, subakuter Beginn	**Benzylpenicillin** 20–30 Mio. E/d in 4–6 Einzeldosen + **Gentamicin** 3 mg/kg/d in 3 Einzeldosen, max. 240 mg	**Benzylpenicillin** 200.000–300.000 IE/kg/d in 4–6 Einzeldosen + **Gentamicin** 3–6 mg/kg/d in 3 Einzeldosen, max. 240 mg	mind. 4 Wochen
Nativklappe, akuter Beginn	**Flucoxacillin** 8–12 g/d in 4–6 Einzeldosen + **Benzylpenicillin** 20 Mio. E/d in 4–6 Einzeldosen + **Gentamicin** 3 mg/kg/d in 3 Einzeldosen, max. 240 mg	**Flucoxacillin** 150–200 mg/kg/d in 4–6 Einzeldosen + **Benzylpenicillin** 150.000–200.000 IE/kg/d in 4–6 Einzeldosen + **Gentamicin** 3–6 mg/kg/d in 3 Einzeldosen, max. 240 mg	mind. 4 Wochen
Penicillin-unverträglichkeit	**Vancomycin** 2 g/d in 2–4 Einzeldosen + **Gentamicin** 3 mg/kg/d in 3 Einzeldosen, max. 240 mg	**Vancomycin** 40 mg/kg/d in 2–4 Einzeldosen + **Gentamicin** 3–6 mg/kg/d in 3 Einzeldosen, max. 240 mg	mind. 4 Wochen
Herzklappen-prothese	**Vancomycin** 2 g/d in 2–4 Einzeldosen + **Gentamicin** 3 mg/kg/d in 3 Einzeldosen, max. 240 mg + **Rifampicin** 900 mg/d oral in 3 Einzeldosen oder **Fosfomycin** 15–20 g/d in 3–4 Einzeldosen	**Vancomycin** 40 mg/kg/d in 2–4 Einzeldosen + **Gentamicin** 3–6 mg/kg/d in 3 Einzeldosen, max. 240 mg + **Rifampicin** 20 mg/kg/d oral in 2 Einzeldosen oder **Fosfomycin** 200–300 mg/kg/d in 3–4 Einzeldosen	mind. 4 Wochen

Infusionsdauer, Serumspiegel und Dosierung bei Niereninsuffizienz s. Tabelle 10.5.

Benzylpenicillin	Penicillin „Grünenthal"®, Penicillin G®	Rifampicin	Rifa®, Rimactan®
Gentamicin	Refobacin®, Duragentamycin®	Fosfomycin	Fosfocin®
Flucoxacillin	Staphylex®		
Vancomycin	Vancomycin „Lederle"®, Vancomycin CP Lilly®		

➤ Chirurgische Therapie

Neben der medikamentösen (antibiotischen) Therapie ist die **chirurgische Therapie** eine wesentliche Säule. Etwa 70% der Patienten benötigen während der bakteriellen Endokarditis eine chirurgische Sanierung. Die erste Operation der bakteriellen Endokarditis erfolgte im Jahre 1961.

Es hat sich dabei im Laufe der Jahre mehr und mehr herausgestellt, daß die chirurgische Therapie der akuten bakteriellen Endokarditis zur Verbesserung der Prognose dieser Patienten beigetragen hat. Die in den 60er Jahren durchgeführten randomisierten Studien zum Vergleich der antibiotischen und chirurgischen Behandlung der bakteriellen Endokarditis zeigten, daß bei Patienten mit thrombembolischen Komplikationen, akutem Nierenversagen, persistierender Sepsis und Stauungsherzinsuffizienz, die operiert wurden, die Langzeitüberlebensrate signifikant besser war als bei denen, die nur antibiotisch behandelt wurden. Die 12-Jahres-Überlebensrate lag bei den chirurgisch Behandelten bei 80%, bei antibiotisch Behandelten bei 50%; daher die Schlußfolgerung, daß bei auftretenden Komplikationen eine chirurgische Intervention erforderlich ist (Horstkotte et al. 1991). Die Letalität ist aber höher als bei elektiven Herzklappenoperationen und beträgt etwa 10%.

Indikationen zum chirurgischen Vorgehen bei Endokarditis:
- medikamentös nicht beeinflußbare Stauungsherzinsuffizienz
- erhebliche Herzklappendestruktionen
- stattgehabte oder drohende Embolisierungen
- Nachweis eines Septum- oder Herzklappenringabszesses
- bei Trikuspidalklappenendokarditis nach 6 Wochen antibiotischer Therapie und fehlendem Ansprechen auf Antibiotika wird zuerst Trikuspidalvalvektomie mit Raffung oder bioprothetischem Herzklappenersatz durchgeführt

- Wiederauftreten der Endokarditis an der gleichen Herzklappe innerhalb von 3 Monaten oder weniger
- Wiederauftreten der Endokarditis an einer anderen Herzklappe weniger als 6 Monate nach Ausheilung des ersten Prozesses
- pilzbedingte Endokarditis (hier sollte der Herzklappenersatz bereits 7–10 Tage nach begonnener antimykotischer Therapie erfolgen)
- ungenügendes Ansprechen der Infektion auf die gezielte und adäquate antibiotische Therapie innerhalb 1 Woche
- die Entscheidung zum Re-Klappenersatz bei Herzklappenprotheseninfektion ist sehr schwerwiegend und sollte erst nach Versagen einer hochdosierten antimikrobiellen Therapie oder bei Nachweis erneuter Abszedierungen getroffen werden.

10.3.8 Komplikationen nach prothetischem Herzklappenersatz

Folgende Komplikationen können nach prothetischem Herzklappenersatz bei akuter Endokarditis auftreten:

- paravalvuläres Leck
- Stauungsherzinsuffizienz
- AV-Block III. Grades
- arterielle Embolien
- Dysfunktion des prothetischen Herzklappenersatzes besonders nach vorher bestehenden Herzklappenring- oder Myokardabszessen
- Herzklappenprotheseninfektion bei 1–4% der Patienten.

10.3.9 Prognose

Die Prognose der Patienten war in der Vorantibiotika-Ära bzw. ist ohne Therapie ausgesprochen schlecht und endete meist tödlich. Unter den heutigen antibiotischen und herzchirurgischen Behandlungsmöglichkeiten ist die Prognose bedeutend verbessert worden, obwohl die Letalitätsrate immer noch 10–20% beträgt. Trotzdem verläuft die Endokarditis immer noch potentiell letal; bis 70% der Patienten benötigen im Verlauf der Erkrankung eine chirurgische Therapie. Die **5-Jahres-Überlebenschance** wird mit 47–90% angegeben.

Die Prognose wird wesentlich von folgenden **Faktoren** beeinflußt:

- Alter des Patienten und seine Abwehrlage
- sonstige Erkrankungen (Alkoholismus, Leberzirrhose mit und ohne portale Hypertonie)
- vorbestehende Herzmuskelhypertrophie, Dilatation der Ventrikel und Vorhöfe mit entsprechenden EKG- und echokardiographischen Befunden
- Art der Infektionserreger
- Dauer der Erkrankung bis zum Beginn der Antibiotikatherapie
- Lokalisation und Ausmaß der Herzklappenbeteiligung
- Auftreten einer Nieren- oder Stauungsherzinsuffizienz
- Hinzutreten von **Komplikationen**, wie
  - Embolisierungen,
  - mykotische Aneurysmen,
  - Superinfektionen,
  - Abszesse,
  - Myokardbeteiligung.

10.3.10 Arbeitsfähigkeit und Belastbarkeit

In der akuten und subakuten Phase der Endokarditis ist eine körperliche Belastung solange kontraindiziert bzw. zu vermeiden, bis alle klinischen und paraklinischen Befunde mindestens 8 Wochen lang vollständig normalisiert sind.

Die weitere Belastbarkeit ist von der Art und dem Ausmaß der Herzklappenfunktionsstörung abhängig.

Die Wiederaufnahme der beruflichen Tätigkeit sollte je nach Grad der körperlichen Belastung nicht vor 6 Monaten nach der effektiven Therapie und Stabilisierung der Herzfunktion stattfinden.

Eine jährliche kardiologische Kontrolle zur Einschätzung der Belastbarkeit und der Entwicklung der Herzfunktion sollte vorgenommen werden.

10.3.11 Prävention und Prophylaxe

Keiner Endokarditisprophylaxe bedürfen Patienten in der Hämodialyse, Hämofiltration und Peritonealdialyse, mit ventrikulo-peritonealem oder ventrikuloatrialem Shunt (Arbeitsgemeinschaft Endokarditis 1999).

Aus der Erfahrung sind Eingriffe, die eine **Bakteriämie** überwiegend durch Streptococcus viridans, Staphylokokken bzw. durch Enterokokken hervorrufen, zu unterscheiden.

Obwohl der exakte Wert der Prävention und Prophylaxe nicht beweisbar ist, sollten jedoch Antibiotika erhalten alle **Patienten** mit

- angeborenen Herzfehlern (außer mit unkompliziertem ASD vom Sekundum-Typ, ligiertem und getrenntem Ductus arteriosus, Zustand nach Ventrikelseptumdefekt-Verschluß ohne Patchmaterial, Mitralklappenprolaps ohne Mitralregurgitation)
- erworbenen Herzerkrankungen (rheumatische, atherosklerotische Herzklappenveränderungen)
- prothetischem Herzklappenersatz oder Patchverschlüssen,
- durchgemachter bakterieller Endokarditis
- Mitralklappenprolaps mit Regurgitation
- hypertropher obstruktiver Kardiomyopathie
- kalzifiziertem Mitralklappenring
- Herzschrittmacher, Kardioverter oder
- intravasalen Verweilkathetern

Tab. 10.12: Endokarditis-Prophylaxe bei Kindern und Erwachsenen (Dajani et al. 1990, modifiziert)

Erkrankung	Erreger	Prophylaxe	Bemerkungen
I. Abakterielle Endokarditis			
nach rheumatischer Chorea, rheumatischem Fieber und Herzklappenfehler, auch bei künstlichen Herzklappen, besonders bei Patienten mit niedrigem sozioökonomischem Status, Eltern junger Kinder, Lehrer, Ärzte, Krankenschwestern, Soldaten	A-Streptokokken (Antigene)	• **Benzylpenicillin-Benzathin** 1,2 Mio. I. E./Monat i. m. bzw. • **Penicillin V** 2×300.000 I. E./d p. o. bzw. • Penicillinallergie: **Erythromycin** 2×250 mg/d lebenslang (mind. 5 Jahre)	< 25 kg KG Kinderdosen: • Benzylpenicillin-Benzathin 600.000 I. E./Monat i.m • Penicillin V 200.000 I. E./d, p. o. • > 25 kg KG wie Erwachsene • Penicillinallergie: Erythromycin, Cefalexin 2×12,5 mg pro kg Kg, p. o.
II. Bakterielle Endokarditis			
bei kongenitalen Herzfehlern außer ASD, rheumatischen und erworbenen Herzklappenfehlern, Mitralklappenprolaps	A-Streptokokken, Viridans-Streptokokken	Schema A oder B bei Penicillinallergie Schema C	Bei allen Eingriffen an Zähnen, die zu Gingivablutungen führen und chirurgischen Eingriffen, Biopsien oder Endoskopien mir starren Instrumenten am oberen Respirationstrakt
	Enterokokken, Streptokokken	Schema D bei Penicillinallergie Schema F	Chirurgische oder instrumentelle Eingriffe am Urogenital- oder Magen-Darm-Trakt
bei künstlichen Herzklappen	Staphylococcus epidermidis, Streptokokken	Schema D bei Penicillinallergie Schema E	Bei allen Eingriffen an Zähnen, die zu Gingivablutungen führen und chirurgischen Eingriffen am oberen Respirationstrakt.
	Enterokokken, Streptokokken	Schema D bei Penicillinallergie Schema F	Chirurgische oder instrumentelle Eingriffe am Urogenital- oder Magen-Darm-Trakt

Benzylpenicillin-Benzathin	Pendysin®, Tardocillin®, Retacillin®
Penicillin V	Penicillin V Berlin-Chemie, Penicillin-Heyl
Erythromycin	Bisolvonat®, Erythrogenat®
Cefalexin	Oracef®, Ceporexin®

Schema	Medikament	Zeitpunkt	Dosis – Erwachsene	Dosis – Kinder
A	**Ampicillin** **Ampicillin** **oder** **Amoxicillin**	½–1 h vor Eingriff 6 h nach Eingriff 6 h nach Eingriff	2 g i. v. oder i. m. 1 g i. v. oder i. m. 1,5 g p. o.	50 mg/kg KG i. v. oder i. m. 25 mg/kg KG i. v. oder i. m. 25 mg/kg KG i. v. oder i. m.
B	**Amoxicillin** **Amoxicillin** **Amoxicillin**	1 h vor Eingriff 6 h nach Eingriff 6 h nach Eingriff	3 g p. o. 1,5 g p. o.	< 15 kg KG: 0,75 g p. o. 15–30 kg KG: 1,5 g p. o. > 30 kg KG: 3 g p. o. halbe Dosis p. o.
C	**Erythromycin** **Erythromycin** **oder** **Clindamycin** **Clindamycin**	2 h vor Eingriff 6 h nach Eingriff 1 h (½) vor Eingriff 6 h nach Eingriff	1 g p. o. 500 mg p. o. 300 mg p. o. (oder i. v.) 150 mg p. o. oder i. v.	20 mg/kg KG p. o. 10 mg/kg KG p. o. 10 mg/kg Kg p. o. (oder i. v.) halbe Dosis p. o. oder i. v.
D	**Ampicillin +** **Gentamicin** **Ampicillin +** **Gentamicin** **oder** **Amoxicillin**	½ h vor Eingriff 8 h nach Eingriff 6 h nach Eingriff	2 g i. v. oder i. m. 1,5 mg/kg KG i. v. oder i. m. 2 g i. v. oder i. m. 1,5 mg/kg KG i. v. oder i. m. 1,5 g p. o.	50 mg/kg KG i. v. oder i. m. 2,0 mg/kg KG i. v. oder i. m. 50 mg/kg KG i. v. oder i. m. 2,0 mg/kg KG i. v. oder i. m. 12,5 mg/kg KG p. o.
E	**Vancomycin**	1 h vor Eingriff	1 g i. v. (langsam über 1 h) keine 2. Dosis erforderlich	20 mg/kg KG i. v. (langsam über 1 h) keine 2. Dosis erforderlich

Tab. 10.12: (Fortsetzung)

Schema	Medikament	Zeitpunkt	Dosis – Erwachsene	Dosis – Kinder
F	**Vancomycin +**	1 h vor Eingriff	1 g i.v. (langsam über 1 h)	20 mg/kg KG i.v. (langsam über 1 h)
	Gentamicin		1,5 mg/kg KG i.v. oder i.m.	2,0 mg/kg KG i.v. oder i.m.
	Vancomycin +	8 h nach Eingriff	1 g i.v. (langsam über 1 h)	20 mg/kg KG i.v. (langsam über 1 h)
	Gentamicin		1,5 mg/kg KG i.v. oder i.m.	2,0 mg/kg KG i.v. oder i.m.
	oder			
	Amoxicillin	6 h nach Eingriff	1,5 g p.o.	12,5 mg/kg KG p.o.

Ampicillin	Binotal®
Amoxicillin	Amoxi-Tablinen®, Amoxypen®
Erythromycin	Bisolvonat®, Erythrogenat®
Clindamycin	Sobelin®, Aclinda®
Gentamicin	Refobacin®, Duragentamycin®
Vancomycin	Vancomycin „Lederle"®, Vancomycin CP Lilly®

vor oder auch nach

- **zahnärztlichen Eingriffen** (Extraktion, Wurzelbehandlungen, Zahnsteinentfernung), Einmalgabe
- **Herzoperationen,** 3–4 Einzeldosen in 24 Stunden
- **Operationen** an den oberen Luftwegen wie Tonsillektomie, am Magen-Darm-Trakt wie Darmresektionen, Urogenitaltrakt, z. B. Prostataresektion
- **instrumentellen diagnostischen** und **therapeutischen Eingriffen** (Lithotripsie von Gallen- bzw. Nierensteinen, Zystoskopie, Bronchoskopie).

Dazu können **Ampicillin**, **Amoxicillin**, **Erythromycin** oder ein **Cephalosporin** verwendet werden. Bei **Penicillinallergie** ist für zahnärztliche Eingriffe **Clindamycin** und für Manipulationen im Bereich des Urogenital- und Gastrointestinaltraktes Amoxicillin plus **Gentamicin** oder **Vancomycin** allein zu bevorzugen. Die letztgenannten Prophylaxe-Kombinationen sind nur bei stationären Patienten durchzuführen.

Was die Endokarditis-Prophylaxe speziell bei **zahnärztlichen Eingriffen** anbelangt, so ist einerseits **Clindamycin** zu bevorzugen und andererseits die Prophylaxe **bei jedem**, zeitlich auch dicht zusammenliegenden Eingriff vorzunehmen.

Die **American Heart Association** gab 1990 (Dajani et al. 1990) Empfehlungen zur Endokarditis-Prophylaxe einschließlich Dosierungen heraus, die in Tabelle 10.12 wiedergegeben sind.

In einem **europäischen Konsens** von 1995 (Leport et al. 1995) wird ein Minimal- und ein Maximalregime der Endokarditis-Prophylaxe vorgeschlagen. Das **Minimalregime** besteht in einer einmaligen Amoxicillingabe von 3 g bzw. bei Penicillinallergie von Clindamycin 300–600 mg oral ohne zweite Gabe nach 6 Stunden. Im **Maximalregime** wird Amoxicillin oder Ampicillin 2 g i.v. in Kombination mit Gentamicin 1,5 mg/kg i.m. oder i.v. mit einer Wiederholung mit Amoxicillin (Ampicillin) nach 6 Stunden von 1–1,5g oral bzw. bei Penicillinallergie Vancomycin 1 g als Infusion über 1 Stunde in Kombination mit Gentamicin 1,5 mg/kg i.m. oder i.v. und der Wiederholung von Vancomycin 1 g als Infusion über 1 Stunde nach 6 Stunden.

Die 1999 von der **Arbeitsgemeinschaft „Endokarditis"** herausgegebenen revidierten Empfehlungen zur Prophylaxe der bakteriellen Endokarditis umfassen vier Schemata: für **Erwachsene** mit Endokarditisrisiko, mit besonders hohem Risiko und für **Kinder** mit Endokarditisrisiko und besonders hohem Risiko.

- Das Prophylaxeschema bei **erwachsenen** Patienten mit Endokarditisrisiko umfaßt eine **Einmalgabe** für Eingriffe im Oropharynx, Respirations-, Gastrointestinal- und Urogenitaltrakt (**Streptococcus viridans, Enterokokken**) mit **Amoxicillin** 3 g oral bei Patienten mit einem Körpergewicht > 70 kg bzw. 2 g bei < 70 kg 1 Stunde vor dem Eingriff. Bei **Penicillinunverträglichkeit** wird **Clindamycin** 600 mg oral, **Vancomycin** 1 g als Infusion über 1 Stunde oder **Teicoplanin** 800 mg i.v. jeweils 1 Stunde vor dem Eingriff gegeben. Bei infizierten Hautherden oder langdauernden Herzkatheterisierungen wie Valvuloplastie spielen vor allem Staphylokokken eine Rolle. Die Prophylaxe erfolgt mit Clindamycin, Vancomycin oder Teicoplanin in der unter „Penicillinunverträglichkeit" angegebenen Dosierung und Applikationsart.
- Bei Erwachsenen mit **besonders hohem** Endokarditisrisiko erfolgt eine ein- bis zweimalige Antibiotikagabe bei Eingriffen mit **Streptococcus viridans-** und **Enterokokken-Gefährdung** mit Amoxicillin (3 g oral > 70 kg, 2 g < 70 kg) und 1 g nach 6 Stunden. Bei Penicillinallergie wieder Clindamycin, Vancomycin oder Teicoplanin in angegebener Dosierung. Bei **Staphylokokken-Gefährdung** wird beim erst genannten Schema nur 300 mg Clindamycin nach 6 Stunden zusätzlich gegeben.
- Bei **hospitalisierten** erwachsenen Patienten werden Amoxicillin 2 g i.v. 1 Stunde vor und 1 g i.v. 6 Stunden danach in Kombination mit Gentamicin 1,5 mg/kg KG bzw. Vancomycin 1 Stunde vor und 12 Stunden danach wieder in Kombination mit Gentamicin 1,5 mg/kg injiziert. Teicoplanin wird einmalig in einer Dosierung von 800 mg i.v. 1 Stunde vor dem Eingriff in Kombination mit Gentamicin 1,5 mg/kg verabreicht.

Für Kinder wird ein vergleichbares Schema jedoch mit körpergewichtsbezogener Dosierung der Antibiotika durchgeführt.

- Bei **Kindern** mit Endokarditisrisiko und **Streptococcus-viridans-** und **Enterokokken-Gefährdung** wird Amoxicillin 50 mg/kg KG bis max. 3 g oral, Clindamycin 15 mg/kg KG bis max. 600 mg oral, Vancomycin 20 mg/kg bis max. 1000 mg als Infusion i.v. oder Teicoplanin 10 mg/kg KG bis max. 800 mg i.v. verordnet. Für **Staphylokokken-Gefährdung** gelten die genannten Dosierungen und die Anwendung wie im Erwachsenen-Schema.
- Bei **hoher** Endokarditis-Gefährdung wird eine ein- bis zweimalige Antibiotikagabe bei Eingriffen mit **Streptococcus viridans-** und **Enterokokken-Gefährdung** mit Amoxicillin in gleicher Erstdosierung und 6 Stunden danach mit 15 mg/kg KG, max. 1 g, Clindamycin in der Zweitgabe mit 7,5 mg/kg KG und max. 300 mg sowie Vancomycin und Teicoplanin in genannter Dosierung in Einmalgabe, gegen die **Staphylokokken-Gefährdung** Clindamycin, Vancomycin und Teicoplanin in genannter Dosierung eingesetzt.
- Wird die Endokarditis-Prophylaxe bei **hospitalisierten** Kindern durchgeführt, werden 1 Stunde vor dem Eingriff Amoxicillin 25 mg/kg KG (max. 2 g), Vancomycin 20 mg/kg KG (max. 1000 mg) oder Teicoplanin 10 mg/kg KG max. 800 mg mit Gentamicin 2 mg/kg kombiniert i.v. injiziert. Amoxicillin sollte in einer Dosierung von 15 mg/kg KG nach 6 Stunden bzw. Vancomycin 20 mg/kg KG nach 12 Stunden wiederholt gegeben werden.

10.4 Myokarditis (I 51.4)

„Diese Entzündung endet fast immer tödlich. Der Tod kann schnell oder langsam eintreten. So gesehen kann die Karditis in einigen Tagen tödlich enden, bei anderen wiederum können nach dem Erreichen des Gipfels die alarmierenden Symptome partiell verschwinden, und eine Art von Rekonvaleszenz beginnt. Anscheinend wird der Patient gesund und schmeichelt sich mit einer fast vollständigen Gesundheit. Der kluge Arzt aber versteht, daß sich nur eine Transformation oder Degeneration der Krankheit zu einer langsameren, aber nicht weniger ernsten, chronischen organischen Krankheit entwickelt, die in jedem Falle tödlich endet."

Jean Nicolas Corvisart, 1806

10.4.1 Definition

Die Myokarditis ist eine entzündliche Veränderung des Myokards, die durch Beteiligung der Myozyten, des Interstitiums, von Gefäßelementen mit und ohne Beteiligung des Perikards gekennzeichnet ist.

10.4.2 Häufigkeit

Die **wahre Inzidenz** der Myokarditis ist nicht bekannt, weil

- vielfach eine Spontanheilung stattfindet,
- leichtere Formen nicht diagnostiziert werden.

Die fokale und diffuse Myokarditis wird im Sektionsgut mit 4–10% angegeben. 10–25% der Patienten mit Diphtherie haben eine Myokarditis, die auch die Haupttodesursache bei dieser Erkrankung ist.

10.4.3 Ätiologie

Bei **etwa 50%** ist die Erkrankung durch ein **Virus** und besonders durch die Coxsackie-Gruppe B bedingt. Die echte Inzidenz der virusbedingten Herzmuskelerkrankungen in der Bevölkerung ist nicht bekannt. Es kann jedoch angenommen werden, daß 2–5% der virusinfizierten Personen eine Herzbeteili-

Tab. 10.13: Ätiologie der Myokarditis

Virusinfektion	**DNA-Viren:** Herpes-zoster-, Cytomegalie-, Adeno-Viren, infektiöse Mononukleose, Windpocken, Pocken-Viren, Vakzine-Viren, Hepatitis-B-Virus **RNA-Viren:** Coxsackie-A, B-, Mumps-, Masern-, Röteln-, Polio-, Echo-, Grippe-Viren
infektiös-allergisch	Staphylo-, Strepto-, Meningo-, Pneumo-, Gonokokken, Arzneimittel, Salmonellosen, Colitis ulcerosa, Fleckfieber, Serumallergie, Sonnenbrand, Verbrennungen, Tuberkulose
infektiös-toxisch	Diphtherie, Gasbrand, nekrotisierende Enteritis, Scharlach, Shiga-Kruse-Ruhr
rheumatisch bedingt	akutes rheumatisches Fieber, Kollagenosen
bakterielle Erkrankung	z. B. Staphylokokken, Streptokokken, Rickettsien
Protozoen	Chagas-Krankheit, Amöbiasis, Toxoplasmose, Leishmaniose, Malaria
Spirochäten	Borrelia burgdorferi, Spirochaeta pallida u. a.
granulomatöse Entzündungen	Fiedler-, Loeffler-Myokarditis, Wegner-Granulomatose, endomyokardiale Tuberkulose, Sarkoidose, Fibroelastose, Leptospirose, Brucellose, Histoplasmose, Typhus
andere	Ionisierende Strahlen, physikalische einwirkungen, chemische Noxen, Pharmaka, Stoffwechselentgleisungen

gung mit Herzvergrößerung und myokardialen Funktionsstörungen haben.

Die Myokarditis kann **isoliert** (z. B. rheumatisch) oder **im Rahmen anderer Infektionen** und als sekundäre Myokarditis (**Begleitmyokarditis**) auftreten. Diese Begleitmyokarditis ist weit häufiger in Obduktionsbefunden nachweisbar, als klinisch angenommen wird. Die häufigsten Erreger sind **Viren**, **Bakterien**, **Pilze**, **Protozoen** und **Parasiten**.

Drei Mechanismen der **Myokarditisentstehung** sind bekannt:
- direkter Befall des Myokards (z. B. durch Coxsakkie-, Echoviren),
- Bildung eines Bakterientoxins (z. B. bei Diphtherie),
- Ablauf eines Automimmunprozesses (z. B. rheumatisches Fieber, Lupus erythematodes visceralis, Rejektion des Herztransplantats).

In Tabelle 10.13 sind Ursachen der Myokarditis zusammengestellt.

Weiterhin kann eine Myokarditis unter Einwirkung von **ionisierenden Strahlen**, anderen **physikalischen Einwirkungen** (Hitzschlag, Hypothermie), **chemischen Noxen** (z. B. Kohlenmonoxid, Phosphor, Quecksilber), **Pharmaka** (z. B. Zytostatika, trizyklische Antidepressiva, Disopyramid) und **Stoffwechselentgleisungen** (z. B. Urämie) entstehen. (Lyme-Krankheit s. Kap. 32.7 , AIDS s. Kap. 32.6).

Die Wechselbeziehung zwischen der Myokarditis und der dilatativen Kardiomyopathie wird in der Literatur vielfach diskutiert.

Nach unserer Erfahrung ist die Myokarditis die häufigste Ursache einer **sekundären dilatativen Kardiomyopathie**.

10.4.4 Sonderformen der Myokarditis

Eine seltene Form der Myokarditis ist die isolierte **Fiedler-Myokarditis** mit ungeklärter Ätiologie, die auch als idiopathisch betrachtet wird. Sie wurde von Fiedler 1897 erstmals in einem Vortrag erwähnt. Histologisch tritt sie in 2 Varianten auf: die **diffuse interstitielle Form**, die durch eine erhebliche Infiltration von Lymphozyten und wenigen Leukozyten gekennzeichnet ist und später mit granulomatöser Entzündung, Proliferation von Fibroblasten und interstitieller Fibrose einhergeht, und die **granulomatöse Riesenzellmyokarditis**. Bei dieser Form finden sich autoptisch bereits makroskopisch erkennbare Herzmuskelnekrosen. Mikroskopisch ist sie durch Riesenzellen in einem großflächigen Infiltrat gekennzeichnet. Diese Form betrifft in erster Linie Jugendliche und jüngere Erwachsene. Sie endet über eine Herzinsuffizienz fast immer letal. Die Riesenzellmyokarditis kann vergesellschaftet mit dem Lupus erythematodes visceralis, einer Thyreotoxikose sowie einem Thymom auftreten.

Weitere Sonderformen s. Kapitel 32.

10.4.5 Klinisches Bild

Die klinischen Symptome reichen von einem mehr oder weniger **asymptomatischen** Zustand, der meist mit fokalen entzündlichen Veränderungen verbunden ist, **bis** zu einer **akut einsetzenden Stauungsherzinsuffizienz** durch eine diffuse, ausgedehnte entzündliche Myokardveränderung. Es kann auch zu Schwindelanfällen bis zu Synkopen kommen, die sowohl Folge von bradykarden als auch von tachykarden Herzrhythmusstörungen sein können (Tabelle 10.14).

Tab. 10.14: Anamnese bei Myokarditis

Gehäufte Anginen	ca. 30 %
Gelenkbeschwerden	besonders bei rheumatischer Genese
Grippaler Infekt	ca. 50 %
Leere Vorgeschichte	ca. 50 %

Vielfach werden die kardialen Symptome von der Grund- oder Primärerkrankung überlagert (Tabelle 10.15).

Allgemeinsymptome sind:
- Schlappheit
- auffallende Müdigkeit
- Palpitationen
- pektanginöse Beschwerden.

Diese Symptome sind jedoch nicht als charakteristisch anzusehen, unter anderem pektanginöse Beschwerden, die nicht immer richtig interpretiert werden (Maisch et al. 1999). Treten jedoch **Belastungsdyspnoe** und **Tachykardie** auf, die zur Temperatursteigerung in keinem Verhältnis stehen, sind dies für eine Myokarditis verdächtige Symptome.

Eine abnorme Pulsbeschleunigung und Kreislaufinstabilität mit Neigung zur Hypotonie können noch Monate oder länger fortbestehen, wenn auch andere Symptome oder EKG-Veränderungen nicht mehr nachweisbar sind. Auch eine manifeste **Herzinsuffizienz** bei vorher Herzgesunden und besonders jüngeren Patienten muß an eine Myokarditis denken lassen.

Perkutorisch kann evtl. eine Herzvergrößerung festgestellt werden.

Bei der **Auskultation** fallen häufig **leise Herztöne** auf. Die Abschwächung des I. Herztones kann dabei als Frühsymptom gewertet werden. Oft tritt auch ein **protodiastolischer Galopprhythmus** als Hinweis auf eine einsetzende Herzinsuffizienz auf. Über der Spitze kann ein **systolisches Geräusch** wahrnehmbar sein, dessen ursächliche Zuordnung, tachykardiebedingt oder als relative Mitralinsuffizienz infolge der Dilatation des linken Ventrikels, schwerfällt. Gelegentlich ist ein Perikardreiben wahrnehmbar.

Tab. 10.15: Symptome der Myokarditis

Subjektive Befunde	Dyspnoe, Tachykardie, Herzschmerzen, Schweißausbruch, verminderte Belastbarkeit, subfebrile Temperaturen, Ödemneigung
Objektive Befunde	belastungsdisproportionale Tachykardie und Dyspnoe, orthostatische Fehlregulation
Auskultation	leise Herztöne, protodiastolischer Galopprhythmus, gelegentlich Perikardreiben, gelegentlich Systolikum bei Dilatation des linken Ventrikels als Ausdruck der relativen Mitralklappeninsuffizienz

10.4.6 Laborchemische Untersuchungen

Die **Blutsenkungsgeschwindigkeit** ist oft stark beschleunigt, **CrP** ist positiv. Es kann eine mäßige **Leukozytose** mit Linksverschiebung vorhanden sein. Im Falle einer rheumatischen Genese kann der **Rheumastatus** positiv sein. Die **Serumenzyme** SGOT, CK-Mb, Myoglobin, Troponin T oder I können ebenfalls leicht erhöht sein, was zur Verwechslung mit einem Myokardinfarkt führen kann.

Tritt die Myokarditis im Rahmen anderer Infektionskrankheiten auf, so ergeben die entsprechenden **Nachweismethoden** wie Virus-Komplementbindungsreaktion, Blut- und Rachenspülkultur, Stuhl-, Perikardergußuntersuchungen pathologische Befunde. Auch antimyolemmale und antisarkolemmale Antikörper vom IgG-Typ können nachweisbar sein.

10.4.7 Elektrokardiogramm

Die elektrokardiographischen Veränderungen sind **vielgestaltig** und können sowohl nur flüchtig als auch noch Wochen bis Monate nach der Ausheilung weiterbestehen. Es ist deshalb dringend erforderlich, daß häufige Kontrollen des Ruhe-EKG- und Langzeit-EKG durchgeführt werden, da sonst wichtige hinweisende Veränderungen auf eine **perimyokardiale Beteiligung** übersehen werden. Die EKG-Veränderungen können den klinischen und röntgeno-

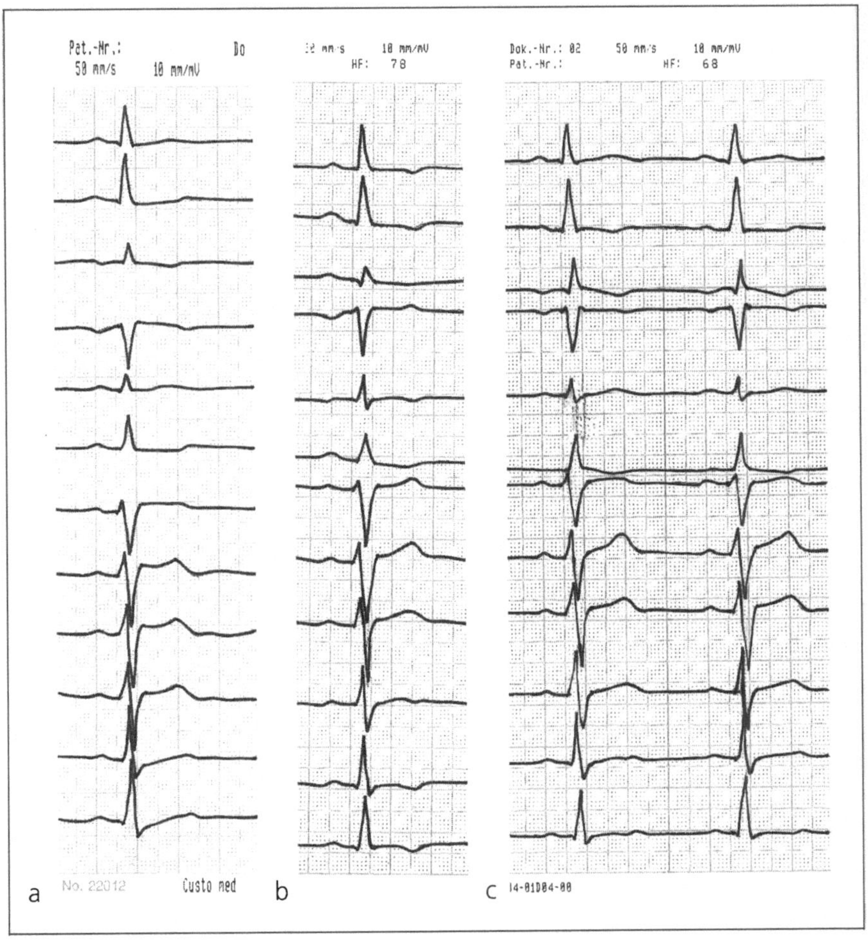

Abb. 10.2: EKG eines 23jährigen Patienten mit Myokarditis. a – Ausgangsbefund, b – T- Negativierungen in den links präkordialen Ableitungen während der Myokarditis, c – nach Therapie Normalisierung des EKG

logischen Veränderungen vorangehen (Abbildung 10.2).

Häufige EKG-Veränderungen:
- ST-Strecken-Senkungen, ST-Elevationen
- T-Wellen-Abflachungen oder -Negativierungen
- supraventrikuläre und ventrikuläre Extrasystolen
- supraventrikuläre und ventrikuläre Tachykardien
- AV-Blockierungen I.–III. Grades
- SA- Blockierungen I.–III. Grades
- intraventrikuläre Erregungsleitungsstörungen
- myokardinfarktähnliche Bilder.

10.4.8 Echokardiogramm

In leichteren Formen kann das Echokardiogramm unauffällig sein oder nur geringe kinetische Störungen des linken Ventrikels zeigen. Bei **schweren Verläufen** mit Dilatation des Herzens sind oft eine Erweiterung aller vier Herzhöhlen, eine Verminderung der Auswurffraktion und der systolischen Faserverkürzung des linken Ventrikels sowie hypokinetische Wandbewegungsstörungen mit relativ normaler Septumbewegung vorhanden (Tabelle 10.16). Ein Perikarderguß unterschiedlichen Ausmaßes kann nachweisbar sein.

Das Echobild ist nicht spezifisch. Seine Aussage erhöht sich in der Verlaufskontrolle und in der Einschätzung der Prognose.

Tab. 10.16: Echokardiographische Befunde bei Myokarditis

• Linksventrikuläre Funktionsstörungen mit und ohne Dilatation der linken Herzkammer	69 %
• Partielle Asynergien	64 %
• Verdickung der Wand des linken Ventrikels	20 %
• Thromben im Ventrikelkavum	15 %
• Behinderung der Ventrikelfüllung	7 %
• Zunahme der Echogenität des Myokards	32 %

10.4.9 Röntgen-Thorax

In leichteren Fällen ist die Herzgröße unverändert. Eine deutliche Vergrößerung des Herzens imponiert bei schweren Formen. Bei Herzinsuffizienz finden sich die Zeichen der pulmonalen Stauung. Eine zeltförmige Figur des Herzschattens ist bei Perikarderguß vorhanden. Besondere Bedeutung kommt auch hier der Verlaufskontrolle zu.

10.4.10 Nuklearmedizinische Verfahren

Mit der Antimyosinszintigraphie (s. Kap. 6.17) können entzündliche und nekrotische Veränderungen im Myokard nachgewiesen werden. Dieser Nachweis ist zwar sensitiv aber nicht spezifisch, da das Ergebnis auch bei Patienten mit Myokardinfarkt oder dilatativer Kardiomyopathie positiv sein kann.

10.4.11 Endomyokardbiopsie

Seit die Endomyokardbiopsie als akzeptierte diagnostische Methode Ende der 70er Jahre eingeführt wurde, konnte eine Myokarditis häufiger diagnostisch gesichert werden.

Ein entsprechendes histologisches Korrelat konnte dadurch bei
- 15% der Patienten mit schweren Herzrhythmusstörungen,
- 3–30% mit unklarer Herzinsuffizienz,
- 25–37% mit klinischem Myokarditis-Verdacht

gefunden werden (Richardson 1985).

Die **Indikation** zur Myokardbiopsie sollte aber u. E. nur bei Patienten mit progressiver Herzinsuffizienz und mit den üblichen diagnostischen Methoden nicht identifizierbarer Ursache der Myokarditis gestellt werden, um aus den Ergebnissen der licht- und elektronenmikroskopischen sowie immunhistologischen Untersuchungen eine gezielte Therapie abzuleiten.

In den letzten Jahren wurden auf der Basis der durch die Endomyokardbiopsie erzielten lichtmikroskopisch beurteilten histologischen Befunde die **Dallas-** oder **Stanford-Klassifizierungen der Myokarditis** eingeführt.

Die **Dallas-Klassifizierung** beschreibt drei diagnostische Kategorien der Myokarditis bei der Erstbiopsie und nachfolgenden Biopsien (Billingham 1987).

1. **Aktive Myokarditis mit und ohne Fibrose.** Für diese Diagnose sind sowohl entzündliche Infiltrate als auch Zerstörungen der Myozyten nachzuweisen. Die Zerstörungen können Nekrosen sein, aber auch als Vakuolisierungen, unregelmäßige Zellbegrenzungen oder Zellunterbrechungen mit Lymphozytenanlagerungen nahe der Oberfläche zu finden sein. Das nicht betroffene Myokard erscheint meistens normal.
2. **Grenzwertige Myokarditis.** Dieser Begriff sagt aus, daß entweder die entzündlichen Infiltrate so spärlich sind oder die Zerstörung der Myozyten lichtmikroskopisch nicht erfaßt werden können. Zusätzliche Schnitte der gleichen Probe zeigen dann diagnostisch verwertbare Veränderungen, durch die eine aktive Myokarditis ohne Wiederholung der Biopsie diagnostiziert werden kann.
3. **Keine Myokarditis.**

Weiterhin wurden folgende Definitionen zur Klassifizierung der Ergebnisse nachfolgender Biopsien benutzt:
- **Persistierende Myokarditis.** Diese Diagnose wird gestellt, wenn der Grad der pathologischen Veränderungen gleich oder schlechter als in der ersten Biopsie ist.
- **Ausheilende Myokarditis.** Diese Diagnose trifft dann zu, wenn die entzündlichen Veränderungen geringer als in der Erstuntersuchung und Zeichen einer reparativen Veränderung zu finden sind.

Tab. 10.17: Vergleich zwischen akuter, chronischer und schnell progredienter Myokarditis

	Akute Myokarditis	Chronische Myokarditis	Schnell progrediente Myokarditis
Klinik	plötzlicher Beginn einer Stauungsherzinsuffizienz im Zusammenhang mit einem grippalen Infekt	früher Beginn der Herzinsuffizienz, initiale Dekompensation, danach geringe klinische Besserung, Fortbestehen einer verminderten Herzleistung	plötzlicher Beginn einer Stauungsherzinsuffizienz, Wechsel zwischen Kompensation und Dekompensation
Histologie	akute Zellschädigung mit diffusen interstitiellen Zellinfiltraten	vereinzelte fibrotische Herde	zahlreiche fibrotische Herde
Prognose	schnell zum Tode führend, auch komplette Wiederherstellung innerhalb von 6 Monaten möglich	Tod innerhalb von 1 bis 5 Jahren	Tod innerhalb von 6 Monaten bis 3 Jahren

- **Ausgeheilte Myokarditis.** Hier sind keine entzündlichen Zeichen oder Zellnekrosen zu finden.

Diese Kriterien sind aber als Klassifikation nicht ausreichend. Neuere immunhistochemische Untersuchungsmethoden haben die Sensitivität und Spezifität deutlich verbessert. Man kann davon ausgehen, daß die Lichtmikroskopie heute nicht mehr als Standard der Diagnostik angesehen werden kann (Tabelle 10.17, Tabelle 10.18).

10.4.12 Differentialdiagnostik

Es kann gelegentlich eine akute Myokarditis auch elektrokardiographisch nicht eindeutig von einem akuten Myokardinfarkt differenziert werden (Stratmann 1988), besonders wenn eine Perikardbeteiligung vorhanden ist. In einer Studie mit 24 Patienten mit Peri-Myokarditis hatten 21% einen Thoraxschmerz, der eine Angina pectoris nachahmte (Heikkila et al. 1982).

10.4.13 Therapie

Die Therapie hat oft nur unterstützenden Charakter und muß in erster Linie auf die Behandlung der im Vordergrund stehenden Grundkrankheit gerichtet sein. Als **allgemeine Maßnahme** erfolgt Bettruhe bzw. körperliche Schonung zur Entlastung der Herz-

Tab. 10.18: Zusammenstellung der Befunde bei Myokarditis

Anamnese	„grippaler" Infekt
Subjektive Befunde	Dyspnoe, Tachykardie, Extrasystolie, Schwindelgefühl, Herzschmerzen, Schweißausbruch, verminderte körperliche Belastbarkeit, subfebrile Temperaturen, Ödemneigung, gastrointestinale Symptome (Übelkeit, Erbrechen, Bauchschmerz)
Objektive Befunde	belastungsdisproportionale Herzfrequenzsteigerung und Dyspnoe, orthostatische Fehlregulationen, Stauungsherzinsuffizienz, Adams-Stokes-Anfälle, kardiogener Schock
Auskultation	Galopprhythmus, leise Herztöne, evtl. systolisches Geräusch über der Spitze bei relativer Mitralklappeninsuffizienz, bei Perimyokarditis Perikardreiben
Palpation	Herzspitzenstoß verbreitert, abgeschwächt
EKG	supraventrikuläre Tachykardien, ventrikuläre Extrasystolie, AV-Blockierungen I.-III. Grades, intraventrikuläre Erregungsleitungsstörungen, pathologische Q-Zacken, R-Reduktion, ST-T-Veränderungen
Labor	BSG erhöht, Leukozytose, Eosinophilie, SGOT erhöht, durch Verlaufskontrollen Nachweis von Virus-Antikörpern mittels Komplementbindungsreaktion und Hämagglutinationstest oder direkter Virusnachweis durch Neutralisationstest
Echokardiographie	linksventrikuläre Funktionsstörung mit und ohne Kammerdilatation, lokalisierte Wandkinetikstörungen, herabgesetzte EF, Zunahme der Echogenität des Myokards
Röntgen-Thorax	unauffällig bis vergrößert, evtl. Lungenstauung
Radionuklid-ventrikulographie	Abfall der Auswurffraktion unter Belastung, Zunahme des endsystolischen Volumens, Nachweis von Perfusionsdefekten im Thalliumszintigramm
Endomyokardbiopsie	interstitielle zelluläre Infiltrationen, Degeneration und Auflösung von Myozyten, Fragmentation von Muskelbündeln, autoradiographischer Nachweis von Virusnukleinsäuren

arbeit bis zur Normalisierung der EKG-Veränderungen sowie eine Thromboembolieprophylaxe. Bei **rheumatischer Genese** werden deshalb Penicillin, Salicylate und Corticosteroide angewendet.

Die **Stauungsherzinsuffizienz** wird mit Glykosiden, Diuretika und ACE-Hemmern nach den üblichen Richtlinien behandelt, wobei eine größere Glykosidempfindlichkeit und schnelleres Auftreten von Intoxikationserscheinungen beobachtet werden können. Ist die Herzinsuffizienz medikamentös nicht beherrschbar, so ist die Indikation zur mechanischen Kreislaufunterstützung sowie zur Herztransplantation gegeben. Bedeutsame **Herzrhythmusstörungen** müssen antiarrhythmisch behandelt werden.

In den letzten Jahren hat die **immunsuppressive Therapie** einen größeren Stellenwert eingenommen.

Sowohl von experimentellen als auch klinischen Befunden ist bekannt, daß die Virusmyokarditis in zwei Phasen verläuft: 1. eine **frühe, virusvermittelte Phase** der entzündlichen Myokardveränderung mit dem Nachweis von Myozytolysen. In diesem Stadium herrscht eine Lymphozyteninfiltration vor, die mit einer humoralen Immunantwort verbunden ist. In der **2. Phase** besteht eine Antigen-Antikörper-Reaktion zwischen dem Virus und dem Myokard. Die Virusreplikation und damit die Myozytolysen können durch eine immunsuppressive Therapie verstärkt werden. Patienten in dieser frühen Phase findet man aber in der klinischen Praxis sehr selten.

Die immunsuppressive Therapie bewirkt deshalb spezifisch die Reduktion der immunvermittelten Gewebszerstörung bzw. der Antigen-Antikörper-Reaktionen der Phase 2.

Bei einer kleinen Anzahl von Patienten, bei denen eine fortbestehende aktive Myokarditis bioptisch gesichert wurde, ist die Anwendung von Immunsuppressiva, wie Azathioprin in Kombination mit Prednison, über einen Zeitraum von 6 Monaten zu empfehlen.

Prednison wird in einer Anfangsdosierung von 1,25 mg/kg KG/d für 1 Woche mit Reduzierung auf 0,3 mg/kg KG innerhalb von 11 Wochen verabreicht.

Azathioprin sollte in einer Dosierung von 2 mg/kg KG/d über 6 Monate gegeben werden. Sinken die Leukozyten unter 4000/ml ab, wird die Dosierung auf 1 mg/kg KG/d zunächst reduziert, später wieder auf 1,5 mg/kg KG/d erhöht.

Auf die **Infektprophylaxe** ist besonders bei diesem Therapieregime zu achten, da es zu opportunistischen Infektionen mit Candida, Aspergillus, Pneumocystis und auch einer erhöhten Anfälligkeit gegen weitere Virusinfektionen, z. B. Zytomegalie-Virus, kommen kann. Deswegen ist von Bedeutung, daß bei immunsupprimierten Transplantationspatienten eine antivirale Therapie, z. B. mit Cytotec® oder Cymeven® (Ganciclovir), durchgeführt wird.

Die allgemeine Anwendung der **Corticosteroide** wird kontrovers diskutiert, da unter ihrer Gabe besonders bei akuter Virusmyokarditis eine verstärkte Herzmuskelnekrotisierung und Virusreplikation theoretisch zu erwarten sind. Da dies nur früheste Stadien betrifft, der Patient meist leider erst später den Arzt aufsucht, ist dies für die Praxis nicht von großer Relevanz. Unter Beachtung der Kontraindikationen verwenden wir die Corticosteroide. Auf die üblichen Nebenwirkungen der Glucocorticoidtherapie wie Blutzuckererhöhung, arterielle Hypertonie sowie Magen-Darm-Ulzera ist zu achten.

10.4.14 Prognose

Die Prognose der Myokarditis wird beeinflußt durch die:
- *Ursache*, z.B. Coxsackie-Viren besonders ungünstig bei Kindern, bei Erwachsenen sehr selten letaler Verlauf
- *Grundkrankheit*, z. B. Diphtherie
- *Abwehrkraft des Organismus.*

Überwiegend heilt eine Virusmyokarditis aus, es können aber auch noch über Jahre klinisch unbedeutende paroxysmale supraventrikuläre Tachykardien oder Extrasystolen nachweisbar sein. Die Entwicklung einer dilatativen Kardiomyopathie als Folge des chronischen Verlaufs der Myokarditis ist möglich. Der plötzliche Tod kann besonders bei hoher körperlicher Belastung, z.B. bei Sportlern, eintreten.

10.4.15 Arbeitsfähigkeit und Belastbarkeit

Körperliche Belastung ist in der akuten Phase kontraindiziert bzw. bei chronischer Myokarditis stark eingeschränkt. Es besteht auch eine starke bzw. mäßige Einschränkung bei Wahl des Berufes und der Freizeitbeschäftigung (WHO 1993). Die körperliche Trainingsintensität ist stark reduziert und sollte dosiert in Herzsportgruppen unter ärztlicher Aufsicht erfolgen.

Ist die Myokarditis jedoch ohne Defekt ausgeheilt, besteht in der überwiegenden Mehrheit eine normale Berufs- und Erwerbsfähigkeit (Barmeyer 1992). Sogar Berufe mit schwerer körperlicher Arbeit können wieder ausgeübt werden. Für alle Formen sollte eine 1- bzw. 2jährige kardiologische Verlaufsbeurteilung erfolgen.

10.5 Perikarditis (I 31.9)

„Keine ernsthafte Krankheit wird so häufig von den Praktikern übersehen wie die Perikarderkrankungen."

William Osler, 1892

10.5.1 Definition

Die Perikarditis ist eine akut oder chronisch verlaufende Entzündung des viszeralen und parietalen

Blattes des Perikards mit und ohne Ergußbildung sowie mit und ohne Tendenz zur Verwachsung und Verkalkung des Perikards.

10.5.2 Häufigkeit

Alle Formen der Perikarditis sind häufiger bei Männern als bei Frauen oder Kindern. Die Häufigkeit der Perikarditis ist im Sektionsgut mit 2–12% größer als klinisch erfaßbar (1%).

10.5.3 Akute Perikarditis (I 30.9)

➤ Definition

Die akute Perikarditis tritt als isolierte Erkrankung, im Rahmen einer Pankarditis oder als Teil einer anderen Grundkrankheit auf. Nach Art der Reaktion des Perikards sind zwei Formen mit unterschiedlicher klinischer Symptomatik zu differenzieren: **Pericarditis sicca** (Pericarditis fibrinosa) und **Pericarditis exsudativa** (pericardial effusion).

➤ Ätiologie

Die ätiologische Einteilung hängt von der Ursache des **Grundleidens**, als deren Komplikation die Perikarditis auftritt, und vom **Erregernachweis** ab (Tabelle 10.19).

➤ Pericarditis sicca (I 30.8)

Klinisches Bild

Fieber und **präkordiale Schmerzen**, die als stechend oder drückend empfunden werden, in die linke Schulter und den Nacken ausstrahlen können, lage- und atemabhängig sind sowie beim Schlucken und Husten verstärkt werden, prägen das klinische Bild der akuten Perikarditis.

Tab. 10.19: Ätiologie der akuten Perikarditis nach Spodick (1959)

Perikarditisform	Ursachen
I. idiopathisch	• unklar
II. infektiös	• Bakterien (auch Lues) • Viren • Pilze • parasitäre Erkrankungen
III. bei Kollagenkrankheiten	• rheumatisches Fieber • Lupus erythematodes disseminatus • Rheumatoidarthritis • Spondylitis ankylopoetica • Sklerodermie • Dermatomyositis • Panarteriitis nodosa
IV. als Überempfindlichkeitsreaktion oder Autoimmunprozeß	• Serumkrankheit • Postkardiotomiesyndrom • Postmyokardinfarktsyndrom (Dressler-Syndrom)
V. als Miterkrankung benachbarter Organe	• Myokardinfarkt • Myokarditis • Aortenaneurysma • Lungeninfarkt • Entzündliche Lungenerkrankungen • Erkrankungen des Ösophagus
VI. bei Stoffwechselerkrankungen	• Niereninsuffizienz • Myxödem • Cholesterin-Perikarditis • Addison-Krise • diabetische Ketoazidose
VII. bei Tumoren	• primär • sekundär
VIII. bei Traumen	• direkte Einwirkung – penetrierende Thoraxtraumen – Perforation des Ösophagus – Fremdkörper • indirekte Einwirkung – nicht-penetrierende Thoraxtraumen – Bestrahlungen

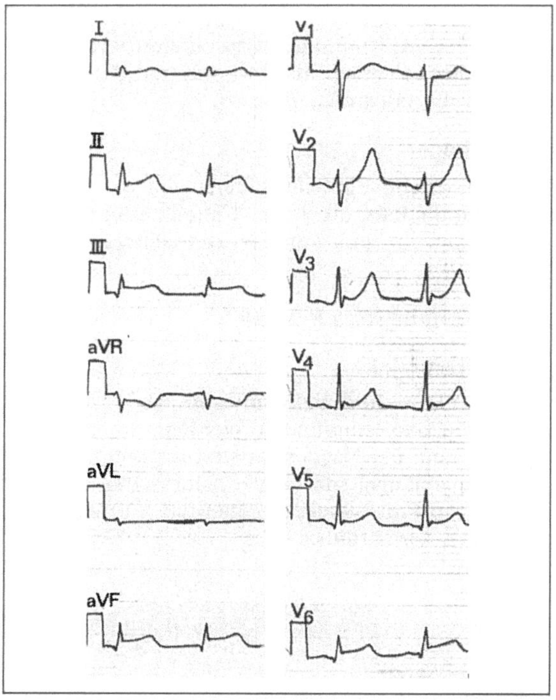

Abb. 10.3: EKG bei einem 39jährigen Patienten mit akuter fibrinöser Perikarditis

Manche Patienten können im Rahmen einer Virusinfektion (besonders Coxsackie-Virus) auch Skelettmuskelschmerzen haben. Das Fieber ist normalerweise bei Erwachsenen nicht hoch. Kinder können höhere Temperaturen haben. Es kann auch bei der Pericarditis sicca ein geringer, hämodynamisch nicht wirksamer Perikarderguß vorhanden sein.

Die Pericarditis sicca ist durch ein **Perikardreiben** am besten über 3 L 2 bis 4 L 2 als sog. „Hin- und Hergeräusch" oder auch „Lokomotivgeräusch" **auskultatorisch** gekennzeichnet. Mehr als 80% dieses Reibens sind am mittleren und unteren Sternalrand hörbar. Dieses Geräusch schließt aber einen kleinen Perikarderguß, der sich im Liegen an der Hinterwand befindet, nicht aus.

Das Perikardreiben kann oft flüchtig oder sehr leise sein, so daß täglich mehrmalige Auskultationen die Diagnose sichern helfen. Die Auskultation sollte bei tiefer In- und Exspiration sowie in verschiedenen Körperhaltungen ausgeführt werden. Sehr lautes Perikardreiben kann auch tastbar sein (Spodick 1985).

Die **Intensität** des Perikardreibens ist wechselhaft, tageszeitliche Schwankungen können festgestellt werden. Laut und relativ konstant ist das Perikardreiben bei Urämie.

Elektrokardiogramm

Die hervortretenden elektrokardiographischen Zeichen sind die ST-Elevation und die Q-Zacke.

Den elektrokardiographische Verlauf kann man in 4 Stadien einteilen (Spodick 1985):

1. konkave ST-Segment-Elevation in den meisten EKG-Ableitungen, die linke Ventrikel präsentieren I,II, aVL, aVF und V_3- V_6, Ableitung aVR zeigt immer eine ST-Strecken-Senkung.
2. In einer Übergangsphase kehrt die ST-Elevation zur isoelektrischen Linie zurück, und die T-Welle beginnt flach und negativ zu werden, während eine T-Wellen-Erhöhung in aVR und V_1 beobachtet wird.
3. Eine T-Wellen-Negativierung ist fast in allen, besonders aber linkspräkordialen Ableitungen vorhanden.
4. Das EKG kann sich fast total normalisieren.

Diese Veränderungen können binnen *Tagen* bzw. *Wochen* durchlaufen werden.

Unterschiede der akuten fibrinösen Perikarditis zum **akuten Myokardinfarkt** sind durch folgende EKG-Merkmale gegeben:

- Die ST-Elevation in den Extremitäten- und auch Brustwandableitungen hat *keine* spiegelbildliche ST-Strecken-Senkung in den gegenüberliegenden Ableitungen.
- Die T-Welle ist meist in den Einthoven-Ableitungen negativ.
- Eine ausgeprägte Q-Zacke ist selten vorhanden.

Es treten keine R-Zacken-Verluste über den rechtspräkordialen Ableitungen auf.

Echokardiogramm

Bei der Pericarditis sicca trägt die Echokardiographie nicht wesentlich zur definitiven Diagnose bei. Sie ist jedoch für die Verlaufsbeurteilung, Entstehung einer Exsudation bzw. Entwicklung einer myokardialen Beteiligung von Bedeutung. Im **PW-Doppler** kann ein restriktives Flußmuster transmitral hinweisend sein.

Röntgen-Thorax

In der Diagnostik der unkomplizierten Perikarditis ist die Röntgen-Thoraxaufnahme wenig aussagefähig. Sie bringt jedoch Informationen über die Struktur der Nachbarorgane und damit eine evtl. ursächliche Klärung der Perikarditis. Außerdem besteht ihre Bedeutung vor allem in der Verlaufsbeobachtung.

Blutchemische Untersuchungen

Die **Blutsenkungsgeschwindigkeit** ist beschleunigt. Das Blutbild weist eine der Höhe des Fiebers nahezu proportional verlaufende **Leukozytose** mit Linksverschiebung auf. Das **Fibrinogen** ist erhöht. Darüber hinaus sind je nach Grundkrankheit spezifische Laborparameter, wie Virus-Komplementbindungsreaktion, Herzantikörper, pathologisch verändert. Rheumatests fallen bei rheumatischer Genese in der Regel positiv aus. Bei urämischer Perikarditis sind die harnpflichtigen Substanzen im Serum erhöht.

Therapie

Für eine effektive Therapie der Perikarditis ist die **Klärung** der **Ursache** von größter Bedeutung. Ein akuter Myokardinfarkt und pyogene Prozesse sind auszuschließen und der Patient hinsichtlich der Entwicklung einer Herzbeuteltamponade streng zu überwachen. Es ist **strenge Bettruhe** bis zur Temperaturnormalisierung und Schmerzfreiheit einzuhalten.

Antientzündliche, zuerst nichtsteroidale Pharmaka, wie

- Acetylsalicylsäure (250 mg alle 3-4 Stunden) oder
- Indometazin (50 mg als Suppositorium alle 6 Stunden) oder
- Ibuprofen (600 mg alle 6 Stunden),

beseitigen größtenteils den Perikardschmerz.

Ist der Schmerz unter dieser Therapie nicht rückläufig, sind **Corticosteroide** in einer Initialdosierung von 60–80 mg/Tag indiziert. Nach 7–10 Tagen wird die Dosis schrittweise reduziert und zur Verhinderung eines Rezidivs bzw. einer Pericarditis constrictiva über einen Zeitraum von 3–6 Monaten weitergeführt.

Verlauf und Prognose

Die Pericarditis sicca heilt in der Regel folgenlos ab. Weiterhin sind leichte Verklebungen der Perikardblätter oder der Übergang in eine chronische Form mit Entstehung eines Perikardergusses oder einer Konstriktion mit und ohne Verkalkungen möglich. Es ist deshalb erforderlich, die Patienten nach dieser akuten Phase für 3–6 Monate einer klinischen, blutchemischen, elektrokardiographischen und echokardiographischen Kontrolle zu unterziehen.

➤ Idiopathische Perikarditis (I 30.0)

Definition

Die idiopathische Perikarditis ist eine seröse oder serofibrinöse Entzündung des Herzbeutels unklarer Genese. Die Diagnose ist nach Ausschluß anderer Ursachen wie infektiös, urämisch, im Rahmen von Kollagenosen zu stellen. Sie ist die **häufigste Form** der Perikarditis. Aufgrund des klinischen Verlaufs ist anzunehmen, daß eine Virusgenese (ohne Virusnachweis) vorliegt.

Klinisches Bild

Anamnestisch ist bei der Mehrzahl der Patienten ein respiratorischer Infekt eruierbar. Klinisch stehen präkordiale Druckschmerzen im Vordergrund. Im Zusammenhang mit der Schmerzsymptomatik tritt Fieber bis 39,5°C auf. Bei der regelmäßigen Patientenuntersuchung kann ein Perikardreiben erfaßt werden. Der Perikarderguß ist meist mäßig ausgeprägt und hämorrhagisch. Eine Herztamponade wird fast nie beobachtet.

Elektrokardiogramm

Die typischen EKG-Veränderungen sind im Krankheitsverlauf erfaßbar und zunächst wie bei der akuten Pericarditis sicca. Bei großem Perikarderguß kommt es dann zur Niedervoltage.

Echokardiogramm

Das Echokardiogramm zeigt einen Perikarderguß nach den bereits beschriebenen Kriterien unterschiedlichen Ausmaßes. Der Echokardiographie kommt vor allem Bedeutung in der Verlaufsbeobachtung zu (s. Abbildung 10.4, S. 295).

Röntgen-Thorax

Die Herzsilhouette ist je nach Ausmaß des Perikardergusses zeltförmig verbreitert.

Nuklearmedizinische Verfahren

Bei Verdacht auf eine stärkere Myokardbeteiligung sollte eine Antimyosinszintigraphie oder Galliumszintigraphie durchgeführt werden.

Therapie

Die medikamentöse Therapie ist wie bei Pericarditis sicca. Bei medikamentös schwer beeinflußbaren Rezidiven des Perikardergusses ist eine partielle Perikardektomie zu empfehlen.

➤ Bakterielle Perikarditis (I 30.1)

Definition

Die bakterielle Perikarditis ist die Folge einer akuten Besiedlung des Perikardraumes **meist** mit **gramnegativen Keimen** und **Staphylokokken**, heute seltener mit Streptokokken und Pneumokokken.

Klinisches Bild

Im Vordergrund des akuten Krankheitsgeschehens stehen Fieber und Tachykardie. Bei etwa 50% der Patienten hört man ein Perikardreiben. Eine arterielle Hypotonie ist meist nachweisbar.

Im wesentlichen wird aber das klinische Bild durch die **Sepsis** auslösenden Krankheitssymptome geprägt. Bei diesen Symptomen ist der Erregernachweis im Blut, Sputum, Urin erforderlich. Zusätzlich ist vom Perikardpunktat eine Zytologie notwendig, da auch eine Penetration eines Malignoms ins Perikard möglich ist (Kohl et al. 1999).

Therapie

Das **Perikardpunktat** ist auf seinen Eiweißgehalt und bakteriologisch zu untersuchen. Falls erforderlich, kann der Perikardraum **endoskopisch** betrachtet und Gewebe zur histologischen Untersuchung entnommen werden. Es sollte vor allem ein **Perikardkatheter** zur Drainage des Ergusses belassen werden. Eine systemische Antibiotikatherapie ist nach Antibiogramm durchzuführen. Gegebenenfalls ist eine

Perikardektomie besonders zur Verhinderung einer Konstriktion indiziert.

➤ Pericarditis tuberculosa (A 18.8)

In mitteleuropäischen Ländern ist die Tuberkulose zwar nicht häufig, aber in bestimmten sozialökonomischen Schichten und bei Patienten mit reduzierter Immunabwehr wie bei AIDS und langzeittherapierten Patienten mit Immunsuppressiva als Ursache nicht außer acht zu lassen. In Ländern der Dritten Welt ist die Erkrankungszahl in der Tendenz steigend.

■ Krankheitsbild

Die allgemeinen klinischen Symptome ähneln der der Lungentuberkulose. Es treten subfebrile Temperaturen, Nachtschweiß und Gewichtsverlust auf. Bei Perikarderguß kann es auch zur Herzbeuteltamponade kommen. Im Gegensatz zu anderen Formen treten hier seltener perikarditische Schmerzen und Perikardreiben auf. Häufiger ist auch ein Pleuraerguß vorhanden.

■ Therapie

Die Therapie sollte bereits bei klinisch hinreichendem Verdacht beginnen. Beim Abwarten der Kultur- und Histologie-Ergebnisse vergeht zu viel wertvolle Zeit.

Die Gabe von **Tuberkulostatika** über einen Zeitraum von mindestens 9 Monaten ist erforderlich. Dabei sollte in den ersten 3 Monaten eine Dreier- oder sogar Viererkombination gegeben werden.

Dazu wird Rifampicin mit Isoniazid, Pyrazinamid und ggf. Ethambutol kombiniert. Nach 8–14 Tagen kann zur tuberkulostatischen Therapie zusätzlich **Prednisolon** gegeben werden. Ist die Perikardergußmenge nicht medikamentös ausreichend beeinflußbar, ist die Anlage einer **Perikarddrainage** erforderlich. Neigt der Patient zu rezidivierenden Perikardergüssen oder zur Konstriktion, ist auch eine **Perikardektomie** in Erwägung zu ziehen.

➤ Pericarditis epistenocardica

Die Pericarditis epistenocardica ist eine akute fibrinöse Perikarditis im Rahmen des akuten Myokardinfarktes. Ausführlich dazu s. Kap. 12.16.11.

➤ Pericarditis uraemica (N 18.8)

Diese Perikarditisform entsteht als Folge der durch die Urämie ausgelösten Entzündung der serösen Häute und gehört somit in ein späteres Stadium des Nierenversagens. Dabei sind Patienten mit chronischem häufiger als die mit akutem Nierenversagen betroffen. Einen Zusammenhang mit bestimmten Serumkonzentrationen von Kreatinin oder Harnstoff besteht dabei nicht. Man findet sie häufiger bei Patienten zu Beginn einer Dialysebehandlung, bei unzureichend dialysierten sowie bei Patienten noch ohne Dialyse.

Subjektiv sind die Beschwerden oft gering. Auffällig sind jedoch die gestauten Halsvenen. In den Anfangsstadien ist ein typisches **Perikardreiben** hörbar. Durch den Perikarderguß kommt es schnell zur röntgenologisch und echokardiographisch erfaßbaren Zunahme der Herzgröße. Er ist in der Regel serös, serofibrinös oder hämorrhagisch. In seltenen Fällen ist die Herzbeuteltamponade das erste klinische Zeichen dieses Perikardergusses.

Unter Optimierung der Dialyse ist der Perikarderguß in der Regel rückläufig. Eine Perikardpunktion ist selten erforderlich, ein Verkleben der Perikardblätter nachfolgend möglich.

➤ Perikarditis bei Postkardiotomie-Syndrom (I 97.0)

Diese autoimmunreaktiv verursachte Perikarditis tritt innerhalb von 1–3 Wochen nach einem kardiochirurgischen Eingriff auf. Seine Häufigkeit wird mit 10–30% angegeben. Man findet dies bei Patienten mit erworbenen rheumatischen Herzfehlern häufiger als bei Patienten mit ischämischer Herzkrankheit.

■ Krankheitsbild

Schmerzen treten beim Atmen und retrosternal auf, wobei unmittelbar postoperativ durch den Wundschmerz verändert, die Schmerzangaben nicht immer dem klassischen Perikardschmerz entsprechen. Ein Pleuraerguß kann vergesellschaftet sein. Weiterhin kommt es zu Temperaturerhöhungen und zur Tachykardie.

■ Blutchemische Untersuchungen

Laborchemisch sind ein Anstieg der Blutsenkungsgeschwindigkeit und eine Leukozytose festzustellen. Herzantikörper können positiv werden.

■ Elektrokardiogramm

Im EKG ist eine Zunahme der T-Wellen-Negativierungen in den Brustwandableitungen meist bereits ab V_3 nachweisbar. Diese EKG-Veränderung spricht wahrscheinlich für die traumatische Läsion des Perikards und der Außenschichten des Myokards. Bei Patienten, die einen Herzklappenfehler rheumatischer Genese haben, können diese Kammerendteilveränderungen auch auf die Aktivierung des rheumatischen Prozesses hinweisen. Die EKG-Veränderungen sind innerhalb weniger Wochen rückläufig.

■ Echokardiogramm

Echokardiographisch ist ein Perikarderguß unterschiedlichen Ausmaßes, selten eine Herzbeuteltamponade nachweisbar. Der Echokardiographie kommt auch hier Bedeutung für die Verlaufsbeurteilung zu.

■ Röntgen-Thorax

Im Röntgen-Thorax ist eine Herzverbreiterung, gelegentlich auch eine pulmonale Infiltration zu erfassen.

Therapie

Eine spezifische Therapie ist nicht immer erforderlich. Bei länger bestehendem Fieber, Perikardreiben oder Perikarderguß können nichtsteroidale **Antirheumatika** wie Diclofenac oder Ibuprofen verabreicht werden. Sollte diese Therapie nicht erfolgreich sein, so ist die Gabe von **Corticosteroiden** etwa 60–80 mg/d, was etwa 1 mg/kg KG entspricht, in absteigender Dosierung über 2–4 Wochen indiziert (Tabelle 10.20). Ist ein Pleuraerguß bzw. eine Lungenaffektion nachweisbar, sollten zusätzlich **Antibiotika**, ggf. nach Antibiogramm, verabreicht werden. Falls der Patient zu diesem Zeitpunkt schon auf **Antikoagulantien** eingestellt sein sollte, ist diese Therapie zu unterbrechen.

In wenigen Fällen ist eine **Perikardpunktion** erforderlich. Der Erguß ist dann oft hämorrhagisch, hat einen vermehrten Eiweißgehalt und enthält lymphogranulozytäre Zellen.

Tab. 10.20: Hinweise zur Dosierung der Corticosteroide bei Perikarditis

- 1 mg/kg KG/die über 3 Wochen
- Reduzierung der Dosis um 5–10 mg/die im Wochenintervall bis 30 mg/die
- Weitere Reduzierung um 2,5 mg/Woche bzw. 5 mg/Woche

Therapiedauer: 12 bis 21 Wochen!

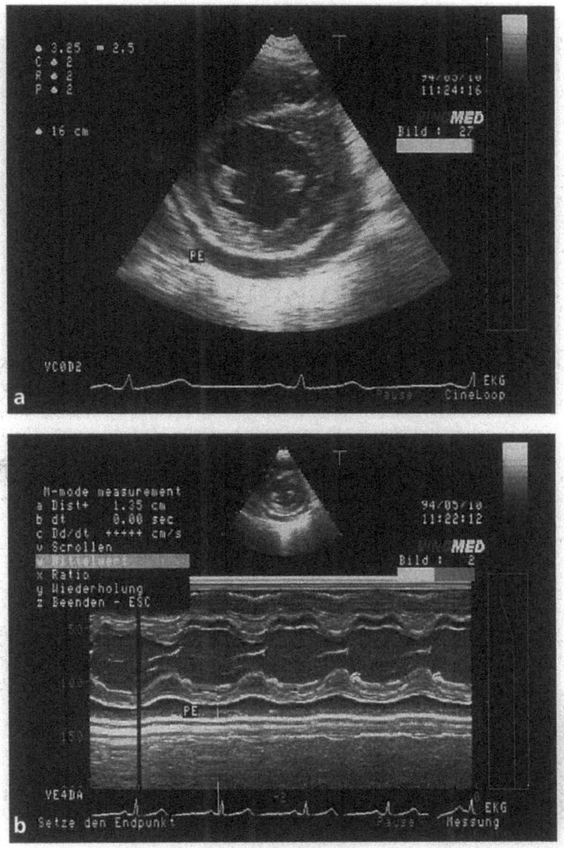

Abb. 10.4: Echokardiographische Darstellung eines Perikardergusses von 14 mm, a – in der kurzen Achse auf Papillarmuskelebene, b – im M-Mode in der Schnittebene

➤ Perikarditis bei Autoimmunkrankheiten

In diesem Formenkreis findet man eine Perikarditis am häufigsten bei Lupus erythematodes (20–30%), im Rahmen des rheumatischen Fiebers (10–20%) sowie bei Rheumatoidarthritis (2–3%).

Das **diagnostische Kriterium** ist auch hier das Perikardreiben und beim Lupus erythematodes vor allem der Perikarderguß. Eine Perikardpunktion oder -drainage kann dabei selten erforderlich werden. Die Therapie wird entsprechend dem Grundprozeß durchgeführt.

➤ Pericarditis exsudativa

Definition

Die Pericarditis exsudativa ist eine mit einer Flüssigkeitsansammlung im Perikardraum einhergehende entzündliche Reaktion des Perikards. Normaler Weise enthält der Perikardraum 50–100 ml Flüssigkeit.

Klinisches Bild

Eindrucksvolles Symptom der Pericarditis exsudativa ist die **Dyspnoe**, die meist frühzeitig einsetzt. Erhöhte Körpertemperatur kann vorhanden sein.

Bei der **Inspektion** findet man je nach Größe des Perikardergusses unterschiedlich gefüllte Jugularvenen. Bei einem großen Perikarderguß kommt es zur Tachypnoe. Der Herzspitzenstoß ist nicht sichtbar und nicht **palpabel**. Bei der **Perkussion** ist die Herzdämpfung verbreitert. Bei der **Auskultation** sind die Herztöne leise, und ein Perikardreiben ist nicht selten wahrnehmbar.

Die exakte Perikardergußmenge, die keine klinischen Zeichen der Herzkompressionen verursacht, ist nicht bekannt (Spodick 1985). Das **Ausmaß** des Perikardergusses bestimmt aber das klinische Bild.

Der **Perikarderguß** kann

- serös wie bei unspezifischer oder idiopathischer Perikarditis
- serofibrinös
- hämorrhagisch
- bakteriell-eitrig
- chylös
- cholesterolhaltig sein.

Elektrokardiogramm

Im EKG findet man eine periphere Niedervoltage sowie eine Änderung der elektrischen Herzachse in Abhängigkeit vom Ausmaß des Ergusses im Vergleich zum Vor-EKG. Bei **extremem Perikarderguß**

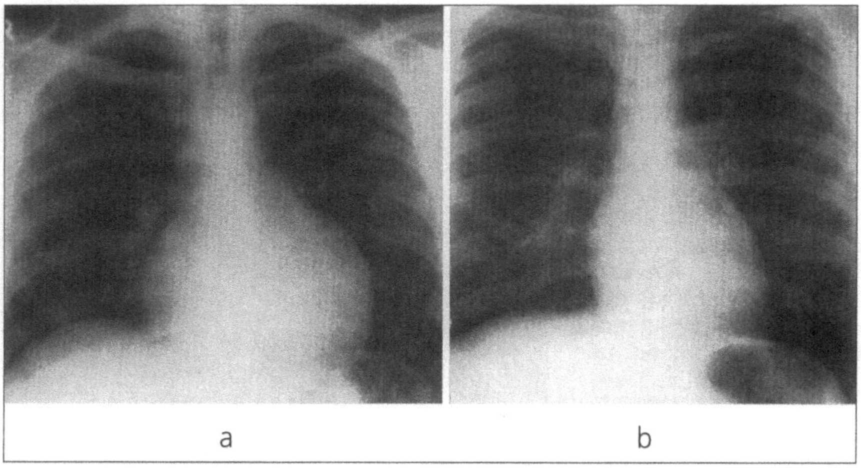

Abb. 10.5: Röntgen-Thorax: a – bei akuter Pericarditis exsudativa, b – nach Therapie

(„swinging heart") kann zusätzlich aufgrund der verschiedenen Lage des Herzens ein „**elektrisches Alternans**" vorhanden sein.

Echokardiogramm

Die Echokardiographie ist die sensitivste Methode zur Erkennung und Quantifizierung des Perikardergusses (Abbildung 10.4).

Mit der **2-D- und M-Mode-Technik** kann üblicherweise ein Perikarderguß exakt dargestellt und ausgemessen werden. In der M-Mode-Darstellung findet sich ein echofreier Raum zwischen dem viszeralen und perietalen Blatt des Perikards. Kleine oder mittlere Perikardergüsse stellen sich nur an der Hinterwand dar, die Erfassung eines konstanten echofreien Raumes auch im Vorderwandbereich weist auf einen Perikarderguß von etwa 300 ml und mehr hin.

Ist jedoch der Perikarderguß sehr ausgeprägt, findet man einen Flüssigkeitssaum um das Herz herum

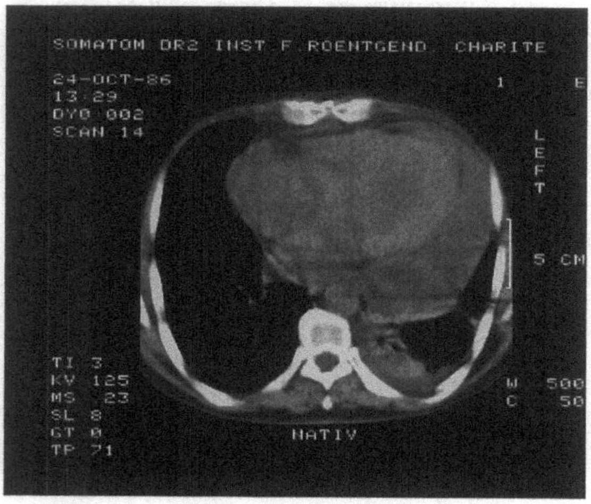

Abb. 10.6: MRT-Bild eines Patienten mit Perikarderguß. Nebenbefunde: geringer Pleuraerguß, Dystelektase links,

einschließlich hinter dem linken Vorhof von mehr als 10 mm. Ein **swinging heart** liegt vor, wenn in der 2-D-Darstellung systolisch-diastolische Schwingungen nach anterior-posterior sowie eine geringe Rotation um die Längsachse vorhanden sind. Das Herz nimmt also während jedes Herzzyklus eine andere Position ein.

Bei Exsudaten bzw. hämorrhagischen Ergüssen können **fadenförmige**, bewegliche Strukturen im Perikardraum sichtbar sein.

Beginnt der Perikarderguß sich fibrinös zu organisieren, so kommt es zunächst zur Darstellung von **homogenen Binnenechos** im Exsudat. **Strukturierte** Binnenechos, die vom Epikard zum Perikard reichen oder aber meist vom Epikard ausgehen und frei im Perikardraum flottieren, sind Fibrinstränge oder Verwachsungen durch Fibrinfäden. Sind fibrinöse **Verwachsungen** vorhanden, so stellen sie sich als eine in Systole und Diastole vorhandene, etwa 1–3 mm betragende epi-perikardiale Separation dar. Die Perikardblätter sind dann sehr echodicht.

Radiologische Untersuchungen

Bei Perikarderguß (mehr als 250 ml) findet man im **Röntgen-Thorax** eine Verbreiterung der Herzsilhouette nach beiden Seiten (Abbildung 10.5). Das Herz nimmt eine zeltförmige Figur ein. Daneben ist gelegentlich ein Pleuraerguß vorhanden.

Die Röntgen-Thoraxaufnahme kann aber einen wesentlichen diagnostischen Beitrag in der Erkennung der sich im Thorax befindlichen Grundkrankheit, z.B. Tuberkulose, Pneumonie, Malignom, leisten.

Aus dem **Computertomogramm** kann durch die Dichtebestimmung ein Hinweis auf die Beschaffenheit des Ergusses (blutig, serös) gewonnen werden.

Neben den radiologischen Untersuchungen kann man mit der **Magnetresonanztomographie** das Ausmaß des Perikardergusses bestimmen und assoziierte Befunde, wie Pleuraerguß, erfassen (Abbildung 10.6).

Komplikationen

Die Pericarditis exsudativa kann folgende schwerwiegende Komplikationen nach sich ziehen:

- Herzbeuteltamponade
- eitrige Perikarditis und Sepsis
- Pericarditis constrictiva.

Therapie

Ein Perikarderguß ohne klinisch manifeste Zeichen einer diastolischen Füllungsbehinderung mit Venenstauung und arterieller Hypotonie bedarf keiner Perikardpunktion.

Ist ein hämodynamisch bedeutsamer Perikarderguß ursächlich medikamentös nicht beeinflußbar, oder liegt eine Herzbeuteltamponade vor, muß eine **Perikarddrainage** angelegt werden. Wir bevorzugen dabei den subxiphoidalen Zugang. Der Pigtail-Katheter ist absolut steril zu halten und nach 3–4 Tagen zu entfernen oder zu wechseln, um eine Superinfektion zu vermeiden. Durchführung s. Kap. 8.5. Bei Rezidiven **Perikardektomie**.

➤ Herzbeuteltamponade (I 31.9)

Definition

Nimmt der Perikarderguß sehr schnell an Volumen zu, kann er zur **Herzbeuteltamponade** führen. Sie ist durch eine starke **diastolische Füllungsbehinderung** mit Störung der Herzfunktion gekennzeichnet.

Hämodynamik

Durch die Reduktion des Schlagvolumens steigt kompensatorisch die Herzfrequenz. Folglich sinkt der arterielle Druck. Der **periphere Puls** ist schnell und klein. Der venöse Druck steigt wegen der diastolischen Füllungsbehinderung an, was durch das Auftreten einer **Halsveneneinflußstauung** verdeutlicht wird.

Himelman et al. (1988) definierten die Herztamponade wie folgt:

- erhöhter Druck im rechten Vorhof von ≥ 12 mmHg mit Angleich des Pulmonalkapillardruckes,
- systolischer Blutdruck < 100 mmHg, der nach der Perikarddrainage um 20 mmHg und mehr steigt.

Aus hämodynamischer Sicht können drei Entwicklungsphasen unterschieden werden (Reddy et al. 1990):

Phase I
Der intraperikardiale Druck liegt noch unterhalb des links- und rechtsventrikulären Füllungsdruckes
Phase II.
Der intraperikardiale Druck gleicht sich dem rechtsventrikulären Füllungsdruck an.
Phase III
Der intraperikardiale Druck ist dem rechts- und linksventrikulären Füllungsdruck angeglichen.

Entwicklung

Hier ist zu unterscheiden, ob die Herzbeuteltamponade durch eine **schnelle** Flüssigkeitszunahme oder **langsam** verursacht wurde. Erstaunlicherweise sind Patienten mit **chronischem**, auch größerem Perikarderguß relativ beschwerdefrei, während es bei einer **akuten** Zunahme zum dramatischen Bild der Herzbeuteltamponade kommt.

Bei **akuter Herzbeuteltamponade** infolge einer **Blutung**

- nach Operationen am Herzen und der großen Gefäße,
- nach Herzwandruptur als Komplikation des Myokardinfarktes,
- bei Aneurysma dissecans der Aorta,
- durch penetrierende und nicht-penetrierende Thoraxtraumen (Unfälle, nach Messerstecherei, Schußverletzungen),
- bei intrathorakalem Tumor,
- iatrogen bei invasiver Diagnostik

steht das **Schockbild** im Vordergrund.

Es kommt dadurch zu einem zunehmenden Druckangleich zwischen der Herzkammer und dem Perikardraum. Durch eine Erhöhung des intraperikardialen Druckes auf 20–30 mmHg ist eine adäquate Füllung der Herzkammer nicht mehr gegeben, das Auswurfvolumen ist reduziert und ein akuter Herzkreislaufstillstand möglich. Bereits Blutmengen von 150–200 ml können dieses klinische Bild auslösen.

Bei der **chronischen Herzbeuteltamponade** hingegen ergibt sich lediglich wegen der rezidivierenden Perikardergüsse die Notwendigkeit einer wiederholten Perikardpunktion oder -drainage. Die subjektiven Symptome stehen oft nicht im Verhältnis zum Ausmaß des Perikardergusses, der bei langsamer Entwicklung bis zu 3000 ml betragen kann.

Klinisches Bild

Es treten

- Schwindelgefühl bis zu Synkopen
- Atemnot
- prall gefüllte Jugularvenen, erhöhter venöser Druck
- Blässe, Zyanose
- niedriger systolischer Blutdruck mit kleiner Blutdruckamplitude auf.

Bei der **Palpation** des Pulsus findet man einen **Pulsus paradoxus** (**Kussmaul-Puls**). Er ist klein, flach, schnell (> 100/min) und unregelmäßig tastbar. Diese Unregelmäßigkeit ist atemabhängig. Die normalerweise während des Inspiriums vorhandene Blutdrucksenkung wird bei Füllungsbehinderung weiter verstärkt und beträgt zwischen 10 und 20 mmHg. Die Blutdruckamplitude ist klein. Dieses Phänomen kann bei Pericarditis exsudativa als Kriterium der Entwicklung gelten.

Die **Herztöne** sind sehr leise. Auch hier kann man

ein **Perikardreiben** bei bis zu 70% der Fälle hören. Der **Herzspitzenstoß** ist nicht tastbar. Bei Patienten mit Links- oder Rechtsherzhypertrophie kann trotz einer schweren Herzbeuteltamponade kein **Pulsus paradoxus** festgestellt werden (Spodick 1959).

Elektrokardiogramm

Im **Vergleich** zum **Vor-EKG** findet man
- Niedervoltage
- Veränderung des Herzlagetyps
- ST-Strecken-Elevation,
- PQ-Segment-Senkung,
- elektrisches Alternans des QRS-Komplexes, der P- und T-Welle bei 10–20%.

Echokardiogramm

Das **2-D-Bild** und die **Doppler-Untersuchung** bringen entscheidende diagnostische Merkmale wie die paradoxe Septumbewegung und starke Vergrößerung des rechten Ventrikels während der Inspiration. Mit dem Beginn der Inspiration wird der Fluß an der Trikuspidalklappe deutlich erhöht und der Mitralklappe reduziert. Es findet sich ein diastolischer Kollaps des rechten Vorhofes und Ventrikels. Dies ist ein sehr sensitives, frühes Zeichen in der Entwicklung der Herztamponade, hat aber eine geringe Spezifität.

Ein weiteres sensibles echokardiographisches Zeichen der Perikardtamponade ist die Blutüberfüllung (**Plethora**) im venösen Kreislauf, die durch eine signifikant geringe Abnahme (< 50%) des Durchmessers der proximalen V. cava inf. während der tiefen Inspiration gekennzeichnet ist.

Die Plethora bei Perikarderguß (Himelman et al. 1988) ist
- verbunden mit erhöhtem rechtsventrikulärem Füllungsdruck,
- sensitiver, aber weniger spezifisch für die Herzbeuteltamponade als der rechtsatriale oder rechtsventrikuläre Kollaps oder die Erweiterung der V. jugularis bei der körperlichen Untersuchung,
- prognostisch von Bedeutung.

Radiologische Untersuchungsmethoden und Magnetresonanztomographie

Für die Diagnostik und Therapieentscheidungen bei **akuter** Herzbeuteltamponade kommt den radiologischen Methoden aus zeitlichen Gründen keine Bedeutung zu. Bei **langsam zunehmender** Herzbeuteltamponade hingegen können sie wertvolle Informationen liefern. Im **Röntgen-Thorax** sind wie bei der Pericarditis exsudativa ein zeltfömiger Herzschatten und eine Aufspreizung der Bifurkation der Trachea im dv-Bild vorhanden. Die V. cava superior ist erweitert, die Pulmonalgefäße sind schmal. Im Seitenbild ist das Peri-Epikard verbreitert.

Sowohl in der **Computertomographie** als auch in der **Magnetresonanztomographie** finden sich detaillierte Informationen. Der Perikarderguß reicht um das gesamte Herz herum, die Ventrikel und Vorhöfe erscheinen schmal und verkleinert. Das Durchmesserverhältnis zwischen V. cava superior zur Aorta, descendens in gleicher Höhe ist > 1:4 und der V. cava inferior zur entsprechenden Abschnitt der Aorta descendens > 2:1 (Rienmüller 1990).

Therapie

Die Therapie besteht in der Anlage eines Perikardkatheters. Methodik s. Kap. 8.5, Therapie der Grundkrankheit und Beseitigung der Ursachen.

10.5.4 Chronische Perikarditis (I 31.9)

➤ Definition

Als chronische Perikarditis ist eine entzündliche Veränderung des Perikards definiert, die länger als 3 Monate anhält (Spodick 1959). Die Pericarditis constrictiva ist eine **besondere Verlaufsform** der chronischen Perikarditis mit Verdickung, Verklebung und Verschwielung des Perikards. Bei etwa 40–50% der Patienten (eigene Patientenzusammenstellung) kommt es zu Verkalkungen (**Pericarditis calcarea**, Panzerherz).

Von der Pericarditis constrictiva sind folgende **Formen der chronischen Perikardveränderungen** abzugrenzen:

- **Pericarditis adhaesiva**

Bei dieser Form bestehen Verwachsungen zwischen dem Perikard und dem Herzen oder zwischen dem Perikard und den benachbarten Thoraxorganen. Die Pericarditis adhaesiva unterscheidet sich von der Pericarditis constrictiva dadurch, daß sie selten mit hämodynamischen Veränderungen oder kardialen Symptomen einhergeht.

- **Concretio cordis**

Die Concretio cordis ist eine ausgedehnte Verwachsung zwischen dem parietalen und viszeralen Perikardblatt. Sie kann zur vollständigen oder teilweisen Obliteration der Perikardhöhle führen und ist eine häufige Ursache der Pericarditis constrictiva.

- **Accretio cordis**

Die Accretio cordis ist eine Verwachsung des Perikards mit den benachbarten extrakardialen Gebilden. Sie zieht gewöhnlich keine hämodynamischen Folgen nach sich.

- **Mediastinoperikarditis**

Die Mediastinoperikarditis ist eine Form der Accretio cordis, bei der ausgedehnte mediastinale Verwachsungen mit einem verdickten Perikard vorhanden sind. Es ist bisher nicht bewiesen, daß diese Verwachsungen zu Herz-Kreislauf-Veränderungen führen.

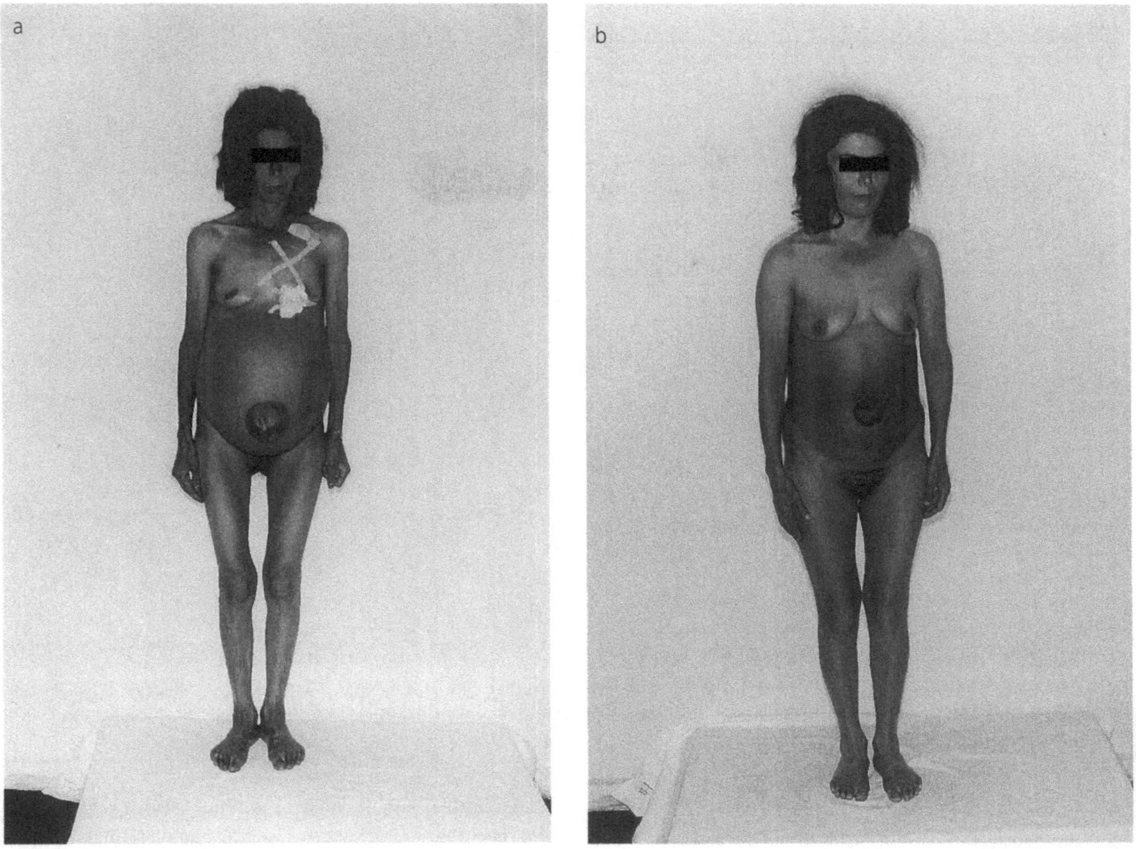

Abb. 10.7: 32jährige Frau mit Pericarditis constrictiva. a – präoperativ, ausgeprägter Aszites, große Nabelhernie, kardiale Kachexie, b – 10 Wochen nach Perikardektomie mit intercostalem Zugang links.

➤ Pericarditis constrictiva (I 31.1)

■ Ätiologie

In früheren Jahren war die **Tuberkulose** die führende Ursache. Dies gilt heute noch für Länder der Dritten Welt, in denen die Tuberkulose nach wie vor eine wesentliche Rolle spielt. In den Industrieländern macht sie weniger als 20% aus. In den meisten Fällen ist die Ätiologie unklar. Besonders Perikarditiden mit hämorrhagischem Erguß neigen zur Entwicklung einer Konstriktion. Weiterhin kommen die chronische Hämodialyse sowie metastatisch bedingte Infiltrationen des Perikards, vor allem durch Mammakarzinom und Morbus Hodgkin, Strahlentherapie, herzchirurgische Eingriffe als Folge eines Hämoperikards als Ursache in Betracht. Eine Pericarditis constrictiva entwickelt sich bei 0,2–0,3% aller kardiochirurgischen Operationen (Cimino et al. 1989). Bei unseren ausgewerteten 62 Patienten mit Pericarditis constrictiva fanden wir ursächlich jeweils bei 13% Tuberkulose und Rheumatismus, bei jeweils 3% postoperativ, traumatisch und eitrige Ursachen. Bei 68% war die Ursache unklar. Dies ist in Übereinstimmung mit anderen Mitteilungen (Cameron et al. 1987).

■ Hämodynamik

Die Pericarditis constrictiva ist durch das Bild der **diastolischen Füllungsbehinderung** charakterisiert (s. Abbildung 10.10, S. 302).

Dadurch kommt es zu einer Erhöhung des diastolischen Druckes in allen Herzhöhlen. Die diastolische Druckkurve des Ventrikels ist durch ein Dip und ein Plateau gekennzeichnet. Je nach Höhe dieses Plateaus wird die Förderleistung herabgesetzt. Nach eigenen Untersuchungen betrug der Herzindex 4,5 $l/min/m^2$ bei einem diastolischen Plateau bis 10 mmHg und bei 2,1 $l/min/m^2$, wenn das Plateau > 20 mmHg lag (Parsi et al. 1965). Diese diastolische Füllungsbehinderung führt auch zu einer pulmonalen Hypertonie, deren Höhe mit der Höhe des diastolischen Plateaus korreliert. Der systolische Pulmonalarteriendruck betrug bei einem diastolischen Plateau < 10 mmHg 38 mmHg, bei einem Plateau > 20 mmHg 66 mmHg. Durchschnittlich liegt aber der pulmonalarterielle Mitteldruck um 25 mmHg, und der Pulmonalgefäßwiderstand ist normal. Es kommt im großen Kreislauf zu einer ausgeprägten venösen Stauung mit den entsprechenden klinischen Erscheinungen.

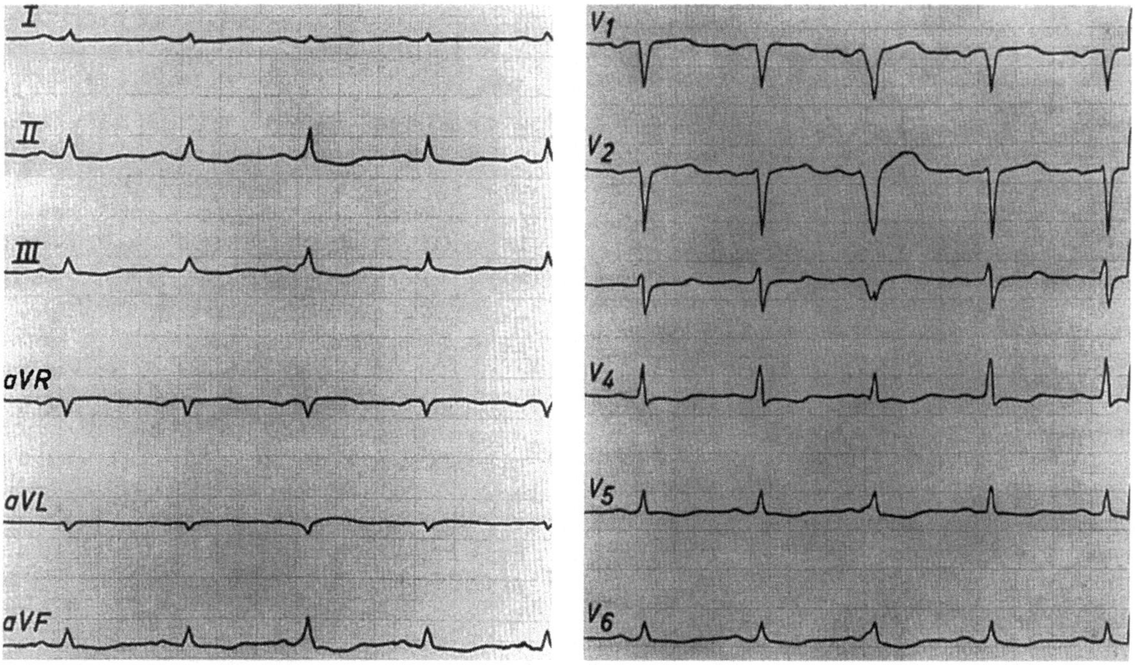

Abb. 10.8: EKG einer 32jährigen Patientin mit Pericarditis constrictiva. Sinusrhythmus, 1 Extrasystole, Niedervoltage in den peripheren und Brustwandableitungen, angedeutetes P-sinistroatriale, ST-Strecken-Senkungen über den Ableitungen II, III und linkspräkordial. Eichung 1 cm = 1 mV.

Klinisches Bild

Neben den relativ **unspezifischen subjektiven Symptomen** wie Müdigkeit (79%), Belastungsdyspnoe (70%), Ruhedyspnoe (22%), Völlegefühl (43%), Herzschmerzen (25%), Schwindelgefühl (27%), Synkopen (9%) und Schweißausbrüche (8%) wird das klinische Bild in erster Linie von den Zeichen der **Einflußstauung** geprägt. Sie verursacht im **Abdominalbereich** vorwiegend einen stark aufgetriebenen Leib und Schmerzen im Epigastrium (37%) sowie unter dem rechten Rippenbogen als Folge der Leberkapselspannung. Die Prozentangaben sind Ergebnis eigener Untersuchungen.

Bei der **Inspektion** fallen eine leichte periphere Zyanose, Zunahme des Bauchumfanges, der vom angedeuteten bis zum extremen Aszites mit Nabel- und Leistenhernie reichen kann, eine starke Halsveneneinflußstauung oder eine kardiale Kachexie auf (Abbildung 10.7). Gelegentlich sind bei stärkeren pleuroperikardialen Adhäsionen Thoraxeinziehungen über dem Herzen oder asymmetrische Atembewegungen sichtbar.

Palpatorisch sind Hepatomegalie und Aszites erfaßbar. Periphere Ödeme sind in der Regel nicht ausgeprägt. Es ist meist ein **Pulsus paradoxus** an der A. radialis palpabel. Der **arterielle Blutdruck** ist infolge eines reduzierten Schlagvolumens erniedrigt mit kleiner Amplitude. Der venöse Druck ist deutlich erhöht, was durch eine Halsveneneinflußstauung gekennzeichnet ist.

Auskultatorisch sind eine Tachykardie als Kompensationsmechanismus bei kleinem Schlagvolumen und leisere Herztöne erfaßbar. Der II. Herzton über 2 L 2 als Ausdruck der pulmonalen Hypertonie ist gespalten und II_P betont. Über der Herzspitze ist ein Extraton, der **Perikardton**, der oft mit dem Mitralöffnungston verwechselt wird, hörbar. Daher entsteht auch die Verwechslung mit der Mitralstenose.

Die Pericarditis constrictiva ist sehr selten mit erworbenen oder angeborenen Herzfehlern verbunden.

Bei Hepatomegalie und Aszites mit mäßiger Dyspnoe mit und ohne Herzvergrößerung ist stets an eine Pericarditis constrictiva zu denken!

Häufigste **Fehldiagnosen** sind:

- Leberzirrhose
- Mitralklappenstenose
- Vorhofseptumdefekt
- Angina pectoris, akuter Myokardinfarkt
- Restriktive Kardiomyopathie.

In seltenen Fällen kann auch durch die Einschnürung der Pulmonalarterie eine Pulmonalklappenstenose imitiert werden.

Laborchemische Methoden

Von den laborchemischen Parametern ist bei länger bestehender Pericarditis constrictiva nur die Serumelektrophorese verändert. Es besteht eine Hypalbuminämie.

Elektrokardiogramm

Nach eigenen Untersuchungen (Kanehl et al. 1966) sind folgende elektrokardiographische Veränderungen vorhanden (Abbildung 10.8):

- Abflachungen oder Negativierungen der T-Welle in den Standardableitungen bei ca. 90% der Fälle.
- ST-Strecken-Senkung findet man bei ca. 63% der Patienten sowohl in den Extremitäten- als auch den Brustwandableitungen, der überwiegende Anteil (42%) ist linkspräkordial nachweisbar.
- Ein P-sinistroatriale ist bei ca. 85% der Patienten mit Sinusrhythmus vorhanden.
- Eine Niedervoltage fand sich bei 39% in den Standardableitungen, bei 32% in den Brustwandableitungen sowie bei 21% in beiden, besonders häufig bei schwerer diastolischer Füllungsbehinderung.
- 29% der Patienten, besonders ältere, haben eine absolute Arrhythmie.
- 2/3 der Patienten zeigten einen Steil- bzw. Rechtstyp.

Die Schwere dieser Veränderungen steht in direkter Beziehung zum Grad der diastolischen Füllungsbehinderung. Ebenfalls können diese elektrokardiographischen Zeichen **postoperativ** zur Beurteilung der Operationsergebnisse dienen.

Röntgen-Thorax

Die Herzsilhouette kann klein, normal oder vergrößert sein. Eine Herzvergrößerung kann bei etwa der Hälfte der Patienten beobachtet werden.

Die **Herzvergrößerung** bei Pericarditis constrictiva kann unterschiedlich verursacht sein:

- Perikarderguß, häufig gekammert
- extreme Perikardverdickung
- vorbestehende Ventrikeldilatation oder -hypertrophie.

Der linke Vorhof ist gewöhnlich vergrößert, deshalb ist auch röntgenologisch eine Verwechslung mit Mitralstenose gegeben!

Eine **Kalkschale** ist bei etwa der Hälfte der Patienten und häufiger bei Pericarditis tuberculosa vorhanden. Die Kalkablagerungen, die sich in den schrumpfenden Bindegewebsmassen befinden, können das Herz panzerartig umschließen. Meist jedoch sind sie plaqueförmig, spangenartig oder reifenähnlich. **Prädilektionsstellen** sind Exsudatreste im diaphragmalen Teil des Perikardsackes und in Vertiefungen der Herzoberfläche. Deshalb sind diese Kalzifizierungen (Abbildung 10.9) häufiger im seitlichen Bild in der AV-Grube und entlang der anterioren und diaphragmatischen Fläche des rechten Ventrikels erfaßbar.

Ein **Pleuraerguß** ist meist vorhanden. Weiterhin können Kerley-Linien (Typ B) und pulmonale Infiltrationen nachweisbar sein. Ein echtes Lungenödem ist ausgesprochen selten.

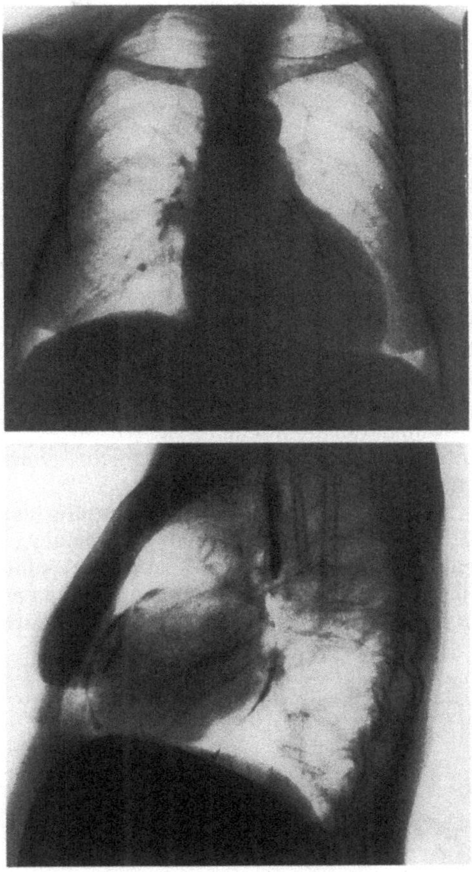

a

b

Abb. 10.9: Partielle Kalzifizierung des Perikards bei Pericarditis constrictiva, a – im dv-Strahlengang, b – in seitlicher Aufnahme

Die **Durchleuchtung** ist behilflich zur Abgrenzung des Perikardkalkes von Verkalkungen anderer Lokalisation, wie in der Wand eines Ventrikelaneurysmas oder -thrombus, Verkalkungen in der Mitral- oder Aortenklappe, im Mitralklappenring oder in den Koronararterien.

Computertomographie und Magnetresonanztomographie

Eine Pericarditis constrictiva kann nach Rienmüller (1990) angenommen werden, wenn folgende diagnostische Kriterien im CT oder MRT nachweisbar sind:

- Verbreiterung des Epiperikards mit und ohne Verkalkung, dabei hat eine Verdickung > 3 mm bereits eine hohe Sensitivität (Sechtem et al. 1991, Masui et al. 1992).
- Einengung eines oder beider Ventrikel
- Erweiterung eines oder beider Vorhöfe

- Verhältnis des Durchmessers der V. cava sup. und inf. zum entsprechenden Abschnitt der Aorta descendens > 1:4 bzw. 2:1.

Echokardiogramm

Ein wesentliches Zeichen der Perikardverdickung bei Pericarditis constrictiva im M-Mode sind zwei parallele Linien, die das viscerale und parietale Blatt des Perikards darstellen. Zwischen beiden Blättern befindet sich ein Spalt von mindestens 1 mm.

Weiterhin fallen eine reduzierte Beweglichkeit des linksventrikulären posterioren Wandendokards von weniger als 1 mm und eine abnorme Beweglichkeit des interventrikulären Septums auf, sichtbar als systolisches Flattern und abrupte Bewegung nach posterior in der frühen Diastole. Die Kombination dieser echokardiographischen Zeichen, die bei 75% der Patienten mit Pericarditis constrictiva vorhanden sind, macht die Diagnose sicher.

Der Beitrag der **2-D-Echokardiographie** besteht in der Darstellung des immobilen und dichter erscheinenden Perikards, der Vergrößerung des rechten und linken Vorhofes, der Vorwölbung des interventrikulären Septums in den linken Ventrikel während der Inspiration, im Nachweis der frühen diastolischen Füllung sowie der Dilatation der Lebervenen und der V. cava inferior.

Im **CW-Doppler** findet man eine atemabhängige Veränderung des linksventrikulären Einstroms.

a

b

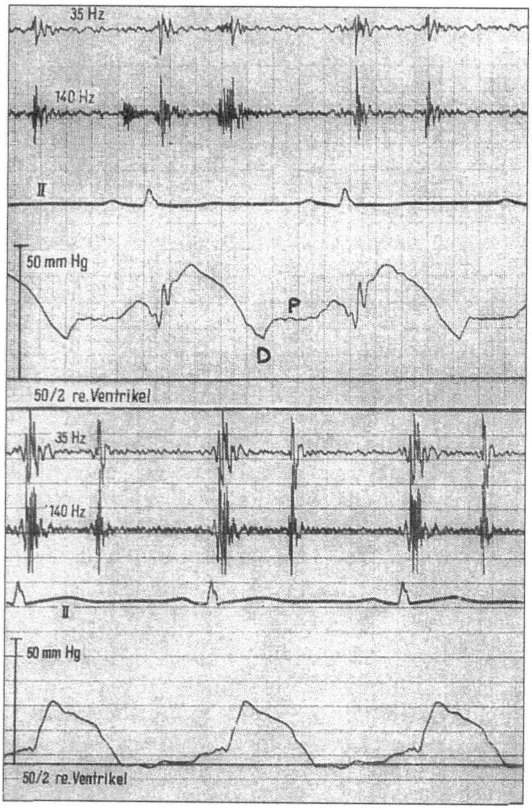

Abb. 10.10: Druckkurven des rechten Ventrikels simultan aufgezeichnet mit EKG und PKG bei Pericarditis constrictiva bei einem 19jährigen Patienten. a – präoperativ, mit diastolischem Dip und Plateau und b – postoperativ, vollständige Normalisierung der Druckkurve, D – Dip, P – Plateau

Venendruckmessung und Venenpulsschreibung

Der venöse Druck ist erhöht und beträgt in der Regel mehr als 20 cm Wassersäule. Die Venenpulskurve ist mit einer M- oder W-Form charakteristisch verändert. Man findet eine hohe a- und v-Welle sowie einen frühdiastolischen Kollaps, die y-Welle. Sie hat einen steilen Abstieg, der dem rapiden Druckabfall im Vorhof und der Füllung des rechten Ventrikels entspricht.

Herzkatheterisierung

Die Rechts- und Linksherzkatheterisierung mit eingehenden hämodynamischen Messungen erfüllt folgende Aufgaben:

- Nachweis eines erhöhten diastolischen Druckes und Plateaubildung
- Messung von Schlagvolumen und Herzindex
- Messung der systolischen Funktion des linken Ventrikels
- Differenzierung zwischen Pericarditis constrictiva und restriktiver Kardiomyopathie.

Die Vorhofdruckkurve erscheint infolge der Plateaubildung in M- oder W-Form. Die diastolische Druckkurve ist durch ein diastolisches Dip und Plateau gekennzeichnet (Abbildung 10.10). Die diastolischen Druckwerte im rechten und linken Vorhof sind annähernd gleich. Der enddiastolische Druck des rechten Ventrikels beträgt mindestens ein Drittel des systolischen rechtsventrikulären Druckes. Es bestehen nur geringe Druckunterschiede zwischen dem diastolischen Pulmonaldruck, dem rechten Ventrikel sowie dem Mitteldruck im rechten Vorhof und in der V. cava inferior und superior. Während der Atemphasen sind keine oder nur geringe Druckschwankungen nachweisbar.

Abgrenzung zur restriktiven Kardiomyopathie s. Kap. 6.3.5.

Zusammenfassend muß bei der Befundkonstellation der Tabellen 10.21 und 10.22 an das Vorliegen einer Pericarditis constrictiva gedacht werden.

Eine Mischform aus Erguß und Konstriktion wurde 1971 von Hancock als **effusive-konstriktive Perikarditis** beschrieben, bei der nach erfolgreicher Perikardpunktion die hämodynamischen Merkmale der diastolischen Füllungsbehinderung bestehenbleiben. Dies ist möglicherweise durch den Verlust der Dehnbarkeit des Perikards bedingt.

Therapie

Die Pericarditis constrictiva ist eine progressiv fortschreitende Erkrankung. Da sich weder die Perikardverdickung zurückbildet noch die klinischen und hä-

Tab. 10.21: Wichtige klinische und hämodynamische Merkmale bei Pericarditis constrictiva

Klinische Symptome	Hämodynamische Veränderungen
• therapeutisch wenig beeinflußbare venöse Stauung besonders bei Jugendlichen • häufig kleines Herz • relative Beschwerdefreiheit in Ruhe • gering ausgeprägte oder fehlende Ödeme der unteren Extremitäten stehen nicht in Beziehung zum Aszites und zur Hepatomegalie • Pulsus paradoxus • gestaute Halsvenen mit diastolischem Kollaps und inspiratorischer Schwellung • besonders morgendliche venöse Stauung und evtl. Gesichtsödeme • Perikardton mit simultaner tastbarer oder sichtbarer diastolischer Herzspitzenbewegung (diastolisches Schlagen) • I. Herzton gering abgeschwächt, II. Herzton betont • niedriger systolischer Blutdruck mit kleiner Amplitude	• erhöhter Venendruck (> 20 cm Wassersäule) • erhöhter Mitteldruck und enddiastolischer Druck in den Herzhöhlen • diastolischer Dip und Plateau in der Ventrikeldruckkurve • M- oder W-Form der Vorhof- oder Venendruckkurve • pulmonale Hypertonie • etwa gleiche Druckhöhe in beiden Vorhöfen • kleine Druckdifferenz zwischen diastolischem Druck in der A. pulmonalis, rechtem Ventrikel und Mitteldruck im rechten Vorhof und in dem Vv. cavae • der enddiastolische Druck ist etwa 1/3 des systolischen Druckes im rechten Ventrikel • wenige oder keine Druckveränderungen während der Atemphasen

Tab. 10.22: Diagnostik der Perikarditiden

Anamnese	„grippaler" Infekt
Subjektive Beschwerden	atemabhängige Schmerzen, Fieber, evtl. Herzrhythmusstörungen
Klinische Untersuchung	Halsveneneinflußstauung, Herzvergrößerung
Auskultation	P. sicca: Perikardreiben P. exsudativa: HT abgeschwächt, III. HT P. constrictiva: Perikardton,
EKG	P. exsudativa: Amplitudenreduktion, besonders in den Extremitätenableitungen, elektrischer Alternans bei großer Ergußmenge P. constrictiva: Amplitudenreduktion, ST-Strecken-Senkungen, T-Wellen-Abflachung, bei 30 % absolute Arrhythmie
Echokardiographie	P. sicca: fibrinöse Auflagerungen P. exsudativa: Messung der epi- perikardialen Separation, evtl. Organisierung (Fibrinfäden) P. constrictiva: Perikarddickenbestimmung, evtl. Kalknachweis, diastolische Füllungsbehinderung
Röntgen-Thorax	P. sicca: ohne zusätzliche Informationen P. exsudativa: Herzvergrößerung (ab 400–500 ml Perikarderguß), abgeschwächte Pulsationen P. constrictiva: Herz relativ klein (etwa bei 50 % der Patienten), häufig Kalkeinlagerung (Kalkschale)

modynamischen Veränderungen positiv beeinflußbar sind, ist die Therapie der Wahl eine **Resektion des Perikards**. Seit dem Einsatz der Herz-Lungen-Maschine und der medianen Sternotomie zur Durchführung der Perikardektomie sind sowohl die **Langzeitergebnisse** besser als auch die Operationsletalität gesunken. Diese betrug noch Anfang der 70er Jahre 4–23%, heute etwa 4–6%. Diese Operationstechnik erlaubt eine maximale Mobilisierung des Herzens und eine extensive Perikardektomie vom N. phrenicus der einen bis zum N. phrenicus der anderen Seite.

Auf die Verletzbarkeit der dünnen Vorhofwände sowie der epikardialen Venen und Arterien ist bei der Perikardektomie zur Vermeidung von Komplikationen zu achten.

Die Operation sollte bei sicherer Diagnose bereits **frühzeitig** indiziert werden, um Leberfunktionsstörungen, die kardiale Kachexie, eine ausgedehntere Perikardverkalkung und myokardial bedingte Herzfunktionsstörungen zu vermeiden.

Bei **tuberkulös** bedingter Pericarditis constrictiva muß 2–4 Wochen vor der Operation eine tuberkulostatische Kombinationstherapie begonnen werden, die postoperativ noch 6–12 Monate fortgesetzt wird.

Die hämodynamische Verbesserung nach der Operation kann unmittelbar eintreten, aber auch Wochen bis Monate dauern. Diese verzögerte Verbesserung tritt meist bei Patienten mit unvollständiger Perikardektomie mit Einbeziehung des Myokards in den kalzifizierenden und entzündlichen Prozeß sowie epikardialer Sklerosierung auf. Bei **nicht-operablen Patienten** sowie postoperativ ungenügender hämodynamischer Verbesserung ist eine medikamentöse Unterstützung durch Diuretika sowie eine Kochsalzrestriktion indiziert.

■ Prognose

Die Prognose hängt u. a. vom Grad der Schädigung des Myokards ab und ist ohne Operation sehr ungünstig. Wir überblicken Patienten, die noch 20 Jahre nach der Operation beschwerdefrei ihrem Beruf nachgehen.

10.5.5 Arbeitsfähigkeit und Belastbarkeit

Die Arbeitsfähigkeit und Belastbarkeit der Patienten sind von der Ätiologie und Verlaufsform der Perikarditis abhängig. In der akuten und subakuten Phase der Erkrankung ist jegliche körperliche Belastung zu vermeiden. Drei Monate nach Normalisierung der klinischen und paraklinischen Befunde und Stabilisierung der Herz-Kreislauf-Situation ist die Arbeitsfähigkeit in einer Tätigkeit mit leichter körperlicher Belastung gegeben.

Bestehen bei Pericarditis constrictiva Zeichen der diastolischen Füllungsbehinderung mit Hepatomegalie, Aszites, Halsveneneinflußstauung, besteht Arbeits- und Erwerbsunfähigkeit. Nach erfolgreicher Operation ist die Arbeitsfähigkeit in Berufen mit leichterer bis mittlerer körperlicher Belastung etwa 3–4 Monate später gegeben.

Die weiteren kardiologischen Verlaufskontrollen sollen je nach Perikarditisform individuell festgelegt werden.

10.6 Kawasaki-Krankheit (M 30.3)

10.6.1 Definition

Die Kawasaki-Krankheit, die auch als mukokutanes Lymphknoten-Syndrom bezeichnet wird, ist eine erstmals in Japan 1967 durch Kawasaki beschriebene passagere Dilatation der Koronararterien unbekannter Ätiologie, die vor allem bei Kindern auftritt. Dabei sind Jungen:Mädchen im Verhältnis 1,5:1 betroffen. Diese Dilatation wandelt sich bei 10–20% der Patienten nach der akuten Phase in ein Koronararterienaneurysma um.

10.6.2 Häufigkeit

Seit Mitte der 70er Jahre wird **weltweit** über diese Erkrankung berichtet. Die Fallzahlen sind aber gegenüber Japan sehr klein, z. B. 1986 eine Inzidenz von 6 auf 100.000 Kindern unter 5 Jahren im multiethnischen Los Angeles, die mit dem ethnischen Ursprung etwas variierte.

Die Häufigkeit liegt bei kaukasischen und spanischen Kindern bei 3 auf 100.000, bei schwarzen und asiatischen Kindern 10 bzw. 19 auf 100.000, wobei von den asiatischen Kindern japanische und koreanische am häufigsten erkrankten (Mason et al. 1985).

10.6.3 Ätiologie

Als **ätiologische Faktoren** wurden Rickettsien, Streptokokkentoxine, Hausstaubantigene, Quecksilber u. ä. diskutiert. Die eigentliche Ursache ist bislang nicht bekannt.

Epidemiologische Beobachtungen zu diesem Syndrom zeigen, daß es eine Tendenz zum gehäuften Auftreten bei jungen Kindern im Winter und im Frühling in einem Drei-Jahres-Zyklus gibt, was auf eine Retrovirus-Genese hinweisen könnte. Zur gleichen Zeit sind bedeutsame Erhöhungen der Immunglobuline und Lymphozytenabweichungen nachweisbar, so daß eine einfache Virusgenese ausscheidet. Die Entdeckung einer reversen Transkriptaseaktivität in den Lymphozyten der Patienten stützt ebenfalls den Hinweis auf ein Retrovirus.

10.6.4 Klinisches Bild

In der **akuten Fieberphase** entwickeln knapp die Hälfte der Kinder **kardiale Symptome** einer akuten **Myokarditis**, die immer mit einer Herzinsuffizienz einhergeht. In diesem Zusammenhang kann auch ein Raynaud-Phänomen mit Veränderungen, selten bis hin zur Gangrän, beobachtet werden. Eine **Perikarditis** ist bei etwa 30% vorhanden (Tabelle 10.23). **Perikardreiben** ist nicht häufig auskultierbar. Eine **Herztamponade** ist ebenfalls selten. **Systolische Geräusche** sind oft wegen des erhöhten Herzminutenvolumens und der Anämie vorhanden. Bei Dilatation der Koronararterien von mehr als 8 mm sind die Patienten gefährdet, einen akuten Myokardinfarkt mit arterieller Hypotonie, Herzrhythmusstörungen und plötzlichem Tod zu erleiden.

Tab. 10.23: Klinische Symptome bei Kawasaki-Krankheit

- Myokarditis und Perikarditis
- Vaskulitis
- aseptische Meningitis
- gastrointestinale Erscheinungen mit Durchfall, Gallenblasenhydrops
- Uveitis
- Urethritis
- Gelenkschmerzen

Der Tod tritt bei bis zu 73% der Patienten im ersten Jahr nach Beginn der Erkrankung ein. Letal verlaufende Myokardinfarkte können noch bis zu sechs Jahren nach Krankheitsbeginn vorkommen. Die Symptome des akuten Myokardinfarktes bei Kawasaki-Krankheit sind in erster Linie Kreislaufschock, Brustschmerz, Erbrechen, nicht zu beruhigendes Schreien und Bauchschmerzen. Dabei tritt der Brustschmerz bei unter vierjährigen Kindern seltener auf. Etwa ein Drittel der Kinder sind bei Eintritt des Myokardinfarktes asymptomatisch. Während einer körperlichen Aktivität tritt er nur bei etwa 14% auf, die Mehrzahl hingegen, etwa 60%, erleidet den Myokardinfarkt in Ruhe oder während des Schlafes. Der akute Myokardinfarkt ist bei 22% sofort tödlich. Die Letalität steigt mit den folgenden Anfällen. Eine hochgradige Stenose in mehr als einer großen Koronararterie trägt zur weiteren Steigerung der Letalität bei. Dabei ist die Ruptur eines Koronararterienaneurysmas relativ selten.

Die **extrakardialen Symptome** sind gekennzeichnet durch:

- hohes Fieber, das mehr als 5 Tage anhält
- nichteitrige, beidseitige Konjunktivitis
- vielgestaltiges Exanthem
- rissige, trockene, hochrote Lippen, Rötungen der Wangen- und Rachenschleimhaut, Erdbeerzunge
- Palmar- und Plantarerythem
- zervikale Lymphadenitis.

Die Diagnose wird gesichert, wenn 5 dieser 6 Symptome vorhanden sind (Rose 1990). Da das Fieber nicht auf Antibiotika anspricht, wird in erster Linie mit Acetylsalicylsäure behandelt. Die Veränderungen an den Extremitäten sind dabei am charakteristischsten. In den ersten 2 Wochen kommt es hier zu Erythemen und indurativen Ödemen der Hände und Füße. Bei Bewegung der Arme und Beine kommt es zu Schmerz und gestörter Sensibilität. In der Rückbildungsphase findet man eine Schuppung besonders an den Fingerspitzen. Am Stamm ist ein vielgestaltiges Exanthem vom Scharlachtyp oder masernähnlich ohne Bläschenbildung zu finden.

Zur Aneurysmabildung kommt es bei ca. 3% der Patienten auch in der A. brachialis, renalis, iliaca, femoralis und mammaria interna. Die **Laborbefunde** bei Kawasaki-Krankheit faßt Tabelle 10.24 zusammen. Wichtig ist, das die Diagnose frühzeitig gestellt wird, da durch die Therapie die Gefäßkomplikationen verhindert werden können (Koren et al. 1985).

10.6.5 Elektrokardiogramm

Während der **akuten Phase** kann man EKG-Veränderungen wie bei

Tab. 10.24: Laborbefunde bei Kawasaki-Krankheit

Akute Phase	Subakute Phase
• Beschleunigung der BSG • Leukozytose • leichte Anämie • Anstieg des C-reaktiven Proteins • α_2-Globulin-Erhöhung • Transaminasenanstieg	• Thrombozytose • sterile Pyurie und Proteinurie • negativer oder gering erhöhter ASLO-Titer • Transaminasenanstieg

- Myokarditis und Perikarditis und
- akutem Myokardinfarkt finden.

Neben diesen beschriebenen Veränderungen kann man davon ausgehen, daß 40% der Patienten mit Koronararterienaneurysmen ein *normales* Elektrokardiogramm haben.

10.6.6 Echokardiogramm

Häufig kann das Koronararterienaneurysma am besten in der parasternalen kurzen Achse erfaßt werden. Mit der 2-D-, M-Mode- und CW- und Farbdoppler-Echokardiographie können auch ein eventuell vorhandener Perikarderguß, eine linksventrikuläre Dilatation, gestörte systolische Funktion, Mitral- und Aortenregurgitation diagnostiziert werden.

10.6.7 Röntgen-Thorax

Das Röntgen-Thorax-Bild ist oft uncharakteristisch. Bei 20% kommt es in der akuten Phase zu einer

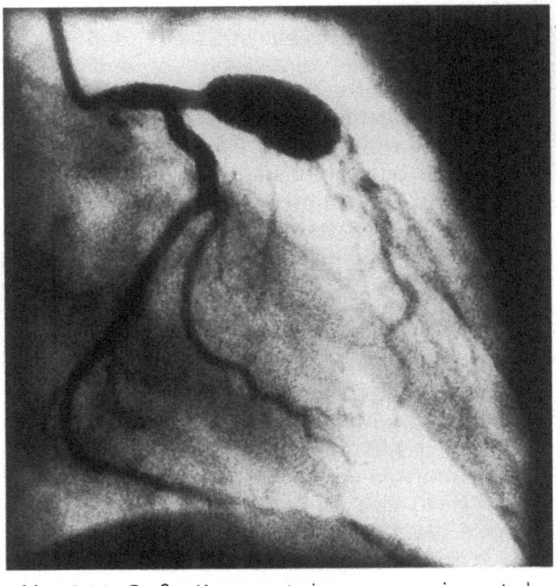

Abb. 10.11: Großes Koronararterienaneurysma im zentralen Abschnitt des R. interventricularis ant. bei einem 6jährigen Jungen mit Kawasaki-Krankheit

1 Dankenswerter Weise hat Herr Prof. M. Sekiguchi die Abbildung 10.11 zur Verfügung gestellt und mir die Gelegenheit gegeben, mehrere dieser Patienten in seiner Klinik in Tokyo zu sehen (R. A. Parsi).

reversiblen Herzvergrößerung. Als Zeichen eines Koronararterienaneurysmas ist besonders in der seitlichen Aufnahme eine **eierschalenähnliche Verkalkung** zu finden.

10.6.8 Herzkatheterisierung

Die Herzkatheterisierung mit Darstellung der Koronararterien (Abbildung 10.11) ist besonders bei Kindern mit multiplen Koronararterienaneurysmen sowie klinischen oder elektrokardiographischen Zeichen eines akuten Myokardinfarktes anzustreben.

Sie ist aber erst nach Abklingen aller entzündlichen Erscheinungen durchzuführen. Die gewonnenen Informationen sind für die Entscheidung zur Thrombolysetherapie oder Bypass-Chirurgie wesentlich.

10.6.9 Therapie

In der **akuten Phase** ist Acetylsalicylsäure in hoher Dosierung (80–100 mg/kg KG/Tag) unter Kontrolle des Blutspiegels zur Beherrschung der entzündlichen Veränderungen das Mittel der Wahl (Koren et al. 1985). Dabei fand man, daß die kombinierte Gabe von ASS und Gammaglobulin in einer Dosierung von 400 mg/kg KG/Tag i.v. über 3–5 Tage die Entwicklung einer Koronaranomalie um das Vierfache reduzierte und zu einer schnelleren Rückbildung der Entzündungsparameter führte (Newburger et al. 1986).

In der **subakuten Phase** kann ASS auf 3–5 mg/kg KG/Tag reduziert werden, da dann nur noch die antiaggregatorische Wirkung erwünscht ist. Diese niedrige Dosis von ASS wird bis zur Normalisierung aller Entzündungszeichen fortgesetzt und dauert etwa zwei Monate, vorausgesetzt, es waren keine Koronar- und andere Aneurysmen nachweisbar.

In der **chronischen Phase** muß ASS nicht generell weiter gegeben werden. Bei Patienten, die echokardiographisch oder koronarangiographisch gesichert normalisierte Koronararterien haben, kann die ASS-Gabe unterbrochen werden. Die Therapie erfolgt nur bei großen oder multiplen Aneurysmen, die die Gefahr des akuten Myokardinfarktes in sich bergen. Dann wird auch eine Kombination mit Dipyridamol in einer Dosierung von 5–6 mg/kg KG/Tag empfohlen. Diese Kombinationstherapie hat den Vorteil, daß ASS bei einer Windpocken- oder Influenza-Infektion zur Vermeidung des Reye-Syndroms herausgenommen werden kann.

Beim Auftreten eines akuten Myokardinfarktes ist unverzüglich eine thrombolytische Therapie mit Streptokinase, Urokinase oder rtPA einzuleiten. Dies ist auch bei Verschlüssen der Aneurysmen in anderen Gefäßgebieten indiziert, die im allgemeinen keiner Therapie bedürfen.

Eine **bypasschirurgische Versorgung** ist dann erforderlich, wenn eine schwere Einengung des Stammes der linken Koronararterie, eine schwere Einengung in mehr als einem Hauptgefäß, eine hochgradige Stenose im proximalen R. interventricularis anterior oder ein gefährdeter Kollateralkreislauf angiographisch gesichert wurden. **Langzeiterfahrungen** zeigten, daß der aorto-koronare Venenbypass bei unter Achtjährigen mit etwa 40% eine deutlich schlechtere Öffnungsrate im Vergleich zu Kindern über acht Jahren mit 82% zeigte. Der A.-mammaria-Bypass hingegen hatte in beiden Gruppen eine gleich gute Öffnungsrate mit 82–86%. Er wuchs an Länge und Kaliber mit dem Kind mit (Kitamura et al. 1987).

10.6.10 Verlauf und Prognose

Der Krankheitsverlauf ist meist gutartig. Die kardiovaskuläre Beteiligung ist die ernsthafteste Komplikation dieser Erkrankung. Bei etwa 25% der Patienten sind Koronararterienaneurysmen nachweisbar, die ihrerseits für einen Myokardinfarkt verantwortlich sind, der bei weniger als 5% der Kinder auftritt. Die Letalität liegt dann bei 1–2%. Bei mehr als 50% der Patienten bilden sich die Koronararterienaneurysmen innerhalb eines Jahres zurück.

Literatur

Allan, A.C., J.H. Sirota: The morphogenesis and significance of degenerative verrucal endocarditis (terminal endocarditis, endocarditis simplex, nonbacterial thrombotic endocarditis). Am J. Pathol. 20 (1944) 1025–1055.

Arbeitsgruppe „Endokarditis“ der Paul-Ehrlich-Gesellschaft für Chemotherapie und der Deutschen Gesellschaft für Herz- und Kreislaufforschung: Revidierte Empfehlungen zur Prophylaxe der bakteriellen Endokarditis. Münch. Med. Wschr. 141 (1999) 176–180.

Barmeyer, J.: Kardiomyopathien. In: Fritze, E., B. May (Hrsg.): Die ärztliche Begutachtung. Steinkopff Verlag, Darmstadt, 1992, S. 435–443.

Bayer, A.S.: Infective Endocarditis. Clin. Infect Dis. 17 (1993) 313–320.

Billingham, M.: Acute myocarditis: a diagnostic dilemma. Br. Heart J. 58 (1987) 6–8.

Bisno, A.L. Group A streptococcal infection and acute rheumatic fever. Engl. J. Med. 325 (1991) 783–793.

Bouillaud, J.: Traité clinique des maladies du coeur. Paris 1835.

Cimino, J.J., A.D.Kogan: Constrictive pericarditis after cardiac surgery: Report of three cases and review of the literature. Am. Heart J. 118 (1989) 1292–1301.

Corvisart, J.N.: Essais sur le maladies et les lésions organiques du coeur. Paris 1806.

Cameron, J., S.N. Oesterle, J.C. Baldwin, E.W. Hancock: The etiologic spectrum of constrictive pericarditis. Am Heart J. 113 (1987) 354–360.

Dajani, A.S., A.L. Bisno, K.J. Chung, D.T. Durack, M. Freed, M.A. Gerber, A.W. Karchmer, H.D. Millard, S. Rahimtoola, S.T. Shulman, C. Watanakunakorn, K.A. Taubert: Prevention of bacterial endocarditis. Recommendations by the American Heart Association. J. Amer. Med. Ass. 22 (1990) 2919–2922.

Delahaye, F., V. Goulet, F. Lacassin, R. Ecohard, C. Selton-Suty, B. Hoen, J. Etienne, S. Briancon, C. Leport: Characteristics of infective endocarditis in France in 1991. A 1 year summary. Eur. Heart J. 16 (1995) 394–401.

Dillon, J.C., H. Feigenbaum, L.L. Konecke, R.H. Davis, S. Chang: Echocardiographic manifestations of valvular vegetations. Am Heart J. 86 (1973) 698–704.

Fiedler, A.: Über die akute interstitielle Myokarditis. Vortrag auf der Gesellschaft für Natur- und Heilkunde, Dresden 9.10. 1897. Ausführliche Festschrift zur Feier des Bestehens des Stadtkrankenhauses zu Dresden-Friedrichstadt. W. Baensch, Dresden, 1899, 3–24.

Gilbert, B.W., R.S. Haney, F. Crawford, J. McClellan, H.A. Gallis, M.L. Johnson, J. Kisslo: Two-dimensional echocardiographic assessment of vegetative endocarditis. Circulation 55 (1977) 346–353.

Gnann, J.W., WE Dismuces: Prosthetic valve endocarditis. An overview. Herz 8 (1983), 320–331.

Gross, L., C.K. Friedberg: Nonbacterial thrombotic endocarditis. Classification and general description. Arch. Intern. Med. 58 (1936) 620–640.

Guidelines for the diagnosis of rheumatic fever. Jones Criteria, 1992 update. Special Writing Group of the Committee on Rheumatic Fever, Endocarditis, and Kawasaki Disease of the Council on Cardiovascular Disease in the young of the American Heart Association. J. Amer. Med. Ass. 268 (1992) 2069–2073.

Heikkila, J. J. Karjalainen: Evaluation of mild acute infectious myocarditis. Br. Heart J. 47 (1982) 381–391.

Hancock, E.W.: Subacute effusive-constrictive pericarditis. Circulation 43 (1971) 183–192.

Himelman, R.B., B. Kircher, D.C. Rockey, N.B. Schiller: Inferior vena cava plethora with blunted respiratory response: A sensitive echocardiographic sign of cardia tamponade. J. Amer. Coll. Cardiol. 12 (1988) 1470–1477.

Horstkotte, D., J. Roelandt, A.S. Wechsler: Infective endocarditis. Controversies in Cardiol. 3 (1991) 15–21.

Job, F.P., S. Franke, F.A. Flachskampf, P. Hanrath: Echokardiographie bei Endokarditis. Dtsch. Med. Wschr. 119 (1994) 1006–1012.

Kanehl, E., R. A .Parsi: Das Elektrokardiogramm der Pericarditis constrictiva prä- und postoperativ. Z. ges. Inn. Med. 21 (1966) 112–113.

Kawasaki, T., F. Kousaki: Febrile oculo-oro-cutaneo-acro desquamatous syndrome with or without acute non-suppurative cervical lymphadenitis in infancy and children. Clinical observation of 50 cases. Jpn. J. Allergol. 16 (1967) 172–222.

Kitamura, S., K. Kawasaki, R. Morita, T. Seki, H. Kobayashi, C. Oyama: Excellent patency and growth capacity of internal mammary artery grafts in pediatric coronary artery bypass surgery. Circulation 76 (1987) (Suppl. IV) 351–355.

Kohl, O., R. Schäffer, W. Doppl: Eitrige Perikarditis als Erstmanifestation eines Ösophaguskarzinoms. Dtsch. med. Wschr. 124 (1999) 381–385.

Koren, G., V. Rose, S. Lavi. R.D. Rowe: Probable efficacy of high dose salicylates in reducing coronary involvement in Kawasaki disease. JAMA 254 81985) 767–769.

Leport, C., D. Horstkotte, D. Burckhardt and the Group of experts of the International Society for Chemotherapy. Antibiotic prophylaxis for infective endocarditis: from an international group of experts towards an European consensus. Eur. Heart J. 16 (Suppl. B.) (1995) 126–131.

Libman, E.: Characterization of various forms of endocarditis. J. Am. Med. Ass. 80 (1923) 813–818.

Lode, H., B. Behn, H. Langmaack, R. Schöder: Bakterielle Endokarditis. Klinik, Therapie und Verlaufsform bei 37 Patienten. Dtsch. med. Wschr. 16 (1977) 599–606.

Lopez, J.A., M.C. Fishbein, R.J. Siegel: Echocardiographic features of nonbacterial thrombotic endocarditis. Am. J. Cardiol. 59 (1987) 478–480.

Lopez, J.A., R.S. Ross, M.C. Fishbein, R.J. Siegel: Nonbacterial thrombotic endocarditis. A review. Amer. Heart J. 113 (1987) 773–784.

Maisch, B.: Herz. In: Gemsa, D., J.R. Kalden, K. Resch (Hrsg.): Immunologie. Grundlagen–Klinik–Praxis. Georg Thieme Verlag, Stuttgart, New York 1991, S. 434–456.

Maisch, B, R.C. Funck, G. Hufnagel, H. Höffken: Myokardischämie bei inflammatorischer Kardiomyopathie und Myokarditis. Internist 39 (1998) 704–712.

Mason, W., M. Takahashi, B. Bernstein: Studies on the epidemiology of Kawasaki syndrome in Los Angeles. (Abstr.). Clin. Res. 33 (1985) 127A.

Masui, T., S. Fink, C.B. Higgins: Constrictive pericarditis and restrictive cardiomyopathy: Evaluation with MR imaging. Radiology 182 81992) 369–272.

McKenna, W.J., M.J. Davies: Immunsuppression for myocarditis. New Engl. J. Med. 333 (1995) 312–313.

Misteli, D., D. Conen: Die infektiöse Endokarditis: Gründe für eine verspätete Diagnosestellung. Schweiz. Med. Wschr. 121 (1992) 826–831.

Newburger, J.W., M. Takahashi, J.C. Burns, A.S. Beiser, K.J. Chung, C.E. Duffy, M.P. Glode, W.H. Mason, V. Reddy, S.P. Sanders: The treatment of

Kawasaki syndrome with intravenous gamma globulin. N. Engl. J. Med. 315 (1986) 341–347.

Niebel, J.: Empfehlungen zur Behandlung der infektiösen Endokarditis. Chemother. J. 1 (1992) 170–178.

Osler, W.: Malignant endocarditis. Lancet I (1885) 459–467.

Osler, W.: Chronic infections. Endocarditis. Quart J. Med. 2 (1909) 219–230.

Parsi, R.A.: Erkrankungen des Herzens mit Immunpathogenese. In: Sönnichsen, N., E. Apostoloff: Autoimmunkrankheiten 2. Aufl. Gustav Fischer Verlag, Jena-Stuttgart 1992, S. 427–441.

Parsi, R.A., W. Geissler, E. Kanehl: Hämodynamik der Pericarditis constrictiva vor und nach Perikardektomie. Zbl. Chir. 90 (1965) 1361–1364.

Reddy, P.S., E.I. Curtiss, B.F. Uretsky: Spectrum of hemodynamic changes in cardiac tamponade. Amer. J. Cardiol. 66 (1990) 1487–1491.

Richardson, P.J.: Immunosuppressive therapy in the management of biopsy proven acute myocarditis. Herz 10 (1985) 36–43.

Richter, K., G. Williamowski, G. Böck: Beitrag zur prä- und postoperativen Röntgendiagnostik der Pericarditis constrictiva. Rad. Diagn. 9 (1968) 479–483.

Rienmüller, R.: Kardiopulmonales Gefäßsystem. In: Lissner, J., U. Fink (Hrsg.): Radiologie II. Ferdinand Enke Verlag Stuttgart, 1990, S. 151–198.

Roldan C.A., B.K. Shively, M.H. Crawford: An echocardiographic study of valvular heart disease associated with systemic lupus erythematosus. N Engl J Med 335 (1996)1424–1430

Rose, V.: Kawasaki Syndrome-Cardiovascular manifestations. J. Rheumatol. 17 Suppl. 24 (1990) 11–14.

Rudolph, W., F. Kraus: Infektiöse Endokarditis. Herz 8 (1983) 241–270.

Sechtem, U., K. Smolarz, J.M. Curtius: Moderne bildgebende Verfahren in der Differentialdiagnostik der Pericarditis constrictiva. Dtsch. med. Wschr. 116 (1991) 945–951.

Special Writing Group of the Committee on Rheumatic fever, Endocarditis, and Kawasaki Disease of the council of cardiovascular disease in the young of the American Heart Association. JAMA 268 (1992) 2069–2073

Spodick, D. H.: Acute Pericarditis. Grune and Stratton, New York-London 1959.

Spodick, D.H.: Acute pericardial disease. Heart & Lung 14 (1985) 599–604.

Strategy for controlling rheumatic fever/rheumatic heart disease, with emphasis on prevention: Memorandum from a joint WHO/ISFC meeting. Bull World Health Organ 73 (1995) 583–587

Stratmann, H.G.: Acute myocarditis versus myocardial infarction: Evaluation and management of the young patient with prolonged chest pain-case report. Angiology 39 (1988) 253–258.

WHO Study Group: Rheumatic fever and rheumatic heart disease. WHO Technical Report Series No. 764, Geneva, 1988.

WHO Expert Committee: Rehabilitation after cardiovascular diseases, with special emphasis on developing countries. WHO Technical Report Series, No. 831, Geneva, 1993.

11 Erwobene Herzklappenfehler

11.1 Häufigkeit und Ätiologie

Die erworbenen Herzfehler machen 20–25% der organischen Herzerkrankungen aus und betreffen 0,5–1,0% der Bevölkerung.

Die **Herzklappen** werden etwa in **folgender Reihenfolge** befallen:

- Mitralklappe in etwa 35–80%
- Aortenklappe in 49%
- begleitende Trikuspidalklappenfehler (meist Trikuspidalklappeninsuffizienz) bis 30% beteiligt
- isolierte Trikuspidalklappenfehler etwa 5%
- erworbene Pulmonalklappenfehler (besonders Pulmonalklappenstenose) sind eine ausgesprochene Seltenheit.

Die erworbenen Herzfehler sind bei nahezu **90%** der Patienten **rheumatischer Genese.** Andere **Ursachen**, wie infektiöse, protozoenbedingte und andere Endokarditiden sowie Traumen treten als Ursache deutlich in den Hintergrund.

11.2 Mitralklappenstenose (I 05.0)

11.2.1 Geschichtliches

Die Mitralklappenstenose scheint anatomisch schon seit dem 18. Jh. bekannt zu sein (Vieussens). Nach ersten Beobachtungen von Corvisart 1801 ist es das Verdienst von Duroziez, auskultatorische Befunde bei der Mitralklappenstenose genau beschrieben zu haben. Die Mitralklappenstenose war auch der erste Herzklappenfehler, der durch eine Kommissurotomie 1948 chirurgisch behandelt wurde. Damit wurde die Ära der Herzklappenchirurgie eröffnet. In dieser Zeit begannen die Chirurgen Charles Bailey, Dwight Harken und Russell Brock mit der geschlossenen Mitralvalvulotomie. Albert Starr setzte 1960 die erste künstliche Mitralklappe ein.

11.2.2 Häufigkeit und Ätiologie

Die Mitralklappenstenose ist einer der **häufigsten** und **alleiniger Herzklappenfehler** bei 25%–50% der Patienten nach rheumatischem Fieber. Anamnestisch wird, wenn überhaupt, meist ein leichteres rheumatisches Fieber angegeben. Nach unserer eigenen Erfahrung ist etwa bei 50% der Patienten eine positive rheumatische Anamnese eruierbar.

Selten ist eine **angeborene Mitralklappenstenose** (Q 23.2) zu beobachten. **Zwei Drittel** aller Patienten mit reiner Mitralklappenstenose sind **Frauen**.

Das rheumatische Fieber verändert den Mitralklappenapparat an vier unterschiedlichen Stellen und führt somit zur Stenose:

- an den Kommissuren 30%
- an den Segeln 15%
- an den Chordae 10%
- kombinierte Veränderungen 45%.

Die stenosierte Mitralklappe ist typischerweise **trichterförmig** und ihre Öffnung oft **fischmaulartig**, mit Kalkeinlagerungen in den Segeln, die gelegentlich auch den Mitralklappenring einbeziehen. Die verdickten Segel können dabei so adhärent und rigide sein, daß eine vollständige Öffnung und ein Schluß der Klappe nicht möglich sind.

Zur **Entwicklung** einer Mitralklappenstenose nach rheumatischem Fieber sind mindestens zwei Jahre erforderlich. Meist dauert dieser Prozeß jedoch 10–20 Jahre. Die Zeit der Entwicklung einer schweren Mitralklappenstenose von den ersten klinischen Symptomen der Mitralklappenverengung beträgt durchschnittlich 5–10 Jahre, nach eigenen Untersuchungen bis zu 17 Jahren.

11.2.3 Hämodynamik

Die **normale Mitralklappenöffnungsfläche** beträgt 4–6 cm^2. Ist die Mitralklappe stenosiert, wird die Entleerung des linken Vorhofs erschwert. Der Vorhof versucht, wie bei jeder Druckbelastung, durch Hypertrophie und später Dilatation diese Belastung zu kompensieren. Deshalb kommt der Kontraktion der Vorhofmuskulatur hierbei im Vergleich zur normalen Mitralklappe eine große Bedeutung zu. **Je größer die Druckdifferenz** (Druckgradient) zwischen dem linken **Vorhof und dem linken Ventrikel**, um so stärker die **Druckarbeit** des Vorhofs.

Bei **leichter** Mitralklappenstenose (Stadium II) ist der Druckgradient ≤ 7 mmHg, bei **mittlerer** (Stadium III) 8–15 mmHg und bei **schwerer** (Stadium IV) > 15 mmHg.

Ist die Mitralklappenöffnungsfläche auf 1 cm^2 reduziert, wird ein linksatrialer Mitteldruck von 25 mmHg benötigt, um ein adäquates Herzminutenvolumen in Ruhe zu erreichen.

Im Gegensatz zu normalen Verhältnissen, wo sich der Hauptanteil der Ventrikelfüllung in der Frühdiastole vollzieht, liegt bei der Mitralklappenstenose der größte Anteil in der Spätdiastole. Es findet also eine **Verschiebung der Füllungsphase** in der **Diastole** statt.

Obwohl der **Druckgradient** bei Beginn der Ventrikelsystole wegen der verlangsamten linksventrikulären Füllung durch die verengten Mitralklappe noch nicht ausgeglichen und damit die Füllungsphase noch nicht abgeschlossen ist, beginnt bereits die Ventrikelkontraktion. Die Mitralklappe schließt sich somit aus einer eröffneten Stellung heraus. Das ist ein Grund für den **paukenden I. Herzton** bei der Mitralklappenstenose.

➤ Linker Vorhof

Der **linksatriale Mitteldruck** ist erhöht, damit steigt der Druckgradient weiter in der frühdiastolischen Phase an, und dies führt trotz der Einengung der Herzklappe zu einer Zunahme der Ventrikelfüllung.

Liegt bei der leichten Mitralklappenstenose gegenüber dem normalen Zustand der Schwerpunkt der Ventrikelfüllung am Ende der Diastole, d. h. in der Vorhofsystole, verschiebt sich diese mit zunehmender Mitralklappeneinengung und Erhöhung des Mitteldruckes im Vorhof wieder zur frühdiastolischen Phase. Als Folge dieser **vermehrten Druckarbeit** verliert der dünnwandige linke **Vorhof** seine Kontraktionskraft, und er **dilatiert**.

Neben der linksatrialen Drucksteigerung und der Dilatation des Vorhofs spielt auch die rheumatische Schädigung der Vorhofmuskulatur für die Entstehung des Vorhofflimmerns eine Rolle. Dabei kommt es zwar zu einer elektrischen Vorhoferregung, sie wird aber nur in eine unbedeutsame mechanische Systole umgesetzt. Damit fällt die systolische Funktion des Vorhofs praktisch aus. Dies ist die **hämodynamische Wirkung** des **Vorhofflimmerns.** Als Folge der damit verbundenen Thrombenbildung im Vorhof können thrombembolische Komplikationen auftreten.

Nicht selten werden Fälle beobachtet, bei denen die Drucksteigerung und die Dilatation des linken Vorhofs relativ gering sind, aber Vorhofflimmern besteht. Hierbei ist eine entzündliche oder fibrotische Veränderung der Vorhofwand anzunehmen.

➤ Pulmonalkreislauf

Der Bluteinstrom in die linke Herzkammer wird nur noch von dem **passiven Druckgradienten** zwischen Vorhof und Ventrikel bestimmt, der am Beginn der Diastole am größten ist und während der Diastole je nach dem Schweregrad der Mitralklappenstenose reduziert wird. Die aus dieser Entwicklung resultierende **Stauung** oberhalb der Stenose führt zu einer Druckerhöhung in den Pulmonalkapillaren. Diese wiederum bedingt bei Überschreiten des **onkotischen Druckes** durch den linksatrialen Druck eine Blutfüllung der Alveolen. Klinische Zeichen dafür sind die Hämoptysen und das Lungenödem.

Ein Kompensationsmechanismus gegen das Lungenödem ist die reflektorische Engstellung der Lungenarteriolen, die **„reaktive" pulmonale Hypertonie**, die bei etwa 25% der Patienten mit Mitralklappenstenose nachweisbar ist. Sie führt ihrerseits bei längerem Bestehen zu einer obliterativen Veränderung der pulmonalen Mikrozirkulation.

Ist die Mitralklappenöffnungsfläche nicht mehr als 50% eingeengt, kommt es zunächst nur während der körperlichen Belastung durch das erhöhte Herzminutenvolumen, später auch in Ruhe, zu einem Rückstau des Blutes vor der verengten Herzklappe und zur Druckerhöhung im linken Vorhof, die sich weiter rückwärts bis zur pulmonalen Hypertonie fortpflanzt. Diese **passive Stauung** ist der **zentrale Punkt der Hämodynamik** bei der Mitralklappenstenose und die wichtigste **pathophysiologische Grundlage der klinischen Symptomatik.**

Je ausgeprägter die Mitralklappenverengung, desto schwerer die hämodynamischen Folgen. Je schneller die Herzfrequenz und damit je kürzer die Diastolendauer, um so inadäquater die diastolische Füllung der linken Herzkammer und um so größer die **Gefahr eines Lungenödems**.

➤ Rechter Ventrikel

Der **Lungengefäßwiderstand** kann bei der Mitralklappenstenose auf das **5–10fache das Normalwertes steigen**. Dadurch ist die rechte Herzkammer einer vermehrten Druckbelastung ausgesetzt mit den Folgen einer Rechtsherzdekompensation und relativen Trikuspidalklappeninsuffizienz. Bei einer kineangiographischen Beurteilung der rechten Herzkammer konnten bei einem Teil der Patienten kinetische Störungen festgestellt werden.

➤ Linker Ventrikel

Abhängig vom Schweregrad der Mitralklappeneinengung und dem Alter des Patienten, führt die inadäquate Füllung des linken Ventrikels zur Abnahme des Schlag- und Herzminutenvolumens und somit zu einer peripheren Mangeldurchblutung.

Die verminderte Füllung des linken Ventrikels hat eine reduzierte Arbeit zur Folge, die wiederum zu einer gewissen Hypotrophie der linksventrikulären Wand führt. Der enddiastolische Druck und das enddiastolische Volumen sind normal oder erniedrigt. Das Schlagvolumen ist reduziert, die Auswurffraktion normal.

Während mehr als 75% der Patienten mit einer Mitralklappenstenose eine normale linksventrikuläre Funktion haben, zeigen etwa 20% eine **Kontraktionsstörung**, die echokardiographisch sowie angiokardiographisch nachweisbar ist.

Diese **myokardialen Veränderungen** sind höchstwahrscheinlich durch einen rheumatischen Prozeß verursacht. Die linksventrikuläre Funktionsstörung kann aber auch z. T. als Folge der Septuminvolvierung bei rechtsventrikulärer Hypertrophie, die durch die pulmonale Hypertonie bedingt ist, entstehen.

Als weitere Ursache wird die Vergrößerung des enddiastolischen Volumens des rechten Ventrikels infolge der rechtsventrikulären Belastung angesehen, die ihrerseits zu einer **Reduktion der Compliance** des linken Ventrikels führt. Die **paradoxe Bewegung des Ventrikelseptums** wird durch diesen Mechanismus erklärt.

Die Erhöhung des enddiastolischen Druckes als Folge der Dehnbarkeitsverminderung kann zu einer Verminderung der subendokardialen Durchblutung führen. Ist das Koronararteriensystem des Patienten pathologisch verändert, gewinnt dieser Mechanismus besondere Bedeutung. Es ähnelt anderen primären rechtsventrikulären Belastungen, z. B. dem Cor pulmonale, der dann in späteren Stadien mit einer linksventrikulären Funktionsstörung einhergeht.

In Abhängigkeit von der bevorzugten Involvierung des Lungengefäßbettes, der Struktur der Mitral-

Tab. 11.1: Funktionelle Stadieneinteilung der Mitralklappenstenose nach NYHA

Stadium	Klinische Beschwerden
I	keine Beschwerden, nur bei starker körperlicher Belastung Atemnot und Palpitationen
II	geringe Leistungseinschränkung, Atemnot und Palpitationen bei stärkerer Belastung
III	starke Leistungseinschränkung, Dyspnoe und Palpitationen schon bei geringer körperlicher Belastung, auch Ruhedyspnoe, Neigung zu Hämoptysen und Lungenödem
IV	Atemnot und Palpitationen bereits in Ruhe, meist bettlägerig

klappe sowie des Myokards spricht man auch vom **pulmonalen, valvulären** oder **myokardialen Typ** der Mitralklappenstenose (Roskamm 1971).

➤ Koronararterien

Bei etwa 10% der Patienten mit Mitralklappenstenose kann eine hämodynamisch bedeutsame Koronaratherosklerose vorhanden sein.

11.2.4 Klinisches Bild

Als **Früh- und Leitsymptome** einer Mitralklappenstenose treten Dyspnoe und **Palpitationen** verschiedener Schweregrade auf. Die **Dyspnoe** ist das **häufigste Symptom** und beginnt meist abrupt, ausgelöst durch körperliche und psychische Belastungen sowie pulmonale Infekte, Fieber, Anämie, Schilddrüsenüberfunktion, Schwangerschaft, die eine hohe Herzfrequenz und ein großes Herzminutenvolumen verursachen. Eine **paroxysmale nächtliche Dyspnoe** (**Asthma cardiale**) sowie eine **Orthopnoe** findet man bei schwererer Mitralklappenstenose. Bei Belastung tritt oft **Husten** mit geringer Sputummenge auf. Die körperliche Leistungsfähigkeit ist eingeschränkt.

In späteren Entwicklungsstadien finden sich die Zeichen der **Rechtsherzinsuffizienz** mit gestauten Jugularvenen, einer Hepatomegalie, peripheren Ödemen und einer sog. Stauungsgastritis.

Die zunehmende Lungenstauung bedingt bei 10–15% der Patienten **Hämoptysen**, die durch Blutungen als Folge der Ruptur kleiner Bronchialgefäße entstehen. Seltener kommt es zu stärkeren Blutungen, der **Hämoptoe**. Weiterhin ist eine superinfizierte **Stauungsbronchitis** mit Husten und Auswurf häufig anzutreffen. Diese Stauung kann schließlich zum Lungenödem führen, das mit blutig-schaumigem Auswurf verbunden ist.

Tab. 11.2: Einteilung der Mitralklappenstenose nach der Klappenöffnungsfläche

Schweregrad	Mitralklappenöffnungsfläche in cm^2
I	2,5–4
II	1,5–2,5
III	0,9–1,5
IV	< 0,9

Eine **Angina-pectoris-Symptomatik** kann durch die rechtsventrikuläre Druckerhöhung, durch eine Koinzidenz mit einer Koronaratherosklerose oder durch einen embolischen Verschluß einer Koronararterie bedingt sein. Allerdings ist nach unserer Erfahrung die Kombination von Koronaratherosklerose und Mitralklappenstenose relativ selten.

Der **Puls** ist klein, der **Blutdruck** meist niedrig. Im allgemeinen besteht eine direkte Beziehung zum Schweregrad der Mitralklappenstenose.

In der Praxis hat sich Einteilung der Mitralklappenstenose in **Schweregrade** nach funktionellen Gesichtspunkten, die die Dyspnoe in Abhängigkeit von der Belastung zugrunde legt, als wertvoll erwiesen. Im allgemeinen wird dazu die **Einteilung** der **New York Heart Association** (NYHA) angewandt (Tabelle 11.1).

Die Mitralklappenstenose kann nach dem Grad der Verkleinerung der Klappenöffnungsfläche in verschiedene Grade eingeteilt werden (s. Tabellen 11.2 und 3, S. 314). Sie wird aus hämodynamischen Meßwerten nach der Gorlinschen Formel berechnet (s. Kap. 8.11.1) oder im PW- oder CW-Doppler aus der Druckhalbwertszeit bestimmt (s. Kap. 5.6).

Die Einteilung der Herzklappenfehler nach Schweregraden hat sich in diagnostischer, therapeutischer und prognostischer Hinsicht bewährt. Diese **Schweregradeinteilung** kann im Einzelfall jedoch Abweichungen zeigen. Es ist deshalb erforderlich, eine kritische, individuelle Beurteilung des Gesamtzustandes vorzunehmen.

➤ Inspektion

Die **Zyanose**, manifestiert durch pflaumenfarbige, zyanotische Wangen, besonders über dem Jochbein, verbunden mit einer blauroten Lippen- und Ohrmuschelzyanose, wird im Gesamteindruck als **Facies mitralis** beschrieben. Sie ist Ausdruck des verminderten Herzminutenvolumens und der pulmonalen Hypertonie, aber kein obligatorischer Befund und kann auch bei schwerer Mitralklappenstenose fehlen. Weiterhin kann in fortgeschritteneren Stadien bereits eine **verstärkte Aktion des rechten Herzens** unterhalb des Processus xiphoideus sichtbar werden.

➤ Palpation

Subxiphoidal ist die verstärkte Aktion des rechten Herzens sowie oft auch ein **diastolisches Schwirren** über der Herzspitze palpabel.

➤ Auskultation

Der wichtigste **Auskultationsbefund** ist der **paukende I. Herzton**, das rumpelnde, rollende **diastolische Geräusch** mit Punctum maximum über der Herzspitze und der **Mitralöffnungston**. Alle drei zusammen machen die sog. **Mitralmelodie** aus (Abbildung 11.1).

Der **Mitralöffnungston**, ein Extraton, der bei normaler Mitralklappe nicht wahrnehmbar ist, ist bei Mitralklappenstenose 0,03–0,12 s (im Durchschnitt 0,07 s) nach dem II. Herzton hörbar. Je kürzer sein Abstand zum II. Herzton ist, um so schwerer ist die Mitralklappenstenose. Auch durch die Dauer des **Diastolikums** ist die Schwere der Stenose abschätzbar: **Je länger das Geräusch, um so schwerer ist die Stenose.**

Der typische Grundrhythmus der Mitralklappenstenose kann verändert sein durch:
- ausgeprägte Verkalkung der Mitralklappensegel
- schwere Begleitmitralinsuffizienz
- myokardiale Insuffizienz
- absolute Arrhythmie (gering modifiziert).

Auskultatorisch ist dann kein Mitralöffnungston und kein paukender I. Herzton wahrnehmbar. Diese pathologischen Veränderungen liegen meist der sog. **„stummen Mitralklappenstenose"** zugrunde.

Allerdings wird der klassische Auskultationsbefund häufig durch nicht sorgfältige Auskultation übersehen.

Liegt eine **pulmonale Hypertonie** vor, ist der II. Herzton über 2 L 2 gespalten und die Pulmonalkomponente des II. Herztones betont. Ist die pulmonale Hypertonie sehr ausgeprägt, kann als Ausdruck einer relativen Pulmonalklappeninsuffizienz ein hochfrequentes Diastolikum über 2 L 2 (**Graham-Steell-Geräusch**) auftreten. Bei absoluter Arrhythmie bei Vorhofflimmern kann der Geräuschbefund gering modifiziert sein.

Als Folge der **Rechtsherzinsuffizienz** kann es zu einer relativen Trikuspidalklappeninsuffizienz kommen, die durch ein systolisches Regurgitationsgeräusch über dem IV. ICR links, über dem Processus xiphoideus bis zur Herzspitze hörbar ist. Dieses Geräusch kann als Mitralklappeninsuffizienz fehlgedeutet werden.

Durch folgende **Merkmale** des systolischen Geräusches kann eine Trikuspidalklappeninsuffizienz von der Mitralklappeninsuffizienz abgegrenzt werden (s. Tabelle 11.3):
- Bei Inspiration nimmt in der Regel das Geräusch der Trikuspidalklappeninsuffizienz zu (**Rivero-Carvallo-Zeichen**).
- Im Gegensatz zur Mitralklappeninsuffizienz wird das Geräusch der Trikuspidalklappeninsuffizienz nicht in die Axilla fortgeleitet, sondern in dieser Richtung abgeschwächt.
- Nach Rekompensation verschwindet das Geräusch der Trikuspidalklappeninsuffizienz wieder.

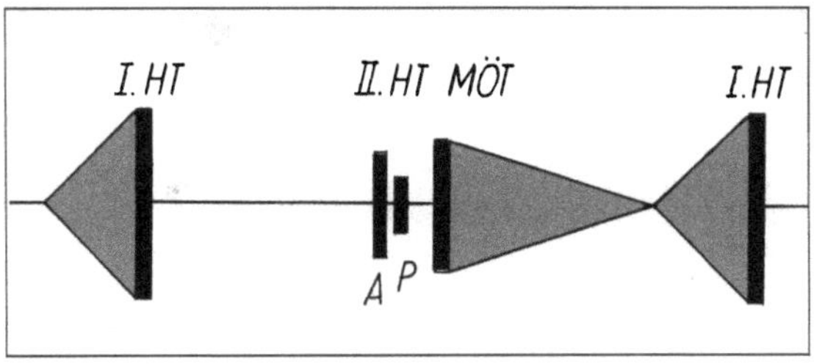

Abb. 11.1: Schematische Darstellung des Auskultationsbefundes bei Mitralklappenstenose. Betonter I. HT, MÖT, niederfrequentes diastolisches Decrescendo- und präsystolisches Crescendo-Geräusch

➤ Komplikationen

Das Auftreten von **Thrombembolien** bei etwa 15% der Patienten in Hirn, Nieren und Extremitäten ist eine gefürchtete Komplikation bei Mitralklappenstenose. Sie kommt bei 80% der Patienten mit absoluter Arrhythmie und zunehmendem Alter vor. Vor Einführung moderner chirurgischer Therapieverfahren und der Antikoagulantientherapie starben als Folge dieser Embolien etwa 25%, heute noch etwa 10–15% der Patienten.

Die Tendenz zur Embolisierung steigt
- bei herabgesetztem Herzminutenvolumen
- mit zunehmendem Alter
- zunehmender Größe des linken Vorhofs.

Die **Hälfte** aller klinisch in Erscheinung tretenden Embolisierungen sind in den **Zerebralarterien** lokalisiert.

Weitere Lokalisationen sind die
- Koronararterien mit und ohne Myokardinfarkt und Angina pectoris sowie die
- Nieren, was zur Entwicklung einer renalen Hypertonie führen kann.

Rezidivierende Embolien treten bei etwa 25% der Patienten auf.

Eine **bakterielle Endokarditis** kommt selten bei Patienten mit einer schweren Mitralklappenstenose vor, bei denen eine rigide, verdickte und kalzifizierte Mitralklappe vorhanden ist. Eher ist diese Komplikation bei leichter Mitralklappenstenose ohne diese morphologischen Veränderungen zu finden. *Treten Embolisierungen bei Sinusrhythmus auf, muß an eine bakterielle Endokarditis gedacht werden.*

Durch den stark vergrößerten linken Vorhof und die dilatierte Pulmonalarterie kann es zur Kompression des N. recurrens kommen, was sich durch das Auftreten einer **Heiserkeit** durch die Lähmung des linken Stimmbandes (**Ortner-Syndrom**) bemerkbar macht.

Tab. 11.3: Diagnostische Merkmale bei Mitralklappenstenosen unterschiedlicher Schweregrade

Stadium I MÖF 2,5–4 cm²	
Auskultation	• betonter I. HT, präsystolisches Geräusch, nicht selten nur unter Belastung wahrnehmbar
Blutdruck	• normal
EKG	• fast immer unauffällig
Röntgen-Thorax	• fast immer unauffällig
Echokardiogramm	• verdickte Mitralsegel, a-Welle vermindert, verminderter EF-Slope
Stadium II MÖF 1,5–2,5 cm²	
Auskultation	• paukender I. HT, rollendes diastolisches Geräusch, MÖT, Mitralmelodie
Blutdruck	• normal
EKG	• Sinusrhythmus, evtl. P-sinistroatriale
Röntgen-Thorax	• linker Vorhof leicht vergrößert, verstrichene Herztaille, angedeutete hiloapikale venöse Stauung, Mitralklappenkalk möglich
Echokardiogramm	• verdickte Mitralsegel, vergrößerter linker Vorhof, linker Ventrikel normal, RVOT > 30 mm
Stadium III MÖF = 0,9–1,5 cm²	
Auskultation	• paukender I. HT, rollendes holodiastolisches Crescendo-Geräusch
Blutdruck	• niedrig
EKG	• bei etwa 50 % absolute Arrhythmie, Zeichen der Rechtsherzhypertrophie und pulmonalen Hypertonie
Röntgen-Thorax	• betonter Pulmonalbogen, deutliche Vergrößerung des linken Vorhofs, verkalkte Mitralklappe
Echokardiogramm	• verdickte, immobile, meist verkalkte Mitralklappensegel, linker Vorhof vergrößert, linker Ventrikel klein, RVOT > 30 mm,
Stadium IV MÖF < 0,9 cm²	
Auskultation	• paukender I. HT, rollendes holodiastolisches Crescendo-Geräusch, Abstand zwischen MÖT und II_A erheblich verkürzt
Blutdruck	• niedrig
EKG	• absolute Arrhythmie, Rechtstyp, deutliche Zeichen der Rechtsherzhypertrophie und pulmonalen Hypertonie
Röntgen-Thorax	• deutliche hiloapikale venöse Stauung, Gefäßkalibersprünge vom Hilus zur Peripherie, Kerley-Linien, vergrößerter linker Vorhof, verkalkte Mitralklappe
Echokardiogramm	• verdickte, immobile, verkalkte Klappensegel, Trikuspidalklappeninsuffizienz mit verbreiterter Vena cava inf., großer linker Vorhof, linker Ventrikel klein, RVOT > 30 mm

11.2.5 Elektrokardiogramm

Das Elektrokardiogramm ist zu insensitiv, um leichtere Grade der Mitralklappenstenose zu erkennen. Bei mittleren und schwereren Graden zeigt es aber charakteristische Veränderungen (Abb. 11.2a–c).

Liegt eine reine Mitralklappenstenose vor, kommt es zur Entwicklung eines **Rechtstyps** mit **Zeichen der rechtsventrikulären Hypertrophie** und inkomplettem **Rechtsschenkelblock**. Die zusätzlichen rechtspräkordialen Ableitungen (Vr_3, Vr_4) können einen Eindruck über das Ausmaß der Hypertrophie geben.

Bei **Sinusrhythmus** findet man ein **P-sinistroatriale** als Ausdruck der Vorhofvergrößerung. Bei Vorhofflimmern sind die Flimmerwellen eher grob (> 0,1 mV in V_1), was ebenfalls auf die Vergrößerung des Vorhofs hinweist.

Die Höhe der **pulmonalen Hypertonie** ist mittels folgender **EKG-Kriterien** relativ gut einschätzbar (Pech et al. 1969):

- Ist die R-Zacke über den rechtspräkordialen Ableitungen im Vergleich zur S-Zacke relativ klein, liegt in der Regel keine pulmonale Hypertonie vor.
- Bei inkomplettem Rechtsschenkelblock ist eine pulmonale Hypertonie fast immer zu erwarten. Sie ist um so höher, je größer die R'-Zacke über V_1 ist.
- Je länger die Dauer und Höhe bzw. die Tiefe der biphasischen P-Welle in V_1, um so höher ist der Mitteldruck in der A. pulmonalis.
- Je länger die Dauer und je Größer die Tiefe des terminalen Anteils der P-Welle in V_1, um so größer ist der linke Vorhof.

11.2.6 Phonokardiogramm

Der Abstand zwischen dem MÖT und dem zweiten Herzton gibt Aufschluß über den Schweregrad der Mitralklappenstenose, d. h. je kürzer der Abstand, um so schwerer die Stenose.

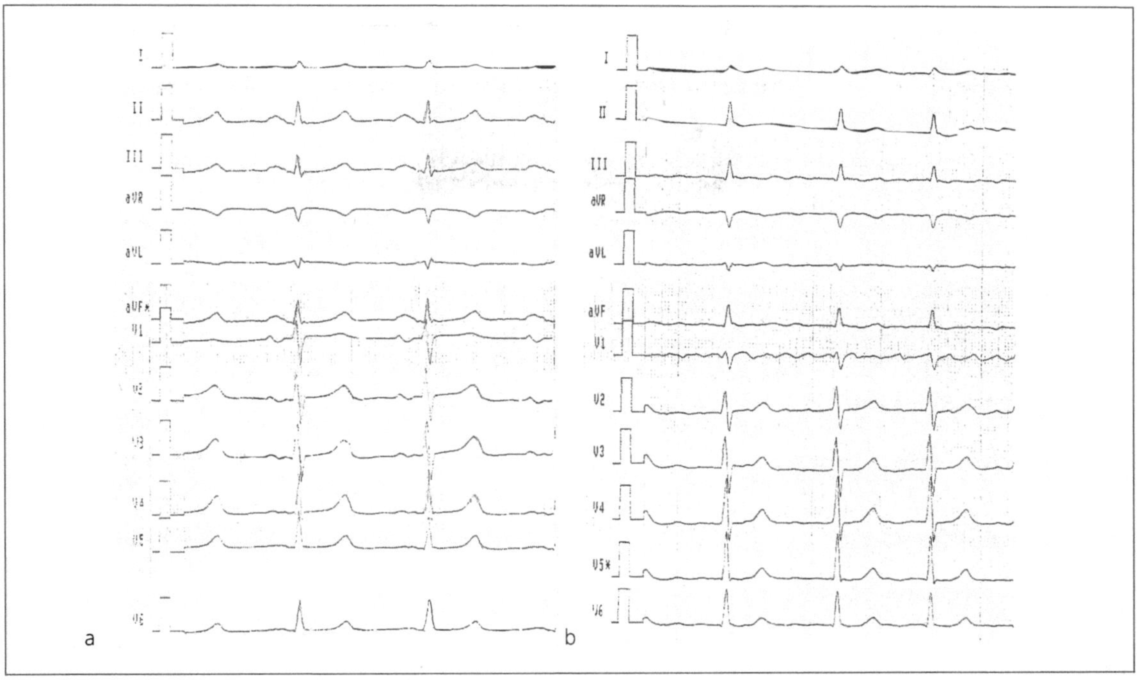

Abb. 11.2 a + b: EKG bei Mitralklappenstenose, a – EKG einer 61jährigen Patientin mit Mitralklappenstenose III.–IV. Grades. Ausgangsbefund: Steiltyp, Übergangszone nach V_2 als Zeichen der Rechtsherzhypertrophie verschoben, P-sinistroatriale (Verbreiterung und Doppelgipfligkeit der P-Welle bis V_5), deutliche biphasische P-Welle über V_1 und V_2 mit ausgeprägtem Anteil des linken Vorhofs, b – 2 Monate danach: absolute Arrhythmie bei grobem Vorhofflimmern, ansonsten keine wesentlichen Veränderungen.

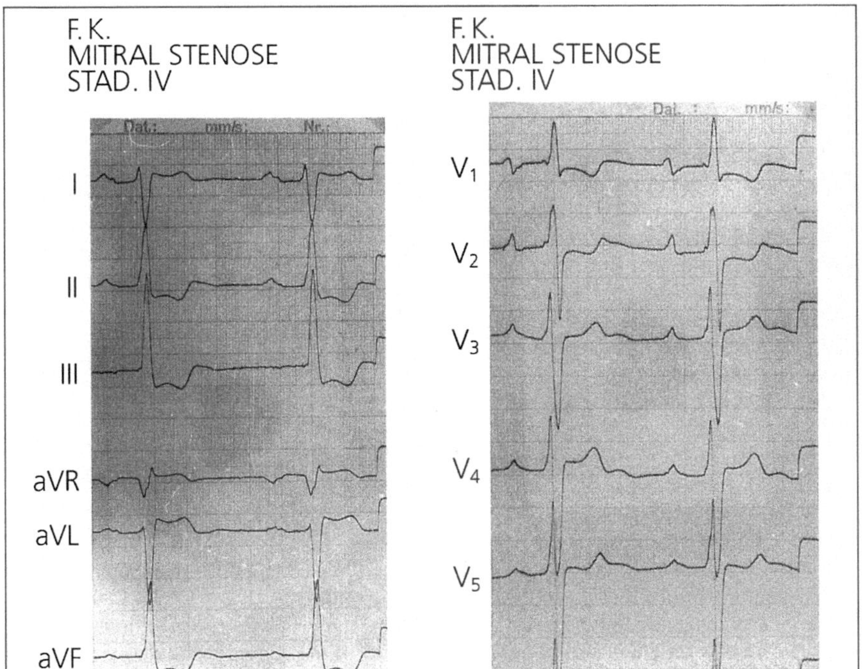

Abb. 11.2c: Mitralklappenstenose IV. Grades bei einer 42jährigen Patientin, Rechtstyp, P-biatriale, ausgeprägte Rechtsherzhypertrophie, schwere pulmonale Hypertonie, positive U-Welle in V_3–V_5

11 Erworbene Herzklappenfehler

Tab. 11.4: Voraussage des zu erwartenden Ergebnisses bei Mitralvalvuloplastie anhand echokardiographischer Parameter (Wilkins-Score)

Punkte	Motilität	subvalvulärer Apparat	Dicke der Klappensegel	Verkalkungen
1	sehr mobil, nur Spitzen fixiert	geringe Verdickung	fast normal, 4–5 mm	1 echoreiche Zone
2	Segelbasis und Mitte mobil	Verdickung bis ein Drittel der Chordae tendineae	Mitte normal, Rand 5–8 mm verdickt	mehrere echoreiche Zonen
3	diastolische Vorwärtsbewegung erhalten	Verdickung mehr als ein Drittel der Chordae tendineae	durchgehend 5–8 mm verdickt	bis zur Mitte der Segel
4	keine diastolische Vorwärtsbewegung	Verdickung und Verkürzung bis zum Papillarmuskel	starke Verdickung mehr als 8–10 mm	mehr als Hälfte des Segels

Maximal 16 Punkte; ein gutes Ergebnis ist bei < 8 Punkten zu erwarten.

11.2.7 Echokardiogramm

Die Echokardiographie ist die wesentlichste nichtinvasive Methode zur Bestimmung des Schweregrades der Mitralklappenstenose und der Indikation zur Ballonvalvuloplastie.

Die **M-Mode-Darstellung** ermöglicht eine genaue Erkennung der Beweglichkeit und Dicke der Klappensegel sowie der Verkalkungen der Klappensegel, der Chordae tendineae und im Mitralklappenring. Die **2-D-Darstellung** macht die Herzklappe direkt sichtbar, erlaubt eine detaillierte Beurteilung der Beweglichkeit, der Verkalkungen der Klappensegel, der Chordae tendineae und im Mitralklappenring, die planimetrische Messung der **Mitralklappenöffnungsfläche** und trägt zur Erkennung von Vorhofthromben bei.

Der **linke Vorhof** ist **vergrößert**; die linke Kammer ist dagegen in der Regel normal groß oder eher etwas kleiner.

Die **pulmonale Hypertonie** kann durch die Flußgeschwindigkeit der Trikuspidalregurgitation sowie durch die Vergrößerung des rechten Vorhofes und Ventrikels abgeschätzt werden. Eine **rechtsventrikuläre Hypertrophie** ist in diesem Entwicklungsstadium ebenfalls erfaßbar.

Mittels **CW- und PW-Doppler** kann die Mitralklappenstenose quantifiziert und die Klappenöffnungsfläche durch die Druckhalbwertszeit geschätzt werden. Bei einer **leichten** Mitralklappenstenose beträgt die Druckhalbwertszeit 100–200 ms, bei **mittlerer** 200–300 ms und bei **schwerer** mehr als 300 ms.

Mit dem **Farbdoppler** ist die Erkennung und quantitative Abschätzung einer zusätzlichen Mitralklappeninsuffizienz möglich (Abbildung 11.3, s. Farbtafel S. 869).

Die **transösophageale** Echokardiographie sollte vor der Ballonvalvuloplastie zum Nachweis von Vorhofthromben durchgeführt werden. Sie wird auch zur Überwachung der Ballonvalvuloplastie eingesetzt.

Der durch die transseptale Katheterisierung verursachte geringe Links-Rechts-Shunt kann nachfolgend, wie die Mitralregurgitation, quantifiziert werden.

Verschiedene echokardiographische Kriterien, z.B. der **Wilkins-Score** (Wilkins et al. 1988), wurden für die Präzisierung der Indikation zur Mitralvalvuloplastie verwendet (Tabelle 11.4). Liegen in der Gesamtbewertung weniger als 8 Punkte vor, so wird das zu erwartende Ergebnis als gut eingeschätzt.

11.2.8 Röntgen-Thorax

Der vergrößerte linke Vorhof ist am besten in der linkslateralen Aufnahme nach Breischluck-Kontrastierung des Ösophagus erfaßbar. Der Retrokardialraum wird durch die Vergrößerung des rechten Ventrikels eingeengt. Im dv-Strahlengang ist das Pulmonalsegment ausgeprägt sichtbar, die Lungenhili sind betont, die hiloapikale Gefäßzeichnung als Ausdruck der Lungenvenenstauung vermehrt (Abbildung 11.4).

Mitunter ist **Mitralklappenkalk** bereits im Übersichtsbild sichtbar. In den Lungenfeldern können Kerley-Linien nachweisbar sein. Sie sind häufiger bei Patienten mit PC-Druckwerten über 20 mmHg. **Hämosiderinablagerungen** können das Bild der Miliartuberkulose imitieren.

11.2.9 Herzkatheterisierung

Bei **unkomplizierter Mitralklappenstenose** ist eine Herzkatheterisierung heute **nicht mehr erforderlich**, da die klinischen und echokardiographischen Daten zur Einschätzung des Schweregrades sowie zur Operationsindikation ausreichen.

Eine **Indikation zur Herzkatheterisierung** ist vor allem zur Abklärung zusätzlicher Herzklappenbetei-

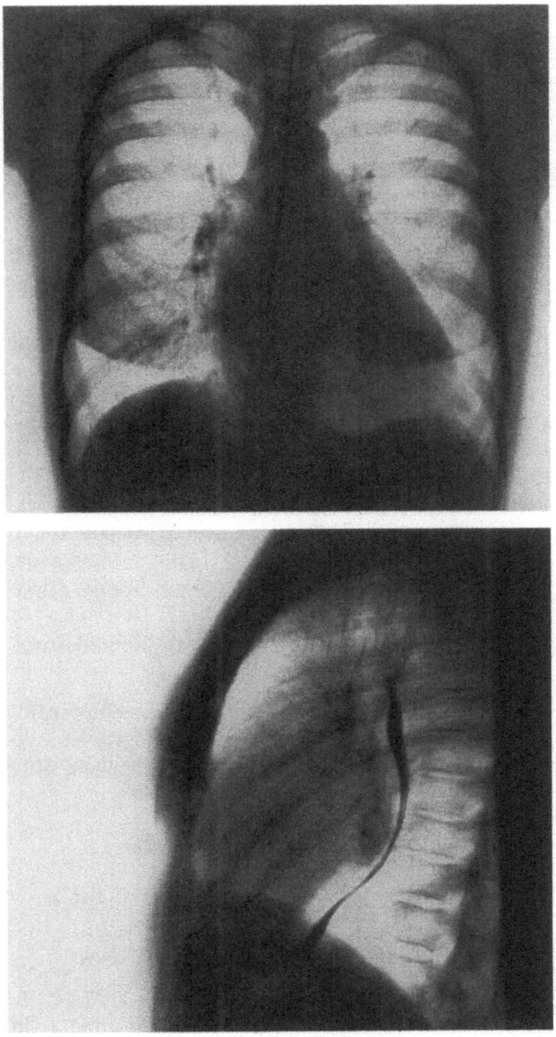

Abb. 11.4: Röntgen-Thorax einer Patientin mit Mitralklappenstenose. a – im dv-Strahlengang, b – in seitlicher Aufnahme mit Bariumbreischluck. Im dv-Strahlengang verstärkte Lungengefäßzeichnung, Kaliberzunahme der hiloapikalen Venen, 4-Bogen-Teilung am linken Herzrand, linker Vorhof rechts randbildend. Im seitlichen Strahlengang erhebliche Einengung des Retrokardialraumes durch vergrößerten linken Vorhof, Abdrängung des Ösophagus nach dorsal, Verlängerung der rechtsventrikulären Ausstrombahn

ligungen sowie zur Bestimmung des Pulmonalgefäßwiderstandes gegeben.

Bei männlichen Patienten nach dem 40. Lebensjahr und Frauen nach der Menopause bzw. vorher besonders bei Risikofaktoren für die koronare Herzkrankheit sollte eine Koronarangiographie zur Klärung der Morphologie der Koronararterien angeschlossen werden.

Abbildung 11.5 zeigt eine simultane Druckmessung im linken Vorhof und linken Ventrikel mit Ausbildung eines diastolischen Druckgradienten.

11.2.10 Therapie

➤ Medikamentöse Therapie

Bei asymptomatischen Patienten im Sinusrhythmus ist die **Endokarditisprophylaxe** die einzige medikamentöse Therapie (s. Tabelle 10.12, S. 283). Diese Endokarditisprophylaxe gegen die Infektion mit ß-hämolysierenden Streptokokken ist bei allen Patienten mit rheumatischem Mitralklappenfehler ein wichtiger Bestandteil. Eine **Herdsanierung** ist in jedem Fall unter Antibiotikagabe durchzuführen.

Eine medikamentöse Therapie mit oralen Diuretika (z.B. Lasix®, Triampur compositum®) und Beschränkung der Natriumzufuhr ist bis NYHA-Stadium II als alleinige Therapie indiziert, die zu einer Herabsetzung des linksatrialen Druckes führt. **Glykoside**, wie Digitoxin, Digoxin, beeinflussen die Hämodynamik nicht und sind bei Sinusrhythmus nicht wirksam. Hingegen sind sie bei Rechtsherzinsuffizienz und zur Senkung der Ventrikelfrequenz bei absoluter Arrhythmie indiziert.

Neben Glykosiden sind in Kombination auch **Calciumantagonisten** (z.B. Isoptin®, Falicard®), **β-Rezeptoren-Blocker** (Obsidan®, Concor®) oder **Chinidin** (Chinidin duriles®) zur Beeinflussung der Herzfrequenz bei absoluter Arrhythmie einsetzbar.

Bei Patienten mit hohem Risiko zu **arteriellen Embolien** (wie Vorhofflimmern, herabgesetzter Herzindex, sehr großer linker Vorhof, älter als 40 Jahre) sind **Antikoagulantien** (Marcumar®, Falithrom®, Chlorathrombon®) bzw. in Ausnahmen Thrombozytenaggregationshemmer (ASS 100, Aspirin protect®) indiziert.

Ist jedoch erst einmal das **Vorhofflimmern** aufgetreten, ist eine Rückführung sehr schwierig, da es durch den vergrößerten Vorhof bedingt ist. Eine **Kardioversion** mit nachfolgender antiarrhythmischer Therapie mit Chinidin, Verapamil (Isoptin®, Falicard®), ß-Rezeptoren-Blockern (Obsidan®, Concor®) oder Sotalol (Sotalex®, Darob®) kann vor allem bei Patienten mit leichterer Mitralklappenstenose zeitweilig behilflich sein. Bei der elektrischen oder pharmakologischen Kardioversion ist jedoch in Rechnung zu stellen, daß 1–2% der Patienten unter dieser Rhythmisierung eine Embolie durchmachen.

Die Herzfrequenz sollte bei Patienten mit Sinusrhythmus auf weniger als 70/min in Ruhe und nicht über 100/min bei täglicher Belastung eingestellt werden. Ist ein konstantes Vorhofflimmern vorhanden, sollte die Ventrikelfrequenz in Ruhe auf 60–65/min mittels Glykosiden in Kombination mit einem der oben genannten Antiarrhythmika in geringer Dosierung reduziert werden (s. Kap. 15.11.9). Andere positiv inotrope Substanzen sowie Vasodilatantien, die eine Tachykardie verursachen, verschlechtern die Hämodynamik der Mitralklappenstenose.

Bei asymptomatischen Patienten mit alleinigem Vorhofflimmern (Vorhofgröße < 50 mm) ist nach Mitralvalvuloplastie und Rhythmisierung eine Erhaltung des Sinusrhythmus besser möglich.

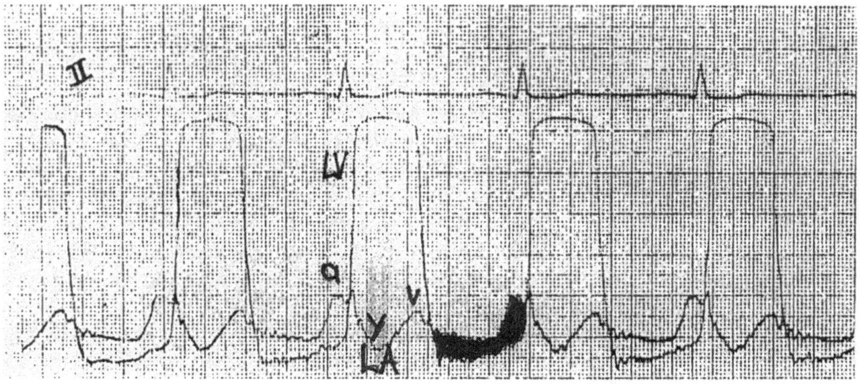

Abb. 11.5: Simultane Druckmessung im linken Vorhof und Ventrikel bei einem Patienten mit Mitralklappenstenose; diastolischer Druckgradient entspricht der Fläche zwischen der Druckkurve von linkem Vorhof und Ventrikel während der Diastole (schwarz), II: Ableitung II, LV: linker Ventrikel, LA: linker Vorhof, a: a-Welle, v: v-Welle, y: y-Welle, Eichung 100 mmHg = 4 cm

Eine sorgfältige kardiologische Betreuung ist erforderlich.

➤ Operativ-instrumentelle Therapie

■ Indikationen

Indikationen zum operativen Vorgehen sind gegeben:

- Bei über Monate und Jahre hinweg trotz adäquater medikamentöser Therapie zunehmender Beschwerden. Dabei sind Patienten *bevorzugt* im NYHA-Stadium II und III auszuwählen.
- Wenn es trotz adäquater Antikoagulation zu wiederholten thrombembolischen Ereignissen gekommen ist.
- Bei Indikation zum aorto-koronaren Bypass und auch leichterer Mitralklappenstenose.
- Bei Indikation zum Aortenklappenersatz und auch leichterer Mitralklappenstenose.

Folgende Möglichkeiten der operativ-instrumentellen Therapie sind gegeben:

- **geschlossene Mitralkommissurotomie**
  - chirurgische Mitralkommissurotomie
  - Ballonvalvuloplastie
- **am offenen Herzen**
  - offene Mitralkommissurotomie
  - prothetischer Herzklappenersatz (künstliche Herzklappe, Bioprothese).

■ Mitralkommissurotomie

Geschlossene Mitralkommissurotomie

Die geschlossene Mitralkommissurotomie ist eine effektive Operationsmethode, vorausgesetzt, daß keine schwerwiegende Mitralklappeninsuffizienz, Vorhofthromben oder Klappenkalzifizierung vorhanden sind. Außerdem dürfen die Verwachsungen und Verkürzungen der Chordae tendineae nicht bedeutsam sein. Diese Methode war in den Anfangsjahren der Herzchirurgie die Methode der Wahl. Sie wird heute in den Industrieländern im allgemeinen nicht mehr durchgeführt.

Ballonvalvuloplastie

Die Ballonvalvuloplastie bei Mitralklappenstenose ist eine inzwischen etablierte alternative Methode zur chirurgischen Behandlung.

Indikationen dafür sind:

- Mitralklappenstenose ohne bedeutsame Mitralregurgitation
- Mitralklappenstenose bei Mehrklappenerkrankungen und pulmonaler Hypertonie und hohem Operationsrisiko als ultima ratio
- Mitralklappen-Restenose nach Mitralkommissurotomie.

Mit der semiquantitativen Einschätzung **echokardiographischer** funktioneller und morphologischer Faktoren der Mitralklappe kann eine Vorhersage über den Erfolg der Dilatation gegeben werden.

Solche **Faktoren** sind:

- Beweglichkeit des Herzklappenapparates
- Klappensegelverdickung
- Verkalkung der Klappensegel und der Chordae tendineae
- Veränderungen des subvalvulären Bereiches (s. Tabelle 11.4).

Die Ballonvalvuloplastie an der Mitralklappe setzt eine nicht kalzifizierte, mobile Herzklappe ohne wesentliche Insuffizienzkomponenten mit einer Mitralklappenöffnungsfläche von < 1,3 cm^2 voraus. Das Verfahren ist der geschlossenen Mitralkommissurotomie vergleichbar.

Es wird über den transseptalen Katheter ein Ein-Ballon-Katheter (**Inoue-Ballon**) in die Mitralklappe eingelegt und der Mitralklappenring geweitet. Der Gradient an der Mitralklappe sowie der Druck in der A. pulmonalis sinken dadurch signifikant, die Mitralklappenöffnungsfläche nimmt deutlich zu. Das Ziel der Intervention besteht darin, die Mitralklappenöffnungsfläche um 50% bzw. auf mindestens aber auf 1,5 cm^2 zu vergrößern und den diastolischen Druckgradient an der Mitralklappe < 5 mmHg zu senken.

Durch die transseptale Katheterisierung entsteht bei 10–25% ein kleiner, hämodynamisch nicht bedeutsamer Links-Rechts-Shunt, der bis zu 6 Monaten nach dem Eingriff nachweisbar sein kann sowie auch häufig eine leichte Mitralklappeninsuffizienz.

Weitere mögliche **Komplikationen** sind:

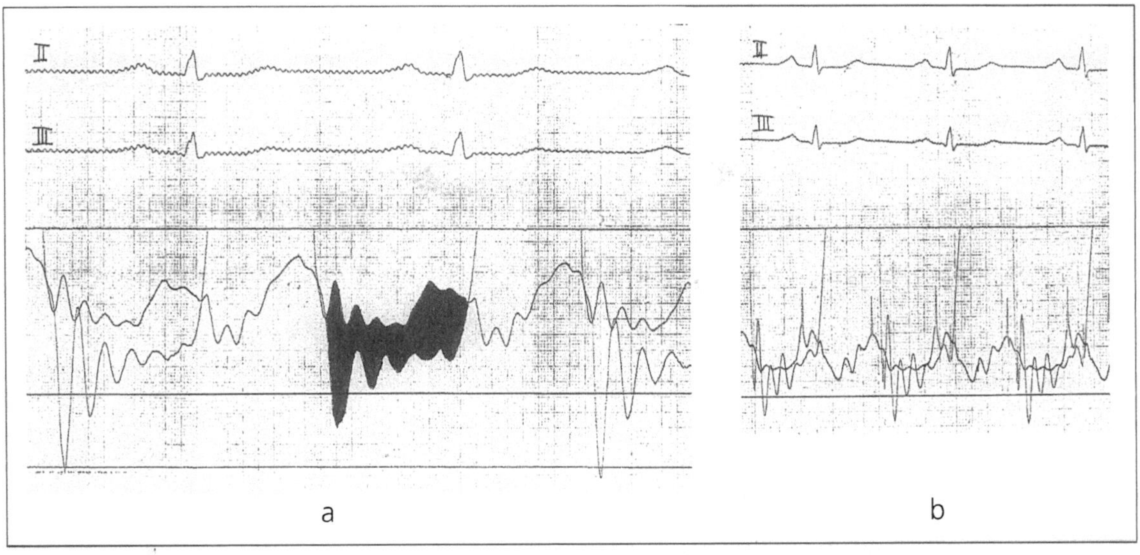

Abb. 11.6: Simultane Druckmessung im linken Vorhof und linken Ventrikel bei einem Patienten a – vor, b – nach erfolgreicher Ballonvalvuloplastie, Beseitigung des diastolischen Druckgradienten (schwarz)

- arterielle Embolien, besonders cerebrale Embolien, die bei etwa 2–5% der Patienten auftreten und in erster Linie von Vorhofthromben stammen
- Herzwandperforation und hämorrhagischer Perikarderguß als Folge von Manipulationen bei der transseptalen Katheterisierung, die besonders bei Patienten mit stark vergrößertem linkem Vorhof erschwert ist
- schwere Mitralregurgitation; damit ist bei etwa 10% der Patienten zu rechnen. Eine akute schwere Mitralregurgitation kann einen akuten Mitralklappenersatz erfordern; deshalb ist immer ein chirurgisches Standby notwendig.

Die **primäre Erfolgsrate** liegt bei etwa 93%. Die Restenoserate innerhalb eines Jahres wird mit etwa 8% angegeben, die Letalität liegt unter 1%. Die Letalitätsrate steigt, wenn eine Mehrklappenerkrankung und eine koronare Herzkrankheit hinzukommen.

Bei entsprechenden Indikationen können gute Resultate erzielt und Komplikationen vermieden werden (Abbildung 11.6a, b).

Operation am offenen Herzen

Offene Mitralkommissurotomie

Die offene Mitralkommissurotomie ist **indiziert**, wenn ein auf orale Antikoagulantien refraktärer linksatrialer Thrombus vorliegt. Sie wird mit Hilfe der Herz-Lungen-Maschine ausgeführt. Die Kommissuren werden dabei unter Sicht inzidiert, ggf. verbackene Chordae tendineae getrennt, der darunterliegende Papillarmuskel gespalten und die Herzklappe von Kalkeinlagerungen befreit. Eine leichte oder mäßige Mitralklappeninsuffizienz kann durch eine Mitralklappenringplastik korrigiert werden. Abschließend werden zur Überprüfung des Operationsergebnisses der linksatriale und linksventrikuläre Druck gemessen und eine Kardioversion bei Patienten mit Vorhofflimmern zur Wiederherstellung des Sinusrhythmus vorgenommen.

Die **Operationsletalität** bei Mitralkommissurotomie für beide Formen liegt zwischen 1 und 3% und hängt sowohl vom Zustand des Patienten als auch von den Fertigkeiten des chirurgischen Teams ab. Die offene Mitralkommissurotomie bringt jedoch bessere hämodynamische Ergebnisse, und die Gefahr der Thromboembolie ist bedeutend geringer. Die Mitralkommissurotomie in beiden Formen ist ein mehr palliativer als kurativer Eingriff. Die Gefahr der Restenosierung ist wegen des Fortbestehens der rheumatischen Grundkrankheit vorhanden.

Prothetischer Herzklappenersatz

Er ist indiziert bei
- starker Verkalkung und Deformierung der Mitralklappe,
- bedeutsamer begleitender Mitralklappeninsuffizienz.

Die **Letalität** nach Mitralklappenersatzoperation wird je nach Zustand des Patienten mit 5–8% angegeben. Eine lebenslange Antikoagulantientherapie macht sich auch zur Verhütung von Thromboembolien bei postoperativ fortbestehendem Vorhofflimmern und vergrößertem Vorhof erforderlich.

In Tabelle 11.5 sind klappenbedingte Komplikationen bei verschiedenen Herzklappentypen zusammengestellt.

Tab. 11.5: Komplikationen in Abhängigkeit vom prothetischen Herzklappentyp (Rödler et al. 1993)

Klappentyp	Thrombembolie bei AKE (in %)	Thrombembolie bei MKE (in %)	Blutung (in %)	Reoperation (in %)	Klappenbedingte Reoperation (in %)
1. Starr-Edwards	2,0	2,4	1,6	1,0	7,2
2. St.Jude	1,3	1,6	1,4	0,4	4,8
3. Duromedics-Edwards	0,8	1,1	1,8	0,8	3,4
4. Carbomedics	0,8	1,2	1,9	0,6	3,1
5. Björk-Shiley	0,5	1,5	0,2	0,5	4,6
6. Hancock	2,2	2,5	0,4	3,5	10,2
7. Carpentier-Edwards	1,3	1,9	0,5	2,2	5,9

1-5: mechanische, 6, 7: biologische Herzklappen, AKE = Aortenklappenersatz, MKE = Mitralklappenersatz

11.2.11 Restenosierung der Mitralklappe

Unter **Restenose** versteht man das erneute Auftreten klinischer Symptome der Mitralklappenstenose nach Mitralkommissurotomie oder Ballonvalvulotomie.

Eine sichere Diagnose der Restenose ist dann gegeben, wenn folgende hämodynamische Untersuchungen zu unterschiedlichen Zeitpunkten vorliegen:

- präoperativer Nachweis einer Mitralklappenstenose,
- postoperativer Nachweis einer deutlich verbesserten Klappenöffnung und verbesserter Hämodynamik
- Nachweis einer erneut verkleinerten Klappenöffnungsfläche mit entsprechenden hämodynamischen Verschlechterungen.

Die Inzidenz der Restenose nach beiden Behandlungsarten wird mit 2–60% angegeben. Man kann aber davon ausgehen, daß innerhalb von 5 Jahren eine Restenoserate von 5–10% und nach 10 Jahren von 20–60% zu verzeichnen ist.

Eine **Reoperation** nach **Mitralkommissurotomie** ist erforderlich bei:

- Auftreten einer **Restenose**
- bedeutender Reststenose
- Entwicklung einer bedeutsamen Mitralklappeninsuffizienz
- postoperativer bakterieller Endokarditis
- Fortschreiten eines vergesellschafteten Aortenklappenfehlers.

Da jedoch die Herzklappe bei der zweiten Operation zumeist verkalkt ist und schwerwiegendere Veränderungen als zum Zeitpunkt der ersten Operation aufweist, ist ein **prothetischer Herzklappenersatz** indiziert.

11.2.12 Prognose

Die Entwicklungsdauer der Mitralklappenstenose nach einem rheumatischen Fieber beträgt etwa 10–20 Jahre. Nach dem Auftreten der ersten Symptome ist mit einem Fortschreiten des Schweregrades innerhalb von 5–10 Jahren zu rechnen.

Im NYHA-Stadium I ist unter medikamentöser Therapie eine Zunahme der Symptome bei etwa 40% der Patienten innerhalb von 10 Jahren zu erwarten, im NYHA-Stadium II tritt in diesem Zeitraum bereits bei 80% eine Verschlechterung ein. Die **Fünf-Jahres-Überlebensrate** im NYHA-Stadium III liegt bei 60%, im Stadium IV nur noch bei 15%. Der **Tod** tritt durch **Lungenödem**, **Rechtsherzinsuffizienz** und **thrombembolische Komplikationen** ein.

Ist chronisches Vorhofflimmern bei Mitralklappenstenose vorhanden, so ist die Letalitätsrate 17fach erhöht (Cosgrove et al. 1989).

Bisherige Langzeiterfahrungen nach **offener Mitralkommissurotomie** zeigen, daß es bei 60–70% der Patienten innerhalb von 10 Jahren zur Restenosierung kommt und damit eine Reoperation meist als prothetischer Herzklappenersatz notwendig wird.

Nach Mitralklappenersatz wegen prävalierender Mitralklappenstenose liegt die **Fünf-Jahres-Überlebensrate** durchschnittlich bei 86%. Dabei wird die Lebenserwartung wesentlich durch die linksventrikuläre Funktion bestimmt.

11.2.13 Allgemeine Bemerkungen zur Belastbarkeit und Arbeitsfähigkeit bei Herzklappenfehlern

Zunächst soll auf **prinzipielle Probleme** der Belastbarkeit und Arbeitsfähigkeit bei Herzklappenfehlern eingegangen werden.

Die **Einschätzung der Belastbarkeit** bei Herzklappenfehlern bezieht sich auf

- Art des Herzfehlers (Stenose, Insuffizienz, betroffene Herzklappe)
- Schweregrad des Herzfehlers, z. B. in Abhängigkeit vom Druckgradienten und von der linksventrikulären Funktionsstörung
- Vorhandensein einer rheumatischen Herzmuskelschädigung
- durchgemachte oder bestehende Herzinsuffizienz
- Höhe des Pulmonalarteriendruckes

- gleichzeitiges Vorhandensein einer koronaren Herzkrankheit
- Rückbildungstendenz der Hypertrophie und/oder Dilatation nach chirurgisch-instrumenteller Therapie.

Faktoren, die wesentlich die **Arbeitsfähigkeit** dieser Patienten beeinflussen, sind:
- Alter des Patienten
- Körperliche Leistungsfähigkeit, z.B. beurteilt nach NYHA
- Effektivität der medikamentösen oder chirurgisch-instrumentellen Therapie
- Rezidivierende Endomyokarditis
- Vergesellschaftung mit koronarer Herzkrankheit
- Art der Arbeit
- Motivation des Patienten und seiner Umgebung
- soziale Verhältnisse
- Haltung des Arztes.

11.2.14 Belastbarkeit und Arbeitsfähigkeit bei Mitralklappenstenose

Für **Patienten mit Mitralklappenstenose** gilt demnach folgendes: Je nach funktionellem Schweregrad und Komplikationen der Mitralklappenstenose wird die **Arbeitsfähigkeit** bestimmt. In den **Stadien I und II** sind leichte körperliche Arbeiten auszuführen. Im **Stadium III** besteht eine wesentliche Einschränkung der körperlichen Belastbarkeit, im **Stadium IV** Erwerbsunfähigkeit.

Ab **Stadium III und IV** ist eine Teilzeitrente vor der Operation erforderlich. Die endgültige Beurteilung der Arbeitsfähigkeit erfolgt dann nach der Herzklappenoperation.

Bei unkompliziertem postoperativem Verlauf und gutem Operationsergebnis ist ein Wechsel der beruflichen Tätigkeit selten erforderlich. Im allgemeinen kann mit der Wiederaufnahme der Arbeit nach 3–6 Monaten gerechnet werden.

11.3 Mitralklappeninsuffizienz (I 34.0)

Die reine Mitralklappeninsuffizienz kommt relativ selten vor und ist häufiger bei Männern als bei Frauen anzutreffen.

Ihr Auftreten wird im Vergleich zur reinen Mitralklappenstenose mit etwa 1:10 bzw. 1:20 angegeben. Diese Zahlen sind entgegen unserer eigenen Erfahrung zu hoch.

11.3.1 Ätiologie

Im Gegensatz zur Mitralklappenstenose, für die die **rheumatische Herzerkrankung** (I 05.1) die **häufigste Ursache** ist, findet man für die Mitralklappeninsuffizienz eine Reihe weiterer Ursachen:

- degenerativ (bei älteren Menschen Mitralklappenringverkalkung)
- infektiös (bakterielle Endokarditis)
- ischämisch (Papillarmuskeldysfunktion, Chordaruptur)
- traumatisch (penetrierende und nicht-penetrierende Thoraxtraumen)
- im Rahmen der Bindegewebserkrankungen (Lupus erythematodes)
- angeboren (Mitralsegelfensterung, Mitralklappenprolaps)
- verschiedene Appetitzügler.

Eine Mitralregurgitation tritt auf, wenn an den Strukturen des Mitralklappenapparates wie Klappenring, Mitralsegel, Chordae tendineae, Papillarmuskeln Veränderungen auftreten.

➤ Veränderungen der Mitralsegel

Diese Veränderungen sind **in erster Linie rheumatisch bedingt**. Es kommt dadurch zur Verkürzung, Rigidität, Deformierung und Retraktion eines oder beider Zipfel der Mitralklappe als auch zur Verkürzung und Verschmelzung der Chordae tendineae und der Papillarmuskeln. Die Destruktion der Klappensegel kann aber auch durch penetrierende und nicht-penetrierende **Thoraxtraumen** und die **bakterielle Endokarditis** bedingt sein.

➤ Veränderungen des Mitralklappenringes

Hierzu zählen in erster Linie die **Dilatation des Klappenringes** infolge der Dilatation des linken Ventrikels, dessen Folge die Mitralregurgitation ist. Diese durch die Dilatation des Klappenringes bedingte Mitralklappeninsuffizienz ist aber weniger schwer als die primäre Herzklappenbeteiligung. Eine weitere Veränderung ist die **Kalzifizierung des Klappenringes**. Die sog. **idiopathische** Kalzifizierung wird bei Autopsie zwar häufig gefunden, hat aber zu Lebzeiten nur geringe funktionelle Folgen. Zur idiopathischen kann zusätzlich eine **degenerative** Kalzifizierung auftreten, die durch solche **Faktoren** wie
- arterielle Hypertonie
- Aortenklappenstenose
- Diabetes mellitus
- angeborener Defekt im Bindegewebe des Herzens (bei Marfan- und Hurler-Syndrom)

beschleunigt wird.

Bei Patienten mit
- hypertropher obstruktiver Kardiomyopathie oder
- chronischer Niereninsuffizienz mit sekundärem Hyperparathyreoidismus

tritt diese Verkalkung häufiger auf.

Die Kalzifizierung des Mitralklappenringes kann den basalen Anteil der Mitralsegel unbeweglich machen, wodurch eine Schlußunfähigkeit resultiert.

Gleichzeitige Verkalkungen der Aortenklappensegel ohne hämodynamisch bedeutsamen Druckgradienten haben etwa 50% der älteren Patienten.

➤ Veränderungen der Chordae tendineae

Die Chordae tendineae können entweder **von Geburt an verändert** sein, oder es kommt zu einer **Ruptur** infolge

- bakterieller Endokarditis
- rheumatischen Fiebers
- Traumas
- erhöhter mechanischer Belastung
- akuter linksventrikulärer Dilatation
- myxomatöser Proliferation
- unklarer Genese.

Die Schwere der Mitralklappeninsuffizienz hängt von der **Zahl der rupturierten Chordae** ab.

➤ Veränderungen der Papillarmuskeln

Da die Papillarmuskeln durch die Endstrombahn der Koronararterien versorgt werden, sind sie oft in ischämische Veränderungen einbezogen. Die **Myokardischämie** kann eine transitorische Papillarmuskeldysfunktion hervorrufen oder bei Myokardinfarkt auch zu einer Papillarmuskelnekrose und -ruptur mit schwerer Mitralklappeninsuffizienz und dadurch bedingtem Lungenödem führen.

11.3.2 Hämodynamik

Je nach **Schwere der Schlußunfähigkeit** der Mitralklappe pendelt ein verschieden großer Anteil (Regurgitationsvolumen) zwischen linkem Vorhof und linker Kammer während der Systole und Diastole. Dies kann zu einer wesentlichen Verminderung des effektiven Schlag- und Herzminutenvolumens führen. Durch das Pendelblut kommt es schließlich zur Vergrößerung des linken Vorhofs und linken Ventrikels.

Da der systolische Druckgradient zwischen dem linken Ventrikel und dem linken Vorhof wesentlich größer ist als zwischen dem linken Ventrikel und der Aorta, kommt es bereits bei geringer Schlußunfähigkeit der Mitralklappe zu einer Regurgitation in den linken Vorhof. *Die Arbeit des linken Vorhofs sowie der linken Kammer hängt von der Menge des Pendelblutes ab.*

➤ Linker Vorhof

Der linke Vorhof wird von zwei Seiten gefüllt: einerseits von den Lungenvenen, wobei die Füllung bei ungestörter Funktion der Menge des Schlagvolumens entspricht, andererseits ist der linke Vorhof durch die Regurgitation aus dem linken Ventrikel zu einer zusätzlichen Aufnahme des Blutes gezwungen. Es besteht also eine vermehrte Volumen- und Druckbelastung, die in der Regel zu einer erheblichen Dilatation des linken Vorhofs führt und nach eigenen Beobachtungen bis zu 100 mm und mehr betragen kann. Er ist oft größer als bei Mitralklappenstenose.

Der linke Vorhof pulsiert infolge des Pendelblutes **mit der Herzaktion**. Im Verlauf der Krankheit nimmt die Größe des linken Vorhofs progredient zu und ist im allgemeinen als Zeichen der Dauer und Schwere der Mitralklappeninsuffizienz anzusehen.

Der Druck in der A. pulmonalis und im linken Vorhof ist im Vergleich zur Mitralklappenstenose in der Regel niedriger.

Der vergrößerte linke Vorhof wird zwar wie bei der Mitralklappenstenose elektrisch aktiviert, die normale atriale Erregungsleitung ist jedoch gestört oder unterbrochen und kann somit zu einer absoluten Arrhythmie bei **Vorhofflimmern/-flattern** führen. Es kann sich keine wirksame mechanische Vorhofsystole entwickeln, und die linksventrikuläre Füllung wird reduziert. Deshalb ist bei Vorhofflimmern nur durch eine adäquate Herzfrequenz eine ausreichende Füllung des linken Ventrikels möglich. Vorhofflimmern bei vergrößertem linken Vorhof schafft die Voraussetzung für **Thrombenbildung** und thrombembolische Komplikationen.

➤ Pulmonalkreislauf

Die wichtigste Folge dieser Volumen- und Druckbelastung des linken Vorhofs ist eine **pulmonale Stauung**, die sich als erstes Symptom durch eine Belastungsdyspnoe zeigt. Die Stauung führt weiterhin zu einer Steigerung des Pulmonalkapillardruckes und schließlich zum Lungenödem. Als letzte Konsequenz dieses Rückstaus entwickelt sich eine **pulmonale Hypertonie**. Diese wiederum führt zur Druckbelastung der rechten Herzkammer und zur Stauung im großen venösen Kreislauf (**Stauungsherzinsuffizienz, congestive heart failure**).

➤ Linker Ventrikel

Der linke Ventrikel nimmt bei der Mitralklappeninsuffizienz ein größeres diastolisches Blutvolumen auf, das er auch systolisch auswerfen muß.

Bei der **kompensierten Mitralklappeninsuffizienz** wird nicht selten über Jahre hinaus das Schlag- bzw. Herzminutenvolumen im großen Kreislauf normal gehalten. Dies ist nur durch eine zusätzliche Volumenarbeit des linken Ventrikels möglich.

Die linke Herzkammer ist **während der Systole** neben der Auswurfarbeit für das Schlagvolumen in den großen Kreislauf auch einer Zusatzbelastung durch die Regurgitation in den linken Vorhof ausgesetzt. Die gleiche Mehrarbeit gilt auch für die **Diastole**. Diese Volumenbelastung führt zu einer Dilatation und Hypertrophie der linken Herzkammer (**exzentrische Hypertrophie**), die sich im fortgeschrittenen Stadium durch einen **hebenden, verbreiterten** und **verlagerten Herzspitzenstoß** zeigt. Die linksventrikuläre **Vorlast**, die **Wandspannung** sowie das **Schlagvolumen** sind erhöht.

Bei hämodynamisch bedeutsamer Mitralklappeninsuffizienz nimmt die Kontraktionskraft des linken Ventrikels im Laufe der Zeit ab. Die linke Herzkammer kann dann ein effektives Herzminutenvolumen nicht mehr erreichen. Die Füllung des linken Ventrikels findet im Gegensatz zur Mitralklappenstenose sehr schnell, unter hohem Füllungsdruck und mit einer großen Strömungsgeschwindigkeit, statt. Die Mitralklappeninsuffizienz ist ein anschauliches Beispiel für einen turbulenten und schnellen Einstrom („rapid inflow") in der frühdiastolischen Phase bzw. für ein „rapid filling" in der früh- und mittdiastolischen Phase.

➤ Regurgitationsvolumen

Durch das auf 150–200% des Normalen erhöhte Schlagvolumen können Patienten mit bedeutsamer Mitralregurgitation bei normaler myokardialer Kontraktilität längere Zeit kompensiert und in Ruhe ohne Beschwerden bleiben. Unter Belastung kann aber das Schlagvolumen nicht ausreichend gesteigert werden, so daß es zu keiner adäquaten Erhöhung des Herzminutenvolumens und einer dadurch resultierten Symptomatik kommt. Die **kritische Grenze** ist erreicht, wenn mehr als 50% des Schlagvolumens in den linken Vorhof zurückfließen, bevor sich die Aortenklappe öffnet.

➤ Arterieller Puls

Bei der Mitralklappeninsuffizienz ist der **Puls** im kompensierten Zustand im Gegensatz zur Mitralklappenstenose gut gefüllt. Zum Teil erweckt er sogar den Eindruck des **Pulsus celer et altus**. Ein wichtiger Grund dafür ist, daß bei Mitralklappeninsuffizienz die Ventrikelkontraktion bzw. der Druckanstieg sehr schnell stattfindet.

Der wesentliche Faktor ist hier die schnelle Druckerhöhung während der Phase der isometrischen Kontraktion, noch bevor es zum Auswurf oder zur Regurgitation kommt. Außerdem ist für die Entstehung des Pulsus celer et altus auch ein abrupt abgebrochener Blutfluß in der Peripherie im Zusammenhang mit dem Regurgitationsvolumen an der Mitralklappe entscheidend.

Daher ist die Beurteilung des Pulses für die Abschätzung der Komponenten der Mitralklappenstenose bzw. Mitralklappeninsuffizienz bei kombinierten Fehlern von Bedeutung. Bei Feststellung eines Pulsus celer et altus muß eine hämodynamisch bedeutsamere Mitralklappeninsuffizienz angenommen werden.

11.3.3 Klinisches Bild

Je nach Ausprägung der Mitralklappeninsuffizienz steht die **Dyspnoe** unter verschiedenen Bedingungen wie Ruhe, leichte oder schwerere körperliche Belastung im Vordergrund. Vielfach sind **Frühsymptome (Palpitationen, schnelle Ermüdbarkeit, Leistungsminderung, Konzentrationsschwäche)** vorhanden, die als **Zeichen der Vorwärtsinsuffizienz** zu bewerten sind.

Spätere Entwicklungsphasen sind durch **Hämoptysen** und die Neigung zum **Lungenödem** gekennzeichnet. Eine **Zyanose** ist meist nur gering ausgeprägt.

➤ Inspektion und Palpation

Bei der Inspektion und Palpation ist bei schwereren Graden der pulsierende linke Vorhof links parasternal sicht- und tastbar.

Der Herzspitzenstoß ist hebend und verbreitert. Bei Rechtsherzbelastung können epigastrische Pulsationen tastbar sein. Ein systolisches Schwirren ist häufig über der Herzspitze wahrnehmbar.

➤ Auskultation

Bei der Auskultation der **chronischen Mitralklappeninsuffizienz** ist in der Regel ein hauchendes, fauchendes **holosystolisches Geräusch** mit p. m. über der Herzspitze, das aus dem meist leisen **I. Herzton** hervorgeht und sich bis in die Axilla, den Rücken sowie über das gesamte Präkordium verfolgen läßt, nachweisbar. Bei leichter und mittelschwerer Mitralklappeninsuffizienz ist das systolische Geräusch proto- bzw. spätsystolisch. Eine leichtere Mitralklappeninsuffizienz hat ein hell klingendes, hochfrequentes systolisches Geräusch, während eine schwere Mitralklappeninsuffizienz ein mehr rauhes, tieffrequentes systolisches Geräusch aufweist.

Belastungstests, die zu einer Verminderung der Nachlast führen, z.B. der Valsalva-Versuch, Stehen, Gabe von Kurzzeitnitraten, reduzieren die Intensität des systolischen Geräusches. Bei Belastungstests, die zu einer Erhöhung der Nachlast führen (isometrische Belastung oder Hockerstellung) steigern die Intensität des Geräusches.

Der **II. Herzton** ist über 2 L 2 meist betont und gespalten. Diese Spaltung ist bei schweren Regurgitationen wegen der kürzeren linksventrikulären Auswurfzeit und der pulmonalen Hypertonie deutlicher. Die Pulmonalkomponente des II. Herztones ist betont. Über der Herzspitze kann er durch Überlagerung mit dem Systolikum abgeschwächt sein. Bei schwerer Mitralklappeninsuffizienz kann ein diastolisches linksventrikuläres Füllungsgeräusch als Ausdruck der relativen Mitralklappenstenose vorhanden sein (Abbildung 11.7).

Das Geräusch der Mitralklappenstenose oder -insuffizienz läßt bei 90% der Patienten über 70 Jahre eine Verkalkung des Mitralklappenringes vermuten.

Das plötzliche Auftreten eines lauten systolischen Geräusches mit p. m. über der Herzspitze, vergesellschaftet mit einem IV. Herzton, ist Zeichen einer **akut entstandenen Mitralklappeninsuffizienz**. Der **IV. Herzton** weist auf eine starke Kontraktion des linken Vorhofs als Reaktion auf eine akute Erhöhung des enddiastolischen Druckes hin. Bei **Ruptur der**

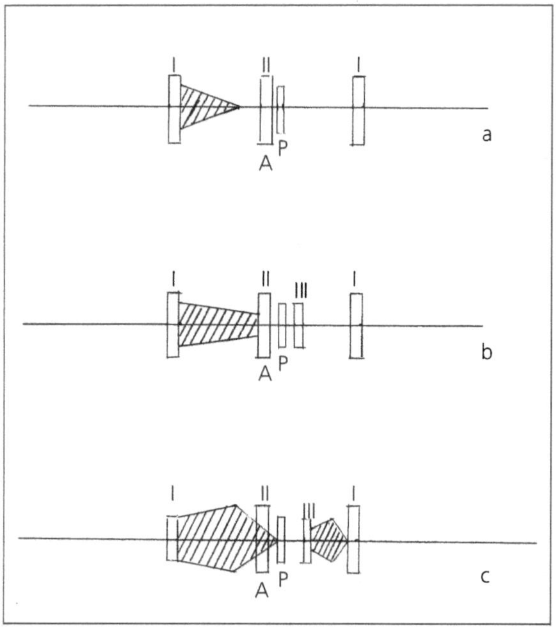

Abb. 11.7: Schematische Darstellung des Geräuschbefundes bei verschiedenen Schweregraden der Mitralklappeninsuffizienz. a – leichte, b – mittelschwere, c – schwere Mitralklappeninsuffizienz, I = I. Herzton, II = II. Herzton, III = III. Herzton, A = Aortenkomponente des II. Herztones, P = Pulmonalkomponente des II. Herztones

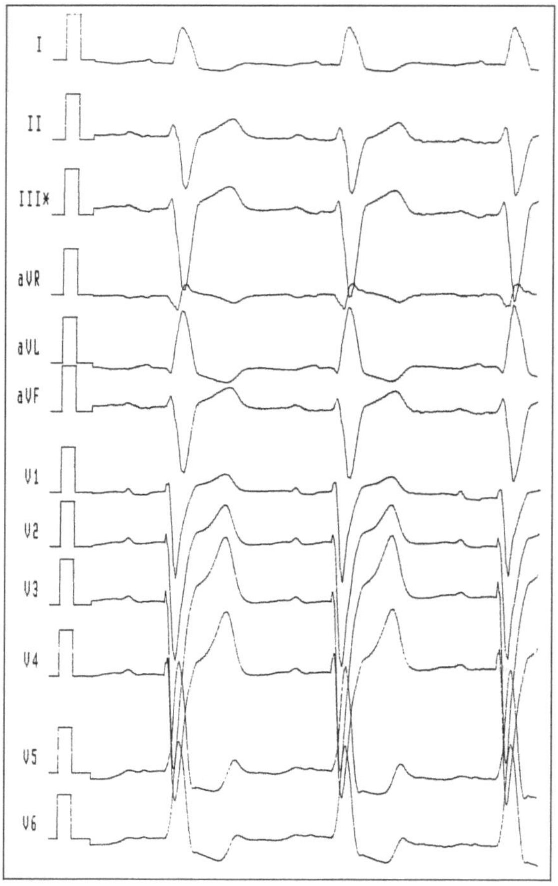

Abb. 11.8: EKG bei einer 75jährigen Patientin mit Mitralklappeninsuffizienz III. Grades. P-sinistroatriale, QRS 0,12, hohe R-Amplitude und ST-Strecken-Senkung in V_5, V_6, tiefe S-Zacken in V_1, V_2, elektrokardiographisches Bild der exzentrischen linksventrikulären Hypertrophie

Chordae tendineae ist das Geräusch in der Regel pansystolisch. Denselben Befund findet man bei schwerer **Dysfunktion oder Ruptur des Papillarmuskels**. Ist der posteriore Papillarmuskel betroffen, strahlt das Geräusch zum Erbschen Punkt aus, beim anterioren hingegen in die Axilla.

➤ Komplikationen

Bei **chronischer** Mitralklappeninsuffizienz können folgende Komplikationen auftreten:
- Thromboembolien, besonders bei absoluter Arrhythmie
- Bakterielle Endokarditis.

Bei **akuter** Mitralklappeninsuffizienz kann je nach Schweregrad der Regurgitation eine
- hämodynamisch unbedeutende bis akut lebensbedrohliche linksventrikuläre Funktionsstörung auftreten.

11.3.4 Elektrokardiogramm

Im **Gegensatz zur Mitralklappenstenose** kommt es zur
- Ausprägung eines Linkstyps in der Frontalebene sowie zu den
- Zeichen der Linksherzhypertrophie (Abbildung 11.8).
- Infolge der Vorhofbelastung tritt auch hier ein P-sinistroatriale auf.
- Bei schwerer Mitralklappeninsuffizienz ist in der Regel eine absolute Arrhythmie vorhanden.
- In späteren Entwicklungsstadien treten die Zeichen der Rechtsherzhypertrophie hinzu.

11.3.5 Phonokardiogramm

Im Phonokardiogramm stellt sich häufig ein bandförmiges holosystolisches Geräusch mit einem III. oder IV. Herzton dar. Bei schweren Fällen kann ein diastolisches Geräusch auf eine relative Mitralklappenstenose hindeuten. Das PKG gestattet oft eine Einschätzung der Schweregrade der Mitralklappeninsuffizienz (Abbildung 11.9).

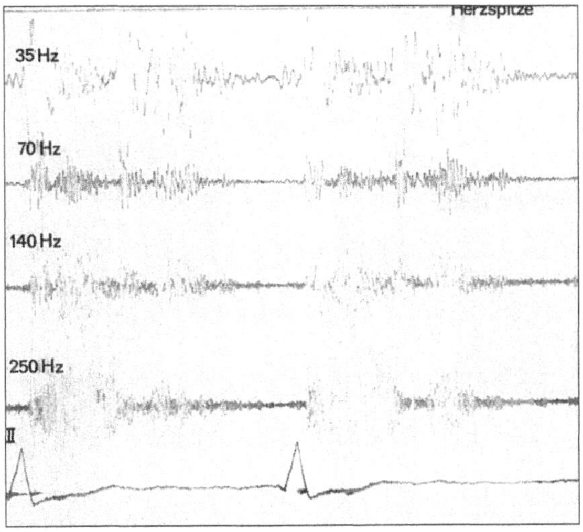

Abb. 11.9: PKG einer schweren Mitralklappeninsuffizienz mit absoluter Arrhythmie, die sich durch ein mittel- bis hochfrequentes holostolisches Geräusch darstellte. II. Herzton im Niederfrequenzbereich. Das diastolische Geräusch deutet auf eine relative Mitralklappenstenose hin.

11.3.6 Echokardiographie

Mit der **2-D-** und **M-Mode**-Echokardiographie ist die Morphologie der Mitralklappe, des Klappenringes sowie der subvalvulären Strukturen darzustellen. Im M-Mode fällt besonders die hohe D-E-Amplitude als Folge des hohen transmitralen Schlagvolumens auf. Der Nachweis und die semiquantitative Abschätzung der Mitralklappeninsuffizienz sind die Domäne der **CW-** und **Farb-Doppler-Echokardiographie,** die im apikalen 2-Kammer- oder 4-Kammer-Blick eingesetzt wird (Abbildung 11.10).

Im Farbdoppler ist der Regurgitationsjet gut im linken Vorhof sichtbar (Abb. 11.11, Farbtafel S. 869).

Bei **chronischer Mitralklappeninsuffizienz** sind der linke Vorhof und Ventrikel vergrößert. Die linksventrikuläre Wandkinetik ist in der Regel gestört. Die Mitralsegel sind im 2-D-Bild und M-Mode in ihrer Beweglichkeit eingeschränkt, schlußunfähig, oft verdickt oder nach posterior verlagert. Weiterhin ist besonders bei älteren Patienten eine meist schollige Einlagerung von Kalk in den Mitralklappenring zu finden.

Ist die **Mitralklappeninsuffizienz akut** aufgetreten, sind die Durchmesser des linken Vorhofs und der linken Kammer nur gering vergrößert. Es fällt an den Ansatzstellen der Papillarmuskeln eine Wandbewegungsstörung auf. Die Mitralklappenechos sind durch ein **Flattern** in ihrer Bewegung stark verändert. **Vegetationen** können nachweisbar sein. Weiterhin kann ein **Flottieren** eines Mitralsegels oder von Teilen des Mitralklappenapparates in den linken Vorhof während der Ventrikelsystole sichtbar werden.

Die **relative Mitralklappenregurgitation** ist durch eine Dilatation des Mitralklappenringes bei vergrößertem linkem Ventrikel bedingt. Der Regurgitationsjet ist meist zentral gelegen, die Mitralsegel sind morphologisch normal (Abb. 11.12, Farbtafel S. 869).

Echokardiographisch gelingt es auch, **Ursachen** der Mitralklappeninsuffizienz, wie rheumatisch bedingte Veränderung der Klappensegel, Ruptur der Chordae tendineae, Mitralklappenprolaps, Erweiterung des Mitralklappenringes oder Vegetationen bei bakterieller Endokarditis weitestgehend zu erfassen.

Die eigentliche **Quantifizierung** der Mitralklappeninsuffizienz im Doppler-Echokardiogramm ist problematisch, da der Regurgitationsjet durch verschiedene Faktoren wie Verziehungen der Mitralsegel, enddiastolische Druck- und Volumenverhältnisse im linken Ventrikel, Linksherzinsuffizienz etc. verändert wird.

Bei Anwendung des **Farbdopplers** im apikalen 4-Kammer-Blick kann die **Regurgitationsfläche** in Beziehung zur Vorhoffläche gesetzt werden. Dabei kann man davon ausgehen: Je größer das Verhältnis dieser Flächen zu einander ist, um so schwerer ist die

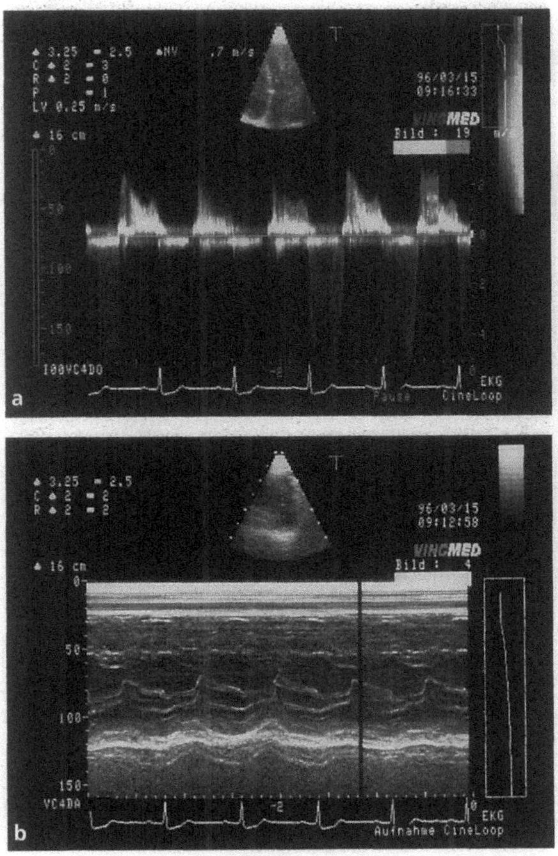

Abb. 11.10: 47jährige Patientin mit kombiniertem Mitralklappenfehler (Mitralklappenstenose II-III, Mitralklappeninsuffizienz II). a – Darstellung der Mitralklappeninsuffizienz im CW-Doppler, b – M-Mode-Darstellung der Mitralklappenstenose. Parallel verlaufendes vorderes und hinteres Mitralklappensegel

11

Erworbene Herzklappenfehler

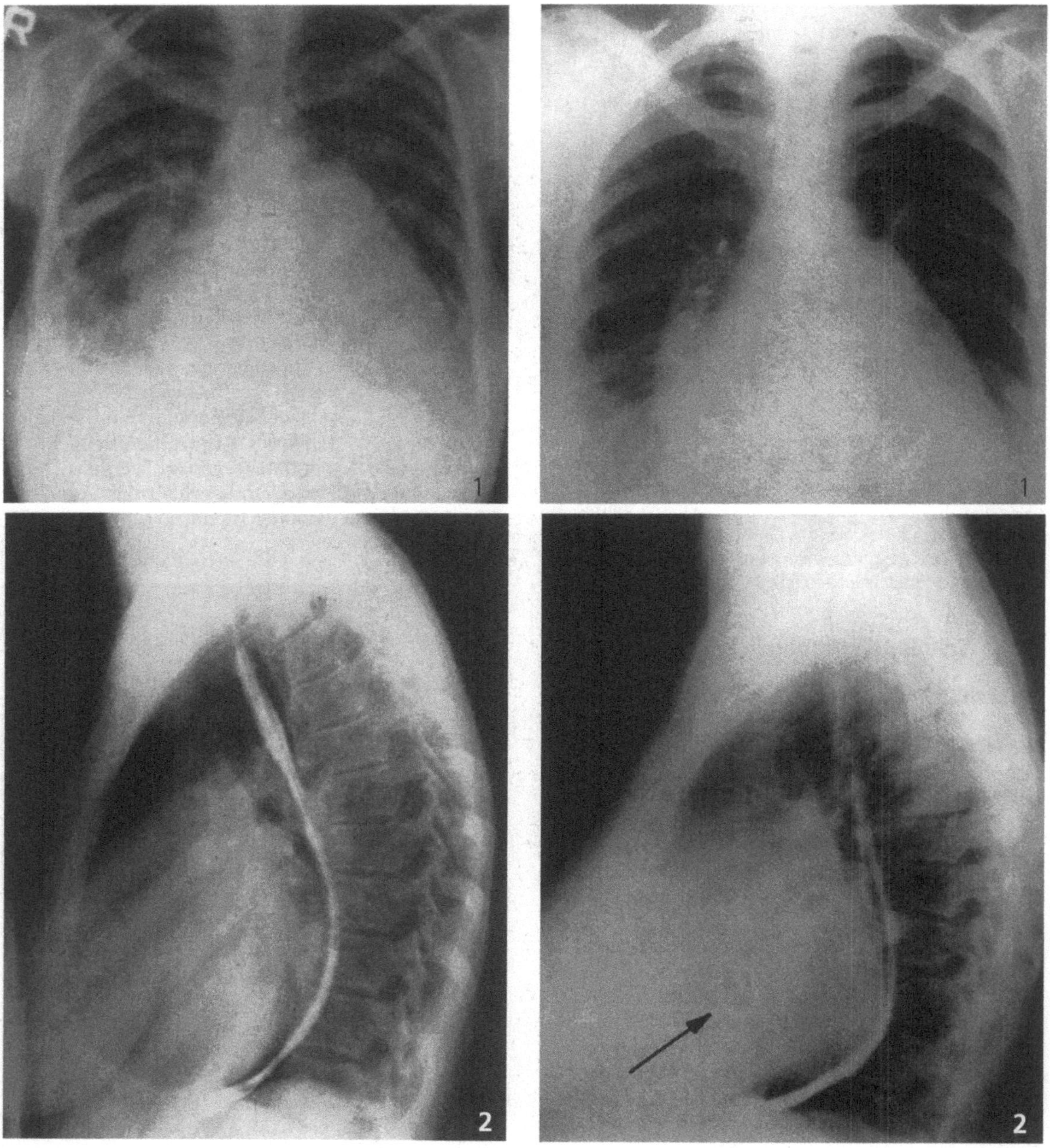

a b

Abb. 11.13: a – Präoperatives Röntgenbild einer schweren Mitralklappeninsuffizienz bei einer 42jährigen Patientin; 1 im dv-Strahlengang, 2 im seitlichen Strahlengang. b – gleiche Patientin nach Einsetzen einer Björk-Shiley-Prothese (↑; 1 im dv-Strahlengang, 2 im seitlichen Strahlengang. Rückbildung der Herzgröße)

Regurgitation. In der Praxis hat sich eine zwei- oder dreigradige Einteilung des Schweregrades in **leicht, mittel und schwer** bewährt. Bei eingeschränkter und gestörter Kontraktion des linken Ventrikels wird die Regurgitation unterschätzt, bei Hyperkinesie eher überschätzt. Liegt ein paravalvuläres Leck bei einem prothetischen Herzklappenersatz vor, ist der Jet nicht homogen oder exzentrisch verlaufend, ist eine Zuordnung zum Grad der Mitralregurgitation noch mehr eingeschränkt.

Die **Beurteilung der linksventrikulären Funktion** bei Mitralklappeninsuffizienz ist aufgrund des veränderten Auswurfverhaltens der linken Herzkammer erschwert. Diese Einschätzung ist aber für den Operationserfolg wesentlich. Dafür **zusätzlich heranzuziehende Parameter** sind der auf die Körperober-

Tab. 11.6: Einteilung der Mitralklappeninsuffizienz durch Kontrastmitteldarstellung

Stadium	Kontrastmitteldarstellung
I	Regurgitation als schwacher Strahl oder Schleier soeben erkennbar, wird mit der nächsten Diastole wieder ausgeworfen
II	leichte Anfärbung des gesamten linken Vorhofs mit raschem Auswaschen des Kontrastmittels
III	breiter Rückstrom von Kontrastmittel in den vergrößerten linken Vorhof mit dauerhafter Anfärbung
IV	sofortige und vollständige Anfärbung des stark vergrößerten linken Vorhofs, länger als die Darstellung des linken Ventrikels

fläche bezogene endsystolische Durchmesser des linken Ventrikels, die endsystolische Wandspannung, die fraktionelle Verkürzung oder Auswurffraktion des linken Ventrikels sowie die transversale und longitudinale Größe des linken Vorhofs.

Semiquantitativ kann man den Schweregrad der Mitralklappeninsuffizienz aus den Parametern der linksventrikulären Funktion abschätzen. Ein endsystolischer Durchmesser des linken Ventrikels > 45–50 mm spricht im Zusammenhang mit einem vergrößerten linken Vorhof für eine schwere Mitralklappeninsuffizienz (Zile et al. 1984).

11.3.7 Röntgen-Thorax

Bei leichter Mitralklappeninsuffizienz ist das Röntgen-Thorax-Bild unauffällig. Die häufigsten radiologischen Zeichen der **chronischen** schweren Mitralklappeninsuffizienz ist die Vergrößerung der linken Herzkammer und des linken Vorhofs, der bisweilen monströs sein kann (Abbildung 11.13).

In späteren Stadien ist eine Verstärkung der Lungengefäßzeichnung vorhanden, die jedoch nicht das Ausmaß wie bei Mitralklappenstenose erreicht. Eine Verbreiterung der rechten Herzkontur infolge Rechtsherzinsuffizienz tritt hinzu.

Bei **akuter** Mitralklappeninsuffizienz sind diese Zeichen der Vergrößerung des linken Herzens nicht vorhanden. Es können aber auch hier Zeichen eines interstitiellen Lungenödems, Kerley-Linien oder eine progressive Linksherzinsuffizienz nachweisbar sein.

11.3.8 Nuklearmedizinische Verfahren

Mit der Radionuklidventrikulographie ist die **Bestimmung der Auswurffraktion**, der endsystolischen und enddiastolischen Volumina sowie der **Regurgitationsfraktion** möglich. Daraus ergibt sich ihre Bedeutung für Verlaufsbeobachtungen, und sie kann als Parameter zur Operationsindikation herangezogen werden.

11.3.9 Herzkatheterisierung

Eine Herzkatheterisierung mit Druckmessungen im linken Ventrikel, im rechten Herzen und in der A. pulmonalis, Farbstoffdilution zur Ermittlung des Regurgitationsvolumens sowie eine Lävographie sind gelegentlich noch erforderlich. Durch die Lävographie kann eine semiquantitative Einschätzung der Regurgitation durchgeführt werden, die für die klinischen Belange, z. B. die Operationsindikation, ausreichend ist.

Nach Kontrastmittelinjektion in den linken Ventrikel können je nach Färbung des linken Vorhofs 4 Stadien unterschieden werden (Just 1976; Tabelle 11.6).

Eine **Koronarangiographie** ist auch hier erst bei männlichen Patienten über 40 und Frauen über 45 Jahren mit Risikofaktoren der ischämischen Herzkrankheit bzw. mit Angina pectoris indiziert.

11.3.10 Therapie

➤ Medikamentöse Therapie

Eine strenge Reduktion der Herzfrequenz wie bei Mitralklappenstenose ist bei der Mitralregurgitation nicht erforderlich, da auch eine höhere Herzfrequenz relativ besser toleriert wird. Bei absoluter Arrhythmie bei Vorhofflimmern erfolgt eine Digitalisierung, Gabe von β-Rezeptorenblockern oder Calciumantagonisten sowie eine Dauerantikoagulation. Eine Endokarditisprophylaxe ist indiziert.

Bei der medikamentösen Therapie der dekompensierten **chronischen** Mitralklappeninsuffizienz steht die Rekompensation nach den entsprechenden Richtlinien mit Glykosiden, Diuretika, Nitraten (wie Isoket®, Nitrosorbon®, Pentalong®) und ACE-Hemmern (wie Xanef®, Benalapril®, Cibacen®, Acerbon®), natriumarmer Diät und Einschränkung der körperlichen Belastung im Vordergrund. Bei asymptomatischer, nicht dekompensierter Mitralklappeninsuffizienz ist keine medikamentöse Therapie erforderlich.

Bei **akuter** Mitralregurgitation ist eine Vor- und Nachlastsenkung mittels intravenöser Gabe von Nitraten (Nitrolingual-Ampullen®, perlinganit Lösung®) das Mittel der Wahl. Dadurch wird das Regurgitationsvolumen verkleinert, die hämodynamischen Auswirkungen der akuten Mitralklappeninsuffizienz werden reduziert. Diese Nitrattherapie in Kombination mit Glykosiden und Diuretika ist in der Regel als Überbrückungsmaßnahme bis zur operativen Korrektur der Mitralklappe anzusehen.

➤ Chirurgische Therapie

Indikationen

Die chirurgische Therapie ist sowohl zur Korrektur der chronischen als auch der akuten Mitralklappeninsuffizienz bei deutlich symptomatischen Patienten indiziert.

Bei Patienten mit **chronischer** Mitralklappeninsuffizienz und folgenden Merkmalen ist eine Herzklappenoperation indiziert:

- Patienten mit Mitralklappeninsuffizienz III–IV und einer Auswurffraktion in Ruhe < 55% bei endsystolisch und enddiastolisch vergrößertem linkem Ventrikel
- sonst asymptomatische Patienten, die in der Verlaufsbeobachtung besonders eine endsystolische Zunahme der Herzgröße und eine Herabsetzung der Auswurffraktion zeigen
- Patienten mit latenter Linksherzinsuffizienz, nächtlicher Dyspnoe und zunehmender körperlicher Leistungsminderung
- Patienten mit nicht medikamentös beherrschbarer manifester Linksherzinsuffizienz.

Neben klinischen Symptomen sind auch **andere Kriterien** zur **Indikation eines prothetischen Herzklappenersatzes** zu berücksichtigen:

- Alter des Patienten
- Allgemeinzustand des Patienten
- pulmonale Hypertonie
- durchgemachte Thromboembolie
- Ursache und Schwere der Klappendysfunktion
- akute Mitralregurgitation, die durch eine medikamentöse Therapie nicht im Schweregrad zu reduzieren ist
- Vorhofflimmern.

Mitralklappenplastik

Bei Patienten mit reiner Mitralklappeninsuffizienz etwa ab III. Grades, bedingt durch eine Dilatation des Mitralklappenringes ohne Verkalkung, ohne schwerwiegende subvalvuläre Chordaverdickungen und weitestgehend erhaltenen Segeln, ist eine **Mitralklappenplastik** in verschiedenen Modifikationen durchführbar. Diese Indikation sollte auch getroffen werden, wenn die linksventrikuläre Funktion im wesentlichen noch normal ist. Sie ist vor allem bei Kindern, jungen Erwachsenen sowie Patienten mit Mitralklappenregurgitation nichtrheumatischer Genese indiziert. Der **Vorteil** liegt hier in der klappenerhaltenden Operation ohne nachfolgende Antikoagulation. Es sollte daher versucht werden, durch die Klappenrekonstruktion nach Möglichkeit die eigene Herzklappe zu bewahren.

Obwohl diese Vorstellung nicht einheitlich akzeptiert wird, findet die Mitralklappenplastik zunehmend Anwendung.

Bei einer neueren Studie an 443 Patienten mit Mitralklappenrekonstruktion im Alter zwischen 13 und 82 Jahren lag die perioperative Letalität insgesamt bei 2,5%. Zum Zeitpunkt der Entlassung konnte bei 71% der Patienten keine Mitralklappeninsuffizienz mittels Dopplerechokardiographie festgestellt werden. 25,5%, 3% und 0,5% zeigten jeweils eine Regurgitation 1., 2. und 3. Grades.

Die **Letalität** dieser Rekonstruktionsoperation, besonders in den europäischen Zentren, wird mit etwa 5% angegeben, in neueren Studien (Perier et al. 1996) mit 0,4% für die Gruppe mit isolierter Mitralklappenrekonstruktion und 7,5% für die Gruppe mit Mitralklappenrekonstruktion und Koronarchirurgie.

Prothetischer Mitralklappenersatz

Nicht bei jedem Patienten mit Mitralklappeninsuffizienz unterschiedlicher Genese ist eine Mitralklappenplastik durchführbar, ein prothetischer Herzklappenersatz in Form einer künstliche Herzklappe oder einer Bioprothese erforderlich.

Die **Operationsletalität** hängt im wesentlichen von der Ursache, dem klinischen Zustand und besonders der linksventrikulären Funktion sowie dem Vorhandensein weiterer Organschädigungen (Niere, Leber, Lunge) ab. Die Operationsletalität bei Patienten im NYHA-Stadium II und III mit reiner **chronischer** Mitralklappeninsuffizienz liegt bei 2–7%, unabhängig vom verwendeten Modell des Herzklappenersatzes.

Bei **akuter** Mitralklappeninsuffizienz ist die Operationsletalität bedeutend höher und wird in Abhängigkeit von der Genese und der linksventrikulären Funktion mit 10–20% angegeben.

Andererseits muß man davon ausgehen, daß unter alleiniger medikamentöser Therapie die Letalität in schweren Fällen, wie z. B. bei Herzklappenendokarditis, ischämischer Papillarmuskelruptur, auch 100% sein kann. Bei **infarktbedingter Papillarmuskeldysfunktion** ist nach Möglichkeit eine medikamentöse Stabilisierung von 4–6 Wochen nach dem Infarkt zu versuchen, um das Operationsrisiko zu verringern.

11.3.11 Prognose

Bei **leichter** Mitralklappeninsuffizienz ohne klinische Symptome und hinzutretende Komplikationen ist mehrere Jahre bis Jahrzehnte ein stabiler Verlauf möglich.

Ramanathan et al. (1984) zeigten in einer Studie zwischen 1972–1978 mit einer mittleren Beobachtungszeit von 48 Monaten an 76 medikamentös behandelten Patienten mit reiner Mitralklappeninsuffizienz, daß der Verlauf nicht einheitlich ist. Im Beobachtunszeitraum verbesserten sich 14 Patienten, 20 blieben gleich, 12 überlebten mit verschlechterter klinischer Symptomatik und 23 starben. Bei der Analyse der Todesfälle nach der NYHA-Klasse zum Zeitpunkt der invasiven Diagnostik betrug in der Klasse I 27%, Klasse II 19% und in Klasse III und IV 53% bzw. 44%.

Die **5-Jahres-Überlebensrate** beträgt nach **prothetischem Herzklappenersatz** wegen reiner oder über-

Tab. 11.7: Richtlinien zur Belastbarkeit bei Mitralklappeninsuffizienz (nach WHO 1993)

Mitralinsuffizienz	keine oder milde Herzvergrößerung	mittlere bis starke Herzvergrößerung
Physische Belastbarkeit	+++	+
Einschränkung der Freizeitgestaltung	–	++
Einschränkung der Berufswahl	+	++
Risiko bei Training	+	++
Intensität des Trainings	++/+++	+
Überwachung bei Training	1	1–3

Physische Belastbarkeit
+ = gering – körperliche Aktivitäten mit geringen dynamischen und statischen Anforderungen
++ = mittel – körperliche Aktivitäten mit mittleren dynamischen und/oder statischen Anforderungen
+++ = hoch – körperliche Aktivitäten mit hohen dynamischen und/oder statischen Anforderungen

Einschränkung der Freizeitgestaltung oder der Berufswahl
– = keine
+ = geringe – Heben bis 23 kg, Tragen bis 12 kg, Teamsportarten
++ = mittlere – Heben bis 9 kg, Tragen bis 5 kg, modifiziertes Trainingsprogramm, keine Teamsportarten
+++ = starke – meist sitzend, etwas Spazierengehen, Therapiemaßnahmen erwägen

Risiko bei Training
+ = gering
++ = mittel
+++ = hoch

Trainingsintensität
+ = gering
++ = mittel
+++ = hoch

Beaufsichtigung beim Training
1 = nicht beaufsichtigt – Selbstkontrolle
2 = beaufsichtigt – Selbstkontrolle
3 = nicht beaufsichtigt – medizinische Kontrolle
4 = beaufsichtigt – medizinische Kontrolle

wiegender Mitralklappeninsuffizienz etwa 70%. Ebenfalls bei ca. 70% der Patienten kann mit einer subjektiven Besserung gerechnet werden.

Die 5-Jahres-Überlebenschance nach **Mitralklappenplastik** liegt bei 84%. Innerhalb von 5 Jahren mußten 4% der Patienten reoperiert werden, Thromboembolien traten bei 4% auf. 93% der Überlebenden waren postoperativ im NYHA-Stadium I und II (Perier et al. 1996). Die **Überlebensrate** bei rheumatisch bedingter Mitralklappeninsuffizienz beträgt 2,2 Jahren nach Beginn der Symptome. **Insgesamt** ist jedoch die Prognose der Patienten mit reiner Mitralklappeninsuffizienz auch nach erfolgreichem **Herzklappenersatz** schlechter als die der Patienten mit reiner Mitralklappenstenose, was in erster Linie durch eine **schlechtere linksventrikuläre Funktion** zum Zeitpunkt der ersten Symptome bedingt sein kann.

11.3.12 Belastbarkeit und Arbeitsfähigkeit

Bei leichter Mitralklappeninsuffizienz ohne oder mit nur geringer Vergrößerung des linken Herzens und normaler körperlicher Leistungsfähigkeit ist die Arbeitsfähigkeit nicht eingeschränkt.

Bei Mitralklappeninsuffizienz **Stadium II** können keine Tätigkeiten mit mittlerer und schwerer körperlicher Belastung ausgeführt werden. Im **Stadium III** sind nur leichtere körperliche Belastungen erlaubt. Im **Stadium IV** besteht prinzipielle Arbeitsunfähigkeit.

Die Arbeitsfähigkeit der Patienten ist 3–6 Monate nach der Herzklappenoperation zu überprüfen. Sie hängt jedoch in erster Linie von der Verbesserung der linksventrikulären Funktion ab (Tabelle 11.7).

11.4 Aortenstenose

11.4.1 Ätiologie

Die **erworbene Aortenstenose** ist häufig Folge des rheumatischen Fiebers und oft mit anderen Herzklappenveränderungen, wie der Aortenklappeninsuffizienz und der Mitralklappenstenose, vergesellschaftet. Sie tritt meist vor dem 50. Lebensjahr auf.

Die **degenerative Veränderung** der Aortenklappe und die dadurch bedingte **verkalkte Aortenklappen-**

stenose nimmt an Bedeutung zu. Mehrere Gründe kommen dafür in Betracht:

- höhere Lebenserwartung
- verbesserte nicht-invasive Diagnostik, besonders Echokardiographie
- aufgeschlossenere Haltung der behandelnden Ärzte zur chirurgischen Behandlung bei älteren Patienten
- Verbesserung der instrumentellen und chirurgischen Techniken, Herzklappenplastik, Herzklappenersatz.

In früheren Jahren war der Hauptanteil der verkalkten Aortenklappenstenosen Folge des rheumatischen Fiebers.

Die **angeborene Aortenstenose**, die meist eine valvuläre Stenose ist, kommt in der erwachsenen Bevölkerung bevorzugt bei Männern mit einer Häufigkeit von 1–2% vor und macht etwa 7% der angeborenen Herzfehler aus. Sie tritt als

- valvuläre
- subvalvuläre (fibrotisch oder muskulär)
- supravalvuläre

Form auf.

11.4.2 Valvuläre Aortenstenose

Sie ist in der Regel durch eine **bikuspidale Aortenklappe** mit peripherer Verschmelzung der Segel und einer verminderten effektiven Klappenöffnungsfläche gekennzeichnet. Dabei **verdickt**, **fibrosiert**, **kalzifiziert** und **verengt** sich die ursprünglich normale Aortenklappe im Laufe des Lebens, meist aber zwischen dem 40. und 50. Lebensjahr. Nach dem 45. Lebensjahr zeigen etwa 50% der bikuspidalen Aortenklappen einen Stenoseanteil unterschiedlichen Ausmaßes, was auch durch die zunehmende Kalzifizierung der Segel bedingt ist. Bei vielen Patienten tritt sie in Kombination mit einer Aortenklappeninsuffizienz auf. Zwischen dem 60. und 80. Lebensjahr ist die Aortenklappenstenose **degenerativer** (I 35.8) oder **rheumatischer** (I 06.0) Natur.

Bei Jugendlichen und Erwachsenen im mittleren Lebensalter ist sie gewöhnlich **angeboren** (Q 23.0) und oft mit anderen Fehlbildungen, wie der Coarctatio aortae, seltener mit einem Ventrikelseptumdefekt oder einer Pulmonalklappenstenose vergesellschaftet. Folgende Kriterien lassen an eine angeborene valvuläre Aortenstenose denken:

- isolierte valvuläre Aortenstenose
- jugendliches Alter.

Eine Kombination mit anderen Herzklappenfehlern weist auf eine rheumatische Genese hin. Eine zuverlässige Unterscheidung zwischen angeborener und erworbener Aortenklappenstenose ist jedoch nicht gegeben.

11.4.3 Supravalvuläre Aortenstenose (Q 25.3)

Bei der supravalvulären Aortenstenose liegt die Ausstrombahneinengung oberhalb der Aortenklappe. Dabei sind drei Formen aus pathologisch-anatomischer Sicht zu unterscheiden:

- Einengung durch einen **fibrösen Ring** in Höhe des Sinus aortae mit geringer Dilatation des poststenostischen Abschnitts und leicht bis stark ausgebildeter Wandhypertrophie der Aorta
- Einengung durch eine diffuse Verdickung von der Aortenklappe bis in den transversalen Anteil (**hypoplastische Form**)
- Einengung durch eine dünne Membran mit einer zentralen Öffnung unmittelbar oberhalb der Aortenklappe (**membranöse Form**).

Bei supravalvulärer Aortenstenose sind auch oft arterielle Gefäßstenosen in anderen Bereichen, supravalvuläre, valvuläre und periphere Pulmonalarterienstenosen und Herzklappenanomalien vergesellschaftet. Bei etwa 8% der Patienten findet man daneben eine Aortenisthmusstenose, subvalvuläre Aortenstenose sowie Vorhof- und Ventrikelseptumdefekte. Sie tritt sporadisch oder familiär gehäuft auf. Der Erbgang ist autosomal-dominant. Die Penetranz des Merkmals ist herabgesetzt.

11.4.4 Subvalvuläre Aortenstenose (Q 24.4)

Die subvalvuläre Aortenstenose ist eine linksventrikuläre Ausstrombahneinengung, die unterhalb der Aortenklappe liegt.
Sie kann

- **membranös** durch eine direkt unterhalb der Aortenklappe entspringende fibröse Endokardleiste oder Membran (Typ I)
- **fibromuskulär** durch eine zirkulär oder halbkreisförmig in die Ausflußbahn ragende Wulst (Typ II)
- **muskulär** durch eine asymmetrische Hypertrophie des Septum interventriculare

bedingt sein (s. Kap. 16.3.3).

11.4.5 Hämodynamik

Alle Einengungen, die die Arbeit des linken Ventrikels erschweren, führen zu einer Druckbelastung der linken Herzkammer mit hämodynamischen und strukturellen Folgen.

Die häufigste Form der Ausstrombehinderung des linken Ventrikels ist die valvuläre Aortenstenose. Die normale **Aortenklappenöffnungsfläche** beträgt etwa 3 cm^2. Wenn das Aortenklappenostium etwa auf ein Viertel seiner ursprünglichen Fläche reduziert ist, resultieren klinisch faßbare hämodynamische Veränderungen. Sie sind stark ausgeprägt, wenn die Klappenöffnungsfläche auf 0,5 cm^2 reduziert ist. Der durch diese Einengung erhöhte systolische Druck im linken

Ventrikel bewirkt eine kompensatorische linksventrikuläre konzentrische Hypertrophie. Dabei ist die linksventrikuläre **diastolische Funktion** gestört und die Compliance reduziert (Hess et al. 1993). Die Folge davon ist ein erhöhter linksventrikulärer enddiastolischer Druck und erhöhter Mitteldruck im linken Vorhof mit Symptomen der Lungenstauung, wie **Belastungsdyspnoe**.

Bei einer Verkleinerung der Klappenöffnungsfläche auf 40–50% des Ausgangswertes beginnt der ventrikulo-aortale Druckgradient 40 mmHg zu übersteigen. Dieser erhöhte Ausstromwiderstand erschwert während der Systole die Arbeit des linken Ventrikels und zwingt die linke Herzkammer zu einer größeren Druckarbeit, um das normale Schlagvolumen aufrechtzuerhalten. Als Folge der **konzentrischen Linksherzhypertrophie**, des erhöhten systolischen Druckes und der reduzierten Koronarreserve (Marcus et al. 1982) können Symptome der myokardialen Ischämie, wie eine **Angina pectoris**, die bei mehr als der Hälfte der Patienten mit Aortenklappenstenose vorhanden ist, und **Herzrhythmusstörungen** auftreten, ohne daß die Koronararterien verändert sind (**relative Koronarinsuffizienz**). Das Herzgewicht kann bei der Linksherzhypertrophie extreme Ausmaße annehmen, wie Berichte über Herzgewichte von sogar 2340 Gramm zeigen.

Bei Patienten mit schwerer Aortenklappenstenose steigt das Herzminutenvolumen unter Belastung als Ausdruck der schweren mechanischen Einengung der Aortenklappe und/oder der später herabgesetzten Kontraktilität des Ventrikels nicht an (**systolische Funktionsstörung**). Dies ist die pathophysiologische Grundlage von belastungsinduzierten **Synkopen**, Schwindelgefühl oder **plötzlicher Tod**.

Bereits eine Lichtungseinengung um 10% genügt, um ein spindelförmiges Austreibungsgeräusch zu erzeugen, jedoch ist es hämodynamisch ohne Bedeutung. Der **Schweregrad der Aortenklappenstenose** wird im allgemeinen nach der Höhe des systolischen Druckgradienten zwischen dem linken Ventrikel und der Aorta ascendens in **vier Stadien** eingeteilt (Tabelle 11.8).

11.4.6 Klinisches Bild

In Abhängigkeit vom Schweregrad der Aortenklappenstenose stehen im Vordergrund der klinischen Erscheinungen **Belastungsdyspnoe, Angina pectoris, Synkopen, Schwindelanfälle** sowie **Herzrhythmusstörungen.** Vorhofflimmern, periphere Ödeme und Hämoptysen sind selten. Der **plötzliche Tod** kann unter Belastung infolge einer cerebralen oder myokardialen Ischämie auftreten.

Bei älteren Patienten besonders Frauen mit Angina pectoris sowie Stauungsherzinsuffizienz soll an eine hämodynamisch bedeutsame Aortenklappenstenose gedacht werden.

Tab. 11.8: Einteilung der Aortenklappenstenose nach Druckgradient und Aortenklappenöffnungsfläche

Schweregrad	Druckgradient in mmHg	Aortenklappenöffnungsfläche in cm^2
I	< 40	> 1,5
II	41–80	1,0 bis 1,5
III	> 81–120	0,5–1,0
IV	> 120	< 0,5

➤ Inspektion

Bei der Inspektion fällt eine etwas blassere Gesichtsfarbe auf. Patienten mit **supravalvulärer Aortenstenose** können von der körperlichen Entwicklung und vom Gesichtsausdruck her normal sein oder in **seltenen** Fällen auch Zeichen eines **Williams-Beuren-Syndroms** zeigen. Es ist durch **Gesichtsanomalien**, die als Kobold- oder Gnomengesicht (elfin facies) mit vollem Gesicht und Hängebacken, breitem Mund mit wulstigen Lippen und abstehenden Ohren beschrieben werden, **Zahnanomalien** (Mäusezähne) und **Hypogenitalismus** gekennzeichnet (Williams et al. 1961, Beuren et al. 1962). Die Patienten sind meist geistig retardiert, minderwüchsig, haben einen Strabismus sowie Leistenhernien und sprechen mit tiefer, metallischer Stimme. Insgesamt ist der Eindruck so charakteristisch, daß die Diagnose im Zusammenhang mit dem Auskultationsbefund prima vista gestellt werden kann.

➤ Palpation

Bei der Palpation fallen ein **hebender Herzspitzenstoß** als Ausdruck der Linksherzhypertrophie und ein systolisches Schwirren entlang dem rechten Sternalrand über 2–4 R 2 sowie über der A. carotis auf. Das Schwirren ist in der Regel bei allen Patienten mit höherem Druckgradienten vorhanden, was auch in einer Untersuchung an 434 jungen Patienten mit angeborener Aortenklappenstenose gefunden werden konnte (Ellison et al. 1976). Der **Radialispuls** ist von seiner Qualität her ein **Pulsus parvus et tardus**. Dieser Puls zeigt sich deutlich bei der Registrierung der **Karotispulskurve**, die bei schwerer Aortenklappenstenose eine charakteristische „Hahnenkamm"-Form hat. Der **Blutdruck** ist normal oder erniedrigt, die Blutdruckamplitude klein. Seltener ist besonders bei älteren Patienten eine arterielle Hypertonie vorhanden.

➤ Auskultation

Bei der Auskultation ist ein **sägendes, spindelförmiges systolisches Austreibungsgeräusch** mit p. m. über 2 R 2 wahrnehmbar, das in die Karotiden fortgeleitet wird. Das Systolikum verändert sich mit zunehmender Schwere der Stenose; bei leichter und

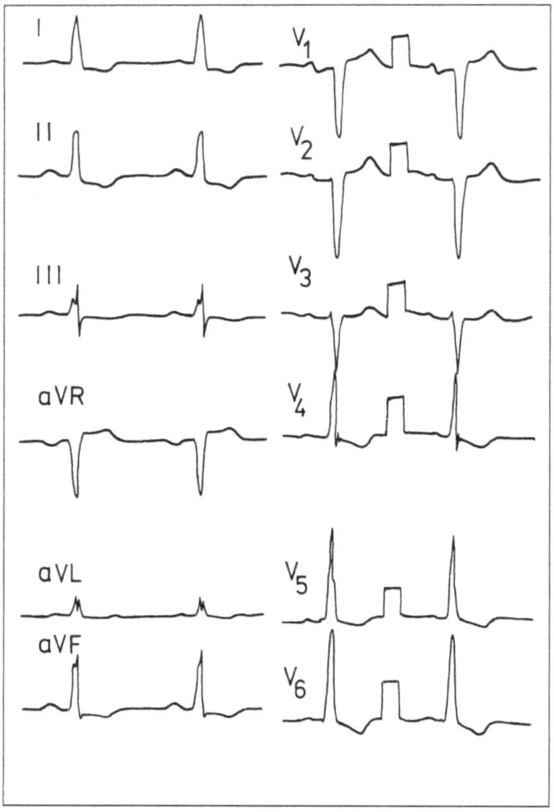

Abb. 11.14: EKG einer 55jährigen Patientin mit valvulärer Aortenstenose III. Grades, systolischem Druckgradient von 90 mmHg, R-Reduktion über V_1–V_3, ST-Strecken-Senkung und T-Negativierung über V_4-V_6 als Ausdruck einer deutlichen linksventrikulären „Druckhypertrophie"

mittelgradiger liegt das Geräusch proto- bis mesosystolisch, bei schwerer Aortenklappenstenose wird es lauter, länger, und der Gipfel erscheint mehr in der Spätsystole. Bei einer Linksherzdekompensation wird das Geräusch leiser und die Fortleitung schwächer.

Der **I. Herzton** ist abgeschwächt oder normal. Beim **II. Herzton** findet man in Abhängigkeit von der Schwere der Aortenklappenstenose verschiedene Variationen. Bei leichter Aortenklappenstenose ist II_A unauffällig, bei schwerer Aortenklappenstenose liegt die Abschwächung von II_A und die paradoxe Spaltung des II. Herztones vor. Der **IV. Herzton** ist bei schwerer Aortenklappenstenose obligat. Ein III. Herzton kann hörbar sein.

Bei leichter oder mittelschwerer Aortenstenose ist ein **systolischer Klick** vorhanden. Im Gegensatz zur Pulmonalklappenstenose variiert er nicht mit der Atmung.

11.4.7 Elektrokardiogramm

Je nach dem Grad der Aortenstenose und dem Alter des Patienten sind die Zeichen der Linksherzhypertrophie unterschiedlich stark ausgeprägt. Auch Erregungsleitungsstörungen sind oft zu beobachten. Ein AV-Block kann durch die Kalzifizierung des Erregungsleitungssystems entstehen.

Das EKG kann bei der **Abschätzung des Schweregrades** der Aortenstenose einen wesentlichen Beitrag leisten (Abbildung 11.14):

- Ein P-sinistroatriale ist ein Hinweis für einen erhöhten diastolischen Druck im linken Ventrikel und ein Zeichen der gestörten linksventrikulären Funktion, die durch eine erhöhte Steifigkeit oder durch eine Myokardinsuffizienz bedingt sein kann.
- Eine ausgeprägte T-Wellen-Negativierung und ST-Strecken-Senkung über den linkspräkordialen Ableitungen sowie ein kompletter Linksschenkelblock sprechen für eine schwere Aortenstenose.
- Eine absolute Arrhythmie ist besonders bei jungen Patienten mit Aortenfehlern normalerweise nicht zu beobachten. Ist Vorhofflimmern, -flattern vorhanden, liegt entweder eine schwere dekompensierte Aortenklappenstenose oder eine Kombination mit einem Mitralklappenfehler vor.
- Anhand elektrokardiographischer Parameter wie Amplitudenkriterien, ST-Strecken- und T-Wellen-Veränderungen kann der systolische Druckgradient für den klinischen Gebrauch abgeschätzt werden.

Es gibt, wenn auch selten, ein relativ unauffälliges EKG bei Patienten mit deutlichem Druckgradienten. Daher ist die **Synopsis** der Befunde nicht außer acht zu lassen.

11.4.8 Phonokardiogramm

Bei der valvulären Aortenstenose ergibt sich eine relativ gute Korrelation zwischen dem Schweregrad der Stenose und dem zu registrierenden spindelförmigen systolischen Geräusch, dessen Gipfel um so später auftritt, je ausgeprägter die Stenose ist. (Abbildung 11.15).

11.4.9 Echokardiogramm

Sowohl im **2-D-Bild** als auch im **M-Mode** von links parasternal in der langen und kurzen Achse, im 2- und 4-Kammer-Blick von apikal findet man verdickte und/oder verkalkte Aortenklappensegel. Ihre Separation liegt, im M-Mode gemessen, meist unter 15 mm. Die Segelbewegung im M-Mode ist aber nicht eindeutiger Ausdruck der Schwere der Aortenstenose. Bei jüngeren Patienten kann wegen der noch erhaltenen Segelbeweglichkeit besonders basal eine Domstellung sichtbar werden (Abbildung 11.16).

Eine verminderte Aortenseparation allein darf je-

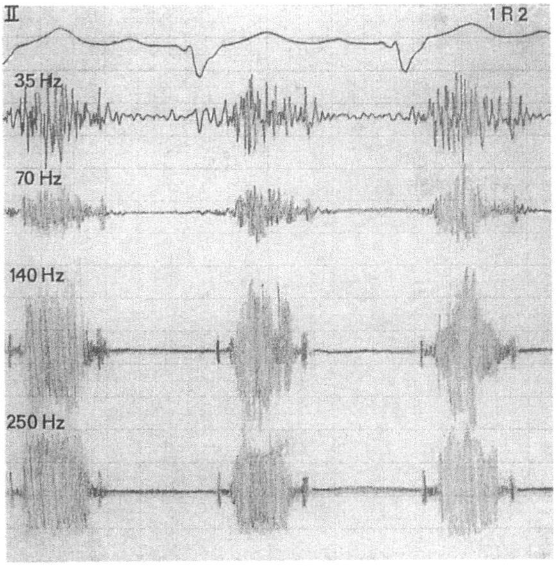

Abb. 11.15: PKG einer Aortenstenose III. Grades, Ableitung über 1 R 2

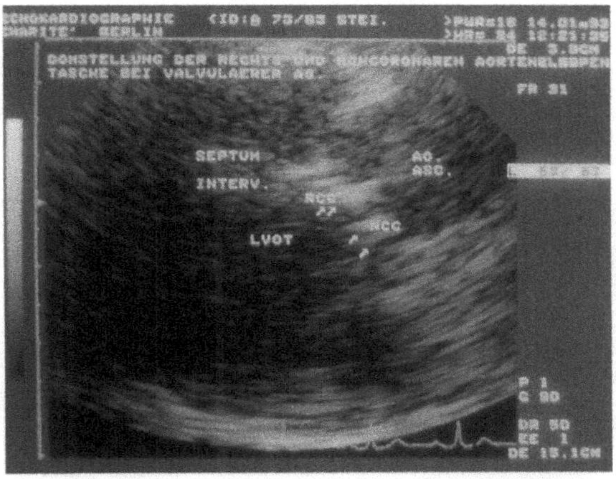

Abb. 11.16: Echokardiographische Darstellung einer kalzifizierten valvulären Aortenstenose in parasternaler langer Achse; Dom-Stellung der Klappentaschen

doch nicht als Aortenklappenstenose definiert werden, da es sich auch um eine herabgesetzte Herzfunktion mit reduziertem Schlag- und Herzminutenvolumen handeln kann. Im 2-D-Bild sind die Beweglichkeit, der Verkalkungsgrad sowie das Vorwölben der Aortenklappensegel in die Aorta gut beurteilbar.

Bei **bikuspidaler Aortenklappe** findet man ein exzentrisches Echo beim Klappenschluß, das durch die Asymmetrie der Klappensegel bedingt ist und sowohl nach anterior als auch nach posterior verlagert sein kann. In der 2-D-Darstellung ist dieses kuppelartige Bild in der langen Achse und der Nachweis nur zweier Segel in der kurzen Achse eindeutiger beweisend.

Eine konzentrische Hypertrophie weist ebenfalls auf eine Aortenklappenstenose hin. Kommt es zur Einschränkung der systolischen Funktion, so findet man in Spätstadien ggf. eine Dilatation des Ventrikels.

Die Anwendung des **CW-Dopplers** besonders von apikal trägt zur Quantifizierung durch die Messung des mittleren transaortalen Druckgradienten und zur Erfassung einer Begleitinsuffizienz bei. Dies gilt vor allem für leichte Aortenklappenstenosen.

Durch den **Farbdoppler** gelingt die bildliche Darstellung der turbulenten Ströme. Die Genauigkeit der Gradientbestimmmung mittels CW-Doppler ist von der Fähigkeit abhängig, den Jet innerhalb von 20° seines Vektors zu erfassen. Es muß deshalb in Rechnung gestellt werden, daß durch eine schlechte linksventrikuläre Funktion, Lungenüberlagerung und Adipositas der in einer Ebene gemessene Druckgradient unterschätzt werden kann. Es empfiehlt sich deshalb die Anlotung zusätzlich aus der suprasternalen und linksparasternalen Position. Ein im Doppler gemessener Druckgradient von 50 mmHg kann einem invasiv gemessenen Druckgradienten von 30–70 mmHg entsprechen (Rahimtoola 1989). Eine Einteilung der Aortenklappenstenose kann dopplerechokardiographisch vorgenommen werden (Tabelle 11.9).

Tab. 11.9: Einteilung der Aortenklappenstenose nach echokardiographischen Gesichtspunkten

Schweregrad	maximaler Druckgradient (mmHg)	Klappenöffnungsfläche (cm^2)
I	< 60	2,3–1,4
II	60–79	1,3–0,7
III	≥ 80	< 0,7

Zur exakteren Einschätzung des Schweregrades der Aortenklappenstenose sollte die Klappenöffnungsfläche der Aortenklappe, bezogen auf die Körperoberfläche in cm^2/m^2 angegeben werden.

Gelingt die Darstellung der CW-, PW- und farbkodierten Dopplersignale nicht ausreichend (bei Lungenüberlagerung, sehr asthenischem Körperbau, Adipositas), kann durch die Anwendung von **lungengängigem Echokontrastmittel** (Levovist®) eine Optimierung erreicht werden.

Durch die **transösophageale Echokardiographie** kann die Beurteilung des Schweregrades ergänzt werden, da die Möglichkeit der Bestimmung der Aortenöffnungsfläche besser gegeben ist. Sub- und supravalvuläre Abschnitte sind ebenfalls genauer darstellbar.

Die Echokardiographie ist in Verbindung mit der Klinik, dem EKG und Röntgen-Thorax-Bild die entscheidende Methode in der Diagnostik und Verlaufs-

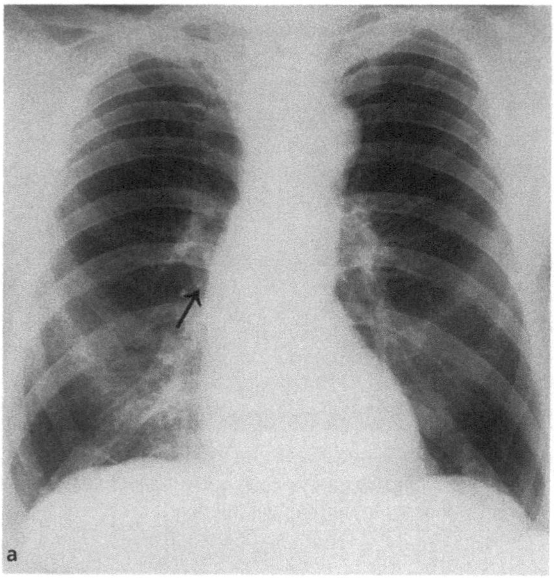

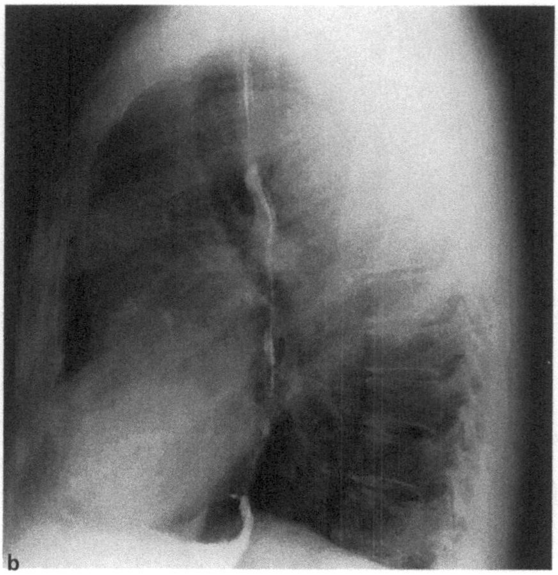

Abb. 11.17: Röntgen-Thorax bei einem 63jährigen Patienten mit Aortenklappenstenose Stadium II. a – im dv-Strahlengang, b – im seitlichen Strahlengang. Poststenotische Dilatation der Aorta ascendens (↗) und vergrößerter linker Ventrikel

beurteilung zur Bestimmung des optimalen Operationszeitpunktes.

11.4.10 Röntgen-Thorax

Im dorsoventralen Bild ist eine poststenotische Dilatation der Aorta ascendens sichtbar (Abbildung 11.17); dies korreliert aber nicht eindeutig mit dem Schweregrad der Stenose. Eine Kalzifizierung des Aortenklappenringes ist nach dem 30. Lebensjahr häufiger zu erfassen. Die Herzgröße kann lange Zeit unauffällig sein. Eine Vergrößerung des linken Ventrikels (Kastenform des Herzens) tritt meist ab Druckgradienten über 50 mmHg bzw. bei zusätzlicher Linksherzinsuffizienz auf.

11.4.11 Herzkatheterisierung

Die Schwere der Aortenklappenstenose kann in der Regel durch nichtinvasive Methoden erfaßt werden. Bei Männern ab 40. und Frauen mit Risikofaktoren der ischämischen Herzkrankheit sowie Angina pec-

Tab. 11.10: Diagnostische Merkmale bei Aortenklappenstenose

Auskultation	• I. HT abgeschwächt • IIA möglicherweise abgeschwächt • grobes, sägendes, spindelförmiges 2/6–6/6 systolisches Austreibungsgeräusch über 2 R 2 bzw. 3/4 L 2[1] evtl. systolischer Klick
EKG	• Kriterien der linksventrikulären Hypertrophie je nach Schwere der Stenose
Phonokardiogramm	• je schwerer die Stenose, um so später der Gipfel des spindelförmigen Geräusches bei valvulärer Aortenstenose
Echokardiogramm	• Separation der Aortenklappensegel < 15 mm • Verkalkungen und Beweglichkeitseinschränkungen der Aortenklappensegel • Druckgradient im CW-, PW-Doppler, turbulenter Fluß im Farbdoppler • Nachweis einer Begleitinsuffizienz • Linksherzhypertrophie
Röntgen-Thorax	• poststenotische Dilatation der Aorta, linksventrikuläre Hypertrophie, evtl. Kalk im Bereich der Klappe • bei Dekompensation: Lungenstauung

[1] Evtl. ist ein Schwirren in diesem Bereich palpabel.

Tab. 11.11: Quantitative bzw. semiquantitative diagnostische Merkmale bei Aortenklappenstenose

Schwere-grad	Druck-gradient (mmHg)	Symptome	Herzgeräusche	EKG	Echokardio-gramm	Röntgen-Thorax	Karotispuls-kurve
I	< 40	keine oder wenige	frühsystolischer Klick, II_A normal, proto- bis mesosystolisches Geräusch	normal	Aortenklappen-segel verdickt, gering eingeschränkte Beweglichkeit	normal, poststenotische Dilatation der Aorta ascendens möglich	Anstiegs-geschwindig-keit normal
II	40–80	häufig bei Belastung	mesosystolisches Geräusch, II_A normal	Amplitudenkrite-rien der Links-herzhypertrophie, ST-Strecken-Senkungen linkspräkordial	Aortenklappen-segel verdickt, gering ein-geschränkte Beweglichkeit, geringe Zunahme der Herzwand-dicke	normal, post-stenotische Dilatation der Aorta ascendens und angedeutete Linksherzver-größerung möglich	angedeutete Hahnen-kammkurve
III	80–120	vorhanden	meso- bis spätsystolisches Geräusch, II_A abgeschwächt, paradoxe Spaltung des II. HT möglich, III. und IV. HT	deutliche Links-herzhypertrophie mit ST-Strecken-Senkungen und T-Wellen-Negativierungen linkspräkordial	Aortenklappense-gel verdickt oder verkalkt, ein-geschränkte Beweglichkeit, deutliche Herz-wanddicken-zunahme, end-diastolische und endsystolischer Durchmesser klein	häufig Vergröße-rung des linken Ventrikels, poststenotische Dilatation der Aorta ascendens	charakteristi-sche Hahnen-kammkurve
IV	> 120	fast immer	leiseres spätsysto-lisches Geräusch, II_A abgeschwächt, paradoxe Spaltung des II. HT möglich, III. und IV. HT	wie Stadium II und auch: evtl. Linksschenkel-block, ST-Strecken-Senkun-gen und T-Wellen-Negati-vierungen links-präkordial, evtl. Amplituden-reduktion durch Dilatation des linken Ventrikels	bei Dekompensa-tion: Zunahme der Größe des linken Ventrikels, Abnahme der EF und FS, ohne Dekompensation: wie bei Schweregrad III	i. d. R. Vergröße-rung des linken Ventrikels, evtl. Zeichen der pulmonalen Stauung, Rechts-herzbelastung	charakteristi-sche Hahnen-kammkurve

toris bzw. Frauen nach der Menopause ist lediglich eine **Koronarangiographie** durchzuführen, um die Indikation einer evtl. gleichzeitig erforderlichen Bypass-Operation zu klären.

Ist die Schwere der Aortenklappenstenose ausnahmsweise nicht zu bestimmen, so können invasiv der systolische Druckgradient an der Aortenklappe, das Herzminutenvolumen und die Aortenklappenöffnungsfläche bestimmt werden. Bei supravalvulärer oder subvalvulärer Stenose ist der Druckgradient supravalvulär oder subvalvulär lokalisiert. Es ist darauf zu achten, daß unter Registrierung der Druckkurve der Katheter langsam zurückgezogen wird, um den subvalvulären oder supravalvulären Druckgradienten nicht zu übersehen.

Liegt ein **kombinierter Aortenklappenfehler** vor, kann durch die Aortographie auch die Insuffizienzkomponente qualitativ und quantitativ erfaßt werden. Die diagnostischen Merkmale der Aortenklappenstenose sind in den Tabellen 11.10 und 11.11 zusammengestellt.

11.4.12 Therapie

➤ Medikamentöse Therapie

Eine medikamentöse Langzeittherapie bei Aortenklappenstenose ist problematisch. Glykoside sind präoperativ wegen der Linksherzhypertrophie nicht indiziert. Diuretika sollten nur bei Herzinsuffizienz gegeben werden. Es besteht aber die Gefahr der Hypovolämie und der weiteren Senkung des Herzminutenvolumens. Wegen ihrer nachlastsenkenden Wirkung sind auch Calciumantagonisten und ACE-Hemmer kontraindiziert. Eine Einstellung auf Antikoagulantien sollte nur bei Patienten erfolgen, die bereits Thromboembolien durchgemacht haben. Alle nichtoperablen Patienten werden konservativ behandelt.

➤ Operativ-instrumentelle Therapie

Indikationen

Die **Entscheidung** zur Operation bei Erwachsenen ist im Gesamtzusammenhang **verschiedener Faktoren**, wie klinischen Symptomen, der geschätzten Klappenöffnungsfläche, dem Druckgradienten und der linksventrikulären Funktion zutreffen. Die bevorzugte Bewertung eines Parameters wie Druckgradient oder Klappenöffnungsfläche kann irre führend sein. Bei **symptomatischen** Patienten (Angina pectoris, Synkopen, Dyspnoe) soll eine Operation durchgeführt werden, auch wenn die linksventrikuläre Funktion reduziert ist.

Ein wesentliches **Indikationsproblem** zur chirurgisch-instrumentellen Therapie sind Patienten mit **asymptomatischer** Aortenklappenstenose. Die Indikation ist in dieser Gruppe gegeben, wenn die Klappenöffnungsfläche < 1,0 cm², der mittlere Druckgradient > 50 mmHg liegt, ST-Strecken-Senkungen und T-Wellen-Negativierungen im Ruhe-EKG nachweisbar sind und eine hohe Gefährdung, plötzlich durch Kammerflimmern zu sterben, erfaßt wurde. Zum Nachweis eines fixierten oder dynamischen Druckgradienten dient die Belastungs-Dopplerechokardiographie. *Diese Patienten müssen engmaschig kardiologisch (u. a. mittels Langzeit-EKG) hinsichtlich signifikanter Herzrhythmusstörungen untersucht werden.*

Aortenvalvulotomie

Bei **Kindern** und **jungen Erwachsenen ohne Kalzifizierung** wird häufig die Indikation zur **Aortenvalvulotomie** gestellt. Sie sollte dann durchgeführt werden, wenn eine **rasche Zunahme des Druckgradienten** nachweisbar ist. Wegen des geringen Operationsrisikos und der günstigen Langzeitergebnisse sollte diese klappenerhaltende Operation häufiger ausgeführt werden.

Aortenvalvuloplastie

1986 berichteten Cribier et al. (1986) in Europa und McKay et al. (1986) in den USA über die Ballonvalvuloplastie der erworbenen valvulären Aortenstenose beim Erwachsenen.
Eine **Indikation** besteht:

- ab 75. bis 80. Lebensjahr mit einem sehr hohen kardial oder nicht-kardial bedingten Risiko für die Herzklappenchirurgie
- bei kardial, aber nicht-klappenbedingter oder nicht-kardial bedingter, begrenzter Lebenserwartung
- bei dringlicher Operationsindikation für nicht-kardiale Erkrankungen
- bei linksventrikulärer Dysfunktion und Herzinsuffizienz
- bei schwerer Herzinsuffizienz unklarer Genese und Aortenklappenstenose nicht genau bestimmbaren Schweregrades
- bei Patienten, die eine Herzklappenchirurgie ablehnen.

Die bisherigen **Ergebnisse** zeigen (Rahimtoola 1989), daß zwar zunächst eine gute Zunahme der Aortenklappenfläche zu erreichen ist, aber innerhalb von 6 Monaten liegt die Restenoserate zwischen 65 und 77%. Dabei ist die Restenose bei denen größer, die als Ausgang eine Aortenklappenöffnungsfläche < 0,7 cm² und nur geringen Dilatationserfolg hatten.

Auch die **Komplikationsrate** ist verhältnismäßig hoch. So liegt die **Letalität** unmittelbar mit der Valvuloplastie bei 3–5%, die Hospitalletalität insgesamt sogar bei 7–13%. Auch die **Gefäßkomplikationen** liegen bei > 10%. Bradykarde Herzrhythmusstörungen und AV-Überleitungsstörungen können passager auftreten. Man darf bei der Bewertung dieser Ergebnisse jedoch nicht außer acht lassen, daß es sich um überwiegend ältere Patienten mit hohem Risiko und geringer Überlebenschance handelt.

Prothetischer Aortenklappenersatz

Bei älteren Patienten wird der biologische Aortenklappenersatz bevorzugt. Die **degenerative senile Aortenklappenstenose** wurde in den letzten Jahren eine häufige Indikation zum Aortenklappenersatz.

Während im Jahre 1965 nur einige Patienten deswegen in der Mayo Clinic operiert wurden, war die verdickte, degenerativ kalzifizierte Aortenklappenstenose 1985 bereits bei 46% der Grund des Aortenklappenersatzes. Mit zunehmendem Alter steigt die Zahl der degenerativ bedingten Aortenklappenstenosen. Bei unter 70jährigen betrug der Anteil der Patienten der Mayo Clinic 18%, bei Patienten über 70 Jahre stieg er auf 48%.

Für den Aortenklappenersatz kommen folgende Herzklappenprothesen zum Einsatz:

- mechanische Prothesen
- Bioprothesen
  - tierischer Herkunft (Heterograft, Xenograft)
  - menschliche Leichenaortenklappen (Homograft)
  - eigene Pulmonalklappe (Autograft; Ross-Operation).

Bei der Ross-Operation (Ross 1991) wird die Aortenklappe durch die eigene Pulmonalklappe ersetzt, die ihrerseits wieder eine Homograft-Prothese erhält.

Unserer Meinung nach soll jedoch die Operationsindikation besonders in diesem Alter sehr individuell und vor allem in Abhängigkeit von der klinischen Symptomatik und Begleiterkrankungen getroffen werden.

Die Ergebnisse der chirurgischen Korrektur der

supravalvulären Aortenstenose sind noch nicht befriedigend. Besser sind die Ergebnisse bei der **subvalvulären membranösen** Stenose.

Eine **Antibiotikaprophylaxe** zur Verhinderung einer bakteriellen Endokarditis ist vor Operationen und Zahnextraktionen bei allen Patienten mit Aortenklappenanomalien erforderlich.

11.4.13 Prognose

Bis zum mittleren Lebensalter sind die Patienten mit einer valvulären Aortenstenose in der Regel hämodynamisch voll kompensiert. Patienten mit einer schweren Aortenklappenstenose haben ohne operative Korrektur eine ungünstige Prognose. Die **Letalität** liegt bei 8–9%/Jahr. Treten Symptome auf, so reduziert sich die Überlebenschance weiter. Steht eine Angina pectoris im Vordergrund, beträgt die **Überlebenschance** etwa 5 Jahre, bei Schwindelgefühl und Synkopen etwa 3 Jahre, bei manifester Stauungsherzinsuffizienz etwa 2 Jahre. Deshalb ist eine rechtzeitige Herzklappenoperation erforderlich. Nach einem **Herzklappenersatz** ist die Prognose auch für ältere Patienten entscheidend verbessert. Die perioperative Letalität liegt bei etwa 1–3%. Die 10-Jahres-Überlebenschance wird mit 60% angegeben.

Patienten mit einer asymptomatischen Aortenklappenstenose und mäßiger bis schwerer Klappenverkalkung, die eine schnelle Zunahme des Druckgradienten zeigen, haben eine sehr schlechte Prognose (Rosenhek et al. 2000).

11.4.14 Belastbarkeit und Arbeitsfähigkeit

Bei einem asymptomatischen Patienten mit einem Druckgradienten < 40 mmHg und normaler linksventrikulärer Funktion besteht keine Einschränkung der Arbeitsfähigkeit. Große körperliche Belastungen wie Langlauf, Bergsteigen etc. sind zu vermeiden. Liegt eine mittlere oder schwere, wenn auch **symptomarme** Aortenklappenstenose vor, so ist der Patient präoperativ für die Ausübung aller körperlichen Berufstätigkeiten nicht einsetzbar. Die körperliche Belastung darf die symptomprovozierende (Dyspnoe, Angina pectoris) Grenze nicht überschreiten. Auch ist **Erwerbsunfähigkeit** in Erwägung zu ziehen. Diesen Patienten sollte eine Zeitrente gewährt werden. Nach der Operation ist eine erneute Begutachtung vorzunehmen.

Bei Patienten mit **symptomatischer** Aortenklappenstenose ist eine prinzipielle Arbeitsunfähigkeit gegeben. Körperliche Belastungen sind zu vermeiden.

Die **Überprüfung** der **Arbeitsfähigkeit** sollte etwa 6 Monate nach der Operation durchgeführt werden.

11.5 Aortenklappeninsuffizienz

11.5.1 Ätiologie

Die Aortenklappeninsuffizienz ist bei Männern häufiger als bei Frauen und oft mit Mitralklappenfehlern vergesellschaftet.

Ursachen der Schlußunfähigkeit sind **Veränderungen** an den **Aortenklappensegeln** oder die **Dilatation** der **Aorta ascendens**. Angeborene oder erworbene Ursachen können zur Schlußunfähigkeit der Aortenklappe führen.

Ursachen der **angeborenen Aortenklappeninsuffizienz** (Q 23.1):

- Vorkommen bei einer bikuspidalen Aortenklappe, häufig kombiniert mit einer Coarctatio aortae
- Fensterung der Herzklappen
- Aneurysma dissecans, z.B. bei Marfan-Syndrom
- Folge eines Prolapses der Aortenklappensegel beim VSD (in ca.5% der VSD)
- Aneurysma des Sinus Valsalvae
- Osteogenesis imperfecta.

Ursachen der **erworbenen Aortenklappeninsuffizienz** (I 06.1):

- rheumatisch
- nach bakterieller Endokarditis
- aneurysmatische Erweiterung des Bulbus aortae
- traumatisch
- nach Valvuloplastie oder Valvulotomie einer Aortenklappenstenose
- Spondylitis ankylopoetica (M. Bechterew)
- relative bei arterieller Hypertonie und Atherosklerose,
- luetisch
- durch Appetitzügler.

Die **rheumatische Genese** ist die weitaus häufigste und führt meist zu kombinierten Aortenklappenfehlern, die luetische Genese ist heute sehr selten.

Der oft im Rahmen einer lebensbedrohlichen Erkrankung **akut** aufgetretenen **Aortenklappeninsuffizienz** können folgende Mechanismen zugrunde liegen:

- bakterielle Endokarditis
- Aneurysma dissecans der Aorta ascendens
- stumpfes Thorax- oder Bauchtrauma
- spontane Ruptur eines anomalen Aortenklappensegels
- Nahtdehiszenz der Herzklappenprothese
- Ruptur des Sinus Valsalvae.

Die **bakterielle Endokarditis** ist die häufigste Ursache. Eine **Dissektion der Aorta ascendens** oberhalb der Aortenklappe kann eine schwere akute Aortenklappeninsuffizienz verursachen. Sie ist entweder durch

- eine Dilatation der Aortenwurzel und dadurch verursachte Separation der Aortenklappensegel oder
- durch die Verschiebung der Aortenklappensegel aus ihrer normalen Schlußebene bzw. durch die

- Zerstörung des Aortenklappenringes

bedingt.

11.5.2 Hämodynamik

Je nach Schwere der Schlußunfähigkeit der Aortenklappe fließt ein mehr oder weniger großes Regurgitationsvolumen während der Diastole in den linken Ventrikel zurück. Hierbei ist zwischen der Hämodynamik bei der **akuten und chronischen** Aortenklappeninsuffizienz zu unterscheiden.

➤ Chronische Aortenklappeninsuffizienz

Der **linke Ventrikel** wird während der Diastole somit von zwei Seiten her gefüllt: auf normalem Wege über die Mitralklappe – sozusagen mit dem „**normalen Schlagvolumen**" – und mit dem durch die Aortenklappe zurückfließenden **Regurgitationsvolumen**.

Er ist dadurch einer größeren **diastolischen Volumenbelastung** ausgesetzt. Die Steigerung des Schlagvolumens resultiert bei der Aortenklappeninsuffizienz aus der Vergrößerung des enddiastolischen Volumens im Gegensatz zur Mitralklappeninsuffizienz, bei der die Zunahme des Schlagvolumens durch eine kräftigere systolische Entleerung des linken Ventrikels erreicht wird.

Während der Systole muß die linke Kammer auch ein größeres Schlagvolumen auswerfen. Dieses vergrößerte Schlagvolumen besteht aus dem effektiven in die Peripherie abfließenden Schlagvolumen und aus dem Regurgitationsvolumen, das wieder in den linken Ventrikel zurückfließt. Beide Teile des linksventrikulären Schlagvolumens werden während der Systole durch die Aortenklappe ausgeworfen.

Das daraus entstehende größere Schlagvolumen bewirkt wiederum eine **systolische Mehrbelastung** des linken Ventrikels. Trotz des partiellen Rückflusses in den linken Ventrikel wird das effektive Schlagvolumen längere Zeit aufrechterhalten.

Zu dieser Volumenbelastung tritt bei schwerer Aortenklappeninsuffizienz infolge des erhöhten Schlagvolumens bei normal großer Aortenklappenfläche auch eine Druckbelastung durch die **relative Aortenklappenstenose**.

Die chronische Volumenbelastung des linken Ventrikels führt kompensatorisch zur Entwicklung einer linksventrikulären Dilatation und Hypertrophie (**exzentrische Hypertrophie**). Die **systolische** und **diastolische Wandspannung** nimmt zu.

Die linksventrikuläre Belastung und Linksherzinsuffizienz führen schließlich zur Druckerhöhung im **kleinen Kreislauf**, zur pulmonalen Hypertonie, zur Rechtsherzbelastung und Rechtsherzinsuffizienz, so daß sowohl Symptome der Links- als auch der Rechtsherzinsuffizienz (**biventrikuläre Insuffizienz**) zu erfassen sind.

➤ Akute Aortenklappeninsuffizienz

Bei akuter Aortenklappeninsuffizienz, z.B. im Rahmen einer akuten bakteriellen Endokarditis, ist die **normal große linke Kammer** plötzlich einer großen Volumenarbeit ausgesetzt.

Hierbei ist, im Gegensatz zur chronischen Aortenklappeninsuffizienz, eine Kompensation nach dem Frank-Starling-Gesetz (d.h. parallele Zunahme von Druck und Volumen) nicht gegeben. Der enddiastolische Druck ist deutlich erhöht, während das enddiastolische Ventrikelvolumen durch die erhöhte Steifigkeit nur unwesentlich zunimmt.

Der Patient mit **akuter** Aortenklappeninsuffizienz hat im Gegensatz zur **chronischen** Form bei gleichem Schweregrad der Regurgitation einen **kleineren Puls** und ein **kleineres Schlagvolumen**, die **linke Herzkammer** ist **kleiner** und die **Herzfrequenz niedriger.**

Der linksventrikuläre enddiastolische Druck steigt in der frühen Diastole schnell über den linksatrialen Druck, die Mitralklappe hat in der Diastole einen vorzeitigen Schluß. Das ist ein Kompensationsmechanismus zur Verhütung der Übertragung des erhöhten enddiastolischen Druckes auf das pulmonale Gefäßbett. Während der diastolische Aortendruck nicht unter den erhöhten enddiastolischen Druck des linken Ventrikels abfallen kann, ist der systolische Aortendruck nur wenig erhöht.

➤ Funktion der Mitralklappe bei Aortenklappeninsuffizienz

Die Funktion der Mitralklappe ist zur Aufrechterhaltung der linksventrikulären Funktion bei Aortenklappeninsuffizienz von großer Bedeutung. Die intakte Mitralklappe wirkt wie eine „Reserve-Aortenklappe" und begrenzt bei hochgradiger Aortenklappeninsuffizienz das Regurgitationsvolumen.

➤ Peripherer Kreislauf

Das Verhalten des peripheren Kreislaufs ist bei der Aortenklappeninsuffizienz von besonderem Interesse, weil dadurch verschiedene klinische Zeichen auf der Basis dieser Hämodynamik erklärt werden können. Durch die Aortenklappeninsuffizienz wird die **Windkesselfunktion der Aorta** beträchtlich aufgehoben. Die Windkesselfunktion der großen Gefäße und besonders der Aorta bedingt die Kontinuität des Blutstromes in der Peripherie.

Normalerweise fließt während der Systole ein Teil des Schlagvolumens – das systolische Auswurfvolumen – direkt in die Peripherie ab, während der andere Teil – das systolische Speichervolumen – in der systolisch erweiterten Aorta gespeichert wird.

Anders formuliert: Kinetische Energie wird in potentielle Energie umgewandelt. In der Diastole zieht sich die Aorta, bedingt durch ihre Elastizität, wieder zusammen, wodurch das während der Systole gespeicherte Blutvolumen wieder in die Peripherie ausgeworfen wird (**diastolisches Abflußvolumen**). Eine

Umwandlung der Energie in umgekehrter Richtung – also potentielle in kinetische Energie – findet statt. Die **schlußfähige Aortenklappe** ist die Vorbedingung für eine intakte Windkesselfunktion.

Bei Aortenklappeninsuffizienz strömt ein Teil des systolischen Speichervolumens in den linken Ventrikel zurück, da der Widerstand in der linken Herzkammer in dieser Phase geringer ist. Je größer der Anteil der Regurgitation in die linke Kammer ist, um so weniger steht diese Menge der Peripherie zur Verfügung. So kann bei schwerer Aortenklappeninsuffizienz die Regurgitation bis zu 80% des linksventrikulären Schlagvolumens betragen. Bei aufgehobener Windkesselfunktion der Aorta „kollabiert" das Gefäßsystem, weil während der Diastole der Blutstrom sehr gering ist oder sogar unterbrochen wird.

Da bei der Aortenklappeninsuffizienz während der Systole ein größeres Schlagvolumen in die Aorta im Vergleich zum normalen Zustand ausgeworfen wird, wird die Aorta in der Systole weit stärker als normal angespannt und ausgedehnt. Da der Auswurf gleichzeitig sehr schnell vor sich geht, kommt es zu einem **schnellen Anstieg der Pulswelle**. Wegen der weitgehend aufgehobenen Windkesselfunktion der Aorta kommt es zur diskontinuierlichen, stoßweisen Durchblutung der Peripherie, was zu **hüpfenden Halsarterien**, zum **sichtbaren Kapillarpuls** und zur **systolischen Pulsation der gesamten Fingerbeeren** führt.

Durch die rasche systolische Füllung der Gefäße kommt es bei der Aortenklappeninsuffizienz nicht selten zu **Gefäßtönen**, die besonders an **Knickstellen** der Gefäße wahrgenommen werden können. Daneben kann es durch das schnell ausgeworfene systolische Blutvolumen zu kurzen, scharfen systolischen **Gefäßgeräuschen** kommen.

Der niedrige diastolische Druck bei Aortenklappeninsuffizienz reduziert den **Koronardurchfluß.** Daher findet die Koronardurchblutung überwiegend in der Systole statt. Somit werden die subendokardialen Schichten schlechter als die subepikardialen durchblutet. Da die Volumenarbeit weniger Sauerstoff verbraucht als die Druckarbeit, sind aber die Patienten längere Zeit beschwerdefrei.

Wird diese Entwicklung nicht durch einen Aortenklappenersatz unterbrochen, kommt es durch die Überdehnung des Mitralklappenringes zu einer relativen Mitralklappeninsuffizienz als Folge der linksventrikulären Dilatation. Dadurch verschlechtert sich wesentlich die Hämodynamik der Aortenklappeninsuffizienz, und es treten manifeste Erscheinungen der Links- und Rechtsherzinsuffizienz auf.

11.5.3 Klinisches Bild

➤ Chronische Aortenklappeninsuffizienz

Jahrelang besteht eine **relative Beschwerdefreiheit** auch bei höheren Schweregraden der chronischen Aortenklappeninsuffizienz. Mitunter können sich Palpitationen störend bemerkbar machen. Auf der Hämodynamik beruhend, bietet das klinische Bild je nach Schwere der Aortenklappeninsuffizienz verschiedene Symptome. Die beginnende Dekompensation bei chronischer Aortenklappeninsuffizienz kündigt sich durch eine **Belastungsdyspnoe** an.

Relativ häufig treten als Folge einer cerebralen Minderdurchblutung durch die schnellen Druckänderungen **Schwindelanfälle** auf. Eine **Angina-pectoris-Symptomatik** ist wegen der herabgesetzten Koronardurchblutung in der Diastole relativ häufig zu beobachten. Ihr Auftreten ist meist belastungsunabhängig. Gelegentlich kommt es zu Schmerzen im Abdomen (**Angina abdominalis**), als deren Ursache eine Dehnung der Mesenterialarterien angenommen wird. Ein **plötzlicher Knick** in der Leistungsfähigkeit ist ein charakteristisches Zeichen, das aus der hämodynamischen Situation bei Versagen des linken Ventrikels erklärbar ist.

➤ Akute Aortenklappeninsuffizienz

Patienten mit akuter Aortenregurgitation machen dagegen einen schwerkranken Eindruck, sind tachykard, haben eine ausgeprägte periphere Vasokonstriktion und Zyanose sowie oft Zeichen der Lungenstauung oder des Lungenödems. Die klinischen Befunde der Aortenklappeninsuffizienz sind bei diesen Patienten oft nicht eindrucksvoll vorhanden. Die oft normalen oder nur wenig veränderten Blutdruckwerte können zu einer schwerwiegenden Unterschätzung der Schwere des Fehlers führen. Auch der hebende Herzspitzenstoß und seine Verlagerung sind in der Mehrzahl der Fälle nicht so eindrucksvoll.

➤ Inspektion

Bei der Inspektion der Patienten mit chronischer Aortenklappeninsuffizienz fällt oft eine **Blässe** ohne Anhalt für eine Anämie auf. Die plötzliche systolische Füllung der großen kollabierenden Arterien führt zu **sichtbaren arteriellen Pulsationen,** am eindrucksvollsten an den Karotiden (**„danse arterielle"**).

Die starken Pulsationen der Gefäße führen dazu, daß die Patienten besonders nachts ihren eigenen Pulsschlag als Klopfton wahrnehmen. Im Extremfall haben sie den Eindruck, als ob ihr Bett pulssynchron erschüttert wird. **Pulssynchrone Vorwärtsbewegung des Kopfes** bei hochgradiger Aortenklappeninsuffizienz, bedingt durch kräftige Pulsation der Hals- und Kopfgefäße, wird **Musset-Zeichen** genannt. Diese systolischen Pulsationen sind auch an der Uvula sichtbar (**Müllersches Zeichen**). Diese starke Pulsation aller Arterien führte zum Begriff des **Homo pulsans**. Auch ein **positiver Kapillarpuls (Quinckesches Zeichen)** wird sichtbar, wenn mittels eines von einem Licht durchstrahlten Glases auf Fingerbeere oder Nagelbett gedrückt wird. Dabei findet man eine pulssynchrone Rötung und Abblassung der Gefäße. Der **Herzspitzenstoß** ist hebend, verbreitert und weit

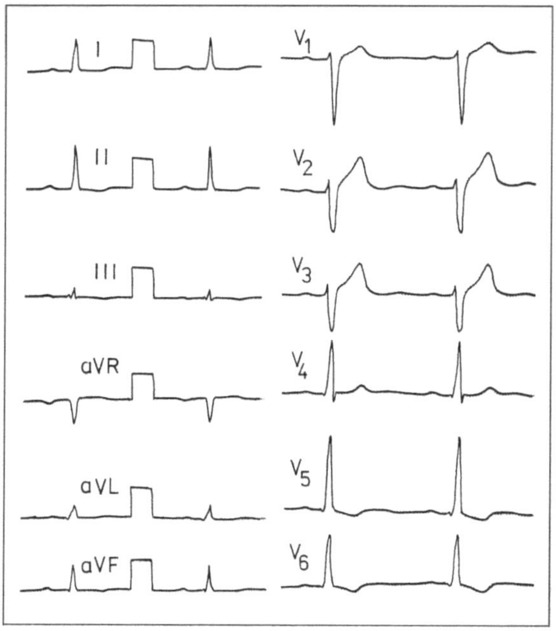

Abb. 11.18: EKG bei einem 26jährigen Patienten mit Aortenklappeninsuffizienz II. – III. Grades

nach links verlagert, da bei der Aortenklappeninsuffizienz durch die exzentrische Hypertrophie eine bedeutsame Vergrößerung des linken Ventrikels vorhanden sein kann.

➤ Palpation

Der bereits sichtbare **Herzspitzenstoß** kann deutlich palpiert werden. An der A. radialis ist ein **Pulsus celer et altus**, der auch Wasserhammerpuls oder Corrigan-Puls genannt wird, palpabel. Die Höhe der Pulswelle mit kurzer Anstiegszeit weist auf einen meist erhöhten systolischen und erniedrigten diastolischen Blutdruck mit großer Blutdruckamplitude hin. Dadurch wird der notwendige mittlere Aortendruck, der den Perfusionsdruck repräsentiert, bei kompensierter Aortenklappeninsuffizienz auf normaler Höhe gehalten. Eindrucksvoll kann man auch über der A. femoralis am Leistenband einen kurzen systolischen Schlag palpieren.

➤ Auskultation

Der I. Herzton ist unauffällig. Der II. Herzton ist abgeschwächt, und ein diastolischen Sofortgeräusch schließt sich unmittelbar an. Über 2 R 2, 4 L 2 und dem Erbschen Punkt ist es als ein hauchendes hochfrequentes **diastolisches Decrescendogeräusch** wahrnehmbar. Je länger dieses Geräusch, desto schwerer ist die Aortenklappeninsuffizienz.

Gelegentlich hört man über dem gesamten Präkordium mit Ausstrahlung in die Karotiden und in den Rücken ein hochfrequentes musikalisches Geräusch, den sog. Möwenschrei, was im Angelsächsischen „sea-gull murmur“ „cooing“, „humming“, „buzzing“ „sawing of a saw“, im Französischen „bruit de scie“ genannt wird. Dies findet man am häufigsten bei luetischer, weniger bei rheumatischer Aorteninsuffizienz oder bei Spontanruptur.

Laute musikalische diastolische Geräusche sind in der Regel die Folge

- einer Ruptur oder Fensterung der Aortenklappe
- endokarditischer Auflagerungen
- selten auch eines Aortenaneurysmas.

Über den gleichen Auskultationspunkten kann ein **Systolikum** bei schwerer Aortenklappeninsuffizienz als Ausdruck einer **relativen** oder **absoluten Aortenklappenstenose** erfaßt werden.

Gelegentlich ist ein niederfrequentes rumpelndes Diastolikum über der Herzspitze hörbar, ohne daß eine Mitralklappenstenose vorliegt (**Austin-Flint-Geräusch**). Es wird durch das aus der Aorta gegen das vordere Mitralsegel zurückfließende Blut hervorgerufen.

Das sog. **Pistolenschußphänomen** ist ein synchron mit der Pulsation auftretender knallender Ton über der A. femoralis infolge starker Schwingung der Gefäßwände.

Unter **Traubschen Doppeltönen** versteht man dumpfe systolische und diastolische Töne über der A. femoralis.

Weiterhin ist bei großem Regurgitationsvolumen über der A. femoralis ein dadurch bedingtes kurzes diastolisches Geräusch wahrnehmbar (**Duroziezsches Doppelgeräusch**).

Bei unblutiger Messung weist der **Blutdruck** eine große Amplitude mit niedrigem diastolischem Wert auf. Der systolische Druck kann bis auf Werte um 200 mmHg ansteigen, der diastolische Druck bis auf Null abfallen. Je größer diese Amplitude, um so schwerer die Aortenklappeninsuffizienz.

Gelegentlich übersteigt der systolische Druck an der A. poplitea den an der A. brachialis gemessenen Druck um 60 mmHg und mehr (**Hillsches Zeichen**). Dieser Unterschied beträgt normalerweise nicht mehr als 20–40 mmHg.

Bei intravasaler Messung sinkt der diastolische Wert nicht auf Null ab, sondern beträgt ca. 30 mmHg. Patienten mit sehr hohem systolischem Blutdruck zeigen postoperativ einen ungünstigeren Verlauf.

11.5.4 Elektrokardiogramm

In der Regel finden sich bei der **chronischen** Aortenklappeninsuffizienz je nach Schweregrad und Entwicklungsphase die folgenden EKG-Zeichen (Abbildung 11.18).

Leichte Aortenklappeninsuffizienz:

- Zeichen der Linksherzhypertrophie häufig vom sog. Typ der Volumenbelastung

Tab. 11.12: Einteilung der Aortenklappeninsuffizienz nach der Ausdehnung des PW-Dopplersignals

Schweregrad	Ausdehnung des PW-Dopplersignals
I	Regurgitation bleibt im Bereich des LVOT und ist nur frühdiastolisch nachweisbar
II	Regurgitation reicht bis zur Spitze des vorderen Mitralsegels
III	Regurgitation reicht bis zur Höhe der Papillarmuskeln und nimmt den gesamten LVOT ein
IV	Regurgitation überschreitet die Papillarmuskelebene und nimmt eine breite Fläche des linken Ventrikels ein

Fortgeschrittene Stadien der Aortenklappeninsuffizienz:
- inkompletter oder kompletter Linksschenkelblock
- durch relative myokardiale Ischämie bedingte ST-Strecken-Senkungen und T-Wellen-Negativierung
- R-Zacken-Verlust der Vernarbung und Fibrosierung des Myokards
- sekundäres P-sinistroatriale oder absolute Arrhythmie bei biventrikulärer Insuffizienz
- seltener AV-Block I. Grades.

Bei der **akuten** Aortenklappeninsuffizienz sind bis auf
- unspezifische ST-Strecken- und T-Wellen-Veränderungen

keine Abweichungen nachweisbar.

11.5.5 Echokardiographie

Im **2-D-Bild** sowohl in der parasternalen langen und kurzen Achse als auch im apikalen 5- und 3-Kammer-Blick ist die morphologische und funktionelle Beurteilung der Aortenklappensegel meist gut möglich. Auch das Verhalten der Mitralklappe ist in diesen Schnittebenen gut beurteilbar.

Anatomisch-pathologische Veränderungen wie ein Aneurysma der Aorta ascendens können erfaßt werden.

Die **chronische** Aortenklappeninsuffizienz ist in den genannten Schnittebenen im **2-D-Bild** durch einen enddiastolisch vergrößerten Ventrikeldurchmesser gekennzeichnet. Die linksventrikuläre Funktion ist zunächst im Normbereich, was sich in einer erhöhten systolischen Verkürzungsfraktion widerspiegelt. In diesem Stadium ist auch die Beweglichkeit des interventrikulären Septums und der posterioren Wand verstärkt.

Im **M-Mode** gilt besonders die Bewegung der Mitralklappensegel als charakteristisch für eine Aortenklappeninsuffizienz. Dabei sind je nach Richtung des Regurgitationsjets diastolisch hochfrequente Flatterbewegungen am anterioren, gelegentlich auch am posterioren Mitralklappensegel zu beobachten.

Richtet sich der Jet mehr septumwärts, kann das Flattern der Mitralklappensegel fehlen. Der Schweregrad der Aortenklappeninsuffizienz ist aus der Flatterbewegung der Mitralklappensegels nicht abzuleiten.

Besonders durch die **Farbdoppler-Darstellung** (Abbildung 11.19, Farbtafel S. 869) ist die Behinderung der frühdiastolischen Mitralklappenöffnung durch den Regurgitationsjet bei schwerer Aortenklappeninsuffizienz sichtbar zu machen. Dies ist das

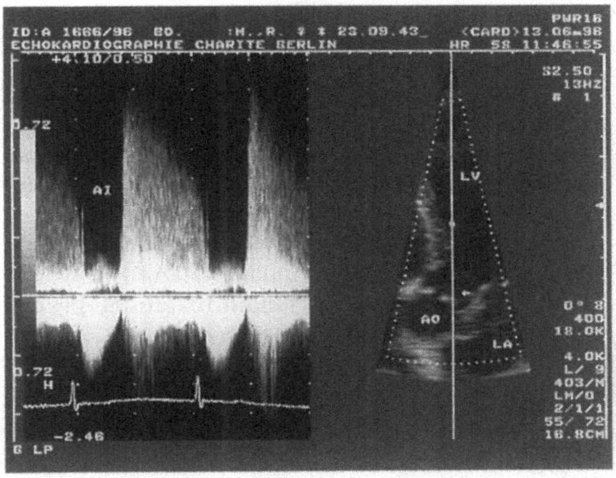

Abb. 11.20: CW-Doppler einer schweren Aortenregurgitation im apikalen 3-Kammer-Blick

Tab. 11.13: Einteilung der Aortenklappeninsuffizienz nach der Druckhalbwertszeit

Schweregrad	Druckhalbwertszeit (m/s)
I	0,65 ± 0,14
II	0,45 ± 0,9
III	0,28 ± 0,07
IV	0,08 ± 0,33

Tab. 11.14: Einteilung der Aortenklappeninsuffizienz nach dem Verhältnis von Regurgitationsfläche zur Fläche des LVOT

Schweregrad	Verhältnis von Regurgitationsfläche zur Fläche des LVOT
I	< 0,15
II	0,15–0,29
III	0,30–0,44
IV	> 0,45

optische Phänomen des auskultatorisch erfaßbaren **Austin-Flint-Geräusches**.

Mit dem **CW-Doppler** läßt sich besonders im apikalen 3- und 5-Kammer-Blick das Ausmaß der Aortenregurgitation abschätzen und auch der Druckgradient einer relativen bzw. absoluten Stenose messen (Abbildung 11.20).

Wenn in Verlaufsbeobachtungen eine Zunahme der enddiastolischen und endsystolischen Durchmesser sowie eine Reduktion der Verkürzungfraktion nachgewiesen wird, ist dies ein wesentlicher Befund zur Indikation einer Aortenklappenoperation.

Bei **akuter Aortenklappeninsuffizienz** sind im M-Mode an der Mitralklappe eine reduzierte Amplitude ihrer Öffnungsbewegung, ein frühzeitiger Schluß, eine verzögerte Öffnung sowie eine Herabsetzung des E-F-Slopes nachweisbar. Die linksventrikulären Durchmesser sind zu Beginn oder bei nicht zu starker Regurgitation nicht wesentlich vergrößert. Die Verkürzungfraktion ist normal.

Das 2-D-Echokardiogramm kann zur Klärung der Ursachen der akuten Regurgitation durch den Nachweis von Vegetationen, der Dilatation der Aorta usw. beitragen. Mit der CW-Doppler- und Farbdoppler-Echokardiographie sind auch bei der akuten Aortenklappeninsuffizienz der Nachweis der Aortenregurgitation und eine gewisse Quantifizierung möglich. Diese Möglichkeiten der **Quantifizierung** ergeben sich aus PW-Doppler-Messungen (Tabelle 11.12).

Eine weitere Möglichkeit der Abschätzung ist nach Kruck et al. (1988) die Verwendung der Druckhalbwertszeit. Dabei korreliert die zunehmend kürzer werdende Druckhalbwertszeit gut mit dem Schweregrad der Aortenklappeninsuffizienz (Tabelle 11.13).

Ferner kann die Quantifizierung durch Bestimmung des Verhältnisses der im Farbdoppler gemessenen Fläche des Regurgitationsjets und der Fläche des linksventrikulären Ausstromtraktes in der parasternalen kurzen Achse erfolgen. Baumgartner et al. (1988) fanden unter Verwendung dieser Bestimmungsmethode mit folgender Graduierung eine gute Übereinstimmung mit der Aortographie (Tabelle 11.14).

Trotz aller Bemühungen um eine exakte Quantifizierung der Aortenregurgitation ist dies bislang nicht vollständig gelungen.

Die **transösophageale Echokardiographie** bringt sowohl für die chronische als auch für die akute Form der Aortenklappeninsuffizienz eine bessere Darstellung der sub- und supravalvulären Strukturen, so daß vor allem der Aortenklappenprolaps sicher erfaßt werden kann. Von den Doppler-Befunden ist keine Erweiterung der Aussage zu erwarten.

11.5.6 Röntgen-Thorax

Die Herzgröße ist bei Aortenklappeninsuffizienz eine Funktion der Zeit und der Schwere der Regurgitation sowie des Zustandes des linken Ventrikels (Abbildung 11.21).

In fortgeschrittenen Stadien nimmt das Herz die sog. aortale Konfiguration an, eine Vergrößerung des linken Ventrikels überwiegend in der Längsachse. Kalzifizierungen der Klappe sind bei reiner Insuffizienz relativ selten, aber häufiger bei kombiniertem Aortenklappenfehler.

Die Aorta ascendens ist bis zum Aortenknopf verbreitert, was durch das verbreiterte Gefäßband mit prominentem Aortenknopf dargestellt wird. Eine schwere aneurysmatische Erweiterung der Aorta ascendens weist auf eine dadurch bedingte Aortenklappeninsuffizienz (z.B. bei Marfan-Syndrom) hin.

Bei Dekompensation wird das Röntgen-Thorax-

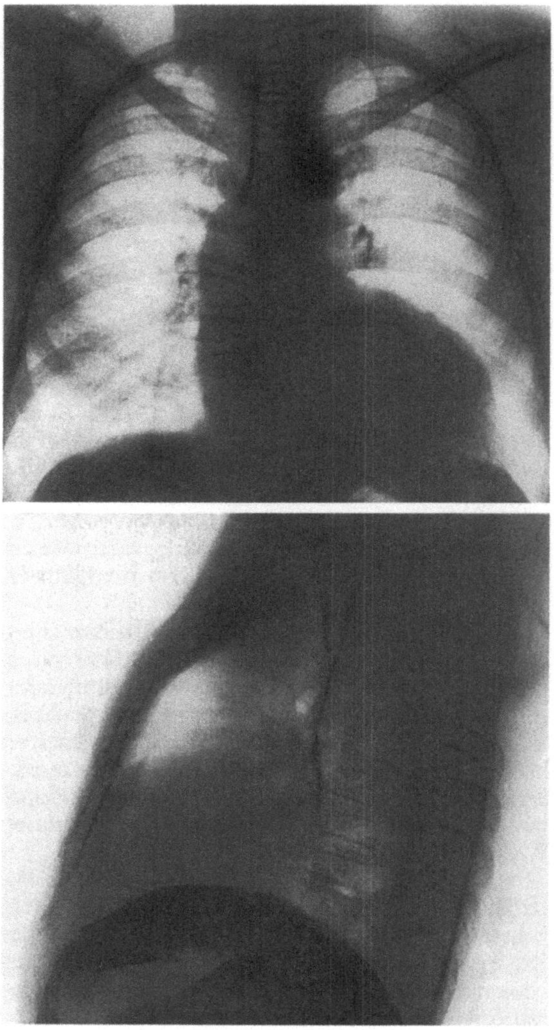

Abb. 11.21: Röntgen-Thorax bei einem 43jährigen Patienten mit Aortenklappeninsuffizienz, oben – im dv-Strahlengang, unten – im seitlichen Strahlengang, Vorwölbung der Aorta ascendens, Vertiefung der Herztaille, Vergrößerung des linken Ventrikels

Tab. 11.15: Einteilung der Aortenklappeninsuffizienz nach angiokardiographischen Kriterien

Stadium	Kontrastmitteldarstellung
I	gerade erkennbare Regurgitation mit flüchtiger Anfärbung des subvalvulären Raumes
II	leichte Anfärbung des gesamten linken Ventrikels mit raschem Auswaschen des Kontrastmittels
III	dichte Anfärbung der gesamten vergrößerten linken Herzkammer
IV	sofortige Anfärbung der gesamten stark vergrößerten linken Herzkammer, dichtere Anfärbung gegenüber der Aorta, Pendeln des Kontrastmittels

Bild durch eine Lungenstauung mit verstärkter Lungengefäßzeichnung ergänzt.

Bei der akuten Aortenregurgitation ist zunächst die Herzvergrößerung nicht ausgeprägt. Eine verstärkte Lungengefäßzeichnung kann jedoch nachweisbar sein. Im Verlauf der Erkrankung treten die oben beschriebenen Veränderungen auf.

11.5.7 Nuklearmedizinische Verfahren

Mit der Radionuklidventrikulographie können sowohl das Regurgitationsvolumen als auch das links- und rechtsventrikuläre Schlagvolumen gemessen werden, was für Verlaufsbeobachtungen bedeutungsvoll ist.

11.5.8 Herzkatheterisierung

Bei der Rechts- und Linksherzkatheterisierung werden die Druckwerte im kleinen und großen Kreislauf gemessen. Durch die Aortographie, die am besten biplan aufgenommen wird, können das Ausmaß der Regurgitation in den linken Ventrikel gut bestimmt und zusätzliche Veränderungen der Aorta und besonders der Mitralklappe erfaßt werden. Die Einteilung der Aortenklappeninsuffizienz nach Just (1976) zeigt Tabelle 11.15.

Die diagnostischen Merkmale faßt Tabelle 11.16 zusammen.

11.5.9 Therapie

➤ Medikamentöse Therapie

Eine medikamentöse Therapie ist nur bei Patienten mit Symptomen oder asymptomatischen Patienten mit eingeschränkter linksventrikulärer Funktion erforderlich. Sie richtet sich in erster Linie auf die Behandlung der Herzinsuffizienz mit Glykosiden, ACE-Hemmer, Diuretika und der Herzrhythmusstörungen. Die Anwendung von Calciumantagonisten und ACE-Hemmern ist bei arterieller Hypertonie individuell zu entscheiden. ACE-Hemmer sollen darüber hinaus den Verlauf der Aortenklappeninsuffizienz positiv beeinflussen.

Asymptomatische Patienten mit normaler links-

Tab. 11.16: Diagnostische Merkmale bei Aortenklappeninsuffizienz

Auskultation	• I. HT betont bzw. normal • II. HT über der Basis normal oder abgeschwächt • Hochfrequentes diastolisches Sofortgeräusch vom Crescendotyp mit p. m. über 3/4 L 2 • Je länger das Diastolikum, um so schwerer ist die Aortenklappeninsuffizienz • Gelegentlich Diastolikum über der Spitze (Austin-Flint-Geräusch) • Bei schweren Fällen kurzes Systolikum über 2R2 als Ausdruck der relativen Aortenstenose • Häufig III. HT
EKG	• Zeichen der linksventrikulären Hypertrophie • Relative Verbreiterung des QRS-Komplexes • Sekundäres P-sinistroatriale
Phonokardiogramm	• Bestätigung des Auskultationsbefundes
Echokardiogramm	• Diastolische Separation der Aortenklappensegel • Diastolische Flatterbewegungen der Mitralklappensegel • Dilatation und Hypertrophie des linken Ventrikels • Regurgitationsnachweis sowie Erfassung der relativen oder absoluten Aortenklappenstenose mit CW-, PW- und Farbdoppler • Beitrag zur Ursachenklärung
Röntgen-Thorax	• Aortale Konfiguration des Herzens • Verbreiterung des linken Ventrikels • bei Lungenstauung: vermehrte Lungengefäßzeichnung

Tab. 11.17: Indikation zum Aortenklappenersatz (nach Grosse-Brockhoff und Loogen, modifiziert)

Kriterien	Schweregrad der Aortenklappeninsuffizienz			
	I	II	III	IV
Angina pectoris	–	(+)	(+)	+
Belastungsdyspnoe	–	+	++	+++
hebender Herzspitzenstoß	–	(+)	+	++
verstärkte Karotispulsation	–	(+)	+	++
RR-Amplitude (mmHg)	60	75	110	110
RR diastolisch (mmHg)	80–70	70–50	50–30	30–0
Pulsus celer et altus	–	(+)	+	+
Diastolikum	+	++	+++	++
IIA vorhanden	++	+	(–)	–
Abflachung der Inzisur in Karotispulskurve	–	–/(+)	+	+
Linksherzhypertrophiezeichen im EKG	–	+	++	++
Echokardiogramm	(+)	++	+++	+++
Rö. vergrößerter linker Ventrikel	–	(+)	+	+++
Operationsindikation	**–**	**+/(++)**	**++**	**(++)**

ventrikulärer Funktion sind regelmäßigen Verlaufskontrollen und einer Endokarditisprophylaxe bei entsprechenden Eingriffen zu unterziehen (s. Tabelle 10.12, S. 283).

➤ Chirurgische Therapie

• **Operationsindikationen bei chronischer Aortenklappeninsuffizienz**

Neben der stets erforderlichen konservativen Therapie der Herzinsuffizienz ist bei der chronischen Aortenklappeninsuffizienz in den entsprechenden Entwicklungsstadien ein Aortenklappenersatz indiziert (Tabelle 11.17).

Der Entschluß zur Herzklappenersatzoperation ist eine schwierige Entscheidung, die große Sorgfalt verlangt, da die klinischen Symptome nicht immer mit den hämodynamischen Parametern parallel gehen. Einerseits wird gelegentlich eine schnelle Progredienz beobachtet, andererseits kann jahrelange Beschwerdefreiheit bestehen. Daher fehlt es in der Literatur nicht an Versuchen, Kriterien für eine **rechtzeitige** Operation zu definieren. Bei der **klinischen Verlaufsbeurteilung** soll man auf das Auftreten einer nächtlichen paroxysmalen Dyspnoe, Zunahme der Blutdruckamplitude > 100 mmHg und Abfall des diastolischen Druckes unter 50 mmHg, Zunahme der Herzgröße, Auftreten eines Austin-Flint-Geräusches und des III. Herztones achten.

Sind im Zusammenhang mit der **Klinik** folgende **echokardiographische Befunde** vorhanden, ist eine **Aortenklappenoperation** angezeigt:

- schnelle Zunahme des endsystolischen und enddiastolischen Durchmessers
- FS < 25%
- Auswurffraktion < 45% in Ruhe bzw. Abnahme der EF unter Belastung
- enddiastolischer Volumenindex > 220 ml/m^2.

Ein Aortenklappenersatz sollte auch bei asymptomatischen Patienten wegen der Gefährdung durch plötzlichen Tod vorgenommen werden (Turina et al. 1987), wenn eine echokardiographisch nachgewiesene bedeutsame Vergrößerung des linken Ventrikels mit einem

- enddiastolischen Durchmesser > 75 mm und endsystolisch > 55 mm sowie einem
- enddiastolischen Volumenindex > 200 ml/m^2

vorliegt.

Eine völlige Rekompensation der linksventrikulären Funktion ist postoperativ bei Aortenklappeninsuffizienz meist nicht gegeben, da die Funktion des linken Ventrikels zum Zeitpunkt der ersten Beschwerden oft erheblich eingeschränkt ist. Tritt innerhalb von 6 Monaten postoperativ eine Abnahme des diastolischen Volumens ein, so ist auch mit einer Verbesserung der systolischen Funktion zu rechnen.

Bei präoperativ schwerer Herzfunktionsstörung ist eine jährliche Letalität nach Herzklappenersatz von etwa 5% zu erwarten. Insgesamt liegt die 10-Jahres-Überlebenschance bei symptomatischen Patienten um 50–60%. Eine subjektive Besserung zeigen etwa 70% der Patienten.

• **Operationsindikationen bei akuter Aortenklappeninsuffizienz**

Da als Folge der Linksherzinsuffizienz bei akuter schwerer Aortenklappeninsuffizienz trotz intensivmedizinischer Therapie mit Bettruhe, Diuretika, Nachlastsenkung sehr früh der Tod eintreten kann,

Tab. 11.18: Richtlinien zur Belastbarkeit bei Patienten mit Aortenklappeninsuffizienz (nach WHO 1993)

	keine oder minimale Kardiomegalie oder erhöhter systolischer Blutdruck	mäßige oder ausgeprägte Kardiomegalie und erhöhter systolischer Blutdruck
Physische Belastbarkeit	+++	+/++
Einschränkung der Freizeitgestaltung	–	++/+++
Einschränkung der Berufswahl	–	++/+++
Risiko bei Training	+	++
Intensität des Trainings	+++	+/++
Überwachung bei Training	1	1–4

Erläuterung der Symbole s. Tabelle 11.7

ist eine unverzügliche chirurgische Therapie indiziert. Ist diese akute Aortenklappeninsuffizienz durch eine bakterielle Endokarditis bedingt, sollte, falls der hämodynamische Zustand des Patienten es erlaubt, präoperativ mindestens 10–14 Tage eine intensive Antibiotikatherapie (s. Kap. 10.3.7) durchgeführt werden. Die Operationsletalität liegt für die Herzklappenersatzoperation zwischen 5 und 10%.

11.5.10 Prognose

Treten zur Aortenklappeninsuffizienz **keine Komplikationen** hinzu, so bestehen bis zu Jahrzehnten stabile hämodynamische Verhältnisse. Es kann davon ausgegangen werden, daß 40–75% der Patienten 5 Jahre und 30–50% 10 Jahre nach der Diagnosestellung in Abhängigkeit vom Schweregrad zu diesem Zeitpunkt ohne Herzklappenersatz leben.

Treten jedoch **Symptome** auf, kommt es schnell zur Verschlechterung der Funktion des linken Ventrikels. Ohne chirurgische Therapie beträgt die **Überlebensdauer** nach dem Beginn einer Angina pectoris etwa 4 Jahre, nach dem Beginn einer Herzinsuffizienz etwa 2 Jahre. Die **5-Jahres-Überlebensrate** nach Aortenklappenersatz wegen isolierter oder prävalierender Aortenklappeninsuffizienz wird mit 85% angegeben.

11.5.11 Belastbarkeit und Arbeitsfähigkeit

Patienten mit leichter Aortenklappeninsuffizienz ohne Einschränkung der linksventrikulären Funktion sind zunächst voll belastbar. Schwere körperliche Belastungen sollen sowohl beruflich als auch bei Freizeitbetätigung bei mäßiger bis schwerer Aortenklappeninsuffizienz unterlassen werden. Patienten mit Aortenklappeninsuffizienz Stadium IV sind nicht arbeitsfähig (Tabelle 11.18). Die Überprüfung der Arbeitsfähigkeit erfolgt frühestens 3–6 Monate nach der Herzklappenoperation unter Berücksichtigung der Verbesserung der linksventrikulären Funktion.

11.6 Trikuspidalklappenstenose (I 07.0)

11.6.1 Ätiologie und Häufigkeit

Die Trikuspidalklappenstenose ist fast ausnahmslos rheumatischer Genese. Sie wird mit etwa 14% häufiger im Autopsiematerial gefunden als zu Lebenszeiten diagnostiziert (etwa 5%). Sie tritt fast nie isoliert, sondern meist in Kombination mit einer rheumatisch bedingten Mitralklappenstenose auf. Sie ist, wie die Mitralklappenstenose, bei Frauen häufiger als bei Männern.

11.6.2 Hämodynamik

Der enddiastolische Druckgradient zwischen dem rechten Vorhof und Ventrikel, der der Ausdruck der Trikuspidalklappenstenose ist, verstärkt sich durch die Zunahme des Bluteinstromes in das rechte Herz bei tiefer Inspiration und Belastung und reduziert sich bei Exspiration. Ein mittlerer Druckgradient von 5 mmHg kann bereits den Druck im rechten Vorhof so weit erhöhen, daß eine venöse Stauung im vorgeschalteten Venensystem resultiert. Durch die gleichzeitige Messung der Druckwerte im rechten Vorhof und Ventrikel unter In- und Exspiration kann die Diagnose verifiziert werden.

11.6.3 Klinisches Bild

Die führenden **klinischen Zeichen** sind Ermattung, abdominale Beschwerden, bedingt durch die Leberkapselspannung bei Hepatomegalie und den Aszites. Weitere Symptome treten durch den zusätzlichen Mitral- oder Aortenklappenfehler hinzu.

➤ Inspektion und Palpation

Auffällig sind prall gefüllte Halsvenen, Zunahme des Bauchumfanges durch Aszites. Später kommt es zum Auftreten von Anasarka. Eine deutliche Hepatomegalie ist palpabel. Die Palpation ist wegen des Druckschmerzes bei Leberkapselspannung besonders gefühlvoll durchzuführen.

➤ Auskultation

Bei der Auskultation ist ein rumpelndes Diastolikum am unteren Sternalrand sowie über 4 L 2 und 4 R 2 wahrnehmbar, welches von dem Geräusch der Mitralklappenstenose, das durch das Diastolikum und den Mitralklappenöffnungston gekennzeichnet ist, abgegrenzt werden muß. Das **Diastolikum der Trikuspidalklappenstenose** ist meist ein spindelförmiges präsystolisches Geräusch. Der **Trikuspidalöffnungston** fällt in der Regel mit dem Gipfel der v-Welle der Venenpulskurve zusammen.

11.6.4 Elektrokardiogramm

Das Elektrokardiogramm bei reiner Trikuspidalstenose ist durch ein **P-dextroatriale** (> 0,25 mV in II und V_1) ohne Zeichen einer Rechtsherzhypertrophie gekennzeichnet. Weitere EKG-Veränderungen entsprechen denen der zusätzlichen Fehler.

11.6.5 Phonokardiogramm

Das Phonokardiogramm dokumentiert den Auskultationsbefund und ermöglicht im Zusammenhang mit der Jugularvenenpulskurve die Differenzierung zur Mitralklappenstenose.

11.6.6 Echokardiogramm

Im Echokardiogramm ist die Bewegung der stenosierten Trikuspidalklappe im **M-Mode** der bei Mitralklappenstenose vergleichbar. Mittels **2-D-Echokardiographie** ist eine Einschätzung der Klappenöffnungsfläche möglich. Durch den **CW-Doppler** kann der Druckgradient besonders von apikal im 2-D-Bild gemessen werden. Die Flußgeschwindigkeit ist > 1 m/s. Die Bestimmung des Druckgradienten erfolgt wie bei der Mitralklappenstenose.

11.6.7 Röntgen-Thorax

Das Röntgen-Thorax-Bild zeigt eine vor allem durch den rechten Vorhof bedingte Vergrößerung der Herzsilhouette, die sich auch in der Dilatation der V. cava superior und Vv. azygos ohne Einbeziehung der Pulmonalarterien zeigt.

11.6.8 Herzkatheterisierung

Die **Indikation** zur Herzkatheterisierung ist präoperativ zur Messung der Druckwerte und zur Kontrastmitteldarstellung des rechten Vorhofs gegeben. Die Darstellung erfolgt am besten etwa in RAO 30°, die die Trikuspidalklappenanatomie und -funktion mit Verdickung und herabgesetzter Beweglichkeit der Trikuspidalklappensegel, Verdickung der Wand des rechten Vorhofs, den Jet durch die verengte Klappe sichtbar macht.

11.6.9 Therapie

Für eine schwere Trikuspidalklappenstenose ist die chirurgische Therapie, die im Zusammenhang mit anderen Herzklappenoperationen vorgenommen wird, die Therapie der Wahl. Wenn keine befriedigenden Ergebnisse durch eine offene Kommissurotomie erzielt werden können, ist ein Trikuspidalklappenersatz vorzunehmen. *Hierbei ist den Bioprothesen prinzipiell wegen der geringeren Thromboemboliegefahr der Vorrang vor den mechanischen Herzklappen zu geben.*

Besteht keine Operationsmöglichkeit so ist die medikamentöse Therapie angezeigt. Sie richtet sich auf die Therapie der **Herzinsuffizienz** mit Glykosiden und Diuretika. Die Diuretika sollen in niedriger Dosierung begonnen und nach Effekt (Gewichts-, Ein- und Ausfuhrkontrolle) gesteigert werden. Die Behandlung des **Vorhofflimmerns/-flatterns** erfolgt mit Digitalis, Calciumantagonisten (Falicard®, Isoptin®) in steigernder Dosierung bis zum Erreichen der Normofrequenz und Antikoagulantien.

11.6.10 Prognose

Die Prognose der rheumatisch bedingten Trikuspidalklappenstenose hängt im wesentlichen vom prävalierenden Aorten- oder Mitralklappenfehler ab.

11.7 Trikuspidalklappeninsuffizienz (I 07.1)

11.7.1 Ätiologie

Die Trikuspidalklappeninsuffizienz ist am häufigsten **relativ** bei Dilatation des rechten Ventrikels oder des Trikuspidalklappenringes durch eine Rechtsherzinsuffizienz, z.B. bei Mitralklappenerkrankungen oder angeborener Trikuspidalklappenstenose, bedingt. Sie trägt dann ihrerseits zu einer Verstärkung der Rechtsherzinsuffizienz bei.

Eine **organische** Trikuspidalklappeninsuffizienz findet man bei

- rheumatischer Herzkrankheit mit im Vordergrund stehender Beteiligung der Aorten- und/oder Mitralklappe. Hierbei ist stets eine Trikuspidalklappenstenose vergesellschaftet
- Rechtsventrikulären infiltrativ wachsenden Herztumoren mit Verziehung des Trikuspidalklappenringes,
- rechtsseitiger Endokarditis infolge i.v. Drogenabusus,
- nicht-penetrierenden Herztraumen,
- Beteiligung des rechten Ventrikels bei linksventrikulärem oder isoliertem rechtsventrikulärem Myokardinfarkt.

11.7.2 Klinisches Bild

Bei alleiniger Trikuspidalklappeninsuffizienz ohne pulmonale Hypertonie sind die klinischen Symptome gering. Erst beim Vorhandensein sowohl der pulmonalen Hypertonie als auch der Trikuspidalklappeninsuffizienz werden das Herzminutenvolumen reduziert und die Symptome der Rechtsherzinsuffizienz verstärkt.

➤ Inspektion und Palpation

Die Halsvenen sind prall gefüllt, der **Venenpuls** ist **positiv.** Weiterhin sind **Aszites** und **massive periphere Ödeme**, die monströse Ausmaße erreichen können, sichtbar. In fortgeschrittenen Stadien kommt es zur Kachexie. Systolische **Leberpulsationen** sind sichtbar. Starke **rechtsventrikuläre Impulse** durch die Hypertrophie und Dilatation des rechten Ventrikels sind rechtspräkordial sowie unter dem Processus xiphoideus sicht- und tastbar. Ein **hepatojugularer Reflux** kann durch die Palpation nachgewiesen und sichtbar gemacht werden. Die durch Stauung stark **vergrößerte Leber** ist druckschmerzhaft.

➤ Auskultation

Bei der Auskultation der **chronischen** Trikuspidalklappeninsuffizienz ist ein weiches, hochfrequentes systolisches Geräusch mit Punctum maximum über dem Processus xiphoideus oder über 4 L/R 2, das bei Inspiration (**Rivero-Carvallo-Zeichen**) und in Rechtsseitenlage zunimmt, erfaßbar. Die Herztöne sind unauffällig. Ein III. Herzton des rechten Ventrikels kann bei Inspiration wahrnehmbar sein.

Bei **akuter**, meist im Rahmen einer rechtsseitigen bakteriellen Endokarditis aufgetretener Trikuspidalklappeninsuffizienz ist ein kurzes, nicht sehr lautes Systolikum vom Decrescendo-Typ zu hören, das im Gegensatz zur chronischen Trikuspidalklappeninsuffizienz keinen pansystolischen Charakter hat.

Die **Abgrenzung zur Mitralklappeninsuffizienz** ist dadurch gegeben, daß bei der Mitralklappeninsuffizienz das Punctum maximum über der Herzspitze eine Zunahme in Linksseitenlage und bei Exspiration zeigt.

11.7.3 Elektrokardiogramm

Im Elektrokardiogramm können
- inkompletter Rechtsschenkelblock
- Q-Zacken in V_1
- P-dextroatriale
- evtl. Vorhofflimmern

nachweisbar sein. Insgesamt sind die Veränderungen aber **unspezifisch**.

11.7.4 Echokardiogramm

Echokardiographisch können Hinweise auf die Ursache der Trikuspidalklappeninsuffizienz gewonnen werden. Man findet eine Dilatation des rechten Vorhofs und Ventrikels und paradoxe Bewegung des interventrikulären Septums. Im **Farb- und CW-Doppler** ist das Ausmaß der Trikuspidalklappeninsuffizienz abzuschätzen. Durch die Anwendung von **Echokontrastmitteln** kann die Darstellung der Morphologie der Trikuspidalklappe einschließlich des Nachweises von Vegetationen verbessert werden.

11.7.5 Röntgen-Thorax

Das Röntgen-Thorax-Bild zeigt eine bedeutende Vergrößerung durch die Dilatation des rechten Herzens. Ein Pleuraerguß ist bei schwerer Trikuspidalklappeninsuffizienz obligat. Die Lungengefäßzeichnung ist unauffällig.

11.7.6 Herzkatheterisierung

Bei der Herzkatheterisierung werden die Druckwerte im rechten Vorhof und Ventrikel sowie in der A. pulmonalis gemessen. Die enddiastolischen Druckwerte im rechten Ventrikel sind deutlich erhöht. Man kann davon ausgehen, wenn die systolischen Pulmonaldruckwerte 40 mmHg nicht übersteigen, daß eine **primäre** (**organische**) und bei Druckwerten über 60 mmHg eine **sekundäre** (**relative**) Trikuspidalklappeninsuffizienz vorliegt. Mittels Farbstoffdilution kann das Regurgitationsvolumen bestimmt werden.

Eine Kontrastmittelinjektion ist in der Regel nicht erforderlich. Da der Katheter durch die Trikuspidalklappe plaziert wird, können auch falsch-positive Ergebnisse auftreten.

11.7.7 Therapie

➤ Medikamentöse Therapie

Über eine geeignete Therapieform der Trikuspidalklappeninsuffizienz ist im Einzelfall nicht immer einfach zu entscheiden.

Die Trikuspidalklappeninsuffizienz bedarf in erster Linie einer auf die Beseitigung der **Rechtsherzinsuf-**

fizienz gerichteten medikamentösen Therapie mit Glykosiden (Digitoxin®, Digimerck®), Diuretika (z.B. Furanthril®, Ödemase®, HCT-Isis®), ACE-Hemmern (z.B. Pres®, Xanef®, Lopirin®), Langzeitnitraten (Isoket®, Nitrosorbon®, Pentalong®), natriumarmer Diät u.a.

Antikoagulantien sind besonders bei absoluter Arrhythmie mit Vorhofflimmern oder -flattern zur Vorbeugung von **Thrombosen** und **thrombembolischen** Komplikationen (Lungenembolie, paradoxe Embolie) zu geben. Eine Endokarditisprophylaxe ist unter Beachtung der konkreten Bedingungen vorzunehmen (s. Tabelle 10.12, S. 283).

➤ Chirurgische Therapie

Ist die Trikuspidalklappeninsuffizienz Folge einer Rechtsherzinsuffizienz anderer Ursache, muß z.B. intraoperativ während des Mitralklappenersatzes das Ausmaß der Trikuspidalklappeninsuffizienz abgeschätzt und ggf. eine **Plastik** des **Trikuspidalklappenringes** z.B. nach DeVega in Verbindung mit oder ohne Carpentier-Ring ausgeführt werden.

Ob eine **schwere chronische Trikuspidalklappeninsuffizienz** eher mit einer Ringplastik oder einem prothetischen **Herzklappenersatz** behandelt werden soll, ist noch nicht geklärt. Obwohl in wenigen Fällen ein möglichst großer bioprothetischer Herzklappenersatz wegen der geringeren Thromboemboliegefahr bevorzugt wird, ist er jedoch mit verschiedenen Problemen, wie z.B. nach eigener Beobachtung der Klappenprothesenthrombose und begrenzter Funktionsdauer behaftet.

Bei **mittelschwerer Trikuspidalklappeninsuffizienz** ist in jedem Fall der Herzklappenplastik der Vorzug zu geben.

Ist die **Trikuspidalklappeninsuffizienz** nur **leicht** und hämodynamische Folge eines Aorten- und/oder Mitralklappenfehlers, bedarf sie keiner besonderen chirurgischen Versorgung. Sie ist in der Regel mit Korrektur dieser Herzklappenfehler reversibel.

Das Vorgehen bei **akuter Trikuspidalklappeninsuffizienz** infolge **rechtsseitiger Endokarditis,** z.B. bei intravenösem Drogenmißbrauch, weicht davon deutlich ab. Dabei wird in schweren Fällen zunächst die Trikuspidalklappe exstirpiert und eine konsequente Antibiotikatherapie (s. Kap. 10.3.7) angeschlossen. Die fehlende Trikuspidalklappe wird bei normalen Druckwerten in der A. pulmonalis meist gut toleriert. Sollte jedoch eine medikamentös nicht rekompensierbare Rechtsherzinsuffizienz auftreten, ist nach sicherer Keimfreiheit eine Operation vorzunehmen. In neuerer Zeit wurden vor allem Homografts wegen ihrer sehr guten hämodynamischen Eigenschaften und Widerstandsfähigkeit gegen Infektionen verwendet. Langzeitergebnisse fehlen jedoch noch, so daß gegenwärtig noch keine abschließende Beurteilung erfolgen kann.

Insgesamt muß bei der Wahl des chirurgischen Verfahrens in Rechnung gestellt, daß es bei postoperativ weiterhin bestehender pulmonaler Hypertonie zu einer hohen Rezidivrate einer hämodynamisch bedeutsamen Trikuspidalklappeninsuffizienz kommen kann. Die **Hospitalletalität** liegt in dieser Patientengruppe zwischen 5–10%. Die **10-Jahres-Überlebensrate** beträgt ca. 55%. Die häufigsten zum Tod führenden Ursachen sind die Rechtsherzinsuffizienz und Kammerrhythmusstörungen.

11.7.8 Prognose

Die Prognose ist in erster Linie **von der Ursache abhängig**. Liegt eine rheumatische Genese vor, so wird die Prognose im wesentlichen von dem vorliegenden Mitral- und/oder Aortenklappenfehler bestimmt. Ist sie infektiös bedingt, hängt der Verlauf vom Ansprechen auf die Antibiotika und der Rekompensation nach dem chirurgischen Eingriff ab.

11.8 Kombinierte Herzklappenfehler

Die Entstehung kombinierter Herzfehler ist in erster Linie durch das rheumatische Fieber bedingt. Die auftretenden Symptome variieren mit der Kombination der Herzklappenfehler.

Die präoperative Erkennung und Einschätzung des begleitenden Herzklappenfehlers sind für den Operationserfolg entscheidend. Bei klinischer Erfahrung und dem Einsatz nicht-invasiver Verfahren ist die Differenzierung der einzelnen Komponenten sehr gut möglich. Bei diesen Patienten ist häufig eine Links- und Rechtsherzkatheterisierung indiziert. Eine Koronarangiographie sollte auch hier bei Männern über 40 und Frauen über 45 Jahren mit Risikofaktoren der koronaren Herzkrankheit bzw. bei Frauen in der Menopause durchgeführt werden.

11.8.1 Häufigste Kombinationen

➤ Mitralklappenstenose und Aortenklappeninsuffizienz

Diese Kombination kommt bei 2/3 der Patienten mit schwerer Mitralklappenstenose vor. Bei 90% dieser Patienten ist die Aortenregurgitation hämodynamisch aber nicht erheblich. Bei 10% hingegen entwickelt sich eine schwere rheumatisch bedingte Aortenklappeninsuffizienz (Abbildung 11.22).

➤ Mitralklappenstenose und Aortenklappenstenose

Hierbei werden die Symptome der Aortenklappenstenose durch das durch die Mitralklappenstenose geringere Herzminutenvolumen reduziert. Die Symptome der Mitralklappenstenose mit Lungenstauung, Vorhofflimmern u.a. sind jedoch verstärkt vorhanden.

➤ Aortenklappeninsuffizienz und Mitralklappeninsuffizienz

Bei dieser häufigen Kombination ist die Aortenklappeninsuffizienz dominierend, und die Entscheidung, ob die Mitralklappeninsuffizienz primär oder sekundär bedingt ist, fällt meist schwer.

➤ Aortenklappenstenose und Mitralklappeninsuffizienz

Dies ist wegen der Gefahr eines schwersten Lungenödems eine hämodynamisch kritische Kombination. Sie tritt aber selten auf.

➤ Mitralklappenstenose und Trikuspidalklappeninsuffizienz

Die Trikuspidalklappeninsuffizienz ist bei Mitralklappenstenose in der Regel relativ durch die Erweiterung des rechten Ventrikels bedingt. Diese Insuffizienz der Trikuspidalklappe ist auch ein gewisser Schutzmechanismus für den Lungenkreislauf, wodurch die Lungenstauung reduziert wird.

Bei ausreichender Erfahrung kann man bei kombinierten Herzklappenfehlern die Schwere der einzelnen Komponenten bereits klinisch differenzieren, jedoch wird eine invasive Diagnostik für die Indikation zur chirurgischen Korrektur vorausgesetzt.

11.8.2 Therapie

➤ Medikamentöse Therapie

Die medikamentöse Therapie muß auf die

- Reduktion der Herzarbeit
- Erhaltung der adäquaten Herzfunktion

orientiert sein.

Es ist deshalb bei diesen Patienten ebenfalls erforderlich, mit Digitalis (Digoxin, Digitoxin®, Digimerck®), ACE-Hemmern (Xanef®, Cibacen®, Delix®), Diuretika (z. B. Lasix®, Arelix®, Torem®), Calciumantagonisten (Isoptin®, Dilzem®, Norvasc®), Langzeitnitraten (Isoket®, Nitrosorbon®), Thrombozytenaggregationshemmern oder Antikoagulantien zu behandeln.

➤ Chirurgische Therapie

Die chirurgische Therapie dieser kombinierten Herzklappenfehler ist in der Regel ein Doppelklappen-, seltener eine Dreifachklappenersatz.

Die **Operationsletalität** liegt bei **Zweifachklappenersatz** z. B. mit etwa 19% bei Aorten-Mitral-Klappenersatz bedeutend höher als bei **Einfachklappenersatz**. Auch die 5-Jahres-Überlebensrate liegt bei diesen Patienten bei ca. 47%. Ist ein **Dreifachklappenersatz** indiziert, so steigt die Letalität von 18% im

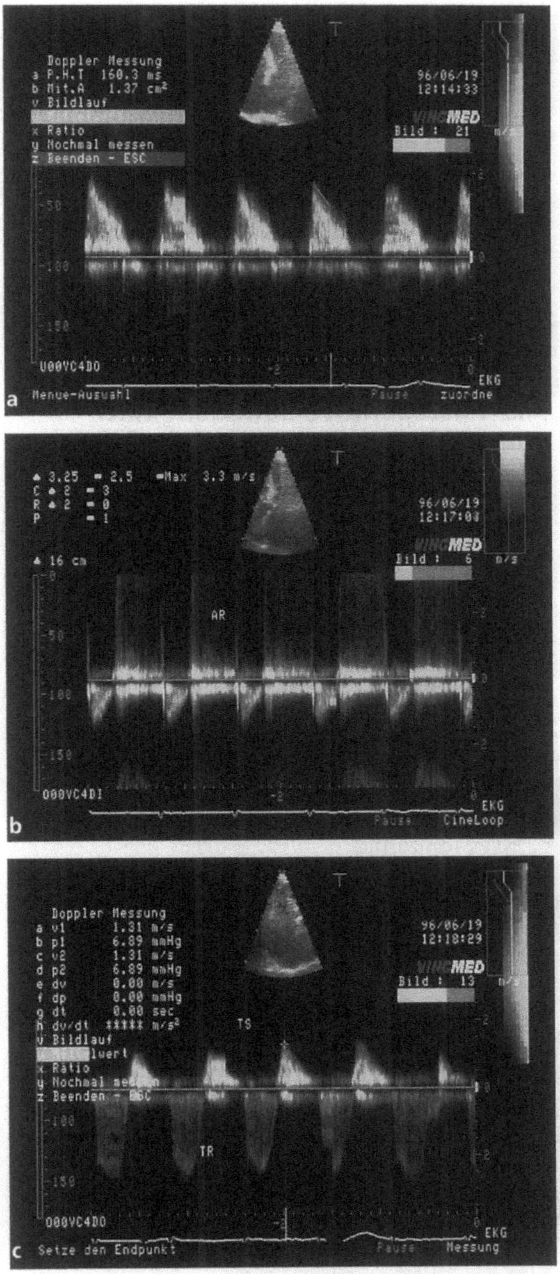

Abb. 11.22: 71jährige Patientin mit rheumatisch bedingtem kombiniertem Aorten- und Mitralklappenfehler. a – Doppler-Darstellung und Bestimmung der Mitralklappenöffnungsfläche mittels Druckhalbwertszeit, Mitralklappenrestenose III. Grades bei Zustand nach Mitralkommissurotomie vor 26 Jahren, b – Doppler-Darstellung der Aortenklappeninsuffizienz II. Grades, c – Doppler-Darstellung der begleitenden mäßigen Trikuspidalklappeninsuffizienz mit leichter relativer Trikuspidalklappenstenose und deutlicher Dilatation des rechten Vorhofs

NYHA-Stadium III auf 40% in Stadium IV weiter an.

11.8.3 Prognose

Der natürliche Verlauf der **Mitralklappenstenose** in Kombination mit anderen Herzklappenfehlern wird nicht einheitlich beurteilt. Ungünstig ist wahrscheinlich die Kombination mit einer **Aortenklappeninsuffizienz**. Bei einem **kombinierten Mitralklappenfehler** liegt die 5-Jahres-Überlebensrate bei 65%.

11.9 Postoperative Betreuung nach Herzklappenersatz

11.9.1 Unmittelbar postoperative Betreuung und Frühkomplikationen

Für die adäquate Betreuung der Patienten nach der Herzklappenoperation ist es erforderlich, Grundkenntnisse über die verschiedenen Typen der Herzklappenprothesen, ihre Funktionsweise und spezifische Komplikationen zu besitzen.

Auf der postoperativen Intensivstation werden weiter folgende Monitorings für etwa 24 Stunden weitergeführt, bei auftretenden Komplikationen auch länger:

- EKG-Monitoring
- Blutdruckmonitoring,
- Kontrolle der Blutgaswerte
- Elektrolytkontrolle
- Gerinnungsstatus
- Blutbild.

Die **klinische Untersuchung** und **Beurteilung** des Patienten sollten mindestens 2mal/Tag erfolgen.

Durch die Belassung der epikardialen Stimulationselektroden bis zur Verlegung auf die Normalstation können bis dahin unmittelbar postoperativ auftretende passagere höhergradige AV-Blockierungen und Sinusknotenfunktionsstörungen überbrückt werden.

Auf folgende **Frühkomplikationen** nach Herzklappenersatz ist zu achten:

- höhergradige AV-Blockierungen bis **AV-Block III. Grades**
- intraventrikuläre Erregungsleitungsstörungen, besonders **Linksschenkelblock nach Aortenklappenersatz**
- supraventrikuläre und ventrikuläre Herzrhythmusstörungen
- hämodynamisch bedeutsames Hämoperikard
- ischämiebedingte Schädigung des Myokards bis zum Myokardinfarkt
- myokardiale Herzinsuffizienz als Folge langbestehenden Herzklappenfehlers, z.B. bei Aorten- und Mitralklappeninsuffizienz
- Verschlechterung der Hämodynamik durch Wahl einer zu kleinen Herzklappenprothese (**Mismatch**)
- Frühendokarditis am Herzklappenersatz (< 60 Tage nach Herzoperation).

Die Antikoagulation wird mit Heparin bis zum 2.–3. Tag fortgesetzt und überlappend auf orale Antikoagulantien unter strenger Beachtung der PTT- und Quick- bzw. INR-Werte umgestellt.

11.9.2 Typen prothetischer Herzklappen

Seit Anfang der 50er Jahre wurden mehr als 80 verschiedene Modelle von Herzklappenprothesen entwickelt.

Folgende **Arten** der Herzklappenprothesen werden verwendet:

1. **Kugel- und Ballprothesen**: Eine Kugel, die in einem Käfig aufgefangen wird, übernimmt die Ventilfunktion, z. B. Starr-Edwards-Kugelklappe.

2. **Diskus- oder Kippscheibenprothesen**:
- zentral verschließende, flottierende Ventile; sie werden durch metallische Fangarme limitiert, z.B. Beall-Prothese, Cooley-Bloodwell-Prothese.
- Kippscheibenprothesen sind durch asymmetrisch gelagerte Ventile gekennzeichnet, z. B. tilting discs valve bzw. Björk-Shiley-Prothese.
- Die Doppelflügelscheibenprothese öffnet sich in Flußrichtung wie eine zentral gelagerte Klapptür, z. B. St.Jude-Medical-Prothese.

3. **Bioprothesen**:
- Schweineklappen mit Stent (Carpentier-Edwards, Hancock II, Medtronic Intact, St. Jude Medical Bioimplantat)
- Perikardklappen (Carpentier-Edwards, Mitroflow, Sorin Pericarbon)
- Schweineklappen ohne Stent (St. Jude Medical-Toronto, Medtronic Freestyle, Biocor)

Alle Bioprothesenformen sind glutaraldehydfixiert. Im experimentellen Stadium befindet sich die Gewebezüchtung (tissue engineering) von Herzklappen mit autologen Zellen.

4. **Homografts**
- aus menschlichen Leichenaortenklappen

5. **Autograft**
- Ersatz der Aortenklappe durch die eigene Pulmonalklappe

Mechanische Prothesen sind länger haltbar als Bioprothesen.

Bioprothesen haben jedoch den **Vorteil** eines geringeren Thromboserisikos, wodurch keine Langzeitantikoagulation erforderlich ist. Das Risiko der **Hämolyse** bei **mechanischen Herzklappen** ist heute weitgehend behoben.

Heute werden überwiegend die Kippscheibenprothesen vom Björk-Shiley-Typ oder die doppelflügeligen St.Jude-Medical-Prothesen implantiert (Abbildung 11.23).

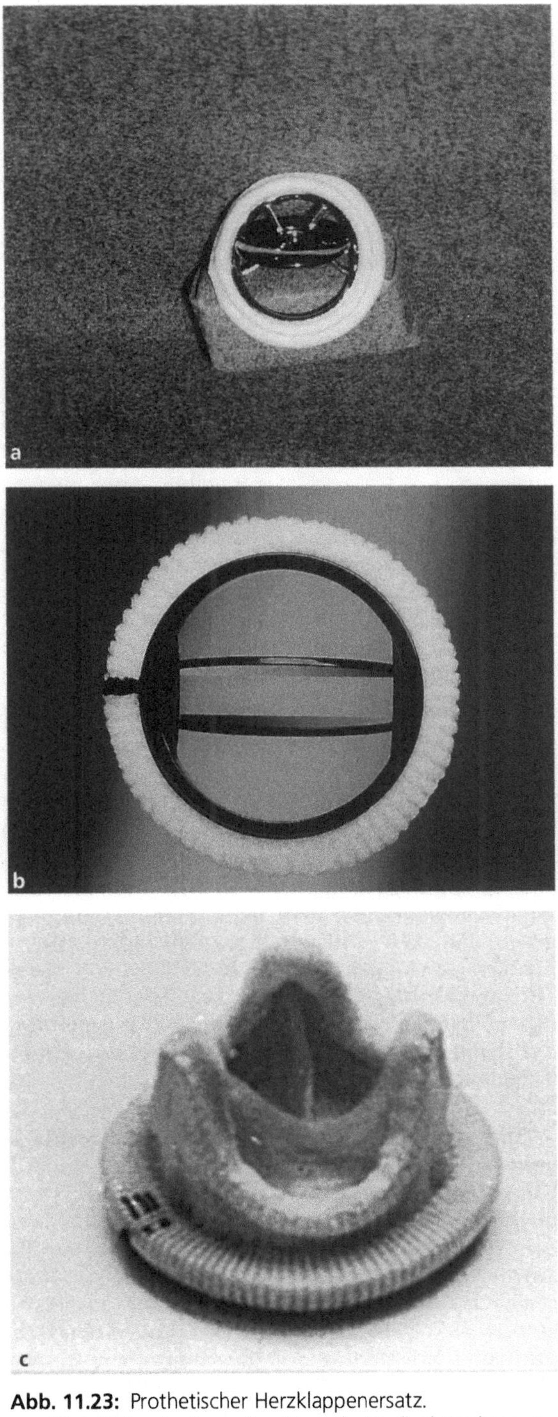

Abb. 11.23: Prothetischer Herzklappenersatz.
a – Björk-Shiley-Prothese, b – St. Jude-Medical-Prothese, c – Carpentier-Edwards-Prothese

Langzeitstudien zeigen, daß sowohl mit mechanischen Herzklappenprothesen als auch mit Bioprothesen gute Ergebnisse zu erreichen sind.

Die **Indikation** zur Herzklappenoperation muß **individuell** unter Beachtung folgender Aspekte gestellt werden:

- unmittelbar postoperative Komplikationen sowie die während der Langzeitbetreuung auftretenden, die vor allem in Blutungskomplikationen durch die Antikoagulantienbehandlung bestehen
- Lebenserwartung des Patienten
- Funktionsdauer des Herzklappenersatzes, z. B. durch strukturelle Deformierungen der Bioprothese und die Letalitätsrate bei Re-Operationen
- klappenspezifische Eigenschaften, z. B. hinsichtlich der Lautstärke des Klappenklicks (Moritz et al. 1989), die eine Beeinträchtigung der Lebensqualität des Patienten bewirken kann.

11.9.3 Bioprothese in Aortenposition

Dieser Herzklappentyp sollte bei **Patienten ab 70 Jahren** bevorzugt werden. Die dafür sprechenden Gründe sind

- eine nicht erforderliche Antikoagulation, da bei Älteren a priori eine größere Blutungsgefahr besteht,
- eine weniger zu erwartende strukturelle Veränderung der Bioprothese in der noch voraussichtlichen Lebenserwartung.

Eine weitere Gruppe sind wegen der teratogenen Wirkungen der Antikoagulantien **jüngere Frauen mit Kinderwunsch**, die eine Re-Operation nach etwa 10 Jahren akzeptieren, sowie Patienten mit **Kontraindikationen** gegen Antikoagulantien. Die in jüngster Zeit eingeführten Schweineklappen ohne Stent haben sehr gute hämodynamische Eigenschaften, können auch in einem schmalen Aortenklappenring eingesetzt werden, ohne einen bedeutsamen Druckgradienten zu erzeugen. Die Lebensdauer dieses Klappentyps ist aber noch unbekannt (David et al. 1994).

11.9.4 Mechanischer Herzklappenersatz in Mitralposition

Ein mechanischer Herzklappenersatz sollte für die meisten Patienten mit Mitralklappenfehlern empfohlen werden, da einerseits die bioprothetischen Mitralklappen hohen strukturellen Veränderungen unterliegen, andererseits die Lebenserwartung der Patienten eine Reoperation erforderlich machen würde (Abbildung 11.24).

11.9.5 Spätkomplikationen nach Herzklappenersatz

Folgende **Spätkomplikationen** können auftreten:

- myokardiale Insuffizienz infolge des langbestehenden Herzklappenfehlers,
- Thrombosierung des Herzklappenersatzes
- akute oder subakute Klappenprotheseendokardi-

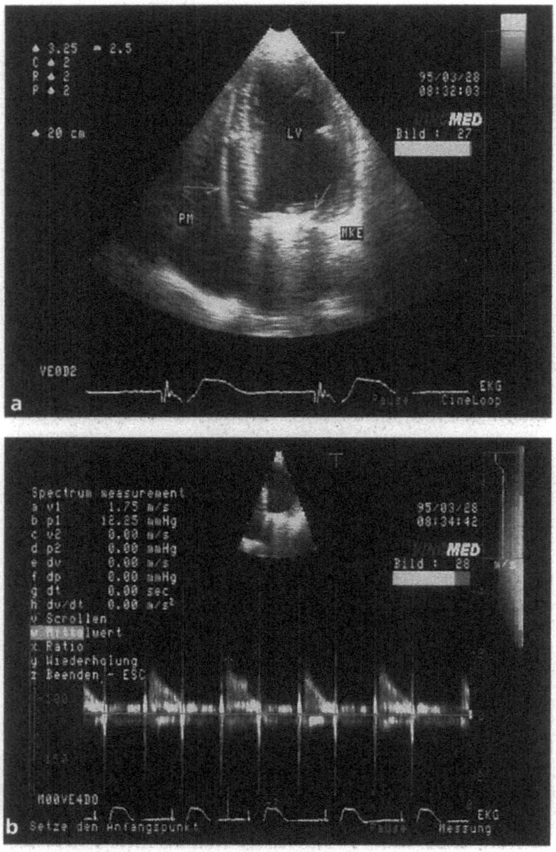

Abb. 11.24: Echokardiogramm eines 66jährigen Patienten mit Zustand nach Mitralklappenersatz (MKE) wegen prävalierender Mitralklappeninsuffizienz und Ventrikelschrittmacher (PM). a – Darstellung der Björk-Shiley-Prothese im 2-D-Bild, Vergrößerter linker Ventrikel (LV), b – CW-Doppler maximaler Druckgradient von 12 mmHg.

tis (Spätendokarditis > 60 Tage nach Herzoperation)
- Verschlechterung der Hämodynamik durch Mismatch.

Als Folge einer langbestehenden Aorten- oder Mitralklappeninsuffizienz kommt es zur Dilatation des linken Ventrikels, die durch die mechanische Korrektur nicht immer vollständig reversibel ist. Von einer **myokardialen Insuffizienz** muß ausgegangen werden, wenn sich der Ventrikel 6 Monate postoperativ nicht verkleinert. Die Symptome der Herzinsuffizienz stellen sich hierbei allmählich ein.

➤ Bioprothese

Der Vorteil der Bioprothese liegt darin, keine Dauerantikoagulation zu benötigen. Der wesentliche Nachteil besteht aber in der Tendenz zur **Spätdegeneration** am Klappenprothesengewebe, die ab dem 7. Jahr deutlich zunimmt.

Die Reoperationsrate bei Bioprothese liegt bei ca. 37%. Eine gute Funktion des prothetischen Herzklappenersatzes über einen Zeitraum von 12 Jahren wird nur bei 30% dieser Patienten erreicht (Bloomfield et al. 1991). Am häufigsten treten Defekte an den Bioprothesen auf, wenn sie in Mitralposition und bei Patienten jünger als 40 Jahren implantiert werden.

Pupello et al. (1995) berichteten über eine 18jährige Langzeitbeobachtung an 1007 Patienten mit bioprothetischem Herzklappenersatz und einem Durchschnittsalter von 75,6 ± 4,3 Jahren. Die Hospitalletalität lag in dieser Gruppe bei 10,9%. 31 der implantierten Herzklappenprothesen wurden funktionsuntüchtig. Gründen dafür waren strukturelle Veränderungen mit **Einrissen** im Klappenprothesengewebe und Ausbildung einer akuten Regurgitation, **Verkalkung** und Abnahme der Beweglichkeit mit meist rasch progredienter Ausbildung einer Prothesenstenose sowie die **Herzklappenprothesen-Endokarditis**. **Embolien** treten etwa mit einer Häufigkeit um 1% auf. Treten **Thrombosierung** an einer Bioprothese auf, kann eine Thrombolysetherapie erfolgreich durchgeführt werden (Diamant et al. 1994).

➤ Mechanischer Herzklappenersatz

- **Thrombosierung der Herzklappenprothese**

Ein wesentliches Problem des mechanischen Herzklappenersatzes ist die Thrombosierung im Bereich des Ventilmechanismus. Sie wird mit einer Häufigkeit von 0,1–5,7%/Patientenjahre angegeben (Edmunds 1982). **Ursachen** sind in erster Linie eine unzureichende Antikoagulation und die Mitralposition des Herzklappenersatzes. Man muß jedoch davon ausgehen, daß auch eine gut eingestellte Antikoagulantientherapie keinen 100%igen Schutz vor einer Thrombosierung des prothetischen Herzklappenersatzes bietet. Die Thrombosehäufigkeit ist unter diesen Bedingungen für die üblichen Herzklappenprothesen nicht sehr unterschiedlich.

– Diagnostik der Thrombosierung des Herzklappenersatzes

Klinisch zeigt sich die Thrombosierung der Herzklappenprothese in einer akuten Verschlechterung der Herzfunktion mit den Zeichen der Herzinsuffizienz, die die Folge der Klappenstenose ist. Diese rasche Entwicklung steht im Gegensatz zur myokardial bedingten Herzinsuffizienz. **Auskultatorisch** sind eine Veränderung des Klappenprothesengeräusches sowie die Abschwächung des in der Regel hellen Klappenprothesenklicks wahrnehmbar. In der **Echokardiographie** zeigt sich von apikal im **2-D-Bild** sowie im **M-Mode** eine reduzierte Amplitude der Mitralprothesenöffnung. Für die Aortenklappenprothese ist diese Beurteilung deutlich erschwert. Im **CW-** und **PW-Doppler** sind infolge der Blutflußbeschleunigung ein höherer Druckgradient und eine nach der Druckhalbwertszeit bestimmte geringe Prothesenöffnung nachweisbar. Dabei erfolgt die Beurteilung für die Mitralposition am besten von apikal, für die Aortenposition von apikal, suprasternal und rechtsparasternal. In der **transösophagealen** Echokardiographie können die thrombotischen Veränderungen auch der Aortenklappenprothese besonders in der multiplanen Darstellung gut erfaßt werden.

- Therapie

Bei gesicherter Klappenprothesenthrombosierung ist eine sofortige Heparinisierung einzuleiten. Ist sie bei kleinen thrombotischen Auflagerungen und fortgesetzt mit einer Erhöhung der INR meist ausreichend. Sind die Thromben aber größer, wird eine **intravenöse Thrombolysetherapie** oder eine Re-Operation bevorzugt. Der Thrombolyseerfolg liegt bei ca. 70% und ist am **Aortenklappenersatz** höher als am **Mitralklappenersatz. Kriterien** der **Effektivitätsbeurteilung** unter der Thrombolysetherapie sind die auskultatorisch nachweisbare Veränderung des Geräusches sowie die Senkung des Druckgradienten im CW-Doppler-Echokardiogramm. Die Indikation zur Thrombolyse sollte bei den Patienten gestellt werden, die ein relativ hohes Operationsrisiko haben. Bei allen anderen Pateinten ist der erneute Klappenersatz zu bevorzugen (Vongpatanasin et al. 1996).

- **Prothesenendokarditis**

Unklares Fieber bei Patienten nach Herzklappenersatz muß immer das Augenmerk auf eine mögliche Endokarditis am Herzklappenersatz lenken. Sie tritt mit einer Häufigkeit von 3–6% auf (Calderwood et al. 1985). Auch hier ist die Änderung des Klappenprothesengeräusches und des Klappenklicks das führende Zeichen bei der **Auskultation**. Ein Verdacht auf eine Klappenprothesen-Endokarditis sollte eine umgehende stationäre Einweisung zur Sicherung der Diagnose und des Erregers nach sich ziehen, da die **Letalität** durch eine kombinierte antibiotische und chirurgische Therapie wesentlich gesenkt werden kann. Bei chirurgisch-instrumentellen Eingriffen, wie Zahnextraktionen, die die Gefahr einer Sepsis mit sich bringen, sind diese Patienten deshalb einer **Antibiotikaprophylaxe** zu unterziehen.

- **Hämolyse**

Hämolyseparameter, wie Laktatdehydrogenaseerhöhung, erniedrigtes Haptoglobin und eine Retikulozytenerhöhung, findet man bei fast allen Patienten. Eine klinisch bedeutsame hämolytische Anämie aber ist sehr selten. Ist sie nachweisbar, sollte an ein paravalvuläres Leck oder an eine Infektion gedacht werden. Bei Patienten mit Doppelklappenersatz sind diese Parameter häufiger vorhanden und stärker ausgeprägt. Ist die hämolytische Anämie bei diesen Patienten bedeutsam, macht sich eine Eisen- und Folsäure-Substitution, ggf. auch Bluttransfusion oder eine Re-Operation bei paravalvulärem Leck erforderlich. Sind die Patienten nicht operationsfähig, kann Propranolol zur Verminderung der Hämolyse gegeben werden (Okita et al. 1991).

- **Embolisierungen**

Embolieereignisse, die sich in der Hauptsache cerebral manifestieren, liegen bei mechanischen Herzklappenprothesen unter effektiver Antikoagulation bei 1%/Patientenjahr. Dabei haben Mitralklappenprothesen, Kugelkäfigprothesen und Mehrfachprothesen das höchste Embolierisiko. Weitere Faktoren dazu sind Vorhofflimmern, ein Lebensalter > 70 Jahre, eine herabgesetzte linksventrikuläre Funktion sowie eine Prothesenendokarditis. Bei eingetretener cerebraler Embolie muß die Antikoagulation unterbrochen werden, da noch bis zu 72 Stunden später eine Hirnblutung auftreten kann (Sherman 1990). Je nach Ausmaß des neurologischen Befundes und begleitender Faktoren, wie sehr hoher Blutdruck, muß die Antikoagulantiengabe bis zu 10 Tagen ausgesetzt werden. Finden jedoch Embolisierungen in andere Organe statt, geht die Antikoagulantiengabe unverändert weiter (Vongpatanasin et al. 1996).

- **Blutungen**

Klinisch bedeutsame Blutungen traten in der Untersuchung von Hammermeister et al. (1993) bei mechanischen Herzklappen sowohl in Aorten- als auch in Mitralposition mit 42% häufiger auf als bei Bioprothesen mit 26%. 19% dieser Blutungsepisoden führten zum Tode. Ernsthafte Blutungen traten bei 13,4% aller Patienten auf. Bei 7% war diese Blutung mit einer Operation verbunden.

Weitere **Blutungen** anderer Lokalisation können mit folgender Häufigkeit vorkommen (Hammermeister et al. 1993):

- Gastrointestinaltrakt 57%
- Hirnblutung 17%
- Urogenitaltrakt 10%
- Muskeln oder Gelenke 4%
- Nasenbluten 5%.

Etwa 1/3 dieser Blutungskomplikationen waren transfusionspflichtig.

- **Strukturelle Defekte** an Herzklappenprothesen

Ein **mechanischer Defekt** an der Herzklappenprothese ist äußerst selten. Tritt er jedoch ein, so beginnen die Symptome, wie Dyspnoe, Kreislaufzusammenbruch und Bewußtlosigkeit, besonders bei einem Ereignis an der Aortenklappe sehr plötzlich. Bei der **Auskultation** fehlt der Öffnungs- und Schlußklick, und echokardiographisch oder radiologisch ist das Fehlen der Kippscheibe nachweisbar.

Der **Tod** tritt bei Patienten mit defekter Aortenklappenprothese wegen der schweren akuten Aortenklappeninsuffizienz innerhalb von Minuten ein. Patienten mit defektem Mitralklappenersatz überleben im allgemeinen lange genug, um unter günstigen Bedingungen eine herzchirurgische Intervention zu erreichen (Lindblom et al. 1985).

Der konvexokonkave Typ der Björk-Shiley-Klappe wurde 1986 vom Markt genommen.

Etwa 30% der Heterograft-Bioprothesen und 10–20% der Homograft-Bioprothesen erfordern wegen durch Rupturen einer oder mehrerer Klappentaschen oder Kalzifizierung entstandener Regurgitationen oder auch bei einigen wegen bedeutsamer Stenosierungen eine Reoperation. Die Gesamtletalität bei strukturellem Klappendefekten wird mit 39% angegeben (Hammermeister et al. 1993).

Der Beginn der **klinischen Symptome** mit Dyspnoe und anderen Zeichen der Herzinsuffizienz ist im Gegensatz zum mechanischen Herzklappenersatz verzögert. Die Dysfunktion der Bioprothese kann also auskultatorisch, echokardiographisch und durch Herzkatheterisierung erfaßt werden.

- **Paravalvuläres Leck**

Das paravalvuläre Leck ist ebenfalls relativ selten. Es wurde mit 17% signifikant häufiger bei mechanischem Herzklappenersatz in Mitralposition gefunden. Bei Bioprothesen in Mitralposition liegt diese Rate bei 9%. Für den mechanischen und bioprothetischen Klappenersatz in Aortenposition liegt diese Rate mit 4 bzw. 2% deutlich geringer (Hammermeister et al. 1993). Bei diesen Patienten ist eine Blutkultur abzunehmen, um eine bakterielle Genese auszuschließen. Bei leichter Regurgitation sind die Patienten überwiegend asymptomatisch, und die hämolytische Anämie ist nur gering. Sie müssen regelmäßig im Abstand von maximal 3 Monaten echokardiographisch kontrolliert werden. Bei hämodynamisch bedeutsamem Leck und schwerer Regurgitation muß eine Reoperation durchgeführt werden. Es kann auch zu einem paravalvulären Abszeß kommen (s. Kap. 10.3.6)

11.9.6 Herzklappenreoperationen

Die Ursachen für Reoperationen nach Herzklappenersatz sind vielfältig und liegen sowohl im Modell der Herzklappenprothese, in operationstechnischen Erfahrungen mit diesem Modell, in Spätendokarditiden als auch in Thrombosierungen. Die Reoperationsrate liegt beim mechanischen Klappenersatz bei etwa 8,5% (Bloomfield et al. 1991) bis 9,4% (Schön et al. 1989). **Hauptursachen** der Reoperation **bei mechanischen Herzklappen** waren:

- paravalvuläre Lecks unabhängig von der implantierten Herzklappenposition (42,4–46%)
- Prothesenthrombosierungen (22,4%)
- Prothesenspätendokarditis, Embolien und Hämolyse (12–50%).

Das **paravalvuläre Leck** ist dann als Reoperationsindikation anzusehen, wenn

- eine Stauungsherzinsuffizienz
- thrombembolische Komplikationen
- eine bakterielle Endokarditis

nachweisbar sind. Anderenfalls bedarf es nur einer engmaschigen klinischen und echokardiographischen Kontrolle.

Gerade beim Rückgang der **systemischen Komplikationen** in den letzten Jahren zeigt sich, daß die Verbesserung der Herzklappen und der peri- und postoperativen Versorgung einen wesentlichen Einfluß auf den Verlauf hat.

Bei den **Bioprothesen** war die **Hauptsache** die **Prothesendysfunktion**, die mit Dauer der Implantation bis auf 68–72% der Reoperationen anstieg. Nach 10 Jahren lag sie bei durchschnittlich 30%. **Hintergründe** dieser Prothesendysfunktionen sind die Zerreißung der Kollagenfasern bei den Schweineaortenklappen sowie durch erhöhte mechanische Beanspruchung und erhöhten Calciumspiegel bedingte Kalzifizierungen. Herzklappenprothesenstenose und paravalvuläre Lecks spielen hierbei eine untergeordnete Rolle.

11.9.7 Regelmäßig durchzuführende Untersuchungen

Die Patienten nach Herzklappenersatz bedürfen einer kontinuierlichen **kardiologischen Betreuung**.

- Klinische (einschließlich Ganzkörperstatus),
- hämostaseologische,
- elektrokardiographische,
- echokardiographische und
- röntgenologische Untersuchungen

dienen der Verlaufskontrolle und sind in der Lage, Dysfunktionen von Herzklappenprothesen rechtzeitig zu erfassen, um eine geeignete Therapie einzuleiten.

Für die Verlaufsbeurteilung ist es weiterhin erforderlich, alle **Daten** der Herzklappenprothese, wie Art und Größe der implantierten Herzklappenprothese, aktuelle und maximale Flußgeschwindigkeiten, implantierende Einrichtung sowie der Grund der Herzklappenoperation aus dem **Herzklappenpaß** zu übernehmen.

In die Verlaufsbeobachtung sind aber prinzipiell auch die **anderen Herzklappen** einzubeziehen, um eine Entwicklung oder ein Fortschreiten eines weiteren Herzklappenfehlers frühzeitig zu erkennen.

Durch folgende Parameter und Methoden können klappenprothesenbedingte Komplikationen erfaßt werden:

- regelmäßige klinische Untersuchung (**besonders Auskultation**)
- Quick-Wert-(INR)-Kontrolle
- Blutbild und Hämolyseparameter
- Ruhe-, Langzeit-EKG
- Leistungsbeurteilung mittels Ergometrie
- Echokardiogramm alle 6 Monate
- Röntgen-Thorax ca. jährlich.

Tab. 11.19: Pathologische Auskultationsbefunde bei verschiedenen Herzklappenprothesen

Herzklappenprothesentyp	Pathologischer Auskultationsbefund in Aortenposition	Pathologischer Auskultationsbefund in Mitralposition
Kugelkäfigprothese (Starr-Edwards)	Diastolikum über der Aorta, herabgesetzte Intensität des Öffnungs- oder Schlußklicks	niederfrequentes Geräusch über der Spitze, hochfrequentes holosystolisches Geräusch
Kippscheiben-Prothese (Björk-Shiley, Medtronic Hall)	herabgesetzte Intensität des Klappenschlußklicks	hochfrequentes holosystolisches Geräusch, herabgesetzte Intensität des Klappenschlußklicks
Doppelflügelklappe (St. Jude-Medical)	Diastolikum über der Aorta, herabgesetzte Intensität des Klappenschlußklicks	hochfrequentes holosystolisches Geräusch, herabgesetzte Intensität des Klappenschlußklicks
Bioprothese (Hancock, Carpentier-Edwards)	Diastolikum über der Aorta	hochfrequentes holosystolisches Geräusch

➤ Antikoagulantienkontrolle

Die **Antikoagulantientherapie** ist bei **künstlichen Herzklappen** obligat. Sie reduziert einerseits die Häufigkeit der Thromboembolien, erhöht aber andererseits die Blutungsgefahr. Dieses Risiko ist am geringsten, wenn die INR zwischen 2.5–4.9 eingestellt ist (Vongpatanasin et al. 1996). Dabei profitieren einige Patienten mit hohem Thromboembolierisiko von einer höheren INR-Einstellung, während andere einer niedrigeren Einstellung bedürfen. Bisher wird die Einstellung nach Aortenklappenersatz auf einen INR-Wert von 2,0 und nach Mitralklappenersatz zwischen 2,5 und 3,0 empfohlen (Butchart et al. 1988). Individuell sind aber der prothetische Herzklappentyp, die Zahl der Prothesen, die Implantationsposition und das Alter des Patienten zu berücksichtigen. Bei Doppelflügelklappen sollte eine INR von 2.9 bis 3.0 und bei Kippscheibenprothesen 3.0 bis 3.9 eingestellt werden. Jüngere Patienten tolerieren die strenge Antikoagulation besser als ältere, bei denen es bei einer INR > 3.9 zu einem deutlichen Anstieg des Blutungsrisikos kommt.

Bei Implantation von **heterologen Bioprothesen** findet man eine erhöhte Thromboemboliegefahr in den ersten drei Monaten nach der Operation. Sie sollten deshalb für diese Zeit auf eine INR von 2.0–3.0 eingestellt werden (Heras et al. 1995, Turpie et al. 1988). Darüber hinaus bedürfen nur Patienten mit Vorhofflimmern, Thromben im linken Vorhof, durchgemachten arteriellen Embolien und schwer gestörter linksventrikulärer Funktion einer Fortführung der Antikoagulation. Bei gut eingestellten Patienten reicht eine Kontrolluntersuchung etwa alle 4 Wochen. Für allen anderen wird die ASS-Gabe von 325 mg/d empfohlen (Nunez et al. 1984). Wir verabreichen 100 mg ASS/d.

Seit einigen Jahren ist die Antikoagulantien-**Selbstbestimmung** mittels **CoaguCheck-System,** Boehringer Mannheim, durch den Patienten eine besonders für Herzklappen-Patienten eine etablierte Meßmethode. Die Schulung der Patienten findet dazu in Zusammenarbeit mit der Arbeitsgemeinschaft für Selbstkontrolle der oralen Antikoagulantien (ASA) in ausgewiesenen Zentren statt. Es wird sowohl die Messung der INR als auch die Selbstdosierung dabei erlernt (Bernardo et al. 1995). Dadurch ergibt sich die Möglichkeit, den optimalen INR-Wert patientenbezogen festzulegen, um die Komplikationen (Blutungen und Thromboembolien) so klein wie möglich zu halten. Entsprechende Ergebniskontrollen wurden durchgeführt (Seyfert et al. 1998). Von der Selbstkontrolle sind nur Patienten mit Sehschwäche und unzureichenden motorischen Fertigkeiten, z. B. bei starkem Tremor, M. Parkinson, sowie aus subjektiven Gründen ausgeschlossen. Die Verlaufsbeurteilung durch den Hausarzt oder behandelnden Kardiologen wird dadurch aber nicht prinzipiell ersetzt.

➤ Diagnostik der Dysfunktion der Herzklappenprothese

Wird bei einem Patienten mit prothetischem Herzklappenersatz eine Dysfunktion vermutet, können verschiedene **Methoden** zur Sicherung der Diagnose herangezogen werden.

- **Auskultation**

Im Mittelpunkt der Einschätzung der Funktion des prothetischen Herzklappenersatzes steht das Verständnis der normalen Auskultationsphänomene für jede Lokalisation und jeden Herzklappentyp. Die normalen Auskultationsphänomene sind im Kap. 1 dargestellt. Tabelle 11.19 zeigt auskultatorisch erfaßbare Abweichungen.

Die **Dysfunktion** der Herzklappenprothese kann sowohl durch eine veränderte Intensität oder Qualität der Prothesentöne als auch durch neue Geräusche oder durch die Veränderung der bereits bekannten Geräusche auffallen (Vongpatanasin et al. 1996).

- **Echokardiogramm**

Mit der zweidimensionalen **transthorakalen Echokardiographie** können auch die Bioprothesen gut

Tab. 11.20: Normale mittlere Druckgradienten bei verschiedenen prothetischen Herzklappen

Klappenprothesentyp in Mitralposition	**normaler mittlerer Druckgradient (mmHg)**		
• Starr-Edwards, Kay-Shiley	3–10		
• Björk-Shiley	2–5		
• St.Jude-Medical	2–4		
• Carpentier-Edwards	3–8		
Klappenprothesentyp in Aortenposition	**normaler mittlerer Druckgradient (mmHg)**		
• Starr-Edwards, Kay-Shiley	3–10		
Klappenprothesengröße (mm)	**21**	**25**	**27**
• Björk-Shiley	19	7	6
• St.Jude-Medical	4	2	0
• Carpentier-Edwards	34	19	10

beurteilt werden. Mechanische Herzklappenprothesen hingegen können gelegentlich wegen der vom Metall ausgehenden Mehrfachechos schwer darstellbar sein (Abbildung 11.25). Ebenfalls ist die Beurteilung der linksventrikulären Funktion und der Durchmesser der Herzhöhlen im Verlauf erforderlich und ein wichtiges Kriterium der postoperativen Verlaufskontrolle.

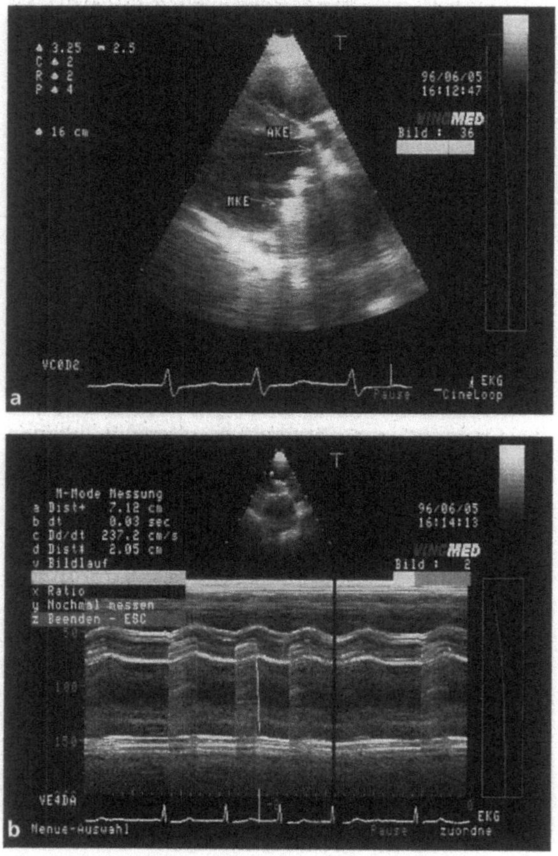

Abb. 11.25: Echokardiogramm einer 72jährigen Patientin mit Zustand nach Aortenklappenersatz (AKE) und Mitralklappenersatz (MKE) mittels Björk-Shiley-Prothese vor 8 Jahren. a – Darstellung der Herzklappenprothesen in der parasternalen langen Achse, b – M-Mode in der kurzen Achse auf Aortenklappenebene. Weiterhin extreme Dilatation des linken Vorhofs. Absolute Arrhythmie bei Vorhofflimmern

Die **transösophageale Echokardiographie** sollte bei Patienten durchgeführt werden, bei denen der Verdacht auf eine Dysfunktion des Mitralklappenersatzes besteht. Bei der Herzklappenprothese in Aortenposition besteht hingegen eine Einschränkung in der Erkennung einer Regurgitation besonders bei gleichzeitig vorhandenem Mitralklappenersatz. Mit der **Doppler-Echokardiographie** können sowohl der Druckgradient am Herzklappenersatz als auch paravalvuläre Lecks erfaßt werden. Die normalen mittleren Druckgradienten bei Herzklappenprothesen sind in Tabelle 11.20 zusammengestellt.

- **Röntgen-Thorax**

In der Verlaufsbeurteilung sollte die Röntgen-Thorax-Aufnahme besonders bei Patienten mit gleichzeitigen pulmonalen Affektionen regelmäßig durchgeführt werden. Für die Beurteilung der Größenänderung des Herzens und einzelner Herzabschnitte ist sie heute in den Hintergrund getreten (s. Abbildung 11.13, S. 326).

- **Durchleuchtung**

Die einfachste, am schnellsten durchzuführende, aber auch am meisten vernachlässigte Methode für mechanische Herzklappen ist die Durchleuchtung. Man kann damit strukturelle Schäden, die Bewegung der Scheiben oder des Balls sowie das Kippen der Herzklappenprothese bei Ausriß sehr gut darstellen.

- **Magnetresonanztomographie**

Eine Magnetresonanztomographie kann bei Patienten mit Herzklappenersatz durchgeführt werden (Soulen et al. 1985, Hasenkam et al. 1999). Eine Ausnahme besteht nur bei einem Modell der Starr-Edwards-Kugelkäfig-Prothesen, das zwischen 1960 und 1964 implantiert wurde. Über die Struktur der Herzklappenprothese kann dieses Verfahren keine geeigneten Aussagen machen. Eine Unterscheidung zwischen einer Regurgitation durch den Herzklappenersatz oder als Folge eines paravalvulären Lecks ist möglich (Deutsch et al. 1992). Dazu ist aber dieses Verfahren nicht erforderlich.

• **Herzkatheterisierung**

Eine Herzkatheterisierung nach dem Herzklappenersatz ist nur dann indiziert, wenn mittels nicht-invasiver Verfahren diagnostische Unklarheiten bleiben und der Patient einer Reoperation unterzogen werden muß. Dabei ist es möglich, den transvalvulären Druckgradienten zu messen, die Klappenöffnungsfläche zu bestimmen und eine Differenzierung zwischen valvulärer und paravalvulärer Regurgitation vorzunehmen. Es ist aber zu beachten, daß nur eine Bioprothese mittels Katheter unter großer Vorsicht passiert werden darf. Eine Katheterisierung des mechanischen Herzklappenersatzes ist **kontraindiziert**. Falls doch eine Passage durch eine Kippscheibenprothese erfolgte, erfordert dies wegen der akut entstandenen Klappeninsuffizienz eine sofortige chirurgische Intervention.

11.9.8 Rehabilitation nach Herzklappenersatz

Für Patienten mit **prothetischem Mitralklappenersatz** ist eine körperliche Rehabilitation und sportliche Betätigung nicht generell zu empfehlen, da sich unter Belastung ein herzfrequenzabhängiger Druckgradient zwischen dem linken Vorhof und dem linken Ventrikel ausbildet. Deshalb ist in der Langzeittherapie die medikamentöse Herzfrequenzkontrolle mit Digitalis (Digitoxin®, Digoxin®) und Calciumantagonisten vom Verapamil-Typ (Isoptin®, Falicard®, Azupamil®) bzw. bei Sinusrhythmus auch mit ß-Rezeptoren-Blockern (Obsidan®, Concor®, Beloc®) erforderlich.

Was die **berufliche** Rehabilitation angeht, so ist sie im wesentlichen abhängig von der Art des präoperativ ausgeübten Berufes sowie von der Ventrikelfunktion.

11.9.9 Prognose

Bei erfolgreichem Aortenklappenersatz kommt es innerhalb von 2 Jahren postoperativ zu einer Abnahme der linksventrikulären Muskelmasse von 31–37% im Vergleich zum Ausgangswert (Krayenbühl et al. 1988). Eine Normalisierung der linksventrikulären Muskelmasse fand man dabei in etwa 2/3 der Patienten mit Aortenklappenstenose und nur in 1/3 der mit Aortenklappeninsuffizienz.

Es konnte zwar im Gegensatz zu früheren Auffassungen die Regression des Fibroseanteils im linksventrikulären Myokard nach 5 Jahren nach Aortenklappenersatz, nicht aber die Normalisierung der Myokardstruktur beobachtet werden. Ob jedoch neben der Fibrosierung alle sonst mit der Myokardhypertrophie vergesellschafteten negativen Folgen, wie gestörte systolische und diastolische Funktion in Ruhe bzw. unter Belastung, eingeschränkte Koronarreserve und Arrhythmieneigung ebenfalls normalisiert werden, ist gegenwärtig noch nicht bekannt. Die geringsten Komplikationsraten haben z. Z. die Björk-Shiley- und die St.Jude-Medical-Prothese. Die 12-Jahres-Überlebenschance liegt bei 48,6% (Bloomfield et al. 1991).

Die **Operationsletalität** lag bei Hammermeister et al. (1993) insgesamt bei 8%, für die Gruppe mit zusätzlicher Bypass-Operation bei 11%. Beide Ergebnisse sind unabhängig von der Art und der Lokalisation des Herzklappenersatzes.

Differenziert man die **Todesursachen** bei Patienten mit **mechanischem** und **bioprothetischem Aortenklappenersatz,** so finden sich folgende Unterschiede:
38% vs. 50% waren klappenbezogen,
20% vs. 25% nicht klappenbezogen,
41% vs. 25% nicht herzbezogene Ursachen.

Todesursachen bei Patienten mit **mechanischem** und **bioprothetischem Mitralklappenersatz:**
56% vs. 72% waren klappenbezogen,
33% vs. 21% nicht klappenbezogen,
11% vs. 8% nicht herzbezogene Ursachen.

11.9.10 Belastbarkeit und Arbeitsfähigkeit

Die Arbeitsfähigkeit ist bei unkompliziertem Verlauf etwa 3 Monate postoperativ wiederhergestellt, wobei man in Rechnung stellen muß, daß die Restitution der Ventrikelfunktion bis zu 6 Monate dauern kann. Wichtige Kriterien dabei sind die Rückbildung der Hypertrophiezeichen im EKG und die echokardiographisch beurteilte Normalisierung oder der Rückgang der Herzgröße und der Wandhypertrophie.

Für alle Herzklappenprothesenträger besteht wegen der Antikoagulantientherapie eine Berufsunfähigkeit in Berufen mit erhöhter Verletzungsgefahr (Bergleute, Monteure, Maurer, Tischler, Dachdecker etc.). Bei Zustand nach Aortenklappenersatz besteht prinzipiell eine Berufsunfähigkeit für alle Tätigkeiten mit schwerer körperlicher Belastung.

Bilden sich die elektrokardiographischen Hypertrophiezeichen nicht zurück, und normalisiert sich die Herzgröße nicht, so besteht keine Arbeitsfähigkeit für mittlere und schwere körperliche Tätigkeiten. In diesem Zusammenhang kann davon ausgegangen werden, daß bei prävalierender Insuffizienz die Ventrikelfunktion bereits präoperativ schlechter ist. Diese Patienten sind postoperativ meist auch geringer belastbar. Eine Ausnahme macht die Mitralklappenstenose. Da die postrheumatische Schädigung des linken Vorhofs und des rechten Ventrikels auch nach dem Herzklappenersatz weiterbesteht, ist bei diesen Patienten ein nur geringer Zuwachs an körperlicher Leistungsfähigkeit zu erwarten. Arbeitsfähigkeit be-

Tab. 11.21: Richtlinien zur Belastbarkeit nach prothetischem Herzklappenersatz (nach WHO 1993)

Prothetischer Herzklappenersatz	keine oder leichte Kardiomegalie	mäßige oder ausgeprägte Kardiomegalie
Physische Belastbarkeit	++	+
Einschränkung der Freizeitgestaltung	++	++/+++
Einschränkung der Berufswahl	++	++/+++
Risiko bei Training	+	+++
Intensität des Trainings	+/++	+
Überwachung bei Training	1	1–3

Erläuterung der Symbole s. Tabelle 11.7

steht nach Herzklappenersatz für leichte bis mäßig körperlich belastende Tätigkeiten (Tabelle 11.21).

11.10 Fahrtauglichkeit

Bestehen Hinweise auf eine floride Entzündung, ist das Führen eines Kraftfahrzeuges nicht gestattet. Besondere Gefahren bestehen ferner bei Herzklappenfehlern mit Embolieneigung (Mitralklappenstenose und -insuffizienz). Auch bei Aortenklappenstenose ist die Fahrtauglichkeit wegen der Neigung zu Synkopen äußerst zurückhaltend zu beurteilen. Sonst richtet sich die Zulassung nach dem Grad der Beschwerden und der kardialen Funktion. Auch nach prothetischem Herzklappenersatz besteht bei normaler Herzfunktion Fahrtauglichkeit. Treten andere Symptome hinzu, ist entsprechend zu entscheiden (Lewerenz und Friedel 1985).

Literatur

Baumgartner, H., H. Kratzer, G. Helmreich, P. Kuhn: Quantitation of aortic regurgitation by colour coded cross-sectional Doppler echocardiography. Eur. Heart J. 9 (1988) 380–387.

Bernardo, A., C. Halhuber: Die Quick-Wert Selbstbestimmung: aktive Lebensgestaltung trotz Gerinnungshemmung. Trias, Stuttgart, 2. Aufl. 1995.

Beuren, A.J., J. Apitz, D. Harmjanz: Supravalvular aortic stenosis in association with mental retardation and a certain facial appearance. Circulation 26 (1962) 1235–1243.

Bloomfield, P., D.J. Wheatley, R.J. Prescott, H.C. Miller: Twelve-year comparison of a Bjork-Shiley mechanical heart valve with porcine bioprotheses. N. Engl. J. Med. 324 (1991) 573–579.

Butchart, E.G., P.A. Lewis, G.L. Grunkemeier, N. Kulatilake, I.M. Breckenridge: Low risk on thrombosis and serious embolic events despite low-intensity anticoagulation: experience with 1.004 Medtronic Hall valves. Circulation 78 (1988) (Suppl. I) I-67–I-76.

Calderwood, S.B., L.A. Swinski, C.M. Waternaux, A.W. Karchner, M.J. Buckley: Risk factors for development of prosthetic valve endocarditis. Circulation 72 (1985) 31 37.

Cambier, P., P. Mombaerts, H. DeGeest, D. Collen, F. van de Werf: Treatment of prosthetic tricuspid valve thrombosis with recombinant tissue-type plasminogen activator. Europ. Heart J. 8 (1987) 906–909.

Cequier, A., R. Bonan, A. Serra, I. Dyrda, J. Crepeau, M. Dethy, D. Waters: Left-to-right atrial shunting after percutaneous mitral valvuloplasty. Incidence and long-term hemodynamic follow-up. Circulation 81 (1990) 1190–1197.

Cosgrove, D.M., W.J. Stewart: Mitral valvuloplasty. Curr. Probl. Cardiol. 14 (1989) 359–415

Cribier, A., T. Savin, N. Saoudi, P. Rocha, J. Berland, B. Letac: Percutaneous transluminal valvuloplasty of acquired aortic stenosis in elderly patients: an alternative to valve replacement? Lancet 1 (1986) 63–67.

David, T.E., C.M. Feindel, J. Bos, Z. Sun, H.E. Scully, H. Rakowski: Aortic valve replacement with a stentless porcine aortic valve: a six-year experience. J. Thorac. Cardiovascc. Surg. 108 (1994) 1030–1036

Deutsch, H.J., R. Bachmann, U. Sechtem, J.M. Curting, M. Jungehulsing, H. Schicha, H.H. Hilger : Regurgitant flow in cardiac valve prostheses: diagnostic value of gradient echo nuclear magnetic resonance imaging in reference to transesophageal two-dimensional color Doppler echocardiography. J. Am. Coll. Cardiol. 19 (1992) 1500–1507.

Diamant, M., W. Jaarsma, W.J. Morshuit: Thrombolytic therapy for thrombosis of an aortic bioprosthetic valve. New Engl. J. Med. 330 (1994) 1906–1907.

Edmunds, I.H. jr.: Thromboembolic complications of current cardiac valvular prostheses. Ann. Thorac. Surg. 34 (1982) 96–106.

Ellison, R.C., H.R. Wagner, W.H. Weidman, O.S. Miettinen: Congenital valvular aortic stenosis: clinical detection of small pressure gradient. Am. J. Cardiol. 37 (1976) 757–761.

Feigenbaum, H.: Echocardiography. 5th ed., Lea & Febiger, Philadelphia, Baltimore, Hongkong, London, München, Sydney, Tokyo 1994.

Hammermeister, K.E., G.K. Sethi, W.G. Henderson, C. Oprian, T. Kim, S. Rahimtoola for the Veterans Affairs Cooperative Study on Valvular Heart Disease. N Engl. J. Med. 328 (1993) 1289 -1296.

Hasenkam, J.M., S. Ringgaard, K. Houlind, R.M. Botnar, H. Stodkilde-Jorgensen, P. Boesiger, E.M. Pedersen: Prosthetic heart valve evaluation by magnetic resonance imaging. Eur. J. Cardiothorac. Surg. 16 (1999) 300-305.

Heras, M.J. H. Chesebro, V. Fuster, W.J. Penny, D.E. Grill, K.R. Bailey, G.K. Danielson, T.A. Orszulak, J.R. Pluth, F.G. Puga et al.: High risk of thromboemboli early after bioprosthetic cardiac valve replacement. J. Am. Coll. Cardiol. 25 (1995) 1111-1119.

Just, H.: Herzkatheter-Diagnostik. Boehringer-Schriftenreihe, Mannheim 1976.

Hess, O.M., B. Villari, H. Krayenbühl: Diastolic dysfunction in aortic stenosis. Circulation 78 (1993) (Suppl. V) IV 73-76.

Krayenbühl. H.P., O.M. Hess, J. Schneider, M. Turina: Regression der Myokardhypertrophie bei Aortenvitien nach Aortenklappenersatz. Schweiz. med. Wschr. 118 (1988) 517-521.

Kruck, I., G. Biamino: Quantitative Methoden der M-Mode-, 2D- und Dopplerechokardiographie. Boehringer-Schriftenreihe, Mannheim 1988.

Lewerenz,H., B. Friedel: Krankheit und Verkehr. Gutachten des Gemeinsamen Beirates für Verkehrsmedizin beim Bundesminister für Verkehr und beim Bundesminister für Jugend, Familie und Gesundheit. Schriftenreihe Bonn, H. 67 1985.

Lindblom, D, V.O. Björk, B.K.H. Semb: Mechanical failure of the Björk-Shiley valve: incidence, clinical presentation, and management. J. Thorac. Cardiovasc. Dis. 92 (1986) 894-907.

Marcus, M.L., D.B. Doty, L.F. Hiratzka, C.B. Wright, C.L. Eastham: Decreased coronary reserve: a mechanism for angina pectoris in patients with aortic stenosis and normal coronary arteries. N. Engl. J. Med. 307 (1982) 1362-1366.

Mathey, D.G., V. Siglow, P. Kremer, J.Schofer, V. Tilsner: Lysebehandlung linksventrikulärer Thromben. Dtsch. Med. Wschr. 113 (1988) 1271-1274.

McKay, R.G., R.D. Safian, J.E. Lock, V.S. Mandell, R.L. Thurer, S.J. Schnitt, W. Grossmann: Balloon dilatation of calcific aortic stenosis in elderly patients: postmortem, intraoperative, and percutaneous valvuloplasty studies. Circulation 74 (1986) 119-125.

Michel, D.: Angeborene Herzfehler. Auskultation, Phonokardiographie, Differentialdiagnose. Springer Verlag, Berlin-Göttingen-Heidelberg 1964.

Moritz, A., G. Kobinia, U. Steinseifer, H. Wolters, H. Reul, K. Neuwirth-Riedl, B. Messmer, G. Rau: Subjektive Geräuschempfindung und objektive Lautstärkemessung nach Herzklappenersatz mit St.-Jude-Medical- und Duromedics-Edwards-Doppelflügelprothesen. Z. Kardiol. 78 (1989) 784-789.

Nellessen, U., G. Inselmann, J. Ludwig, K. Werner: Behandlungsstrategien bei erworbenen Herzklappenfehlern. Der Bay.Int. 14 (1994) 12-18.

Niederer, W.: Spätkomplikationen nach Herzklappenersatz. Fortschr. Med. 102 (1984) 1077-1081.

Nunez, I., M.G. Aguado, J.J. Larrea, D. Celemin, J. Oliver: Prevention of thromboembolism using aspirin after mitral valve replacement with porcine bioprosthesis. Ann. Thorac. Surg. 37 (1984) 84-87.

Okita, Y., S. Miki, K. Kusuhara, Y. Ueda, T. Tahata, K. Yamanaka: Propranolol for intractable hemolysis after open heart operation. Ann. Thorac. Surg. 52 (1991) 1158-1160.

Parsi, R.A.: Quantitative Elektrokardiographie. Gustav Fischer Verlag, Jena 1971.

Pech, H.J., R.A. Parsi, E. Hofer: Zu den Beziehungen zwischen Elektroatriogramm, Größe des linken Vorhofs und hämodynamischen Parametern bei der Mitralklappenstenose. Dtsch. Ges.wesen 41 (1969) 1935-1940.

Pech, H.J., R.A. Parsi, E. Hofer: Zur quantitativen Bestimmung des Volumens des linken Vorhofs bei Mitralstenosen mit Hilfe des Elektrokardiogramms. Z. Kreisl. Forsch. 58 (1969) 421-429.

Perier, P., J.Stumpf, B. Clausnitzer, R. Hacker: Klinische Erfahrungen mit der Mitralklappenrekonstruktion. Herz 21 (1996) 166-171.

Pfeiffer, D., H. Omran, T. Lewalter, L. Pizzulli, W. Fehske, B. Lüderitz: Ballondilatation von Herzklappenstenosen. Deutsches Ärzteblatt 92 (1995) 1765-1768.

Pupello, D.F., L.N. Bessone, S.P. Hiro, E. Lopez-Cuenca, M.S. Glatterer, W.W. Angell, J.C. Brock, M.J. Alkire, E.G. Izzo, G. Sanabria, G. Ebra: Bioprosthetic valve longevity in the elderly: An 18-year longitudinal study. Ann. Thorac. Surg. 60 (1995) Suppl. 2, 270-275.

Rahimtoola, S.H.: Perspective on valvular heart disease. J. Amer. Coll. Cardiol. 14 (1989) 1-23.

Ramanathan, K.B., J. Knowles, M.J. Connor, R. Tribble, F.W. Kroetz, J.M. Sullivan, D.M. Mirvis: Natural history of chronic mitral insufficiency: Relation of peak systolic pressure and systolic volume ratio to morbidity and mortality. J. Am. Coll. Cardiol. 3 (1984) 1412-1416.

Rödler, S., E. Wolner: Verlauf und Nachsorge nach Herzklappenersatz. Münch. Med. Wschr. 135 (1993) 658-661.

Rosenhek, R., T. Binder, G. Porenta, I. Lang, G. Christ, M. Schemper, G. Maurer, H. Baumgartner: Predictors of outcome in severe, asymptomatic aortic stenosis. N. Engl. J. Med. 343 (2000) 611-617.

Roskamm, H.: Hämodynamik und Kontraktilität des gesunden und kranken Herzens bei körperlicher Belastung. Verh. Dtsch. Ges. Kreisl. Forsch. 37 (1971) 42-60.

Ross, D.: Replacement of the aortic valve with a pulmonary autograft: The „switch" operation. Ann. Thorac. Surg. 52 (1991) 1346–1350.

Schmaizl, K.J.G. (Hrsg.): Kardiale Ultraschalldiagnostik. Blackwell Wissenschaft, Berlin 1994.

Schön, H.R., A. Stratmann, E. Alt, H. Sebening, H. Blömer: Herzklappenreoperationen: Eine Analyse der Ursachen sowie des peri- und postoperativen Verlaufs. Z. Kardiol. 78 (1989) 372–379.

Seyfer, H., M. Körfgen, M. Müller: EDV-gestützte Evaluierung der INR-Schulung. Herz/Kreisl. 30 (1998) 442–446.

Sherman D.G.: Cardiac embolism: the neurologist's perspective. Am. J. Cardiol. 65 (1990) 32C–37C.

Soulen, R.I., T.F. Budinger, C.B. Higgins: Magnetic resonance imaging of prosthetic heart valves. Radiology 154 (1985) 705–707.

Turina, J., O. Hess, F. Sepulcri, H.P. Krayenbuehl: Spontaneous course of aortic valve disease. Eur. Heart J. 8 (1987) 471–483.

Turpie, A.G.G., J. Gunstensen, J. Hirsh, H. Nelson, M. Gent: Randomized comparison of two intensities of oral anticoagulant therapy after tissue heart valve replacement. Lancet 1 (1988) 1242–1245.

Vongpatanasin, W., D. Hillis, R.A. Lange: Prosthetic heart valves. N. Engl. J. Med. 335 (1996) 407–416.

WHO Expert Committee: Rehabilitation after cardiovascular diseases, with special emphasis on developing countries. WHO Technical Report Series, Nr. 831, 1993.

Wilkins G.T., A.E.Weyman, V.M. Abascal, P.C. Block, I.F. Palacios: Percutaneous balloon dilatation of the mitral valve: An analysis of echocardiographic variables related to outcome and the mechanism of dilatation. Br. Heart J. 60 (1988) 299–308.

Williams, C.P.J., B.G. Barrat-Boyes, J.B. Lowe: Supravalvular aortic stenosis. Circulation 24 (1961) 1311–1320.

Williams, G.A., A.J. Labovitz: Doppler hemodynamic evaluation of prosthetic (Starr-Edwards and Björk-Shiley) and bioprosthetic (Hancock and Carpentier-Edwards) cardiac valves. Am. J. Cardiol. 56 (1986) 325–332.

Zile, M.R., W.H. Gaasch, J.D. Carroll, H.J. Levine: Chronic mitral regurgitation: predictive value of preoperative echocardiographic indices of left ventricular function and wall stress. J. Am. Coll. Cardiol. 3 (1984) 235–242.

12 Koronare Herzkrankheit

12.1 Geschichtliches

Bereits im Altertum erweckten das Koronararteriensystem, der Koronarkreislauf und die Klinik der ischämischen Herzkrankheit Aufmerksamkeit. Bei Hippokrates und Galen findet man die Symptomatik der Angina pectoris beschrieben.

Die pathologisch-anatomischen Befunde der Koronaratherosklerose wurden 1743 durch Morgagni dargestellt. Harvey zeigte im Jahre 1645 Kanäle in der Wand des Herzens, die zu seiner Ernährung dienen.

1788 prägte Heberden den Begriff „Angina pectoris" mit der klassischen Beschreibung der klinischen Symptomatik dieser Krankheit. Fothergill (1776), Parry (1799) und Jenner (1801) stellten die Beziehung der Angina pectoris zu den Stenosen und Verkalkungen der Koronararterien fest. 1809 äußerte Burns die Vermutung, daß den Schmerzen bei der Angina pectoris eine Ischämie des Myokards zugrunde liege.

Bahnbrechend in der Entdeckung der therapeutischen Beeinflußbarkeit der Angina pectoris ist die Anwendung von inhalativen Nitroverbindungen durch Brunton im Jahre 1867. Im Jahre 1879 beschrieb Murrel die therapeutische Wirkung von Nitroglycerin bei Angina pectoris.

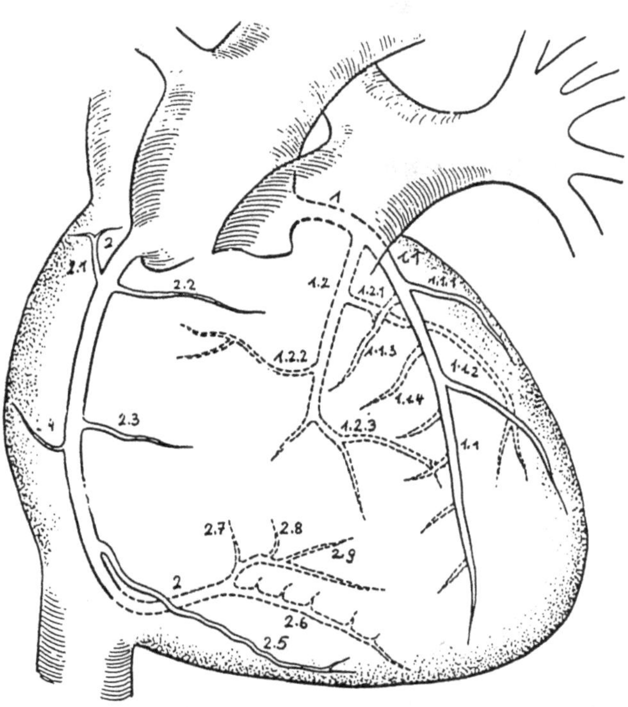

Abb. 12.1: Schematische Darstellung der rechten und linken Koronararterie und ihrer Äste

12.2 Anatomie des Koronarsytems

12.2.1 Anatomie der Koronararterien

Der linke und rechte Ventrikel sind von **drei Gefäßen** kranzförmig umschlossen, woraus sich die Bezeichnung **Herzkranzarterien** ableitet (Abbildung 12.1).

➤ Linke Koronararterie

Die A. coronaria sin. entspringt aus dem linken Sinus Valsalvae und hat meist einen kurzen **Hauptstamm**. Danach teilt sie sich direkt unter dem Hauptstamm der A. pulmonalis in den R. interventricularis anterior und den R. circumflexus. Der R. interventricularis ant. verläuft im Sulcus interventricularis ant. nach unten auf die Herzspitze zu, zieht um sie herum und endet im unteren Drittel des Sulcus interventricularis post.

Der **R. interventricularis ant.** gibt mehrere septale **Äste** ab, die innerhalb der rechten Hälfte des Septum interventriculare und zum Sulcus interventricularis post. ziehen. Einer dieser Äste, üblicherweise der erste, ist relativ groß und wird deshalb als Hauptseptalast bezeichnet. Zwei oder mehr Äste ziehen über die freie Wand des linken Ventrikels hinweg und werden deshalb als Diagonaläste bezeichnet.

Der **R. circumflexus** verläuft entlang dem linken anterioren und danach entlang dem linken posterioren Sulcus interventricularis in Richtung der Crux cordis. Er erreicht sie jedoch nur in 15% der Fälle.

Der **R. circumflexus** gibt folgende **Äste** ab:

- Äste zum linken Ventrikel, die lateral und anterior gerichtet sind. Der stärkste dieser Äste ist der R. marginalis.
- Einen oder mehrere Äste, die mehr im posterioren Abschnitt des linken Ventrikels verlaufen (posterolaterale Äste).
- Den R. interventricularis post. in 18% der Fälle.
- Vorhofäste.
- Einen Ast zum Sinusknoten in etwa 40% der Fälle.
- Einen Ast zum AV-Knoten in 12% der Fälle.

➤ Rechte Koronararterie

Die rechte Koronararterie hat ihren Ursprung im rechten Sinus Valsalvae und verläuft danach bogenförmig im Sulcus atrioventricularis erst nach anterior, dann nach posterior in Richtung auf die diaphragmale Fläche des Herzens.

Die Stelle, an der die posterioren Abschnitte des Vorhof- und Kammerseptums die Atrioventrikularebene kreuzen, wird **Crux cordis** genannt. Hier gibt die rechte Koronararterie bei 80% den **R. interventricularis post**. ab und endet danach in Vorhof- und Ventrikelästen. Bei ca. 13% ist die rechte Koronararterie ein kleineres Gefäß, das in oder vor der Crux

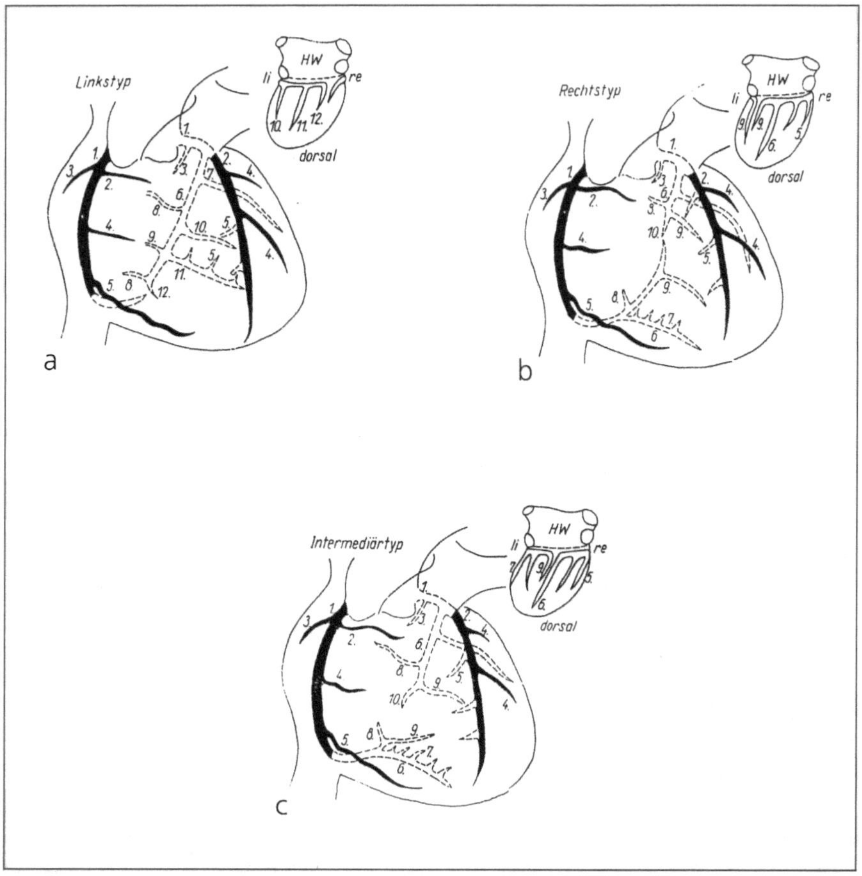

Abb. 12.2: Schematische Darstellung der arteriellen Myokardversorgung. a – Linkstyp, b – Rechtstyp, c – Intermediärtyp. Gestrichelte Linien an der Hinterfläche des Herzens

1. Rechte Koronararterie
2. R. coni arteriosi
3. R. nodi sinuatrialis
4. R. ventricularis ant.
5. R. marginalis
6. R. interventricularis post.
7. R. septalis
8. R. nodi atrioventricularis
9. R. posterolateralis

1. Linke Koronararterie
2. R. interventricularis ant.
3. R. coni arteriosi
4. R. diagonalis
5. R. septalis
6. R. circumflexus
7. R. marginalis
8. R. atrialis
9. R. nodi atrioventricularis
10. R. ventricularis post.
11. R. interventricularis post.
12. R. posterolateralis

cordis endet und keinen R. interventricularis post. abgibt.

Die nach **vorn gerichteten Äste** der rechten Koronararterie sind:

- ein Konusast, der bei 40% ein getrenntes Ostium im rechten Sinus Valsalvae hat.
- Zwei oder mehr rechtsventrikuläre Äste, der unterste ist der R. marginalis.
- bei 86% der R. interventricularis post.
- ein oder mehrere Äste zum linken Ventrikel.

Nach **posterior und superior** gerichtete Äste der rechten Koronararterie sind:

- ein Ast zum **Sinusknoten**, der bei 59% von der rechten Koronararterie, in 39% vom R. circumflexus sowie in 2% von beiden stammt,
- eine intermediäre Vorhofarterie.
- eine **AV-Knoten-Arterie**.

➤ Intramuraler Verlauf der Koronararterien

Normalerweise verlaufen die Koronararterien epikardial. Gelegentlich können aber vor allem Anteile des R. interventricularis ant. intramural gelegen sein, d.h., sie tauchen in einen **Myokardtunnel** und ziehen danach wieder epikardial weiter.

Angiographische Zeichen dieses intramuralen Ver-

Tab. 12.1: Häufigkeit und Merkmale der Typen der arteriellen Myokardversorgung

Versorgungstyp	Häufigkeit (%)	dominierende Koronararterie	Merkmale
Rechtstyp	ca. 10	rechte Koronararterie	• R.circumflexus klein
Linkstyp	ca. 10	linke Koronararterie	• rechte Koronararterie klein • posteriore linksventrikuläre Äste werden zum R. interventricularis post.
Intermediärtyp	ca. 80	keine	• rechte Koronararterie setzt sich als R. interventricularis post fort • R. circumflexus sin. gibt posterior linksventrikuläre Äste ab

laufs sind systolische Kalibereinengungen im Vergleich zur Diastole sowie Winkel- und Kurvenbildungen im Bereich dieses Tunnels. In seltenen Fällen kann dies eine operationsbedürftige Angina pectoris verursachen.

➤ Typen der arteriellen Myokardversorgung

Die Bezeichnung **Rechtstyp**, **Linkstyp** oder **Intermediärtyp** der arteriellen Myokardversorgung ergibt sich danach, welche Arterie den posterior-diaphragmalen Abschnitt des Septum interventriculare und die diaphragmale Fläche des linken Ventrikels versorgt (Abbildung 12.2).

Aufgrund der nicht einheitlich gehandhabten Nomenklatur findet man in der Literatur verschiedene Angaben zur Häufigkeitsverteilung dieser Versorgungstypen. Etwa 10% der Menschen haben eine dominante rechte Koronararterie. Der R. circumflexus ist klein und erreicht die Crux cordis nicht. Dieses entspricht dem **Rechtsversorgungstyp.**

Etwa 10% haben eine dominante linke Koronararterie. Die rechte Koronararterie ist klein und erreicht die Crux cordis nicht. Der R. circumflexus ist breit und umzieht vollständig den Sulcus atrioventricularis sin. Dieses entspricht dem **Linksversorgungstyp.**

Etwa bei 80% dominiert weder die rechte noch die linke Koronararterie. Die rechte Koronararterie erreicht den Bereich der Crux cordis. Von dort verläuft sie als R. interventricularis post. in Richtung Herzspitze. Er überschreitet die Crux cordis nicht und gibt keine posterioren linksventrikulären Äste ab. Diese werden vom distalen Abschnitt des R. circumflexus sin. abgegeben. Dieses entspricht dem **Intermediärtyp** oder **Normaltyp** (Tabelle 12.1).

➤ Kollateralkreislauf der Koronararterien

Kollateralen oder Anastomosen sind Verbindungen zwischen den Ästen zweier Koronararterien (**interkoronare Kollateralen**) oder der gleichen Koronararterie (**intrakoronare Kollateralen**), die breiter als Kapillaren sind. Sie sind angiographisch nachweisbar, wenn ihr Durchmesser etwa 100 µm beträgt und erreichen eine funktionelle Bedeutung bei Einengung des Hauptgefäßes von > 75%.

Die rechte Koronararterie scheint am häufigsten sowohl Kollateralen abzugeben als auch aufzunehmen. Der R. interventricularis ant. ist der zweithäufigste Abnehmer, gibt aber am seltensten Kollateralen ab. Diese koronare Kollateralzirkulation ist je nach myokardialer Durchblutung und Druckgradient veränderbar. Das bedeutet, daß nach effektiver PTCA oder Bypass-Versorgung kritisch stenosierter Gefäße die Kollateralen rückgängig sind.

12.2.2 Anatomie des Koronarvenensystems

Der venöse Kreislauf teilt sich in ein oberflächliches und ein tiefes System auf. Das linksventrikuläre **oberflächliche** Venensystem verläuft mit den Arterien parallel in Richtung der Herzbasis und mündet dort in die V. magna cordis, die dann ihrerseits in den Sinus coronarius eintritt. Der Sinus coronarius mündet in den rechten Vorhof (s. Abbildung 8.5 S. 155). Seine Länge beträgt durchschnittlich 35–45 mm, seine Breite 6–8 mm. Die anterioren Herzvenen nehmen das venöse Blut der Muskulatur des rechten Ventrikels auf. Sie sind kleiner und haben häufig solitäre Stämme, die separat im rechten Vorhof enden.

Das **tiefe** Koronarvenensystem hat durch Thebesien und sinusoidale Kanäle mit beiden Vorhöfen und Ventrikeln Verbindungen.

12.2.3 Lymphsystem des Herzens

Die myokardiale Lymphe entsteht in der Peripherie der Kapillaren und mündet in den oberflächlichen und tiefen Plexus. Die Lymphkapillaren verlaufen mit den Blutgefäßen. Ihre kleinsten Durchmesser sind dreimal größer als die der Blutgefäße.

Der tiefe Plexus verläuft zur Oberfläche und ist an der Entstehung des Truncus lymphaticus beteiligt. Diese Lymphgefäße verlaufen dann im anterioren und posterioren Longitudinalsulcus und bilden den Truncus communis sin. und dext. Beide Trunci enden in den Herzlymphknoten. Die Drainage der Lymphkapillaren erfolgt durch die Herzkontraktion. Der Abfluß in die Gegenrichtung wird durch Klappen in den Lymphgefäßen verhindert.

12.2.4 Autonome Innervation

Das Herz wird durch das **sympathische** und **parasympathische** Nervensystem innerviert.

Die efferenten Fasern des **sympathischen** Nervensystems verlaufen zu den sympathischen Ganglien und von dort entlang der Adventitia der großen Gefäße zum Herzen. Die efferenten Fasern des **parasympathischen** Nervensystems entstehen im motorischen Kern des N. vagus. Die präganglionären Fasern des rechten und linken N. vagus treten auf Vorhofebene in das Herz ein.

Die Äste des sympathischen und parasympathischen Nervensystems sind im Herzbereich fast undifferenzierbar vernetzt und bilden den **Plexus cardiacus superficialis** und **profundus.** Aus beiden geht der Plexus coronarius zur Versorgung der Koronararterien ab. Die autonome Kontrolle der Herzfunktion erfolgt durch beide Nervensysteme.

Die Kontraktilität der Vorhöfe und Ventrikel kann durch eine sympathische Stimulation gesteigert werden. Die Erhöhung des Sympathikotonus ist ein wichtiger Kompensationsmechanismus u. a. auf Lageveränderungen, Blutdruckabfall und Streß.

Im Gegensatz dazu reduziert ein erhöhter Parasympathikotonus die Vorhofkontraktilität. Der negativ inotrope Einfluß auf den Ventrikel ist aber gering. An den Koronararterien verursacht eine sympathische Stimulation eine Vasodilatation.

12.3 Definition der ischämischen Herzkrankheit

Akute oder chronische kardiale Leistungsminderung, die durch eine Reduzierung oder Unterbrechung des Blutangebots an das Myokard im Zusammenhang mit Krankheitsprozessen des Koronararteriensystems entsteht (WHO 1971).

Diese WHO-Definition berücksichtigt nur die gefäßbedingte Komponente und beinhaltet nicht andere, z.B. myokardiale, Faktoren. Sie weist jedoch auf die vorrangige Bedeutung der koronaren Gefäßveränderungen hin.

Umfassender betrachtet, verstehen wir unter ischämischer Herzkrankheit alle Zustände, bei denen sich ein Mißverhältnis zwischen Sauerstoffangebot und -verbrauch des Myokards entwickelt und eine negative Sauerstoffbilanz entsteht.

Unserer Meinung nach entsprechen folgende Definitionen besser den Gegebenheiten der verschiedenen pathologischen Zustände;

- **Ischämische Herzkrankheit (IHK)**

Hierunter werden alle Zustände zusammengefaßt, bei denen ein Mißverhältnis zwischen Sauerstoffangebot und -verbrauch des Myokards herrscht und es zu einer negativen Sauerstoffbilanz kommt.

- **Koronare Herzkrankheit (KHK)**

Dieser Begriff beschreibt die Erkrankungen, bei denen dieses Mißverhältnis auf Grund von Veränderungen des Koronararteriensystems zustande kommt. Die atherosklerotische Veränderung des Koronararteriensystems ist in der Tat die Hauptursache der ischämischen Herzkrankheit.

12.4 Ätiologie

Folgende **Pathomechanismen** können ein solches Mißverhältnis verursachen:

- **Reduziertes Sauerstoffangebot (absolute Koronarinsuffizienz)**
  - morphologische Veränderungen der Gefäße (**organische Stenosen**) durch Koronaratherosklerose **(häufigste und wichtigste Koronarerkrankung)**, Koronararterienthrombose und -embolie, Bindegewebserkrankungen, wie die Panarteriitis nodosa, Syphilis und andere entzündlich-infektiöse Erkrankungen wie z.B. die Endangiitis obliterans, seltene angeborene Koronararterienanomalien, wie fehlender Ast einer Koronararterie, Abgang aus der A. pulmonalis.
  - Spasmus der Koronararterien wie bei Prinzmetal-Angina (**funktionelle Stenosen**).
  - Verminderter Sauerstoffgehalt des Blutes bzw. der Erythrozyten (z.B. bei Anämie, Methämoglobinämie).
  - Verminderter Koronardurchfluß ohne Gefäßveränderungen durch absolute Verminderung des Koronardurchflusses bei erniedrigtem Perfusionsdruck, z.B. im Schock, durch relative Verminderung des Koronardurchflusses bei normalem Gefäßsystem, aber vergrößerter Herzmuskelmasse.
- **Erhöhter Sauerstoffverbrauch (relative Koronarinsuffizienz)**
  - Erhöhte Arbeit des Herzens bei körperlicher Belastung oder Überangebot an Catecholaminen und Schilddrüsenhormonen
  - Herzmuskelhypertrophie und Dilatation
  - Pharmakabedingter erhöhter Sauerstoffverbrauch, z. B. durch positiv inotrope Substanzen.
- **Kombination von O_2-Reduktion und O_2-Bedarfserhöhung (gemischte Form)**
  - Veränderungen auf Zellebene
  - Small vessel disease.

12.5 Häufigkeit der koronaren Herzkrankheit

Jenseits des 40. Lebensjahres ist die koronare Herzkrankheit die häufigste Herzerkrankung. Sie ist bei 40% der Männer und 20% der Frauen die Todesursache. Im Alter ist die ischämische Herzkrankheit die häufigste Todesursache für beide Geschlechter.

Die Länder mit der **größten Letalität** bei Männern zwischen dem 35. und 74. Lebensjahr infolge der ischämischen Herzkrankheit sind Finnland, Schottland, Nordirland, Australien, Neuseeland, England und die USA. Eine durch diese Krankheitsgruppe bedingte wesentlich **geringere Letalität** haben die Länder Lateinamerikas und Japan.

In den letzten 30 Jahren wurde jedoch in den USA eine beachtliche Senkung der Letalität an koronarer Herzkrankheit erreicht (Gillum 1994). Nach den Daten der WHO für die Jahre 1970–1985 ging die Sterblichkeit an koronarer Herzkrankheit in den USA um 49%, in Japan um 39%, in Finnland um 23% zurück. In den alten Bundesländern beträgt dieser Rückgang gerade 9%, und in den neuen Bundesländern kam es sogar zu einem Anstieg der Todesfälle um 21%.

Obwohl im hohen Alter bei fast jedem Menschen eine Koronaratherosklerose besteht, kommt es bei weitem nicht immer zu einer manifesten Erkrankung.

Die Atherosklerose tritt in den einzelnen Gefäßabschnitten in unterschiedlicher Ausprägung auf. Es kommt kaum vor, daß die Koronar-, Zerebral- und peripheren Arterien gleichermaßen befallen sind, sondern es bestehen in der Regel Prädilektionsstellen. Die Gründe dafür sind weitgehend ungeklärt.

Für die USA sind diese Erkrankungen statistisch am besten belegt (Bierman 1989). Nach Untersuchungen des National Health Examination Survey haben etwa 5 Millionen US-Amerikaner eine ischämische Herzkrankheit. Ein Drittel aller Todesfälle betreffen Männer < 65 Jahre. Zwischen dem 35. und 55. Lebensjahr sterben fünfmal mehr weiße Männer als weiße Frauen und überwiegend an den Folgen der koronaren Herzkrankheit.

Frauen mit **Hauptrisikofaktoren** wie arterielle Hypertonie, Diabetes mellitus, Fettstoffwechselstörungen und frühzeitige Menopause haben ein ähnlich hohes Risiko wie Männer. Die auffallend höhere Letalität bei jüngeren nicht-weißen Frauen ist wahrscheinlich die Folge der höheren Inzidenz der arteriellen Hypertonie bei Schwarzen.

Was die **Prävalenz** der Angina pectoris anbelangt, ist der Unterschied zwischen Männern und Frauen geringer als für den Myokardinfarkt. Frauen nach dem 65. Lebensjahr haben häufiger eine Angina pectoris ohne durchgemachten Myokardinfarkt als Männer.

Der Gipfel der durch die koronare Herzkrankheit bedingten Erkrankungs- und Todesfälle war 1963. Seitdem ist eine rückläufige Tendenz zu verzeichnen. 1980 war ein Letalitätsrückgang um 20% in den Altersgruppen zwischen dem 35. und 74. Lebensjahr zu verzeichnen. Dies ist vor allem auf den Rückgang des Rauchens, Änderung der Eßgewohnheiten (geringerer Anteil an tierischen Fetten und Cholesterin) und verbesserte Behandlung der arteriellen Hypertonie und der koronaren Herzkrankheit zurückzuführen.

Untersuchungen zum **sozioökonomischen Standard** in verschiedenen Ländern der Welt lassen den Eindruck zu, daß die dem kulturellen Verhalten der westlichen Industrieländer am nahestehendsten Schichten häufiger von der koronaren Herzkrankheit betroffen sind als sozial tiefere Schichten des gleichen Landes. Dies ist in erster Linie durch den Unterschied im Gesamtkaloriengehalt und Fettanteil in der Nahrung sowie durch den Anteil an körperlicher Arbeit bedingt. Manche zwischen und innerhalb von ethnischen Gruppen bestehende Unterschiede sind weiterhin nicht geklärt, so daß man davon ausgehen kann, daß die **genetische Heterogenität** ein wesentlicher Faktor ist.

12.6 Pathophysiologische Aspekte der myokardialen Ischämie

Unter Berücksichtigung individueller Unterschiede kann im allgemeinen gelten, daß die linke Koronararterie im Durchschnitt mit 85%, die rechte mit 15% an der Gesamtdurchblutung des Herzmuskels beteiligt ist.

Die Koronardurchblutung, der Sauerstoffverbrauch, die Metabolitenaufnahme des Myokards sowie die CO_2-Abgabe erfolgen rhythmisch, aber nicht phasengleich, wobei die maximale Durchblutung des Koronararteriensystems in der Diastole stattfindet.

Eine weitere Besonderheit des Koronarkreislaufs besteht darin, daß der Herzmuskel in Ruhe bereits 60–70% Sauerstoff aus dem Koronarblut ausschöpft. Damit enthält das Koronarvenenblut im Vergleich zu anderen Organen am wenigsten Sauerstoff.

Da der Energiebedarf des Herzens pro Gewichtseinheit besonders hoch liegt, reicht die **Sauerstoffreserve** des Herzmuskels nur für etwa 10 Kontraktionen aus. Der Energiebedarf kann nur etwa für eine Minute anaerob gedeckt werden.

Die Aufrechterhaltung der Herzfunktion ist somit in hohem Maße von einer ausreichenden Durchblutung abhängig. Das bedeutet, daß bei Verminderung der O_2-Zufuhr das Herz im Gegensatz zum Skelettmuskel nicht in der Lage ist, seinen Sauerstoffbedarf durch eine erhöhte Sauerstoffutilisation zu decken. Sein wichtigster Kompensationsmechanismus bleibt allein die Steigerung des Koronardurchflusses. Die maximal mögliche Steigerung bezeichnet man als **Koronarreserve**.

Sie wird definiert als Quotient aus

$$\frac{\text{Koronarwiderstand in Ruhe}}{\text{Koronarwiderstand bei maximaler Koronardilatation}}$$

und beträgt bei intaktem Koronargefäßsystem etwa 400% (Brettschneider et al. 1967).

Da der Sauerstoffverbrauch nur um das Dreifache des Ruhewertes ansteigen kann, steht immer noch eine Reserve zur Deckung der Sauerstoffschuld zur Verfügung. Das bedeutet, daß bei normalem Koronargefäßsystem eine Hypoxie stets kompensiert werden kann.

Die wichtigsten Faktoren, die den Koronarkreis-

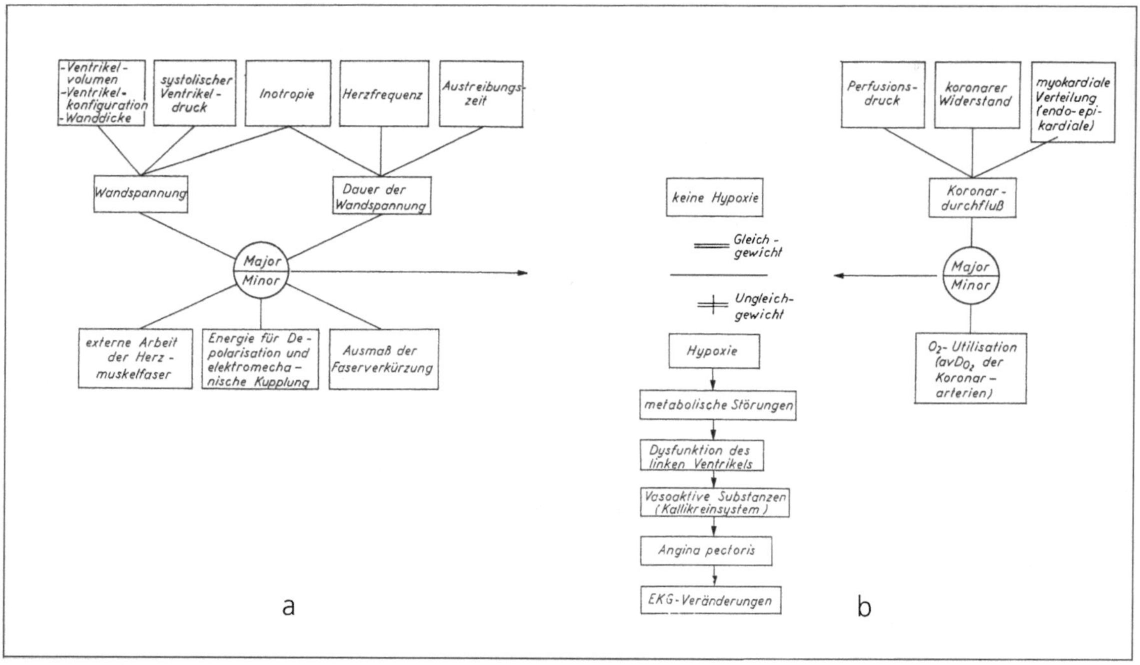

Abb. 12.3: Determinanten des Sauerstoffangebots (a) und Sauerstoffverbrauchs (b)

lauf beeinflussen, sind der **Perfusionsdruck** und die **Blutviskosität.**

Zwischen dem **Perfusionsdruck**, der dem mittleren diastolischen Aortendruck entspricht, und der Koronardurchblutung läßt sich dann eine lineare Beziehung feststellen, wenn die elastischen Eigenschaften der Gefäße, die Reaktion der Gefäßmuskulatur auf Druckveränderungen sowie die komplexen nervalen Regulationsvorgänge durch eine maximale Koronardilatation ausgeschaltet werden.

Von größter Bedeutung für die Koronardurchblutung sind die Arbeitsbelastung und die Arbeitsweise des Herzens. Vergleicht man z.B. Druck- und Volumenarbeit des Herzens, so ist nachweisbar, daß bei gleicher mechanischer Wirksamkeit die Druckarbeit zwar zu einer höheren Koronardurchblutung, aber auch zu einem höheren Sauerstoffverbrauch führt.

Determinanten des myokardialen **Sauerstoffverbrauchs** sind:

- Herzfrequenz,
- arterieller Blutdruck (Nachlast – afterload),
- Ventrikelvolumen (Vorlast – preload),
- Ventrikelmasse,
- Kontraktilität.

So betrachtet, wird die der Durchblutungssteigerung zugrunde liegende Koronarerweiterung eher von metabolischen Erfordernissen als von mechanischen Faktoren bestimmt. Die Analyse der die Myokarddurchblutung beeinflussenden Faktoren zeigt, daß dem Sauerstoffverbrauch des Herzens ein großer Einfluß auf die Regulierung der Koronardurchblutung zukommt (Abbildung 12.3).

Daraus ergibt sich, daß die den Sauerstoffverbrauch beeinflussenden **nervalen** (N. sympathicus und N. vagus) und **neurohumoralen** (Catecholamine etc.) Faktoren auch eine die Koronardurchblutung regulierende Wirkung haben. Eine Vielzahl von im Blut zirkulierenden vasoaktiven Substanzen wie ATP, Neurotransmitter, Thrombin, vasoaktive Peptide, haben zwei differente Wirkungen auf die Gefäßmotorik:

1. Bei **intakter Endothelfunktion** stimulieren sie das Endothel mit anschließender Freisetzung von lokalen Hormonen, den Autakoiden, zu denen auch der **EDRF** (**endothelium derived relaxing factor**), der dem Stickoxid entspricht, und die Prostaglandine, wie PGI_2, gehören. Bei Freisetzung dieser Autakoide kommt es zu einer Vasodilatation und zu einer Hemmung der Plättchenadhäsion und -aggregation.
2. Bei **mangelhafter Endothelfunktion** hingegen, wie sie bei der Atherosklerose, immunologischen Reaktionen an der Endothelzelle oder mechanisch (z.B. PTCA-induzierte Läsionen) zu finden ist, fällt die **EDRF**-Freisetzung weitgehend aus. Dadurch ist die Schutzfunktion dieses Endothelsaumes aufgehoben. Die im Blut vorhandenen Agonisten können nun direkt auf die Gefäßmuskulatur wirken und somit eine Vasokonstriktion hervorrufen.

Eine ursächliche Beteiligung einer mangelhaften endothelialen Autakoidfreisetzung ist bei verschiedenen Krankheitsbildern, die mit einer gestörten Vaso-

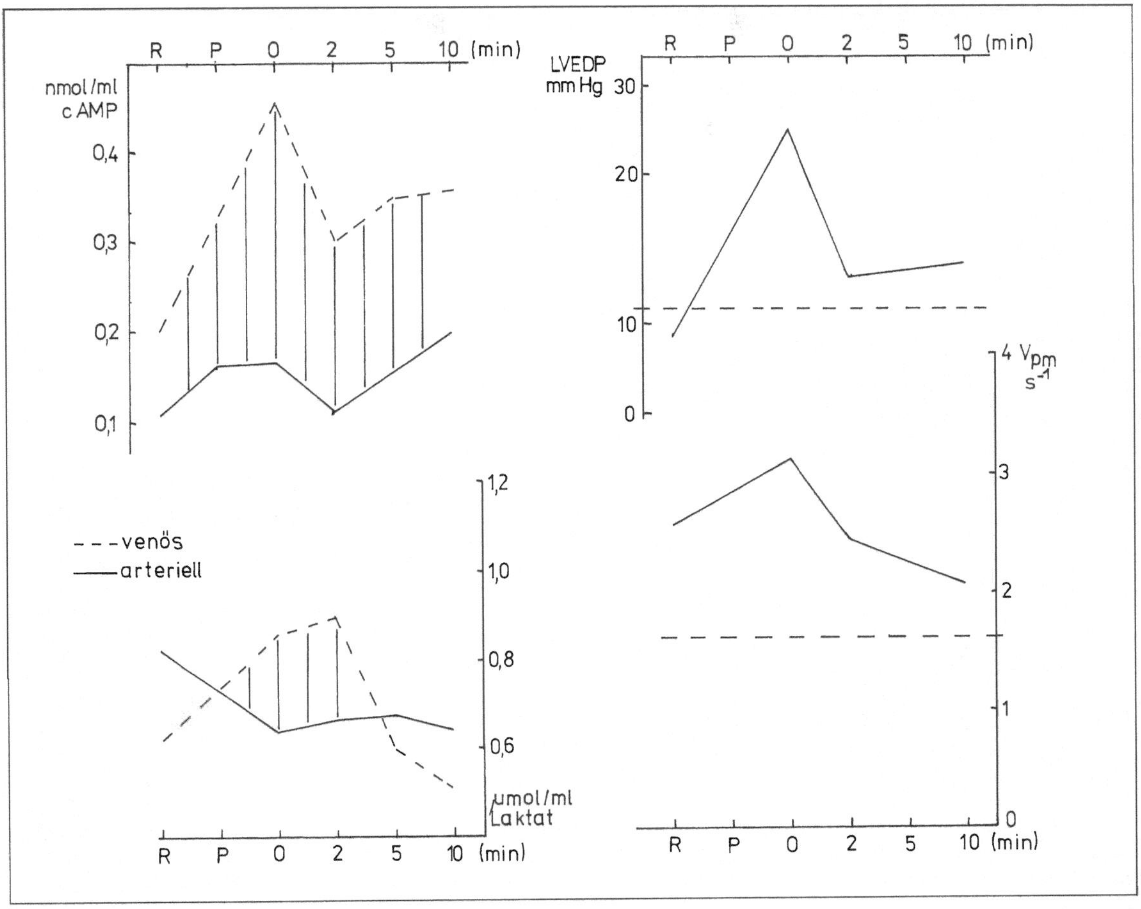

Abb. 12.4: Beziehung zwischen cAMP, Laktat, linksventrikulärem enddiastolischem Druck und Vpm in Ruhe (R), unter Vorhofstimulation (P) bei einer Impulsfrequenz von 120/min und in der Erholungsphase (0, 2, 5, 10 min nach Vorhofstimulation) im arteriellen und Sinus-coronarius-Blut (eigene Untersuchung)

motorik einhergehen, wie M. Raynaud und der Prinzmetal-Angina, nachzuweisen.

Bei normaler Perfusion spielen für die Durchblutung **Blutviskositätsänderungen** wegen der großen Dilatationsreserve der Gefäße nur eine unwesentliche Rolle. Nur wenn als Folge einer Koronararterienstenose die Druckdifferenz erhöht wird und die Dilatationsreserve der Widerstandsgefäße ausgeschöpft ist, kann die Blutviskosität widerstandsbestimmend werden.

Die **Blutviskosität** wird durch einen erhöhten Hämatokrit, verminderte Erythrozytenformbarkeit, verstärkte Erythrozytenaggregation und Änderungen der Gerinnungsfaktoren **erhöht**.

Durch die dadurch verursachten Veränderungen des Strömungswiderstandes können in allen Gefäßbereichen Durchblutungsstörungen auftreten. Innerhalb des Gerinnungssystems spielen das Fibrinogen, Protein-C-Mangel, Protein-S-Mangel, APC-Resistenz, Faktor-V-Leiden-Mutation und Antithrombin-III-Mangel eine wesentliche Rolle.

12.7 Pathobiochemische Aspekte der myokardialen Ischämie

Eine allmähliche Herabsetzung des Koronardurchflusses führt zu folgenden, etwa gleichzeitig auftretenden **Veränderungen**:

- Die **Laktatextraktion** durch das Myokard wird stark **vermindert**. In den meisten Fällen kommt es sogar als Hinweis auf einen anaeroben Stoffwechsel zu einer Laktatabgabe.
- Es tritt **Kaliumverarmung** im hypoxämischen Herzmuskel ein.
- Der **Sauerstoffpartialdruck** des koronarvenösen Blutes **nimmt ab** und erreicht einen Wert von etwa 10 mmHg, die **Sauerstoffsättigung** nimmt ab.

Ähnliche Befunde konnten auch am menschlichen Herzen während einer myokardialen Ischämie erhoben werden (Abbildung 12.4). Die unzureichende Sauerstoffversorgung bedingt eine Änderung der Kinetik der Sauerstoffaufnahme, eine Störung der Kontraktilität und eine Laktatabgabe durch den Herzmuskel. Diese Veränderungen treten bei einem intrazellulären Sauerstoffdruck unter 5 mmHg ein.

Als Folge der unzureichenden aeroben Energiebereitstellung durch den verminderten intrazellulären Sauerstoffpartialdruck und des damit verbundenen Energiedefizits wird der Abbau der energiereichen Phosphate eingeleitet. Dadurch wird im Sinne des Pasteur-Effektes die glykolytische Energiebereitstellung aktiviert, d.h., es kommt zur Laktatabgabe durch den Herzmuskel.

Die anaerobe Energiegewinnung reicht jedoch nicht aus, um den Energiebedarf des Herzmuskels zu decken, so daß der Zerfall der energiereichen Phosphate fortschreitet. Wenn das Adenosintriphosphat im ischämischen Myokard auf 50% des Ausgangswertes gesunken ist, kann das Herz selbst nach längerer Erholungszeit keine suffiziente Kreislauffunktion mehr aufrechterhalten.

12.8 Funktion des linken Ventrikels bei myokardialer Ischämie

Die Funktion des linken Ventrikels ist vom Ausmaß und Grad der myokardialen Ischämie abhängig. Ihre **qualitative** und **quantitative Beurteilung** ist eine wesentliche Voraussetzung für eine individuelle differentialthereuptische Intervention sowie von prognostischer Bedeutung.

Bereits eine halbe Minute nach experimentellem Koronararterienverschluß tritt eine funktionelle Alteration der Myokardzelle ein, während eine morphologische Zellschädigung erst nach 20–30 Minuten zu erwarten ist (Jennings et al. 1960). Diese sehr frühzeitig einsetzenden Veränderungen führen zu einer schnellen Abnahme der **Kontraktilität** des betroffenen Muskelbezirks (Abbildung 12.5). Die Verminderung der Kontraktilität in dem durch Ischämie betroffenen Myokardbezirk ist mit einer Veränderung des Bewegungsablaufes des linken Ventrikels und einer abnormen Steigerung des linksventrikulären enddiastolischen Druckes (LVEDP) verbunden. Es kommt zunächst zu einer **latenten linksventrikulären Funktionsstörung**, die sich in Abhängigkeit von Ausmaß, Grad und Dauer der myokardialen Ischämie früher oder später manifestiert und mit Besserung der Sauerstoffversorgung wieder aufgehoben wird, falls keine irreversible Myokardschädigung eingetreten ist.

Ist die myokardiale Ischämie weniger schwer, dafür aber Stunden bis Tage anhaltend, stirbt das Myokard nicht ab. Dennoch ist die Kontraktilität chronisch reduziert.

Nach **Reperfusion** normalisiert sich die Kontraktilität wieder. Die vollständige Erholung erfolgt jedoch nicht prompt, sondern kann eine längere Zeit, sogar bis zu Monaten, erfordern.

Diamond et al. (1978) postulierten, daß das „ischämische, nicht infarzierte Myokard in einem Zustand

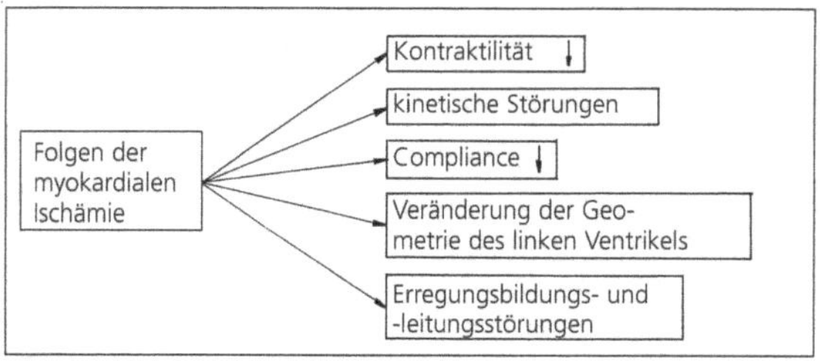

Abb. 12.5: Folgen der myokardialen Ischämie

des Winterschlafes“ bleiben **(functional hibernation)** kann. Das hibernating wurde tierexperimentell (Shen et al. 1996) sowie beim Menschen (Ambrosio et al. 1996) bestätigt. Braunwald et al. (1982) beschrieben das **myocardial stunning** (gelähmtes Myokard), bei dem eine vorübergehende postischämische linksventrikuläre Dysfunktion bei relativ normalem Blutfluß besteht. Zur Reduktion der kontraktilen Funktion kann es auch als Folge rezidivierender kurzer, nur Stunden oder Tage anhaltender Ischämieattacken kommen. Dies wird als **repetitives myocardial stunning** bezeichnet. Hierbei bleiben die Kontraktionsstörungen trotz normaler Perfusion bestehen. Ursachen können z. B. schwere typische Angina pectoris, instabile Angina pectoris oder eine Bypass-Operation sein. Von Rahimtoola (1989) wurde das Konzept propagiert, daß eine chronische linksventrikuläre Funktionsstörung reversibel sein kann (**hibernating myocardium**). Dabei besteht ein chronisch unterperfundiertes Myokardareal mit gestörtem Metabolismus und Funktion, das nach Wiederherstellung der Durchblutung seine volle Funktion wieder aufnehmen kann.

Eine vollständige Definition des hibernating myocardium muß aber auch das chronische „stunned myocardium“ beinhalten (Wijns et al. 1998).

Ein „**long-term hibernation**“ (sog. langer Winterschlaf) geht mit ausgeprägten morphologischen Veränderungen einher. Insbesondere kommt es zum Verlust an Myofibrillen, zu einer Desorganisation von Sarkomeren und zum Verschwinden des sarkoplasmatischen Retikulums. Es führt trotz der Downregulierung der kontraktilen Funktion zur **Kernapoptose** und zum Abbau kontraktiler Myofilamente in den betroffenen Myozyten (Elsaesser et al. 1997).

12.9 Entstehungsmechanismen der Koronaratherosklerose

Die Atherosklerose beginnt bereits im Kindes- und Jugendalter, in erster Linie durch Fehlverhalten wie Bewegungsmangel und hyperkalorische Ernährung. Die Folgen davon sind Adipositas, gestörte Zuckerverwertung und Hyperlipoproteinämie. Die Entwicklung der Koronaratherosklerose, die Hauptursache der gestörten Koronardurchblutung, ist im Zusam-

Tab. 12.2: Typen der atherosklerotischen Läsionen (nach Stary 1995)

Nomenklatur und zeitliche Abfolge		Charakteristika
Typ I	**Initialläsion**	• Lipoproteinansammlung in der Intima • Lipide in Makrophagen • Veränderungen sind nur mikroskopisch oder laborchemisch zu erkennen • kein Gewebeschaden sichtbar
Typ II	**Fettstreifen** IIa: progressionsbereit, an Stellen mit adaptativer Intimaverdickung IIb: nicht progressionsbereit	• Lipoproteinansammlung in der Intima • Lipide in Makrophagen und glatten Muskelzellen • mit dem bloßen Auge erkennbar, jedoch kein Gewebeschaden
Typ III	**Präatherom**	• alle Typ-IIa-Veränderungen, zusätzlich vereinzelte kleine Ablagerungen extrazellulärer Lipide • mikroskopisch nachweisbarer Gewebeschaden bzw. Gewebestörung
Typ IV	**Atherom**	• alle Typ-IIa-Veränderungen, zusätzlich Zusammenfluß der vereinzelten Lipidablagerungen zu einem Lipidkern mit massiver struktureller Schädigung der Intima
Typ V	**Fibroatherom**	• alle Typ-IV-Veränderungen, zusätzlich Entwicklung deutlicher Kollagenschichten und Vermehrung der glatten Muskelzellschicht über dem Lipidkern
Typ VI	**komplizierte Läsion** VIa: Fissur VIb: Hämatom VIc: Thrombose	• alle Typ-V-Veränderungen, zusätzlich Ablagerungen von thrombotischem Material und/oder • Hämatom und/oder • Erosion und/oder • Fissur
Typ VII	**sklerotische und verkalkte Läsionen**	• jede fortgeschrittene Läsion, die überwiegend aus Kalk und/oder Kollagen zusammengesetzt ist • wenig oder keine Lipide

menhang mit der allgemeinen **Atherosklerose** der Arterien zu sehen, die nach WHO als *„verschiedene Kombination der Veränderungen der Intima der Arterien (im Unterschied zu den Arteriolen), die auf einer Akkumulation von Lipiden, komplexen Kohlenhydraten, Blut und Blutprodukten, fibrotischem Gewebe und Calciumablagerungen beruht"*, definiert.

Beim Menschen werden nach Stary (1995) 7 Typen atherosklerotischer Läsionen unterschieden (Tabelle 12.2).

Eine Reihe tierexperimenteller, epidemiologischer und pathophysiologischer Untersuchungen wurde zur Klärung der Entstehungsmechanismen der Atherosklerose durchgeführt. Aus allen diesen Untersuchungen geht hervor, daß die Atherosklerose **multifaktoriell** bedingt und nicht auf eine Ursache zurückführbar ist. Eine zentrale Rolle in der Atherogenese kommt der endothelialen Dysfunktion zu. Mögliche Ursachen dieser Dysfunktion sind ein erhöhtes oder modifiziertes LDL, freie Radikale durch Zigarettenrauchen, arterielle Hypertonie, Diabetes mellitus, genetische Beeinflussungen, erhöhte Homocysteinkonzentration, Krankheitserreger wie Chlamydia pneumoniae oder Herpesviren sowie die Kombination dieser oder anderer Faktoren.

Als Folge der gestörten Funktion des Endothels werden seine normalen hämostatischen Eigenschaften verändert, so daß seine Adhäsivität zu Leukozyten und Thrombozyten erhöht wird. Auch die Permeabilität wird erhöht. Die Verletzung des Endothels ändert die antikoagulatorischen zu prokoagulatorischen Eigenschaften und setzt vasoaktive Moleküle, wie Zytokine und Wachstumsfaktoren, frei (Ross 1999). Besteht die Entzündung weiter fort, erhöht sich die Zahl der Makrophagen und Lymphozyten, die aus dem Blut in die Verletzung einwandern und sich dort vermehren. Die Aktivierung dieser Zellen führt zur Freisetzung von Zytokinen, Chemokinen und Wachstumsfaktoren, die weitere Schädigungen verursachen und zur lokalen Nekrose führen. Eine weitere Unterstützung für die Annahme, daß die Entzündung ursächlich mit der Atherogenese im Zusammenhang steht, sind die Kreuzreaktionen von humanen Antikörpern mit Bakterienproteinen, wie dem Hitzeschockprotein (HSP) 65, beim Menschen HSP 60. Hitzeschockprotein exprimierende Bakterien sind z.B. Helicobacter pylori und Chlamydia pneumoniae. Eine Korrelation zwischen dem HSP65-Titer, der Schwere und dem Ausmaß der Atherosklerose wurde beschrieben (Birnie et al. 1998). Es ist aber noch umstritten, ob der Anti-HSP65-Titer ein Marker für die Atherosklerose ist. In der MONICA-Studie wird das C-reaktive Protein als ein sensitiver Marker für die Inzidenz von ersten großen Koronarereignissen bei Männern im Alter zwischen 45–64 Jahren herausgestellt. Aus der Untersuchung geht hervor, daß eine leichte Entzündung in der Pathogenese der Atherosklerose, besonders der thrombookklusiven Komplikationen, involviert ist (Koenig et al. 1999).

Makrophagen haben neben einer Infektabwehrfunktion eine wesentliche Rolle bei der Entstehung der Atherosklerose. Es wird angenommen, daß sie, wenn sie nicht sogar den Prozeß der Gefäßatherosklerose initial in Gang setzen, zumindest ihn unterstützen. Es konnte nachgewiesen werden, daß die Inkubation von Makrophagen mit chemisch modifiziertem, acetyliertem LDL zu einer **Cholesterinesterakkumulation** in den Zellen führt. Die Aufnahme dieser chemisch veränderten Moleküle in die Makrophagen wird über einen besonderen Rezeptor, den sog. **Scavanger-Rezeptor,** vermittelt. Es ist denkbar, daß das LDL nach Eintritt in die Gefäßwand durch freie Sauerstoffradikale oxidiert und somit eine Lipidakkumulation in den Makrophagen bewirkt. Es gilt als gesichert, daß die Makrophagen in der Pathogenese der Atherosklerose eine entscheidende Rolle spielen. Dabei wird folgender **Mechanismus postuliert**: Spezifische chemotaktische Faktoren geben an **Prädilektionsstellen** der Arterienwand ein Signal an im Blut zirkulierende Monozyten, die sich dann an das Gefäßendothel anlagern und in die Intima einwandern. Dies ist wahrscheinlich die früheste zelluläre Störung bei der Atherosklerose.

Plasma-LDL penetriert durch die Endothelzellen in die Arterienwand, wird dort modifiziert und schließlich über den Scavanger-Rezeptor von den Makrophagen aufgenommen. Dadurch entstehen cholesterinreiche **Schaumzellen**. Viele Sekretionsprodukte der Makrophagen, können die Arterienwand verändern und dadurch die Entstehung einer atherosklerotischen Plaque fördern.

Folgende Faktoren kommen für die **Atherogenese** infrage:

I. Erhöhte Intimapermeabilität
- arterielle Hypertonie
- Hämostase
- Hyperlipoproteinämie
- Hypoxie
- Kohlenmonoxid
- vasoaktive Substanzen
- Verletzungen
- Schock

II. Hämostaseologische Faktoren
- erhöhte Thrombozytenaggregation und Tendenz zur Bildung von Thrombozyten-Fibrin-Gerinnseln

III. Metabolische Faktoren
- erhöhte Konzentration von LDL und VLDL
- veränderte Aktivität von Enzymsystemen für den Auf- und Abbau von Lipoproteinen
- erhöhte toxische Zwischenprodukte von Lipoproteinen, die zu Nekrose und Zelltod führen
- Proliferation und herabgesetzter Metabolismus der Zellen der glatten Muskulatur

IV. Hämodynamische Faktoren
- erhöhter intraluminaler hydrostatischer Druck
- herabgesetzter lymphatischer Abfluß
- verlangsamte Blutströmung
- erniedrigte Sauerstoffspannung

Zunehmend wird den **Apoproteinen** für die Atherosklerose-Entstehung Aufmerksamkeit geschenkt. Es konnte festgestellt werden, daß es sowohl **protektive** als auch **Atherosklerose fördernde** Apoproteine gibt. Diese Tatsache kann erklären helfen, warum es Patienten mit hochpathologischem Fettstatus gibt, die keine allgemeinen atherosklerotischen oder koronaratherosklerotischen Veränderungen haben. Deshalb sollten im Einzelfall bei diesen Diskrepanzen zwischen Fettstoffwechselstörung und klinischen Befunden die **Apoproteine** und das **Lipoprotein a** bestimmt werden.

12.9.1 Lipidinfiltration in die Intima

Anitschkow konnte in Rußland in den 20er Jahren des 20. Jh. experimentell die Atherosklerose durch Cholesterinfütterung erzeugen und ihre Reversibilität nach Absetzen dieses Futters nachweisen. In der modernen Interpretation dieser Theorie treten die LDL- und VLDL-Lipoproteine kontinuierlich ins Endothel der Arterienwand über.

Die **Ernährung der Intima** mit Sauerstoff und anderen Nährstoffen erfolgt vom Lumen aus, während die Media und die Adventitia über die Vasa vasorum versorgt werden. Die Zone, die zwischen diesen beiden Versorgungssystemen liegt, ist gegenüber einer Hypoxie sehr empfindlich und zeigt einen herabgesetzten Enzymmetabolismus, der zu einem reduzierten Abbau der Lipoproteine führt. Es ist auch erwiesen, daß Sauerstoffmangel der Intima und des internen Teils der Media sowie eine chronische CO_2-Exposition die Entstehung einer experimentell erzeugten Atherosklerose und die Zellproliferation der glatten Muskulatur beschleunigen. Eine **Hyperoxygenierung** hingegen verlangsamt diese Entwicklung und ermöglicht eine Regression. Es gibt ebenfalls Hinweise dafür, daß eine chronische Hypoxie den Blutfettspiegel erhöhen kann.

12.9.2 Permeabilitätsveränderungen der Intima

Ein wesentlicher Faktor für die Entwicklung der Atherosklerose ist die **Veränderung** der **Intimapermeabilität** für **Lipoproteine**. Dieser Faktor hat nicht nur in der experimentellen, sondern auch in der klinischen Atheroskleroseforschung eine praktische Bedeutung.

Es konnte nachgewiesen werden, daß **verschiedene Reize**, wie Kälte, Wärme, mechanische (z. B. Katheter) oder elektrische, die Entwicklung der

Atherosklerose bei Cholesterinfütterung erhöhen. Außerdem kann eine erhöhte Endothelpermeabilität durch vasoaktive Amine erreicht werden, die bei der Thrombozytenaggregation entstehen. Auch die arterielle Hypertonie sowie Antigen-Antikörper-Reaktionen können Ursache erhöhter Lipoprotein-Permeabilität sein. Bei Jugendlichen mit Kokain-Konsum kann es durch die Erhöhung dieser Lipoprotein-Permeabilität des Endothels zu einer Beschleunigung der Atherosklerose kommen (Kolodgie et al. 1993).

Thrombogene Mechanismen der Atherosklerose wurden bereits in der 2. Hälfte des 19. Jh. von dem Wiener Pathologen Rokitansky postuliert. Nach dieser sog. **Enkrustationstheorie** können in der Intima Mikrothromben mit verschiedenen Konzentrationen von Fibrin, Thrombozyten, Erythrozyten und Serumlipiden inkorporiert werden. Während in früheren Jahren mehr die Rolle des Fibrins im Vordergrund stand, wurde in den letzten Jahren die **Thrombozytenaggregation** als Entstehungsmechanismus vorangestellt. Es ist aber anzunehmen, daß die thrombogene Theorie nicht die alleinige Ursache für die Entstehung der Atherosklerose oder gar ein Frühmechanismus der atherosklerotischen Läsionen ist. Dagegen spricht auch die klinische Beobachtung, daß bei Patienten mit Hämostasestörungen wie der Hämophilie oder dem M. v. Willebrand-Jürgens schwere atherosklerotische Veränderungen beobachtet werden. Dennoch besitzen thrombogene Faktoren im dynamischen Zusammenwirken mit den Hauptrisikofaktoren eine entscheidende Bedeutung für die Atherosklerose-Entstehung und ihre Komplikationen.

Den **hämodynamischen** und **hämomechanischen** Faktoren kommt ebenfalls eine große Bedeutung bei der Entstehung und besonders bei der Lokalisation der Atherosklerose zu.

Diese mechanische Vorstellung wurde bereits von **Virchow** in der 2. Hälfte des vorigen Jahrhunderts erkannt. Die enge Korrelation zwischen der arteriellen Hypertonie und der Atherosklerose ist seit Jahren bekannt und konnte durch verschiedene experimentelle und epidemiologische Arbeiten nachgewiesen werden. Die Bedeutung der **mechanischen Faktoren** für die Lokalisation der Atherosklerose ist auch daran zu erkennen, daß die atheromatösen Plaques besonders an Bifurkationen, Abbiegungen und Kurven bzw. an wenig mobilen Abschnitten der Arterien verstärkt auftreten. Auch die atherosklerotischen Veränderungen der Koronararterien können unterschiedliche Formen haben, z. B. kurzstreckig, langstreckig, exzentrisch, konzentrisch.

Den **Strömungsverhältnissen** kommt in zweierlei Hinsicht eine besondere Bedeutung zu: erhöhte Turbulenzen mit erhöhtem Blutdruck (**hämodynamischer Streß**) und Strömungsverlangsamungen, die zu einer lateralen und hydrostatischen Druckverminderung führen. Letzterer Mechanismus induziert vermutlich eine reaktive Intimaverdickung; die Endothelpermeabilität für Lipoproteine und die Thrombosebildung wird erhöht. Im Bereich dieser Irregularitäten kann es zu einer **Stase** kommen, die ihrerseits die Lipoproteininfiltration und Thrombosierung fördert. Bemerkenswert ist in diesem Zusammenhang, daß die **Prädilektionsstellen der Koronaratherosklerose** in den proximalen Abschnitten der Koronararterien liegen, die verschiedene Biegungen und Schlängelungen während der Kontraktion zeigen. Intramyokardial verlaufende Koronararterien weisen hingegen keine atherosklerotischen Veränderungen auf. Betrachtet man diese **Hauptmechanismen**, so ist eine besondere Aufmerksamkeit den Risikofaktoren zu widmen, die die Entstehung der Atherosklerose fördern.

12.10 Risikofaktoren

12.10.1 Definition

Entsprechend der Definition der WHO sind Risikofaktoren *„genetisch, endogen oder funktionell bedingte Eigenschaften oder Zustände, die für eine erhöhte Erkrankungswahrscheinlichkeit der Merkmalsträger an koronarer Herzkrankheit verantwortlich sind"*. Der Begriff wird verwendet, um bei scheinbar gesunden Personen Abnormitäten und Lebensgewohnheiten zu bestimmen, die statistisch mit der Entwicklung der koronaren Herzkrankheit in Zusammenhang zu stehen scheinen (Tabelle 12.3).

Tab. 12.3: Risikofaktoren der koronaren Herzkrankheit

Risikofaktoren I. Ordnung	Risikofaktoren II. Ordnung
• Hypercholesterinämie • arterielle Hypertonie • Zigarettenrauchen	• Adipositas • körperliche Inaktivität • Streß • positive Familienanamnese • Diabetes mellitus • Hyperurikämie

Die bis jetzt bekannten Risikofaktoren kann man in nicht beeinflußbare und beeinflußbare einteilen.

- **Nicht beeinflußbare** Risikofaktoren:
  - Alter
  - männliches Geschlecht
  - genetische Prädisposition
  - Menopause
- **Beeinflußbare** Risikofaktoren:
  - Zigarettenrauchen
  - arterielle Hypertonie
  - Adipositas
- **Potentiell oder partiell beeinflußbare** Risikofaktoren:
  - Hyperlipidämie, Hypercholesterinämie und/oder Hypertriglyzeridämie, niedrige HDL-Cholesterin-Konzentration

  - Hyperglykämie und Diabetes mellitus
  - Fibrinogenerhöhung
  - Hyperhomocysteinämie
- **Andere** Faktoren:
  - Bewegungsmangel
  - emotionaler Streß
  - Persönlichkeitstyp.

Dabei kann man davon ausgehen, daß die Risikofaktoren für Männer und Frauen etwas unterschiedlich sind.

Bei Männern und Frauen wirken
- Hyperlipidämie
- arterielle Hypertonie
- Zigarettenrauchen
- Alter
- Übergewicht
- Diabetes mellitus

Bei Frauen wirken besonders
- frühzeitige artifizielle oder natürliche Menopause
- Zigarettenrauchen
- Diabetes mellitus
- orale Kontrazeptiva
- Übergewicht

Aufgrund umfangreicher epidemiologischer Untersuchungen ist die Wahrscheinlichkeit, an einer koronaren Herzkrankheit zu erkranken, bei den Risikofaktoren I. Ordnung besonders groß. Es besteht eine lineare Beziehung zwischen der Höhe des Serumcholesterinspiegels, der arteriellen Blutdruckhöhe, der Zahl der täglich gerauchten Zigaretten und der Häufigkeit der koronaren Herzkrankheit. Ebenso erhöht sich die Gefahr einer koronaren Herzkrankheit um ein Vielfaches bei Kombination und zahlenmäßiger Zunahme der Risikofaktoren.

12.10.2 Fettstoffwechselstörungen (E 78.9)

In einer 1996 von der Deutschen Lipid-Liga veröffentlichten Auswertung der Gesundheitsuntersuchung von 467 516 Teilnehmern (51% Frauen, 49% Männer) war die Hyperlipidämie mit 26% das am **häufigsten** vorhandene **Gesundheitsrisiko**.

Dyslipoproteinämien sind Stoffwechselstörungen, die durch Konzentrationsänderungen eines oder mehrerer Lipoproteine im Plasma gekennzeichnet sind. Sie können sekundärer oder primärer Ursache sein. Fünf unterschiedliche Typen der Hyperlipoproteinämie sind nach Fredrickson et al. (1967) bekannt (Tabelle 12.4).

Man kann erst von einem Risikofaktor „Fettstoffwechselstörung" ausgehen, wenn Erkrankungen, die zu einer **sekundären Erhöhung** der Blutfette führen, wie der Diabetes mellitus, Hypothyreose, nephrotisches Syndrom, Alkoholismus, ausgeschlossen sind.

Die Deutsche Lipid-Liga (Schwandt 1996) empfiehlt folgendes **diagnostisches Vorgehen**:
- Bei **negativer Familienanamnese** und **fehlenden Risikofaktoren** für die koronare Herzkrankheit ist die **Erstbestimmung** des Cholesterins im Rahmen von Vorsorgeuntersuchungen, Gesundheitsaktionen, Tauglichkeitsuntersuchungen usw. ab dem **10. Lebensjahr** durchzuführen.
- Die Blutfettbestimmung sollte nüchtern nach 12stündiger Nahrungskarenz erfolgen. Eine **Kontrolluntersuchung** ist nach 2–6 Wochen ohne Intervention vorzunehmen. Sind größere Abweichungen der bestimmten Konzentrationen vorhanden, sollten weitere Kontrollen erfolgen.
- Liegt der Gesamtcholesterinwert > 200 mg/dl, ist die Bestimmung des LDL- und HDL-Cholesterins und der Triglyceride erforderlich. Diese zusätzliche Bestimmung ist auch dann notwendig, wenn der Cholesterinspiegel zwar < 200 mg/dl liegt, aber eine koronare Herzkrankheit oder/und weitere Risikofaktoren einschließlich einer positiven Familienanamnese und einer frühzeitig auftretenden Atherosklerose (Männer < 65 Jahren, Frauen < 70 Jahre) bekannt sind.
- Die Werte sind als **normal** anzusehen, wenn der Gesamtcholesterinwert < 200 mg/dl, die Triglyceride < 200 mg/dl und das Verhältnis von LDL- zu HDL-Cholesterin < 3 bzw. zwischen 3 und 4 bei Fehlen von weiteren Risikofaktoren liegt.

Falls eine Bestimmung des LDL-Cholesterins nicht möglich ist, kann eine Berechnung nach **Friedewald** nach folgender **Formel** vorgenommen werden:

Tab. 12.4: Typen der Hyperlipoproteinämie

Lipoproteinmuster	Vorwiegend Erhöhung im Plasma	
	Lipoprotein	Lipid
Typ I	erhöhte Chylomikronen	erhöhte Triglyceride
Typ IIA	erhöhtes LDL	erhöhtes Cholesterin
Typ IIB	erhöhtes LDL und VLDL	erhöhtes Cholesterin, erhöhte Triglyceride
Typ III	erhöhtes VLDL und IDL	erhöhte Triglyceride, erhöhtes Cholesterin
Typ IV	erhöhtes VLDL	erhöhte Triglyceride
Typ V	erhöhte Chylomikronen und VLDL	erhöhte Triglyceride, erhöhtes Cholesterin

LDL (mg/dl) = Gesamtcholesterin (mg/dl) - HDL (mg/dl) - Triglyceride (mg/dl) : 5.

Eine **Kontrolluntersuchung** ist alle **2 Jahre** empfehlenswert. Sollten andere Faktoren wie Gewichtszunahme oder Menopause in dieser Zeit hinzutreten, ist eine frühere Bestimmung angeraten.

➤ Hyperlipidämie (E 78.5)

Die essentielle Hyperlipidämie ist außerordentlich selten; die alimentäre bildet sich etwa 2½–3 Stunden nach einer fettreichen Mahlzeit aus, wobei es keine Rolle spielt, in welcher Form das Fett aufgenommen wurde.

Alle Fette bewirken eine Verkürzung der Blutgerinnung, ein Phänomen, das besonders bei älteren Patienten ausgeprägt ist. Bei fettreich ernährten Bevölkerungsgruppen fallen in der Mehrzahl atherosklerotische Veränderungen an den Koronararterien früher auf. Allerdings spielt auch mangelnde körperliche Bewegung eine Rolle. Möglicherweise wird durch Verminderung der Sauerstoffversorgung der Gefäße infolge Bildung von Lipidfilmen an den Grenzflächen der Endothelien die Atherosklerose gefördert. Bei den **sekundären** Hyperlipoproteinämien ist vorrangig die Grundkrankheit zu behandeln. Soweit eine diätetische und/oder medikamentöse Therapie in Frage kommt, ist sie konsequent lebenslänglich beizubehalten. Eine kurzfristige Cholesterin- oder Triglyceridspiegelsenkung ist lediglich als **„Lipidkosmetik"** zu betrachten, und ohne großen therapeutischen und präventiven Wert.

Eine **Hyperlipidämie** liegt vor (Schwandt 1996) bei:

- Kombination einer LDL-Hypercholesterinämie mit einer Hypertriglyzeridämie und einem Verhältnis von LDL- zu HDL- Cholesterin > 3 bei gleichzeitig erhöhten Triglyceriden (> 200 mg/dl)
- familiärer kombinierter Hyperlipidämie, die in verschiedenen, auch wechselnden Phänotypen vorliegen kann: isolierte Hypercholesterinämie, isolierte Hypertriglyzeridämie oder gleichzeitige Hypercholesterinämie und Hypertriglyzeridämie in Kombination mit einer positiven Familienanamnese, die zu einer frühzeitigen, schon vor dem 50. Lebensjahr auftretende koronare Herzkrankheit, führen kann.
- familiärer Dysbetalipoproteinämie (**Remnant-Erkrankung**), die durch eine Erhöhung der Chylomikronen- und VLDL-Remnants bedingt ist. Es bestehen weiterhin eine positive Familienanamnese sowie ein Verhältnis von Cholesterin zu Triglyceriden von 0,7–1,3.

➤ Hypercholesterinämie (E 78.0)

Die familiäre Hypercholesterinämie ist selten. Sie tritt bei etwa 0,2% der Bevölkerung auf. Es handelt sich hierbei um einen **autosomal-dominant** vererbten Defekt am LDL-Rezeptor. Diese Rezeptoren ermöglichen bei Gesunden den Transport des Cholesterins vom Plasma in die Zelle. Bei solchen Patienten findet man einen Serumcholesterinspiegel von 280 bis über 500 mg/dl. Ist eine **homozygote familiäre Hypercholesterinämie** vorhanden (zwei defekte Gene), steigt der Cholesterinwert auf 600–1000 mg/dl.

Ein **Arcus senilis** vor dem 30. Lebensjahr ist ein sicheres Zeichen für eine Hypercholesterinämie. Jenseits des 50. Lebensjahres haben bis zu 90% der Patienten vor allem **Achillessehnen- und Fingerstrecksehnen-Xanthome**. Bei Männern zwischen 30 und 40 Jahren, bei Frauen etwa eine Dekade später, tritt eine koronare Herzkrankheit auf. Etwa 50% der Männer und etwa 25% der Frauen sterben zwischen dem 50. und 60. Lebensjahr durch Herzinfarkt oder plötzlichen Tod.

Bei **homozygoter Verlaufsform** der Hypercholesterinämie besteht schon im frühen Kindesalter eine ausgeprägte Xanthomatose der Haut. Auch eine Manifestation der koronaren Herzkrankheit, wie Herzinfarkt, der vor dem 10. Lebensjahr auftritt, ist keine Ausnahme. Meistens sterben die Patienten vor dem 20. Lebensjahr.

Eine **autosomal-dominant vererbte Hypercholesterinämie** durch einen Defekt des Apolipoproteins B (familiärer Apo-B-Defekt) hat das gleiche Risiko wie die familiäre Hypercholesterinämie. Die **heterozygote** Hypercholesterinämie wird von Generation zu Generation weitergegeben. Das **Leiden ist erblich** und zeigt schon im Kindesalter einen ungewöhnlich hohen Prozentsatz von Angina pectoris, Koronararterienstenosen und Todesfällen infolge schwerer Koronaratherosklerose.

Das Verhältnis HDL zu LDL ist von großer Bedeutung. Während LDL eine atherogene Wirkung hat, schreibt man dem HDL einen antiatherosklerotischen Effekt zu.

Bei einem Gesamtcholesterinanstieg von 200 auf 250 mg/dl verdoppelt sich und von 200 auf 300 mg/dl vervierfacht sich das KHK-Risiko. Die MRFIT-Studie (Stamler et al.1986) zeigte, daß erhöhte Cholesterinwerte besonders bei Rauchern, das Risiko an koronarer Herzkrankheit zu versterben, stark erhöhen.

➤ Hypertriglyzeridämie (E 78.1)

Über den kausalen Zusammenhang zwischen der Hypertriglyzeridämie und der koronaren Herzkrankheit liegen bislang unterschiedliche Auffassungen vor (Welin et al. 1991), jedoch kann man davon ausgehen, daß die Beweise dafür noch nicht ausreichend vorhanden sind (National Institute of Health, 1993). In eigenen Untersuchungen war die Triglyceriderhöhung in der Gruppe mit bedeutsamen Koronarveränderungen stärker als in der ohne Koronaratherosklerose (Parsi et al. 1974a). Bei familiärer Hypertriglyzeridämie, für die meist VLDL- und Chylomikronen-Erhöhungen verantwortlich sind, werden Konzentrationen von 1000 mg/dl und mehr gefunden. Bei gleichzeitiger HDL-Erniedrigung können Gefäßwandschädigungen auftreten, die zur Atherosklerose führen. Der wesentliche pathologische Einfluß für die Gefäße geht aber von der Chylomikronämie mit Störungen der Mikrozirkulation aus.

12.10.3 Arterielle Hypertonie (I 10)

Die Erkenntnisse der letzten Jahrzehnte zeigen, daß neben der hämodynamischen Druckbelastung des Herzens und der Gefäßwand weitere Faktoren und Substanzen die Proliferationsvorgänge beeinflussen: Noradrenalin, Angiotensin II, Insulin, Endothelin, Onkogene und der platelet derived growth factor (PDGF). Lokale proliferative und thrombogene Veränderungen spielen bei der Entwicklung der Atherosklerose eine entscheidende Rolle.

Nach einer initialen Schädigung des Gefäßendothels, unterstützt durch einen erhöhten Gefäßinnendruck, kommt es zu einem vermehrten Einstrom von Fetten und Calcium in die Gefäßintima. Das führt später zu einer Thrombozytenadhäsion an diesen Endothelläsionen. Die von den Thrombozyten abgesonderten Substanzen, wie der **PDGF** und das **Thromboxan A_2**, bedingen eine Vasokonstriktion. Daneben kommt es zur Proliferation von Gefäßmuskelzellen, die bis in den Intimabereich einwandern. Diese in ihrer Funktion veränderten Muskelzellen lösen eine Kettenreaktion aus. Sie bilden verstärkt Matrixproteine, u. a. Kollagen und Elastin, die wiederum eine lokale Calciumablagerung zur Folge haben. Dadurch entsteht eine weitere Gefäßwandschädigung mit erhöhter Thrombozytenaggregation und -adhäsion und damit verbunden einer lokalen Thrombusbildung.

Zwischen der Höhe des arteriellen Blutdrucks und dem Grad der Atherosklerose bestehen lineare Beziehungen. Bei längerem Bestehen einer arteriellen Hypertonie tritt unweigerlich eine Linksherzhypertrophie mit ungünstiger O_2-Versorgung des Myokards auf, da die Gefäßversorgung mit der Herzmuskelhypertrophie nicht Schritt hält. Dieses Sauerstoffdefizit fördert wiederum die Hypertrophie, so daß ein Circulus vitiosus in Gang gesetzt wird. Die arterielle Hypertonie stellt die häufigste Vorerkrankung bei Myokardinfarkt dar.

12.10.4 Zigarettenrauchen (F 17.1)

Die Zusammenhänge zwischen dem Zigarettenrauchen und der ischämischen Herzkrankheit sind mehrfach belegt. Allein in den USA sterben jährlich etwa 100.000 Menschen an der koronaren Herzkrankheit infolge des Zigarettenrauchens (MMWR 1993).

Die Beziehungen zwischen dem Rauchen und dem Auftreten pektanginöser Beschwerden sind besonders auffällig. Die Wirkung des Nikotins kann im Sinne einer Catecholaminausschüttung und ihrer Folgen gedeutet werden. Darüber hinaus kommt es beim Rauchen zur Entstehung von oxidierten LDL-Partikeln über die Produktion von freien Radikalen. Der Angriff dieser freien Radikale auf das LDL-Cholesterin ist wahrscheinlich einer der wichtigsten Mechanismen der Atherosklerose-Entstehung beim Raucher.

Rauchen führt häufig zur Erhöhung der Herzfrequenz und des Blutdrucks. Bei intakten Koronararterien kommt es dadurch zu einer akuten Koronararterienerweiterung, die sich jedoch durch Steigerung des Sauerstoffverbrauchs hämodynamisch ungünstig auswirkt. Bei Koronarkranken wird die Arbeit des linken Ventrikels beispielsweise um etwa 30% vermehrt. Auch der durch Nikotin bewirkte positiv inotrope Effekt ist als ungünstig anzusehen, da es dadurch zur Erhöhung des Sauerstoffverbrauchs kommt. Hinzu kommt, daß beim Rauchen von 20 Zigaretten 5% Hämoglobin durch Kohlenmonoxid blockiert werden und für den Sauerstofftransport ausfallen – eine Belastung, die vergleichsweise einem Höhenaufenthalt in 2300 m gleichkommt. Das daneben vorhandene Nikotin wirkt atherogen, da es freie Fettsäuren im Serum vermehrt und den Clearancevorgang verzögert. Es besteht eine positive Korrelation zwischen Zigarettenrauchen und dem Auftreten einer KHK: Raucher sind 2- bis 3mal so häufig betroffen, dabei sind Anzahl der gerauchten Zigaretten/Tag und das Lebensalter bei Beginn wesentlich.

Zusammenfassend scheinen folgende Befunde aus der epidemiologischen Forschung von Bedeutung:

- Pfeifen- und Zigarrenraucher (weniger als 4 Pfeifen/Tag und weniger als 2 Zigarren/Tag) haben ein wie Nichtraucher gleich niedriges Koronartodrisiko.
- Zigarettenrauchen (besonders > 20 Zigaretten/Tag) erhöht das Risiko wesentlich (Parsi 1981).
- Ex-Raucher können ihr Myokardinfarkt-Risiko auf das der Nichtraucher senken.
- Nicht- und Ex-Raucher haben gegenüber Rauchern bei Eintritt eines Myokardinfarktes eine größere Überlebenschance
- Auch Passivrauchen steigert das Risiko der koronaren Herzkrankheit, wenn auch nicht in dem Umfang wie das aktive Rauchen (He et al. 1999).

12.10.5 Diabetes mellitus (E 14.9)

Die Beziehungen zwischen Diabetes mellitus und Koronaratherosklerose sind seit über 100 Jahren bekannt. Etwa 10% aller Patienten mit Koronarerkrankungen leiden an Diabetes mellitus. Besonders auffällig ist diese Korrelation bei jüngeren Frauen. Der Verlauf der Koronarinsuffizienz ist beim Diabetiker in der Regel schwerer. **Die häufigste Todesursache der Diabetiker sind Myokard- oder Hirninfarkte, nicht das Coma diabeticum.** Schlecht eingestellte Diabetiker weisen häufiger atherosklerotische Gefäßschädigungen auf als gut eingestellte. Gegenüber der Normalbevölkerung findet sich sowohl bei männlichen als auch bei weiblichen Diabetikern eine **Vorverlegung** des **Eintrittsalters** des **Myokardinfarktes**. Auch die **Letalität an akutem Myokardinfarkt** ist um etwa das **Doppelte höher** als bei Nichtdiabetikern.

12.10.6 Hyperurikämie (E 79.0)

Bei Gichtkranken ist eine der häufigsten Todesursachen der Myokardinfarkt. Die sich im Verlaufe der Gicht entwickelnde **Atheromatose** gleicht weitgehend der typischen Form der allgemeinen Gefäßsklerosierung.

12.10.7 Übergewicht (E 66.9)

Übergewicht und Fettsucht gelten seit jeher als Faktoren, die der Entwicklung von koronarer Herzkrankheit Vorschub leisten. Dies kommt besonders bei jugendlichen Patienten zum Ausdruck. Die Letalität an KHK liegt bei Adipösen um 40% höher als bei Normalgewichtigen, da auch andere Risikofaktoren bei Patienten mit Adipositas häufiger sind (s. auch Kap. 20).

12.10.8 Körperliche Inaktivität

Die zunehmende Automatisierung mit dem Ziel einer höheren Produktivität hat die harte manuelle durch körperlich leichtere aber psychisch belastender Arbeit ersetzt. Der arbeitende Mensch wurde zunehmend zu einem „homo sapiens sedanterius" mit Tendenz zur Übergewichtigkeit, die durch die zunehmende Motorisierung unterstützt wird, verändert. Dabei ist die eigentliche Beziehung zwischen der Prävalenz der koronaren Herzkrankheit und der körperlichen Aktivität bzw. Inaktivität durch viele Studien bestätigt. Eine Metaanalyse konnte zeigen, daß die Gefahr des Myokardinfarktes bei körperlicher Inaktivität 1,9 mal höher war als denen mit körperlicher Aktivität. Die Framingham-Studie zeigte, daß sich die Häufigkeit des plötzlichen Todes umgekehrt zur körperlichen Aktivität verhielt.

12.10.9 Streß (F 43.2)

Unter **Streß** versteht man physische und psychische Stimuli, die in der Lage sind, physiologische Antworten hervorzurufen. Auslösende Mechanismen können negative und positive Emotionen, starke Schmerzen, Unfälle, Blutungen u.a. sein. Für die Entstehung der Streßreaktion ist die Intensität des Reizes einerseits und die Anpassungsfähigkeit des Organismus andererseits maßgeblich verantwortlich.

Die physischen Reaktionen, wie das Auftreten einer Tachykardie, einer arteriellen Hypertonie oder einer Leukozytose, auf verschiedene **Streßreize** sind unterschiedlich. Die **Streßreaktion** wird im wesentlichen über das Hypothalamus-Hypophysen-System mit Ausschüttung von Catecholaminen und adrenokortikalen Steroiden vermittelt.

Vier Hauptkomplexe von psychosozialen Faktoren beeinflussen die Entwicklung der koronaren Herzkrankheit (Billing et al. 1997):

- Persönlichkeitsfaktoren (Typ A, neurotische Persönlichkeit)
- Streßreiche Lebensereignisse und psychische Beeinflussungen (Angst, Depression, Schlafstörungen)
- Beruflich bedingte körperliche und geistige Beanspruchungen
- Soziale Faktoren (Ausbildung, sozialer Status, Familienstand).

Es konnte gezeigt werden, daß Postinfarktpatienten viele dieser Merkmale aufwiesen.

Eine Reihe experimenteller Beweise liegen dafür vor, daß psychosozialer Streß besonders bei Primaten zu einer Exacerbation der Koronaratherosklerose als auch einer vorübergehenden Endotheldysfunktion und sogar zur Nekrose führt (Rozanski et al. 1999).

Der **Verhaltenstyp A** zeigt eine starke Antriebssteigerung mit dem Ziel, etwas zu erreichen und arbeitet unter ständigem Zeitdruck und in Terminnot. Diese Personen übernehmen zu viele Aufgaben und müssen ihr Lebens- und Arbeitstempo ständig beschleunigen. Sie sind ehrgeizig mit Konzentration auf die eigene Karriere, zeigen ein dominierendes Verhalten, sind aggressiv, was sich bis zur Feindseligkeit steigern kann. Sie sind auch während der Freizeit durch Unruhe, Getriebensein und Unausgeglichenheit gekennzeichnet. **Äußere Zeichen** sind ungeduldige, hastige Bewegungen, eine erhöhte Atem- und Pulsfrequenz. Diese Personen sind stark gefährdet, an einer koronaren Herzkrankheit zu erkranken; deshalb wird dieses Verhalten gelegentlich zu den Risikofaktoren I. Ordnung gezählt. Wenn z.B. in einer Partnerschaft beide Partner den Verhaltenstyp A zeigen, so ist der Mann besonders dann gefährdet, wenn die Frau im Berufsleben erfolgreicher ist als er.

Im Gegensatz dazu ist der **Typ B** ruhig und gelassen.

Einige physiologische Studien unterstützen die Vorstellung, daß nur spezifische Formen des Stresses (**Disstreß**) mit einer kardiovaskulären Erkrankung verbunden sind. Die individuellen Reaktionen auf den Streß sind so unterschiedlich, daß ohne genauere Differenzierung eine pauschale Beurteilung nicht möglich ist.

Aus epidemiologischen Studien ist bekannt, daß Typ A doppelt so häufig an der koronaren Herzkrankheit erkrankt und der plötzliche Tod häufiger auftritt als bei Typ B. Man kann davon ausgehen, daß die überwiegende Mehrheit der Patienten mit koronarer Herzkrankheit ein Typ-A-Verhalten zeigt.

Erwähnenswert ist, daß die Landbevölkerung gegenüber der Stadtbevölkerung eine geringere Koronarletalität aufweist und auch körperlich inaktive Menschen gegenüber körperlich tätigen Berufen im Nachteil sind. Bei Menschen mit übermäßigem Arbeitsdruck, die den Anforderungen nicht nachkommen können, treten häufiger Koronarereignisse mit tödlichem Ausgang ein, wie aus Japan berichtet wurde.

Betrachtet man die Geschlechtsunterschiede, so konnte gefunden werden (Billing et al. 1997), daß Frauen mehr unter Arbeitsbelastungen, psychosomatischen Symptomen, Schlafstörungen und belastenden Ereignissen leiden als Männer. Frauen zeigen hingegen weniger Typ-A-Verhalten als Männer.

12.10.10 Fibrinogen

Die Bedeutung hämostaseologischer Abweichungen und besonders des Fibrinogens für die Pathogenese der Atherosklerose und akuter ischämischer Erscheinungen ist erst etwa seit Mitte der 80er Jahre bekannt.

Durch Langzeitstudien ist inzwischen nachgewiesen, daß eine Fibrinogenerhöhung ein unabhängiger Risikofaktor ist, der mit einer Erhöhung des kardiovaskulären Risikos um das 2,3fache für den akuten Myokardinfarkt oder den Schlaganfall einhergeht.

Eine **positive, sich verstärkende Beziehung** des Fibrinogens besteht zu folgenden Risikofaktoren:

- Zigarettenrauchen
- Diabetes mellitus
- Adipositas
- LDL-Cholesterin, Lipoprotein a
- Menopause
- Alter.

Eine **negative Beziehung des Fibrinogens** hingegen ist zu folgenden Risikofaktoren vorhanden:

- Triglyceridspiegel, HDL-Cholesterin
- Östrogensubstitution
- Körperliche Aktivität
- Alkoholkonsum.

Dieser Risikofaktor scheint bei Männern und Frauen gleiche Bedeutung zu haben.

12.10.11 Alkohol

Die Beziehung zwischen Alkoholverbrauch und Gesamtsterblichkeit an kardiovaskulären Erkrankungen hat eine U-Form (Marmot et al. 1991). Für Nichttrinker wird ein höheres Risiko für die koronare Herzkrankheit, für die Trinker eine höhere Schlaganfallgefahr angenommen. Betrachtet man den linken Schenkel der Kurve, können die Befunde nicht unwidersprochen bleiben, da die Personen, die als „Nichttrinker" aufgenommen wurden, das Trinken zuvor aus gesundheitlichen Gründen aufgegeben haben könnten oder prinzipielle Nichttrinker waren, was in der modernen Gesellschaft, wo Alkohol trinken als normal angesehen wird, ausgesprochen selten ist. Für den rechten Schenkel der U-Kurve wurden folgende Gründe angeführt: Alkohol erhöht den Blutdruck und erhöht dadurch das Risiko des Schlaganfalles, ein größerer Verbrauch kann mit der Entwicklung einer Kardiomyopathie verbunden sein und exzessives Trinken führt zu einer höheren Inzidenz an Herzrhythmusstörungen.

Ein Alkoholkonsum bis etwa 10–30 g/d soll möglicherweise einen mäßigen protektiven Effekt für Herz-Kreislauf-Krankheit haben. Diese Menge entspricht etwa 0,2 l Wein, 0,5 l Bier oder 40 ml höherprozentigem Alkohol. Es wird wiederholt auf das „französische Paradoxon" hingewiesen, daß trotz einem erhöhten Verbrauch an gesättigten Fetten eine niedrigere Letalität an koronarer Herzkrankheit vorhanden ist. Dies wird durch einen höheren Weinverbrauch interpretiert. Dieses Phänomen wird wahrscheinlich auf den im Rotwein enthaltenen hohen Anteil von Polyphenolen (Flavonoiden) zurückgeführt, die das LDL vor Peroxidation schützen (Frankel et al. 1993). Da aber in Frankreich mehr pflanzliche Nahrung, einschließlich Pflanzenöl, und mehr Gemüse und Obst verzehrt werden, die einen höheren Antioxidantiengehalt haben, kann dies eine weitere Erklärung dafür sein (Artaud-Wild et al. 1993).

Die protektive Wirkung eines mäßigen Alkoholverbrauchs wird über die Steigerung des HDL, Senkung des Plasmafibrinogens und Herabsetzung der Thrombozytenaggregation über die Erhöhung des Verhältnisses von Prostazyklin zu Thromboxan A_2 und die Spiegelerhöhung von Gewebsplasminogenaktivitatoren erklärt. Diese antithrombotischen Wirkungen des Alkohols erhöhen wiederum das Risiko des hämorrhagischen Schlaganfalls, besonders dann, wenn der Alkoholverbrauch mit einer arteriellen Hypertonie verbunden ist.

Ein Verbrauch von mehr als 48 g/d steigert das Risiko einer Leberzirrhose und eines Malignoms, abgesehen von der Suchtgefahr.

Zusammengefaßt kann festgestellt werden, daß ein Alkoholverbrauch von 30 g/d dem Herz-Kreislauf-System nach dem aktuellen Stand der Erkenntnisse nicht schadet, aber für den gesicherten protektiven Effekt fehlt noch der Beweis. Daher ist der regelmäßige Alkoholkonsum als „kardioprotektive Maßnahme" nicht zu empfehlen, sondern der Ansatz zur Prävention besteht in der Beseitigung anderer Risikofaktoren wie Rauchen, Adipositas usw. Von der WHO (1994) wurde vorgeschlagen, weitere Studien zur Klärung der Wirkung von Alkohol und nichtalkoholischen Bestandteilen der alkoholischen Getränke durchzuführen.

12.10.12 Familiäre Prädisposition

Die erbliche Prädisposition scheint beim Auftreten der Koronaratherosklerose ein grundlegender ursächlicher Faktor zu sein, der möglicherweise bedeutungsvoller als alle anderen ist. Erforscht man unter diesem Gesichtspunkt die **Anamnese**, besonders der in jüngeren Jahren an Koronarleiden Verstorbenen, so wird die familiäre Häufung augenfällig. Auch Untersuchungen von Familien mit sehr hohem Lebensalter und geringgradiger Atherosklerose bestätigen die Vorstellung über die wesentliche Bedeutung von Erbanlagen bei der Manifestation der Atherosklerose.

Nach den heutigen Erkenntnissen können folgende Feststellungen getroffen werden:

- Es besteht für die koronare Herzkrankheit eine **familiäre Prädisposition,** die nicht durch Einfluß von Umweltfaktoren erklärt werden kann.
- Das **genetische Element** in der Ätiologie ist wahrscheinlich polygen und wirkt durch andere Faktoren, wie Blutdruck, Blutlipidspiegel und Gerinnungsfaktoren.
- Das Risiko eines akutes Myokardinfarktes stieg auf 50% beim Nachweis der 20210 AG Prothrombin Genotyp-Variante und auf 40% bei Faktor-V-Leiden (Doggen et al. 1998) besonders dann, wenn 1 der wichtigen Risikofaktoren der koronaren Herzkrankheit wie Rauchen, arterielle Hypertonie, Diabetes mellitus oder Übergewicht nachweisbar waren. Auch für den Faktor VII wurde dieser Zusammenhang gefunden (Redondo et al. 1999).
- Neben der Familienanamnese kann die Messung der Apolipoproteine, Lp(a) und Homocystein diese Patienten mit einem erhöhten Risiko identifizieren.
- Für die koronare Herzkrankheit ist ein „singlegen- determinierter Typ“ der **Hyper-β-Lipoproteinämie** ein relativ hoher Risikofaktor, der jedoch sehr selten vorkommt.
- Unterschiede in der Prävalenz der koronaren Herzkrankheit in verschiedenen Populationen sind in größerem Umfang durch **Umweltfaktoren** bedingt.

12.10.13 Linksventrikuläre Hypertrophie (I 51.7)

Die linksventrikuläre Hypertrophie ist inzwischen ein anerkannter **eigenständiger** Risikofaktor (Knutsen et al. 1988) sowohl für die koronare Herzkrankheit als auch für die Herzinsuffizienz, den Schlaganfall und den plötzlichen Tod. Sie ist häufig mit einer Druck- und/oder Volumenbelastung des linken Ventrikels verbunden, kommt aber auch bei Personen ohne arterielle Hypertonie vor. Daraus ist zu schließen, daß auch eine **genetische Determination**, die besonders das Angiotensin-Converting-Enzym betrifft, für die Entstehung der linksventrikulären Hypertrophie bedeutsam ist.

Man konnte bei normotonen Kindern hypertoner Eltern eine erhöhte linksventrikuläre Masse feststellen, was darauf hinweist, daß diese linksventrikuläre Hypertrophie einer arteriellen Hypertonie vorausgehen kann.

Die **Prävalenz** der linksventrikulären Hypertrophie wird mit 15% in einer unselektierten erwachsenen Population angegeben. Dieser Prozentsatz steigt auf 20% bei Patienten mit einer leichten arteriellen Hypertonie und bis auf 50% oder mehr bei schwerer essentieller Hypertonie (Casale et al. 1986). Dabei haben hypertone Frauen häufiger als hypertone Männer eine Linksherzhypertrophie. Es ist aber weder die Bedeutung noch die Ursache dieses Unterschiedes bekannt (Devereux et al. 1989). Auch steigt die Häufigkeit der linksventrikulären Hypertrophie mit dem Alter: Mehr als 30% aller über 70jährigen haben eine erhöhte linksventrikuläre Masse.

In der Framingham-Studie wurde bei echokardiographisch nachgewiesener linksventrikulärer Hypertrophie eine doppelt so hohe Häufigkeit an kardiovaskulären Ereignissen einschließlich Todesfällen gefunden als ohne diese Veränderungen. Diese Ereignisse traten ohne zusätzliche Risikofaktoren wie Alter, Schweregrad der arteriellen Hypertonie, Hyperlipoproteinämie, Adipositas und Rauchen auf (Levy 1988). Sind Zeichen der Linksherzhypertrophie im Ruhe-EKG vorhanden, so konnte in der Honolulu Heart Study gezeigt werden (Knutsen et al. 1988), das dies mit dem höchsten Risiko des Todes an koronarer Herzkrankheit verbunden ist.

Bei konzentrischer Hypertrophie ist die Letalität höher als bei exzentrischer. Beträgt die echokardiographisch bestimmte Zunahme der linksventrikulären Masse 50g, so resultiert daraus bereits ein 1,5fach höheres Risiko.

Die linksventrikuläre Hypertrophie ist am sichersten mit der Echokardiographie zu diagnostizieren. Dem Röntgen-Thorax und dem EKG kommen hingegen wegen ihrer geringen Sensitivität nur ein begrenzter diagnostischer Wert zu, was auch in eigenen Untersuchungen gefunden wurde (Pocher et al. 1975). Nur bei 3,5–5% einer unselektierten Patientengruppe mit arterieller Hypertonie konnte eine linksventrikuläre Hypertrophie im EKG diagnostiziert werden.

Aufgrund der mit der linksventrikulären Hypertrophie einhergehenden strukturellen Veränderung am Herzmuskel mit Ausbildung einer interstitiellen Fibrose kommt es besonders bei Patienten mit arterieller Hypertonie zur Einschränkung der systolischen und mit Zunahme der Hypertrophie auch der diastolischen Funktion des linken Ventrikels. Die Koronarreserve wird ebenfalls deutlich reduziert.

Neben diesen hämodynamischen Funktionsveränderungen kommt es zu spezifischen elektrophysiologischen Veränderungen, die sich von denen bei koronarer Herzkrankheit unterscheiden. Es treten häufiger komplexe ventrikuläre Herzrhythmusstörungen auf, die vor allem durch Störungen in der Repolarisation entstehen. Daraus resultiert eine Heterogenität der Refraktärzeiten.

12.10.14 Homocystein (E 72.1)

Es zeigt sich zunehmend auch ein Zusammenhang zwischen einer Hyperhomocysteinämie und kardiovaskulären Erkrankungen, was bereits bei Kindern mit diesem genetischen Defekt anhand vorzeitiger atherothrombotischer Gefäßerkrankungen gezeigt wurde (Danesh et al.1998). Darüber hinaus erwies sich das Homocystein mehr als ein nur multiplikativer Faktor für andere Risikofaktoren wie arterielle Hypertonie, Rauchen und Hyperlipidämie.

12.10.15 EKG-Veränderungen ohne klinische Symptomatik

In prospektiv angelegten epidemiologischen Studien konnte gezeigt werden, daß Personen mit bestimmten EKG-Merkmalen in der Folgezeit häufiger an einer Form der koronaren Herzkrankheit erkranken als die ohne diese EKG-Veränderungen.

EKG-Merkmale **mit prädiktivem Wert** für die Entwicklung einer koronaren Herzkrankheit sind:
- ST-Strecken-Senkungen
- T-Wellen-Negativierungen
- hohe R-Zacken-Amplituden
- Linksherzhypertrophie
- AV-Überleitungsstörungen
- intraventrikuläre Erregungsleitungsstörungen
- Vorhofflimmern
- häufige ventrikuläre Extrasystolie
- Tachykardien.

12.10.16 Kombination und Wechselwirkung von Risikofaktoren

Aus Untersuchungen von Epstein (1965) geht hervor, daß über die Hälfte der Bevölkerung einen der Risikofaktoren aufweist. Nur etwa 10–15% der Menschen sind als „immun" gegen die Wirkung dieser Risikofaktoren anzusehen.

Von großer Bedeutung sind die Wechselwirkung und Potenzierung einzelner Risikofaktoren untereinander bei der Entstehung der koronaren Herzkrankheit. Daraus ist auch ihre multifaktorielle Genese zu verstehen. Die Erkenntnis der Prävalenz eines Risikofaktors ohne die Beachtung seines Zusammenhanges mit anderen Risikofaktoren kann irreführend sein. So bekommt Zigarettenrauchen in Kombination mit der arteriellen Hypertonie und der Hypercholesterinämie bzw. bei Frauen im Zusammenhang mit Antikonzeptiva eine höhere Bedeutung.

Die Kombination solcher Risikofaktoren wie arterielle Hypertonie, Adipositas und Diabetes mellitus erhöht das Myokardinfarktrisiko auf das 9- bis 11fache.

In der **Framingham-Studie** konnte gezeigt werden, daß Männer zwischen dem 40. und 50. Lebensjahr ohne Risikofaktoren I. Ordnung eine 6-Jahres-Inzidenzrate von 35,8% hatten. Diese Rate steigt durch die Hypercholesterinämie, arterielle Hypertonie und EKG-Veränderungen auf fast 500%.

Der Inzidenzunterschied an koronarer Herzkrankheit ist bei Personen mit 4 und mehr Risikofaktoren 15:1 im Vergleich zu Personen gleichen Alters und Geschlechts ohne Risikofaktoren. Die Kombination mehrerer Risikofaktoren macht die Erkrankung der Koronararterien wahrscheinlicher, wie auch aus eigenen Untersuchungen hervorgeht (Parsi et al. 1974a). Diese Zuordnung konnte anhand einer prospektiven Studie bestätigt werden (Stürmer et al. 1974).

Mit der Zahl der Risikofaktoren steigt die Wahrscheinlichkeit, einen akuten Myokardinfarkt oder eine Angina pectoris zu entwickeln (Abbildung 12.6). Dies gilt für Männer und für Frauen. Während das Risiko bei Männern mehr durch exogene Risikofaktoren wie Zigarettenrauchen, Hypercholesterinämie und chronischen Streß bedingt ist, findet man bei Frauen eher endogene Risikofaktoren wie arterielle Hypertonie und Diabetes mellitus.

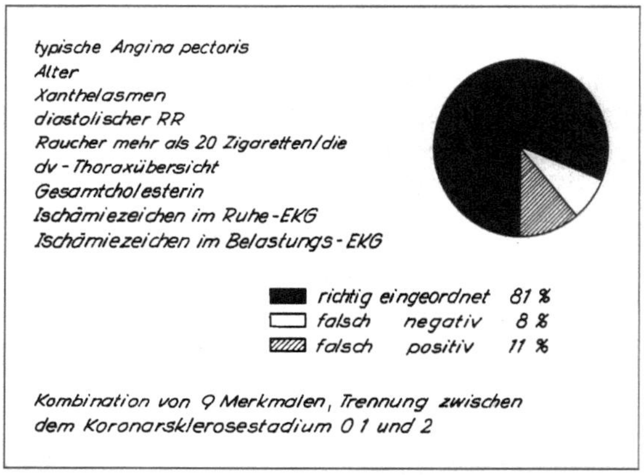

Abb. 12.6: Kombination von 9 Merkmalen und die Beziehung zur Koronaratherosklerose bei 218 Patienten (eigene Untersuchung)

12.11 Klinische Manifestationsformen der koronaren Herzkrankheit

Klinische Erscheinungsformen der koronaren Herzkrankheit:
- Angina pectoris
- akuter Myokardinfarkt und Postinfarktzustand
- Herzrhythmusstörungen
- stumme Ischämie
- Herzinsuffizienz
- plötzlicher Herztod

12.12 Angina pectoris (I 20.9)

„There is a disorder of the breast marked with strong and peculiar symptoms, considerable for the kind of danger belonging to it, and not extremely rare ... the seat of it and the sense of strangling and anxiety with which is not improperly by called angina pectoris“
William Heberden 1768

12.12.1 Definition

Bei der Angina pectoris handelt es sich um ein in typischer Weise paroxysmal nach körperlicher oder psychischer Belastung meist retrosternal auftretendes komplexes **Schmerzsyndrom**. Der Schmerz wird vermutlich durch die Reizung der vegetativen Nervenendigungen durch Freisetzung von Kininen ausgelöst. Ein anderes Postulat betrachtet als Grund für den Schmerz die Depolarisation schmerzvermittelnder Rezeptoren durch Kaliumverlust. Die Intensität des Schmerzes ist einerseits vom Ausmaß der myokardialen Ischämie, andererseits von der Schmerzperzeption des Patienten abhängig.

Der Anfall dauert einige Sekunden bis Minuten. Hält er länger als 20 Minuten an, muß an einen Myokardinfarkt gedacht werden.

Nach dem klinischen Erscheinungsbild kann man verschiedene **Angina-pectoris-Formen definieren**:

- typische Angina pectoris
- atypische Angina pectoris
- Prinzmetal-Angina (Variant-Angina).

Die **stabile** und die **instabile** Angina pectoris sind als **Verlaufsformen** zu verstehen. Die **stabile** Angina pectoris ist ein dem Patienten bekanntes Beschwerdebild, das durch verschiedene **auslösende Faktoren** auftritt. Durch Kurzzeitnitrate (z. B. Nitrolingual-Spray®, Nitrangin liquidum®) oder Unterbrechung des provozierenden Faktors kann der Anfall rasch behoben werden. Dieses Krankheitsbild kann **Monate** oder **Jahre dauern**. Instabile Angina s. Abschnitt 12.13.

12.12.2 Häufigkeit

In einer 7-Länder-Studie, die über 10 Jahre geführt wurde, konnte gezeigt werden, daß die durchschnittliche jährliche Inzidenz der Angina pectoris als einzige Manifestation der koronaren Herzkrankheit bei Männern zwischen 40–59 Jahren in Japan, Griechenland und Kroatien am niedrigsten bei 0,1%, in Italien, Serbien, Niederlande und den USA bei 0,2–0,4% und in Finnland am höchsten mit 0,6–1,1% liegt (Keys 1980). Die Häufigkeit der Angina pectoris ist im mittleren Lebensalter in den Ländern mit einer hohen Inzidenz an koronarer Herzkrankheit bei Männern doppelt so häufig wie bei Frauen. Dabei steigt in beiden Geschlechtern die Häufigkeit mit dem Alter. So haben 2–4% der 45–54jährigen Männer und 0,5–1% der gleichaltrigen Frauen und 11–20% der 65–74jährigen Männer und 10–14% der gleichaltrigen Frauen eine Angina pectoris. Nach dem 75. Lebensjahr unterscheidet sich die Häufigkeit wenig (Royal College of General Practitioners 1986). In der Framingham-Studie (Margolis et al. 1976) lag die jährliche Inzidenz bei 45–54jährigen Männern bei 0,3% (für Frauen 0,2%), bei 55–64jährigen Männern bei 0,8% (für Frauen 0,6%) und bei 65–74jährigen Männern bei 0,6% (für Frauen ebenfalls 0,6%).

12.12.3 Krankheitsbild

➤ Typische Angina pectoris

Die typische Angina pectoris ist durch einen **Schmerz** charakterisiert, der während eines Anfalls im allgemeinen **retrosternal** oder **linksthorakal** lokalisiert ist. Bisweilen äußern die Patienten das Gefühl „eines Reifens um die Brust“ und empfinden diese Einschnürung zum Teil als Dyspnoe. **Belastungsdyspnoe** oder belastungsbedingte Schmerzen im Arm werden auch als ischämisches Äquivalent für die typische Angina pectoris angesehen (Gibbons et al. 1999). Diese Art der Schmerzen hat Heberden auch zur Prägung des Begriffs „Angina“ (**Enge**) veranlaßt. Nur selten bleibt der Schmerz auf den **Retrosternalraum** beschränkt. Meist strahlt er entlang der großen Gefäße in die linke Schulter, den linken Arm bis zu den Fingerspitzen, in den Hals, den Unterkiefer, die rechte Schulter, den rechten Arm, Abdomen oder den Rücken aus (Abbildung 12.7). Der **Charakter** der Schmerzen kann beengend, brennend, ziehend, drükkend, krampfend oder stechend sein. Bei diskreten Thoraxschmerzen ohne Ausstrahlung ist häufig nur 1 Koronararterie und bei stärkeren Thoraxschmerzen mit Ausstrahlung mehrere Koronararterien betroffen. Gelegentlich beginnt auch der Schmerzanfall im linken Arm und strahlt zum Thorax zurück (Angina pectoris inversa).

Mit diesen Anfällen, ist häufig ein Angstgefühl verbunden. **Ein wesentliches Kennzeichen des Syndroms ist, daß es durch körperliche oder psychische Belastung ausgelöst wird.** Nicht selten sind Angina-pectoris-Schmerzen auch durch Kälte, Gehen gegen kalten Wind, Wetterumsturz oder Koitus auslösbar. Vielfach treten Anfälle auch nach dem Essen auf. Im allgemeinen kann durch gleiche auslösende Faktoren der Anfall **reproduziert** werden. Durch Ruhe oder **Nitrate** wird in der Regel eine prompte Besserung (nach 1–3 min) erzielt.

Manchmal findet man das sog. **„Second-wind“-Phänomen,** bei dem nach Überwindung der ersten Beschwerden längere Belastungen beschwerdefrei toleriert werden. Manche Patienten geben zu Tagesbeginn pektanginöse Beschwerden an, die bei Fortsetzung der Tätigkeit aufhören (**Early-morning-Syndrom**). Als Erklärung für diese Erscheinung wird angenommen, daß der Kollateralkreislauf sich an die

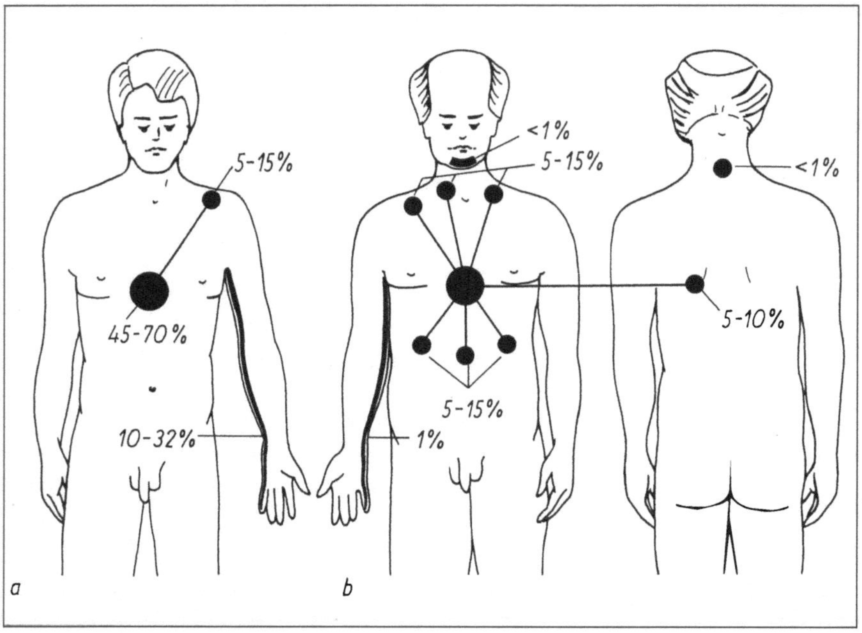

Abb. 12.7: Schematische Darstellung der Schmerzausstrahlung bei Angina pectoris (a – häufig, b – seltener)

vermehrte körperliche Belastung anpaßt und damit die myokardiale Ischämie ausgleicht.

➤ Atypische Angina pectoris

Ein Teil der Patienten mit Schmerzsymptomatik zeigt nicht die charakteristischen Merkmale der typischen Angina pectoris, die als atypische Angina pectoris bezeichnet wird. Dies bezieht sich sowohl auf die nicht eindeutige Lokalisation und Ausstrahlung der Schmerzen als auch auf die Belastungsabhängigkeit. Häufig werden diese Beschwerden als „neurotisch“ bezeichnet. Früher wurde dafür Begriffe wie Angina pectoris vasomotorica, DaCosta-Syndrom etc. verwendet.

Im Hinblick auf die Häufigkeit der koronaren Herzkrankheit und verschiedener Entwicklungsphasen der IHK sollte man die Diagnose **neurotische Beschwerden** besonders bei Risikofaktorenträgern mit **Vorsicht** gebrauchen. Aus klinischer Erfahrung ist bekannt, daß sich anfangs eine myokardiale Ischämie nicht als Belastungsangina, sondern meist als diffuser Schmerz meist linksthorakal, besonders in Streßsituationen, zeigt.

In den meisten Fällen entwickeln vor allem mit Risikofaktoren belastete Patienten später eine typische Angina pectoris. Wenn die Beschwerden besonders in Ruhe auftreten, sollte man an einen **Koronarspasmus** als Ursache dieser Angina-pectoris-Form denken. Außerdem kann auch ein Intramuralverlauf des R. interventricularis ant. in Erwägung gezogen werden.

12.12.4 Anamnese

Eine sorgfältige Anamnese führt bereits in mehr als 90% der Fälle zur richtigen Diagnose. Folgende Angaben sind qualitativ bzw. auch quantitativ zu erfassen:

- *Schmerzen* (Charakter der Schmerzen, Lokalisation, Ausstrahlung, auslösende Faktoren, Schweregrad, Dauer, Anfallshäufigkeit, Körperlageabhängigkeit, Ansprechbarkeit auf Kurzzeitnitrate)
- *Dyspnoe* (Belastung, bei welcher Tätigkeit, Ruhe, im Liegen, nachts)
- Gehstrecke in Metern bei normalem Gehen, Treppensteigen in Stufen oder Etagen
- Reihenfolge des Auftretens (erst Schmerz, dann Dyspnoe oder umgekehrt)
- Myokardinfarkt in der Anamnese
- Herzrhythmusstörungen
- Risikofaktoren (Zigarettenrauchen, arterielle Hypertonie, Hyperlipoproteinämie, Diabetes mellitus, körperliche Inaktivität, Streß, positive Familienanamnese)
- Berufsanamnese (Art der Tätigkeit, Zeitdruck usw.)
- Gynäkologische Anamnese (Zahl der Geburten, Menstruationszyklus, Menopausealter, gynäkologische Operationen, Antikonzeptiva)
- Claudicatio intermittens (Gehstrecke)
- Cerebrovaskuläre Insuffizienz
- Medikamentenanamnese (Kurz- und Langzeitnitrate, β-Rezeptoren-Blocker, Calciumantagonisten, ACE-Hemmer, Digitalis, Diuretika, Antilipämika, Antihypertensiva, Antiarrhythmika, Antikoagulantien, Thrombozytenaggregationshemmer, andere Medikamente).

Tab. 12.5: Funktionelle Klassifizierung der stabilen Angina pectoris nach Angaben der Canadian Cardiovascular Society

Grad I	**Bei normaler körperlicher Aktivität** (z. B. Spazierengehen, Treppensteigen) **keine Angina pectoris**, nur bei anstrengender, schwerer körperlicher Tätigkeit (z. B. Dauerlauf, anstrengende längerdauernde Arbeit).
Grad II	**Geringe Beeinträchtigung bei normaler körperlicher Aktivität** (rasches Treppensteigen, Bergaufgehen, Spazierengehen oder Treppensteigen nach Mahlzeiten, in der Kälte, gegen den Wind). Bei psychischen Belastungen. Nur in den ersten Stunden nach dem Aufwachen.
Grad III	**Erhebliche Beeinträchtigung bei täglichen Aktivitäten.** Beschwerden bereits bei normalem Treppensteigen in den ersten Stock.
Grad IV	**Beschwerden bei geringster körperlicher Belastung.** Angina pectoris bereits in Ruhe vorhanden.

Bereits anhand der Anamnese kann man das **Risikoprofil** der Patienten mit Angina pectoris erfassen. Dabei haben Patienten mit

- Zustand nach Myokardinfarkt
- arterieller Hypertonie sowie
- ST-Strecken-Senkungen im Ruhe-EKG

das höchste Risikoprofil.

Nach der **Belastbarkeit** der Patienten kann man die **Angina pectoris** in **verschiedene Schweregrade** einteilen. Die Kanadische Gesellschaft für Kardiologie und Angiologie hat in Anlehnung an die NYHA-Einteilung eine funktionelle Klassifizierung der stabilen Angina pectoris vorgenommen (Tabelle 12.5).

In unserer Arbeitsgruppe haben wir uns nach der Einteilung in Tabelle 12.6 orientiert. Der Gehstrecke ist ein Schrittmaß von 120/min zugrunde gelegt, um dadurch eine einheitliche Beurteilung zu ermöglichen.

12.12.5 Klinische Untersuchung

Außerhalb des Anfalls bietet die klinische Untersuchung in der Regel keine sicheren Befunde.

Im **Angina-pectoris-Anfall** kann es durch eine passagere Linksherzinsuffizienz zum **Galopprhythmus** durch einen III. oder IV. Herzton kommen. Eventuell kann eine vorübergehende Papillarmuskeldysfunktion auftreten, ein meist **mittel- bis spätsystolisches Geräusch** über der Herzspitze hervorrufen und mit einem systolischen Klick eingeleitet werden.

12.12.6 Laboruntersuchungen

Folgende Laboruntersuchungen im Nüchternzustand sollen als **Minimalprogramm** bei Patienten mit koronarer Herzkrankheit/Angina pectoris durchgeführt werden: BSG, CrP, Blutzucker, TSH basal, kleines Blutbild, Cholesterin, Triglyceride, HDL, LDL, Harnsäure, Kalium, Kreatinin.

12.12.7 Ruhe-EKG

Das Ruhe-EKG **außerhalb** des Angina-pectoris-Anfalls ist bei ca. 50% der Patienten normal. Es ist nur dann pathologisch, wenn die myokardiale Ischämie sehr intensiv ist, was in der Regel mit einer Koronararterienstenose > 90% verbunden ist. Eine horizontale oder deszendierende ST-Strecken-Senkung von > 0,05 mV ist bereits als pathologisch anzusehen. Die Erscheinungen der myokardialen Ischämie sind aber auch vom Funktionszustand des Kollateralsystems und von der zellulären Adaptation abhängig. Deshalb sind bei gleicher Intensität und Schwere der Koronararterienstenose verschiedene Ausprägungen der EKG-Veränderungen bei unterschiedlichen Patienten nachweisbar (Parsi et al. 1977b).

Eine aus einer isoelektrischen ST-Strecke **scharf abgesetzte T-Welle** im Ruhe-EKG kann nach eigenen Untersuchungen auf eine myokardiale Ischämie hinweisen. Bei diesen Patienten ist stets ein positives Belastungs-EKG zu erwarten (Parsi et al. 1974).

Das **Ruhe-EKG** bei **Stammstenose** der linken Koronararterie zeigt kein spezifisches Bild. Jedoch kann man davon ausgehen, daß bei Stenosierung des Stammes von **70%–90%** sowohl tiefere ST-Strecken-Senkungen (> 0,1–0,3 mV) als auch in mehreren benachbarten Brustwandableitungen zu finden sind, was auch mit anderen Mitteilungen übereinstimmt (Conley et al. 1978).

Bei eigenen Patienten (Lenz und Wetzel 1994) fanden wir bei 58% eine ST-Strecken-Senkung von 0,1 mV, bei 32% 0,2 mV sowie bei je 5% 0,3 und

Tab. 12.6: Einteilung der Angina pectoris (Parsi 1981)

Stadium I	Angina pectoris tritt bei schwerer körperlicher Belastung auf, ca. 3′ 150 W, Gehstrecke über 1000 m.
Stadium II	Angina pectoris tritt bei mittlerer körperlicher Belastung auf, ca. 3′ 100 W, Gehstrecke 500–1000 m.
Stadium III	Angina pectoris tritt bei leichter körperlicher Belastung auf, ca. 3′ 50 W, Gehstrecke 100–500 m.
Stadium IV	Angina pectoris tritt bei geringster körperlicher Belastung auf, unter 3′ 25 W, Gehstrecke unter 100 m.

0,4 mV. Bei Stammstenose der linken Koronararterie < 50% und hämodynamisch nicht wirksamen Mehrgefäßstenosen sind diese ST-Strecken-Veränderungen signifikant geringer.

Diese **ST-Strecken-Senkungen** können mit **T-Wellen-Negativierungen** verbunden sein. Jedoch kann auch in wenigen Fällen bei normalem oder diskret verändertem Ruhe-EKG eine schwere Stammstenose der linken Koronararterie vorliegen, wobei ein ausgeprägter Kollateralkreislauf von der rechten Koronararterie eine wesentliche Rolle bei diesem Befund spielt. Bei unseren Patienten fanden wir nur bei 31% keine Ruhe-EKG-Veränderungen. Im Gegensatz dazu ist das Ruhe-EKG bei Angina pectoris und sonstigen bedeutsamen Koronararterienstenosen etwa bei 50% normal. Bei hochgradigen ST-T-Veränderungen muß an eine Stammstenose der linken Koronararterie gedacht werden.

Das **während** des Angina-pectoris-Anfalls geschriebene EKG kann folgende Veränderungen zeigen, die eine myokardiale Ischämie nachweisen:

- besonders linkspräkordial
- T-Wellen-Negativierung, besonders spitz negativ, sog. koronares T
- seltener ST-Elevation, z.B. bei Prinzmetal-Angina oder transmuraler Ischämie
- intraventrikuläre Erregungsleitungsstörungen (Schenkelblockierungen)
- Erregungsbildungsstörungen (supraventrikuläre, ventrikuläre Extrasystolie, Tachykardie)
- AV-Blockierungen I.–III. Grades
- überdrehter Linkstyp, Winkel $\alpha > -30$
- Veränderungen der U-Welle
- Veränderungen der P-Welle.

12.12.8 Belastungstests

Ein negativer Ruhe-EKG-Befund schließt eine koronare Herzkrankheit nicht aus, so daß zur Aufdekkung einer latenten myokardialen Ischämie ein Provokationstest zusätzlich durchzuführen ist.

Zur Erzeugung eines **Mißverhältnisses zwischen O_2-Angebot und O_2-Verbrauch** stehen verschiedene Verfahren zur Verfügung (Tabelle 12.7).

➤ Ergometrische Belastung

Bei **männlichen Patienten** besteht eine gute Korrelation zwischen dem Befund des **Belastungs-EKG** und der Koronarangiographie (durchschnittlich um 74%). Diese Übereinstimmung betrug bei Koronararterienstenosen >50%, bei totalem Verschluß 92% (Tabelle 12.8; s. Kap. 2.20).

Bei Patienten mit **Stammstenose** der linken Koronararterie treten bereits auf niedriger Belastungsstufe eine Angina pectoris sowie ST-Strecken-Senkungen von 0,2 mV und mehr auf. Ähnliche Befunde wurden auch von anderen Untersuchern beschrieben (Nakhjavan et al.1987).

Verwendet man bei **Frauen** die gleichen ST-Strecken-Kriterien für eine pathologische Belastungs-EKG-Reaktion wie für Männer, so findet man eine große Differenz in der Übereinstimmung zum Koronarangiogramm. Bei Frauen hat ein positives Belastungs-EKG einen geringeren Aussagewert für eine koronare Herzkrankheit, während der negative Test insofern von Wert ist, da er bei Frauen ohne Hauptrisikofaktoren eine bedeutsame Koronaratherosklerose ausschließt. In einer eigenen Untersuchung fanden wir eine Übereinstimmung von Koronarangiogramm und Belastungs-EKG nur bei 46,8% der Patientinnen, 32,8% hatten ein falsch-positives, 20,4% ein falsch-negatives Belastungs-EKG.

Warum der Anteil der falsch-positiven Belastungs-EKG-Befunde bei Frauen so hoch ist, ist noch nicht endgültig geklärt. Es wird angenommen, daß die chemisch sehr ähnliche Struktur der Östrogene mit der von Digitalis für diese EKG-Veränderungen verantwortlich ist. Haben Frauen mit Risikofaktoren eine horizontale ST-Strecken-Senkung von ≥ 0,2 mV, ist mit pathologischen Veränderungen der Koronararterien zu rechnen.

Tab. 12.7: Diagnostische Methoden zur Erzeugung eines Mißverhältnisses zwischen O_2-Angebot und O_2-Verbrauch

O_2-Verbrauch ↑	O_2-Angebot ↓
• **körperliche Belastung vorwiegend dynamisch** – Fahrradergometrie – Laufband – Klettertest **vorwiegend isometrisch** – hand grip • **medikamentöse Belastung** – Isoproterenol – Dobutamin	• **medikamentöse Belastung** – Dipyridamol • **artifizielle Vorhofstimulation** • **O_2-Magelatmung** • **Koronarspasmus-provokation** – Kältetest – Ergonovin-Test – Hyperventilation

Tab. 12.8: Korrelation des Belastungs-EKG mit dem Koronarangiogramm bei 398 männlichen Patienten (eigene Untersuchung)

Koronar-veränderungen	Belastungs-EKG	
	normal	pathologisch
Stadium 0 (normale Koronararterien)	100 (= 67 %)	50 (= 33 %)
Stadium I (Einengungen < 50 %)	30 (= 36 %)	53 (= 64 %)
Stadium II (Einengungen > 50 %)	8 (= 8 %)	152 (= 92 %)
Gesamt	**143**	**255**

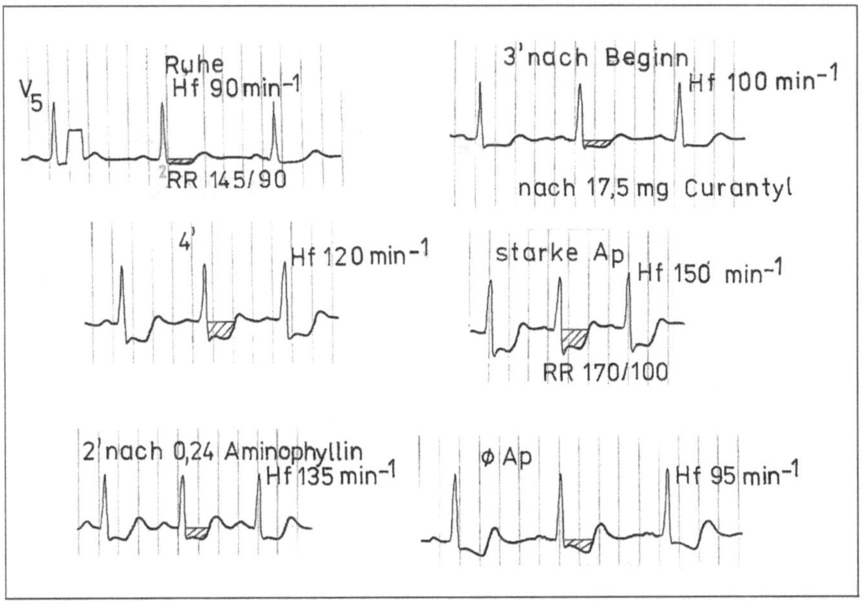

Abb. 12.8: Ausgeprägt positiver Dipyridamol-Test bei einer 40jährigen Patientin mit Angina pectoris bei RIVA- und RCA-Stenose > 50 %. Formal pathologisches Ruhe-EKG. Bereits 4 min nach Beginn starke Angina pectoris mit 5 mm horizontal gesenkter ST-Strecke und biphasischer T-Welle. Nach Aminophyllin wird das Ausgangs-EKG nicht sofort erreicht

➤ Medikamentöse Belastung

Neben der körperlichen Belastung können auch medikamentöse Belastungstests mit **Dipyridamol, Isoproterenol** und **Dobutamin** eine myokardiale Ischämie auslösen. Diese Methoden erweitern das diagnostische Spektrum der IHK. Sie sind in der Diagnostik besonders dann eine wesentliche Hilfe, wenn

- das **Ruhe-EKG** durch Schenkelblockbilder, WPW-Syndrom, Digitalisierung u. a. bereits verändert ist,
- aus **objektiven Gründen** wie Beinamputation oder klinisch manifeste periphere arterielle Durchblutungsstörungen keine körperliche Belastung durchgeführt werden kann oder
- aus **subjektiven Gründen** die submaximale altersbezogene Herzfrequenz, z. B. keine kooperative Haltung des Patienten, nicht erreicht werden kann ferner
- als **Belastungstest** bei anderen **Untersuchungsverfahren** wie Echokardiographie, nuklearmedizinischen Untersuchungen,
- als Ergänzung zur Ergometrie besonders bei **Frauen**.

– Dipyridamol

Verabreicht man Dipyridamol (Curantyl®, Persantin®) in einer Dosierung von 0,5–0,75 mg/kg KG intravenös, so kommt es über einen Coronary-steal-Effekt zu einer Angina pectoris und/oder ischämischen EKG-Zeichen (Abbildung 12.8). Die Sensitivität des Tests beträgt für Männer mit schwerer Einengung der Koronararterien 85%, die Spezifität 63% (Tabellen 12.9 und 12.10). Kombiniert man die Aussagefähigkeit des Dipyridamol-Tests und des Belastungs-EKG, so steigt die diagnostische Sicherheit auf 95%.

Im Vergleich zur Fahrradergometrie hatte der Dipyridamol-Test bei unserer Untersuchung mit 36% bei Frauen eine größere Spezifität. Bei der Durchführung des Dipyridamol-Tests ist zu beachten, daß signifikante Verlängerungen der AV-Knoten-Leitungszeit entstehen (Abbildung 12.9), die bis zur Asystolie führen können (Parsi et al. 1981a).

– Isoproterenol

Die Infusionsgeschwindigkeit wird so eingestellt, daß eine Herzfrequenz von 130–150 Schläge/min erreicht wird. Die wirksame Dosis liegt zwischen 7,5 und 22,5 µg/min.

Der Test ist dann als **positiv** anzusehen, wenn ischämische EKG-Veränderungen nachweisbar wer-

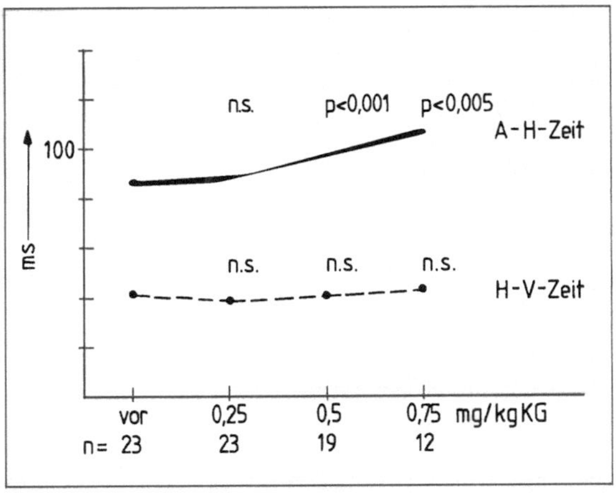

Abb. 12.9: Dosisabhängige Zunahme der A-H-Zeit unter Dipyridamol ohne Beeinflussung der H-V-Zeit

12 Koronare Herzkrankheit

Tab. 12.9: Sensitivität des Dipyridamol-Tests im Vergleich zur Fahrradergometrie bei Männern mit Koronararterienstenosen (eigene Untersuchung)

			Sensitivität (in %)		
Gefäßbefall	Patientenzahl	Alter in Jahren	Dipyridamol-Test	Belastungs-EKG	χ^2-Test
1	14	47,3 ± 6,9	86	71	n. s.
2	21	49,5 ± 5,7	86	76	n. s.
3	25	50,1 ± 5,9	84	96	n. s.
gesamt	**60**	**49,2 ± 5,9**	**85**	**83**	**n. s.**

Tab. 12.10: Spezifität des Dipyridamol-Tests bei Männern und Frauen (eigene Untersuchung)

			Spezifität (in %)		
Geschlecht	Patientenzahl	Alter in Jahren	Dipyridamol-Test	Belastungs-EKG	χ^2-Test
Männer	8	39,8 ± 9,4	63	75	n. s.
Frauen	14	48,1 ± 5,7	57	36	n. s.

den. Die Spezifität des Isoproterenol-Tests wird mit 96%, seine Sensitivität mit 93% angegeben.

– **Dobutamin** (s. Kap. 5.11.3).

12.12.9 Langzeit-EKG

Die Langzeit-EKG-Aufzeichnung bringt bei Angina pectoris zusätzlich Informationen über evtl. vorhandene Episoden von stummer Ischämie und ischämiebedingte, ventrikuläre Herzrhythmusstörungen, da diese Episoden bei Patienten mit stabiler Angina pectoris relativ häufig sind. Diese Befunde sind für die Diagnose aber deutlich weniger bedeutsam als die des Belastungs-EKG. Die korrekte Bewertung der ST-Strecken-Veränderungen setzt eine entsprechende Aufzeichnung von 2 oder 3 Ableitungen und eine computergestützte Auswertung voraus.

12.12.10 Röntgen-Thorax

Die konventionelle Röntgenuntersuchung des Herzens in 2 Ebenen hat keine diagnostische Aussage bei Patienten mit Angina pectoris. Der Aussagewert erhöht sich dann, wenn es bereits zur manifesten Herzinsuffizienz gekommen ist. In seltenen Fällen kann durch die Röntgen-Thorax-Aufnahme eine Verkalkung, z.B. im Bereich der Koronararterien oder im Aortenknopf, festgestellt werden.

12.12.11 Echokardiographie

Die Echokardiographie hat sich aufgrund ihrer technischen Entwicklung zu einer der wichtigsten Methoden in der Beurteilung der Herzfunktion auch bei der koronaren Herzkrankheit entwickelt. Es ist dadurch wie bei der invasiven Diagnostik möglich, die **systolische** und **diastolische** Funktion des linken Ventrikels sowie die regionale **Wandkinetik** zu beurteilen. Mittels dopplerechokardiographisch erfaßtem transmitralen Flußmuster ist die diastolische Funktion des linken Ventrikels abschätzbar, da Störungen der Compliance oder der Relaxation im Prinzip charakteristische Flußsignale hervorrufen. Jedoch wird das transmitrale Flußmuster aber durch verschiedene Faktoren wie Geschlecht und Alter des Patienten, Vorhof- und Perikardmerkmale etc. modifiziert. Es konnte dennoch in einer prospektiven Untersuchung (Weihs et al. 1998) gezeigt werden, daß Patienten mit schwerer diastolischer Dysfunktion erkannt werden können.

Da die koronare Herzkrankheit regionale Veränderungen am linken Ventrikel bewirkt, können im **M-Mode** und besonders im **2-D-Bild** die Wandkinetik und andere ischämisch bedingte Veränderungen wie Mitralklappenregurgitatiton als Folge der Papillarmuskeldysfunktion beurteilt werden. Die **Einteilung der Wandbewegungsstörungen** entspricht denen bei der Ventrikulographie gebräuchlichen.

Echokardiographische Kriterien der Wandbewegungsstörung sind:

- fehlende oder reduzierte systolische Wanddickenzunahme
- fehlende oder reduzierte Wandbewegungsamplitude sowie
- reduzierte Wanddicke.

Die von der **visuellen**, stark von der Erfahrung des Untersuchers abhängige Beurteilung der regionalen und globalen Wandkinetik kann auch computergestützt ausgewertet werden.

Bei Patienten mit **Postinfarktzustand** ist eine zuverlässige Lokalisationsdiagnostik des abgelaufenen Myokardinfarktes sowie die Beurteilung seiner Komplikationen, wie Aneurysmabildung, möglich.

Neben der Beurteilung der Ventrikelfunktion ist besonders mittels transösophagealer Echokardiographie auch die **Darstellung der proximalen Abschnitte der Koronararterien** teilweise möglich. Nach Memmola et al. (1994) waren bei 70% der

Tab. 12.11: Beziehungen zwischen der Schwere der Koronararterienveränderungen und der Ausprägung linksventrikulärer Kinetikstörungen (Haug 1994)

Grad der Koronararterienstenose	linksventrikuläre Kinetik in Ruhe	linksventrikuläre Kinetik unter mäßiger Belastung	linksventrikuläre Kinetik unter submaximaler Belastung
keine	Normokinesie	Hyperkinesie	Hyperkinesie
50–70 %	Normokinesie	Hyperkinesie	Hypokinesie
70–90 %	Normokinesie	Hypokinesie	Hypokinesie, Akinesie oder Dyskinesie
90–99 % mit ausreichenden Kollateralen	Normo- bis Hypokinesie	Normo- bis Hypokinesie	Hypokinesie, Akinesie oder Dyskinesie
90–99 % mit unzureichenden Kollateralen	Akinesie	Hypokinesie	Akinesie oder Dyskinesie

Patienten diese Abschnitte darstellbar. Dabei konnte der **Stamm** der linken Koronararterie mit 94% am häufigsten, der R. circumflexus zu 82% und der R. interventricularis ant. zu 78% abgebildet werden.

12.12.12 Belastungs-Echokardiographie

Die Belastungs-Echokardiographie hat sich als eine wichtige Methode bei der Diagnostik der ischämischen Herzkrankheit etabliert. Sie erfaßt bereits frühzeitig diastolische und systolische Veränderungen der Funktion des linken Ventrikels. Die folgende **Ischämiekaskade** zeigt den Ablauf des Ischämieprozesses von myokardialen Perfusionsstörungen bis zur Angina pectoris:

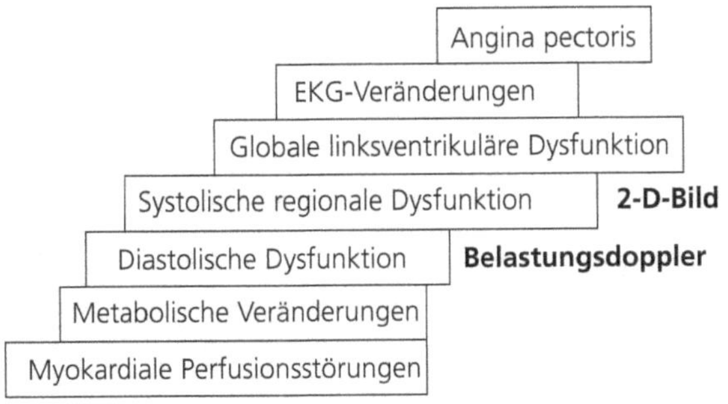

Die **Sensitivität** der Belastungs-Echokardiographie wird mit 65–90% und die **Spezifität** mit 90–95% im Vergleich zur Koronarangiographie angegeben (Task Force of ESC 1997).

Je nach Schwere der Koronararterienveränderungen findet man unterschiedliche Ausprägungen der linksventrikulären Kinetikstörungen (Tabelle 12.11).

Zur **prognostischen Bedeutung** der pathologischen Belastungs-Echobefunde konnten Picano et al. (1995) zeigen, daß bei diesen Patienten in einem Zeitraum von 14 Monaten ein auf 1,6 bzw. 1,9 erhöhtes relatives Risiko für nicht-tödliche bzw. tödliche Reinfarkte bestand. Veegh et al. (1999) fanden in einer Studie zur Dobutamin-Belastungs-Echokardiographie, daß bei normalen Ruhe- und Dobutatim-Belastungs-Echo eine gute Prognose zu erwarten ist.

12.12.13 Nuklearmedizinische Untersuchung

Die Spezifität der Thalliumszintigraphie zur Diagnostik der koronare Herzkrankheit wird mit 90–95%, die Sensitivität mit 65–90% angegeben (Task Force der ESC 1997). Dabei hat die Lokalisation der Koronararterienstenose einen Einfluß auf die Aussagekraft. Prozesse am R. interventricularis ant. werden mit 80% und an der rechte Koronararterie mit 60% sicher erfaßt.

Anwendungsbereiche (s. Kap. 6.14) der Thalliumszintigraphie sind Veränderungen im Ruhe-EKG, die eine Beurteilung der Ischämiereaktion im Belastungs-EKG erschweren sowie vor revaskularisierenden Maßnahmen zur Differenzierung von Narbe und „hibernating myocardium" (Abbildung 12.10, s. Farbtafel S. 870). Die Strahlenbelastung dieser Untersuchung darf aber nicht außer acht gelassen werden.

12.12.14 Herzkatheterisierung

Zur Beurteilung der Morphologie des Koronararteriensystems und der Funktion des linken Ventrikels wird zur Entscheidung für instrumentell-chirurgischen Interventionen die **Koronarangiographie** und **Lävographie** durchgeführt.

➤ Koronarangiographie

Der Schweregrad der Koronaratherosklerose wird nach der prozentualen Einengung der Koronararterie beurteilt. Methodik, Indikationen zur Koronarangiographie und Beurteilung s. Kap. 8 (S. 159).

Bei etwa 90% der Patienten mit typischer Angina pectoris liegen atherosklerotische Einengungen der Koronararterien vor. Die bevorzugte **Prädilektionsstelle** ist der R. interventricularis ant. etwa 2,0–2,5 cm nach seinem Abgang, er ist mit 83% am häufigsten betroffen (Abbildung 12.11). Veränderungen der rechten Koronararterie (Abbildung 12.12) findet man bei 73% der Patienten und des R. circumflexus der linken Koronararterie bei 66%.

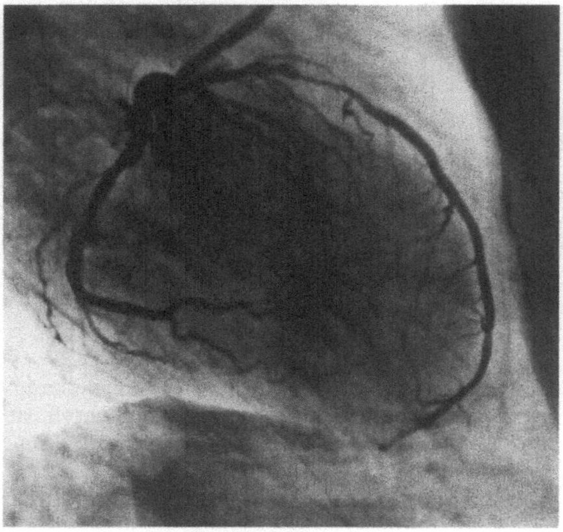

Abb. 12.11: Hochgradige längerstreckige Stenose im proximalen Abschnitt des R. interventricularis anterior sowie grobe Plaques im R. circumflexus

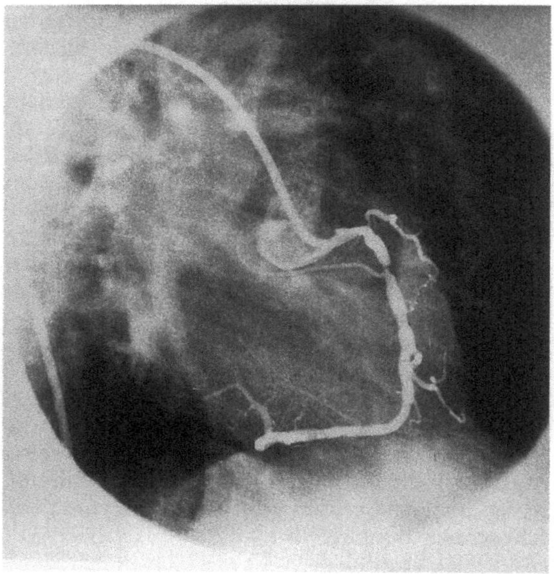

Abb. 12.12: Hochgradige Einengung im proximalen Abschnitt der rechten Koronararterie

Die **Stammstenose der linken Koronararterie** ist als Einengung des Gefäßlumens zwischen dem Ursprung der linken Koronararterie im Sinus Valsalvae und ihrer Aufzweigung in den R. interventricularis ant. und den R. circumflexus definiert. Sie führt je nach Stenosegrad zur Einschränkung der linksventrikulären Funktion. Bei 36% dieser Patienten fanden wir Rechts-Links-Kollateralen. 19% hatten einen Linkstyp, 42% einen Intermediärtyp und 39% einen Rechtstyp der arteriellen Myokardversorgung.

In bezug auf koronarinterventionelle Maßnahmen sind bei der Beurteilung der Koronarbefunde folgende Aspekte zu berücksichtigen:

- Lokalisation und Morphologie der Koronararterienstenosen
- Grad der Einengung
- prä- und poststenotisches Gefäßkaliber
- peripherer Kontrastmittelabstrom
- Ausprägung von Kollateralen
- Typ der arteriellen Myokardversorgung.

➤ Lävographie

Die Lävographie erlaubt die Beurteilung der Morphologie, Wandkinetik und Funktion des linken Ventrikels (Durchführung und Beurteilung s. Kap. 8, S. 159).

Neben Störungen der regionalen und globalen Wandbewegung können die Wanddicke, Parameter der systolischen und diastolischen Funktion des linken Ventrikels bestimmt werden.

Ein **Herzwandaneurysma** liegt vor (Abbildung 12.13), wenn neben dyskinetischen bzw. akinetischen Kontraktionsstörungen mehr oder weniger deutlich abgesetzte Wandausbuchtungen vom Ventrikelcavum mit überdauernder Kontrastierung und ausgelöschter Trabekelstruktur nachweisbar sind, die am sichersten durch die biplane Ventrikulographie erfaßt werden können.

Die Beurteilung der Funktion des linken Ventrikels ist sowohl für die Wahl des therapeutischen Verfahrens (medikamentöse Behandlung, körperliches Training, aorto-koronarer Venenbypass, Aneurysmaresektion) als auch zur Einschätzung der Prognose entscheidend.

➤ Funktion des linken Ventrikels unter Ruhebedingungen

Unter Ruhebedingungen zeigt die linksventrikuläre Funktion bei Angina-pectoris-Patienten mit Koronararterienstenosen ohne durchgemachten Myokardinfarkt in der Regel keine pathologischen Veränderungen.

Der entscheidende Funktionsparameter ist die **Pumpfunktion des linken Ventrikels.** Sie kann unter Einbeziehung folgender **Kompensationsmechanismen** längere Zeit aufrechterhalten bleiben:

- höhere Ausgangsspannung der Herzmuskelfasern (Frank-Starling-Mechanismus)
- Hypertrophie des Myokards
- erhöhte sympathiko-adrenerge Aktivität.

Sie kann unter Ruhebedingungen auch bei Patienten mit schweren Koronararterienveränderungen noch im Normbereich sein. Erst bei Einengungen der Koronararterien > 90% kommt es zu einer ischämiebedingten linksventrikulären Funktionsstörung, die mit

Tab. 12.12: Verhalten des LVEDP und der zirkumferentiellen Wandspannung in den verschiedenen Koronaratherosklerosestadien (eigene Untersuchung), 0 = normale Koronararterien, I = Koronararterienstenosen <50 %, II = Koronararterienstenosen >50 %, III = Postinfarktzustand.

Koronaratherosklerosestadium	n	Alter (Jahre)	Herzfrequenz (min^{-1})	LVEDP (mmHg)	zirkumferentielle Wandspannung ($dyn/cm^2 \times 10^3$)
0	19	42,4 ± 10,1	84 ± 15	7 ± 1	24,6 ± 7,1
I	10	48,3 ± 7,7	76 ± 16	7 ± 2	26,3 ± 7,3
II	14	44,9 ± 9,1	90 ± 25	9 ± 3	28,8 ± 11,4
III	22	49,1 ± 6,7	74 ± 13	12 ± 8	44,3 ± 33,3

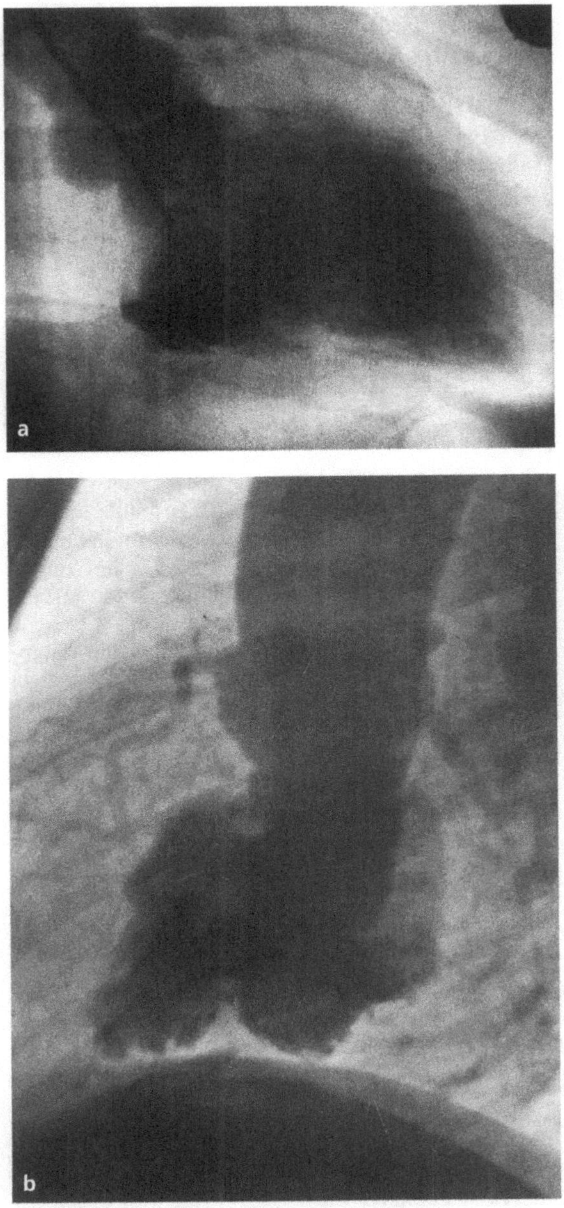

Abb. 12.13: Ventrikulogramm. a – großflächige Akinesie der Vorderwand-Spitze, b – Hinterwandaneurysma

einer Angina pectoris bzw. Ruhe-EKG-Veränderungen einhergeht.

Nachfolgend werden einige Parameter der linksventrikulären Funktion bei Patienten mit Angina pectoris dargestellt.

Wandspannung

Die zirkumferentielle Wandspannung steigt mit Zunahme der Schwere der Koronaratherosklerose. Der Koronarpatient entwickelt bei wesentlich geringerem systolischem Druck die gleiche systolische Wandspannung wie ein Patient mit arterieller Hypertonie. Diastolisch ist sie aber doppelt so hoch. Daraus resultiert ein in Ruhe bereits erhöhter myokardialer Sauerstoffbedarf.

Linksventrikulärer enddiastolischer Druck

Patienten mit Ein- und Zweigefäßerkrankungen haben meist einen normalen linksventrikulären enddiastolischen Druck, bei Dreigefäßerkrankung und Postinfarktzustand finden sich eher erhöhte enddiastolische Druckwerte (Tabelle 12.12).

Linksventrikuläres enddiastolisches Volumen

Mit der Schwere der koronaratherosklerotischen Veränderungen kommt es auch zu Änderungen des linksventrikulären enddiastolischen Volumens.

Als Ursachen kommen dafür **zwei Mechanismen** in Betracht:

- **Frank-Starling-Mechanismus**, durch den infolge der erhöhten diastolischen Vordehnung der potentiellen Abnahme des Schlagvolumens entgegengewirkt wird und/oder
- **Abnahme der Ventrikeldehnbarkeit**, d.h. Zunahme der Wandsteifigkeit. Das enddiastolische Volumen nimmt nicht zu.

Neben der Korrelation des Schweregrades der Koronaratherosklerose zum LVEDV besteht nach unseren Untersuchungen auch ein Zusammenhang zum LVESV, zur EF und zum Schlagvolumen (Heublein und Pech 1978, Parsi 1981; Tabelle 12.13).

Kontraktilität

Mit zunehmender myokardialer Ischämie oder durch Umbau des Myokards sind auch Auswirkungen auf die Kontraktilität zu erwarten. Die Reduktion der Kontraktilität nimmt mit der Ventrikelfüllung zu.

Tab. 12.13: Vergleich hämodynamischer Parameter von 65 Patienten mit Angina pectoris und verschiedenem Schweregrad der Koronaratherosklerose im Vergleich zu 15 herzgesunden Patienten (eigene Untersuchung) 0 = normale Koronararterien, I = Koronararterienstenosen < 50%, II = Koronararterienstenosen > 50%, III = Postinfarktzustand.

Patientengruppe	n	LVEDV (ml/m²)	LVESV (ml/m²)	SV (ml/m²)	EF (%)
Herzgesunde	15	81 ± 12	28 ± 11	53 ± 13	67 ± 7
0	19	82 ± 12 n.s.	25 ± 7 n.s.	57 ± 10 n.s.	69 ± 7 n.s.
I	10	92 ± 17 n.s.	27 ± 5 n.s.	65 ± 20 n.s.	69 ± 10 n.s.
II	14	88 ± 27 n.s.	39 ± 20	50 ± 19 n.s.	57 ± 13 n.s.
III	22	113 ± 43 p < 0,01	62 ± 41 p < 0.01	52 ± 13 n.s.	50 ± 14 p < 0,01

Von den Kontraktilitätsparametern der **auxotonen Phase** ist die **Auswurffraktion** mit Zunahme der Koronaratherosklerose und dem Schweregrad der kinetischen Störungen des linken Ventrikels signifikant reduziert.

Die Kontraktilitätsparameter der **isovolumetrischen Phase** haben hingegen eine geringere Bedeutung für die Beurteilung der linksventrikulären Funktion. Sie zeigten in unseren Untersuchungen (Heublein und Pech 1978) keine statistisch sicheren Unterschiede zwischen Postinfarktpatienten, Patienten mit Koronaratherosklerose ohne durchgemachten Myokardinfarkt und Herzgesunden, was auch in Übereinstimmung mit anderen Untersuchern steht (Petersen et al. 1974, Bussmann 1976).

Muskelmasse des linken Ventrikels

Die Zunahme der Muskelmasse des linken Ventrikels geht nicht parallel mit einer entsprechenden Leistungssteigerung. Moraski et al. (1975) fanden bei Patienten mit Dreigefäßerkrankung mit und ohne Myokardinfarkt eine signifikant höhere Muskelmasse. Diese Tendenz war auch in eigenen Untersuchungen vorhanden. Darüber hinaus korrelierten die Schätzwerte der Muskelmasse des linken Ventrikels mit den Parametern der Vorlast (Pech et al. 1974). Da in vivo eine Unterscheidung zwischen Bindegewebe und Muskelmasse nicht möglich ist, bleibt offen, wie groß der wahre Anteil der Muskelmassenzunahme ist. Die Massenzunahme des linken Ventrikels geht mit dem Anstieg der diastolischen Wandspannung parallel. Dieser Zusammenhang ist bei Mehrgefäßerkrankung signifikant. Die Hypertrophie des linken Ventrikels kann als Folge der erhöhten Wandspannung angesehen werden.

Kinetische Störungen des linken Ventrikels

Störungen der Wandbewegung des linken Ventrikels sind die Folge der myokardialen Ischämie, disseminierter Fibrose und von Narbenbezirken. Diese regionalen Kontraktionsstörungen sind erwartungsgemäß bei Patienten mit Postinfarktzustand häufiger als bei denen ohne durchgemachten Myokardinfarkt (Tabelle 12.14).

Funktion des linken Ventrikels unter Belastung

Da die Ruhefunktion des linken Ventrikels in der Regel normal ist, wurden verschiedene **Belastungsmethoden** wie

- körperliche, besonders Fahrradergometrie,
- medikamentöse, besonders der Dipyridamol-Test, und die
- artifizielle Vorhofstimulation

zur Provokation der myokardialen Ischämie und zur Erfassung der damit im Zusammenhang stehenden hämodynamischen Veränderungen des linken Ventrikels bei Patienten mit ischämischer Herzkrankheit eingesetzt.

Korreliert man bei Patienten mit Koronaratherosklerose den LVEDP mit dem unter Belastung gemessenen Volumen, so zeigt sich eine Verschiebung der Druck-Volumen-Kurve nach links, d.h., der ischämische linke Ventrikel arbeitet auf einer abnorm steilen Druck-Volumen-Kurve.

Wie auch in eigenen Untersuchungen gezeigt werden konnte (Pech et al.1980, Parsi et al.1990), verschlechtert sich unter den Bedingungen der belastungsinduzierten myokardialen Ischämie die diastolische und systolische Funktion des linken Ventrikels,

Tab. 12.14: Synerger und gestörter Kontraktionsablauf des linken Ventrikels bei 65 Patienten mit Angina pectoris und verschiedenen Schweregraden der Koronaratherosklerose (eigene Untersuchung) 0 = normale Koronararterien, I = Koronararterienstenosen < 50%, II = Koronararterienstenosen > 50%, III = Postinfarktzustand.

Patientengruppe	n	Synergie	Hypokinesie		Akinesie	Dyskinesie
			regional	global		
0	19	19				
I	10					
II	14	7	3	1	1	2
III	22	3	8	4	4	3

und es werden kinetische Störungen induziert. Das Ausmaß dieser reversiblen Funktionsänderungen ist vom Schweregrad der Koronararterienveränderungen und evtl. vorhandenen narbigen Veränderungen im Myokard abhängig. Neben der Erhöhung des LVEDP fällt vor allem die Abnahme des Quotienten aus dp/dt_{max}: P auf. Das bedeutet, daß das durch Ischämie geschädigte Myokard seine Kontraktilität im Gegensatz zum gesunden kaum mehr steigern kann. **Die Relaxation und die diastolische Funktion des linken Ventrikels sind häufig früher und stärker als die Kontraktion und die systolische Funktion betroffen.**

Im Prinzip verursachen alle Belastungsmethoden eine ähnliche Reaktion: Es kommt zum Abfall der Auswurffraktion, der LVEDP steigt signifikant an. Was das enddiastolische Volumen anbelangt, zeigt sich je nach wirkendem Kompensationsmechanismus eine Zunahme des LVEDV als Ausdruck des **Frank-Starling-Mechanismus** bzw. ein Gleichbleiben oder eine Abnahme, was der **Verminderung der Ventrikeldehnbarkeit** entspricht.

Die **Angina pectoris**, andere **Ischämieäquivalente** wie Atemnot, oder EKG-Veränderungen sind in der Regel erst zu beobachten, wenn sich die **linksventrikuläre Funktionsstörung** bereits manifestiert hat und die Umstellung auf den anaeroben Stoffwechsel erfolgt ist (s. Ischämiekaskade, S. 387, und Abbildung 12.14).

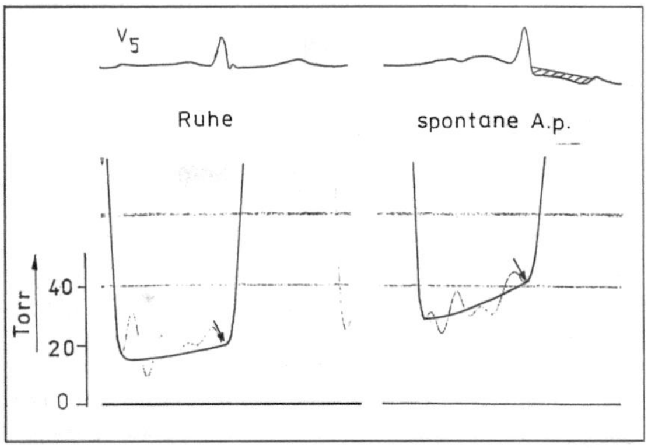

Abb. 12.14: 58jähriger Patient mit instabiler Angina pectoris. Bereits in Ruhe erhöhter linksventrikulärer enddiastolischer Druck, der während eines spontanen Angina-pectoris-Anfalls weiter zunimmt. Gleichzeitiges Auftreten einer 2 mm horizontal gesenkten ST-Strecke in V_5

12.12.15 Differentialdiagnose der Angina pectoris

Die **Thoraxschmerzen** können verschiedene Ursachen haben:

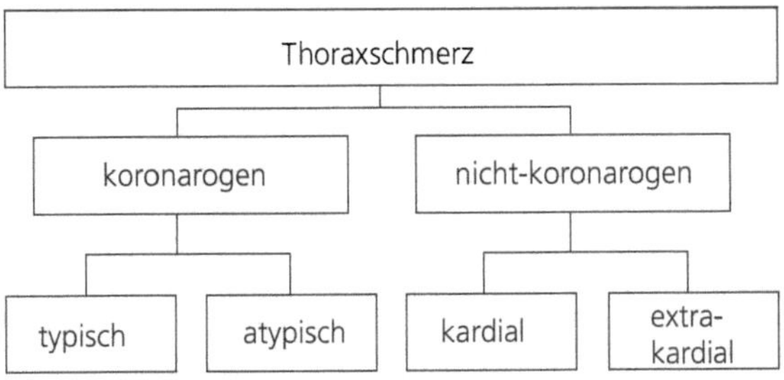

Die Symptome einer Angina pectoris sind meist so eindeutig, daß eine Verwechslung mit anderen Erkrankungen kaum vorkommen dürfte, jedoch gibt es atypische Fälle mit unterschiedlicher Schmerzlokalisation und Schilderung, so daß eine Vielzahl differentialdiagnostischer Erwägungen notwendig ist.

Im einzelnen sind folgende Krankheitsbilder zu beachten:

- Erkrankungen des Herzens
  - Myokardinfarkt
  - Endomyokarditis
  - Herzklappenfehler (Aortenklappenstenose und -insuffizienz)
  - Hypertrophe obstruktive Kardiomyopathie
  - Perikarditis
- Erkrankungen der Gefäße
  - Aneurysma der Aorta, Aneurysma dissecans
  - Koronaranomalien
  - Kawasaki-Krankheit
  - Traumatisch bedingte Dissektionen
  - Bestrahlungsinduzierte Vaskulopathie
- Erkrankungen der Lunge und der Pleura
  - Lungenembolie
  - Pleuritis
  - Pneumothorax
  - Bronchialkarzinom
  - Bronchiektasen, Bronchitis
- Erkrankungen des Mediastinums
  - Mediastinitis
  - Neubildungen im Bereich des Mediastinums
- Erkrankungen der Wirbelsäule und der Rippen
  - pathologische Veränderungen der Wirbelsäule (z. B. HWS- und BWS-Blockierungen, Spondylose)
  - Tietze-Syndrom
  - Gleitrippe
  - Rippenfraktur
  - Halsrippe
- Abdominelle Erkrankungen
  - Ulcus ventriculi et duodeni
  - Cholezystitis, Cholelithiasis
  - Subdiaphragmaler Abszeß
  - Pankreatitis
  - Milzinfarkt
  - Funktionelle Störungen des Gastrointestinaltraktes mit Gasentwicklung (Roemheld-Syndrom)
  - Ösophagusspasmus
  - Hiatushernie
- Neurotische Herzbeschwerden
- Interkostalneuralgien und pektorale Myalgien
- Herpes zoster.

Die Differentialdiagnose meist des linksseitigen Thoraxschmerzes ist in der täglichen Praxis eine wesentliche Aufgabe. Es werden oft stundenlang anhaltende Schmerzen linksthorakal mit und ohne Ausstrahlung bei sonst relativem Wohlbefinden, Stiche submammär links („wie Nadel stechend") oder Schmerzen in der linken Schulter mit Ausstrahlung in den linken Arm angegeben. Sie sind in der Regel nicht belastungsabhängig. Diese **nicht-kardial** bedingten Beschwerden, die häufig durch Veränderungen der Wirbelsäule verursacht sind, werden meist an der Oberfläche des Thorax („ich kann meinen Schmerz anfassen") verbunden mit Angaben zur Behinderung des tiefen Einatmens angegeben; sie bedürfen besonders bei Patienten im mittleren Lebensalter und bei Vorhandensein von Risikofaktoren des Ausschlusses einer koronaren Herzkrankheit.

12.12.16 Diagnostisches Vorgehen und Aussagen verschiedener Methoden

Die typische Angina pectoris kann zu mehr als 90% **qualitativ** und zum großen Teil nicht-invasiv **quantitativ**, überwiegend bereits **ambulant**, diagnostiziert werden (Tabelle 12.15). Der Diagnoseaufwand hängt von der Klinik und der angestrebten Therapieform ab.

Den wichtigsten Beitrag zur Diagnose der Angina pectoris gibt bereits eine eingehende **Anamnese**, in Verbindung mit der **klinischen Untersuchung**, einem **Ruhe-EKG**, aus dem u. a. ein abgelaufener Myokardinfarkt, Schenkelblockierungen, Zeichen der myokardialen Ischämie, Herzrhythmusstörungen und die Linksherzhypertrophie erkennbar sind.

Das **Belastungs-EKG** bringt wesentliche Informationen zur qualitativen und quantitativen Diagnose (induzierbare Myokardischämie ja/nein, je früher pathologische EKG-Veränderungen auftreten, um so schwerer ist der Koronarbefund), zum Blutdruck- und Herzfrequenzverhalten (Belastungshypertonie, chronotrope Inkompetenz, verzögerter/normale Rückgang von Blutdruck und Herzfrequenz nach Belastung).

Die **Echokardiographie** ergänzt die erforderliche Information hinsichtlich Herzgröße, Parameter der diastolischen und systolischen Herzfunktion, Beurteilung der globalen und regionalen Wandkinetik, Linksherzhypertrophie und vergesellschaftete, meist degenerative Aorten- und Mitralklappenveränderungen.

Ist das Belastungs-EKG nicht aussagefähig (z.B. Linksschenkelblock, WPW-Syndrom, pathologisches Belastungs-EKG bei Frauen), sind andere Verfahren wie die **Belastungs-Echokardiographie bzw. Myokardszintigraphie** einzusetzen.

Bereits durch die Anamnese, die klinische Untersuchung, das Ruhe- und Belastungs-EKG sowie die Echokardiographie in Ruhe sind hinreichend Informationen vorhanden, eine differenzierte Therapie der Angina pectoris einzuleiten. Ergeben sich aus diesen Untersuchungen Hinweise auf Herzrhythmusstörungen soll ein **Langzeit-EKG** aufgezeichnet werden. Es gibt auch Hinweise auf Episoden von stummer Ischämie, die bei Patienten mit Angina pectoris relativ häufig auftreten. ST-Strecken-Senkungen von ≥ 0,1 mV zeigen eine enge Korrelation zu regionalen Perfusionsstörungen.

Eine **Koronarangiographie soll** durchgeführt werden, wenn
- trotz adäquater medikamentöser Kombinationstherapie von etwa 4 Wochen eine die Lebensqualität einschränkende Angina pectoris vorhanden ist.

Außerdem ist sie indiziert bei:
- eingeschränkter linksventrikulärer Funktion (EF < 40%)
- reduzierter körperlicher Belastbarkeit einschließlich inadäquater Blutdrucksteigerungen bzw. auch Blutdrucksenkung unter Belastung,
- komplexen ventrikulären Herzrhythmusstörungen unter Belastung
- deutlich pathologischem Belastungs-EKG bei geringer Wattzahl (Verdacht auf Stammstenose der linken Koronararterien oder Dreigefäßerkrankung)
- Wiederauftreten einer Angina pectoris nach PTCA oder aorto-koronarem Bypass
- Patienten mit Angina pectoris, die wegen Behinderung, begleitenden Erkrankungen und extremer Adipositas keine Belastungstest durchführen können
- Ischämiezeichen bei Postinfarktzustand
- Höhergradigen ventrikulären Herzrhythmusstörungen
- Zustand nach Reanimation wegen Herzstillstand
- Vor großen gefäßchirurgischen Eingriffen eines Aortenaneurysmas, Femoralbypass, Karotischirurgie.

Eine Koronarangiographie **kann** durchgeführt werden, wenn
- Patienten wegen der eigenen Gewißheit solche Untersuchung wünschen
- Gutachtliche Gründe vorliegen
- Eine nicht eindeutige Aussage nicht-invasiver Belastungstests vorliegt
- Berufliche Gründe es erfordern.

Aufwendige Untersuchungen wie Magnetresonanztomographie, Computertomographie und die Positron-Emissionstomographie haben einen Platz in der Koronardiagnostik, sind aber routinemäßig keinesfalls erforderlich.

12.12.17 Therapie der Angina pectoris

Das **Ziel der Therapie** besteht in:
- Beseitigung bzw. Reduktion der Angina-pectoris-Anfälle
- Verhinderung weiterer Komplikationen der Isch-

Tab. 12.15: Untersuchungsmethoden und deren Befunde bei der Diagnostik der koronaren Herzkrankheit

Anamnese	• Risikofaktoren • Angina pectoris • Herzrhythmusstörungen • Myokardinfarkt
Klinische Untersuchung	• Normalbefund bis klinische Zeichen der manifesten Linksherzinsuffizienz
Ruhe-EKG	• normal bis Postinfarktzustand
Belastungs-EKG	• je früher pathologisch, um so schwerer der Befund an den Koronararterien
Langzeit-EKG	• verschiedene Formen der Erregungsbildungs- und Erregungsleitungsstörungen, ST-Strecken-Senkungen oder -Hebungen mit und ohne Angina pectoris
Röntgen-Thorax	• normale Herzkonfiguration und Lungengefäßzeichnung bis zur Vergrößerung des Herzens mit Ventrikelaneurysma und Zeichen der Lungenstauung, evtl. Kalknachweis in den Koronararterien
Echokardiographie	• normale Funktion und Morphologie des Herzens bis herabgesetzte linksventrikuläre Funktion mit regionalen bzw. globalen kinetischen Störungen
Belastungs-Echokardiographie	• Auftreten kinetischer Störungen unter Belastung als Zeichen der myokardialen Ischämiereaktion
Myokardszintigraphie	• evtl. Nachweis der myokardialen Ischämie, Beurteilung der Funktion und Kinetik der Ventrikel
Koronarangiographie	• morphologisch-anatomische Beurteilung • myokardiale Perfusionsreserve • Kollateralbildung
Lävographie	• Hämodynamik (Druck-Volumen-Beziehung, Kontraktilität) • linksventrikuläre Hypertrophie und Dilatation • globale und regionale Wandkinetik
Blutchemische Untersuchungen	• Serumenzyme • Catecholamine, cAMP, cGMP, ANF, Prostaglandine etc.
Gerinnungssystem	• Thrombozytenfunktion

ämie, wie akuter Myokardinfarkt, Herzrhythmusstörungen, linksventrikuläre Funktionsstörungen
- Verbesserung der Prognose und Reduktion der Sterblichkeit.

Die Schmerzzustände bei Angina pectoris sind grundsätzlich Folge eines **Mißverhältnisses zwischen O_2-Angebot und O_2-Verbrauch** im Myokard. Daher ist die wichtigste Aufgabe, einen Ausgleich des myokardialen Sauerstoffdefizits zu erreichen.

Dabei ergeben sich folgende **Möglichkeiten:**
- **Erhöhung des Sauerstoffangebots** (Steigerung des Koronardurchflusses)
- **Herabsetzung des Sauerstoffbedarfs** (Reduktion der Herzarbeit).

Darüber hinaus sollten folgende Aspekte bei der Therapie berücksichtigt werden:
- Verbesserung der Mikrozirkulation (Minderung der Blutviskosität, antithrombotische Maßnahmen)
- Verbesserung des Myokardstoffwechsels
- Beachtung der Medikamentenwirkung auf das Erregungsbildungs- und Erregungsleitungssystem sowie die Kontraktilität des Myokards.

Im Prinzip wird das Sauerstoffdefizit durch die **Zunahme des Koronardurchflusses** oder durch die **Reduktion der Herzarbeit** kompensiert. Die Steigerung des Koronardurchflusses ist die effektivere Maßnahme, die regional fast ausschließlich durch operativ-instrumentelle Verfahren möglich ist.

➤ Allgemeine Maßnahmen

Im Vordergrund steht die Regelung der Lebens- und Arbeitsbedingungen sowie die Beachtung auslösender Faktoren. Außerdem ist ein regelmäßiges körperliches Training von Bedeutung (s. Kap. 22). Folgende **Faktoren** können für die **Auslösung eines Anfalls** u.a. verantwortlich sein:
- Emotionale Spannung (Ärger, übermäßige Freude etc.)
- Körperliche Belastungen (Heben und Tragen schwerer Lasten, U-Bahn-, S-Bahn-Treppensteigen, Bergsteigen u.ä.)
- Hasten (z.B. Rennen nach dem Bus)
- Nach opulenten Mahlzeiten
- Sexuelle Aktivität
- Hypoglykämie
- Thermische Reize (Kälte, Hitze, kaltes Wasser, Eis essen) sowie Wind und feuchtes Klima

- Medikamente (wie Adrenalin und Noradrenalin)
- Größere, belastende Reisen
- Aufenthalt in größeren Höhen.

➤ Beeinflussung der Risikofaktoren

Die **Prävention** der Herz-Kreislauf-Krankheiten ist ein vorrangiges Ziel der 1989 in die ambulante Versorgung eingeführten Gesundheitsuntersuchung durch niedergelassene Ärzte. Im **§ 25** des **Gesundheitsstrukturgesetzes** ist der Anspruch aller Versicherten ab dem 35. Lebensjahr geregelt, eine „ärztliche Gesundheitsuntersuchung jedes zweite Jahr zur Früherkennung von Krankheiten, insbesondere zur "**Früherkennung von Herz-Kreislauf-** und **Nierenerkrankungen** sowie der **Zuckerkrankheit**„ vornehmen zu lassen.

Man unterscheidet verschiedene **Stufen der Prävention**:

- **Primäre Prävention** sind die Maßnahmen, die das Auftreten von bestimmten Krankheiten zu verhindern suchen. Im Vordergrund stehen hier Maßnahmen, die durch Aufklärung und Beratung das kardiovaskuläre Risiko senken sollen.
- **Sekundäre Prävention** strebt an, ein Fortschreiten der Erkrankung durch Krankheitsfrüherkennung und -behandlung sowie durch Beseitigung der Risikofaktoren zu verzögern oder zu verhindern.
- **Tertiäre Prävention** ist darauf gerichtet, Verschlechterungen sowie Rezidive bereits bestehender Krankheiten zu verhüten.

Es konnte gezeigt werden, daß Präventionsmaßnahmen in jedem Alter erfolgreich und noch sinnvoll sind, wenn sie individuell eingesetzt werden.

■ Fettstoffwechselstörungen

– Allgemeine Behandlungsrichtlinien

Der Behandlungsbeginn **jeder Form der Fettstoffwechselstörung** wird mit

- Normalisierung des Übergewichtes
- Senkung des Fettanteils in der täglichen Ernährung
- Überwindung der körperlichen Inaktivität durch regelmäßiges Training

eingeleitet und auch während einer evtl. zusätzlichen medikamentösen Therapie beibehalten. Dadurch wird auch die Insulinresistenz gesenkt.

Die Ernährungsumstellung kann in 2 Stufen vorgenommen werden (NCEP 1993). Die **Stufe-I-Diät** beinhaltet nicht mehr als 30% Fettkalorien, weniger als 10% Kalorien von ungesättigten Fettsäuren und weniger als 300 mg Cholesterin/Tag. Bei der **Stufe-II-Diät** kann sofort begonnen werden, wenn der Patient bereits eine geringere Aufnahme als 10% ungesättigter Fettsäuren hatte oder das kardiovaskuläre Risiko hoch ist. Sie besteht in nicht mehr als 30% Fettkalorien, weniger als 7% Kalorien von gesättigten Fettsäuren und weniger als 200 mg Cholesterin/Tag. Dadurch kann das LDL um etwa 8–15% gesenkt werden (Knopp et al. 1997, Walden et al. 1997).

Die Effektivität dieser allgemeinen Maßnahmen ist, von einer regelmäßigen, je nach Risikoeinschätzung des Patienten anfangs in 3–6monatigem, später je nach Alter in 1–5jährlichem Abstand durchzuführenden Bestimmung der Blutfettwerte zu begleiten.

– Medikamentöse Therapie

Folgende Gruppen lipidsenkender Pharmaka stehen zur Verfügung, die je nach Form der Fettstoffwechselstörung als Monotherapie oder Kombinationstherapie eingesetzt werden können.

- **Ionenaustauscherharze**

Vertreter: Cholestyramin (Lipocol-Merz®, Vasosan®), Colestipol (Cholestabyl®, Colestid®)

Die Ionenaustauscherharze bewirken eine Senkung des LDL-Cholesterins. Sie sind sowohl bei der familiären als auch bei anderen diätresistenten Formen der Hypercholesterinämie einsetzbar.

Eine Kombination mit HMG-CoA-Reduktasehemmern kann bei schwerer Hypercholesterinämie nützlich sein. Da unter der Therapie mit Ionenaustauscherharzen die Triglyceride ansteigen können, empfiehlt sich die Monotherapie nicht bei den gemischten Formen der Hyperlipidämie. Ein Einfluß auf das Gerinnungssystem scheint nicht vorhanden zu sein.

- **Fibrate**

Vertreter: Bezafibrat (Cedur®, Regadrin®), Fenofibrat (Lipanthyl®, Lipidil®), Gemfibrozil (Gevilon®), Etofibrat (Lipo-Merz®)

Die Fibrate sind bei der gemischten Hyperlipidämie und bei der Hypertriglyzeridämie einsetzbar. Sie führen zu einer wirksamen Senkung der Triglyceride und einer deutlichen Erhöhung des HDL-Cholesterins. Für Bezafibrat und Fenofibrat konnte eine Senkung des Fibrinogens von 10–20% gezeigt werden. Für Gemfibrozil fand man hingegen sogar Erhöhungen (Branchi et al.1993). Etofibrat bewirkt neben der Fibrinogensenkung auch eine Reduktion der Thromboxankonzentation. Unter der Behandlung sollte die **ALAT** kontrolliert werden.

- **Nicotinsäure** (Nicobion®, Nicotinsäureamid®)

Die Nicotinsäure senkt den Cholesterin- und Triglyceridspiegel.

Unter dieser Therapie, die als Monotherapie oder in Kombination mit Fibraten bei schwerer Hypertriglyzeridämie durchgeführt werden kann, sollten die Leberenzyme wie **ALAT**, die **Harnsäure** sowie der **Blutzucker** kontrolliert werden. Die Nicotinsäure fördert die Prostaglandin-I_2-Ausschüttung. Es bewirkt somit eine Senkung der Thrombozytenaktivität und des Fibrinogens.

- **HMG-CoA-Reduktaseinhibitoren**

Vertreter: Lovastatin (Mevinacor®), Pravastatin (Liprevil®, Pravasin protect®, Mevalotin®), Simvastatin (Zocor®,) Atorvastatin (Sortis®), Fluvastatin (Cranoc®, Locol®), Cerivastatin (Lipobay®, Zenas®)

HMG-CoA-Reduktase-Inhibitoren (Statine) bewirken eine **Senkung des LDL-Cholesterins** und gelten deshalb als Pharmakon erster Wahl bei der Therapie der familiären Hypercholesterinämie. Die Triglyceride werden wie das HDL-Cholesterin nur mäßig beeinflußt.

Es wurden sowohl Studien zur primären (WOS, Shepard et al.1995, WOSCOPS, 1998, AFCAPS/TexCAPS, Down et al. 1998) als auch sekundären (4-S, CARE-, LIPID-Studie) Prävention mit Pravastatin, Lovastatin und Simvastatin durchgeführt.

In der WOS-Studie (Shepard et al.1995) wurde über einen mittleren Beobachtungszeitraum von 4,9 Jahren gezeigt, daß durch Pravastatin das Gesamtcholesterin um 20%, das LDL-Cholesterin um 26% und die Triglyceride um 12% gesenkt wurden. Das HDL erhöhte sich um 5%. Dadurch konnte in der Pravastatin-Gruppe das Risiko tödlicher Myokardinfarkt um 28%, nicht-tödlicher um 31% gesenkt werden. In den Veröffentlichungen von 1998 (WOSCOPS, 1998) wurde darüber hinaus gezeigt, daß Patienten mit einer LDL-Senkung von 21% kein höheres Risiko als die mit einer 41%igen LDL-Senkung hatten. Nach diesem Ergebnis ist vielleicht die Strategie der aggressiven Lipidsenkung neu zu überdenken.

In der AFCAPS/TexCAPS-Studie (Downs et al. 1998) mit 5608 Teilnehmern, die über einen mittleren Beobachtungszeitraum von 5,2 Jahren lief, zeigte sich unter den Lovastatin-Behandelten eine Reduktion von 37% der ersten akuten kardiovaskuären Ereignisse. Die LDL-Senkung betrug 25%, die HDL-Erhöhung 6%.

In der 4-S-Studie (1994) mit einer mittleren Beobachtungszeit von 5,4 Jahren wurde gezeigt, daß Simvastatin zu einer signifikanten Reduktion des Gesamtcholesterins um 25%, des LDL- Cholesterins um 35% sowie zu einer Erhöhung des HDL-Cholesterins um 8% führte. Die Häufigkeit koronarbedingter Todesfälle und von einen oder mehreren bedeutsamen Koronarereignissen lag bei 19% vs. 28% in der Simvastatin-Gruppe bzw. der Placebogruppe. Die Notwendigkeit einer revaskularisierenden Maßnahme lag sogar in der Behandlungsgruppe um 37% niedriger. Auch für Frauen und > 60Jährige war das Risiko deutlich geringer.

Die über eine mittlere Studiendauer von 6,1 Jahren geführte LIPID-Studie (1998) mit Pravastatin zeigte eine signifikante Risikosenkung für Todesfälle durch die koronare Herzkrankheit bedingt von 24% und kardiovaskuläre Todesfälle insgesamt von 25%. Ein Myokardinfarkt trat in der Therapiegruppe um 22% und eine instabile Angina pectoris um 29% seltener auf. Patienten < 55 Jahre und Raucher und Ex-Raucher hatten eine sehr hohe Risikosenkung. Das Gesamtcholesterol und das LDL wurden ebenfalls deutlich gesenkt.

In der CARE-Studie (1992) wurde der Einfluß von Pravastatin auf die koronare Ereignisrate bei Patienten mit Postinfarktzustand untersucht.

Unter der Therapie sollte eine Senkung des LDL-Cholesterins und Gesamtcholesterins je nach Gesamtrisiko angestrebt werden (Pyörälä et al. 1994). Ein **gering erhöhtes Risiko** liegt vor, wenn Cholesterin 200–300 mg/dl, das Gesamt- / HDL-Cholesterin 4,5–5,0 beträgt und kein weiterer Risikofaktor vorliegt. Ein **mäßig erhöhtes Risiko** besteht bei einem Cholesterin 200–300 mg/dl oder HDL < 39 mg/dl und 1 zusätzlichen Risikofaktor. Das **Risiko** ist **stark erhöht**, wenn folgende Bedingungen vorliegen: koronare Herzkrankheit oder periphere arterielle Verschlußkrankheit oder familiäre Hypercholesterinämie oder Gesamtcholesterin > 300 mg/dl oder Cholesterin 200–300 mg/dl und 1 oder mehrere nicht beeinflußbare Risikofaktoren.

Tab. 12.16: Zielwerte des LDL-Cholesterins in Abhängigkeit vom Gesamtrisiko

Gesamtrisiko	Zielwerte	
	Senkung des Plasmacholesterins auf mg/dl	Senkung des LDL-Cholesterins auf mg/dl
Leichtes Risiko	195–230	155–175
Mäßig erhöhtes Risiko	195	135–155
Hohes Risiko	175–195	115–135 sogar 95–115

Die Triglyceride sollten sich in jeder Gruppe im Normbereich (< 200 mg/dl) befinden. Ob allerdings die Cholesterinsenkung die Sterblichkeit an anderen Erkrankungen, wie Karzinomen, beeinflußt, bedarf weiterer Abklärung.

Die Statine haben keinen sicheren Einfluß auf das Fibrinogen; sie scheinen aber die Hyperaggregabilität der Thrombozyten zu reduzieren.

Arzneimittelinteraktionen der Statine, die in erster Linie myotoxische Nebenwirkungen hervorrufen, sollten in der Therapie Beachtung finden. Mit Ausnahme von Fluvastatin sind alle anderen Statine von der Aktivität des Cytochrom-P450-CYP3A4-Isoenzyms abhängig. Bei gleichzeitiger Beeinflussung dieses Enzyms durch andere parallel verordnete Pharmaka kann die Biotransformation der Statine beeinflußt werden. Die daraus resultierende Toxizitätssteigerung wird aber durch weitere pharmakologische Eigenschaften wie Bioverfügbarkeit, Gewebegängigkeit und intestinale Resorption beeinflußt (Pauli-Magnus et al. 1998).

Substanzen, die mit den Statinen Interaktionen eingehen, wurden von Hanston et al. (1998) zusammengestellt.

Medikamente, die das **Cytochrom-P450-CYP3A4 hemmen** und zu einer **Erhöhung** der **Statinkonzentration** im Serum führen, sind u.a. Clarithromycin,

Erythromycin, Ciclosporin, Fluconazol, Verapamil und Grapefruit-Saft.

Medikamente, die das **Cytochrom-P450-CYP3A4 induzieren** und zu einer **Senkung** der **Statinkonzentration** im Serum führen, sind u. a. Barbiturate, Carbamazapin, Griseofulvin und Phenytoin.

Medikamente, die die **Fluvastatin-Konzentration** durch eine Hemmung des **Cytochrom-P450-2C9 erhöhen** können, sind u. a. Amiodaron, Cimetidin, Trimethoprim-Sulfamethoxazol, Metronidazol und Ticlopidin.

Medikamente, die die **Fluvastatin-Konzentration** durch eine Induktion des **Cytochrom-P450-2C9 senken** können, sind u. a. Barbiturate, Carbamazapin und Phenytoin.

Bei familiärer Fettstoffwechselerkrankung wird folgender differentialtherapeutischer Einsatz von Medikamenten und Diät empfohlen (Knopp 1999):

stellung des Rauchens hat eine positive Wirkung auf die Letalität. Im ersten Jahr nach der Abgewöhnung konnte eine rapide Abnahme der Todesrate festgestellt werden. Nach 10 Jahren war sie ähnlich der der Nichtraucher.

Übergewicht

s. Kapitel 20.2.1

• Diabetes mellitus

Die Reduzierung des kardiovaskulären Risikos bei Patienten mit Diabetes mellitus sollte folgende Bereiche umfassen:

- möglichst optimale Einstellung und sorgfältige Kontrolle des Diabetes mellitus
- Reduzierung des Übergewichtes
- Beseitigung der körperlichen Inaktivität
- Fettreduzierte Nahrungsmittel

Fettstoffwechselstörung	Komplikationen	Therapie
• Familiäre Hypertriglyzeridämie	Pankreatitis bei Triglyceridwerten > 2000 mg/dl, geringes KHK-Risiko	Diät, Gewichtsreduktion, Fibrate, Nikotinsäure
• Familiäre kombinierte Hyperlipidämie	Koronare Herzkrankheit, periphere arterielle Verschlußkrankheit, Schlaganfall	Diät, Gewichtsreduktion, Statine, Nikotinsäure, Fibrate
• Familiäre Dysbetalipoproteinämie	Periphere arterielle Verschlußkrankheit, koronare Herzkrankheit, Schlaganfall	Diät, Gewichtsreduktion, Fibrate, Nikotinsäure, Statine
• Familiäre Hypercholesterinämie	Koronare Herzkrankheit, gelegentlich periphere arterielle Verschlußkrankheit, Schlaganfall	Diät, Statine, Gallensäurebindendes Harz, Nikotinsäure
• Familiäre Hypoalphalipoproteinämie (niedriges HDL-Syndrom)	Koronare Herzkrankheit, periphere arterielle Verschlußkrankheit (kann mit einer Hypertriglyzeridämie verbunden sein)	Körperliche Bewegung, Gewichtsreduktion, Nikotinsäure, Fibrate, Statine

Arterielle Hypertonie

s. Kapitel 13

Zigarettenrauchen

Den Patienten zu bewegen, das Rauchen aufzugeben, ist eine überwiegend frustrierende Aufgabe für den Arzt. In gewisser Weise behilflich sind wiederholte, kurze Gespräche zur Gefährdung durch das Rauchen und zur Motivationsbildung. Ein nicht außer acht zu lassender Aspekt bei der Führung der Patienten aber ist, daß das medizinische Personal einschließlich des Arztes selbst nicht raucht!

Wie aus der klinischen Erfahrung bekannt ist, stellen viele Patienten das Rauchen erst nach einem durchgemachten Myokardinfarkt ein. Die Anwendung eines Nikotinersatzes durch Pflaster oder Kaugummi kann behilflich sein, setzt aber voraus, daß der Patient genügend stark motiviert ist. Die Ein-

- Einschränkung der Kohlenhydrataufnahme auf 50–55% der Gesamtenergiemenge/Tag
- Einstellen des Rauchens
- optimale Blutdruckeinstellung, bevorzugt mit ACE-Hemmern und Calciumantagonisten.

Wegen der potenzierenden Wirkung der Risikofaktoren Diabetes mellitus und Fettstoffwechselstörung sollte eine zusätzliche Therapie mit Lipidsenkern (in erster Linie Fibrate oder Statine) frühzeitig einsetzen.

Körperliche Inaktivität

Durch regelmäßige sportliche Betätigung kann jeder zu seiner gesunden Lebensweise und zum Abbau von kardiovaskulären Risikofaktoren beitragen. Ein regelmäßiges tägliches leichtes oder mäßig intensives Training von etwa 20 min reduziert das Risiko der koronaren Herzkrankheit und senkt die Sterblichkeit daran um 30% im Vergleich zu Personen mit sitzender Tätigkeit (Leon et al.1997; s. auch Kap. 22).

Im Rahmen der individuell angepaßten Leistungsfähigkeit erhöht sich die Belastungstoleranz (Todd et al. 1990), Symptome werden reduziert, und darüber hinaus kommt es zu einem positiven Effekt auf das Körpergewicht, das LDL, die Triglyceride und das HDL, den Blutzuckerspiegel und die Insulinsensitivität. Diese stimulierende Übungstherapie fördert auch den koronaren Kollateralkreislauf.

Zur Erhaltung des Interesses an dieser Betätigung muß der Patient motiviert werden, etwas nach seinen Möglichkeiten und Neigungen zu finden. Es ist je nach Gefährdung des Patienten zu entscheiden, ob er dieses Training für sich allein oder innerhalb einer Herzsportgruppe durchführen kann.

Liegen morphologische Veränderungen am Herzen vor, ist das körperliche Training vorsichtig zu gestalten. *Dabei sollte das Doppelte bis Dreifache des Ruhegrundumsatzes nicht überschritten werden.* Höhere Belastungsstufen sind kontraindiziert bei

- Herzinsuffizienz,
- sich unter Belastung verstärkenden Herzrhythmusstörungen,
- arterieller Hypertonie (systolisch > 180 mmHg, diastolisch > 100 mmHg).

Es ist deshalb die Regel, anhand eines **Belastungs-EKG** die Belastbarkeit abzuschätzen. Die Beurteilung des Herzfrequenz- und Blutdruckanstieges in Abhängigkeit von der Belastungsstufe ist dabei ein wesentliches Kriterium.

Dieses körperliche Training sollte 30–50 Minuten dauern und sich aus einer **Aufwärm**-, **Belastungs**- und **Ausklangphase** zusammensetzen. Was die Intensität der Belastung angeht, sollte man als Richtwert angeben, daß sich die Patienten noch unterhalten können, ohne dabei in eine Dyspnoe zu geraten. Um einen positiven Effekt zu erreichen, wird meist empfohlen, 4–5 mal/Woche zu trainieren. Man sollte jedoch realistischer Weise davon ausgehen, daß es für die meisten Patienten und Personen schon eine Überwindung kostet, 1 mal/Woche einer körperlichen Betätigung nachzugehen. So erscheint es nicht sinnvoll, die Compliance des Patienten durch zu hohe Forderungen von Beginn an infrage zu stellen.

Eine **ärztliche Aufsicht** beim Training ist für folgende **Hochrisikopatienten** erforderlich:

- deutlich eingeschränkte linksventrikuläre Funktion (EF < 40%)
- deutlich eingeschränkte Belastbarkeit (submaximale Herzfrequenz bereits bei 25W)
- Neigung zu schweren ventrikulären Herzrhythmusstörungen (VES > 10/min, Couplets, Salven etc)
- inadäquate, anhaltende Herzfrequenzsteigerung unter und nach Belastung
- nicht adäquate Blutdrucksteigerung oder Abfall des Blutdruckes unter Belastung
- Unvermögen des Patienten, seine Belastungsintensität selbst einzuschätzen.

Empfehlungen für die Durchführung der körperlichen Belastung wurden durch die ESC Working Group on Cardiac Rehabilitation (1992) erarbeitet.

Thrombogene Risikofaktoren

Faktoren, die die Thromboseneigung unterstützen:

- Rauchen
- fettreiche Ernährung
- körperliche Inaktivität
- arterielle Hypertonie.

Auch hier ist die dauerhafte Änderung von Lebensgewohnheiten ein erster Schritt zur Senkung des Risikos. Der erhöhte Fibrinogenspiegel ist wahrscheinlich in Kombination mit den genannten Risikofaktor die Grundlage dieser Veränderungen.

Für die Beeinflussung der erhöhten Thrombogenität können diätetische Maßnahmen, wie die Erhöhung des Anteils der Omega-3-Fettsäuren (Fischöl) in der täglichen Nahrung, und medikamentöse, wie Gabe von **Acetylsalicylsäure,** die sich in breiterem Umfang bewährt hat, herangezogen werden.

Beeinflussung der Hyperfibrinogenämie

Bei Patienten mit Angina pectoris Grad III–IV und einer Erhöhung des Fibrinogens auf 300 mg/dl, bei denen durch eine PTCA oder ACB keine Verbesserung der Myokardperfusion erreicht werden kann, kann eine Behandlung mit Urokinase in einer Dosierung von 500.000 IE als Bolusgabe einmal wöchentlich zu einer Verbesserung der Myokardperfusion und zu einer Reduzierung der Angina-pectoris-Anfälle führen.

Beeinflussung des Typ-A-Verhaltens

Das eigentlich kennzeichnende **„schädliche" Verhaltensmuster** ist nach Friedman (1988) eine *inadäquate Selbstsicherheit und Selbstachtung, die das Hervortreten von Ungeduld und Feindseligkeit* in Gang setzen. Dieser Aspekt soll bei der Betreuung der Patienten mit berücksichtigt werden, so daß durch psychologische Beratung, sportliche Betätigung u. a. dieses Verhalten beeinflußt werden kann.

Beeinflussung der linksventrikulären Hypertrophie

Bei der Wahl der Pharmaka sollten jene bevorzugt werden, die die linksventrikuläre Hypertrophie zurückbilden. Dies sind in erster Linie die ACE-Hemmer, AT_1-Rezeptoren-Antagonisten, Calciumantagonisten und α-Rezeptoren-Blocker (s. auch Kap. 13, S. 499).

12.12.18 Medikamentöse Therapie

Zur Verminderung der Arbeit des Herzens und damit zur Herabsetzung des O_2-Verbrauchs sowie zur Gefäßerweiterung mit erhöhtem Koronardurchfluß stehen verschiedene Pharmaka zur Verfügung.

Tab. 12.17: Pharmakologische Daten der gebräuchlichsten Nitropräparate

Präparat	Applikationsform	Wirkungseintritt	Wirkungsdauer
Glyceroltrinitrat	sublingual	1 min	30–60 min
Glyceroltrinitrat retard	oral kutan	30 min 1 min (Abgabe 0,2 mg/h)	10 Std. (?) 12 Std.
Isosorbiddinitrat	sublingual oral	2 min 5–12 min	2 Std. 2 Std.
Pentaeritrityltetranitrat	sublingual oral	10 min 1 Std.	30 min 4–5 Std.

➤ Nitrokörper

Seit 120 Jahren werden die Nitrokörper in der Behandlung der Angina pectoris angewandt.

Die wichtigsten Ester der salpetrigen Säure und Salpetersäure sind
- Nitroglycerin
- Isosorbiddinitrat
- Isosorbid-5-Mononitrat
- Tetranitrat
- Amylnitrit (am schnellsten wirksam, aber wegen der Nebenwirkung nicht mehr im Gebrauch)

Der zelluläre Wirkungsmechanismus der Nitrokörper besteht in der Aktivierung der zytoplasmatischen Guanylatcyclase. Möglicherweise kommt es im Endeffekt zur Aktivierung einer Membran-ATP-ase, die eine nach außen gerichtete Calcium-Pumpfunktion hat. Die daraus folgende Abnahme der intrazellulären Calciumkonzentration könnte das letzte Glied im relaxierenden Wirkmechanismus der Nitrate sein. Der wirksame Metabolit jedes Nitrats ist das **Nitrit**, das durch den Verbrauch von SH-Gruppen durch die Nitrat-Reduktase entsteht. Die allgemeine Vasodilatation mit Abnahme des venösen Rückstroms ist ein wesentlicher Aspekt der antianginösen Wirkung.

Folgende **hämodynamische Wirkungen** der Nitropräparate sind nachgewiesen:
- Herabsetzung des Venentonus mit Verminderung der Vorlast (venöses Pooling)
- Reduktion des Ventrikelvolumens
- Herabsetzung des linksventrikulären enddiastolischen Druckes
- Reduktion der Wandspannung der Ventrikel
- Verkürzung der Austreibungszeit
- Normalisierung der durch akute Ischämie bedingten kinetischen Störungen
- Erhöhung des O_2-Druckes im ischämischen Myokardbezirk.
- Herabsetzung des arteriellen Blutdruckes (Nachlastreduktion).

Die Senkung des arteriellen Blutdruckes spielt bei Normotonen eine geringe Rolle. Vorsicht ist hinsichtlich der Dosierung bei Hypertonikern geboten, da der prozentuale Abfall des Blutdruckes stark sein und eine länger anhaltende Hypotonie ausgelöst werden kann.

Eine weitere Wirkung ist die **Hemmung der Plättchenaggregation**. Sie haben somit auch eine wichtige antithrombotische Eigenschaft.

Nitrokörper werden zur Therapie des **akuten** Angina-pectoris-Anfalls als Tropfen, Spray oder Kapseln und zur **prophylaktischen** Anfallsverhütung als Tabletten, Spray, Kapseln und Pflaster vor zu erwartenden psychischen oder körperlichen Belastungen verwendet. Die effektiv wirksame Dosis ist von Patient zu Patient unterschiedlich und liegt zwischen 0,4–0,8 mg. Auch individuell ist je nach Entwicklungsphase der Krankheit die wirksame Dosis unterschiedlich hoch. Bei erstmaliger Verabreichung ist es ratsam, zuerst kleinere Dosen, z.B. 0,2–0,4 mg (2–4 Tropfen), zu verwenden, um die Reaktion des Patienten auf mögliche **Nebenwirkungen** zu testen:
- Kopfschmerzen
- orthostatische Hypotonie
- Nitritsynkopen
- paradoxe Verschlechterung des Angina-pectoris-Anfalls durch Verminderung des Perfusionsdruckes besonders bei Patienten mit hypertropher obstruktiver Kardiomyopathie oder valvulärer Aortenstenose.

Die wichtigsten **Nebenerscheinungen**, wie vaskulärer Kopfschmerz und Blutdruckabfall, beruhen auf der allgemeinen Vasodilatation.

Der **Nitroglycerin-Effekt** tritt nach 1–2 min ein und hält etwa 30–45 min an (Tabelle 12.17). Nitroglycerin ist als Nitrangin liquidum®, Nitrangin-Kapsel® zu 0,2 und 0,8 mg oder Nitrolingual-Spray® das Mittel zum Kupieren des akuten Anfalls.

Bei einer Dosierung bis 0,8 mg sublingual wird in erster Linie die **Vorlast** gesenkt; bei 1 mg und mehr die **Nachlast** stärker beeinflußt (Abbildung 12.15).

Die Verbesserung der **linksventrikulären Wandkinetik** nach Nitroglycerin findet man besonders bei Patienten mit koronarer Herzkrankheit ohne durchgemachten Myokardinfarkt. Patienten mit Postinfarktzustand mit und ohne Dyskinesie im Vorderwandbereich erfahren nur eine bedingte Zunahme der Kontraktionsamplitude. Durch das Vorhandensein von Kollateralen verbessert sich ebenfalls die regionale Wandkinetik im Vergleich zu denen ohne Kollateralen (Parsi, E. 1986). In einer **His-Bündel-**

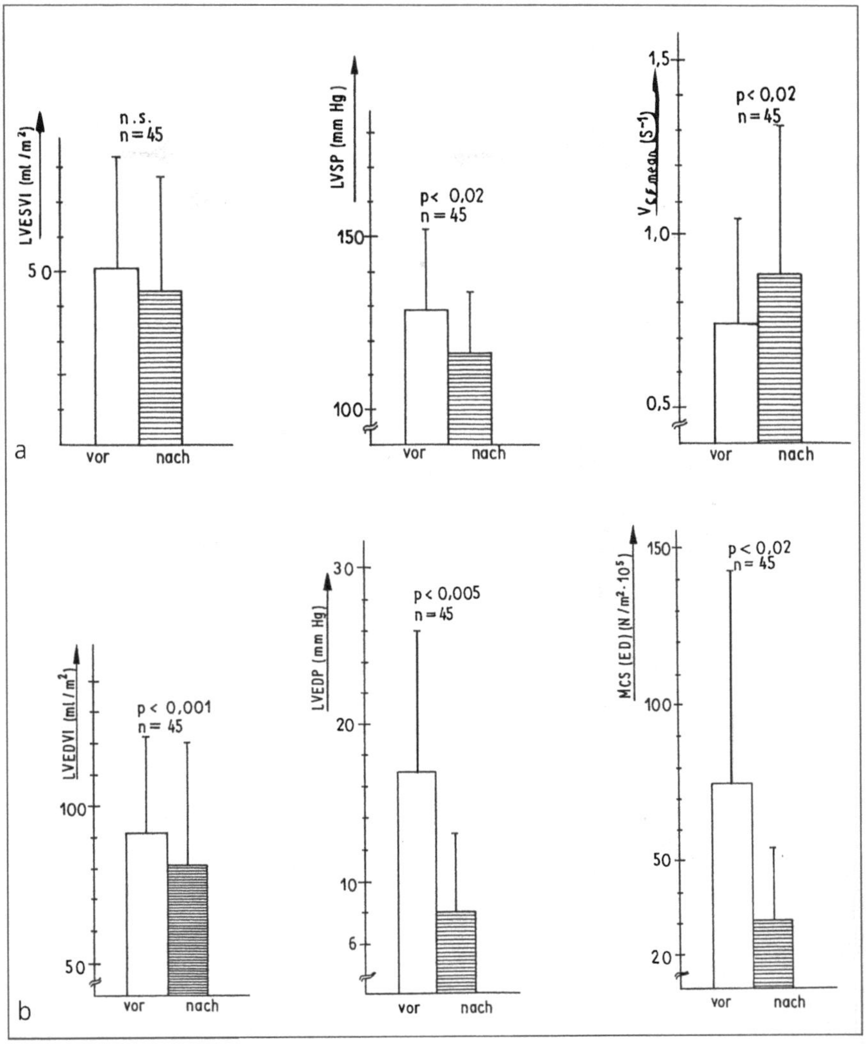

Abb. 12.15: Beeinflussung der a – systolischen und b – diastolischen Funktion des linken Ventrikels durch Nitroglycerin sublingual bei 45 Patienten mit angiographisch gesicherter koronarer Herzkrankheit (eigene Untersuchung)

Studie bei Patienten mit Koronaratherosklerose konnten wir zeigen (Ludwig et al.1981a), daß Nitroglycerin eine positiv dromotrope Wirkung im AV-Knoten, eine positiv chronotrope Wirkung sowie eine Verkürzung der Sinusknotenerholungszeit bewirkt. Darüber hinaus konnte gezeigt werden, daß nach experimentellem Verschluß des R. interventricularis ant. und bei Patienten mit akutem Myokardinfarkt die Häufigkeit der ventrikulären Extrasystolie abnimmt, was auf die Erhöhung der Kammerflimmerschwelle zurückführbar ist (Kent et al. 1974, Knoebel et al. 1975). Diese Ergebnisse zeigen, daß Nitroglycerin nicht nur über die Verkürzung der Sinusknotenerholungszeit der Entstehung von Herzrhythmusstörungen entgegenwirkt, sondern auch auf das Erregungsleitungssystem positiv wirkt und auch deshalb in der Prähospitalphase des akuten Myokardinfarktes effektiv einsetzbar ist.

Nitropflaster (Nitroderm TTS®, Minitrans®, Deponit®) haben einen lang anhaltenden therapeutischen Effekt durch das langsame Freisetzen und die Aufnahme über die Haut. Die **Dosierung** liegt bei 5 bzw. 10 mg. Das Pflaster kann etwa 10–12 Stunden max. 18 Stunden belassen werden. Diese Applikationsform eignet sich besonders zur Prophylaxe der nächtlichen und frühmorgendlichen Angina pectoris. Das Pflaster sollte dann vor dem Schlafengehen angewendet werden.

Nitroglycerinsalbe (Pectocor®) ist eine weitere Möglichkeit der transdermalen Aufnahme des Nitroglycerins. Dabei entsprechen 2,5 cm Salbe 15 mg Wirkstoff. Die **Dosis** kann bis auf 7,5 cm gesteigert werden. Sie sollte gleichmäßig auf der Haut verteilt und ggf. mit einer Folie abgedeckt werden.

Isosorbiddinitrat (Isoket®, Corovliss®, Iso Mack®) ist, obwohl ein ebenfalls rascher Wirkungseintritt zu verzeichnen ist (Abbildung 12.16), im akuten Anfall nicht so wirksam wie Nitroglycerin. Seine Wirkung hält bei den nicht-retardierten Formen 2–4 Stunden und den retardierten Formen nach eigenen Unter-

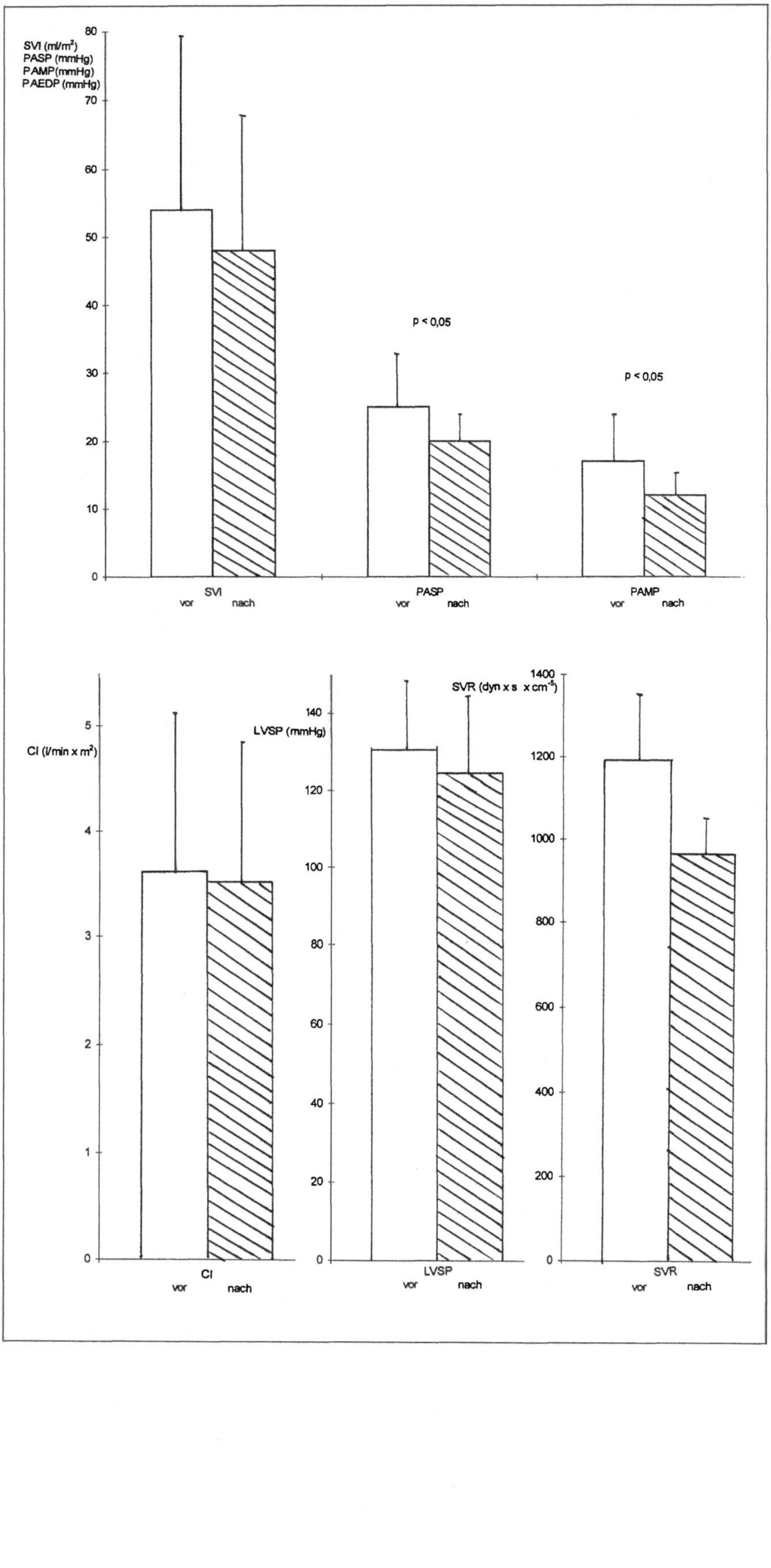

Abb. 12.16: Beeinflussung einiger hämodynamischer Parameter durch ISDN bei 10 Patienten mit koronarer Herzkrankheit unter fahrradergometrischer Belastung (eigene Untersuchung)

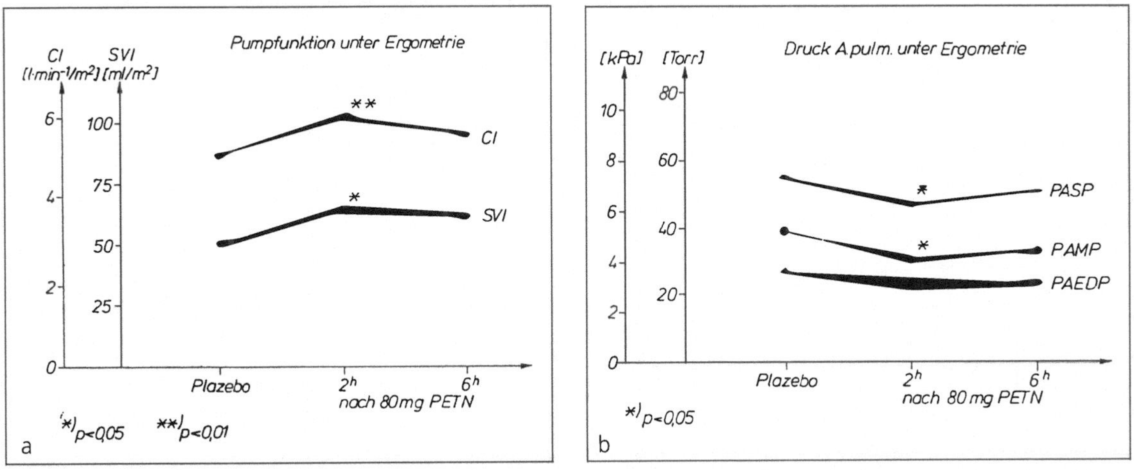

Abb. 12.17: Veränderung einiger hämodynamischer Parameter nach Gabe von PETN unter Belastung bei 10 Patienten mit koronarer Herzkrankheit. a – Verbesserung der Pumpfunktion, gemessen am Herzindex (CI) und am Schlagvolumenindex (SVI), b – Herabsetzung des systolischen Druckes in der A. pulmonalis (PASP) sowie ihres Mitteldruckes (PAMP). Der enddiastolische Druck in der A. pulmonalis (PAEDP) wird nicht beeinflußt (eigene Untersuchung).

suchungen 6 Stunden (Pech et al. 1986). In 20% ist mit Nebenwirkungen zu rechnen, so daß sich ein vorsichtiger Beginn mit 10 mg/d und langsame Steigerung bis auf 40 mg/d empfehlen. Die **Dosierung** liegt durchschnittlich bei 40–60 mg/d.

Isosorbid-5-Mononitrat (Corangin®, Mono Mack®, Monolong®) zeigt seinen Wirkungseintritt etwa 30–60 min nach Einnahme. Seine Wirkdauer beträgt bei den retardierten Formen 14–16 Stunden. Die Dosierung beträgt 20–60 mg/d.

Pentaeritrityltetranitrat (Pentalong®) ist schwächer wirksam als Nitroglycerin oder Isosorbiddinitrat. Kopfschmerzen treten seltener auf. Nach eigenen Untersuchungen (Pech et al. 1983) setzt die Wirkung bei oraler Applikation erst nach 60 min ein, hält jedoch 4–5 Std. an (Abbildung 12.17). Die **Dosierung** liegt bei 3–4 × 10–20 mg/d.

– Nitrattoleranz

Über die Tachyphylaxie bei den Nitropräparaten, die durch eine Verarmung an SH-Gruppen in der glatten Muskulatur bedingt sein soll, sind die Meinungen geteilt. Dieses u. E. nach oft überschätzte und in den Vordergrund gerückte Problem der Gewöhnung an Nitrokörper wurde von Goldstein et al. (1972) untersucht. Sie stellten in Belastungstests über 2–12 Wochen keine Gewöhnung an diese Pharmaka fest. Harrison et al. (1968) beschreiben die Gewöhnung an Nitrokörper im Sinne einer Wirkungsreduktion als ein außerordentlich seltenes Phänomen.

Liegt die Vermutung einer echte Nitrattoleranz vor, kann sie durch eine kurzzeitige Unterbrechung der Therapie und Gabe von Molsidomin ersetzt, oder Ein- oder Zweimalgaben im 8–10 Stunden Intervall überwunden werden. Außerdem muß man auch überprüfen, ob dies nicht als Zeichen eines Fortschreitens der Krankheit anzusehen ist. Die Toleranzentwicklung läßt sich durch eine Kombinationstherapie mit ACE-Hemmern und Hydralazin vermeiden (Parker 1999). Auch dieses Vorgehen bestätigt mehr die Auffassung, daß es sich um eine Verschlechterung der linksventrikuläre Funktion als um eine Nitrattoleranz, handelt. In der Tat hat dieses Phänomen für die tägliche Praxis keine große Bedeutung

➤ β-Rezeptoren-Blocker

β-Rezeptoren-Blocker wurden Ende der 60er Jahre in die Therapie der ischämischen Herzkrankheit eingeführt. Sie sind Substanzen, durch die sich an Erfolgsorganen Reaktionen auf β-adrenerge Stimulationen spezifisch, kompetitiv und reversibel hemmen lassen. Ihre Hauptwirkung liegt in der Reduktion des Sauerstoffverbrauchs des Myokards, was sich besonders unter Belastungsbedingungen günstig auswirkt.

Man unterscheidet **vier Hauptgruppen** der β-Rezeptoren-Blocker:

- kardioselektiv
- nicht-kardioselektiv
- mit intrinsischer sympathomimetischer Aktivität
- ohne intrinsische sympathomimetische Aktivität.

Die am **häufigsten verwendeten Substanzen** sind Propranolol, Metoprolol sowie Bisoprolol.

Aus klinischer Erfahrung ist bekannt, daß bei jedem β-Rezeptoren-Blocker die gleichen Nebenwirkungen auftreten können, d. h., die selektive oder nicht-selektive Wirkung ist in erster Linie von der Dosis und nicht von der verwendeten Substanz abhängig. Sie haben folgende **hämodynamische Wirkungen** (Abbildung 12.18):

- Herabsetzung der Myokardkontraktilität,
- Senkung der Druckanstiegsgeschwindigkeit im linken Ventrikel (dp/dt),

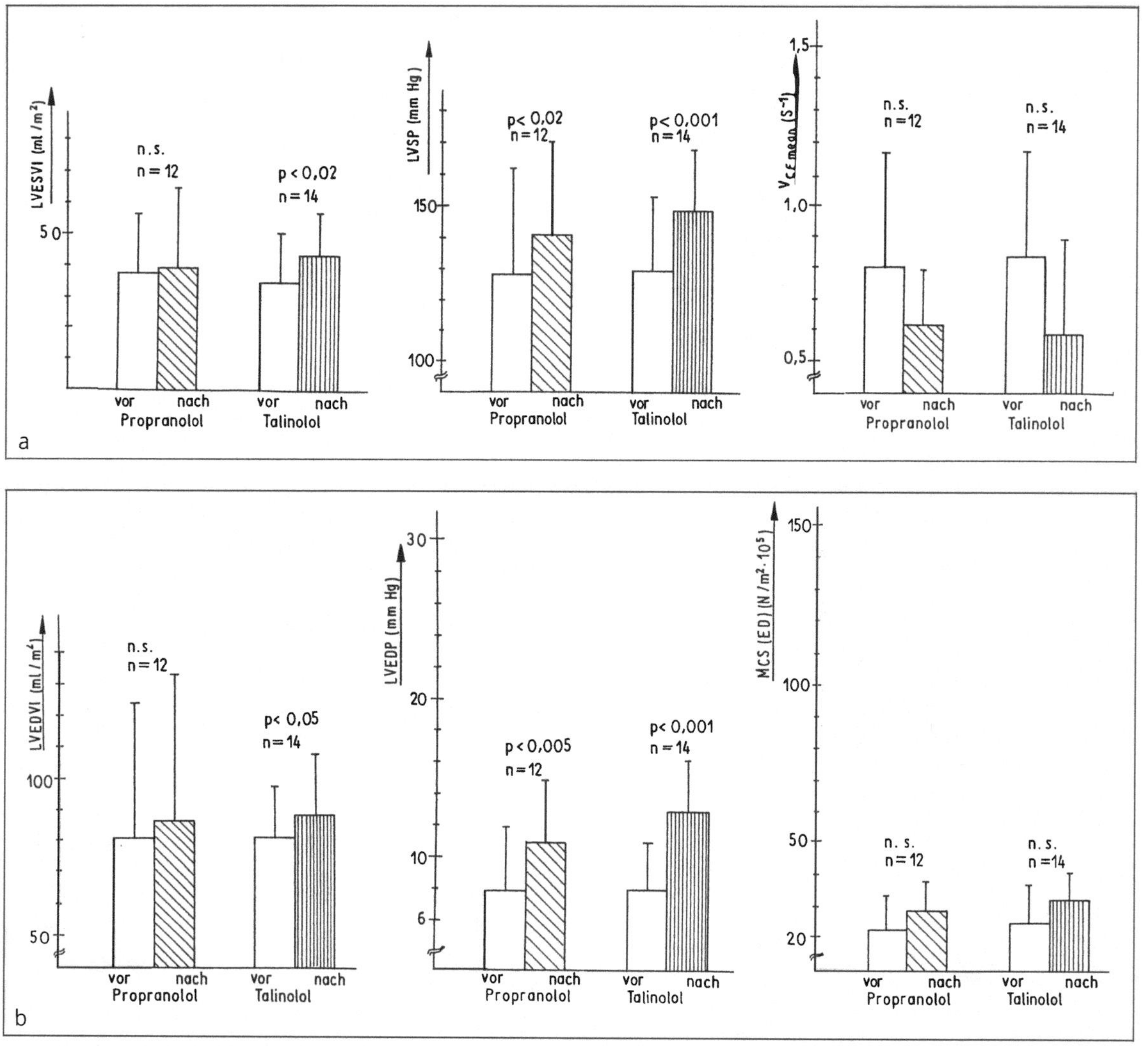

Abb. 12.18: Beeinflussung der a – systolischen und b – diastolischen Funktion des linken Ventrikels durch Propranolol und Talinolol bei Patienten mit koronarer Herzkrankheit (eigene Untersuchung)

- Senkung des Blutdruckes,
- Vergrößerung des Ventrikelvolumens,
- Erhöhung des linksventrikulären enddiastolischen Druckes
- Verminderung des Schlagvolumens
- Verminderung der Auswurffraktion
- Verlängerung der systolischen Austreibungszeit.

Die **regionale Wandkinetik** wird bei Patienten mit koronarer Herzkrankheit unter Propranolol reduziert (Parsi, E. et al. 1990). Dabei ist die Differenzierung zwischen dem Verhalten der normokinetischen und hypokinetischen Kontraktionsareale interessant. Normokinetische Abschnitte werden in ihrer Kontraktionsamplitude reduziert, die hypokinetischen Areale nur unbedeutsam herabgesetzt bzw. auch in der Tendenz verbessert (Abbildung 12.19).

Die β-Rezeptoren-Blocker erhöhen den **Koronararterientonus** und können somit eine vasospastische Angina pectoris verschlechtern.

Die **elektrophysiologischen Wirkungen** der β-Rezeptoren-Blocker sind (Parsi, E. et al. 1990):

- negativ chronotrop über die Beeinflussung des Sinusknotens
- negativ dromotrop vor allem im AV-Knoten, aber auch intraventrikulär auf der H-V-Ebene
- Chinidin-ähnlicher Effekt.

Als **adäquate Dosierung** ist eine Reduktion der Herzfrequenz um 20% ohne Unterschreitung der Herzfrequenz von 55 Schlägen/min anzusehen. Die Senkung des systolischen Blutdruckes beträgt etwa 10%. Die Dosierung muß individuell angepaßt sein, und es empfiehlt sich auch hier der Beginn mit geringerer Dosis.

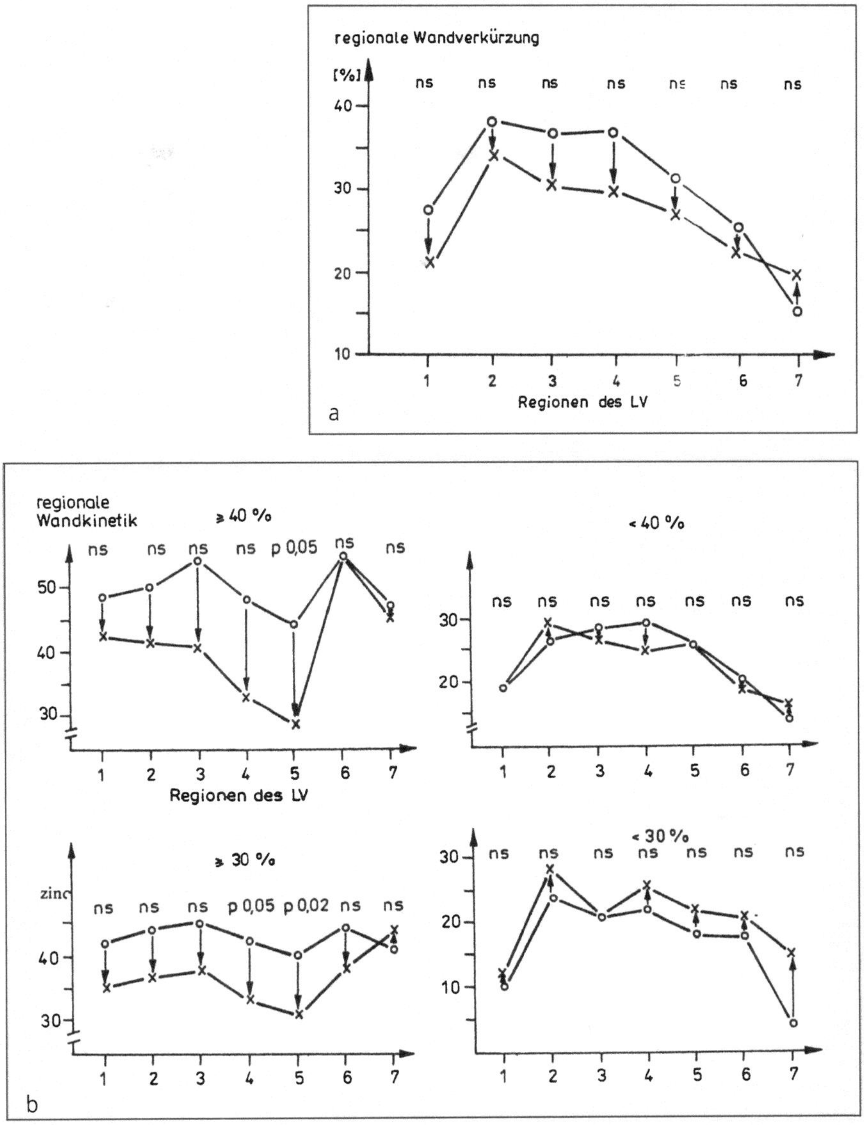

Abb. 12.19: Verhalten der regionalen Wandkinetik des linken Ventrikels nach Propranolol (o = vor, x = nach Propranolol 0,15 mg/kg KG i. v.) bei 32 männlichen Patienten mit koronarer Herzkrankheit. a – globale Beeinflussung, b – differenzierte Beeinflussung normokinetischer (≥ 40 % bzw. 30 %) und hypokinetischer (< 40 % bzw. 30 %) Kontraktionsareale (angiokardiographisch bestimmt, eigene Untersuchung)

Propranolol (Obsidan®, Propabloc®) wird in der Regel zwischen 75 und 200 mg/d, Metoprolol (Azumetop®, Beloc®) zwischen 100 und 200 mg/d sowie Bisoprolol (Concor®, Bisoprolol®, Bisomerck®) zwischen 2,5 und 20 mg/d dosiert. Individuell können auch höhere Dosierungen erforderlich sein. In jedem Falle ist auf die Funktion des linken Ventrikels unter β-Rezeptoren-Blocker-Therapie zu achten, da sich eine Herzinsuffizienz entwickeln kann.

Wird unter Therapie ein **Belastungstest** durchgeführt, findet man eine geringere Steigerung der Herzfrequenz und des Blutdruckes.

Folgende **Nebenwirkungen** können etwa bei 5% der Patienten beobachtet werden:

- Linksherzinsuffizienz
- AV-Blockierungen und intraventrikuläre Erregungsleitungsstörungen
- Bradykardie
- Nausea
- Diarrhoe
- Hypoglykämie
- Impotenz
- Orthostatische Hypotonie
- Verschlechterung peripherer arterieller Durchblutungsstörungen
- Bronchospasmus
- Unerwünschte zentralnervöse Wirkungen wie allgemeine Müdigkeit, Schlafstörungen, Alpträume, depressive Verstimmungen oder Halluzinationen

Daraus ergeben sich **Kontraindikationen** für den Einsatz der β-Rezeptoren-Blocker:
- Sinusbradykardie
- AV-Block I. bis III. Grades
- Periphere arterielle Durchblutungsstörungen
- manifeste Herzinsuffizienz
- Schwer einstellbarer insulinpflichtiger Diabetes mellitus
- Asthma bronchiale
- Prinzmetal-Angina
- Schock
- Azidose.

Bei **abruptem Absetzen** nach Langzeittherapie mit β-Rezeptoren-Blockern (**β-Rezeptoren-Blocker-Entzugssyndrom**) kann es bei etwa 1–5% der Patienten zu einer Verschlechterung der Symptomatik kommen. Kennzeichnend sind eine deutliche Herzfrequenzsteigerung, Zunahme der Angina pectoris durch erhöhte Plättchenaggregation und verminderte Belastungstoleranz. Selten kann es zum akuten Myokardinfarkt oder zum plötzlichen Tod kommen.

Die β-Rezeptoren-Blocker gehören zu den Pharmaka, deren Wirkung in umfangreichen Studien (z.B. Atenolol Silent Ischemia Trial –ASIST–Pepine et al.1991) belegt ist. Sie führen zu einer subjektiven und objektiven Erhöhung der körperlichen Belastbarkeit.

➤ Calciumantagonisten

Neben den Nitraten und β-Rezeptoren-Blockern werden die Calciumantagonisten in der Therapie der Angina pectoris eingesetzt.

Über die Hemmung des langsamen Calciumioneneinstroms in die Myokardzelle werden folgende **Wirkungen** vermittelt:
- Senkung des ATP- und Sauerstoffverbrauchs
- Verminderung des Kontraktionszustandes der glatten Muskulatur
- Dilatation der Koronararterien
- Verminderung des peripheren Widerstandes
- Herabsetzung der Druckarbeit des Herzens.

Sie scheinen daneben eine nitratähnliche Wirkung auf das venöse System zu haben. Vergleicht man die negativ inotrope Wirkung mit den β-Rezeptoren-Blockern, so besteht bei Calciumantagonisten eine geringere Gefahr einer Herzinsuffizienz.

Angriffsorte der Calciumantagonisten für die Behandlung der koronaren Herzkrankheit:
- Am **Herzen** direkt durch Verminderung der Herzfrequenz und die negative Inotropie kommt es zur Senkung des myokardialen Sauerstoffbedarfs.
- An den **großen Arterien** führen sie zu einer Tonussenkung, über die Beeinflussung der Windkesselfunktion der Aorta zu einer Verminderung des Auswurfwiderstandes. Die Gefäßerweiterung betrifft auch die **epikardialen Koronararterien**, was eine besondere Bedeutung für additive Spasmen an vor allem exzentrischen Koronararterienstenosen hat.
- Durch die Verminderung des **Arteriolentonus** wird der periphere Widerstand und damit die Nachlast gesenkt.

Hämodynamische Wirkungen:
- Erweiterung der Koronargefäße
- Verminderung des peripheren Widerstandes
- Senkung der Druckarbeit des Herzens
- Ökonomisierung des Sauerstoffverbrauchs im Myokard.

Die **elektrophysiologischen Wirkungen** sind je nach Typ des Calciumantagonisten unterschiedlich stark ausgeprägt:
- Senkung der Sinusknoten-Automatie
- negativ dromotrop im AV-Knoten.

Auf mögliche **Nebenwirkungen**, die nach dem Typ der Calciumantagonisten variieren, soll geachtet werden (s. auch Kapitel 13).

Die klinisch am meisten verwendeten Calciumant-

Tab. 12.18: Einteilung der Calciumantagonisten

Klasse	Typ	Bezeichnung	Substanz	Präparat
A	I	**Verapamil-Typ**	• Gallopamil	Procorum®
			• Tiapamil	
			• Verapamil	Isoptin®
	II	**Nifedipin-Typ**	• Amlodipin	Norvasc®
			• Felodipin	Munobal®, Modip®
			• Nicardipin	Antagonil®
			• Nifedipin	Corinfar®, Adalat®
			• Nisoldipin	Baymycard®
			• Nitrendipin	Bayotensin®
	III	**Diltiazem-Typ**	• Diltiazem	Dilzem®, Diltahexal®
B	IV	**Flunarizin-Typ**	• Cinnarizin	Cinnacet®
			• Flunarizin	Flunarizin ratiopharm®
	V	**Prenylamin-Typ**	• Fendilin	Sensit®
			• Prenylamin	
	VI	**andere**	• Perhexilin	
			• Caroverin etc.	

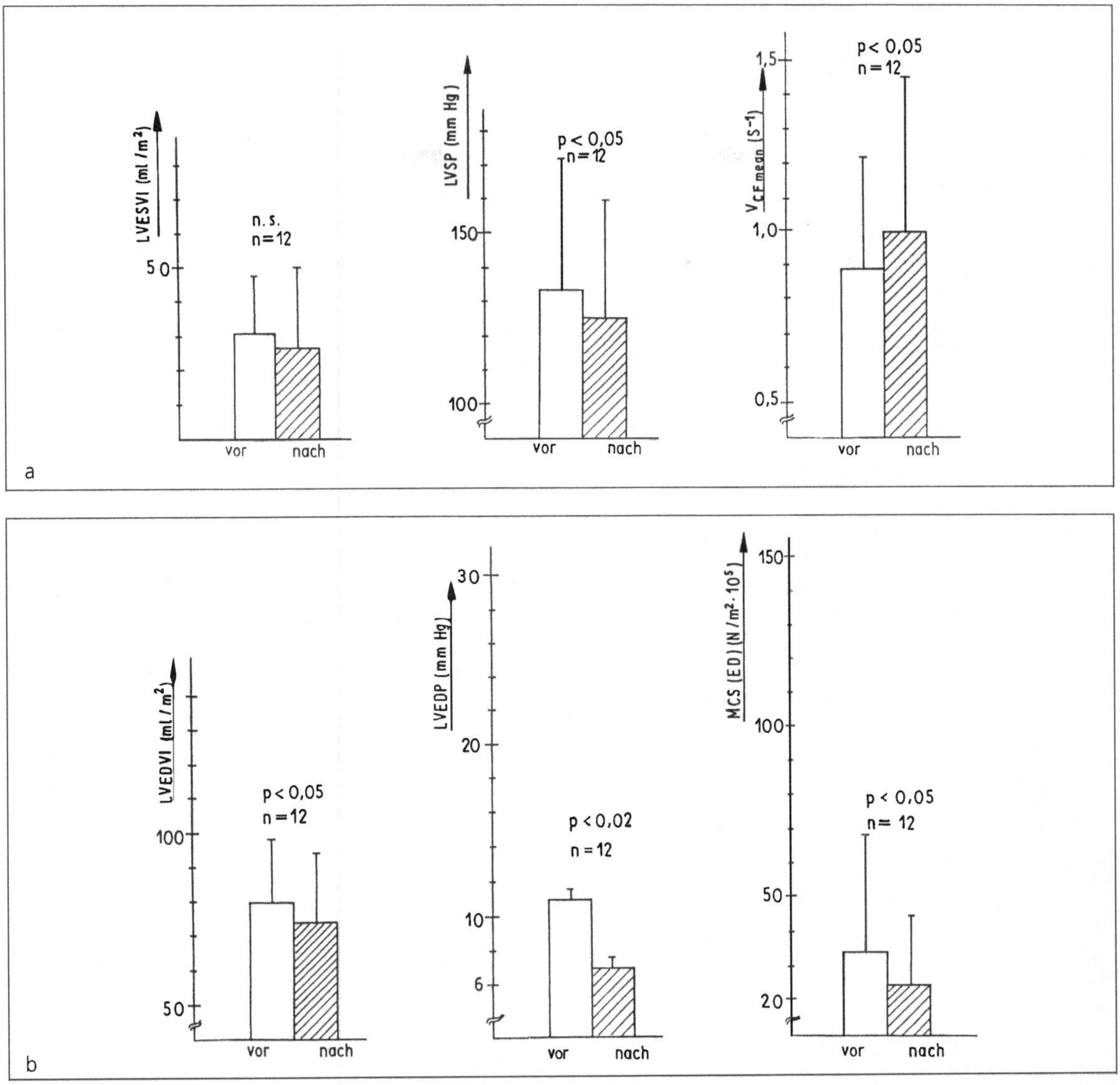

Abb. 12.20: Beeinflussung der a – systolischen und b – diastolischen Funktion des linken Ventrikels durch Trapidil bei 12 Patienten mit koronarer Herzkrankheit (eigene Untersuchung)

agonisten sind die des Verapamil-, Nifedipin- und Diltiazem-Typs (Tabelle 12.18).

Calciumantagonisten vom **Verapamil-Typ** wirken sowohl antiarrhythmisch als auch auf den Herzstoffwechsel und die Koronarzirkulation. Es läßt die myokardialen β-Rezeptoren praktisch unbeeinflußt, kann jedoch den transmembranösen Calciumeinstrom durch Blockierung des Calciumkanals dosisabhängig vermindern. Seine mittlere Dosierung liegt bei 120–240 mg/d. Sie sind bei Patienten mit Angina pectoris indiziert, wenn sie eine tachykarde Ausgangsfrequenz, Vorhoftachykardien sowie supraventrikuläre Extrasystolen haben. Wegen der **negativen Dromotropie** im AV-Knoten muß unter der Therapie auch regelmäßig das EKG kontrolliert werden, um höhergradige AV-Blockierungen sicher zu erfassen. Eine Kombination mit β-Rezeptoren-Blockern ist zu vermeiden. Verapamil ist der einzige Calciumantagonist, der unter strenger Indikationsstellung bei **Schwangeren** angewendet werden kann.

Der Grundwirkungsmechanismus der Calciumantagonisten vom **Nifedipin-Typ** ist eine Senkung des Arteriolentonus und in geringerem Maße der Kontraktilität des Myokards. Sie bewirken eine Hemmung der calciumabhängigen Myofibrillen-ATPase, die durch Reduktion des transmembranösen Calciumabstroms hervorgerufen wird. Sie vermindern auch den Tonus der Koronararterien, der Venen, der Hautgefäße und der Gefäße der Skelettmuskulatur. Sie sind daher gut antianginös und besonders antihypertensiv wirksam. Daneben kommt es zu sekundärer β-Rezeptoren-Stimulation und dadurch zu einer Erhöhung der Herzfrequenz (**Reflextachykardie**). Bei höherer Dosierung ist der Gesamteffekt wie bei β-Rezeptoren-Blockern und daher auch bei manifester Herzinsuffizienz kontraindiziert. Wegen der Möglichkeit der Reflextachykardie ist eine Kombination mit Nitraten nicht immer günstig. Gleichzeitige Gabe von β-Rezeptoren-Blockern ist bei den Dihydropyridinen möglich.

Diltiazem hat eine ausgeglichene Wirkung auf die drei Angriffsorte und steht deshalb zwischen Verapamil und Nifedipin. Es ist deshalb geeignet, bei gleichzeitigem Vorhofflimmern und paroxysmalen Tachykardien differentialtherapeutisch eingesetzt zu werden. Es wird in einer Dosierung von 90–240 mg/d angewendet.

Die Calciumantagonisten vom **Prenylamin-Typ** sind den β- Rezeptoren-Blockern in der Wirkung ähnlich. Sie schwächen die sympathische Reaktion ab. Ursachen dieser Wirkung sind eine verminderte Aufnahme von Noradrenalin an den sympathischen Nervenendigungen im Myokard und insbesondere eine Verlangsamung des Calciumtransportes durch das endoplasmatische Retikulum. Sie führen zur Herabsetzung der Kontraktionskraft, der Herzfrequenz und des Blutdruckes und damit zu einer Senkung des Sauerstoffverbrauchs im Myokard. Die mittlere Dosierung liegt bei 180–560 mg/d oral.

➤ Weitere Koronarpharmaka

Molsidomin (Corvaton®, Molsidomin ratioph®) hat eine nitratähnliche Wirkung, vermindert den peripheren Widerstand und bewirkt ein venöses Pooling. Seine Wirkdauer ist jedoch etwas länger. Seine Wirksamkeit auf die Guanylatcyclase ist nicht an das Vorhandensein von SH-Gruppen gebunden. Eine Toleranzentwicklung wurde nicht sicher beobachtet. Es gibt jedoch Empfehlungen, die Therapie nicht länger als 3 Monate fortzuführen, da die Kanzerogenität beim Menschen noch nicht geklärt ist. Molsidomin sollte bei den Patienten bevorzugt eingesetzt werden, bei denen der Nitratkopfschmerz eine wesentliche Rolle spielt. Es wird eine Intervalltherapie mit einer Dosierung von 2–4 mg 2 x/d empfohlen.

Trapidil (Rocornal®) bewirkt eine Dilatation der großen Koronararterien und der Kollateralen, eine Hemmung der Phosphodiesteraseaktivität und der Thrombozytenaggregation sowie eine Wirkungs- bzw. Synthesehemmung des Thromboxans A_2. Seine antiatherosklerotische Wirkung soll in erster Linie über die Verbesserung des Lipidstoffwechsels zustande kommen. Die Angriffspunkte, über die die Wirkungen des Trapidils vermittelt werden, sind ungenügend bekannt. Seine Wirkungen auf die Vor- und Nachlast sind nach eigenen Untersuchungen (Parsi et al. 1986) den Nitraten vergleichbar, jedoch schwächer ausgeprägt (Abbildung 12.20). Die Coupierung eines akuten Anfalls ist auch mit einer intravenösen Injektion nicht möglich.

Unter Trapidil kommt es zu einer dem Nitroglycerin vergleichbaren Verbesserung der regionalen Wandkinetik bei Patienten mit koronarer Herzkrankheit. Die elektrophysiologische Wirkung liegt vor allem in einer Verbesserung der intraventrikulären Erregungsleitung (Parsi et al. 1986).

➤ Antithrombotische Behandlung

Die Behandlung mit Antithrombotika ist eine regelmäßig durchzuführende Therapie, um Appositionsthromben an den Plaques zu verhindern. **Acetylsalicylsäure** hemmt die Cyclooxygenase und damit die Bildung von Thromboxan A_2 in den Thrombozyten. Zur Dosisfindung konnte in kontrollierten Studien gezeigt werden, daß Dosierungen von mehr als 300 mg zur antithrombotischen Therapie nicht sinnvoll sind. Wir empfehlen 100 mg/Tag.

Die **Thienopyridine** Tiklopidin (Tyklid®) und Clopidogrel (Plavix®, Iscover®) bewirken eine ADP-induzierte Hemmung der Thrombozytenaggregation. In der CAPRIE-Studie (1996) konnte für Clopidogrel im Vergleich zum ASS gezeigt werden, daß für den Myokardinfarkt die Risikominderung bei 19,2% und bei der peripheren Verschlußkrankheit bei 23,8% lag.

Antikoagulantien (Falithrom®, Marcumar®) sind indiziert bei Patienten mit nicht-operabler Mehrgefäßerkrankung und

- Vorhofflimmern
- Ischämiezeichen im Ruhe-EKG
- Durchblutungsstörungen auch in anderen Gefäßgebieten
- Hyperkoagulabilität und Thromboembolien in der Anamnese.

Eine sorgfältige Kontrolle der Thromboplastinzeit, wobei der optimale Bereich zwischen 20 und 30% Quick entsprechend 2,0–2,5 INR liegen sollte, ist jedoch Voraussetzung.

➤ Digitalisglykosidbehandlung

Bei Angina pectoris ohne Erscheinungen einer latenten oder manifesten Herzinsuffizienz ist keine Glykosidbehandlung erforderlich. Bei Vergrößerung der Volumina des linken Ventrikels und dem dadurch bedingten erhöhten Sauerstoffverbrauch sind Herzglykoside indiziert. Der hämodynamische Nutzen durch Digitalis besteht beim insuffizienten Herzen in einer Verminderung des enddiastolischen Ventrikelvolumens, der systolischen Wandspannung und der Verlängerung der Diastole, in der der Bluteinstrom in die Koronararterien erfolgt. Digitalis ist somit bei Angina pectoris nur sinnvoll, wenn bei der Untersuchung Zeichen einer latente oder manifesten Herzinsuffizienz gefunden werden. Bestehen gleichzeitig tachykarde Vorhofrhythmusstörungen, ist die Digitalisierung vorzuziehen. Werden β-Rezeptoren-Blokker und Calciumantagonisten in höherer Dosierung in der Therapie verwendet, so ist u. E. die Gabe von Digitalis erforderlich (Abbildung 12.21, Tabelle 12.19). Langsame Sättigung mit dem Ziel einer 75%-Vollsättigung ist dabei anzustreben.

- **Hormonsubstitution bei Frauen (s. S. 463)**

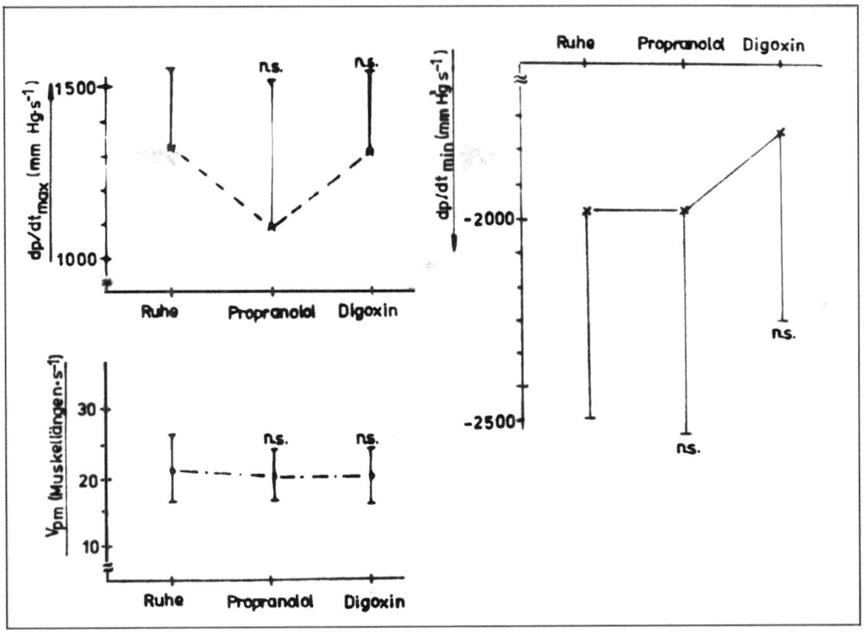

Abb. 12.21: Beeinflussung der isovolumetrischen Phase der Kontraktion des linken Ventrikels (Kathetertipmanometer-Messungen) durch Propranolol (0,15 mg/kg kg i. v.) und nachfolgende Gabe von Digoxin (0,5 mg i. v.) bei 10 männlichen Patienten mit koronarer Herzkrankheit (eigene Untersuchung)

Tab. 12.19: Hämodynamische und elektrophysiologische Veränderungen unter Propranolol (0,15 mg/kg KG i. v.) und nachfolgender Gabe von Digoxin (0,5 mg i. v.) bei 10 männlichen Patienten mit koronarer Herzkrankheit (eigene Untersuchung)

Hämodynamische und elektrophysiologische Parameter	Propranolol	Digoxin
systolische Funktion des linken Ventrikels		
• LVESVI	↑*	↓
• SVI	=	=
• EF	↓	↑
• Vcf_{mean}	↓	↑
diastolische Funktion des linken Ventrikels		
• LVEDVI	↑	↓
• LVEDP	↑	↓
• MCS(ED)	↑	↓
Erregungsleitung		
• AH-Zeit	↑**	(↑)
• HV-Zeit	↑*	↓***
p < 0,05 **p < 0,02 ***p < 0,001		

• **Antioxidantien**

Der Nutzen der Antioxidantien in der Verhinderung der koronaren Herzkrankheit ist auch in größeren Studien nicht eindeutig belegt. Es gibt aber Hinweise, daß Vitamin E in hoher Dosierung von 400 oder 800 mg/d den Anteil an nicht-tödlichen Myokardinfarkten reduziert (Stephens et al. 1996). Nach dem gegenwärtigen Stand der Kenntnisse gehören sie nicht zur sog. Standardtherapie.

Dem **polyätiologischen Angina-pectoris-Syndrom** kann nur ein **individueller „maßgeschneiderter" Therapieplan** gerecht werden, der die Anfallsbehandlung und -prophylaxe einerseits und die Beeinflussung des verursachenden Gefäßprozesses andererseits berücksichtigt.

Am günstigsten ist die **Kombination von Nitrokörpern und β-Rezeptoren-Blockern**, weil durch die Nitrokörper dem negativ inotropen Effekt der β-Rezeptoren-Blocker entgegengewirkt wird. Eine Koronardilation kann erreicht werden, und synergistisch kommt es zur Reduktion der Herzarbeit.

β-Rezeptoren-Blocker sind vor allem indiziert, wenn emotionale Einflüsse bei der Anfallsauslösung überwiegen. Bei voraussehbaren körperlichen sowie psychischen Belastungen empfiehlt sich die prophylaktische Gabe von Nitroglycerin als Spray, Tropfen oder Pflaster.

12.12.19 Instrumentelle Therapie der Koronararterienstenosen

Neben der medikamentösen und chirurgischen Therapie der Angina pectoris ist die Dilatation der Koronararterienstenosen mittels Ballonkatheters, die **perkutane transluminale Koronarangioplastie** (PTCA), in geeigneten Fällen möglich. Diese Methode wurde von Grüntzig 1977 in die Klinik eingeführt. In unserem Arbeitskreis an der Berliner Charité wurde dieses Verfahren seit 1978 (Porstmann et al. 1979) eingesetzt.

Das **Prinzip** der PTCA besteht darin, daß über einen Führungsdraht ein Ballon in die Koronararterienstenose eingeführt wird und durch einen Überdruck von 4–14 atm meist mehrfach und bis max. 1 Minute anhaltend entfaltet wird. Durch diesen zirkulären Ballondruck kommt es zwischen den dehnbaren äußeren Gefäßschichten und der atherosklerotischen Plaque zur Ruptur. Danach bleibt die Gefäßinnenfläche unregelmäßig.

Die PTCA wird als erfolgreich angesehen, wenn die Reststenose nicht mehr als 20%–30% beträgt.

Komplikationen:
- Dissektion und Perforation der Koronararterie
- akuter Koronarverschluß
- akuter Myokardinfarkt
- tödlicher Ausgang.

Die **Indikation zur PTCA** wird heute aufgrund reicher Erfahrungen und guter Instrumentenentwicklung umfangreicher gestellt. Sie besteht bei medikamentös unzureichend beeinflußbarer Angina pectoris und guter linksventrikulärer Funktion bei
- Eingefäßerkrankung
- Zweigefäßerkrankung
- nach Myokardinfarkt
- Bypass-Stenosen.

Darüber hinaus ist eine **PTCA** auch unter Zuhilfenahme eines linksventrikulären Assist-Systems zu bevorzugen, wenn
- aufgrund schwerwiegender Begleiterkrankungen eine Bypass-Operation nicht durchgeführt werden kann
- teilweise revaskularisationsfähige Mehrgefäßerkrankung vorliegt, bei der die führende, Ischämie verursachende Stenose (Culprit lesion) dilatiert werden kann.

1997 wurden in Deutschland 138.001 PTCA vorgenommen (Bruckenberg 1998). Die primäre Erfolgsrate liegt je nach Stenose-Typ und Erfahrung des durchführenden Teams bei etwa 50% für den Stenose-Typ-C, 95% beim Typ-A.

Nach den Empfehlungen der ACC/AHA (Ryan et al. 1990, 1993) wird die Stenosemorphologie in **A-, B- und C-Typ** eingeteilt.

Typ-A-Stenosen sind ostiumferne, isolierte, konzentrische Stenosen mit einer Länge < 10mm, **Typ-B-Stenosen** sind exzentrische Ostium- oder Bifurkationsstenosen mit einer Länge zwischen 10–20 mm. Der **Typ C** ist die komplizierteste Morphologie mit einer Stenoselänge > 20 mm, Gefäßverschlüssen oder Venenbypass-Stenosen.

Folgende **Komplikationen** traten dabei auf:
- akuter Myokardinfarkt bei 1%–4%
- akute Bypass-Versorgung bei 0,6% (Neuhaus 1996)
- Letalität bei etwa 0,4% (Neuhaus 1996).

Diese Komplikationsraten für die PTCA variieren für die verschiedenen Stenose-Typen einschließlich des chronischen Koronararterienverschlusses für den Myokardinfarkt zwischen < 1–5%, für die akute Bypass-Operation 0,5–3% und für den letalen Ausgang < 0,2–1%.

In einer Studie von Jollis et al. (1994) wurden die Komplikationsraten aller PTCA durchführenden Krankenhäuser der USA in den Jahren 1987 bis 1990 ausgewertet. Unterschiede wurden besonders hinsichtlich der Letalität zwischen 3,9–10% und der akuten Bypass-Versorgung von 2,8–5,3% gefunden. Die höchsten Komplikationsraten hatten Einrichtungen mit unter 100 PTCA/Jahr.

Ellis et al. (1988) zeigten in der Analyse des Krankengutes aus dem Emory University Hospital, Andreas Grüntzig Cardiovascular Center, Atlanta, GA, und dem San Francisco Heart Institute, Daly City, CA, daß von 8207 elektiv durchgeführten PTCA in der Zeit von 1980–1986 294 akute Koronargefäßverschlüsse auftraten, von denen 13 tödlich verliefen. Dies entspricht einer Letalitätsrate von 0,16%. Die Forderung muß heute gestellt werden, daß die Letalität bei diesem Eingriff < 1% liegen muß.

Folgende Faktoren hatten einen **Vorhersagewert** für die Letalität als Komplikation:
- Frauen
- Abgang von Kollateralen vom PTCA-Gefäß
- Verwendung der intraaortalen Ballonpumpe
- arterielle Hypotonie vor und nach der PTCA
- Größe des gefährdeten Areals hinter der Stenose
- linksventrikuläre Hypertrophie
- Mehrgefäßerkrankung.

Das nach wie vor bestehende Problem der PTCA ist die relativ häufige frühzeitig (innerhalb von Tagen oder Wochen) auftretende **Restenosierung**, die seit der Einführung des Verfahrens etwa um 30% liegt. Sie ist durch das Wiederauftreten der Angina pectoris sowie von EKG-Veränderungen gekennzeichnet oder verläuft auch klinisch stumm. Die meisten dieser Restenosen können aber wieder dilatiert werden.

Begünstigende Faktoren für die **Restenosierung** sind:
- Plaquereste im dilatierten Stenoseabschnitt
- Rückbildung überdehnter Gefäßbereiche
- Ablagerung von Fibrin und Thrombozyten in rauher Intimaoberfläche
- Bindegewebsproliferationen
- Neigung zu Koronarspasmen.

Diese Intimaalterationen konnten trotz Vorbehandlung mit Thrombozytenaggregationshemmern, Calciumantagonisten u.a. Medikamentengruppen nicht beeinflußt werden. Der **Langzeiterfolg nach PTCA** ist in gewisser Weise auch dadurch begrenzt, und die Prozedur muß gelegentlich mehrfach wiederholt werden.

In einer Doppelblindstudie konnten Topol et al. (1994) durch GP IIb/IIIa Abciximab (ReoPro®) eine deutliche Senkung der Restenoserate durch Thrombosierungen finden, so daß diese Patienten in der Langzeitbeobachtung signifikant weniger häufig eine Re-PTCA oder Bypass-Operation benötigten. Diese Intervention ist aber mit einer höheren Blutungskomplikation behaftet.

Bei einer nach 1 Jahr durchgeführten Reangio-

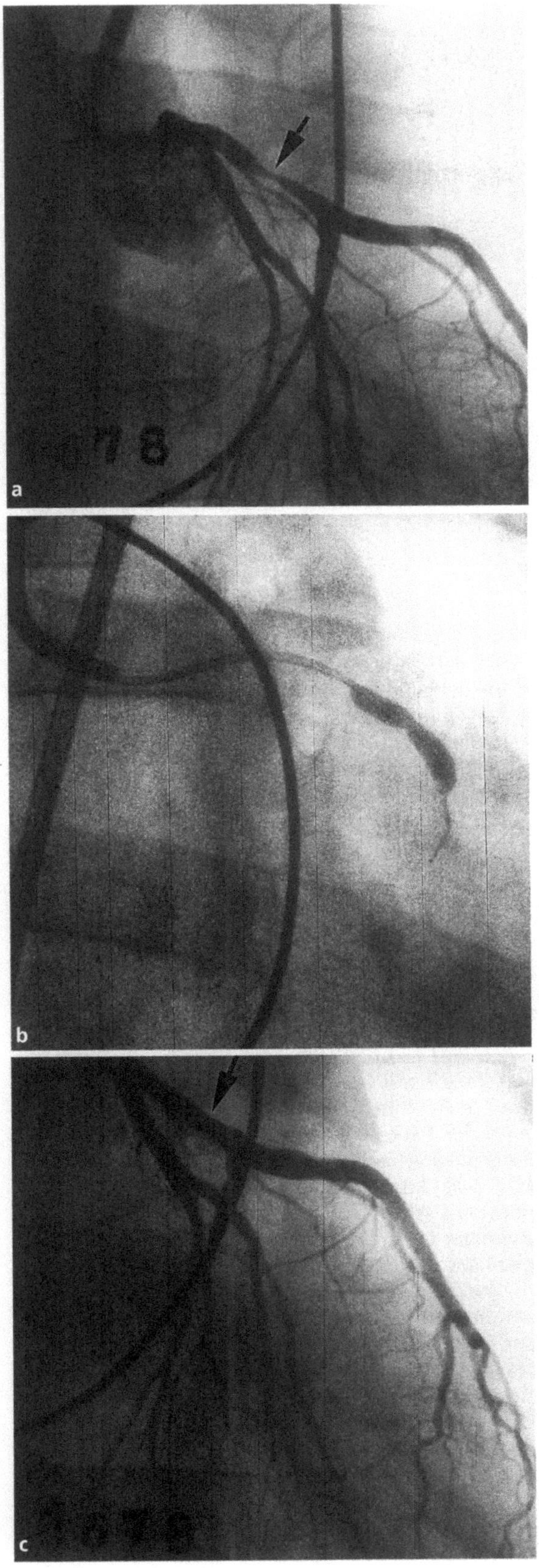

graphie konnte bei 30% der Gefäße ein normales Lumen nachgewiesen werden. Bleibt ein dilatierter Gefäßabschnitt länger als 4 Monate rezidivfrei, so ist eine Restenose in diesem Bereich eher unwahrscheinlich.

Der erste, 1978 an der Berliner Charité einer PTCA unterzogene Patient, bei dem als Eingefäßerkrankung eine hochgradige proximale Stenose am R. interventricularis anterior bestand, hatte 1988 bei einer angiographischen Kontrolle bis auf eine geringe Gefäßunregelmäßigkeit im Dilatationsbereich keine weiteren Koronarstenosen (Abbildung 12.22, Abbildung 12.23).

In Abhängigkeit von der Symptomatik wird eine **abgestufte Nachsorge** empfohlen:

- Patienten **mit Angina pectoris** vor PTCA sollten nur **in Abhängigkeit vom Wiederauftreten der Symptomatik** angiographisch kontrolliert werden.
- Patienten **mit Komplikationen** während der PTCA wie große Dissektionen oder ausgeprägte transmurale Ischämie sollten **unbedingt reangiographiert** werden.
- Klinisches Bild, Belastungs-EKG und Belastungs-Echokardiographie haben eine wesentliche Aussagekraft für eine Restenosierung und sollten vor der Koronarangiographie eingesetzt werden.

Zur **Verbesserung der Langzeitergebnisse** durch **Beeinflussung der Restenosierung** wurden verschiedene Verfahren, wie Stentimplantationen, angioskopiegestütze Durchführung der PTCA u. a. erprobt.

- **Stentimplantation**

Der Begriff „Stent" wurde von Dotter 1969 eingeführt. Sigwart et al. (1987) führten den **Stent** in die interventionelle Kardiologie ein. Durch randomisierte Studien wurde später (Serruys et al. 1994) bestätigt, daß der Einsatz der Stents im Vergleich zur alleinigen Ballondilatation die Restenosierungen reduzieren und auch die klinischen Ergebnisse verbessern kann. Es gibt zwei Arten von Stents: die selbstentfaltenden und die ballon-expandierbaren. Der am häufigsten verwendete Stent scheint der Palmaz-Schatz-Stent zu sein. Mit der Einführung der Hochdruck-Implantationstechnik sowie neuer Thrombozytenaggregationshemmer, wie Ticlopidin, hat die Stentimplantation eine breite Anwendung gefunden. Der „Working Group"-Report of ESC zur interventionellen Kardiologie in Europa gab für 1994 9,6% Stentimplantationen aller PTCA an. Diese Zahl wurde für 1998 auf 50–90% geschätzt (Windecker et al. 1998). In den USA ist nach 1994 die Zahl der Stentimplantationen erheblich gestiegen, so daß für das Jahr 1998 geschätzt wird, daß 500.000 Patienten Stentträger mit durchschnittlich 1,7 Stents/Patient

Abb. 12.22: PTCA einer ca. 80 % proximalen R.-interventricularis-ant.-Stenose. a) vor PTCA, b) Füllung des Ballonkatheters und c) nach PTCA

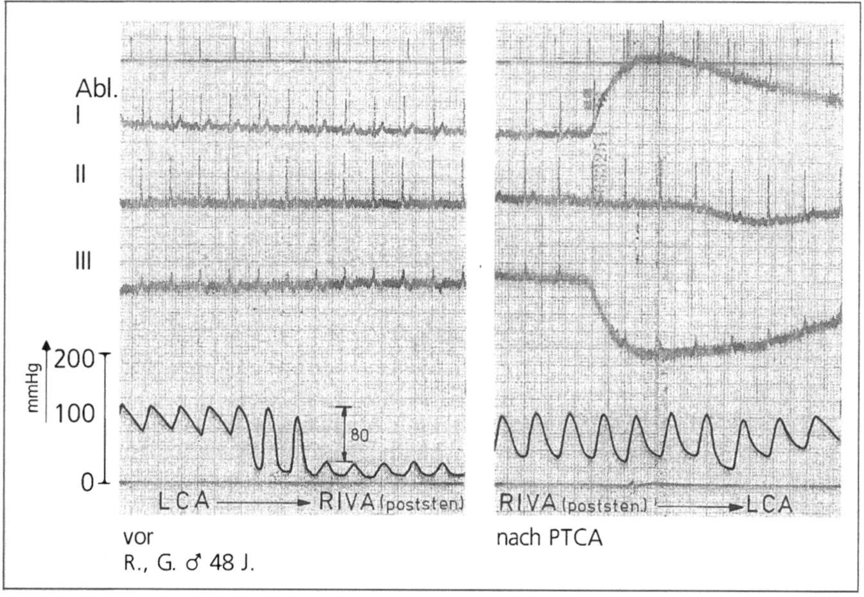

Abb. 12.23: Druckverlauf in der linken Koronararterie während der PTCA einer proximalen 80 %-Stenose des RIVA vor der Dilatation und nach der Dilatation, ca. 10 % Reststenose

(Wohl et al. 1998) sind. Bei ca. 60% der PTCA-Interventionen werden Stents implantiert. Diese hohe Stentrate wird sehr kritisch betrachtet (Topol 1998). Der Stent ist aber ein Fortschritt und es ist gesichert, daß die Zahl der Re-PTCA reduziert wurde.

Die Arbeitsgruppe „Koronarkreislauf" der ESC (Balcon et al. 1997) hat folgende **Indikationen** zur **Stentimplantation** (auf randomisierten Studien und Beobachtungen beruhend) zusammengefaßt:

- Drohender oder akuter Koronarverschluß nach PTCA
- Verhinderung von Restenosen bei längeren Stenosierungen in Gefäßen kleiner als 3 mm besonders im proximalen R. interventricularis ant.
- Venenbypass-Stenosen
- Nicht optimales Ergebnis der PTCA
- Nach Rekanalisation totaler Gefäßverschlüsse
- Behandlung von Restenosen nach PTCA.

Darüber hinaus wurden von der Deutschen Gesellschaft für Kardiologie, Herz- und Kreislaufforschung folgende Festlegungen getroffen (Erbel et al. 1997):

Stentimplantation ist **nicht empfehlenswert** bei Gefäßen mit einem Durchmesser < 2,5 mm, Typ-A-Stenose mit gutem PTCA-Ergebnis, Reststenose < 30% nach PTCA, suboptimaler Anstieg der koronaren Flußreserve. Sie sind **kontraindiziert** bei Patienten mit ungeschütztem Hauptstamm der linken Koronararterie sowie mit schwierigen prästenotischen Gefäßverhältnissen.

Was die **Restenoserate nach Stentimplantation** anbelangt, berichteten Haude et al. (1993) bei Nachuntersuchungen von 100 Patienten durchschnittlich über 5,3 ± 0,3 Monate nach dem Eingriff. Sie definierten Restenose als eine > 50%ige Lumeneinengung des dilatierten Gefäßabschnittes.

Folgende **Faktoren erhöhten die Restenoserate**:

- Implantation mehrerer Stents in eine Stenose (mit 54% deutlich höher) als bei nur 1 Stent (mit 17%),
- Implantation in Gefäße mit einem Durchmesser von ≤ 3,0 mm,
- Reststenosen > 8% nach Stentimplantation.

Kimura et al. (1996) berichteten über eine 3jährige Langzeitbeobachtung von 143 Patienten nach Stentimplantation. 74,6% der Patienten mußten sich in dieser Zeit keiner weiteren PTCA-Intervention oder Bypass-Operation unterziehen und machten auch keinen akuten Myokardinfarkt durch. Nach 14 Monaten war nur bei 2,1% eine Revaskularisation von stentversorgten Gefäßen erforderlich. Im Gegensatz dazu mußte eine PTCA bei neuen Gefäßstenosen bei 7,7% der Patienten durchgeführt werden. Bei koronarangiographischen Kontrollen nach 6 Monaten, 1 Jahr und 3 Jahren konnte gezeigt werden, daß es noch eine späte Zunahme des Koronardurchmesssers zwischen 6 Monaten und drei Jahren nach Stentimplantation zu geben scheint.

Leon et al. (1998) fanden in einem Vergleich von 3 antithrombotischen Medikamentenregimen, daß bei der Gabe von Aspirin plus Ticlopidin eine geringere Häufigkeit einer **Stentthrombose** im Vergleich zu Aspirin allein und Aspirin und Warfarin innerhalb von 30 Tagen nachweisbar war. Die jetzt vorhandenen Berichte zum Clopidogrel (Plavix®) hinsichtlich der Beeinflussung der Stentthrombose zeigen im Vergleich zum Ticlopidin gleich gute Resultate bei geringerer Nebenwirkungsrate (Wang et al. 1999).

Die **direktionale Koronaratherektomie** (DCA) wurde 1985 von Simpson et al. (1988) eingeführt. Sie ist ein Verfahren, bei dem das Material durch ein rotierendes Messer abgetragen, in der Katheterspitze gesammelt und insgesamt entfernt wird. Das Material kann weiteren histologischen, histochemischen und molekularbiologischen Untersuchungen unterzogen werden. Die **Indikation** besteht derzeit nur bei umschriebenen, nicht verkalkten Stenosierungen in proximalen und mittleren, wenig geschlängelt verlaufenden Gefäßabschnitten. Auch bei Komplikationen der PTCA wie Dissektionen ist das Verfahren einsetzbar. Der Nachteil der Methode sind dicklumige und wenig flexible Kathetersets.

Das entstehende Gefäßlumen ist sowohl initial als auch noch 6 Monate nach dem Eingriff größer als bei PTCA, wobei eine Reststenose von weniger als 10% angestrebt werden soll. Die **Restenoserate** ist mit 29% (Simonton et al. 1998) auch bei der DCA gegenwärtig nicht wesentlich anders als bei der konventionellen PTCA.

Bei der **Rotationsangioplastie** (Rotablation) wird anstelle des Hobels bei der DCA ein kleiner diamantbesetzter Bohrkopf verwendet, der über einen Draht geführt wird und mit einer externen Turbine angetrieben wird. Diese Methode wurde durch Ahn et al. (1988) eingeführt. Die **Indikation** für das Verfahren sind Typ B- und C-Stenosen, Restenosierungen nach PTCA, zur Ballonkatheterdilatation ungeeignete Stenosen (elastische Stenosen) sowie mittels Ballon nicht passierbare Stenosen. Der Vorteil der Methode ist eine hohe Primärerfolgsrate von 90%. Der Nachteil ist ein dicklumige F-9-Schleuse. Weiterhin sind oft Ballonkatheterdilatationen anschließend erforderlich. Die Komplikationen sind denen der PTCA vergleichbar. Beachtenswert sind die wahrscheinlich durch Mikroembolisationen hervorgerufenen schockähnlichen Zustände mit Bradykardie und Hypotonie. Durch die Stentimplantation nahm die Komplikationsrate deutlich ab (Mintz et al. 1998). Diese Technik hat sich mehr in der Praxis etabliert.

Die **Laserangioplastie** erfüllte die in sie gesetzten Erwartungen nicht, so daß die Excimer-Laser-Angioplastie als auch die Laser-Ballonangioplastie kaum noch in der klinischen Praxis eingesetzt werden.

Ob durch den Einsatz des **intravaskulären Ultraschalls** vor PTCA eine detailliertere Vorgehensstrategie festgelegt werden kann, bleibt gegenwärtig noch offen. Es ist aber anzunehmen, daß in Zukunft Entwicklungen wie z.B. die mit Ultraschallsonden kombinierte Atherektomie oder diagnostische Katheter weitere Aufschlüsse über die Stenoseanatomie und das Gefäßlumen bringen werden.

Eine weitere Möglichkeit der Anwendung des Ultraschalls ist die **intrakoronare Ultraschallangioplastie,** mit der nur wenige klinische Erfahrungen vorhanden sind (Steffen et al. 1995). Durch die Anwendung niederfrequenten, energiereichen Ultraschalls können atherosklerotische Plaques und Thromben sowohl in vitro als auch in vivo entfernt werden; anschließend an die konventionelle PTCA, scheint sie das Ergebnis weiter zu verbessern.

12.12.20 Chirurgische Behandlung

➤ Venenbypass

Die chirurgische Behandlung der koronaren Herzkrankheit mit Venenbypass hat seit ihrer Einführung durch Favaloro (1968) trotz zunehmender PTCA-Behandlungen von Koronararterienstenosen weiterhin einen hohen Stellenwert. Als Venengraft wird die V. saphena magna verwendet. Etwa 70% aller Herzoperationen sind koronarchirurgische Eingriffe.

Eindeutige **Operationsindikationen** sind nach wie vor:

- Stammstenose der linken Koronararterie ≥ 70% und herabgesetzte systolische Funktion des linken Ventrikels
- Zweigefäßerkrankung mit Beteiligung des R. interventricularis ant. (≥ 70%) und des R. circumflexus (≥ 70%) bei Linksversorgungstyp (sog. Äquivalent der Stammstenose).
- Dreigefäßerkrankung mit bypassfähigen Koronararterien und gestörter linksventrikulärer Funktion (EF < 30%)
- Dreigefäßerkrankung, bei der nur 1 Gefäß anschlußfähig ist.

Eine **dringliche Operationsindikation** ist die

- instabile, nicht-medikamentös stabilisierbare Angina pectoris besonders bei Mehrgefäßerkrankung oder Stammstenose der linken Koronararterie.

Indikationen zur **koronaren Notfalloperation** bestehen bei

- PTCA-Komplikationen
- kardiogenem Schock
- Komplikationen des akuten Myokardinfarktes wie Ruptur des interventrikulären Septums sowie Mitralklappeninsuffizienz als Folge der Papillarmuskelruptur.

Im Gegensatz zu den Anfängen der Bypass-Chirurgie werden heute möglichst vollständige Revaskularisationen angestrebt. Es überwiegen nicht mehr End-zu-Seit-Anastomosen, sondern bei einem Transplantat werden zusätzlich Seit-zu-Seit-Verbindungen in Form von **jump-, sequential- oder snake-grafts** angelegt.

Folgende **Faktoren** bewirken ein höheres **Risiko**, die bei der Operation beachtet werden müssen:

- anamnestisch bekannte oder nachweisbare Zeichen der Stauungsherzinsuffizienz
- ausgeprägte Herzvergrößerung
- mehrere Myokardinfarkte in der Anamnese
- Galopprhythmus, erhöhter LVEDP in Ruhe
- schwere arterielle Hypertonie (Stadium III/IV)
- längere Zeit (Jahre) bestehende absolute Arrhythmie

- schwer einstellbarer und komplizierter Diabetes mellitus
- Schlaganfall oder andere Zeichen einer cerebrovaskulären Insuffizienz
- Alter > 70 Jahre unter besonderer Berücksichtigung des biologischen Alters
- Einschränkung der Nieren- und Leberfunktion.

Bei varikös veränderten autologen Interponaten kann ein Überzug mittels ultraflexiblen Cobalt-Netzschlauches angewendet werden **(Biocompound-Graft).**

Die **Operationsletalität** liegt bei 1–3%. Sie ist bei Patienten mit schlechter linksventrikulärer Funktion sowie älter als 70 Jahren signifikant höher. Bei Reoperationen liegt sie 3–5mal höher als bei der Erstoperation.

Die **Bypass-Öffnungsrate** liegt bei 80–90% innerhalb des ersten Jahres. Danach muß mit einer jährlichen Verschlußrate von 2–3% gerechnet werden. Auch bei der Bypass-Operation ist **Verschluß** oder **Stenosierung des Venenbypass** ein zentrales Problem. Dies verläuft in der Regel in 2 Phasen: Zunächst kommt es zur Thrombosierung und über einen Zeitraum bis zu Jahren zu atherosklerotischen Veränderungen.

Medikamentöse Versuche mit ACE-Hemmern, Calciumantagonisten oder Heparin, die Intimahyperplasie der Bypass-Gefäße beim Menschen günstig zu beeinflussen, waren nicht erfolgreich. Demgegenüber ist eine Senkung des LDL-Spiegels auf weniger als 100 mg/dl durch eine aggressive lipidsenkende Therapie in der Lage, die Progression der Atherosklerose in den Bypass zu verhindern (Post CABG Trial 1997). Niedrig dosierte Antikoagulantien sind ebenfalls nicht effektiv. Die Acetylsalicylsäure kann akute Ereignisse in den nativen Koronararterien und Frühverschlüsse des Bypass verhindern (Fuster et al. 1997), wobei auch hierfür 100 mg/d ausreichen.

➤ Arterienbypass

Neben dem aorto-koronaren Venenbypass hat sich für die Revaskularisierung die Verwendung der linken und rechten A. mammaria interna (IMA-Bypass) als vorteilhaft erwiesen. Ihre Öffnungsrate ist höher, ihre Durchgängigkeit besteht länger.

Der **IMA-Bypass** hat noch nach 10 Jahren eine Öffnungsrate von 97%. Die Arterie kann sich auch durch Hypertrophie besser dem Blutfluß anpassen. In einer Langzeitbeobachtung von durchschnittlich 16,8 Jahren konnten Cameron et al. (1996) zeigen, daß der IMA-Bypass im Vergleich zum alleinigen Venenbypass einen positiven Einfluß auf die Überlebenschance in allen analysierten Subgruppen (Männer, Frauen, normale, gestörte linksventrikuläre Funktion, über oder unter 65 Jahren etc.) hat, so daß generell empfohlen wurde, die A. mammaria interna als Bypassgraft bei entsprechender Indikation zu verwenden. Daneben wird auch die **A. brachialis, die A. gastroepiploica dextra und inferior** als Graft verwendet.

Die Bypass-Operation kann auch durch die Anwendung der **minimal-invasiven Techniken** (MIDCAB) am schlagenden Herzen durchgeführt werden. Hierbei wird der R. interventricularis ant. mit der A. mammaria interna anastomosiert.

Im Gegensatz zum MIDCAB wird bei **thorakoskopischem Zugang** unter Verwendung der Herz-Lungen-Maschine das Herz stillgelegt und somit auch eine Operation an der Herzhinterwand möglich (PACAB).

➤ Langzeitergebnisse

Die Bypass-Operation ist die Behandlungsmethode, mit der bei etwa 90–95% der Patienten **Beschwerdefreiheit** bzw. eine deutliche **Verminderung** der Beschwerden erreicht werden kann. Die Beschwerdefreiheit beträgt nach 3 Jahren noch 65–70%, nach 10 Jahren noch etwa 35%. Bei einer Langzeituntersuchung an 400 Bypass-Patienten über 5,0 ± 4,1 Jahr lag die Beschwerdefreiheit bei 85% (Parsi 1987). Die mittlere **5-Jahres-Überlebensrate** liegt bei etwa 90%. Besonders Patienten mit Stammstenose der linken Koronararterie, Mehrgefäßerkrankung sowie herabgesetzter linksventrikulärer Funktion profitieren von der Revaskularisation. Patienten mit leichter bis mittelschwerer Angina pectoris, Dreigefäßerkrankung und normaler linksventrikulärer Funktion haben beim Vergleich zwischen chirurgischer und medikamentöser Therapie eine vergleichbar gute Prognose. Bei Eingefäßerkrankungen hingegen verbessert die Operation die Prognose nicht.

Die 16jährige Langzeitbeobachtung von Patienten mit Stammstenose der linken Koronararterien in der CASS-Studie (Caracciola et al. 1995) zeigte, daß der Koronarbypass das Leben in der Regel verlängert. Die 15jährige kumulative Überlebensrate wurde für die Operierten mit 37% im Vergleich zu 27% der medikamentös behandelten Patienten berechnet. Die mittlere Überlebensrate lag in der Bypass-Gruppe bei 13,3 Jahren, bei den medikamentös Behandelten bei 6,6 Jahren ($p < 0{,}0001$). Bei einer Stammstenose mit einer Einengung von 50–59%, mit normaler oder leicht gestörter linksventrikulärer systolischer Funktion und sogar zusätzlicher Stenose der rechten Koronararterien ≥ 70% oder normaler rechter Koronararterie ist aber keine Verlängerung der mittleren Lebenserwartung nachweisbar. Patienten mit dem sog. Äquivalent der Stammstenose (≥ 70% des proximalen R. interventricularis ant. vor Abgang des 1. Septumastes und des R. circumflexus vor Abgang des 1. Marginalastes) hatten von der Koronarbypass-Operation einen eindeutigen Vorteil. Ihre mittlere Überlebensrate lag bei 13,1 Jahren im Vergleich zu den medikamentös Behandelten mit 6,2 Jahren ($p < 0{,}0001$; Caracciola et al. 1995a).

Die 5-Jahres-Öffnungsrate betrug für die LIMA 97%, für die RIMA 89% (Tatoulis et al. 1999).

➤ Langzeittherapie nach Koronarbypass

Eine beschleunigte Atherosklerose und Thrombose findet man nach 10–12 Jahren bei mehr als 60% der Patienten im Bereich des Saphena-Bypass. Dies führt zu einer Verschlechterung der zunächst ausgezeichneten klinischen Ergebnisse (Campeau et al. 1984). Die Risikofaktoren der koronaren Herzkrankheit und besonders die Hypercholesterinämie spielen dabei eine wesentliche Rolle. Eine frühzeitig einsetzende Thrombozytenaggregationshemmung mit ASS in einer Dosierung von 100 mg ist bedeutsam, da besonders im ersten Jahr eine Endothelschädigung zum Bypass-Verschluß führen kann. Die ASS-Therapie bewirkt eine Reduktion der Verschlüsse um etwa 25%. Bei ASS-Unverträglichkeit ist auf Thienopyridine (Ticlopidin – Tiklyd®, Clopidogrel – Plavix®, Iscover®) zu wechseln.

Eine zweite Säule ist die Senkung des Cholesterinspiegels, auf dessen Bedeutung u.a. in der 4-S-Studie (1994) sowie in der Post CABG Studie (Post-CABG Trial 1997) hingewiesen wurde.

Die Intimahyperplasie in den Bypass ist gegenwärtig noch nicht effektiv beeinflußbar. Jedoch sollten für die nativen Koronararterien gültige Maßnahmen wie Calciumantagonisten, β-Rezeptoren-Blokker, ACE-Hemmer und Nitraten auch hier individuell eingesetzt werden.

➤ Koronarbypass oder PTCA

Welche Methode der Wiederherstellung des Blutflusses in den Koronararterien, die **Bypass-Chirurgie** oder die **Ballonkatheterdilatation** für Patienten mit Angina pectoris bevorzugt zu wählen ist, wurde in verschiedenen Studien wie in **BARI**-Studie (1995), **CABRI**-Studie (1995), **EAST**-Studie (King III et al. 1994), **ERACI**-Studie (Rodriguez et al. 1993), **GABI**-Studie (Hamm et al. 1994), **Lausanne** (Goy et al. 1994), **MASS** (Hueb et al. 1995), **RITA**-Studie (Hampton et al. 1993) und **Toulouse** (Puel et al. 1992) untersucht. Eine Metaanalyse von 8 randomisierten Studien mit insgesamt 3371 Patienten, davon 1661 in der Bypass-Gruppe und 1710 in der PTCA-Gruppe (Pocock et al. 1995) wurde durchgeführt. Unter Beachtung der bisherigen Studienergebnisse und jahrelangen Erfahrungen wurden Indikationen für die PTCA (s. S. 408) und den aorto-koronaren Bypass (s. S. 411) herausgearbeitet. Die Möglichkeiten und Alternativen der instrumentell-chirurgischen sowie medikamentösen Therapie müssen verständlich und ausführlich mit den Patienten besprochen werden. Auf Risiken, bisherige Ergebnisse und das individuell am besten geeignete Verfahren soll hingewiesen werden.

➤ Transmyokardiale Lasertherapie

Die transmyokardiale Lasertherapie ist eine chirurgische Methode zur Behandlung von Patienten mit koronarer Herzkrankheit, die wegen schwerer obstruktiver Koronararterienveränderungen einer konventionellen Revaskularisierung nicht mehr zugänglich sind und trotz optimaler medikamentöser Therapie eine schwere Angina pectoris haben (Cooley et al. 1994).

Das Prinzip besteht darin, daß nach linksseitiger Thorakotomie am schlagenden Herzen mittels eines CO_2-Lasers transmurale Kanäle von etwa 1 mm Durchmesser in den linken Ventrikel geschossen werden. Es besteht die theoretische Vorstellung, daß das Blut direkt aus dem Cavum des linken Ventrikels in die Kanäle und in den myokardialen Gefäßplexus fließt. Da diese Methode nur eine Ultima ratio sein kann, sind auch gegenwärtig die Patientenzahlen und Erfahrungen mit dieser Operationsmethode klein und lassen keine allgemeingültigen Empfehlungen zu.

12.12.21 Auswahlkriterien zur differenzierten Behandlung bei stabiler Angina pectoris

Bei der Behandlung der Patienten mit Angina pectoris sind neben den ausführlich erörtern **Veränderungen von Lebensgewohnheiten** und der **Beseitigung von Risikofaktoren** auch die Beachtung und **Behandlung von Begleitkrankheiten** wie arterielle Hypertonie, insulinabhängiger Diabetes mellitus, Hyperlipoproteinämie, schwere ventrikuläre Herzrhythmusstörungen, Niereninsuffizienz, Bronchialerkrankungen, Schlafapnoe etc. erforderlich. Was die **Wahl** des eigentlichen **Therapieverfahrens** – medikamentöse Therapie allein, PTCA, Koronarbypass – angeht, ist in erster Linie zu entscheiden, wodurch der Patient beschwerdefrei werden kann und welches Risiko für die weitere Prognose diese Entscheidung bringt.

Können die Angina-pectoris-Anfälle des Patienten durch eine adäquate **medikamentöse Therapie** soweit reduziert werden, daß sie ihn im täglichen Leben nicht beeinträchtigen und gelingt eine effektive Beeinflussung der Hauptrisikofaktoren, so kann die Entscheidung zur Intervention solange ausgesetzt werden, bis eine neue Entwicklung eintritt (z.B. höherer Nitratverbrauch, Belastungsdyspnoe tritt früher auf, Risikofaktoren ändern sich). Diese Phase kann mithin Jahre anhalten. In dem Zusammenhang muß abgeschätzt werden, daß die Prognose quoad vitam gut ist. Neueste Untersuchungen zeigen, daß es mit einer aggressiven Lipidsenkung (80 mg/d Atorvastatin (Sortis®) bei Patienten mit Angina pectoris (Schweregrade I und II der CCS) eher wahrscheinlich erscheint, eine Progression der Koronarläsion und Plaqueruptur zu verhindern als durch die PTCA für höhergradige Koronararterienstenosen (Waters 1994, Pitt et al. 1999).

Trotz aller Fortschritte bleibt die **Hauptsäule** nach wie vor die **medikamentöse Therapie**, die zum geeigneten Zeitpunkt in einem Stufenprogramm durch die PTCA oder Bypass-Operation ergänzt werden kann.

Nur die Patienten mit schwerer, medikamentös nicht beherrschbarer Angina pectoris (Stadium III, IV) profitieren am ehesten von den Revaskularisationsverfahren.

Auch für die Betreuung der Patienten mit stabiler Angina pectoris wurden Richtlinien von verschiedenen kardiologischen Fachgesellschaften (ACC/AHA/ACP-ASIM 1999, DGK 1999, Task Force der ESC 1997) erarbeitet.

➤ Prognose

Obwohl die Prognose mit der Zahl der befallenen Koronararterien und dem Stenosegrad korreliert, so ist sie bei Patienten mit Dreigefäßerkrankung und stabiler Angina pectoris mit normaler linksventrikulärer Funktion gut. Liegt eine, z. B. an der Auswurffraktion gemessene, reduzierte linksventrikuläre Funktion besonders bei Patienten mit Dreigefäßerkrankung vor, so verschlechtert sich die Prognose deutlich. Die Prognose korreliert auch zur Schwere der Angina pectoris: Patienten mit Stadium I und II haben eine bessere Prognose als die mit Stadium III–IV.

Für Männer mit Angina pectoris ohne Infarktanamnese, mit normalem Ruhe-EKG sowie normalem Blutdruck wurde eine jährliche **Letalitätsrate** von 1,4% ermittelt. Diese Letalitätsrate steigt beim Nachweis einer systolischen Hypertonie auf 7,5%, bei pathologischem Ruhe-EKG auf 8,4% und bei der Kombination beider Risikofaktoren auf 12%. Die Letalität ist bei **Stammstenose** der linken Koronararterie sowie bei proximaler Stenose des R. interventricularis ant. mit etwa 15% besonders hoch. Die **durchschnittliche Letalität** wird mit 3,0–6,7%, für Patienten mit Eingefäßerkrankung mit 2,5%, mit Zweigefäßerkrankung mit 8% und Dreigefäßerkrankung mit 10,5%/Jahr angegeben.

Im eigenen Krankengut von 500 Patienten mit stabiler Angina pectoris, die 12 Jahre beobachtet wurden, lag die jährliche Letalitätsrate im Durchschnitt bei 0,9%. Bei Patienten mit Mehrgefäßerkrankungen betrug sie 2,8% (Parsi 1981).

In der Gruppe der medikamentös behandelten Patienten in der CASS-Studie (Emond et al. 1994) lag die 12-Jahres-Überlebensrate für die Eingefäßerkrankung bei 74%, für Zweigefäßerkrankung bei 59%, für Dreigefäßerkrankung bei 40% und für Patienten mit normalen Koronararterien bei 91%.

Die **Inzidenz des Myokardinfarkts** betrug nach dem „Insurance Plan of Greater New York Study" bei Patienten mit Angina pectoris in 30 Monaten 12,5%, das sind 5%/Jahr. In der Framingham-Studie ergab sich in einem Zeitraum von 8 Jahren für Patienten mit Angina pectoris die Wahrscheinlichkeit eines Myokardinfarktes von 50%, das bedeutet eine Inzidenz von 6,3%/Jahr für Männer über 45 Jahre.

Beeinflussende Faktoren der Prognose und der **Letalitätsrate**:

- Zahl der atherosklerotisch veränderten Gefäße (je mehr betroffene Arterien, desto höher die Letalität). Sie liegt bei der 1-Gefäß-Erkrankung bei 3–4%, bei 2-Gefäß-Erkrankung bei 10–13% und bei LMCA-Stenose bei >30%.
- der Funktionszustand des linken Ventrikels (je besser die Funktion, um so größer die Überlebenschance)
- Ausmaß der Kollateralen; sie erweitern sich und gewinnen funktionelle Bedeutung, wenn die Verengungen in den Hauptästen > 75% ihres Durchmessers überschreiten. Sie haben eine bedeutsame protektive Rolle im Hinblick auf die Letalität und Morbidität.
- Progredienz der Koronaratherosklerose
- adäquate Behandlung der Patienten
- andere ungünstige Faktoren wie Kombination mit anderen Erkrankungen.

Durch die medikamentösen, interventionellen und chirurgischen Therapiemaßnahmen ist im strengen Sinne keine Aussage zum „natürlichen" Verlauf der Angina pectoris zu machen. Die Angina pectoris kann bei einem Patienten zur Invalidität führen, ein anderer kann mit eingeschränkter Belastbarkeit seiner Tätigkeit nachgehen bzw. nach chirurgischer Intervention beschwerdefrei werden.

In der Regel zeigt die Koronaratherosklerose eine Progredienz, wenn diese auch nicht linear verläuft. Es liegen jedoch auch Berichte anhand koronarangiographischer Untersuchungen über die **Regression** der atherosklerotischen Veränderungen vor. Diese Regression wird mit einer Häufigkeit von 2,4–5,7% angegeben.

Faktoren, die unter der pathogenetischen Konzeption der Plaques die Regression positiv beeinflussen können, sind eine fettreduzierte Ernährung, Aufgabe des Rauchens, Streßbewältigungstraining sowie körperliche Aktivität. In der Lifestyle-Heart-Studie konnte unter diesem Regime im Vergleich zu einer randomisierten Kontrollgruppe innerhalb eines Jahres ein Rückgang der Koronararterienstenosen bei 82% der Patienten ohne zusätzliche lipidsenkende Therapie nachgewiesen werden (Ornish et al. 1990).

In randomisierten Studien zur Regression unter Gabe von Statinen konnte gezeigt werden, daß die mittleren prozentualen Stenosedurchmesser sowohl bei Männern als auch bei Frauen reduziert werden konnten. In diesen Studien wurde bis auf die MAAS-Studie (mit **Simvastatin) Lovastatin** als CSE-Hemmer verwendet: **FATS-Studie** (Brown et al. 1990), **SCOR-Studie** (Kane et al. 1990), **MARS-Studie** (Blankenhorn et al. 1993), **MAAS-Studie** (MAAS Investigators 1994). Unter Berücksichtigung der neuen medikamentösen Wege zur Verhinderung bzw. Rückbildung der Koronaratherosklerose eröffnen sich neue prognostische Perspektiven.

12.12.22 Belastbarkeit und Arbeitsfähigkeit

Die Arbeitsfähigkeit des Patienten hängt vom Schweregrad der Erkrankung, insbesondere von der linksventrikulären Funktion, sowie vom Tätigkeitsprofil und Alter ab. Unter Heranziehung der Befunde der Echokardiographie, der Ergometrie und des Langzeit-EKG können die beruflichen Tätigkeiten, die Teilnahme an den Herzsportgruppen sowie der Grad der Behinderung festgestellt werden (Kolenda 1999).

Bei Patienten im **NYHA-Stadium I**, d.h., wenn Zeichen der myokardialen Ischämie erst bei höherer Belastung (125–150 W) auftreten, besteht prinzipiell **Erwerbsfähigkeit**. Eine **Berufsunfähigkeit** ist für Berufe mit schwerer körperlicher Arbeit und Termindruck gegeben. In die Einschätzung sollte aber besonders im Stadium I der Therapieeffekt einbezogen werden. Eine Teilnahme an Herztrainingsgruppen ist möglich. Der Grad der Behinderung liegt bei 0–10.

Im **NYHA-Stadium II** besteht eine eingeschränkte **Erwerbsfähigkeit**. **Berufsunfähigkeit** ist für alle Berufe mit mittlerer und schwerer körperlicher Tätigkeit einschließlich Heben und Tragen, mit psychischer Belastung und Termindruck gegeben. Ist die ergometrische Leistung eingeschränkt (75–100 W), besteht bereits in diesem Stadium Erwerbsunfähigkeit für schwere Arbeiten, leichte können ausgeführt werden. Die Teilnahme an einer Herzübungsgruppe ist möglich. Der Grad der Behinderung liegt bei 20–40.

Im **NYHA-Stadium III** besteht in Abhängigkeit vom Schweregrad der Koronararterienveränderungen eine Berufs- und Erwerbsunfähigkeit. Die ergometrische Belastbarkeit liegt bei 50–75 W. Erwerbsfähigkeit oft nur noch für leichte Arbeiten, z B. Büroarbeiten. Die Teilnahme an einer Herzübungsgruppe ist bedingt möglich. Der Grad der Behinderung liegt bei 50–80.

Im **NYHA-Stadium IV** besteht Berufs- und Erwerbsunfähigkeit. Leistungsbeeinträchtigungen für alltägliche Arbeiten bestehen bereits in Ruhe. Der Grad der Behinderung liegt bei 90–100.

Die Beurteilung der Belastbarkeit nach instrumentellen oder chirurgischen Eingriffen wie **PTCA** oder **Bypass-Operation** erfolgt mit den entsprechenden Belastungsuntersuchungen bei koronarer Herzkrankheit. War die PTCA erfolgreich, besteht anschließend Symptomfreiheit, und liegt eine normale linksventrikuläre Funktion vor, so ist die volle Erwerbsfähigkeit wieder gegeben. Bei Restenosen oder nicht erfolgreicher PTCA sollte eine Bypass-Operation angestrebt werden. Die Überprüfung der Arbeitsfähigkeit nach ACB sollte nach 3 Monaten erfolgen. Konnte eine vollständige Revaskularisation durchgeführt werden, und ist die linksventrikuläre Funktion normal, so können berufliche Tätigkeiten mit mittlerer körperlicher Belastung wieder aufgenommen werden. Sind es Tätigkeiten mit Personenbeförderung (Taxifahrer, U- und S-Bahn-Fahrer, Lokführer), müssen zusätzlich im Langzeit-EKG Herzrhythmusstörungen ausgeschlossen werden. Eine Nachuntersuchung ist bei Fahrern mit Fahrgastbeförderung nach 6 Monaten, bei Klasse 2 nach 1 Jahr erforderlich (Lewerenz et al. 1985).

Liegt nach ACB eine eingeschränkte linksventrikuläre Funktion vor, so gelten die eingangs erwähnten Beurteilungen.

Piloten auf Verkehrsflugzeugen sind zwischen 6 und 12 Monaten nach ACB wieder arbeitsfähig, wenn sie keine kardialen Symptome haben, keine belastungsinduzierte myokardiale Ischämie zeigen und eine adäquate Revaskularisation in der Kontroll-Koronarangiographie zeigen (Chaitman et al. 1986). Eine komplette kardiovaskuläre Verlaufsbeurteilung ist alle 6 Monate erforderlich.

12.12.23 Sexuelle Aktivität

Die Frage der sexuellen Aktivität wird immer wieder von Patienten mit Angina pectoris und Postinfarktpatienten gestellt.

Das Thema „Sex" sollte von jedem Arzt von sich aus in geeigneter Form angesprochen werden. Krasemann et al. (1993) stellten fest, daß der Arzt in der Reha-Klinik Hauptinformationsquelle bei sexuellen Problemen ist, gefolgt von Gesprächsrunden und Vorträgen in der Reha-Klinik und dem Krankenhausarzt. Der niedergelassene Arzt nahm nur Rang 4 ein.

Dabei sollten die **physiologischen Reaktionen** beim Geschlechtsakt, wie Pulsfrequenz- und Blutdruckerhöhung etc. für den jeweiligen Schweregrad der Herzkrankheit berücksichtigt werden.

Bei einer Beratung ist von folgenden **Erkenntnissen** auszugehen:

Aus Langzeit-EKG-Untersuchungen an IHK-Patienten ist bekannt, daß es während des Koitus zu einer durchschnittlichen Herzfrequenzsteigerung auf 117,4/min kommt, die nicht länger als 10–15 s dauert. Das entspricht etwa einem O_2-Verbrauch beim Treppensteigen von 1 Stockwerk (Hellerstein et al. 1969).

Die koronare Herzkrankheit zeigt eine etwa 40%ige Koinzidenz zu Verschlußprozessen im aortoiliacalen Bereich, die zu einer gestörten Potenz führen können und nach gefäßchirurgischer Operation bei 60–70% der Operierten zur Normalisierung führt. Der Beitrag der sexuellen Aktivität zur Auslösung eines akuten Myokardinfarktes ist gering und wird mit 0,09% angegeben. Das relative Risiko war bei Patienten mit koronarer Herzkrankheit im Vergleich zur Normalbevölkerung nicht höher (Muller et al. 1996).

Die Häufigkeit des plötzlichen Herztodes wird mit 0,6% angegeben (Ueno 1963).

Eine gerichtsmedizinische Studie (Krasemann et al. 1993, Laubinger et al. 1995) ergab, daß etwa 3/4 der Fälle von plötzlichem Herztod beim Geschlechtsakt während außerehelicher Beziehung auftraten. Psychische Belastungen (Leistungszwang, Schuldgefühle, Angst vor Entdeckung u. ä.) haben einen negativen Einfluß. Die Wiederaufnahme der sexuellen Aktivität ist auch ein Teil der Rehabilitation der Postinfarktpatienten. Froelicher et al. (1994) fanden, daß mehr als 50% der Patienten ihre sexuelle Aktivität 3 Wochen nach dem Myokardinfarkt wieder aufnahmen.

Folgende Gesichtspunkte müssen bei diesem Gespräch in die Überlegung einbezogen werden:

- Für die sexuelle Aktivität bestehen prinzipiell die gleichen Kontraindikationen wie für die Belastungs-Elektrokardiographie.
- Die Beeinträchtigung der Sexualfunktion entspringt neben körperlichen vor allem auch psychischen Ursachen, wie der Angst vor einem Reinfarkt oder plötzlichem Herztod, starker Dyspnoe (Prälungenödem) oder Impotenz.
- Die Einnahme von Nitroglycerin sublingual davor oder die Anwendung von Nitro-Pflaster ist als hilfreich anzusehen.
- Im Zusammenhang mit der Potenz und Libido sind besonders medikamentöse Einflüsse (β-Rezeptoren-Blocker) zu beachten, die entweder dem Patienten in ihrer Notwendigkeit erklärt oder durch andere ersetzt werden sollten.
- Berufliche und familiäre Überbelastungen haben oft einen größeren Einfluß auf das Sexualleben als die Erkrankung selbst.
- Deshalb sollte, wenn möglich und gewünscht, der Ehepartner in das Gespräch einbezogen, um einerseits dadurch seine Ängste oder sein Unverständnis abzubauen und andererseits ihm Hinweise zu Warnsymptomen wie Dyspnoe, Angina pectoris, Herzrhythmusstörungen zu geben.
- Die Kreislaufbelastung beim sexuellen Akt wird zusätzlich verstärkt durch:
  - allgemeine Übermüdung
  - schlechte körperliche Kondition
  - erhöhte emotionale Spannung (neuer Partner)
  - opulente Mahlzeiten
  - Alkoholisierung.

Bei Patienten mit koronarer Herzkrankheit und besonders mit erektiler Dysfunktion soll die Indikation zu Viagra streng gestellt und auf Interaktionen mit anderen Pharmaka, vor allem Nitraten, hingewiesen werden.

In der Regel kann man davon ausgehen, daß die sexuelle Beziehung wieder aufgenommen werden kann, wenn man in der Lage ist, beschwerdefrei 1 Stockwerk zu ersteigen oder um einen Häuserblock zu laufen. Dies entspricht einer Leistung von 75 W auf dem Ergometer. Exzessive Belastungen sind deshalb zu vermeiden. Insgesamt gesehen, ist dies ein Teil der physischen und psychischen Rehabilitation bei koronarer Herzkrankheit.

Allgemein kann gelten, daß ein IHK-Patient sexuelle Aktivitäten um so intensiver genießen kann, je besser seine physische und psychische Kondition ist, d.h. je regelmäßiger er Ausdauersport betreibt.

12.12.24 Fahrtauglichkeit

Patienten mit häufigen Angina-pectoris-Anfällen, mit instabiler Angina pectoris und akutem Myokardinfarkt sind vom Fahren für begrenzte Zeit auszuschließen. Die Ausnahme ist nach 3–6 Monaten gegeben, wenn ein Myokardinfarkt im Narbenstadium, keine malignen Herzrhythmusstörungen, keine Ruheherzinsuffizienz und kein Herzwandaneurysma mit Komplikationen vorliegt.

12.12.25 Flugtauglichkeit

Die Frage nach der Flugtauglichkeit wird immer wieder gestellt. Die Luft- und Sauerstoffdruckverhältnisse in einem Großraumflugzeug entsprechen denen eines Höhenaufenthaltes in 2300 m Höhe. Der Sauerstoffpartialdruck sinkt von 165 mmHg in Bodennähe auf 105 mmHg, wodurch die Sauerstoffsättigung des Blutes auf etwa 90% sinkt. Als Folge dieser Hypoxie tritt eine Kontraktion der Lungenarteriolen auf. Bei Patienten nach einem Myokardinfarkt oder mit koronarer Herzkrankheit ohne Myokardinfarkt können dadurch eine Herzfrequenzsteigerung, Tachypnoe, Herzrhythmusstörungen oder sogar eine Rechtsherzinsuffizienz auftreten. In der Kabine besteht darüber hinaus eine sehr geringe Luftfeuchtigkeit (10–15%). Weitere Faktoren sind die je nach Flugdauer nicht zu unterschätzende relative Immobilität sowie die Zeitverschiebung.

Patienten mit einer Angina pectoris Stadium I und II sind flugtauglich. Im Stadium III ist die Reise mit einem Flugzeug unter bestimmten Bedingungen, wie griffbereite Medikamente (Nitroglycerin), Erreichbarkeit von Sauerstoff, Information des Flugdienstes etc. gegeben. Ein Patient mit Angina pectoris Stadium IV ist nicht flugtauglich.

Was die Verschiebung der Zeit anbelangt, so kann dies bis zu 24 Stunden dauern. Dieses **Jet-lag-Syndrom** ist besonders bei zeitgebundener Einnahme von Medikamenten zu beachten.

12.13 Instabile Angina pectoris (I 20.0)

12.13.1 Definition und Häufigkeit

Die instabile Angina pectoris ist eine Entwicklungsphase der koronaren Herzkrankheit, die dem klinischen Bild nach zwischen der stabilen Angina pectoris und dem Myokardinfarkt liegt.

Verschiedene **Synonyme** wurden für dieses Krankheitsbild verwendet: Status anginosus, intermediäres Syndrom, Crescendo-Angina, akute Koronarinsuffizienz, akutes Koronarsyndrom, drohender Infarkt, impending infarction, rudimentärer Infarkt, akzelerierte Angina pectoris, Angina pectoris gravis. Der Begriff der instabilen Angina pectoris hat sich jedoch durchgesetzt.

Aufgrund der **nicht einheitlichen Definition** dieses klinischen Bildes liegen unterschiedliche Häufigkeitsangaben zur Entwicklung dieses Syndroms aus einer chronischen koronaren Herzkrankheit vor, die zwischen 10 und 59% schwanken. Dadurch bedingt, existieren auch mit 5–42% große Häufigkeitsunterschiede für den sich daraus entwickelnden **Myokardinfarkt**. Bei unserem Patienten betrug diese Rate 5%.

Eine **instabile Angina pectoris** liegt vor, wenn:

1. Eine bis jetzt stabile Angina pectoris ihren Charakter ändert. Es kommt zur
   - Zunahme der Zahl, der Dauer und der Intensität der Anfälle in den letzten 3 Monaten,
   - zum Auftreten der Anfälle auch nachts und in Ruhe;
   - die Nitratwirkung ist herabgesetzt, der Nitratverbrauch nimmt zu (**Typ 1**).
2. Eine seit kurzer Zeit bestehende Angina pectoris zeigt eine schnelle Verschlechterung, und es treten die unter 1. dargestellten Eigenschaften auf (**Typ 2**).
3. Die Serumenzyme sind normal.
4. Im EKG finden sich keine Zeichen eines akuten Myokardinfarktes.

Diese Einteilung, die wir seit 1975 in unserem Arbeitskreis verwenden, hat sich für die Differenzierung des diagnostischen und therapeutischen Vorgehens dieser besonders gefährdeten Gruppe von KHK-Patienten bewährt.

Durch neue Enzymbestimmungen, wie Troponin T und I, die im Gegensatz zu den sog. klassischen Enzymen auch geringere Myokardschädigungen nachweisen, konnte eine genauere Risikostratifizierung vorgenommen werden. In unserem Krankengut entwickelte sich bei 67% die instabile Angina pectoris aus einer stabilen Angina pectoris (**Typ 1**). Bei 33% begann sie als instabile Angina pectoris (**Typ 2**).

Braunwald (1989) hat unter Beratung mit einer Expertengruppe eine Klassifikation der instabilen Angina pectoris vorgeschlagen (Tabelle 12.20).

12.13.2 Pathogenese

Die **Ruptur einer atherosklerotischen Plaque** mit nachfolgender Thrombusbildung wird als der entscheidende pathogenetische Mechanismus angenommen. Sie ist wahrscheinlich die Folge eines Entzündungsprozesses an der oberen Schicht der Plaques, bei dem aus Makrophagen und Mastzellen proteolytische Enzyme freigesetzt werden. Plaques mit einem großen Kern aus lipidreichem Material haben somit ein hohes Rupturrisiko. Man geht davon aus, daß hier ein chronisch-entzündlicher Prozeß vorliegt, der durch verschiedene Noxen, z.B. oxidiertes LDL-Cholesterin, unterhalten wird.

Während der akuten Phase der instabilen Angina pectoris zeigen die Patienten eine erhöhte Aktivität des **Gerinnungssystems** (Merlini et al. 1994). Koronarangiographische und – angioskopische Untersuchungen bestätigten die Vermutung der **intrakoronaren Thrombusbildung**. Diese Hyperkoagulabilität hält etwa noch 6 Monate nach der Instabilität an. Strömungsdynamische und entzündliche Prozesse begünstigen den Einriß im Randbereich der Plaque und exponieren damit thrombogene Faktoren wie Kollagen und ADP. Diese Befunde begründen das Therapieprinzip der Plaquestabilisierung durch die Beeinflussung der inflammatorischen Faktoren nach Adhäsion von Monozyten an P-Selektin (Ott et al. 1996). Daraus resultiert auch die kardioprotektive Wirkung der Lipidsenker.

Die Funktionsstörung der Thrombozyten wird in erster Linie durch membranständige Glykoproteine hervorgerufen. Die Thrombozytenaggregation wird durch den aktivierten GP IIb/IIIa-Komplex (Leftkovits et al. 1995) verstärkt. Thrombozyten können in Anwesenheit des von Willebrand-Faktors über diese Glykoproteine mit dem Gefäßkollagen, Fibronectin u.a. reagieren und über weitere Zwischenstufen zur Thrombozytenaggregation führen. Aktivierte Throm-

Tab. 12.20: Klassifikation der instabilen Angina pectoris nach Braunwald (1989)

Schweregrad der Angina pectoris	**A** ***sekundär instabile Angina*** **(durch extrakardiale Ursachen, die zur Verstärkung der Myokardischämie führen)**	**B** ***primär instabile Angina*** **(ohne extrakardialen Anlaß)**	**C** ***Post-Myokardinfarkt-Angina*** **(innerhalb von 2 Wochen nach akutem Myokardinfarkt)**
erstmaliges oder häufigeres Auftreten von schwerer Angina pectoris, keine Ruhebeschwerden	I A	I B	I C
subakute Ruheangina: Angina pectoris in Ruhe während des letzten Monats, aber nicht innerhalb der letzten 48 h	II A	II B	II C
akute Ruheangina: Ruheangina innerhalb der letzten 48 h	III A	III B	III C

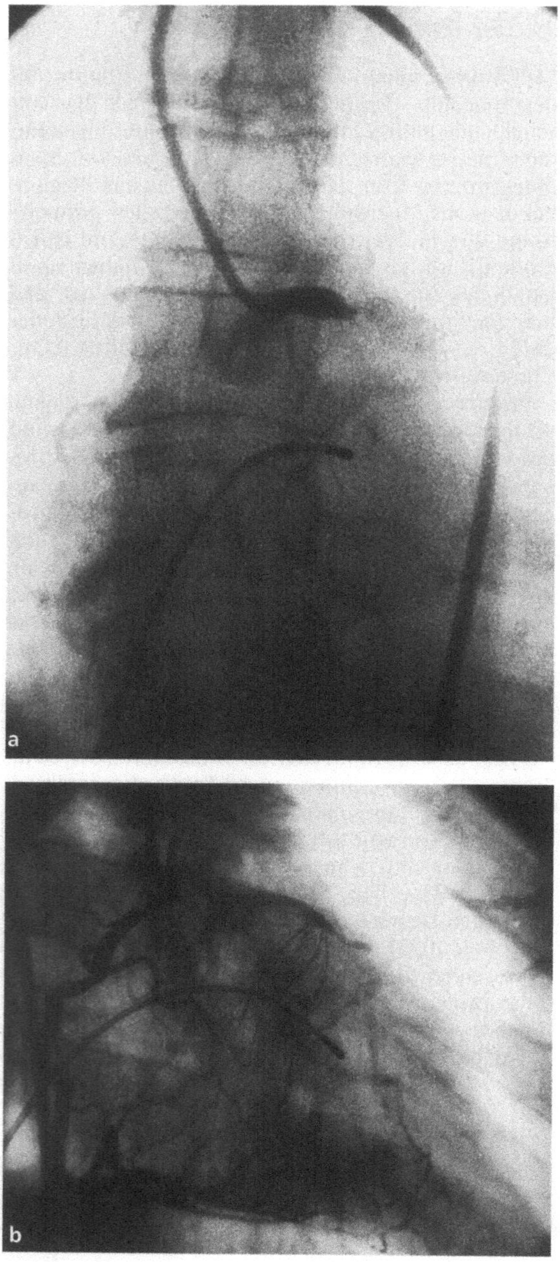

Abb. 12.24: a – kompletter Verschluß des Stammes der linken Koronararterie bei einem 46jährigen Patienten. b – Rechtstyp der arteriellen Myokardversorgung. Über ausgeprägte Rechts-Links-Kollateralen werden der RIVA und der RCX aufgefüllt, die ihrerseits eine 60–70 %-Stenose im RIVA und 50 %-RCX-Stenose aufweisen

bozyten setzen Thromboxan A_2 sowie ADP frei, die die Thrombozytenadhäsivität steigern. Circadiane Veränderungen des Koronardurchflusses bedingt durch Veränderungen des Blutdruckes und der Herzfrequenz, die in den frühen Morgenstunden feststellbar sind, können diesen Prozeß weiter fördern. Die Hemmung dieser Thrombozytenaggregation und die Blockierung der GP IIb/IIIa-Rezeptoren ist zu einem weiteren Therapieprinzip bei instabiler Angina pectoris geworden.

12.13.3 Hämodynamik und Koronarmorphologie

Im allgemeinen ist das Ausmaß der linksventrikulären Funktionsstörung größer als bei der stabilen Angina pectoris. Die hämodynamischen Parameter wie der LVEDP und der LVEDVI lagen bei unseren Patienten im Vergleich zur stabilen Angina pectoris höher, die EF war signifikant niedriger.

Im poststenotischen Bereich ist bei Patienten mit instabiler Angina pectoris eine Reduktion des retrograden Durchflusses auf 2,5 ml/min vorhanden, während dieser Fluß bei stabiler Angina pectoris 7 ml/min betrug (Parker 1974). Daraus kann gefolgert werden, daß bei instabiler Angina pectoris dem poststenotischen Myokardbezirk keine oder nur wenig Kollateralzirkulation zur Verfügung steht.

Die **Ein-, Zwei- und Dreigefäßerkrankung** wird mit einer Häufigkeit von je 30% angegeben. Bei 10% der Patienten sind normale Koronararterien vorhanden. Diese Angaben sind Richtwerte und differieren je nach Patientenzusammenstellungen. Bei unseren Patienten waren eine Dreigefäßerkrankung mit 62,5%, eine Zweigefäßerkrankung mit 15%, eine Eingefäßerkrankung mit 15% und die **Stammstenose** der linken Koronararterie mit 7,5% vertreten (Abbildung 12.24). Normale Koronararterien hatte keiner der Patienten. Insgesamt unterscheidet sich jedoch die Koronarmorphologie der stabilen und instabilen Angina pectoris nicht.

Das **Letalitätsrisiko** bei der Koronarangiographie liegt bei Stammstenose bei 19% (Gordon et al. 1987). Im eigenen Patientengut lag die Letalität innerhalb von 5–12 Tagen nach der Katheterisierung bei 4,8%.

12.13.4 Klinisches Bild

Die **Angina-pectoris-Anfälle** sind häufig. Bei unseren Patienten traten 14 ± 9 Anfälle/Tag auf. Bei 80% war eine **Angina pectoris nocturna** vorhanden. 40% der Patienten hatten **Angina pectoris in Ruhe**. Die **Gehstrecke** betrug durchschnittlich 62 ± 47 m. Die Schmerzfreiheit nach Nitratgabe trat bei 33% der Patienten unverändert schnell ein, während sie bei 67% verzögert war; der **Nitratverbrauch** lag durchschnittlich bei 10 ± 8 mg/d.

Die **Angina pectoris nocturna** kann auch als erste Manifestationsform der koronaren Herzkrankheit vorkommen. Diese nächtlichen Angina-pectoris-Anfälle treten gelegentlich im Zusammenhang mit Träumen in der REM-Phase auf. Folgende **auslösende Faktoren** werden diskutiert:

- **Größere Volumenbelastung** des Herzens bei horizontaler Körperlage. Dadurch kann eine vorhandene latente Herzinsuffizienz manifest werden.

- Durch die **nächtliche vagotone Reaktionslage** kommt es zu einer übermäßigen Blutdrucksenkung, die mit einer Herabsetzung des Koronarperfusionsdruckes und nachfolgender myokardialer Ischämie einhergeht.
- Tachykardie und Blutdrucksteigerung durch **traumbedingte Catecholaminausschüttung**, die zu einer Erhöhung des myokardialen Sauerstoffverbrauchs führt.

Der Angina pectoris nocturna liegen in der Regel schwere morphologische Veränderungen in allen Koronararterien zugrunde. Patienten mit Ruheangina zeigen im Vergleich zu denen mit zunehmender Belastungsangina häufiger Koronarthrombosen (Ambrose et al. 1994).

12.13.5 Laboruntersuchungen

Folgende Laboruntersuchungen sollen bei Patienten mit instabiler Angina durchgeführt werden: großes Blutbild, Cholesterin, HDL, LDL, Blutzucker, Quick (INR), PTT, TZ, C-reaktives Protein, Blutsenkung, CK, CK-MB, Troponin T oder I, TSH basal.

12.13.6 Elektrokardiogramm

Während der instabilen Phase wiesen 95% unserer Patienten bedeutsame ST-Strecken-Senkungen und T-Wellen-Negativierungen auf. Diese Beobachtung steht im Einklang mit anderen Autoren (Spencer 1972), die bei 85–90% der Patienten gleiche Veränderungen fanden.

Außer der **qualitativen Beurteilung** des EKG ermöglicht die **quantitative Bewertung** eine Einschätzung der Entwicklung des Krankheitsbildes. Der ST-Strecken-Senkung kommt im Zusammenhang mit den klinischen Symptomen ein Vorhersagewert für das Risiko der Entwicklung einer Präinfarktangina und letalem Ausgang aus. Bei Patienten mit normalem EKG oder ST-Strecken-Senkungen < 0,1 mV und geringen T-Wellen-Negativierungen besteht ein niedriges oder mäßige Risiko. Je tiefer die ST-Strecken-Senkung, um so höher ist das Risiko. Hochgefährdete Patienten sind die mit einer ST-Strecken-Senkung > 0,3 mV (Parsi et al. 1987).

Körperliche oder medikamentöse Belastungsmethoden sind bei der instabilen Angina pectoris u. E. **kontraindiziert**, da die Gefahr der Provokation eines akuten Myokardinfarktes oder auch des plötzlichen Todes um ein Vielfaches höher ist als bei der stabilen Angina pectoris.

12.13.7 Echokardiographie

Während des Angina-pectoris-Anfalls kann sowohl die Lokalisation als auch das Ausmaß reversibler Kontraktionsstörungen am sichersten in der **2-D-Darstellung** in mindesten 2 Schnittebenen beurteilt werden. Sie kommen in den Abschnitten des linken Ventrikels zur Darstellung, die den stenosierten Koronararterien entsprechen. Die Ventrikelkinetik kann sich, vorausgesetzt, es besteht kein Postinfarktzustand, nach dem Anfall völlig normalisieren. Die damit vergesellschafteten hämodynamischen Veränderungen, wie die Zunahme des enddiastolischen Volumens und die Reduktion der globalen und regionalen Auswurffraktion, sind echokardiographisch ebenfalls gut beurteilbar.

12.13.8 Nuklearmedizinische Untersuchungen

Die Anwendung der Radionuklidventrikulographie auf der Intensivstation bietet eine weitere Möglichkeit zur Beurteilung der linksventrikulären Funktion. Sie kann alternativ besonders für Patienten, die einer echokardiographischen Beurteilung schwer zugänglich sind, angewendet werden.

12.13.9 Überwachungsparameter auf der kardiologischen Intensivstation

Folgende Parameter sollten täglich überwacht werden (Parsi 1985):

- Zahl der Anfälle, Nitroglycerinverbrauch
- EKG-Monitoring,
- EKG-Kontrolle (15–17 Ableitungen)
- Kontrolle der Serumenzyme, besonders Troponin T
- regelmäßige echokardiographische Beurteilung der linksventrikulären Funktion
- hämodynamisches Monitoring mit arterieller Drucküberwachung; Herzminutenvolumen-Bestimmung ist nur bei Patienten mit Pumpinsuffizienz zur differenzierten Therapie erforderlich.

12.13.10 Therapie der instabilen Angina pectoris

Neben den im Kap. 12.12.17 ausführlich beschriebenen Therapieprinzipien der Angina pectoris soll an dieser Stelle auf Besonderheiten hingewiesen werden.

Bei instabiler Angina pectoris soll grundsätzlich die Therapie auf einer **kardiologischen Intensivstation** durchgeführt werden.

Im Prinzip werden gegenwärtig **2 unterschiedliche Behandlungsstrategien** praktiziert. Eine zielt darauf ab, eine sofortige invasive Diagnostik und konsekutive instrumentell-chirurgische Therapie durchzuführen, die andere richtet sich auf die medikamentöse Therapie. Eine Reihe von Studien weist die Vorteile der einen und anderen Vorgehensweise ohne abschließende Schlußfolgerung aus, worauf jedoch nicht im einzelnen eingegangen werden soll.

Das Ziel der **Therapie** richtet sich auf die Reduktion der *myokardialen Ischämiefolgen*, auf *antithrombotische Maßnahmen* und die *Plaquestabilisierung*.

Klinisch bedeutet dies die Beseitigung der Angina pectoris sowie die Verbesserung linksventrikulärer Funktionsstörungen. Damit soll die instabile Angina pectoris zuerst zu einer stabilen zurückgeführt werden. Folgende Maßnahmen sind neben Bettruhe dazu erforderlich:

➤ Medikamentös

■ Tranquilizer

Der Patient wird mittels Pharmaka (z.B. Faustan®, Diazepam 3 × 5mg oral, 5–10 mg i.v.) ruhiggestellt. Bei Analgetikagabe ist auf die Maskierung der Symptomatik zu achten.

■ Nitrate

Kurz- und Langzeitnitrate werden sublingual (z.B. Nitrolingual-Spray®, Nitrangin liquidum® 8–10 mg/d), als Tablette (Isoket® 60–160 mg/d, Pentalong® 150–240 mg/d) oder, wenn nicht effektiv, dann als Infusion (z. B. Nitrolingual infus.® 5–10 µg/min bis max. 75–100 µg/min) verabreicht. Die Dosierung der Kurzzeitnitrate richtet sich nach dem Blutdruck (10% unter dem Ausgangswert, aber nicht unter 100 mmHg systolisch) und der Herzfrequenz (nicht mehr als ca. 90/min).

■ β-Rezeptoren-Blocker

β-Rezeptoren-Blocker werden unter Beachtung der Kontraindikationen als Tablette (z. B. Beloc® 100–200 mg/d, Concor® 2,5–10mg, Obsidan ® 50–160 mg) eingesetzt. Die weitere Dosierung der β-Rezeptoren-Blocker richtet sich nach der Herzfrequenz (nicht unter 50–60/min) sowie evtl. gemessenen hämodynamischen Parameter. Bei Hochrisikopatienten (Klinik, EKG) ist eine Gabe von Metoprolol 5 mg i.v. über 2 min und Wiederholung alle 5 Minuten bis zur Maximaldosis von 15 mg unter Überwachung der Herzfrequenz sowie des Blutdrukkes, und des klinischen Bildes (Entwicklung einer Linksherzinsuffizienz, Asthma bronchiale) möglich. Die orale Gabe beginnt 1 Stunde danach in einer Dosierung von 25–50 mg Metoprolol alle 6 bis 12 Stunden je nach der klinischen Entwicklung. Es empfiehlt sich auch hier, mit kleinen Dosen zu beginnen, um die Reaktion des Patienten zu erfahren. Wenn möglich, sollten kurzwirkende β-Rezeptoren-Blocker wie Esmolol (Brevibloc®) verwendet werden.

■ Calciumantagonisten

Bei Verdacht auf eine koronarspastische Komponente sind die β-Rezeptoren-Blocker durch Calciumantagonisten als Tablette (z.B. Adalat® 60–80 mg/d, Dilzem® 180–360 mg/d) zu ersetzen. Nifedipin als Monotherapie ist besonders als iv. Gabe wegen der Reflextachykardie nicht zu empfehlen.

■ Digitalisierung

Eine Digitalisierung (Digoxin Dilanacin® 0,5 mg/d i.v., 0,25 mg/d oral) ist bei Herzvergrößerung und auch bei Gabe von β-Rezeptoren-Blockern und Calciumantagonisten in höherer Dosierung wegen ihrer negativ inotropen Wirkung erforderlich.

■ Antithrombotische Behandlung

Acetylsalicylsäure ist in einer Dosierung von 100 mg oral die Basistherapie. Bei Kontraindikationen, wie bei selten vorkommenden Allergien gegen Acetylsalicylsäure, gastrointestinale Blutungen u.ä. kann Clopidogrel (Plavix®) mit 75 mg oder Ticlopidin (Tiklyd®) 2 × 250 mg/d oral eingesetzt werden. Beide Substanzen gehören zu den **Thienopyridinen**, deren Wirksamkeit auf der Hemmung der ADP-induzierten Thrombozytenaggregation beruht.

Die Therapie mit **GP-IIb/IIIa-Rezeptorantagonisten** erfordert eine Dauerinfusion, um eine kontinuierliche Thrombozytenaggregationshemmung zu erzielen. Ihre Wirksamkeit wurde in mehreren Studien mit und ohne PTCA-Intervention nachgewiesen. Dabei fand man, daß z. B. bei Gabe von Tirofiban (Aggrastat®) plus Heparin (PRISM-PLUS 1998) das Risiko für Tod und Myokardinfarkt deutlich geringer war als bei Tirofiban allein. Dies weist darauf hin, daß bei Patienten mit instabiler Angina pectoris eine zusätzliche Beeinflussung der plasmatischen Gerinnung durch Heparin erforderlich ist. Im Vergleich zum Heparin allein war das Blutungsrisiko nur gering erhöht. Neben Tirofiban steht auch Eptifibatid (Integrilin®) zur Verfügung.

■ Beeinflussung der plasmatischen Gerinnung

Die **Heparingabe** kann mit unfraktioniertem Heparin in einer Dosierung von 750–1000 E/Stunde kontinuierlich intravenös unter Kontrolle der plasmatischen Gerinnungswerte (PTT und Thrombinzeit) erfolgen. Da die antithrombotische Wirksamkeit des unfraktionierten Heparins (Molekulargewicht 15 000 Dalton) aber nicht immer konstant ist, wurden **niedermolekulare Heparine** (Molekulargewicht 5000 Dalton) wie Enoxaparin (Clexane®) und Delteparin (Fragmin®) entwickelt. Sie bewirken eine proportional stärkere Faktor X-Hemmung. Beide Heparine sollten in Kombination mit ASS gegeben werden. Delteparin wird dabei in einer Dosierung von 120 IU/kg 2 × täglich bzw. 7500 IU/d s.c. injiziert (Frisc 1996). Besonders Enoxaparin scheint eine effektive Alternative zur i.v. Therapie zu sein. Es wird 2 mal/d subcutan in einer Dosierung von 1 mg/kg KG appliziert (Cohen et al. 1997). Eine PTT-Messung ist nicht erforderlich. Es konnte in den 2 oben zitierten Studien gezeigt werden, daß durch die kombinierte Gabe von ASS plus niedermolekulares Heparin eine Risikoreduktion von 32% für den Tod und den Myokardinfarkt bei instabiler Angina pectoris erreicht werden kann.

■ **Thrombolysetherapie**

Die Thrombolysetherapie ist indiziert, wenn eine ST-Strecken-Elevation vorhanden ist, die für eine transmurale Ischämie spricht und durch Nitroglyzerin- bzw. Calciumantagonisten nicht beeinflußbar ist. Eine generelle Thrombolyse, besonders im Zusammenhang mit der PTCA, ist wegen der hohen Komplikationsrate, wie hämorrhagische Dissektionen, nicht zu empfehlen (Ambrose et al. 1994).

■ **Plaquestabilisierung**

Die Cholesterinsenkung mit Pravastatin (Pravasin®) führt zu einer schnellen Verbesserung der Endothelfunktion bei instabiler Angina pectoris, was in der RECIFE-Studie (Dupuis et al. 1999) gezeigt werden konnte.

Weiterhin ist nachgewiesen (4-S-Studie 1994), daß durch eine cholesterinarme Diät und zusätzliche Langzeittherapie mit Simvastatin die Koronarereignisse um 25% reduziert werden. Bei Patienten mit instabiler Angina pectoris und Hypercholesterinämie sollen Statine eingesetzt werden, die zur Stabilisierung der Plaques beitragen und günstige Voraussetzungen für eine instrumentell-chirurgische Therapie schaffen.

➤ **Invasive Diagnostik**

Ist nach **48–72 Stunden** intensiver medikamentöser Therapie keine Stabilisierung (keine Reduktion bzw. Beseitigung der Angina pectoris, Rückgang der ST-Strecken-Senkungen, Verbesserung der linksventrikulären Funktion, weitere Senkung des Troponins) erreicht, ist die invasive Diagnostik durchzuführen. Einer frühzeitigeren Angiokardiographie, auch unter Schutz einer intraaortalen Ballonpumpe, sind z. B. Patienten mit Präinfarktangina, rezidivierenden hochgradigen ventrikulären Herzrhythmusstörungen und/oder Zeichen einer Herzinsuffizienz zu unterziehen.

➤ **Vorgehen nach Stabilisierung**

Nach der Stabilisierung ist der Patient mit einer Dreigefäßerkrankung oder Stammstenose der linken Koronararterie einer Operation zu unterziehen. Bei Eingefäß- oder Zweigefäßerkrankung ist auch die PTCA zu erwägen. Bei allen Patienten mit Hypercholesterinämie soll ein cholesterinsenkendes Regime einschließlich Statin-Gabe vorgenommen werden. Eine antithrombotische Therapie mit Aspirin ist obligat, das bei Allergie und Unverträglichkeit durch Thienopyridine ersetzt werden kann.

➤ **Bypass-Operation und PTCA**

Da bei instabiler Angina pectoris häufig eine Mehrgefäßerkrankung oder Stammstenose der linken Koronararterie und eine gestörte linksventrikuläre Funktion vorliegt, und die Restenoserate bei der PTCA 40–50% beträgt, ist nach der Stabilisierung vorrangig die **bypasschirurgische Versorgung** zu empfehlen. Es wurde auch gezeigt, daß die Bypass-Operation die Prognose dieser hochgefährdeten Patienten verbessert (Sharma et al. 1991). Nur dadurch konnte bei unseren Patienten Beschwerdefreiheit erreicht werden. Bei alleiniger medikamentöser Therapie hingegen trat nur eine Verminderung der Angina pectoris ein. Eine Bypass-Operation oder PTCA ist um so indizierter, da gezeigt werden konnte, daß nach alleiniger medikamentöser Stabilisierung die Stenose der die Instabilität verursachenden Koronararterie zunimmt (Chen et al. 1994).

Während zu Beginn der 80er Jahre die Tendenz mehr zur Akutoperation ging, wurde bald klar, daß, der perioperative Myokardinfarkt und die Sterblichkeit höher waren als bei zuvor stabilisierten Patienten. Die Durchführung der Operation nach der Stabilisierung wurde auch von anderen Gruppen empfohlen (Seggewiß et al. 1993).

Durch die präoperative medikamentöse Stabilisierung konnten die Operationsletalität und der perioperative Myokardinfarkt reduziert bzw. vermieden werden. In der instabilen Phase lag die perioperative Myokardinfarktrate bei den eigenen Patienten bei 22,5%. Sie sank auf 12,5% nach der Stabilisierung. Die Operationsletalität blieb hingegen mit 6% etwa gleich.

Wird jedoch aus verschiedenen Gründen für eine **PTCA** entschieden, sollte bei einer Mehrgefäßerkrankung zunächst nur das für die Instabilität verantwortliche Koronargefäß (**Culprit lesion**) dilatiert und die endgültige Behandlung nach Stabilisierung elektiv durchgeführt werden. In einigen Arbeitsgruppen wird das Zeitlimit für die Stabilisierung mit 48 Stunden festgelegt (DeFeyter et al. 1992).

Durch eine intensive medikamentöse Therapie ist es möglich, etwa 90% der Patienten zu stabilisieren. Anschließend ist eine Reperfusionsmaßnahme (PTCA oder ACB) vorzunehmen, weil nur dadurch Beschwerdefreiheit erreicht werden kann. Je schwerer das klinische Bild der Angina pectoris war, um so eindrucksvoller ist der Erfolg des interventionellen Verfahrens. Je größer der Abstand in Tagen zwischen der Stabilisierung und der Bypass-Operation war, um so besser waren die Operationsergebnisse.

12.13.11 Prognose

Für die Prognose der Patienten mit instabiler Angina pectoris gibt das Ausmaß der ST-Strecken-Senkung (≥ 3 mm/d bzw. ± 3 mm/d) in den Brustwandableitungen in den ersten 3 Tagen einen wesentlichen Aufschluß (Parsi, E. et al. 1989). Sind die EKG-Veränderungen nach 48–72 Stunden nicht rückläufig und die Beschwerden der Patienten trotz intensiver Therapie nicht beseitigt, ist eine **Präinfarktangina** anzunehmen. Etwa 90% der Patienten können medikamentös stabilisiert werden. Diese hohe Stabilisierungsrate ist auch in Übereinstimmung mit Ergebnissen der Multicenterstudie in den USA (Conti et al. 1975), in der 8% akute Myokardinfarkte auftraten.

In der FRISC-Studie (Lindahl et al.1996) konnte gefunden werden, daß instabile Angina-pectoris-Patienten mit einem maximalen Troponin-Spiegel in den ersten 24 Stunden von < 0,06 µg/l ein Risiko von 4,3% hatten, einen akuten Myokardinfarkt oder Tod innerhalb von 5 Monaten zu erleiden. Lag dieser Spiegel zwischen 0,06–0,18 µg/l, so erhöhte sich dieses Risiko auf 10,5% und bei einem Spiegel > 0,18 µg/l auf 16,1%.

Nur durch die Operation konnte bei der Mehrheit unserer Patienten völlige Beschwerdefreiheit erreicht werden.

12.14 Prinzmetal-Angina (I 20.1)

12.14.1 Definition

Unter den Patienten mit Angina pectoris gibt es eine kleine Gruppe, deren Besonderheiten Prinzmetal 1959 als Variant-Angina beschrieb und die seither als Prinzmetal-Angina bekannt ist.

Bei der Variant-Angina können folgende **Manifestationsformen** auftreten:
- Klinik mit typischen EKG-Veränderungen
- EKG-Veränderungen ohne Klinik
- Herzrhythmusstörungen.

12.14.2 Ätiologie

Für die in Ruhe auftretende Angina pectoris ist vor allem ein Koronarspasmus verantwortlich, der auch koronarangiographisch oder intraoperativ nachgewiesen werden konnte. Er ist bei Patienten mit normalen Koronararterien der alleinige Auslöser, bei nachgewiesener Koronaratherosklerose als zusätzlicher Faktor anzusehen. Angiographisch wurden bei 80% der Patienten mit Prinzmetal-Angina bedeutsame koronaratherosklerotische Veränderungen gefunden, nur 20% hatten normale Koronararterien. Häufig sind pathologische Veränderungen der rechten Koronararterie.

Besonders während der Nacht steigt vagotoniebedingt der Koronararterientonus, dessen Folge die Einengung des Koronararterienlumens ist. Am häufigsten tritt der Koronararterienspasmus in einem umschriebenen Wandsegment in einem bereits durch organische Stenosen veränderten Koronargefäß auf. Gelegentlich kann sich dieser Spasmus auch auf die gesamte Länge des Gefäßes ausdehnen oder in verschiedenen Gefäßregionen gleichzeitig auftreten. Durch vasokonstriktorisch wirkende Metabolite, die durch die Schädigung des Gefäßendothels freigesetzt werden, kann die Entstehung von Gefäßspasmen und Thrombenbildung begünstigt werden. Das gestörte Gleichgewicht im sympathischen Nervensystem zwischen der β-Rezeptor-vermittelten Dilatation und der konstriktorischen Wirkung an den epikardialen und kleinen intramuralen Koronararterien geht verloren. Durch die von der geschädigten Gefäßwand ausgehende verminderte Produktion von vasodilatierenden Zytokinen überwiegt dann die konstriktorische Wirkung, deren Folge ein lokaler Gefäßspasmus ist.

12.14.3 Klinisches Bild

Die Prinzmetal-Angina unterscheidet sich von der typischen Angina pectoris durch folgende Merkmale: Der Schmerz tritt meist in Ruhe auf. In 50% der Fälle ist er zyklisch, 70% tolerieren die Belastung paradoxer Weise gut, und Schmerzen treten nicht auf. Bei körperlicher Belastung kann im Gegensatz zur Ruhe kaum ein Koronarspasmus entstehen, da die Koronararterien maximal erweitert sind.

Folgende **Faktoren** kommen für die Auslösung eines Koronararterienspasmus infrage:
- Schädigung des Gefäßendothels
- Ungleichgewicht im sympathischen Nervensystem
- Kältereize
- Medikamente, z.B. Ergonovin, β-Rezeptoren-Blokker.

Klinische und elektrokardiographische Unterschiede zwischen den Patienten mit und ohne Koronarveränderungen konnten nicht nachgewiesen werden.

- **EKG während des spontanen Angina-pectoris-Anfalls**

Das wichtigste diagnostische Kriterium dieser Form der Angina pectoris ist die **passagere, Sekunden bis Minuten nachweisbare ST-Elevation**. Die R-Amplitude ist dabei meist in V_2 von 50–300% erhöht. S-Zacken sind in diesen Ableitungen nicht vorhanden. Der QRS-Komplex ist meist verbreitert, was mit passageren intraventrikulären Erregungsleitungsstörungen in Verbindung gebracht wird (Abbildung 12.25).

Diese EKG-Veränderungen, die während des Anfalls, ohne Anfall oder bei Belastung in den Ableitungen, die die Vorder- oder Hinterwand repräsentieren, nachweisbar sind, normalisieren sich binnen Minuten wieder. Die Serumenzyme sind nicht erhöht.

Herzrhythmusstörungen werden bei 25–80% der Patienten beobachtet. Dabei treten bei 60% schwere Herzrhythmusstörungen wie Kammertachykardien, Kammerflimmern und AV-Blockierungen auf.

Ventrikuläre Extrasystolen sind üblich und treten oft auch als Bigeminus auf. Bei 20% der Patienten sind während des spontanen Anfalls Kammerflimmern oder Kammertachykardien nachweisbar, die möglicherweise die Ursache für Synkopen und den plötzlichen Herztod sind. AV-Blockierungen I.–III. Grades mit Adams-Stokes-Anfällen wurden mit einer Häufigkeit von 13% beobachtet. Supraventrikuläre Herzrhythmusstörungen (Vorhofflimmern, Vorhofflattern) sind selten.

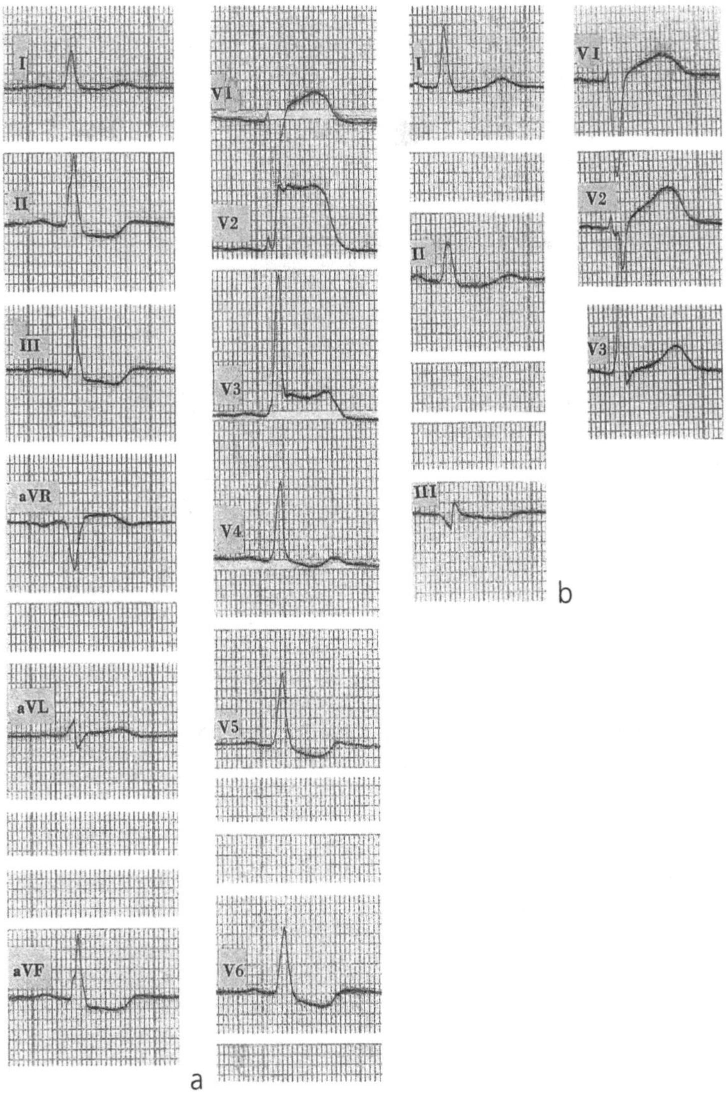

Abb. 12.25: EKG eines 65jährigen Mannes mit Prinzmetal-Angina. a – Ableitung während des Anfalls. Deutliche ST-Elevation in den rechtspräkordialen Ableitungen und besonders in der Ableitung V_2, spiegelbildlich deszendierend gesenkte ST-Strecken in II, III, aVF sowie V_4–V_6. Kleine Q-Zacke in III. b – Normalisierung des EKG 5 min nach sublingualer Gabe von Nitroglycerin.

- **EKG außerhalb des Angina-pectoris-Anfalls**

Diese EKG-Veränderungen können nur mittels **Langzeit-EKG** erfaßt werden und treten bei bis zu 50% der Patienten auf. Es sind die typischen ST-Elevationen, aber auch Herzrhythmusstörungen (ventrikuläre Herzrhythmusstörungen, AV-Block III. Grades) zu finden.

- **EKG unter Belastung**

Folgende EKG-Veränderungen können während der Belastung bei Prinzmetal-Angina auftreten:
- normaler Erregungsablauf
- konkave bis monophasische ST-Elevation
- hohe R-Zacken und T-Wellen
- ST-Strecken-Senkungen oder -Hebungen
- multiple Erregungsbildungs- und -leitungsstörungen
- ventrikuläre Extrasystolie und ventrikuläre Tachykardien
- absolute Arrhythmie
- AV-Blockierungen
- Hemiblockformen

12.14.4 Herzkatheterisierung

In mehr als Dreiviertel aller Patienten wurden bedeutsame, etwa 80% Stenosierungen im proximalen Teil einer Koronararterie gefunden. Die übrigen Gefäße sind meist normal, können aber auch Veränderungen aufweisen. Eine Kollateralzirkulation ist häufig nicht vorhanden oder nur wenig ausgebildet.

Während der Koronarangiographie können **Provokationsteste** (Tabelle 12.21) wie der Kältetest und

Tab. 12.21: Medikamentröse und nicht-medikamentöse Verfahren zur Provokation eines Koronarspasmus

Nicht-medikamentöse Verfahren	Medikamentöse Verfahren
Hyperventilation und Pufferlösung 100 ml TRIS-Puffer als i. v. Infusion über 5 min, anschließend 5 min starke Hyperventilation	**Ergonovin in kleiner Dosis jede 3.–4. Minute** 5×0,02 mg total 0,10 mg 4×0,05 mg total 0,20 mg 2×0,10 mg total 0,20 mg maximal 0,50 mg in 40–50 Minuten
Kältetest Eintauchen der Hand bis zum Handgelenk für 3–4 min in Eiswasser	**Propranolol** i. v. 0,15 mg/kg KG
	Acetylcholin intrakoronar 20, 50, 100 µg in die LCA in 20 s, in > 5 min Abstand 20, 50 µg in die RCA in 20 s, in > 5 min Abstand
	Metacholin s. c./i. v. 0,13 mg/kg KG

der Ergonovin-Test zur Auslösung eines Spasmus eingesetzt werden.

12.14.5 Therapie

Bei der Prinzmetal-Angina hat die medikamentöse Therapie den Vorzug. **Nitropräparate** (z. B. Nitrolingual-Spray®, Nitrangin liquidum®) sind auch hier das Mittel der Wahl zur Coupierung eines Anfalls. **Calciumantagonisten** (z. B. Adalat®, Norvasc®) sind ein wichtiger Bestandteil der Therapie. Die Kombination von Calciumantagonisten und Nitropräparaten erscheint am erfolgreichsten. Die Gabe von β-Rezeptoren-Blockern, besonders in höheren Dosierungen, ist wegen der Provokation eines Koronarspasmus nicht indiziert.

Eine Indikation zur **PTCA** oder **Bypass-Chirurgie** ist nur dann gegeben, wenn zusätzlich eine bedeutsame Koronaratherosklerose vorliegt.

12.14.6 Prognose

Die Prognose der Patienten mit Prinzmetal-Angina wird nicht einheitlich beurteilt. Manche Autoren geben eine durch einen **akuten Myokardinfarkt** bedingte Letalität von 50% innerhalb von 12 Monaten an. Wird der Myokardinfarkt überlebt, können auch diese Patienten danach beschwerdefrei sein. Der **plötzliche Tod** wird in dieser Patientengruppe mit einer Häufigkeit von ca. 15% angegeben. Man kann davon ausgehen, daß die Prognose bei fehlenden Einengungen der Koronararterien günstiger ist.

12.15 Angina pectoris ohne atherosklerotische Veränderungen (Syndrom X) (I 25.1)

12.15.1 Definition

Seit den 70er Jahren wurde mehrfach (Arbogast et al. 1973, u. a.) über ein Krankheitsbild berichtet, das mit einer typischen oder atypischen Angina pectoris, mit ST-T-Veränderungen im Ruhe- und/oder Belastungs-EKG, normalen Koronararterien sowie normaler linksventrikulärer Kinetik einhergeht. Es betrifft etwa 1% der Patienten mit Angina pectoris. Bei Frauen liegt diese Zahl erwartungsgemäß höher.

• **Ätiologie**

Die Ätiologie des Krankheitsbildes ist ungeklärt. Diskutiert werden u. a. folgende Mechanismen:
- Fehlreaktionen des Gefäßmuskeltonus im Mikrozirkulationsbereich durch Veränderungen der Endothelfunktion mit Auswirkungen auf die EDRF- und Prostacyclin-Freisetzung
- rheologische Störungen als auslösende oder additive Effekte
- verstärkte Schmerzperzeption.

12.15.2 Befunde

Unter Frequenzbelastung mittels **artifizieller Vorhofstimulation** bzw. unter Dipyridamol kommt es zu einem pathologischen Anstieg des PC-Druckes, einem Abfall bzw. einem verminderten Anstieg der Auswurffraktion. Im Thalliumszintigramm können myokardiale Speicherdefekte nachweisbar sein.

Die linksventrikuläre **Myokardbiopsie** zeigt degenerative Veränderungen der Myokardzellen, aber keine bedeutsamen Abweichungen im Bereich der kleinen Gefäße. **Elektronenmikroskopisch** finden sich Veränderungen an den Mitochondrien mit

Schwellungen und Aufhellungen an der Matrix, Cristae-Verminderungen und kleine Myelinfiguren (Opherk et al. 1981). Erbel et al. (1992) fanden bei 48% von 44 Patienten mit angiographisch normalen Koronararterien und Angina pectoris mittels intravasaler Ultraschalluntersuchung Plaques. 87% dieser Plaques waren exzentrisch und 16% kalzifiziert. Anhand des morphologischen Befundes und der herabgesetzten Koronarreserve gemessen mit intrakoronarer Dopplermessung wurden diese Patienten in 4 Gruppen eingeteilt. Nur 36% der Patienten hatten keine Zeichen einer Koronaratherosklerose und eine normale Koronarreserve. Basierend auf diesen Ergebnissen betrachten die Autoren nur die Patienten ohne Plaque mit reduzierter Koronarreserve als „Syndrom X". Es werden auch Zweifel daran geäußert, ob, zumindest bei der Mehrheit der Patienten, die myokardiale Ischämie der Grund des Thoraxschmerzes ist (Rosen et al. 1994).

Insgesamt ist bei diesem klinischen Bild vieles spekulativ.

12.15.3 Therapie

Wegen der Heterogenität des Syndroms soll die Therapie individuell angepaßt werden. Die Palette der Therapie reicht auch hier von körperlichem Training bis zur evtl. Gabe von Koronarpharmaka, obwohl 50% nicht auf sublingual verabreichte Nitrate reagiert. Bei Frauen in der Menopause ist auch eine Östrogensubstitution in Erwägung zu ziehen.

12.15.4 Prognose

Die Prognose dieser Patienten ist insgesamt gut.

12.16 Akuter Myokardinfarkt (I 21)

12.16.1 Definition

Infolge **hochgradiger Einengung oder Verschlusses einer Koronararterie** entsteht durch **Reduktion oder Unterbrechung der myokardialen Blutversorgung eine umschriebene Nekrose verschiedener Flächen- und Schichtausdehnung: der Myokardinfarkt.** Er wird pathologisch-anatomisch als eine mehrere Zentimeter große oder einige Kubikzentimeter umfassende Herzmuskelnekrose definiert.

Ein kleiner Teil der Myokardinfarkte (etwa 5%) ist nicht primär gefäß-, sondern metabolisch bedingt.

Pathologisch-anatomisch kann man den **nicht-transmuralen (subtotalen)**, subendokardial, subepikardial oder intramural gelegenen vom **transmuralen** Myokardinfarkt, der sich vom Endokard bis zum Epikard ausdehnt, aber mindestens mehr als die Hälfte der Ventrikelwand einnimmt, abgrenzen. Beim transmuralen Myokardinfarkt bleibt immer ein subendokardialer Muskelstreifen, der eine transendokardiale Sauerstoffversorgung vom Ventrikelkavum her erhält sowie ein subepikardialer Muskelstreifen, der über perikardiale Gefäße versorgt wird. Der **subendokardiale Myokardinfarkt** ist ein Nekrosegebiet, das die innere Hälfte der Ventrikelwand nicht überschreitet. Die Papillarmuskeln sind selten die einzigen infarzierten Anteile des Subendokards. Der **subepikardiale** Myokardinfarkt befindet sich in der äußeren Hälfte, der **intramurale** in der Mitte der Ventrikelwand.

Elektrophysiologisch gesehen, sind **„Non-Q-wave"-Infarkte** in Ventrikelabschnitten gelegen, die erst spät depolarisiert werden und keine Q-Zacken hervorrufen müssen. Dieser Typ wird aber als Sammelbegriff für alle nicht-transmuralen Myokardinfarkte verwendet. Diesen Begriff halten wir in Übereinstimmung mit anderen Autoren für nicht befriedigend (Rawles 1997).

12.16.2 Häufigkeit

Etwa 200.000 Menschen erleiden in Deutschland jährlich einen akuten Myokardinfarkt, wobei die genaue Inzidenz nicht bekannt ist, da eine unbekannte Anzahl von Fällen ambulant geschieht. Der letale Ausgang an akutem Myokardinfarkt macht ca. 10% aller Todesfälle/Jahr aus. Im Jahre 1992 starben ca. 88.000 Menschen an den Folgen des akuten Myokardinfarktes. Männer sind in einem Verhältnis zu Frauen von 3–4:1 betroffen. Die Häufigkeit zeigt große geographische Unterschiede.

12.16.3 Ätiologie

Als Ursache kommt in den weitaus meisten Fällen ein **kompletter oder partieller thrombotisch bedingter Koronarverschluß** auf der Basis der Koronaratherosklerose in Betracht (Tabelle 12.22). Die Häufigkeit des thrombotischen Koronararterienverschlusses bei transmuralem Myokardinfarkt beträgt 80–100%. Neuere angiokardiographische Untersuchungen zeigen, daß ca. 65% der Myokardinfarkte durch einen akuten Verschluß der Stenosen bedingt sind, die vorher <50% waren. Nur 15% entstehen durch Verschlüsse von Koronararterien mit Einengungen >70% (Fuster 1994).

12.16.4 Metabolische Veränderungen bei akutem Myokardinfarkt

Die Kenntnisse der metabolischen Veränderungen haben eine große Bedeutung, da sie in engem Zusammenhang mit hämodynamischen Veränderungen in den verschiedenen Phasen des akuten Myokardin-

Tab. 12.22: Ursachen des akuten Myokardinfarktes

koronarogen		nicht-koronarogen
atherosklerotisch	**nicht-atherosklerotisch**	
90–95 %	• Koronararterienembolien • Thoraxtrauma • Koronariitis • Aneurysma dissecans der Aorta • Koronaranomalien • Koronarspasmen • Lues	• Neoplasmen • Myokardstoffwechselstörungen • obstruktive Kardiomyopathie • Aortenklappenfehler • Anämie • arterielle Hypotonie • Lungenembolie • gestörte Sauerstoffdiffusion • Schwangerschaft • Antikonzeptiva

farktes stehen. Die metabolischen Veränderungen können in folgenden Phasen auftreten (Oliver 1975):

1. In der Initialphase der Myokardischämie
2. Einige Stunden nach dem Beginn der Symptome, nachdem eine generelle Systemreaktion stattgefunden hat
3. Während der Reparationsphase einige Tage nach dem akuten Ereignis.

Im ischämischen Myokardgebiet gehen schnelle Veränderungen mit einem herabgesetzten regionalen Blutfluß und -druck vor sich. Kollateralen eröffnen sich durch die Stimulation der Metaboliten oder werden z. T. durch Thrombusbildung verschlossen. Die Herabsetzung des Herzminutenvolumens und des arteriellen Blutdruckes können die Gewebsperfusion prompt herabsetzen. Dies führt zu dynamischen Veränderungen in der gesamten Herzmuskulatur und nicht nur im Ischämiegebiet. Es wirkt im Sinne eines Circulus vitiosus.

Bei der Verschiebung von der aeroben mitochondrialen Oxidation zur anaeroben Glykolyse bestand bislang die Auffassung, daß diese metabolische Umleitung auf der Substrat-Enzym-Ebene reguliert wird, jedoch neue Erkenntnisse weisen darauf hin, daß eine erhöhte Genexpression von Enzymen der Glykolyse (Aldolase, Phosphoglycerat-Kinase I, Enolase, Pyruvatkinase) auf einen molekulären Mechanismus als Ursache dieser Verschiebungen im Zellstoffwechsel beruht. Die Glucoseaufnahme des ischämischen Myokards ist zwar erhöht, aber da die Ischämie fortschreitet, akkumuliert sich Laktat, und der Fettsäurespiegel steigt. Dadurch wird die Glykolyse gestört. Drei wichtige Ansatzpunkte können für die Therapie daraus abgeleitet werden:

- Steigerung der Sauerstoffangebotes
- Senkung des Sauerstoffverbrauches (z. B. β-Rezeptoren-Blocker)
- Gabe von Glucose-Insulin-Kalium.

Durch die Hemmung der Fettsäurenoxidation und die sekundäre Stimulation der Glucosekaskade wird der Herzstoffwechsel optimiert.

Die Integrität der Zellen im Anoxiegebiet ist gestört, und ein Verlust von K^+-, Ca^{2+}- und Mg^{++}-Ionen findet statt. Die Aufrechterhaltung einer physiologischen Balance dieser Ionen ist von vitaler Bedeutung. Noradrenalin und Adrenalin können als Folge der Hypoxie und durch Stimulation der sympathischen Nerven freigesetzt werden, die zur Schädigung des Myokards führen und Herzrhythmusstörungen verursachen.

Die lokale Aktivität der Catecholamine besteht in der Freisetzung von Glykogen, Glucose und freien Fettsäuren. Bereits 1 Stunde nach dem Infarkteintritt hat der Plasmaspiegel dieser Catecholamine eine hohe Konzentration erreicht. Noradrenalin wirkt über β-adrenerge Rezeptoren auf das Fettgewebe und setzt freie Fettsäuren und Glycerol frei. Dadurch ist es bei akutem Myokardinfarkt ebenfalls 1 Stunde nach dem Beginn der Symptome der Plasmaspiegel an freien Fettsäuren und Glycerol erhöht. Es besteht eine positive Korrelation zwischen Catecholaminen und der Konzentration an freien Fettsäuren. Adrenalin zeigt hingegen am Fettgewebe eine schwache Wirkung. Sein Effekt besteht hauptsächlich in einer Stimulation der Leber und des Skelettmuskels, wodurch es zu einer Erhöhung des Blutzuckerspiegels kommt. Gleichfalls unterdrückt das Adrenalin die Aktivität der β-Zellen des Pankreas, was zu einer Verminderung der Insulinsekretion und zu einer weiteren Steigerung des Blutzuckerspiegels führt. Die Steigerung der Glucagon-Sekretion trägt ebenfalls dazu bei. Auch der erhöhte Cortisol- und Wachstumsfaktoren-Spiegel führt zu einer Verminderung des Insulins und zu einer weiteren Zunahme der Hyperglykämie.

Durch die Erhöhung der freien Fettsäuren und der Glucose im Plasma werden der ischämischen Myokardzelle Nährstoffe zur Verfügung gestellt. Ihre Vitalität bleibt dadurch erhalten und die Überlebenschance wird erhöht. Eine extreme Steigerung des Gehaltes an freien Fettsäuren und eine Veränderung des Verhältnisses freie Fettsäuren zu Glucose führt wiederum zu einer Störung des Myokardstoffwechsels und der Herzmuskelfunktion. In der 2. Woche des Myokardinfarktes ist die Insulinsekretion übernormal, was mit Reparaturprozessen am Myokard einhergeht. Insulin als anaboles Hormon steigert die

Eiweißsynthese im Muskel. Beide, Insulin und der Wachstumsfaktor, erhöhten den Einbau bestimmter Proteine ins Bindegewebe des sich im Heilungsprozeß befindlichen Infarktgebietes.

12.16.5 Hämodynamik

In Abhängigkeit vom Versorgungsareal des verschlossenen Gefäßes, von Kollateralen und Kompensationsmechanismen entwickeln sich verschiedene Grade der Funktionsstörung des linken Ventrikels. Ist etwa 40% oder mehr des linken Ventrikels betroffen, kommt es zum kardiogenen Schock. Diese massive Beteiligung des linksventrikulären Myokards kann sofort oder sukzessiv erfolgen. Das allmähliche Fortschreiten der myokardialen Schädigung ist das wesentliche Problem. Die Extension eines Myokardinfarktes, wenn sie auch häufig klinisch nicht erfaßt wird, läßt sich gewöhnlich autoptisch bei den am kardiogenen Schock verstorbenen Patienten nachweisen. Die Reduktion von mehr als 15% des Myokards ist mit einer Herabsetzung der Auswurffraktion und Erhöhung des linksventrikulären enddiastolischen Druckes und Volumens verbunden. Kommt es zum Verlust von 25% der Ventrikelmasse, entwickelt sich eine Herzinsuffizienz. Die Kenntnis der hämodynamischen Entwicklung des akuten Myokardinfarktes ist für die Wahl der Therapie sowie für die Prognose von entscheidender Bedeutung.

Zur Kompensation des infarzierten Gebietes und Aufrechterhaltung der Funktion des linken Ventrikels kommen folgende Mechanismen infrage:

- Erhöhung der Vorlast
- Erhöhung der Steifigkeit
- Herabsetzung der Nachlast
- Erhöhung der Kontraktilität im nicht-infarzierten Myokard
- Wechselwirkungen der genannten Mechanismen.

Weitere Kompensationsmechanismen im Sinne der Aktivierung neurohumoraler Systeme (gesteigerte Sympathikusaktivität sowie Aktivierung des Renin-Angiotensin-Systems) werden im gleichen Sinne effektiv. Versagen diese Kompensationsmechanismen, sinkt die Herzleistung proportional zur Größe des Myokardinfarktes. Liegt ein größerer Myokardinfarkt vor, kommt es, um die Förderleistung aufrechtzuerhalten, u. a. zur Dilatation des linken Ventrikels. Diese Dilatation wiederum ist wegen der daraus resultierenden Steigerung des Sauerstoffverbrauches nach dem Laplaceschen Gesetz unökonomisch. Weiterhin ist der Grad der Dilatation selbst durch die Grenze der Dehnbarkeit eingeschränkt. Ein struktureller Umbau (remodeling) findet statt. Die Veränderung der Herzgröße im Verlaufes des akuten Myokardinfarktes ist von großer klinischer Bedeutung, da eine progressive Zunahme der Herzgröße mit einer schlechten Prognose einhergeht. Das Schlag- und das Herzminutenvolumen sind das Endergebnis der Wechselbeziehungen verschiedener Kompensationsmechanismen, deren Ziel die Aufrechterhaltung einer adäquaten Pumpfunktion des Herzens und damit der Versorgung des Organismus ist. Der jeweils vorherrschende Kompensationsmechanismus wird wesentlich von der Größe des kontraktionsgestörten Segmentes bestimmt. In der Regel ist in der Initialphase des akuten Myokardinfarktes die Funktion des linken Ventrikels gestört (Parsi et al. 1977a). Sie zeigt sich in einer Herabsetzung des Herzminutenvolumens, des Schlagvolumens, der Schlagarbeit und der mittleren systolischen Auswurfrate. Nur bei etwa 5%–9% der Patienten wird ein normales Herzminutenvolumen und ein normaler Füllungsdruck des linken Ventrikels festgestellt.

Die Größe und Lokalisation der Myokardnekrose sowie der Umfang der hypoxischen Randzone bestimmen das Ausmaß der infarktbedingten Kontraktionsstörung. Im Zusammenhang mit dem Grad der Vorschädigung bei chronischer ischämischer Herzkrankheit führen reversible und irreversible Asynergien des regionalen Kontraktionsablaufes zu einer Beeinträchtigung der globalen Ventrikelfunktion.

Der Vergleich der hämodynamischen Parameter bei inferiorem und Anteroseptalinfarkt zeigte auch bei unseren Untersuchungen, daß die anterioren Myokardinfarkte hämodynamisch bedeutsamer als inferiore waren; signifikante Unterschiede konnten jedoch statistisch nicht gesichert werden.

Bei akutem Myokardinfarkt ist es daher entscheidend, die Funktionsstörungen des linken Ventrikels zu beachten und eine dementsprechend geeignete Therapie einzusetzen.

12.16.6 Diagnostik des akuten Myokardinfarktes

Die Diagnostik des akuten Myokardinfarktes beruht hauptsächlich auf drei Säulen:

- **Klinik** (Anamnese und klinische Untersuchung)
- **Elektrokardiogramm**
- **Serumenzyme**

Mit diesen überall durchführbaren Untersuchungsmethoden erfolgt bereits eine Unterscheidung in einen definitiven, möglichen oder keinen Myokardinfarkt, was für die Therapieentscheidung von großer Bedeutung ist (Tabelle 12.23).

12.16.7 Prodromi eines Myokardinfarktes

Da durch medikamentöse und chirurgisch-instrumentelle Maßnahmen die schicksalhafte Entwicklung des Myokardinfarktes beeinflußt werden kann, verwendet man den Begriff des **„sich entwickelnden Myokardinfarktes"**. Möglicherweise fallen hierunter Beschwerden, die als Prodromi des Myokardinfarktes aufgefaßt werden. Nach sorgfältiger Anamnese hat die überwiegende Zahl der Infarktkranken etwa 10–14 Tage vor dem akuten Ereignis Prodromaler-

Tab. 12.23: Unterscheidungsmerkmale zwischen definitivem und möglichem Myokardinfarkt (WHO 1971)

Diagnostik-kategorie	Anamnese	EKG	Serum-enzyme
definitiv	+/–	+	–
oder	+/+	(+)	+
oder	+	–	+
möglich	+	(+)/–	(+)/–
kein Myokardinfarkt	(+)	(+)/–	(+)/–

+ eindeutig, typisch, unzweifelhaft, (+) mehrdeutig, atypisch, zweifelhaft, – negativ, fehlend, normal

scheinungen. Wenn sie auch keinen spezifischen Charakter haben, sollten sie mehr Beachtung finden. Solche **Prodromalsymptome** sind:

- bisher nicht vorhandene präkordiale Schmerzen und Unwohlsein Stunden bis Wochen vor dem Myokardinfarkt
- Schweregefühl, besonders nach den Mahlzeiten, und Druck über dem Herzen
- unregelmäßige Herzaktionen
- untypische Müdigkeit
- Schlafstörungen
- Atemnot bei Belastung, die üblicherweise nicht nur über-, sondern auch unterschätzt wird
- Angina pectoris mit zunehmender Intensität und Anfallshäufigkeit (instabile Angina pectoris)
- Verminderung der Leistungsfähigkeit (manche Patienten verlieren 80% ihrer körperlichen Leistungsfähigkeit, ohne daß eine Angina pectoris auftritt)
- diastolischer Galopprhythmus
- bei bis zu 65% der Patienten **normales** Ruhe-EKG, aber auch zunehmende **ST-Strecken-Senkungen, T-Wellen-Negativierungen** oder **ST-Strecken-Hebungen** können vorhanden sein.

Die genannten Prodromi erlangen besondere Bedeutung, wenn sie bei Patienten

- vom sog. aggressiven Typ (Typ A) oder
- mit mehreren Risikofaktoren belastet

auftreten.

12.16.8 Auftreten des Myokardinfarktes in Abhängigkeit von Tageszeit und Wochentag

Häufig tritt der Myokardinfarkt in den Morgen- und Vormittagsstunden mit einem **Gipfel** zwischen 6 und 12 Uhr, d. h. etwa 1–4 Stunden nach dem Aufwachen und dem Beginn der morgendlichen Aktivitäten, sowie mit einem zweiten **Gipfel** am Nachmittag ein. Gründe dafür sind:

- Der morgendliche Anstieg des **Blutdruckes** könnte eine Plaqueruptur verursachen.
- Die Steigerung des **Arterientonus** führt zu einer weiteren Verminderung der myokardialen Durchblutung bei fixierter Stenose.
- Beide Faktoren, erhöhter arterieller Druck und Arterientonus, führen zur Erhöhung von Scherkräften, die die Ruptur der Plaques fördern.
- Es kommt zu einer relativen Zunahme der **Hyperkoagulabilität**, die durch den Anstieg der Blutviskosität sowie eine erhöhte Thrombozytenaggregation gekennzeichnet ist. Dies kann allein durch das morgendliche Aufstehen bedingt sein. Ein weiterer Faktor ist die ungenügende Steigerung des zirkulierenden Gewebeplasminogen-Aktivators.
- In diesem Zusammenhang wurde auch der morgendliche Gipfel des Cortisols und der Catecholamine diskutiert.

Für den Myokardinfarkt wurde ein Montagsgipfel besonders bei den Berufstätigen, festgestellt (Willich et al. 1994).

12.16.9 Auftreten des akuten Myokardinfarktes in Abhängigkeit von meteorologischen Faktoren

In einer Langzeitstudie über 10 Jahre innerhalb des MONICA-Projektes (Danet et al. 1999) wurde der Zusammenhang zwischen Temperatur und Luftdruck und dem Auftreten des akuten Myokardinfarktes und koronarbedingten Todesereignissen untersucht. Es wurde gefunden, daß alle Koronarereignisse am wenigsten bei einem Luftdruck von 1016 mbar auftraten. Fiel die Temperatur um 10°C stieg die Ereignisrate um 13% an. Änderte sich der Luftdruck um ± 10 mbar, so war dies mit einem Anstieg von 12% bzw. 11% verbunden. Diese Einflüsse wirkten unabhängig und beeinflußten sowohl das Auftreten des Myokardinfarktes als auch das Ereignis des Koronartodes. Bei Älteren und Patienten mit vorangehenden Ereignissen, war dieser Effekt stärker ausgeprägt.

Je nach **Verlauf** unterscheidet man einen

- **unkomplizierten** oder
- **komplizierten** Myokardinfarkt.

12.16.10 Klinisches Bild des unkomplizierten Myokardinfarktes

➤ Anamnese

Anamnestisch können folgende Angaben erfaßt werden:

- Beginn des akuten Ereignisses aus „heiterem Himmel", aus einer stabilen Angina pectoris oder instabilen Angina pectoris,
- Erstinfarkt oder Reinfarkt

- Auslösende Faktoren
- Vorausgehende oder Begleitsymptome wie Herzrhythmusstörungen, Schwindelanfälle, Kollapszustände, Atemnot, Schweißausbrüche.

➤ Schmerzen

Im Vordergrund des klinischen Bildes stehen bei etwa 90% der Patienten charakteristische präkordiale Schmerzen. Der akute Myokardinfarkt tritt einerseits bei Patienten mit bekannter Angina pectoris, andererseits aus „heiterem Himmel" auf. Auslösende Faktoren können eine außergewöhnliche psychische oder körperliche Belastung sein. Meist aber entsteht der heftige retrosternale Schmerz aus der Ruhe, oft in den Morgenstunden aus dem Schlaf heraus. Er geht mit **Todesangst** und **Vernichtungsgefühl** einher und hält länger als 20 Minuten an und ähnelt in der Lokalisation dem der Angina pectoris, ist aber wesentlich intensiver und **läßt sich durch Ruhe und Nitrate kaum oder wenig beeinflussen.** Im Gegensatz zum Angina-pectoris-Anfall, wo eine sofortige Ruhehaltung Besserung der Schmerzen bewirkt, laufen die Patienten mit Myokardinfarkt meist unruhig umher oder nehmen ängstlich eine Ruhestellung ein. Oft liegt die Faust über der Stelle des größten Schmerzes. Die Schmerzintensität ist bei jüngeren Patienten stärker als bei älteren, bei Herzinsuffizienz und Patienten mit Postinfarktzustand. Die Bedingung für die Schmerzempfindung ist die lebende Herzmuskelzelle. Durch Ischämie entstehen saure Metabolite, die ihrerseits durch die Reizung der Nervenendigungen die Schmerzempfindung hervorrufen. Bei einer Nekrose oder Fibrose ist dieser Mechanismus in dem entsprechenden Bereich ausgeschaltet. Atypische Schmerzlokalisation wie Abdomen, Hals und Kiefer können zu Fehlhandlungen (Aufsuchen des Zahnarztes, Verwechslung mit akutem Abdomen) führen. Sie kommen häufig bei Hinterwandinfarkten vor.

Bei etwa 10–15% der Patienten, besonders bei Älteren und Diabetikern, ist der Myokardinfarkt **klinisch stumm.** In der Framingham-Studie (Kannel et al. 1972) war jeder 5. Myokardinfarkt stumm oder nicht erkannt. Atypische Symptome wie kurz anhaltendes Schwindelgefühl oder Atemnot waren die hauptsächlichen Gründe dafür.

➤ Andere Symptome

Neben dem Schmerzkomplex ist eines der häufigsten Symptome **Atemnot**. Sie tritt von leichter Dyspnoe bis Orthopnoe auf. Es kann **Erstickungsgefühl** auftreten. Gelegentlich kann bei schweren hämodynamischen Störungen, Bewußtlosigkeit und ausgeprägter Cerebralsklerose eine Cheyne-Stokes-Atmung beobachtet werden. Weiterhin sind bei 2/3 der Patienten mit starken Schmerzen und im Schock **allgemeine Schwäche**, die häufig mit **kaltem Schweiß** einhergeht, zu beobachten. Der **Schwindelanfall** ist Ausdruck von Blutdruckschwankungen, Minderung der Förderleistung des Herzen oder Herzrhythmusstörungen. Bei in dieser Phase auftretendem AV-Block III. Grades oder Kammerflimmern kann ein **Adams-Stokes-Anfall** beobachtet werden. **Palpitationen** sind ein häufig beschriebenes Symptom.

Bei 30% aller Patienten, besonders mit inferiorem Myokardinfarkt, sind **gastrointestinale Erscheinungen** zu beobachten, die manchmal unter Vortäuschung eines akuten Abdomens zu einer chirurgischen Konsultation führen können. Diese können mit Übelkeit, Erbrechen, Diarrhoe, Sodbrennen, Singultus und Stuhldrang einhergehen.

Eine **Veränderung des Pulses** in Qualität und Frequenz ist in der Regel vorhanden. Bei mehr als 75% der Patienten tritt eine Sinustachykardie (> 100/min) auf. Liegt die Herzfrequenz in der Initialphase des Myokardinfarktes > 130/min, so gilt dies als ein prognostisch schlechtes Zeichen. Eine Tachykardie tritt häufiger bei Vorderwandinfarkt auf. Die Sinusbradykardie mit einer Frequenz von < 60/min, die häufiger beim Hinterwandinfarkt zu finden ist, tritt zu Beginn des Myokardinfarktes häufiger auf und wird durch den Bezold-Jarisch-Reflex erklärt. Sie geht mit einer Letalität von 6%, die Sinustachykardie mit 26% und die Normofrequenz mit 15% einher. Bei Patienten mit inferiorem oder subendokardialem Myokardinfarkt kann die Herzfrequenz als Folge des AV-Block II. oder III. Grades < 40/min liegen. Bei arterieller Hypotonie und Schock ist der Puls filiform oder schwach palpabel.

Das **Blutdruckverhalten** gibt u.a. einen wichtigen Hinweis über die Entwicklung des akuten Myokardinfarktes. Daher ist die Kenntnis der Blutdruckhöhe vor Infarkteintritt wichtig, weil ein normaler Blutdruckwert bereits Ausdruck eines Schockgeschehens beim Hypertoniker sein kann. Es kann anfangs zu hypertonen Reaktionen durch die Catecholaminausschüttung kommen. Sinkt im weiteren Verlauf beim Normotonen der systolische Druck unter 80 mmHg bzw. beim Hypertoniker etwa 80 mmHg unter dem Ausgangswert länger als ½ Stunde, ist dies als Zeichen des kardiogenen Schocks zu sehen.

Als Ausdruck der Myokardnekrosen stellt sich etwa 24–48 Stunden nach Infarkteintritt **Fieber** zwischen 37,8°C und 39°C ein, das 2–6–10 Tage anhält; es kann prognostisch insofern von Bedeutung sein, als die Höhe der Temperatur zur Infarktausdehnung in Beziehung zu setzen ist, aber auch ein Zeichen von Infektionen im Respirations-, Urogenitaltrakt, durch intravenöse Verweilkatheter etc. sein kann.

Besonderheiten des akuten Myokardinfarktes im Alter s. Kap. 21.5.3.

12.16.11 Klinische Untersuchungsbefunde

Bei der **Inspektion** findet man meist einen ängstlichen Gesichtsausdruck, das Hautkolorit ist **blaßgrau**, oft ist **kalter Schweiß** nachweisbar. Liegt ein Lungenödem oder eine Vorwärtsinsuffizienz vor, so besteht eine **Akrozyanose**. Gelegentlich sieht man den Patienten als gestischen Ausdruck seines Schmerzes die geschlossene Faust gegen den Thorax pressen. **Gestaute Halsvenen** weisen auf eine Rechtsherzdekompensation bzw. eine Herztamponade hin.

Palpatorisch ist der **Puls** hinsichtlich seiner **Qualität** und der **Frequenz** zu beurteilen. Selten kann als Folge einer Ventrikelseptumruptur ein **Schwirren** über 4 L 2 oder als Ausdruck der Mitralklappeninsuffizienz über der Spitze bei Papillarmuskeldysfunktion oder -abriß palpiert werden.

Bei der **Auskultation** findet man meist leise **Herztöne**. Besonders der I. Herzton ist abgeschwächt. Ein weiches **systolisches Geräusch** über der Herzspitze deutet auf eine relative Mitralklappeninsuffizienz infolge der Dilatation der linken Kammer, auf einen Papillarmuskelabriß oder eine -dysfunktion hin.

Bei **Herzinsuffizienz** kommt es mitunter zum Auftreten eines **III. und/oder IV. Herztones**, der auskultatorisch den Eindruck eines Galopprhythmus vermittelt. Gewöhnlich ist er nach 1 bis 2 Tagen, wenn die akuten Anpassungsvorgänge des Herzmuskels beendet sind, nicht mehr nachweisbar. Unter Umständen bleibt er längere Zeit als Hinweis auf nicht abgeschlossene Anpassungsvorgänge und andauernde Herzfunktionsstörung bestehen.

Die linksventrikuläre Funktionsstörung kann je nach hämodynamischer Entwicklung (s. Kap. 12.16.5) von latent bis zum kardiogenen Schock reichen. Deswegen sind auf die kardiopulmonalen klinischen Befunde sorgfältig zu achten, die auch eine Basis für die Einteilung der Schweregrade der Linksherzinsuffizienz bei akutem Myokardinfarkt darstellen (Tabelle 12.24).

Perikarditisches Reiben ist bei genauer Untersuchung sicher häufiger als angenommen. Die **Pericarditis epistenocardica** tritt am 2.–3. Tag nach Eintritt des Myokardinfarktes bei 10–30% der Patienten auf und ist manchmal nur für Stunden vorhanden. Wird das perikarditische Reiben nach dem 5. Tag auskultiert, deutet dies auf ein Fortschreiten der Infarzierung oder auf einen Reinfarkt hin. Die Hauptauskultationspunkte der Pericarditis epistenocardica liegen über 4 L 2 bzw. 5 L 2. Zwar tritt sie auch bei inferiorem Myokardinfarkt auf, häufiger ist sie jedoch bei Vorderwandinfarkten zu beobachten.

12.16.12 EKG bei akutem Myokardinfarkt

Das Elektrokardiogramm ist, wie bereits im Kapitel 2.11.3 ausgeführt, eine der drei **Hauptsäulen** beim akuten Myokardinfarkt und erlaubt folgende Aussagen:

- **Diagnostik**
  - qualitative Diagnostik des akuten Myokardinfarktes
  - Lokalisation
  - quantitative Diagnostik (Größe des Myokardinfarktes)
  - Bestimmung des Alters des Myokardinfarktes (Entwicklungsphase)
  - Extensionsdiagnostik (Ausdehnung des Myokardinfarktes)
  - Reinfarktdiagnostik
  - Einschätzung der Funktion des linken Ventrikels
  - Beurteilung von Komplikationen des Myokardinfarktes wie Ventrikelseptumruptur, Herztamponade, Herzrhythmusstörungen, Aneurysmaentwicklung
- **Therapie**
  - Entscheidung zur Thrombolyse
  - Beurteilung des Thrombolyseerfolges
- **Prognose**
  - Aussagen zur Entwicklung kinetischer Störungen
  - Überlebenschance.

➤ Diagnostische Aussagen

■ Transmurale und nicht-transmurale Myokardinfarkte

Die EKG-Diagnostik des akuten Myokardinfarktes bietet dann keine Probleme, wenn ein **transmurales**, großes Myokardareal ausgefallen ist. Bei kleinen **nicht-transmuralen** (intramural, subendokardialen oder subepikardialen) Myokardinfarkten hingegen kann die Diagnostik erschwert sein. Der intramurale Myokardinfarkt ist durch spitz negative T-Wellen, ST-Strecken-Senkungen oder auch –Hebungen, Q-Zacken und R-Reduktion gekennzeichnet. EKG-Zeichen bei subendokardialem und subepikardialem Myokardinfarkt s. Kapitel 2.11.3.

Akute Myokardinfarkte lassen sich in mehr als 80–90% und Postinfarktzustände (chronische Myo-

Tab. 12.24: Stadien der Linksherzinsuffizienz und klinische Symptome

Stadium	Klinische Symptome
I	Keine Zeichen der Herzinsuffizienz oder des kardiogenen Schocks
II	Rasselgeräusche in beiden Unterfeldern der Lunge, Oberfelder frei, Galopprhythmus
III	Rasselgeräusche über der gesamten Lunge (Lungenödem)
IV	Zeichen der Rechtsherzinsuffizienz
V	kardiogener Schock

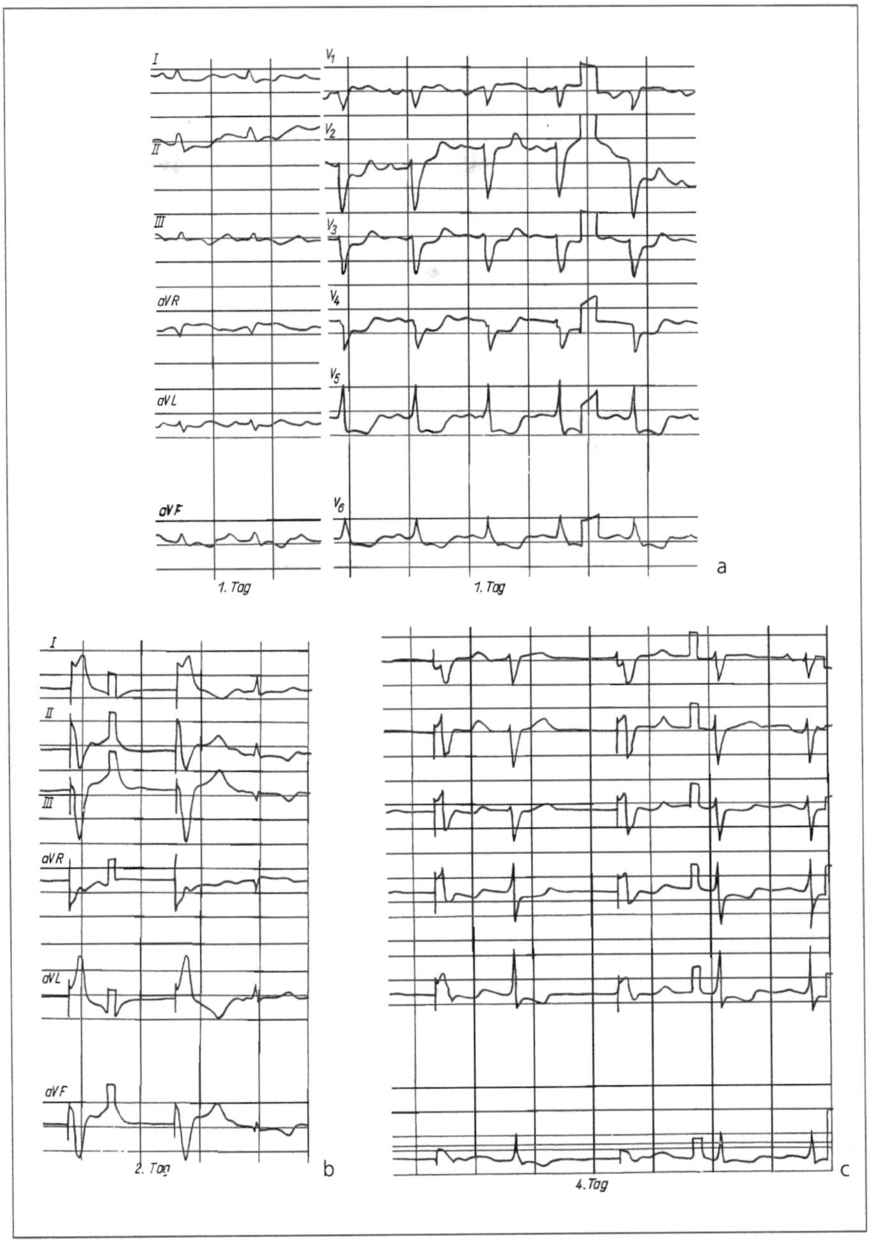

Abb. 12.26: Akuter inferiorer Myokardinfarkt und reaktive anterolaterale Ischämie bei einem 63jährigen Patienten mit Herzschrittmacher (VVI-System). a – automatische Abschaltung des Herzschrittmachers wegen erhöhter Eigenfrequenz (100/min). Reduktion der R-Zacke über V_3, QS-Komplex über V_4. Horizontale bis deszendierend gesenkte ST-Strecken mit präterminal negativer T-Welle über V_4–V_6. In den Standardableitungen Indifferenztyp, keine typischen Infarktzeichen. b – nach Frequenznormalisierung überwiegend Herzschrittmacher-Rhythmus, Änderung der elektrischen Herzachse zum Linkstyp, Darstellung einer Q-Zacke in III und aVF mit gleichschenklig negativer T-Welle. c – Rückgang der Ischämiezeichen im anterolateralen Bereich

kardinfarkte) in ca. 50% nachweisen, wobei vor allem inferiore Myokardinfarkte mit Schenkelblockierungen diagnostische Schwierigkeiten bereiten. Relativ kleine Myokardinfarkte, die weniger als 10% der linksventrikulären Muskelmasse betreffen, und Myokardinfarkte, die ungünstige Projektionsbedingungen haben, führen im EKG nicht zu erkennbaren Infarktzeichen. Ventrikelabschnitte, die erst spät depolarisiert werden, müssen ebenfalls keine Q-Zacken hervorrufen. Hier ist lediglich manchmal eine Splitterung des QRS-Komplexes nachweisbar, was eine Infarktdiagnostik nicht immer mit Sicherheit zuläßt.

Der strikt posteriore Myokardinfarkt hat im 12-Ableitungs-EKG keine direkten Zeichen. Nur in den Brustwandableitungen V_{7-9} sind Q-Zacken und ST-Elevationen zu erwarten.

Die EKG-Veränderungen der akuten Phase des Myokardinfarktes können sich auch vollständig zurückbilden. Bei etwa 70% aller Patienten bleibt eine Q-Zacke als Zeichen des abgelaufenen Myokardinfarktes zurück. Dabei kann man davon ausgehen, daß sich das EKG vor allem bei nicht-transmuralen Myokardinfarkten normalisiert, dagegen nur bei etwa 6% der Patienten mit transmuralem Myokardinfarkt.

Nach Reinfarkt kann durch Änderung der Richtung und des Betrages der Vektoren eine Aufhebung der Infarktzeichen erreicht werden, so daß formal ein normales EKG erscheint.

Extensionsdiagnostik

Um die **Extension** eines akuten Myokardinfarktes einschätzen zu können, müssen die EKG-Elektroden der Brustwandableitungen reproduzierbar angelegt werden. Es empfiehlt sich deshalb, eine Markierung der Erstableitung vorzunehmen.

Elektrokardiographisch ist an eine Extension des Myokardinfarktes zu denken, *wenn bei identischer Elektrodenlage in benachbarten Ableitungen neue ST-Elevationen* nachweisbar sind. Klinisch ist dieser Vorgang fast immer mit einer Angina pectoris verbunden, parallel dazu kommt es zum Anstieg der Aminotransferasen. Die Schmerzen können unter einer β-Rezeptoren-Blocker-Therapie fehlen (eigene Erfahrung).

EKG-Diagnostik des akuten Myokardinfarktes bei Herzschrittmacherpatienten

Die Diagnose des akuten Myokardinfarktes bei Patienten mit Herzschrittmacher kann ähnliche Probleme bereiten wie bei anderen Ursachen der Deformierung des Kammerkomplexes (Abbildung 12.26).

Die Diagnose ist elektrokardiographisch aber möglich durch:

- Extrasystolen mit Infarktzeichen
- Verlaufsbeurteilung der Veränderung der Morphologie des Kammerkomplexes und der T-Welle
- Inhibierung des Herzschrittmachers durch Auflegen eines Magneten
- Darstellung des eigenen EKG bei Überschreiten der oberen Grenzfrequenz des Herzschrittmachers, z.B. bei Tachykardie.

Erfassung von Komplikationen des akuten Myokardinfarktes

Die bei den Komplikationen des Myokardinfarktes auftretenden EKG-Veränderungen sind in den entsprechenden Abschnitten dargestellt (s. Kap. 12.16.23). Mit Hilfe des auf Intensivtherapiestationen üblichen **EKG-Monitorings** können sich anbahnende **Herzrhythmusstörungen** frühzeitig erfaßt und schnell behandelt werden (Abbildung 12.27).

EKG und Hämodynamik des akuten Myokardinfarktes

Vom elektrophysiologischen Standpunkt ist die EKG-Kurve keine direkte Widerspiegelung der mechanischen Funktion. Bei Vorderwandinfarkt korreliert der R-Verlust in den Brustwandableitungen negativ mit dem LVEDVI und die Fläche der ST-Elevation in den Brustwandableitungen positiv mit dem LVEDP (Ludwig et al. 1981, Parsi 1977).

Im Gegensatz zur chronischen ischämischen Herzkrankheit findet man keine Korrelation zwischen dem Ptf und dem LVEDP in der akuten Phase des Myokardinfarktes.

➤ Therapeutische Aussagen

Das EKG ist im Zusammenhang mit der Klinik der wichtigste Parameter für die Indikation zur Thrombolysetherapie bei akutem Myokardinfarkt (s. auch S. 451).

➤ Prognostische Aussagen

Wenige Angaben gibt es zur prognostischen Bedeutung von weiterbestehenden EKG-Veränderungen nach dem Myokardinfarkt. So liegt beispielsweise die Letalität innerhalb von 3 Jahren nach dem Myokardinfarkt bei persistierenden ST-Strecken-Senkungen bei 34%, im Vergleich zu 9% für die Patienten ohne diese Veränderungen. Bleibt Vorhofflimmern bestehen, so ist sogar mit einer 50%igen Letalität gegenüber nur 12% ohne persistierendes Vorhofflimmern zu rechnen. Eine gleich hohe Letalitätsrate mit 54% findet man auch bei weiterbestehender T-Wellen-Negativierung von > 0,5 mV in V_5.

12.16.13 Seltene Lokalisationen des akuten Myokardinfarktes

Neben den genannten, sich auf den linken Ventrikel beziehenden Lokalisationen können auch der Vorhof, der rechte Ventrikel, die Papillarmuskeln und das Ventrikelseptum von einem Myokardinfarkt betroffen werden.

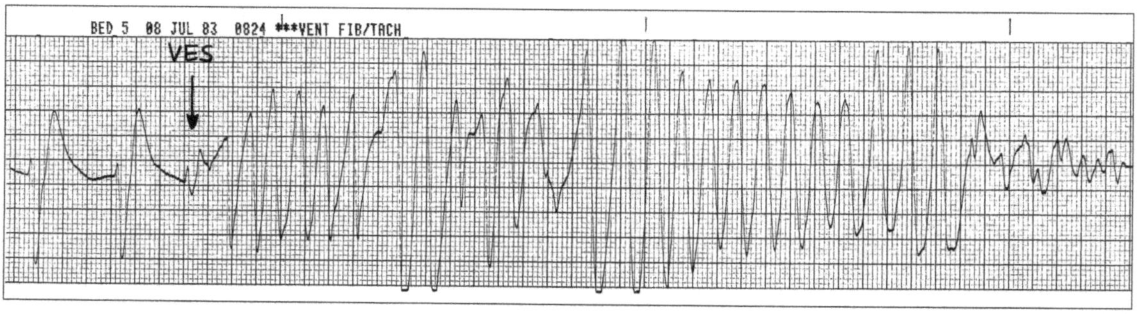

Abb. 12.27: EKG-Monitoring bei einem Patienten mit akutem Anteroseptalinfarkt, bei dem sich aus einer VES (Pfeil) ein Kammerflattern/-flimmern entwickelte

➤ Vorhofinfarkte

Vorhofinfarkte sind häufiger, als angenommen wird. Im Sektionsgut werden sie mit einer Häufigkeit von 1–17%, je nach verwendeter Untersuchungstechnik, gefunden. Dabei ist die Kombination eines Vorhofinfarktes mit einem Ventrikelinfarkt häufiger als das isolierte Vorkommen des Vorhofinfarktes. Der rechte Vorhof ist häufiger als der linke sowohl vom Infarkt als auch von einer Ruptur betroffen.

Im EKG findet man zwei Besonderheiten:

1. vielfältige, ineinander übergehende atriale Erregungsbildungs- und -leitungsstörungen,
2. Veränderungen der P-Welle sowie der PQ-Strecke.

Die **Vorhofrhythmusstörungen** sind vielgestaltig und können als

- SA- und AV-Blockierungen
- supraventrikuläre Extrasystolen und Tachykardien
- Vorhofflimmern und -flattern

auftreten. **Charakteristisch** sind die häufigen Übergänge der verschiedenen Erregungsbildungs- und Erregungsleitungsstörungen.

Die **Hebungen und Senkungen der PQ-Strecke** sind dann bedeutsam, wenn sie mindestens 1,5 mV betragen und mehr als 0,04 s dauern. Außerdem müssen diese Veränderungen mindestens 1 Woche nachweisbar sein.

Differentialdiagnostisch sind davon abzugrenzen:

- die atriale Form der Perikarditis
- die Hypertrophie der Vorhöfe.

➤ Rechtsventrikuläre Myokardinfarkte

Über den isolierten rechtsventrikulären Myokardinfarkt gibt es in der Literatur nur sehr wenige Mitteilungen. Im Jahre 1974 erschien erstmals eine umfassende Publikation über den rechtsventrikulären Myokardinfarkt (Cohn et al. 1974) als eigenständiges Erscheinungsbild. Der rechtsventrikuläre Infarkt entsteht durch den Verschluß der rechten Koronararterie bzw. durch den Verschluß des R. circumflexus bei Linkstyp der arteriellen Myokardversorgung.

Andererseits wird bei vielen Patienten bei Verschluß des R. circumflexus oder der rechten Koronararterie keine rechtsventrikuläre Beteiligung gefunden. Eine Ursache mag in dem besseren Verhältnis von Sauerstoffbedarf und -verbrauch liegen, das durch die geringe Muskelmasse und die Koronardurchblutung sowohl in der Systole als auch in der Diastole begründet erscheint. Darüber hinaus erhält der rechte Ventrikel über das ausgeprägte Links-Rechts-Kollateral-System ein größeres Blutangebot.

Neben der Koronaratherosklerose ist eine ausgeprägte rechtsventrikuläre Hypertrophie eine Ursache der Infarzierung im rechten Ventrikel.

Der isolierte Myokardinfarkt des rechten Ventrikels wird mit einer **Häufigkeit** von etwa 3% angegeben. Im Zusammenhang mit einem linksventrikulären Myokardinfarkt der Hinterwand oder auch der Vorderwand wird er bei 14–84% gefunden, je nachdem, welche Autopsiekriterien angewendet werden. Bei etwa der Hälfte der inferioren Myokardinfarkte ist auch eine Beteiligung des rechten Ventrikels vorhanden (Kinch et al. 1994).

Bei der **klinischen Untersuchung** fallen einige Besonderheiten auf:

- arterielle Hypotonie
- erhöhter Jugularvenendruck
- keine Zeichen der Lungenstauung
- Herzrhythmusstörungen (höhergradige AV-Blokkierungen, Vorhofflimmern, rechtsventrikuläre Arrhythmien).

Wenn Symptome der Rechtsherzinsuffizienz bei Patienten mit inferiorem Myokardinfarkt zu finden und andere Ursachen, wie ein bedeutsamer Perikarderguß, ausgeschlossen sind, ist an den rechtsventrikulären Myokardinfarkt zu denken. Die Gefahr der Thrombosierung im rechten Ventrikel sowie die der Lungenembolie ist bei diesen Patienten groß.

Im **EKG** findet man in den Ableitungen des rechten Gürtels $V_{r3,4}$ eine ST-Elevation. Besonders die ST-Elevation in der Ableitung V_{R4} hat einen hohen diagnostischen Wert für diese Infarktlokalisation. Auch die Hospitalletalität und bedeutsame Komplikationen während der Hospitalphase treten signifikant häufiger auf (Zehender et al. 1993). Oft ist damit ein kompletter Rechtsschenkelblock oder ein AV-Block III. Grades vergesellschaftet. Die Häufigkeit höhergradiger AV-Blockierung liegt bei 48% (Braat et al. 1984). Vorhofflimmern tritt bei etwa 1/3 der Patienten auf. Die erhöhte Arrhythmieneigung des rechten Ventrikels muß auch bei einem hämodynamischen Monitoring beachtet werden.

Echokardiographisch findet man eine Dilatation des rechten Ventrikels sowohl im M-Mode als auch im 2-D-Bild, besonders in der kurzen Achse. Weiterhin gehören dazu die rechtsventrikuläre Wandbewegungsstörung und eine abnorme Bewegung des interventrikulären Septums als Folge des erhöhten rechtsventrikulären Druckes. Eine Trikuspidalklappenregurgitation und evtl. ein Ventrikelseptumdefekt sind im Doppler-Echokardiogramm gut erfaßbar.

➤ Isolierte Papillarmuskelinfarkte (I 23.5)

Papillarmuskelinfarkte gehören zu den subendokardialen, nicht-transmuralen Myokardinfarkten, die **häufiger** als bislang angenommen sind und erstmals 1963 beschrieben wurden (Philips et al. 1963). Nekrosen bzw. Fibrosen des Papillarmuskels wurden zu 25–80% in einem allgemeinen Sektionsgut gefunden (Schechter 1974). Die Nekrose eines oder beider linker Papillarmuskeln wurde bei 30–50% der tödlich verlaufenden Myokardinfarkte festgestellt. Sie machte aber nur 15% in einem gemischten Sektionsgut von alten und akuten Myokardinfarkten aus. Subendokardiale Myokardinfarkte zeigen eine häufigere Beteiligung des Papillarmuskels. Gelegentlich sind die Papillarmuskelinfarkte aufgrund von Hypoxie oder Extension Folge eines Myokardinfarktes im Bereich des Septums oder der Vorderwand.

Auskultatorisch findet man bei diesen Patienten ein über der Herzspitze neu aufgetretenes Systolikum als Ausdruck einer durch die Papillarmuskeldysfunktion bedingten Mitralregurgitation.

Im **EKG** sind nachweisbar:

- ST-Strecken-Elevationen oder ST-Strecken-Senkungen
- gelegentlich AV-Überleitungsstörungen
- intraventrikuläre Erregungsleitungsstörungen
- pathologische Q-Zacken.

Echokardiographie s. S. 437.

➤ Ventrikelseptuminfarkte (I 21.2)

Auch der isolierte Ventrikelseptuminfarkt ist selten. In Kombination mit Myokardinfarkten der Vorder- oder Hinterwand des linken Ventrikels kommt er häufiger vor. Man kann davon ausgehen, daß bei 2/3 der Vorderwandinfarkte und 1/3 der Hinterwandinfarkte eine Beteiligung des interventrikulären Septums vorhanden ist. Der Ventrikelseptuminfarkt ohne Ruptur ist hämodynamisch von geringer Bedeutung. Allerdings können die damit verbundenen AV-Überleitungsstörungen bedeutsame hämodynamische Komplikationen nach sich ziehen.

Posteriore Myokardinfarkte betreffen meist das His-Bündel ohne Einbeziehung des AV-Knotens. Deshalb ist der auftretende AV-Block meist passager und inkomplett. Bei **anteriorem** Myokardinfarkt hingegen werden beide Tawara-Schenkel betroffen, der AV-Block ist deshalb meist komplett und persistiert.

Eine **Adams-Stokes-Symptomatik** findet man bei 5% dieser Patienten. Eine Bradykardie tritt bei etwa 25% auf. Ist ein AV-Block nachweisbar, so liegt die Letalität bei 50%. Bei **AV-Block III.** Grades macht sie 70% und bei I. und II. Grades etwa 10% aus.

Neben AV-Leitungsstörungen sind je nach Lokalisation im anterioren oder posterioren Abschnitt des Septum interventriculare unterschiedliche EKG-Veränderungen nachweisbar.

An eine Infarzierung des **anterioren Abschnittes des Ventrikelseptums** muß gedacht werden, wenn:

- abnorme QR-Komplexe in V_1 und V_2 oder V_2- V_4 mit normaler initialer R-Zacke in V_1,
- R-ST-Segment-Erhöhung in V_1 - V_4
- abnorme Q-Zacken in V_5 oder V_6
- Q-Zacken rechtspräkordial mit komplettem Rechtsschenkelblock
- Q-Zacken linkspräkordial mit komplettem Linksschenkelblock
- ventrikuläre Extrasystolen mit ausgeprägten Q-Zacken, die von einer R-Zacke und einer negativen oder deutlich überhöhten T-Welle gefolgt sind,

im EKG vorhanden sind.

Auf eine Infarzierung im **posterioren Abschnitt des Ventrikelseptums** weisen folgende EKG-Veränderungen hin:

- prominente oder verbreiterte R-Zacke in V_1 mit positiver T-Welle
- gesenktes ST-Segment von V_1 - V_4
- R/S-Verhältnis in V_1 oder $V_2 > 1$
- Knotung des deszendierenden Schenkels der R-Zacke in V_1
- keine Q-Zacken oder ST-Strecken-Elevationen.

Bei einem ausgeheilten Myokardinfarkt kann eine Q-Zacke in Ableitung I, V_5 und V_6 nachweisbar sein.

Echokardiographie s. S. 437.

12.16.14 Serumenzyme bei akutem Myokardinfarkt

Die enzymatische Diagnostik des akuten Myokardinfarktes wurde in den 50er Jahren des 20. Jahrhunderts in die klinische Praxis eingeführt und ist eine der drei Hauptsäulen der Diagnostik des akuten Myokardinfarktes (Tabelle 12.25).

Nach dem Untergang von Gewebe werden die Enzyme meist von den Zellen des Interstitiums abgegeben und über den Lymph- und Koronarkreislauf des Herzens transportiert. Auch bei entzündlichen und anderen Prozessen, wie akute Karditis, Operationen, Traumen, Lungenembolie, können die Serumenzyme erhöht sein, was differentialdiagnostisch in Betracht gezogen werden muß.

Dabei erscheinen kleinmolekulare Enzyme, wie Myoglobin, früher als großmolekulare, wie Kreatinphosphokinase oder Laktatdehydrogenase.

➤ Kreatinphosphokinase

Die Kreatinphosphokinase (CK) und ihr Isoenzym MB sind in der Frühdiagnostik des akuten Myokardinfarktes das wichtigste Enzym. Ihre Bestimmung ist seit 1962 möglich (Colombo et al. 1962).

Die **Kreatinphosphokinase**, deren Normwert für Männer bei 10–80 U/l und für Frauen bei 10–70 U/l liegt, ist bereits 4–8 Stunden nach Beginn des akuten Schmerzes pathologisch erhöht und erreicht im Durchschnitt nach 24 Stunden ihren Gipfel. Nach 72–96 Stunden ist sie wieder zum Normwert abgefallen. Das **Isoenzym MB** der Kreatinphosphokinase beträgt normalerweise weniger als 6%. Als pathologisch ist eine Erhöhung über 6% anzusehen. Der zeitliche Verlauf ist etwa identisch mit dem der Kreatinphosphokinase.

Die **Dynamik** der Kreatinphosphokinase und ihres Isoenzyms wird durch die **Thrombolysetherapie** modifiziert. Man findet unter dieser Therapieintervention einen früheren Gipfel, der etwa bei 12 Stunden liegt, und eine frühere Normalisierung. Kommt es nach einem vorübergehenden Abfall der Kreatinphosphokinase und ihres Isoenzyms zu einem erneuten Anstieg, ist an eine **Extension** oder einen **Reinfarkt** zu denken.

Tab. 12.25: Serumenzyme bei akutem Myokardinfarkt

Enzym	NW	Anstieg, Werte, Zeit	Differentialdiagnostischer Organbezug
Enzyme der frühesten Phase			
CK	< 50 IE/l	Anstieg zwischen 4–8 Stunden, Maximum nach etwa 12–24 Stunden, allmählicher Abfall bis NW am 4. Tag	Progressive Muskeldystrophie, Dermatomyositis, generalisierte Glykogenolyse mit neuromuskulärer Manifestation
CK-MB	< 6%	Anstieg zwischen 4–6 Stunden, Maximum bei 10–18 Stunden	
Troponin T Troponin I	0,2 µg/l 2,0 µg/l	Anstieg zwischen 2–24 Stunden, Maximum 8–16 Stunden	
Enzyme der Frühphase			
SGOT (ASAT)	< 18 IE/l	Maximum nach 2 Tagen, Abfall bis zum 4.–7. Tag	Leber, Muskulatur
SGPT (ALAT)	< 22 IE/l	Maximum nach 2 Tagen, Normalisierung nach etwa 5 Tagen	Leber, Muskulatur
Enzyme der Spätphase			
Gamma-GT	> 18 IE/l	Maximum am 10. Tag mit 40–160 E, Abfall zum Normwert bis zum 50. Tag	Leber
SHBD	< 140 IE/l	Maximum nach 2 Tagen mit Werten über 200 E, Normalwert am 13. Tag erreicht	Leber
Troponin T		bis zu 10 Tagen	
Troponin I		75–140 Stunden	
LDH	< 240 IE/l	Maximum am 3. – 4. Tag mit Werten über 250 E, Normalwert am 11. Tag	Leber, Blutkrankheiten, Muskulatur
LDH-Isoenzyme		Anstieg der muskelspezifischen LDH (nach Trennung mit Stärkeelektrophorese Fraktion I und V, bei thermischer Inaktivierung thermostabile Fraktion), Differentialdiagnose: perniziöse Anämie, hämolytische Anämien, Muskeldystrophie	

Aus der **Höhe des CK-Isoenzyms MB** kann die **Größe des Myokardinfarktes geschätzt werden.**

Folgende **Ursachen** sind neben dem akuten Myokardinfarkt differentialdiagnostisch bei erhöhter Kreatinphosphokinase u.a. in Erwägung zu ziehen:

- intramuskuläre Injektionen
- Medikamente (CSE-Hemmer)
- starke Muskelarbeit
- Skelettmuskelerkrankungen
- Traumen
- Operationen
- maligne arterielle Hypertonie
- Embolien (arterielle, venöse)
- entzündliche Herzerkrankungen (Myokarditis, Perikarditis)
- Diabetes mellitus
- elektrische Kardioversion
- Reanimation.

➤ Glutamat-Oxalat-Aminotransferase

1954 wurde die Bestimmung der Serumglutamat-Oxalat-Aminotransferase (SGOT) in die klinische Praxis eingeführt (LaDue et al. 1954). Trotz fehlender Organspezifität liegt die Treffsicherheit dieser Aspartat-Aminotransferase bei der Erkennung eines Myokardinfarktes zwischen 90 und 95%. Eine Erhöhung dieses Enzyms kommt bei 96% aller Patienten mit Myokardinfarkt vor. Der **Normalwert** liegt für Männer bis 18 U/l, für Frauen bis 15 U/l.

Eine Erhöhung des Serumspiegels ist bereits 4–10 Stunden nach Eintritt des akuten Myokardinfarktes vorhanden. Das Maximum ist nach 24–48 Stunden erreicht. Danach fällt die Aktivität schnell ab, eine Normalisierung ist nach 4–7 Tagen erreicht. Bei kleineren Infarzierungen kann die Erhöhung der SGOT gering und nur kurzfristig sein. Ihre Erhöhung ist aber auch zu finden bei:

- Lebererkrankungen
- Medikamenten (CSE-Hemmer)
- infektiöser Mononukleose
- akuter Pankreatitis
- Porphyrie
- Skelettmuskelerkrankungen
- Antikoagulantientherapie.

➤ Glutamat-Pyruvat-Aminotransferase

Die Serumglutamat-Pyruvat-Aminotransferase (SGPT) ist ausschließlich ein Leberenzym und beim akuten Myokardinfarkt nur gering erhöht. Nur bei großem Myokardinfarkt wird die obere Normgrenze überschritten. Liegen exzessiv erhöhte Werte vor, so ist an das Auftreten zusätzlicher Komplikationen wie

- schwere Rechtsherzinsuffizienz
- kardiogener Schock
- Lungenembolie

zu denken.

Die Normalwerte liegen für Männer bis 22 U/l, für Frauen bis 17 U/l.

Von Bedeutung ist der **De-Ritis-Quotient**, der Quotient aus GOT/GPT, der beim Myokardinfarkt > 1 ist, im Gegensatz zu Lebererkrankungen, bei denen das Verhältnis < 1 ist.

➤ Laktatdehydrogenase

Die Laktatdehydrogenase (LDH) ist das Enzym der späteren Phase des akuten Myokardinfarktes. Sie steigt erst nach 1–2 Tagen nach dem akuten Ereignis an und erreicht ihren Gipfel nach 3–4 Tagen. Die **Normalwerte** liegen bei 60–170 U/l. Das Enzym kommt aber in verschiedenen Organen vor und ist am häufigsten in der Niere, dem Myokard, dem Skelettmuskel, dem Pankreas und der Leber zu finden. Die Erhöhung der Serum-LDH wurde beim akuten Myokardinfarkt erstmals durch Wroblewsky et al. (1955) beschrieben.

Von der Laktatdehydrogenase sind 5 **Isoenzyme** bekannt, wobei im Herzmuskel das Isoenzym 1 und 2 vorhanden ist. Das Isoenzym 1 der Laktatdehydrogenase ist auch als α-Hydroxybuttersäure-Dehydrogenase (α-HBDH) bekannt.

Wegen ihres ubiquitären Vorkommens sind falsch-positive Befunde möglich bei:

- Hämolyse (z. B. bei mechanischen Herzklappen)
- Erkrankungen des Blutes (Leukosen, Anämie)
- Myokarditis
- Nierenerkrankungen
- Erkrankungen des Skelettmuskels
- Lungenembolie
- Malignomen.

➤ Myoglobin

Das Myoglobin ist der rote Muskelfarbstoff, dessen Gehalt im Skelett- und Herzmuskel etwa gleich groß ist.

Diagnostisch verwertbare Myoglobinerhöhungen findet man bereits 2–3 Stunden nach Eintritt des akuten Myokardinfarktes, der Gipfel ist bereits nach etwa 8,5 Stunden erreicht. Nach dem frühen Erreichen des Gipfelwertes folgt über die renale Ausscheidung ein schneller Abfall, so daß je nach Verlauf 24 Stunden nach dem akuten Ereignis bereits wieder Normalwerte meßbar sein können. Da die Konzentration des Myoglobins im Skelett- und Herzmuskel etwa gleich sind, ist seine Erhöhung für einen akuten Myokardinfarkt nicht spezifisch.

➤ Troponine

Das Troponin T gehört zu den myofibrillären Proteinen des quergestreiften Muskels. Sie sind die Bausteine des kontraktilen Apparates, der aus dem Myosin, Aktin, Tropomyosin und Troponin aufgebaut ist.

Das Troponin seinerseits besteht aus 3 Untereinheiten:

- Troponin T
- Troponin I
- Troponin C.

Mit immunologischen Tests kann das Troponin T des Herzens von dem des Skelettmuskels differenziert und dadurch der akute Herzmuskeluntergang diagnostiziert werden.

Bei herzgesunden Personen werden *keine* Troponin-Aktivitäten gemessen. Der **Normalwert** für Troponin T wird mit 0,2 μg/l, für Troponin I mit 2 μg/l angegeben. Bereits 2 Stunden nach dem Beginn des akuten Myokardinfarktes ist eine Aktivitätserhöhung nachweisbar. Ihr Gipfel liegt zwischen 8 und 16 Stunden. Eine Normalisierung ist zwischen dem 5. und 9. Tag zu erwarten.

Nach Untersuchungen von Ohman et al. (1996) ist die Höhe des Troponin-T-Spiegels in der akuten Phase ein wichtiger prognostischer Faktor zur Vorhersage der Letalität innerhalb von 30 Tagen nach Myokardinfarkt.

Anhand der Enzymwerte und deren Konstellation können Aussagen über die Größe des Myokardinfarktes, den Therapieerfolg und die Prognose getroffen werden.

12.16.15 Andere Laborbefunde

Die Resorption von Eiweißspaltprodukten aus dem Nekroseherd bewirkt regelmäßig nach 2–3 Tagen eine **Blutsenkungsbeschleunigung**. Eine vornehmlich segmentkernige **Leukozytose** mit Werten von 12000–18000 Leukozyten/mm^3, 2–6 Stunden nach dem Infarkt auftretend und bis zu 8 Tagen anhaltend, wird ebenfalls beobachtet. **Fibrinogen** und das **C-reaktive Protein** sind meist erhöht.

Kreatinin bzw. **Harnstoff** können bei etwa einem Drittel der Patienten pathologisch sein, wobei der **Anstieg harnpflichtiger Substanzen** im Serum Folge einer Oligurie, Anurie, Nierengefäßsklerose oder allgemeiner renaler Funktionsstörungen ist.

Auch Störungen im Kohlenhydratstoffwechsel mit **Hyperglykämie** und **Glukosurie** als Folge der Catecholaminausschüttung gehören zum akuten Myokardinfarkt, so daß sich nicht selten dadurch erstmalig ein Diabetes mellitus manifestiert. Die **Elektrophorese** zeigt in der Regel eine Vermehrung der α_2-Globuline.

Ein hoher **Anticardiolipin-Antikörper-Gehalt** ist

bei jungen Patienten mit durchgemachtem Myokardinfarkt als ein Marker für sich wiederholende kardiovaskuläre Erkrankungen anzusehen (Hamstein et al. 1986).

12.16.16 Röntgen-Thorax

Wiederholte Bedside-Röntgenkontrollen geben anhand der Veränderungen der Herzgröße und der Lungengefäßzeichnung Aufschluß über die Entwicklung des Krankheitsbildes.

Daneben ist die Röntgen-Thorax-Aufnahme auch zur Beurteilung von intrakardialen und intravasalen instrumentellen diagnostischen und therapeutischen Eingriffen (wie Stimulationselektrode, Swan-Ganz-Katheter, Assist-Systeme wie intraaortale Ballonpumpe) wichtig. Der Wert dieser Aufnahme für die Verlaufsbeurteilung steigt, wenn die Aufnahmebedingungen gleich gehalten werden. Wegen der weniger belastenden Echokardiographie wird die Röntgen-Thorax-Aufnahme heute weniger häufig benötigt.

12.16.17 Echokardiographie

Sie gibt Informationen zu Größe und kinetischen Störungen des linken Ventrikels, zur Herzfunktion, zu sich entwickelnden oder eingetretenen Komplikationen des akuten Myokardinfarktes wie Extension, Mitralregurgitation, Papillarmuskeldysfunktion oder -ruptur, Ventrikelseptumruptur, intrakavitären Thromben, Perikarderguß.

Mit der **2-D-Darstellung** können bei mehr als 90% der Patienten die kinetischen Störungen des linken Ventrikels sowohl an der Vorder- als auch an der Hinterwand erfaßt werden. Ein sensibler Parameter ist die Beurteilung der Wanddicke bzw. die mangelnde Zunahme der Wanddicke im betroffenen Infarktgebiet. Diese Beurteilung der regionalen Veränderungen ist aussagekräftiger als die Beurteilung der globalen Herzfunktion.

Sie erlaubt weiterhin die Lokalisierung des Myokardinfarktes bei Patienten mit bereits durchgemachtem Myokardinfarkt, bei EKG-Veränderungen wie kompletter Linksschenkelblock, Herzschrittmacher-Rhythmus sowie die Beurteilung des rechtsventrikulären Myokardinfarktes.

12.16.18 Myokardszintigraphie und Radionuklidventrikulographie

Die Anwendung der Radionuklidventrikulographie bringt der Echokardiographie vergleichbar sichere Aussagen zur Kinetik des linken Ventrikels. Welche der beiden Methoden bevorzugt zur Beurteilung der Herzfunktion bei akutem Myokardinfarkt eingesetzt wird, ist von den örtlichen Gegebenheiten, der Ausrüstung und Erfahrung abhängig zu machen. Sie sollte immer dann Anwendung finden, wenn eine gute Darstellbarkeit des Patienten echokardiographisch nicht gegeben ist. Durch die Radionuklide ist eine weitere qualitative und quantitative Aussage zum akuten Myokardinfarkt zu machen.

Mittels ^{99m}Technetium können Lokalisation und Größe des Myokardinfarktes sichtbar gemacht werden. Der **Nachteil** dieser Methode besteht jedoch darin, daß das Myokardinfarktareal erst 24 Stunden oder mehr nach Beginn erfaßt werden kann. Radioaktiv mit ^{99m}Technetium oder ^{111}Indium markierte monoklonale Myosin-Antikörper bringen durch ihre Bindung an die untergegangenen Myokardzellen eine sehr gute Darstellung des Infarktes.

12.16.19 Andere bildgebende Verfahren

Andere bildgebende Verfahren wie NMR-Tomographie, CT-Methoden liefern ebenfalls gute Aussagen zur Größe und Struktur des Myokardinfarktes. Sie sind aber in erster Linie Forschungszwecken vorbehalten und sind für die Diagnose des akuten Myokardinfarktes nicht erforderlich.

12.16.20 Hämodynamisches Monitoring

Indikationen zum hämodynamischen Monitoring mit Einschwemmkatheter bei akutem Myokardinfarkt sind:

- Zeichen der Linksherzinsuffizienz (Rasselgeräusche über beiden Lungen)
- kardiogener Schock
- Postinfarktangina (anhaltende Angina pectoris auch noch am 2. Tag nach dem Myokardinfarkt)
- Extension des Myokardinfarktes
- rechtsventrikulärer Myokardinfarkt
- Zeichen der Rechtsherzinsuffizienz
- mechanische Komplikationen des Myokardinfarktes, wie Ventrikelseptumdefekt, Papillarmuskeldysfunktion.

Es konnte gezeigt werden, daß in der Initialphase des akuten Myokardinfarktes die Funktion des linken Ventrikels fast immer gestört ist. Dieses drückt sich in der Herabsetzung des Schlagvolumens, des Herzminutenvolumens, der Schlagarbeit, der Auswurffraktion sowie der Erhöhung des LVEDP bzw. PAEDP aus. Diese Parameter normalisieren sich in der Regel am Ende des dritten Tages, wenn nicht Komplikationen hinzutreten. Mit Hilfe dieser hämodynamischen Parameter können auch Aussagen zur Prognose gemacht werden (Parsi et al. 1977a).

Als **Faustregel** kann gelten: Jeder Patient mit typischer oder atypischer Anamnese und einem entsprechenden klinischen Befund wie Blutdruckabfall, Schocksymptome, plötzliche Herzrhythmusstörungen oder Herzinsuffizienz ist solange als Infarktpatient zu betrachten, bis aufgrund von Serumenzymuntersuchungen und 1–2 EKG-Kontrollen/d über mindestens 3–5 Tage ein akuter Myokardinfarkt unwahrscheinlich ist oder eine andere Ursache für die klinischen Symptome gefunden wurde.

12.16.21 Myokardinfarkt ohne Koronaratherosklerose (I 21.9)

Obwohl die Koronaratherosklerose zu mehr als 95% Ursache des akuten Myokardinfarktes ist, kann auch selten, besonders bei jungen Menschen, dieses Geschehen ohne Koronarveränderungen auftreten. Als Ursache dieses angiographischen und lävographischen Befundes wird am ehesten eine rekanalisierte **Koronarthrombose** angenommen (Bourassa et al. 1975, Campeau et al. 1968, Guermontprez et. al. 1975, eigene Beobachtungen). Diese Koronarthrombosen können z.B. Folge von Thoraxtraumen, einer erhöhten Koagulabilität besonders bei Frauen mit Risikofaktoren wie Antikonzeptiva und Rauchen sein.

Ursächlich können auch **Embolien**, die von einer Endokarditis, von prothetischen Herzklappen oder kalzifizierter Aorten- oder Mitralklappe ausgehen, infrage kommen.

Auch **metabolische Ursachen** infolge eines Mangels an energiereichen Phosphaten mit Kontraktilitätsverlust und strukturellen Schäden an der Myokardzelle, Myokardnekrosen durch exzessive, streßbedingte Catecholaminfreisetzung und dadurch bedingte Calciumüberladung der Zelle wurden diskutiert.

Veränderungen der **Koronaranatomie** wie anomale Abgänge der Koronararterien, Muskelbrücken besonders im proximalen Abschnitt des R. interventricularis ant. oder Koronardissektionen infolge **Thoraxtrauma** können weitere Ursache sein.

Andere Ursachen wie die Small vessel-Disease, Kokain-Abusus, strahlenbedingte Gefäßschäden, Arteriitis und die Amyloidose können ebenfalls zu einem Myokardinfarkt führen.

12.16.22 Differentialdiagnose des akuten Myokardinfarktes

Es können folgende Krankheitsbilder oft schwer von einem Myokardinfarkt zu unterscheiden und daher von besonderem differentialdiagnostischem Interesse sein:

- schwerer Angina pectoris-Anfall
- Lungenembolie, die ähnliche EKG-Veränderungen, z. B. eines inferioren Myokardinfarktes, hervorrufen kann
- Aneurysma dissecans der Aorta
- akute Perikarditis
- Spontanpneumothorax
- Verschiedene abdominelle Erkrankungen (Perforation eines Ulcus duodeni oder ventriculi, Cholecystitis, Gallenkolik, Nierenkolik, Pankreatitis).

Oft ist für die Diagnose entscheidend, überhaupt an ein entsprechendes Krankheitsbild zu denken (Tabelle 12.26).

12.16.23 Komplikationen bei akutem Myokardinfarkt

Nach dem Zeitraum zwischen Beginn des akuten Ereignisses und dem Auftreten von Komplikationen unterscheidet man

- Frühkomplikationen und
- Spätkomplikationen

Unter **Frühkomplikationen** verstehen wir alle Komplikationen, die während des Aufenthaltes auf der Intensivstation (etwa innerhalb von 3–5 Tagen) auftreten. **Spätkomplikationen** sind alle diejenigen, die nach diesem Zeitraum in Erscheinung treten (Tabelle 12.27, S. 440).

Darüber hinaus wirken auch schwerwiegende **Begleiterkrankungen** (schwerer Diabetes mellitus, Urämie, cerebrovaskuläre Insuffizienz, schwere arterielle Hypertonie, chronische Herzinsuffizienz u. a.) komplizierend.

➤ Herzrhythmusstörungen (I 49.9)

Herzrhythmusstörungen sind fast bei 90% der Patienten mit akutem Myokardinfarkt zu beobachten. Je nach dem zeitlichen Auftreten der Herzrhythmusstörungen unterteilt man in

- **Früharrhythmien**, die innerhalb von Minuten nach der Okklusion der Koronararterie auftreten, und
- **Spätarrhythmien**, die erst mehrere Stunden nach dem akuten Ereignis nachweisbar sind.

Tabelle 12.28 S. 452 zeigt die aus der Literatur zusammengestellte Häufigkeit verschiedener Herzrhythmusstörungen bei akutem Myokardinfarkt.

Erregungsbildungsstörungen

Die **Sinusbradykardie** wird häufig beim inferioren Myokardinfarkt gefunden, weil die Sinusknotenarterie zu etwa 60% aus der rechten Koronararterie entspringt, die bei dieser Infarktlokalisation hauptsächlich betroffen ist. Die Herzfrequenz bei Eintritt des akuten Myokardinfarktes ist auch als prognostischer Faktor anzusehen. Eine Herzfrequenz < 60/min und > 90/min ist mit einer höheren Letalität verbunden. Die **optimale Herzfrequenz** liegt zwischen 60 und 90/min.

Die **Sinustachykardie** wird von Lown et al. (1969) auf die gleiche Stufe mit der Vorhoftachykardie und dem Vorhofflimmern/-flattern als den Herzrhythmusstörungen der Pumpinsuffizienz gestellt. Durch die Sinustachykardie kommt es einerseits zu einem

Tab. 12.26: Differentialdiagnose von Lungenembolie, Aneurysma dissecans und akutem Myokardinfarkt

Klinik	Lungenembolie	Aneurysma dissecans	Myokardinfarkt
Vorgeschichte	nach längerer Bettruhe Operationen, im Verlauf von Thrombosen	nach körperlicher Belastung bei Hypertonie	oft ohne Vorboten, häufig Angina pectoris bekannt
Beginn	akut, schlagartig einsetzend	akut, zunehmende Symptomatik	meist allmählich, oft mit Prodromi
Schmerzen	pleuritischer Charakter, Zunahme durch Atmung, oft nicht infarkttypische Lokalisation, am heftigsten zu Beginn, nicht ausstrahlend, meist kein Vernichtungs- oder Angstgefühl	meist abrupt beginnend, sich rasch bis zum Maximum steigernd, Ausstrahlung in den Rücken, die Okzipitalgegend, Lumbalgegend, in die unteren Extremitäten	oft allmählich anschwellend, periodisch, wellenförmig, typischer Schmerzcharakter, zusammenschnürend, beengend und drückend, von Atmung unabhängig, meist substernal, in die Schulter, den Halsbereich, linken Arm, Oberbauch ausstrahlend
Dyspnoe	plötzlich einsetzend, meist intensiv, Atmung durch pleurale Schmerzen behindert, keine Zeichen allgemeiner Lungenstauung	anfangs nicht vorhanden, entwickelt sich erst zunehmend, sich steigernd	meist leichten Grades, evtl. allmählich zunehmend, Atmung unbehindert ohne Schmerz, u. U. Lungenödem, häufig Lungenstauung
Reizhusten	oft initial vorhanden	nicht vorhanden	nur bei Lungenstauung
Pulsverhalten	tachykard, arrhythmisch	seitenunterschiedlich, evtl. tachykard	zu Beginn meist normal, später tachykard, oft arrhythmisch
Blutdruck	meist zu Beginn erniedrigt (Schock)	meist arterielle Hypertonie, bleibt im Anfall bestehen	zu Beginn oft normal, evtl. erhöht (Risikofaktoren), später meist absinkend
Schocksymptomatik	meist vorhanden, oft vor dem Schmerz oder als Initialsymptom	sich entwickelnd bei bestehender arterieller Hypertonie, Blutdruck beidarmig unterschiedlich	meist nicht plötzlich auftretend, sondern sich entwickelnd
Temperatur	frühzeitig Fieber (evtl. hoch und kleinere Fieberzacken vor dem Ereignis)	normal	meist erst ab 2. Tag, in der Regel nicht über 38,5 °C
Besondere Symptome	Pleurareiben	meist Dysphagie, evtl. Amaurose, rasch zunehmende Anämie, fast stets neurologische Symptome, besonders der unteren Extremitäten mit Lähmungen, Hämaturie, evtl. diastolische Herzgeräusche, besonders im Sinne einer Aortenklappeninsuffizienz, Ohnmachten	Perikardreiben, oft Übelkeit, Erbrechen, Galopprhythmus, leise Herztöne, Schwindel
Laborbefunde	frühzeitig Leukozytose	Anämie, Hämaturie, Erhöhung von SGOT und SGPT, Erhöhung von Harnstoff-N und Kreatinin, evtl. Leukozytose	Erhöhung von CPK, SGOT, SGPT, LDH, Leukozytose, meist ab 2. Tag, evtl. Blutzuckererhöhung, BSG-Erhöhung
EKG	P-dextroatriale, Rechtsdrehung des QRS-Komplexes wie bei inferiorem Infarkt, RSB, ST-T-Veränderungen	keine oder atypische Veränderungen	in der Regel typische Veränderungen, selten keine
Röntgen	meist typische Veränderungen, dreieckförmiger Schatten, selten Stauungszeichen	häufig umschriebene Erweiterung der Aorta	normal, Stauungszeichen, Herzvergrößerung

Tab. 12.26: (Fortsetzung)

Klinik	Lungenembolie	Aneurysma dissecans	Myokardinfarkt
Echokardiographie	Erweiterung des rechten Ventrikels. Akute Trikuspidalklappeninsuffizienz. Zeichen der pulmonalen Hypertonie	transösophagealer Nachweis des Dissekats, evtl. Perikarderguß	Veränderungen der Kinetik, gestörte linksventrikuläre Funktion
Lungenszintigraphie	Ventilations- und Perfusionsausfall im betroffenen Gebiet	normal	normal

Tab. 12.27: Komplikationen bei akutem Myokardinfarkt

Frühkomplikationen	Spätkomplikationen
• schwere Herzrhythmusstörungen inkl. plötzlicher Herztod • Extension des Myokardinfarktes • schwere und länger anhaltende Angina pectoris • Linksherzinsuffizienz • kardiogener Schock • Ruptur des Myokardinfarktgebietes • thrombembolische Komplikationen • Temperturerhöhungen > 39 °C • seltener: Rechtsherzdekompensation innerhalb der ersten 2 Tage	• schwere Herzrhythmusstörungen und plötzlicher Tod • Stauungsherzinsuffizienz, besonders bei Älteren und Patienten mit großem Myokardinfarkt • Aneurysmabildung • Herzwandruptur • Rezidiv des Myokardinfarktes • Thoraxschmerzen (Angina pectoris, Schulter-Arm-Syndrom • Dressler-Syndrom

Tab. 12.28: Häufigkeit verschiedener Herzrhythmusstörungen bei akutem Myokardinfarkt

Erregungsbildungsstörungen		Erregungsleitungsstörungen	
• **Bradykardie**		• **SA-Block**	4– 6 %
– Sinusbradykardie	7–22 %	• **AV-Block**	
– absolute Bradyarrhythmie	10–27 %	– I.Grades	4–25 %
		– II.Grades	2–20 %
		– III.Grades	4–13 %
• **Tachykardie**		• **intraventrikulär**	
– Sinustachykardie	26–39 %	– LAH	10–13 %
– supraventrikulär	3–39 %	– LPH	1– 4 %
– Vorhofflimmern, -flattern	10–18 %	– RSB	3 %
– ventrikulär	6–33 %	– LSB	5 %
– Kammerflattern, -flimmern	1–20 %		
• **Extrasystolie**			
– supraventrikulär	5–40 %		
– ventrikulär	60–90 %		

ungünstigen Einfluß auf die Hämodynamik, andererseits ist sie Begleitsymptom bei Komplikationen wie kardiogener Schock und Stauungsherzinsuffizienz, die mit einer ungünstigen Prognose verbunden sind.

Vorhofflimmern ist ebenfalls mit einer schlechteren Prognose verbunden. Die Letalität beträgt bei diesen meist älteren Patienten mit Linksherzinsuffizienz bis zu 38%.

In 60–80% der Patienten finden sich allein **ventrikuläre Extrasystolen**. Gehäufte polytope Extrasystolen, mehr als 5/min, die frühzeitig einfallen, gepaart oder in Salven erscheinen, einen Vorzeitigkeitsindex < 1,0 aufweisen, sind als Vorläufer tachykarder Herzrhythmusstörungen, wie ventrikuläre Tachykardien und Kammerflimmern, besonders ungünstig.

Kammerflimmern wird in eine primäre und sekundäre Form eingeteilt. Es tritt mit einer Häufigkeit um 5–6% auf. Das **primäre** Kammerflimmern ist Folge einer Elektroinstabilität, das **sekundäre** tritt als Folge oder im Zusammenhang mit einer Linksherzinsuffizienz auf. Die Prognose des primären Kammerflimmerns ist deutlich besser als die des sekundären. Bei der primären Form liegt die Letalität bei etwa 25%, bei sekundärem Kammerflimmern bei etwa 90%.

Erregungsleitungsstörungen

Der **AV-Block III. Grades** ist mit einer hohen Hospitalletalität von 50% verbunden, was Patienten mit Vorderwandinfarkt in einem höheren Maße betrifft. Bei AV-Block II. Grades liegt die Letalität bei 27% und bei I. Grades bei etwa 10%.

Die Ursache des AV-Block III. Grades bei **inferiorem Myokardinfarkt** ist häufig nicht eine Nekrose, sondern eine vorübergehende Ischämie oder ein kollaterales Ödem. Daher hat der totale AV-Block beim inferioren Myokardinfarkt gewöhnlich eine gute Prognose. Er tritt in der Regel nicht plötzlich, sondern als Folge eines AV-Blocks I. oder II. Grades auf. Adams-Stokes-Symptomatik wird selten beobachtet. Die Dauer der QRS-Komplexe ist normal, die totale AV-Blockierung bildet sich meist nach Stunden oder wenigen Tagen wieder zurück. Die Spontanreversibilität beträgt etwa 90%, was auch eigenen Erfahrungen entspricht. Der AV-Block III. Grades beim **anterioren Myokardinfarkt** ist prognostisch weit ungünstiger, da es sich in der Regel um einen ausgedehnten Myokardinfarkt handelt. Schenkelblockbilder, wie Rechtsschenkelblock und linksanteriorer Hemiblock, seltener linksposteriorer Hemiblock oder Linksschenkelblock, können Vorboten sein. Die Prognose wird durch eine gleichzeitige Verlängerung der PQ-Zeit noch verschlechtert.

Intraventrikuläre Erregungsleitungsstörungen treten gehäuft bei älteren Patienten mit akutem Myokardinfarkt auf.

Der **linksanteriore Hemiblock** ist die **häufigste** isolierte Störung, die durch die Blutversorgung durch Äste des R. interventricularis ant. bedingt ist. Der **linksposteriore Hemiblock** hingegen ist relativ **selten**, da die Blutversorgung durch Äste der rechten und linken Koronararterie erfolgt.

Das Auftreten eines **Rechtsschenkelblocks** ist mit einer Letalität von etwa 23% verbunden. Das Auftreten eines kompletten **Linksschenkelblocks** ist prognostisch ungünstig, da er immer auf eine Beteiligung von mindestens 2 Koronararterienästen hinweist. Die Letalität liegt dann bei etwa 28%.

Der Nachweis neu aufgetretener **bifaszikulärer Blockierungen** bei Myokardinfarkt ist immer mit einer erhöhten Letalität verbunden. Häufigste Kombinationen sind der **Rechtsschenkelblock** und der **linksanteriore Hemiblock**. Ein Rechtsschenkelblock und ein linksposteriorer Hemiblock sind selten. Ein durch die Unterbrechung beider Tawara-Schenkel bedingter AV-Block III. Grades ist zwar mit 2,6% relativ selten, aber mit sehr hoher Letalität (85%) belastet.

➤ Extension des Myokardinfarktes

Die Ausdehnung des Myokardinfarktes wird in der Multicenter-Investigation-of-Limitation-of-Infarct-Size (MILIS)-Studie (Muller et al. 1988) mit etwa 8,4% angegeben. Die Letalität ist bei diesen Patienten viermal höher als die ohne Extension.

Risikofaktoren einer Extension:
- Wiederauftreten einer Angina pectoris am 2. Tag nach Krankenhausaufnahme
- ST-Strecken-Senkungen im Aufnahme-EKG
- durchgemachter Myokardinfarkt in der Anamnese
- früher Gipfel der CK-MB Aktivität ≤ 15 Stunden (ohne Thrombolyse)
- Diabetes mellitus in der Anamnese.

Bei Patienten mit diesen Hinweisen sollte früh eine Koronarangiographie durchgeführt werden, um durch eine Intervention der Extension und ihren Folgen vorzubeugen.

➤ Herzinsuffizienz (I 50.9)

Eine Herzinsuffizienz ist bei etwa 2/3 aller Patienten mit akutem Myokardinfarkt nachweisbar. In der Regel liegt eine linksventrikuläre Pumpinsuffizienz vor, daher sind Dyspnoe, basale pulmonale Rasselgeräusche und Hypoxie die häufigsten Symptome (s. Tabelle 12.24, S. 430).

Die Letalität hängt direkt vom Schweregrad der Herzinsuffizienz ab. Nach dem Myokardinfarkt kommt es zu folgenden, zu einer Herzinsuffizienz führenden Veränderung: Das Gewebe des Infarktgebietes wird dünner und wächst in die Länge (**Infarktexpansion**). Darunter versteht man eine akute Erweiterung und Verdünnung des Infarktgebietes ohne Auftreten neuer Myokardnekrosen innerhalb von 5–7 Tagen nach dem akuten Myokardinfarkt (Hutchins et al. 1978). Ihre Folge ist eine akute Dilatation des linken Ventrikels mit hämodynamischen Konsequenzen.

Als **Kompensationsmechanismus** kommt es zu einem **„Remodeling"** auch des nicht-infarzierten Gebietes. Dieser strukturelle Umbau stellt sich als linksventrikuläre Dilatation und Hypertrophie dar, die im Endeffekt zur Aufrechterhaltung des Herzzeitvolumens eingesetzt werden. Die Aktivierung neurohumoraler Systeme (gesteigerte Sympathikusaktivität sowie Aktivierung des Renin-Angiotensin-Systems) wird im gleichen Sinne wirksam. Schließlich bedingen diese ausgeschöpften Kompensationsmechanismen selbst eine Verschlechterung der linksventrikulären Funktion und führen somit als Circulus vitiosus zur weiter fortschreitenden Herzinsuffizienz. Das Pumpversagen des Herzens ist nach wie vor die häufigste Todesursache auf den koronaren Wachstationen.

➤ Kardiogener Schock (R 57.0)

Er ist eine der schwerwiegendsten Komplikationen des akuten Myokardinfarktes und tritt bei etwa 10–15% der Myokardinfarkte, besonders bei Vorderwandinfarkt auf; seine Letalität liegt bei 80% und mehr.

Ein kardiogener Schock tritt ein, wenn etwa **40% oder mehr** der Masse des linken Ventrikels entweder durch einen transmuralen oder nicht-transmuralen Myokardinfarkt ausgefallen sind. Neben dem Masseverlust spielen auch mechanische Komplikationen wie Papillarmuskelabriß, eine schwere Papillarmuskeldysfunktion und der infarktbedingte Ventrikelseptumdefekt bei der Manifestation eine wesentliche Rolle. Ausführlich s. Kap. 18.7.

➤ Mechanische Komplikationen

Die **Myokardruptur** tritt in drei Formen auf:
- Ruptur des Septum interventriculare
- Ruptur der freien Herzwand
- Papillarmuskelabriß.

Ventrikelseptumruptur

Die **Häufigkeit** der Ruptur des Ventrikelseptums beträgt 1–5%; sie macht insgesamt 12% der Herzrupturen bei akutem Myokardinfarkt aus. Am häufigsten sind Patienten über 50 Jahren betroffen. Die Komplikation tritt meist zwischen dem 3.–14. Tag, am häufigsten innerhalb der ersten 7 Tage auf. Im Gegensatz zum angeborenen Ventrikelseptumdefekt findet man die infarktbedingte Ruptur des interventrikulären Septums immer im muskulären Anteil lokalisiert. Dabei ist der inferiore Abschnitt des Septums bis zu 2/3 der Fälle betroffen (Swithinbank 1959). Tritt eine Ventrikelseptumruptur bei inferiorem Infarkt auf, so ist auch meist ein Infarkt des rechten Ventrikels vergesellschaftet. Bei anterioren Myokardinfarkten liegt die Rupturstelle im apikalen Septumabschnitt.

Die Ruptur des Ventrikelseptums ist **klinisch** in einer plötzlich beginnenden Verschlechterung des Allgemeinzustandes mit im Vordergrund stehender Ruhedyspnoe, am Auftreten eines systolischen Geräusches und Schwirren mit p.m. über 4/5 L 2 und der meist akut zunehmenden Rechtsherzinsuffizienz erkennbar (Abbildung 12.28). Das Geräusch ähnelt dem des angeborenen Ventrikelseptumdefektes, liegt aber, weil der muskulöse Abschnitt des Septum interventriculare betroffen ist, tiefer und kann deshalb mit einer Mitralklappeninsuffizienz verwechselt werden. Damit verbunden ist eine arterielle Hypotonie mit und ohne Zeichen der Linksherzinsuffizienz.

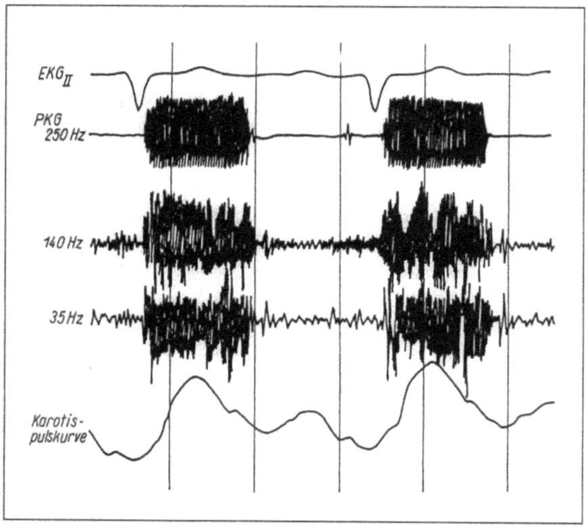

Abb. 12.28: Phonokardiogramm bei Ventrikelseptumdefekt nach akutem Myokardinfarkt bei einem 53jährigen Patienten. Darstellung eines hochfrequenten bandförmigen systolischen Geräusches

Die **Letalität** bei dieser Komplikation ist besonders bei inferiorem Myokardinfarkt extrem hoch. Etwa 25% dieser Patienten versterben bereits innerhalb von 24 Stunden, 50–65% innerhalb der ersten Woche, 87% innerhalb von 2 Monaten und über 90% nach 1 Jahr. Durch diese Ruptur werden 1–2% der Letalität an akutem Myokardinfarkt bedingt.

Bei folgenden **elektrokardiographischen Zeichen** ist im Zusammenhang mit der Klinik an eine Ruptur des Septum interventriculare zu denken:
- Drehung des QRS-Vektors in der Frontalebene nach rechts
- AV-Block I.–III. Grades
- QR- oder qr-Komplex in den rechtspräkordialen Ableitungen
- QS-Komplex rechtspräkordial

Echokardiographisch ist die Ruptur im Ventrikelseptum im 2-D-Bild sowie im Farbdoppler gut darstellbar. Ein turbulenter Fluß kann in der Systole auf der rechten Seite des Septum interventriculare sowohl im Vierkammer-Blick als auch in der kurzen Achse sichtbar werden. Die Rupturen können auch multiple sein.

Therapie der Wahl ist der chirurgische Patchverschluß. Die Erfolgschancen sind von der Größe des Defektes, den myokardialen Leistungsreserven sowie von der Lokalisation des verursachenden Myokardinfarktes abhängig.

Ruptur der freien Herzwand

Die **Häufigkeit** der kompletten Ruptur der Herzwand wird mit 2–24% angegeben. Sie wird als Ursache für den letalen Ausgang bei 4–20% der Patienten mit akutem Myokardinfarkt angenommen. Es handelt sich dabei fast immer um Patienten mit einem noch nicht vernarbten transmuralen Myokardinfarkt. Die Herzwandruptur ist neben Herzrhythmusstörungen und dem kardiogenen Schock eine weitere **Ursache des plötzlichen Todes**.

Eine inkomplette Ruptur kann zur Ausbildung eines **Pseudoaneurysmas** führen. Durch die parietale Perforation des Herzens kommt es zur Blutansammlung im Perikardraum. Dies führt nicht zur Tamponade, sondern es kapselt sich in einem fibrotischen Mantel ab. Dadurch hat das Pseudoaneurysma als äußere Schicht im Gegensatz zum Herzwandaneurysma das Perikard.

Die Herzwandruptur kann als **Frühkomplikation** innerhalb der ersten 3–6 Tage oder als **Spätkomplikation** innerhalb von 3 Wochen auftreten.

Das **klinische** Ereignis setzt mit starken präkordialen Schmerzen, Sinusbradykardie und einem plötzlichen Blutdruckabfall ein und ist durch die Zeichen der Herzbeuteltamponade gekennzeichnet. Der steigende venöse Druck ist durch die Stauung der Halsvenen sichtbar. Der Patient ist blaß oder zyanotisch. Die **Auskultation** ergibt abgeschwächte Herztöne. Der **periphere** und **zentrale Puls** ist abgeschwächt und paradox. Die **Zeit** zwischen dem Eintritt des akuten Myokardinfarktes und der Herzwandruptur wird bei 20–33% mit 1 Tag, bei 50% bis zu 3 Tagen, bei 60% bis zu 4 Tagen, bis zu einer Woche bei 75–84% und bis zu 2 Wochen bei 90% der Patienten angegeben. Tritt die Herzwandruptur nach der 3. Woche auf, so ist sie als Zeichen eines Reinfarktes anzusehen. Die Herzwandruptur kommt bei Älteren häufiger vor.

Begünstigende Faktoren der Herzwandruptur sind u.a.:
- arterielle Hypertonie
- Diabetes mellitus
- Antikoagulantientherapie
- psychische und physische Überbelastungen
- Stauungsherzinsuffizienz
- vasopressorische Therapie.

Weitere **lokale Faktoren** wie kompletter Verschluß eines großen Koronararterienastes, keine adäquate Kollateralbildung, Myokardveränderungen infolge disproportionierter Einlagerung von polymorphkernigen Leukozyten und minimaler Einlagerung von Granulationsgewebe und Kollagen, unterschiedliche Kräftewirkung gegenüber dem nekrotischen Gebiet durch benachbarte, evtl. auch hypertrophierte Ventrikelabschnitte beeinflussen die Entstehung der Herzwandruptur.

Elektrokardiographische Zeichen sind oft nicht mehr erfaßbar. Eine während der ersten Tage nach dem akuten Myokardinfarkt zunehmende ST-Elevation kann aber an eine Ruptur denken lassen.

Folgende EKG-Veränderungen weisen darauf hin:
- periphere und zentrale Niedervoltage
- Sinusbradykardie
- qRST-Konfiguration des Kammerkomplexes (M-förmig) mit positiver T-Welle.

Bei Ruptur der **Vorhofwand**:
- supraventrikuläre Herzrhythmusstörungen
- Zeichen des Vorhofinfarktes (s. Kap. 12.16.13).

Echokardiographisch ist die Ruptur als hämorrhagischer Perikarderguß erfaßbar. Bei einer gedeckten Perforation mit Ausbildung eines Pseudoaneurysmas findet man in der 2-D-Darstellung eine dritte Herzhöhle. Im Farbdoppler kann die Rupturstelle durch ein systolisches und diastolisches Flußmuster nachweisbar sein.

Mit Hilfe der transösophagealen Echokardiographie können, falls erforderlich und die klinische Situation es erlaubt, die anatomischen Beziehungen weiter geklärt werden.

Eine effektive **Therapie** kommt in der Regel immer zu spät.

Bildet sich ein Pseudoaneurysma aus, so ist eine Operation im Intervall möglich.

Papillarmuskeldysfunktion

Eine **Dysfunktion** des rechten **Papillarmuskels**, die eine Trikuspidalinsuffizienz verursacht, kommt seltener als die des linken vor. Genaue **Häufigkeitsangaben** liegen nicht vor. Da die Papillarmuskeln von verschiedenen Koronararterienästen versorgt werden, kommt es nicht bei jedem Myokardinfarkt zu ihrer Einbeziehung.

Das **klinische Bild** der Papillarmuskeldysfunktion ist durch eine akute und schnelle Verschlechterung des Allgemeinzustandes gekennzeichnet. Ein Lungenödem oder eine Rechtsherzinsuffizienz kann auftreten.

Der **Auskultationsbefund** ist durch ein neu aufgetretenes systolisches Geräusch über der Herzspitze mit Fortleitung in die Axilla gekennzeichnet und entspricht meist dem einer mäßigen bis schweren Mitralklappeninsuffizienz. Es beginnt mit kurzem Abstand nach dem lauten I. Herzton. Darüber hinaus ist ein durch das Vibrieren der Chordae tendineae bedingter Klick hörbar. Ein III. und IV. Herzton sind wahrnehmbar. Auskultatorisch besteht eine **Trias**:
- Galopprhythmus
- früh- oder mesosystolisches Geräusch
- paukender I. Herzton.

Ein systolisches Schwirren ist selten **palpabel**.

Elektrokardiographisch gibt es kein pathognomonisches Bild. Hinweisend können aber ein Senkung des J-Punktes mit konkaver oder konvexer Erhöhung des ST-T-Segmentes und terminal negativer T-Welle sein.

Echokardiographisch ist die Mitralklappeninsuffizienz im Farb- und CW-Doppler qualitativ und quantitativ erfaßbar.

Papillarmuskelruptur

Der partielle oder komplette Abriß eines oder mehrerer Papillarmuskeln wird mit einer **Häufigkeit** von 0,5–2% bei alten und mit 3–3,5% aller akuten Myokardinfarkte angegeben. Das macht etwa 1/5–1/4 aller Rupturen des Herzens aus (Schechter 1974). Der anterolaterale Papillarmuskel rupturiert seltener als der posteromediale, was in erster Linie auf seine bessere Durchblutung zurückzuführen ist. Am häufigsten tritt die Ruptur des Papillarmuskels in der ersten Woche nach dem akuten Ereignis auf. Auch die Papillarmuskelruptur ist mit hoher **Letalität** behaftet: 70% der Patienten versterben innerhalb von 24 Stunden, und nur 15% lebten noch 2 Monate nach der Ruptur.

Die Ruptur des Papillarmuskels führt **klinisch** schnell zur Linksherzinsuffizienz mit Lungenödem. Das führende diagnostische Zeichen ist das neu aufgetretene **holosystolische Geräusch** über der Herzspitze mit Fortleitung in die Axilla. Es beginnt sofort mit dem abgeschwächten I. Herzton und kann evtl.

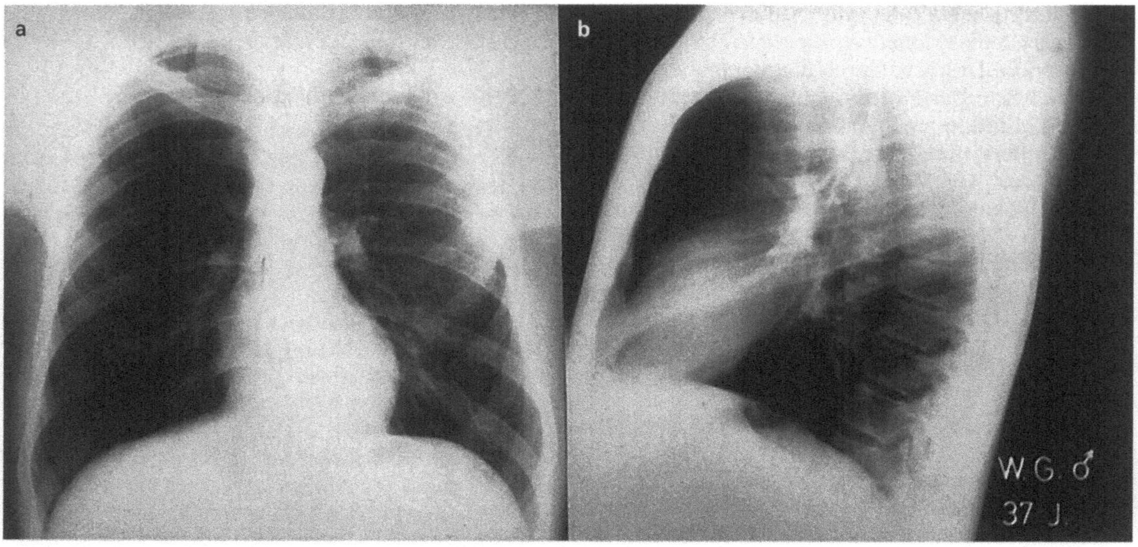

Abb. 12.29: Röntgen-Thorax-Bild eines 37jährigen Patienten mit Vorderwandaneurysma. Ausbuchtung des linken Ventrikels a – im dv-Strahlengang sowie b – im seitlichen Bild sichtbar (sog. cardiac blurr sign)

auch den II. Herzton einschließen. Ein III. und IV. Herzton sind vorhanden.

Im **EKG** finden sich bis auf die Zeichen des akuten Myokardinfarktes meist im anteroseptalen, inferioren oder posterioren Abschnitt keine spezifischen Hinweise. Ein P-sinistroatriale kann vorhanden sein.

Echokardiographisch ist im 2-D-Bild das Prolabieren des Papillarmuskels oder des Mitralsegels in den linken Vorhof zu sehen (Nishimura et al. 1983). Im Farb- und CW-Doppler findet man die Kriterien einer schweren Mitralregurgitation. Sowohl transthorakal als auch transösophageal kann die Ruptur des Papillarmuskels sichtbar gemacht werden.

Je nach den konkreten Gegebenheiten sollte eine **Mitralklappenplastik** oder ein prothetischer **Herzklappenersatz** angestrebt werden.

➤ Kinetische Störungen

Zu unterscheiden ist dabei zwischen **hypo- und akinetischen Bezirken** des linken Ventrikels und paradoxen, systolischen Auswärtsbewegungen umschriebener Anteile, der **Dyskinesie**, dem eigentlichen **Ventrikelaneurysma**.

Ein **echtes Herzwandaneurysma** liegt dann vor, wenn seine Wand aus Myokard besteht und seine intrakavitäre Basis einen größeren Durchmesser als seine Spitze hat. Ein **falsches Herzwandaneurysma** besteht hingegen aus fibrotischem Gewebe und u. a. Kalkeinlagerungen. Myokardzellen und Koronararterienäste fehlen.

Folgende **Kriterien** sprechen für ein Herzwandaneurysma:

- akinetischer oder dyskinetischer Kontraktionsablauf
- Rarefizierung oder Aufhebung der Trabekelzeichnung
- Verdünnung der Ventrikelwand
- evtl. Nachweis eines wandständigen Thrombus.

Ist es etwa drei Wochen nach einem Myokardinfarkt nicht zu einer Rückbildung der **ST-Elevation** gekommen, muß an das Vorliegen kinetischer Störungen gedacht werden.

Ein Herzwandaneurysma bildet sich besonders häufig (12–15%) bei Patienten mit Vorderwandinfarkt aus, die verzögert diagnostiziert wurden und sich noch nach Eintritt des akuten Myokardinfarktes einer körperlichen Belastung ausgesetzt haben.

Die **Diagnose** eines Herzwandaneurysmas wird gestellt

- **klinisch** (keine typischen Zeichen, evtl. Auftreten einer Herzinsuffizienz trotz Rückgangs der akuten Infarktzeichen, ventrikuläre Herzrhythmusstörungen, periphere Embolien, Perikarditis, Pulsation des Präkordiums)
- **elektrokardiographisch** (persistierende ST-Elevation)
- **röntgenologisch** (Ausbuchtung der Herzkontur; Abbildung 12.29)
- **echokardiographisch** durch Nachweis paradoxer Wandbewegungen (Abbildung 12.30).
- **Myokardszintigraphie**
- **Ventrikulographie** (Abbildung 12.13 a, b, S. 389).

Folgende **EKG-Zeichen** weisen auf ein **Vorderwandaneurysma** hin (Abbildung 12.31):

- Persistierende ST-Elevation und negative T-Welle in I und aVL sowie in einer oder mehreren Brustwandableitungen ohne spiegelbildliche ST-

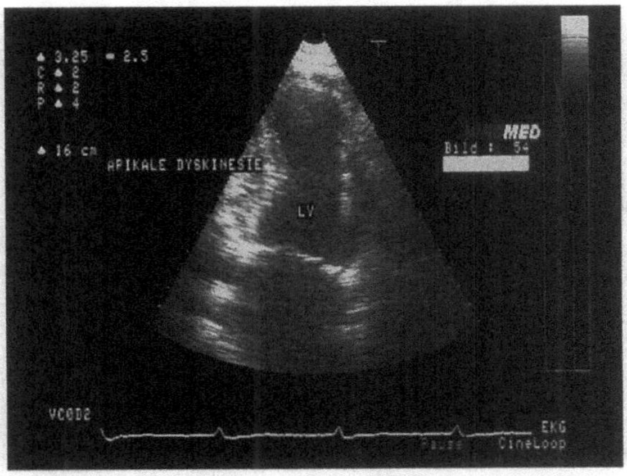

Abb. 12.30: 2D-Darstellung eines apikalen Aneurysmas bei einem 57jährigen Patienten mit Zustand nach Vorderwandinfarkt

Strecken-Senkungen in den gegenüberliegenden Ableitungen

- Verbreiterung des QRS-Komplexes
- große R-Zacke in aVR
- kleines r in Ableitung I,
- tiefes S in Ableitung II, III und aVF,

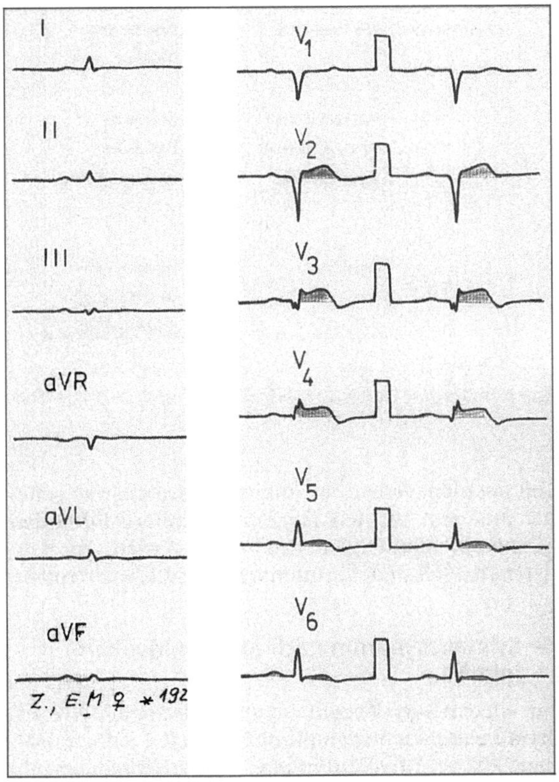

Abb. 12.31: Persistierende ST-Elevation in den Ableitungen V_2–V_5 bei einem 65jährigen Patienten mit isoliertem R.-interventricularis-ant.-Verschluß und lävographisch gesichertem Vorderwandaneurysma

- QS-Komplex in aVL, in einer oder mehreren Brustwandableitungen.

Für ein **inferiores Herzwandaneurysma** sprechen folgende **EKG-Merkmale**:

- persistierende ST-Elevation und breite Q-Zacken in II, III, aVF
- intraventrikuläre Erregungsleitungsstörungen.

Die **Aneurysmektomie** mit oder ohne Koronarbypass ist dann **indiziert**, wenn Komplikationen wie Herzinsuffizienz, Herzrhythmusstörungen, thrombembolische Komplikationen oder eine bakterielle Endokarditis infolge infizierter Thromben auftreten.

Die **Prognose** wird durch das Auftreten dieser Komplikationen deutlich negativ beeinflußt. Die Letalität liegt in dieser Gruppe etwa 6fach höher als ohne Ventrikelaneurysma.

➤ Thrombembolische Komplikationen

Die Häufigkeit der thrombembolischen Ereignisse im Rahmen eines akuten Myokardinfarktes wird klinisch mit etwa 20% und nach anatomisch-pathologischen Untersuchungen mit 45% angegeben, wobei solche Faktoren wie:

- kardiogener Schock
- Herzrhythmusstörungen
- Herzinsuffizienz
- Herzwandaneurysmen
- Alter des Patienten
- Adipositas
- schlechter Allgemeinzustand

das Auftreten dieser Komplikation erhöhen. Die Emboliequelle kann sowohl intra- als auch extrakardial gelegen sein. Der Nachweis der intrakardialen Thromben gelingt in der Regel sicher mit der Echokardiographie (Abbildung 12.32), besonders mit der transösophagealen Echokardiographie, sowie mittels MRT oder CT.

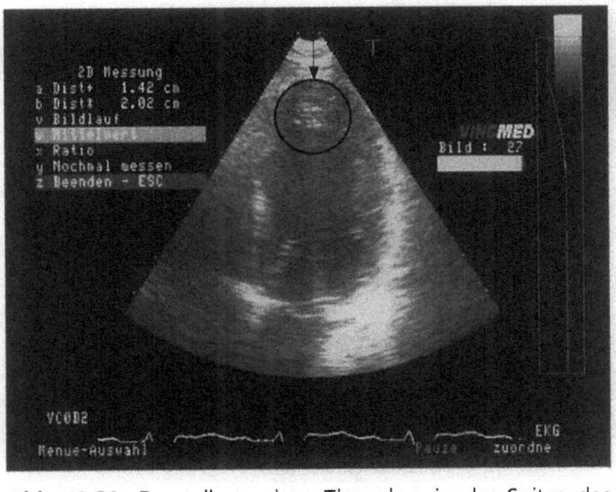

Abb. 12.32: Darstellung eines Thrombus in der Spitze des linken Ventrikels bei einem 43jährigen Patienten mit Zustand nach großem Vorderwandinfarkt (CT bestätigt)

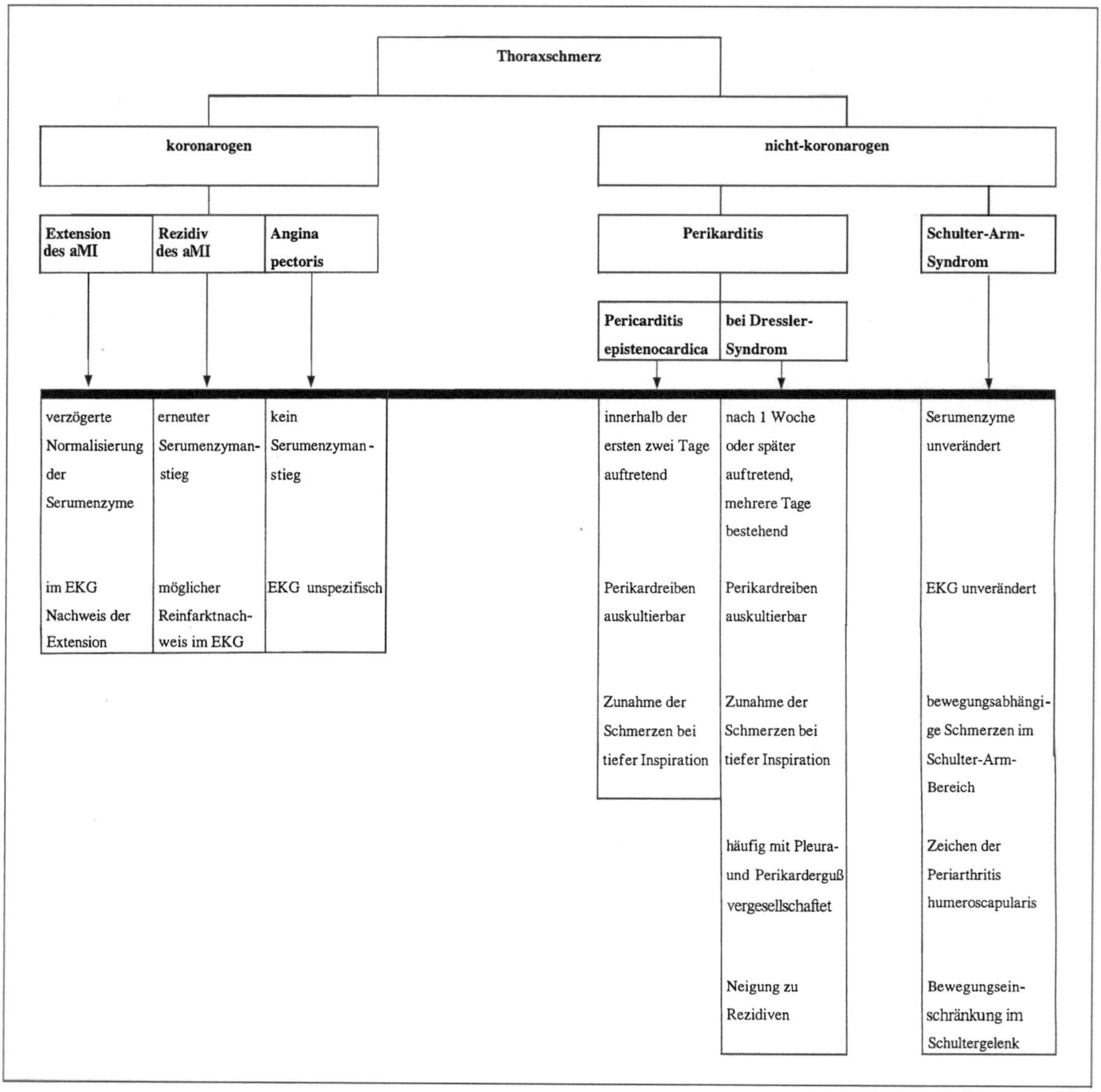

Abb. 12.33: Differentialdiagnose des Thoraxschmerzes in der akuten Phase des Myokardinfarktes (aMI) und in der Rekonvaleszenz

Die **Hirnembolie**, die meist die Folge wandständiger Thromben des linken Herzens ist, tritt am zweit häufigsten auf und kann die Symptomatik des Myokardinfarktes überdecken. Schwierig kann dabei die Differentialdiagnose gegenüber einer Encephalomalazie ohne Embolie sein. Sie ist bei meist älteren Patienten mit bestehender Cerebralsklerose aufgrund des infarktbedingten verminderten Perfusionsdruckes mit cerebraler Hypoxie nicht selten. Bei diesen Patienten ist es erforderlich, ein 12-Ableitungs-EKG abzuleiten, um den sog. „cerebralen Typ" des Myokardinfarktes zu erfassen.

Die **Lungenembolie** ist eine der häufigsten thrombembolischen Komplikation nach einem Myokardinfarkt. Die Thromben stammen zum größten Teil aus den Venen der unteren Extremitäten, seltener aus dem rechten Herzen. **Periphere Embolien** können in allen Organen gefunden werden. Am häufigsten jedoch sind die unteren Extremitäten betroffen.

➤ Schmerzsyndrom nach akutem Myokardinfarkt

Im allgemeinen besteht im nekrotischen Myokardareal keine Schmerzempfindung. Treten jedoch nach dem akuten Myokardinfarkt erneut Schmerzen auf (Abbildung 12.33), so können sie durch **drei Faktoren** bedingt sein:

- Extension des Myokardinfarktes
- Beteiligung des Perikards

- extrakardiale Ursachen (z.B. Schulter-Arm-Syndrom).

➤ Postinfarkt-Syndrom (I 24.1)

Das Postinfarkt-Syndrom wird nach seinem Erstbeschreiber Dressler (1956) auch **Dressler-Syndrom** genannt.

Beim diesem Syndrom handelt es sich um eine **immunologische Reaktion**, die mehrere Tage oder Wochen, sogar bis Monate, meist innerhalb von 3–6 Wochen nach dem Myokardinfarkt auftreten kann. Auf dieser Basis sind das Fieber, Perikardreiben, Perikarderguß, Pleuraschmerzen, Pleuraerguß und Gelenkschmerzen erklärbar. Manche Patienten neigen zu Rezidiven. Diese Komplikation des akuten Myokardinfarktes ist mit einer **Häufigkeit** von 1–3% relativ selten.

Nach etwa 2 Wochen treten Fieber, eine Polyserositis und evtl. eine hämorrhagische Pneumonie mit eosinophilen Infiltraten auf. Die Herzantikörper sind positiv, die BSG ist deutlich erhöht. Eine Leukozytose um 20 Gpt/l und Eosinophilie sind nachweisbar. Die Serumenzyme sind normal.

Die **Therapie der Wahl** sind Glucocorticoide (Prednisolon®) in einer anfänglichen Dosierung von 100 mg/d, rasch absteigend bis auf eine tägliche Dosierung von 5–10 mg über 8 Tage in Kombination mit Acetylsalicylsäure. Alternativ kann auch Acetylsalicylsäure allein in einer Dosierung von 3–6 g/d in Einzeldosen von 4–6 Stunden verabreicht werden, wobei wir die Glucocorticoidtherapie bei fehlenden Kontraindikationen bevorzugen. Im Gegensatz zur Pericarditis epistenocardica ist mit Antikoagulantien Vorsicht geboten, da Einblutungen ein Hämoperikard und Perikardtamponade hervorrufen können.

Die **Prognose** auch schwerer Verlaufsformen ist gut. Eine Restitutio ad integrum ist möglich.

12.16.24 Therapie des akuten Myokardinfarktes

➤ Geschichtliches

Seit 1912 als die Koronarthrombose als Ursache des akuten Myokardinfarktes gefunden wurde, ging die Entwicklung der Therapie mehrere Jahrzehnte nur langsam voran. Neben der Einführung der oralen Antikoagulantien bestand das Interesse besonders darin, wie lange Bettruhe notwendig ist und ob Digitalis eingesetzt werden kann.

Ende der 50er Jahre wurden dann die ersten „koronaren Wachstationen" eingerichtet. In den 60er Jahren etablierte sich die Herz-Kreislauf-Wiederbelebung am geschlossenen Thorax, was bereits einen wesentlichen Einfluß auf die Letalitätsrate bei akutem Myokardinfarkt hatte. Das hämodynamische Monitoring und die Ballongegenpulsation brachten weitere Verbesserung der Überlebenschance für einen Teil der Patienten. 1967 wurde erstmals durch Pantridge und Geddes über eine mobile Coronary Care Unit berichtet, die die Erstversorgung des Patienten außerhalb der Klinik wesentlich verbesserte.

In den 70er Jahren wurden pharmakologische Methoden, wie Hyaluronidase, Glucose-Insulin-Kalium und β-Rezeptoren-Blocker zur Myokardprotektion in die Therapie eingeführt. 1976 berichteten Chazov et al. als erste über eine intrakoronare Fibrinolyse bei akutem Myokardinfarkt. Berg et al. (1981) führten die erste Bypass-Operation zur Verbesserung der Reperfusion im akuten Stadium durch. Rentrop et al. (1981) kombinierten die intrakoronare Fibrinolyse mit einer mechanischen Rekanalisation. Mit der GISSI-Studie (1986) begann dann der routinemäßige Einsatz der intravenösen Thrombolyse in der Frühphase des akuten Myokardinfarktes. ACE-Hemmer werden seit 1994/95 zur Verbesserung der linksventrikulären Funktion und der Herzinsuffizienz nach dem akuten Myokardinfarkt eingesetzt.

➤ Behandlungs- und Betreuungsphasen

Die Behandlung und Betreuung der Patienten mit akutem Myokardinfarkt durchlaufen **drei Etappen:**

1. Prähospitalphase
2. Hospitalphase
   - kardiologische Intensivstation
   - kardiologische Station
3. Posthospitalphase.

Ziele der Therapie des akuten Myokardinfarktes:

- Beseitigung von Angst und Schmerzen
- Verbesserung der Herzfunktion durch frühzeitige Reperfusion
- Senkung der Herzarbeit
- Begrenzung der Größe des Myokardinfarktes
- Vorbeugung und Behandlung von Komplikationen,

um die **Letalität zu senken**.

Myokardinfarkte werden in **unkomplizierte** und **komplizierte eingeteilt**.

Die **Behandlung** umfaßt

- die **Basistherapie** und
- die **Therapie der Komplikationen**.

Während in jedem Fall eine Basistherapie eingesetzt wird, verlangen die Komplikationen eine **rechtzeitige** und differenzierte Behandlung, da sie die Letalität bei Myokardinfarkt wesentlich beeinflussen (Tabelle 12.29).

Von den etwa 200.000 akuten Myokardinfarkten/Jahr in Deutschland verlaufen ca. **35%** tödlich. Der Hauptanteil entfällt mit **50–60%** immer noch auf die **Prähospitalphase**. Durch Behandlung der Patienten mit akutem Myokardinfarkt auf einer **„koronaren Wachstation"** konnte die Hospitalletalität auf etwa **15%** gegenüber **30%** von auf **Normalpflegestationen** Betreuten gesenkt werden. Im ersten Jahr nach dem Myokardinfarkt versterben weitere 20%, so daß insgesamt nur **45 von 100** Patienten das erste Jahr überleben.

Tab. 12.29: Therapieprinzipien bei akutem Myokardinfarkt

Basistherapie	Behandlung der Komplikationen
• Reduzierung der Herzarbeit durch körperliche und psychische Ruhigstellung • Schmerzbekämpfung • Sauerstoffgabe • thrombolytische und antithrombotische Behandlung • Unterstützung der Herzleistung durch Nitrate, ACE-Hemmer und evtl. Glykosidtherapie • antiextensive Therapie, z. B. β-Rezeptoren-Blocker • Beseitigung anderer ungünstiger Faktoren, wie Meteorismus, Obstipation • prophylaktische Bekämpfung von Sekundärinfektionen • Rehabilitation	**internistisch-kardiologisch** • Herzrhythmusstörungen • kardiogener Schock • Links-Rechtsherzinsuffizienz • antiextensive Therapie **chirurgisch** • Herztamponade • Korrektur einer Ventrikelseptumperforation • Papillarmuskelabriß oder -dysfunktion • Aneurysmektomie

➤ Prähospitalphase

In der Prähospitalphase ist die Verkürzung der Zeitspanne zwischen dem Beginn der akuten Symptomatik und der Krankenhausaufnahme von entscheidender Bedeutung.

Im allgemeinen kann man diese **Entscheidungszeit** in **fünf Komponenten** einteilen:

1. Entscheidungszeit der Patienten nach dem Auftreten der ersten Symptome bis Rufen des Arztes (ca. 4–6 Stunden)
2. Entscheidungszeit des Notarztes vom Anruf bis Ankunft bei dem Patienten (ca. 30 Minuten)
3. Entscheidungszeit des Arztes für die Frühdiagnose und Entscheidung für die Klinikeinweisung (ca. 1 Stunde)
4. Fahrtdauer des Krankentransports bis zur Einlieferung des Patienten in die Klinik (Minuten bis 1 Stunde)
5. Sog. Pforte-Thrombolyse-Zeit (door to needle time) in der Klinik (ca. 40 Minuten).

Die **längste** Entscheidungszeit liegt trotz der vielen Aufklärungskampagnen immer noch beim **Patienten** selbst und ist somit das schwächste Glied dieser Kette. Die Frühsterblichkeit an akutem Myokardinfarkt liegt innerhalb der ersten Stunde bei 30%, innerhalb von 4 Stunden bei 38% (Markreiter et al. 1994).

Etwa 33% wurden innerhalb der ersten Stunde reanimiert, die Hälfte davon durch einen Arzt.

Wie die Erfahrung zeigt, bringen Aufklärungskampagnen nur bedingte Erfolge, die auch meist von kurzer Dauer sind. Ein Aspekt dabei ist, daß Patienten, denen die Schmerzsymptomatik unbekannt ist, nicht akzeptieren wollen, einen Myokardinfarkt zu entwickeln. Patienten mit Angina pectoris in der Anamnese hingegen rufen eher den Notarzt.

Eine weitere Verzögerung entsteht, wie im Augsburger Infarktregister in den Jahren 1985–1988 gezeigt wurde, wenn die Patienten zunächst den Hausarzt konsultieren oder sogar in die Praxis gehen. Auch die Verzögerung der Krankenhausaufnahme, die sog. **Pforte-Thrombolyse-Zeit**, kann mit 45–90 Minuten wertvolle Zeit verstreichen lassen. Diese Zeit soll nach Empfehlungen von der Task Force der ESC weniger als 20 min betragen (Task Force der ESC 1996). Es muß immer wieder darauf hingewiesen werden, daß bei erheblichen **Thoraxschmerzen** in erster Linie der **Notarzt** zu rufen ist, da nur dieser eine entsprechende Ausrüstung zur Diagnose und Erstversorgung bei akutem Myokardinfarkt mit sich führt.

Beim schon eingetretenen Myokardinfarkt sind **bereits am Ort des Geschehens folgende Maßnahmen** durchzuführen:

- Sauerstoffgabe
- Anlage eines sicheren peripheren venösen Zuganges
- Schmerzbekämpfung und psychische Ruhigstellung durch Verabreichen von Sedativa, z. B. Diazepam (Faustan®, Valium®), Analgetika z. B. Morphin
- Nitratgabe (Nitrolingual-Spray®, Nitrangin®) sublingual oder falls erforderlich intravenös (Nitrolingual Ampullen®) Achte auf Viagra!
- EKG-Ableitung und Monitoring
- Acetylsalicylsäure 100–500 mg und Heparin 5000 E i.v., wenn keine Kontraindikationen vorliegen
- Lagerung mit erhöhten Beinen beim kardiogenen Schock oder mit aufgerichtetem Oberkörper bei Lungenödem während des Transportes.

Weiterhin:

- Einsatz von Thrombolytika. Aus Handhabungsgründen am einfachsten ist die zweimalige Bolusgabe von Reteplase (Rapilysin®) als 2-Bolusgaben in 30 Minuten-Abstand von 10 plus 10 U, bei Kontraindikationen zur Thrombolyse Heparin, besonders dann, wenn durch Fahrtweg oder die sog. „door to needle time" die Krankenhausaufnahme den Thrombolysebeginn verzögert. Dies ist besonders in Regionen überwiegend mit ländlicher Struktur zur Senkung der Letalität und Verbesserung der linksventrikulären Funktion erforderlich (Linderer et al. 1993). Durch die Gabe von Rete-

Tab. 12.30: Angst- und Schmerzbekämpfung bei akutem Myokardinfarkt (Prähospital- und Hospitalphase)

Schmerzbekämpfung		Sedierung	
Metamizol (Berlosin®)	0,5–2,0 i. m., i. v. 1–3 × tgl.	Phenobarbital (Lepinal®)	0,2 i. m. (bis zu 3 × tgl.)
Nitrangin	0,4–0,8 mg (wenn keine Hypotonie vorhanden ist)	Propaphenin	0,05–0,1 i. m., 0,025–0,1 oral (cave Blutdrucksenkung!)
Dolantin + Atropin	0,05–0,1 i. m. + 0,0005	Diazepam (Faustan®, Valium®)	0,01–0,02 i. m. bis 3 × tgl., 0,015–0,03 oral
Morphin + Atropin	0,01–0,02 i. m. + 0,0005 ggf. i. m. ggf. mehrmals tgl. (cave Cor pulmonale, Lungenemphysem!)	Chlordiazepoxid (Radepur®)	0,01–0,02 3 × tgl.
Dipidolor	15–45 mg/d s. c., i. m.	Fentanyl	0,1–0,15 mg i. v., i. m. 2stdl. wiederholen (richtet sich nach dem Effekt), atemdepressiv

plase konnte bei 62,7% der Patienten eine TIMI-3-Fluss-Öffnungsrate nach 90 Minuten nachgewiesen werden (Smalling et al. 1995). In der INJECT-Studie (1995) wurde die 35-Tage-Letalität zwischen Reteplase und Streptokinase verglichen. Beide waren gleichwertig. In der GUSTO-III-Studie (1997) wurde Reteplase mit dem akzelerierten Regime von Alteplase verglichen. Signifikante Unterschiede in Letalität in 30 Tagen und schwerwiegende Komplikationen konnten nicht gefunden werden.
- Initiale Komplikationsbehandlung, insbesondere von Herzrhythmusstörungen. Bei Extrasystolie und Kammertachykardie Gabe von Lidocain 100 mg i.v., bei Bradykardie von Atropin 0,5–1 mg i.v.

Jeder Patient mit akutem Myokardinfarkt soll **Sauerstoff** erhalten. Bei der Entwicklung der Hypoxämie spielt wahrscheinlich ein Mißverhältnis von Ventilation und Perfusion die entscheidende Rolle. Bei Patienten mit kompliziertem Myokardinfarkt kann durch die Sauerstoffgabe allein die Hypoxämie nicht ausgeglichen werden.

Als **Analgetikum** ist Morphin zu bevorzugen, da es in kleinen Dosen (2–5 mg i.v. alle 5–30 min) bereits sehr gut den Schmerz und die Angst bei akutem Myokardinfarkt bekämpft. Es führt über eine periphere arterielle und venöse Dilatation zur Senkung der Vor- und Nachlast. Sollten in seltenen Fällen eine arterielle Hypotonie und eine Bradykardie auftreten, sind auch hier Beinhochlage, Atropingabe und Volumensubstitution hilfreich (Tabelle 12.30).

Die Gabe von **Atropin** von 0,5 bis max. 2 mg i.v. macht sich erforderlich, wenn eine Sinusbradykardie, eine AV-Blockierung I. oder II. Grades besonders bei inferiorem Myokardinfarkt mit einer arteriellen Hypotonie vorliegen. Bei Normotonen ist in der Regel Atropin nicht erforderlich.

Die Gabe von **Nitroglycerin** gehört mit zur Erstversorgung. Es sollte jedoch **nicht** appliziert werden, wenn
- der systolische Blutdruck unter 90 mmHg ist,
- eine ausgeprägte Tachykardie oder auch Bradykardie mit arterieller Hypotonie

vorliegt.

Die Dosierung des Nitroglycerins muß anfangs gering sein (0,2–0,4 mg), um keine abrupte Senkung des Blutdruckes hervorzurufen. **Vorsicht ist bei Patienten mit inferiorem und rechtsventrikulärem Myokardinfarkt geboten.** Eine sorgfältige Beobachtung des Patienten ist deshalb besonders in den ersten Minuten nach Applikation erforderlich. Kommt es nach Nitroglycerin zu einer bedeutsamen Bradykardie und arteriellen Hypotonie, sollten sofort Beinhochlagerung, Atropingabe und Volumensubstitution erfolgen.

- **Antithrombotische bzw. thrombolytische Therapie**

Die **Thrombolyserate** beträgt in Deutschland durchschnittlich nur 15%, bei eigenen Patienten um 20%. **Ursachen** sind die
- zu lange Prähospitalzeit,
- eine Verzögerung bei der Krankenhausaufnahme (door to needle time)
- restriktive Indikationsstellung.

Die prähospitale Thrombolysetherapie sollte in erster Linie bei Patienten mit kurzem Schmerzbeginn und bei längeren Transportzeiten begonnen werden. In einer Doppelblind-Multicenter-Studie wurde die Effektivität der prähospital oder hospital begonnenen Thrombolysetherapie innerhalb von 6 Stunden nach Beginn der Symptome randomisiert mit Anistreplase durchgeführt. Der Vergleich zwischen der prähospital und hospital begonnenen Thrombolysetherapie zeigt eine nicht-signifikante Reduktion der Gesamtletalität innerhalb von 30 Tagen in der Gruppe der prähospital Behandelten im Vergleich zu den hospital Behandelten (9,7% zu 11,1). Der kardial bedingte Tod war signifikant weniger in der Prähospital- als in der Hospitalgruppe (8,3 zu 9,8%). Ereignisse wie Kammerflimmern oder Schock, arterielle Hypotonie und Bradykardien waren in der Prähospitalgruppe mehr. Insgesamt aber bis auf eine Hypotonie war die Häufigkeit dieser Ereignisse in beiden Gruppen gleich (Leizorovicz et al. 1993).

Eine generelle **Arrhythmieprophylaxe** ist nicht zu empfehlen. Nur wenn im EKG-Monitoring gehäufte ventrikuläre Extrasystolen, Couplets, kurze Salven oder ventrikuläre Tachykardien nachgewiesen werden, ist eine intravenöse Therapie mit Lidocain (Xylocitin®) oder Sotalol (Sotalex®) angezeigt. β-Rezeptoren-Blocker haben auf die Kammerflimmerschwelle einen günstigen Einfluß. Metoprolol (Beloc®) 5 mg kann deshalb initial bei fehlenden Kontraindikationen i.v. gegeben werden.

Das **EKG-Monitoring** ist bereits in der Prähospitalphase besonders bei hämodynamisch und rhythmusinstabilen Patienten zu beginnen.

Innerhalb der ersten Stunde nach Beginn des akuten Myokardinfarktes ist der plötzliche Tod am häufigsten durch Kammerflimmern bedingt. Beginnt innerhalb von 4 Minuten nach dem akuten Beginn eine externe Reanimation, und kann innerhalb von 8 Minuten eine **Defibrillation** erfolgen, so verlassen noch 40% dieser Patienten lebend das Krankenhaus. Mehr als 85% aller Kammerflimmerepisoden können bereits durch eine Defibrillation mit 200 J beendet werden. Wird der Kreislauf dadurch nicht wiederhergestellt, so sind weitere Elektroschocks mit 200, 300 und schließlich 360 J zu applizieren.

Der **Transport** des Patienten sollte in jedem Falle in einem **Notarztwagen** mit voller Ausrüstung zur Akuttherapie lebensbedrohlicher Komplikationen erfolgen. Der Transport im **eigenen Pkw** sollte unbedingt **unterlassen** werden. Die Einweisung sollte in das nächste, in der Therapie des akuten Myokardinfarktes erfahrene Krankenhaus erfolgen. Der Patient wird von Arzt zu Arzt übergeben.

Die Sicherheit des Patienten und des Personals sind oberstes Gebot beim Transport. Konnte der Zustand des Patienten stabilisiert werden, und wurde eine Thrombolyse bereits begonnen, so sind keine Sicherheitsrisiken während des Transportes einzugehen. Ob zum Transport ein Notarztwagen oder ein Hubschrauber eingesetzt wird, hängt in erster Linie von der Distanz, wie einer Fahrtdauer länger als 90–120 Minuten und den Umständen, z.B. Autobahn, Gebirgsaufenthalt oder ähnliche extreme Situationen, ab.

➤ Hospitalphase

Die Hospitalphase verläuft in **zwei Etappen:**

- die ersten **1–3 Tage** auf einer Intensivstation,
- danach Aufenthalt auf einer kardiologischen Station.

Neuerdings wird bei **unkompliziertem** Myokardinfarkt ein Aufenthalt von insgesamt 3 Tagen nach Thrombolyse aus Kostengründen diskutiert. Dies kann aber nicht unkritisch verallgemeinert werden.

Schmerzbekämpfung

Die prähospital bereits begonnene Schmerzbekämpfung wird bei Bedarf fortgesetzt. Angst, Unruhe und Schmerzen spielen eine wesentliche Rolle und führen zu einem Circulus vitiosus, der unbedingt durch medikamentöse Maßnahmen und beruhigendes Einwirken durch das Personal durchbrochen werden muß. An erster Stelle steht dabei die Verabreichung von Diazepam oral (Faustan®, Valium®). In manchen Fällen kann Metoclopramid (Berlosin®) zur Schmerzbekämpfung genügen. Anfangs sollten Schmerz- und Beruhigungsmittel in ausreichender Dosierung gegeben werden. Opiate sollten, wenn keine Unverträglichkeit oder Kontraindikationen vorliegen, eingesetzt werden (s. Tabelle 12.30).

EKG-Monitoring

Unmittelbar nach Krankenhausaufnahme erfolgt die Aufzeichnung eines 12-Ableitungs-EKG, das je nach Lokalisation des Myokardinfarktes nach rechtspräkordial (V_{r3}, V_{r4}) oder linkspräcordial (V_7–V_9) erweitert werden muß. Daraus fällt die Entscheidung für eine Thrombolysetherapie, falls indiziert und nicht bereits prähospital begonnen.

Das bereits in der Prähospitalphase begonnene EKG-Monitoring sollte für Patienten mit unkompliziertem Myokardinfarkt bis etwa 72 Stunden fortgesetzt werden. Bei

- hämodynamisch und rhythmusinstabilen Patienten
- nach temporärer Herzschrittmachersonde
- nach Thrombolyse und PTCA

ist diese Überwachung auch länger als 72 Stunden fortzusetzen.

Hämodynamisches Monitoring

Ein hämodynamisches Monitoring mittels Rechtsherzkatheterisierung (z.B. Swan-Ganz-Katheter) ist hämodynamisch instabilen Patienten mit herabgesetztem Herzminutenvolumen, arterieller Hypotonie, kardiogenem Schock, Linksherzinsuffizienz oder mechanischen Komplikationen vorbehalten. Dadurch ist eine differenzierte hämodynamisch orientierte Therapie möglich. Zu beachten ist aber, daß eine Subclavia- oder V.-jugularis- Katheterisierung eine relative Kontraindikation zur Thrombolyse ist.

Die Überwachung des **intraarteriellen Druckes** ist bei Patienten mit schwerer arterieller Hypotonie und Druckwerten systolisch < 80 mmHg sowie Patienten mit kardiogenem Schock, bei vasopressorischer oder vasodilatativer Therapie sowie bei Patienten mit lebensbedrohlichen Herzrhythmusstörungen indiziert.

Thrombolytische oder antithrombotische Therapie

Ob Thrombolytika oder Antithrombotika zur Anwendung kommen, richtet sich in erster Linie nach der Zeit, die vom akuten Ereignis bis zum Therapiebeginn verging, sowie nach den Kontraindikationen.

• **Thrombolysetherapie**
Die thrombolytische Therapie wurde Ende der sechziger und Anfang der siebziger Jahre des 20. Jahrhunderts in die Behandlung des akuten Myokardinfarktes eingeführt. Nach anfänglichen widersprüchlichen Ergebnissen erhielt dieses Verfahren durch Verifizierung der Wiedereröffnung der Koronararterie durch Thrombolytika mittels Koronarangiographie und Einführung der intrakoronaren Lyse eine weitere Verbreitung.

Dabei stehen zur thrombolytischen Therapie Streptokinase, Urokinase, Antistreplase (Eminase®), Alteplase (Actilyse®), Reteplase (Rapilysin®) und TNK-TPA zur Verfügung (Tabelle 12.31).

TNK-TPA ist ein gentechnisch hergestellter TPA, der eine größere Fibrinspezifität und langsamere Plasmaclearance hat. Es ist 80fach resistenter zum Plasminogenaktivator 1 als Alteplase (Cannon et al. 1997). Große randomisierte Studien, wie GISSI-1 mit Streptokinase (1986), ISIS-2 mit Streptokinase oder ASS (1988), ASSET mit rtPA (Wilcox et al. 1988) und die AIMS-Studie mit APSAC (1988), wiesen innerhalb von 6 Stunden nach Beginn eine Senkung der Hospitalletalität von 30–70% nach.

Eine Analyse zur 5-Wochen-Letalität in den 9 größten Studien (Fibrinolytic Therapy Trialists' Collaborative Group (FTT), 1994) zeigte, daß die fibrinolytische Therapie bei akutem Myokardinfarkt zu einer Senkung der Letalität bei Patienten mit ST-Elevation oder Linksschenkelblock bis sogar 12 Stunden nach akutem Myokardinfarkt führt. Es wurde u.a. kein Unterschied zwischen Vorder- und Hinterwandinfarkt, Alter und Geschlecht gefunden.

Bereits in der GISSI-1-Studie (1986) konnte mit der Streptokinase-Lyse gefunden werden, daß die beste Effektivität der fibrinolytischen Therapie in der ersten Stunde **(sog. goldene Stunde)** erreicht werden kann. Dadurch wurde die 21-Tage-Letalität um 18% und die Spätletalität innerhalb von 12 Monaten um 17,2% gesenkt.

Im Prinzip kann die Fibrinolyse mit allen bekannten Thrombolytika mit etwa gleicher Effektivität, aber unterschiedlichem Aufwand und Kosten durchgeführt werden.

Folgende Faktoren spielen für die Wahl des Thrombolytikums und Durchführung der Lyse prähospital oder hospital eine Rolle:
• Personell-technischer Aufwand und Kosten
• Sichere Handhabung.

Streptokinase ist kostengünstig und das Medikament der Wahl, vorausgesetzt es besteht keine Allergie. In diesen Fällen kommt **Urokinase** zum Einsatz. Was die Blutungskomplikationen anbelangt, ist nach bisherigen Studienergebnissen rt-PA etwas ungünstiger.

Folgende **Indikationen** zur **Thrombolyse** sind gegeben:
• Patienten < 70 Jahren mit Thoraxschmerzen, auch bei älteren möglich, aber individuell entscheiden
• Schmerzen länger als 20 Minuten
• Schmerzbeginn unter 4 bis 6 Stunden (max. 12 Stunden?)
• **ST-Elevation ≥ 0,1 mV in 2 Extremitätenableitung oder ≥ 0,2 mV in 2 benachbarten Brustwandableitungen**
• **keine Q-Zacke in den Ableitungen mit ST-Elevationen**
• **neu aufgetretener Linksschenkelblock**
• Serumenzyme normal.

Absolute Kontraindikationen zur Thrombolyse sind
• hämorrhagische Diathesen
• Ulzeration des Magen-Darm-Traktes
• Zustand nach gastrointestinalen Blutungen innerhalb der letzten 3 Monate
• Zustand nach Blutungen im Urogenitaltrakt innerhalb der letzten 3 Monate
• ausgeprägte Atherosklerose
• arterielle Hypertonie (> 200 mmHg systolisch, > 120 mmHg diastolisch)
• innerhalb von 14 Tagen vorangegangene Operationen, postoperative Drainagen
• neurochirurgische Operationen innerhalb der letzten 3 Monate
• Zustand nach apoplektischem Insult innerhalb von 3 Monaten
• Zustand nach Schädelhirn- und Thoraxtraumen (innerhalb von 14 Tagen)
• Aortenaneurysma
• schwere degenerativ-entzündliche Leber- und Nierenerkrankungen, bes. Ösophagusvarizen
• schwere diabetische Stoffwechselstörungen, besonders Retinopathie
• floride bakterielle Endokarditis
• floride Tuberkulose.

Relative Kontraindikationen
- Frustrane Punktionsversuche zentraler Venen
- i.m. Injektionen innerhalb der letzten 2 Tage
- Antikoagulantientherapie
- Schwangerschaft, unmittelbar postpartal
- Metastasierendes Malignom.

Dem **EKG** kommt bei der Indikationsstellung eine besondere Bedeutung zu, da es am frühesten die Diagnostik des akuten Myokardinfarktes erlaubt. Bei etwa 20–30% Patienten kann unter Berücksichtigung der Kontraindikationen und des optimalen Zeitlimits eine Thrombolyse durchgeführt werden. Eine europäische Studie im Jahre 1993/94 zeigte jedoch, daß 1/3 der Patienten, die eine klare Indikation zur Thrombolysetherapie hatten, nicht lysiert wurden (European Secondary Prevention Study Group 1996).

Nach bisherigen Erkenntnissen beträgt die Überlebensdauer der Myozyten weniger als 6 Stunden. Das Zeitfenster zur Rettung des Myozyten muß man unter 2 Stunden ansetzen. Damit ist die Frage aufgeworfen, ob ein späterer Thrombolysebeginn noch wirkungsvoll ist. Bei zu spät begonnener Thrombolysetherapie ist mit Komplikationen wie der Ventrikel-

Tab. 12.31: Klinisch eingesetzte Thrombolytika

Thrombolytikum	Dosierung	Applikation	Allergien	Plasmaverweilzeit
Streptokinase	750.000 oder 1,5 Mio. IE	30 min oder 60 min i.v. Infusion, zusätzlich 250 mg Methylprednisolon i.v.	ja	15–20 min
Urokinase	1,5 bis 3 Mio. IE	1,5 Mio. i.v. als Bolus, 1,5 Mio. als i.v. Infusion über 60 min	nein	15–20 min
Anistreplase (Eminase®)	30 IE	i.v. Infusion in 5 min, zusätzlich 250 mg Methylprednisolon i.v.	ja	50–90 min
Alteplas (Actilyse®)	100 mg	15 mg als Bolus i.v., 50 mg in 30 min, 35 mg in 60 min als i.v. Infusion	nein	4–8 min
Reteplase (Rapilysin®)	10 + 10 U	2 Bolusgaben im Abstand von 30 min langsam i.v., als Fertigspritzen erhältlich	nein	13–23 min

ruptur mit nachfolgendem Hämoperikard zu rechnen.

Unter verschiedenen Substanzen und Therapieschemata ist die systemische **Kurzzeitlyse** mit Streptokinase am weitesten verbreitet.

Initial werden 1–1,5 Mio E Streptokinase (Streptase®) in 250 ml 5% Glucoselösung über 30–60 Minuten infundiert und wegen der Allergiegefahr 125–250 mg Methylprednison (Metypred®, Urbason®) bzw. 40 mg Dexamethason (Fortecortin®) i.v. appliziert.

Folgende **Kontraindikationen** müssen für die **Thrombolyse** mit **Streptokinase** und **Anistreplase** zusätzlich beachtet werden:

- eben abgeklungener Streptokokkeninfekt
- bekannte Streptokokkenallergie
- Streptokinasebehandlung in den letzten 3 Monaten.

Liegt eine Kontraindikation gegen Streptokinase vor, können andere Thrombolytika (Tabelle 12.31) eingesetzt werden.

Die gleichzeitige Gabe von Heparin plus ASS zusammen mit den Thrombolytika, gleich welcher Art, erhöht nach einer Metaanalyse (Collins et al. 1996) die Blutungsgefahr, bringt aber keinen wesentlichen Nutzen hinsichtlich Letalitätsreduktion, Reinfarkt oder anderer Komplikationen. Diese Meinung wird aber nicht generell geteilt (James 1997, Hood et al. 1997) und auch in verschiedenen europäischen Ländern unterschiedlich gehandhabt (Ketley et al. 1997).

Es wird im Anschluß an die Streptokinase-Lyse Heparin mit einem Bolus von 5000 E und fortfolgend mit 1000 E/Stunde unter PTT- und TZ-Kontrolle je nach klinischer Situation 48–72 Stunden i.v. appliziert und anschließend auf ASS allein übergegangen. Die Heparindosierung ist dann optimal, wenn die PTT auf 60–80 s verlängert und die TZ um das 2–2,5fache verlängert ist. Bei Patienten mit einem Körpergewicht von < 70 kg sollte eine Dosierung von 20 IE/kg in 24 Stunden gewählt werden.

Die **Bedeutung** der thrombolytischen Therapie liegt in der Begrenzung der Infarktausdehnung, in der Verbesserung der linksventrikulären Funktion sowie der damit verbundenen Senkung der Hospital- und Spätletalität, die für mindestens 10 Jahre anhält (Baigent et al.1998 für ISIS-2). Das zu erreichende Ziel bei der Thrombolyse ist die vollständige Eröffnung der infarktbezogenen Koronararterie (Chesebro et al. TIMI-I 1987)(Tabelle 12.32).

Die zu beobachtende rasche **Rückbildung der Infarktzeichen** im EKG dürfte in der Lyse der Thromben im Infarktgefäß und im Mikrozirkulationsbereich zu sehen sein. Damit und im Zusammenhang mit einer Viskositätsverminderung kommt es zu einer Reduktion der Herzarbeit. In einer eigenen Untersuchung (Parsi, E. et al. 1988) konnten wir zeigen,

Tab. 12.32: Klassifikation der Koronarperfusion nach den TIMI-Studien

Grad 0	Keine Perfusion, antegrader Fluß distal des Verschlusses ist nicht erkennbar.
Grad 1	Minimale Perfusion, Kontrastmittel passiert die Verschlußstelle, verdämmert aber und kann das Koronarbett distal der Stenose nicht darstellen.
Grad 2	Partielle Perfusion, Kontrastmittel passiert die Verschlußstelle und färbt das distale Koronarbett an. Geschwindigkeit und Anfärbung des distalen Gefäßabschnittes sind im Vergleich zum proximalen Gefäßabschnitt und zu anderen Gefäßen verzögert.
Grad 3	Komplette Perfusion, antegrader Blutfluß distal der Verschlußstelle nicht verzögert, Anfärbung und Auswaschgeschwindigkeit mit der benachbarter Gefäße vergleichbar.

daß es bei einem Thrombolysebeginn unter 2 Stunden häufiger zum nicht-transmuralen Infarkt kommt. Bei einem Beginn nach 2 Stunden ist der transmurale Infarkt häufiger. Die ST-Elevation geht nach Thrombolyse sehr rasch zurück. Ein Fortbestehen zeigt eine nicht erfolgreiche Lysetherapie an. Die Thrombolyse verhindert somit nicht den Myokardinfarkt, kann aber seine Ausdehnung beeinflussen. Die 90 Minuten nach Thrombolysebeginn erreichten TIMI-3-Perfusionsraten liegen bei 30–60%.

Ein mit der Wiedereröffnung der Koronararterie im Zusammenhang stehendes Problem sind die **Reperfusionsarrhythmien**. Unter der vorangehenden myokardialen Ischämie kommt es zur Abnahme des Ruhepotentials, der Dauer des Aktionspotentials und der Erregungsleitungsgeschwindigkeiten. Nach Wiedereröffnung des Gefäßes bilden sich diese elektrophysiologischen Veränderungen zurück. Diese Rückbildung verläuft im noch ischämischen Herzmuskel nicht einheitlich, so daß Voraussetzungen für Herzrhythmusstörungen verschiedener Schweregrade von vereinzelten ventrikulären Extrasystolen bis zum Kammerflimmern gegeben sind.

- **Antithrombotische Behandlung**

Da gegenwärtig noch die Mehrzahl der Patienten nicht **rechtzeitig** das Krankenhaus erreicht, kommt nur eine antithrombotische Therapie inbetracht. Sie besteht in einer Heparinisierung (Dosierung s. Kap. 12.13.10) über 48–72 Stunden je nach klinischer Situation unter gleichzeitiger Gabe von ASS 100, die anschließend allein fortgeführt wird. Zur antithrombotischen Behandlung steht zur Verfügung:

- Gerinnungshemmung durch Heparin, Hirudin, Antikoagulantien,
- Thrombozytenaggregationshemmung durch ASS, Ticlopidin, Clopidogrel, Abciximab (Eptifibatid, Tirofiban).

Zur Verhinderung der **Reokklusion** nach Thrombolyse muß sie mit einer **antithrombotischen Therapie** gekoppelt werden. Die bereits prähospital begonnene ASS-Gabe wird mit 100 mg/d fortgesetzt. Bei echokardiographischem Nachweis von intrakardialen Thromben oder Vorhofflimmern sind orale Antikoagulantien zu bevorzugen.

Reduktion der Herzarbeit

Die Reduktion der Herzarbeit erfolgt in erster Linie über die Gabe von Vasodilatatoren wie Nitroglycerin oder durch β-Rezeptoren-Blocker.

Durch **Nitroglycerin** sublingual 0,3 mg/Stunde oder intravenös wird eine Reduktion der Vor- und Nachlast und damit verbunden auch eine antianginöse und antiarrhythmische Wirkung erreicht, die mit einer engmaschigen Blutdruck- und Pulskontrolle verbunden sein muß. Die Dosis für die i.v. Gabe liegt zu Beginn bei 15 μg, anschließend weiter über Perfusor mit 5–10 μg/min und Erhöhung der Dosierung alle 5–10 Minuten um 5–10 μg/min unter Kontrolle des subjektiven Befindens und des Blutdruckes.

Die **Dosis** ist für den Patienten dann **adäquat**, wenn

- der **Blutdruck** bei Normotonen um 10% und Hypertonen um 30%, nicht aber unter 90 mmHg gesenkt wird,
- die **Herzfrequenz** um mehr als 10/min steigt, aber nicht 90/min überschreitet
- der PAEDP um 10–30% abnimmt.

Insgesamt sollte eine Dosis von 200 μg/min nicht überschritten werden. Die intravenöse Gabe von Nitroglycerin beeinflußt sowohl den ischämischen Schmerz, die sich entwickelnde Größe des Myokardinfarktes als auch die linksventrikuläre Funktion positiv. Dabei können die besten Ergebnisse bei einem frühzeitigen Beginn der Therapie beobachtet werden. Daneben reduziert Nitroglycerin auch die Kammerflimmerschwelle sowohl in der akuten Phase des Myokardinfarktes als auch in der Reperfusionsphase. Daraus resultiert eine Letalitätssenkung von 20–30%.

Eine Metaanalyse von 22 Studien, die 11 kleine Studien mit intravenöser Nitroglycerin-Gabe und 9 kleine Studien mit oraler Nitratgabe, die GISSI-3 (1994), ISIS-4-Studie (1991) berücksichtigte, fand eine signifikante Reduktion der Letalität von 5,5% bei den mit Nitraten behandelten Patienten (ISIS-4-1991).

Alternativ zum Nitroglycerin kann **Isosorbiddinitrat** (Isoket pro Infusione®) in einer initialen Dosierung von 2 mg/Stunde und Steigerung in Abhängigkeit von der hämodynamischen Situation auf max. 7 mg/Stunde gesteigert werden. Als Trägerlösungen können NaCl-Lösung 0.9%, 5–30% Glucose-Lösung sowie die Ringer-Lösung verwendet werden.

Auch **Molsidomin** kann i.v. in einer Initialdosierung von 1–2 mg/Stunde in Abhängigkeit vom Blutdruck bis 3–4 mg/Stunde gegeben werden.

Die Anwendung der **β-Rezeptoren-Blocker** in der Frühphase des akuten Myokardinfarktes wird dadurch begründet, daß sie zu einer Senkung der Herzfrequenz und der Arrhythmiebereitschaft, Reduktion des myokardialen Sauerstoffbedarfs und der Herzarbeit, zur Begrenzung der Infarktgröße und somit der Letalität führen. Auch die Häufigkeit des Reinfarktes und des Herzstillstandes ist positiv beeinflußbar. Verschiedene Studien wie ISIS-1 (1986) mit Atenolol, MIAMI (1985), TIMI IIB (Roberts et al. 1991) mit Metoprolol, Norwegische Multizenter-Studie (1981) mit Timolol und die BHAT-Studie (1982) mit Propranolol haben die Wirkung der β-Rezeptoren-Blocker bei akutem Myokardinfarkt untersucht. In einer Metaanalyse von 26 Studien (Teo et. 1993) konnte festgestellt werden, daß die Gabe von β-Rezeptoren-Blocker nach Myokardinfarkt zu einer signifikanten Senkung der Letalität von 23% führt. Als Ergebnis dieser Studien wurde geschlußfolgert, daß Patienten nach akutem Myokardinfarkt generell mit

Tab. 12.33: Untersuchungsergebnisse zum Einsatz von ACE-Hemmern

Studie	ACE-Hemmer	Initialdosis	Erhaltungsdosis	Mittlere Therapiedauer	Letalitätssenkung
GISSI-3	Lisinopril	1 × 5 mg	1 × 10 mg	42 Tage	12%
SAVE (Pfeffer et al. 1992)	Captopril	6,25–12 mg	3 × 50 mg	42 Monate	19%
AIRE (1993)	Ramipril	2 × 1,25–2,5 mg	2 × 5 mg	15 Monate	27%
TRACE (Kober et al. 1995)	Trandolapril	1,0 mg	2–4 mg	26 Monate	22%

β-Rezeptoren-Blocker behandelt werden sollten, wenn keine Kontraindikationen vorliegen. Es wird empfohlen, in den ersten 24 Stunden eine i.v. Gabe und danach eine orale Therapie zu beginnen. Bei guter Verträglichkeit soll diese Therapie mindestens 2–3 Jahre durchgeführt werden.

Es soll aber nicht außer acht gelassen werden, daß β-Rezeptoren-Blocker besonders in höheren Dosierungen eine Linksherzinsuffizienz auslösen oder verschlechtern können. Hämodynamische Untersuchungen zeigen, daß in der Initialphase des akuten Myokardinfarktes (24 Stunden) bei der Mehrheit der Patienten linksventrikuläre Funktionsstörungen erfaßbar sind (Bleifeldt et al. 1974, Parsi et al. 1977b). Es ist deshalb bei einer generellen Gabe in dieser Phase Vorsicht geboten.

Es ist erwähnenswert, das unter i.v. Gabe von β-Rezeptoren-Blockern zwar nicht immer ein Reinfarkt verhindert werden kann, aber er verläuft schmerzlos. Deshalb sind bei diesen Patienten das EKG und die Serumenzyme besonders zu beachten (eigene Beobachtung).

β-Rezeptoren-Blocker sind vor allem bei Patienten mit

- länger anhaltendem ischämiebedingtem Schmerz
- deutlicher Herzfrequenzsteigerung oder
- arterieller Hypertonie

wirksam. In der Spätphase sind β-Rezeptoren-Blokker effektiv in der Sekundärprophylaxe nach akutem Myokardinfarkt. Sie tragen zur Senkung der Letalitätsrate und der Rate der nicht-tödlich verlaufenden Reinfarkte um 20–25% bei, wie die Studien (BBPP 1988, BHAT 1982, GMT 1981 u.a.) zeigten. Deshalb sollen sie auch als ständige Therapie bei Postinfarktpatienten beibehalten bleiben.

Es sollten 5–10 mg **Atenolol** i.v. als Startdosis gegeben und bei guter Verträglichkeit die Dosierung so erhöht werden, daß 100 mg/d oral für 1 Woche verabreicht werden. Bei **Metoprolol** (Beloc®) beginnt man mit 5 mg i.v. langsam in 2 Minuten alle 10–15 Minuten in 3 Dosen bis max. 15 mg. Bei guter Verträglichkeit wird die orale Medikation mit 50 mg alle 12 Stunden fortgesetzt. Nach 72 Stunden wird dann die Dosis auf 100 mg/Tag als Einmaldosis festgelegt (TIMI-II 1989). Die Therapie mit β-Rezeptoren-Blokkern sollte etwa 2 Jahre fortgesetzt werden.

Kontraindikationen für eine Therapie mit β-Rezeptoren-Blockern bei akutem Myokardinfarkt sind:

- Herzfrequenz < 60/min,
- systolischer Blutdruck < 100 mmHg
- mäßige oder schwere linksventrikuläre Insuffizienz
- Zeichen der peripheren Mangeldurchblutung
- AV-Block I. bis III. Grades
- laufende Therapie mit Calciumantagonisten, besonders Verapamil oder Diltiazem

ACE-Hemmer

Da der Umbau der Herzwand und die Änderung der Geometrie des linken Ventrikels (Remodeling) nach dem Myokardinfarkt eine bedeutsame Rolle für die Prognose spielt und dem Angiotensin dabei eine entscheidende Bedeutung zukommt, ist der Einsatz der ACE-Hemmer begründet.

In mehreren Studien wurde der Einfluß der ACE-Hemmer auf die linksventrikulären Funktionsstörungen und die Dilatation sowie die Stauungsherzinsuffizienz während (ISIS-4–Captopril, GISSI-3 Lisinopril, CONSENSUS-2–Enalapril- (Swedberg et al. 1992) und nach dem Myokardinfarkt (SAVE–Captopril (Pfeffer et al. 1992), AIRE–Ramipril (1993), TRACE-Studie–Trandolapril (Kober et al. 1995) untersucht (Tabelle 12.33). Eine Metaanalyse randomisierter Studien weist bei frühzeitigem Einsatz der ACE-Hemmer bei akutem Myokardinfarkt auf eine Letalitätssenkung von 6,5% hin. Der Beginn der Therapie in den ersten Tagen bis Wochen nach dem Myokardinfarkt und linksventrikuläre Funktionsstörung hat die Letalität sowie auch die Vergrößerung des Ventrikels reduziert (Pfeffer et al. 1992).

Als Ergebnis dieser Studien kann man schlußfolgern, daß ACE-Hemmer innerhalb der ersten 24 Stunden des Myokardinfarktes eingesetzt werden sollen. Besteht eine normale linksventrikuläre Funktion (EF > 50%), soll diese Therapie für mindestens 4–6 Wochen fortgesetzt werden. Bestehen Zeichen einer linksventrikulären Funktionsstörung mit einer EF < 40%, bleibt der ACE-Hemmer bis zur Normalisierung der Funktion oder lebenslang.

Die hier in den Studien angegebene Dosierung muß in der Praxis für jeden Patienten individuell nach dem Blutdruck unter Beachtung der Kontraindikationen (s. Kap. 17.10.2) angepaßt werden. Dabei empfiehlt es sich, immer mit kleiner Dosis zu beginnen.

Calciumantagonisten

In verschiedene Studien und Metaanalysen wurde die Wirkung der Calciumantagonisten während und nach dem akuten Myokardinfarkt, besonders von Nifedipin untersucht.

In einer Metaanalyse von 24 Studien konnte sogar eine nicht signifikante Erhöhung der Letalität von 4% gefunden werden (Teo et al. 1993). Berücksichtigt man die Ergebnisse dieser Studien, ist eine generelle Verordnung nicht zu empfehlen. Bei Postinfarktzustand mit Angina pectoris, bei denen eine spastische Komponente vermutet wird, sowie bei arterieller Hypertonie haben sie ihre Berechtigung.

Magnesium

Magnesium hat eine potentiell kardioprotektive Wirkung, bewirkt eine Stabilisierung der Zellmembran, hat vasodilatatorische Effekte und ist thrombozytenaggregationshemmend. Es wird ihm eine protektive Wirkung gegenüber der catecholamininduzierten Myokardnekrose zugesprochen. In der LIMIT-2-Studie (Woods et al. 1992) konnte gezeigt werden, daß Patienten, die mit Magnesiumsulfat i.v. behandelt wurden, eine 24% geringere Letalität im Vergleich zum Placebo zeigten. In einer Metaanalyse, die auch LIMIT-2 beinhaltete, konnte eine signifikante Senkung der Letalität mit 39% festgestellt werden (Teo et al. 1993). Unter Berücksichtigung von ISIS-4 (1991) war dieser signifikante Nutzen aber nicht mehr nachweisbar. Beim Auftreten von Reperfusionsarrhythmien und einem langen QT-Intervall kann Magnesiumsulfat als Bolus von 2 g i.v. und Fortsetzung als Infusion positiv wirksam sein. Auch bei Patienten mit diuretischer Dauertherapie bereits vor dem Myokardinfarkt solle Magnesiumsulfat gegeben werden. Als Kontraindikationen sind der AV-Blockierungen, die Sinusbradykardie und die Niereninsuffizienz zu beachten.

Glucose-Insulin-Kalium

Die Verwendung von Glucose-Insulin-Kalium, bekannt als Sodi-Pallares-Lösung (300g Glucose, 50 IE Altinsulin, 80 mval Kalium), fand Ende der sechziger Jahre großen Zuspruch. Die durchgeführten Untersuchungen konnten eine Reduktion der Sterblichkeit, der Infarktgröße und der Arrhythmien nachweisen. Durch weitere Mitteilungen jedoch wurden diese Ergebnisse infrage gestellt. Eine Metaanalyse von 9 randomisierten Studien zeigte, daß die Hospitalletalität bei 16,1% in der GIK-Gruppe im Vergleich zur Placebogruppe bei 21% lag (Fath-Ordoubadi et al. 1997).

PTCA

Die PTCA kann sowohl als Erstmaßnahme (als mechanische Reperfusionsmöglichkeit) als auch nach erfolgter Thrombolysetherapie durchgeführt werden.

Die PTCA als **Erstversorgungsmethode** des akuten Myokardinfarktes ist deshalb problematisch, weil sie an einen hohen personellen und technischen Aufwand gebunden ist, der nicht überall und jederzeit zur Verfügung steht. Dieses Vorgehen ist aber auch von seiner Effektivität und den verursachenden Kosten nicht belegt. Es ist in Erwägung zu ziehen, wenn ein Patient im Krankenhaus einen akuten Myokardinfarkt erleidet und die systemische Thrombolysetherapie kontraindiziert ist oder ein kardiogener Schock vorliegt. Bei diesen Patienten wird während der PTCA ein Thrombolytikum in geringerer Dosierung verabreicht, wenn noch Restthromben nachweisbar sind.

Der Effekt der **PTCA im Anschluß an die Thrombolyse** ist besser belegt. Man kann davon ausgehen, daß durch die intravenöse Gabe von Thrombolytika eine Reperfusion bei 75% der Patienten (Topol et al. 1987) erreicht wird. Die PTCA sollte sich nur bei Patienten mit hochgradiger Reststenose oder ineffektiver Thrombolysetherapie anschließen.

Dabei konnte keine der drei großen Studien mit rt-PA als Thrombolytikum (TAMI–Topol et al. 1987, European Cooperative Study–Simoons et al. 1988, TIMI-IIA–TIMI Study Group 1989) einen positiven Beitrag der unmittelbar an die Thrombolyse angeschlossenen PTCA gegenüber einer zeitlich verzögerten oder nicht durchgeführten PTCA auf die regionale oder globale linksventrikuläre Funktion zeigen. Die Letalität und die Komplikationsrate lagen sogar in der mit rt-PA und PTCA behandelten Gruppe höher. Auftretende Komplikationen sind der hämorrhagische Myokardinfarkt und eine Rethrombosierung.

Wird die PTCA bei ausgewählten Patienten aber 48–72 Stunden später angeschlossen, so ist ihre Komplikationsrate nicht höher als bei der elektiven PTCA.

An der Johns Hopkins Universität, Baltimore (Guerci et al. 1987), wurde eine Studie zur Bedeutung einer verzögerten PTCA durchgeführt. Dabei wurden die Patienten zweifach randomisiert: zum einen in die Gruppe mit rt-PA-Thrombolyse und die Placebogruppe. Nach 48–72 Stunden erfolgte die zweite Randomisierung in die Gruppe mit und ohne anschließende PTCA. Dabei konnte gezeigt werden, daß die Patienten, die vor Entlassung aus dem Krankenhaus einer PTCA unterzogen wurden, eine bessere Auswurffraktion unter Belastung, aber nicht in Ruhe hatten als die ohne. Die Vorteile dieses Vorgehens sind ein geringeres Risiko bei der Koronarangiographie, bei der PTCA, eine geringe Häufigkeit von sich wiederholenden Ischämieattacken, eine bessere Reperfusion nach Thrombolyse sowie eine bessere Funktion des linken Ventrikels unter Belastung.

Folgende **allgemein akzeptierte Indikationen zur PTCA** sind bei akutem Myokardinfarkt gegeben (Deutsche Gesellschaft für Kardiologie, Erbel et al. 1997):

- Kontraindikationen gegen Thrombolysetherapie
- Kardiogener Schock
- Inoperable Mehrgefäßerkrankung
- Persistierender Koronararterienverschluß, Angina pectoris und Ischämiezeichen nach Thrombolyse.

Nach den **ACC/AHA-Empfehlungen** (1996) sollten Patienten

- mit Postinfarktangina
- mit pathologischem Belastungstest noch während der Hospitalphase oder in der frühen Posthospitalphase
- mit unter antiarrhythmischer Therapie wiederkehrenden ventrikulären Tachykardien oder Kammerflimmern als Folge einer Myokardischämie
- mit Entwicklung eines kardiogenen Schock oder einer Pumpinsuffizienz innerhalb von 18 Stunden nach Beginn des akuten Myokardinfarktes
- nach Überleben eines kardiogenen Schocks oder der Pumpinsuffizienz vor der Entlassung aus dem Krankenhaus

einer **PTCA nach Thrombolyse** unterzogen werden.

Welches Reperfusionsverfahren, Thrombolyse oder PTCA, als erstes bei akutem Myokardinfarkt angewendet werden soll, ist noch nicht abschließend beantwortet. Die GUSTO-IIb-Studie (Berger et al. 1999) zeigte, daß auch dabei die Zeit von Beginn der Symptomatik bis zum Beginn der ersten Dilatation die 30-Tage-Letalität deutlich beeinflußt. Sie lag bei einer Zeit ≤ 60 min bei 1%, bei ≥ 91 min bei 6,4% und bei Nichtdurchführung der PTCA bei 14,1%.

Die wichtigste Frage ist aber, wie schnell und mit welcher Sicherheit eine Technik zur Verfügung steht und damit für eine größere Zahl von Patienten differenziert verfügbar ist.

Arrhythmieprophylaxe

Die Gabe von Kalium-Magnesium-Asparaginat(®) als i.v. Infusion ist zur Arrhythmieprophylaxe zu empfehlen. Lidocain (Lidocain®, Xylocitin®) sollte unserer Meinung nach nur bei nachgewiesenen ventrikulären Extrasystolen, Couplets oder Tachykardie gegeben werden. Die Gabe von β-Rezeptoren-Blokkern kann auch als Arrhythmieprophylaxe wirksam werden.

Herzglykoside

Bekanntlich existieren in der Literatur unterschiedliche Auffassungen zur Glykosidtherapie bei akutem Myokardinfarkt. Unseres Erachtens sind Herzglykoside in Kombination mit ACE-Hemmern indiziert bei

- Herzvergrößerung
- Symptomen der Herzinsuffizienz sowie
- Tachyarrhythmia absoluta bei Vorhofflimmern.

Es ist aber eine langsame Sättigung mit Erreichen von nur etwa 75% der Vollsättigung zu empfehlen. Die erhöhte Glykosidintoleranz und die Auslösung von Herzrhythmusstörungen gelten als Hauptgefahr der Digitalisanwendung beim akuten Myokardinfarkt. Die Angst vor einer erhöhten Arrhythmieneigung ist jedoch übertrieben. Untersuchungen von Schenk et al. (1971) zeigen, daß bei Patienten mit akutem Myokardinfarkt in bezug auf Herzrhythmusstörungen keine Unterschiede ohne oder mit Glykosidtherapie bestehen.

Allgemeine Maßnahmen

Es empfiehlt sich eine **normalkalorische**, leicht verdauliche, fettarme, vitaminreiche Frischkost. Auch bei **Übergewichtigen** reichen 1800–2000 kcal in 2000 ml Flüssigkeit aus, um die Stickstoffbilanz auszugleichen. Bei **Obstipation** oder **Meteorismus** ist für eine Regulierung der Darmtätigkeit zu sorgen. Das **Rauchverbot** ist auch nach Verlegung auf die Normalstation unbedingt einzuhalten.

Infektionsprophylaxe

Die Infektionsprophylaxe, die besonders bei älteren Menschen, bei liegenden Venen- und Blasenkathetern sowie beim kardiogenen Schock wichtig ist, kann mit Breitbandantibiotika, z. B. Tetracyclin (Doxycyclin® 100 mg), erfolgen.

Besonderheiten der Therapie des rechtsventrikulären Myokardinfarktes

Die Therapie ist auf die **frühzeitige** Wiederherstellung der rechtsventrikulären Vorlast, die Reduktion der rechtsventrikulären Nachlast, die Beseitigung der rechtsventrikulären Dysfunktion durch positiv inotrope Substanzen und eine frühzeitige Reperfusion gerichtet (Kinch et al. 1994).

Die Wiederherstellung der rechtsventrikulären Vorlast unterscheidet die Therapie des rechtsventrikulären vom linksventrikulären Myokardinfarkt, da die sonst übliche Therapie mit Nitroglycerin und Diuretika eine Reduktion des Herzminutenvolumens und eine schwere arterielle Hypotonie hervorruft. Wenn unter einer vorlastsenkenden Therapie ein starker Blutdruckabfall beobachtet wird, kann dies ein Hinweis auf einen rechtsventrikulären Myokardinfarkt sein, und die Therapie muß sofort unterbrochen werden (Tabelle 12.34).

Zur Beseitigung von Schmerzen und Unruhe sollte bei diesen Patienten Morphin vermieden werden. Besteht ein AV-Block III. Grades, ist eine passagere Herzschrittmacherstimulation umgehend erforderlich.

Als positiv inotrope Therapie sollte **Dobutamin** verwendet werden, wenn das Herzminutenvolumen nach Volumensubstitution nicht steigt. Bei erhöhtem rechtsatrialem und rechtsventrikulärem endiastolischem Druck (> 10 mmHg), Herzindex < 2,5 l/min/m^2, einem systolischen Druck < 100 mmHg bei normalem oder erhöhtem enddiastolischem Füllungsdruck des linken Ventrikels sollte eine Unterstützung mittels **intraaortaler Ballonpumpe** und/oder Dobutamin vorgenommen werden. Die Wiederherstellung der **Reperfusion** durch thrombolytische Substanzen oder bei Kontraindikationen für die Thrombolyse durch PTCA sollte so früh wie möglich angestrebt werden. Die PTCA ist auch indiziert, wenn ein ungenügender Thrombolyseeffekt nachweisbar ist (Wellens 1993).

Kreislauf-Assist-Systeme

s. Kapitel 17.10.4.

Tab. 12.34: Differenzierte Therapie des akuten Myokardinfarktes anhand hämodynamischer Parameter

Akuter Myokardinfarkt und	RR (mmHg)	LVEDP (mmHg)	HZV (l/min/m²)	Therapie
Herzinsuffizienz	=	> 24	= (↓)	Nitrate ACE-Hemmer positiv inotrope Substanzen Diuretika
arterielle Hypertonie	= (↑) diastolisch > 110 mmHg	=		Nitrate β-Rezeptoren-Blocker
arterielle Hypotonie	< 100	< 12	< 2,5	Volumenzufuhr vasopressorische Substanzen
kardiogener Schock	< 80	> 24	< 2,0	Ballonpumpe Diuretika positiv inotrope Substanzen
unkompliziert	=	=	=	nur Basistherapie

➤ Rehabilitation

Die Rehabilitation von Patienten mit Zustand nach Myokardinfarkt umfaßt die physische und psychische Konditionierung sowie die Gesundheitserziehung.

Was die **physische** Rehabilitation anbelangt, ist ein überlegtes, individuell zugeschnittenes, nicht pauschales Programm erforderlich, um Komplikationen und daraus resultierende Schäden zu vermeiden. Das Übungsprogramm sollte an das Alter, den Lebensstil und die Herzleistung angepaßt sein. Der **psychischen** Rehabilitation mit dem Ziel der besseren Streßbewältigung sollte die gleiche Aufmerksamkeit wie der physischen geschenkt werden.

Die Rehabilitation wird trotz Bettruhe bis zum 2. oder 3. Tag bereits am 1. Tag mit passiver Bewegung begonnen. Je nach weiterem Verlauf wird die Belastung bis zur vollen Mobilisation gesteigert. Die physische Rehabilitation Herzinfarktkranker erfolgt nach WHO in drei Phasen:

Phase I: die **Hospitalisation**, die den Krankenhausaufenthalt bis zur Entlassung einschließt und gewöhnlich 4 Wochen umfaßt. Hierauf bezieht sich das in Tabelle 12.35 wiedergegebene Schema der krankengymnastischen Übungen zur Frühmobilisation, das selbstverständlich nach individuellen Reaktionen zu variieren ist.

Phase II: die **Konvaleszenz**, die von der Krankenhausentlassung bis zur Wiedereingliederung in das Berufsleben reicht und durchschnittlich weitere 8 Wochen dauert.

Phase III: die **Postkonvaleszenz**, die die gesamte weitere Lebensdauer des Patienten umfaßt.

An die Mobilisation in der Hospitalphase schließt sich nach 2–4 Wochen die Rehabilitation in der stationären oder ambulanten **Anschlußheilbehandlung** an. Dabei sollen folgende **Ziele** erreicht werden:

- dosiertes, angepaßtes Aufbautraining
- individuelle medikamentöse Langzeittherapie
- Gesundheitserziehung mit Ernährungsberatung, Gewichtsreduktion, Raucherentwöhnung, Beseitigung der körperlichen Inaktivität
- Psychotherapie mit autogenem Training zur besseren Streßbewältigung.

➤ Behandlung der Komplikationen des Myokardinfarktes

Da Komplikationen die Gesamtletalität wesentlich beeinflussen, verlangen sie eine rechtzeitige, optimale Behandlung. Die Hospitalletalität liegt durchschnittlich bei etwa 15–30%. Sie steigt beispielsweise bei kardiogenem Schock auf etwa 80%. Für das therapeutische Vorgehen gibt es nicht immer ein einheitliches Schema, so daß einerseits die individuellen Bedingungen berücksichtigt werden müssen, andererseits verallgemeinerungswürdige Hinweise gegeben werden sollen.

■ Therapie der Herzrhythmusstörungen

Das Spektrum der Herzrhythmusstörungen beim Myokardinfarkt reicht von vereinzelten ventrikulären Extrasystolen über Tachykardien bis zum Kammerflimmern oder zur Asystolie. Dabei kann man davon ausgehen: je schwerer die zugrunde liegende Pumpfunktionsstörung, desto geringer die Chance einer effektiven therapeutischen Beeinflussung.

- **Ventrikuläre Extrasystolie**

Die ventrikulären Extrasystolen lassen sich sehr gut durch **Lidocain** (Xylocitin®) 100 mg langsam i.v. mit anschließender Dauerinfusion von 2–4 mg/min beeinflussen. In manchen Fällen müssen andere Antiarrhythmika eingesetzt werden, wobei jedoch im allgemeinen das Lidocain bevorzugt wird, da es nur geringe Nebenwirkungen aufweist. Es verhält sich hinsichtlich des Herzminuten- und Schlagvolumens sowie des Blutdruckes weitestgehend indifferent. **Kontraindikationen** sind bradykarde Herzrhythmusstörungen und Erregungsleitungsstörungen dar. Zu beachten ist außerdem, daß bei Leberschäden Vorsicht geboten ist, da etwa 90% durch die Leber eliminiert werden.

Neben dem Lidocain bietet sich noch das Ajmalin (Tachmalin®, Gilurytmal®) 50 mg in 10 ml isotoni-

Tab. 12.35: Krankengymnastische Übungen in der Rehabilitations Phase I von Patienten nach akutem Myokardinfarkt, das nach dem individuellen Zustand des Patienten modifiziert werden soll

Art der Übungen	1.–7. Tag (A) min	8.–14. Tag (B) min	15.–21. Tag (C) min	22.–28. Tag (D) min
Atemübungen	1–2	1–2		
dynamische Übungen der kleinen Muskelgruppen	2–4	3–5		
isometrische Übungen	1–2	3–5		
verstärkte Atemübungen	2–3	5–10	5–10	
Kopfbewegungen	0–1	0–1	0–1	0–1
Schultergürtellockerung	0–1	0–1	1–2	1–2
dynamische Übungen der großen Muskelgruppen	3–4	5–8	8–12	
Koordinationsübungen	3–4	5–8	5–8	
passiver und aktiver Lagewechsel	ab 3.Tag passives Sitzen am Bettrand, Lehnstuhl	8. Tag Gang ums Bett	Spazierengehen	im Freien
leichte Widerstandsübungen	1–2	1–2	1–2	
Entspannungsübungen	1–2	1–2	3–5	3–5
Gehen (10–500 m)	2–10	10–25		
Treppensteigen	2–8			
Ausführung der Übungen	liegend	liegend und am Bettrand sitzend	auf dem Hocker sitzend	sitzend, stehend, gehend
Gesamtzeit je Tag	5–12	15–30	25–45	35–60

sche NaCl-Lösung über 5–10 min i.v. unter EKG-Kontrolle oder Sotalol (Sotalex®) 40 mg i.v. in 2 Portionen, 20 mg in 5 min, nach 20 min weitere 20 mg zur Behandlung der ventrikulären Extrasystolie an. Unter Ajmalin ist auf die Entwicklung von intraventrikulären Erregungsleitungsstörungen zu achten. Amiodaron (Cordarex®) hat wegen seiner fehlenden negativ inotropen Wirkung einen Vorteil. Seine Dosierung ist individuell mit 200–400 mg/d, ggf. steigern bis auf 800 mg/d, einzusetzen. Die Schilddrüsenfunktion muß vor Therapie beurteilt werden.

• **Absolute Arrhythmie**
Das Mittel der Wahl ist in diesen Fällen das Digitoxin oder Digoxin wegen seiner besonders ausgeprägten negativ chronotropen Wirkung. Günstig ist die Kombination mit Verapamil oder Sotalol.

• **Paroxysmale supraventrikuläre Tachykardie**
Solange ein entsprechendes Herzzeitvolumen erhalten bleibt, bringt diese Herzrhythmusstörung keine hämodynamische Störung mit sich. Therapeutisch haben sich die Glykoside am besten bewährt. In zweiter Linie kommen Verapamil (Isoptin®) oder β-Rezeptoren-Blocker (Obsidan®, Concor®) in Frage.

• **AV-Überleitungsstörung**
Der AV-Block I. und II. Grades wird in erster Linie parasympatholytisch durch Atropin bzw. sympathomimetisch mit Orciprenalin (Alupent®) behandelt. Die durch Orciprenalin bedingte Erhöhung des Sauerstoffverbrauchs muß beachtet werden. Beim totalen AV-Block ist die temporäre Elektrostimulation die optimale Behandlungsmethode.

• **Sinusbradykardie**
Die Sinusbradykardie (f < 60/min) wird medikamentös mit Parasympatholytika bzw. Sympathomimetika (Atropin, Alupent) behandelt.

• **Kammerflimmern und Asystolie**
Bei Kammerflimmern und Asystolie muß eine sofortige externe Herzmassage in Kombination mit einer künstlichen Beatmung einsetzen. Die **Defibrillation** ist bei der hyperdynamen Form des Kreislaufstillstandes unverzüglich anzuwenden, während bei der hypodynamen Form mittels endokardialen oder transthorakalen Herzschrittmachers eine Herzaktion in Gang gebracht werden kann. Auch der Versuch der intrakardialen Alupent®-Gabe kann erfolgreich sein. Nach der Defibrillation muß durch Lidocain (Xylocitin®), später durch Sotalol (Sotalex®) oder Ajmalin (Tachmalin®) die antiarrhythmische Therapie für längere Zeit weitergeführt werden. Mitentscheidend für den weiteren Erfolg der Behandlung ist der Azidoseausgleich.

• **Behandlung des kardiogenen Schocks**
Die Häufigkeit des kardiogenen Schocks ist über einen Zeitraum von 23 Jahren betrachtet, relativ stabil und liegt im durchschnitt bei 7,1% bei Patienten mit akutem Myokardinfarkt (Goldberg et al. 1999). Seit

Mitte der siebziger bis in die späten achtziger Jahre konnte die Letalität sehr wenig beeinflußt werden. Die Kurzzeitüberlebensrate ist in den letzten Jahren durch den Einsatz von Reperfusionsstrategien erhöht worden. Ziel der therapeutischen Bemühungen ist es, die Gewebshypoxie zu normalisieren, die durch sie eingetretene metabolische Azidose auszugleichen und einen ausreichenden Perfusionsdruck zu erhalten. Zur ausführlichen Therapie s. Kap. 18.7.6.

Therapie der akuten Linksherzinsuffizienz (Lungenödem)

Ein Zeichen der akuten Linksherzinsuffizienz ist das Lungenödem. Hier ist unverzüglich folgende **Therapie** einzuleiten:

- Patienten aufsetzen
- Nitroglycerin (Nitrangin liquidum®, Nitrolingual®) 0,8–1 mg sublingual
- Verabreichung von Morphin s.c. oder i.v. 0,01 mg
- Diuretika–40 mg Furosemid (Lasix®) i.v. (ggf. noch höhere Dosen)
- Digitalisierung je nach vorheriger Glykosidgabe, Digitoxin® 0,25–0,5 mg i.v.
- Unblutiger Aderlaß für etwa 20 Minuten (die Stauung der unteren Extremitäten ist dann für etwa 10 min zu lockern und kann danach wiederholt werden)
- Sauerstoff in Form einer Nasensonde etwa 2–4 l/min, evtl. Respiratorüberdruckbeatmung
- Absaugen und Freihalten der Atemwege.

Chirurgische Maßnahmen bei akutem Myokardinfarkt

Bei mechanischen Komplikationen des akuten Myokardinfarktes ist eine chirurgische Therapie indiziert:

- Verschluß eines infarktbedingten Ventrikelseptumdefektes,
- Mitralklappenersatz oder Mitralklappenplastik bei Papillarmuskelabriß oder schwerer Papillarmuskeldysfunktion wegen akuter Mitralklappeninsuffizienz
- Aneurysmektomie bei schwerer Pumpfunktionsstörung oder Herzrhythmusstörung.

Vor der Entlassung durchzuführende Untersuchungen

Vor der Entlassung des Patienten aus dem Krankenhaus ist ein symptomenlimitierender **fahrradergometrischer Leistungstest** mit 25 W beginnend durchzuführen. Tritt während der Belastung eine Angina pectoris oder Ischämiezeichen im EKG auf, ist eine Koronarangiographie durchzuführen. Eine **Echokardiographie** zur Beurteilung der linksventrikulären Funktion besonders Auswurffraktion und der Wandbewegungsstörungen ist ebenfalls erforderlich. Weiterhin gehört dazu ein **Langzeit-EKG** zur Erfassung der ventrikulären Herzrhythmusstörungen, der evtl. vorhandenen stummen Ischämie sowie der Herzfrequenzvariabilität sowie die Bestimmung des **Fettstatus** und des **Blutzuckers**. Eine **Myokardszintigraphie** kann je nach Indikation durchgeführt werden. Diese Untersuchungen dienen der **Risikostratifizierung** des Patienten und danach orientierte posthospitale Therapie.

Wenn es keine Anhaltspunkte für eine weitere invasive Diagnostik gibt, kann der Patient unter Fortsetzung seiner medikamentösen Therapie entlassen werden, und die Phase III der Rehabilitation wird angeschlossen.

➤ Posthospitalphase

Nach der Entlassung muß unter Berücksichtigung der Befunde folgende Therapie fortgesetzt werden

- **Bekämpfung der Risikofaktoren**, Gewichtsreduktion und Optimierung des BMI auf etwa 25 kg/m^2, regelmäßiges körperliches Training in Herzsportgruppen
- **Antithrombotische Therapie** (ASS, Thienopyridine oder orale Antikoagulantien, besonders bei Patienten mit Vorhofflimmern und reduzierter linksventrikulärer Funktion)
- **β-Rezeptoren-Blocker**
- **ACE-Hemmer**
- **CSE-Hemmer** bei Hyperlipidämie.

Nach vorläufigen Daten aus der MITRA-(Maximal Individual Therapy in Acute Myocardial Infarction) Studie, Steinmetz 1999) erhalten Infarkt-Patienten bei der Entlassung folgende Medikamente: ASS 90%, β-Rezeptoren-Blocker 61%, ACE-Hemmer 69% und nur 14% eine CSE-Hemmer-Therapie. Im Rahmen der Akutbehandlung wurden nur 29% der Patienten optimal behandelt. In der EUROASPIRE-Studie (Engbergs et al. 1997, EUROASPIRE Study Group 1997) hat man das Risikoprofil der Koronarpatienten 2 Jahre nach stationärer Behandlung überprüft. Dabei waren z.B. in der Region Münster hypertone Blutdruckwerte mit 140/90 bei 50% der Patienten und bei 1/3 lag der Cholesterin/HDL-Quotient > 5. In der PIN-Studie (Postinfarkt individuelle Nachsorge, Völler et al. 1999) wurden in 18 Rehabilitationskliniken von Januar bis Mai 1997 2441 Patienten in diese Studie aufgenommen. Durch standardisierte Rehabilitations- und Therapiemaßnahmen konnten wesentliche Risikofaktoren wie Blutdruck, Hyperlipidämie, Rauchen und Körpergewicht bei der Entlassung im Vergleich zur Aufnahme positiv beeinflußt werden.

Die Verordnung von ASS, β-Rezeptoren-Blockern, CSE-Hemmern und ACE-Hemmern konnte gesteigert werden. Die bisherigen Studien zeigen, daß eine weitere Aufmerksamkeit für die Optimierung der Therapie in der Klinik sowie nach der Entlassung erforderlich ist, um die Prognose der Patienten positiv zu beeinflussen.

Von verschiedenen Dachgesellschaften sind Richtlinien für die Betreuung der Patienten mit Myokardinfarkt zusammengestellt (Task Force of ESC 1996, ACC/AHA 1996).

12.16.25 Prognose

Die Prognose nach dem Myokardinfarkt hängt von verschiedenen Faktoren ab:
- Größe des Myokardinfarktes
- Funktion des linken Ventrikels
- durchgemachte Komplikationen
- Begleiterkrankungen.

Die **Hospitalletalität** konnte mit der Thrombolysetherapie wesentlich reduziert werden. Dabei liegt die höchste Letalität nach wie vor innerhalb der ersten **24 Stunden** nach Beginn des akuten Myokardinfarktes. Ist die **Ventrikelfunktion** nach dem Myokardinfarkt normal, so kann von einer jährlichen Letalität von 3–4% ausgegangen werden. Liegt hingegen die EF < 30%, so ist mit einer jährlichen Letalität von 10% zu rechnen. Beim Auftreten einer **Postinfarktangina** ist die Letalität ebenfalls erhöht und besonders dann, wenn dadurch Hinweise auf eine Mehrgefäßerkrankung gegeben sind.

Die Gesamtletalität innerhalb des ersten Jahres nach dem Myokardinfarkt liegt bei etwa 15–20%. Die kardial bedingte Letalität macht 10–15% davon aus. Die Hauptgründe sind fortschreitende Herzinsuffizienz (4–6%), arrhythmiebedingter plötzlicher Herztod (3–4%) und letaler Reinfarkt (3–4%) (WHO 1994, ISIS-3 1992, De Vreede et al. 1991).

Die **Auswurffraktion** ist der wichtigste **Prädiktor** der Gesamtletalität nach dem Myokardinfarkt. Strukturelle Umwandlungen des linken Ventrikels wie Dilatation, Hypertrophie, kinetische Störungen und fibrotische Veränderungen erhöhen die **Arrhythmiebereitschaft** und haben einen negativen Einfluß auf die Prognose. Außerdem sind **Faktoren** wie Alter, Frauen, arterielle Hypertonie sowie die Lokalisation des Myokardinfarktes in bezug auf funktionell bedeutsame Abschnitte (Vorderwandinfarkte sind ungünstiger als die der Hinterwand, vorausgesetzt, es kam nicht zur Beteiligung des rechten Ventrikels und bei Patienten > 75 Jahre), ungenügende Kollateralentwicklung, hoher LVEDP bzw. PAEDP ebenfalls prognostisch ungünstig.

Eine Auswurffraktion < 40% und mehr als 10 VES/Stunde bei Postinfarktpatienten stellen ein erhöhtes Risiko besonders für den **plötzlichen Tod** dar. Diese Patienten sollten rechtzeitig eine instrumentell-operative Wiederherstellung der Perfusion erfahren. Die **Herzfrequenzvariabilität**, die Ausdruck des vagalen Tonus ist, hat eine prognostische Bedeutung. Bereits der Nachweis einer Herzfrequenz > 90/min in Ruhe geht mit einer erhöhten kardialen Letalität einher (Mensink et al. 1997). Die **Baroreflexsensitivität**, die ein Maß für die vagale Reflexantwort ist, ist ebenfalls ein unabhängiger Faktor für die Vorhersage des plötzlichen Todes. In der ATRAMI-Studie (La Rovere et al. 1998) wurde nachgewiesen, daß eine 17%-Letalität innerhalb von 2 Jahren nach Myokardinfarkt vorhanden war, wenn sowohl die Herzfrequenzvariabilität als auch die Baroreflexsensitivität herabgesetzt waren. Somit kann bereits durch nicht-invasive Parameter eine Risikostratifizierung der Patienten nach dem Myokardinfarkt vorgenommen und danach eine individuelle Therapie eingeleitet werden.

12.16.26 Belastbarkeit und Arbeitsfähigkeit

Die Beurteilung der Berufs- und Erwerbsfähigkeit nach Myokardinfarkt muß sowohl die Tätigkeit als auch den Funktionszustand des Herz-Kreislauf-Systems betrachten (Barmeyer 1992).

Bei hämodynamisch stabilen Patienten mit normal großem linkem Ventrikel ohne Postinfarktangina besteht keine bedeutsame Einschränkung der Erwerbs- und Berufsunfähigkeit.

Besteht nach dem Myokardinfarkt ein **vergrößerter linker Ventrikel** mit noch kompensierter Funktion, können Berufe mit mittlerer oder schwerer körperlicher Belastung nicht mehr ausgeübt werden. In gleicher Weise gilt dies für Schicht- und Akkordarbeit.

Bei durchgemachtem großem Myokardinfarkt, weiterbestehender Schmerzsymptomatik sowie Symptomen der Pumpinsuffizienz mit Einschränkung der psychischen und physischen Leistungsfähigkeit und Belastbarkeit besteht auch aus prognostischen Gesichtspunkten Berufs- und Erwerbsunfähigkeit.

Bei Postinfarktangina ist für die Beurteilung der Arbeitsunfähigkeit auch entscheidend, ob durch geeignete chirurgische oder andere interventionelle Techniken eine Besserung des Zustandes erreicht werden kann. Bei diesen Patienten ist die prognostische Beurteilung im Zusammenhang mit den morphologischen Veränderungen der Koronararterien auch zur Therapiefestlegung von wesentlicher Bedeutung.

12.16.27 Flugtauglichkeit

(s. auch Kap. 12.12.25)

Von einem Flug sollten folgende Patienten **Abstand** nehmen:
- Zustand nach Myokardinfarkt vor weniger als 6 Wochen
- Herzinsuffizienz NYHA-Stadium IV
- mit einer arteriellen Hypertonie von mehr als 200/120 mmHg
- mit schweren Herzrhythmusstörungen.

12.16.28 Sexuelle Aktivität

s. auch Kap. 12.12.23.

12.17 Ischämische Herzkrankheit bei Frauen (I 25.9)

Die ischämische Herzkrankheit bei Frauen hat erst in den letzten Jahren zunehmende Aufmerksamkeit erfahren, obwohl diese Krankheitsgruppe als Todesursache an erster Stelle steht. Dieser Bedeutung tragen auch die neuen Richtlinien der AHA/ACC (Mosca et al. 1999) zur Präventivkardiologie für Frauen Rechnung.

12.17.1 Häufigkeit

Die Häufigkeit des akuten Myokardinfarktes liegt bei Frauen in Deutschland bei etwa 120.000/Jahr. Die koronare Herzkrankheit ist auch die wichtigste Ursache der Arbeitsunfähigkeit. Wahrscheinlich hängt das bislang reduzierte Interesse auch mit der relativ niedrigen Inzidenz der koronaren Herzkrankheit bei Frauen in jüngeren Jahren zusammen. Die pektanginösen Beschwerden bei Frauen werden häufig als psychisch bedingt oder klimakterisch eingestuft und damit einer entsprechenden Diagnostik nicht zugänglich gemacht.

Bis zum 60. Lebensjahr haben in den USA 1 von 17 Frauen ein Koronarereignis, hingegen ist dieses Verhältnis bei den Männern 1:5. Nach dem 60. Lebensjahr ist die koronare Herzkrankheit bei Männern und Frauen im gleichen Verhältnis von 1:4 die primäre Todesursache (Rich-Edwards et al. 1995). Obwohl die Letalitätsrate bei koronarer Herzkrankheit seit 1960 gesunken ist, hat sich seit 1979 dieser Trend bei Frauen verlangsamt.

12.17.2 Bedeutung der Östrogene für die Protektion des kardiovaskulären Systems

Während bislang die Vorstellung bestand, daß die Östrogene über die Beeinflussung des Fettstoffwechsels allein eine protektive Wirkung für die koronare Herzkrankheit haben, macht dies nach neueren Angaben nur etwa 1/3 des klinisch beobachteten Nutzens der Östrogenwirkung aus (Mendelsohn et al. 1994).

Die Wirkungen dieses Hormons sind vielfach (Mendelsohn et al. 1999). Dabei ist eine schnelle und eine langdauernde Wirkung an den Blutgefäßwänden bekannt. Die schnellen Wirkungen sind noch nicht hinreichend erforscht. Östrogen beeinflußt die Bioverfügbarkeit des ERDF und führt über die NO-vermittelte Erhöhung des c-MP zu einer Relaxation der glatten Gefäßmuskulatur.

Die Östrogenwirkung wird über ihre Interaktionen mit den α- und β-Östrogenrezeptoren vermittelt. Die Östrogenrezeptoren sind intrazuellulär gelegene Transskriptionsfaktoren, die nach Aktivierung die Expression von Genen ändern. Sie sind sowohl bei Frauen als auch Männern im Gefäßendothel, in der glatten Muskulatur, in den Myokardzellen und in anderen Organen vorhanden. Diese Gene beeinflussen eine Vielzahl von Vorgängen im Herz-Kreislauf-System wie Vasodilatation, das Gefäßremodeling und Zellwachstum nach Verletzung, hämostatische und thrombolytische Funktionen, den Fettstoffwechsel und die Antioxidantienwirkungen. Diese Östrogenrezeptoren können aber nicht nur durch Östrogen, sondern in der Postmenopause durch Wachstumsfaktoren aktiviert werden. Dies entspricht auch dem Wirkmechanismus der Östrogene bei Männern. Obgleich der Östrogenspiegel bei der Mehrzahl der Frauen zur relativen Protektion beiträgt, können aber die Densität und der Typ der Rezeptoren bei einigen Frauen zur Angina pectoris und Atherosklerose beitragen. So wurden auch Rezeptoren mit Antiöstrogenwirkungen gefunden (Inoue et al. 1996). Es wurde auch eine reduzierte Densität der Östrogenrezeptoren in der glatten Gefäßmuskulatur bei einer kleinen Gruppe von Frauen mit koronarer Herzkrankheit in der Prämenopause nachgewiesen (Losordo et al. 1994).

Es gibt eine Reihe von Untersuchungen, die zeigen, daß die Östrogentherapie das primäre Risiko für kardiovaskuläre Erkrankungen bei gesunden Frauen in der Postmenopause zu 35–50% reduziert (Mendelsohn et al. 1999). Bei Frauen mit KHK aber beeinflußt weder Östrogen allein noch plus Progesteron das Fortschreiten der Koronaratherosklerose (Herrington et al. 2000).

12.17.3 Risikofaktoren

Die Risikofaktoren der koronaren Herzkrankheit und ihre Prävention bei Männern und Frauen sind im Prinzip gleich. Bei Frauen sind jedoch einige Besonderheiten zu beachten.

➤ Zigarettenrauchen

Untersuchungen zeigen, daß Frauen, die 20 und mehr Zigaretten/Tag rauchen, ein 2- bis 4mal höheres Risiko haben, an koronarer Herzkrankheit einschließlich des akuten Myokardinfarktes zu erkranken als Nichtraucherinnen (Tabelle 12.36). Selbst Raucherinnen von 2–4 Zigaretten haben noch ein mehr als 2fach höheres Risiko.

Interessanter Weise sinkt das Erkrankungsrisiko nach dem Abgewöhnen sowohl bei Männern als auch bei Frauen bereits innerhalb des ersten Monats und erreicht innerhalb von 3–5 Jahren das Risiko von Nichtrauchern. Das Erkrankungsrisiko reduziert sich um 50–80% innerhalb dieser Zeit.

Die Zahl der Raucher in den USA nahm von 1965 von 34% auf 24% 1991 ab. Es gewöhnten sich aber weniger Frauen als Männer das Rauchen in dieser Zeit ab. Die Frauen wechselten zu „leichten" Zigaretten. Die epidemiologischen Ergebnisse zeigen aber, daß diese Raucher keineswegs ein geringeres Risiko der koronaren Herzkrankheit haben als die Raucher

Tab. 12.36: Bedeutung des Zigarettenrauchens bei Frauen (eigene Untersuchung)

Befunde	Nichtraucherinnen (n = 141)	Raucherinnen (n = 85)	p-Wert (Signifikanz)
Cholesterin (mmol/l)	6,82	7,4	< 0,05
Myokardinfarkthäufigkeit (%)	17,7	56,0	< 0,01
Menopausenalter (Jahre)	47,8	44,3	< 0,01
pathologisches Ruhe-EKG (%)	46,0	71,8	< 0,01
pathologisches Belastungs-EKG (> 2 mV) (%)	13,7	19,2	n. s.
Koronararterienstenosen (> 50 %)	23,5	72,3	< 0,01

von „normalen“ Zigaretten. Bei unseren Patienten mit koronarangiographisch gesicherter koronarer Herzkrankheit waren 37,6% Raucherinnen, wobei mehr als 50% bis zu 10 Zigaretten/d rauchten.

➤ Cholesterin

Auch für Frauen wurde ein positiver Zusammenhang zwischen der Höhe des Serumcholesterins und der koronaren Herzkrankheit festgestellt. Die Erhöhung des HDL-Cholesterins zeigt eine deutliche Reduktion der Inzidenz der koronaren Herzkrankheit bei Frauen an. Eine Reduktion des Serumcholesterinspiegels bei Frauen und Männern mit bestehender koronarer Herzkrankheit senkt die Häufigkeit des Myokardinfarktes. Da auch die Östrogene als endogene Cholesterinsenker den Fettstoffwechsel beeinflussen, konnte bislang noch nicht statistisch gesichert werden, welchen Einfluß diese dadurch erreichte Lipidbeeinflussung bei gesunden Frauen auf die Entwicklung der koronaren Herzkrankheit hat.

➤ Arterielle Hypertonie

Die Vorteile der Behandlung der arteriellen Hypertonie zur Senkung des Risikos für koronare Herzkrankheit sind für Männer und Frauen unbestritten.

Nicht einheitliche Auffassungen zur Risikosenkung liegen dagegen für die Behandlung der leichteren diastolischen Hypertonie von Werten zwischen 90 und 114 mmHg vor.

Collins et al. konnten 1990 in einer Analyse von Studien zur medikamentösen Therapie über 3–6 Jahre bei 37 000 untersuchten Personen, von denen 47% Frauen waren, aber zeigen, daß eine durchschnittliche Senkung des diastolischen Blutdruckes von 6 mmHg das Risiko der Gesamtletalität um 21% senkt. Dabei wird die Letalität von letal und nichtletal verlaufenden Schlaganfällen um 42% und von gleichen Ereignissen der koronaren Herzkrankheit um 14% gesenkt. Dem vergleichbar, konnte im Systolic Hypertension Elderly Program (SHEP, 1991), in dem 57% Frauen waren, durch die medikamentöse Therapie einer isolierten systolischen Hypertonie die Inzidenz des Schlaganfalls um 36% und die der koronaren Herzkrankheit um 25% gesenkt werden.

Die Beeinflussung des Blutdruckes durch diätetische Maßnahmen und Gewichtsreduktion waren nur in den Gruppen bedingt erfolgreich, in denen der Frauenanteil 30–60% betrug.

Bei unseren Patientinnen mit koronarer Herzkrankheit hatten 51,5% eine arterielle Hypertonie.

➤ Diabetes mellitus

Der Diabetes mellitus ist für Frauen ein wesentlich bedeutsamerer Risikofaktor als für Männer. Die Letalität ist bei Diabetikerinnen 3–7mal höher als bei Nichtdiabetikerinnen.

Der Diabetes hebt durch eine Störung in der Östrogenbindung den Schutz gegen Risikofaktoren der koronaren Herzkrankheit bei Frauen in der Prämenopause auf.

Weil Zigarettenrauchen, arterielle Hypertonie und Übergewicht mit dem Diabetes synergistisch wirken, führt eine Kontrolle dieser zusätzlichen Risikofaktoren zu einer größeren Herabsetzung des Infarktrisikos bei Diabetikern als bei Nichtdiabetikern.

Ein **Schwangerschaftsdiabetes** kann ein Marker für ein erhöhtes Risiko für die koronare Herzkrankheit sein. Auch andere Abweichungen wie höhere Inzidenz der Insulinresistenz, der arteriellen Hypertonie, ungünstige Lipidprofile und pathologische EKG-Veränderungen waren bei den Frauen mit Schwangerschaftsdiabetes häufiger. Deshalb sollten diese jungen Frauen einer strengen präventiven Betreuung unterzogen werden.

Bei den von uns untersuchten Patientinnen hatten 16,8% einen Diabetes mellitus.

➤ Übergewicht

Die direkte Beziehung zwischen Übergewicht und koronarer Herzkrankheit für Frauen zeigten einige große, prospektiv angelegte Studien. In der Nurses Health Study (Mansor et al. 1990), in die mehr als 120.000 Frauen mittleren Alters einbezogen wurden, konnte gezeigt werden, daß das Risiko, an der koronaren Herzkrankheit zu erkranken, für Frauen mit einem Körpermasseindex (BMI) von 29 oder mehr 3mal höher lag als für Frauen mit einem Index < 21. Bei einem mäßigen Übergewicht mit einem BMI zwischen 25 und 28,9 lag dieses Risiko noch 2fach höher. Die Adipositas ihrerseits beeinflußt zusätzlich andere Risikofaktoren wie den Blutdruck, die Glucosetoleranz und den Fettspiegel.

Eine Gewichtsreduktion durch Ernährungsänderung allein oder zusätzliche körperliche Aktivität senkt bei Frauen den Blutdruck und den LDL-Gehalt. Da aber die Gewichtsreduktion in den meisten Fällen schwer zu erreichen und zu halten ist, kann die Vorbeugung der Adipositas als kritisch betrachtet werden. Dabei ist der männliche Typ der Adipositas mit einem Taille-Hüft-Verhältnis von mehr als 0,8 ein besonderer Risikofaktor der koronaren Herzkrankheit bei Frauen. Dieser abdominelle Typ der Adipositas steht in positiver Beziehung zum Zigarettenrauchen, zu Geburten und zyklischen Gewichtsveränderungen und in negativer zur körperlichen Aktivität.

➤ Körperliche Aktivität

Körperlich aktive Frauen haben ein 60–75% geringeres Risiko als körperlich inaktive. Die altersbezogene Letalitätsrate für jede Form der koronaren Herzkrankheit bei körperlich aktiven Frauen lag bei 0,8 auf 10.000 Personenjahre im Vergleich zu 7,4 auf 10.000 Personenjahre bei körperlich Inaktiven.

➤ Alkoholverbrauch

Ein hoher Alkoholverbrauch ist mit einer hohen Letalität an allen Formen der koronaren Herzkrankheit verbunden. Die Nurses Health Study (Mansor et al. 1990) konnte zeigen, daß der Verbrauch von 10–15 g Alkohol/Tag, der etwa 350 ml Bier oder 1 Glas Wein entspricht, mit einer Reduktion des Risikos der koronaren Herzkrankheit von 40% einhergeht. Nicht zu vergessen ist aber, daß Alkoholverbrauch das Risiko des Brustkrebses erhöhen kann. Ein mäßiger Alkoholgenuß 10–20 g/d erhöht auch signifikant das Risiko an einem Krebs der Mundhöhle, des Rachens und Kehlkopfes zu erkranken (Maier et al. 1999). Die Empfehlung für Frauen, eine geringe Menge Alkohol täglich zur Verhinderung der koronaren Herzkrankheit zu trinken, ist also wegen der schädlichen Folgen nicht gerechtfertigt.

➤ Thrombozytenaggregationshemmer

Acetylsalicylsäure reduziert nachweislich die Häufigkeit des akuten Myokardinfarktes, des Schlaganfalls sowie der kardiovaskulär bedingten Todesfälle um etwa 25% sowohl bei Frauen als auch bei Männern. Eine generelle Empfehlung für Frauen ist aber noch nicht zu geben, da in der Women Health Study, (Mansor et al. 1990), in die 40.000 gesunde Frauen in einem Alter von 45 Jahren und älter aus Gesundheitsberufen einbezogen wurden, nachgewiesen werden konnte, daß ASS zwar das Risiko des ersten akuten Myokardinfarktes reduziert, aber häufiger zu hämorrhagischem Schlaganfall führt. Bei ASS-Unverträglichkeit sollten, Thienopyridine (Ticlopidin, Clopidogrel) verwendet werden (Mosca et al. 1999).

➤ Menopause

Bis zur Pubertät sind bei Jungen und Mädchen die HDL-Werte hoch. Danach bleiben sie bei den Mädchen hoch, bei den Jungen sinken sie. Frauen in der Prämenopause haben ein höheres HDL und niedrigeres LDL Vergleich zu Männern; ihr Myokardinfarktrisiko ist deshalb 10-fach geringer.

Der dramatische Anstieg der Häufigkeit der koronaren Herzkrankheit bei Frauen im mittleren Alter führte zu der Annahme, daß die Menopause das Ende der protektiven Wirkung der Ovarialhormone für das Herz-Kreislauf-System anzeigt. Mit Sicherheit trifft dies für Frauen zu, die einer bilateralen Oophorektomie ohne nachfolgende Östrogensubstitution unterzogen wurden. Diese Frauen haben ein 2,2fach erhöhtes Risiko im Vergleich zu gleichaltrigen Frauen mit normaler Menstruation. Frauen, die eine Östrogensubstitution erhalten, haben sogar ein geringeres Risiko als Frauen in der Prämenopause ohne diese Therapie. Der Östrogenmangel im Klimakterium führt zur Verminderung von spezifischen Apolipoprotein B-Rezeptoren in der Leber, die für den LDL-Abbau verantwortlich sind. Dieser Mechanismus führt zum Anstieg der Herz-Kreislauf-Krankheiten.

Bei der natürlichen Menopause hingegen kommt es nicht zu diesem plötzlichen Anstieg des Risikos. Dies ist dadurch erklärlich, daß die Ovarialfunktion noch in gewissem Umfang bis zu 10 Jahren nach der Menopause vorhanden sein kann.

In unserer Untersuchung befanden sich 53% der Frauen mit koronarer Herzkrankheit in der Postmenopause. Aus der Untersuhcung ging hervor, daß je früher der Beginn der Menopause, um so früher entwickelt sich die Koronaratherosklerose. Dabei war die Ursache der Menopause – vorzeitig oder nach Oophorektomie – unbedeutsam.

Für das Auftreten eines akuten Myokardinfarktes bestanden keine signifikanten Unterschiede zwischen den Frauen mit und ohne funktionierenden Menstruationszyklus. Es ist anzunehmen, daß bei Raucherinnen wegen des antiöstrogenen Effekts des Rauchens die Menopause früher eintritt. In unserer Untersuchung trat die Menopause bei Raucherinnen um durchschnittlich 4 Jahre früher ein als bei Nichtraucherinnen. Dabei spielte die Zahl der gerauchten Zigaretten keine wesentliche Rolle.

➤ Hormonsubstitution in der Postmenopause

Sowohl bei Frauen in der Postmenopause als auch bei Ärzten bestehen noch Vorbehalte gegen eine Hormonsubstitution, obgleich die **Vorteile** hinsichtlich Beeinflussung der klimakterischen Beschwerden und der Osteoporoseentwicklung durch eine Vielzahl von Studien belegt sind. Einer dieser Vorbehalte scheint auch die damit verbundene Wiederkehr der Menstruation zu sein.

Neben den genannten Vorteilen gibt es Hinweise, daß sich unter der Therapie auch das Risiko, an koronarer Herzkrankheit zu erkranken, um 44%, in manchen Studien von 30–50% (Lafferty et. al. 1994, Grodstein et al. 1997) reduziert. Dieser protektive Einfluß ist erklärlich, weil Östrogene den LDL-Spiegel erniedrigen, den HDL-Spiegel um 10–15% erhöhen und damit einen positiven Einfluß auf die Gefäß- und Endothelfunktion ausüben.

Negativ an dieser Substitutionstherapie ist eine Zunahme der Endometriumkarzinome und von Erkrankungen der Gallenblase. Die Häufigkeit von Ovarial- oder Mammakarzinomen ist nicht unterschiedlich zu der Gruppe, die keine Hormonsubstitution erhält. Durch halbjährliche Zugabe von Progesteron wird der HDL-Spiegel weiter erhöht und die Häufigkeit des Endometriumkarzinoms reduziert. Die Untersuchungen (Rich-Edwards et al. 1995) zeigen, daß von den positiven Auswirkungen der Östrogene allein oder in Kombination mit Progesteron besonders Frauen mit Risikofaktoren für eine koronare Herzkrankheit sowie hysterektomierte Frauen profitieren. Bei Frauen mit koronarer Herzkrankheit konnte aber kein positiver Effekt der Hormonsubstitution nachgewiesen werden (Hulley et al. 1998).

➤ Orale Kontrazeptiva

Es ist bekannt, daß die älteren **hochdosierten Kontrazeptiva** das Risiko der koronaren Herzkrankheit durch die Erhöhung des LDL-Spiegels und Senkung des HDL-Spiegels, durch die Herabsetzung der Glucosetoleranz, die Steigerung des arteriellen Blutdrukkes sowie die Förderung der Thrombozytenaggregation erhöhen (Stadel 1981). Dieses Risiko steigt besonders bei Raucherinnen, bei denen signifikant häufiger akute Myokardinfarkte und bedeutsame multilokuläre Koronararterienstenosen auftreten (Engel et al. 1996). Ob und in welchem Ausmaß dieses Risiko auch für Raucherinnen mit **niedrigdosierten Kontrazeptiva** besteht, ist gegenwärtig noch unklar. Es kommt nach dem Absetzen der Kontrazeptiva sehr schnell zur Rückkehr zum Ausgangsrisiko, und auch die Dauer der Einnahme spielte dabei keine wesentliche Rolle. Eine mögliche Ursache dieser Ergebnisse könnte ein kurzzeitig wirkender Mechanismus mit Erhöhung des Thromboserisikos sein, der die Zunahme der Myokardinfarktrate bei jungen Frauen erklärt (Stampfer et al. 1990).

Die neuen niedrigdosierten Kontrazeptiva, die einen geringen Steroidanteil haben, sind auch mit einem reduzierten Risiko der koronaren Herzkrankheit verbunden.

12.17.4 Klinisches Bild

Das häufigste, von 55% der von uns untersuchten Patientinnen geäußerte Symptom ist der Thoraxschmerz, der aber eine hohe Prävalenz an nichtkoronarogenem Ursprung hat. Durch die klinischen Symptome, die Risikofaktorenkonstellation und das Ruhe-EKG können auf eine koronare Herzkrankheit hinweisen. Das Belastungs-EKG hatte dabei erwartungsgemäß eine geringe Bedeutung.

12.17.5 Koronarangiographische Befunde

In einer Studie von Sullivan et al. (1994) wurden 202 Frauen wegen Thoraxschmerzen koronarangiographiert. Bei 41% von ihnen lag ein normales Koronarangiogramm vor. Im eigenen Krankengut von 236 koronarangiographierten Frauen lag dieser Anteil bei 54,7%. Dabei nahm erwartungsgemäß mit dem Alter der Prozentsatz an normalen Befunden ab. Bei Patientinnen bis zum 45. Lebensjahr lag der Anteil an normalen Koronararterien bei 67%; eine Eingefäßerkrankung mit Einengung des Lumens > 50% fanden wir bei 11,3%, eine Dreigefäßerkrankung bei 13,5% sowie einen diffusen Befall bei 13,9%. Bei Frauen > 56 Jahre sank der Anteil der normalen Koronararterien auf 38,6%, die Dreigefäßerkrankung stieg auf 22,7%. Im **Ventrikulogramm** war in allen Altersgruppen mit durchschnittlich 61,7% überwiegend ein normales Kontraktionsverhalten des linken Ventrikels nachweisbar. Hypokinesien traten bei 29,8%, Akinesien bei 6,4% und Dyskinesien bei 2,1% auf. Frauen mit erheblicher Koronaratherosklerose haben häufiger als Gesunde Risikofaktoren wie Hyperlipoproteinämie, arterielle Hypertonie, Diabetes mellitus, Rauchen und eine positive Familienanamnese. Sind 2 und mehr Risikofaktoren vorhanden, so findet man bei etwa 55% der Frauen eine ausgeprägte Koronaratherosklerose. Diese Veränderungen findet man demgegenüber nur bei 7% der Patientinnen mit weniger als 2 Risikofaktoren.

12.17.6 Prognose

Die Hospitalletalität nach akutem Myokardinfarkt ist bei Frauen < 75 Jahre doppelt so hoch wie für gleichaltrige Männer (Vaccarino et al. 1999). Wie die Ergebnisse der GISSI-1-Studie (1986) zeigten, konnte bei Frauen für die Letalität 1 Jahr nach **akutem Myokardinfarkt** zwischen der Streptokinase-Gruppe und der Kontrollgruppe (28,3% bzw. 31,3%) kein signifikanter Unterschied gefunden werden.

12.18 Sport bei koronarer Herzkrankheit

Zur Beurteilung der körperlichen Belastbarkeit eines Patienten mit koronarer Herzkrankheit können folgende Untersuchungsbefunde herangezogen werden:

- Ausmaß des durchgemachten Myokardinfarktes im Ruhe-EKG
- Bestimmung der körperlichen Leistungsfähigkeit durch das Belastungs-EKG in Watt oder Watt/kg Körpergewicht
- Blutdruck- und Herzfrequenzverhalten im Bela-

stungs-EKG oder bei der Langzeit-Blutdruckmessung
- Nachweis von Herzrhythmusstörungen im Ruhe-EKG, Belastungs-EKG und/oder Langzeit-EKG
- Echokardiographische Beurteilung der Herzgröße und -funktion, besonders der Auswurffraktion.

Die wichtigsten mit dem körperlichen Training zu **erzielenden Effekte** beziehen sich in erster Linie auf:
- eine vagotone Umstellung des Herz-Kreislauf-Systems mit Verminderung des Sauerstoffverbrauchs durch Herabsetzung der Herzfrequenz, Blutdrucksenkung, verminderte Catecholaminwirkung bei Streß
- Verbesserung der fibrinolytischen Aktivität und der Fließeigenschaften des Blutes
- Senkung der Blutfette, Harnsäure, Verbesserung der Glucosetoleranz
- Verbesserung der endothelabhängigen Vasodilatation an den epikardialen Koronararterien und in den Widerstandsgefäßen (Hambrecht et al. 2000)
- Steigerung der psychischen und physischen Leistungsfähigkeit.

Empfehlenswert für die Kreislaufumstellung sind:
- Gehen
- Laufen
- Wandern
- Skilaufen
- Skiwandern
- Fahrradfahren
- Schwimmen,

die vor allem die Ausdauerleistung und damit die Volumenarbeit des Herzens fördern und keine Druckbelastung verursachen.

Bei der Wahl der entsprechenden sportlichen Betätigung spielen aber auch die Beziehung des Patienten zur Sportart, seine zeitlichen und räumlichen Möglichkeiten sowie die gesundheitliche Verträglichkeit eine wesentliche Rolle.

Durch **Lauftraining** jeglicher Art wird eine Senkung der Herzfrequenz und des Blutdruckes unter Belastung erreicht. Daneben trägt es zur Gewichtsnormalisierung, zur Verbesserung der Sauerstoffaufnahme des Körpers und zum psychischen Ausgleich bei. Außerdem hat es günstige Auswirkungen auf den Bewegungsapparat.

Auf einige **Gefahren besonders beim Skilaufen** sei hingewiesen. Sie bestehen in erster Linie in der **Höhe**. Es sollten deshalb Höhenlagen bis zu 1000 m nicht überschritten werden, da mit zunehmender Höhe das Sauerstoffangebot sinkt und damit Herzfrequenz und Blutdruck steigen. Auch die **Kälte** bringt Belastungen mit sich, die sich in Blutdruck- und Pulserhöhungen zeigen. Patienten, die eine durch kalte Luft ausgelöste Angina pectoris haben, sollten unter diesen Bedingungen auf das Training verzichten oder zuvor Nitrokörper benutzen.

Auch der **Wanderweg** muß nach den individuellen Bedingungen ausgesucht werden, um sowohl Streß beim Training als auch Verletzungen zu vermeiden.

Radfahren ist besonders für Übergewichtige und Patienten mit Gelenkveränderungen einschließlich künstlichen Gelenken geeignet, da die Körperlast auf den Sattel konzentriert und somit der Bewegungsapparat entlastet wird.

Obgleich durch das Fahrradfahren die gleichen günstigen Effekte am Herz-Kreislauf-System wie durch das Lauftraining erzielt werden, muß zum Erreichen des gleichen körperlichen Trainingszustandes mehr Zeit aufgewendet werden, da der Trainingseffekt geringer ist. **Gefahren** birgt auch das Radfahren in sich, besonders dann, wenn man sich auf stark befahrenen oder nassen Straßen befindet. Durch ein zu verkrampftes Halten des Lenkrades sind oft schmerzhafte Verspannungen der Nacken- und Rükkenmuskulatur die Folge.

Schwimmen ist eine Belastungsart, die von der Kindheit bis ins hohe Alter durchgeführt werden kann. Es ist auch bei Veränderungen des Bewegungsapparates und bei Übergewicht von Vorteil, da durch den Wasserauftrieb das Gewicht nicht voll getragen werden muß. Dabei sollte vor allem bei Patienten mit Wirbelsäulenbeschwerden das Rückenschwimmen bevorzugt werden. Es kommt dabei im Gegensatz zum Brustschwimmen nicht zu Überstreckungen in der Halswirbelsäule und zur Hohlkreuzhaltung während des Schwimmens. Durch das Eintauchen des Körpers ins Wasser entstehen jedoch verschiedene **Gefahren** durch pathophysiologische Veränderungen, die bei der Empfehlung zum Schwimmtraining mit bedacht werden müssen.

Wesentliche Effekte beim Schwimmen sind ein Blutdruckanstieg und die Zunahme des Herzvolumens. Bei Patienten, die zu Angstreaktionen neigen, kann es zusätzlich durch die Ausschüttung von Streßhormonen zur Auslösung von Herzrhythmusstörungen kommen. Das Ausmaß der Herzfrequenzsenkung ist sowohl von der Wassertemperatur (d.h. je kälter, um so niedriger) als auch von der Eintauchtiefe des Kopfes im Wasser abhängig. Infolge dieses Tauchreflexes ist die Herzfrequenz niedriger als beim Laufen, so daß bei gleicher Herzfrequenz die Herzarbeit beim Schwimmen größer ist. Eine Wassertemperatur von etwa 28°C kann als optimal angesehen werden, da bei höheren Wassertemperaturen die Wärmeproduktion des Körpers infolge der Aktivität als problematisch für die Wärmeregulation angesehen werden kann.

*Für alle genannten **Ausdauersportarten** kann als Faustregel gelten: Die Belastungsintensität ist dann als optimal anzusehen, wenn der Patient sich dabei noch unterhalten kann, ohne eine Dyspnoe zu entwickeln.*

12.19 Herzrhythmusstörungen als primäre Manifestationsform der IHK (I 49.9)

Das erste klinische Zeichen einer koronaren Herzkrankheit kann eine Herzrhythmusstörung, vor allem Extrasystolen, sein, besonders, wenn sie bislang unbekannt war und bei körperlicher Belastung auftritt. Nächtlichen Extrasystolen kommt die gleiche Bedeutung zu, wenn sie z.B. mit Unruhe und Schweißneigung vergesellschaftet sind. Bei Belastung weist das Auftreten von gehäuften, salvenartigen oder polytopen ventrikulären Extrasystolen auf eine ischämische Herzkrankheit hin, während monotope Extrasystolen durchaus auch bei Herzgesunden nach maximaler oder submaximaler Belastung beobachtet werden können.

Bei **älteren Menschen** deuten

- absolute Arrhythmien infolge Vorhofflimmerns
- alle bradykarden Herzrhythmusstörungen wie Sinusbradykardie, SA-Block, Bradyarrhythmie
- AV-Blockierung I.–III. Grades

auf eine ischämische Herzkrankheit hin, so daß bei **synkopalen Anfällen** älterer Patienten stets an diese Möglichkeit gedacht werden muß.

Therapie s. S. 438, und Kap. 15.

12.20 Stumme Myokardischämie (I 25.6)

12.20.1 Definition

Unter stummer Myokardischämie wird eine eigenständige Manifestation der ischämischen Herzkrankheit verstanden, die mit im Langzeit-EKG erfaßbaren **ST-T-Veränderungen ohne parallel auftretende pektanginöse Schmerzen** einhergeht. Dabei können bei einem Patienten sowohl schmerzhafte als auch schmerzlose Episoden der myokardialen Ischämie auftreten.

12.20.2 Einteilung

Typ 1 umfaßt Patienten mit Ischämienachweis ohne Angina pectoris oder Postinfarktzustand,

Typ 2 asymptomatischer Postinfarktzustand mit Ischämiereaktionen im EKG,

Typ 3 hat sowohl symptomatisch als auch asymptomatische Ischämieepisoden.

12.20.3 Häufigkeit

Es wurde gezeigt, daß etwa 20% der Myokardinfarkte und 20–30% aller Ischämieepisoden schmerzlos verlaufen. Bei Patienten mit belastungsinduzierter Myokardischämie ohne Postinfarktzustand beträgt dieser Anteil ca. 40% (Detry et al. 1992). Patienten mit einer stabilen Angina pectoris zeigen nach einer Zusammenstellung eine Häufigkeit der stummen Myokardischämie-Episoden von 61–78% (Arnim 1988).

12.20.4 Pathomechanismus

Aufgrund der zirkadianen Rhythmik scheint der stummen Myokardischämie der **gleiche Pathomechanismus** wie dem akuten Myokardinfarkt, der Apoplexie, dem plötzlichen Herztod und den Kammertachykardien zugrunde zu liegen. In den Morgenstunden findet sich ein Anstieg, ein zweiter, aber niedrigerer Gipfel am späten Nachmittag. Die nächtliche Häufigkeit ist gering.

12.20.5 Anamnestische Angaben

Eigentliche Symptome sind nicht vorhanden, aber **allgemeine Erscheinungen** wie unklares Schwindelgefühl, Übelkeit, Völlegefühl, vermehrtes Schlafbedürfnis, Dyspnoe und Herzrhythmusstörungen sollten nach Ausschluß anderer Ursachen auch an die stumme Myokardischämie, besonders bei Personen mit Risikofaktoren der ischämischen Herzkrankheit, denken lassen.

12.20.6 Belastungs-EKG

Auch für die Aufdeckung einer asymptomatischen myokardialen Mangeldurchblutung hat die Belastungs-Elektrokardiographie einen hohen diagnostischen Wert. Ist das Belastungs-EKG positiv, so muß die Diagnostik mittels Langzeit-EKG, das ggf. auch wiederholt werden muß, fortgesetzt werden. Ein positives Belastungs-EKG findet man bei stummer Myokardischämie in etwa 5–8% der Fälle. Dieses Ergebnis des Belastungs-EKG korrelierte bei 2–4% mit Koronararterienstenosen > 50%. Liegt ein geringes Risikoprofil vor, und ist das Belastungs-EKG negativ, wird der Patient lediglich weiter beobachtet.

12.20.7 Langzeit-EKG

Durch die Langzeit-EKG-Registrierung wurde die Diagnostik der schmerzlosen Myokardischämie-Episoden möglich (Stone et al. 1996). **Kriterien** sind eine ab dem J-Punkt 60–80 ms andauernde, um 1 mm oder mehr horizontal oder deszendierend gesenkte ST-Strecke oder ST-Strecken-Hebungen von mindestens 1 mm für 1 Minute und länger. So können ST-T-Veränderungen unter geistiger Anspannung oder Streß nachweisbar sein. Diese Veränderungen sind bei Normalpersonen selten, bei Patienten mit Risikofaktoren ohne sonstige Manifestationen der koronaren Herzkrankheit sowie bei Patienten mit koronarer Herzkrankheit häufiger nachweisbar. Im Langzeit-EKG kann zwar die Häufigkeit von Myokardischämie-Episoden unter alltäglichen Bedingungen erfaßt werden, sein Nachteil gegenüber den Belastungstests ist aber die fehlende Reproduzierbarkeit.

12.20.8 Therapie

Die Meinungen über die Behandlung der stummen Ischämie sind nicht einheitlich. Ob bei asymptomatischen Patienten aktiv nach einer stummen Myokardischämie gesucht und sie dann einer aggressiven Therapie unterzogen werden sollten, ist umstritten. Im Vordergrund steht u. E. die aktive Bekämpfung aller Risikofaktoren wie Rauchen, Übergewicht, arterielle Hypertonie, Fettstoffwechselstörungen sowie körperliche Inaktivität. Von dieser Beeinflussung der Atherosklerose können asymptomatische Patienten eindeutig profitieren.

Die ASIST-Studie (Pepine et al. 1994) ergab, daß unter Atenolol die Ischämieepisoden im täglichen Leben reduziert wurden. Weiterhin konnte ein Trend zur Reduktion von schweren Ischämiefolgen, wie plötzlicher Tod, nicht-letaler Myokardinfarkt, Auftreten einer instabilen Angina pectoris sowie reanimationsbedürftiger ventrikulärer Tachykardien und Kammerflimmern nachgewiesen werden, der aber sehr gering war. Ob eine medikamentöse Therapie allein oder eine Behandlung mittels PTCA oder ACB Vorteile hinsichtlich der Prognose bringt, bleibt weiterhin offen (Davies et al. 1997).

12.20.9 Prognose

Die Prognose der Patienten mit stummer Myokardischämie wird kontrovers diskutiert. Geht man davon aus, daß bei Patienten mit stabiler Angina pectoris 60–80% der Ischämieepisoden schmerzlos verlaufen (Deedwania et al. 1990). Die gesamtischämische Last („total ischemic burden") ist bei diesen Herzen größer als bei denen ohne stumme Ischämie. Ist sie in erster Linie durch die Schwere der Koronaratherosklerose, der linksventrikulären Funktion, das Alter der Patienten und die zusätzlich vorhandenen Symptomen bestimmt. Findet man Zeichen einer Myokardischämie ohne Schmerzen im Belastungstest bei Patienten mit einer Koronaranamnese, liegt ihr Risiko für weitere Ereignisse zwei- bis dreimal höher als für diejenigen mit gleichem Testergebnis, aber ohne Koronaranamnese. Während frühere Studien der stummen und der symptomatischen Myokardischämie eine ähnliche prognostische Bedeutung gaben, weisen neuere Studien auf einen besseren Ausgang im Vergleich zu denjenigen mit symptomatischen Ischämieepisoden hin (Casella et al. 1998).

12.21 Herzinsuffizienz als primäre Manifestationsform der IHK (I 50.9)

Es gibt eine Reihe von Patienten, die keine Schmerzsymptomatik in der Anamnese haben und lediglich wegen der zunehmenden Erscheinungen der Links- bzw. Rechtsherzdekompensation den Arzt konsultieren. In dieser Gruppe befinden sich auch Patienten mit stummem Myokardinfarkt und disseminierten Herzmuskelnekrosen. Hierunter fallen auch die Patienten mit EKG-Veränderungen ohne klinische Symptomatik.

Das Hauptsymptom dieser Form der koronaren Herzkrankheit ist zunehmende Dyspnoe, die auch nachts auftreten kann (Asthma cardiale, Orthopnoe). Später treten die Zeichen der Rechtsherzinsuffizienz (Halsveneneinflußstauung, Ödeme der unteren Extremitäten, Aszites, Anasarka) hinzu. Nicht selten stehen zunächst die Erscheinungen der Vorwärtsinsuffizienz im Vordergrund, so daß auch hier eine cerebrale Symptomatik wie Konzentrationsschwäche, Verwirrtheit u. ä. auffällt. Meist sind auch Herzrhythmusstörungen mit dieser Form vergesellschaftet.

Eine chronische Herzinsuffizienz wurde in 17–45% bei Patienten mit koronarer Herzkrankheit beschrieben, wobei es eine gute Korrelation zum Schweregrad und Ausmaß der Gefäßerkrankung gibt. In einer eigener Untersuchung (Pocher et al. 1971) mit Hilfe des Röntgen-Schirmbildes an 1402 Bewohner einer Stadt wurde diese Population je nach Röntgenbefund in „kardiovaskulär Befundverdächtige" und „kardiovaskulär Nicht-Befundverdächtige" eingeteilt und anschließend klinisch untersucht.

In der Gruppe der „kardiovaskulär Befundverdächtigen" befanden sich 944, davon hatten 230 (24,3%) Zeichen der Stauungsherzinsuffizienz. Die „kardiovaskulär Nicht-Befundverdächtigen" waren 458, davon zeigten 41 (8,9%) Zeichen der Herzinsuffizienz.

Nach der Häufigkeit der koronaren Herzkrankheit ist mit Sicherheit anzunehmen, daß die Herzinsuffizienz als Folge der chronisch-ischämischen Herzkrankheit und der arteriellen Hypertonie den Hauptanteil stellt. Deshalb ist die Suche nach Frühsymptomen und die Anwendung aller Erfassungsmöglichkeiten von großer Bedeutung (Kannel 1976; s. auch Kap. 17.12).

12.22 Plötzlicher Herztod als primäre Manifestationsform der IHK (I 46.1)

12.22.1 Definition

Definiert wird der plötzliche Herztod als ein **unerwartetes Ereignis**, das aus relativem Wohlbefinden

sofort oder innerhalb 1 Stunde nach Auftreten der ersten Symptome zu letalem Ausgang führt. Nach der **WHO-Definition** wird der plötzliche Herztod bis zu einem Zeitraum von **24 Stunden** gerechnet.

12.22.2 Häufigkeit

In den USA kommt es jährlich zu 300.000 Fällen von plötzlichem Herztod. Dies entspricht einer Inzidenzrate von etwa 0,1%/Jahr (Myerburg et al. 1992). In der Framingham-Studie wurde der plötzliche Tod als Erstmanifestation der ischämischen Herzkrankheit bei 11% der Männer nachgewiesen (Kannel et al. 1975). Was die Häufigkeit und das Alter betrifft, so können zwei Gipfel festgestellt werden: zwischen der Geburt und dem 6. Lebensmonat (plötzlicher Kindestod) und zwischen dem 45. und dem 75. Lebensjahr. Bei der alters- und geschlechtsbezogenen Analyse der Inzidenzrate dieses Ereignisses für Männer und Frauen zwischen dem 40. und 49. Lebensjahr in einer skandinavischen Studie (Romo 1973) ergab, daß Männer 11,5mal häufiger am plötzlichen Herztod starben als Frauen. Dieses Verhältnis reduzierte sich bis zum 80. Lebensjahr und älter auf 2,8:1.

12.22.3 Ätiologie

Mit der Einführung von Zeitgrenzen sollte eine Unterscheidung eines durch Herzrhythmusstörungen von einem durch Pumpversagen bedingten plötzlichen Tod ermöglicht werden. Etwa 90% des plötzlichen Herztodes tritt bei Herzkranken auf. Etwa 50% der Patienten mit koronarer Herzkrankheit sterben eines plötzlichen Herztodes. In einer 1988 veröffentlichten multizentrischen Myokardinfarktstudie (Marcus et al. 1988) fand man, daß innerhalb der Ein-Stunden-Grenze der plötzliche Herztod bei 90% durch Herzrhythmusstörungen verursacht wurde; nur 40% dieser Patienten mit Herzrhythmusstörungen überschreiten diese Zeitgrenze.

In **autoptischen Untersuchungen** zur Ätiologie des plötzlichen Herztodes konnte gezeigt werden, daß bei 50% der Patienten eine koronare Herzkrankheit bekannt war. Bei 90% waren **ein Hauptrisikofaktor oder mehrere Risikofaktoren** vorhanden. Ein Unterschied in den Risikofaktoren der koronaren Herzkrankheit und des plötzlichen Herztodes besteht nicht (Schatzkin et al. 1984).

Von der **Morphologie der Koronararterien** der verstorbenen Patienten läßt sich die große Bedeutung der koronaren Herzkrankheit als Ursache des plötzlichen Herztodes ableiten: 85% der Verstorbenen hatten Einengungen des Koronararterienlumens von mehr als 50% und 75% eine Stenosierung von mehr als 75%. Etwa 20% hatten frische Koronarthromben.

Betrachtet man die **Inzidenz** des plötzlichen Herztodes, differenziert nach Risikofaktoren, ergeben sich folgende Beziehungen:

• Adipositas	63,0%
• arterielle Hypertonie	59,3%
• starkes Rauchen	59,1%
• sitzende Tätigkeit	54,2%
• koronare Herzkrankheit	52,3%
• inaktive Freizeitgestaltung	52,9%
• akuter Myokardinfarkt	46,3%
• Diabetes mellitus	43,6%

Aber auch **psychischer Disstreß, soziale Isolierung sowie Depressionen** spielen besonders bei Postinfarktpatienten eine wesentliche Rolle in der Auslösung ventrikulärer Herzrhythmusstörungen, die zum plötzlichen Tod führen können (Follick et al. 1988).

In einer Analyse zu vorangegangenen Situationen bei 955 plötzlich Verstorbenen im Alter von 20–39 Jahren fand man (Vuori et al. 1978), daß 8,9% zuvor die Sauna besuchten, 5,1% auf der Toilette und 1,7% psychischen Belastungen ausgesetzt waren. Der plötzliche Tod trat bei 35% der Verstorbenen bei normaler Belastung, bei 29% bei schwerer Belastung, bei 21% in Ruhe und bei 15% im Schlaf auf. Auch hier besteht eine Ähnlichkeit zu auslösenden Faktoren der anderen Koronarereignisse.

Neben der **koronaren Herzkrankheit** sollten auch **myokardiale Veränderungen** berücksichtigt werden, bei denen es zu **Elektrolytverschiebungen** in den Herzmuskelzellen und damit zur Entstehung von Slow-response-Aktionspotentialen kommt. Auf der Basis ihrer langsamen Fortleitung und verkürzten Refraktärzeit können sowohl ein Erregungskreis als auch Nachpotentiale entstehen, die ihrerseits das Auftreten von malignen Herzrhythmusstörungen begünstigen.

Man kann also davon ausgehen, daß eine gestörte linksventrikuläre Funktion auf der Basis eines chronisch strukturell veränderten Myokards zusammen mit passageren funktionellen Störungen zum Kammerflimmern und damit zum plötzlichen Herztod führen kann.

Seltenere Ursachen sind:

- Herzklappenfehler, besonders die kalzifizierte Aortenklappenstenose
- hypertrophe obstruktive und dilatative Kardiomyopathie
- angeborene Herz- und Gefäßmißbildungen wie die Aortenisthmusstenose
- Aortenaneurysma
- Lungenembolie
- Myokarditis
- primäre pulmonale Hypertonie
- Herztumoren
- Anomalien am Erregungsleitungssystem.

Völlig unauffällige Sektionsbefunde sind extrem selten und lassen an einen **Bolustod** denken.

12.22.4 Risikofaktoren des plötzlichen Herztodes

In der Framingham-Studie wurden kurz- und langfristig wirksame **Risikofaktoren**, die für den plötzlichen Tod bedeutsam sind, gefunden:
- Körpermasseindex (BMI) > 30
- erhöhter systolischer Blutdruck
- erhöhtes Serumcholesterol, besonders bei Frauen
- gestörte Glucosetoleranz
- starkes Rauchen
- erhöhtes Hämoglobin
- erhöhte Herzfrequenz
- intraventrikuläre Erregungsleitungsstörungen
- akzessorische Bahnen
- arrhythmogene rechtsventrikuläre Dysplasie
- langes QT-Syndrom
- Herzinsuffizienz
- Linksherzhypertrophie, besonders bei Patienten mit arterieller Hypertonie
- Herzwandaneurysma
- Myokardfibrosierung, Infiltration, Entzündungen
- transitorische Myokardischämie und Reperfusion
- unspezifische ST-T-Veränderungen
- Nachweis von Spätpotentialen
- koronare Herzkrankheit
- akuter Myokardinfarkt
- Dilatation des linken Ventrikels
- hämostaseologische Faktoren (Fibrinogen, von Willebrand-Faktor, AT III, Thrombozytenzahl)
- Herzinsuffizienz mit tachy- oder bradyarrhythmiebedingten Synkopen
- Hypoxie, Azidose, Elektrolytstörungen.

Kurzfristige Bedeutung haben der akute Myokardinfarkt, die stumme Myokardischämie, die Linksherzhypertrophie sowie die reduzierte Koronarreserve. Langfristig gesehen, haben jedoch alle **beeinflußbaren Risikofaktoren** eine stärkere Bedeutung in der Prävention des plötzlichen Herztodes.

Eine bedeutendere Rolle als bislang angenommen scheint dem **autonomen Nervensystem** zuzukommen, was sich in einer geringen Herzfrequenzvariabilität und reduzierter Baroreflexsensitivität als Ausdruck einer gestörten Balance zwischen dem Vagus und Sympathikus zeigt (La Rovere et al. 1998).

12.22.5 Klinisches Bild

Der **plötzliche Herztod** tritt **bei vielen Patienten** als **Erstsymptom** des Grundleidens in Erscheinung.

Aus einem retrospektiv analysierten Verlauf von 402 vom Berliner Notarztsystem reanimierten Patienten ergaben sich folgende Daten (Arntz et al. 1993):
- 25% der Patienten waren beim Eintreffen des Notarztes bereits tot.
- 25% wurden erfolgreich reanimiert.
- 50% konnten nicht erfolgreich reanimiert werden.

Bei 279 dieser Patienten, das entspricht 71%, war eine koronare Herzkrankheit bekannt, 7% wurden bereits zuvor reanimiert.

Bei 319 bezeugten plötzlichen Herztodesfällen konnten Angaben über vorausgehende Symptome gemacht werden:
- etwa 1/3 starb plötzlich und unerwartet
- 31% klagten über eine Angina pectoris
- 19% hatten Dyspnoe
- 8% hatten Übelkeit und Erbrechen
- 6% zeigten Schwindelgefühl.

Diese Symptome bestanden unterschiedlich lange Zeit vor dem akuten Ereignis:
- weniger als 5 Minuten bei 14%
- 6–29 Minuten bei 27%
- 30–59 Minuten bei 10%
- 60–179 Minuten bei 14%
- > 180 Minuten bei 35%.

Daraus ergibt sich erneut die Schlußfolgerung, daß die Entscheidungszeit, den Arzt zu rufen, trotz verschiedener Aufklärungskampagnen immer noch zu lang ist und damit die Chancen für eine erfolgreiche Behandlung und evtl. Reanimation immer noch gering sind.

Da relativ selten Koronararterienthrombosen beim plötzlichen Herztod gefunden wurden, ist die Todesursache in einer Herzrhythmusstörung, besonders **Kammerflimmern**, zu sehen, wohingegen bei stationären Patienten der **Herzinfarkt** an erster Stelle der Ursachen plötzlicher Herztodesfälle steht. Bei akutem Myokardinfarkt ist ebenfalls die Herzrhythmusstörung neben dem kardiogenen Schock und dem Lungenödem die häufigste Ursache des plötzlichen Herztodes.

Für das Kammerflimmern als Ursache des plötzlichen Herztodes zeigt sich für unter 65jährige eine zirkadiane Häufung sowohl in den Morgenstunden als auch in den Nachmittagsstunden. Wolpert et al. (1998) fanden bei Abfragen des AICD bei IHK-Patienten eine Häufung von Kammerrhythmusstörungen in den Vormittagsstunden, bei Patienten mit Kardiomyopathie hingegen in den Nachmittagsstunden. Eine Bradyarrhythmie oder Asystolie fand sich gleichmäßig über den Tag verteilt. Ältere als 65jährige haben dagegen eine monophasische Verteilung (Willich 1996). Darüber hinaus findet sich auch eine saisonale Häufung der Letalität in den Wintermonaten im Vergleich zu den Sommermonaten. Wahrscheinlich drückt sich hier der Einfluß der Kälte als auslösender Faktor der myokardialen Ischämie aus.

12.22.6 Ruhe-EKG

Im Ruhe-EKG können folgende Veränderungen auf ein erhöhtes Risiko des plötzlichen Herztodes hinweisen: QT-Verlängerungen besonders bei Säuglingen, Präexzitations-Syndrome, Anomalien des Erregungsleitungssystems, häufige höhergradige polytope ventrikuläre Extrasytolen, ausgeprägte ST-Strecken-Senkung, Postinfarktzustand mit persistierenden ST-Elevationen, Brugada-Syndrom (Rechtsschenkelblock mit ST-Elevation V_1 bis V_3) (Brugada et al. 1998), ausgeprägte linksventrikuläre Hypertrophie.

12.22.7 Langzeit-EKG

Mit der Einführung der Langzeit-EKG-Registrierung stand eine Methode zur Ursachenforschung des plötzlichen Herztodes im größeren Umfang zur Verfügung. Das Ereignis des plötzlichen Herztodes während einer Langzeit-EKG-Aufzeichnung ist relativ selten. Bei 16500 Langzeit-EKG-Untersuchungen fanden Pratt et al. (1983) 15 Patienten mit Kammerflimmern. Dies entspricht einer Prävalenz von 0,09% oder einer Ereignishäufigkeit von 1/1 100. Es konnte gezeigt werden, daß dem Kammerflimmern besonders in den letzten 2 Stunden eine zunehmende Häufigkeit von ventrikulären Extrasystolen und ventrikuläre Tachykardien zunehmender Dauer vorausgingen. Bei **Postinfarktpatienten** sind bereits mehr als 10 VES/Stunde als erhöhtes Risiko für den plötzlichen Herztod anzusehen. Der plötzliche Herztod ist dagegen sehr selten durch einen hypodynamen Herzstillstand mit Bradykardien und Asystolie bedingt.

12.22.8 Therapeutische Ansatzpunkte

Bei Risikopatienten mit überstandenem Herz-Kreislauf-Stillstand oder mit Elektroinstabilität, besonders bei denen mit ventrikulären Extrasystolen und dokumentierten rezidivierenden ventrikulären Tachykardien, wird eine konsequente antiarrhythmische Therapie empfohlen. Man muß trotz alledem davon ausgehen, daß es mit keinem Antiarrhythmikum gelingt, den plötzlichen Herztod zu verhindern, wenn auch die Studien zeigen, daß mit Amiodaron eine Risikosenkung bei Patienten mit Postinfarktzustand, mit gestörter linksventrikulärer Funktion sowie mit Zustand nach Reanimation gelingt (Sim et al. 1997). Bei langem QT-Syndrom sind β-Rezeptoren-Blocker effektiv einsetzbar. Auch die chirurgische Unterbrechung des Ganglion stellatum kann in Erwägung gezogen werden.

In der MADIT-Studie (Moss et al. 1996)· konnte gezeigt werden, daß die Implantation eines Kardioverter/Defibrillators einen besseren Schutz gegen den plötzlichen Herztod bietet als die medikamentöse Therapie.

Für diese Therapie kommen Hochrisikopatienten infrage, die auch unter adäquater antiarrhythmischer Therapie einen mit Komplikationen verbundenen Verlauf zeigen. Die Indikation zum AICD ist individuell und rechtzeitig zustellen (s. auch Kapitel 15.10.3).

12.22.9 Prognose

Der wichtigste prognostische Faktor ist die **linksventrikuläre Funktion**. Die Grenze für eine erfolgreiche Intervention wird bei einer EF von 40% angenommen. Als weiterer Faktor können die **Spätpotentiale** angenommen werden, die auf das Vorliegen eines arrhythmieauslösenden Substrates hinweisen. Als prognostisch ungünstig gilt weiterhin, wenn durch eine **programmierte Kammerstimulation eine anhaltende Kammertachykardie** ausgelöst werden konnte.

12.22.10 Prävention

Die Prävention ist die Voraussetzung für die Senkung der Rate an plötzlichem Herztod. Dabei ist nicht die Therapie der Kammerrhythmusstörungen der zentrale Punkt, sondern die Prävention und Therapie der Grundkrankheit. Für die koronare Herzkrankheit kommt den **β-Rezeptoren-Blockern** und den **ACE-Hemmern** eine entscheidende Bedeutung zu. Die Wirksamkeit von Antiarrhythmika zur Verhinderung des plötzlichen Herztodes, besonders unter den Bedingungen der myokardialen Ischämie, hat sich nicht als überzeugend effektiv herausgestellt. Als einzige Pharmakagruppe haben sich die β-Rezeptoren-Blokker ohne ISA als wirksam gezeigt, ohne daß bis jetzt die Wirkmechanismen voll geklärt sind.

Auch die Implantation eines **Kardioverters/Defibrillators** hat sich bei hochgefährdeten Patienten als deutlich prognoseverbessernd herausgestellt.

Literatur

ACC/AHA Guidelines for the management of patients with acute myocardial infarction. J. Am. Coll. Cardiol. 28 (1996) 1328–1348.

ACC/AHA Guidelines of the clinical application of echocardiography. Task Force on practice guidelines (Committee on Clinical Application of Echocardiography: Executive summary. J. Am. Coll. Cardiol. 29 (1997) 862–879.

Ahn, S.S., D.C. Auth, D.R. Marcus, W.S. Moore: Removal of focal atheromatous lesions by angioscopically guided high-speed rotary atherectomy. J. Vasc. Surg. 8 (1988) 292–300.

AIMS (APSAC Intervention Mortality Study) trial Study Group. Effect of intravenous APSAC on mortality after acute myocardial infarction: preliminary report of a placebo-controlled clinical trial. Lancet 1 (1988) 545–549.

AIRE-Investigators: The acute infarction ramipril efficacy study Investigators: Effect of ramipril on mortality and morbidity of survivors of acute myocardial infarction with clinical evidence of heart failure. Lancet 342 (1993) 821–828.

Ambrose, J.A., O.D. Almeida, S.K. Sharma, S.R.

Torre, J.D. marmur, D.H. Israel, D.E. Ratner, M.B. Weiss, C.E. Hjemdahl-Monsen, R.K. Myler: Adjunctive thrombolytic therapy during angioplasty for ischemic rest angina. Results of the TAUSA trial. TAUSA Investigators. Thrombolysis and angioplasty in unstable angina trial. Circulation 90 (1994) 69 -77.

Ambrosio, G., S. Betocchi, L. Pace, M.A. Losi, P. Perrone-Filardi, A. Soricelli, F. Piscione, J. Taube, F. Squame, M. Salvatore, J.L. Weiss, M. Chiariello: Prolonged impairment of regional contractile function after resolution of exercise-induces angina: evidence of myocardial stunning in patients with coronary artery disease. Circulation 94 (1996) 2455–2464.

Arbogast, R., M.G. Bourassa: Myocardial function during atrial pacing in patients with angina pectoris and normal angiograms. Am. J. Cardiol. 32 (1973) 257–263.

Arnim, T. von: Die stumme Myokardischämie. Springer-Verlag, Berlin, Heidelberg, New York, London, Paris, Tokyo 1988.

Arntz, H.R., S.N. Willich, M. Oeff, T. Brüggemann, R. Stern, A. Heinzmann, B. Matenaer, R. Schröder: Circadian variation of sudden cardiac death reflects age-related variability in ventricular fibrillation. Circulation 88 (1993) 2284–2289.

Artaud-Wild, S.M., S.L. Connor, G. Sexton, W.E. Connor: Differences in coronary mortality by differences in cholesterol and saturated fat intakes in 40 countries but not in France and Finland. A paradox. Circulation 88 (1993) 2771–2779.

Baigent, C., R. Collins, P. Appleby, S. Parish,, P. Sleight, R. Peto: ISIS-2: 10 year survival among patients with suspected acute myocardial infarction in randomised comparison of intravenous streptokinase, oral aspirin, both or neither. Brit. Med. J. 316 (1998) 1337–1343.

Balcon, R., R. Beyar, S. Chierchia, I. de Scheeder, P.G. Hugenholtz, F. Kiemeneij, B. Meier, J.P. Monassier, W. Wijns for the Study Group of the Working Group on Coronary Circulation: Recommendations on stent manufacture, implantation and utilization. Eur. Heart J. 18 (1997) 1536–1547.

Barmeyer, J.: Zustand nach Herzinfarkt. In: Fritze, E. (Hrsg.), unter Mitarbeit von B. May: Die ärztliche Begutachtung. Steinkopff Verlag, Darmstadt 1992, S. 421–423.

BBPP Group: Subgroup finding from randomized trials in post infarction patients. Eur. Heart J. 6 (1988) 8–16.

Bengston, C.: Ischemic heart disease in women. A study based on a randomized population sample of women and women with myocardial infarction in Göteborg, Sweden. Göteborg, 1973.

Berg, R. S.L. Selinger, J.L. Leonard, R.P. Grunwald, W.P. O'Grady: Immediate coronary artery bypass for acute evolving myocardial infarction. J. Thorac. Cardiovasc. Surg. 81 (1981) 493–497.

Berger, P.B., S.G. Ellis, D.R. Holmes, C.B. Granger, D.A. Criger, A. Betriu, E.J. Topol, R.M. Califf for the GUSTO-II Investigators: Relationship between delay in performing direct coronary angioplasty and early clinical outcome in patients with acute myocardial infarction. Results from the Global Use of Strategies to Open Occluded Arteries in acute coronary syndromes (GUSTO-IIb) Trial. Circulation 100 (1999) 14–20.

Beta-Blocker Heart Attack Trial (BHAT) Research Group: A randomized trial of propranolol in patients with acute myocardial infarction. I. Mortality results. JAMA 247 (1982) 1707–1714.

Bierman, E.L.: Die Atherosklerose und andere Formen der Arteriosklerose. In: Braunwald, E., K.J. Isselbacher, R.G. Petersdorf, J.D. Wislon, J.B. Martin, A.S. Fauci (Hrsg.): Harrison Prinzipien der Inneren Medizin. Dt. Ausgabe, McGraw-Hill, New York, 11. Aufl., 1987, S. 1199–1211.

Billing, E., P. Hjemdahl, R. Rehnqvist: Psychosocial variables in female vs. male patients with stable angina pectoris and matches healthy controls. Eur. J. Cardiol. 18 (1997) 911–918.

Birnie, D.H., E.R. Holme, I.C. McKay, S. Hood, K.E. McColl, W.S. Hillis: Association between antibodies to heart shock protein 65 and coronary atherosclerosis. Possible mechanisms of action of Helicobacter pylori and other bacterial infections in increasing cardiovascular risk. Eur. Heart J. 19 (1998) 387–394

Blankenhorn, D.H., S.P Azen, D. Kramsch, W.J. Mack, L. Cashin-Hemphill, H.N. Hodis, L.W. De Boer, P.R. Mahrer, M.J. Masteller, L.I. Vailas for the MARS Investigator: Coronary angiographic changes with lovastatin therapy. Ann. Int. Med. 119 (1993) 969–976.

Bourasssa, M. G., A. Pasternack: Angina pectoris in patients with normal angiograms. In: Lichtlen, P. (Hrsg): Coronary angiography and angina pectoris. Thieme Verlag, Stuttgart 1975.

Braat, S.H., C. de Zwaan, P. Brugada, J.M. Coenegracht, H.J.J. Wellens: Right ventricular involvement with acute inferior wall myocardial infarction identifies high risk of developing atrioventricular nodal conduction disturbances. Am. Heart J. 107 (1984) 1183–1187.

Branchi,A., A. Rovellini, D.Sommariva, A.G. Gugliandolo, A. Fasoli: Effect of three fibrate derivates and of two HMG-CoA reductase inhibitors on plasma fibrinogen level in patients with primary hypercholesterinaemia. Thromb. Haemost. 70 (1993) 241–243.

Braunwald, E., R.A. Kloner: The stunned myocardium: prolonged, postischemic ventricular dysfunction. Circulation 66 (1982) 1146–1149.

Braunwald, E.: Unstable angina. A classification. Circulation 80 (1989) 410–414.

Brettschneider, H.J., F. Standfuss: Die mechanische Wirkung der Herzkontraktion auf die Koronardurchblutung. Dt. Med. Forschg. 1 (1967) 41–54.

Brown, G., J.J. Albers, D.L. Fisher, S.M. Schäfer, J.T.

Lin, C. Kaplan, X.Q. Zhao, B.D. Bisson, V.F. Fitzpatrick, H.T. Dodge: Regression of coronary artery disease as a result of intensive lipid-lowering therapy in men with high levels of apolipoprotein B. N. Engl. J. Med. 323 (1990) 1289–1298.

Bruckenberger, E.: Herzbericht 1997 mit Transplantationschirurgie. 10. Bericht des Krankenhausausschusses der Arbeitsgemeinschaft der obersten Landesgesundheitsbehörden, 1998.

Brugada, J., R. Brugada, P. Brugada: Right bundle-branch block and ST-segment elevation in leads V_1 through V_3. A marker for sudden death in patients without demonstrable structural heart disease. Circulation 97 (1998) 457–460.

Bussmann, W.D.: Wall motion and pressure-volume relation during volume load and exercise in patients with coronary heart disease (CHD). 7th Europ. Congr. Cardiol., Amsterdam 1976, Abstracts I/Y 6.

CABRI Trial Participants: First-year results of CABRI (Coronary Angioplasty versus Bypass Revascularization Investigation). Lancet 346 (1995) 1179–1183.

Cameron, A., K.B. Davies, G. green, H.V. Schaff: Coronary bypass surgery with internal-thoracic-artery grafts–effects on survival over a 15-yer period. N Engl. J. Med. 334 (1996) 216–219.

Campeau, L., J. Esperanca, M.G. Bourassa, P.B. Ashkenian: Myocardial infarction without obstructive disease at coronary arteriography. Can. Med. Assoc. J. 99 (1969) 837–840.

Campeau, L.: Grading of angina pectoris (letter). Circulation 54 (1976) 522–523.

Campeau, L., M. Enjalbert, J. Lesperance: The relation of risk factors to the development of atherosclerosis in saphenous vein bypass grafts and the progression of disease in the native circulation: a study 10 years after coronary artery bypass surgery. N. Engl. J. Med. 311 (1984) 329–332.

Cannon, C.P., C.H. McCabe, M. Gibson, M. Ghali, R.F. Sequeira, G.R.McKendall, J. Breed, N.B. Modi, N.L. Fox, R.P. Tracy, T.W. Love, E. Braunwald an the TIMI 10A Investigators: TNK-Tissue plasminogen activator in acute myocardial infarction. Result of Thrombolysis in myocardial infarction (TIMI) 10A dose-ranging trial. Circulation 95 (1997) 351–356.

CAPRIE Steering Committee: A randomized, blinded, trial of clopidogrel versus aspirin in patients at risk of ischemic events (CAPRIE). Lancet 348 (1996) 1329–1339.

Caracciola, E.A., K.B. Davis, G. Sopko, G.C. Kaiser, S.D. Corley, H. Schaff, H.A. Taylor, B.R. Chaitman for the CASS Investigators: Comparison of surgical and medical Group survival in patients with left main coronary artery disease. Long term CASS experience. Circulation 91 (1995) 2325–2334.

Caracciola, E.A., K.B. Davis, G. Sopko, G.C. Kaiser, S.D. Corley, H. Schaff, H.A. Taylor, B.R. Chaitman for the CASS Investigators: Comparison of surgical and medical Group survival in patients with left main equivalent coronary artery disease. Long term CASS experience. Circulation 91 (1995) 2335–2344.

CARE Investigators: Rationale and design of a secondary prevention trial of lowering normal plasma cholesterol levels after acute myocardial infarction: The cholesterol and recurrent events trial (CARE). Am. J. Cardiol. 69 (1992) 574.

Casale, P.N., R.B. Devereux, M. Milner, G. Zullo, G.A. Harshfield, T.G. Pickering, J.H. Laragh: Value of echocardiographic measurement of left ventricular mass in predicting cardiovascular morbid events in hypertensive men. Ann. Intern. Med. 105 (1986) 173–178.

Casella, G., P.C. Pavesi, M. Medda, M. diNiro, M.G. Camplese, D. Bracchetti: Long-term prognosis of painless exercise-induced ischemia in stable patients with previous myocardial infarction. Amer. Heart j. 136 81998) 894–904.

Chaitman, B.R., K.B. Davis, H.T. Dodge, L.D. Fisher, M. Pettinger, D.R. Holmes, G.C. Kaiser and participants in the Coronary Artery Surgery Study: Should airline pilots be eligible to resume active flight status after coronary bypass surgery?: A CASS Registry Study. J. Am. Coll. Cardiol. 8 (1986) 1318–1324.

Chen, L., M.R. Chester, S. Redwood, J. Huang, E. Leatham, J.C. Kaski: Angiographic stenosis progression and coronary events in „stabilized“ unstable angina. Circulation 91 (1995) 2319 -2324.

Chesebro, H.J., Knatterud, G., R. Robert, J. Borer, L.S. Cohen, J. Dalen, H.A.T. Dodge, C.K. Francis, D. Hillis, P. Ludbrook, J.E. Markis, H. Müller, E.R. Passomani, E.R. Power, A.K. Rao, T. Robertson, A. Ross, T.J. Ryan, B.E. Sobel, J. Willerson, D.O. Williams, B.L. Zaret, E. Braunwald: Thrombolysis in myocardial infarction (TIMI) Trial Phase I: a comparison between intravenous tissue plasminogen activator and intravenous streptokinase: clinical findings through hospital discharge. Circulation 76 (1987) 142–154.

Cohen, M., C. Demers, E. Gurfinkel, A.G. Turpie, G. Fromell, S. Goodman, A. Langer, R. Califf, K. Fox, J. Premmereur, F. Bigonzi: A comparison of low-molecular-weight heparin with unfractionated heparin for unstable coronary artery disease. N. Engl. J. Med. 337 (1997) 447–452.

Cohn, J.N., N.H. Guiha, M.I. Broder, C.J. Broder: Right ventricular infarction: clinical and hemodynamic features. Am J. Cardiol. 33 (1974) 209–214.

Collins, R., R. Peto, S. MacMahon, P. Herbert, N.H. Fiebach, K.A. Eberlein, J. Godwin, N. Qizilbash, J.O. Taylor, C.H. Hennekens: Blood pressure, stroke, and coronary heart disease. Part 2. Short-term reductions in blood pressure: overview of randomized drug trials in their epidemiological context. Lancet 335 (1990) 827–838.

Collins, R., S. MacMahon, M. Flather, C. Baigant, L.

Remvig, S. Mortensen, P. Appleby, J. Godwin, S. Yusuf, R. Peto: Clinical effects of anticoagulant therapy in suspected acute myocardial infarction: systematic overview of randomised trails. Brit. Med. J. 313 (1996) 652–659.

Colombo, J.P., R. Richterich, E. Bossi: Serum-Kreatin-Phosphokinase: Bestimmung und klinische Bedeutung. Klin. Wschr. 40 (1962) 37–45.

Conley, M.J.:, R.L. Ely, J. Kisslo, K.L. Lee, J.F. McNeer, R.A. Rosati: The prognostic spectrum of left main stenosis. Circulation 57 (1978) 947-952.

Cooley, D.A., O.H. Frazier, K.A. Kadipasaogllu, S. Pehlivanoglu, R.L. Shannon, P. Angelini: Transmyocardial laser revascularization. Anatomic evidence of long-term channel patency. Tex. Heart Inst. J. 21 (1994) 220–224.

Conti, C., R.S. Ross, R.O.Russell, J. Gilbert, M. Hodges, L. Resnekov, R.A. Rosati, R.S. Ross, R.O. Russell, J.S. Schroeder, M. Wolk, A.M. Hutter jr.: Unstable angina pectoris: randomised study of surgical vs. medical therapy (National Cooperative Unstable Angina pectoris Study Group). Amer. J. Cardiol. 35 (1975) 129–137.

Danesh, J., S. Lewington: Plasma homocysteine and coronary heart disease: systematic review of published epidemiological studies. J. Cardiovasc. Risk. 4 (1998) 229–232.

Danet, S., F. Richard, : Montaye, S. Beauchant, B. Lemaire, C. Graux, D. Cottel, N. Marecaux, P. Amouyel: Unhealthy effect of atmospheric temperature and pressure on the occurrence of myocardial infarction and coronary death. A 10-year-survey: The Lille-World Health Organization MONICA-Project (Monitoring trends and determinants in cardiovascular disease). Circulation 100 (1999) E1–E7.

Davies, R.F., D. Goldberg, S. Forman, C.J. Pepine, G.L. Knatterud, N. Geller, G. Sopko, C. Pratt, J. Deanfield, C.R. Conti for the ACIP Investigators. Asymptomatic cardiac ischemia pilot (ACIP) Study two-year follow-up. Outcomes of patients randomized to initial strategies of medical therapy versus revascularization. Circulation 95 (1997) 2037–2043.

Deedwania, P.C., E.V. Carbajal: Silent ischemia during daily life is an independent predictor of mortality in stable angina. Circulation 81 (1990) 748–756.

DeFeyter, P.J., P.W. Serruys: Coronary angioplasty for unstable angina. Herz 17 (1992) 40–49.

Detry, J.M., A. Robert, R.J. Luwaert, J.A. Melin: Prognostic significance of silent exertional myocardial ischemia in symptomatic men without previous myocardial infarction. Eur. Heart J. 13 (1992) 183–187.

Detry, J.M.: Pathophysiologie und klinisches Bild der Ischämie: Konzept der ischämischen Gesamtbelastung. In: Detry, J.M., J.E. Deanfield, P. Sellier: Ischämische Gesamtbelastung. Science Press, 1994, S. 1–12.

Deutsche Gesellschaft für Kardiologie–Herz- und Kreislaufforschung: Leitlinie: Koronare Herzkrankheit/Angina pectoris, 1999.

Devereux, R.B., J.G. Diodati, D. Levy, M.L. Marcus: What's new in cardiac hypertrophy. Patient Care Oktober,15 (1989) 20–38.

De Vreede, J.A. Gorgels, G. Verstraaten, F. Vermeer, W. Dassen, H. Wellens: Did prognosis after acute myocardial infarction change during the past 30 years? A meta-analysis. J. Am. Coll. Cardiol. 18 (1991) 698–706.

Diamond, G.A., J.S. Forrester, P.L. de Luz, H.L. Wyatt, H.J.C. Swan: Postextrasystolic potentiation of ischemic myocardium by atrial stimulation. Am. Heart J. 95 (1978) 204–209.

Doggen, C.J.M., V.M. Cats, R.M. Bertina, F.R. Rosendaal: Interaction of coagulation defects and cardiovascular risk factors. Circulation 97 (1998) 1037–1041.

Downs, J.R., Clearfield, M., S. Weis, E. Whitney, D.R. Shapiro, P.A. Beere, A. Langendorfer, E.A. Stein, W. Kruyer, A.M. Gotto: Primary prevention of acute coronary events with lovastatin in men and women with average cholesterol levels: results of AFCAPS/TEXCAPS. Air Force/Texas Coronary Atherosclerosis Prevention Study. JAMA 279 (1998) 1615–1622.

Dressler, W.: The post myocardial infarction syndrome: A report of 44 cases. Arch. Intern. Med. 103 (1959) 28–33.

Dupuis, J., J.C. Tardif, P. Cernacek, P. Theroux: Cholesterol reduction rapidly improves endothelial function after acute coronary syndromes. The RECIFE (Reduction of cholesterol in ischemia and function of the endothelium) Trial. Circulation 99 (1999) 3227–3233.

Ellis, S.G., G.S. Roubin, S.B. King III, J.S. Douglas jr., R.E. Shaw, S.H. Sterzer, R.K. Myler: In-hospital cardiac mortality after acute closure after coronary angioplasty: Analysis of risk factors from 8,207 procedures. J. Am. Coll. Cardiol. 11 (1988) 211–216.

Elsaesser, A., M. Schlepper, W.P. Kloevekorn, W-J. Cai, R. Zimmermann, K.D. Müller, R. Strasser, S. Kostin, C. Gagel, B. Münkel, W. Schaper, J. Schaper: Hibernating myocardium: an incomplete adaptation to ischemia. Circulation 96 (1997) 2920–2931.

Emond, M, M.B. Mock, K.B. Davis, L.D. Fisher, D.R. Holmes, B,.R. Chaitman, G.C. Kaiser, E. Alderman, T. Killip: Long-term survival in the Coronary Artery Surgery Study (CASS) Registry. Circulation 90 (1994) 2645–2657.

Engbergs, A., A. Liese, M. Heimbach, S. Kerber, H.H. Scheld, G. Breithardt, P. Kleine-Kalthöfer, U. Keil: Sekundärprävention der koronaren Herzkrankheit auf dem Prüfstand. Z. Kardiol. 86 (1997) 284–291.

Engel, H.-J., M. Heyder, R. Wangerin: Herzinfarkt unter oralen Kontrazeptiva: Simultaner Verschluß des Ramus interventricularis anterior und des R. circumflexus. Z. Kardiol. 85 (1996) 178 -182.

Epstein, F.H., L.D. Ostrander, B. Johnson, M.W. Payne, N.S. Hayner, J.B. Keller, T. Francis: Epidemiologic studies of cardiovascular disease in a total community Tecumseh, Michigan. Ann. Intern. Med. 62 (1965) 1170–1187.

Erbel, R., H.J. Engel, W. Kübler, T. Meinertz, K.L. Neuhaus, G. Sauer, B.E. Strauer, T. Bonzel, K. Ewen:: Richtlinien der interventionellen Koronartherapie. Herausgegeben vom Vorstand der Deutschen Gesellschaft für Kardiologie. Z. Kardiol. 86 (1997) 1040–1063.

EUROASPIRE Study group: A European society of cardiology survey of secondary prevention of coronary heart disease. Principal results. Eur. Heart J. 18 (1997) 1569–1582.

European Secondary Prevention Study Group. Translation of clinical trials into practice: a European population-based study of the use of thrombolysis for acute myocardial infarction. Lancet 347 (1996) 1203–1207.

Fath-Ordoubadi, F., K.J. Beatt: Glucose-Insulin-Potassium for treatment of acute myocardial infarction. Circulation 96 (1997) 1152–1156.

Favaloro, R.G.: Saphenous vein autograft replacement of severe segmental coronary artery occlusion–operative technique. Ann. Theor. Surg. 5 (1968) 334–338.

Fibrinolytic therapy Trialists' Collaborative Group: Indications for fibrinolytic therapy in suspected acute myocardial infarction: collaborative overview of early mortality and major morbidity results from all randomised trials of more than 1000 patients. Lancet 343 (1994) 311–322.

Follick, M.J., L. Gorkin, R.J. Capone, T.W. Smith, D.K. Ahern, D. Stablein, R. Niaura, J. Visco: Psychological Distress as a predictor of ventricular arrhythmias in a post-myocardial infarction population. Amer. Heart J. 116 (1988) 32–36.

Frankel, E.N., J. Kanner, J.B. German, E. Parks, J.E. Kinsella: Inhibition of oxidation of human low-density lipoprotein by phenolic substances in red wine. Lancet 341 (1993) 454–457.

Fredrickson, D.S., R.I. Levy, R.S. Lees: Fat transport in lipoproteins – an integrated approach to mechanism and disorders. N. Engl. J. Med. 276 (1967) 32–42, 94–103, 148–158, 215–225, 273–281.

Friedman, M.: Type A behavior: A frequently misdiagnosed and rarely treated medical disorder. Am Heart J. 115 (1988) 930–936.

FRISC Study Group: Low-molecular-weight-heparin during instability in coronary artery disease. Lancet 347 (1996) 561–568.

Froelicher, E.S., L.L. Kee, K.M. Newton, B. Lindskog, M. Livingston: Return to work, sexual activity, and other activities after acute myocardial infarction. Heart Lung 23 (1994) 423–435.

Fuster, V.: Lewis A. Conner Memorial Lecture. Mechanisms leading to myocardial infarction: Insights from studies of vascular biology. Circulation 90 (1994) 2126–2146.

Fuster, V., D.A. Vorchheimer: Prevention of atherosclerosis in coronary-artery bypass grafts. N. Engl. J. Med. 336 (1997) 212–213.

Gibbons, R.J., K. Chatterjee, J. Daley et al.: ACC/AHA/ACP-ASIM guidelines for the management of patients with chronic stable angina: executive summary and recommendations: a report of the American College of Cardiology/American Heart Association Task Force for Practice Guidelines (Committee on management of patients with chronic stable angina). Circulation 99 (1999) 2829–2848.

Gillum, R.F.: Trends in acute myocardial infarction and coronary heart disease death in the United States. J. Am. Coll. Cardiol. 23 (1994) 1273–1277.

Gordon, P.R., C. Abrams, A.K. Gash, B.A. Carabello: Pericatheterization risk factors in left main coronary stenosis. Am J. Cardiol. 59 (1987) 1080–1082.

Goy, J.J., E. Eeckhout, B. Burnand, P. Vogt, J.C. Stauffer, M. Hurni, F.Stumpe, P. Ruchat, H. Sadeghi, L. Kappenberger: Coronary angioplasty versus left internal mammary grafting for isolated proximal left anterior descending artery stenosis. Lancet 343 (1994) 1449–1453.

Grüntzig, A.R.: Perkutane Dilatation von Koronarstenosen–Beschreibung eines neuen Kathetersystems. Klin. Wschr. 54 (1976) 543–545.

GISSI-1-Investigators: Effectiveness of intravenous thrombolytic treatment in acute myocardial infarction. Lancet 1 (1986) 397–401.

GISSI-3-Investigators: Effect of lisinopril and transdermal glyceryl trinitrate singly and together on 6-week mortality and ventricular function after myocardial infarction. Lancet 343 (1994) 1115–1122.

GMT Investigators: Effect on mortality of metoprolol in acute myocardial infarction. A double-blind trial. Lancet II (1981) 823–827.

Goldberg, R.J., N.A. Samad, J. Yarzebski, J. Gurwitz, C. Bigelow, J.M. Gore: Temporal trends in cardiogenic shock complicating acute myocardial infarction. N. Engl. J. Med. 340 (1999) 1162–1168.

Grodstein, F., J.J. Stampfer, G.A. Colditz, W.C. Willet, J.E. Manson, M. Joffe, B. Rosner, C. Fuchs, S.E. Hankinson, D.J. Hunter, C.H. Henneken, F.E. Speizer: Postmenopausal hormone therapy and mortality. N. Engl. J. Med. 336 (1997) 1769–1775.

Guerci, A.D., Gerstenblith, J.A. Brinker, N.C. Chandra, S.O. Gottlieb, R.D. Bahr, J.L. Weiss, E.P. Shapiro, J.T, Flaherty, D.E. Bush: A randomized trial of intravenous tissue plasminogen activator for acute myocardial infarction with subsequent randomization to elective coronary angioplasty. N. Engl. J. Med. 317 (1987) 1613–1618.

Guermontprez, J.L., J. Ponsonaille, J. Fouchard, P.

Maurice: Myocardial infarction and normal coronary arteries. In: Lichtlen, P. (Hrsg): Coronary angiography and angina pectoris. Thieme Verlag, Stuttgart 1975.

GUSTO-III: A comparison of reteplase with alteplase for acute myocardial infarction. The Global Use of Strategies to Open Occluded Coronary Arteries (GUSTO-III) Investigators. N. Engl. J. Med. 337 (1997) 1118–1123.

Hambrecht, R., A. Wolf, S. Gielen, A. Linke, J. Hofer, S. Erbs, N. Schoene, G. Schuler: Effect of exercise on coronary endothelial function in patients with coronary artery disease. N. Engl. J. Med. 342 (2000) 454-460.

Hamm, C.W., J. Reimers, T. Ischinger, H.-J. Rupprecht, J. Berger, W. Bleifeld: A randomized study of coronary angioplasty compared with bypass surgery in patients with symptomatic multivessel coronary disease. N. Engl. J. Med. 331 (1994) 1037–1043.

Hampton, J.R., R.A. Henderson, D.G. Julian, J. Parker, S.J. Pocock, E. Sowton, J. Wallwork, D.A. Chamberlain, J.F. Dark, D. Joy, P. Seed, B. Yourd: Coronary angioplasty versus coronary artery bypass surgery. The randomized intervention treatment of angina (RITA) trial. Lancet 341 (1993) 573–580.

Hamstein, A., R. Norberg, M. Björkholm, U. De Faire, G. Holm: Antibodies to cardiolipin in young survivors of myocardial infarction: an association with recurrent cardiovascular events. Lancet 1 (1986) 113–116.

Hanston, P.D., J.R. Horn: Drug interactions with HMG CoA reductase inhibitors. Drug Interaction Newsletters 1998, 103–106.

Haude, M., H. Issa, M. Herber, J. Meyer, R. Erbel: Re-Stenose nach Implantation von Palmaz-Schatz-Gefäßstützen in Koronararterien. Dtsch. med. Wschr. 118 (1993) 1349–1354

Haug, G.: Streßechokardiographie. Steinkopff, Darmstadt 1994.

He, J., S. Vupputuri, K. Allen, M.R. Prerost, J. Hughes, P.K. Whelton: Passive smoking and the risk of coronary heart disease–a meta-analysis of epidemiologic studies. N. Engl. J. Med. 340 (1999) 920–926.

Heberden, W.: Some account of a disorder of the heart. Med. Trans. R. Coll. Physicians 2 (1768) 59–67.

Hellerstein, H.K., E.H. Friedmann: Sexual activity and the postcoronary patient. Med. Aspects Hum. Sexual. 3 (1969) 70–75.

Herrington, D.M., D.M. Reboussin, K.B. Brosnihan, P.C. Sharp, S.A. Shumaker, T.E. Snyder, C.D. Furberg, G.J. Kowalchuk, T.D. Stuckey, W.J. Rogers, D.H. Givens, D. Waters: Effects of estrogen replacement on the progression of coronary-artery atherosclerosis. N. Engl. J. Med. 343 (2000) 522–529.

Heublein, B., H.J. Pech: Linksventrikuläre Funktion bei chronisch-ischämischer Herzkrankheit in Ruhe und unter Belastung sowie bei akutem Myokardinfarkt. Dissertation B, Humboldt-Universität zu Berlin, 1978.

Hood, S., D. Birnie: Reduced intensity of anticoagulation may be indicated. Letters. Brit. Med. J. 314 (1997) 222.

Hueb, W.A., G. Bellotti, S.A. Oliveira, S.Arie, C.P. de Albuquerque, A.D. Jatene, F. Pileggi: Medicine, Angioplasty or Surgery Study (MASS): a prospective randomized trial for single proximal anterior descending artery stenosis. J. Am. Coll. Cardiol. 26 (1995) 1600–1605.

Hulley, S., D. Grady, T. Bush, C. Furberg, D. Herrington, B. Riggs E. Vittinghoff: Randomized trial of estrogen plus progestin for secondary prevention of coronary heart disease in postmenopausal women. Heart and Estrogen/Progestin Replacement Study (HERS). JAMA 280 (1998) 605–613.

Hutchins, G.M., B.H. Bulkley: Infarct expansion versus extension: Two different complications of acute myocardial infarction. Amer. J. Cardiol. 41 (1978) 1127–1132.

Inoue, S., S. Hoshino, H. Miyoshi: Identification of a novel isoform of estrogen receptor, a potential inhibitor of estrogen action, in vascular smooth muscle cells. Biochem. Biophys. Res. Comm. 219 (1996) 766–772.

International Joint Efficacy Comparison of Thrombolytics. Randomized, double-blind comparison of reteplase double-bolus administration with streptokinase in acute myocardial infarction (INJECT): trial to investigate equivalence. Lancet 346 (1995) 329–336.

ISIS-1 Collaborative Group: Randomized trial of intravenous atenolol among 16 027 cases of suspected acute myocardial infarction. Lancet II (1986) 57–66.

ISIS-2 (Second International Study of Infarct Survival) Collaborative Group. Randomized trial of intravenous streptokinase, oral aspirin, both or neither among 17.187 cases of suspected myocardial infarction: ISIS-2. Lancet II (1988) 350–360.

ISIS-3 (Third International Study of Infarct Survival) Collaborative Group. ISIS-3: A randomized comparison of streptokinase vs. anistreplase and of aspirin plus heparin vs. Aspirin alone in 41.299 cases of suspected myocardial infarction. Lancet 339 (1992) 770–773.

ISIS-4 Collaborative Group: Fourth international study of infarction survival: protocol for a large simple study of effect of oral mononitrate, of oral captopril, and of intravenous magnesium. Am. J. Cardiol. 68 (1991) 87D–100D.

James, M.A.: Clinical effects of anticoagulants in suspected acute myocardial infarction. Letters. Brit. Med. J. 314 (1997) 222.

Jennings, R., H. Sommer, G. Smyth: Myocardial necrosis induced by temporary occlusion of a coronary artery in the dog. Arch. Path. 70 (1960) 82–93.

Jollis, J.G., E.D. Peterson, E.R. DeLong, D.B. Mark, R. Collins, L.H. Muhlbaier, D.B. Pryor: The relation between the volume of coronary angioplasty procedures at hospitals treating Medicare beneficiaries and short-term mortality. N Engl. J. Med. 331 (1994) 1625–1629.

Kane, J.P., M.J. Malloy, T.A. Ports, N.R, Phillips, J.C. Diehl, R.J. Havel: Regression of coronary atherosclerosis during treatment of familial hypercholesterinaemia with combined drug regimens. JAMA 264 (1990) 3007–3012.

Kannel, W.B., M. Feinleib: Natural history of angina pectoris in the Framingham Study. Am. J. Cardiol. 29 (1972) 154–161.

Kannel, W.B., J.T. Doyle, P.M. McNamara, P. Quickenton, T. Gordon: Precursors of sudden coronary death. Factors related to the incidence in the late postinfarction period. Circulation 47 (1973) 606–613.

Kannel, W.B.: Coronary risk factors. I. Recent highlights from the Framingham Study. Aust. N. Z. J. Med. 6 (1976) 373–377.

Keys, A.: Seven Countries. A multivariate analysis of death and coronary heart disease. Harvard University Press, Cambridge, Massachusetts & London, England, 1980.

Kent, K.M., E.R. Smith, D.R. Redwood, S.E. Epstein: Beneficial electrophysiologic effects of nitroglycerin during acute myocardial infarction. Amer. J. Cardiol. 33 (1974) 513–516.

Ketley, D., K.L. Woods: Use of anticoagulants in suspected acute myocardial infarction in Europe varies. Letters. Brit. Med. J. 314 (1997) 222.

Kimura, T., H. Yokoi, Y. Nakagawa, T. Tamura, S. Kaburagi, Y. Sawada, Y. Sato, H. Yokoi, N. Hamasaki, H. Nosaka, M. Nobuyoshi: Three-year follow-up after implantation of metallic coronary-artery stents. N. Engl. J. Med. 334 (1996) 561–566.

Kinch, J.W., T.J. Ryan: Right ventricular infarction. N. Engl. J. Med. 330 (1994) 1211–1217.

King III, S.B., N.J. Lembo, W.S. Weintraub, A.S. Kosinski, H.X. Barnhart, M.H. Kutner, N.P. Alazraki, R.A. Guyton, X-Q. Zhao for the Emory Angioplasty versus Surgery Trial (EAST): A randomised trial comparing coronary angioplasty with coronary bypass surgery. N. Engl. J. Med. 331 (1994) 1044–1050.

Knoebel, S.B., S. Rasmussen, J.R. Noble, M.J. Mihalick: Nitroglycerin and premature ventricular complexes in myocardial infarction. Brit. Heart J. 37 (1975) 1064–1068.

Knopp, R.H., C.E. Walden, B.M. Retzlaff, B.S. McCann, A.A. Dowdy, J.J. Albers, G.O. Gey, M.N. Cooper: Long-term cholesterol-lowering effects of 4-fat-restricted diets in hypercholesterinemic and combined hyperlipidemic men. The Dietary alternatives study. JAMA 278 (1997) 1509–1515.

Knutsen, R., S.F. Knutsen, J.D. Curb, D.M. Reed, J.A. Kautz, K. Yano: The predictive value of resting electrocardiograms for 12-years incidence of coronary heart disease in the Honolulu Heart Program. J. Clin. Epidemiol. 41 (1988) 293–302.

Kober, L., C. Torp-Pedersen, J.E. Carlsen, H. Bagger, P. Eliasen, K. Lyngborg, J. Videbaek, D.S. Cole, L. Auclert, P.E. Aliot, S. Persson, A.J. Camm for the Trandolapril Cardiac Evaluation (TRACE) Study Group: A clinical trial of the angiotensin-converting-enzyme-inhibitor trandolapril in patients with left ventricular dysfunction after myocardial infarction. N. Engl. J. Med. 333 (1995) 1670–1676.

Koenig, W., M. Sund, M. Fröhlich, H.G. Fischer, H. Löwel, A. Döring, W.L. Hutchinson, M.B. Pepys: C-reactive protein, a sensitive marker of inflammation, predicts future risk of coronary heart disease in initially healthy middle-aged men. Circulation 99 (1999) 237–242.

Kolenda, K.-D.: Sozialmedizinische Beurteilung und Beratung von Patienten mit koronarer Herzkrankheit. Dtsch. med. Wschr. 123 (1998) 741–747.

Kolodgie, F.D., P.S. Wilson, J.F. Cornhill, E.E, Herderick, W.J. Mergner, R. Virmani: Increased prevalence of aortic fatty streaks in cholesterol-fed rabbits administered intravenous cocaine: the role of vascular endothelium. Toxicol. Pathol. 21 (1993) 425–435.

Krasemann, E. W., E.O. Krasemann, B. Bockel: Verändern chronische Herzerkrankungen das Sexualverhalten? Herz/Kreisl. 25 (1993) 47–51.

Krüger, B.: Etofibrate therapy and effect of added low-dose cholestyramine in patients with combined hyperlipaemia. Int. J. Clin. Pharm. Res. XIV (1994) 177–183.

LaDue, J.S., F. Wroblewski, A. Karmen: Serum glutamic oxalecetic transaminase activity in human transmural myocardial infarction. Science 120 (1954) 497–501.

Lafferty, F.W., M.E. Fiske: Postmenopausal estrogen replacement: A long-term cohort study. Am. J. Med. 97(1) (1994) 66–77.

La Rovere, T.M., J.T. Bigger, M. Fi, P.J. Schwarz: Baroreflex sensitivity and heart rate variability in prediction of total cardiac mortality after myocardial infarction. ATRAMI (Autonomic Tone and Reflexes After Myocardial Infarction) investigators. Lancet 351 (1998) 478–484.

Laubinger, G., E.O. Krasemann: Zwischenfälle in den Hamburger Herzgruppen 1983–1993. Münch. Med. Wschr. 137 (1995) 301–304.

Leftkovitz, J. E.W. Plow, E.J. Topol: Platelet glycoprotein IIb/IIIa receptors in cardiovascular medicine. N. Engl. J. Med. 332 (1995) 1553–1559.

Leizorovicz, A., J.P. Boissel, D. Julian, A. Castaigne, M.C. Haugh for the Members of the European Myocardial Infarction Project (EMIP): Prehospital thrombolytic therapy in patients with suspected acute myocardial infarction. N. Engl. J. Med. 329 (1993) 383–389.

Lenz, A., A. Wetzel: Die Stammstenose der linken Koronararterie–eine klinische, elektrokardiographische und angiokardiographische Studie. Dissertation, Humboldt-Universität, 1994.

Leon, A.S., M.J. Myers, J. Connett for the MIRFIT Research group. Leisure time physical activity and the 16-year risks of mortality from coronary heart disease and all-causes in the Multiple Risk Factor Intervention Trial (MRFTI). Int. J. Sports Med. 18 (1997) (Suppl. 3), S. 208–S 215.

Levy, D.: Left ventricular hypertrophy: Epidemiological insights from the Framingham Heart Study. Drugs 35 (Suppl. 5) (1988) 1–5.

Lewerenz, H., B. Friedel: Krankheit und Verkehr. Gutachten des Gemeinsamen Beirates für Verkehrsmedizin beim Bundesminister für Verkehr und beim Bundesminister für Jugend, Familie und Gesundheit. Schriftenreihe Bonn, H. 67, 1985.

Lichtlen, P.R.: Koronarangiographie. Straube, Erlangen 1979.

Lindahl, B., P. Venge, L. Wallentin for the FRISC Study Group: Relation between troponin T and the risk of subsequent cardiac events in unstable coronary artery disease. Circulation 93 (1996) 1651–1657.

Linderer, T., R. Schröder, R. Arntz, M.L. Heineking, W. Wunderlich, K. Kohl, F. Forycki, R. Henzgen, J. Wagner: Prehospital thrombolysis. J. Amer. Coll. Cardiol. 22 (1993) 1304–1310

Long-term Intervention with pravastatin in ischemic heart disease (LIPID) Study Group: Prevention of cardiovascular events and death with pravastatin in patients with coronary heart disease and a broad range of initial cholesterol levels. N. Engl. J. Med. 339 (1998) 1349–1357.

Losordo, D.W., M. Kearney, E.A. Kim, J. Jekanowsky, J.M. Isner: Variable expression of the estrogen receptor in normal and atherosclerotic coronary arteries of premenopausal women. Circulation 89 81994) 1501–1510.

Lown, B., B.D. Kosowsky, M.D. Klein: Pathogenesis, prevention and treatment of arrhythmias in myocardial infarction. Circulation 39/40 (Suppl. 3) (1969) 261–270.

Lown, B.: Sudden cardiac death: biobehavioral perspective. Circulation 76 (1987) I-186–196.

Ludwig, E., R.A. Parsi: Beziehung zwischen elektrokardiographischen und hämodynamischen Parametern bei akutem Myokardinfarkt. Dt. Gesundh.-Wesen 36 (1981) 1781–1783.

Ludwig, E., R.A. Parsi, H.J. Pech, K. Berwing: Wirkung des Nitroglycerins (Nitrangin®) auf das Erregungsbildungs- und -leitungssystem bei Patienten mit ischämischer Herzkrankheit–eine His-Bündel-EKG-Studie. Dt. Gesundh.-Wesen 36 (1981a) 165–169.

MAAS Investigators: Effect of simvastatin on coronary atheroma: the Multicentre Anti-Atheroma Study (MAAS). Lancet 344 (1994) 633–638.

Maier, H., M. Tisch, C. Conradt, M. Pötschke-Langer: Alkoholkonsum und Krebs des oberen Aerodigestivtraktes bei Frauen. Dtsch. Med. Wschr. 124 (1999) 851–854.

Manson, J.E., G.A. Colditz, M.J. Stampfer, W.C. Willett, B. Rosner, R.R. Monson, F.E. Speizer, C.H. Henneckens: A prospective study of obesity and risk of coronary heart disease in women. N Engl. J. Med. 322 (1990) 882–889

Manz, M., B. Lüderitz: Der plötzliche Herztod–Möglichkeiten und Grenzen der medikamentösen Therapie. Z. Kardiol. 81 (1992) 237–245.

Marcus, F.I., L.A. Cobb, J.E. Edwards, L. Kuller, A.J. Moss, J.T. Bigger, J.L. Fleiss, L. Rolnitzky, R. Serokman, Multicenter post infarction research group: Mechanism of death and prevalence of myocardial ischemic symptoms in the terminal event after acute myocardial infarction. Am J. Cardiol. 61 (1988) 8–15.

Margolis, J.R., R.F. Gillum, M. Feinleib, R. Brasch, R. Fabsitz: Community surveillance for coronary heart disease. The Framingham Cardiovascular Disease Survey. Comparison with the Framingham Heart Study and previous short-term studies. Am J. Cardiol. 37 (1976) 61–67.

Markreiter, M., R. v. Essen: Heutiger Stand der präklinischen Infarkttherapie. Fortschr. Med. 112 (1994) 113–116.

Marmot, M., E. Brunner: Alcohol and cardiovascular disease: the status of the u-shaped curve. Brit. Med. J. 303 (1991) 565–568.

Memmola, C., V.F. Napoli, M. Ayuso, K. Valsamis, S. Iliceto, P. Rizzon: Echokardiographie der Koronararterien. In: Schmaizl, K.J.G. (Hrsg.): Kardiale Ultraschalldiagnostik. Blackwell Wissenschaft, Berlin 1994, S. 701–709.

Mendelsohn, M.E., R.H. Karas: Estrogen an the blood vessel wall. Curr. Opin. Cardiol. 9 (1994) 619–626.

Mendelsohn, M.E., R.H. Karas: The protective effects of estrogen on the cardiovascular system. N. Engl. J. Med. 340 (1999) 1801–1811.

Mensink, G.B.M., H. Hoffmeister: The relationship between resting heart rate and all-cause, cardiovascular and cancer mortality. Eur. Heart J. 18 (1997) 1404–1410.

Merlini, P.A., K.A. Bauer, L. Oltrona, D. Ardissino, M. Cattaneo, C. Belli, P.M. Manucci, R.D. Rosenberg: persistent activation of coagulation mechanism in unstable angina and myocardial infarction. Circulation 90 (1994) 61–68.

MIAMI Trial Research Group: Metoprolol in acute myocardial infarction (MIAMI). A randomized placebo-controlled international trial. Eur. Heart J. 6 (1985) 199–211.

Mintz, G.S., R. Hoffmann, R. Mehran, A.D. Prichard, K.M. Kent, L.F. Sattler, J.J. Popma, M.B. Leon: Instent restenosis: the Washington Hospital Centre experience. Am. J. Cardiol. 81 (1998) 7E–13E.

MMWR. Cigarette smoking attributable mortality

and years of potential life lost-United States, 1990. Morb. Mort. Wkly. Rep. 42 (1993) 645–649.
Moraski, R.E., R.O. Russell, M. Smith, C.R. Rackley: Relationship between one, two and three vessel coronary artery disease, left ventricular function and myocardial infarction. Amer. J. Cardiol. 35 (1975) 1–10.
Mosca, L., S.M. Grundy, D. Judelson, K. King, M. Limbacher, S. Oparil, R. Paternak, T.A. Pearson, R.F. Redberg, S.C. Smith, M. Winston, S. Zinberg: Guide to preventive cardiology for women. J. Am. Coll. Cardiol. 33 (1999) 1751–1755.
Moss, A.J., W.J. Hall, D.S. Cannom, J.P. Daubert, S.L. Higgins, H. Klein, J.H. Levine, S. Saksena, A.L. Waldo, D. Wilber, M.W. Brown, M. Heo for the Multicenter Automatic Defibrillator Implantation trial Investigators: Improved survival with an implanted defibrillator in patients with coronary disease at high risk for ventricular arrhythmia. N. Engl. J. Med. 335 81996) 1933–1940
Muller, J.E., R.E. Rude, E. Braunwald, T.D. Hartwell, R. Roberts, B.E. Sobel, C. Ritter, C.B. Parker, A.S. Jaffe, P.H. Stone, D.S. Raabe, J.T. Willerson, T. Robertson and the MILIS Study Group: Myocardial infarct extension: Occurrence, outcome and risk factors in the multicenter investigation of limitation of infarct size. Ann Intern. Med. 108 (1988) 1–6.
Muller, J.E., A. Mittelman, M. Maclure, J.B. Sherwood, G.H. Tofler: Triggering myocardial infarction by sexual activity. Low absolute risk and prevention by regular physical exertion. Determinants of Myocardial Infarction Onset Study Investigators. JAMA 275 (1996) 1405–1409.
Myerburg, R.J., K.M. Kessler, A. Castellanos: Sudden cardiac death: Structure, function, and time dependence of risk. Circulation 85 (Suppl.I) (1992) I-2–I-10.
Nakhjavan, F.K., A.P. Goldman, G.H. Hutt: Emergency percutaneous transluminal coronary angioplasty of left main stenosis. Am. Heart J. 114 (1987) 643–646.
National Institute of Health Consensus Conference: Triglyceride, high-density lipoprotein, and coronary heart disease. J. Amer. Med. Ass. 269 (1993) 505–510.
NCEP: Summary of the second report of the National Cholesterol Education Program (NCEP): Expert Panel on detection, evaluation, and treatment of high blood cholesterol in adults. JAMA 269 (1993) 3015–3023.
Neuhaus, K.L.: Qualitätssicherung bei Koronararteriendilatation. Deutsch. Ärztebl. 51 (1996) 3383–3385.
Nishimura, R.A., H.V. Schaff, C. Shub, B.J. Gersh, W.D. Edwards, A.J. Tajik: Papillary muscle rupture complicating acute myocardial infarction: Analysis of 17 patients. Am. J. Cardiol. 51 (1983) 373–377.
Norwegian Multicentre Study Group. Timolol-induced reduction in mortality and reinfarction in patients surviving acute myocardial infarction. N. Engl. J. Med. 304 (1981) 801–807.
Ohman, E.M., P.W. Armstrong, R.H. Christenson, C.B. Granger, H.A. Katus, C.W. Hamm, M. A., O'Hanesian, G.S. Wagner, N.S. Kleiman, F.E. Harrell, R.M. Califf, E.J. Topol, for GUSTO-IIa Investigators: Cardiac troponin T levels for risk stratification in acute myocardial infarction. N. Engl. J. Med. 335 (1996) 1333–13341.
Oliver, MF.: The metabolic response to the heart attack. Heart & Lung 4 (1975) 57–63.
Opherk, D., H. Zebe, E. Weihe, G. Mall, W. Mäurer, B. Gravert, H. Mehmel, G. Schuler, W. Kübler: Das Syndrom pectanginöser Beschwerden bei Patienten mit normalem Koronarogramm. Dtsch. med. Wschr. 106 (1981) 1686–1691.
Ornish, D., S.E. Brown, L.W. Scherwitz, J.H. Billings, W.T. Armstrong, T.A. Ports, S.M. McLananhan, R.L. Kirkeeide, R.J. Brand, K.L. Gould: Can lifestyle changes reserve coronary artery disease. Lancet 336 (1990) 591–596.
Ott, I., F.J. Neumann, M. Gawaz, A. May, M. Schmitt, A. Schömig: Increased neutrophil-platelet interaction in patients with unstable angina. Circulation 93 (1996) 1239–1246.
Pantridge, J.F., Geddes, J.S.: A mobile intensiv care unit in the management of myocardial infarction. Lancet 2 (1967) 271–273.
Parker, F.B. jr.: Retrograde and antegrade pressures and flows in preinfarction syndrome. Circulation 50 (Suppl. II) (1974) 122–129.
Parker, J.O.: State-of-Art-Lecture. Nitrate und Mobilität. IX. Hamburger Nitroglyzerin-Symposium, Mai 1999.
Parsi, E.: Hämodynamische und elektrophysiologische Wirkungen von Koronarpharmaka bei Patienten mit und ohne Koronararterienstenosen. Dissertation B, Humboldt-Universität zu Berlin, 1986.
Parsi, E., R.A. Parsi, K. Kothe: ECG criteria and thrombolysis in acute myocardial infarction. In: Schubert, E. (Hrsg.): Electrocardiology '87, Akademie-Verlag, Berlin, 1988, S. 457–460.
Parsi, E., R.A. Parsi, K. Kothe: Prognostische Bedeutung der ST-Strecken-Senkung bei instabiler Angina pectoris. XIV. Kongreß der GKA, Berlin, März 1989, Poster 152.
Parsi, E., R.A. Parsi: Elektrophysiologische Wirkungen von Propranolol und Cordanum. Z. Klin. Med. 13 (1990) 1147–1149
Parsi, R.A., H. Semmler, R. Seidel: Die Bedeutung des Ruhe-Elektrokardiogramms für die Diagnostik der ischämischen Herzkrankheit. Dtsch. Ges.wesen 29 (1974) 647–652.
Parsi, R.A., U. Stürmer, R. Seidel, B. Wolff: Ein Modell zur Einschätzung des Schweregrades der Koronarsklerose mittels unblutiger Untersuchungsmethoden unter Anwendung der Diskriminanzanalyse. Dtsch. Ges.wesen 29 (1974a) 2413–2419.
Parsi, R.A.: Assessment of severity of chronic ische-

mic heart disease and acute myocardial infarction with the help of ECG. Adv. Cardiol. 19 (1977) 220–223.

Parsi, R.A., B. Heublein, H.-J. Pech, E. Ludwig, K. Berwing, M. Böhm: Bewertung der Herzfunktion. 4. Mitteilung: Hämodynamische Veränderungen bei akutem Myokardinfarkt. Dt. Gesundh.-Wesen 32 (1977a) 581–586.

Parsi, R.A., E. Ludwig: Stellenwert der klinischen Elektrokardiographie in der Diagnostik und Beurteilung der chronisch ischämischen Herzkrankheit. Dt. Gesundh.-Wesen 32 (1977b) 1969–1974.

Parsi, R.A.: Die ischämische Herzkrankheit. Akademie-Verlag, Berlin 1981.

Parsi, R.A., E. Ludwig, H.J. Pech, K. Berwing:
Influence of dipyridamole on conduction system in patients with coronary heart disease. A His bundle study. In: Antalóczy, Z., I. Préda (Hrsg.): Electrocardiology '81, Akadémiai Kiadó, Budapest 1981a, S 79–82.

Parsi, R.A.: Überwachungsparameter und Therapiestrategie bei instabiler Angina pectoris. In: Engelmann, L. (Hrsg.): Die instabile Angina pectoris. Johann Ambrosius Barth, Leipzig 1985, S. 75–77.

Parsi, R.A., E. Parsi, D. Modersohn: Hämodynamische und elektrophysiologische Wirkungen von Trapidil (Rocornal®) bei Patienten mit chronisch ischämischer Herzkrankheit. Z. Klin. Med. 41 (1986) 655–658.

Parsi, R.A., K. Kothe, E. Parsi: ECG in unstable angina. 14. Intern. Congress on Electrocardiology, Berlin 1987, Abstracts.

Parsi, R.A.: Diagnostikstrategie bei ischämischer Herzkrankheit. Z. Klin. Med. 42 (1987) 137–139.

Parsi, R.A., E. Parsi: Differenzierte hämodynamische Wirkungen des Dipyridamols (Curantyl®) bei Patienten mit ischämischer Herzkrankheit. Z. Klin. Med. 45 (1990) 215–217.

Pauli-Magnus, C., M. Eichelbaum: Arzneimittelinteraktionen bei der Therapie mit CSE-Hemmern. Arzneimitteltherapie 16 (1998) 343–350.

Pech, H.J., R.A. Parsi, W. Porstmann, B. Heublein: Funktion des linken Ventrikels unter frequenzinduzierter Angina pectoris. Z. ges. inn. Med. 35 (1980) 785–792.

Pech, H.J., R.A. Parsi: Zur Wirkung von Pentaerytrityl-tetranitrat (Pentalong longo®) auf die Herzfunktion bei Patienten mit chronisch-ischämischer Herzkrankheit. Dtsch. Gesundh.-Wesen 38 (1983) 967–973.

Pech, H.J., R.A. Parsi: Effect of slow-release ISDN on cardiac function in patients with coronary heart disease during bicycle ergometry. Cor Vasa 28 (1986) 257–265.

Pech, H.J., J. Witte, P. Romaniuk, R.A. Parsi, W. Porstmann: Left ventricular mass in coronary artery disease without hypertension. Hemodynamic and angiocardiographic study. Brit. Heart J. 36 (1974) 362–367.

Pedersen, R. for The Scandinavian Simvastatin Survival Study Group: Randomized trial of cholesterol lowering in 4444 patients with coronary heart disease: the Scandinavian Simvastatin Survival Study (4S). Lancet 344 (1994) 1383–1389.

Peterson, K.L., D. Skloven, P. Ludbrock, J.B. Uther, J. Ross: Comparison of isovolumic and ejection phase indices of myocardial performance in man. Circulation 49 (1974) 1088–1101.

Pepine, C.J. P.F. Cohn, P.C. Deedwania R.S. Gibson, E. Handberg, J.A. Hill, E. Miller, R.G. marks, U. Thadani: The prognostic and economic implications of strategy to detect and treat asymptomatic ischemia: the atenolol silent ischemia trial (ASIST) protocol. Clin. Cardiol. 14 (1991) 457–462.

Pepine, C.J. P.F. Cohn, P.C. Deedwania R.S. Gibson, E. Handberg, J.A. Hill, E. Miller, R.G. Marks, U. Thadani: Effects on treatment on outcome in mildly symptomatic patients with ischemia during daily life. The atenolol silent ischemia Study (ASIST). Circulation 90 (1994) 762–768.

Pfeffer, M.A., E. Braunwald, L.A. Moye L. Basta, E.D. Brown, T.E. Cuddy, B.R. Davis, E.M. Geltman, S. Goldman, G.C. Flaker, M Klein, G.A. Lamas, M. Packer, J. Rouleau, J.L. Rouleau, J. Rutherford, J.H. Wertheimer, C. M-. Hawkins on behalf of the SAVE Investigators: Effect of captopril on mortality and morbidity in patients with left ventricular dysfunction after myocardial infarction. Results of the survival and ventricular enlargement trial. N. Engl. J. Med. 327 (1992) 669–677.

Philips, J.H., N.P. DePasquale, G.E. Burch: The electrocardiogram in infarction of the anterolateral papillary muscle. Amer. Heart J. 66 (1963) 338–342.

Picano, E., A. Pingitore, R. Sicari, G. Minardi, N. Gandolfo, G. Seveso, F. Chiarella, L. Bolognese, G. Chiaranda, M.G. Sclavo: Stress echocardiographic results predict risk of reinfarction early after uncomplicated acute myocardial infarction: large-scale multicenter study. J. Amer. Cardiol. 26 (1995) 908–913.

Picano, E.: Stress echocardiography. 3. Aufl., Springer Verlag, Berlin, Heidelberg, New York, London, Paris, Tokyo, Hong Kong, Barcelona, Budapest 1996.

Pitt, B., D. Waters, W.V. Brown, A.J. van Boven, L. Schwartz, L.M. Title, D. Eisenberg, L. Shurzinske, L.S. McCormick, for the Atorvastatin versus Revascularization Treatment Investigators: Aggressive lipid-lowering therapy compared with angioplasty in stable coronary artery disease. N. Engl. J. Med. 341 (1999) 70–76.

Pocher, K., B. Heublein, R.A. Parsi: Zur Häufigkeit der Symptomenkombination–Hepatomegalie und beidseitige prätibiale Ödeme–als Hinweis für manifeste kardiale Dekompensation bei röntgenologisch kardiovaskulär Befundverdächtigen im Vergleich zu bei röntgenologisch kardiovaskulär

Nicht-Befundverdächtigen. Dtsch. Ges.wesen. 26 (1976) 1203–1208.

Pocher, K., B. Heublein, R.A. Parsi: Welcher Anteil der Patienten mit linksventrikulärer Hypertrophie des Herzens kann mit Hilfe der Volkreihenröntgenunteruschung erfaßt werden? Z. Alternsforsch. 29 (1975) 349–353.

Pocock, S.J., R.A. Henderson, A.F. Rickards, J.R. Hampton, S.B. King III, C.W. Hamm, J. Puel, W. Hueb, J.J. Goy, A. Rodriguez: Meta-analysis of randomized trials comparing coronary angioplasty with bypass surgery. Lancet 346 (1995) 1184–1189.

Porstmann, W., R.A. Parsi, P. Romaniuk, H.J. Pech: Die perkutane transluminale Koronar-Angioplastik–ein Katheterverfahren zur Behandlung singulärer Koronararterienstenosen. Dt. Gesundh.-Wesen 34 (1979) 1224–1229.

Post (CABG) Coronary Artery Bypass Graft Trial Investigators: The effect of aggressive lowering of low-density lipoprotein cholesterol levels and low-dose anticoagulation on obstructive changes in saphenous-vein coronary-artery bypass grafts. N. Engl. J. Med. 336 (1997) 153–162.

Pratt, C.M., M.J. Francis, J.C. Luck, C.R. Wyndham, R.R. Miller, M.A. Quinones: Analysis of ambulatory electrocardiograms in 15 patients during spontaneous ventricular fibrillation with special reference to preceding arrhythmic events. J. Am. Coll. Cardiol. 2 (1983) 789–797.

PRISM-PLUS Investigators: Inhibition of the platelet glycoprotein IIb/IIIa with tirofiban in unstable angina and non-Q-wave myocardial infarction. N. Engl. J. Med. 338 (1998) 1488–1497.

Prinzmetal, M., R. Kennamer, T. Wada: Angina pectoris I. A variant form of angina pectoris. Preliminary report. Am J. Med. 27 (1959) 375–385.

Puel, J., E. Karouny, F. Marco, B. Assoun, M. Galinier, M. Elbaz, M.J. Alibelli, J.B. Bounhoure: Angioplasty versus surgery in multivessel disease: immediate results and in-hospital outcome in a randomized prospective study. Circulation 86 (Suppl. I) (1992) 372–384.

Pyörälä, K., G. De Backer, I. Graham, P.A. Poole-Wilson, D. Wood on behalf of the Task Force. Prevention of coronary heart disease in clinical practice. Recommendations of the Task Force of the European Society of Cardiology, European Atherosclerosis Society and European Society of Hypertension. Eur. Heart J. 15 (1994) 1500–1531.

Rahimtoola, S.H.: The hibernating myocardium. Am Heart J. 117(1989) 211–221.

Rawles, J.: Should patients with suspected acute myocardial infarction without ST elevation be given thrombolytic treatment? Eur. Heart J. 18 (1997)899–906.

Redondo, M., H.H. Watzke, B. Stucki, I. Sulzer, F. Demarmels Biasiutti, B.R. Binder, M. Furlan, B. Lämmle, W.A. Wuillemin: Coagulation Factors II, V, VII, and X, prothrombin gen 20210G → A transition, and factor V Leiden in coronary artery disease. High Factor V Clotting Activity is an independent risk factor for myocardial infarction. Arterioscler. Thromb. Vasc. Biol. 19 (1999) 1020–1025.

Rentrop, P., H. Blanke, K.R. Karsch, H. Kaiser, H. Köstering, K. Leitz: Selective coronary thrombolysis in acute myocardial infarction and unstable angina. Circulation 63 (1981) 307–317.

Rich-Edwards, J.W., J.E. Manson, C.H. Hennekens, J.E. Buring: The primary prevention of coronary heart disease in women. N. Engl. J. Med. 332 (1995) 1758–1766.

Roberts, R. W.J. Rogers, H.S. Muller, C.T. Lambrew, D.J. Diver, J.T. Willerson, G.L. Knatterud, S. Forman, E. Passamani: Immediate versus deferred beta-blockade following thrombolytic therapy in patients with acute myocardial infarction: results of the Thrombolysis in Myocardial Infarction (TIMI) II-B Study. Circulation 83 (1991) 422–437.

Rodriguez, A., F. Boullon, N. Perez-Balino, C. Paviotti, M.I. Liprandi, I.F. Palacios: Argentine randomised trial of percutaneous transluminal coronary angioplasty versus coronary artery bypass surgery in multi-vessel disease (ERACI): in-hospital results and 1-year follow-up. J. Amer. Coll. Cardiol. 22 (1993) 1060–1067.

Rogers, W.J., E.L. Alderman, B.R. Chaitman, G. DiSciascio, M. Horan, B. Lytle, M.B. Mock, A.D. Rosen, K. Sutton-Tyrell, B.H. Weiner: Bypass Angioplasty Revascularization Investigation (BARI): baseline clinical and angiographic data. Am. J. Cardiol. 75 (1995) 9C–17C.

Romo, M.: Factor related to sudden death in acute ischemic heart disease. A community study in Helsinki. Acta Med. Scand. Suppl. 547 (1972) 1–92.

Rosen, S.D., N.G. Uren, J.C. Kaski, D. Tousoulis, G.J. Davies, P.G. Camici: Coronary vasodilator reserve, pain perception, and sex in patients with syndrome X. Circulation 90 (1994) 50 -60.

Ross, R.: Atherosclerosis–an inflammatory disease. N. Engl. J. Med. 340 (1999) 115-126

Royal College of General Practitioners, Office of Population Censuses and Surveys. Morbidity statistics from general practice 1981–82 (third national study). HSMO, (Series MB5, No 1:23), London, 1986.

Rozanski, A., J.A. Blumenthal, J. Kaplan: Impact of psychological factors on the pathogenesis of cardiovascular disease and implication for therapy. Circulation 99 (1999) 2192–2217.

Ryan, T.J., F.J. Klocke, W.A. Reynolds: Clinical competence in percutaneous transluminal coronary angioplasty: a statement for physicians from ACP/ ACC/AHA Task Force on Clinical Privileges in Cardiology. J. Am. Coll. Cardiol. 15 (1990) 1469–1474.

Ryan, T.J., W.B. Baumann, J.W. Kennedy, D.J. Kereiakes, S.B. King, B.D. McCallister, S.C. Smith,

B.J. Ullyot: Guidelines for percutaneous transluminal coronary angioplasty. Circulation 88 (1993) 2987–3007.

Scandinavian Simvastatin Survival Study Group: Randomized trial of cholesterol lowering in 4444 patients with coronary heart disease: the Scandinavian Simvastatin Survival Study (4 S). Lancet 344 (1994) 1383–1389.

Schatzkin, A., L.A. Cupples, T. Heeren, S. Morelock, M. Mucatel, W.B. Kannel: The epidemiology of sudden unexpected death: risk factors for men and women in the Framingham Heart Study. Am Heart J. 107 (1984) 1300–1306.

Schechter, D.C.: Cardiac structural and functional changes after myocardial infarction. V. Papillary muscle dysfunction and rupture. N.Y. State J. Med. 74 (1974) 1615–1621.

Schenk, K.E., K.P. Schüren, H.J. Buschmann, J. Dehnert, V. Meyer, B. Ramdohr, R. Schröder: Rhythmusstörung bei Digitalisbehandlung von Patienten mit akutem Myokardinfarkt. Dt. Med. Wschr. 96 (1971) 663–670. Schwandt, P., für die Lipid-Liga: Diagnostik und Therapie von Fettstoffwechselstörungen in der hausärztlichen Praxis. Sonderbeilage zum Dtsch. Ärztebl. Heft 4 (1996).

Seggewiß, H., H.K. Schmidt, D. Faßbender: Koronarangioplastie bei instabiler Angina pectoris: sofort oder im Intervall? Dtsch. med. Wschr. 118 (1993) 1611–1616.

Serruys, P.W., P. de Jaegere, F. Kiemmeneij, C. Macaya, W. Rutsch, G. Heyndrickx, H. Emanuelsson, J. Marco, V. Legrand, P. Materne, J. Belardi, U. Sigwart, A. Colombo, J.J. Goy, P. van den Heuvel, J. Delcan, M.A. Morel for the Benestent Study Group: A comparison of balloon-expandable-stent implantation with balloon angioplasty in patients with coronary artery disease. N. Engl. J. Med. 331 (1994) 489–495

Sharma, G.V., R.H. Deupree, S.F. Khuri, A.F. Parisi, R.J. Luchi, S.M. Scott: Coronary bypass surgery improves survival in high risk unstable angina. Results of a Veteran's Administration Cooperative Study with an 8 year follow up. Circulation 84 (Suppl. 5) (1991) III260–III267.

Shen, Y.T., R.K. Kudej, S.H. Bishop, S.F. Vatner: Inotropic reserve and histological appearance of hibernating myocardium in conscious pigs with ameroid-induced coronary artery stenosis. Basic Res. Cardiol. 91 (1996) 479–485.

SHEP Cooperative Research Group: Prevention of stroke by antihypertensive drug treatment in older person with isolated systolic hypertension. Final results of the systolic hypertension in elderly program (SHEP). JAMA 265 81991) 3255–3302.

Shepard, J., S.M. Cobbe, I. Ford, C.G. Isles, A.R. Lorimer, P.W. Macfarlane, J.H. McKillop, C.J. Packard: Prevention of coronary heart disease with pravastatin in men with hypercholesterinaemia. N. Engl. J. Med. 333 (1995) 1301–1307

Sigwart, U., J. Puel, V. Mirkovich, F. Joffre, L. Kappenberger.: Intravascular stents to prevent occlusion and restenosis after transluminal angioplasty. N. Engl. J. Med. 316 (1987) 710–716.

Sim, I., K.M. McDonald, P.W. Lavori, C.M. Norbutas, M.A. Hlatky: Quantitative overview of randomized trials of amiodarone to prevent sudden cardiac death. Circulation 96 (1997) 2823–2829.

Simonton, C.A., M.B. Leon, D.S. Baim, T. Hinohara, K.M. Kent, R. M. Bersin, B. H. Wilson, G. S. Mintz, P.J. Fitzgerald, P.G. Yock, J.J. Popma, K.K.L. Ho, D.E. Cutlip, C. Senerchia, R.E. Kuntz:: „Optimal" directional coronary atherectomy. Final results of the Optimal Atherectomy Restenosis Study (OARS). Circulation 97 (1998) 332–339.

Simoons, M.L., A.E.R. Arnold, A. Betriu, D.P. de Bono, J. Col, F.C. Dougherty, R. von Essen, H. Lambertz, J. Lubsen, B. Meier: Thrombolysis with tissue plasminogen activator in acute myocardial infarction: No additional benefit from immediate percutaneous coronary angioplasty. Lancet 1 (1988) 197–202.

Simpson, J.B., M.R. Selmon, G.C. Robertson, P.R. Cipriano, W.G. Hayden, D.E. Johnson, T.J. Forgaty: Transluminal atherectomy for occlusive peripheral vascular disease. Am J. Cardiol. 61 (1988) 96G

Smalling, R.W., C. Bode, J. Kalbfleisch, S. Sen, P. Limbourg, F. Forycki, G. Habib, R. Feldman, S. Hohnloser, A. Seals: More rapid, complete, and stable coronary thrombolysis with bolus administration of reteplase compared with alteplase infusion in acute myocardial infarction. Circulation 91 (1995) 2725–2732.

Spencer, F.C.: Bypass grafting for preinfarction angina. Circulation 35 (1972) 1314–1318.

Stadel, B.V.: Oral contraceptives and cardiovascular disease. N Engl. J. Med. 305 (1981) 672–677.

Stamler, J., D. Wentworeth, J.D. Neaton,: Is relationship between serum cholesterol and risk of premature death from coronary heart disease continuos and graded? J. Am. Med. Ass. 256 (1986) 2823–2828.

Stampfer, M. J., W.C. Willett, G.A. Colditz, F.E. Speizer, C.H. Hennekens: Past use of oral contraceptives and cardiovascular disease: a meta-analysis in the context of the Nurses Health Study. Am J. Obstet. Gynecol. 163 (1990) 285–291.

Stary, H.C.: Pathologie der Atherosklerose. In: Schwandt, P., W.O. Richter: Handbuch der Fettstoffwechselstörungen. Pathophysiologie, Diagnostik, Therapie und Prävention der Dyslipoproteinämien.

Schattauer, Stuttgart, New York 1995, S. 48–64.

Steinmetz, A.: MITRA-Studie, Satellitensymposium „Der KHK-Patient in der Sprechstunde". 105. Kongreß der GDIM, 10. 4. 1999, Wiesbaden.

Steffen, W., C.W. Hamm, J. Reimers, W. Terres, R. Köster, T. Meinertz: Erste klinische Ergebnisse mit der intrakoronaren Ultraschallangioplastie. Dtsch. med. Wschr. 120 (1995) 1609–1613.

Stephens, N.G., A. Parsons, P.M. Schofield, F. Kelly, K. Cheeseman, M.J. Mitchinson: Randomised controlled trial of vitamin E in patients with coronary disease. Cambridge Heart Antioxidant Study. Lancet 347 (1996) 781–786.

Stone, P.H., B.R. Chaitman, R.P. McMahon, T.C. Andrews, G. MacCallum, B. Sharaf, W. Frishman, J. Deanfield, G. Sopko, C. Pratt, D. Goldberg, W.J. Rogers, J. Hill, M. Proschan, C.J. Pepine, M.G. Bourassa, C.R. Conti for the ACIP Investigators. Asymptomatic cardiac ischemia pilot (ACIP) Study. Relationship between exercise-induced and ambulatory ischemia in patients with stable coronary disease. Circulation 94 81996) 1537–1544.

Stürmer, U., R.A. Parsi, R. Seidel: Ergebnisse der Anwendung eines Modells mit 9 Merkmalen zur Erfassung des Schweregrades der Koronarsklerose in der Koronarsprechstunde. Dtsch. Ges.Wesen 29 (1974) 2419–2425.

Sullivan, A.K., D.R. Holdright, C.A. Wright, J.L. Sparrow, D. Cunningham, K.M. Fox: Chest pain in woman. Clinical, investigative, and prognostic features. Brit. Med. J. 308 (1994) 883–885.

Swedberg, K., P. Held, J. Kjekshus, K. Rasmussen, L. Ryden, H. Wedel on behalf of the CONSENSUS II Study Group: Effect of early administration of enalapril on mortality in patients with acute myocardial infarction. Result of the Cooperative New Scandinavian Enalapril Survival Study II (CONSENSUS II). N. Engl. J. Med. 327 (1992) 678–684.

Swithinbank, J.M.: Perforation of the interventricular septum or papillary muscle complicating myocardial infarction. Brit. Heart J. 21 (1959) 562–565.

Task Force on the management of acute myocardial infarction of the European Society of Cardiology. Acute myocardial infarction: pre-hospital and inhospital management. Eur. Heart J. 17 (1996) 43–63.

Task Force of the European Society of Cardiology: Management of stable angina pectoris. Eur. Heart J. 18 (1997) 394–413.

Tatoulis, J., B.F. Buxton, J.A. Fuller, A.G. Royse: Total arterial coronary revascularization: techniques and results in 3,220 patients. Ann. Thorac. Surg. 68 (1999) 2093–2099.

Teo, K.K., S. Yusuf, C.D. Furberg: Effects of prophylactic antiarrhythmic drug therapy in acute myocardial infarction: an overview of results from randomized controlled trials. JAMA 270 (1993) 1589–1595.

TIMI Study Group: Comparison of invasive and conservative strategies after treatment with intravenous plasminogen activator in acute myocardial infarction: Results of the Thrombolysis in myocardial infarction (TIMI) phase II trial. N. Engl. J. Med. 320 (1989) 618–627.

Todd, I.C., D. Ballantyne: Antianginal efficacy of exercise training: a comparison with ß-Blockade. Br. Heart J. 64 (1990) 14–19.

Topol, E.J., R.M. Califf, B.S. George, D.J. Kereiakes, C.W. Abbottsmith, R.J. Candela, K.L. Lee, B. Pitt, R.S. Stack, W.W. O'Neill: A randomized trial of immediate versus delayed elective angioplasty after intravenous tissue plasminogen activator in acute myocardial infarction. N Engl. J. Med. 317 (1987) 581–588.

Topol, E.J., R.M. Califf, H.F. Weisman, S.G. Ellis, J.E. Tcheng, S. Worley, R. Ivanhoe, B.S. George, D. Fintel, M. Weston, K. Sigmon, K.M. Anderson, K.L. Lee, J.T. Willerson on behalf of The EPIC investigators: Randomized trial of coronary intervention with antibody against platelet IIb/IIIa integrin for reduction of clinical restenosis: results at six month. Lancet 343 (1994) 881–886.

Topol, E.J.: Coronary stents – gauging, gorging, and gouging. N. Engl. J. Med. 339 (1998) 1702–1704.

Ueno, M.: The so-called coition death. Jpn. J. Leg. Med. 127 (1963) 333–340.

Vaccarino, V., L. Parson, N.R. Every, H.V. Barron, H.M. Krumholz for the national Registry of Myocardial Infarction 2 Participants: Sex-based differences in early mortality after myocardial infarction. N. Engl. J. med. 341 (1999) 217–225.

Veegh, W., Ch. Bacjl, D. Schragel, G. Ernst, B. Schneider, C. Stöllberger: Der prognostische Wert der Dobutamin-Streßechokardiographie. Dtsch. med. Wschr. 124 (1999) 477–482.

Völler, H., H. Hahmann, H. Gohllke, G. Klein, B. Rombeck, S. Binting, S.N. Willich für die PIN-Studiengruppe: Auswirkung stationärer Rehabilitation auf kardiovaskuläre Risikofaktoren bei Patienten mit koronarer Herzkrankheit. Dtsch. med. Wschr. 124 (1999) 817–823.

Vuori, J., M. Märakäinen, A. Jääskeläinen: Sudden death and physical activity. Cardiology 63 (1978) 287–292.

Walden, C. E., B.M. Retzlaff, B.L. Buck, B.S. McCann, R.H. Knopp: Lipoprotein lipid response to the National Cholesterol Education Program step II diet by hypercholesterinemic and combined hyperlipidemic women and men. Arterioscler. Thromb. Vasc. Biol. 17 (1997) 375–382.

Wang, X., M. Oetgen, R. Maida, E. Lawrence, M.J. Peters, D. Zucker, N. Cohen, I. Moussa, S. Iyer, E. Kreps, M. Collins, G. Roubin, A. Colombo, J. Moses: The effectiveness of the combination of Plavix and aspirin versus Ticlyd and aspirin after coronary stent implantation. ACCIS'99 Poster Presentation , Abstract 1007–55.

Warnke, H., R.A. Parsi, E. Parsi, C. Kothe, J. Bohm, U. Engelmann, J. Kruse: Die Behandlungsstrategie bei instabiler Angina pectoris. Z. Klin. Med. 42 (1987) 1681–1683.

Waters, D.: Plaque stabilization: a mechanism for the beneficial effect of lipid-lowering therapies in angiographic studies. Prog. Cardiovasc. Dis. 37 (1994) 107–120.

Weihs, W., B. Anelli-Monti, H. Schuchlenz, St. Harb: Dopplerechokardiographische Beurteilung der diastolischen linksventrikulären Funktion bei koronarer Herzkrankheit. Dtsch. med. Wschr. 123 (1998) 1331–1336.

Welin, L., H. Eriksson, B. Larson, L.O. Ohlson, K. Svardsudd, G. Tibblin, L. Wilhelmsen: Triglycerides, a major coronary risk factor in elderly men. A study of men born in 1913. Eur. Heart J. 12 (1991) 700–704.

Wellens, H.J.J.: Right ventricular infarction. N. Engl. J. Med. 328 (1993) 1036–1038).

West of Scotland Coronary Prevention Study group: Influence of pravastatin and plasma lipids on clinical events in the West of Scotland Coronary Prevention Study (WOSCOPS). Circulation 97 (1998) 1440–1445.

WHO Regional Office for Europe, Ischemic Heart Disease Register. Report of the 5. Working Group, Copenhagen 26.–29. April 1971, Euro 2801 (5) 1971.

WHO Scientific Group: Cardiovascular disease risk factors: new areas for research.

WHO Technical Report Series, 841, 1994

WHO MONICA Project. Myocardial infarction and coronary death in the World Health Organization MONICA project. Circulation 90 (1994) 583–612.

Wijns, W., S.F. Vatner, P.G. Camici: Hibernating myocardium. N. Engl. J. Med. 339 (1998) 173–181.

Wilcox, R.G., G. von der Lippe, C.G. Olsen et al. for the ASSET (Anglo-Scandinavian Study of early thrombolysis) Group: Trial of tissue plasminogen activator for mortality reduction in acute myocardial infarction (ASSET). Lancet II (1988) 525–530.

Willich, S.N., H. Lowel, M Lewis, A. Hormann, H.R. Arntz, U. Keil: Weekly variation of acute myocardial infarction. Increased Monday risk in the working population. Circulation 90 (1994) 87–93.

Willich, S.N.: Neue Aspekte zur Epidemiologie des plötzlichen Herztodes. Internist 37 (1996) 12–17.

Windecker, S., J. Meyer, T. Bonzel et al. on behalf of the Working Group Coronary Circulation of the European Society of Cardiology: Interventional Cardiology in Europe 1994. Eur. Heart J. 19 (1998) 40–54.

Wohl, V.: Health Medical Technology Report. Boston Scientific Corporation. Merill Lynch & Company, October 6, 1998.

Wolpert, C., W. Jung, S. Spehl, B. Schumacher, H. Omran, R. Schimpft, B. Lüderitz: Zirkadiane und wöchentliche Verteilung maligner ventrikulärer Tachyarrhythmien bei Patienten mit koronarer Herzkrankheit oder dilatativer Kardiomyopathie mit implantiertem Kardioverter-Defibrillator. Dtsch. med. Wschr. 123 (1998) 140–145.

Woods, K.I., S. Fletcher, C. Roffe, Y. Haider: Intravenous magnesium sulfate in suspected acute myocardial infarction: results of the second Leicester Intravenous Magnesium Intervention Trial (LIMIT-2). Lancet 339 (1992) 1553–1558.

Working Group on Rehabilitation of the European Society of Cardiology. Long-term comprehensive care of cardiac patients. Eur. Heart J. 13 (1992) Suppl. C.

Wroblewsky, F., J.S. LaDue: Lactic dehydrogenase activity in blood. Proc. Soc. Exp. Biol. Med. (N.Y.) 90 (1955) 210–216.

Zehender, M., W. Kasper, E. Kauder, M Schönthaler, A. Geibel, M. Olschewski, H. Just: Right ventricular infarction as an independent predictor of prognosis after acute inferior myocardial infarction. N. Engl. J. Med. 328 (1993) 981–988.

13 Arterielle Hypertonie

13.1 Definition

Eine **arterielle Hypertonie** oder **Hochdruckkrankheit** liegt vor, wenn mehrmalige Blutdruckmessungen unter Ruhebedingungen Werte ≥ 140/90 mmHg für Personen ab 18 Jahre zeigen (WHO/ISH 1999). Früher wurde diese Grenze mit 160/95 mmHg angeben.

Eine **Borderline-Hypertonie** besteht, wenn der systolische Druck zwischen 140 und 149 mmHg und der diastolische Druck über 90–94mmHg liegt. Sie ist eine Untergruppe der Hypertonie Grad I (WHO/ISH 1999).

Die **Tagesrhythmik** des Blutdrucks (s. Kap. 28) ist nicht außer acht zu lassen. Die Feststellung eines erhöhten Blutdrucks verpflichtet zu **mehrfacher Kontrolle**, am besten in Form einer Langzeitblutdruckmessung.

Als **labile Hypertonie** wird ein Hochdruck bezeichnet, wenn er nur zeitweise und ohne Organbeteiligung nachweisbar ist und diese Schwankungen ohne Therapie aufweist.

Eine **stabile Hypertonie** ist eine Hochdruckform, die ohne Therapie stets hypertone Werte zeigt und je nach Dauer zu Organbeteiligungen führt.

Unter **Belastungshypertonie** versteht man abnorme Blutdrucksteigerungen unter Belastung. Der Ruheblutdruck ist normal. Wahrscheinlich ist die Belastungshypertonie ein Zeichen der labilen Hypertonie oder einer Hypertoniegefährdung. Bei der **systo-diastolischen Hypertonie** ist sowohl der systolische als auch der diastolische Blutdruck erhöht; bei der **isolierten systolischen Hypertonie** besteht eine Erhöhung des systolischen Druckes bei normalen diastolischen Werten. Die **diastolische Hypertonie** hat normalen oder erniedrigten systolischen Blutdruckwert und erhöhten diastolischen Wert.

Die Normalwerte des Blutdrucks bei Erwachsenen sind Tabelle 13.1 zu entnehmen.

Altersbezogene normale Blutdruckwerte bei **Kindern** (Task Force on Blood Pressure Control in Children 1988, WHO 1996):

	Blutdruck in mmHg	
Alter (Jahre)	**Systolisch**	**Diastolisch**
≤ 2	104–111	70–73
3–5	108–115	70–75
6–9	114–121	74–77
10–12	122–125	78–81
13–15	130–135	80–85
16–18	136–141	84–91

Bei Reifgeborenen liegt der Blutdruck am ersten Lebenstag systolisch um 70 mmHg und steigt innerhalb des ersten Lebensmonats auf 85 mmHg. Bei Frühgeborenen hingegen liegt er darunter und erhöht sich mehr mit dem Körpergewicht als mit dem Alter. Der Blutdruck steigt innerhalb des ersten Lebensjahres bei Frühgeborenen stärker als bei Reifgeborenen, und es besteht eine signifikante negative Beziehung zwischen dem Geburtsgewicht und dem Risiko einer arteriellen Hypertonie im Erwachsenenalter (Sinaiko 1996).

13.2 Häufigkeit der arteriellen Hypertonie

Da die Grenze des Normalblutdruckes unterschiedlich angegeben wird, differieren auch die Häufigkeitsangaben. Wird die Grenze bei 160/95 angenommen, so liegt sie in verschiedenen Erwachsenenpopulationen zwischen 10 und 20%; liegt die Grenze bei 140/90, sind sie entsprechend höher.

Mehr als 43 Millionen Amerikaner haben eine arterielle Hypertonie, von denen nur etwa die Hälfte medikamentös behandelt wird. Nur bei 25% ist sie adäquat eingestellt (Burt et al. 1995).

Tab. 13.1: Normale Blutdruckwerte für Erwachsene über 18 Jahre ohne antihypertensive Therapie (WHO/ISH 1999)

	Blutdruck in mmHg	
Kategorie	**systolisch**	**diastolisch**
optimal	< 120	< 80
normal	< 130	< 85
hoch-normal	130–139	85–89

Obwohl sich die Erfassung und Behandlung der arteriellen Hypertonie wesentlich verbessert haben, nahm in den USA die altersbezogene Letalität an Apoplexie leicht zu, die Senkungsrate an koronarer Herzkrankheit verlangsamte sich (WHO/ISH 1999).

Mit dem Lebensalter nimmt auch die Anzahl der an arterieller Hypertonie Erkrankten zu. Unterhalb des 50. Lebensjahres überwiegt die Zahl der Männer.

Bei Kindern und Jugendlichen ist keine gesicherte geschlechtsbezogene Blutdruckdifferenz festzustellen. Mit Beginn des Erwachsenenalters besteht jedoch bei Männern eine Tendenz zu höheren Blutdruckwerten. Dieser Unterschied ist besonders deutlich im jüngeren und mittleren Lebensalter. Im späteren Leben verkleinert sich der Unterschied und kann sich sogar umkehren.

Nach eigenen Ergebnissen lag der Anteil der Frauen mit systolischer Blutdruckerhöhung in der Altersgruppe 50–59 Jahre und 60–69 Jahre besonders hoch. In den Altersgruppen 20–29 Jahre und 30–40 Jahre war der prozentuale Anteil der Männer mit systolischen Blutdruckerhöhungen dem der Frauen überlegen. Es kam um das 40. Lebensjahr im Anteil der Geschlechter an der systolischen Blutdruckerhöhung zu einer Verlagerung von einem größeren Anteil der Männer zu einem größeren Anteil von Frauen (Pocher et al. 1971).

Populationsstudien zeigen, daß die schwarze Rasse einen höheren Blutdruck hat als andere ethnische Gruppen (Whelton 1994).

13.3 Einteilung der arteriellen Hypertonie

13.3.1 Einteilung nach ätiologischen Gesichtspunkten

➤ Primäre (essentielle) arterielle Hypertonie (I 10)

Bei der primären arteriellen Hypertonie, die mehr als 90–95% der Hypertoniefälle ausmacht, sind keine erfaßbaren Ursachen zu finden. Das Durchschnitts-

Tab. 13.2: Einteilung und Häufigkeit der arteriellen Hypertonie

Einteilung	Häufigkeit
1. Primäre oder essentielle arterielle Hypertonie	etwa 90 %
2. Sekundäre symptomatische arterielle Hypertonien	etwa 10 %
• Renoparenchymatöse Hypertonie	7 %
• Renovaskuläre Hypertonie	0,5 %
• Endokrine Hypertonie (Conn- und Cushing-Syndrom, Phäochromozytom, Hyperthyreose)	1 %
• Hypertonie bei Aortenisthmusstenose	0,5 %
• Neurogene Hypertonie	?
• Schwangerschaftshypertonie	1 %
• Hypertonie durch Medikamente	?

alter bei Beginn der essentiellen Hypertonie beträgt 35 Jahre, der Beginn nach dem 55. Lebensjahr ist ungewöhnlich. Es zeigt sich aber zunehmend, daß sich die essentielle Hypertonie in den ersten 2 Lebensjahrzehnten entwickelt (Sinaiko 1999). Diabetiker neigen doppelt so häufig zur arteriellen Hypertonie als Nichtdiabetiker.

➤ Sekundäre arterielle Hypertonie

Die sekundäre Hypertonie (Tabelle 13.2) macht 5–10% der Hypertoniefälle aus.

Der **arteriellen Hypertonie im Kindesalter** wurde erst im letzten Jahrzehnt eine größere Aufmerksamkeit geschenkt. Im Säuglings- und Kindesalter kommen alle auch dem Erwachsenenalter entsprechenden Hypertonieformen vor. Es kann davon ausgegangen werden, je früher im Kindesalter eine arterielle Hypertonie nachweisbar ist und je höher die Blutdruckwerte sind, um so wahrscheinlicher liegt eine **sekundäre arterielle Hypertonie** vor. Die **Hauptursachen** sind die Coarctatio aortae sowie Enzymdefekte in der Synthese der Nebennierenrindenhormone.

Es sollten also nach den **Empfehlungen der Deutschen Hochdruckliga (1997)** bei Kindern

- bei jeder ärztlichen Untersuchung
- zur Einschulung
- bei Schulentlassung

Blutdruckkontrollen vorgenommen werden.

Bei **Symptomen** wie Kopfschmerz, Schwindel, Sehstörungen, Erkrankungen des Herzens und der Nieren, Krampfanfällen, Hormontherapie, präoperativ und bei sportärztlicher Untersuchung ist die Blutdruckmessung obligat. Auch bei **familiärer Belastung** sollte eine mindestens jährlich einmalige Kontrolle des Blutdruckes erfolgen. Die Manschettenbreite muß altersentsprechend gewählt werden (s. Kap. 1.3).

13.3.2 Einteilung nach Erhöhung des systolischen oder diastolischen Blutdruckes

➤ Systolische Hypertonie

Der diastolische Druck ist in diesen Fällen normal oder sogar als Folge eines erhöhten Schlagvolumens oder durch Elastizitätsverlust der Aorta erniedrigt. Die systolische Hypertonie ist nachweisbar bei älteren Menschen mit Aortensklerose, bei Aortenklappeninsuffizienz, offenem Ductus Botalli, komplettem AV-Block, Hyperthyreose und hyperkinetischem Herzsyndrom.

➤ Systo-diastolische Hypertonie

Sie ist durch eine Erhöhung sowohl des systolischen als auch des diastolischen Druckes charakterisiert.

Anhand der ABDM-Befunde von 2092 unbehandelten Patienten mit essentieller Hypertonie wurden verschiedene Formen und ihre Häufigkeit ermittelt (Owens et al. 1998):

systolisch-diastolische Hypertonie	56,2%
Borderline-Hypertonie	12,9%
„Weißkittelhochdruck“	10,8%
systolische Hypertonie	6,2%
diastolische Hypertonie	6,9%
nächtliche Hypertonie	7,1%

Die isolierte systolische Hypertonie zeigte die größten altersbedingten Unterschiede mit einer Prävalenz von < 5% bei unter 40jährigen und fast 20% bei über 70jährigen. Die Häufigkeit der isolierten diastolischen Hypertonie sank bei beiden Geschlechtern mit zunehmendem Alter. Der Anteil der Weißkittelhypertonie lag bei Frauen < 65 Jahren mehr als doppelt so hoch wie bei Männern (15,5% gegenüber 7,4%). Im höheren Alter hob sich diese Verteilung auf.

13.4 Pathophysiologie und Organfolgen der arteriellen Hypertonie

13.4.1 Pathophysiologie

Die arterielle Hypertonie ist als eine **Regulationskrankheit** zu verstehen, die, ungeachtet ihrer primären oder sekundären Genese, über Störungen des der Homöostase des arteriellen Blutdruckes dienenden biokybernetischen Regelkreises entsteht. Die arterielle Hypertonie ist also das Resultat verschiedener **funktioneller Störungen**, die sich im sympathischen Nervensystem, in der Niere und dem Renin-Angiotensin-System abspielen, **struktureller** Veränderungen der Gefäßmorphologie und des Herzens sowie Veränderungen der Endothelfunktion. Für die **Höhe des Blutdruckes** sind das Herzminutenvolumen, die Elastizität der Gefäße, die Blutviskosität, der Tonus der peripheren Arteriolen und die Menge des zirkulierenden Blutes verantwortlich. Diese Faktoren werden auch wesentlich vom vegetativen Nervensystem beeinflußt, dessen Tonuslage einem ständigen Wechsel unterliegt.

Folgende Gleichung zeigt die den Blutdruck beeinflussenden Determinanten: **Blutdruck = Herzminutenvolumen × peripherer Widerstand.**

Das **sympathische Nervensystem** spielt einerseits eine entscheidende Rolle in der Auslösung einer arteriellen Hypertonie und kann andererseits den hyperdynamen Kreislaufzustand unterhalten. Ein Ausdruck dieser Aktivität ist der erhöhte Plasmanoradrenalinspiegel besonders bei jungen Patienten. Bei experimenteller und klinischer Hypertonie konnte nachgewiesen werden, daß auch die Reflexantworten bei Barorezeptormanipulation verändert sind, d.h. ihre Sensitivität, auf ein gegebenes Blutdruckniveau zu reagieren, ist herabgesetzt.

Die **Niere** spielt besonders über eine veränderte Natriurese, die zur Natriumretention führt, oder über eine gestörte Freisetzung von Renin oder Prostaglandinen eine Rolle in der Pathogenese der arteriellen Hypertonie.

Dem **Renin-Angiotensin-System** kommt eine bedeutende Rolle bei der Aufrechterhaltung des Blutdruckes und in der Regulation des Natriumhaushaltes zu. Im Herzen, in den Gefäßen und in der Niere vermittelt das Renin-Angiotensin-System die Produktion oder Aktivierung von Wachstumsfaktoren und vasoaktiven Substanzen, die ihrerseits zur Vasokonstriktion und Zellhypertrophie beitragen.

Als Folge des erhöhten Blutdruckes und der Aktivierung von Wachstumsfaktoren kommt es zu strukturellen **Herz- und Gefäßveränderungen**. Es kommt dadurch zu einer Abnahme des Lumens der Arteriolen mit Erhöhung des peripheren Widerstandes. Der erhöhte periphere Widerstand wird durch ein **Ungleichgewicht** der Aktivität zwischen **Vasopressoren** (Catecholamine, Angiotensin II, Vasopressin) und **Vasodilatatoren** (Kinine, Prostaglandine) bedingt. Daneben spielt die Erhöhung des intrazellulären Calciumgehaltes in der glatten Gefäßmuskulatur eine wesentliche Rolle.

Die bedeutsamste Veränderung am Herzen ist die zunächst konzentrische Linksherzhypertrophie, die im weiteren mit Auftreten einer Dilatation zur exzentrischen Hypertrophie übergeht. Die Interaktionen der Gefäß- und Herzveränderungen führen zur Verstärkung der arteriellen Hypertonie und bedingen damit mehrere Komplikationen des Bluthochdrucks.

In den letzten Jahren wurde die Bedeutung des **Gefäßendothels** in der Pathogenese der arteriellen Hypertonie herausgestellt. Es konnte gezeigt werden, daß das Endothel in der Umwandlung von Angiotensin I zu Angiotensin II, bei der Kinin-Inaktivierung und in der Produktion des ERDF beteiligt ist. Es setzt vasokonstriktive Substanzen, wie das Endothelin, frei, das bei Gefäßkomplikationen der arteriellen Hypertonie einbezogen ist.

Ein weiterer Faktor ist die **Salzsensitivität.** In einigen ethnischen Gruppen ist die essentielle Hypertonie unbekannt. Sie haben einen Salzverbrauch von weniger als 50 mmol (2,9 g) Natrium/d. Wandern diese Bevölkerungsgruppen in die Industrieländer aus, so entwickeln sie aufgrund des gestiegenen Kochsalzverzehrs ebenfalls eine arterielle Hypertonie (Elliot et al. 1996).

13.4.2 Organfolgen

➤ Cerebrale Manifestationen

Die cerebrale Manifestation der arteriellen Hypertonie ist Folge der Mediahypertrophie bzw. -hyperplasie und Hyalinose der Widerstandsgefäße. Der Verschluß der cerebralen und Halsgefäße sowie Mikroaneurysmen können zu **transitorischen ischämischen Attacken**, **Infarzierung** bzw. **Hirnblutung** sowie zur **gefäßbedingten Demenz** führen (s. Kap. 33.4).

➤ Kardiale Manifestation

Die kardiale Manifestation, die auch als **hypertone Herzkrankheit** bezeichnet wird, ist als Gesamtheit der durch die arterielle Hypertonie bedingten kardialen Organmanifestationen mit Herzmuskelhypertrophie, Mikro- und Makroangiopathie anzusehen.

■ Diastolische Funktionsstörungen des linken Ventrikels

Die diastolische Funktionsstörung des linken Ventrikels und besonders Relaxationsstörungen treten bereits bei Patienten mit arterieller Hypertonie ohne Nachweis einer linksventrikulären Hypertrophie auf (Schannwell et al.1998). Dieser diastolischen Funktionsstörung ohne systolische Funktionsbeeinträchtigung liegen bereits funktionelle und strukturelle Anpassungen des Herzmuskels an eine chronische periphere Widerstandserhöhung zugrunde (Strauer et al.

1988, Langes et al. 1996). Sie ist weiterhin die Folge einer erhöhten Wandspannung, eines vermehrten interstitiellen Kollagengehaltes (s. d.) sowie einer erhöhten myokardialen ACE-Aktivität (Ruzumna et al. 1996) und nimmt auch mit dem Altersgang zu. Ein wesentlicher Grund ist weiterhin die durch die arterielle Hypertonie bedingte koronare **Mikroangiopathie**, die zur Einschränkung der Koronarreserve führt und eine chronisch-myokardiale Ischämie verursacht (Strauer 1979, Brilla et al. 1991). Diese koronare Mikroangiopathie wird bei 10–15% der Patienten nach koronarangiographischem Ausschluß einer stenosierenden Koronaratherosklerose festgestellt.

Linksventrikuläre Hypertrophie

Für die Entstehung der **Linksherzhypertrophie** spielt die Druckbelastung des linken Ventrikels eine entscheidende Rolle. Diese Druckbelastung führt zunächst zu einer Hyperfunktion, die als Versuch anzusehen ist, die Relaxationsstörung durch eine verstärkte Pumpleistung zu überwinden.

Im Rahmen der Linksherzhypertrophie kommt es zu einem disproportionalen myozytären Zellwachstum mit gesteigerter Bindegewebsbildung, so daß der interstitielle Kollagen-Volumen-Anteil erheblich zunimmt. Die Grundlagen dafür sind die Freisetzung von Noradrenalin und eine erhöhte myokardiale **ACE-Aktivität**. Durch **Noradrenalin** und **Angiotensin II** induziert, kommt es zur Freisetzung von Wachstumsfaktoren wie **PDGF**, **FGF** und **TGF**, die das Wachstum der Fibroblasten und Bindegewebszellen stimulieren. Außerdem steigt der Hydroxyprolinspiegel als Ausdruck des gestiegenen Kollagengehaltes. Die Kollagen-Volumen-Fraktion beträgt beim Gesunden 2%, beim Hypertoniker hingegen 6%. Daneben besteht eine größere Sensitivität gegenüber Catecholaminen (Kelm et al. 1996), was wiederum zu einem erhöhten intrazellulären Calciumgehalt führt (Morgan et al. 1990).

Hämodynamische Korrelate sind die Erhöhung der Wandsteifigkeit und die Abnahme des enddiastolischen Durchmessers. Das Ausmaß der Dehnbarkeitsminderung ist nicht nur vom Umfang der Myokard-Kollagen-Konzentration, sondern auch von deren Lokalisation abhängig. Eine im Endokard konzentrierte Kollagenansammlung und Fibrosierung sowie die dadurch entstandene „Kammerung" des linken Ventrikels schränken die diastolische Funktion viel stärker ein als disseminierte Herde im Myokard.

Diese nicht gewebshomogene Hypertrophie ist ein Gegenbild zum normalen Verhältnis von Muskelgewebe zum nicht-myozytären Gewebe bzw. Interstitium, die als **adaptative Hypertrophie** bezeichnet wird. Dabei bleibt die myokardiale Kollagenkonzentration gleich, der Kollagengehalt, der sich aus dem Produkt von Kollagenkonzentration und Ventrikelgewicht ergibt, ist aber erhöht. Der adaptative Charakter einer Hypertrophie ist dadurch gekennzeichnet, daß eine Regression der Hypertrophie und Wiederherstellung der Ventrikelgeometrie erreicht wird, wenn sich die Belastungsbedingungen der Herzkammer wieder normalisieren. Beispiele dieser adaptativen Hypertrophie ist z.B. das Sportlerherz oder bei Hyperthyreose. Die Vorstellung der adaptativen und pathologischen Herzhypertrophie basiert auf dem unterschiedlichen Verhältnis der einzelnen Zellkompartimente untereinander und beschreibt einen dynamischen Vorgang. Trophische Faktoren, die ein disproportionales nicht-myozytäres Wachstum fördern oder eine abnorme Kollagenexpression induzieren, führen zu einer abnormen Myokardstruktur, zur pathologischen Hypertrophie und damit zur Myokardinsuffizienz (Brilla 1994).

In einem frühen Stadium der linksventrikulären Funktionsstörung ist die Aktivierung des Renin-Angiotensin-Aldosteron-Systems und des renalen sympathischen Nervensystems durch die **atrialen natriuretischen Peptide (ADP)** gehemmt. Blockiert man die Wirkung der ADP, führt dies zu einer beschleunigten Entwicklung der manifesten Herzinsuffizienz (Stevens et al. 1995). Die atrialen natriuretischen Peptide, die von 1981 von de Bold et al. (1981) entdeckt wurden, werden in drei Typen eingeteilt: atriale, cerebrale und C-Typ. Die Volumen verkleinernde und vasodilatativen Eigenschaften des ADP führen zur Verminderung des Gefäßwiderstandes, senken den intrakardialen Füllungsdruck und verbessern die Herzarbeit. In vitro konnte gezeigt werden, daß auch das Wachstum der Fibroblasten gehemmt wird (Cao et al. 1995), das potentiell das proliferative Remodeling des Herzens durch eine verzögerte Kollageneinlagerung begrenzt. Durch seine direkten und indirekten Wirkungen (Senkung der Nachlast) begrenzt das ADP potentiell die Myokardproliferation oder die Hypertrophie als Reaktion auf eine Verletzung oder Ischämie des Myokards (Levin et al. 1998).

Bei etwa 1/3 aller Patienten mit arterieller Hypertonie treten Symptome der Herzinsuffizienz mit im Vordergrund stehender Belastungsdyspnoe und pektanginösen Beschwerden auf. Sie zeigen zuerst eine normale systolische, aber gestörte diastolische Funktion des linken Ventrikels. Ist das **kritische Gewicht des Herzens** von 500 g überschritten, kommt ein weiterer Faktor, die **relative Koronarinsuffizienz**, hinzu. Ausdruck dieser Entwicklung der linksventrikulären Hypertrophie sind die gestörte Relaxation und erhöhte myokardiale Steifigkeit, deren Konsequenz die Erhöhung des linksventrikulären enddiastolischen Druckes ist. Diese Füllungsbehinderung zieht einen erhöhten linksatrialen Druck nach sich, und im weiteren Verlauf steigt auch der Pulmonalarteriendruck. Die sich daraus ergebende Dyspnoe ist Zeichen zunächst der **latenten** und später auch als Folge der Dilatation des linken Ventrikels mit Steigerung des enddiastolischen Volumens und Abnahme der Auswurffraktion der **manifesten** Linksherzinsuffizienz. Sie ist Ausdruck der nunmehr eingetretenen systolischen Funktionsstörung. Zur Kompensation dieses Zustandes werden neuroendokrine Mechanismen weiter aktiviert, die ihrerseits zu einer hämodynamischen Kettenreaktion mit dem Endpunkt Stauungsherzinsuffizienz führen. Aufgrund der Ähnlichkeiten der zellulären und subzellulären Veränderungen beim hypertrophierten und insuffizienten Herzmuskel wird ein gradueller Übergang von einer Kompensationshypertrophie zur chronischen Herzinsuffizienz angenommen (Brilla 1994, Flesch et al.1998).

Herzrhythmusstörungen

Neben den hämodynamischen Veränderungen führen die **interstitielle Fibrose** und **disseminierte Narben** zu verschiedenen supraventrikulären und ventrikulären Herzrhythmusstörungen. Die Kammerrhythmusstörungen werden wahrscheinlich in erster Linie über eine transitorische Myokardischämie ausgelöst. Durch die beschriebenen hämodynamischen Veränderungen mit Steigerung des linksatrialen Druckes und Vergrößerung des linken Vorhofes treten Vorhofrhythmusstörungen bis Vorhofflimmern auf (Schannwell et al. 1998). Daneben können auch **therapieinduzierte Faktoren** wie Hypokaliämie oder Hypomagnesiämie die ischämiebedingte Arrhythmogenität verstärken. **Das Zusammentreffen beider Faktoren erhöht das Risiko des plötzlichen Todes bei Patienten mit arterieller Hypertonie.**

Veränderungen an den Koronararterien

Durch hypertoniebedingte strukturelle Veränderungen kommt es an den intramyokardialen Widerstandsgefäßen zur Störung der Vasomotorik. Bei der hypertoniebedingten **Mikroangiopathie** kommt es in erster Linie im interventrikulären Septum und im Bereich der spitzennahen Vorderwand zu Mangeldurchblutungen. Die epikardialen Koronararterien zeigen sehr häufig atherosklerotische Plaques und Stenosen (**Makroangiopathie**) besonders dann, wenn andere Risikofaktoren wie die Hyperlipidämie und Rauchen vorhanden sind. Die **Koronarreserve** ist, unabhängig von der Schwere der Herzmuskelhypertrophie, mit 30–40% deutlich eingeschränkt (Strauer 1991).

Diese Gesamtveränderungen sind das morphologische und hämodynamische Korrelat der **hypertonen Herzkrankheit**.

➤ Renale Manifestation

Im **Bereich der Nieren** kommt es ebenfalls zu einer Hyperplasie der Media der Arterien und Arteriolen, zur Hyalinose sowie konsekutiv im fortgeschrittenen Stadium zur ischämischen Schädigung der Glomeruli, der sog. **benignen Nephrosklerose**. Diese Veränderungen führen zu einer Herabsetzung der Nierenfunktion mit Reduktion der Nierendurchblutung und glomerulären Filtration, zum Anstieg der harnpflichtigen Substanzen im Blut, zur Störung des Elektrolytstoffwechsels und Säure-Basen-Haushalts sowie zur **Mikroalbuminurie** (Eiweiß im Urin 30–300 mg/d) bzw. zur **Proteinurie** (> 300 mg/d).

Bei ausgeprägter Erhöhung des diastolischen Blutdruckes führt dies innerhalb weniger Jahre auch zur malignen Hypertonie mit sekundärer **maligner Nephrosklerose** und zur Niereninsuffizienz. Bei 15–20% aller Patienten mit Niereninsuffizienz in den USA ist die arterielle Hypertonie die Hauptursache der Nierenerkrankung, bei schwarzen US-Amerikanern sogar zu 33% (Rosansky et al. 1990).

Jede Nierenerkrankung, die nicht mit einem renalen Kochsalzverlust einhergeht, kann zu einer arteriellen Hypertonie führen. Hierbei ist die renoparenchymatöse Hypertonie zu nennen, der wenigstens zwei Mechanismen, die Zunahme des extrazellulären Volumens sowie die Hyperreninämie, zugrunde liegen. Eine **hypertoniebedingte Nephropathie** kann aber nur dann angenommen werden, wenn eine renoparenchymatöse Hypertonie auf der Basis glomerulärer oder tubulointerstitieller Erkrankungen der Niere ausgeschlossen wurde.

➤ Andere Gefäßmanifestationen

Retinaveränderungen

Nach dem Verhalten der Netzhautarteriolen, dem Hinzutreten von Blutungen und Exsudationen sowie dem Auftreten eines Papillenödems wurden bislang die Veränderungen nach Keith, Wagener und Barker in 4 Stadien eingeteilt. Es konnte aber gefunden werden, daß die Gefäßveränderungen der Grade I und II mehr mit dem Alter als mit dem Blutdruck korrelieren (Zanchetti et al. 1993).

Extrakranielle Gefäße

Die Bifurkation der A. carotis comm. ist die Prädilektionsstelle für atherosklerotische Plaques oder Stenosen, die zu neurologischen Erscheinungen von der TIA bis zur kompletten Apoplexie führen können.

Aorta

Die mit der arteriellen Hypertonie verbundene Atherosklerose der Aorta und besonders der Aorta abdominalis kann zur Ausbildung eines Bauchaortenaneurysmas oder zum Aneurysma dissecans führen (s. Kap. 33.16).

Abdominelle Gefäße

Im Bereich der **abdominellen Gefäße** können sich atherosklerotische Veränderungen der A. mesenterica, die häufig bei arterieller Hypertonie vorkommen und zu einer Ischämie führen können, unter dem Bild eines akuten Abdomens mit **Angina abdominalis** und **Claudicatio intestinalis** manifestieren. Bei Patienten mit einem Malabsorptionssyndrom und abdominellen Schmerzen nach Nahrungsaufnahme sollte daran gedacht und gezielt nach **Strömungsgeräuschen** im Abdomen gesucht werden.

■ **Periphere Gefäße**

Atherosklerotische Veränderungen im Bereich der **peripheren Gefäße** mit Ischämieerscheinungen verschiedenen Grades werden durch die arterielle Hypertonie begünstigt (s. Kap. 33.9.2).

13.5 Essentielle Hypertonie (I 10)

13.5.1 Definition

Eine essentielle arterielle Hypertonie liegt vor, wenn erhöhte Blutdruckwerte ohne nachweisbare Ursachen festgestellt werden.

13.5.2 Ätiologie

Sie ist, ebenso wie die Ursache des hierbei erhöhten peripheren Gefäßwiderstands, bisher ungeklärt.

Ein **familiäres Vorkommen** ist bei der primären arteriellen Hypertonie gesichert. Es wird geschätzt, daß bei etwa 30% der Patienten mit essentieller arterieller Hypertonie **genetische Faktoren** eine wesentliche Rolle spielen. Es wird angenommen, daß 5 bis 20 oder mehr Gene in diesen Komplex einbezogen sind. Die bisher untersuchten Gene sind die des Renin-Angiotensin-Aldosteron-Systems und das ACE-Gen, das das Angiotensin-I-Converting-Enzym kodiert. Dabei konnte das ACE-Gen als Ursache der essentiellen Hypertonie nahezu ausgeschlossen werden. Es spielt aber eine Rolle bei der Entstehung der Linksherzhypertrophie. Wichtiger für die Blutdruckregulation scheinen die den Angiotensinogen- und Angiotensin-II-Rezeptor kodierenden Gene sowie Mutationen in den Catecholamin-β-Gen-Rezeptoren zu sein.

Durch Untersuchungen an **Zwillingen** wurde schätzungsweise eine Abweichung des genetisch determinierten systolischen Blutdruckes von 82% und 64% des diastolischen Druckes gefunden. Bei Verwandten ersten Grades liegen diese Angaben bei 33% für den systolischen und 20% für den diastolischen Druck.

Bisherige Kenntnisse weisen darauf hin, daß die essentielle arterielle Hypertonie des Erwachsenen schon während der Fetalzeit durch eine intrauterine Mangelentwicklung beginnt, sich aber erst im späteren Erwachsenenalter voll ausprägt (Bao et al. 1995).

Pathogenetisch betrachtet, sind genetische und Umweltfaktoren für die Entstehung der arteriellen Hypertonie von entscheidender Bedeutung.

13.5.3 Bedeutung zusätzlicher Risikofaktoren

Das Hinzutreten von anderen Risikofaktoren oder Kombinationen von Risikofaktoren zur arteriellen Hypertonie erhöht das Risiko von kardiovaskulären Ereignissen. Ihr Auftreten ist also nicht nur von der Höhe des Blutdrucks allein abhängig. Ausführlich zu den Risikofaktoren s. Kapitel 12.10.

➤ **Alter**

Mit zunehmendem Alter erhöht sich auch das Risiko kardiovaskulärer Erkrankungen. Bei britischen Männern steigt zwischen dem 45. und 74. Lebensjahr das Risiko, an einem Schlaganfall oder an koronarer Herzkrankheit zu versterben, um das 3–4fache in jeder Lebensdekade (WHO 1995).

➤ **Geschlecht**

In den meisten Altersgruppen ist das Risiko kardiovaskulärer Erkrankungen für Männer höher als für Frauen. Mit zunehmendem Alter aber nimmt diese Differenz ab und ist für Frauen für die koronare Herzkrankheit höher als für einen Schlaganfall.

In der US-amerikanischen Bevölkerung besteht für Männer zwischen dem 34. und 74. Lebensjahr ein 30% höheres Risiko für Schlaganfall als für Frauen. Das Risiko, an koronarer Herzkrankheit zu versterben, ist sogar für Männer 2–3fach höher (WHO 1995). Nach dem 75. Lebensjahr ist das Risiko beider Ereignisse für Männer und Frauen gleich hoch.

➤ **Diabetes mellitus**

In der MRFIT-Studie (Stamler et al. 1993) und im Honolulu Heart Project (Abbott et al.1987) wurde nachgewiesen, daß sowohl der insulinabhängige als auch der nicht-insulinabhängige Diabetes mellitus das Risiko für koronare Herzkrankheit und die Apoplexie erhöhen. Auch Nierenerkankungen treten häufiger in dieser Gruppe auf. Das Risiko, an koronarer Herzkrankheit oder Apoplexie zu versterben, ist dreimal höher im Vergleich zu Nichtdiabetikern.

➤ **Zigarettenrauchen**

Das Zigarettenrauchen erhöht das Risiko der koronaren Herzkrankheit und des ischämischen Schlaganfalls in allen Altersgruppen, besonders aber in jüngeren (Doll et al. 1994). Bei Männern < 65 Jahren verdoppelt sich das Risiko, an kardiovaskulären Erkrankungen zu sterben. Bei > 85jährigen beträgt die Erhöhung nur noch 20%.

➤ **Fettstoffwechselstörungen**

Sowohl das erhöhte Gesamtcholesterin als auch der erhöhte LDL-Spiegel sind mit einem erhöhten KHK-Risiko verbunden (s. Kap. 12.10.2). Dieses Risiko scheint mit zunehmendem Alter abzunehmen. Eine Senkung des Gesamtcholesterins von 23,2 mg/dl (0,6 mmol/l) reduziert bei 40jährigen Männern das KHK-Risiko um 54%, bei 70jähigen hingegen nur um 20%. Der HDL-Effekt hingegen scheint nicht altersabhängig zu sein. Jede Erhöhung des HDL um 1,3 mg/dl (0,03 mmol/l) senkt das Risiko um 3%.

➤ Übergewicht

Das Übergewicht, beurteilt am BMI, hat ebenfalls eine Beziehung zum erhöhten KHK-Risiko (s. Kap. 12.10.7). Männer mit einem BMI von 25–29 haben ein 70% höheres und mit einem BMI von 29–33 sogar ein 3fach höheres Risiko als schlanke Männer. Diese Beziehung scheint mit dem Alter abzunehmen. Das Übergewicht ist aber auch ein Teilaspekt der Blutdruckerhöhung. Bei extrem Übergewichtigen kann oft das normale Gewicht nicht erreicht werden. Aber eine Gewichtssenkung von 5–10% kann den Blutdruck, die Blutfette und die Glucosetoleranz entscheidend verbessern sowie die Inzidenz des Diabetes mellitus und der arteriellen Hypertonie reduzieren (Willett et al. 1999).

➤ Psychosozialer Streß

Psychosozialer Streß ist ein wesentlicher Faktor, der zur Entwicklung oder Verschlechterung einer arteriellen Hypertonie beitragen kann. Diese Effekte werden in erster Linie über das sympathische Nervensystem vermittelt. **Disstreß** (s. Kap. 12.10.9) entsteht, wenn psychomentale Belastungen besonders aus dem Arbeitsleben unzureichend bewältigt werden. Ausdruck dessen ist z.B. ein normaler Blutdruck bei der Praxismessung, aber erhöhter Blutdruck bei der ABDM während der Arbeit.

➤ Fibrinogen

In der Scottish Heart Health Study (Woodward et al. 1998) wurde gezeigt, daß hohe Fibrinogenspiegel mit einem erhöhten Risiko an koronarer Herzkrankheit und Schlaganfall verbunden sind.

➤ Alkohol

Ein hoher Alkoholverbrauch kann zu verschiedenen Herzproblemen führen und ist mit einem erhöhten Risiko für Schlaganfall (Wannamethee et al. 1996), hohem Blutdruck, verschiedenen nicht-gefäßbedingten Erkrankungen und Verletzungen verbunden.

➤ Körperliche Inaktivität

Bei Personen, die jeden Tag eine 20minütige leichte oder mäßige körperliche Betätigung haben, fand man, im Vergleich zu körperlich Inaktiven ein um 30% reduziertes Risiko, an koronarer Herzkrankheit zu versterben. Dies kann sowohl durch den blutdrucksenkenden Effekt der körperlichen Aktivität als auch durch die dadurch gesteigerte HDL-Konzentration bedingt sein.

➤ Andere beeinflussende Faktoren

Über die von der koronaren Herzkrankheit bekannten Zusammenhänge hinaus wurden ethnische, sozioökonomische und geographische Unterschiede auf ihre Bedeutung hinsichtlich des KHK- und Schlaganfall-Risikos untersucht. So findet man z.B. in einigen Teilen Afrikas eine hohe Rate an Schlaganfall und Nierenerkrankungen, aber nur wenig koronare Herzkrankheit (Murray et al. 1996).

13.5.4 Krankheitsbild

➤ Anamnese

Die **Beschwerden** der Patienten sind **vielgestaltig** und relativ **uncharakteristisch.** Sie sind mehr vom Entwicklungsstadium der Krankheit als von der Höhe des systolischen und diastolischen Blutdruckes abhängig. Meist wird sogar ein konstant hoher Blutdruck gut toleriert, während Blutdruckschwankungen oder therapeutisch erzielte Blutdrucksenkungen vom Patienten als unangenehm empfunden und dem Arzt oft als Unverträglichkeit eines blutdrucksenkenden Medikamentes geschildert werden.

Im Vordergrund der Beschwerden bei erhöhtem Blutdruck stehen Kopfschmerzen, Schwindelerscheinungen, Hitzegefühl, Flush, Gesichtsröte, Nasenbluten, Sehstörungen und Palpitationen. Auch Zeichen transitorischer Ischämieattacken und der Apoplexie können vorhanden sein. Sie werden aber sowohl von Blutdruckschwankungen als auch von Blutdruckanstiegen ausgelöst.

Weiterhin sind **Symptome** wie Schlafstörungen, Nachtschweiß, Schnarchen, Schlafapnoe und Claudicatio intermittens zu erfragen.

Auf eine **hypertone Herzkrankheit** weisen auch Atemnot bei körperlicher Belastung, nächtliche Atemnot im Sinne des Asthma cardiale, Angina pectoris und Herzrhythmusstörungen (Herzrasen, Herzstolpern) hin.

Auch Erscheinungen der **Hypersomnie** mit **Tagesmüdigkeit, Einschlafattacken** und **Schlaftrunkenheit** sind zu erfragen, die besonders bei übergewichtigen Patienten mit nächtlichem Blutdruckanstieg auftreten. Die **Schlafapnoe** ist die häufigste Ursache dieser Hypersomnie, die mit einer Häufigkeit von 1–5% angegeben wird. Männer sind 10mal häufiger betroffen als Frauen. Man kann davon ausgehen, daß von den 40- bis 65jährigen Männern etwa 10% betroffen sind. Mehr als die Hälfte davon ist adipös. Diese selten von den Patienten selbst berichteten pathologischen Veränderungen haben eine große sozioökonomische Bedeutung, da sie mit einer erhöhten Frühinvalidität, erhöhter Letalität infolge kardiovaskulärer Ereignisse sowie müdigkeitsbedingten Unfällen einhergehen.

Bei den schlafbezogenen Atemstörungen unterscheidet man Störungen **mit und ohne Obstruktion,** wobei die obstruktive Schlafapnoe die größte klinische Bedeutung hat.

Mit Obstruktion einhergehende **schlafbezogene Atemstörungen** sind das obstruktive Schnarchen und die obstruktive Apnoe.

Ohne Obstruktion sind die primäre und sekundäre alveoläre Hypoventilation, die zentrale Apnoe und eine unkoordinierte Atmung.

Im Vordergrund der Symptome stehen Nachlassen der körperlichen Leistungsfähigkeit, nächtliches Erwachen mit Erstickungsgefühl, ausgetrocknetem Mund, Tachykardien sowie morgendlicher Kopfschmerz.

Tab. 13.3: Gradeinteilung der arteriellen Hypertonie (WHO/ISH 1999)

Kategorie	Systolisch (mmHg)	Diastolisch (mmHg)
Grad I (mild) Untergruppe: Borderline	140–159 140–149	85–89 90–94
Grad II (mäßig)	160–179	100–109
Grad II (schwer)	≥ 180	≥ 110
Isolierte systolische Hypertonie Untergruppe: Borderline	≥ 140 140–159	< 90 < 90

In der **Eigenanamnese** muß weiterhin nach

- Dauer des Hochdrucks
- Kopfschmerz, Schwindel, Sehstörungen, Auftreten eines sensorischen oder motorischen Defizits
- durchgemachter transitorischer Ischämieattacke oder Apoplexie
- bestehenden Nieren- und Herzerkankungen
- Hyperlipidämie, diabetischer Stoffwechsellage (besonders Typ-2-Diabetes)
- Medikamenten (besonders nichtsteroidale Antirheumatika, Steroide, Schilddrüsenhormone, Appetitzügler)
- Rauchgewohnheiten, Alkoholgenuß, Lakritzeessen
- Gewichtsverhalten, körperlicher Aktivität
- Nykturie und Schlafstörungen
- bei **Frauen** zusätzlich nach Schwangerschaftskomplikationen, Einnahme von Antikonzeptiva bzw. Hormonsubstitution gefragt werden.

In der **Familienanamnese** finden sich gehäuft arterieller Hochdruck, Apoplexie, Myokardinfarkt, Hyperlipidämie und plötzlicher Herztod, was besonders auf eine Prädisposition zur essentiellen Hypertonie hinweist.

Aus der **Sozial- und Berufsanamnese** sind Hinweise auf Schichtarbeit, Lärmbelastung, körperliche und psychische Belastungen, Konfliktsituationen in Familie und Beruf zu erhalten, die die arterielle Hypertonie mit verursachen können.

➤ Körperliche Untersuchung

Aus der **Pulspalpation** ist bereits eine orientierende Information über die Hämodynamik des Patienten zu erlangen. Bei einem beschleunigten und kräftigen Puls kann eine hyperdyname Zirkulation angenommen werden. In einer Studie mit 37.000 Patienten mit essentieller Hypertonie (Farinaro 1995) konnte gezeigt werden, daß etwa 70% der Patienten eine Herzfrequenz von ≥ 75/min hatten. Auch im ABDM wurde beobachtet, daß Patienten mit arterieller Hypertonie im Vergleich zu normotonen Patienten in allen Altersklassen eine höhere Herzfrequenz hatten (Nold et al. 1996). Außerdem können bei der Betastung des Pulses **Herzrhythmusstörungen** erfaßt werden. **Pulsstatus** s. S. 12.

Bei der körperlichen Untersuchung kann eine eventuelle Herzvergrößerung **palpatorisch** durch die Verlagerung des Herzspitzenstoßes nach lateral und kaudal und **perkutorisch** erfaßbar sein.

Bei der **Auskultation** des **Herzens** ist eine Betonung der aortalen Komponente des II. Herztones nachweisbar. Ein III. oder/und IV. Herzton (linksventrikuläre Funktionsstörungen) sowie ein systolisches Geräusch über dem gesamten Präkordium können wahrnehmbar sein, die entweder durch eine degenerative Veränderung der Mitral- bzw. Aortenklappe oder durch eine relative Mitralinsuffizienz bedingt ist. Je nach Entwicklungsphase treten **Symptome der Links- oder Rechtsherzdekompensation** auf.

Die **Gradeinteilung** der arteriellen Hypertonie nach WHO/ISH zeigt Tabelle 13.3.

13.5.5 Diagnostik

Bei Patienten unter 40 Jahren muß differentialdiagnostisch zunächst an eine Form der sekundären Hypertonie gedacht werden. Jenseits des 40. Lebensjahres ist eine essentielle arterielle Hypertonie häufiger.

Außer der Anamnese und der klinischen Untersuchung sollen folgende **laborchemische und apparative Untersuchungen** nach einem Stufenprogramm durchgeführt werden (Tabelle 13.4).

➤ Ruheblutdruckmessung

Die Blutdruckmessung in Ruhe (s. auch Kap. 2) findet am entspannt sitzenden Patienten an beiden Armen statt. Bei Kindern und Jugendlichen sollte zusätzlich an beiden Beinen gemessen werden. Auf die richtige Armhaltung und Manschettenbreite ist zu achten. Als Regel kann gelten, daß die Manschettenbreite 2/3 des Armdurchmessers und der aufblasbare Teil der Manschette länger als 2/3 des Armdurchmessers sein sollten. Der systolische Blutdruck entspricht dem ersten hörbaren Ton (Korotkoff 1) und der diastolische dem letzten (Korotkoff 5).

➤ Langzeitblutdruckmessung

Durch die 24-Stunden-Blutdruckmessung ist man in der Lage, die Blutdruckveränderung in der Tages- und Nachtzeit zu verfolgen (s. Kap. 1.3). Anhand zahlreicher Untersuchungen hat die Deutsche Liga

Tab. 13.4: Diagnostik der arteriellen Hypertonie

Basisprogramm	Erweitertes diagnostisches Programm je nach vermuteter Ursache
• Anamnese (Risikofaktoren)	• i. v. Pyelogramm
• Körperliche Untersuchung (besonders Herz und Gefäßstatus)	• Renovasographie, MRT, Spiral-CT, arterielle DSA
• RR-Messung (an beiden Armen)	• Kreatinin-Clearance
• EKG (Ableitungen I–III, aVR–aVF, V_1–V_6)	• MIBG-Szintigraphie
• Langzeitblutdruckmessung	• Nierenbiopsie
• Urinstatus (Eiweiß, Zucker, Sediment)	• Glucosetoleranztest
• Blutuntersuchungen: Blutbild, Blutsenkung, Kreatinin, Kalium, Natrium, Cholesterin, Triglyceride, Harnsäure, Blutzucker, Hba_1C	• spezielle Hormonuntersuchungen (z. B. Renin, Aldosteron, Cortisol, Vanillinmandelsäure, Catecholamine im Urin und Plasma)
• Echokardiographie	• Dopplersonographie extrakranielle und periphere Gefäße
• abdominale Sonographie, einschl. Duplex-Sonographie	• Schilddrüsenhormone
• Röntgen-Thorax	• Langzeit-EKG, Belastungs-EKG
• Augenhintergrund	• Polysomnographie

für Hypertonie (1997) Normwerte zusammengestellt (Tabelle 13.5).

Durch die ABDM kann das physiologische Verhalten mit einer etwa 10–15% nächtliche Blutdrucksenkung (**Dipper**), festgestellt werden. Unter pathologischen Bedingungen liegt diese Senkung < 10–15% (**Non-Dipper**) oder sie ist > 20–25% (**Extrem-Dipper**). Der durchschnittliche Tagesblutdruck darf 135/85 und während der Nacht 120/80 nicht übersteigen.

Eine nächtliche Blutdrucksteigerung ist Ausdruck eines erhöhten kardiovaskulären Risikos. Man findet sie häufig bei Patienten mit Adipositas und obstruktivem Schlafapnoe-Syndrom. Die Nachtabsenkung ist aber auch bei etwa 70% der Patienten mit sekundärer Hypertonie aufgehoben.

➤ Selbstmessung

Ob eine arterielle Hypertonie vorliegt oder nicht, ist durch alleinige Gelegenheitsmessungen in der Praxis nicht eindeutig beurteilbar. Zusätzliche Informationen liefern dafür u. a. auch durch Selbstmessung gewonnene Daten. Sie liegen in der Regel immer niedriger, und man kann davon ausgehen, daß ein zuhause gemessener Wert von 125/80 einem Praxisblutdruck von 140/90 entspricht (Ohkubo et al. 1998).

Durch die Einführung kleiner, am Handgelenk zu plazierender, auf der Basis der Oszillometrie arbeitender Geräte hat diese Selbstmessung der Blutdruckwerte durch den Patienten in verschiedenen Lebenssituationen einen großen Auftrieb gewonnen.

Dabei sollte im wesentlichen auf einen zwischen 6 und 8 Uhr gemessenen Morgenwert und einen zwischen 18 und 20 Uhr gemessenen Abendwert orientiert werden. Über einen Zeitraum von 14 Tagen sind diese Werte eine wichtige Informationsquelle.

➤ Elektrokardiographie

■ Ruhe-EKG

Das Ruhe-EKG ist meist normal. Nur bei 0,5% der Patienten ist nach Ergebnissen der Framingham-Studie (Devereux et al. 1980) ein positiver Sokolow-Lyon-Index mit und ohne Repolarisationsstörungen zu erfassen (s. Kap. 2.11). In der Framingham-Studie (Knutsen et al. 1988) wurde gefunden, daß der Befund der **linksventrikulären Hypertrophie** mit dem höchsten Risiko des letalen Ausganges an koronarer Herzkrankheit in einer Gruppe von 7682 Männern, die über 12 Jahre beobachtet wurden, einherging. Das relative Risiko lag bei 11,4%. Männer und Frauen mit arterieller Hypertonie sind einer erhöhten Gefahr an kardiovaskulären Erkrankungen ausgesetzt, besonders dann, wenn eine linksventrikuläre Hypertrophie nachweisbar ist. Dies entspricht einer

Tab. 13.5: Normwerte des Blutdruckes in der ambulanten Blutdruckmessung (ABDM)

Durchschnittliches Tagesmittel	bis 135/85 mmHg
Häufigkeit von Werten > 140/90 mmHg	20–50 %
Nächtlicher Blutdruckabfall	systolisch und diastolisch um mindestens 10 %
24-Stunden-Blutdruck	bis 130/80 mmHg

fortgeschrittenen Stufe der Herzbeteiligung. Das Risiko ist höher, als es der Höhe des Blutdruckes entspricht (Mosterd et al. 1999). Das Risiko ist ähnlich wie nach einem durchgemachten Myokardinfarkt (Dunn et al. 1990). Beim Nachweis einer milden Linksherzhypertrophie im Ruhe-EKG steigt in der Altersgruppe zwischen 35 und 64 Jahren die Inzidenz der Herzinsuffizienz bei Männern von 2 auf 4/1000 und bei Frauen von 1 auf 8/1000. Bei ausgeprägter Linksherzhypertrophie steigt diese Rate bei Männern auf 35/1000 und Frauen 17/1000 bei Frauen (Kannel und Cupples 1988). Der Linksherzhypertrophie im Ruhe-EKG kommt also eine größere prognostische Bedeutung für die Entwicklung einer Herzinsuffizienz als dem Diabetes mellitus, der Hypercholesterinämie, der arteriellen Hypertonie oder dem Zigarettenrauchen zu.

Neben den Kriterien der Linksherzhypertrophie kann man verschiedene **Herzrhythmusstörungen** wie supraventrikuläre und ventrikuläre Extrasystolen bis Couplets, supraventrikuläre Tachykardien finden, die etwa 10fach häufiger als bei Normotonen sind (Bethge et al. 1987, Vogt et al. 1990). Eine absolute Arrhythmie bei Vorhofflimmern ist nicht selten.

Belastungsuntersuchung

Die Belastungsuntersuchung bringt Aussagen zur Diagnose, zur Therapie und zur Prognose.

- **Verhalten des Blutdruckes unter Belastung**

Der **systolische Blutdruck** sollte den **Grenzwert** - nach folgender Formel berechnet – normalerweise nicht übersteigen:

normaler systolischer Blutdruck + (Belastungsstufe in Watt × 0,6).

Als **Faustregel** kann gelten: Ein systolischer Druck von 200 mmHg und/oder ein diastolischer Druck > 100 mmHg sollte nicht bei einer geringeren Belastung als 100 W erreicht werden. Beim Hypertoniker steigt der systolische Druck unter Belastung bereits deutlich und u. U. schnell an und normalisiert sich in der Erholungsphase verzögert. Der diastolische Druck liegt meist über 100 mmHg.

Durch die Einschätzung des Blutdruckverhaltens unter Belastung können wichtige Konsequenzen für die weitere körperliche Arbeit und sportliche Betätigung gezogen werden. Der übermäßige Anstieg des systolischen Blutdruckes unter Belastung bei normalem Ruheblutdruck ist ein prognostischer Parameter zur späteren Entwicklung einer arteriellen Hypertonie. Der Nachweis dieser **Belastungshypertonie** allein ist noch **keine Indikation** zur medikamentösen, wohl aber zur Durchführung von allgemeinen nichtmedikamentösen Therapiemaßnahmen. Erst wenn bei der Belastungshypertonie eine Linksherzhypertrophie, sekundäre Gefäßveränderungen sowie Symptome der ischämischen Herzkrankheit vorhanden sind, sollte eine medikamentöse Therapie eingesetzt werden. Andererseits kann das zu geringe Ansteigen des systolischen Blutdruckes unter Belastung Hinweis auf eine beginnende Linksherzinsuffizienz sein. Durch die Belastungsuntersuchung kann auch eine Weißkittelhypertonie ausgeschlossen werden. Weiterhin ist anhand des Blutdruckverhaltens abzuschätzen, ob die medikamentöse Therapie optimal eingestellt ist.

- **EKG-Veränderungen**

Die während der Belastung möglicherweise auftretende Angina pectoris sowie ST-Strecken-Senkungen müssen nicht in jedem Falle gleichzeitig vorliegenden Koronararterienstenosen entsprechen.

Auch hypertoniebedingte Störungen der koronaren Mikrozirkulation können diese ST-Strecken-Senkungen hervorrufen. Sie sind aber individuell je nach Risikofaktorenkonstellation zu bewerten. Auch Therapiehinweise können aus dem Belastungs-EKG gewonnen werden. Bei Patienten mit ST-Strecken-Veränderungen **während** der Belastung im Sinne einer **myokardialen Ischämie** und erhöhter Herzfrequenz werden β-Rezeptoren-Blocker, bei denen mit normalem Frequenzverhalten eher Calciumantagonisten bevorzugt. **In der Erholungsphase** auftretende ST-Strecken-Veränderungen weisen in erster Linie auf eine Linksherzhypertrophie ohne relevante Koronararterienveränderungen hin. Bei diesen Patienten sind dann entsprechend wieder β-Rezeptoren-Blocker oder Calciumantagonisten, z. B. vom Verapamil-Typ, einzusetzen.

Treten **Herzrhythmusstörungen** wie ventrikuläre, supraventrikuläre Extrasystolen, Vorhofflimmern während der Belastung auf, weisen sie auf eine myokardiale Ischämie hin.

Langzeit-EKG

Im Langzeit-EKG ist besonders auf nächtliche Asystolien (Pausen > 2 s) zu achten, die in Verbindung mit einem gleichzeitigen Blutdruckanstieg auf eine Schlafapnoe hinweisen und eine besondere Gefährdung der Patienten darstellen. Aus dem Herzfrequenzverhalten können zusätzliche differentialtherapeutische Informationen gewonnen werden.

➤ Echokardiographie

Die Echokardiographie gehört zur Basisdiagnostik der arteriellen Hypertonie, durch die sich die Linksherzhypertrophie exakt erfassen und ihre Regression unter Therapie dokumentieren läßt. Die wichtigsten Parameter sind dabei die Dicke des Septums und die Dicke der Hinterwand des linken Ventrikels. Diese Messungen werden in der parasternalen kurzen Achse auf Papillarmuskelebene durchgeführt. Eine linksventrikuläre Hypertrophie liegt dann vor, wenn der obere Normwert von 11 mm überschritten wird. Bei Frauen, die eine kleine Körperoberfläche haben, kann bereits ab 10 mm eine Linksherzhypertrophie vorliegen. Die gemessenen Wanddicken korrelieren nicht immer mit dem Zufallsdruck, eher mit dem ABDM.

Die Parameter der **systolischen** und **diastolischen Funktion** können bestimmt werden. Die Beurteilung von **Relaxationsstörungen**, die als erste Reaktion auf den erhöhten peripheren Widerstand nachweisbar sind, gelingt über die Messung der isovolumetrischen Relaxationszeit, die als zeitlicher Abstand vom Ende des durch den Aortenjet bedingten Dopplerprofils bis zum Beginn der Mitralklappenöffnung in ms definiert ist. Sie ist bei arterieller Hypertonie erhöht. Die Normalwerte liegen bei < 40jährigen bei 69 ± 12 ms, bei über 40jährigen bei 76 ± 13 ms. Das E/A-Verhältnis ist ≤ 1.

Bei **Compliancestörungen** ist die Dauer der A-Welle infolge des durch die erhöhte myokardiale Steifigkeit erhöhten LVEDP verkürzt. Ihr Normwert beträgt 140 ms. Das E/A-Verhältnis ist ≥ 2.

➤ Beurteilung des Augenhintergrundes

Die Spiegelung des Augenhintergrundes bietet eine direkte Möglichkeit zur Beurteilung der Netzhaut- und Aderhautgefäße.

Bei Patienten mit arterieller Hypertonie ist die ophthalmologische Untersuchung wichtig, da Veränderungen des Augenhintergrundes den Schweregrad der Erkrankung meist besser wiedergeben als Blutdruckmessungen allein. Die morphologischen Veränderungen an den Netzhautgefäßen, am Netzhautparenchym, an der Papille sowie an der Aderhaut hängen nur von **Grad, Dauer** und **Verlaufsform, nicht** von der Genese der arteriellen Hypertonie ab.

Stadium der hypertonen Retinopathie	Veränderungen des Augenhintergrundes
I	Geringgradige Verengungen der Netzhautarterien bei normalen Venen
II	mäßige Sklerose bei gesteigertem Lichtreflex, Gunn-Kreuzungsphänomen positiv
III	Ödem, Exsudate und Hämorrhagien, sklerotische und stark spastische Arterien („Silberdrahtarterien“)
IV	Papillenödem, ausgedehnte Hämorrhagien und Exsudate

➤ Röntgenthorax

Auch hier sollte die Röntgenuntersuchung aus der dv- und der seitlichen Aufnahme bestehen. Erstes Zeichen einer Linksherzhypertrophie ist oft die Abrundung der Kontur der linken Herzkammer oder auch der schulterförmige Verlauf der Herzkontur. Erst später kommt es zur Elongation der Herzspitze sowie zu einer Verbreiterung des Querdurchmessers. Der Aortenknopf ist meist prominent. Im seitlichen Strahlengang ragt der linke Ventrikel in den Retrokardialraum hinein und überlagert nicht selten die Wirbelsäule. Der Herz-Thorax-Index ist im dv-Strahlengang vergrößert. Die Verlaufsbeurteilung von Röntgen-Thorax-Bildern unter gleichen aufnahmetechnischen Bedingungen hat einen größeren Aussagewert.

➤ Koronarangiographie

Eine invasive Diagnostik bei Patienten mit arterieller Hypertonie ist nur dann indiziert, wenn die Angina pectoris im Vordergrund des Beschwerdebildes steht und eine PTCA oder Koronarbypass-Operation in Erwägung gezogen wird.

13.5.6 Risikostratifizierung

Die Entscheidung zur Therapie der arteriellen Hypertonie wird nicht nur anhand der Blutdruckhöhe, sondern auch durch begleitende Risikofaktoren, andere manifeste Herz-Kreislauf- und Nieren-Erkrankungen, Diabetes mellitus sowie Organbeteiligungen getroffen.

Vier Kategorien des absoluten **kardiovaskulären Erkrankungsrisikos** (gering, mäßig, hoch, sehr hoch) wurden nach den Daten des durchschnittlichen 10-Jahres-Risikos für den kardiovaskulär bedingten Tod, nicht-letalen Schlaganfall oder Myokardinfarkt aus der Framingham-Studie (Durchschnittsalter zu Beginn 60 Jahre) definiert (WHO/ISH 1999).

- **Niedriges Erkrankungsrisiko**
Diese Gruppe umfaßt Männer < 55 Jahre, Frauen < 65 Jahre mit einer arteriellen Hypertonie Grad I ohne weitere Risikofaktoren. Das Risiko liegt < 15% in den nächsten 10 Jahren. Für Patienten mit Borderline-Hypertonie ist das Risiko gleich gering.

- **Mäßiges Erkrankungsrisiko**
Ein mäßiges Erkrankungsrisiko haben Patienten mit unterschiedlichen Blutdruckwerten und einer differenten Zahl von Risikofaktoren. Einige haben höhere Blutdruckwerte und weniger Risikofaktoren und umgekehrt. Das Risiko eines bedeutsamen kardiovaskulären Ereignisses liegt innerhalb von 10 Jahren bei 15–20%. Es liegt eher bei 15% für Patienten mit arterieller Hypertonie Grad I und einem Risikofaktor.

- **Hohes Erkrankungsrisiko**
Bei Patienten mit arterieller Hypertonie Grad I und II sowie 3 oder mehr Risikofaktoren, Diabetes und Organbeteiligungen und bei Grad III ohne Risikofaktoren besteht ein hohes Erkrankungsrisiko. Das Risiko eines bedeutsamen kardiovaskulären Ereignisses liegt innerhalb von 10 Jahren bei 20–30%.

- **Sehr hohes Erkrankungsrisiko**
Ein sehr hohes Erkrankungsrisiko haben alle Patienten mit einer arteriellen Hypertonie Grad III und einen oder mehreren Risikofaktoren sowie alle Pa-

tienten mit klinisch manifester Herz-Kreislauf- oder Nieren-Erkrankung. Das Risiko eines bedeutsamen kardiovaskulären Ereignisses liegt innerhalb von 10 Jahren bei 30%. Für diese Gruppe ist eine schnelle Therapieentscheidung zu treffen.

13.5.7 Therapie

Für die Behandlung der arteriellen Hypertonie besteht der Grundsatz, daß sie **individuell ausgerichtet sein muß.** Sie basiert auf **zwei Säulen:**

1. **nicht-medikamentös,**
2. **medikamentös.**

Ihr **Hauptziel** ist die Verhinderung von organbezogenen **Komplikationen** (Apoplexie, Myokardinfarkt, Herzinsuffizienz, Nephropathie).

Vor jeder Therapie des Hochdrucks muß klar entschieden werden, ob eine sekundäre Hypertonie vorliegt und eine kausale Behandlung möglich ist.

Die **nicht-medikamentöse Therapie** mit Beeinflussung der Risikofaktoren spielt eine wesentliche Rolle in der Risikosenkung. Bei der **medikamentösen Therapie** der arteriellen Hypertonie sind aufgrund der pathophysiologischen und pathobiochemischen Vorgänge Substanzen zu bevorzugen, die

- eine **Senkung der Konzentration** von Noradrenalin und Angiotensin II bewirken (ACE-Hemmer, Calciumantagonisten, β-Rezeptoren-Blocker),
- **stoffwechselneutral** sind (Calciumantagonisten) bzw. eine **Senkung** der **Insulinresistenz** (ACE-Hemmer und α-Rezeptoren-Blocker) bewirken.

Eine Behandlung hat in jedem Fall zu erfolgen, da die lebensverlängernde Wirkung der Therapie beim Hochdruck heute unbestritten ist. Das gilt besonders für die maligne Hypertonie. Unter der Behandlung kommt es vor allem zur Abnahme der Herz- und Niereninsuffizienz sowie zu gefäßbedingten Symptomen. Die Letalität an IHK und anderen kardiovaskulären Erkrankungen kann um etwa 20% reduziert werden.

Die Wahl der Antihypertensiva muß auch verschiedene Begleiterkrankungen und Risikofaktoren beachten. Es werden deshalb u.a. besonders für **jüngere Diabetiker** ACE-Hemmer, niedrig dosierte $ß_1$-selektive Rezeptoren-Blocker und Calciumantagonisten vorgeschlagen. **Postinfarktpatienten** sollten ebenfalls ACE-Hemmer und β-Rezeptoren-Blocker erhalten. Bei Männern mit benigner Prostatahyperplasie sind α_1-Rezeptoren-Blocker zu bevorzugen.

➤ Indikationen zur Hochdruckbehandlung

Da die Hochdruckbehandlung prinzipiell so frühzeitig wie möglich einsetzen sollte, kommt der **Erfassung** und **Überwachung hochdruckgefährdeter Personen** eine große Bedeutung zu, die leider in den meisten Fällen nicht realisiert wird.

Da der Blutdruck eine sehr variable Größe ist, muß er vor der Entscheidung zur Therapie über mehrere Wochen gemessen werden.

Findet man eine **Hypertonie Grad I** oder eine **Borderline-Hypertonie,** so sind die Messungen über 3–6 Monate durchzuführen (Abbildung 13.1). Bei wiederholt gemessenen bedeutsamen Blutdruckerhöhungen kann diese Meßdauer verkürzt werden (WHO 1993, JNC V 1993).

Zu den gefährdeten Patienten gehören jene, die

- noch keine nachweisbare arterielle Hypertonie, aber eine positive Familienanamnese haben
- an vegetativen Regulationsstörungen, Diabetes mellitus, Nierenerkrankungen, Herz- oder Gefäßerkrankungen leiden.

Die Therapie muß adäquat sein und über einen ausreichend langen Zeitraum fortgeführt werden. Weiterhin ist auf ein ausreichendes Blutdruck-Monitoring zu achten. Deshalb sollten die ABDM und die Selbstmessung durch den Patienten verstärkt eingesetzt werden. Auf diesem Wege kann auch der sog. **Weißkittelhochdruck**, bei dem ausschließlich hohe Blutdruckwerte in der Praxis gemessen werden, ausgeschlossen werden.

Einer **dringlichen Therapie** sind Patienten mit hohem und sehr hohem Risiko zu unterziehen. **Allgemein behandlungsbedürftig** sind in der Regel Hypertoniker mit konstanten Blutdruckwerten über 90 mmHg diastolisch und über 140 mmHg systolisch sowie die Grade II und III aller Hypertonieformen.

➤ Kontraindikationen

Schwere Cerebral- und Koronaratherosklerose sind als **relative** Kontraindikationen anzusehen. Deshalb ist besonders bei alten Menschen Vorsicht bei der Blutdrucksenkung geboten, unter Zeichen der Vorwärtsinsuffizienz mit Schwindelanfällen, Konzentrationstörungen etc. ist sie auch gelegentlich nicht durchzuführen. Desgleichen ist die starke Senkung des Blutdruckes im Verlauf eines akuten Myokardinfarktes oder eines cerebrovaskulären Insults gefährlich. Auch die Niereninsuffizienz mit ständiger Harnstofferhöhung verbietet eine Hypertoniebehandlung.

➤ Nicht-medikamentöse Therapie

Der nicht-medikamentösen Therapie der arteriellen Hypertonie ist deshalb eine größere Aufmerksamkeit zu schenken, da es sich gezeigt hat, daß eine isolierte medikamentöse Behandlung allein keine optimale Senkung der kardiovaskulär bedingten Letalität bewirkt. Außerdem wird dadurch die Dosierung der Antihypertensiva reduziert.

Die alleinige nicht-medikamentöse Therapie bleibt im wesentlichen *nur* leichteren Formen vorbehalten. Diese **Hypertonie Grad I** macht allerdings auch die überwiegende Mehrheit aus.

In der Framingham-Studie wurde gefunden, daß etwa 75% der Patienten der milden und Borderline-Hypertonie zuzuordnen sind. Bei diesen Formen aber ereignen sich etwa 40–45% aller hypertoniebe-

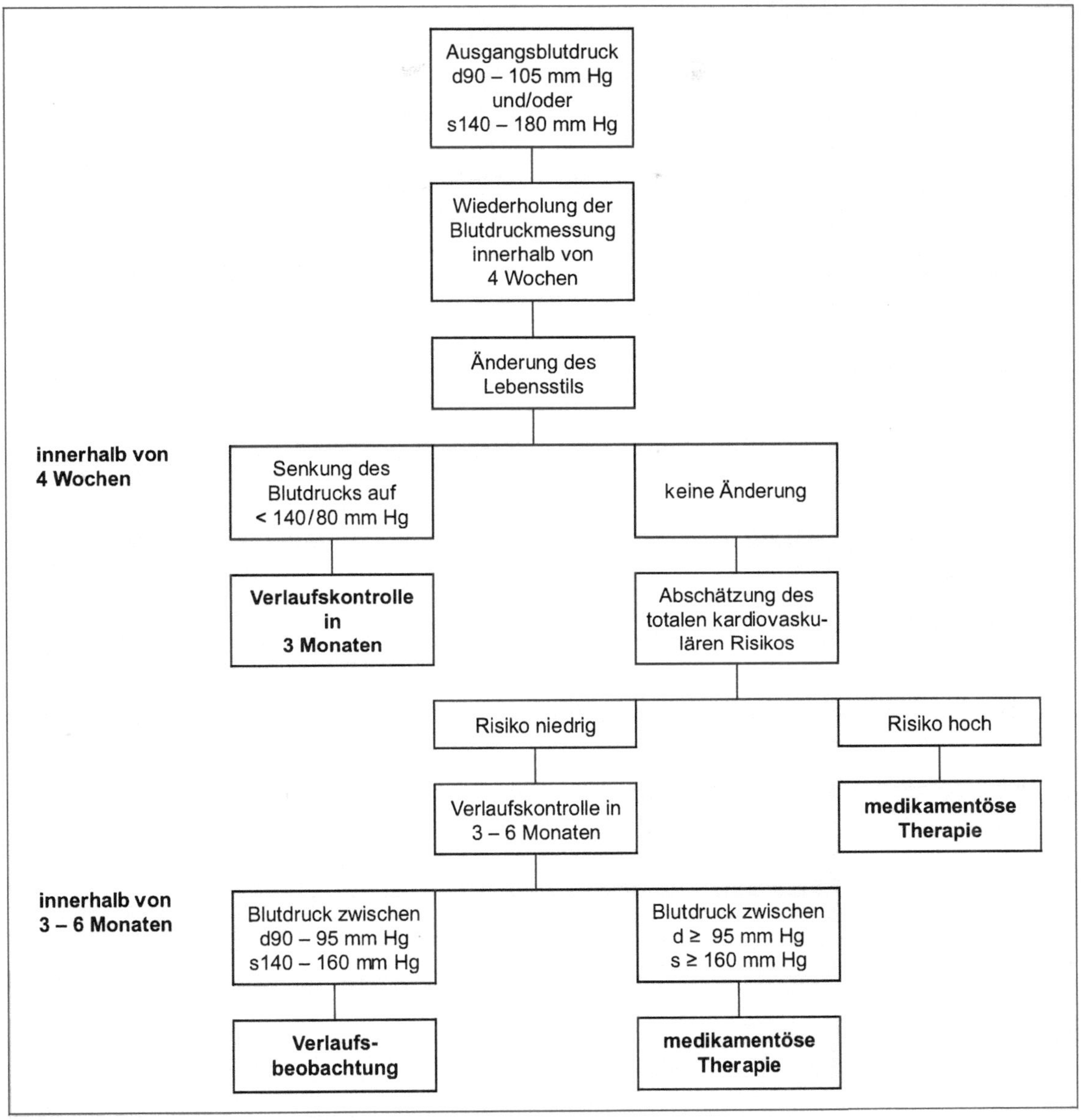

Abb. 13.1: Diagnostisch-therapeutisches Vorgehen bei milder Hypertonie (WHO 1996)

dingten Todesfälle. Wenn eine nur leichte bis mäßige Blutdruckerhöhung (diastolisch < 105 mmHg) sowie kurze Verlaufszeit, keine Zeichen einer linksventrikulären Hypertrophie im EKG, in der Echokardiographie und im Röntgen-Thorax sowie keine positive Familienanamnese bestehen, kann eine alleinige Behandlung der arteriellen Hypertonie durch diese nicht-medikamentösen Allgemeinmaßnahmen eingeleitet werden.

■ Regelung der Lebensführung

Empfohlene Maßnahmen sind angemessene körperliche und geistige Betätigung mit ausreichendem Nachtschlaf (wenn möglich Mittagsruhe), körperliches Training mit Gymnastik und Spaziergängen, Lösung von Konfliktsituationen, Ausschaltung negativer Umweltfaktoren, Regelung der Verdauungsfunktion über Ernährungsänderung. Weiterhin ist eine Beseitigung der Risikofaktoren mit Einstellung des Rauchens, Einstellung des Alkoholkonsums sowie Reduktion des Übergewichtes dem Patienten nahezulegen.

Zu vermeiden sind starke körperliche, besonders plötzliche Belastungen, chronische psychische und physische Überforderungen, Schicht- und Nachtarbeit, Spannungszustände, übermäßige Reizüberflutung, wie z.B. Lärm (Tabelle 13.6).

Tab. 13.6: Effekte der nicht-medikamentösen Therapie bei arterieller Hypertonie

Nicht-medikamentöse Therapie	Effekt
Gewichtsreduktion	+++
Regelmäßiges körperliches Ausdauertraining	+++
Kochsalzrestriktion	+++
Kaliumzufuhr	++
Austausch von gesättigten gegen ungesättigte Fettsäuren	++
Alkoholeinschränkung	++
Vegetarische Lebensweise	+
Ballaststoffzufuhr	+

Die Änderung der Ernährungsgewohnheiten soll einerseits der Reduktion der Natriumzufuhr, andererseits der Gewichtsabnahme dienen. Darüber hinaus konnte in einer randomisierten Studie über 8 Wochen nachgewiesen werden, daß eine veränderte Nahrungszusammensetzung mit Früchten, Gemüse und fettarmen Produkten mit reduzierten Gesamt- und gesättigten Fetten im Vergleich zur normalen amerikanischen Ernährung den systolischen und diastolischen Blutdruck signifikant senkte (Appel et al. 1997).

➤ Änderung der Ernährungsgewohnheiten

■ Natriumreduktion

Der Salzgehalt der Nahrung sollte nicht mehr als 4 bis maximal 6 g/d betragen. Insbesondere Mineralwasser, die mehr als 100 mg/l Na enthalten, sollten vermieden werden. Das Blutdruckverhalten wird besonders bei salzsensitiven Patienten durch eine erhöhte Kochsalzzufuhr ungünstig beeinflußt.

Es wird ein **genetischer Defekt** der renalen Natriumausscheidung bei arterieller Hypertonie angenommen, der bei erhöhter Kochsalzzufuhr eine Vermehrung der extrazellulären Flüssigkeit verursacht. Über die vermehrte Ausschüttung des Natriuretischen Hormons und Hemmung der KNa-ATPase im Nephron und bei Streßsituationen in der glatten Muskulatur der Gefäßwand kommt es zur Erhöhung des peripheren Widerstandes und damit zur Blutdruckerhöhung. Als positive Nebeneffekte der Natriumbeschränkung sind eine verminderte Plättchenaggregation und eine Senkung der Serotoninkonzentation gefunden worden. Um salzarm zubereitete Mahlzeiten schmackhaft zu machen, sind Kräuter und salzarme Gewürzmischungen zu verwenden.

■ Kaliumzufuhr

Die Wirkung der erhöhten Natriumzufuhr auf den Blutdruck kann durch eine vermehrte Kaliumaufnahme, die zu einer verstärkten Natriurese führt, kompensiert werden. Es konnte gezeigt werden, daß eine tägliche Zufuhr von 100 mmol eine Senkung des Blutdruckes von systolisch 10 mmHg und diastolisch bis zu 5 mmHg bewirkt. Durch eine konstante ausreichende Kaliumzufuhr läßt sich die Dosis der Antihypertensiva reduzieren. Deshalb sollte auf einen ausreichenden Kaliumgehalt in der Nahrung geachtet werden.

■ Magnesiumzufuhr

Eindeutige Ergebnisse hinsichtlich der Bedeutung der Magnesiumgabe für die Blutdrucksenkung liegen nicht vor. Es ist jedoch davon auszugehen, daß durch die Therapie mit Schleifendiuretika und Thiaziden ein Magnesiummangel auftreten kann. Deshalb sollten besonders Patienten mit Herzrhythmusstörungen auch mit Magnesium substituiert werden.

■ Gewichtsreduktion

Durch Reduktion des Körpergewichts kann die Inzidenz der arteriellen Hypertonie um 28% gesenkt werden. Bei Patienten mit Grenzwerthypertonie konnte man nachweisen, daß eine Gewichtszunahme innerhalb von 4 Jahren zu einer Blutdrucksteigerung von 137/83 mmHg auf 178/90 mmHg führte. Die Patienten, die ihr Gewicht hielten, blieben weiterhin im oberen Grenzbereich. Die Gewichtsreduktion scheint sich stärker auf eine arterielle Hypertonie mit hoher Reninaktivität auszuwirken. Das Einlegen eines **Obst-, Gemüse-, Reistages** pro Woche bringt nicht nur eine Reduktion der Kalorienzufuhr, sondern auch eine starke Kaliumzufuhr. Obst und Gemüse darf von der Menge her relativ uneingeschränkt verzehrt werden.

Weiterhin ist auf

- ausreichende Eiweißzufuhr (ca. 1 g/kg KG/d)
- Verwendung mehrfach ungesättigter Fettsäuren (Sonnenblumenöl, Färberdistelöl)
- Auswahl günstiger Kohlenhydratquellen (Milchprodukte, Gemüse)
- Einschränkung der Cholesterinaufnahme (max. 300 mg/d)

zu achten.

■ Alkoholrestriktion

Der Hochdruckpatient sollte täglich nicht mehr als 20–30 g **Alkohol** trinken. Diese Menge ist in 0,2 l Wein und 0,5 l Bier enthalten. Dabei ist die tägliche tolerierbare Menge Alkohol für Frauen noch geringer. Durch die Beschränkung der Alkoholzufuhr auf max. 10 g senkt sich der Blutdruck systolisch um etwa 3 mmHg und diastolisch um 2 mmHg. Bei völliger Alkoholkarenz konnten der Blutdruck systolisch um durchschnittlich 7,2 mmHg, diastolisch um 6,6 mmHg und die Herzfrequenz um 7,9 Schläge /min gesenkt werden (Aguilera et al. 1999). Wir empfehlen dem Patienten bis auf seltene Ausnahmen eine absolute Alkoholrestriktion, wodurch auch die Wirkung der Antihypertensiva verbessert wird.

Die **Änderungen der Lebensweise und der Ernäh-**

rungsgewohnheiten sind ein schwieriges Problem in der Arzt-Patient-Beziehung, das nur durch ein vertrauensvolles Verhältnis, aber auch durch Vorbildwirkung des Arztes erfolgreich beeinflußt werden kann.

➤ Körperliche Aktivität

Das Ausdauertraining kann sowohl die Entwicklung einer altersbedingten arteriellen Hypertonie verhindern als auch eine Senkung des Blutdruckes bewirken. Der blutdrucksenkende Effekt zeigt sich bereits nach 1 Monat regelmäßigen Trainings mit auch hier 3 bis 4 Trainingseinheiten/Woche. Dabei besteht eine positive Korrelation zwischen der Höhe des Ausgangsblutdruckes und dem durch das Training erreichten Leistungszuwachs. Obgleich durch das Training auch eine Reduktion des Körpergewichts erzielt werden kann, ist der eigentliche **Mechanismus der Blutdrucksenkung unter körperlicher Aktivität noch weitgehend ungeklärt.**

Es kann aber angenommen werden, daß es trainingsbedingt zur Senkung des Herzminutenvolumens und des peripheren Gefäßwiderstandes kommt. Dies läßt den Schluß zu, daß dem antihypertensiven Effekt eine Senkung des Sympathikotonus zugrunde liegen kann.

Für die koronare Herzkrankheit ausführlich dargestellte Sportarten können ohne Einschränkung auch für Hypertoniker angewendet werden. **Besonders geeignete Sportarten** sind schnelles Gehen, Jogging, Radfahren (Hometrainer), Bergwandern, Golf, Skilanglauf, Wanderrudern, Paddeln. Mit Einschränkungen ist Schwimmen zu empfehlen, da es nicht blutdrucksenkend wirkt. Schwimmen ist aber bei übergewichtigen Patienten mit Arthrosen günstig, da das Körpergewicht nicht zusätzlich zur Belastung vollständig „selbst getragen" werden muß. **Ungünstig** hingegen sind **Sportarten**, bei denen es vorwiegend zu hohem psychischem Streß, wie Badminton oder Squash, isometrischer Kraftentwicklung und intrathorakalem Preßdruck kommt. Beispiele sind: Bodybuilding, Stoßen und Heben von Gewichten, Kegeln, Kniebeugen, Liegestütze und Wettkampfrudern. Die Palette der anwendbaren **Physiotherapie** ist groß und bedarf einer individuell angepaßten Verordnung. Es kommen Kohlensäurebäder, Trockenbürstungen, Gymnastik, Ergometertraining, Laufübungen, Saunaanwendungen etc. in Frage.

➤ Psychotherapie

Bei manchen Patienten sollten Maßnahmen einer Psychotherapie wie Meditation, Autogenes Training und progressive Muskelentspannung versucht werden, ohne die Wirkung dieser Verfahren übermäßig zu bewerten. Das **Ziel aller Allgemeinmaßnahmen** bei Patienten mit einem diastolischen Wert zwischen 90 und 104 mmHg besteht darin, innerhalb von 6 Monaten eine Stabilisierung des diastolischen Druckes unter 90 mmHg zu erreichen. Kommt es nach einer 4wöchigen Beobachtungszeit zu keiner Normalisierung des diastolischen Druckes, so werden Patienten mit Druckwerten > 100 mmHg zusätzlich zu den Allgemeinmaßnahmen medikamentös behandelt. Bei denen, die nach dieser Beobachtungszeit zwischen 90 und 100 mmHg liegen, werden die Allgemeinmaßnahmen fortgesetzt.

Sollte im weiteren Verlauf bei dieser Gruppe der diastolische Blutdruck nicht unter 95 mmHg abzusenken sein, so erfolgt zusätzlich eine medikamentöse Therapie.

Die **psychische Führung** des Patienten auf der Basis des Arzt-Patient-Verhältnisses trägt auch wesentlich zum Erfolg der Therapie bei.

➤ Medikamentöse antihypertensive Therapie

Da bis zu 70% der Patienten über 65 Jahre mit arterieller Hypertonie mindestens noch eine zusätzliche behandlungsbedürftige Erkrankung haben, ist die **individuelle Wahl** der Therapie entscheidend. Die wichtigsten dieser zusätzlich auftretenden Erkrankungen beziehen sich auf den Stoffwechsel (Hypercholesterinämie, Diabetes mellitus) sowie auf die koronare Herzkrankheit und ihre Folgen (Herzrhythmusstörungen, Myokardinfarkt).

➤ Indikationen zur medikamentösen Therapie

- Nicht allein nicht-medikamentös beeinflußbare arterielle Hypertonie
- Nachweis einer Linksherzhypertrophie
- Nachweis einer koronaren Herzkrankheit
- Zeichen der Herzinsuffizienz
- Nachweis einer Nierenerkrankung
- Stoffwechselstörungen (Hypercholesterinämie und Diabetes mellitus)
- positive Familienanamnese hinsichtlich Apoplexie und koronarer Herzkrankheit.

Der entscheidende Erfolg der Hypertonietherapie besteht darin, Zweit- bzw. Folgekrankheiten bei der Wahl der medikamentösen Therapie individuell zu berücksichtigen. Ein besonderes Augenmerk ist auf die Entwicklung bzw. auf die Regression der Linksherzhypertrophie zu legen. Für ihre Entwicklung ist die Belastungshypertonie entscheidender als die arterielle Hypertonie in Ruhe.

Zur Beurteilung medikamentös bedingter Orthostaseeffekte ist es besonders in der Einstellungsphase erforderlich, den Blutdruck im Stehen und Liegen zu messen. Um eine abrupte Blutdrucksenkung mit ungünstigen Folgen zu vermeiden, sollte eine **einschleichende** Dosierung gewählt werden. Bei Nieren- und Leberkranken ist wegen der reduzierten Elimination der Medikamente eine besondere Kontrolle notwendig.

Unter antihypertensiver Therapie sind der Mineralhaushalt, die Blutfette, der Blutzucker, ggf. auch der Glucosetoleranztest zu kontrollieren. Die Wahl der Medikamente und ihrer evtl. Kombination richtet sich nach dem individuellen Gesamtbefund auch hinsichtlich der körperlichen Aktivität des Patienten.

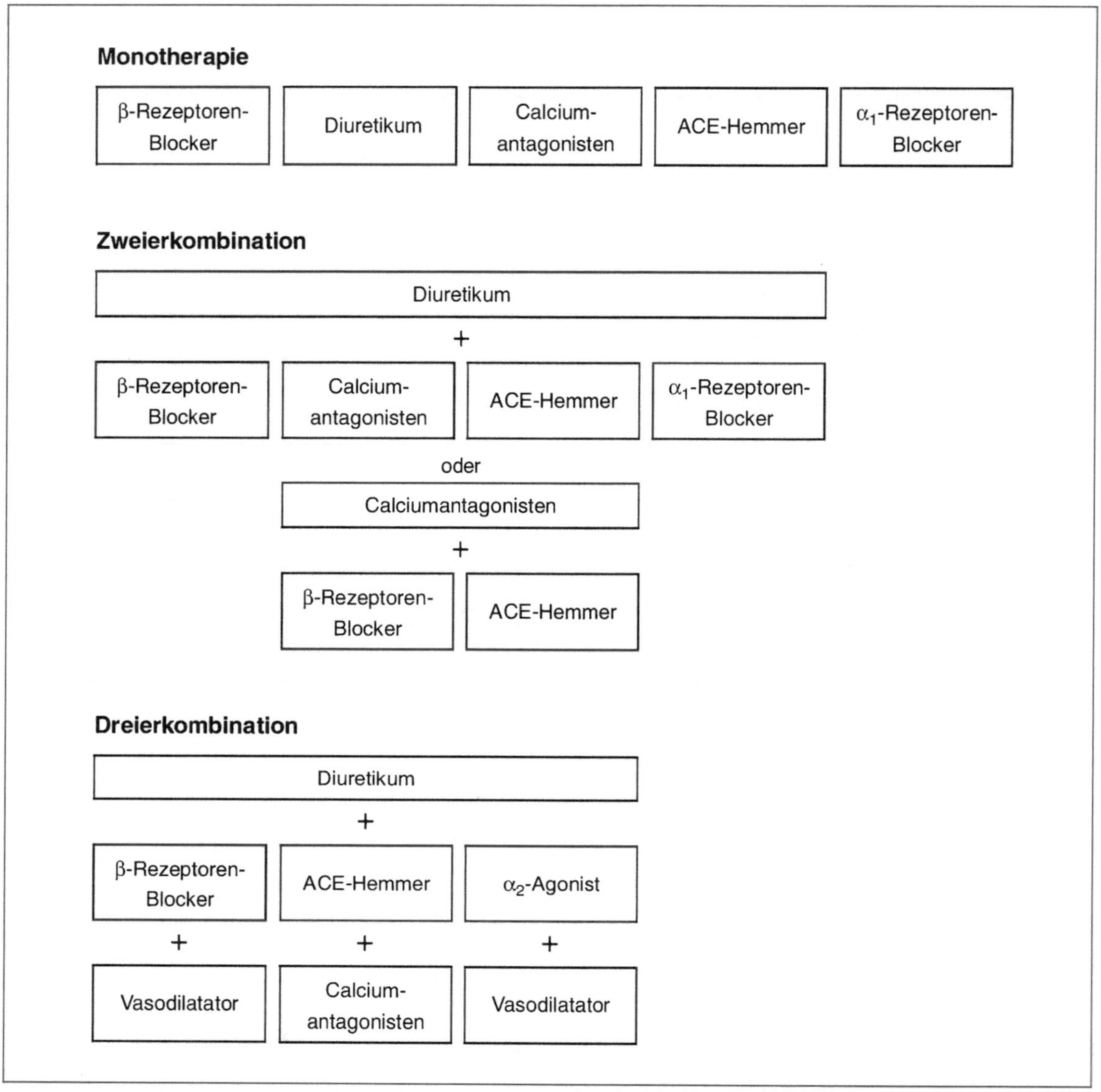

Abb. 13.2: Empfehlung der Deutschen Liga zur Bekämpfung des hohen Blutdrucks (1997)

Individuelle Stufentherapie

Die medikamentöse Therapie sollte mit einer niedrigen Dosis eines Antihypertensivums begonnen werden. Zeigt sich nach 2–4 Wochen trotz Dosissteigerung keine ausreichende Wirkung, ist auf eine andere Substanzklasse als Mono- bzw. Kombinationstherapie umzustellen. Anzustreben ist eine **Monotherapie** mit Einmalgabe, um dadurch die Compliance des Patienten zu sichern.

Monotherapie

Initial ist die Therapie der milden bis mittelschweren arteriellen Hypertonie mit **einer Substanz** bei 40–60% der Patienten meist ausreichend. Innerhalb von 4–6 Wochen kann der therapeutische Effekt beurteilt werden. Falls die eingesetzte Substanzklasse nicht den erhofften Erfolg bringt, sollte eine zweite versucht werden.

Eine Erhöhung der Dosis bei Monotherapie über die empfohlene Höchstdosierung hinaus ist nicht zu empfehlen. In diesen Fällen ist die Kombinationstherapie zu bevorzugen. Bei Patienten mit mittelschwerer bis schwerer arterieller Hypertonie sollte man sich jedoch innerhalb von 2–4 Wochen bei Versagen der Monotherapie für eine geeignete Kombinationstherapie entscheiden.

Kombinationstherapie

Wenn mit einer Monotherapie die Blutdruckwerte nicht unter 140/90 mmHg gesenkt werden können,

Tab. 13.7: Kombinationen von Antihypertensiva

Sinnvolle Kombination von Antihypertensiva	Wenig sinnvolle Kombination von Antihypertensiva
• Diuretikum plus ACE-Hemmer • Diuretikum plus AT-II-Blocker • β-Rezeptoren-Blocker plus Calciumantagonist (außer Verapamil-Typ) • β-Rezeptoren-Blocker plus Diuretikum • Carvedilol plus Diuretikum	• Clonidin plus Reserpin • β-Rezeptoren-Blocker plus Clonidin • α-Rezeptoren-Blocker plus Vasodilatator

sollte ein zweites Antihypertensivum eingesetzt werden. Bei der Kombinationstherapie (Tabelle 13.7) wird in der Regel ein Diuretikum oder ein Calciumantagonist zugegeben. Bei der Kombination von Calciumantagonisten mit β-Rezeptoren-Blockern sollten Calciumantagonisten vom Dihydropyridin-Typ bevorzugt werden. Wenn eine **Zweierkombination** keine ausreichende Wirkung zeigt, kann zusätzlich ein zentral wirkendes Antihypertensivum oder eine der anderen **Dreierkombinationen** eingesetzt werden (Abbildung 13.2). Die Verwendung von Kombinationspräparaten kann durch die Reduktion der einzunehmenden Tabletten zur Steigerung der Compliance nützlich sein. Es sollte das Kombinationspräparat aber erst dann verwendet werden, wenn in der Kombination der Einzelsubstanzen die Wirksamkeit und Dosis klar herausgestellt wurden.

Ziele einer Kombinationstherapie sind nicht nur die synergistischen Effekte auf den Blutdruck, sondern auch die Neutralisierung von Nebeneffekten der jeweiligen Kombinationspartner und Antagonisierung von Kompensationsmechanismen, die der Blutdrucksenkung im Wege stehen.

Unter einer **therapierefraktären Hypertonie** versteht man einen Hochdruck, der nach gesicherter Einnahmetreue, Ausschluß eines Weißkittelhochdrucks, Ausschluß von Wechselwirkungen mit anderen Medikamenten (NSAR, Steroide, orale Kontrazeptiva, Hormonsubstitution) therapeutisch mindestens für 1 Monat auch durch eine adäquate Dreier- oder Viererkombination nicht oder nur ungenügend beeinflußbar ist, zur Organbeteiligung führt oder bereits mit ihr einhergeht. Auch auf eine Hyponatriämie und Hypovolämie muß geachtet werden. Unter diesen Bedingungen muß nach Unterbrechung der Diuretikatherapie Kochsalz und Volumen zugeführt werden, in seltenen Fällen auch parenteral.

Differentialtherapie

Das Schema der Hochdruckbehandlung kann in dieser Form nur für Patienten gelten, die keine Begleiterkrankungen haben (Tabelle 13.8).

Langzeitbetreuung

Eine Hochdruckbehandlung muß konsequent über lange Zeit durchgeführt werden. Ist die Senkung des Blutdrucks unter 140/90 mmHg über eine längere Zeit nachweisbar, kann unter engmaschiger Kontrolle die Dosis reduziert werden. Die Erhaltungsdosis wird unter Belastung festgelegt. Nach Jahren exakter Therapie ist erfahrungsgemäß sogar das Absetzen der Medikamente möglich, ohne daß die Blutdruckwerte erneut ansteigen. Allerdings muß ein therapeutischer Erfolg von einer Linksherzinsuffizienz mit Blutdruckabfall differenziert werden. Bei Patienten mit Hypertonie Grad I kann nach 1 Jahr erfolgreicher Therapie ein **Auslaßversuch** unternommen werden.

Die Bedeutung der Langzeittherapie der arteriellen Hypertonie für die Verhinderung von wichtigen kardiovaskulären Ereignissen konnte u. a. die SHEP-Studie (1991) zeigen. Über einen Zeitraum von 4,5 Jahren lag die Häufigkeit von bedeutsamen KHK-Ereignissen in der Behandlungsgruppe bei 4,4% gegenüber Placebo von 5,9%, was einer Risikoreduktion von 27% entspricht.

In der HOT-Studie (Hansen et al. 1998) wurden drei diastolische Zielblutdruckgruppen definiert ≤ 90 mmHg, ≤ 85 mmHg, ≤ 80 mmHg. Im Ergebnis konnte gezeigt werden, daß mit der Therapie ein Blutdruckniveau von ≤ 140/85 mmHg anzustreben ist und weitere Senkungen keinen Nutzen für die Senkung des KHK-Risikos bringen. Die Apoplexie-Rate war bei Patienten mit einem diastolischen Druck von ≤ 80 mmHg um 43% geringer als bei denen mit ≤ 90 mmHg. Ein besonderer Nutzen konnte aber für Diabetiker gezeigt werden, wenn der Blutdruck auf ein niedriges Niveau eingestellt wurde. Die Zugabe von ASS zur antihypertensiven Therapie verringerte die Häufigkeit größerer kardiovaskulärer Ereignisse und besonders den Myokardinfarkt signifikant.

In der Systolic Hypertension in Europe (Syst-Eur)-Studie (Forette et al. 1998) reduzierte sich durch die Hypertonie-Behandlung die Häufigkeit der Demenz um 50%. Demnach können von 1000 über 5 Jahre behandelten Patienten 19 Fälle von Demenz verhindert werden.

Antihypertensiv wirkende Pharmaka

Zu den antihypertensiv wirkenden Medikamenten gehören:

Medikamente der ersten Reihe zur Monotherapie:

- Diuretika
- β-Rezeptoren-Blocker
- Calciumantagonisten
- ACE-Hemmer
- Angiotensin-II-Rezeptor-Antagonisten
- postsynaptische α_1-Rezeptoren-Blocker

Tab. 13.8: Differentialtherapie der arteriellen Hypertonie

Patientengruppe	Medikamente
Ältere Patienten	Diuretika und Calciumantagonisten
Jüngere Patienten	β-Rezeptoren-Blocker, ACE-Hemmer
Linksherzhypertrophie	ACE-Hemmer, AT-II-Blocker, β-Rezeptoren-Blocker, Calciumantagonisten, zentrale Antisympathikotonika
ischämische Herzkrankheit	β-Rezeptoren-Blocker, Calciumantagonisten
Tachykarde Herzrhythmusstörungen	β-Rezeptoren-Blocker, Carvedilol
Bradykarde Herzrhythmusstörungen	Calciumantagonisten vom Dihydropyridin-Typ, α_1-Rezeptoren-Blocker, ACE-Hemmer, AT-II-Blocker
Postinfarkt	ACE-Hemmer, β-Rezeptoren-Blocker
Herzinsuffizienz	ACE-Hemmer, Herzglykoside, Diuretika, Carvedilol
Niereninsuffizienz	Kreatinin > 2,0 mg/dl: Schleifendiuretika, ACE-Hemmer, Calciumantagonisten, kaliumsparende Diuretika können in Kombination mit ACE-Hemmern zur Hyperkaliämie führen. Verzögerte Elimination beachten!
Obstruktive Ventilationsstörungen	Calciumantagonisten, ACE-Hemmer, AT-II-Blocker, α_1-Rezeptoren-Blocker, β-Rezeptoren-Blocker kontraindiziert wegen Bronchospasmus!
Diabetes mellitus	ACE-Hemmer, AT-II-Blocker, selektive β_1-Rezeptoren-Blocker in niedriger Dosierung und Calciumantagonisten
Hyperurikämie	ACE-Hemmer, Calciumantagonisten, β_1-Rezeptoren-Blocker, α_1-Rezeptoren-Blocker, Zurückhaltung mit Diuretika
Dyslipoproteinämie	ACE-Hemmer, Antisympathikotonika, Calciumantagonisten, α_1-Rezeptoren-Blocker senken ihn geringfügig
Periphere arterielle Durchblutungsstörungen	Calciumantagonisten, ACE-Hemmer, AT-II-Blocker, Carvedilol
Gravidität	selektive β_1-Rezeptoren-Blocker oder α-Methyldopa, deren Unschädlichkeit für die fetale Entwicklung nachgewiesen sind
Osteoporose	Thiazide
Migräne	β-Rezeptoren-Blocker, Carvedilol
benigne Prostatahyperplasie	α_1-Rezeptoren-Blocker, Carvedilol

Medikamente der zweiten Reihe:
- präsynaptische α_2-Rezeptoren-Stimulatoren
- Cicletanin
- arterioläre Vasodilatatoren
- Rauwolfia-Alkaloide
- adrenerge Neuronenblocker
- Serotoninantagonisten
- Dopaminantagonisten

Die größte klinische Bedeutung kommt den Medikamenten der ersten Reihe zu.

Diuretika

Diuretika eignen sich besonders bei übergewichtigen und schwarzen Patienten als Ersttherapeutikum. Durch Kombination mit anderen Antihypertensiva entfalten sie eine additive bzw. potenzierte Wirkung.

Man unterscheidet nach ihrem Angriffsort folgende **Gruppen**:

- **Thiazide,** Wirkort: frühdistaler Tubulus
- **Schleifendiuretika,** Wirkort: aufsteigender Teil der Henleschen Schleife
- **Carboanhydrasehemmer,** Wirkort: proximaler Tubulus
- **kaliumsparende Diuretika,** Wirkort: Ende des distalen Tubulus und Sammelrohr.

Ihr **antihypertensiver Effekt** kommt vor allem über die Abnahme des Plasma- und extrazellulären Volumens, die Senkung des peripheren Widerstandes und die Verringerung der Natriumrückresorption zustande.

Durch die Verringerung des Plasma- und extrazellulären Volumens sinkt auch der venöse Rückstrom zum Herzen. Das Schlagvolumen verringert sich. Diesem Mechanismus steht als reflektorische Antwort die Erhöhung des Blutdruckes durch die Reizung von Barorezeptoren, verstärkte Ausschüttung von Catecholaminen und Stimulation des Renin-Angiotensin-Aldosteron-Systems, die zur Vasokonstriktion und Erhöhung des Blutvolumens führen, gegenüber. Die resultierende Blutdrucksenkung ist deshalb als eher mild anzusehen.

Bei **Langzeittherapie** kommt es zur Senkung des

peripheren Gefäßwiderstandes und Normalisierung des Schlagvolumens. Die systolische und diastolische Blutdrucksenkung liegt bei 10–15%. Etwa 40–80% der Hypertoniker einschließlich Ältere sprechen auf Diuretika an. Die Beeinflussung des Belastungsblutdruckes durch Diuretika ist zu vernachlässigen.

Die in unterschiedlichem Ausmaß angegebene **Reduktion der Linksherzhypertrophie** beruht bei den Diuretika in erster Linie nur auf der Blutdrucksenkung und der Verminderung der Druckbelastung des linken Ventrikels. Bei der Anwendung dieser Medikamentengruppe besonders in der Langzeittherapie ist die **Kontrolle** von Kalium, Harnsäure, Blutzucker und Lipiden vorzunehmen. Diuretika bewirken keine EEG-Veränderungen und haben keinen negativen Einfluß (Grote 1998), lediglich die daraus resultierende Nykturie auf den Schlaf.

Benzothiadiazide (sog. Thiazide)

Sie bewirken vorwiegend eine Verringerung der Natriumrückresorption und sind chloruretisch wirksam. Aus dieser umfassenden Gruppe stehen Substanzen wie Hydrochlorothiazid, Chlortalidon und Clopamid zur Verfügung. Sie sind besonders bei renalen Formen der arteriellen Hypertonie in Kombination mit Dihydrazalin zu empfehlen. Wegen des Kaliumverlustes ist eine Kaliumsubstitution angezeigt. Hydrochlorothiazid wirkt 10- bis 20mal stärker als Chlorothiazid, Cyclopenthiazid ist 70mal wirksamer als Hydrochlorothiazid.

Schleifendiuretika

Vertreter dieser Gruppe sind **Furosemid** (Furesis®, Lasix®), **Piretanid** (Arelix®) und **Torasemid** (Unat®, Torem®). Die Schleifendiuretika wirken stärker als die Thiazide auf die Natriurese und Diurese und noch bei stark vermindertem Glomerulumfiltrat. Auch der Kaliumverlust ist hierbei geringer. Bereits nach 15 min beginnt die Wasserausscheidung. Die optimale Dosierung beträgt bei Furosemid 40–80 mg/d. Zur Verhütung eines Salzmangelsyndroms soll die Kochsalzzufuhr nicht unter 6 g/d betragen.

Etacrynsäure (Hydromedin®), die zu den anderen Schleifendiuretika gehört, ist für den Routinegebrauch nicht zu empfehlen, sondern nur bei Versagen aller anderen Diuretika indiziert. Die Natriurese der Etacrynsäure ist 5mal stärker als die der Thiazide, allerdings bewirkt sie auch einen Anstieg der Kaliurese. Der Wirkungseintritt liegt bei 30 - 60 min. Pro Tag verabreicht man 20–200 mg, bei längerer Behandlung 100–200 mg jeden 2. Tag. Auf die Entwicklung einer **Niereninsuffizienz** und eines **Diabetes mellitus** ist **zu achten**.

Kaliumsparende Diuretika

Triamteren, **Spironolacton** (Aldactone®, Aquareduct®) und **Amilorid** (Amiloretik®) sind die zur Verfügung stehenden Vertreter dieser Gruppe. Die Kombination von Triamteren mit Hydrochlorothiazid (Diutensat®, Triampur compositum®) ist insofern günstig, als es zu keiner signifikanten Kaliumausscheidung führt. Das Spironolacton als Aldosteronantagonist senkt den systolischen und in Kombination mit Reserpin oder Saluretika auch den diastolischen Blutdruck. Das Wirkungsoptimum des Spironolacton wird in 3–6 Tagen erreicht. Die Dosis beträgt 10–150 mg/d, die Erhaltungsdosis liegt zwischen 25 und 75 mg/d. Eine Kombination mit Thiaziden ist möglich.

Zu beachtende **Kontraindikationen** sind Allergien, die Hypokaliämie sowie eine ausgeprägte Niereninsuffizienz.

Anwendungsbeschränkungen (WHO 1996):
- Diabetes mellitus
- Hyperlipoproteinämie
- Schwangerschaft
- sexuell aktive Männer.

β-Rezeptoren-Blocker

Die β-Rezeptoren-Blocker werden seit Jahren erfolgreich bei der Behandlung der arteriellen Hypertonie als Basistherapeutikum verwendet.

Das **Hauptwirkungsprinzip** der β-Rezeptoren-Blocker besteht in der Verringerung bzw. Verhinderung der catecholaminbedingten Stimulation der Herzaktivität über die Blockierung der myokardialen β-Rezeptoren.

Folgende β-Rezeptoren-Blocker werden in der Therapie der arterielle Hypertonie bevorzugt eingesetzt: Propranolol, Atenolol, Bisoprolol, Metoprolol, Nevibolol und Pindolol und Timolol.

Die **antihypertensiv wirkenden Mechanismen der** β-Rezeptoren-Blocker liegen wahrscheinlich in
- Verringerung des Herzminutenvolumens
- Senkung der Reninsekretion
- Senkung des noradrenergen Tonus sowie in
- möglichen Angriffspunkten im ZNS.

Da bei jüngeren Hypertoniepatienten im Gegensatz zu älteren häufig höhere Reninwerte gefunden werden, sollten die β- Rezeptoren-Blocker vor allem bei jüngeren, zur Hypersympathikotonie neigenden Patienten und bei Postinfarktpatienten angewendet werden. Unter β-Rezeptoren-Blockern wird nicht nur der Ruheblutdruck, sondern auch der Belastungshochdruck sowohl systolisch als auch diastolisch gesenkt.

Es ist **zu beachten**, daß bei der Therapie mit β-Rezeptoren-Blockern ohne PAA es zur Hypertriglyzeridämie und zur Senkung des HDL-Cholesterins kommt, was einen gesteigerten Glucoseabbau als Energieersatz zur Folge hat. Eine Kombination von β-Rezeptoren-Blockern mit Diuretika ist besonders effektiv und nebenwirkungsarm. Die Nebenwirkungen dieser beiden Pharmaka liegen unter 10% und sind somit wesentlich geringer als die der Antihypertensiva, die etwa 50% ausmachen.

Wegen dieser guten Verträglichkeit und hohen **Wirkquote** gehören die β-Rezeptoren-Blocker zur ersten Wahl in der Therapie der arteriellen Hypertonie bei der weißen Bevölkerung. Bei Patienten mit obstruktiver Lungenerkrankung und Neigung zu Depressionen ist vom Einsatz der β-Rezeptoren-Blocker Abstand zu nehmen. Bei Patienten mit schwarzer Hautfarbe und starken Zigarettenrauchern ist die Diuretikatherapie effektiver. Durch die Therapie mit β-Rezeptoren-Blockern konnte je nach Typ des Medikamentes nach durchschnittlich 2monatiger Therapie eine **Regression der Myokardhypertrophie** um 10–14% nachgewiesen werden.

Die wichtigsten **Kontraindikationen** für β-Rezeptoren-Blocker bei arterieller Hypertonie sind:

- Herzinsuffizienz NYHA III und IV
- AV-Block II. und III. Grades
- höhergradige SA-Blockierungen
- Sinusknoten-Syndrom mit Herzfrequenz > 50/min
- Asthma bronchiale und obstruktive Bronchialerkrankungen
- Spätstadien der peripheren Verschlußkrankheit
- metabolische Azidose
- gleichzeitige Therapie mit Verapamil und Diltiazem.

Wichtige **Nebenwirkungen** sind:

- Hautveränderungen (Psoriasis und psoriasiforme Exantheme)
- zentralnervöse Erscheinungen (Tagesmüdigkeit, Benommenheit, Schwindelgefühl)
- Schlafstörungen mit neu aufgetretenen Alpträumen
- Neigung zu depressiven Verstimmungen
- Potenzstörungen
- Auslösung einer vasospastischen Angina pectoris.

Anwendungsbeschränkungen (WHO 1996) liegen vor allem bei Hypertriglyzeridämie, insulinabhängigem Diabetes mellitus, Sportlern, körperlich aktiven Personen und Patienten schwarzer Hautfarbe vor.

Eine Sonderstellung unter den β-Rezeptoren-Blokkern nehmen **Celiprolol** (Selectol®) und **Carvedilol** (Dilatrend®) ein, da sie neben einer unselektiven β-Rezeptoren-Blockade auch eine α_1-Rezeptoren-Blokkierung bedingen. Ihre Wirkungen, Nebenwirkungen und Kontraindikationen entsprechen im wesentlichen denen der β-Rezeptoren-Blocker. Wegen der zusätzlichen α_1-Rezeptoren-Blockierung und der daraus resultierenden Vasodilatation sind sie besonders für die Therapie der diastolischen Hypertonie geeignet.

Diese bereits erwähnten zentralnervösen Nebenwirkungen können mit Veränderungen des Schlafes einhergehen. Es kann zu Alpträumen, vermehrtem nächtlichem Erwachen, fraglicher Suppression des REM-Schlafes sowie des Melatonins kommen (Grote 1998).

Calciumantagonisten

Seit 1963 ist der erste Vertreter dieser Medikamentengruppe, die man in drei Gruppen einteilen kann, bekannt.

Diese Gruppen sind:

- Phenylalkylamine, Hauptvertreter **Verapamil**
- Dihydropyridine, Hauptvertreter **Nifedipin**
- Benzothiazepine, Hauptvertreter **Diltiazem**

Während des Aktionspotentials verhindern die Calciumantagonisten eine selektive Einstromhemmung von Ca-Ionen aus dem Extrazellularraum in die Zelle über Kanäle vom L-, T- und N-Typ in das Myokard, das Erregungsleitungssystem sowie die glatte Gefäßmuskulatur. *Sie verdrängen die Ca-Ionen nur aus den in den Membranen vorhandenen Calciumspeichern. Die intrazellulären Speicher bleiben unbeeinflußt.*

Am Arbeitsmyokard bewirken die Calciumantagonisten eine dosisabhängige Hemmung der elektromechanischen Kopplung und damit eine Abnahme der Kontraktilität und des O_2-Verbrauchs. Die Gruppen der Calciumantagonisten unterscheiden sich in ihren pharmakologischen Eigenschaften. Die **negativ chronotrope** Wirkung am Sinusknoten, die **negativ dromotrope** Wirkung am AV-Knoten, die **negativ inotrope** Wirkung am Herzmuskel und die **lokalanästhetische** Wirkung sind beim Verapamil und Diltiazem stärker nachweisbar als bei Nifedipin. Nifedipin seinerseits ist stärker **peripher vasodilatierend** und bewirkt eine intensivere Aktivierung der Barorezeptoren als Verapamil und Diltiazem. Auch die Herzfrequenz unter Belastung wird unter Verapamil und Diltiazem deutlicher gesenkt als durch Nifedipin.

Der antihypertensive Effekt der Calciumantagonisten wird wahrscheinlich über mehrere Mechanismen realisiert. Mögliche **Mechanismen**:

- Hemmung der durch Angiotensin II stimulierten vermehrten Aldosteronproduktion, da sie ein calciumionen-abhängiger Prozeß ist
- induzierte Verminderung des intrazellulären Natriums
- erniedrigte Calciumempfindlichkeit der Widerstandsgefäße
- vorübergehende natriuretische und somit diuretische Wirkung
- Hemmung der vasokonstriktorischen Wirkung eines digitalisähnlichen Faktors.

Unter der Therapie mit Dihydropyridinen und Benzothiazepinen kommt es zu einer **Regression der Wanddicke des linken Ventrikels** zwischen 3 und 10%. Dabei ist nicht sicher, ob dies parallel mit der Blutdrucksenkung oder unabhängig davon auftritt. Die darüber hinaus in verschiedenen Studien belegte **kardioprotektive** Wirkung der Calciumantagonisten wurde besonders für das Nifedipin in Zweifel gezogen. Es wird deshalb nicht mehr in der Langzeittherapie, sondern nur bei hypertensiven Krisen eingesetzt.

Wichtige **Kontraindikationen** bei arterieller Hypertonie sind für

– **Calciumantagonisten vom Verapamil- und Diltiazem-Typ**:

- Herzinsuffizienz NYHA III und IV
- Sinusknoten-Syndrom
- Höhergradige SA-Block
- Vorhofflimmern/-flattern bei WPW-Syndrom
- Linksherzinsuffizienz
- Vorbehandlung mit β-Rezeptoren-Blockern

– **Calciumantagonisten vom Nifedipin-Typ:**
- höhergradige Aortenklappenstenose
- Schwangerschaft

Wichtige **Nebenwirkungen** aller Calciumantagonisten-Typen:
- Flush
- Muskel- und Gelenkschmerzen
- Schwindelgefühl, Benommenheit, Parästhesien, Müdigkeit, Nervosität
- AV-Block I.–III. Grades
- Obstipation, Übelkeit, Gingivahyperplasie
- negative Inotropie mit Auslösung oder Verstärkung einer Herzinsuffizienz
- drastischer Blutdruckabfall, besonders bei i.v. Gabe
- Herzstillstand bzw. Kammerflimmern, Blutdruckabfall, im Extremfall: kardiogener Schock bei schneller i.v. Gabe
- periphere Ödeme
- allergische Reaktionen der Haut und der Leber.

Die Calciumantagonisten führen nicht zu EEG-Veränderungen, sie können aber möglicherweise eine veränderte Pharmakokinetik von Schlafmitteln verursachen (Grote 1998).

ACE-Hemmer

Bereits 1973 begannen Vorarbeiten für die Einführung des Captopril, die 1981 erfolgte.

Das **Angiotensin-Converting-Enzym** ist eines von etwa 2000 Enzymen des Körpers. Dieses Enzym ist im Renin-Angiotensin-Aldosteron-System für die Bildung von Angiotensin I und II aus Angiotensinogen verantwortlich. Darüber hinaus kommt es zur Verhinderung des Abbaus von Bradykininogen zu Bradykinin und Prostaglandinen. Die durch die verminderte Angiotensin-II-Bildung herabgesetzte Vasokonstriktion einerseits und die vasodilatativ wirkenden Mechanismen infolge Vermehrung von Bradykinin und Prostaglandinen andererseits wirken dann blutdrucksenkend. Es konnte gezeigt werden, daß die medikamentöse Blockade des Bradykinins durch den spezifischen Bradykinin-Rezeptorantagonisten Icatibantacetat (HOE 140) die blutdrucksenkende Wirkung der ACE-Hemmer reduziert. Bradykinin trägt zur kurzzeitigen Senkung des Blutdruckes bei Normotonen und Hypertonen und zur kurzzeitigen Wirkung der ACE-Hemmung über das Renin-Angiotensin-System bei (Gainer et al. 1998). Dabei ist das Zusammenspiel von Hemmung des ACE-Systems im Plasma und im Gewebe von entscheidender Bedeutung.

Die in der klinischen Praxis verwendeten ACE-Hemmer sind:

• Captopril	Lopirin®, Acenorm®
• Enalapril	Pres®, Xanef®, Benalapril®
• Lisinopril	Acerbon®, Coric®
• Perindopril	Coversum®
• Quinalapril	Accupro®
• Ramipril	Delix®, Vesdil®
• Cilacapril	Dynorm®
• Trandolapril	Gopten®, Udrik®
• Spirapril	Quadropril®
• Fosinopril	Dynacil®, Fosinorm®
• Benacapril	Cibacen®
• Moexipril	Fempress®

Die klinische Bedeutung der ACE-Hemmer liegt in ihrer guten Ansprechbarkeit von etwa 80%. Sie bewirken eine Senkung des systolischen und diastolischen Blutdruckes von etwa 15–25%. Vor der Erstgabe eines ACE-Hemmers muß anamnestisch eine familiäre **Neigung zum angioneurotischen Ödem** ausgeschlossen werden. Bei niedrigem Natrium im Serum muß aufgrund des in solchen Situationen maximal stimulierten Renin-Angiotensin-Aldosteron-Systems eine vorsichtige, **niedrigdosierte Ersteinstellung** erfolgen, da ansonsten mit starken hypotensiven Effekten zu rechnen ist. Bei Patienten mit **chronischer Niereninsuffizienz** und Kreatininspiegel bis zu 3,0 mg/dl ist lediglich eine **Dosisanpassung** erforderlich. Sie sind im allgemeinen gut verträglich, und nur bei ca. 6% der Patienten tritt ein sog. ACE-Hemmer-Husten auf.

Der antihypertensive Wirkmechanismus der ACE-Hemmer ist bedingt durch:
- Verminderung der Vasokonstriktion durch lokale und plasmatische ACE-Hemmung
- Verminderung der Vasokonstriktion und des Plasmavolumens durch Hemmung der Aldosteronproduktion
- erhöhte Vasodilatation durch Reduktion des Bradykininabbaus
- Hemmung der Sympathikusaktivität durch Hemmung bzw. Senkung der Noradrenalinfreisetzung.

Unter ACE-Hemmer-Therapie kommt es sowohl zu einer **Regression der Hypertrophie der linksventrikulären Wände** als auch der **Media der Gefäße**. Die Reduktion der linksventrikulären Wanddicken liegt zwischen 10 und 15%. Neben der Verminderung der Mediawanddicke wird auch eine Zunahme der Gefäßwandelastizität beobachtet. Auch der Fibrosegehalt im Myokard wird reduziert, woraus sich der myokardprotektive Effekt ableitet. Da bereits bei milder bis mäßiger arterieller Hypertonie hochdruckbedingte oder damit verbundene Risikofaktoren, Begleiterkrankungen und Folgeschäden auftreten können und diese die Prognose dieser Patienten eindeutig verschlechtern, sind ACE-Hemmer unter Beachtung ihrer Nebenwirkungen die Substanzklasse der ersten Reihe in der Monotherapie (Scholze 1995).

Die **Kontraindikationen** (Tabelle 13.9) sind:

Tab. 13.9: Richtlinien zur Auswahl der Medikamente der ersten Wahl für die Behandlung der arteriellen Hypertonie (WHO/ISH 1999)

Pharmaka	Zwingende Indikationen	Relative Indikationen	Zwingende Kontraindikationen	Relative Kontraindikationen
Diuretika	• Herzinsuffizienz • ältere Patienten • systolische Hypertonie	• Diabetes mellitus	• Gicht	• Dyslipidämie • sexuell aktive Männer
ß-Rezeptoren-Blocker	• Angina pectoris • Zustand nach Myokardinfarkt • Tachyarrhythmien	• Schwangerschaft • Herzinsuffizienz • Diabetes mellitus	• Asthma bronchiale und obstruktive Lungenerkrankungen • AV-Block II. und III. Grades	• Dyslipidämie • Leistungssprotler oder körperlich aktive Patienten • periphere arterielle Durchblutungsstörungen
ACE-Hemmer	• Herzinsuffizienz • linksventrikuläre Funktionsstörung • Zustand nach Myokardinfarkt • Diabetische Nephropathie		• Schwangerschaft • Hyperkaliämie • beidseitige Nierenarterienstenose	
Calcium-antagonisten	• Angina pectoris • ältere Patienten • systolische Hypertonie	• periphere arterielle Durchblutungsstörungen	• AV-Block II. und III. Grades[1]	• Stauungsherzinsuffizienz
α-Rezeptoren-Blocker	• Prostatahypertrophie	• Glucoseintoleranz • Dyslipidämie		• orthostatische Hypotonie
Angiotensin-II-Antagonisten	• ACE-Hemmer-Husten	• Herzinsuffizienz	• Schwangerschaft • beidseitige Nierenarterienstenose • Hyperkaliämie	

[1] kein Verapamil oder Diltiazem

- Aortenklappenstenose und andere Behinderungen der linksventrikulären Ausflußbahn
- Nierenarterienstenose
- Zustand nach Nierentransplantation
- Niereninsuffizienz mit einer Clearance < 30 ml/min
- Schwangerschaft.

Auf eine **Anwendungsbeschränkung** bei Patienten schwarzer Rasse ist zu achten (WHO 1996).
Wichtige **Nebenwirkungen**:

- angioneurotisches Ödem
- Muskel- und Gelenkschmerzen
- gastrointestinale Störungen mit Obstipation oder Diarrhoe, Inappetenz, Erbrechen
- Beeinträchtigung der Geschmacksempfindung
- trockener Reizhusten (ACE-Hemmer-Husten)
- Elektrolytstörungen mit Hyperkaliämie, Hyponatriämie
- Impotenz
- allergische Reaktionen (besonders Haut).

Die ACE-Hemmer verursachen keine EEG-Veränderung, nur der trockene Husten kann den Schlaf stören.

Angiotensin-II-Rezeptor-Antagonisten (AT_1-Rezeptor-Antagonisten, Sartane)

1995 wurde ein erster biologisch aktiver Antagonist des Angiotensin II in die Therapie der arteriellen Hypertonie eingeführt. Durch zellständige, in Gefäßmuskelzellen und im Gehirn gefundene Endopeptidasen wird ein auf sieben Aminosäuren (es fehlt das Phenylalanin) verkürztes, antihypertensiv und antiproliferativ wirkendes Angiotensin-(1–7) freigesetzt.

Der antihypertensive Effekt kommt dadurch zustande, daß das Angiotensin-(1–7) aufgrund des Fehlens des Phenylalanins nicht an den vasokonstriktorisch wirkenden AT_1-Rezeptor bindet. Als Hinweis auf die antiproliferative Wirkung wird die signifikante Verminderung des Einbaus von radioaktiv markiertem Thymidin in die glatten Gefäßmuskelzellen angesehen.

Mit **Losartan** (Lorzaar 50®, Lorzaar plus®) wurde der erste spezifische AT_1-Rezeptor-Antagonist in die klinische Praxis eingeführt. Seine Vorteile bestehen darin, daß **kein ACE-Hemmer-Husten** auftritt, da die Bradykinin-Antwort bei isolierter Rezeptorblockade nicht verändert wird und seine Initialdosis auch die Erhaltungsdosis ist. Die Substanz ist stoffwechselneutral und hat keinen bislang unter der Dosierung von 50 mg beobachteten Einfluß auf das Serumkalium, die Natrium- und Wasserretention, den Blutzucker- und Lipidspiegel sowie die harnpflichtigen Substanzen im Serum. Trotzdem sollten Kreatinin- und Kaliumwerte im Serum Verlaufskontrollen unterzogen werden, da über eine glomeruläre Drucksenkung infolge überwiegender Weitstellung der Vasa efferentia prinzipiell mit dem Anstieg beider Werte gerechnet werden kann. Unter der Dosierung von 50 mg Losartan wurde nur bei 0,4% der Hypertoniepatienten eine überschießende Blutdrucksenkung beobachtet (Goldberg et al. 1995).

Angiotensin-II-Rezeptor-Antagonisten führen wie die ACE-Hemmer zur Regression der Linksherzhypertrophie.

Nach Losartan wurden seit 1996 das Valsartan (Diovan 80®, Diovan 160®, CoDiovan®), später Irbesartan (Aprovel®, Coaprovel®, Karvea®, Karvezide®) Eprosartan (Teveten®) Candesartan (Atacand®, Blopress®) und Telmisartan (Micardis®) für die klinische Anwendung zugelassen.

Postsynaptische α_1-Rezeptoren-Blocker

Die Blockade der postsynaptischen α_1-Rezeptoren-Blocker kann als effektivste Möglichkeit der Blutdrucksenkung angesehen werden, da sie die der arteriellen Hypertonie zugrunde liegenden Vasokonstriktion entgegenwirkt. Diese Medikamentengruppe wird seit 1968 angewandt.

Prazosin, der erste bekannte Vertreter dieser Gruppe, ist ein selektiver postsynaptischer α_1-Rezeptoren-Blocker. Er führt über eine Arteriolendilatation zur Senkung des Blutdruckes.

Kontraindikationen:
- mechanisch bedingte Herzinsuffizienz durch Aortenklappenstenose, Mitralklappenstenose, Perikarderkrankungen, Lungenembolie
- Linksherzinsuffizienz
- Kinder unter 12 Jahre
- Schwangerschaft und Stillzeit.

Wichtige **Nebenwirkungen** sind orthostatische Regulationsstörungen, besonders bei Erstgabe, gastrointestinale Störungen mit Erbrechen, Durchfall, Obstipation, Impotenz oder Priapismus. Prazosin ruft Tagesmüdigkeit und fragliche REM-Schlaf-Veränderungen hervor (Grote 1998).

Rauwolfia-Alkaloide

Von den Rauwolfia-Alkaloiden ist die Reserpin-Gruppe von therapeutischer Bedeutung. Die Wirkungsweise beruht auf einer Verminderung des peripheren Widerstandes, die durch die Entleerung der Catecholamine im ZNS, in den Ganglien sowie in den postganglionären Neuronen des peripheren sympathischen Nervensystems zustande kommt. Reserpin senkt den Blutdruck um etwa 5 mmHg. Die Ansprechrate der Patienten mit arterieller Hypertonie liegt nur bei 20–40%. Daraus ergibt sich, daß diese Medikamentengruppe als orale Monotherapie nicht einsetzbar ist und immer eine Kombination (z.B. Diuretika) erfordert. Bei der i.v. Gabe bei der hypertensiven Krise können Blutdruckreduktionen bis zu 20 mmHg erreicht werden. Im Vergleich zu den bisher beschriebenen Antihypertensiva besteht bei den Rauwolfia-Alkaloiden ein relativ großes **Nebenwirkungsspektrum** mit
- Sedierung
- Schwellung der Nasenschleimhäute
- Appetitsteigerung
- Hyperazidität des Magens
- Natrium- und Wasserretention
- psychischen Abweichungen (Ängste, Alpträume, Depressionen).

Reserpin erzeugt einen Anstieg des REM-Schlafes, verminderte Schlaflatenzen und Tagesmüdigkeit (Grote 1998). Aufgrund dieser eher ungünstigen Nutzen-Nebenwirkungs-Relation ist der Einsatz dieser Medikamentengruppe sehr begrenzt.

Präsynaptische α_2-Stimulatoren

α-Methyldopa

Die Blutdrucksenkung ist auch durch einen Angriff an den Catecholaminrezeptoren im ZNS möglich. Durch die Stimulation von α_2-Adrenorezeptoren wird eine Herabsetzung des Sympathikotonus durch eine verminderte Noradrenalinausschüttung bewirkt (α-Methyldopa).

Der blutdrucksenkende Effekt wird durch die Aktivierung der zentralen präsynaptischen α_2-Adrenorezeptoren durch α-Methylnoradrenalin, einen aktiven Metaboliten, erreicht. Der Blutdruck wird im Mittel um etwa 15% gesenkt. Der diastolische Druck wird unter 100 mmHg bzw. um 20 mmHg gesenkt. Im Stehen ist die Blutdrucksenkung ausgeprägter als im Liegen oder Sitzen, so daß es zu orthostatischen Regulationsstörungen kommen kann. Der Einfluß des Methyldopa auf den Schlaf besteht in einem verlängerten REM-Schlaf, Verkürzung des NREM-3/4-Schlafes, außerdem in Tagesmüdigkeit und reduzierter Aufmerksamkeit (Grote (1998).

Clonidin

Clonidin wurde 1966 nach zufälliger Entdeckung seiner antihypertensiven Wirkung in die Therapie eingeführt. Es ist im Gegensatz zum α-Methyldopa ein bevorzugt postsynaptisch wirkender α_2-Agonist. Clonidin reduziert den Sympathikotonus, die Catecholaminkonzentration, das Renin, das Herzminutenvolumen und die Pulsfrequenz. **Beachtenswerte Nebenwirkungen** wie auch beim α-Methyldopa sind Mundtrockenheit, starke Sedierung und Müdigkeit sowie Kopfschmerzen, die durch die Stimulierung der α_2-Rezeptoren bedingt sind. Es verursacht weiterhin eine REM-Schlaf-Suppression, eine NREM(2 und 3/4)-Veränderung, Tagesmüdigkeit sowie verlängerten Schlaf (Grote 1998).

Urapidil

Urapidil (Ebrantil®) aktiviert die Serotonin-Rezeptoren, wodurch es zu einer Hemmung der Sympathikusaktivität kommt. Peripher führt es zu einer Verminderung des Gefäßwiderstandes über seine Wirkung an den postsynaptischen α_1-Rezeptoren. Die Herzfrequenz wird gering gesenkt. Die i.v. Gabe hat sich bei der Therapie der hypertonen Krise bewährt. Als **Nebenwirkungen** können Schwindelgefühl, Übelkeit, Kopfschmerzen, Übelkeit, orthostatische Dysregulatinen, Palpitationen, Schlafstörungen, Juckreiz und Benommenheit auftreten. Urapidil ist in der Schwangerschaft und Stillzeit nicht zu verwenden.

Guanidinverbindungen

Sie sind ebenfalls zentral wirksame, α_2-agonistische Substanzen, die eine Herabsetzung des Sympathikotonus mit Senkung der Catecholamine, des Renins und Aldosterons hervorrufen, wodurch der periphere Widerstand gesenkt wird. Die Blutdrucksenkung resultiert aus einer Sympathikolyse, die gleichzeitig eine Bradykardie bewirkt. Das Herzminutenvolumen wird ebenso wie das peripher zirkulierende Blutvolumen herabgesetzt.

Von den **Nebenwirkungen** werden **orthostatische Kreislaufdysregulationen**, die bis zum Kollaps führen können, besonders unangenehm empfunden. Daneben treten **Bradykardien**, **Diarrhoe**, Ejakulationsstörungen und **Adynamie** auf. **Kontraindikationen** sind schwere Nieren- und Leberschädigungen.

Arterioläre Vasodilatatoren

Arterioläre Vasodilatatoren ist ein Sammelbegriff für alle Substanzen, die ihren Wirkangriff im Bereich der Arteriolen haben.

Diese Wirkung auf die Arteriolen kann unterschiedlich zustande kommen. Möglichkeiten auf intra- und extrazellulärer Ebene bieten dazu die Beeinflussung des Kaliumeinstroms durch Kaliumkanalöffner, des Natriumeinstroms (Natriumkanalinaktivatoren), Stimulation von Gefäßmediatoren oder Prostacyclinen.

Die blutdrucksenkende Wirkung der **Hydralazine** und **Dihydralazine** (seit 1950 bekannt) basiert auf ihrer direkten Wirkung auf die glatte Gefäßmuskulatur, durch die es zur Vasodilatation kommt. Der vermutete Mechanismus liegt wahrscheinlich in der Wirkung des EDRF oder der Prostacycline. Durch die dadurch ausgelösten Gegenregulationsmechanismen mit vermehrter Catecholaminausschüttung und Stimulation des Renin-Angiotensin-Aldosteron-Systems wird die Blutdrucksenkung wieder teilweise aufgehoben. Auch die Hydralazine haben ein breites **Nebenwirkungsspektrum**, so daß sie wegen dieser ungünstigen Nutzen-Nebenwirkungs-Relation ebenfalls nur noch selten angewendet werden.

Nitrate

Obwohl die Nitrate zur Notfalltherapie der Hochdruckkrise gehören, haben sie noch keinen verbreiteten Eingang in die Langzeittherapie der arteriellen Hypertonie gefunden. Folgende Gründe sprechen für den Einsatz der Nitrate in verschiedenen Applikationsformen (Spray, Tropfen, Pflaster, Tabletten) in der Therapie der arteriellen Hypertonie sowie der hypertonen Herzkrankheit mit und ohne Linksherzinsuffizienz:

- Verbesserung besonders der diastolischen Funktion des linken Ventrikels
- Herabsetzung des peripheren Widerstandes und damit Senkung des systolischen Druckes
- bessere Myokarddurchblutung im Ischämiegebiet durch günstigere Blutverteilung.

Die Wirkung der sublingual verabreichbaren Nitrate ist dosisabhängig. Bis 0,8 mg wird vorwiegend der venöse Schenkel, darüber hinaus überwiegend der arterielle Schenkel beeinflußt. Es ist aber zu beachten, daß ein *erhöhter Blutdruck prozentual stärker als eine Normotonie unter gleicher Dosierung gesenkt wird.*

Neuere Antihypertensiva

Imidazol-Rezeptor-Agonisten

Neuere Imidazol-Rezeptor-Agonisten wie **Moxonidin** (Cynt®, Physiotens®) haben aufgrund ihrer hohen Affinität diese Nebenwirkungen nicht. Es kommt zur Verminderung der Freisetzung von Noradrenalin, einer Herabsetzung der Plasma-Renin-Aktivität, Verbesserung der Insulinsensitivität bei insulinresistenten Patienten und zur Senkung des peripheren Widerstandes. Der Rebound-Hypertonus wurde bei dieser Substanz nicht beobachtet.

Renin-Inhibitoren

Die bisher synthetisierten Renin-Inhibitoren wirken blutdrucksenkend und sollen keine wesentlichen Nebenwirkungen haben. Gegenüber den ACE-Hemmern und den Angiotensin-II-Antagonisten besitzen sie keine Vorteile.

Kaliumkanal-Öffner

Kaliumkanal-Öffner, wie **Minoxidil** (Lonolox®), wirken zwar stark vasodilatatorisch, sind aber mit wesentlichen **Nebenwirkungen** (Kopfschmerzen, Ödeme, Reflextachykardien) behaftet, so daß ihr Einsatz nur bei schweren Formen der arteriellen Hypertonie erfolgen sollte.

Endothelin-Antagonisten, Neutrale-Endopeptidase-Hemmer

Endothelin-Antagonisten und Neutrale-Endopeptidase-Hemmer, die als Ergänzung zu den ACE-Hem-

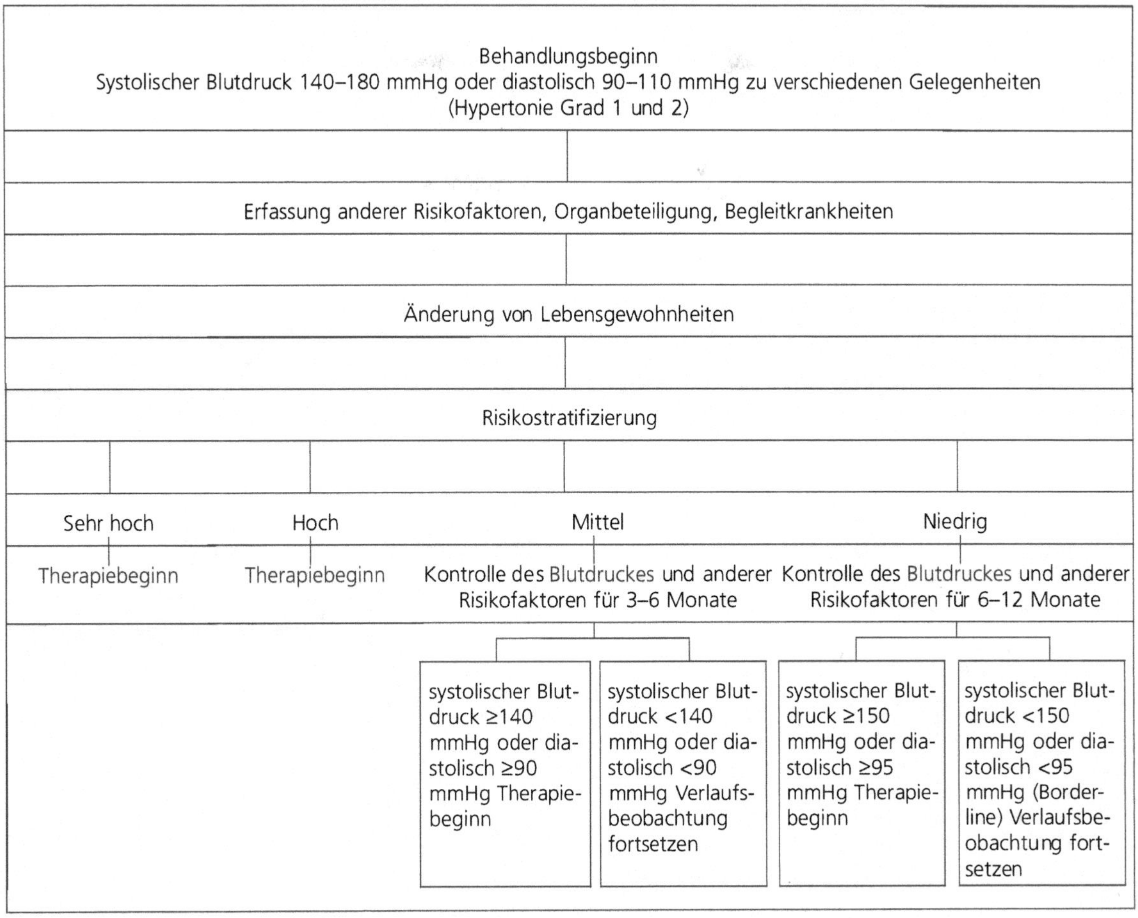

Abb. 13.3: Risikoorientierter Behandlungsbeginn bei arterieller Hypertonie (WHO/ISH 1999)

mern eingesetzt werden könnten, befinden sich noch im experimentellen Entwicklungsstadium.
Das Vorgehen bei der **Therapie** der arteriellen Hypertonie soll so orientiert sein, daß das Wohlbefinden des Patienten erhalten bleibt, d. h. der auf einen Wert von etwa 130/80 mmHg abgesenkte Blutdruck noch gut toleriert wird (Abbildung 13.3).

13.5.8 Kardiale Behandlung

Therapieziele bei bestehender hypertoner Herzkrankheit:
- optimale Blutdrucksenkung
- Regression der Herzmuskelhypertrophie
- Verbesserung der linksventrikulären Funktion
- Verbesserung der Mikrozirkulation.

Die **Regression der Linksherzhypertrophie** ist medikamentös vor allem durch Calciumantagonisten, ACE-Hemmer und AT-II-Rezeptorantagonisten zu erreichen. Der Nachweis der Rückbildung der koronaren Mikroangiopathie steht hingegen noch aus. Besteht beim Hypertoniker eine Rechts- und/oder Linksherzinsuffizienz, ist eine Glykosidbehandlung indiziert.

Die Hypertoniker wurden nach **hämodynamischen Gesichtspunkten** und dem Verhalten der **Masse-Volumen-Relation** des linken Ventrikels in **drei Gruppen** eingeteilt:
- überproportionale
- proportionale
- unterproportionale linksventrikuläre Hypertrophie.

Außer bei **manifest dekompensierten** kommen bei **unterproportional hypertrophierten** Hypertonikern positiv **inotrope Substanzen zur Anwendung**, um dadurch eine Herabsetzung der systolischen Wandspannung und eine Verbesserung der linksventrikulären Funktionskurve zu erreichen. Hypertoniker mit kardialer Dekompensation können über zwei Mechanismen eine Niveauänderung ihrer gestörten Ventrikelfunktionskurve erreichen:
- Senkung des arteriellen Druckes
- positiv inotrop wirkende Substanzen (Abnahme des LVEDP) und Zunahme der Auswurffraktion.

Diese beiden therapeutischen Mechanismen können

bei gleichzeitiger Anwendung zu **additiver Wirkung** führen, so daß gleichzeitig **Glykoside** und **Antihypertensiva** indiziert sind. Aufgrund dieser Ergebnisse ist ein differenziertes Vorgehen bei der Digitalisierung der Hypertoniker erforderlich.

13.5.9 Kontrolle des Therapieerfolges

Die nachweisbare Reduktion des Blutdruckes sowohl in der Blutdruckmessung in der Praxis als auch in der Selbstmessung, ergänzt durch die 24-Stunden-Blutdruckmessung sowie das Blutdruckverhalten unter Belastung, sind wesentliche Kriterien der Therapieeffektivität. Neben der Reduktion des Blutdruckes sind vor allem die Beeinflussung der Begleit- und Folgekrankheiten und als härtestes Kriterium die Senkung der Letalität und Morbidität die entscheidenden Parameter.

13.5.10 Perioperative Betreuung von Patienten mit arterieller Hypertonie

- Adäquate präoperative Behandlung der arteriellen Hypertonie
- Untersuchung auf Organbeteiligung
- Fortsetzung der antihypertensiven und anderer Medikation
- Ausgleich des Plasmavolumens vor Anästhesie
- Bei Anästhetikagabe Beachtung verstärkter oder überschießender sympathikotoner Reaktion
- Postoperativ Fortsetzung der antihypertensiven Therapie.

13.6 Sekundäre arterielle Hypertonie

13.6.1 Definition

Im Gegensatz zur essentiellen arteriellen Hypertonie können meist kausal behandelbare Ursachen gefunden werden.

13.6.2 Ätiologie

Folgende Ursachen der sekundären arteriellen Hypertonie kommen infrage:
- **renal** bei Glomerulonephritis, chronischer Pyelonephritis, polyzystischen Nieren, Zystennieren, chronischer interstitieller Nephritis, Nierenbeteiligung bei Diabetes mellitus, Nierenbeteiligung bei Kollagenosen, Nierenamyloidose, Obstruktion der Harnwege, akutes Nierenversagen verschiedener Genese, Nierenarterienstenose, maligne Nephroangiomatose
- **hormonal** bei Phäochromozytom, Hyperkortizismus, Conn-Syndrom, Hyperthyreose, primärer Hyperreninismus (meist gutartiger, überwiegend in der Niere gelegener, reninproduzierender Tumor), Conn-Syndrom, Cushing-Syndrom
- **neurogen** als sog. Entzügelungshochdruck bei Porphyrie, Polyneuritis, Hirntumoren
- **kardiovaskulär** bei Coarctatio aortae, Aortenklappeninsuffizienz
- **medikamentös** bei Antikonzeptiva, Corticosteroiden
- **Schwangerschaft**

13.6.3 Anamnese

Neben den von der essentiellen arteriellen Hypertonie her bekannten Symptomen ist an eine sekundäre arterielle Hypertonie zu denken bei:
- medikamentös behandlungsbedürftiger arterieller Hypertonie bei Patienten unter 40 Jahren
- ineffektiver Therapie mit einer Zweier- oder Dreierkombination bei 40- bis 60jährigen
- Nachweis eines bedeutsamen Blutdruckanstiegs innerhalb weniger Wochen bis Monate
- unklarer Einschränkung der Nierenfunktion
- anfallsweise, z.T. extremen Blutdrucksteigerungen
- Nachweis von systolischen Geräuschen thorakal paravertebral links (Aortenisthmusstenose) oder in der Nierengegend ventral und dorsal (Nierenarterienstenose)
- höherem oder gleichem Blutdruck an den oberen Extremitäten im Vergleich zu den unteren
- extremen Blutdrucksenkungen unter ACE-Hemmern.

13.6.4 Differentialdiagnostische Hinweise

Siehe Seite 511.

13.6.5 Krankheitsbild

➤ Renovaskuläre Hypertonie (I 15.0)

Die renovaskuläre Hypertonie ist mit 1–5% die häufigste, potentiell heilbare Form. Dabei macht die **Nierenarterienstenose** (Goldblatt-Phänomen) den Hauptanteil aus.

An eine **primäre**, angeborene Nierenarterienstenose muß vor allem bei jugendlichen Patienten mit schwerer arterieller Hypertonie gedacht werden.

An eine **sekundäre** Nierenarterienstenose ist bei Patienten zu denken, die über Jahre eine primäre arterielle Hypertonie haben und auf atherosklerotischer Basis neben den Veränderungen in peripheren oder Koronargefäßen eine Nierenarterienstenose entwickeln. Die Nierenarterienstenose ist zu 2/3 atherosklerotisch und zu 1/3 fibromuskluär bedingt.

Erst bei einer Einengung des Nierenarterienlumens von etwa 60% wird das Renin-Angiotensin-Aldosteron-System mit Entwicklung einer arteriellen Hypertonie aktiviert. Die Lokalisation ist meist einseitig.

Ursache	Anamnestische Angaben, Symptome, klinische Befunde
Nierenerkrankungen	familiäre Nierenerkrankungen (**polyzystische Nieren**), gehäufte entzündliche Nierenerkrankungen in der Eigenanamnese, Analgetikaabusus, Nephrolithiasis, rheumatisches Fieber, Flankentrauma
Hyperthyreose	Gewichtsabnahme, innere Unruhe, Herzklopfen, meist tachykardes Vorhofflimmern, Wärmeintoleranz
Coarctatio aortae	abgeschwächte oder fehlende Femoralispulse im Vergleich zum Radialispuls, systolisches Geräusch mit p.m. paravertebral links, Claudicatio intermittens
Phäochromozytom, Hyperaldosteronismus	anfallsartige Blutdruckerhöhungen mit Schwitzen, Kopfschmerzen und Angstgefühl oder Muskelschwäche, tetanische Erscheinungen
Conn-Syndrom	Muskelschwäche mit Parästhesien und/oder Muskelkrämpfen, Kopfschmerzen, Polyurie, Nykturie
Morbus Cushing, Cushing-Syndrom	Stammfettsucht, Facies lunata
Porphyrie	Akutes Krankheitsbild mit diffusem Bauchschmerz, Übelkeit, Erbrechen, Obstipation, Tachykardie, Oligurie bis Anurie, Hyponatriämie sowie neurologischen und psychiatrischen Symptomen

Bei beidseitiger Stenosierung besteht die Gefahr einer Niereninsuffizienz.

Das Alter der Patienten ist meist unter 30 Jahre oder über 60 Jahre. Die arterielle Hypertonie kann erst kurz bestehen, ist aber meist schwer. Die **Auskultation** ist auch auf das **Abdomen,** besonders paraumbilikal und von dorsal auf die Flankenregion beiderseits, auszudehnen, um systolische Geräusche bei Nierenarterienstenose erfassen zu können. Besteht der Verdacht auf eine Nierenarterienstenose, müssen alle Medikamente, die die Reninfreisetzung beeinflussen, wie ACE-Hemmer, Diuretika und β-Rezeptoren-Blocker, zeitweilig abgesetzt werden.

In den **laborchemischen Untersuchungen** sind die **Hypokaliämie** und die **Hyponatriämie** am häufigsten zu finden. Die von der Aussage her sicherste bildgebende diagnostische Methode der Nierenarterienstenose ist die Kontrastmitteldarstellung der Nierenarterie (**Renovasographie),** die konventionell oder als digitale Subtraktionsangiographie durchgeführt wird. Sie wird nach wie vor als Goldstandard angesehen. Sie ist indiziert, wenn eine Therapieresistenz auf eine adäquat dosierte Kombinationstherapie, eine Niereninsuffizienz unklarer Genese oder unter ACE-Hemmern besteht. Die invasive Diagnostik bietet auch die Möglichkeit der seitengetrennten Blutabnahme aus der Nierenvene zur Bestimmung der **Reninkonzentration**, die auf der betroffenen Seite 30–50% höher liegt. Bei entsprechender Erfahrung und gerätetechnischer Ausrüstung kann auch mittels **Duplex-Sonographie** die Diagnose der Nierenarterienstenose gestellt werden. Parameter sind die systolische Flußgeschwindigkeit in der A. renalis sowie das Verhältnis der renalen zur aortalen Flußgeschwindigkeit. Bei einem Fluß > 1,8 m/s und einem Flußverhältnis von > 3,5 ist an das Vorliegen einer Nierenarterienstenose zu denken. Bei adipösen Patienten, starker Darmgasüberlagerung und wegen der Darstellbarkeit nur des Abgangsbereiches und des proximalen Drittels der Nierenarterie ist die Methode in ihrer Aussage eingeschränkt.

Die **i.v. Urographie** hat eine Sensitivität von ca. 80%. Da auch eine Senkniere Ursache der renovaskulären Hypertonie sein kann, sollte eine Aufnahme dabei im Stehen gemacht werden. Mit der **Captopril-Szintigraphie** werden die Dauer bis zur Anreicherung sowie die Aktivitätsverteilung in beiden Nieren beurteilt. In der von der Nierenarterienstenose betroffenen Niere erfolgt die Anreicherung später, und die filtrierte Menge ist geringer als auf der gesunden Seite. Da die Beurteilung im Seitenvergleich erfolgt, ist die Aussage erwartungsgemäß bei beidseitiger Nierenarterienstenose bzw. auch bei funktioneller Einnierigkeit eingeschränkt. Weitere Hinweise gibt die Bestimmung des **Plasma-Renins** vor und 60 min nach Gabe von 25 mg Captopril. Die **Magnetresonanzangiographie** (Hany et al.1997) ist wie die **Spiral-CT-Angiographie** (Kaatee et al.1997) für die Diagnostik der Nierenarterienstenose geeignet.

Als **Therapieverfahren** für die Nierenarterienstenose hat sich die **Renovasoangioplastie** bei mit der Operation vergleichbar guten Ergebnissen etabliert (Kuhlmann et al. 1985). Die Indikation ist gegeben bei Hinweisen auf die funktionelle Bedeutung bzw. bei einer Lumeneinengung von mindestens 70%. Besonders geeignet dafür sind fibröse Dysplasien. Auch hier ist die Einlage eines Stents möglich, sie verbessert dadurch das Ergebnis. Bei atherosklerotisch bedingten Gefäßveränderungen ist der Erfolg nicht so eindeutig belegt. Die Öffnungsraten in einer 2-Jahres-Verlaufskontrolle lagen bei der Renovasoangioplastie bei 75%, nach chirurgischer Intervention bei 96%.

Komplikationen der perkutanen Angioplastie:

- Dissektion der Nierenarterie
- Kontrastmittel-induziertes akutes Nierenversagen
- Nierenembolie durch Absprengung von Cholesterinpartikeln
- Nierenarterienthrombose.

An diese Komplikation ist zu denken, wenn sich an den unteren Extremitäten eine Livedo reticularis zeigt.

➤ Renoparenchymatöse Hypertonie (I 15.1)

Die eine Hypertonie verursachenden häufigsten renoparenchymatösen Erkrankungen sind die Glomerulonephritis, chronische interstitielle Nephritis, die Nierenbeteiligung bei Diabetes mellitus und Kollagenosen, die Amyloid- und Gichtniere, familiär auftretende polyzystische Nieren, Nierenparenchymtrauma, Niereninfarkt sowie postrenale Störungen, wie Nephrolithiasis, Ureterkompression. Auch kontrastmittel-induzierte Nierenfunktionsstörungen können vorkommen.

Bei der **körperlichen Untersuchung** ist besonders auf periphere Ödeme mit fester Konsistenz als Ausdruck eines nephrotischen Syndroms zu achten.

Laborchemisch sind das Urinsediment, Proteinbestimmung im Harn, bakteriologische Harnuntersuchung, BSG, Blutbild, Kreatinin, Harnstoff, Harnsäure, Elektrolyte, Serumelektrophorese und Blutfette zu bestimmen. Weitere **diagnostische Maßnahmen** sind die Abdomen-Sonographie, i.v. Urographie, evtl. retrograde Pyelographie, Clearance-Untersuchungen, ggf. Nierenbiopsie.

Bei diesen Erkrankungen ist das wichtigste **therapeutische Ziel** die effektive Behandlung der arteriellen Hypertonie, um damit das Fortschreiten der Erkrankung zu verhindern. Der diastolische Blutdruck sollte unter 90 mmHg gesenkt werden. Dazu ist in der Regel eine Mehrfachkombination erforderlich. Für Patienten mit Nierenbeteiligung bei Diabetes mellitus und parenchymatösen Nierenrerkrankungen sollte noch ein ACE-Hemmer in dieser Mehrfachkombination enthalten sein, da das Fortschreiten der Nierenfunktionsstörungen positiv beeinflußt werden kann (Mimran et al. 1988, Bjorck et al.1992). Auch hier spielt die nicht-medikamentöse Therapie mit Salzrestriktion und Einschränkung der Eiweißzufuhr auf maximal 0,8 g/kg KG eine wesentliche zusätzliche Rolle.

➤ Phäochromozytom (D 35.0)

Das Phäochromozytom ist ein **Tumor** der chromaffinen Zellen des Nebennierenmarks und/oder des sympathischen Grenzstranges. Es ist die Ursache von ca. 0,1% aller sekundären Hypertonien. 90% sind benigne und etwa 10% maligne. Eine vermehrte Produktion von Noradrenalin und Adrenalin findet man bei 2/3 dieser Tumoren; bei oberhalb des Zwerchfells gelegenen ist nur Noradrenalin nachweisbar. Bei Malignität wird auch Dopamin produziert.

In die Suche nach diesem Tumor ist die nomotope, aber auch die **ektope** Lokalisation einzubeziehen. **Nomotope** Phäochromozytome betreffen zu 85% das rechte bzw. linke Nebennierenmark, der Rest sind ektope und in der Harnblase sowie verschiedenen Abschnitten des abdominellen und thorakalen Grenzstranges lokalisiert.

Anamnestisch findet man eine **positive Familienanamnese**. Bei etwa der Hälfte der Patienten mit Phäochromozytom treten anfallsartige hypertone Krisen auf; bei 50% der Erwachsenen und sogar 90% der Kinder ist der Hochdruck fixiert. In der **Eigenanamnese** werden anfallsartig Kopfschmerzen, starkes Schwitzen, innere Unruhe, starke Palpitationen, Tremor, Schmerzen im Bauch und in den Flanken sowie Gewichtsverlust angegeben.

Bei der **klinischen Untersuchung** findet sich in der Regel eine blasse Gesichts- und Hautfarbe, gelegentlich wird die hypertone Krise durch die Palpation des Abdomens ausgelöst. **Laborchemisch** können Glukosurie, Hyperglykämie sowie Leukozytose nachweisbar sein.

Als **diagnostische Methoden** zur Sicherung der Diagnose ist der **24-Stunden-Urin** (dunkles Sammelgefäß, angesäuert mit 10–15 ml 5n Salzsäure) zur Bestimmung der Catecholamine und ihrer Metabolite (Vanillinmandelsäure, 5-HIS) heranzuziehen. Es sollten etwa 5 -7 Tage zuvor Antihypertensiva, Psychopharmaka und Sympathomimetika abgesetzt werden. Der Genuß von Kaffee, Käse, Nüssen, Bananen, Mandeln und Rauchen sollten 1–2 Tage unterbrochen werden. Nur bei hypertoner Krise ist es sinnvoll, auch die **Plasmacatecholamine** zu bestimmen. Ein Funktionstest, der zur weiteren Verifizierung durchgeführt werden kann, ist der **Clonidin-Hemmtest**, bei dem nach Einnahme von 0,3 mg kein Abfall der Catecholaminkonzentration im Urin bei Vorhandensein eines Phäochromozytoms nachgewiesenen werden kann.

Die **Lokalisationsdiagnostik** kann durch die Abdomen-Sonographie, evtl. ergänzt durch das CT oder MNR, erfolgen. Bei Verdacht auf eine ektope Lokalisation ist die Szintigraphie mit ^{131}I-MIBG oder die Single-Photonen-Emissions-Computertomographie einzusetzen. Die **Therapie** der Wahl ist in geeigneten Fällen die Operation. Sie bedarf jedoch einer **präoperativen medikamentösen Vorbereitung** mit Phenoxybenzamin (Dibenzyran®) und nach effektiver α-Blockade evtl. der Zugabe von β-Rezeptoren-Blokkern. Dazu wird der Patient 1–3 Wochen vor dem geplanten Eingriff mit 10 mg/d Dibenzyran beginnend bis auf max. 100 mg/d eingestellt. In der Regel sind 20–40 mg/d ausreichend. Zur Verhinderung eines postoperativen Blutdruckabfalls ist zusätzlich eine Volumenauffüllung erforderlich.

Postoperativ ist auf eine Hyperglykämie zu achten. Die evtl. weiterhin erforderliche antihypertensive Therapie richtet sich nach den individuellen Bedingungen.

Bei inoperablem benignem Tumor ist die Therapie mit Dibenzyran einzuleiten, bei malignen ist eine Polychemotherapie oder auch nuklearmedizinische Behandlung mit ^{131}I-meta-Iodobenzylguanidin (MIBG) durchzuführen.

➤ Conn-Syndrom (E 26.0)

Beim Conn-Syndrom kommt es zu einer **gesteigerten Aldosteronproduktion** infolge eines **Nebennierentumors** mit einer Häufigkeit von 80% oder einer Hyperplasie der Nebennierenrinde mit einem Anteil von etwa 20%. Es macht etwa 0,5% aller sekundären Hypertonien aus. Im Vordergrund stehen die **Symptome** der arteriellen Hypertonie. Hinzu treten Zeichen der Hypokaliämie mit Muskelschwäche, Obstipation, Polyurie, Polydipsie, Hyposthenurie (renaler Diabetes insipidus) sowie Parästhesien als Zeichen einer metabolischen Alkalose. Bei Patienten mit Conn-Syndrom kann im Liegen eine Hypertonie und im Stehen eine orthostatische Hypotonie beobachtet werden.

Das **diagnostische Vorgehen** besteht zunächst in einer Unterbrechung der antihypertensiven Therapie mit Diuretika, ACE-Hemmern und β-Rezeptoren-Blockern. Das Kalium im Serum liegt unter 3,6 mmol/l, ein höherer Wert schließt jedoch das Conn-Syndrom nicht aus. Es erfolgt anschließend eine quantitative Kaliumbestimmung im Urin. Sind Werte > 30 mmol/dl vorhanden, wird nachfolgend Renin bestimmt. Ist eine niedrige Reninaktivität nachweisbar, wird anschließend Aldosteron bestimmt. Beim Conn-Syndrom findet man eine hohe Aldosteronkonzentration. Die Lokalisationsdiagnostik kann mittels CT, MRT, Szintigraphie und Farbdoppler-Sonographie erfolgen. Liegt ein einseitiger Nebennierenrindentumor vor, ist die Nephrektomie die **Therapie der Wahl**. Bei beidseitiger Hyperplasie sind eine medikamentöse antihypertensive Therapie sowie von Aldosteronantagonisten erforderlich.

➤ Morbus Cushing, Cushing-Syndrom (E 24.9)

Beim **Morbus Cushing** liegt eine gesteigerte ACTH-Produktion infolge eines Hypophysenvorderlappenadenoms vor. Er macht ca. 70% der Fälle aus und betrifft überwiegend Frauen. Beim **Cushing-Syndrom** hingegen kann die Störung im Bereich der Nebennierenrinde, in ACTH-produzierenden extrarenalen Tumoren (Pankreas- und Bronchialtumor) sowie in hypophysär-hypothalamischen Störungen liegen.

Bei 85% der Patienten ist eine arterielle Hypertonie nachweisbar, die in der **klinischen Symptomatik** zunächst überwiegt. Die Patienten zeigen eine Adynamie und Muskelschwund. Dann treten die typischen Zeichen mit Vollmondgesicht, Stiernacken und Stammfettsucht, Striae rubrae, Virilismus, Hirsutismus, Mestruationsstörungen und psychische Störungen verschiedener Grade auf.

Bei **Laboruntersuchungen** findet man eine Hyperglykämie, Anstieg der Leuko-, Thrombo- und Erythrozyten, Eosinophilie und Lymphozytopenie.

Durch Gabe von CRH (Corticotropin releasing-Hormon) bzw. Dexamethason kann eine **ätiologische Zuordnung** zum hormonproduzierenden Ort getroffen werden. Nach CRH-Gabe steigt das ACTH beim Morbus Cushing, beim Cushing-Syndrom nicht. Nach Dexamethason-Gabe von 4 × 2 mg über 2 Tage fällt der Cortisolspiegel bei Morbus Cushing, beim Cushing-Syndrom bleibt er hingegen unverändert.

Als **diagnostische Maßnahmen** sind bei Morbus Cushing eine Röntgen-Aufnahme der Sella turcica sowie ein cerebrales CT oder MRT erforderlich. Beim Cushing-Syndrom sind ein Ultraschall, CT oder MRT des Abdomens, eine Nierenszintigraphie und Renovasographie durchzuführen.

Sowohl beim Hypophysentumor als auch beim Nierentumor ist die Operation die **Therapie** der Wahl. Bei malignen inoperablen Fällen erfolgt eine Therapie mit adrenostatischen Substanzen.

➤ Porphyrie (E 80.2)

Die Porphyrie ist eine Stoffwechselkrankheit mit Störung der Hämbiosynthese.

Die **Symptome** der akuten Porphyrie sind vielgestaltig und führen deshalb gelegentlich zu Fehldiagnosen. Sie zeigt sich in abdominalen Symptomen mit im Vordergrund stehenden Bauchschmerzen, mit neurologisch-psychiatrischen Symptomen von Adynamie bis Verstimmungen sowie in kardiovaskulären Symptomen mit Hypertonie und Tachykardie. Die **Trias** Abdominalsschmerz, Psychose und Tachykardie sollte in erster Linie an die Diagnose denken lassen.

Diagnostisch wertvoll ist die Beurteilung des Urins, der beim Stehenlassen nachdunkelt. Die **Therapie** sollte immer auf einer Intensivstation erfolgen. Es sollte Glucose (20g/h–500g/d), kombiniert mit einer forcierten Diurese unter Kontrolle des Wasser- und Elektolythaushalts infundiert werden. Bei ungenügendem Erfolg sollte Hämatin (Häm Arginat Normosang®) auch in Kombination mit Cimetidin gegeben werden. Bei Tachykardie und arterieller Hypertonie ist ein β-Rezeptoren-Blocker zu verwenden.

➤ Arterielle Hypertonie bei obstruktivem Schlafapnoe-Syndrom (G 47.3)

Bei Patienten mit obstruktivem Schlafapnoe-Syndrom findet man in der Regel einen hohen nächtlichen Blutdruck, gelegentlich auch bei normalem Tagesblutdruck. Oft tritt Schnarchen bei Übergewichtigen, im Zusammenhang mit Alkoholkonsum und Schlafmitteln verstärkt auf.

Durch die Obstruktion der Atemwege während des Schnarchens mit Hypo- und Apnoen kommt es zu wiederholten nächtlichen Weckreaktionen mit Aktivierung des sympathiko-adrenergen Systems. Dadurch kommt es zu gesteigerter Herzfrequenz, erhöhter Myokardkontraktilität, Erhöhung des Herzminutenvolumens und zur Vasokonstriktion, deren Folge der arterielle Blutdruckanstieg ist. Parallel damit geht eine Steigerung des pulmonalvenösen Drukkes einher. Über beide Mechanismen kann es zur Auslösung von Herzrhythmusstörungen und somit zur Risikoerhöhung für kardiovaskuläre Ereignissse kommen. Durch den Bayliss-Effekt vermittelt und durch die nachfolgende Hypertrophie der Media der Gefäße kommt es zu hypertonen Blutdruckwerten auch am Tage.

Die **Therapie** dieser Hypertonie besteht bei leichteren Formen in der nächtlichen Gabe von Theophyllin 300 mg und bei schweren Formen in der Versorgung mit einem Atemgerät, unter dem es bereits innerhalb weniger Tage zur nächtlichen Blutdrucksenkung kommt. Die Kombination von ACE-Hemmern und Calciumantagonisten, z. B. Amlodipin (Norvasc®), erweist sich zusätzlich als günstig.

➤ Schwangerschaftshypertonie (O 13)

Eine Schwangerschaftshypertonie liegt vor, wenn der Blutdruck im Vergleich zum Zustand vor der Schwangerschaft oder zum ersten Trimester systolisch mehr als 25 mmHg und/oder diastolisch > 15 mmHg bzw. absolut über 140/90 ansteigt (National High Blood Pressure Education Program Working Group 1990). Die Blutdruckmessung erfolgt bei Schwangeren in Seitenlage mit einem 15–30° erhöhten Oberkörper, um die mit der Schwangerschaft verbundenen hämodynamischen Veränderungen zu umgehen (Davey und McGilliveat 1986). Bei der konventionellen Blutdruckmessung wird der IV. Korotkoff-Ton für die Höhe des diastolischen Blutdrukkes verwendet.

Die **Präeklampsie** ist eine Multisystemstörung, bei der der erhöhte Blutdruck nur ein Zeichen ist. Die wichtigsten mütterlichen Veränderungen liegen in den Nieren, der Leber, dem Gehirn und dem Gerinnungssystem. Der gestörte uteroplazentare Blutfluß kann eine fetale Retardierung oder den intrauterinen Tod hervorrufen (WHO/ISH 1999).

Normalerweise liegt der Blutdruck bei Schwangeren um 110/75 mmHg. Bei etwa 5–10% aller Schwangeren tritt eine Hypertonie auf. Dabei sind Erstgebärende mit etwa 75% beteiligt.

Die **Hypertonie in der Schwangerschaft** wird **eingeteilt** in

- chronische (essentielle oder sekundäre Hypertonie),
- de novo (Präeklampsie oder Gestationshypertonie), oder
- die Präeklampsie ist aufgepfropft auf die chronische Hypertonie (WHO/ISH 1999).

Neuerdings wurde als Ursache dieser Hypertonie eine Genmutation am Mineralcorticoid-Rezeptor gefunden.

Das klinische Bild der Präeklampsie ist durch eine **Symptomentrias** mit arterieller Hypertonie, Ödemen und Proteinurie gekennzeichnet. Als **Komplikationen** können das akute Nierenversagen, die doppelseitige Nierenrindennekrose sowie ein septischer Abort mit Placenta praevia auftreten. Die Schwere der arteriellen Hypertonie ist ein wesentlicher Faktor der perinatalen Sterblichkeit von Mutter und Kind.

Die **Therapie** muß interdisziplinär im Zusammenarbeit von Gynäkologen und Internisten durchgeführt werden. Sie beginnt bereits bei mehrfach gemessenen Blutdruckwerten ≥ 140/90 mit **nicht-medikamentösen Maßnahmen** wie Bettruhe, besonders Linksseitenlage, Salz- und Flüssigkeitsbeschränkung, Kontrolle des Körpergewichtes. Bei Blutdruckwerten ab 170/110 muß eine **medikamentöse Therapie** mit $ß_1$-selektiven Blockern, wie Atenolol in einer Dosierung bis 100 mg/d, Bisoprolol bis 10 mg/d oder Metoprolol bis 200 mg/d, Methyldopa 0,5–2 g/d oder Dihydralazin 25–50 mg/d, begonnen werden. Aspirin hatte keinen vorbeugenden Effekt für Präeklampsie (CLASP Collaborative Group 1994). **Nicht geeignete** Medikamente sind: Reserpin, ACE-Hemmer, AT-II-Rezeptorantagonisten, Nifedipin, Diuretika, Sympathikolytika und nichtselektive β-Rezeptoren-Blocker.

Bei **drohender Präeklampsie und Eklampsie** ist eine sofortige stationäre Einweisung mit intensivmedizinischer Überwachung zu veranlassen. Zur Blutdrucksenkung wird Dihydralazin (Nepresol inject®) 25 mg i.v. unter ständiger Blutdruck- und Pulskontrolle sowie als Infusion bis 100 mg/24 Stunden gegeben. Bei Linksherzinsuffizienz sind Diuretika, Nitrate und Digitalis anzuwenden. Die Sedierung kann mit Diazepam erfolgen. Eine vorzeitige Geburtseinleitung ist erforderlich.

Eine antihypertensive Therapie spricht nicht gegen das Stillen. Da Diuretika die Milchproduktion herabsetzen, sollten sie nach Möglichkeit abgesetzt werden. Andere Substanzen, wie β-Rezeptoren-Blocker, Captopril, Vasodilatatoren und Calciumantagonsiten gehen zwar in die Milch über, scheinen aber für das Neugeborene ungefährlich zu sein (s. auch Kap. 26.3.6).

➤ Transplantationshypertonie

Sowohl nach der Transplantation der Niere als auch des Herzens kann eine arterielle Hypertonie auftreten, die im Zusammenhang mit der Ciclosporingabe steht. Eine Mehrfachkombinationstherapie ist bei diesen Patienten erforderlich, die meist aus einem Calciumantagonisten und einem ACE-Hemmer besteht. Bei Calciumantagonisten muß die Ciclosporindosis angepaßt werden (niedrigere Dosis erforderlich). Bei Verwendung von Diuretika muß auf die Interaktionen des Ciclosporins mit kaliumsparenden Diuretika geachtet werden.

Tab. 13.10: Unterscheidungsmerkmale zwischen Fundus hypertonicus und Fundus hypertonicus malignus

	Veränderungen an den Netzhautarterien	Netzhautexsudat und/oder Blutungen	Sehnervpapille
Fundus hypertonicus[1]	geringgradig bis ausgeprägt	fehlen	normal
Fundus hypertonicus malignus[2]	ausgeprägt	vereinzelt bis zahlreich	normal oder Papillenödem bzw. Stauungspapille

[1] früher Fundus hypertonicus Stadium I und II
[2] früher Fundus hypertonicus Stadium III und IV

13.7 Maligne Hypertonie (I 10)

13.7.1 Definition

Nach einer relativ normalen oder langsamen Entwicklung der arteriellen Hypertonie kommt es besonders bei jungen Männern zu einer plötzlichen Verschlechterung mit überwiegend diastolischer Druckerhöhung über 130 mmHg, rasch progredienter Nierenfunktionsstörung und schweren Augenhintergrundveränderungen mit Papillenödem, Retinablutungen und Exsudaten (Tabelle 13.10).

Ohne Therapie kommt es zu einer sich rasch entwickelnden Niereninsuffizienz und hypertoniebedingten Enzephalopathie.

13.7.2 Häufigkeit

Die Häufigkeit der malignen Hypertonie wird mit 1% und weniger angegeben.

13.7.3 Ätiologie

Mit dem Auftreten einer malignen Hypertonie ist sowohl bei essentieller (ca. 40%) als auch sekundärer Hypertonie, vor allem bei Patienten mit Erkrankungen der Niere (chronische Pyelonephritis, chronische Glomerulonephritis, Refluxnephropathie, ca. 35%) und *nicht konsequenter antihypertensiver Therapie*, die sowohl arzt- als auch patientbedingt sein kann, zu rechnen. Weitere mögliche Faktoren sind Störungen im Renin-Angiotensin-Aldosteron-System, rheumatischer Formenkreis (Lupus erythematodes visceralis, Panarteriitis nodosa, ca. 5%), Hyperkoagulabilität, Nierenarterienstenose (etwa 3%), Schwangerschaft, Phäochromozytom, Cushing-Syndrom und andere Nierenerkrankungen (etwa 14%).

13.7.4 Klinik

Die Entwicklung der malignen Hypertonie ist durch eine plötzliche Verschlechterung der bekannten Hypertoniesymptome gekennzeichnet. Die Tag-Nacht-Rhythmik des Blutdruckes im ABDM ist aufgehoben. Der diastolische Blutdruck ist über 120 mmHg erhöht, es kommt zu Nierenfunktionsstörungen mit Anstieg der harnpflichtigen Substanzen, der Urinbefund ist pathologisch, Augenhintergrundveränderungen (Fundus hypertonicus malignus) sind vorhanden. Symptome der hypertensiven Enzephalopathie mit Benommenheit, Bewußtseinsstörungen und Krampfanfällen können hinzutreten. Es kann zu einer zunehmenden Linksherzinsuffizienz kommen. Eine hämolytische Anämie, intravaskuläre Gerinnungsstörungen und eine Thrombozytopenie können sich zusätzlich entwickeln.

13.7.5 Therapie

Bei Verdacht auf eine maligne Hypertonie muß eine sofortige stationäre Einweisung erfolgen. Nur die rechtzeitige Diagnose und entsprechend eingeleitete Therapie sind lebensrettend.

Es sollte zunächst Clonidin (Catapresan®, Clonidin ratio®) i.m., Prazosin (Adversuten®, Prazosin ratio®) oral, α-Methyldopa (Dopegyt®), Dihydralazin (Depressan®, Nepresol®) in Kombination mit einen β-Rezeptoren-Blocker (Obsidan®, Concor®) oral oder Diazoxid (Hypertonalum®) i.v. verabreicht werden. Nifedipin als Zerbeißkapsel oder Tropfen kann gegeben werden. Mit der Gabe von **Diuretika** sollte wegen der Auslösung und Unterhaltung einer Hypovolämie und Hyponatriämie vorsichtig umgegangen werden. Schleifendiuretika sind aber meist zusätzlich erforderlich. Im Einzelfall kann eine Hämodialyse oder Hämofiltration erforderlich werden.

13.8 Komplikationen der arteriellen Hypertonie

Patienten mit arterieller Hypertonie haben ein erhöhtes Risiko einer intrazerebralen Blutung. Dieses Risiko ist besonders hoch bei jungen Hypertonikern, die ihre antihypertensive Therapie unterbrochen haben und Raucher sind (Thrift et al. 1998).

Die häufigste nach dem 65. Lebensjahr auftretende Komplikation ist mit mehr als 20% die Apoplexie. Der akute Myokardinfarkt kommt etwa mit einer Häufigkeit von 13% und die Herzinsuffizienz von 3,4% vor. Bei Patienten unter 65 Jahren tritt die

Apoplexie mit einer Häufigkeit von 3%, der akute Myokardinfarkt mit 4,5% und die Herzinsuffizienz mit 0,5–1,5% auf.

13.8.1 Hypertone Krise (I 11.0)

Plötzliche Blutdrucksteigerungen von mehr als **40 mmHg über dem Ausgangswert oder > 240 mmHg systolisch oder > 140 mmHg diastolisch** sind immer lebensgefährlich, da sie mit vitaler Gefährdung des Patienten infolge Organschädigung einhergehen; sie erfordern daher eine sofortige Therapie (Tabelle 13.11).

Tab. 13.11: Notfalltherapie bei Hochdruckkrisen

Medikament	Applikationsart	Anfangsdosis
• Behandlung durch den Hausarzt		
Nitroglycerin (Nitrangin®, Nitrolingual®)	sublingual	1,2 mg
Nifedipin (Corinfar®, Adalat®)	oral	5 mg
Clonidin (Haemiton®, Catapresan®)	i. v.	0,075 mg
Urapidil (Ebrantil®)	i. v.	25 mg
• Behandlung im Krankenhaus (Zweitmaßnahme)		
• Fortsetzung der ambulant begonnenen Therapie und/oder		
Dihydralazin (Nepresol®)	i. v.	6 mg
Furosemid (Lasix®, Furesis®)	i. v.	20–40 mg
Nitroprussid-natrium (nipruss®)	i. v.	0,2 µg/kg KG steigern bis 10 µg/kg KG
Diazoxid (Hypertonalum®)	i. v.	150–300 mg
Diisopropylamin (Disotat®)	i. v.	50–100 mg
Osmotherapie	Infusion	

Im Vordergrund der **Symptome** stehen Kopfschmerzen, Übelkeit, Erbrechen, Sehstörungen, evtl. auch Krampfanfälle und neurologische Ausfälle. Sie entstehen durch die gestörte Autoregulation mit druckpassiver Hyperperfusion des Gehirns. Hinzu treten können kardiale Symptome wie Ruhedyspnoe als Folge der Linksherzinsuffizienz sowie ein Thoraxschmerz, der Ausdruck einer Angina pectoris infolge reduzierter Koronardurchblutung oder eines Aneurysma dissecans sein kann.

Die **Therapie** muß umgehend, adäquat und schonend erfolgen. Dazu gehören eine Erstversorgung und die sofortige Klinikeinweisung. Dabei muß beachtet werden, daß die Blutdrucksenkung zwar rasch (innerhalb von 15–30 Minuten) erfolgen soll, aber der Situation des Patienten **individuell angepaßt** werden muß. Wegen der Gefahr einer ischämischen Apoplexie oder eines akuten Myokardinfarktes sollte der Blutdruck diastolisch nicht unter 110 mmHg und nicht mehr als 20% systolisch (nicht unter 160 mmHg) gesenkt werden. Die ambulante Therapie muß von einer fortlaufenden Blutdruck- und Pulskontrolle begleitet sein. Oft reicht dabei eine orale Therapie u. a. mit der Gabe des Ampulleninhaltes auf die Zunge aus. Dabei sollte der erstversorgende Arzt besonders die Medikamente bevorzugen, mit denen er persönliche Erfahrung hat.

Zur **Erstversorgung** gehören die **Sedierung** bei stark ängstlichen oder agitierten Patienten mit Diazepam (Faustan®, Valium®) in einer Dosierung von 5 –10 mg oral, i.m. oder i.v. (nicht einsetzen bei Bewußtseinsgetrübten), die Gabe von **Nitroglycerin** (Nitrangin liquidum®, Nitrolingual-Spray®) in **kleiner** Dosierung von 0,3–0,5 mg, ggf. auch zusätzlich Nitro-Pflaster oder Wiederholung der sublingualen Gabe nach 20–30 Minuten. Auf die Entwicklung einer Linksherzinsuffizienz ist zu achten. **Diuretika** (Furesis®, Lasix®) 20 mg i.v. sollten ambulant nur bei Linksherzinsuffizienz und bekannter Niereninsuffizienz verabreicht werden. Liegt eine Hyponatriämie oder Dehydratation vor, die ihrerseits durch Diuretika ausgelöst und verstärkt werden, tritt eine Verschlechterung der klinischen Situation ein. Bei **Linksherzinsuffizienz** ist die Gabe von Digitalis erforderlich.

Auch Clonidin (Catapresan®) 0,075 mg, Urapidil (Ebrantil®) 25 mg langsam i.v. oder Diazoxid (Hypertonalum®) 150 mg in 30 Sekunden i.v. können bereits am Ort des Geschehens zum Einsatz kommen. Nifedipin (Adalat®) 5 mg als Tropfen oder Kapsel sollte nicht gegeben werden, wenn eine Angina pectoris vorhanden ist oder der Verdacht auf akuten Myokardinfarkt besteht.

Die **Kliniktherapie** sollte mit einer **Intensivüberwachung** verbunden sein. Die eingeleitete medikamentöse Therapie wird hier als Infusionstherapie über Perfusor fortgesetzt. Es erfolgt zusätzlich eine Kochsalz- und Volumensubstitution. In schweren Fällen kann auch Natriumnitroprussid (nipruss®) mit einer Anfangsdosierung von 20 µg/min unter laufender Blutdruckmessung angewendet werden. Bei hypertoner Krise infolge terminaler Niereninsuffizienz ist die Dialyse bzw. Hämofiltration indiziert.

Bei **Therapieresistenz** kommen in ausgewählten Fällen auch **chirurgische Maßnahmen** in Frage: die Karotissinus-Baropacing-Methode bei Patienten mit normaler oder nicht terminal eingeschränkter Nierenfunktion, die bilaterale Nephrektomie bei Patienten mit terminalem Nierenversagen sowie bei Nierentransplantierten mit Hinweisen darauf, daß die in situ belassenen Schrumpfnieren trotz guter Funktion des Transplantats den Hochdruck unterhalten.

13.8.2 Kardiale Komplikationen

Die wesentlichsten kardialen Komplikationen der arteriellen Hypertonie sind die Linksherzhypertrophie, die Linksherzinsuffizienz, die Stauungsherzinsuffizienz sowie die koronare Herzkrankheit mit ihren Manifestationsformen Angina pectoris, akuter Myokardinfarkt und plötzlicher Tod. Metaanalysen von kontrollierten klinischen Studien einschließlich von Studien mit älteren Hypertonikern zeigen, daß durch die antihypertensive Therapie die Stauungsherzinsuffizienz um etwa 50% reduziert werden kann (Yussuf et al. 1989).

13.8.3 Renale Komplikationen

Durch eine hypertoniebedingte Minderdurchblutung der Niere kann es über die Aktivierung des Renin-Angiotensin-Aldosteron-Systems zur Fixierung des Blutdruckes kommen. Eine Mikroalbuminurie zeigt eine arteriolosklerotisch bedingte Schrumpfniere an.

13.8.4 Gefäßkomplikationen

Gefäßkomplikationen treten am Auge, als Aneurysma dissecans, als Bauchaortenaneurysma, als apoplektischer Insult und als gefäßbedingte Demenz auf.

13.9 Prognose

Das Fortbestehen jeder arteriellen Hypertonie stellt eine Verkürzung der Lebenserwartung dar. Gewöhnlich tritt der Tod 15–20 Jahre früher als bei Nichthypertonikern ein. Es steigt nicht nur die Letalität an Herz-Kreislauf-Krankheiten, sondern auch an allen anderen Todesursachen mit dem Schweregrad der arteriellen Hypertonie in allen Lebensaltern. Entscheidend beeinflußt wird die Letalität besonders von der Höhe des diastolischen Blutdruckes. Frauen haben offensichtlich eine bessere Prognose als Männer.

Die häufigsten **Todesursachen** des weiblichen und männlichen Hypertonikers sind nach wie vor die **ischämische Herzkrankheit** und ihre Folgen sowie die **Apoplexie**. Aus epidemiologischen Studien kann geschlußfolgert werden, daß die arterielle Hypertonie in jeglichen Schweregraden für die intrazerebrale Gefäßatherosklerose und die Apoplexie der entscheidende Risikofaktor ist.

Die **Todesursachen** nicht oder unzureichend behandelter Hypertoniker verteilen sich wie folgt:

Herzinsuffizienz	24%
Myokardinfarkt	16%
Apoplexie	17%
Niereninsuffizienz	4%
Unklarer plötzlicher Tod	3%
Sonstige Ursachen	36%

Die **Prognose der malignen Hypertonie** ist noch weitaus ungünstiger.

Folgende Konstellationen lassen eine **schlechte Prognose** erwarten:
- jugendliches Alter bei Beginn der arteriellen Hypertonie
- männliches Geschlecht
- diastolischer Druck > 110 mmHg
- Herzvergrößerung
- gestörte Nierenfunktion (besonders mit Urämie)
- Retinopathie
- Vergesellschaftung mit anderen kardiovaskulären Erkrankungen
- Angehörige der schwarzen Rasse
- cerebrovaskuläre Komplikationen (Apoplexie).

Erstuntersuchungen des Blutdruckes schwarzer und weißer Kinder im Kleinkind- und Schulkindalter sowie Kontrollen 15 Jahre später ergaben signifikante alters-, geschlechts- und rassenspezifische Beziehungen. 40% der Kinder mit einer systolischen Hypertonie sowie 37% mit diastolischer Hypertonie hatten 15 Jahre später eine arterielle Hypertonie. Umgekehrt konnte gefunden werden, daß von den erwachsenen Hypertonikern bereits 48% als Kind erhöhte systolische und 41% erhöhte diastolische Blutdruckwerte hatten.

Bereits im Kindesalter erhöhte Blutdruckwerte waren im Erwachsenenalter der stärkste Risikofaktor für eine arterielle Hypertonie (Bao et al. 1995). Dies trat bei Schwarzen häufiger als bei Weißen auf. Dabei waren übergewichtige Kinder sowie Heranwachsende mit steigendem Übergewicht noch stärker gefährdet.

Patienten mit echokardiographisch ermittelter **Linksherzhypertrophie** haben ein 5fach erhöhtes Risiko für kardiovaskuläre Ereignisse im Vergleich zu denen ohne diese Wanddickenzunahme.

Das Risiko des plötzlichen Herztodes steigt um den Faktor 2,3 bei dauerhaftem systolischem Druck > 155 mmHg und um den Faktor 3,2 bei dauerhaften Blutdruckwerten > 170 mmHg (Le Heuzey und Guize 1988). In einer Langzeitstudie mit einer mittleren Beobachtungsdauer von 6,2 Jahren wurde die Beziehung zwischen der Blutdruckhöhe im ABDM zum Studienbeginn zu den kardiovaskulären Ereignissen untersucht. Bei einem systolischen Blutdruck von 120–133 mmHg und einem diastolischen Wert von 65–78 mmHg waren die geringsten kardiovaskulären Ereignisse nachweisbar. Bei Blutdruckwerten > 134/79 mmHg und < 119/64 mmHg waren die Risiken für kardiovaskuläre und nicht-kardiovaskuläre Sterblichkeit erhöht (Ohkubo et al. 1998a).

13.10 Begutachtung und Arbeitsfähigkeit Hochdruckkranker

Die Begutachtung von Hochdruckkranken hat die Ätiologie, die Hämodynamik und den Schweregrad mit entsprechender Organbeteiligung zu berücksichtigen. Darüber hinaus ist, wie bei jeder Begutachtung, die berufliche Tätigkeit von Bedeutung für die weitere Arbeitsfähigkeit. Prinzipiell sind die Patienten aber vor schweren körperlichen Belastungen und besonders Hebearbeiten zu bewahren.

Bei **sekundärer arterieller Hypertonie** ist wegen der Möglichkeit der kausalen Behandlung nur mit einer vorübergehenden Minderung der Erwerbsfähigkeit (MdE) bzw. Behinderung (GdB) zu rechnen. Es ist anzunehmen, daß sich innerhalb eines Jahres nach erfolgreicher Intervention und Blutdrucknormalisierung die Linksherzhypertrophie zurückbildet, so daß die völlige Wiederherstellung der Arbeitsfähigkeit bis zu einem Jahr betragen kann.

Die Quantifizierung der Minderung der Erwerbstätigkeit ist auch bei **primärer arterieller Hypertonie** von ihrer funktionellen Auswirkung abhängig zu machen.

Bei **Grad I der primären arteriellen Hypertonie** nach WHO sind lediglich akute, schwere körperliche oder psychische Belastungen, Arbeit in Hitze und Dauerstreß zu meiden. Die MdE liegt in diesem Stadium unter 15%.

Bei **Grad II** ist nur geregelte Tagarbeit zu empfehlen. Außer den Beschränkungen des Stadiums I kommen noch Befreiung von Fließband-, Akkord- und Schichtarbeit, von Arbeiten mit häufigem Bükken und Heben hinzu. Die MdE ist in diesem Stadium differenziert zu bewerten. Unbehandelt bzw. zu Beginn der Therapie kann sie bei 40–50% liegen. Ist die Blutdruckeinstellung unter Therapie als gut bis optimal einzuschätzen, sinkt sie auf 20–30%.

Bei **Grad III** sind nur leichte körperliche Arbeiten halbtags im Sitzen zu gestatten und regelmäßige Arbeitspausen zu gewährleisten. Sonst unterliegen die Patienten den gleichen Beschränkungen wie beim Stadium II.

In Abhängigkeit von der Schwere der hypertoniebedingten Organschäden sind die Einschränkungen auf 50–80% anzusetzen.

Bei **Grad IV** besteht wegen der cerebralen und/oder kardialen Dekompensation Arbeitsunfähigkeit. Die MdE liegt dann über 80%; es besteht Erwerbsunfähigkeit.

13.11 Fahrtauglichkeit

Bei der arteriellen Hypertonie sind weniger die erhöhten Blutdruckwerte als die Blutdruckschwankungen und daraus sich ergebende Symptome wie Schwindelgefühl, Schwarzwerden vor den Augen usw. entscheidend. Während der medikamentösen Einstellung ist der Patient u. U. bedingt fahrtauglich (Lewerenz und Friedel 1985).

13.12 Reisetauglichkeit

Patienten mit einer gut eingestellten arteriellen Hypertonie sind **flugtauglich**. Bei Komplikationen wie Herzinsuffizienz und höhergradigen ventrikulären Herzrhythmusstörungen ist die Flugtauglichkeit nach dem NYHA-Stadium eingeschränkt (s. Kap. 12.12.15). Was den **Gebirgsaufenthalt** anbelangt, so liegen bis 1500 m keine wesentlichen Einschränkungen vor. Bei gut eingestellter arterieller Hypertonie sind auch Höhen darüber individuell möglich.

13.13 Hyperkinetisches Herzsyndrom (I 51.8)

Das sog. hyperkinetische Syndrom ist eine funktionelle kardiovaskuläre Störung mit definierten Veränderungen der Herzfunktion, der Hämodynamik und der körperlichen Leistungsfähigkeit. Synonyma dafür sind neurozirkulatorische Asthenie, vasoregulatorische Neurasthenie, hyperdynamische beta-adrenergische Zirkulation.

Kriterien sind:
- erhöhte Kontraktilität
- hyperdyname Kreislaufdysregulation
- verminderte körperliche Leistungsfähigkeit
- verminderter peripherer Widerstand in Ruhe.

13.13.1 Ätiologie

Die Ätiologie ist nicht geklärt. Es ist eine vermehrte adrenerge Stimulation der Betarezeptoren als Ausdruck einer vegetativen Regulationsstörung und einer erhöhten Sympathikusaktivität vorhanden. Allerdings scheint eine mangelnde Abstimmung bzw. Anpassung der Herz-Kreislauf-Funktion mit dem metabolischen Bedarf der Gewebe vordergründig zu sein.

Das Herzminutenvolumen und der systemische Blutfluß übersteigen schon während körperlicher Ruhe die Anforderungen dieses Transportsystems. Dieser hyperkinetische Kreislaufzustand ist nicht nur bei juvenilen Hypertonikern, sondern auch bei Patienten mit Weißkittelhypertonie nachzuweisen. Die Häufigkeit dieses Zustandes liegt in ABDM-Untersuchungen zwischen 20 und 30%. Diese Patienten zeigen einen unter den der Normotonen abfallenden nächtlichen Blutdruck (Superdipper) mit einem sehr steil ansteigenden morgendlichen Blutdruck und höheren Spitzenwerten am Tage. Als entscheidendes pathogenetisches Prinzip wird eine gesteigerte Empfindlichkeit kardialer und/oder vaskulärer β-Rezeptoren angesehen. Die Diagnose kann auch ex juvantibus durch Gabe eines β-Rezeptoren-Blockers gestellt werden.

13.13.2 Klinisches Bild

Das Alter der Patienten ist meist < 35 Jahre. Die subjektiven Beschwerden sind unspezifisch und unterscheiden sich nicht von anderen vegetativen Regulationsstörungen.
Klinisch finden sich:
- Beschleunigung der Herzfrequenz
- paroxysmale supraventrikuläre Tachykardien
- vegetative Erscheinungen (Schweißausbrüche, Schwindel etc.)
- spontane Erytheme der Haut
- arterielle Hypertonie, meist Grad 1 (mit großer Amplitude von 50–60 mmHg und meist normalem Mitteldruck)
- Belastungsdyspnoe und Leistungsminderung
- präkordiale Schmerzen und Unwohlsein.

Bei den meisten Patienten über 35 Jahre ist die arterielle Hypertonie auf einen erhöhten peripheren Gefäßwiderstand zurückzuführen. Bei der Untersuchung des Herzens können ein systolisches Strömungsgeräusch und ein systolischer Klick auskultiert werden.

13.13.3 Diagnostik

Die Diagnostik stützt sich vor allem auf den Ausschluß organischer Erkrankungen, den Nachweis spezifischer hämodynamischer Veränderungen (erhöhtes Herzminutenvolumen, herabgesetzter peripherer Widerstand) und die Objektivierung der herabgesetzten körperlichen Leistungsfähigkeit.

Das **Belastungs-EKG** hat für die Beurteilung der Kreislaufregulation sowie der Verlaufskontrolle Bedeutung. Die gesteigerte Kontraktilität und Pumpfunktion können durch die **Echokardiographie** nachgewiesen werden.
Differentialdiagnostisch sind
- infektiöse und postinfektiöse Zustände
- Endo- und Myokarditiden
- Hyperthyreose
- arterio-venöse Fistel
- Anämie

in die Überlegung einzubeziehen. Allen Fällen **gemeinsam** sind die **Sinustachykardie**, ein **systolisches Herzgeräusch** und die **körperliche Leistungsminderung**.

13.13.4 Therapie

Das körperliche Training sollte sich nach den Richtlinien der Behandlung der arteriellen Hypertonie richten. β-Rezeptoren-Blocker wie Propranolol (Obsidan®, Propabloc®) in einer Dosierung von 50–120 mg/d oder Bisoprolol (Concor®, Bisomerck®, 5–10 mg/d) sind in Kombination mit einer regelmäßigen körperlichen Belastung Mittel der Wahl, da sie zu einer Verminderung der Empfindlichkeit der β-Rezeptoren führen. Bereits nach etwa dreimonatigem regelmäßigem körperlichem Training kommt es zur Normalisierung der Kreislaufregulation in Ruhe und unter Belastung. Die Therapie sollte bis zur Einstellung eines neuen Gleichgewichts ca. 2 Jahre durchgeführt werden. Eine Langzeitverlaufsbeobachtung dieser Patienten scheint erforderlich zu sein, da dieses hyperkinetische Herzsyndrom eine Vorstufe der essentiellen Hypertonie sein kann.

13.14 Metabolisches Syndrom (E 88.9)

13.14.1. Definition

Am Anfang der 70er Jahre wurden durch eine Studie in Dresden die engen Beziehungen zwischen Adipositas, Fettstoffwechselstörungen, Fettleber, Hyperurikämie und arterieller Hypertonie, die zu atherosklerotischen Manifestationen führen, als *„Metabolisches Syndrom"* beschrieben (Hanefeld et al. 1981). 1993 stellte Reaven die Insulinresistenz in den Mittelpunkt dieser metabolischen Störung und nannte es „Syndrom X".

Das metabolische Syndrom, das auch als „Wohlstandssyndrom" bezeichnet wird, ist der Überbegriff für **sechs Risikofaktoren der Atherosklerose**:
- essentielle Hypertonie
- progrediente Glucoseintoleranz
- Dys- und Hyperlipidämie
- androide Fettverteilung
- Hyperurikämie
- chronische Hyperinsulinämie.

Man nimmt an, daß 10–15% der Bevölkerung das metabolische Syndrom aufweisen, ohne später einen Typ-2-Diabetes zu entwickeln. Ursachen sind eine frühe Diagnostik und Therapie. Hinzu kommen die Typ-2-Diabetiker (etwa 5% der Bevölkerung), die definitionsgemäß diese Vorstufe durchlaufen müssen. Das metabolische Syndrom manifestiert sich erst nach dem 40. Lebensjahr.

13.14.2 Ätiologie

Ursächlich ist die **angeborene muskuläre** und wahrscheinlich auch **hepatische Insulinresistenz**, verstärkt durch reduzierte Empfindlichkeit wegen der meist vorhandenen Fettsucht. Kompensatorisch kommt es zu einer **Hyperinsulinämie**.

Folgen der Hyperinsulinämie bzw. Insulinresistenz sind:
- Steigerung des Appetits
- Verstärkung der Adipositas durch den anabolen lipogenetischen Effekt des Insulins
- Hypertriglyzeridämie und Abnahme des HDL-Cholesterins
- vermehrte Einlagerung von Lipiden in die Wand der großen Arterien

- Proliferation der glatten Muskulatur der Arterien durch den wachstumsstimulierenden Effekt des Insulins
- Blutdruckerhöhung durch Steigerung der renalen Natriumrückresorption, Natriumretention, Sympathikusaktivierung und Erhöhung des intrazellulären Calciumgehaltes, besonders in der glatten Gefäßmuskulatur
- salzsensitive Hypertoniker sind besonders insulinresistent, die Insulinresistenz steigt bei Auftreten einer Mikroalbuminämie.

13.14.3 Diagnostik

Die **Hyperinsulinämie** ist einer der wichtigsten Risikofaktoren für die koronare Herzkrankheit und den Typ-II-Diabetes mellitus. Deshalb ist eine frühzeitige Erkennung von Patienten mit Hyperinsulinämie von großer präventiver Bedeutung. Da die bevölkerungsweite Insulinspiegelbestimmung aus verschiedenen Gründen nicht möglich ist, können folgende Befunde zur Diagnostik verwendet werden.

➤ Familienanamnese

Diabetes mellitus Typ 2, Schwangerschaftsdiabetes sowie **vorzeitiger Myokardinfarkt** in der Familienanamnese gelten als deutlicher Hinweis für eine derartige Disposition.

➤ Fettverteilung und Adipositas

Eine besondere Bedeutung hat das Übergewicht und vor allem die Fettverteilung. Besonders die männliche, **androide**, d.h. stammbetonte **Fettverteilung** gilt als Risiko. Dies ist definitionsgemäß beim Mann ab einem Taille-Hüfte-Quotienten > 1,0 und bei der Frau ab > 0,85 erreicht. Zur Bedeutung und Therapie der Adipositas s. Kap. 20.2.

➤ Arterielle Hypertonie

Die Höhe des Blutdruckes korreliert **direkt** mit dem Grad der Glucoseintoleranz, mit Triglyceriden, Gewicht, Taille-Hüfte-Quotient, Insulinspiegel und **indirekt** mit dem **HDL-Cholesterin**.

➤ Triglyceride und Harnsäure

Als Ursache der **Hypertriglyzeridämie** ist eine gesteigerte Synthese bei gleichzeitig vermindertem Abbau der Triglyceride anzusehen. Die **Hyperurikämie** entsteht wahrscheinlich durch eine gesteigerte Purinbiosynthese sowie eine reduzierte renale Harnsäureexkretion unter dem Einfluß eines erhöhten Insulinspiegels.

➤ Alkohol

Bei der Entwicklung der Insulinresistenz im Zusammenhang mit dem metabolischen Syndrom ist auf die Alkoholwirkung besonderes Augenmerk zu legen. Alkohol stimuliert die Sympathikusaktivität sowie die hepatische Triglyceridsynthese, und über die Hemmung der Insulinextraktion führt er über verschiedene Wege zur Insulinresistenz (Rett et al. 1995).

Zur Früherkennung des metabolischen Syndroms wurde eine Punktebewertung des Risikoprofils vorgenommen (Rett et al. 1995).

Die positive Familienanamnese, der Diabetes mellitus und Myokardinfarkt in der Anamnese wurden mit 2 Punkten versehen, während die androide Fettverteilung, der Taille-Hüfte-Quotient (> 0,85/0,95), die arterielle Hypertonie (>140/90 mmHg), Hypertriglyzeridämie (> 170 mg/dl), Hyperurikämie (> 6,5 mg/dl), Fettleber, γ-GT > 25 U/l, sonographische Dichte 1 Punkt erhielten.

Wenn im **Risikoprofil** weniger als 3 Punkte erreicht werden, so ist ein metabolisches Syndrom unwahrscheinlich. Ab 3 Punkten sollte ein oraler Glucosetoleranztest zur weiteren Diagnostik durchgeführt werden. Bei positivem Ergebnis ist das metabolische Syndrom gesichert, bei negativem steht der Normoglykämie höchstwahrscheinlich eine Hyperinsulinämie gegenüber (Rett et al. 1995).

13.14.4 Therapie

Ätiopathogenetische Faktoren eines metabolischen Syndroms sind:

- Fehlernährung
- Bewegungsmangel
- Alkohol
- genetische Disposition.

Diese Faktoren führen ihrerseits zu Adipositas, Typ-2-Diabetes mellitus, Dyslipoproteinämie, Hyperurikämie und arterieller Hypertonie.

Die **Beseitigung dieser negativ wirkenden Faktoren** ist daher das Hauptziel der Therapie; die **nichtmedikamentösen Maßnahmen** sind dabei der nicht kausalen Behandlung mit Arzneimitteln **vorzuziehen**.

Die **Reduktion des Körpergewichts** in Zusammenhang mit einer Umstellung der Ernährungsgewohnheiten steht im Mittelpunkt. Wege dazu sind das Einhalten einer hypokalorischen Ernährung sowie körperliches Ausdauertraining.

Ein dem Zigarettenrauchen ähnlich konfliktbeladenes Feld in der Arzt-Patient-Beziehung ist die Normalisierung des Übergewichtes. Hier ist für den Erfolg neben der Aufklärung über die negativen Auswirkungen entscheidend, konkrete Hilfestellungen zu geben. Ein immer wieder von den Patienten geforderter Aspekt ist, eine „gesunde" Möglichkeit der Gewichtsreduktion zu finden. Deshalb ist die Änderung der bisherigen Ernährungsgewohnheiten – sowohl von der Nahrungszusammensetzung als auch von der Zeit der Hauptmahlzeit her, die heute überwiegend in den Abendstunden liegt – das zentrale Problem bei der erfolgreichen Gewichtsabnahme.

Bei Adipösen ist eine dauerhafte Gewichtsreduktion durch eine kalorienbeschränkte Mischkost mit etwa 25% Eiweiß, 50% Kohlenhydraten und 25% Fett mit einem Gesamtkaloriengehalt von etwa 1000 kcal/Tag anzustreben. Auch der Anschluß an Selbsthilfegruppen, z.B. im Rahmen der Pre Con, die bundesweit tätig ist, hat wesentlichen Einfluß auf die Gewichtsreduktion. Erfahrungsgemäß muß dies mit einer prinzipiellen Änderung der Ernährungsgewohnheiten in der Familie verbunden sein, um einen dauerhaften Erfolg zu sichern. Diese Änderung der Ernährungsgewohnheiten muß unbedingt die Kinder einschließen, um diesen Risikofaktor, der nicht nur das kardiovaskuläre System, sondern auch das Skelettsystem und die Psyche negativ beeinflußt, frühzeitig zu verhindern.

Ist die Adipositas mit einer Hypercholesterinämie vergesellschaftet, kann durch eine Reduktion der Nahrungsfette mit gesättigten Fettsäuren zugunsten von Fetten mit ungesättigten Fettsäuren, insbesondere durch Sonnenblumen- und Leinöl, die einen höheren Gehalt an Linolen- und Linolsäure aufweisen, günstig beeinflußt werden.

Die **medikamentöse** Therapie ist insofern nachteilig, als viele Antihypertensiva den Fett- und Kohlenhydratstoffwechsel und Sulfonylharnstoffe die Hyperinsulinämie begünstigen.

13.15 Arterielle Hypotonie (I 95.9)

13.15.1 Definition

Blutdruckwerte unter 100–105/60 mmHg werden als arterielle Hypotonie bezeichnet.

13.15.2 Ätiologie

Die arterielle Hypotonie ist durch die Unfähigkeit der physiologischen Regulationsmechanismen, einen normal hohen Blutdruck aufrechtzuerhalten, charakterisiert.

Nach der Genese der arteriellen Hypotonie unterscheidet man:

- **primäre arterielle Hypotonie** (konstitutionelle oder essentielle Hypotonie, regulative Hypotonie bei Sportlern)
- **sekundäre arterielle Hypotonie** (Symptom verschiedener Grundkrankheiten)
- **hypotone Kreislaufregulationsstörungen und orthostatische Hypotonie**

13.15.3 Primäre arterielle Hypotonie

Die **konstitutionelle** (primäre) Hypotonie ist am häufigsten. Man findet sie meist bei leptosomen jungen Frauen. Sie geht oft mit anderen Symptomen einer **vagotonen Reaktionslage**, wie Bradykardie, Leukopenie, Lymphozytose und Hypoglykämie einher. Streß und körperliche Inaktivität begünstigen die Hypotonie.

Oft liegt eine **neurovegetative Fehlregulation** vor, wobei es bei psychischen und physischen Belastungen zu gesteigerter Aktivität des sympathiko-adrenalen Systems kommen kann, die sich durch Tachykardien und Schweißausbrüche zeigt. Vorwiegend liegt die Ursache in einer **Verminderung des Herzzeitvolumens**, was eine verminderte Organperfusion mit Schwindelgefühl, Konzentrationsmangel und Abnahme der körperlichen Leistungsfähigkeit bewirkt.

Subjektive Symptome sind schnelle Ermüdbarkeit, Konzentrationsschwäche, Kopfschmerzen und Schwindelgefühl.

Objektive Zeichen sind Blässe, Gähnen, Hyperventilation, Kollapsneigung, Ohrensausen, Schweißausbrüche und Tachykardie mit Extrasystolie.

Therapeutisch kommen hierbei in erster Linie **nicht-medikamentöse Maßnahmen** (Tabelle 13.12) infrage. Hierzu gehören vor allem: kein hastiges morgendliches Aufstehen und evtl. Morgengymnastik. Des weiteren sollte während des Tages auf einen Wechsel zwischen Gehen, Sitzen und Stehen geachtet werden, da ansonsten der Blutdruck besonders unter Hinzukommen von Hitze und stickiger Raumluft rasch absinken kann.

Tab. 13.12: Nicht-medikamentöse Therapie der arteriellen Hypotonie

Zu empfehlen	Zu vermeiden
• körperliches Training (isometrische und isotonische Übungen) • Schwimmen • Tragen von Stützstrümpfen • beim Schlafen leicht erhöhter Unterkörper (ca. 20–30°) • häufige kleine Mahlzeiten, Kaffee • mäßig verstärkte Kochsalzaufnahme	• körperliche Inaktivität • schwere körperliche Arbeit • längere Bettruhe • Wärmeexposition • Vasodilatantien • Diuretika

Empfehlenswert sind als **Gefäßtraining** physikalische Maßnahmen:

- Wassertreten
- tonisierende Bäder
- Bindegewebsmassagen
- Trockenbürstungen
- morgendliches kühles bis kaltes Abduschen der Beine
- Saunabesuche.

Verbessernd wirkt sich auf die Dauer auch eine **regelmäßige** sportliche Betätigung aus. Auf **Rauchen** ist wegen der vasoaktiven Wirkung des Nikotins und dadurch ausgelöste Blutdruckschwankungen strikt zu verzichten. Das gleiche gilt für **Alkohol**. Die **Nahrung** sollte kohlenhydrat- und eiweißreich, fettarm und nicht üppig sein. Damit verbunden ist eine ausreichende Flüssigkeitszufuhr (durchschnittlich 1,5–2,5 l/d) in Form von Mineralwasser wichtig. Nicht zuletzt ist auf einen ausreichenden und **erholsamen Schlaf** zu achten.

Nur in **Ausnahmefällen** ist eine primäre Hypotonie medikamentös mit Wirkstoffen wie Pholedrin (Pholedrin®), Norfenefrin (Novadral®), Etilefrin (Thomasin®, Effortil®) oder Dihydroergotamin (DET MS®, Dihytamin®) zu behandeln. Dabei sind **Depotpräparate** zu bevorzugen. Die orale Gabe kurzwirkender Kreislaufmittel ist wegen der Auslösung von Gegenregulationsmechanismen nicht günstig.

13.15.4 Sekundäre arterielle Hypotonie

➤ Definition

Von einer sekundären Hypotonie ist auszugehen, wenn durch eine Grundkrankheit in Ruhe und unter Belastung die Kreislaufregulation nicht ausreicht, um den Perfusionsdruck der wichtigen Organe wie Hirn, Herz und Niere adäquat zu durchbluten.

➤ Ätiologie

- Kardiovaskulär bei Aorten- und Mitralklappenstenose, hypertropher obstruktiver Kardiomyopathie, myokardialer Insuffizienz, Karditis, tachykarden und bradykarden Herzrhythmusstörungen, Karotissinus-Syndrom, Valsalva-Manöver, Pericarditis exsudativa, Pericarditis constrictiva
- **Endokrin** bei M. Addison, Hypophysenvorderlappen-Insuffizienz, Adrenogenitalem Syndrom, Hypothyreose, Nebennierenrinden-Insuffizienz
- **Hypovolämisch** bei Blut-, Plasma- oder Flüssigkeitsverlusten, Kachexie, chronischen Salz- und Volumenverlusten infolge Laxantien- und Diuretikaabusus, Pseudo-Bartter-Syndrom, Bartter-Syndrom
- **Infektiös-toxisch** durch Beeinträchtigung der Myokardfunktion und/oder Enttonisierung der Widerstandsgefäße infolge bakterieller oder viraler Infekte
- nach längerer **Bettlägerigkeit**
- **Medikamentös induziert** durch überhöhte Dosen von Schlafmitteln, Sedativa, Neuroleptika, Antihypertensiva (besonders ausgeprägt durch Medikamenteninteraktionen, z.B. Kombination von Neuroleptika und Antihypertensiva).

➤ Klinisches Bild

Bei kreislaufbedingter Hypotonie ist klinisch zu entscheiden, ob innere Blutungen und somit ein **hypovolämischer Schockzustand**, eine periphere Vasodilatation infolge Intoxikation oder ein Myokardinfarkt mit kardiogenem Schock vorliegen. Zwar sind die allgemeinen Schocksymptome die gleichen, doch wird das weitere klinische Bild vom Grundleiden geprägt und erleichtert die Differentialdiagnose. Das gleiche gilt für die endokrin, infektiöstoxisch und medikamentös bedingten Hypotonien.

➤ Weitere Untersuchungsbefunde

Sie dienen im wesentlichen der Abgrenzung sekundärer arterieller Hypotonien. So kann das Steh-EKG gelegentlich in Verbindung mit dem **Schellong-Test** wertvolle Hinweise geben (s. u.). Dabei werden 10 Minuten im Liegen und 10 Minuten im Stehen oder bei passivem Aufrichten um 60–80° im **Kipptischversuch** regelmäßig Blutdruck und Puls gemessen. Eine Blutdrucksenkung bis 20 mmHg systolisch und 10 mmHg diastolisch ist als normal anzusehen.

Die **Langzeitblutdruckmessung** ist ein weiterer wichtiger diagnostischer Parameter. Laborchemische Untersuchungen mit Bestimmung des Mineralhaushaltes, der 17-Ketosteroide im Urin, der röntgenologische Nachweis von Verkalkungen der Nebennierenrinde, der Nachweis einer Insulinintoleranz und Bestimmung des Cholesterins führen zu einer weiteren Abklärung und geben Ansatzpunkte für eine kausale Therapie.

➤ Therapie

Die Therapie der sekundären arteriellen Hypotonie hat sich stets auf das Grundleiden zu konzentrieren. Bei **schweren Formen** mit gastrointestinalen Erscheinungen, Übelkeit, Schwindel und evtl. Impotenz kann auch eine Therapie mit Mineralkortikoiden, wie Fludrocortison (Astonin®), mit Erfolg angewandt werden.

Verschiedene **sekundäre Hypotonien** sind einer **kausalen** Therapie zugänglich:

- prothetischer Klappenersatz bei Mitral- und Aortenklappenstenose
- Schrittmacherimplantation bei bradykarden Herzrhythmusstörungen
- endokrine Substitutionsbehandlung bei Nebennierenrinden- und Hypophysenvorderlappen-Insuffizienz, Hypothyreose
- Ausgleich von Elektrolyt- und Volumenverlusten bei Hypovolämien unterschiedlicher Ätiologie
- Änderung des therapeutischen Vorgehens bei medikamenteninduzierter arterieller Hypotonie.

13.15.5 Hypotone Kreislaufdysregulation und orthostatische Hypotonie

➤ Definition

Die hypotone Kreislaufdysregulation tritt erst unter Belastung auf. Der Ruheblutdruck gibt keinen Aufschluß darüber. Er kann normal, hypoton oder hyperton sein. Eine orthostatische Hypotonie liegt vor, wenn es nach Änderung der Körperposition vom Liegen zum Stehen zu einem anhaltenden systolischen Blutdruckabfall um 20 mmHg und/oder diastolisch um 10 mmHg kommt (Consensus Committee 1996). Bei symptomatischer orthostatischer Hypotonie ohne Blutdruckabfall ist bei gleichzeitiger Tachykardie an eine chronische **orthostatische Intoleranz** zu denken (Furlan et al. 1998).

➤ Häufigkeit

Die Häufigkeit des orthostatischen Kollapses wird mit 20% angegeben, obwohl er bei gesunden Älteren viel seltener ist.

➤ Ätiologie und Pathophysiologie

Durch Aufstehen kommt es zum Versacken des Blutes in den venösen Kapazitätsgefäßen (venöses Pooling), zur Herabsetzung des venösen Rückstroms und der Herzförderleistung und als Folge dessen zur passageren Blutdrucksenkung. Die Barorezeptoren im Aortenbogen und in den Karotissinus aktivieren autonome Reflexe, die diese Blutdrucksenkung ausgleichen und eine vorübergehende Tachykardie hervorrufen, was mit einer sympathikus-vermittelten Zunahme der Plasmacatecholamine verbunden ist. Diese sympathische Aktivierung steigert den Vasomotorentonus in den venösen Kapazitätsgefäßen, die Herzfrequenz, die myokardiale Kontraktilität sowie damit verbunden das Herzminutenvolumen. Über ähnliche Mechanismen erfolgt auch die arterielle Vasokonstriktion. Die Herzfrequenzsteigerung erfolgt neben der Sympathikusaktivität auch über eine Hemmung des Vagus. Bei sehr langem Stehen kommt es zur Natrium- und Wasserretention und damit zur Zunahme des Blutvolumens. Dies wird durch die Sekretion des Antidiuretischen Hormons (ADH) und die Aktivierung des Renin-Angiotensin-Aldosteron-System verursacht. Unter verschiedenen Ursachen können diese Homöostase-Mechanismen unzureichend sein, um den Blutdruckabfall vollständig zu kompensieren.

Zur **orthostatischen Hypotonie** führen:

- **Hypovolämie**
  Absolute Hypovolämie infolge übermäßigen Diuretikagebrauchs, innerer und äußerer starker Blutverlust, exzessives Erbrechen oder Durchfall, profuses, lang anhaltendes Schwitzen, Osmodiurese, **relative** Hypovolämie als Folge einer Vasodilatantientherapie (Nitrate, ACE-Hemmer, Calciumantagonisten) bzw. nach langer Bettlägerigkeit.
- **Medikamentös** bedingte **Beeinträchtigung der autonomen Reflexe** durch Überdosierung von **Antihypertensiva** wie Reserpin, α-Methyl-Dopa, Ganglienblocker, Clonidin, **MAO-Hemmer, tri- und tretrazyklische Antidepressiva** sowie **Phenothiazide.** Weiterhin können L-Dopa, Chinidin, Alkohol und Barbiturate sowie Vincristin auslösend sein.
- **Neurologische Erkrankungen des autonomen Nervensystems und Schädigungen des Rückenmarks.** Zu den **primären** Erkrankungen gehören die primäre idiopathische orthostatische Hypotonie, Anhidrose und Impotenz (**Bradbury-Eggleston-Syndrom**)sowie das **Shy-Drager-Syndrom**, eine systemische Atrophie des ZNS mit Verminderung der Dopamin-Rezeptoren in der Substantia nigra. Neurologische Symptome sind Rigor, Tremor, Akinesie, Anhidrose, Augenmuskellähmungen. Zu den **sekundären** Erkrankungen zählen u.a. die Neuropathia diabetica oder alcoholica, M. Parkinson, Amyloidose, Porphyrie, die postinfektiöse Polyneuropathie (**Guillain-Barré-Syndrom**), Borreliose, HIV und Lues. Allen Syndromen sind die fehlende periphere Vasokonstriktion (Absinken des systolischen und diastolischen Blutdrukkes im Stehen) und der fehlende Herzfrequenzanstieg (≤ 10 Schläge/min) gemeinsam (Oldenburg et al. 1999) (**asympathikotone Kreislaufregulation**).

Die **hypotone Kreislaufdysregulation** kann in verschiedenen Varianten nach der Reaktion im **Schellong-Test** bzw. **Kipptischtest** auftreten:

- **sympathikusbetont** mit Abfall des systolischen, Anstieg des diastolischen Blutdruckes und der Herzfrequenz (> 15 Schläge /min). Diese Form macht etwa 2/3 aller Fälle aus.
- **Hyposympathikoton** mit Abfall des systolischen, Anstieg des diastolischen Blutdruckes und passagerem Anstieg der Herzfrequenz.

➤ Klinik

Die allgemeinen Symptome entsprechen denen der primären Hypotonie. Ausgeprägt ist hier das Schwindelgefühl bei Lagewechsel mit Flimmern oder Schwarzwerden vor den Augen und möglichem **orthostatischem Kollaps** bis zur **Synkope**. Hierbei kommt es durch längeres Stehen oder abrupten Lagewechsel infolge des Versagens der vasokonstriktorischen Reflexe in den venösen Kapazitätsgefäßen der unteren Extremitäten zur kurzen Bewußtlosigkeit.

➤ Diagnostik

Wesentliche diagnostische Aufschlüsse erhält man durch eine sorgfältige Anamnese und die klinische Untersuchung.

Je nachdem, welche Ursache wahrscheinlich ist, sind die weiterführenden diagnostischen Methoden gezielt einzusetzen.

Stehen **kardiale Ursachen** im Vordergrund, findet man bei der klinischen Untersuchung systolische oder diastolische Geräusche, abgeschwächte Herztöne, Galopprhythmus, Beschleunigung bzw. Unregelmäßigkeiten des Herzschlags sowie Dyspnoe und evtl. feuchte Rasselgeräusche. Apparativ-technisch sollten ein Schellong-Test, Kipptisch-Untersuchung, evtl. Bestimmung der Plasmacatecholamine, das ABDM, Langzeit-EKG, Echokardiographie und eine Röntgen-Thorax-Aufnahme durchgeführt werden.

Bei Verdacht auf **endokrine Ursachen** sind entsprechende Hormonuntersuchungen der Nebenniere, Schilddrüse und Hypophyse zu veranlassen.

Bei **infektiös-toxischer Genese** sind die entsprechenden Parameter wie Borrelien-Antikörper, HIV-Test, Virusnachweis etc. zu bestimmen.

➤ Differentialdiagnose

Bevor die Diagnose der **primären Hypotonie** gestellt wird, muß in Analogie zur arteriellen Hypertonie eine Grundkrankheit ausgeschlossen werden. Daneben müssen unter Beachtung des klinischen Bildes auch **akute Ursachen** der arteriellen Hypotonie wie akuter Myokardinfarkt, schwere Herzrhythmusstörungen, kardiogener Schock, akute Lungenembolie, gastrointestinale Blutungen, extrauterine Schwangerschaft in die Überlegungen einbezogen werden.

Ursache	Ananmestische Angabe, Symptome, klinische Befunde
kardial	Synkopen (HOCM, Aortenklappenstenose, Karotissinus-Syndrom, Valsalva-Manöver), **Dyspnoe** bei Belastung oder Ruhe (Herzinsuffizienz, tachykarde und bradykarde Herzrhythmusstörungen, Karditis, Pericarditis exsudativa, Pericarditis constrictiva)
endokrin	Pigmentierungen, Adynamie, Gewichtsverlust bei **Morbus Addison**, wächserne Blässe, Potenzstörungen, Ausfall der sekundären Geschlechtsbehaarung, Veränderung der Sprache, Kälteempfindlichkeit, Gesichtsfeldausfälle bei Hypophysenvorderlappen-Insuffizienz (**Panhypopituitarismus, Morbus Simmonds**), Agalaktie, sekundäre Amenorrhoe, Ausfall oder fehlendes Nachwachsen der sekundären Geschlechtsbehaarung (**Sheehan-Syndrom**), trockene, kühle, schuppige Haut, struppige Kopfhaare und Augenbrauen, rauhe Haut, Perikarderguß bei **Hypothyreose**, Pubertas praecox, Pseudohermaphroditismus femininus, Virilisierung, primäre Amenorrhoe, fehlende Mammaentwicklung (**Adrenogenitales Syndrom**)
hypovolämisch	bei Blut-, Plasma- oder Flüssigkeitsverlusten infolge innerer oder äußerer Blutung, Verbrennungen, Durchfall, Erbrechen, Kachexie bei Anorexia nervosa, chronische Salz- und Volumenverluste infolge Laxantien- und Diuretikaabusus (**Pseudo-Bartter-Syndrom**), Muskelschmerz, Adynamie, Ödeme, Schwindelgefühl, Hypokaliämie, Hypernatriämie, Hypochlorämie, metabolische Alkalose (**Bartter-Syndrom)**
infektiös-toxisch	schlaffe Lähmung der Beine mit Parästhesien, Reflexabschwächung oder Areflexie, Tetraplegie (**Guillain-Barré-Syndrom**), Beeinträchtigung der Myokardfunktion mit Herzrhythmusstörungen, Dyspnoe, Herzvergrößerung bei **Karditis.**
medikamentös	Schlafmittel, Sedativa, Neuroleptika, Antihypertensiva, Medikamenteninteraktionen, z.B. Kombination von Neuroleptika und Antihypertensiva

➤ Therapie

Die Therapie richtet sich nach der Grundkrankheit.

13.15.6 Begutachtung und Arbeitsfähigkeit von Patienten mit arterieller Hypotonie

Da die verschiedenen Formen besonders der sekundären Hypotonie der kausalen Therapie zugänglich sind, besteht nur vor und zu Beginn der Behandlung eine Einschränkung der Erwerbsfähigkeit bzw. der Behinderung. Sie kann mit 40–60% angegeben werden. Nach der Beseitigung der Ursachen kann eine inadäquate körperliche Belastbarkeit, die mit 10–20% bewertet werden kann, übrigbleiben (Fritze 1992). Ist die arterielle Hypotonie nicht Folge eines behandlungsbedürftigen Grundleidens, ist die **Fahrtauglichkeit** kaum eingeschränkt (Lewerenz und Friedel 1985).

Literatur

Abbott, R.D., R.P. Donahue, S.W. MacMahon, D.M. Reed, K. Yano: Diabetes and the risk of stroke. The Honolulu Heart Project. JAMA 257 (1987) 949–952.

Aguilera, M.T., A. de la Sierra, A. Coca, R. Estruch, J. Fernandez-Sola, A. Urbano-Marquez: Effect of alcohol abstinence on blood pressure. Assessment of 24-hour ambulatory blood pressure monitoring. Hypertension 33 (1999) 653–657.

Appel, L.J., T.J. Mooere, E. Obarzanek, W.M. Vollmer, L.P. Svetkey, F.M. Sacks, G.A. Bray, T.M. Vogt, J.A. Cutler, M.M. Windhasuer, P.-H. Lin, N. Karanja for the DASH Collaborative Research Group: A clinical trial of the effects of dietary patterns on blood pressure. N. Engl. J. Med. 336 (1997) 1117–1124.

Bao, W., S.A. Threefoot, S.R. Srinivasan, G.S. Berenson: Essential hypertension predicted by trakking of elevated blood pressure from childhood to

adulthood: The Bogalusa heart study. Amer. J. Hypertens. 8 (1995) 657–665.
Bethge, C., W. Moth, A.v. Hehn, B.E. Strauer: Ventricular arrhythmias in hypertensive heart disease with and without heart failure. J. Cardiovasc. Pharm. Suppl. 6 (1987) 119–128.
Bjorck, S., H. Mulec, S.A. Johnsen, G. Norden, M. Aurell: Renal protective effect of enalapril in diabetic nephropathy. Brit. Med. J. 304 (1992) 339–343.
Brilla, C.G.: Hochdruck und hypertensive Herzkrankheit. Walter de Gruyter, Berlin, New York 1994.
Brilla, C.G., J.S. Janicki, K.T. Weber: Impaired diastolic function and coronary reserve in genetic hypertension: Role of interstitial fibrosis and medial thickening of intramyocardial coronary arteries. Circ. Res. 69 (1991) 107–115.
Burt, V.L., Whelton, P., E.J. Rocella, C. Brown, J.A. Cutler, M. Higgins, M.J. Horan, D.Labarthe: Prevalence of hypertension in the US population: results from the Third National Health and Nutrition Examination Survey 1988–1991. Hypertension 25 (1995) 305–313.
Cao, L., D.G. Gardner: Natriuretic peptides inhibit DANN synthesis in cardiac fibroblasts. Hypertension 25 (1995) 227–234.
CLASP Collaborative Group: CLASP: A randomised trial of low-dose aspirin for the prevention and treatment of pre-eclampsia among 9364 pregnant women. Lancet 343 (1994) 619–629.
Consensus Committee of the American Autonomic Society and the American Academy of Neurology: Consensus statement on the definition of orthostatic hypotension, pure autonomic failure, and multiple system atrophy. Neurology 46 (1996) 1470.
Davey, D.A., I. McGilliveat: A classification of hypertensive disorders of pregnancy. Clin. exp. Hypertens. A5 (1986) 97–133.
De Bold, A.J., H.B. Borenstein, A.T. Veress, H. Sonnenberg: A rapid and potent natriuretic response to intravenous injection of atrial myocardial extracts in rats. Life Sci. 28 (1981) 89–94.
Deutsche Liga zur Bekämpfung des hohen Blutdrukkes e.V.: Empfehlungen zur Hochdruckbehandlung. 13.Aufl., November 1997.
Deutsche Liga zur Bekämpfung des hohen Blutdrukkes e.V.: Empfehlungen zur Hochdruckbehandlung. 14.Aufl., November 1998.
Devereux, R.B.: Left ventricular diastolic dysfunction. Early diastolic relaxation and late diastolic compliance. J. Amer. Coll. Cardiol. 13 (1989) 337–339.
Doll, R., R. Peto, K, Wheatley, R. Gray, I. Sutherland: Mortality in relation to smoking: 40 years observations on male British doctors. Brit. Med. J. 309 (1994) 901–911.
Dunn, F.G., McLenachan, C.G. Isles, I. Brown, H.J. Dargie, A.F. Lever, A.R. Lorimer, G.D. Murray, S.D. Pringle, J.W. Robertson: Left ventricular hypertrophy and mortality in hypertension: an analysis of data from the Glasgow Blood Pressure Clinic. J. Hypertens. 8 (1990) 775–782.
Elliot, P., J. Stamler, R. Nichols, A.R. Dyer, R. Stamler, H. Kesteloot, M. Marmot: Intersalt revisited: further analyses of 24 hour sodium excretion and blood pressure within and across populations. Intersalt Cooperative Research Group. Brit. Med. J. 312 (1996) 1249–1253.
Farinaro, E.: Italian Tensiopulse Study. Am. J. Hypertens. 8 (1995) 47a.
Flesch, M., Ch. Maack, M. Böhm: Hypertonie–Hypertrophie–Herzinsuffizienz: Ein gradueller Übergang? Herz/Kreisl. (Suppl. V) (1998) 12–18.
Forette, F., M.L. Seux, J.A. Staessen, L. Thijs, W.H. Birkenhager, M.R. Barbarskiene, S. Babeanu, A. Bossini, B. Gil-Extremera, X. Girerd, T. Laks, E. Lilov, V. Moisseyev, J. Toumilehto, H. Vanhanen, J. Webster, Y. Yodfat, R. Fagard: Prevention of dementia in randomised, double-blind, placebo-controlled Systolic Hypertension in Europe (Syst-Eur) trial. Lancet 352 (1998) 1347–1351.
Fritze, E. (Hrsg.): Die ärztliche Begutachtung. 3. Aufl. Steinkopff Verlag, Darmstadt 1992.
Furlan, R., G. Jacob, M. Snell, D. Robertson, A. Porta, P. Harris, R. Mosqueda-Garcia: Chronic orthostatic intolerance: A disorder with discordant cardiac and vascular sympathetic control. Circulation 98 (1998) 2154–2159.
Gainer, J.V., J.D. Morrow, A. Loveland, D.J. King, N.J. Brown, A.I. Goldberg, M.C. Dunleay, Ch.S. Sweet: Safety and tolerability of lorsartan potassium an angiotensin II receptor antagonist compared with hydrochlorotiazide, atenolol, felodipine ER and angiotensin-converting enzyme inhibitors for the treatment of systemic hypertension. Am. J. Cardiol. 75 (1995) 793–795.
Hanefeld, M., W. Leonhardt: Das metabolische Syndrom. Dt. Gesundh. Wesen 36 (1981) 545–555.
Hansson, L., A. Zanchetti, S.G. Carruthers, B. Dahlöf, D. Elmfeldt, S. Julius, J. Menard, K.H. Rahn, H. Wedel, S. Westerling for the HOT Study Group: Effects of intensive blood pressure lowering and low-dose aspirin in patients with hypertension: Principal results of the Hypertension Optimal Treatment (HOT) randomized trial. Lancet 351 (1998) 1755–1762.
Hany, T.F., J.F. Debatin, D.A. Leung, T. Pfammatter: Evaluation of the aortoiliac and renal arteries: Comparison of breath-hold, contrast-enhanced, three-dimensional MR angiography with conventional catheter angiography. Radiology 204 (1997) 357–362.
Joint National Committee on Detection, Evaluation and Treatment of High Blood Pressure: Fifth Report (JNC V). Arch. Intern. Med. 153 (1993) 154–183.
Kaatee, R., F.J.A. Beek, E.E. de Lange, M.S. van Leeuwen, H.F.M. Smits, P.J.G.K. van der Veen, J.J.

Beutler, W.P.T.M. Mali: Renal artery stenosis: Detection and quantification with spiral CT angiography versus optimized digital subtraction angiography. Radiology 205 (1997) 121–127.

Kannel, W.B., A. Cupples: Epidemiology and risk profile of cardiac failure. Cardiovasc. Drugs Ther. 2 (Suppl. 1) (1988) 387–395.

Kelm, M., St. Schäfer, St. Mingers, M. Heydthausen, M. Vogt, W. Motz, B.E. Strauer: Left ventricular mass is linked to cardiac noradrenaline in normotensive and hypertensive patients. J. Hypertens. 14 (1996) 1358–1364.

Knutsen, R., S.F. Knutsen, J.D. Curb, D.M. Reed, J.A. Kautz, K. Yano: The predictive value of resting electrocardiogram for 12-year incidence of coronary heart disease in the Honolulu Heart Program. J. Clin. Epidemiol. 41 (1988) 293–302.

Kuhlmann, U., P. Greminger, A. Grüntzig, E. Schneider, G. Pouliadis, T. Lüscher, J, Steuer, W. Siegenthaler, W. Vetter: Long-term experience in percutaneous transluminal dilatation of renal artery stenosis. Am J. Med. 79 (1985) 692–698.

Langes, K., C.A. Nienhaber, C. Caroli, C. Volk, D.H. Koschyk, T. Hoffmann, T. Meinertz: Diastolische linksventrikuläre Dysfunktion bei Mikrovaskular-Angina (Syndrom X). Z. Kardiol. 85 (1996) 16–19.

Le Heuzey, J.Y., L. Guize: Cardiac prognosis in hypertensive patients. Am. J. Med. 84 (Suppl. 1B) 65–68.

Levin, E.R., D.G. Gardner, W.K. Samson: Natriuretic peptides. N. Engl. J. Med. 339 (1998) 321–328.

Lewerenz, H., B. Friedel: Krankheit und Verkehr. Gutachten des Gemeinsamen Beirates für Verkehrsmedizin beim Bundesminister für Verkehr und beim Bundesminister für Jugend, Familie und Gesundheit. Schriftenreihe Bonn, H. 67, 1985.

Mimran, A., A. Insua, J. Ribstein, L. Monnier, J. Bringer, J. Mirouze: Contrasting effects of captopril and nifedipine in normotensive patients with incipient diabetic nephropathy. J. Hypertens. 6 (1988) 919–923.

Morgan, J.P., R. MacKinnon, M. Briggs, J.K. Gwathmey: Abnormal intracellular calcium handling: a major cause of systolic and diastolic dysfunction in ventricular myocardium from patients with heart failure. Circulation 81 (1990) 21–30.

Mosterd, A., R.B. D'Agostino, H. Silbershatz, P.A. Sytkowski, W.B. Kannel, D.E. Grobbee, D. Levy: Trend in the prevalence of hypertension, antihypertensive therapy, and left ventricular hypertrophy from 1950–1989. N. Engl. J. Med. 340 (1999) 1221–1227.

Murray, C.J.L., A.D. Lopez (eds.): The global burden of disease. A comprehensive assessment of mortality and disability from diseases, injuries, and risk factors in 1990 and projected to 2020. WHO, Geneva, 1996.

National High Blood Pressure Education Program Working Group: National High Blood Pressure Education Program Working Group Report on high blood pressure in Pregnancy. Am J. Obstet. Gynecol. 163 (1990) 1689–1712.

Nold, G., C. von Bielinski, M. Middekke, B. Lemmer: Age dependent changes in blood pressure and heart rate in essential hypertension. Chronobiol. Int. 13 (Suppl.1) (1996) 98.

Ohkubo, T., Y. Imai, I. Tsuji, K. Nagai, N. Kikuchi, A. Nishiyama, A. Aihara, M. Sekino, M. Kikuya, S. Ito, H. Satoh, S. Hisamichi: Home blood pressure measurement has a stronger predictive power for mortality than does screening blood pressure measurement. A population-based observation in Ohasama, Japan. J. Hypertens. 16 (1998a) 971–975.

Ohkubo, T., Y. Imai, I. Tsuji, K. Nagai, S. Ito, H. Satoh, S. Hisamichi: Reference values for 24-hour ambulatory blood pressure monitoring based on a prognostic criterion: the Ohasama Study. Hypertension 32 (1998a) 255–259.

Oldenburg, O., M. Karliova, S. Koeppen, F. Weber, R. Erbel, Therapie. Philipp, A. Kribben: Das Shy-Drager-Syndrom. Seltene Ursache einer orthostatischen Hypotonie. Dtsch. med. Wschr. 124 (1999) 8–12.

Owens, P.S. Lions, E. O'Brian: Ambulatory blood pressure in the hypertensive population: Patterns and preference of hypertensive subforms. J. Hypertens. 16 (1998) 1735–1743.

Pocher, K., B. Heublein, R.A. Parsi: Die Häufigkeit des erhöhten arteriellen Blutdrucks bei im Schirmbild kardiovaskulär befundverdächtigen Personen im Vergleich zu röntgenologisch nicht kardiovaskulär Befundverdächtigen. Dtsch. Gesundh.wesen 26 (1971) 727–731.

Reaven, G. M.: Role of insulin resistance in human disease (Syndrome X): an expanded definition. Ann. Rev. Med. 44 (1993) 121–131.

Rett, K., M. Wicklmayer, H. Mehnert, S. Jacob, G. Dietze: Diagnostischer Leitfaden zur Früherkennung des metabolischen Syndroms. In: Diehm, C., G. Schettler (Hrsg.): Das metabolische Syndrom. Medikon Verlag, München 1995.

Rosansky, S.J. D.R. Hoover, L. King, J. Gibson: The association of blood pressure levels and change in renal functions in hypertensive and nonhypertensive subjects. Arch. Intern. Med. 150 (1990) 2073–2074.

Ruzumna, P., M. Gheorghiade, R.O. Bonow: Mechanisms and management of heart failure due to diastolic dysfunction. Curr. Opinion Cardiol. 11 (1996) 269–275.

Schannwell, C.M., F.C. Schoebel, M. Badiian, T.W. Jax, R. Marx, G. Plehn, Ch. Perings, E.G. Vester, M. Leschke, B.E. Strauer: Diastolische Funktionsparameter und atriale Rhythmusstörungen bei Patienten mit arterieller Hypertonie. Dtsch. Med. Wschr. 123 (1998) 975–964.

Scholze, J.: Zum therapeutischen Stellenwert der ACE-Hemmer bei arterieller Hypertonie. Nieren- und Hochdruckkrankheiten 24 (1995) 12–15.

Schrader, J., G. Schoel, E. Scheler: Bedeutung der 24-Stunden-Blutdruckmessung in der Diagnostik und Therapie der arteriellen Hypertonie. Klin. Wochenschr. 68 (1990) 1119–1126.

Sever, P. G. Beevers, C. Bulpitt, A. Lever, L. Ramsay, J. Reid, J. Swales: Management Guidelines in Essential Hypertension: Report of the Second Working Party of the British Hypertension Society. Brit. Med. J. 306 (1993) 983–987.

SHEP Cooperative Research Group: Prevention of stroke by antihypertensive drug treatment in older persons with isolated systolic hypertension: final results of the Systolic Hypertension in the Elderly Program (SHEP). JAMA 265 (1991) 3255–3264.

Sinaiko, A. R.: Hypertension in childhood. N. Engl. J. Med. 335 (1996) 1968–1973.

Stamler, O. Vaccaro, J.D. Neaton, D. Wentworth for the Multiple Risk Factor Intervention Trial (MRFIT) Research Group: Diabetes, other risk factors, and 12-year cardiovascular mortality in men screened in the Multiple Risk Factor Intervention Trial. Diabetes Care 16 (1993) 434–444.

Stevens, T.L., J.C. Burnett, M. Kinoshita, Y. Matsuda, M.M. Redfield: A functional role for endogenous atrial natriuretic peptide in a canine model of early left ventricular dysfunction. J. Clin. Invest. 95 (1995) 1101–1108.

Strauer, B.E., W. Motz: Hypertonie und Herz. Internist 29 (1988) 260–269

Strauer, B.E: Ventricular function and coronary hemodynamics in hypertensive heart disease. Amer. J. Cardiol. 44 (1979) 999–1006.

Strauer, B.E: The hypertensive heart. 3rd ed. Springer Verlag, Berlin, 1991.

Task Force on Blood Pressure Control in Children. Report of the Second Task Force on Blood Pressure Control in Children. Pediatrics 79 (1987) 1–25.

Thrift, A.G., J.J. McNeil, A. Forbes, G. Donnan for the Melbourne Risk Factor Study Group: Three important subgroups of hypertensive persons at greater risk of intracerebral hemorrhage. Hypertension 31 (1998) 1223–1229.

Vogt, M., W. Motz, S. Scheler, B.E. Strauer: Disorders of coronary microcirculation and arrhythmias in systemic arterial hypertension. Am. J. Cardiol. 65 (1990) 45G–50G.

Wannamethee, S.G., A.G. Shaper: Patterns of alcohol intake and risk of stroke in middle-aged British men. Stroke 27 (1996) 1033–1039.

Whelton, P.K.: Epidemiology of hypertension. Lancet 344 (1996) 101–106.

WHO: 1993 Guidelines for the management of mild hypertension: Memorandum from a WHO/ISH meeting. Bulletin of the World Health Organization 71 (1993) 503–517. WHO Technical Report Series, 862: Hypertension Control. Report of a WHO Expert Committee WHO, Geneva 1996.

WHO: World Health Statistics Annual. WHO, Geneva 1995.

WHO/ISH: 1999 Guidelines for the management of hypertension. Guidelines Subcommittee. J. Hypertens. 17 (1999) 151–183.

Willett, W.C., W.H.Dietz, G.A. Colditz: Guidelines for Healthy weight. N. Engl. J. Med. 341 (1999) 427-434.

Woodward, M., G.D.O. Lowe, A. Rumley, H. Tunstall-Pedoe: Fibrinogen as a risk factor for coronary heart disease and mortality in middle-aged men and women: the Scottish Heart Health Study. Eur. Heart J. 19 (1998) 55 -62.

Yussuf, S. T. Thom, R. D. Abbott: Changes in hypertension treatment and in congestive heart failure mortality in the United States. Hypertension 13 (Suppl. 1) (1989) 174–179.

Zanchetti, A., P. Sleight, W.H. Birkenhäger: Evaluation of organ damage in hypertension. J. Hypertens. 11 (1993) 875–882.

14 Cor pulmonale

Die WHO (1961) definierte das Cor pulmonale als Hypertrophie und/oder Dilatation des rechten Ventrikels durch Druckbelastung infolge funktioneller oder struktureller Veränderungen im Bereich der Lungen. Damit sind also sowohl Krankheiten der **Lunge**, des **Gefäßbaumes** als auch des **Thorax** umrissen. Druckerhöhungen des kleinen Kreislaufs, die auf angeborene Herzfehler oder Erkrankungen des linken Herzens zurückzuführen sind, fallen nicht unter diesen Begriff (Abbildung 14.1).

Nach dem Verlauf ist zwischen zwei Formen zu unterscheiden: dem **akuten** und **chronischen** Cor pulmonale.

14.1 Akute Lungenembolie (I 26.0) (akutes Cor pulmonale)

14.1.1 Ätiologie

Häufigste Ursache eines akuten Cor pulmonale ist die akute Lungenembolie aus thrombotischen Prozessen, die überwiegend (etwa 90%) im Zustrom der V. cava inferior (60% in den unteren Extremitäten, 30% in der Vv. iliacae) lokalisiert sind. Der Entstehung dieser thrombotischen Prozesse liegt die Virchowsche Trias (s. Kap. 34.7.2) zugrunde. Etwa ¼ al-

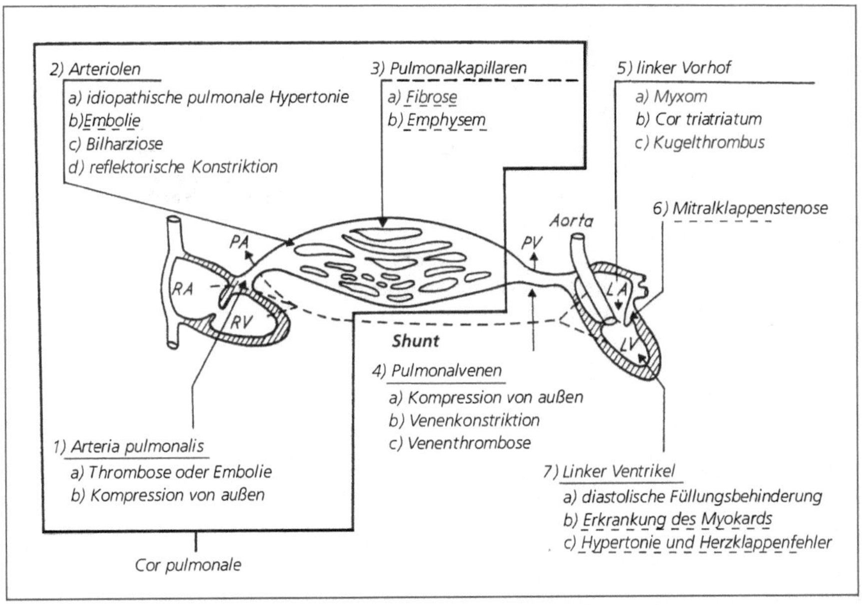

Abb. 14.1: Ursachen der pulmonalen Hypertonie

ler Femoralvenenthrombosen sind verursacht durch eine Aszension einer Beckenvenenthrombose. **Beckenvenenthrombosen neigen fast doppelt so häufig zur Embolisierung als Oberschenkelthrombosen**. Darüber hinaus können in seltenen Fällen Luft-, Fett-, Fruchtwasser-, Tumor-, Arthroplastiezementembolien zur Lungenembolie führen.

14.1.2 Pathophysiologie

Pathophysiologisch gesehen, sind tiefe Venenthrombosen eng mit der Lungenembolie verbunden und als eine Einheit zu sehen, die unter dem Begriff „venöse Thromboembolie" zusammengefaßt ist.

Die Verlegung der Pulmonalarterie durch einen Embolus, deren Folge die Freisetzung vasoaktiver Substanzen, wie Serotonin und Endothelin-1, aus den Thrombozyten und dem Gefäßendothel ist, erhöht den pulmonalen Gefäßwiderstand. Das Mißverhältnis zwischen perfundierten und ventilierten Lungenabschnitten führt zur Zunahme des alveolären Totraumes, und die Umverteilung des Blutflusses stört den Gasaustausch. Weiterhin kommt es über Rezeptorstimulierungen zur alveolären Hyperventilation, welche die Hypoxämie zunächst kompensiert. Eine reflektorische Bronchokonstriktion verstärkt den Atemwegswiderstand, und das Lungenödem senkt die pulmonale Compliance (Elliott 1992). Durch die genannten Veränderungen kommt es zu einer pulmonalen Hypertonie. Ist der rechte Ventrikel nicht vorbelastet, kann er einen mittleren Pulmonalarteriendruck bis zu 40 mmHg aufbauen. Danach kommt es zu einem akuten Rechtsherzversagen. Ist er bereits durch kardiopulmonale Erkrankungen druckbelastet und hypertrophiert, kann der rechte Ventrikel einen mittleren Pulmonalarteriendruck bis 80mmHg erreichen.

Diese erhöhte Druckbelastung des rechten Ventrikels führt zur Erhöhung der rechtsventrikulären Wandspannung, zur Dilatation, zur Trikuspidalklappeninsuffizienz und zur Vorwölbung des interventrikulären Septums in den linken Ventrikel (**umgekehrter Bernheim-Effekt**) sowie zur Funktionsstörung mit herabgesetzter rechtsventrikulärer Auswurfleistung. Bei dieser hohen Wandspannung und reduziertem Koronarperfusionsdruck besonders im Bereich der rechten Koronararterie kommt es zu einer zusätzlichen Ischämie und Hypoxie besonders des rechtsventrikulären Myokards. Die herabgesetzte rechtsventrikuläre Auswurfleistung einerseits und die abnehmende Dehnbarkeit des linken Ventrikels andererseits verursachen eine Abnahme der linksventrikulären Förderleistung mit arteriellen Hypotonie und bei 5–10% der Patienten einen kardiogenen Schock.

Faßt man die pathophysiologischen Vorgänge bei Lungenembolie zusammen, kann man drei **Phasen** unterscheiden:

- Phase der Druckbelastung des rechten Ventrikels
- Phase der myokardialen Ischämie
- Phase der Herzinsuffizienz.

Diese hämodynamischen Störungen sind besonders folgenschwer bei Patienten mit vorbestehender koronarer Herzkrankheit und Linksherzhypertrophie.

14.1.3 Risikofaktoren

Diese thrombosebegünstigenden Risikofaktoren sind

- **genetisch** bedingt
- **Alter** > 40 Jahre

- **kardial** bedingt (Stauungsherzinsuffizienz, Rekompensationsphase mit massiver Ödemausschwemmung, absolute Arrhythmie, Myokardinfarkt, Herzklappenfehler, arterielle Hypertonie),
- **Hämostase**-bedingt (angeborener oder erworbener AT-III-, Protein-C-, Protein-S-Mangel, Antiphospholipid-Syndrom, Kardiolipin-Antikörper, Plasminogen-Mangel, Faktor-V-Leiden-Mutation [Resistenz gegen Faktor V], Hyperhomocysteinämie, Polycythaemia vera, Dysfibrinämie)
- **Operations- und traumabedingt** (Frischoperierte besonders nach Operationen des Abdomens, des Beckens und der unteren Extremitäten, traumatisch, Frischentbundene)
- lange **bettlägerige Patienten,**
- **Dehydratation** (infolge von starkem Flüssigkeitsverlust und/oder zu geringer Flüssigkeitsaufnahme)
- **Adipositas,**
- **starke Zigarettenraucher,**
- **Varicosis, Venenthrombosen in der Anamnese**
- **Venenkompression** (Venensporn, Tumor, Aneurysma, Hämatom)
- **Ovulationshemmer**
- **Katheterisierung der V. femoralis**
- **paraneoplastisches Syndrom** (bei Adenokarzinomen des Magen-Darm-Traktes, der Lungen und der Mammae, gelegentlich erstes wahrgenommenes Zeichen eines meist schon metastastasierten Tumors)

Etwa 1/5 der Patienten mit Lungenembolien weisen auf eine **genetische Prädisposition** hin (Goldhaber 1998). In der Nurses Health Study (Goldhaber et al. 1997) wurde die höchste Lungenembolierate bei Krankenschwestern ≥ 60 Jahre und einem BMI ≥ 29 kg/m^2 gefunden. Auch starkes Rauchen (25–34 und ≥ 35 Zigaretten/d) und die arterielle Hypertonie wurden als Risikofaktoren in dieser Studie identifiziert.

Die Einnahme oraler **Antikonzeptiva** und die **Schwangerschaft** erhöhen die Häufigkeit der APC-Resistenz auch bei Frauen ohne Faktor-V-Leiden. Frauen mit Faktor-V-Leiden, die orale Kontrazeptiva einnehmen, haben im Vergleich zu denen ohne diese Veränderung ein schätzungsweise 35fach höheres Thromboembolierisiko (Vandenbroucke et al. 1994). Es wurde angenommen, daß diese bei der 3. Generation der Antikonzeptiva auftretende Erhöhung des Lungenembolierisikos dadurch bedingt ist, daß sie eher eine APC-Resistenz hervorrufen können als die 2. Generation (Rosing et al. 1997).

Die **Hyperhomocysteinämie** verdreifachte und die **Faktor-V-Leiden-Mutation** verdoppelte das Risiko einer Venenthrombose. Bei der Kombination beider Faktoren stieg das Risiko für jegliche Venenthrombosen um das 10fache und der idiopathischen Venenthrombose um den Faktor 20 (Ridker et al. 1997).

Der Nachweis von Antiphospholipid-Antikörpern oder des Lupusantikoagulans ist nicht immer gleichzusetzen mit einem systemischen Lupus erythematodes. Dies kann aber mit einem erhöhten Venenthromboserisiko, Fehlgeburten, Schlaganfall oder pulmonalem Hochdruck verbunden sein (Hugh 1993).

In **eigenen Untersuchungen** (Blau 1988) hatten von 87 Patienten 63,5% 2 und mehr thrombosefördernde Risikofaktoren. Die häufigsten Ursachen waren Operation, Entbindung, Trauma mit 30%, Immobilisation mit 17%, rezidivierende Thrombosen mit 10%, Adipositas mit 9% und Varicosis mit 7%. Alter > 70 Jahre, Malignom und orale Kontrazeptiva waren zu je 5%, die Herzinsuffizienz, der AT-III-Mangel und übermäßige körperliche Belastungen mit je 2%, Sepsis, systemischer Lupus erythematodes, hochdosierte Prednisontherapie und Fibrinolysedefekte mit je 1% sowie eine familiäre Thromboseneigung und Venenklappenanomalien mit je 0,5% beteiligt.

14.1.4 Häufigkeit

Eine genaue Häufigkeit ist nicht bekannt. Die Erkrankung macht 5–10% im Sektionsgut und 3% aller Todesfälle aus.

Die Häufigkeit symptomatischer Lungenembolien wurde in den 70er Jahren in den USA mit 630.000 Fällen pro Jahr und einer Letalität von 30% geschätzt (Dalen et al. 1975). Nach den Diagnosen bei Krankenhausentlassung wurde eine Inzidenz der erstmalig symptomatischen Lungenembolien von 23 pro 100.000 Einwohner und Jahr gerechnet. Bezogen auf die Bevölkerung der USA, bedeutet dies 55.000 Fälle jährlich. Die Hospitalletalität betrug 23%. Ähnliche Verhältnisse werden für die europäischen Länder angenommen (Riedel et al. 1989). In einer Studie an 2218 Patienten (Silverstein et al.1998) über einen Zeitraum von 25 Jahren (1966–1990) wurde die Inzidenz der tiefen Beinvenenthrombose und der Lungenembolie verfolgt. Die gesamte mittlere alters- und geschlechtsbezogene jährliche Inzidenz betrug für die venösen Thromboembolien 117/100.000 (tiefe Beinvenenthrombose 48/100.000, Lungenembolie 69/100.000) mit einer größeren altersbezogenen Rate für Männer (130/100.000) als für Frauen (110/100.000). Die Häufigkeit der venösen Thromboembolien stieg beträchtlich mit steigendem Alter für beide Geschlechter an. Diese Zunahme mit dem Alter wurde auch durch Untersuchungen von Kniffin et al. (1994) bestätigt. Vor allem die Lungenembolie trug zu diesem Anstieg bei. Während der letzten 15 Jahre der Studie war jedoch die Häufigkeit der Lungenembolie für beide Geschlechter und alle Altersklassen etwa 45% niedriger, die tiefe Beinvenenthrombose blieb im Anteil für Männer konstant, ging für Frauen unter 55 Jahren zurück und stieg bei Frauen über 60 Jahre Bei etwa 80–90% der Patienten mit **Lungenembolie** tritt dieses Ereignis als erste Manifestation der thrombembolischen Erkrankung in Erscheinung.

Tab. 14.1: Häufigkeit der klinischen Zeichen bei akuter Lungenembolie

Symptome	alle Patienten[1]		alle Patienten[2]		Patienten ohne vorbestehende Herz- oder Lungenkrankheit[3]	
Schweregrad der Lungenembolie	submassiv (%)	massiv[1] (%)	submassiv (%)	massiv (%)	submassiv (%)	massiv (%)
Dyspnoe	79	83	82	85	78	86
Pleuraschmerz	62	84	85	64[5]	85	67[5]
Angst	61	56	50	65	50	70[5]
Husten	50	60	52	53	55	48
Hämoptyse	27	44	40	23[5]	35	23
Schweißausbruch	27	24	23	29	20	44[5]
Synkope	22	4	4	20[5]	4	17[5]

[1] Sasahara (1974), [2] Bell et al. (1977), [3] Stein et al. (1988), [4] massiv: mehr als 40 % Obstruktion der Lungenstrombahn, [5] statistisch signifikant (massive versus submassive Lungenembolie), $p < 0,05$.

14.1.5 Krankheitsbild

In autoptischen Studien konnte nachgewiesen werden, daß über 80% der an einer Lungenarterienembolie verstorbenen Patienten eine tiefe Beinvenenthrombose hatten. Nur bei 19% dieser Patienten wurde vor dem Tode die Diagnose klinisch gestellt (Sandler et al. 1989). Moser et al. (1994) fanden, daß bei 40% der Patienten mit tiefer Beinvenenthrombose ohne klinische Zeichen szintigraphisch eine Lungenembolie nachgewiesen wurde. Diese Diskrepanz zwischen Klinik und szintigraphischem Nachweis einer Lungenembolie wurde u.a. auch durch Untersuchungen von Nielsen et al. (1994) bestätigt. Tödliche Lungenembolien werden zu 33–55% klinisch nicht erkannt.

Die Symptome sind unspezifisch. Dabei reicht die Spannbreite der Symptome von Beschwerdefreiheit bis zum kardiogenen Schock. Das **häufigste** Symptom ist die **Dyspnoe**. Sie ist Teil einer **Trias** von **Dyspnoe** oder Tachypnoe (mehr als 20 Atemzüge/min), **Tachykardie** und pleuritischen **Schmerzen**. Oft bestehen **Hustenreiz** mit **Hämoptysen** und **Pleurareiben**. Daneben findet man die **Symptome** des **akuten Kreislaufschocks** mit Blässe, Zyanose, Übelkeit, Brechreiz, Schweißausbruch, Blutdruckabfall sowie Schwindel und Synkopen (Tabelle 14.1). Auch das **Vollbild des Schocks** mit Oligurie bzw. Anurie und getrübtem Sensorium kann sich ausbilden.

Von den Patienten ohne vorbestehende Herz- oder Lungenerkrankung, bei denen die Diagnose einer Lungenembolie gestellt wurde, hatten nur etwa 10% keines dieser Hauptsymptome, wie Dyspnoe oder Tachypnoe, Pleuraschmerz, Angst (Stein et al. 1991). Diese klinischen Symptome wurden mit dem Schweregrad der Lungenembolie in Beziehung gesetzt. Dabei fand man, daß der **Lungeninfarkt**, gekennzeichnet durch Pleurareiben, einer leichten, die **isolierte Dyspnoe** einer mäßigen und der **Kreislaufschock** einer schweren Lungenembolie entspricht (Stein et al. 1997).

Tritt ein **hämorrhagischer Lungeninfarkt** auf, dessen röntgenologischer Nachweis kaum vor Ablauf von 12–24 Stunden gelingt, befällt er bevorzugt den rechten Mittel- und Unterlappen, seltener den linken Unterlappen. Nicht jede Lungenembolie führt zu einem Lungeninfarkt, da die Versorgung des Lungenparenchyms einerseits durch die Lungenarterien und andererseits durch die Bronchialarterien erfolgt. Deshalb haben nur etwa 5–30% der Patienten einen Lungeninfarkt.

Bei der **Inspektion** kann man Dyspnoe oder Tachypnoe, kalten Schweiß, Lippen- und Akrozyanose, Halsveneneinflußstauung finden, bei schwerer Lungenembolie fällt auch eine Plethora meist im Bereich des oberen Thorax auf. **Auskultatorisch** ist auf die Tachykardie, das systolische Geräusch der Trikuspidalklappeninsuffizienz, auf die betonte Pulmonalkomponente des II. Herztones sowie auf Pleurareiben zu achten.

14.1.6 Einteilung der Lungenembolie nach klinischen Gesichtspunkten

Nach klinischen Gesichtspunkten kann man die Lungenembolie nach

- dem **Verlauf** in akut oder chronisch-rezidivierend,
- dem **Schweregrad** in leicht, submassiv, massiv oder fulminant (Tabelle 14.2),
- der **Lokalisation** in zentral, intermediär oder peripher

einteilen.

14.1.7 Elektrokardiogramm

Das EKG ist um so aussagekräftiger, je schneller es nach dem akuten Ereignis abgeleitet wird. Es ist sensitiv, aber nicht spezifisch für die Diagnostik der Lungenembolie. Die beim akuten Cor pulmonale auftretenden EKG-Zeichen sind nur bei etwa 25–50%

Tab. 14.2: Schweregradeinteilung der Lungenembolie nach klinischen und hämodynamischen Gesichtspunkten (Grosser 1988)

Schweregrad	Klinik	Blutdruck	PAMD in mmHg	PaO_2 in mmHg	Pulmonalarterieller Perfusionsausfall[1]
I (leicht)	kurzfristige Symptomatik: Dyspnoe, thorakaler Schmerz, evtl. Folgezustände: Hämoptoe, Fieber, Pleuraerguß	normal	normal	normal	< 25 %
II (submassiv)	leichte, anhaltende Symptomatik: akut auftretende Dyspnoe, Tachynoe, thorakaler Schmerz, Tachykardie, evtl. Folgezustände wie bei I	normal oder leicht erniedrigt	normal oder leicht erhöht	– 80	25–50 %
III (massiv)	ausgeprägte, anhaltende Symptomatik: akute schwere Dyspnoe, Tachypnoe, Tachykardie, thorakaler Schmerz, Zyanose, Unruhe, Synkope	erniedrigt	25–30	< 70	> 50 %
IV (fulminant)	zusätzlich zu III: ausgeprägte Schocksymptomatik (Herz-Kreislauf-Stillstand)	stark gesenkt mit kleiner Amplitude	> 30	< 60	> 66 %

[1] Diese Prozentangaben dienen als Orientierung. Bei Vorschädigung des Herz-Kreislauf-Systems können bereits geringere Perfusionsausfälle zu schweren hämodynamischen und klinischen Folgen führen.

der Patienten nachweisbar (bei der eigenen Untersuchung 34,3%) und können sich innerhalb weniger Stunden zurückbilden. Je schwerer die Lungenembolie ist, desto häufiger zeigen sich elektrokardiographische Veränderungen.

Für die Diagnose der akuten Lungenembolie sind folgende **EKG-Veränderungen** von Bedeutung (Stein et al. 1975):

- S_I-Q_{III}-Typ und $ST_{I/II}$ gesenkt, ST_{III} angehoben mit terminal negativem T_{III} (**McGinn-White-Syndrom**), infarktähnliche Bilder
- negative T-Wellen rechtspräkordial
- inkompletter oder kompletter Rechtsschenkelblock
- Verschiebung des RS-Übergangs nach links
- Abweichung des QRS-Vektors in den Extremitätenableitungen nach rechts
- Auftreten eines P-dextroatriale
- deutlich verlängerte QT-Zeit
- Auftreten von Herzrhythmusstörungen.

Der Rechtsschenkelblock ist in der Regel mit einer deutlichen Druckerhöhung im rechten Herzen verbunden. Das EKG imitiert nicht selten einen akuten inferioren oder anteroseptalen Myokardinfarkt und muß differentialdiagnostisch ausgeschlossen werden (s. Tabelle 12.26, S. 439).

Die hämodynamische Grundlage dieser EKG-Veränderungen ist eine akute rechtsventrikuläre Belastung und Dilatation. Außerdem ist eine **Myokardischämie** durch Hypoxie bei massiver und submassiver Lungenembolie vorhanden.

14.1.8 Röntgenthorax

Das Röntgenbild läßt einen Lungeninfarkt kaum vor Ablauf von 12 bis 24 Stunden nachweisen. Die Befunde sind von denen einer Lungenembolie ohne Lungeninfarkt abzugrenzen.

Es finden sich die folgenden röntgenologischen Veränderungen (Wenz et al. 1990).

Bei **Lungenembolie ohne Lungeninfarkt:**

- Dilatation des rechten Ventrikels, des rechten Vorhofs und der V. cava, Vergrößerung des Herzquerdurchmessers
- Verlängerung der Ausstrombahn und Vorwölbung des Conus pulmonalis
- Erweiterung des Stammes und der Hauptäste der A. pulmonalis
- Zwerchfellhochstand auf der erkrankten Seite
- Dilatation der proximalen Pulmonalisgefäße und plötzlicher Gefäßabbruch mit aufgehellter ischämischer Zone (**Westermarck-Zeichen**), tritt nur bei massiver Lungenembolie auf.

Bei **Lungenembolie mit Lungeninfarkt:**

- keilförmige, rundliche, fleckig-wolkige Verschattungen
- Plattenatelektasen
- kleine Pleuraergüsse
- Veränderungen wie bei Lungenembolie ohne Infarkt können hinzutreten.

Bei mehr als 50% der Patienten sind keine pathologischen Veränderungen im Röntgenthorax nachweisbar. Eine normale native Lungenaufnahme schließt eine Lungenembolie ohne Lungeninfarkt nicht aus. Bei schwerkranken Patienten ist eine technisch einwandfreie Röntgenaufnahme nicht immer möglich. Dennoch ist die Röntgen-Thorax-Aufnahme wichtig, da sie zur Klärung von falsch-positiven Befunden im Lungenszintigramm beitragen kann.

14.1.9 Echokardiographie

Echokardiographische Zeichen der Lungenembolie sind

- Erweiterung der Pulmonalarterie, des rechten Vorhofs und Ventrikels, der Koronarvenen sowie der Vena cava inferior mit Einschränkung des inspiratorischen Kollapses; der rechte Ventrikel ist größer als der linke,
- schwere Trikuspidalklappeninsuffizienz,
- Vorwölbung und paradoxe Bewegung des Septum interventriculare.

Mittels **transthorakaler** Echokardiographie ist selten direkter Thrombennachweis möglich. Die Kinetik des rechten Ventrikels zeigt eine Akinesie der mittleren freien Wand und normaler Wandbewegung des Apex (**McConnell-Syndrom**). Diese Wandbewegungscharakteristika traten bei Lungenembolie mit einer Sensitivität von 77% und einer Spezifität von 94% auf. Dieses Muster grenzt sich von der primären pulmonalen Hypertonie ab, bei der alle Regionen kinetische Störungen aufweisen (McConnell et al. 1996).

Mit der **transösophagealen** Echokardiographie konnten lange mobile und immobile wandständige Thromben mit einer Sensitivität von 96,7% und einer Spezifität von 88% erfaßt werden. Wenn dieser Nachweis gelingt, sind keine weiteren diagnostischen Maßnahmen mehr erforderlich (Wittlich et al. 1992).

Mittels **Doppler-Echokardiographie** können der Druck in der Pulmonalarterie und das Ausmaß der Trikuspidalinsuffizienz abgeschätzt werden.

Lungenembolien, die nicht zu einer Druckerhöhung im kleinen Kreislauf geführt haben, also weniger als ca. 30% der Lungenstrombahn verlegen, entziehen sich der Diagnostik durch die Echokardiographie.

Die Echokardiographie dient zusätzlich dem Ausschluß von Differentialdiagnosen der Lungenembolie wie der Aortendissektion, dem Perikarderguß etc.

14.1.10 Lungenszintigraphie

Zur Diagnostik der Lungenembolie werden die Perfusions- und Ventilationsszintigraphie in Kombination verwendet. Bei der **Perfusionsszintigraphie** verschließen kurzzeitig ^{99}Technetium-markierte Albuminpartikel die präkapillaren Arteriolen der Lungenstrombahn. Dadurch können Perfusionsstörungen, die allerdings für die Lungenembolie nicht spezifisch sind, nachgewiesen werden (Abbildung 14.2, Farbtafel S. 870). Die Perfusionsszintigraphie sollte in 4 Ebenen (anterior, posterior, rechts und links lateral) durchgeführt werden.

Ist die Lungenszintigraphie negativ, kann eine Lungenembolie ausgeschlossen werden.

Falsch-positive Befunde, d. h. Perfusionsdefekte, können durch verschiedene pathologische Zustände verursacht werden:

- chronisch-obstruktive Bronchitis
- Stauungsherzinsuffizienz
- Pneumonie
- Atelektase
- Pleuraerguß
- Neoplasma.

Deshalb sollte gleichzeitig eine Röntgen-Thorax-Aufnahme in dv- und lateraler Projektion gemacht werden.

Nach dem **Euler-Liljestrand-Mechanismus** kommt es durch die alveoläre Hypoventilation zu einer Vasokonstriktion mit Druckanstieg im arteriellen Schenkel des Lungenkreislaufes und damit zur Drosselung der Perfusion. Wird bei der gleichzeitig durchgeführten **Ventilationsszintigraphie** eine Diskrepanz zwischen Perfusions- und Ventilationsausfall festgestellt, kann mit großer Wahrscheinlichkeit von einer Lungenembolie gesprochen werden. Die Sensitivität ist jedoch gering, wie die PIOPED-Studie (1990) zeigen konnte. Nur bei 41% der Patienten mit Lungenembolie konnte dies nachgewiesen werden. Deshalb sollte die Lungenszintigraphie nur unter Berücksichtigung der Ergebnisse anderer diagnostischer Verfahren beurteilt werden. Eine normale Perfusion kann eine bedeutsame Lungenembolie ausschließen. Ein segmentaler Perfusionsdefekt mit normaler lokaler Ventilation hingegen weist auf eine Lungenembolie hin (van Beek et al. 1993).

14.1.11 Rechtsherzkatheterisierung

Die **Pulmonalis-Angiographie** ist der „Goldstandard", aber der letzte Schritt in der Stufendiagnostik der Lungenembolie (Abbildung 14.3). Sie sollte eingesetzt werden, wenn eine Diskrepanz zwischen klinischem und szintigraphischem Befund besteht und im TEE kein Nachweis eines Thrombus gelang. Ist eine Thrombolyse oder selten eine Embolektomie indiziert, und soll die Effektivität dieser Therapie beurteilt werden, ist ebenfalls eine Pulmonalis-Angiographie zuvor durchzuführen. Die Angiographie gibt eine sichere Darstellung von Embolien in Gefäßen größeren Kalibers, aber nicht im Bereich des Kapillarbettes. Letztere ist die Domäne der Szintigraphie.

In der Hand des erfahrenen Untersuchers ist die Pulmonalis-Angiographie ein risikoarmes und zumutbares Verfahren. Zusätzlich können die Druckverhältnisse im rechten Ventrikel und in der A. pul-

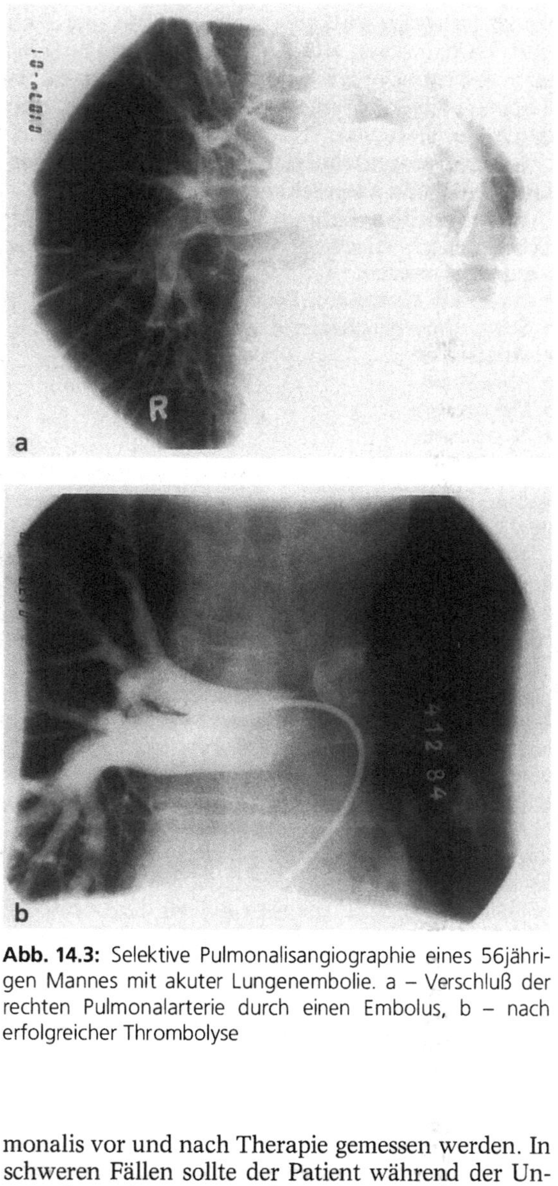

Abb. 14.3: Selektive Pulmonalisangiographie eines 56jährigen Mannes mit akuter Lungenembolie. a – Verschluß der rechten Pulmonalarterie durch einen Embolus, b – nach erfolgreicher Thrombolyse

monalis vor und nach Therapie gemessen werden. In schweren Fällen sollte der Patient während der Untersuchung beatmet werden. Die **Letalität** bei der Pulmonalis-Angiographie liegt < 1%.

14.1.12 Spiral-CT

Das Spiral-CT kann auch zur Diagnostik der zentralen Lungenembolie eingesetzt werden. Die peripheren Abschnitte hingegen können nicht dargestellt werden. Die Sensitivität wird mit 91% und die Spezifität mit 78% angegeben (Remy-Jardin et al. 1996). Die Methode erweist sich gegenüber der Perfusions- und Ventilationsszintigraphie als diagnostisch vorteilhaft, wenn gleichzeitig andere Erkrankungen wie ein Pleuraerguß, die chronisch obstruktive Lungenerkrankung oder eine Pneumonie vorliegen (Rademaker et al. 1999).

14.1.13 Magnetresonanztomographie

Auch der Einsatz der Gadolinium-verstärkten Magnetresonanzangiographie hat im Vergleich zur Pulmonalis-Angiographie eine hohe diagnostische Aussagekraft, mit einer Sensitivität von 75–100% und einer Spezifität von 95–100% (Meaney et al.1997).

14.1.14 Suche nach der Thromboemboliequelle

Bereits bei der klinischen Untersuchung ist an die Suche nach der Thromboemboliequelle zu denken. Hinweisend dafür sind Zeichen der tiefen Beinvenenthrombose mit Schwellung, Hitze und Druckschmerz (s. Kap. 34.7) einer Extremität im Unter- und/oder Oberschenkelbereich sowie frische Narben als Hinweis auf kürzlich stattgehabte Operationen.

Die Sicherung der Diagnose erfolgt mittels Ultraschall-Doppler-, Farb-Duplex-Untersuchung oder aber auch mittels Phlebographie einschließlich der Beckenvenendarstellung (s. Kap. 34.7).

14.1.15 Laboruntersuchungen

Die Bestimmung der D-Dimere mittels ELISA oder des Latex-Agglutinin-Tests kann zur Diagnose beitragen. Die **D-Dimere** sind aber auch erhöht bei Patienten mit

- akutem Myokardinfarkt
- Pneumonie
- Herzinsuffizienz
- Karzinom
- nach chirurgischen Eingriffen.

Die Sensitivität der D-Dimere wird mit 98% und die Spezifität mit 39% angegeben. Man kann also davon ausgehen, daß bei normalen D-Dimeren keine Lungenembolie vorliegt (Goldhaber et al. 1993). Andererseits kann die D-Dimer-Bestimmung allein 30% der Patienten mit Verdacht auf Lungenembolie ausschließen (de Moerloose et al. 1998).

Der **Latex-Agglutinin-Test** ist nicht spezifisch und bei mehr als der Hälfte bei positiven D-Dimeren normal.

Die **Blutgasanalyse** ist ein Bestandteil der Diagnostik der Lungenembolie. Die massive Lungenembolie zeigt ein typisches Muster der Gasaustauschstörung. Diese besteht in Hypoxämie trotz Hyperventilation mit Hypokapnie und respiratorischer Alkalose. Die Abnahme des PaO_2 ist ein sehr häufiger Befund. Durch die Blutgasanalyse ist auch die Abgrenzung zur Hyperventilation möglich. Jedoch sind auch normale Blutgaswerte bei Patienten ohne vorbestehende Lungenerkrankungen möglich. Wie auch die PIOPED-Studie zeigt, reicht allein die Blutgasanalyse nicht aus, um eine Lungenembolie auszuschließen (Stein et al. 1996).

In Vorbereitung der Lysetherapie sollte ein Blutbild, eine INR oder Quick-Wert, PTT, TZ, Fibrinogen und ggf. die Blutgruppe bestimmt werden.

In bezug auf die **Ursache** der Thromboembolie sollte eine Laboruntersuchung auf das **Faktor-V-Leiden** vorgenommen werden, da es die häufigste Ursache ist, auf die **Hyperhomocysteinämie**, da sie mit Vitamin B behandelt werden kann, und das **Lupusantikoagulans**, da bei seinem Nachweis eine lebenslange Antikoagulation erforderlich ist (Goldhaber 1998).

14.1.16 Differentialdiagnose

Die differentialdiagnostische Abgrenzung gegenüber **anderen Notfällen mit kardiopulmonaler Symptomatik** kann mitunter Schwierigkeiten bereiten. Besonders ist an folgende Notfälle zu denken:

- inferiorer Myokardinfarkt (Anamnese, atmungsunabhängiger Schmerz, EKG etc.)
- Aneurysma dissecans der Aorta (s. Tabelle 12.26, S. 439)
- akute unspezifische Perikarditis (Anamnese, EKG, Temperatur, Perikardreiben)
- Lungenödem (Sputum nicht rein blutig, sondern schaumig, hellrot)
- Pneumothorax (stechender Schmerz auf der betroffenen Seite, Dyspnoe oder Tachypnoe, Hustenreiz, aufgehobenes Atemgeräusch über der betroffenen Seite)
- Spannungspneumothorax (zunehmende Dyspnoe, Zyanose, Tachykardie, Halsveneneinflußstauung, respiratorische Insuffizienz, Schock)
- Bronchopneumonie (pathologische Atemgeräusche)
- Atelektase der Lungen (aufgehobenes Atemgeräusch und Klopfschalldämpfung über dem betroffenen Abschnitt).

14.1.17 Diagnostisches Vorgehen bei Lungenembolie

Bei **eindeutigem klinischem Bild mit und ohne Schock** ist vor einer Lysetherapie lediglich die Ableitung eines EKG und die Durchführung einer Echokardiographie erforderlich. Von den laborchemischen Untersuchungen sind das Blutbild, eine INR oder Quick-Wert, PTT, TZ, Fibrinogen und ggf. die Blutgruppe zu bestimmen.

Ist das klinische Bild **nicht eindeutig**, so ist neben den genannten Untersuchungen die Bestimmung der D-Dimere, eine Lungenszintigraphie sowie evtl. eine Pulmonalis-Angiographie angezeigt. Diese Diagnostikstrategie spiegelt sich auch in dem Multicenter-Register (Kasper et al. 1997) wider, in dem nur 1/3 der Patienten im Schock oder nach anfänglicher Reanimation einer Pulmonalis-Angiographie oder Szintigraphie unterzogen wurden.

14.1.18 Therapie

Der Patient mit klinischem Verdacht auf eine Lungenembolie sollte auf eine Überwachungsstation aufgenommen werden. Die einzuleitende Therapiestrategie richtet sich in erster Linie nach dem Schweregrad des klinischen Bildes und evtl. vorhandener Kontraindikationen.

➤ Basistherapie

Die Basistherapie besteht in einer Sauerstoffgabe und Schmerzbekämpfung z.B. mit Dolantin® sowie Hochlagerung des Oberkörpers. In Schocksituationen sollten **Substanzen** wie Dopamin und Dobutamin zur Aufrechterhaltung einer adäquaten Gehirn- und Koronarperfusion verabreicht werden. Die Patienten sollten antibiotisch abgeschirmt werden.

➤ Thrombolyse

In mehreren kontrollierten Studien konnte die Überlegenheit der **Thrombolyse** gegenüber Heparin bei der Therapie der Lungenembolie **in der Akutphase** nachgewiesen werden (Miller et al. 1971, Sasahara et al. 1973, Levine et al. 1990).

Ziele der thrombolytischen Therapie:

- schnelle Rekanalisierung der verlegten Strombahn und damit schnellere Verbesserung der Lungenperfusion und -ventilation, was durch Antikoagulation nicht erreicht wird
- rasche Entlastung und Stabilisierung des Kreislaufs, besonders des hypoxischen rechten Ventrikels
- Senkung der Frühsterblichkeit
- Verhinderung der pulmonalen Hypertonie
- Verhinderung von thrombembolischen Rezidiven.

Berücksichtigt man die Kontraindikationen, so ist die Lysetherapie auch nach unseren Erfahrungen etwa nur bei 50% der Patienten mit Lungenembolie einsetzbar.

Bei **fulminanter Lungenembolie** und **massiver Lungenembolie mit Schockzeichen** sollte wegen der evtl. gleichzeitig durchgeführten Reanimation eine **ultrahochdosierte Thrombolysetherapie** in Verbindung mit einer mechanischen Zerkleinerung des Embolus erfolgen. Dabei werden 1,5 Mio. IE Streptokinase oder 3 Mio. IE Urokinase als Kurzinfusion i.v. gegeben. Streptokinase wird auch als ultrahohe Kurzzeitlyse von 9 Mio. E in 6 Stunden verabreicht. Bei **massiver Lungenembolie ohne Schock** werden 250.000 IE Streptokinase als Bolus und anschließend 100.000 IE/Stunde über 12–72 Stunden appliziert, Urokinase in einer Dosierung von 300.000 IE als Bolus i.v. und anschließend Fortsetzung mit 300.000 IE/Stunde (dies entspricht etwa einer Dosierung von 4400 IE/kg KG) über 12–24 bzw. 72 Stunden. Auch hier gelten für die Dauer der Therapie die gleichen Einschränkungen wie bei Streptokinase. rt-PA kann in einer Dosierung von 100 mg über 2 Stunden infundiert werden. In einer randomisierten Studie (Me-

Tab. 14.3: Dosierung der Thrombolytika bei akuter Lungenembolie

	Streptokinase	Urokinase	Alteplase (rt-PA)
Konventionelle Dosierung	ID: 250.000 E/20 min ED: 100.000 E über 24–72 h	4.400 E/kg KG/h über 12–24 h **oder** 2.000 E/kg KG/h über 24 h lokal appliziert immer mit gleichzeitiger Heparinisierung	
Hochdosierte Kurzzeitlyse	1,5 Mio. E/30–60 min, evtl. Fortführung mit 500 000 E/h über 2–3 h **oder** 500.000 E/20 min, gefolgt von 3 Mio. E als Bolus (5 min)	1 Mio. E/10 min, danach 2 Mio. E/110 min **oder** 1,5 Mio. E/10 min, dann 100.000 E/h über 24 h	100 mg/2 h, davon 10 mg als initialer Bolus bei KG < 70 kg 70 mg/2 h **oder** 10 mg als Bolus, danach 40 mg/2 h, danach fakultativ 50 mg/5 h
Boluslyse		15.000–20.000 E/kg KG/10 min	0,6 mg/kg KG/2 min

D: Initialdosis, ED: Erhaltungsdosis

neveau et al. 1997) konnte gezeigt werden, daß bei massiver Lungenembolie hinsichtlich der hämodynamischen Verbesserung und der Thrombuslyse die Effektivität einer 12-Stunden-Streptokinase-Lyse vergleichbar ist mit der einer 2stündigen rt-PA-Lyse.

Die **Dauer** der **Lysetherapie** richtet sich nach dem Rückgang der objektiven Befunde, nach der Führbarkeit der Lysetherapie sowie nach der Rückbildung der Emboliequelle. Aufgrund der geringeren Blutungsgefahr wird heute die Kurzzeit- oder Boluslyse häufiger angewendet. Auch bei **submassiver Lungenembolie** sollte die Thrombolyse durchgeführt werden.

Die **Antikoagulation** wird bei **leichten Lungenembolien** zur Vermeidung von Rezidiven eingesetzt.

Beim Einsatz von **Urokinase** sollte eine begleitende Heparinisierung mit 1000 E/Stunde unter PTT-Kontrolle (Verlängerung auf das 1,5–2,5fache) erfolgen, da es zum Anstieg von Fibrin- und Fribrinogenspaltprodukten kommen kann und dadurch die PTT nicht ausreichend erhöht wird. Bereits zu Beginn der Heparinisierung erfolgt gleichzeitig die Gabe von oralen Antikoagulantien. Tabelle 14.3 zeigt die üblichen Dosierungen bei der Thrombolysetherapie.

Tabelle 14.4 zeigt die Eignung von Patienten für eine thrombolytische Therapie.

➤ Heparin

Ist die **Thrombolyse nicht möglich**, muß eine alleinige **Heparintherapie** durchgeführt werden. Sie wird mit einem Bolus von 5.000 E i.v. begonnen und mit einer Erhaltungsdosis von 1.000–1.500 E/h fortgeführt. Die weitere Dosierung richtet sich nach der PTT. Diese sollte ca. das 1,5–2,5fache des Ausgangswertes erreichen. Als **Faustregel** wird auch eine Erhaltungsdosis mit 500 E/kg KG/24 h empfohlen. Bei Heparin wird als Antidot Protaminsulfat (Protamin®) verwendet. Dabei inaktiviert 1 ml Protamin i.v. 1000 IE Heparin.

48–72 Stunden vor Absetzen des Heparins ist überlappend mit einer Antikoagulation zu beginnen. Bei der Heparin-Therapie ist das Blutbild zu kon-

Tab. 14.4: Eignung der Patienten für eine thrombolytische Therapie (nach Pilger und Smolle 1996)

gut geeignet	bedingt geeignet („Risikolyse")	nicht geeignet
• massive Lungenembolie Stadium III, IV • akute Lungenembolie Stadium II bei – Lungenembolie – Rezidiv – bekannter kardiopulmonaler Vorschädigung – bekannter Thrombophilie	• massive Lungenembolie Stadium III, IV – posttraumatisch – postoperativ – Z. n. ischämischem Insult – bekannter metastasierender Tumor – Schwangerschaft – A.-femoralis-Punktion	• massive Lungenembolie Stadium III, IV – akute Blutung – Z. n. hämorrhagischem Insult – Z. n. Schädel-Hirn-Trauma vor weniger als 4 Wochen – nach arterieller Punktion oder Fehlpunktion (A. subclavia, A. femoralis oberhalb des Leistenbandes) – postoperativ mit großer Nachblutungsgefahr im Operationsgebiet (ZNS-Operation) – Begleiterkrankungen mit hoher zerebraler Blutungsgefahr (hämorrhagische Diathese)

trollieren, da es bei einem kleinen Teil der Patienten, etwa 0,5–5%, zu einer heparininduzierten Thrombozytopenie (HIT) (D 69.5) kommen kann. Sie ist eine schwere immunologische Nebenwirkung des Heparins, die mit einer massiven Thrombinbildung einhergeht. Diese Thrombinbildung ihrerseits trägt zu thrombembolischen Komplikationen bei (Greinacher 1998). In diesen Fällen ist die Fortführung mit **Hirudin** erforderlich. Bei Gabe von **niedermolekularem Heparin** ist die Häufigkeit der HIT deutlich geringer, weshalb es bevorzugt wird.

Die niedermolekularen Heparine haben eine längere Halbwertszeit, eine größere Bioverfügbarkeit und einen größeren vorhersagbaren antithrombotischen Effekt, wenn sie in einer fixen Dosierung verabreicht werden. Eine Laborkontrolle ist nicht erforderlich. Es **wird empfohlen**, daß die niedermolekularen Heparine außer Tinzaparin 2 x/d s.c. für 5–10 Tage mit einer oralen Antikoagulantientherapie für mindestens 4 Tage überlappend gegeben werden (Simonneau 1998). Zur Verfügung stehen folgende niedermolekulare Heparine:

• Certoparin	Mono Embolex®	2 × 8000 IE/d
• Delteparin	Fragmin P forte®	2 × 100 IE/kg KG/d
• Enoxaparin	Clexane®	2 × 1 mg/kg KG/d
• Nadroparin	Fraxiparin®	2 × 1 mg/kg KG/d oder 1 × 2 mg/kg KG/d
• Reviparin	Clivarin®	1 × 13,8 mg/d
• Tinzaparin	Innohep®	1 × 175 IE/kg KG

Durch die Gabe von rekombiniertem **Hirudin** (Leipirudin, Refludan®) in einer Bolusgabe von 0,4 mg/kg und Fortsetzung mit steigt die Thrombozytenzahl bei HIT schnell wieder an. Dadurch kann die antithrombotische Therapie sicher und effektiv fortgesetzt werden. Die Dosierung wird an der aktivierten PTT gemessen, die auf das 1,5–3 fache verlängert sein soll. Blutungskomplikationen traten nicht gehäuft auf (Greinacher et al. 1999).

➤ Orale Antikoagulantien

Die mit der Heparin-Therapie überlappend beginnende orale Antikoagulantiengabe meist vom **Cumarintyp** (Phenprocoumon Falithrom®, Marcumar®, 3 mg/Tablette) wird wie folgt dosiert:

1. Tag:	9–12 mg
2. Tag:	9 mg
3. Tag:	3–6 mg
4. Tag und folgende:	1,5–3 mg

Die Dosierung erfolgt ab 4. Tag in Abhängigkeit von der Thromboplastinzeit.

Neben den Cumarinen ist auch die Einstellung auf **Warfarin** möglich. Wegen der kürzeren Halbwertszeit ist hier eine höhere Einzeldosierung notwendig.

Die entsprechenden **Kontraindikationen** der oralen Antikoagulantien sind zu beachten:

- bekannte hämorrhagische Diathesen
- neurochirurgische Operationen innerhalb von 2 Monaten,
- cerebrale oder cerebrovaskuläre Prozesse innerhalb der letzten 2 Monate
- Ulzeration des Magen-Darm-Traktes
- gastrointestinale u. a. innere Blutungen
- größeres Trauma, chirurgischer Eingriff innerhalb der letzten 10 Tage
- ausgeprägte Atherosklerose
- arterielle Hypertonie (> 200 mmHg systolisch, > 120 mmHg diastolisch)
- Schwangerschaft vor dem 3. und nach dem 7. Monat
- Entbindung in den letzten 10 Tagen
- schwere degenerativ-entzündliche Leber- und Nierenerkrankungen
- Organbiopsie, Lumbalpunktion, arterielle Punktion an einer nicht-komprimierbaren Arterie innerhalb von 10 Tagen
- schwere Stoffwechselstörungen
- floride bakterielle Endokarditis
- floride Tuberkulose.

Die **Kontrolle** der Antikoagulantienbehandlung erfolgt mittels Bestimmung der Thromboplastinzeit nach Quick (Wirkungsoptimum 15–25% oder entsprechend einer INR von 2,0–3,0).

Zu beachten ist, daß nicht allein die gemessenen Laborwerte für das Auftreten von Blutungskomplikationen entscheidend sind. Deshalb ist auf **Symptome** wie

- Zahnfleischblutungen,
- Hämaturie,
- verstärkte Regelblutung usw.

sorgsam zu achten. Als **Antidot** ist bei schweren Blutungen die PPSB-Fraktion unter zusätzlicher Gabe von Antifibrinolytika einzusetzen.

Bei Vitamin-K_1-Gabe (Kanavit®, Konakion®) ist zu beachten, daß nach i. v. Verabreichung von 10–20 mg der Wirkungseintritt erst nach 6–8 Stunden oder nach oraler Applikation sogar erst nach 12 Stunden zu erwarten ist.

Die **Dauer** der Antikoagulantiengabe richtet sich auch nach den Ursachen der Lungenembolie und wird in der Regel zwischen 3–6 Monaten durchgeführt.

➤ Kathetertechniken

Bei fulminanter Lungenembolie ist zur möglichst raschen Verbesserung der Lungenperfusion eine mechanische Zerkleinerung des Thrombus mittels Führungsdraht, Thrombektomie-Kathetersystems (Voigtländer et al. 1997) oder PTA-Ballonkatheters (Isoda et al. 1997) möglich. Zusätzlich wird das Thrombolytikum **lokal** über einen Katheter in diesen am meisten betroffenen Teil der Lungenstrombahn appliziert (Horstkotte et al. 1989, eigene Erfahrung). **Wegen der Blutungsgefahr sollte als Zugang immer eine komprimierbare periphere Vene benutzt werden**. Die Druckmessung kann zur Therapiekontrolle ergänzend verwendet werden. Auch die Implantation eines selbst-expandierenden Stents als Ultima ratio ist möglich (Koizumi et al. 1998).

➤ Embolektomie

In geeigneten Fällen und unter entsprechenden thoraxchirurgischen Voraussetzungen kann auch eine **Embolektomie** mit Erfolg durchgeführt werden. Sie ist in erster Linie bei Patienten bei fulminanter Lungenembolie mit Schocksymptomatik indiziert, die innerhalb von 3 Stunden nicht auf eine Thrombolyse ansprachen (Simonneau 1998). Die Letalität infolge dieses Eingriffs und der Schwere der Lungenembolie liegt bei etwa 50%.

14.1.19 Prophylaxe der Lungenembolie

Zur **Prophylaxe** der Lungenembolie sollten tiefe Venenthrombosen konsequent behandelt werden. Bei rezidivierenden Lungenembolien und bekannten, zeitlich nicht begrenzten Risikofaktoren sollte eine lebenslange orale Antikoagulation durchgeführt werden (s. auch Kap. 34 S. 843).

Gegebenenfalls ist die Implantation eines **Vena-cava-Filters** bzw. die **Ligatur** einzelner Venen in Betracht zu ziehen. Bei beiden Techniken jedoch ist mit dem Auftreten eines postthrombotischen Syndroms zu rechnen. Die **Indikation** zum Vena-cava-Filter besteht bei Versagen der Antikoagulantientherapie oder bei Kontraindikation dazu. Zwar hat der Einsatz des Vena-cava-Filters im Vergleich zur Antikoagulation allein in einer randomisierten Studie (Decousus et al. 1998) über 2 Jahre die Tendenz zur symptomatischen Lungenembolie reduziert, aber die damit verbundenen Komplikationen haben diesen positiven Effekt relativiert. Unterschiede in der Mortalität bestanden zwischen den beiden Gruppen ebenfalls nicht. Auch andere Arbeitsgruppen berichteten über eine hohe Komplikationsrate nach Implantation von Vena-cava-Filtern (Romaniuk et al. 1993). Seit Beginn der neunziger Jahre stehen **temporär implantable Vena-cava-Filter** zur Verfügung, die bei Patienten vorgesehen sind, die eine ungünstige Prognose zu erwarten haben. Auch bei diesem Verfahren sind die Komplikationen hoch und direkt abhängig von der Liegedauer des Filters (Scholz et al. 1999).

14.1.20 Prognose

Die Gesamtletalität bei **massiven** Lungenembolien liegt bei ca. 75%. Etwa 60% sterben binnen 20 Minuten. Weitere 15% überleben das Ereignis bis zu 1 Stunde, ungefähr 20% 2 Stunden und nur etwa 5% 6 Stunden.

Entscheidend ist, **daß an die Lungenembolie gedacht** und bei Verdacht der Patient sofort in eine dafür geeignete Klinik eingewiesen wird.

Wird die Lungenembolie überlebt, kommt es in 50–70% der Fälle zumindest zu einer partiellen Rekanalisation der Lungengefäße. Nur 2% der Patienten entwickeln ein chronisches Cor pulmonale.

Für den **Ausgang** einer Lungenembolie entscheidende Faktoren sind:

- Zustand des Gefäßsystems
- pulmonale Hypertonie
- Größe des Thrombus
- Alter des Patienten
- Leistungsreserven des Herzens
- ein gleichzeitiges Krebsleiden
- chronische Lungenerkrankungen.

Eine z. B. durch ein Lungenemphysem vorgeschädigte Lungenstrombahn kann den von der Größe des Thrombus abhängigen Anstieg des Strömungswiderstandes weniger gut kompensieren. Ebenso wirkt sich die durch Druckabfall im großen Kreislauf bei Druckanstieg im rechten Vorhof bedingte koronare Minderdurchblutung bei einem koronaratherosklerotisch geschädigten Herzen schwerwiegender als bei einem gesunden aus.

In einer Studie an 399 Patienten (Carson et al. 1992) mit angiographisch gesicherter Lungenembolie starben 23,8% innerhalb des *ersten Jahres*. Nur 10,5% verstarben durch die Lungenembolie direkt. 8,3% der Patienten hatten eine rezidivierende Lungenembolie, 48% davon traten innerhalb der ersten Woche auf. 22% der Todesfälle traten innerhalb der ersten Woche ein. Etwa 34,7% der 95 Todesfälle beruhten auf Krebsleiden, 22,1% auf Infektionen, 16,8% auf kardialen Ursachen, vor allem koronarer Herzkrankheit.

In der ICOPER-Studie (Goldhaber et al. 1999) lag die Gesamtletalität innerhalb von 3 Monaten bei 17,4%. 45,1% der Patienten verstarben direkt infolge der Lungenembolie, 17,6% am Karzinom. Als bedeutsame prognostische Faktoren wurden in dieser Studie Alter > 70 Jahre, Krebserkrankung, Stauungsherzinsuffizienz, chronisch obstruktive Lungenerkrankung, systolische arterielle Hypertonie und die echokardiographisch nachgewiesene rechtsventrikuläre Hypokinesie ermittelt.

Ribeiro et al. (1999) untersuchten mittels Doppler-Echokardiographie die Entwicklung des Pulmonalarteriendruckes und der rechtsventrikulären Dysfunktion nach akuter Lungenembolie. Sie fanden einen exponentiellen Abfall des Pulmonalarteriendrucks bis zum Beginn der stabilen Phase, die ≤ 38 Tage betrug. Die rechtsventrikuläre Funktion erholte sich in der gleichen Zeit. Risikofaktoren für eine persistierende pulmonale Hypertonie sowie rechtsventrikuläre Dysfunktion war ein Pulmonalarteriendruck > 50 mmHg zum Zeitpunkt des akuten Ereignisses mit bleibender pulmonaler Hypertonie nach 1 Jahr. Die 5-Jahres-Überlebensrate stand im Zusammenhang mit der Grundkrankheit.

14.2 Chronische Lungenembolie (I 26.9)

14.2.1 Definition

Neben der akuten Lungenembolie können auch kleine rezidivierende Lungenembolien auftreten, was auch mit dem Begriff „**sukzessive Lungenembolie**" oder „**multiple microembolic disease**" bezeichnet wird.

14.2.2 Krankheitsbild

Dieses Krankheitsbild ist durch Dyspnoe bei Belastung oder gelegentlich in Ruhe, erhöhte Atemfrequenz, Tachykardien sowie belastungsabhängige Synkopen gekennzeichnet und führt zum chronischen Cor pulmonale. Nicht selten wird dieses Bild für ein Asthma bronchiale gehalten.

14.2.3 Therapie

Die **Thrombendarterektomie** ist bei geeigneter Indikation die Methode der Wahl. Die **Operationsletalität** wird in neueren Arbeiten mit etwa 9,3% (Mayer et al. 1997) angegeben.

Indikationen zu diesem Eingriff sind bei einem Patienten im **NYHA-Stadium III-IV** gegeben, der sich des Operationsrisikos bewußt ist und zusätzlich folgende Merkmale aufweist:

- erhöhter pulmonaler Gesamtgefäßwiderstand (PVR) > 300 dyn × s ×cm^{-5} (normal 120–300 dyn × s ×cm^{-5}, 1,5–3,8 Wood-Einheiten) (Angabe in Wood-Einheiten erfolgt durch die Division von dyn × s ×cm^{-5} : 80), s. auch Kap. 8.10.2
- Erhöhter pulmonaler Arteriolenwiderstand (PAR) > 100 dyn × s ×cm^{-5} (normal: 45–100 dyn × s ×cm^{-5}, 0,5–1,2 Wood-Einheiten), s. auch Kap. 8.10.1
- Mitteldruck in der A. pulmonalis > 30 mmHg (normal < 20 mmHg)
- Lungenembolie vor mehr als 6 Monaten
- Angiographischer oder Spiral-CT-Nachweis von Thromben im Hauptstamm der A. pulmonalis, Lobär- und Segmentarterien (chirurgisch erreichbare Abschnitte).

Relative Kontraindikationen sind

- Alter > 70 Jahre
- koronare Herzkrankheit
- dekompensierte Rechtsherzinsuffizienz

Als **absolute Kontraindikationen** werden angegeben:

- ausschließlicher Befall der Segment- oder nachgeordneter Arterien
- Schwerwiegende Begleiterkrankungen wie Niereninsuffizienz
- Bedeutsame Lungenparenchymerkrankungen.

Je nach Ursache, wie AT-III-Mangel, Antiphospholipid-Syndrom, muß postoperativ eine Therapie mit oralen Antikoagulantien, oft lebenslang, fortgesetzt werden.

Postoperativ kommt es zu einem deutlichen Abfall des Mitteldruckes in der A. pulmonalis sowie zur Abnahme des Pulmonalgefäßwiderstandes. Auch echokardiographisch und elektrokardiographisch ist der Rückgang der pulmonalen Hypertonie nachweisbar.

14.2.4 Prognose

Die Prognose der chronisch rezidivierenden Lungenembolie ist ungünstig, die Überlebenschance ist abhängig von der Höhe des Mitteldruckes in der A. pulmonalis. Die 5-Jahres-Überlebensrate liegt bei einem Mitteldruck von 30–50 mmHg bei 30%, bei > 50 mmHg bei 10% (Riedel et al. 1982).

Nach Thrombendarterektomie ist sowohl objektiv als auch subjektiv eine Verbesserung nachweisbar, so daß anstelle einer Erwerbsunfähigkeit die Aufnahme der Berufstätigkeit wieder möglich ist (Wendt et al. 1998, eigene Beobachtung). In einer Langzeitbeobachtung von durchschnittlich 3,3 Jahren (1–16 Jahren) fanden Archibald et al. (1999) eine Überlebensrate von 75% nach mehr als 6 Jahren. 62% der Patienten, die zuvor arbeitsunfähig waren, kehrten zur Arbeit zurück. 93% waren postoperativ in NYHA I oder II.

14.3 Chronisches Cor pulmonale (I 27.9)

14.3.1 Häufigkeit

Exakte Angaben über das Vorkommen des Cor pulmonale in der Bevölkerung fehlen. Werden röntgenologische Kriterien zur Häufigkeitsbestimmung verwendet, haben 0,65% der Bevölkerung, 1,2% der Patienten mit chronischer Bronchitis und 9,1% der Patienten mit Lungenemphysem ein Cor pulmonale (Widimsky 1986). Die Prävalenz einer chronischen Bronchitis liegt bei 40–60jährigen Männern bei 15–40%. Bei Frauen ist die Häufigkeit wesentlich geringer. Aber nur ein Teil der Patienten mit chronisch-obstruktiver Lungenerkrankung entwickelt ein Cor pulmonale. Darüber hinaus ist das Cor pulmonale mit 10–30% als Ursache an der Herzinsuffizienz beteiligt (Widimsky 1986). In bezug auf die Häufigkeit steht das Cor pulmonale nach der hypertensiven und der koronaren Herzkrankheit an dritter Stelle der Herzerkankungen bei über 50jährigen (Kirsten et al. 1991).

14.3.2 Ätiologie

Das chronische Cor pulmonale entwickelt sich im Rahmen der folgenden **Grunderkrankungen**:

- **Erkrankungen der Bronchien**
Bronchitis, Bronchiektasen, Asthma bronchiale, kongenitale Entwicklungsdefekte der Bronchien
- **Veränderungen des Lungenparenchyms und des Interstitiums**
Lungentuberkulose, Silikose, diffuse Fibrose, Mukoviszidose, Z. n. Bestrahlung, Z. n. Resektionen, angeborene Lungenmißbildungen
- **Strukturveränderungen der Alveolen**
Emphysem
- **Erkrankungen der Lungengefäße**
primäre pulmonale Hypertonie, sukzessive Lungenembolien, portale Hypertension, Drogen (Kokain-Abusus), Appetitzügler, rheumatisch-allergische Gefäßerkrankungen der Lunge, Gefäßkompression durch mediastinale Tumoren, Tumorembolie, HIV-Infektion
- **Veränderungen des lymphatischen Systems der Lungen**
Sarkoidose (Morbus Boeck)
- **Thoraxdeformierungen**
Kyphoskoliose, Veränderungen nach Thorakoplastik, neuromuskuläre Erkrankungen (Poliomyelitis)
- **Pleuraerkrankungen**
Verschwartungen
- **Inadäquate mechanische Ventilation**
Obstruktives Schlafapnoe-Syndrom, Adipositas, Pickwick-Syndrom
- **Alveoläre Hypoxie**
Chronische Höhenexposition, idiopathische alveoläre Hypoventilation (Undine-Flush-Syndrom).

Von diesen angeführten Erkrankungen sind die häufigsten Ursachen des chronischen Cor pulmonale **chronisch-obstruktive Lungenerkrankungen** wie die chronische Bronchitis und das Lungenemphysem.

14.3.3 Pathophysiologie

Für die Entstehung der pulmonalen Hypertonie sind im wesentlichen 2 Pathomechanismen bedeutsam: die **Vasokonstriktion** als Folge eines Ungleichgewichts zwischen der Freisetzung von **EDRF** (Stickstoffmonoxid) und **Endothelin** und das **Gefäßremodeling**.

14.3.4 Pathogenese

Dem Cor pulmonale liegen primäre Veränderungen des Lungenkreislaufes zugrunde, die zur pulmonalen Hypertonie und größeren mechanischen Belastung des rechten Ventrikels führen:

- **Euler-Liljestrand-Mechanismus** (s. Kap. 14.1.10), die diesem Mechanismus zugrunde liegende alveoläre Hypoventilation und die Vasokonstriktion sind die wichtigsten Faktoren für die Entstehung der pulmonalen Hypertonie.
- **Parenchymverlust mit Untergang von Lungengefäßkapilllaren**, z.B. durch Obstruktion oder Erkrankungen der Lungengefäße, wie Embolie, Sklerodermie, oder Verlust von Lungengewebe, wie bei Emphysem oder Lungenresektionen.
- Erhöhte **Blutviskosität** wie bei Polyglobulie.

14.3.5 Einteilung der pulmonalen Hypertonie

Die pulmonale Hypertonie wird in eine **latente**, d.h. Nachweis eines erhöhten pulmonalarteriellen Mitteldruckes nur unter Belastung (bei 50 W > 28 mmHg), und eine **manifeste,** bei der Druckerhöhungen bereits in Ruhe (Mitteldruck in der A. pulmonalis > 20 mmHg) vorhanden sind, eingeteilt.

14.3.6 Einteilung des chronischen Cor pulmonale

Das chronische Cor pulmonale ist **kompensiert,** wenn Zeichen der Rechtsherzinsuffizienz fehlen oder nur latent (Mitteldruck im rechten Vorhof in Ruhe < 8 mmHg, bei 50W > 9 mmHg) vorhanden sind. Das chronische Cor pulmonale ist **dekompensiert**, wenn manifeste Zeichen der Rechtsherzinsuffizienz mit peripheren Ödemen, Lebervergrößerung, Halsveneneinflußstauung, Aszites vorhanden sind. Der rechtsatriale Mitteldruck ist in Ruhe > 9 mmHg.

14.3.7 Krankheitsbild

Im wesentlichen wird das klinische Bild vom Grundleiden bestimmt, wobei oft eine strenge Trennung der Symptomatik kaum möglich ist. Die Entwicklung des Cor pulmonale kann in drei Stadien verlaufen (Tabelle 14.5).

Da nach der Definition das Cor pulmonale nur die Folge einer primär pulmothorakalen Erkrankung ist, liegt es nahe, die **Dyspnoe** als häufigstes Symptom zu erwarten. Sie tritt vorwiegend unter Belastung, später aber auch in Ruhe auf und kann mit Husten und Auswurf einhergehen, besonders wenn das Grundleiden durch eine Emphysembronchitis geprägt wird. Gelegentlich kommt es sogar zu einer **Hämoptoe.** Stehen wie bei der asthmoiden Bronchitis **Bronchospasmen** im Vordergrund, sind Giemen und Brummen nachzuweisen. **Schmerzen** im Bereich des Herzens sind nicht selten. Sie werden als sog. **„Rechtsherzangina"** bezeichnet und entstehen durch einen relativen Sauerstoffmangel des rechtsventrikulären Myokards bei Rechtsherzhypertrophie (Daum 1994). Durch die Leberkapselspannung treten **Oberbauchschmerzen** auf. **Zyanose** der Lippen, Wangen und Akren gehört in unterschiedlicher Ausprägung und in Abhängigkeit von der Grunderkrankung sowie dem Stadium zum Krankheitsbild.

Tab. 14.5: Entwicklungsstadien des chronischen Cor pulmonale

Stadium	Symptome
I	Keine subjektiven Symptome oder objektiven Befunde der Rechtsherzbelastung in Ruhe; unter Belastung Erhöhung des Druckes in der A. pulmonalis (Ap-Mitteldruck über 20 mmHg)
II	Elektro- und echokardiographische oder röntgenologische Zeichen der Rechtsherzbelastung **ohne** Zeichen der Rechtsherzdekompensation
III	Elektro- und echokardiographische oder röntgenologische Zeichen der Rechtsherzbelastung **mit** Zeichen der Rechtsherzdekompensation

Häufig stellt sich als **Kompensationsmechanismus** eine Erweiterung der Hautgefäße ein. Zuweilen kommt es zur Ausbildung von **Uhrglasnägeln** und **Trommelschlegelfingern**.

Die durch das Cor pulmonale ausgelöste **neurologische Symptomatik** wird oft übersehen. Sie ist charakteristisch und resultiert aus einer **respiratorischen Azidose** sowie aus einer **cerebralen Hypoxämie**. Verwirrtheitszustände und Krämpfe in Verbindung mit motorischer Unruhe oder Schwindelgefühl, Somnolenz und Ohnmachtsanfällen werden beobachtet. Diese Symptomatik führt meist bei älteren Patienten zur Fehldeutung einer Cerebralsklerose, die allenfalls als erschwerender Faktor anzusehen ist. Neben der respiratorischen Azidose und der cerebralen Hypoxämie spielen auch ursächlich hypoxämiebedingte Herzrhythmusstörungen besonders für die Auslösung von Synkopen und präsynkopalen Zuständen unter Belastung oder während des Hustens eine Rolle. Dabei kann der Druck in der A. pulmonalis extrem (bis auf mehr als 150 mmHg) ansteigen, was auch zu einer Reduzierung der linksventrikulären Auswurffraktion und damit zu einer Zunahme der cerebralen Hypoxie führt (Daum 1994).

Die Dekompensation des Cor pulmonale zeigt sich als **Rechtsherzdekompensation**, wovon der gesamte venöse Kreislauf betroffen ist. Frühzeichen ist der erhöhte Venendruck. Ödeme, Aszites, Leberstauung mit und ohne Ikterus, Stauungsnieren, Stauungsgastritis mit allen Komplikationen sind die Folge.

Bei der **Inspektion** sind je nach Entwicklungsstadium eine Zyanose, gestaute Halsvenen auch im Sitzen, periphere Ödeme bis Anasarka sowie evtl. epigastrische Pulsationen erfaßbar.

Palpatorisch fällt ein hepatojugulärer Reflux bei oft vorhandener Hepatomegalie auf. Die **Rechtsherzhypertrophie** ist durch evtl. starke **tastbare** Pulsationen des rechten Ventrikels unter dem Processus xiphoideus gekennzeichnet.

Bei fortgeschrittener Rechtsherzinsuffizienz ist **perkutorisch** ein Aszites erfaßbar.

Auskultatorisch imponiert die pulmonale Hypertonie mitunter durch eine Spaltung des II. Herztones mit Verstärkung der Pulmonalkomponente. Die Herztöne sind in der Regel leise (emphysem- und durch Thoraxdeformierungen bedingt) und deshalb gelegentlich nur unterhalb des Processus xiphoideus gut auskultierbar. Ein systolisches Geräusch kann hier auftreten und auf eine **relative Trikuspidalklappeninsuffizienz** hinweisen. Bei schwerer pulmonaler Hypertonie weist ein diastolisches Geräusch über 2 L2 auf eine **Pulmonalklappeninsuffizienz** hin.

Darüber hinaus ist auf die der Grunderkrankung zugrunde liegenden Symptome zu achten.

14.3.8 Elektrokardiogramm

Das EKG zeigt entsprechend der Schwere der Erkrankung angedeutete bis ausgeprägte Zeichen der rechtsventrikulären Hypertrophie (Abbildung 14.4). Folgende EKG-Veränderungen weisen auf eine **pulmonale Hypertonie** hin:

- R/S-Relation in $V_1 > 1$
- ST-Strecken-Senkung und T-Negativierung in den rechtspräkordialen Ableitungen V_1–V_3 oder V_4
- tiefe S-Zacke in V_6
- Rechts-, Steiltyp oder S_I-S_{II}-S_{III}-Typ,
- P-dextroatriale, besonders deutlich in Ableitung II und III
- flache oder negative P-Welle in aVL.

Der Nachweis in Anfangsstadien ist oft nicht einfach und wird durch die emphysembedingten EKG-Veränderungen erschwert.

14.3.9 Röntgenthorax

Das beginnende Cor pulmonale bereitet röntgenologisch diagnostische Schwierigkeiten, da der faßförmige Thorax mit Zwerchfelltiefstand und Mittellage des Herzens selbst deutlichere Vergrößerungen verbergen kann. So müssen die röntgenologischen Kriterien der jeweiligen Grundkrankheit stets mit berücksichtigt werden. Trotzdem gelingt häufig der Nachweis der Rechtsherzbelastung durch Aufnahmen in 2 Ebenen. Es findet sich eine Vergrößerung des Hilusschattens infolge Vorwölbung des Pulmonalisstammes und Betonung hilärer Lungengefäße bei charakteristischer peripherer Einengung („peripherer Helligkeitssprung"). Der linke mittlere Pulmonalbogen erscheint durch diese Veränderungen oft konvex. Schließlich können auch Kerley-Linien nachweisbar sein. Es wurde versucht, die pulmonale Hypertonie nach röntgenologischen Kriterien in 4 Schweregrade einzuteilen (Henk et al. 1997).

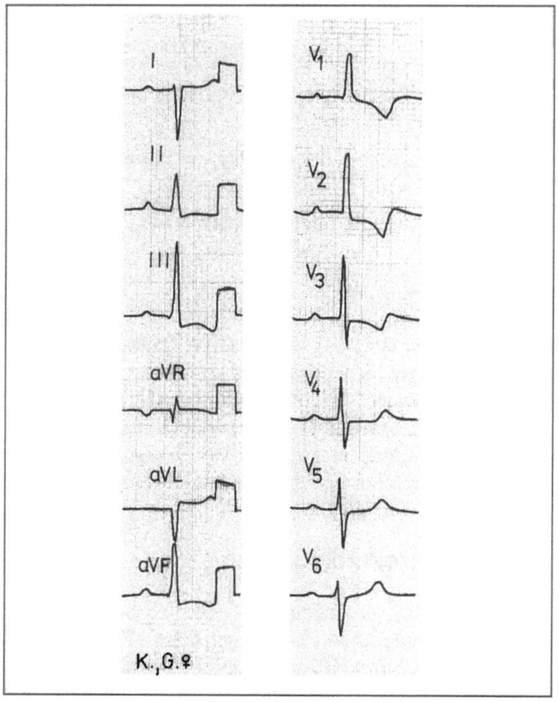

Abb. 14.4: EKG einer Patientin mit chronischem Cor pulmonale

14.3.10 Echokardiographie

Die Echokardiographie ist das wichtigste nicht-invasive Untersuchungsverfahren beim chronischen Cor pulmonale. Mit der 2D-Echokardiographie ist der Nachweis der Hypertrophie und Dilatation des rechten Ventrikels, der Dilatation des rechten Vorhofs und des fehlenden oder unvollständigen Kollapses der Vena cava inferior nachweisbar. Patienten mit Lungenemphysem sind aber meist schwer untersuchbar, und qualitativ aussagefähige Befunde können nur bei etwa 65–80% erreicht werden (Weitzenblum et al. 1983, Danchin et al. 1987), so daß oft nur eine Darstellung von subcostal möglich ist.

Mit der **Doppler-Echokardiographie** kann der Druck im rechten Ventrikel und in der A. pulmonalis mit einer guten Korrelation zu den invasiv gemessenen Druckwerten ermittelt werden.

14.3.11 Rechtsherzkatheterisierung

Diagnostische Aussagen der Rechtsherzkatheterisierung s. Abschnitt 14.4.13.

14.3.12 Blutuntersuchungen

Es steht die sekundäre Polyglobulie im Vordergrund, die sich im wesentlichen durch eine Vermehrung des Erythrozytenvolumens mit einem Hämatokrit häufig über 50 Vol.-% darstellt. In der Blutgasanalyse ist der partielle O_2-Druck vermindert und der partielle CO_2-Druck erhöht. Liegt der pO_2 unter 60 mmHg oder pCO_2 über 44 mmHg, tritt eine klinisch relevante hypoxisch bedingte Vasokonstriktion auf, die ihrerseits die pulmonale Hypertonie verstärkt.

14.3.13 Lungenfunktionsprüfung

Die Lungenfunktionsprüfung fällt pathologisch aus. Es finden sich je nach Grundleiden eine signifikante Vergrößerung des Residualvolumens, eine Herabsetzung des Atemgrenzwertes und der Atemreserve und eine Verringerung der Vitalkapazität mit starker Herabsetzung der Atemstoßwerte (Tabelle 14.6).

14.3.14 Therapie

In jedem Fall kommt der Behandlung des Grundleidens die entscheidende Bedeutung zu.

➤ Behandlung chronisch obstruktiver und anderer Lungenerkrankungen

Der **bronchopulmonale Infekt** im Rahmen eines Asthma bronchiale oder einer Emphysembronchitis kann Auslöser eines Herzversagens sein, da zusätzliche Bronchialspasmen, Entzündungserscheinungen, Exsudation und Obstruktion von einem an der Grenze der Kompensation befindlichen Herzen oft nicht toleriert werden. Somit ist nicht nur eine gezielte und ausreichende Antibiotikabehandlung nach dem Antibiogramm mitunter lebensrettend, sondern es muß von Fall zu Fall eine Antibiotika-Dauerprophylaxe oder auch eine häufige intermittierende Antibiotikagabe erwogen werden. Ist zur gezielten Therapie nicht ausreichend Zeit, wählt man am besten ein Antibiotikum, das die häufigsten Erreger angreift. Bei der Behandlung richten sich Dosis und Dauer der Verabreichung nach dem klinischen Bild. Eine antibiotische Prophylaxe ist individuell zu handhaben. Die Kombination mit **Expektorantien** ist erforderlich.

In der Langzeittherapie und auch in der Akuttherapie sind sympathomimetische und anticholinerge Substanzen als **Bronchodilatatoren** wie Terbutalin (Bricanyl®, Aerodur®, Terbutalin -ratio®), Orciprenalin (Alupent®), Ipatropiumbromid (Atrovent®), Salbutamol (Arubendol®), Fenoterol (Berotec®) zur Beeinflussung der Bronchokonstriktion und der Dyspnoe erforderlich. Darüber hinaus senken sie als Kurzzeiteffekt den pulmonalen Gefäßwiderstand und die Pulmonaldrücke.

Die Therapie mit **Theophyllin** wird kontrovers diskutiert. Dennoch reduziert die abendliche Gabe von langwirksamen Theophyllinpräparaten die FEV_1 in der Nacht und die morgendlichen Atembeschwerden (Martin et al. 1992). Außerdem kann Theophyllin die Funktion der Atemmuskulatur verbessern, die muko-

Tab. 14.6: Nicht-invasive Diagnostik des chronischen Cor pulmonale

Zeichen der Rechtsherzinsuffizienz	• Dyspnoe, Halsveneneinflußstauung, Zyanose, Lebervergrößerung, prätibiale Ödeme
Zeichen der rechtsventrikulären Hypertrophie und Dilatation	• verstärkte epigastrische und links-parasternale Pulsationen • Vergrößerung des rechten Ventrikels und des Pulmonalisbogens • systolisches Geräusch der Trikuspidalinsuffizienz über 4R2
Zeichen der pulmonalen Hypertonie	• II. HT über der Spitze gespalten, II_P betont • tastbarer II. HT über 2L2 • Diastolikum über 2L2 (nur bei extremer pulmonaler Hypertonie) • ca. 45 % der Patienten mit ausgeprägter pulmonaler Hypertonie in Ruhe so erfaßbar
EKG	• Zeichen der rechtsventrikulären Hypertrophie • bei ⅓ der Patienten negativ
Röntgen-Thorax	• nur in Spätstadien eindeutiges Bild (Verbreiterung des Herzens im Querdurchmesser, rechter Ventrikel ist linksseitig randbildend, Verlängerung der rechtsventrikulären Kontaktstrecke im Seitenbild, prominentes Pulmonalissegment, gefäßarme Lungenperiphere (sog. Kalibersprung)
Echokardiographie	• Nachweis der Hypertrophie und Dilatation des rechten Ventrikels • Dilatation des rechten Vorhofs • Dilatation des Hauptstammes der A. pulmonalis • fehlender oder unvollständiger inspiratorischer Kollaps der Vena cava inferior • Regurgitation an der Trikuspidal- und Pulmonalklappe • Abschätzung des Ap-Druckes

ziliäre Clearance erhöhen und das Atemzentrum stimulieren. Auch Atemwegsinfektionen können positiv beeinflußt werden (Ziment 1990). Daneben hat es eine Kurz- und Langzeitwirkung auf die pulmonale Vasodilatation, einen positiv inotropen Effekt, wodurch die rechtsventrikuläre Funktion und die körperliche Belastbarkeit verbessert werden (Matthay et al. 1982). Langwirksames Theophyllin wird in einer Dosierung von 300–900 mg/d für die COPD empfohlen. Der Serumspiegel sollte 8–12 µg/ml betragen (Ferguson et al. 1993).

➤ Antikoagulantientherapie

Therapie der **rezidivierenden Lungenembolie** als Ursache des chronischen Cor pulmonale (s. Kap. 14.1.19).

➤ Therapie der pulmonalen Hypertonie

Zur Senkung des Pulmonalarteriendruckes wurden verschiedene Versuche unternommen.

• *Medikamentöse Beeinflussung*

Calciumantagonisten vom Nifedipin-Typ und Diltiazem fanden bislang am häufigsten Anwendung in der Behandlung der chronischen pulmonalen Hypertonie, wobei die Senkung des arteriellen Blutdruckes und die negative Inotropie zu beachtende Nebenwirkungen sind. Ein weiteres Problem besteht darin, daß bei Patienten mit chronisch obstruktiver Lungenerkrankung die Senkung des Mitteldruckes in der A. pulmonalis sowie des Lungengefäßwiderstandes nach Nifedipin in einer Dosierung von 10–40 mg meist nur kurzzeitig, aber nicht mehr in der Langzeittherapie nachweisbar ist (Saadjian et al. 1988). Deshalb sind die Calciumantagonisten bevorzugt bei der Therapie einer akuten pulmonalhypertensiven Krise bei chronischer pulmonaler Hypertonie nach Ausschluß von kardialen Kontraindikationen anzuwenden (Grimminger et al. 1999).

Auch der Einsatz von **inhalativem Stickstoffmonoxid** liegt in erster Linie in der Akuttherapie, da es potentiell toxisch ist und nach Absetzen ein Rebound-Effekt mit der Gefahr einer akuten Rechtsherzinsuffizienz auftreten kann.

• *Sauerstoff-Langzeittherapie*

Die Sauerstoff-Langzeittherapie über Nasensonde oder Mundatmung ist bei Patienten mit chronischer Hypoxie ($paO_2 < 55$ mmHg) indiziert, die auf Broncholytika und Antiasthmatika auch in Kombination mit Antibiotika nicht effektiv ansprechen. Dabei werden 1–2 l/min Sauerstoff über 16–18 Stunden/d in der Regel nach vorheriger Einstellung in der Klinik zu Hause verabreicht. Dadurch kommt es zu einer Senkung des Hämatokrits und zu einer Verbesserung der Funktion des rechten Herzens. Eine cPAP- oder

BiPAP-Therapie ist nur bei Notfallsituationen erforderlich.

➤ Inhalative Prostanoide und intravenöses Prostacyclin

Beide Substanzen wurden auch mit günstigen Ergebnissen in der Therapie der chronischen sekundären pulmonalen Hypertonie, durch Lungenfibrose und Kollagenosen bedingt, angewendet (Higenbottam et al. 1998, Humbert et al. 1999, Olschewski et al. 1999; s. Kap. 14.4.15).

➤ Hämodilution

Die isovolämische Hämodilution ist bei Patienten mit einem Hämatokritwert > 60% indiziert. Dabei erfolgt ein Aderlaß von 500 ml Blut unter gleichzeitiger Substitution von 500 ml Flüssigkeit, z.B. isotone NaCl-Lösung, 5% Glucose-Lösung. Der angestrebte Hk-Wert sollte dann um 50% liegen.

➤ Weitere Maßnahmen

Zu den weiteren Maßnahmen gehören die **Beseitigung auslösender Noxen wie Rauchen, Staub,** gezielte **Physiotherapie** mit **Atemgymnastik**, Thoraxmassagen, Widerstandsatmung usw. zur Prophylaxe des Cor pulmonale. Auch die Psychotherapie mit autogenem Training bringt bei starker psychischer Überlagerung des Beschwerdekomplexes meist einen guten Erfolg. Auch die Aufklärung des Patienten und seiner Familie über die Bedeutung und Vermeidung von Risikofaktoren wie Rauchen etc. und Entwicklung der Krankheit ist von wesentlicher Bedeutung. **Wegen der extrem ungünstigen Prognose ist das Hauptaugenmerk auf die Prävention und besonders auf das generelle Rauchverbot zu legen!**

Weiterhin ist auf die **Ernährung** zu achten. 25% der Patienten mit chronisch-obstruktiver Lungenerkrankung sind unterernährt (< 90% des Idealgewichtes), dies betrifft sogar 50% der hospitalisierten Patienten. Damit verbunden sind eine eingeschränkte Funktion der Atemmuskulatur und eine erhöhte Letalität (Wilson et al. 1989).

➤ Therapie des dekompensierten Cor pulmonale

Die Behandlung einer manifesten Rechtsherzinsuffizienz erfolgt nach den üblichen Grundsätzen (s. Kap. 17.10.2).

Im Vordergrund stehen körperliche Schonung und die Thromboembolieprophylaxe. Zur Verbesserung der Herzfunktion werden auch hier ACE-Hemmer, Diuretika und Digoxin (s. Kap. 14.4.5) eingesetzt. Diuretika verbessern die Herzfunktion und reduzieren möglicherweise auch das peribronchiale Ödem.

➤ Lungentransplantation

Die Lungentransplantation ist als Ultima ratio bei ausgewählten Patienten indiziert.

Nach dem jetzigen Stand sind folgende Indikationen für die Lungentransplantation bei verschiedenen Lungenerkrankungen gegeben (Maurer et al. 1998):

Chronisch obstruktive Lungenerkrankung
- FEV_1< 25% des vorhergesagten Wertes nach Bronchodilatatortherapie
- Klinisch bedeutsame Hypoxämie, Hyperkapnie oder pulmonale Hypertonie, rapide Verschlechterung der Lungenfunktion oder häufige schwere Exazerbationen

Idiopathische Lungenfibrose
- Symptomatische Erkrankung ohne Ansprechen auf medikamentöse Therapie
- Vitalkapazität < 60–70% des Sollwertes
- Zeichen der Hypoxämie in Ruhe oder unter Belastung

Zystische Lungenfibrose
- FEV_1≤ 30% des Sollwertes
- FEV_1> 30% mit rapider Verschlechterung der Lungenfunktion, häufige schwere Exazerbationen oder fortschreitender Gewichtsverlust
- Frauen unter 18 Jahren mit FEV_1> 30% (diese Patientinnen haben eine besonders schlechte Prognose, und eine frühe Operation ist indiziert).

Das Alter sollte für alle Indikationen ≤ 60 Jahre für bilaterale Lungentransplantation und ≤ 65 Jahre für einseitige Lungentransplantation nicht überschreiten.

Absolute Kontraindikationen für die Lungentransplantation (Maurer et al. 1998):
- schwere extrapulmonale Organstörungen wie schwere Nieren- und Leberinsuffizienz, linksventrikuläre Funktionsstörung oder koronare Herzkrankheit
- Schwere Akutkrankheiten
- Karzinomerkrankung, durchgemachte Krebserkrankungen mit der Möglichkeit der Spätmetastasierung (ausgenommen Basaliom und Karzinom der Squamosa)
- Aktive extrapulmonale Infektionen (HIV, Hepatitis B, C)
- Schwere psychiatrische Erkrankungen, Medikamenten- und Alkoholabhängigkeit, unsichere Medikamenteneinnahme
- Aktives Zigarettenrauchen
- Schwere Fehlernährungen (< 70% oder > 130% des Idealgewichtes)
- Nicht in der Lage sein zu laufen, mit geringer Rehabilitationsmöglichkeit

Relative Kontraindikationen (Maurer et al. 1998):
- andere schlecht beherrschbare chronische innere Erkrankungen mit Organschädigungen
- Maschinelle Beatmung
- Tägliche Einnahme von > 20 mg Prednison/d

- Ausgedehnte Pleuraverdickung durch Infektionen oder frühere chirurgische Eingriffe
- Aktive vaskuläre Kollagenerkrankung
- Präoperative Besiedlung des Respirationstraktes mit global resistenten Keimen

14.3.15 Prognose

Die Überlebenschance nach Auftreten der ersten manifesten **Rechtsherzinsuffizienz** beträgt im Durchschnitt 3 Jahre, wobei Alter und weitere individuell erschwerende Faktoren zu berücksichtigen sind. Zwei Jahre nach der ersten Dekompensation lebt nur noch etwa 1/3 der Patienten. Der Tod kann auch plötzlich durch Herzrhythmusstörungen auftreten.

Die **5-Jahres-Überlebensrate** wird bei einem **Pulmonalarterienmitteldruck** > 30 mmHg mit 30% und > 50 mmHg mit 0%–10% angegeben.

Ein weiterer prognostischer Faktor für die Entwicklung des Cor pulmonale ist das Ausmaß der **alveolären Hypoxie** und die Schwere der **bronchialen Obstruktion**. Dabei entwickeln adipöse Emphysematiker mit respiratorischer Globalinsuffizienz (sog. Blue-bloater-Typ) die Krankheit schneller als Normalgewichtige mit geringer Hypoxämie (sog. Pink-puffer-Typ).

14.3.16 Belastbarkeit und Arbeitsfähigkeit

Liegt bei einem chronischen Cor pulmonale ein kompensiertes Stadium vor, so ist hauptsächlich nach Grundkrankheit die Erwerbsfähigkeit und Berufsfähigkeit zu beurteilen. Die Berufsfähigkeit liegt aber nur noch für Berufe mit leichterer körperlicher Belastung vor. Gegebenenfalls ist für eine exakte Beurteilung der Herzfunktion eine Rechtsherzkatheterisierung erforderlich. Dies entspricht den Stadien I–II (s. Tabelle 14.5).

Im Stadium der Dekompensation besteht Erwerbs- und Berufsunfähigkeit.

Wegen Überlappung der Stadien ist eine sorgfältige individuelle Beurteilung erforderlich.

14.4 Primäre pulmonale Hypertonie (I 27.0)

14.4.1 Definition

Die primäre pulmonale Hypertonie ist eine fortschreitende Erkrankung unklarer Genese, die zu einer Obliteration der mittleren und kleinen Pulmonalarterien führt. Alle anderen kardiopulmonalen Krankheiten, die zu einer pulmonalen Hypertonie führen, sind ausgeschlossen. Folgen sind eine Druckerhöhung im kleinen Kreislauf und eine rasch zunehmende Rechtsherzinsuffizienz. Eine pulmonale Hypertonie liegt dann vor, wenn der Mitteldruck in der A. pulmonalis > 20 mmHg auf Meeresspiegel und > 25 mmHg in Hochlagen beträgt. Die Höhe des Pulmonalarteriendruckes bei primärer pulmonaler Hypertonie wird nach dem National Institute of Health (NIH)-Register (Rich et al. 1987) mit > 25 mmHg in Ruhe und > 30 mmHg unter Belastung angegeben.

14.4.2 Häufigkeit

Diese Erkrankung ist selten und wird mit einer Häufigkeit von 4 auf 56 000 internistische Patienten, 17 auf 10 000 kardiovaskulär Erkrankte und 14 auf 6000 kardiologisch untersuchte Patienten angegeben. Bei nicht-selektiven Rechtsherzkatheterisierungen wurden 0,25–1% primäre pulmonale Hypertonien gefunden. Die **Inzidenz in Deutschland** wird mit ca. 1 Neuerkrankung/1 Mio. Einwohner/Jahr angegeben (Höper et al. 1993). Frauen sind fast doppelt so häufig betroffen wie Männer 1,7 :1 (Rich et al. 1987). Frauen erkranken am häufigsten zwischen dem 20. und 30., Männer hingegen zwischen 30. und 40. Lebensjahr. Das Erkrankungsrisiko ist in den ersten 3 Monaten postpartal 1,7fach höher. Die familiäre primäre pulmonale Hypertonie macht etwa 6% der Fälle aus (Rich et al. 1987).

14.4.3 Ätiologie

Die Ätiologie der primären pulmonalen Hypertonie ist weiterhin **unklar**. Man vermutet, daß eine durch verschiedene Noxen hervorgerufene Endothelläsion im Bereich der Lungenstrombahn das initiale Ereignis ist. Bei entsprechender genetischer Disposition kommt es im weiteren Verlauf zur Vasokonstriktion, Intimaproliferation, Mediahypertrophie und Aktivierung der Gerinnungskaskade und damit zum Verschluß der kleinen und mittleren Gefäße. Die primäre pulmonale Hypertonie tritt häufig zusammen mit anderen Erkrankungen auf. Dies sind vor allem **Autoimmunerkrankungen** (systemischer Lupus erythematodes, Sklerodermie, CREST-Syndrom [**C**alcinosis, **R**aynaud-Syndrom, Ö(**E**)sophagus-Beteiligung, **S**klerodaktylie und **Te**leangiektasie]), das die auf die Akren beschränkte Verlaufsform der Sklerodermie ist).

14.4.4 Pathogenese

Die Pathogenese der primären pulmonalen Hypertonie ist nur unvollständig bekannt. Histologische Untersuchungen der kleinen Pulmonalarterien lassen vermuten, daß das Gerinnungssystem an der Endotheloberfläche als Ursache oder Folge aktiviert sein kann. Die Vasokonstriktion ist ein variables Erscheinungsbild der pulmonalen Hypertonie, denn nicht alle Patienten reagieren auf vasodilatatorische Medikamente mit einer eindeutigen Senkung des Pulmonalgefäßwiderstandes und Pulmonalarteriendruckes.

Es kann gegenwärtig davon ausgegangen werden, daß drei Faktoren eine Rolle bei der Erhöhung des Gefäßwiderstandes bei primärer pulmonaler Hypertonie spielen: die Vasokonstriktion, das Gefäßremodeling und die Thrombose. Wood (1958) wies als erster auf die pathogenetische Bedeutung der **Vasokonstriktion** hin. Das **Gefäßremodeling** beginnt mit der Verdickung der Gefäßwandmedia. Bei fortschreitender Krankheit folgt die Proliferation der Intima und der Adventitia der Vasokonstriktion. Die **Thrombose** kann aus der Verletzung des Endotheliums, einer abnormen Fibrinolyse, einer erhöhten prokoagulatorischen Aktivität und aus Thrombozytenveränderungen entstehen.

Die familiäre Form der primären pulmonalen Hypertonie wird autosomal dominant vererbt und ist mit dem Muster einer sog. „genetischen Vorahnung" verbunden. Das bedeutet, daß sich die Erkrankung in den nachfolgenden Generationen mit einer schwereren Form oder einem früheren Beginn manifestiert (Loyd et al. 1995).

14.4.5 Formen

Aufgrund histopathologischer Veränderungen an den Lungengefäßen unterscheidet man drei Formen der primären pulmonalen Hypertonie (WHO 1973).

Form	Merkmale
Plexiform	• konzentrische Intimafibrose, fibrinoide Gefäßwandnekrose, Mediahypertrophie, Endothelneubildungen im Bereich kleiner Arterien oder Arteriolen • tritt auch bei Leberzirrhose, HIV-Infektion, medikamenten-induzierter pulmonaler Hypertonie, Vaskulitiden auf
Thrombotisch oder thromboembolisch	• exzentrische Intimafibrose, Mediahypertrophie • unterschiedlich alte, disseminierte Thromben in mittleren und kleinen Arterien
Pulmonal veno-okklusiv	• Intimaproliferation und -fibrose im Bereich der Venolen und Venen • kein Befall des arteriellen Schenkels, tritt im Rahmen von Virusinfekten und Zytostatikatherapie auf

14.4.6 Krankheitsbild

Die klinischen Erscheinungen gleichen denen des chronischen Cor pulmonale. Die hervorstechenden Merkmale sind **Dyspnoe ohne Orthopnoe** (etwa 60%), Müdigkeit (19%; Rich et al. 1987), **Belastungssynkopen, Präkordialschmerzen** und **Leistungsminderung**. Ein **Raynaud-Phänomen** ist etwa bei 10% der Patienten nachweisbar, 95% davon sind Frauen. Später treten die Symptome der Rechtsherzinsuffizienz hinzu. Die mittlere Dauer vom Beginn der Symptome bis zur Diagnosestellung beträgt 2 Jahre (Rich et al. 1987).

Die **Auskultation** ergibt einen Austreibungsklick, der II. Herzton ist gespalten bei Betonung der Pulmonalklappenkomponente, und ein rechtsatrialer Galopprhythmus ist hörbar. Bei **schwerer** pulmonaler Hypertonie kann ein frühdiastolisches, hochfrequentes Geräusch als Folge der **Pulmonalklappenregurgitation** auftreten. Stellt sich eine Rechtsherzinsuffizienz ein, ist die Ausbildung eines holosystolischen Geräusches, das bei Inspiration zunimmt, als Ausdruck der Regurgitation an der Trikuspidalklappe über 4L2, 5L2, 4R2 sowie unterhalb des Processus xiphoideus festzustellen.

14.4.7 Elektrokardiogramm

Das EKG weist obligatorisch die Zeichen der Rechtsherzbelastung mit einem P-dextroatriale auf (Abbildung 14.5; s. Kap. 2.12.1).

14.4.8 Röntgenthorax

Röntgenologisch fällt die Prominenz des linken und rechten Pulmonalarterienstammes mit plötzlichem Kalibersprung zur Peripherie hin auf. Diese Erweiterung kann in seltenen Fällen eine extreme, aneurysmatische Form annehmen (Lang et al. 1996). Auch kann eine Vergrößerung des rechten Ventrikels und des rechten Vorhofs erfaßt werden. Allerdings kann auch bei leichteren Fällen ein unauffälliger Röntgenthorax vorliegen. Von Vorteil ist die Möglichkeit, kardiale oder pulmonale Erkrankungen, die zu einer sekundären pulmonalen Druckerhöhung geführt haben, zu erkennen. Die **veno-okklusive Form** zeigt eine verstärkte periphere Lungengefäßzeichnung besonders in den basalen Abschnitten.

14.4.9 Echokardiographie

Die 2-D- und die M-Mode-Echokardiographie dient der Diagnostik sowie der Verlaufsbeobachtung bei der primären pulmonalen Hypertonie. Mit ihrer Hilfe können Größe und Wanddicke des rechten Ventrikels, die rechtsventrikuläre Wandbewegung, die Kinetik des interventrikulären Septums (paradoxe und abgeflachte systolische Septumbewegungen), der Pulmonalarteriendurchmesser, der Durchmesser der V. cava inferior und der Lebervenen bestimmt werden. Durch die **PW-** und **CW-Doppler-Echokardiogra-**

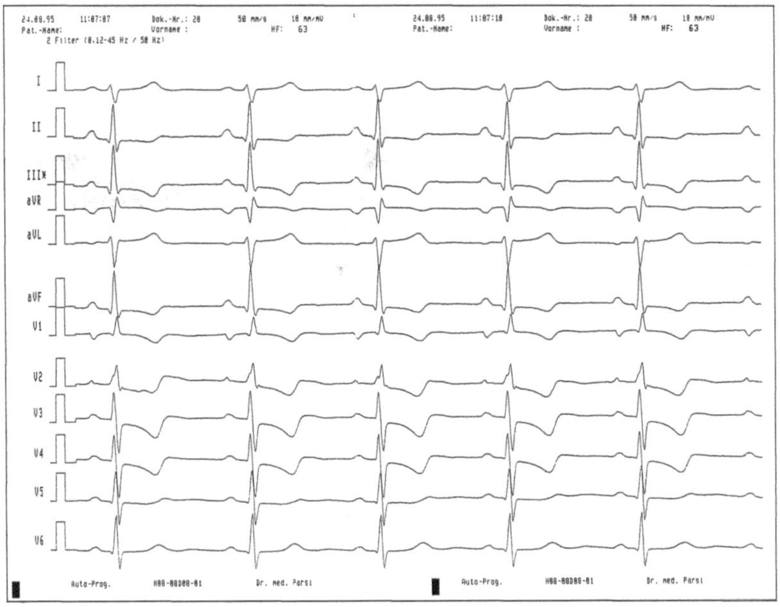

Abb. 14.5: EKG einer 32jährigen Patientin mit primärer pulmonaler Hypertonie (systolischer Pulmonalarteriendruck 80 mm Hg)

phie ist die Abschätzung der pulmonalarteriellen Druckwerte möglich. Das Ausmaß der Pulmonal- und Trikuspidalklappeninsuffizienz kann ebenfalls abgeschätzt werden (Abbildung 14.6).

14.4.10 Blutgasanalyse

Die Blutgasanalyse zeigt eine Hypoxämie mit z.T. ausgeprägter Hypokapnie. Der PaO_2 steigt bei O_2-Gabe nur unzureichend an. Ein $PaO_2 < 70$ mmHg ist ein prognostisch ungünstiger Faktor und mit einer hohen Rate von plötzlichen Todesfällen verbunden.

14.4.11 Lungenfunktion

Die Lungenfunktion zeigt die Merkmale einer leichten Restriktion (Abnahme der Total- und Vitalkapazität). Die Diffusionskapazität für Kohlenmonoxid ist eingeschränkt.

14.4.12 Nuklearmedizinische Untersuchungen

Mit **Ventilations-** und **Perfusionsszintigraphie** ist eine Abgrenzung zur rezidivierenden Lungenembolie gegeben, aber nicht immer möglich. Sie zeigt bei primärer pulmonaler Hypertonie ein normales Muster oder fleckige Verteilung des Radionuklids, was sich besonders bei der veno-okklusiven Form findet (Rich et al. 1986). Im Gegensatz dazu sind bei thromboembolisch bedingter pulmonaler Hypertonie multiple, größere Perfusionsdefekte nachweisbar.

Durch die **Radionuklidventrikulographie** kann in

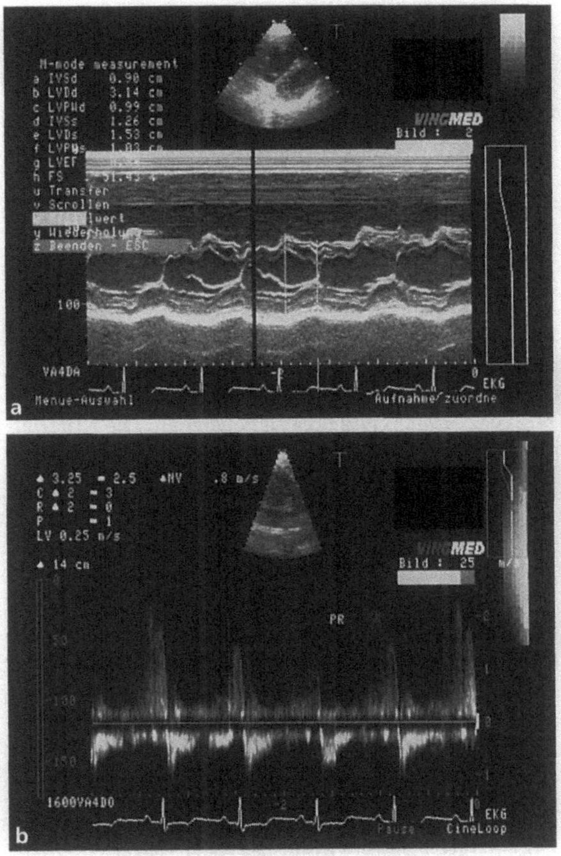

Abb. 14.6: Primäre pulmonale Hypertonie bei einer 32jährigen Patientin.
a – M-Mode des linken Ventrikels, paradoxe Bewegung des Septum interventriculare, b – Nachweis einer mäßigen Pulmonalregurgitation im CW-Doppler

Ruhe und unter Belastung eine Aussage zur rechtsventrikulären Funktion getroffen werden.

14.4.13 Rechtsherzkatheterisierung

Nur die Rechtsherzkatheterisierung ermöglicht die exakte Druckmessung im rechten Vorhof, Ventrikel und in der A. pulmonalis. Weitere wichtige Parameter sind der Pulmonalkapillardruck (PC-Druck), der dem Füllungsdruck des linken Ventrikels entspricht, das Herzminutenvolumen und der Lungengefäßwiderstand. Der Pulmonalarteriendruck kann 3–4mal höher als normal sein, der rechtsatriale Druck ist erhöht und das Herzminutenvolumen reduziert (Rich et al. 1987). Der PC-Druck ist auch bei der venookklusiven Form normal. Mit dem PC-Druck ist eine Unterscheidung zwischen präkapillärer, pulmonal bedingter und postkapillärer Druckerhöhung als Folge primärer Erkrankungen des linken Herzens möglich. Die hämodynamischen Parameter des linken Herzens sind in der Regel normal. Nur bei einer starken Dilatation des rechten Ventrikels kann es durch Kompression des linken Ventrikels zu einer Erhöhung des linksventrikulären Füllungsdruckes kommen.

Die **Pulmonalis-Angiographie** trägt zur Differenzierung zwischen thrombotisch bedingter oder primärer pulmonaler Hypertonie bei. Die angiographischen **Kriterien der primären pulmonalen Hypertonie** sind die Dilatation des rechten und linken Stammes der A. pulmonalis, die gleichzeitig bestehende Vasokonstriktion und der Verschluß kleiner Arterien mit einem Durchmesser unter 1 mm.

Gleichzeitig werden unter therapeutischen Gesichtspunkten Sauerstoffinsufflationen oder Vasodilatantien (systemisch oder inhalativ) wie Stickstoffmonoxid, Prostacyclin, Prostacyclinderivate und Adenosin verabreicht, um die **Reversibilität** des pulmonalarteriellen Druckes zu beurteilen. Die Kriterien der Reversibilität sind

- Senkung des Pulmonalarteriendruckes ≥ 20%
- Anstieg des Herzminutenvolumens
- Kein oder nur geringer Abfall des arteriellen Blutdruckes bzw. der Sauerstoffsättigung.

Ist der Test positiv, besteht die Wahrscheinlichkeit, daß eine anhaltende hämodynamische und symptomatische Verbesserung sowie eine Verlängerung des Überlebens möglich sind (Rich et al. 1987a, 1992). Es muß jedoch erwähnt werden, daß keine einheitlich akzeptierten Kriterien für einen akuten positiven Vasodilatator-Test bestehen (Rubin 1997).

Ein intrakardialer Shunt sollte bei der Untersuchung mit ausgeschlossen werden. Beachtenswert ist jedoch das erhöhte Komplikationsrisiko. Trotzdem ist der Herzkatheter zur Diagnostik der pulmonalen Hypertonie unverzichtbar.

14.4.14 Differentialdiagnose

Differentialdiagnostisch sind Erkrankungen auszuschließen, die eine sekundäre pulmonale Druckerhöhung verursachen. Dazu gehören:

1. **Angeborene Anomalien**
   - verschiedene Arten von Hypoplasie der Pulmonalarterie
   - multiple periphere Pulmonalarterienstenosen
   - diffuse arterielle Einengung
2. **Arteriitis**
   - im Rahmen der Bindegewebserkrankungen und systemischen Arteriitis
   - nekrotisierende pulmonale „Panarteriitis nodosa“ (ist fast immer auf die Lunge beschränkt, kommt besonders bei Kindern vor, geht regelmäßig mit einer pulmonalen Hypertonie einher, in Verbindung mit Septikämie).
3. **Protrahierter Vasospasmus**
   - bei sympathischer Hyperaktivität im Zusammenhang mit pulmonaler Hypertonie und Raynaud-Krankheit
   - bei chronischer Hypoxie (führt zur Vasokonstriktion der pulmonalen Widerstandsgefäße), hypoxiebedingte pulmonale Hypertonie betrifft größere Gruppen von Patienten (darunter sog. „Höhenpulmonale Hypertonie“).
4. **Medikamenten-induzierte pulmonale Hypertonie**
   - Appetitzügler
   - Kontrazeptiva
   - Sulfonamide, Penicillin, Chloramphenicol im Zusammenhang mit hypersensitiver Arteriitis des Pulmonalgefäßsystems
5. **Verschiedene Erkrankungen**
   - konnatale Syphilis
   - Schistosomiasis (Bilharziose)
   - Drogenabhängigkeit (besonders Kokain-Abusus)
   - Amyloidose.

14.4.15 Therapie

➤ Nicht-medikamentöse Therapie

Die Möglichkeiten der nicht-medikamentösen Therapie beschränken sich vor allem auf **körperliche Schonung**. Dies ist besonders wichtig, da schon geringe körperliche Belastung zu einem Anstieg des pulmonal-vaskulären Druckes führt und eine adäquate Steigerung des Herzminutenvolumens nicht möglich ist. Weiterhin sollten zusätzliche **Risikofaktoren** für **thrombembolische Ereignisse** vermieden werden. So ist für Frauen nicht empfehlenswert, orale **Kontrazeptiva** einzunehmen oder schwanger zu werden. Letzteres wirkt sich zusätzlich durch die starke Kreislaufbelastung negativ aus.

Sauerstoff-Langzeittherapie

Die kontinuierliche O_2-Zufuhr über mindestens 16–18 Stunden/d ist dann indiziert, wenn der PaO_2 < 60 mmHg und die SaO_2 < 90 mmHg liegt und im Rahmen einer Herzkatheteruntersuchung eine pulmonale Drucksenkung unter O_2-Gabe nachgewiesen wurde. Eine besondere Bedeutung kommt dabei der nächtlichen Sauerstoffgabe zu, da zu dieser Zeit die Hypoxämie und hypoxische Vasokonstriktion durch die Hypoventilation verstärkt werden. Bei gleichzeitig vorhandenen Atemstörungen, z. B. bei Schlafapnoe oder zentral bedingt, sollte auch eine cPAP-Beatmung in Erwägung gezogen werden (Grimminger et al. 1999).

➤ Medikamentöse Therapie

Eine niedrigdosierte **diuretische Therapie** ist zur Behandlung der kardialen Dekompensation sinnvoll. Es ist jedoch darauf zu achten, daß es nicht zu einem Anstieg des Hämatokrits (> 50%) und damit der Erhöhung der Blutviskosität kommt.

Unter Gabe von **Digoxin** kommt es bei Rechtsherzinsuffizienz und pulmonaler Hypertonie bei normaler linksventrikulärer Funktion als Kurzzeitwirkung (1 mg Digoxin i.v., Kontrollmessung nach 2 Stunden) zu einer Erhöhung des Herzminutenvolumens und zur signifikanten Senkung des Noradrenalins und des ANP. Ein nachweisbarer Einfluß von Digoxin auf die Barorezeptoren-Reaktion konnte nicht festgestellt werden. Die Gabe des Digoxins bei pulmonaler Hypertonie wird als berechtigt angesehen (Rich et al. 1998), was auch der eigenen Beobachtung entspricht.

Die Therapie sollte jedoch in niedriger Dosierung erfolgen, da aufgrund der chronischen Hypoxämie, respiratorischen Azidose und ggf. einer durch Diuretika bedingten Hypokaliämie eine größere Empfindlichkeit gegenüber Glykosiden besteht.

Orale Antikoagulantien

Orale Antikoagulantien beeinflussen den Krankheitsverlauf positiv. In einer Studie an 115 Patienten konnte eine signifikante Verbesserung der 1- und 2-Jahres-Überlebensrate nachgewiesen werden. So überlebten Patienten mit einer Antikoagulantientherapie zu 76% 1 Jahr und 63% 2 Jahre, hingegen ohne Therapie nur 58% bzw. 38% (Fuster et al. 1984). Warfarin ist hierbei Mittel der Wahl. Die INR sollte etwa bei 2 liegen (Rubin 1997).

Calciumantagonisten

Eine weitere Therapiemöglichkeit ist der Einsatz von **Calciumantagonisten**, wobei mit Nifedipin und Diltiazem die meisten Erfahrungen vorhanden sind.

Rich et al. (1991) konnten unter hochdosiertem Nifedipin (120–240 mg/d) bzw. Diltiazem (540–900 mg/d) bei Patienten, die auf diese Medikamente ansprachen, eine Senkung des Pulmonalarteriendrucks um 39% sowie des Pulmonalgefäßwiderstandes um 53% nachweisen. Der Herzindex stieg ebenso wie die körperliche Leistungsfähigkeit an. Die Responderrate lag bei 26% (Rich et al. 1992). **Nachteilig** ist, daß in dieser hohen Dosierung kardiale Nebenwirkungen, wie die arterielle Hypotonie, SA- und AV-Blockierungen, besonders bei Diltiazem auftreten können.

Prostacyclin und Prostanoide

Im Endstadium und als Akuttherapie der Rechtsherzinsuffizienz ist eine Prostacyclin- und Prostaglandin-E_1-Therapie wegen ihrer drucksenkenden Wirkung geeignet. Aufgrund der hohen pulmonalen Clearance wird der systemische Blutdruck wenig beeinflußt. Prostacyclin (Epoprostenol) wird über Dauerkatheter oder implantierten Port infundiert. Diese Therapie, die zuerst als Überbrückung bis zur Transplantation eingesetzt wurde, wird auch zunehmend in der Langzeittherapie der primären pulmonalen Hypertonie eingesetzt (Barst et al. 1996). Sie beeinflußt den Vorgang des pulmonal-vaskulären Remodelings und der Thrombosierungen. Nachteilig sind die notwendige kontinuierliche Zufuhr mit Komplikationen durch zentralvenöse Zugänge und der Rebound-Effekt nach Absetzen der Therapie. Prostacyclin wird anfänglich in einer Dosierung von 2–5 ng/kg KG/min gegeben und bis auf durchschnittlich 20–40 ng/kg KG/min nach 1 Jahr zur Aufrechterhaltung des klinischen Effektes gesteigert. Eine weitere Möglichkeit ist die **inhalative** Therapie mit Prostanoiden wie Iloprost (Ilomedin®); sie verbinden die Wirkung des Prostacyclins mit der Selektivität von eingeatmetem Stickstoffmonoxid (Grimminger et al. 1999). Iloprost zeigt bereits bei kurzzeitiger Exposition quantitativ vergleichbare Effekte auf den Lungengefäßwiderstand und die Oxygenierung wie das Stickstoffmonoxid (Schulze-Neick et al. 1997). Ein Rebound-Effekt tritt hierbei nicht auf. Allerdings spricht nur ein Teil der Patienten auf diese Therapie wie auch auf die Calciumantagonisten an.

➤ Chirurgische Therapie

Die chirurgische Therapie der primären pulmonalen Hypertonie besteht in erster Linie in der Lungentransplantation. Es ist sowohl die einseitige als auch die beidseitige Transplantation möglich. In den letzten Jahren wurde die bilaterale Transplantation der Lungen bevorzugt (Haverich et al. 1999). Nach Rückgang der Druckbelastung normalisiert sich auch eine hochgradig eingeschränkte rechtsventrikuläre Funktion schnell, so daß die alleinige Lungentransplantation bei diesen Patienten ausreichend ist (Katz et al. 1996).

Indikationen zur Lungentransplantation bei primärer pulmonaler Hypertonie sind (Maurer et al. 1998):

- NYHA-Stadium III–IV
- Mittlerer Druck in der A. pulmonalis > 55 mmHg
- Herzindex < 2 $l/min/m^2$
- Druck im rechten Vorhof > 15 mmHg

- Ineffektive Reaktion auf die Vasodilatatorentherapie besonders mit Epoprostenol
- ≤ 60 Jahre für bilaterale Lungentransplantation
- ≤ 65 Jahre für einseitige Lungentransplantation

Absolute und relative **Kontraindikationen** s. Kap. 14.3.14, S. 544.

14.4.16 Prognose der primären pulmonalen Hypertonie

Nach den Ergebnissen des NHLBI-Registers beträgt die mittlere Überlebensrate 2,8 Jahre nach Diagnosestellung. Die 1-Jahres-Überlebensrate wird mit 68%, die für 3 Jahre mit 48% und für 5 Jahre mit 34% angegeben (D'Alonzo et al. 1991). Rajasekhar et al. (1994) geben die 2-Jahres-Überlebensrate mit 48%, die 5-Jahres-Rate mit 32% und die 10-Jahres-Rate mit 12% an.

Längere Überlebensraten sind besonders bei Patienten unter der Therapie mit neueren Medikamenten zu beobachten. Die Antikoagulantientherapie verdoppelt annähernd die 3-Jahres-Überlebensrate (Fuster et al. 1984). Bei Ansprechen auf Calciumantagonisten liegt die 5-Jahres-Überlebensrate bei 95%, die der Nicht-Responder bei 55% (Rich et al. 1992).

Die 5-Jahres-Überlebensrate der Patienten im NYHA-Stadium III und IV, die mit Epoprostenol behandelt wurden, lag bei 54% im Gegensatz zu denen ohne dieses Medikament mit 27% (Rubin et al. 1990). Die meisten Patienten sterben als Folge der Rechtsherzinsuffizienz, der plötzliche Tod macht dabei nur etwa 7% aus (Rubin 1997).

Verschiedene Arbeitsgruppen haben versucht, **Vorhersagefaktoren** für das Überleben bei primärer pulmonaler Hypertonie zu bestimmen (D'Alonzo et al. 1991, Rich et al. 1992, Rajasekhar et al. 1994, Barst et al. 1996, Okada et al. 1999):

- Hämodynamische Parameter
  - Mitteldruck in der A. pulmonalis (bei 55 mmHg mittlere Überlebensdauer 48 Monate, bei 85 mmHg 12 Monate)
  - Druck im rechten Vorhof (< 10 mmHg Überlebensdauer 46 Monate, > 20 mmHg 1 Monat)
  - Herzindex (4 $l/min/m^2$ 43 Monate Überlebensdauer, 2 $l/min/m^2$ 17 Monate)
  - herabgesetzte Diffusionskapazität für Kohlenmonoxid
  - venöse Sauerstoffsättigung > 60% der Sauerstoffsättigung der A. pulmonalis
- Funktionelle Klasse nach NYHA
- Alter bei Krankheitsbeginn (je älter, um so bessere Prognose)
- Belastungstoleranz (6 min Gehtest)
- Raynaud-Phänomen
- Antikoagulantientherapie
- Reaktion auf Vasodilatatoren.

14.5 Prognose nach Lungentransplantation

Nach Angaben des Registers der International Society for Heart and Lung Transplantation liegt die 1-Jahr-Überlebensrate nach Lungentransplantation bei 70,7%, die für 3 Jahre bei 54,8% und die für 5 Jahre bei 42,6% mit einer mittleren Überlebenszeit von 3,7 Jahren. Es ist auch zu anzumerken, daß sich die Überlebensraten für die Lungentransplantation in den letzten 10 Jahren trotz verbesserter chirurgischer Techniken und postoperativer Betreuung nur leicht verbessert haben (Hosenpud et al. 1998). Die 5-Jahres-Überlebensraten der Lungentransplantation liegen hinter der der Herz- und Lebertransplantation zurück, die etwa bei 70% liegen.

Literatur

Archibald, C.J., W.R. Auger, P.F. Fedullo, R.N. Channick, K.M. Kerr, S.W. Jamieson, D.P. Kapelanski, C.N. Watt, K.M. Moser: Long-term outcome after pulmonary thromboendarterectomy. Am. J. Respir. Crit. Care Med. 160 (1999) 523–528.

Barst, R.J., L.J. Rubin, W.A. Long, M.D. McGoon, S. Rich, D.B. Badesch, B.M. Groves, V.F. Tapson, R.C. Boourge, B.H. Brundage, S.K. Koerner, D. Langleben, C.A. Keller, S. Murali, B.F. Uretsky, L.M. Clayton, M.M. Jöbsis, S.D. Blackburn, D. Shortino, J.W. Crow for the Primary Pulmonary Hypertension Study Group: A comparison of continuous intravenous epoprostenol (prostacyclin) with conventional therapy for primary pulmonary hypertension. N. Engl. J. Med. 334 (1996) 296–301.

Bell, W.R., T.L. Simon, D.L. DeMeets: The clinical features of submassive and massive pulmonary embolism. Amer. J. Med. 62 (1977) 355–360.

Blau, I.: Ergebnisse der thrombolytischen Behandlung tiefer Venenthrombosen mit/ohne Lungenembolie in der Charité im Zeitraum von November 1982 bis März 1987. Dissertation A, Humboldt-Universität zu Berlin, 1988.

Carson, J.L., M.A. Kelly, A. Duff, J.G. Weg, W.J. Fulkerson, H.I. Palevski, J.S. Schwartz, B.T. Thompson, J. Popovich, T.E. Hobbins, M.A. Spera, A. Alavi, M.L. Terrin: The clinical course of pulmonary embolism. N. Engl. J. Med. 326 (1992) 1240–1245.

Dalen, J.A., J. S. Alpert: Natural history of pulmonary embolism. Progr. Cardiovasc. Dis. 17 (1975) 259–270.

D'Alonzo, G.E., R.J. Barst, S.M. Ayres, E.H. Bergofsky, B.H. Brundage, K.M. Detre, A.P. Fishman, R.M. Goldring, B.M. Groves, J.T. Kernis, P.S. Levy, G.G. Pietra, L.M. Reid, J.T. Reves, S. Rich, C.E. Vreim, G.W. Williams, M. Wu: Survival in patients with primary pulmonary hypertension. Ann. Intern. Med. 115 (1991) 343–349.

Danchin, N., E.A. Cornette, A. Henriquez, J.P. Godenir, G. Ethevenot, J.M. Polu, P. Sadoul: Two dimensional echocardiographic assessment of the right ventricle in patients with chronic obstructive lung disease. Chest 92 (1987) 229–233.

Daum, S.: Chronisches Cor pulmonale. In: D. Nolte (Hrsg.): Manuale Pneumologicum. Dustri Verlag, München-Deisenhofen, 1994.

De Moerloose, P., J.J. Michiels, H. Bounameaux: The place of D-dimer testing in the integrated approach of patients suspected to pulmonary embolism. Semin. Thromb. Hemost. 24 (1998) 409–412.

Decousus, H., A. Leizorovicz, F. Parent, Y. Page, B. Tardy, P. Girard, S. Laporte, R. Faivre, B. Charbonnier, F.G. Barral, Y. Huet, G. Simonneau: A clinical trial of vena caval filters in the prevention of pulmonary embolism in patients with proximal deep-vein thrombosis. Prevention du Risque d'Embolie Pulmonaire par Interruption Cave Study Group. N. Engl. J. Med. 338 (1998) 409–415.

Elliott, C.G.: Pulmonary physiology during pulmonary embolism. Chest 101 (Suppl.) (1992) 163S–171S.

Ferguson G.T., R.M. Cherniak: Management of chronic obstructive pulmonary disease. N. Engl. J. Med. 328 (1993) 1017–1022.

Fuster, V., P.M. Steele, W.D. Edwards, B.J. Gersh, M.D. Mc Goon, R.L. Frye: Primary pulmonary hypertension. Natural history and the importance of thrombosis. Circulation 70 (1984) 580–587.

Goldhaber, S.Z., G.R. Simons, C.G. Elliott, W.D. Haire, R. Toltzis, S.C. Blacklow, M.H. Doolittle, D.S. Weinberg: Quantitative plasma D-dimer levels among patients undergoing pulmonary angiography for suspected pulmonary embolism. JAMA 270 (1993) 2819–2822.

Goldhaber, S.Z., F. Grodstein, M.J. Stampfer, J.E. Manson, G.A. Colditz, F.E. Speizer, W.C. Willett, C.H. Hennekens: A prospective study of risk factors for pulmonary embolism in women. JAMA 277 (1997) 642–645.

Goldhaber, S.Z.: Pulmonary embolism. N. Engl. J. Med. 339 (1998) 93–104.

Goldhaber, S.Z., L. Visani, M. De Rosa: Acute pulmonary embolism: clinical outcomes in the International Cooperative Pulmonary Embolism Registry. Lancet 353 (1999) 1386–1386.

Grimminger, F., H. Olschewski, W. Seeger: Vasotrope Therapie und Beatmung bei pulmonaler Hypertonie. Internist 40 (1999) 747–755.

Grosser, K.D.: Akute Lungenembolie. Behandlung nach Schweregraden. Dtsch. Ärztebl. 85 (1988) 587–594.

Greinacher, A.: Heparin-induced thrombocytopenia: pathophysiology and clinical concerns. Baillieres Clin. Haematol. 11 (1998) 461–474.

Greinacher, A., H. Volpel, U. Janssens, V. Hach-Wunderle, B. Kemkes-Matthes, P. Eichler, H.G. Mueller-Velten, B. Potzsch: Recombinant hirudin (Lepirudin) provides safe and effective anticoagulation in patients with heparin-induced thrombocytopenia. A prospective study. Circulation 99 (1999) 73–80.

Haverich, A., K. Wiebe: Chronische pulmonale Hypertension. Internist 40 (1999) 764–771.

Higenbottam, T., A.Y. Butt, A. McMahon, R. Westerbeck, L. Sharples: Long-term intravenous prostaglandin (epoprostenol or lioprost) for treatment of severe pulmonary hypertension. Herz 80 (1998) 151–155.

Henk, C.B., H. Gabriel, D. Fleischmann, M. Schoder, G.H. Mostbeck: Pulmonale Hypertension und Cor pulmonale. Radiologe 37 (1997) 388–401.

Höper, M.M., T.O.F. Wagner, H. Fabel: Diagnostik der primären pulmonalen Hypertonie. Dtsch. Med. Wschr. 118 (1993) 1767–1771.

Höper, M.M., T.O.F. Wagner, H. Fabel: Therapie der primären pulmonalen Hypertonie. Dtsch. Med. Wschr. 118 (1993a) 1809–1813.

Horstkotte, D., M.P. Heintzen, B.E. Strauer: Kombinierte mechanische und thrombolytische Wiedereröffnung der Lungenstrombahn bei massiver Lungenarterienembolie mit kardiogenem Schock. Intensivmedizin 27 (1989) 1224–132.

Hosenpud, J.D., L.E. bennett, B.M. Keck, B. Fiol, M.M. Boucek, R.J. Novick: The Registry of the International Society for Heart and Lung Transplantation: fifteenth official report–1998. J. Heart Lung Transplat. 17 (1998) 656–668.

Hughes, G.R.V.: The antiphospholipid syndrome: ten years on. Lancet 342 (1993) 341–344.

Humbert, M., O. Sanchez, M. Fartoukh, J.L. Jagot, C. LeGall, O. Sitbon, F. Parent, G. Simonneau: Short-term and long-term epoprostenol (prostacyclin) therapy in pulmonary hypertension secondary to connective tissue disease: results of a pilot study. Eur. Respir. J. 13 (1999) 1351–1356.

Isoda, K., K. Satomura, A. Hamabe, K. Hagisawa, Y. Kamezawa, Y. Sugiyabu, A. Kurita, H. Nakamura: A case of acute massive pulmonary thromboembolism treated by mechanical clot fragmentation using a percutaneous transluminal angioplasty balloon. Jpn. Circ. J. 61 (1997) 531–535.

Kasper, W., S. Konstantinides, A. Geibel, M. Olschewski, F. Heinrich, K.D. Grosser, K. Rauber, S. Iversen, M. Redecker, J. Kienast: Management strategies and determinants of outcome in acute major pulmonary embolism: results of a multicenter registry. JAMA 30 (1997) 1165–1171.

Katz, W.E., T.A. Gassoir, J.J. Quinlan, J.M. Lazar, L. Firestone, B.P. Griffith, J. Gorcsan: Immediate effects of lung transplantation on right ventricular morphology and function in patients with variable degrees of pulmonary hypertension. J. Am. Coll. Cardiol. 27 (1996) 384–391.

Kirsten, D., H. Magnussen: Diagnose und Therapie des Cor pulmonale. Internist 32 (1991) W1–W6.

Kniffin, W.D. jr., J.A. Baron, J. Barrett, J. Birkmeyer,

F.A. Anderson jr.: The epidemiology of diagnosed pulmonary embolism and deep venous thrombosis in the elderly. Arch. Intern. Med. 154 (1994) 861–864.

Koizumi, J., S. Kusano, T. Akima, K. Isoda, H. Hikita, A. Kurita, H. Nakamura: Emergent Z stent placement for treatment of cor pulmonale due to pulmonary emboli after failed lytic treatment: technical considerations. Cardiovasc. Intervent. Radiol. 21 (1998) 254–255.

Lang, I.M., M.P. Kneussl: Dilatation of the pulmonary arteries in primary pulmonary hypertension. N. Engl. J. Med. 334 (1996) 302.

Levine, M., J. Hirsh, J. Weitz, M. Cruikshank, J. Neemeh, A.G. Turpie, M. Gent: A randomized trial of a single bolus dosage regime of recombinant tissue plasminogen activator in patients with acute pulmonary embolism. Chest 98 (1990) 1473–1479.

Loyd, J.E., M.G. Butler, T.M. Foroud, P.M. Conneally, J.A. Phillips III., J.H. Newman: Genetic anticipation and abnormal gender ratio at birth in familial primary pulmonary hypertension. Am. J. Respir. Care Med. 152 (1995) 93–97.

Martin, R.J., J. Pak: Overnight theophylline concentration and effects on sleep and lung function in obstructive pulmonary disease. Am. Rev. Respir. Dis. 145 (1992) 540–544.

Matthay, R.A., H.J. Berger, R.Davies, J. Loke, A. Gottschalk, B.L. Zaret: Improvement in cardiac performance by oral long-acting theophylline in chronic obstructive pulmonary disease. Am. Heart J. 104 (1982) 1022–1026.

Mayer, E., T. Kramm, M. Dahm, W. Moersing, B. Eberle, C. Duber, T. Menzel, H. Oelert: Aktuelle Frühergebnisse nach pulmonaler Thrombendarterektomie bei chronischer thrombembolischer pulmonaler Hypertonie. Z. Kardiol. 86 (1997) 920–927.

McConnell, M.V., S.D. Solomon, M.E. Ryan, P.C. Come, S.Z. Goldhaber, R.T. Lee: Regional right ventricular dysfunction detected by echocardiography in acute pulmonary embolism. Am. J. Cardiol. 15 (1996) 469–473.

Meaney, J.F., J.G. Weg, T.L. Chenevert, D. Stafford-Johnson, B.H. Hamilton, M.R. Prince: Diagnosis of pulmonary embolism with magnetic resonance angiography. N. Engl. J. Med. 336 (1997) 1422–1427.

Meneveau, N., F. Schiele, A. Vuillemenot, B. Valette, G. Grollier, Y. Bernard, J.P. Bassand: Streptokinase vs alteplase in massive pulmonary embolism. A randomized trial assessing right heart hemodynamics and pulmonary vascular obstruction. Eur. Heart J. 18 (1997) 1141–1148.

Miller, G.A.H., G.C. Sutton, I.H. Kerr, R.V. Gibbson, M. Honey: Comparison of streptokinase and heparin in treatment of isolated pulmonary massive embolism. Br. Med. J. 2 (1971) 681–684.

Moser, K.M., P.F. Fedullo, J.K.Littejohn, R. Crawford: Frequent asymptomatic pulmonary embolism in patients with deep venous thrombosis. JAMA 271 (1994) 223–228.

Nielsen, H.K., S.E. Husted, L.R. Krusell, H. Fasting, P. Charles, H.H. Hansen: Silent pulmonary embolism in patients with deep venous thrombosis. Incidence and fate in a randomized, controlled trial of anticoagulation and no anticoagulation. J. Intern. Med. 235 (1994) 457–461.

Olschewski, H., A.H. Ghofrani, D. Walmrath, R. Schermuly, B. Temmesfeld-Wollbruck, F. Grimminger, W. Seeger: Inhaled prostacyclin and iloprost in severe pulmonary hypertension secondary to lung fibrosis. Am. J. Respir. Crit. Care Med. 160 (1999) 600–607.

Pilger, E., K.H. Smolle: Thrombolysetherapie bei akuter Lungenembolie. Internist 37 (1996) 574–584.

PIOPED-Investigators: Value of the ventilation/perfusion scan in acute pulmonary embolism: results of the Prospective Investigation Pulmonary Embolism Diagnosis (PIOPED). JAMA 263 (1990) 2753–2759.

Rademaker, J., M. Galanski: Wert der Spiral-Computertomographie in der Diagnostik der akuten Lungenembolie. Dtsch. Med. Wschr. 124 (1999) 153–157.

Rajasekhar, D., K.G. Balakrishnan, C.G. Venkitachalam, J.A. Tharakan, T. Titus, R. Subramanian, V.K. Kumar, A. Bhat, V.R. Pillai: Primary pulmonary hypertension: natural history and prognostic factors. Indian Heart J. 46 (1194) 165–170.

Remy-Jardin, M., J. Remy, F. Deschildre, D. Artaud, J.P. Beregi, C. Hossein-Foucher, X. Marchandise, A. Duhamel: Diagnosis of pulmonary embolism with spiral CT: comparison with pulmonary angiography and scintigraphy. Radiology 200 (1996) 699–706.

Ribeiro, A., P. Lindmarker, H. Johnsson, A. Juhlin-Danfeldt, L. Jorfeldt: Pulmonary embolism: one-year follow-up with echocardiography doppler and five year survival analysis. Circulation 99 (1999) 1325–1330.

Rich, S., G.G. Pietra, K. Kieras, K. Hart, B.H. Brundage: Primary pulmonary hypertension: Radiographic and scintigraphic patterns of histologic subtypes. Ann. Intern. Med. 105 (1986) 499–502.

Rich, S., D.R. Dantzker, S.M. Ayres, E.H. Bergofsky, B.H. Brundage, K.M. Detre, A.P. Fishman, R.M. Goldring, B.M. Groves, S.K. Koerner: Primary pulmonary hypertension: A national prospective study. Ann. Intern. Med. 107 (1987) 216–223.

Rich, S., B.H. Brundage: High-dose calcium channel blocking therapy for primary pulmonary hypertension: evidence for long-term reduction in pulmonary arterial pressure and regression of right ventricular hypertrophy. Circulation 76 (1987a) 135–141.

Rich, S., E. Kaufmann: High dose titration of calcium channel blocking agents for primary pulmonary hypertension. J. Amer. Coll. Cardiol. 18 (1991) 1323–1327.

Rich, S., E. Kaufmann, P.S. Levy: The effect of high doses of calcium channel blockers on survival in primary pulmonary hypertension. N. Engl. J. Med. 327 (1992) 76–81.

Rich, S., M. Seidlitz, E. Dodin, D. Osimani, D. Judd, D. Genthner, V. McLaughlin, G. Francis: The short-term effects of digoxin in patients with right ventricular dysfunction from pulmonary hypertension. Chest 114 (1998) 787–792.

Riedel, M., V. Stanek, J. Widimsky, I. Prerovsky: Long-term follow-up of patients with pulmonary thromboembolism: late prognosis and evaluation of hemodynamic and respiratory data. Chest 81 (1982) 151–158.

Riedel, M., W. Rudolph: Diagnostik der Lungenembolie. Herz 14 (1989) 71–81.

Ridker, P.M., C.H. Hennekens, J. Selhub, J.P. Miletich, M.R. Malinow, M.J. Stampfer: Interrelation of hyperhomocysteinemia, factor V Leiden and the risk of future venous thrombosis. Circulation 95 (1997) 1777–1782.

Romaniuk, P., T. Thieme, G. Miersch, C. Stobbe, F. Stößlein: Zur Implantation von Vena-cava-Filtern bei akuten Lungenarterienembolien. Z. Kardiol. 82 (Suppl. 2) (1993) 35–40.

Rosing, T., G. Tans, G.A.F. Nicolaes M.C. Thomassen, R. van Oerle, P.M. van der Ploeg, P. Heijnen, K. Hamulyak, H.C. Hemker: Oral contraceptives and venous thrombosis: different sensitivities to activated protein C in women using second- and third-generation oral contraceptives. Br. J. Haematol. 97 (1997) 233–238.

Rubin, L.J., J. Mendoza, M. Hood, M. McGoon, R. Barst, W.B. Williams, J.H. Diehl, J. Crow, W. Long: Treatment of primary pulmonary hypertension with continuos intravenous prostacyclin (epoprosterenol): results of randomized trial. Ann. Intern. Med. 112 (1990) 485–491.

Rubin, L.J.: Primary pulmonary hypertension. N. Engl. J. Med. 336 (1997) 111–117.

Saadjian, A.Y., F.F. Philip-Joet, R. Vestri, A.G. Arnaud: Long-term treatment of chronic obstructive lung disease by nifedipine: an 18-month hemodynamic study. Eur. Respir. J. 1 (1988) 716–720.

Sandler, D.A., J.F. Martin: Autopsy proven pulmonary embolism in hospital patients: Are we detecting enough deep vein thrombosis? J.R. Soc. Med. 82 (1989) 203–207.

Sasahara, A.A.: Current concepts in the diagnosis of pulmonary embolism. Paper at Meeting of Central Chapter, Society of Nuclear Medicine at Chicago, March 1974.

Sasahara, A.A., T.M. Hyers, C.M. Cole, F. Ederer, J.A. Murray, N.K. Wenger, S. Sherry, J.M. Stengle: The urokinase pulmonary embolism trial. A national cooperation study. Circulation 47 (Suppl. II) (1973) 1–108.

Scholz, K.h., M. Just, A.B. Buchwald, G.S. Werner, M. Stille-Siegener, H. Kreuzer: Erfahrungen mit temporären Vena-cava-Filtern bei 114 Risiko-Patienten mit Thrombosen und Thromboembolien. Dtsch. med. Wschr. 124 (1999) 307–313.

Schulze-Neick, I., F. Uhlemann, J.H. Nürnberg, M. Bültmann, N.A. Haas, I. Dähnert, V. Alexi-Meshkishvili, C. Opitz, D. Pappert, R. Rossaint, F.X. Kleber, R. Hetzer, P.E. Lange: Aerosoliertes Prostazyklin zur präoperativen Evaluierung und postkardiochirurgischen Behandlung von Patienten mit pulmonaler Hypertonie. Z. Kardiol. 86 (1997) 71–80.

Silverstein, M.D., J.A. Heit, D.N. Mohr, T.M. Petterson, W.M. O'Fallon, L.J. Meton 3rd: Trends in the incidence of deep venous thrombosis and pulmonary embolism: a 25-year population-based study. Arch. Intern. Med. 158 (1998) 585–593.

Simonneau, G.: New perspectives for treatment of pulmonary embolism. Hemostasis 28 (Suppl. S3) (1998) 95–99.

Stein, P.D., J.E. Dalen, K.M. McIntyre, A.A. Sasahara, N.K. Wenger, P.W. Willis: The electrocardiogram in acute pulmonary embolism. Progr. Cardiovasc. Dis. 17 (1975) 247–257.

Stein, P.D., P.W. Willis, D.L. DeMeets: History and physical examination in acute pulmonary embolism in patients without pre-existing cardiac or pulmonary disease. Amer. J. Cardiol. 47 (1981) 218–223.

Stein, P.D., M.L. Terrin, C.A. Hales, H.I. Palevsky, H.A. Saltzman, B.T. Thompson, J.G. Weg: Clinical, laboratory, roentgenographic, and electrocardiographic findings in patients with acute pulmonary embolism and no pre-existing cardiac or pulmonary disease. Chest 100 (1991) 598–603.

Stein, P.D., S.Z. Goldhaber, J.W. Henry, A.C. Miller: Arterial blood gas analysis in the assessment of suspected acute pulmonary embolism. Chest 109 (1996) 78–81.

Stein, P.D., J.W. Henry: Clinical characteristics of patients with acute pulmonary embolism stratified according to their presenting syndromes. Chest 112 (1997) 974–979.

Van Beek, E.J., M.M. Tiel-van Buul, H.R. Buller, E.A. van Royen, J.W. ten Cate: The value of lung scintigraphy in the diagnosis of pulmonary embolism. Eur. J. Nucl. Med. 20 (1993) 173–181.

Vandenbroucke, J.P., T. Koster, E. Briet, P.H. Reitsma, R.M. Bertina, F.R. Rosendaal: Increased risk of venous thrombosis in oral-contraceptive users who are carriers of factor V Leiden mutation. Lancet 344 (1994) 1453–1457.

Voigtländer, T., H.J. Rupprecht, B. Nowak, F. Post, P. Stähr, E. Mayer, J. Meyer: Klinischer Einsatz eines neuen Thrombektomie-Kathetersystems bei fulminanter Lungenembolie. Z. Kardiol. 86 (Suppl. 2) (1997) 53.

Weitzenblum, E., J. Zielinski, J.M. Bishop: The diagnosis of „Cor pulmonale" by noninvasive methods: a challenge for pulmonologists and cardiologists. Bull. Eur. Physiopathol. Resp. 19 (1983) 423–426.

Wendt, T., J. Krappe, S. Tegel, V. Bongers, G. Kober: Volle Arbeitsfähigkeit statt drohender Berentung. Thrombendarterektomie bei chronisch thrombembolischer pulmonaler Hypertonie. Dtsch. Med. Wschr. 123 (1998) 965–971.

Wenz, W., J. Laubenberger: Checkliste bildgebende Verfahren, Bd. 2: Thorax. Thieme, Stuttgart, New York 1992, S. 131.

WHO: Chronic cor pulmonale: Report on an Expert Committee. WHO Techn. Rep. Series No 213 (1961).

WHO: Primary pulmonary hypertension. Geneva, 1975, 7–45.

Widimsky, J.: 16. Cor pulmonale. In: G. Brüschke (Hrsg.): Handbuch der Inneren Medizin. Band 1, Teil 2, Gustav Fischer Verlag, Jena 1981, S. 167–190.

Wilson, D.O., R.M. Rogers, E.C. Wright, N.R. Anthonisen: Body weight in chronic obstructive pulmonary disease: The National Institutes of Health Intermittent Positive-Pressure Breathing Trial. Am. Rev. Respir. Dis. 139 (1989) 1435–1438.

Wittlich , N., R. Erbel, A. Eichler, S. Schuster, H. Jakob, S. Iversen, H. Oelert, J. Meyer: Detection of central pulmonary artery thromboemboli by esophageal echocardiography in patients with severe pulmonary embolism. J. Am. Soc. Echocardiogr. 5 (1992) 515–524.

Wood, P.: Pulmonary hypertension with special reference to the vasoconstrictive factor. Br. Heart J. 20 (1958) 557–570.

Ziment, I.: Pharmacologic therapy of obstructive airway disease. Clin. Chest Med. 11 (1990) 461–486.

15 Herzrhythmusstörungen

15.1 Definition und Bedeutung

Herzrhythmusstörungen sind Änderungen der Schlagfolge des Herzens, die durch Störungen der Erregungsbildung oder -leitung oder durch die Kombination beider bedingt sind.

Die **Bedeutung** der Herzrhythmusstörungen liegt in
- potentiellen Letalfaktoren (Kammerflimmern, AV-Block III. Grades ohne adäquaten Ersatzrhythmus)
- Verschlechterung der Herzfunktion
- thrombembolischen Komplikationen
- subjektiven Mißempfindungen (Palpitationen, Schwindel u.a.).

15.2 Ätiologie

Herzrhythmusstörungen haben folgende **Ursachen**:
- Änderung des extrazellulären Milieus (Kalium-, Calcium-, Wasserstoff-, Hydrogencarbonat-Ionen, Laktat)
- Überdehnung der Myokardfasern im Vorhof und Ventrikel
- Sauerstoff- und Substratmangel
- überhöhter Sympathiko- oder Vagotonus
- proarrhythmische Wirkung der Antiarrhythmika.

Häufige sich daraus ergebende **Herzrhythmusstörungen** sind:
- supraventrikuläre und ventrikuläre Extrasystolie
- tachykarde und bradykarde absolute Arrhythmie bei Vorhofflimmern/-flattern
- paroxysmale supraventrikuläre Tachykardie
- AV-Leitungsstörungen
- als **Notfall**:
- Kammerflimmern, -flattern
- ventrikuläre Tachykardie
- Asystolie.

15.3 Einteilung der Herzrhythmusstörungen

Herzrhythmusstörungen werden eingeteilt in:
- Erregungsbildungsstörungen
- Erregungsleitungsstörungen und
- Kombination von beiden.

15.4 Erregungsbildungsstörungen

15.4.1 Elektrophysiologische Grundlagen

Mechanismen der Erregungsbildungsstörungen sind:
- **gesteigerte normale** oder **abnorme Automatie,**
- **getriggerte Aktivität** in Form von frühen oder späten **Nachdepolarisationen**
- **Re-entry-Mechanismen.**

➤ Gesteigerte normale und abnorme Automatie

Der wichtigste Mechanismus ist die **gesteigerte normale** und **abnorme Automatie**. Die **gesteigerte normale** Automatie bezieht sich auf eine normale diastolische Depolarisation der Schrittmacherzellen, wie sie im Sinusknoten als **nomotope** oder einem anderen supraventrikulären oder ventrikulären Zentrum als **heterotope** Erregungsbildung entsteht. Bei der **abnormen** Automatie bilden als Folge eines pathologischen Prozesses teilweise depolarisierte atriale oder ventrikuläre Zellen spontan Impulse. Auf dieser Basis können z.B. ektope Vorhoftachykardien sowie ventrikuläre Tachykardien in der akuten Phase des akuten Myokardinfarktes entstehen.

➤ Getriggerte Aktivität

Die **getriggerte Aktivität** steht in Beziehung zur frühen und späten Nachdepolarisation. Unter einer **frühen Nachdepolarisation** (**early after depolarization**) versteht man eine Depolarisation, die vor Beendigung der Repolarisation auftritt. Hierbei geht die Depolarisation von einem niedrigen Membranpotential aus. Ist die Nachdepolarisation groß genug, können ein oder mehrere Aktionspotentiale ausgelöst werden. Die **späte Nachdepolarisation** (**late after depolarization**) ist eine Depolarisation, die nach dem Abschluß der Repolarisation erscheint. Sie kann durch eine intrazelluläre Calciumüberladung entstehen. **Beispiele** für dadurch bedingte Arrhythmien sind besonders die digitalis- und catecholamin-induzierten supraventrikulären und ventrikulären Extrasystole und Tachykardien, Herzrhythmusstörungen bei myokardialer Ischämie und Reperfusion.

➤ Re-entry-Mechanismen

Das **Erregungskreisen** findet am häufigsten am Übergang von den Purkinje-Fasern zum Arbeitsmyokard statt. Durch verschiedene Bedingungen können hier unidirektionale Blockierungen, Verzögerungen oder Beschleunigungen der Erregungsleitung entstehen. Man unterscheidet **Makro-** und **Mikro-Re-entry-Kreise**.

Das Makro-Re-entry-Kreisen entsteht im Gegensatz zum Mikro-Re-entry-Kreisen auf präformierten Erregungsleitungsbahnen. Für die Auslösung der durch Erregungskreisen bedingten Herzrhythmusstörungen spielen sog. **Slow-response-Aktionspotentiale** im Vorhof, Ventrikelmyokard sowie in den Purkinje-Fasern eine entscheidende Rolle.

Re-entry-Mechanismen (Abbildung 15.1) können durch Benutzung von anatomischen oder funktionellen Umgehungswegen entstehen und sind grundsätzlich in **drei Typen** einzuteilen:

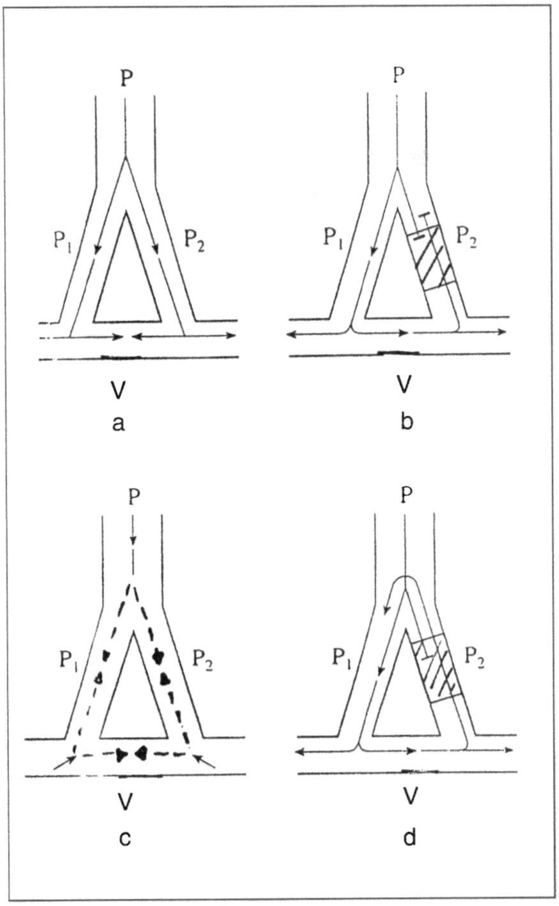

Abb. 15.1: Schematische Darstellung des Re-entry-Mechanismus. P, P_1, P_2 = Purkinje-Fasern, V = Ventrikel. a – normale Erregungsleitung über die Purkinje-Fasern zum Ventrikel, b – unidirektionaler Block ohne Verzögerung der Erregungsleitung. Im schraffierten Bereich von P_2 liegt ein unidirektionaler Block in einem Abschnitt herabgesetzter Leitfähigkeit vor. Die retrograde Passage dieses Abschnittes ist unbehindert. Da das umgebende Gewebe noch refraktär ist, wird er blockiert, c – verzögerte Erregungsleitung ohne Blockierung, d – unidirektionaler Block mit Erregungsleitungsverzögerung. Durch die Verzögerung der Erregungsleitung der im schraffierten Abschnitt von P_2 vorhandenen Erregung trifft sie auf leitfähiges Gewebe (sog. Fenster) im Purkinje-System und ist somit in der Lage, ein Erregungskreisen auszulösen.

- Benutzung vorbestehender Bahnen (z. B. WPW-Syndrom),
- funktionell determinierte Re-entry-Kreise (z. B. intraatrial),
- funktionelle anisotrope Re-entry-Kreise (z. B. im Ventrikel).

➤ Differenzierung des Erregungsursprungs

Für die **Differenzierung des Erregungsursprungs** ist die **Form** des **QRS-Komplexes** im Oberflächen-EKG ein entscheidendes Kriterium. Dadurch können 70–80% aller tachykarden Herzrhythmusstörungen diagnostiziert werden (Grimm et al. 1996).

Bei **schlankem Kammerkomplex** (QRS-Dauer < 0,12 s) liegt der Erregungsursprung zu 99% supraventrikulär. Ventrikuläre Herzrhythmusstörungen mit schlankem Kammerkomplex sind äußerst selten und entstehen dann in der unmittelbaren Nähe der beiden Tawara-Schenkel. Herzrhythmusstörungen mit **schlankem Kammerkomplex** sind die **Sinustachykardie, Vorhoftachykardien, Vorhofflimmern/-flattern, AV-Knoten-Re-entry-Tachykardien, WPW-Tachykardien.**

Mit **verbreitertem Kammerkomplex** ohne vorangehende P-Welle ist der Erregungsursprung in der Regel **ventrikulär** (s. Kap. 15.13). Bei nachweisbaren P-Wellen liegt ein kompletter **Schenkelblock** vor (Tabelle 15.1).

Auch die Kenntnis der **Eigenfrequenzen** der verschiedenen **Erregungsbildungszentren** ist von Bedeutung:

- Sinusknoten 60–90 Impulse/min
- AV-Knoten und His-Bündel 40–50 Impulse/min
- Kammerzentren 20–40 Impulse/min

Diese **Frequenzabstufung** ist die Voraussetzung für die Hegemonie des Sinusknotens. Bei Ausfall oder Frequenzabnahme der Sinusaktivität springt ein niedrigeres Zentrum als **Ersatzrhythmus** oder **passive Heterotopie** ein. Im umgekehrten Fall kann ein niedrigeres Zentrum infolge der Zunahme seiner Eigenfrequenz (**aktive Heterotopie**) zum Schrittmacher werden (Tabelle 15.2).

15.4.2 Hämodynamische Bedeutung

Die hämodynamischen Auswirkungen der Herzrhythmusstörungen sind so **vielfältig**, daß sie von unbedeutend bis zum plötzlichen Herztod reichen. In beiden Extremsituationen sind hämodynamische Parameter nicht erfaßbar. Bei häufig auftretenden Herzrhythmusstörungen mit klinischer Symptomatik sind hämodynamische Veränderungen nachweisbar.

➤ Extrasystolie

Die Extrasystolie hat eine um so größere hämodynamische Auswirkung, je kürzer sie zur vorangehenden Systole entsteht.

Systolische Funktionsparameter des linken Ventrikels wie die Auswurffraktion, Schlagvolumen, dp/dt, SV/LVEDV u.a. sind reduziert. Die diastolische Funktion wird ebenfalls negativ beeinflußt. Der erste postextrasystolische Normalschlag ist in bezug auf Druck- und Volumenparameter verstärkt (**postextrasystolische Potenzierung**). Bei schwerer myokardialer Veränderung können gehäufte Extrasystolen bedeutsame Folgen haben.

Tab. 15.1: Unterscheidungsmerkmale zwischen supraventrikulärem und ventrikulärem Erregungsursprung am Beispiel von Extrasystolen (ES)

	supraventrikuläre ES	**ventrikuläre ES**
QRS-Komplex	meist nicht verändert	deformiert und verbreitert
retrograde Erregungsausbreitung	ja	nein
vollkompensatorische Pause	nein	ja
P-Welle	Kupplung zu QRS regelrecht	keine Kupplung
EKG	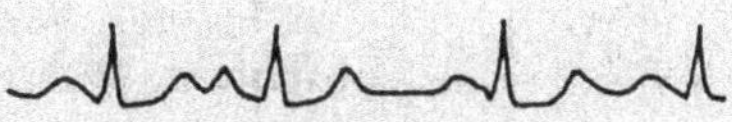	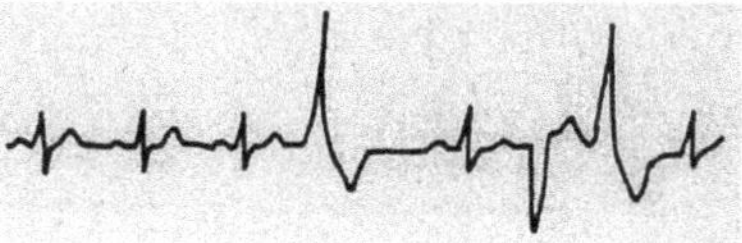

Tab. 15.2: Einteilung der Erregungsbildungsstörungen

nomotop		• Sinusknoten
heterotop		• Vorhof • AV-Knoten-Region
	junktional	• atrionodale Region • AV-Knoten • AV-Knoten-His-Bündel-Region
	subjunktional	• His-Bündel • Kammern

➤ Tachykardie

Die hämodynamische Bedeutung der Tachykardien ist in erster Linie abhängig von ihrem **Ursprung** (supraventrikulär, ventrikulär), ihrer **Frequenz** und den **Bedingungen ihres Auftretens** (in Ruhe, bei körperlicher Belastung).

Es kann anfallsweise (**paroxysmal**) zu einer Beschleunigung der Herzfrequenz kommen, die mit verschiedenen Sensationen, wie Druck im Hals, Atemnot, verbunden mit Angstzuständen oder mit Schwindelanfällen und Bewußtlosigkeit, einhergehen.

Bei unter körperlicher Belastung vorhandener **Sinustachykardie** fällt bei Herzgesunden, im Gegensatz zur Ruhetachykardie, durch die sympathikotone Regulation unter Arbeitsbelastung das Herzminutenvolumen nicht ab, und das Schlagvolumen verringert sich nicht. Diese **Frequenzadaptation** ist aber mit steigendem Alter eingeschränkt, so daß im **Alter** bei länger anhaltenden höherfrequenten Tachykardien mit einer Herzinsuffizienz zu rechnen ist. Das trifft vor allem für **Herzklappenfehler** wie die Aortenklappenstenose und -insuffizienz sowie Mitralklappenstenose zu, bei denen es bei Frequenzen über 120/min zu einer bedeutsamen Herabsetzung des Schlag- und Herzminutenvolumens kommt.

Der **Entstehungsort** kann **supraventrikulär** oder **ventrikulär** sein. Bei einer Tachykardie über 170 Schläge/min ist der Puls nicht tastbar. Ist er tastbar, hat man den Eindruck einer Regelmäßigkeit. Der Beginn einer **paroxysmalen Tachyarrhythmie** ist meist plötzlich, die Herzfrequenz schnell und unregelmäßig. Sie hört auch plötzlich wieder auf und ist oft mit Polyurie verbunden.

Ventrikuläre Tachykardien, die meist bei schwererer myokardialer Schädigung unterschiedlicher Genese entstehen, führen im Gegensatz zu supraventrikulären Tachykardien eher zum Versagen des linken Ventrikels.

15.5 Erregungsleitungsstörungen

15.5.1 Elektrophysiologische Grundlagen

Erregungsleitungsstörungen können durch uni- und bidirektionale Blockierungen mit und ohne Re-entry-Mechanismen bedingt sein (Tabelle 15.3). Sie können in verschiedenen Strukturen des Herzens vorkommen.

Ein **unidirektionaler** Block ist die Basis des **Reentry-Mechanismus**, der im ischämischen oder infarzierten Herzmuskel, im AV-Knoten, in den Tawara-Schenkeln sowie am Übergang zwischen Purkinje-Fasern und Herzmuskel auftreten kann.

Störungen im Erregungsleitungssystem bestehen auf
- sinuatrialer
- atrioventrikulärer und
- intraventrikulärer Ebene.

15.5.2 Hämodynamische Bedeutung

Die wesentliche Wirkung der Erregungsleitungsstörungen besteht in der Reduktion der Herzfrequenz mit Herabsetzung des Herzminutenvolumens. Die klinischen Erscheinungen reichen vom Schwindelanfall bis zur Bewußtlosigkeit (**Adams-Stokes-Anfall**). Der Herzstillstand ist zu 15–20% durch bradykarde Herzrhythmusstörungen bedingt. Bei **angeborenem AV-Block III. Grades** konnten die hämodynami-

Tab. 15.3: Einteilung der Erregungsleitungsstörungen

SA-Block	**I.** Grades **II.** Grades: Wenckebach-Typ, Mobitz-Typ **III.** Grades: Sinusarrest, Sinusknotenstillstand
AV-Block	**I.** Grades: PQ-Zeit ≥ 0,20 s **II.** Grades: Wenckebach-Typ, Mobitz-Typ **III.** Grades: totale Dissoziation zwischen Vorhof und Ventrikel
intraventrikuläre Erregungsleitungsstörungen	**I.** Grades: Verzögerung der Erregungsleitung in beiden Tawara-Schenkeln (PQ ≥ 0,20 s) ohne Veränderung des QRS-Komplexes **II.** Grades: Unterbrechung der Erregungsleitung in einem Tawara-Schenkel mit Erregungsleitungsverzögerung im kontralateralen Schenkel **III.** Grades: Unterbrechung der Erregungsleitung in beiden Tawara-Schenkeln, entspricht dem AV-Block III. Grades

schen Verhältnisse unter Bradykardie untersucht werden. Die Herzfrequenz steigt unter körperlicher Belastung nicht adäquat an. Die Erhöhung des Herzminutenvolumens erfolgt in erster Linie über die Zunahme des Schlagvolumens und in sehr geringem Ausmaß über eine Herzfrequenzsteigerung. Bei **plötzlich auftretendem AV-Block III. Grades** sind diese Veränderungen dramatischer und führen oft zum Kreislaufversagen.

15.6 Kombinierte Erregungsbildungs- und -leitungsstörungen

Die **Parasystolie** ist ein Beispiel für die Interaktion zwischen automatischen Foci und der Erregungsleitung. Sie ist eine vom Sinusknoten quasi unabhängige, fixe Impulsgabe, deren Intervalle ein Vielfaches eines Grundintervalls sind. Ein intermittierender oder konstanter **Eintrittsblock** schützt und isoliert den parasystolischen Herd vor umgebenden elektrischen Einflüssen. Außerdem zeigt der Fokus einen **Austrittsblock**, weil nicht alle im Parasystolie-Zentrum gebildeten Impulse beantwortet werden. Dieser Austrittsblock ist immer dann anzunehmen, wenn das parasystolische Zentrum eine höhere Impulsrate als der Sinusknoten hat. Er schützt dann den Sinusknoten vor den Impulsen des Parasystolieherdes.

Die Impulsrate eines sog. geschützten Zentrums kann durch den führenden Rhythmus, in der Regel den Sinusrhythmus, mittels elektrotonischer Interaktionen so moduliert werden, daß es schneller oder langsamer seine Impulse abgibt. So gesehen, ist das Parasystolie-Zentrum nicht total unabhängig.

Kurze **unterschwellige Depolarisationen** während der ersten Hälfte des Herzzyklus eines impulsgebenden Zentrums induzieren eine Verzögerung der nach-

Tab. 15.4: Entstehungsmechanismen von Herzrhythmusstörungen

• Erregungsbildungsstörungen	
Veränderte Automatie	
• normale Automatie	Sinustachykardie, Sinusbradykardie, ventrikuläre Parasystolie
• abnorme Automatie	beschleunigte ventrikuläre Arrhythmien nach Myokardinfarkt
Getriggerte Automatie	
• frühe Nachdepolarisation	langes QT-Syndrom und vergesellschaftete Herzrhythmusstörungen
• verzögerte Nachdepolarisation	mögliche digitalisinduzierte Herzrhythmusstörungen
• Erregungsleitungsstörungen	
Blockierungen	
• Bi- oder unidirektionaler Block ohne Re-entry	Sinus- und AV-Knoten, Tawara-Schenkel, andere Strukturen
• Unidirektionaler Block mit Re-entry	Tachykardien bei WPW-Syndrom, AV-Knoten-Re-entry, ventrikuläre Tachykardie durch Tawara-Schenkel-Re-entry, andere Strukturen
• Kombinierte Erregungsbildungs- und -leitungsstörungen	
• Interaktionen zwischen Automatieherden	Parasystolie
• Interaktion zwischen Automatie und Erregungsleitung	Eintritts- oder Exitblockierungen, bradykardieabhängiger Block, overdrive suppression of conduction

folgenden Impulsgabe. Ähnliche Depolarisationen in der zweiten Hälfte des Herzzyklus können eine Beschleunigung bewirken. Dadurch kann eine fixe Kupplung auftreten, die einen Parasystolie-Mechanismus nicht ausschließt. Man unterscheidet anhand der Form des Kammerkomplexes **ventrikuläre** und **supraventrikuläre Parasystolien** (Tabelle 15.4).

15.7 Diagnostik

Für eine adäquate Behandlung des Patienten ist die genaue Differenzierung der Ursachen der Herzrhythmusstörungen entscheidend.

15.7.1 Anamnese

Alle Herzrhythmusstörungen können zu einer Herabsetzung des Herzminutenvolumens führen und damit in unterschiedlichem Ausmaß zu einer Mangelversorgung verschiedener Organe mit unterschiedlichen subjektiven Beschwerden. Ihre Auswirkungen werden wesentlich durch **Dauer**, **Intensität** einerseits und den **Zustand** des kardiovaskulären Systems und besonders des linken Ventrikels andererseits bestimmt.

Die Diagnostik beginnt mit einer eingehenden **Anamnese**, bei der folgende Fragen geklärt werden müssen:

- Welche Beschwerden sind vorhanden?
- Seit wann sind Herzrhythmusstörungen bekannt?
- Wie häufig sind sie?
- Wie lange dauert ein solcher Anfall?
- Sind diese Herzrhythmusstörungen von physischer oder psychischer Belastung abhängig, treten sie in Ruhe oder während des Schlafs auf?
- Ist der Beginn oder die Beendigung abhängig von der Körperhaltung?
- Wie wurden sie festgestellt?
- Sind Herzrhythmusstörungen auch in der Familie bekannt?
- Womit, in welcher Dosierung, wie lange und mit welchem Erfolg wurde behandelt?

Auch Angaben über die Art des Beginns und der Beendigung (allmählich, plötzlich) tragen zur Differenzierung bei. Eine Tachykardie kann Sekunden, Minuten, Stunden, manchmal auch einige Tage andauern. Sie kann spontan oder durch Behandlung beendet werden. Das Ende des Anfalls ist meistens mit einer vermehrten Urinausscheidung (**Urina spastica**) verbunden, die durch die erhöhte Freisetzung des Atrialen Natriuretischen Faktors (ANF) hervorgerufen wird.

Die häufigsten subjektiven Beschwerden der Patienten sind **Palpitationen**. Sie werden mit verschiedenen Ausdrücken beschrieben.

„Aussetzer" mit danach kräftigem Herzschlag	Meist ventrikuläre Extrasystolie, der kräftige Herzschlag ist die Folge der postextrasystolischen Potenzierung
„Mir bleibt dabei die Luft weg"	Ventrikuläre Extrasystolie mit verstärkter a-Welle der Venenpulskurve, ventrikuläre Salve
„Das Herz schlägt mir im Hals"	Spricht für eine supraventrikuläre, besonders AV-Knoten-Re-entry-Tachykardie
Schwerer, kräftiger Herzschlag im Halsbereich	Bei AV-Dissoziation durch verstärkte a-Welle der Venenpulskurve („Kanonenschlag-Phänomen")
Kloßgefühl im Hals	„Kanonenschlag-Phänomen" in schneller Folge
Flattergefühl in der Brust „mein Herz jagt"	Sinustachykardie oder supraventrikuläre Tachykardie
„ich spüre mein Herz klopfen, wenn ich links liege"	Extrasystolen bei langsamerer Herzfrequenz

Palpitationen sind oft mit psychischen Belastungen und Panikstörungen verbunden. Bevor jedoch eine psychische Ursache in Erwägung gezogen wird, müssen organische ausgeschlossen werden.
Mit den anamnestischen Angaben müssen auch folgende Zusammenhänge geklärt werden:

- Besteht eine pathophysiologische Beziehung zwischen den festgestellten Herzrhythmusstörungen und den geschilderten Beschwerden?
- Liegt eine supraventrikuläre oder ventrikuläre Herzrhythmusstörung vor?
- Besteht eine kardiale Grundkrankheit, oder tritt diese Herzrhythmusstörung bei sonst normalem Herzen auf?

Nach anamnestischen Angaben teilen wir die tachykarden Herzrhythmusstörungen **in Analogie zur Angina pectoris** in **zwei Formen** ein.

1. **Stabile Tachykardie**
Der Tachykardieanfall ist dem Patienten bekannt, er besitzt Erfahrungen in der Terminierung, die Häufigkeit und die Begleiterscheinungen während des Anfalls ändern sich nicht.

2. **Instabile Tachykardie**
Diese **instabile** Form kann in 2 Typen auftreten.
Typ I: Die Häufigkeit einer bekannten Tachykardie nimmt zu, Begleiterscheinungen wie Unruhe, Schwindelgefühl, Schweißausbruch, Dyspnoe werden intensiver. Bewährte Therapiemaßnahmen sind in ihrer Effektivität reduziert, der Charakter der Tachykardie ändert sich, es treten Episoden von Kammerflattern und -flimmern und Reanimation hinzu.
Typ II: Eine neu aufgetretene Tachykardie entwickelt

sich ungünstig, zeigt die Merkmale von Typ I und ist schwer beherrschbar.

Diese Einteilung bringt einerseits die prognostische Bedeutung von Tachykardien besser zum Ausdruck als die bisherige in **„benigne“** und **„maligne“**, **„einfache“** oder **„komplexe“**, durch die keine Entwicklung erfaßt wird. Andererseits bietet sie die Möglichkeit einer differenzierten Behandlungsstrategie.

15.7.2 Körperliche Untersuchung

Bei der körperlichen Untersuchung sind neben der **Herzfrequenz**, dem **Herzrhythmus**, einem eventuellen **Pulsdefizit** noch Informationen über die mögliche Grundkrankheit zu erfassen.

Bei **AV-Blockierungen** werden je nach Herzfrequenz unterschiedliche systolische Blutdruckwerte gemessen, die Intensität des I. Herztones variiert bei Verlängerung der PQ-Zeit. Eine paradoxe Spaltung des II. Herztones findet man bei Linksschenkelblock, bei Tachykardien rechtsventrikulären Ursprungs und supraventrikulären Tachykardien mit aberranter Erregungsleitung. Eine nicht-paradoxe Spaltung des II. Herztones ist beim Rechtsschenkelblock hörbar.

Bei **regelmäßiger** Herzaktion mit einer **Frequenz > 100/min** sind folgende Möglichkeiten in Erwägung zu ziehen:
- Sinustachykardie
- Vorhoftachykardie
- Vorhofflattern mit regelmäßiger Überleitung
- paroxysmale supraventrikuläre Tachykardie
- paroxysmale ventrikuläre Tachykardie.

Einer **unregelmäßigen Tachykardie** kann eine
- Sinustachykardie mit Extrasystolie
- Vorhoftachykardie mit AV-Blockierung
- Vorhofflattern mit unregelmäßiger Überleitung
- Vorhofflimmern

zugrunde liegen.

Bei **regelmäßiger Herzfrequenz < 40/min** kommen in Betracht:
- **bei Kindern**:
- Angeborener AV-Block III. Grades
- Sinusbradykardie
- **bei Erwachsenen**:
- SA-Block III. Grades
- AV-Block II. Grades mit 2:1-Blockierung
- AV-Block III. Grades mit bradykardem Ersatzrhythmus
- Sinusbradykardie
- Regelmäßiges Vorhofflattern mit regelmäßiger Überleitung und langsamer Kammerfrequenz.

Eine **unregelmäßige Bradykardie** findet man bei:
- Sinusarrhythmie
- Vorhofflimmern mit langsamem Kammerrhythmus
- AV-Block II. Grades mit unregelmäßiger Überleitung oder regelmäßiger Überleitung mit Extrasystolie
- AV-Block III. Grades mit Extrasystolie.

Einem **unregelmäßigen, normofrequenten Herzschlag** können folgende Ursachen zugrunde liegen:
- respiratorische Sinusarrhythmie
- gehäufte Extrasystolie
- Parasystolie
- Vorhofflimmern
- Vorhofflattern mit unregelmäßiger Überleitung
- SA-Block II. Grades Wenckebach-Typ
- AV-Block II. Grades Wenckebach-Typ
- Funktionsstörungen des Herzschrittmachers.

Ebenfalls ist die Beurteilung der **Qualität des Pulses** bei Herzrhythmusstörungen von großer Bedeutung. Ein **Pulsdefizit** liegt vor, wenn die gleichzeitig zentral auskultierte und peripher gezählte Herzfrequenz zentral höher liegt.

15.7.3 Elektrokardiogramm

Der **diagnostische Anteil** des Ruhe-EKG bei der Erfassung der Herzrhythmusstörungen beträgt ca. 20%, des Belastungs-EKG 40–50% und des Langzeit-EKG etwa 95%.

Die wichtigsten **zu beantwortenden Fragen** sind hierbei:
- führender Herzrhythmus
- normale Folge von P-Welle und QRS-Komplex
- Frequenz des Vorhofs und Ventrikels
- Abstände der P-Wellen bzw. der R-Zacken
- PQ- und R-R-Intervall
- Konfiguration der P-Wellen
- Konfiguration und Breite der QRS-Komplexe.

Aus der Beurteilung des EKG und im Zusammenhang mit dem klinischen Bild kann gefolgert werden, ob die Herzrhythmusstörung klinisch relevant ist und einer Behandlung bedarf (s. einzelne Abschnitte).

Ist die genaue Diagnose der Herzrhythmusstörungen durch das Oberflächen-EKG nicht eindeutig zu stellen, ist eine weitere Klärung durch die intrakardiale oder Ösophagus-Elektrographie mit und ohne Interventionen (Medikamente, Karotissinus-Massage o.a.) möglich.

15.8 Therapie

Die Therapie der Herzrhythmusstörungen umfaßt drei Säulen, die
- medikamentöse
- nicht-medikamentöse
  - Vagusreiz
  - elektrische (Herzschrittmacher, Kardioversion, Defibrillation, Hochfrequenzstrom-Katheterablation)
- chirurgische.

Medikamentöse Therapie

Das **Ziel** der Pharmakotherapie der Herzrhythmusstörungen besteht darin, so schnell wie möglich eine gut tolerierbare und effektive Serumkonzentration ohne oder mit nur sehr geringen Nebenwirkungen zur Beendigung der Erregungsbildungs- oder -leitungsstörung zu erreichen.

Dies hängt in erster Linie von
- der Art der Verabreichung,
- der Absorption,
- der Verteilung,
- der Metabolisierung und
- Ausscheidung des Medikamentes ab.

Daraus ist ableitbar und klinisch nachweisbar, daß die Antiarrhythmika und ihre Dosierung **individuell** in ihrer Effektivität sehr unterschiedlich sein können. Deshalb sind eine geringe Initialdosierung und Beachtung der Nebenwirkungen von entscheidender Bedeutung. Darüber hinaus müssen die **Entstehungsfaktoren** der Herzrhythmusstörungen (myokardiale Ischämie, kardiale Dekompensation, Elektrolytstörungen, neurovegetative Einflüsse usw.) soweit wie möglich beseitigt werden.

Eine **Klassifizierung der Antiarrhythmika** wurde durch Vaughan Williams (1984) auf der Basis ihres Wirkmechanismus vorgenommen und hinsichtlich der Klasse I durch Harrison (1986) weiter unterteilt (Tabelle 15.5).

Die Unterteilung in der Klasse I basiert auf dem Grad der **Blockade der Natriumkanäle** sowie der **Beeinflussung des Aktionspotentials**. Ein weiteres Merkmal ist die **Verlängerung der Erholungszeit der Natriumkanäle**, die für die IB-Substanzen am kürzesten, für IA-Substanzen länger und die IC-Substanzen am längsten ist. Sie beträgt normalerweise etwa 0,02 s. Für die IB-Substanz Lidocain liegt sie bei etwa 0,2 s, für IA-Chinidin etwa bei 5 s, für IC-Substanzen wie Flecainid bei 15 s bis maximal 160 s für Prajmalin (Kraupp et al. 1992). Ist die Erholungszeit des Natriumkanals wie bei der Untergruppe IC lang, ist die Wirkung bereits bei normaler Herzfrequenz nachweisbar. Die Gruppe IB hingegen wirkt wegen ihrer geringen Verlängerung der Erholungszeit dieses Kanals erst bei Tachykardien. Von dieser Dauer der Erholungszeit hängt auch die negativ inotrope Wirkung der Antiarrhythmika dieser Untergruppen ab, die von IC über IB nach IA abnimmt.

Diese Einteilungen enthalten jedoch gewisse Vereinfachungen und Ungenauigkeiten. Sie ergeben sich daraus, daß sie auf der Basis der Reaktionen normaler Purkinje-Fasern vorgenommen wurden.

In der klinischen Praxis zeigen diese Pharmaka einerseits „klassenübergreifende" Wirkungen, andererseits in vivo andere Effekte als in vitro, da z. B. einige ihrer Metabolite eine größere antiarrhythmische oder auch hämodynamische Eigenschaft haben. Hinzu kommt, daß verschiedene zelluläre Wirkungen sowie die Funktionen verschiedener Kanäle noch nicht vollständig geklärt sind.

Im Hinblick auf die Probleme dieser Klassifikationen hat die Task Force of the Working Group on Arrhythmias of the European Society of Cardiology (1991) einen unter dem Begriff „Sicilian Gambit" bekannt gewordenen Vorschlag zur Klassifizierung, der auf der Wirkung der Antiarrhythmika auf die meisten vulnerablen Parameter basiert, veröffentlicht. Dieser neuerliche Einteilungsversuch ist ebenfalls nicht unwidersprochen geblieben (Vaughan Williams 1992, Rosen 1995, Kodama et al. 1999), so daß bisher keine umfassende, alle Aspekte abdeckende Einteilung existiert.

Tab. 15.5: Klassifizierung der Antiarrhythmika nach Vaughan Williams und Harrison

Klasse	Elektrophysiologische Wirkung	Vertreter	
I	**Natriumkanal-Blocker**		
IA	Mäßige **Natriumkanal-Blockade** und Verzögerung der Erregungsleitung, Verlängerung der Repolarisation (vagolytische Wirkung)	Chinidin Procainamid	Disopyramid
IB	Minimale **Natriumkanal-Blockade** und Verzögerung der Erregungsleitung, Verkürzung der Repolarisation	Lidocain Phenytoin	Mexiletin, Tocainid
IC	Starke **Natriumkanal-Blockade** und Verzögerung der Erregungsleitung	Ajmalin Prajmalin Propafenon	Aprindin Flecainid Lorcainid Encainid
II	**β-Rezeptoren-Blockade** mit Hemmung der Sympathikusaktivität	Propranolol und andere β-Rezeptoren-Blocker	
III	**Kaliumkanal-Blocker**, selektive Verlängerung der Repolarisation besonders des Aktionspotentials	Amiodaron Sotalol	
IV	**Calciumkanal-Blocker** mit Blockierung der langsamen, einwärts führenden Kanäle	Verapamil Gallopamil	Diltiazem

➤ Elektrophysiologische Grundlagen der medikamentösen Therapie

Die Bindung der Antiarrhythmika an die Zellmembran bewirkt eine **Verschiebung der intrazellulären Elektrolyte**. Änderungen der Kalium- und Natriumkonzentration ziehen einen **chrono-**, **bathmo-** und **dromotropen** Effekt nach sich. Eine **Calciumreduktion** bewirkt eine **negative Inotropie**. Die Antiarrhythmika verändern das Ruhepotential nicht, vermindern jedoch mit dem **Natrium-Einstrom** die Steilheit des Aktionspotentials.

Für alle diese Substanzen ist eine **Verzögerung** der **diastolischen Membranpotentialabnahme** in den Zellen des Erregungsleitungssystems charakteristisch. Da dadurch die Schwelle der Aktionspotentialauslösung später erreicht wird, kommt es zu einer **Dämpfung der Automatiezentren,** und die **Refraktärzeit** steigt an.

Zu beachten ist jedoch, daß durch das verlängerte Aktionspotential auch die vulnerable Phase verlängert wird, wodurch das Flimmerrisiko steigt.

Alle Substanzen der **Klasse I** haben die gemeinsame Eigenschaft der **Natriumkanal-Blockierung**. Durch die Blockierung der Natriumkanäle kommt es zur Herabsetzung der Geschwindigkeit des Aktionspotentialanstiegs und Verzögerung der Erregungsleitung besonders in den Purkinje-Fasern. Die diastolische Depolarisation in der Phase 4 des Aktionspotentials wird in ihrer Steilheit abgeflacht. Deshalb ist es besonders wirksam gegen ektope Herde. Das Schwellenpotential wird gegen Null bewegt. Daraus ergibt sich eine deutliche Verlängerung der QRS-Dauer mit geringer Beeinflussung der Refraktärität. In diesen Eigenschaften wird die Ursache der **Proarrhythmogenität** dieser Substanzklasse gesehen. Die Erregungsleitungsgeschwindigkeit wird durch sie nur wenig verlängert. Sie sind relativ stark negativ inotrop wirksam. Die Unterteilung in IA, IB, IC erfolgt nach der Kinetik ihrer Rezeptorwirkung. Die Vertreter von IB haben einen schnellen, die von IA einen verlängerten und von IC einen mittleren Wirkungseintritt und auch -verlust.

Die β-Rezeptoren-Blocker **(Klasse II)** sind nicht prinzipiell als Antiarrhythmika anzusehen, sondern wirken in erster Linie über die Herabsetzung des Tonus des autonomen Nervensystems und sind damit gegen durch eine Sympathikotonie ausgelöste Herzrhythmusstörungen effektiv wirksam. Sie **beeinflussen** in normaler Konzentration **nicht**

- das Ruhemembranpotential
- das maximale diastolische Potential
- die Amplitude des Aktionspotentials
- die Repolarisation sowie die Refraktärität des Vorhofs, der Purkinje-Fasern und der Ventrikelmuskulatur.

Die Sinusfrequenz wird um 10–20% gesenkt und die AV-Knoten-Überleitung verlängert. Das His-Purkinje-System wird bei normalen Purkinje-Fasern nicht beeinflußt, jedoch verlängert sich die H-V-Zeit im ischämischen Myokard bereits in normaler Dosierung. Sie erhöhen die **Kammerflimmerschwelle** und verhüten damit das Kammerflimmern.

Sie haben eine dosisabhängige **negative Inotropie,** die für antiarrhythmisch wirksame Dosierungen jedoch keine wesentliche Rolle spielt. Im Prinzip kann jeder β-Rezeptoren-Blocker als Antiarrhythmikum eingesetzt werden, wobei die mit partieller agonistischer Aktivität eine abgeschwächte negativ chronotrope Wirkung besitzen.

In die **Klasse III,** die Kaliumkanal-Blocker, gehört neben dem Amiodaron und Sotalol das Bretylium, das im wesentlichen nur in den USA verwendet wird.

Ihre **elektrophysiologischen Eigenschaften** bestehen in der Veränderung der Repolarisation mit einer Verlängerung der Dauer des Aktionspotentials und der Refraktärität besonders in den Purkinje-Fasern ohne Veränderung des Ruhepotentials. Es verlängert die QT-Zeit und senkt die Sinusfrequenz um 20–30%. Die Phase 0 des Aktionspotentials und die Erregungsleitungsgeschwindigkeiten werden nur durch hohe Dosen beeinflußt. Sie sind in niedriger Dosierung sehr selten proarrhythmisch wirksam.

Die Pharmaka der **Klasse IV** (Calciumantagonisten) haben keine einheitliche elektrophysiologische Wirkung; die des **Nifedipin-Typs** haben im Gegensatz zum **Verapamil**- und **Diltiazem-Typ**, die die Erregungsleitung im AV-Knoten und die Elektrophysiologie der calciumabhängigen ischämischen Myokardzellen verändern, fast keine elektrophysiologischen Auswirkungen. Der Hauptwirkmechanismus des **Verapamils** ist die Blockierung der langsamen, einwärts führenden Kanäle in allen Herzfasern. Dadurch kommt es zur Reduktion der Plateauhöhe des Aktionspotentials. Es beeinflußt nicht die Amplitude des Aktionspotentials der Phase 0 oder das Ruhepotential.

Die **Herzglykoside** sind in diese Klassifizierung nicht einzuordnen.

Aus diesen elektrophysiologischen Wirkungen ergeben sich **nicht erlaubte Kombinationen** bei der antiarrhythmischen Therapie. Sie betreffen die gleichzeitige Gabe von

- **Substanzen der gleichen Klasse** (z.B. Disopyramid und Chinidin)
- **Klasse IA mit Klasse IC** (z.B. Disopyramid mit Propafenon)
- **Klasse IA mit Klasse III** (z.B. Chinidin mit Amiodaron)
- **Klasse IV mit Klasse II** (z.B. Diltiazem mit β-Rezeptoren-Blockern).

➤ Hämodynamische Veränderungen durch Antiarrhythmika

Allen Antiarrhythmika gemeinsam ist ihre **negative Inotropie.** Die Beeinflussung des Herz-Kreislauf-Systems ist **qualitativ gleich, quantitativ jedoch abgestuft. Hämodynamische Effekte** sind z.B. die Steigerung des linksventrikulären enddiastolischen Drukkes oder die Herabsetzung des systolischen Druckes, die bei der Auswahl des Antiarrhythmikums unbedingt individuell beachtet werden müssen.

➤ Indikationen zur antiarrhythmischen Therapie

Nicht in jedem Fall bedarf die Herzrhythmusstörung einer medikamentösen Langzeittherapie.

Die **Indikation** muß erwogen werden bei Patienten, bei denen

- es zu Beeinträchtigungen der Herzfunktion kommt,
- ein erhöhtes Risiko des plötzlichen Herztodes oder
- eine starke subjektive Beeinträchtigung vorliegt.

Zu diesen behandlungsbedürftigen **Herzrhythmusstörungen** gehören:

- symptomatische Herzrhythmusstörungen verschiedener Genese mit Schwindelanfällen, Synkopen, Herzrasen
- verschiedene Manifestationsformen des Sinusknoten-Syndroms
- maligne oder instabile ventrikuläre Herzrhythmusstörungen
- persistierende belastungsinduzierte Herzrhythmusstörungen.

Die Indikation aus **prognostischer Sicht** wurde durch die CAST-Studie wegen der höheren Letalität der medikamentös behandelten Patienten infrage gestellt (Echt et al. 1991). Bei den daraus gezogenen Schlußfolgerungen darf aber nicht außer acht gelassen werden, daß sie u. E. streng genommen nur auf die **überprüften Substanzen Flecainid, Moricizin und Encainid** und nicht generell auf die anderen Antiarrhythmika dieser Klasse bezogen werden können.

Es ist deshalb auch für die Herzrhythmusstörungen erforderlich, ein **individuelles therapeutisches Vorgehen** anhand der

- klinischen, elektrokardiographischen Befunden,
- Beurteilung der linksventrikulären Funktion und
- Abschätzung der kardiovaskulären Risikokonstellation

zu erarbeiten.

Dem Antiarrhythmikum mit dem für die entsprechende Indikation geringsten Nebenwirkungsprofil ist der Vorzug zu geben.

15.9 Wirkungen und Nebenwirkungen wichtiger Antiarrhythmika

15.9.1 Chinidin

Chinidin (Chinin Duriles®, Chinidin retard®) ist der Hauptvertreter der **Klasse IA**, die auch zur Bezeichnung Antiarrhythmika vom **Chinidin-Typ** führte. Es ist ein Alkaloid der Cinchona-Baumrinde und als Antiarrhythmikum seit 1749 bekannt. Seine **Wirkung** beruht auf der dosisbezogenen Hemmung des Natrium-Einstroms durch die direkte Blockierung der Natriumkanäle. In hoher Dosierung kommt es darüber hinaus auch zur Hemmung des Calcium-Einstroms mit Verkleinerung und Verkürzung des Aktionspotentials. Weiterhin hat es einen bedeutenden **anticholinergen Effekt**. Es beschleunigt die normale Sinusfrequenz. Bei Sinusknoten-Krankheit bewirkt es eine hingegen weitere Senkung der Sinusknoten-Automatie. Die anticholinergen Wirkungen kommen vor allem auf der AV-Knoten-Ebene zum Ausdruck. Durch die Hemmung der Vaguseffekte kommt es zu einer Verbesserung der Erregungsleitung und Verkürzung der Refraktärzeiten auf AV-Knoten-Ebene. Diese Eigenschaft hat in erster Linie therapeutische Konsequenz bei der Behandlung des Vorhofflimmerns. Chinidin muß deshalb mit einer Substanz (Digitoxin oder Verapamil) kombiniert werden, die im AV-Knoten negativ bathmotrop wirkt, da sonst eine 1:1-Überleitung bis zur Kammertachykardie induziert werden kann. Auf Ventrikelebene verlängert Chinidin dosisabhängig die effektive Refraktärperiode und die Dauer des monophasischen Aktionspotentials. Es konnten aber keine Abweichungen im Repolarisationsablauf und in der Kammerrefraktärität gefunden werden. Das läßt die Schlußfolgerung zu, daß andere als diese elektrophysiologischen Effekte für die Auslösung einer Torsade de pointes verantwortlich sind (Brugada et al. 1987). Seine **hämodynamischen Wirkungen** liegen in einer α-Rezeptoren-Blockade mit Senkung des peripheren Widerstandes und einer dadurch bedingten arteriellen Hypotonie. Durch Vorlast- und Nachlastsenkung kann es in geringem Umfang auch zur Steigerung des Herzminutenvolumens kommen. Ein bedeutender negativ inotroper Effekt tritt nicht auf.

Der **Plasmaspitzenwert** tritt nach intravenöser Gabe nach 90 Minuten, nach oraler Gabe etwa nach 3–4 Stunden auf. Chinidin liegt zu 80% in einer Proteinbindung vor. Seine Halbwertszeit liegt bei 5–8 Stunden, 80% werden über die Leber und Nieren eliminiert, 20% erscheinen unverändert im Urin.

Die **Dosierung** ist in der Regel 300–600 mg oral, in vier Einzeldosen/Tag verabreicht. Die Startdosis kann dabei zur besseren Erreichung eines Blutspiegels 600–1000 mg betragen. Wird es i.v. gegeben, werden 10 mg/kg als Bolus, anschließend 0,5 mg/kg/min unter EKG- und Blutdruckkontrolle injiziert.

Seine **Indikation** besteht bei

- supraventrikulären und ventrikulären Extrasystolen
- anhaltenden Tachykardien
- besonders auch bei Tachyarrhythmien bei Vorhofflimmern oder -flattern bei WPW-Syndrom.

Im **Elektrokardiogramm** können unter Chinidin eine Verbreiterung des QRS-Komplexes, eine Verlängerung der QT-Dauer sowie SA- und AV-Blockierungen nachweisbar sein. Sind diese Erregungsleitungsstörungen bedeutsam, können sie mit 1molarer Natriumlaktatlösung antagonisiert werden.

Bei **Kombinationsgabe** von Chinidin und **Herzglykosiden** wie Digoxin oder Digitoxin muß beachtet werden, daß deren Serumspiegel durch Chinidin erhöht wird. Gleichzeitig verabreichte **Antiepileptika** verkürzen die Halbwertszeit des Chinidins und reduzieren seine Serumkonzentration.

Unter Chinidin haben etwa 30–40% der Patienten **Nebenwirkungen**. Den Hauptanteil machen

- Gastrointestinale Erscheinungen (Übelkeit, Erbrechen, Diarrhöe und Bauchschmerzen) aus.
- Bedeutender sind die **ZNS-bedingten** Nebenwirkungen (**Cinchonismus**) mit Tinnitus, Hörverlust, Sehstörungen, Konzentrationsstörungen, deliranten bis psychotischen Zuständen.
- Auch **immunreaktive** Veränderungen wie Hautausschlag, Fieber, Thrombozytopenie, hämolytische Anämie sind bekannt.
- Selten tritt eine anaphylaktische Reaktion auf.

Bei gleichzeitiger Gabe von **Antikoagulantien** ist auf eine **verstärkte Blutungsgefahr** zu achten und die Dosis der Antikoagulantien zu reduzieren.

Die gefürchteten **Chinidin-Synkopen**, die bei 0,5–2,0% der Patienten auftreten, sind wahrscheinlich die Folge von sich selbst determinierenden ventrikulären Tachykardien vom Torsade-de-pointes-Typ, die durch die Verlängerung der QT-Zeit bedingt sein können. In diesen Fällen ist das Chinidin sofort abzusetzen. Magnesium kann diese Arrhythmien beseitigen helfen.

Chinidin ist **kontraindiziert** bei

- bekannter Überempfindlichkeit,
- AV-Block II. und III. Grades,
- komplettem Rechts- und Linksschenkelblock,
- Verlängerungen der QT-Zeit,
- Hyperkaliämie sowie
- Digitalisintoxikation.

15.9.2 Procainamid

Procainamid (Procainamid Duriles®), ein weiterer Vertreter der **Klasse IA**, unterdrückt die Erregbarkeit des Vorhofs und besonders der Ventrikel, senkt die Erregungsleitung, erhöht die effektive Refraktärperiode und die Dauer des Aktionspotentials (Josephson et al. 1974). Seine anticholinergen und lokalanästhetischen Effekte sind stärker ausgeprägt. Procainamid beeinflußt die Sinusknotenaktivität nicht. In höherer Dosierung tritt eine negative Inotropie auf. Wegen seiner Ganglienblockerwirkung kommt es zur peripheren Vasodilatation.

Indikationen für Procainamid sind:

- supraventrikuläre Tachyarrhythmie
- ventrikuläre Tachykardie.

Als **Nebenwirkungen** können auftreten:

- gastrointestinale Störungen
- Lupus erythematodes like-Syndrom (Ladd 1962)
- arterieller Blutdruckabfall.

Auch **zentralnervöse Erscheinungen** mit **Depressionen**, **Schwindelgefühl** und **Halluzinationen** können gelegentlich beobachtet werden.

Die durchschnittliche **Dosierung** liegt bei 3–4,5 g/d in 3 Einzeldosierungen. Procainamid ist sehr kurz wirksam und hat eine hohe Nebenwirkungsrate. *Deshalb wird Procainamid meist nicht mehr in der Langzeittherapie angewendet.*

15.9.3 Disopyramid

Disopyramid (Disonorm®, Norpace®, Rytmodul®), der dritte Vertreter der **Klasse IA**, verursacht in höherer Konzentration besonders bei Patienten mit Sinusknoten-Syndrom eine weitere Senkung der Sinusfrequenz. Die α- und β-Rezeptoren werden in ihrer Aktivität nicht beeinflußt. Darüber hinaus werden die Refraktärperioden der Vorhöfe und Ventrikel (Danilo et al. 1976), die Leitungszeiten und Refraktärperioden der akzessorischen Bündel bei WPW-Syndrom sowie die His-Purkinje-Zeit verlängert. Eine Blockierung der intraventrikulären Erregungsleitung wird jedoch sehr selten beobachtet.

Als **hämodynamische Wirkung** kommt es bei intravenöser Gabe zur Senkung des Blutdruckes, des Herzminutenvolumens und des Schlagvolumens. Der rechtsatriale Druck und der periphere Widerstand steigen an. Ein **negativ inotroper Effekt** tritt bei höherer Dosierung auf. Bei Patienten mit gestörter linksventrikulärer Funktion ist Disopyramid deswegen nicht indiziert.

Nach oraler Gabe liegt die **Resorptionsquote** bei 80–90%, die Spitzenkonzentration ist nach 1–2 Stunden erreicht. Disopyramid hat mit 80% eine hohe **Bioverfügbarkeit.** Die **Halbwertszeit** beträgt bei Gesunden 8–9 Stunden. Sie kann sich auf 10 und mehr Stunden bei Herzinsuffizienz verlängern. Bei Niereninsuffizienz wird die Ausscheidung verzögert, deshalb ist bei Herz-, Leber- oder Niereninsuffizienz eine Dosisreduktion erforderlich.

Die **Dosierung** zur Coupierung einer Tachykardie kann mit 1–2 mg/kg i.v. über 5–10 Minuten begonnen werden. Wenn es effektiv ist, wird eine Infusion mit 1 mg/kg/Stunde angeschlossen. Bei oraler Gabe werden im allgemeinen 100–200 mg alle 6 Stunden verabreicht, wobei eine Dosis von 400–800 mg/d nicht überschritten werden soll.

Disopyramid hat seine **Indikation** bei
- ventrikulärer Extrasystolie,
- rezidivierenden ventrikulären Tachykardien
- Kammerflattern
- paroxysmalen supraventrikulären Tachykardien, die durch einen AV-Re-entry-Mechanismus bedingt sind,
- Verlängerung der antegraden und retrograden Refraktärperiode des akzessorischen Bündels bei WPW-Syndrom
- Rhythmisierung des Vorhofflatterns.

Durch seinen **vagolytischen Effekt** ist auch der Übergang zur 1:1-Überleitung möglich. Der Sinusrhythmus wird nach Kardioversion bei Vorhofflimmern durch Disopyramid stabilisiert.

Im Vordergrund stehen **Nebenwirkungen**, die durch die **parasympatholytischen Eigenschaften** entstehen:
- Harnverhalt
- Obstipation
- verschwommenes Sehen
- Steigerung des Augeninnendruckes bis zum Glaukomanfall
- trockener Mund.

Durch Disopyramid können auch wegen der **QT-Zeit-Verlängerung** Kammertachykardien vom Torsade-de-pointes-Typ induziert werden.

Die **negativ inotrope** Wirkung tritt besonders bei Herzinsuffizienz verstärkt in den Vordergrund (Lerman et al. 1983), woraus kardiovaskulär bedingte Synkopen resultieren können.

15.9.4 Lidocain

Lidocain (Xylocitin®, Xylocain®, Lidocain®) ist eines der am häufigsten verwendeten Antiarrhythmika der **Klasse IB**. Es unterdrückt die **Früh- und Spätdepolarisation** in den Purkinje-Fasern. Auf Kammerebene wird ein automatiehemmender Effekt bereits in kleinen Konzentrationen nachgewiesen. Eine Wirkung auf den AV-Knoten ist in therapeutischen Dosen nicht nachgewiesen. Seine **Hauptwirkung** ist ebenfalls die Blockierung der schnellen Natriumkanäle. Es führt zum Anstieg des Kalium-Ausstroms aus der Zelle über die gesamte Zeit des Aktionspotentials. Dadurch wird die diastolische Reizschwelle erhöht. Bei **Hypokaliämie** kommt es zur Abschwächung der Wirkung bis zum Wirkungsverlust.

Seine **antiarrhythmische Wirkung** besteht in der Unterdrückung heterotoper Schrittmacherzentren besonders im His-Purkinje-System. Weiterhin kann es Tachyarrhythmien auf der Basis des Re-entry-Kreisens unterdrücken, in dem es eine unidirektionale in eine bidirektionale Blockierung überführt. Bei Patienten mit Erregungsbildungsstörungen und auch bei höhergradigen AV-Blockierungen kann Lidocain eingesetzt werden, jedoch muß man bei bekannten intraventrikulären Erregungsleitungsstörungen auf eine Zunahme durch die Toxizität des Medikamentes achten (Roos et al. 1975). Signifikante **hämodynamische Nebenwirkungen** sind selten und treten dann eher bei vorbestehender Störung der Herzfunktion auf.

Es hat einen großen First-pass-Effekt im **Lebermetabolismus**. Seine **Halbwertszeit** liegt bei etwa 1–2 Stunden. Bei akutem Myokardinfarkt kann die Halbwertszeit auf 4 und mehr Stunden, bei Herzinsuffizienz sogar bis auf 10 Stunden verlängert sein.

Üblicherweise wird eine **Dosis** von 100 mg i.v. als Bolus gegeben, bei Effektivität werden 30–50 mg/Stunde infundiert. Die Tagesdosis sollte 2000 mg nicht übersteigen. Es ist aber eine breite Spanne zwischen Toxizität und Therapieeffektivität vorhanden.

Sein **Indikationsgebiet** sind vor allem
- ventrikuläre Tachykardien und Extrasystolen, besonders auch bei akutem Myokardinfarkt.

Als **Nebenwirkungen** stehen die **ZNS-Toxizität** mit
- Schwindel
- Parästhesien
- Delirium
- Krampfanfällen

im Vordergrund.

Kontraindikationen ergeben sich bei
- AV-Block II. und III. Grades
- Sinusknoten-Syndrom und
- Leberschäden.

15.9.5 Mexiletin

Mexiletin (Mexitil®), ein weiterer Vertreter der Klasse IB, ist in seinen antiarrhythmischen Eigenschaften dem Lidocain sehr ähnlich. Sein hemmender Effekt auf den schnellen Natrium-Einstrom ist aber größer als bei Lidocain. Es hat einen minimalen Einfluß auf die Sinusknotenfunktion, den AV-Knoten und das His-Purkinje-System (Manolis et al. 1990).

Seine **Spitzenkonzentration** im Serum tritt nach 2–4 Stunden auf, die Halbwertszeit liegt bei Gesunden um 10 Stunden (9–12 Stunden), bei Patienten mit akutem Myokardinfarkt verlängert sie sich bis auf 17 Stunden. Es wird überwiegend in der **Leber metabolisiert**.

Mit einer **Dosierung** von 200–300 mg alle 6 Stunden wird ein therapeutischer Serumspiegel von 1–2 µg/ml erreicht. Die Bioverfügbarkeit liegt bei 90%, 70% sind proteingebunden. Die übliche Dosierung liegt bei einer Startdosis von 400 mg als Einzeldosis, dann 200 mg alle 8 Stunden. Danach kann auf 50–100 mg alle 6–8 Stunden reduziert werden. Sind höhere Dosierungen erforderlich, sollte eine Tagesdosis von 1200 mg nicht überschritten werden. Es hat keine größeren **hämodynamischen** oder **negativ inotropen** Effekte. Bei intravenöser Gabe kann es zur arteriellen Hypotonie kommen.

Die **Indikation** sind alle Formen der
- ventrikulären Tachyarrhythmien einschließlich des QT-Syndroms.

Als gastrointestinale **Nebenwirkungen** können bei bis zu 40% der Patienten vor allem Übelkeit, Erbrechen, Inappetenz, Magenbeschwerden auftreten. Weiterhin kann es bei etwa 10% der Patienten zu **ZNS-bedingten** Veränderungen wie Tremor, Krämpfe, Parästhesien, Verwirrtheit, Sehstörungen, photosensitive Dermatitis kommen.

Kontraindikationen:
- Rechts- und Linksschenkelblock
- arterielle Hypotonie
- Leber- und Niereninsuffizienz
- Morbus Parkinson.

15.9.6 Ajmalin und Prajmalium

Ajmalin (Tachmalin®, Gilurytmal®) und Prajmalium als Vertreter der **Klasse IC** bewirken eine starke Verlängerung der Natriumkanal-Erholungszeit. Die Dauer des Aktionspotentials wird nicht verändert.

Ajmalin, ein Alkaloid aus Rauwolfia serpentina, wurde zunächst wegen seiner chinidinähnlichen Wirkungen zur Gruppe IA gezählt. Aufgrund der Kriterien der Beeinflussung des Natriumkanals wurde es dann nach IC umgruppiert. Es ist sehr kurz wirksam und wird nur schlecht resorbiert. Seine systemische Verfügbarkeit beträgt aber 100%. Durch eine chemische Abwandlung entstanden **Prajmalium** (Neo-Gilurytmal®) und **Detajmiumbitartrat** (Tachmalcor®), die enteral besser resorbierbar sind.

Die **Resorptionsquote** des **Prajmaliums** liegt bei etwa 80%. Seine **Halbwertszeit** beträgt etwa 6 Stunden. Der Hauptabbau erfolgt in der Leber. Über die Niere werden etwa 8% unverändert ausgeschieden.

Ajmalin kann i.v. in einer **Dosierung** von 0,5–1 mg/kg KG in 10–20 min bis zu einer Tagesmaximaldosis von 2000 mg unter EKG-Kontrolle gegeben werden. Wegen seiner sehr geringen **Halbwertszeit** von 1,2 Stunden ist es gut steuerbar. **Detajmiumbitartrat** ist in oraler Dosierung von 3–4mal 50 mg/d effektiv. **Prajmalium** wird in 2–4 mal 10–20 mg/d oral verabreicht.

Elektrophysiologisch wird in erster Linie die intraventrikuläre Erregungsleitung verzögert, die AV-Knoten-Leitung und die ventrikuläre Automatie sind hingegeben nicht verändert (Obayashi et al. 1976). Im Oberflächen-EKG findet man unter Ajmalin eine Verbreiterung des QRS-Komplexes (Manz et al. 1992, eigene Beobachtung).

Zu den **hämodynamischen** Auswirkungen des Ajmalin liegen sehr wenige Mitteilungen vor (Manz et al. 1992). Es wurde bei einer Dosierung von 50 mg i.v. (entsprechend 0,5–1,0 mg/kg KG) gefunden, daß unter Ajmalin das Herzminutenvolumen ansteigt und damit keine negative Inotropie vorliegt. Obayashi et al. (1976) fanden tierexperimentell, daß bis zu einer Dosis von 2 mg/kg KG keine signifikanten hämodynamischen Veränderungen auftraten.

Indikationen bestehen bei supraventrikulären und ventrikulären Extrasystolen und Tachykardien sowie besonders bei WPW-Tachykardien.

Nebenwirkungen können vor allem in der Auslösung von Herzrhythmusstörungen liegen, wie
- Kammerflimmern
- Asystolie
- AV-Blockierungen.

Kontraindikationen bestehen bei
- Bradykardien
- AV-Blockierungen II. und III. Grades
- intraventrikulären Erregungsleitungsstörungen
- QT-Syndrom
- Digitalisintoxikation.

15.9.7 Propafenon

Propafenon (Rytmonorm®, Propamerck®, Tachyfenon®, Propafenon ratio®) ist ein Vertreter der Klasse IC, der auch Eigenschaften eines β-Rezeptoren-Blokkers und eines Kaliumkanal-Blockers hat. Es führt als Grundlage seiner **antiarrhythmischen Wirkung** zur dosisabhängigen Reduktion der Amplitude und der Anstiegsgeschwindigkeit der Phase 0 des Aktionspotentials im Vorhof, Purkinje-System und Ventrikel und verlangsamt somit die Erregungsleitungszeiten. Seine **Resorptionsquote** liegt bei etwa 50%, seine **Bioverfügbarkeit** bei 5–10%, die Proteinbindung bei 90%. Die **Halbwertszeit** wird mit 5–7 Stunden angegeben.

Propafenon wird in einer **Dosis** von 0,5–1,0 mg/kg i.v. oder 300–450 mg/d oral gegeben.

Die **hämodynamische Wirkung** besteht in der negativen Inotropie, in einer unbedeutsamen Senkung des arteriellen Blutdruckes, des Herzminutenvolumens von etwa 15% (besonders bei koronarer Herzkrankheit), der Steigerung des Pulmonalarterien- und PC-Druckes sowie in einer Zunahme des peripheren Widerstandes (Shen et al. 1984).

Indikationen:
- supraventrikuläre und ventrikuläre Extrasystolen und Tachykardien
- absolute Tachyarrhythmien
- WPW-Tachykardien.

Nebenwirkungen:
- Schwindelgefühl
- Auftreten von Erregungsleitungsstörungen
- Gedächtnisstörungen.

In **höherer** Dosierung kann es zum **Kammerflimmern** kommen.

Die sich daraus ergebenden **Kontraindikationen** sind:
- Herzinsuffizienz
- atriale und intraventrikuläre Erregungsleitungsstörungen

- Sinusknoten-Syndrom
- arterielle Hypotonie.

15.9.8 Flecainid, Enacainid

Die Substanzen **Flecainid** (Tambocor®) und **Encainid** der **Klasse IC** haben bei Postinfarktpatienten durch die CAST-Studie (Echt et al. 1991) eine neue Bewertung für ihre generelle Anwendung gefunden. Sie sollten möglicherweise nur bei den Patienten verordnet werden, die auch unter einer Kombinationstherapie mit Antiarrhythmika anderer Klassen keine Effektivität aufweisen und eine hohe Gefährdung für den plötzlichen Herztod haben.

15.9.9 β-Rezeptoren-Blocker

Die β-adrenerge Stimulation spielt eine bedeutsame Rolle in der Entstehung verschiedener Herzrhythmusstörungen. Die β-Rezeptoren-Blocker reduzieren den Effekt der β-adrenergen Stimulation und haben somit auf verschiedenen Wegen einen positiven Effekt.

Die β-Rezeptoren-Blocker, die die **Klasse II** darstellen, werden nach ihrer Selektivität ($ß_1$- und $ß_2$-Rezeptoren-Blocker), nach ihrer partiell agonistischen Aktivität (PAA, Synonym: intrinsische sympathische Aktivität ISA), nach ihrer Löslichkeit (lipophil, hydrophil) und ihren unspezifischen Membranwirkungen klassifiziert.

➤ Propranolol

Propranolol (Obsidan®, Dociton®, Propabloc®, Propra ratio®) ist der am längsten bekannte Vertreter dieser Klasse. Es ist ein nicht-selektiver, lipophiler β-Rezeptoren-Blocker mit membranstabilisierenden Effekten ohne partiell agonistische Aktivität.

Die **elektrophysiologischen Wirkungen** bestehen in einer chrono- und dromotropen Wirkung auf den Sinusknoten, einer Verlängerung der AH- und HV-Zeit, Verlängerung der funktionellen und effektiven Refraktärzeiten und Reduktion der totalen Leitungskapazität (Berkowitz et al. 1969, Rostock et al. 1977, Parsi, E. et al. 1990). Die **antiarrhythmischen** Effekte treten in kleineren, die antianginösen und antihypertensiven Wirkungen erst in höheren Dosierungen auf.

Seine **hämodynamischen Effekte** am linken Ventrikel sind in erster Linie durch seine negative Inotropie (Parsi et al. 1986) und durch seine koronare (besonders bei Prinzmetal-Angina) und periphere Vasokonstriktion gekennzeichnet.

➤ Metoprolol

Metoprolol (Beloc®, Metomerck®, Meto-ISIS®, Azumetop®) ist ein selektiver, fettlöslicher β-Rezeptoren-Blocker ohne partiell agonistische Aktivität.

Die **elektrophysiologischen** Effekte sind vergleichbar denen des Propranolols. Eine Verlängerung der HV-Zeit wurde nicht gefunden (Camm et al. 1982). In höheren Dosierungen (400 mg) findet man bei Langzeitgabe eine Verlängerung der QT-Zeit (Edvardsson et al. 1981). Auch die Kammerflimmerschwelle wird erhöht (Anderson et al. 1983). Die **hämodynamischen** Effekte sind dem des Propranolols vergleichbar.

➤ Atenolol

Atenolol (Tenormin®, Atenotol ratio®, Blocotenol®) ist ein hydrophiler, selektiver β-Rezeptoren-Blocker ohne partiell agonistische Aktivität und membranstabilisierende Wirkung.

Die **elektrophysiologischen** und **hämodynamischen** Wirkungen sind denen des Propranolols vergleichbar. Seine Auswirkungen auf die Bronchialmuskulatur ist günstig, so daß es auch bei Asthmatikern zu keiner Zunahme der Anfälle bzw. des Verbrauches von Bronchodilatatoren kam (Rostock 1993).

➤ Bisoprolol

Bisoprolol (Concor®, Bisomerck®, Bisoprolol ratio®, Bisobloc®) ist ein lipophiler, selektiver β-Rezeptoren-Blocker ohne partiell agonistische Aktivität und membranstabilisierende Wirkung. Er besitzt die höchste $ß_1$-Selektivität und hat das günstigste Wirkungsprofil.

Die elektrophysiologischen Wirkungen auf den Sinusknoten entsprechen denen des Propranolols. Das AH-Intervall, die effektive und funktionelle Refraktärperiode des AV-Knotens wurden verlängert. QT-Zeit-Verlängerungen wurden nicht beobachtet (Proclemer et al. 1987). Neuss et al. (1986) fanden hingegen keine Beeinflussung des AH-Intervalls und nur eine geringe Verlängerung der funktionellen und effektiven Refraktärperiode des AV-Knotens.

➤ Pharmakologische Eigenschaften und Dosierungen

Die pharmakologischen Eigenschaften und Dosierungen der am meisten untersuchten β-Rezeptoren-Blocker sind auf S. 569 zusammengestellt.

➤ Indikationen der β-Rezeptoren-Blocker

Die Indikationen zur β-Rezeptoren-Blocker-Gabe bestehen in erster Linie bei Streß, Angst, Anästhesie und postoperativ:

- Sinus- und supraventrikulären Tachykardien bei erhöhtem Sympathikotonus
- Absolute Tachyarrhythmien bei Hyperthyreose, Phäochromozytom, die durch eine erhöhte Empfindlichkeit des Herzens auf Catecholamine bedingt sind
- Senkung der Ventrikelfrequenz bei Vorhofflimmern/-flattern. Die Kombination mit Digitalis

	Propranolol	Metoprolol	Atenolol	Bisoprolol
Applikation	Oral, i.v.	Oral, i.v.	Oral, i.v.	Oral
Dosierung oral	20–80 mg/6 Stunden	2 × 100–200 mg/d	40–100 mg/d	2 × 2,5–5 mg/d
Dosierung i.v.	0,1–0,15 mg/kg KG	5–10 mg	2,5–0,15 mg/kg KG	
Therapeutisch wirksamer Plasmaspiegel	50–100 ng/ml	40–120 ng/ml	400–600 ng/ml	20–40 ng/ml
Bioverfügbarkeit	30–40%	50%	50%	90%
Halbwertszeit	2-6 Stunden	3-4 Stunden	6-9 Stunden	8–14 Stunden
Plasmaproteinbindung	93%	12%	3%	30%

und Medikamente der Klasse IV wie Verapamil potenziert ihre Wirksamkeit.

Auch bei **supraventrikulären Re-entry-Tachykardien** durch
- Erregungskreisen unter Einbeziehung des AV- und Sinusknotens
- aberranten Erregungsleitungsbahnen beim WPW-Syndrom

können β-Rezeptoren-Blocker erfolgreich eingesetzt werden.

Was die **ventrikulären Herzrhythmusstörungen** anbetrifft, beeinflussen sie die ventrikulären Tachykardien bei QT-Syndrom und beim Mitralklappenprolaps. β-Rezeptoren-Blocker waren die einzige Medikamentengruppe, die die Sterblichkeit postinfarkt reduzierten, wie in einer Metaanalyse gezeigt wurde (Teo et al. 1993). Über welchen Mechanismus die Häufigkeit der Herzrhythmusstörungen nach akutem Myokardinfarkt beeinflußt wird, ist nicht genau bekannt. Möglicherweise wird dies durch die Blockade der kardiotoxischen Effekte der Catecholamine sowie ihre antihypertensive und antiischämische Wirkung vermittelt. Es wurde auch gezeigt, daß es zu einer Erhöhung der Kammerflimmerschwelle und Senkung der Herzfrequenz kommt, wie im Tierversuch gezeigt werden konnte (Anderson et al. 1983). In der Tat besteht eine gute Korrelation zwischen der bradykardisierenden Wirkung und der Reduktion des plötzlichen Herztodes. Diese Ergebnisse zeigen die Bedeutung einer niedrigen Herzfrequenz für die Aufrechterhaltung der Elektrostabilität im ischämischen Myokard.

➤ Nebenwirkungen

Nebenwirkungen sind:
- arterielle Hypotonie, besonders bei Hypertonikern, seltener bei Normotonen und da besonders bei oraler Langzeitgabe
- Bradykardie
- Herzinsuffizienz
- Verstärkung oder Neuauftreten der Claudicatio intermittens
- Potenzstörungen
- Depressionen
- Schlaflosigkeit
- Alpträume
- verstärkte Neigung zur Hypoglykämie bei insulinpflichtigen Diabetikern.

Das β-Blocker-Entzugssyndrom mit überschießender Tachykardie, Verstärkung der Angina pectoris sowie Auftreten eines akuten Myokardinfarktes tritt häufiger bei Patienten mit schwerer koronarer Herzkrankheit, wie der instabilen Angina, auf. Eine weitere Folge kann eine abgeschwächte Sexualfunktion bei Männern und Frauen sein.

➤ Kontraindikation

Kontraindikationen ergeben sich aus der negativen Chronotropie, Inotropie und Dromotropie, d.h. keine Anwendung bei
- latenter oder manifester Herzinsuffizienz
- Sinusknoten-Syndrom
- AV-Blockierungen.

Nach klinischen Erfahrungen gilt: Wenn ein β-Rezeptoren-Blocker nicht wirksam war, braucht man weitere nicht zu probieren.

15.9.10 Amiodaron

Amiodaron (Cordarex®, Amiodarex®), das der **Klasse III** seinen Namen gab (Antiarrhythmika vom Amiodaron-Typ), wurde ursprünglich als Koronardilatator entwickelt, dessen vordergründige Wirkung in der Relaxation der glatten Muskulatur bestehen sollte. Chemisch ist das Amiodaron dem Thyroxin sehr ähnlich.

Die **hämodynamischen Effekte** des Amiodarons

sind in erster Linie durch seine geringe **negativ inotrope** Wirkung und Senkung des peripheren Widerstandes bedingt; dies ist besonders ausgeprägt bei intravenöser, etwas reduzierter bei oraler Gabe. Aufgrund der sympatholytischen Aktivität kommt es zu einer **atropinresistenten Bradykardie**. Sein koronardilatatorischer Effekt zeigt sich bei Patienten mit koronarer Herzkrankheit in einer Steigerung des Koronardurchflusses um etwa 25% bei Senkung des Koronarwiderstandes und in einem Anstieg des Herzminutenvolumens. Die Kontraktilität bleibt im wesentlichen unbeeinflußt (Zipes et al. 1984).

Seine **Bioverfügbarkeit** liegt bei 35–65%. Die Spitzenkonzentration im Serum ist nach 3–7 Stunden nachweisbar, seine Halbwertszeit liegt bei 14–100 Tagen. Es wird über den Lebermetabolismus in die Gallenflüssigkeit ausgeschieden. Zu 96% liegt es proteingebunden vor.

Nach **oraler Gabe** ist mit einem antiarrhythmischen Effekt frühestens nach 2–3 Stunden zu rechnen, durchschnittlich aber nicht vor 1–3 Wochen oder noch länger. Dadurch ist die Einschätzung seiner Therapieeffektivität und seiner Steuerbarkeit sehr erschwert.

Eine optimale **Dosierung** ist nicht bekannt, wobei heute aufgrund der oft beeindruckenden Nebeneffekte eher eine niedrige Dosierung bevorzugt wird. Im allgemeinen wird mit 600–800 mg/Tag für 1 Woche bei oraler Applikation begonnen und danach auf 200 bis maximal 400 mg/Tag mit meist einer Wochenendpause reduziert. Bei intravenöser Gabe werden 5–10 mg/kg in 20–30 Minuten injiziert; anschließend werden 1000 mg/24 Stunden über mehrere Tage, begrenzt durch Effektivität und Nebenwirkungen, infundiert.

Indikationen:
- therapieresistente supraventrikuläre und ventrikuläre Tachykardie einschließlich WPW-Tachykardie
- Herzrhythmusstörungen bei hypertropher obstruktiver Kardiomyopathie.

Seine **Erfolgsrate** wird mit 60–80% bei supraventrikulären einschließlich WPW-Tachykardien sowie mit 40–60% für ventrikuläre Tachykardien angegeben.

Die unter Amiodaron auftretenden **Nebenwirkungen** können gravierend sein und bei 75% der Patienten, die eine Dosis von 400 mg/Tag erhalten, nachweisbar. Innerhalb der ersten 30 Monate nach Therapiebeginn (selten innerhalb der ersten 2–3 Wochen) entwickeln 5–15% **lungentoxische Erscheinungen**, die auf einer Hypersensibilität oder auf der Phospholipoidose beruhen können. Es treten dann **Dyspnoe, Fieber, Husten ohne Auswurf** und Hypoxieerscheinungen als Zeichen einer gesenkten Diffusionskapazität der Lungen auf. Im **Röntgenthorax** sind Infiltrationsherde erfaßbar.

Weitere Nebenwirkungen:
- **Anstieg der Leberenzyme** im Serum
- erhöhte Photosensibilität
- bläuliche Verfärbung der Haut
- **Kornealablagerungen**
- gastrointestinale Störungen
- **Hyper- oder Hypothyreose**.

Von spezifischen **kardialen Nebenwirkungen** werden eine
- extreme Bradykardie bei 2%
- ventrikuläre Tachykardien bzw. Therapieversager durch paradoxe Verschlechterung der Tachykardie bei 2–3%
- Stauungsherzinsuffizienz bei 2% der Patienten

beobachtet. Remme et al. (1985) fanden nach intravenöser Gabe von Amiodaron einen Abfall des peripheren Widerstandes um 13% und eine Senkung der Auswurfleistung um 18%.

Bei gleichzeitiger Gabe von **oralen Antikoagulantien** und **Digoxin** ist wegen der Interaktionen nur 1/3–1/2 der Dosis dieser Medikamente erforderlich. Auch bei gleichzeitiger Gabe von β-Rezeptoren-Blokkern und **Calciumantagonisten** ist wegen des Synergismus Vorsicht geboten.

Kontraindikationen:
- QT-Zeit-Verlängerung
- ausgeprägte Sinusbradykardie
- AV-Überleitungsstörungen.

15.9.11 Sotalol

Beim Sotalol (Sotalex, CorSotalol®, Sotalol ratio®, Darob®) sind 2 Racemate bekannt: das d-Isomer, das überwiegende Eigenschaften der Klasse III und etwa 1/50 der Wirkung eines β-Rezeptoren-Blockers hat, sowie das l-Isomer, bei dem die Eigenschaften des β-Rezeptoren-Blockers im Vordergrund stehen.

Seine **Resorptionsquote** liegt bei > 90%, die Plasmaproteinbindung ist gleich 0, die **Halbwertszeit** liegt bei 10–15 Stunden. In der Leber findet keine Metabolisierung statt. Es wird renal fast unverändert ausgeschieden.

Bei intravenöser Gabe wird eine **Dosis** von 20–40 mg innerhalb von 3 Minuten injiziert. Die orale Erhaltungsdosis liegt bei 80–320 mg/d, wobei die **niedrigen** Dosierungen meist ausreichend wirksam sind.

Als **Indikationen** ergeben sich supraventrikuläre und ventrikuläre Herzrhythmusstörungen.

Die **Nebenwirkungen** des Sotalols entsprechen weitestgehend denen der β-Rezeptoren-Blocker:
- Bradykardie
- arterielle Hypotonie
- AV-Blockierungen.

Es ist auch **proarrhythmisch** wirksam und kann ventrikuläre **Tachyarrhythmien** über die **Verlängerung** der QT-Zeit auslösen.

Kontraindikationen:
- Herzinsuffizienz
- AV-Blockierungen

- QT-Zeit-Verlängerungen
- Sinusbradykardie.

15.9.12 Verapamil

Verapamil (Falicard®, Isoptin®, Verapamil ratio®) wurde 1962 ursprünglich als Relaxans der glatten Muskulatur sowohl für periphere als auch Koronararterien entwickelt.

Die Sinusfrequenz wird durch Verapamil nicht wesentlich beeinflußt. Die AV-Überleitungszeit, die im His-Bündel-Elektrogramm der AH-Zeit entspricht, wird jedoch verlängert. Es hat keine direkte Wirkung auf die Vorhof- und Kammerrefraktärität und die antero- oder retrograden Eigenschaften der akzessorischen Bündel.

Die **hämodynamischen Wirkungen** wie Steigerung des LVEDP, Senkung des peripheren Widerstandes, Senkung von dp/dt_{max} treten bereits 3–5 Minuten nach i.v. Injektion auf, halten etwa bis zu 10 Minuten an und klingen danach ab. Die Herzfrequenz und der Mitteldruck in der A. pulmonalis bleiben fast unverändert. Sympathikus-vermittelte Reflexmechanismen kompensieren die starke **negative Inotropie** in vivo. Sie überwiegt jedoch, wenn es **in höheren Dosen** verabreicht wird. Bei herabgesetzter Herzfunktion ist eine Kombination von Verapamil und Propranolol nicht vorzunehmen. Nach oraler Einzelgabe wird bereits nach 30 Minuten die PQ-Zeit bzw. AH-Zeit verlängert (4–6 Stunden). Nach i.v. Gabe tritt diese Wirkung bereits nach 1–2 Minuten auf und ist ebenfalls bis zu 6 Stunden nachweisbar. Diese Effekte auf das Erregungsleitungssystem werden vor allem durch den Hauptmetaboliten des Verapamils, das Norverapamil, verursacht.

Die Absorption nach oraler Gabe ist nahezu komplett. Es hat eine **Bioverfügbarkeit** von 10–55%. Verapamil hat einen großen First pass-Effekt über die Leber. Seine **Halbwertszeit** liegt bei 2–5 Stunden; 70% werden über die Niere ausgeschieden.

Die **Dosierung** des Verapamils ist bei der i.v. Gabe 10 mg als Bolus über 5–10 Minuten unter Kontrolle der Herzfrequenz und des Blutdruckes. Wenn damit eine effektive Frequenzreduktion erreicht wurde, können 0,005 mg/kg/min weiter infundiert werden. Die orale Erhaltungsdosis beträgt 80–120 mg/Tag.

Hauptindikationen:
- paroxysmale supraventrikuläre Tachykardie
- Tachyarrhythmia absoluta bei Vorhofflimmern
- supraventrikuläre Extrasystolie
- Reduktion der subvalvulären muskulären Aortenstenose bei hypertropher obstruktiver Kardiomyopathie.

Kontraindikationen:
- AV-Blockierungen
- Stauungsherzinsuffizienz
- arterielle Hypotonie
- Bradykardie.

Bei zu **rascher Injektion** kann es zur
- Bradykardie
- höhergradigen AV-Blockierungen bis zur Asystolie
- starkem Blutdruckabfall
- Zeichen der Linksherzinsuffizienz bis zum kardiogenen Schock

kommen.

15.9.13 Digitalis

Die elektrophysiologischen Eigenschaften von Digitoxin (Digitoxin®, Digimerck®) und Digoxin (Dilanacin®, Lanitop®, Novodigal®) bestehen in einer Verkürzung der atrialen und ventrikulären Refraktärzeiten sowie in einer Verlängerung der AV-Überleitungszeit. Dadurch kann Vorhofflattern in Vorhofflimmern übergehen. Es ist **positiv inotrop** wirksam.

Eine **Überdosierung** zeigt sich in
- ventrikulären Extrasystolen
- AV-Blockierungen meist I. Grades,
- gelegentlich AV-Block II. Grades, Wenckebach-Typ
- selten AV-Block III. Grades.

Ein AV-Block II. Grades vom Mobitz-Typ ist nie digitalis-induziert.

Von den **aktiven Heterotopien** treten am häufigsten ventrikuläre Extrasystolen, oft als Bigeminus, auf. In schweren Fällen kann es auch zu Kammertachykardien oder Kammerflimmern kommen. Selten sind Übelkeit und Erbrechen.

Der erste Therapieschritt ist bei AV-Blockierungen die Reduzierung bzw. das Absetzen des Digitalisglykosids. Bei digitalisbedingten Heterotopien sollte in erster Linie **Digoxin-FAB-Antikörper** verwendet werden.

Da Digitalis die AV-Überleitung verlängert, die Erregungsleitung des akzessorischen Weges beschleunigt und damit eine Re-entry-Tachykardie auslösen kann, ist seine Anwendung bei durch **WPW-Syndrom** bedingten Tachykardien und Tachyarrhythmien **kontraindiziert**. Weiteres zur Pharmakologie des Glykosids s. Kap. 17.10.2

15.9.14 Adenosin

Adenosin (Adenosin®) wirkt direkt und indirekt, d.h., die Wirkung ist unabhängig bzw. abhängig von der Adenylatcyclase-Aktivität.

Zwei membrangebundene Subtypen sind bis jetzt bekannt. Die **A_1-Adenosin-Rezeptoren** sind in den Membranen der Herzmuskelzellen vorhanden und wirken über eine Hemmung der Catecholaminwirkungen. Die **A_2-Adenosin-Rezeptoren** sind in den glatten Muskelzellen und dem Endothel vorhanden und in erster Linie für den vasodilatierenden Effekt verantwortlich. Die **Sinusknoten-Automatie** wird durch Adenosin verlangsamt.

Auf **Vorhofebene** verkürzt es über die Aktivierung des spezifischen Kalium-Ausstroms das Aktionspotential. Durch die Beeinflussung eines purinergen Rezeptors und die Blockierung des Calciumkanals wirkt es negativ inotrop und stark antiadrenerg. Im **AV-Knoten** und vor allem in den nodalen Zellen wirkt es negativ dromotrop. In den **Ventrikeln** wirkt es ausschließlich über die Hemmung der Adenylatcyclase, die die Unterdrückung der späten Nachdepolarisation und der getriggerten Automatie hervorruft. Da adenosin-beeinflußbare Kalium-Kanäle im Ventrikelmyokard fehlen, findet keine Beeinflussung des Aktionspotentials statt. **Adenosin ist nur i.v. applizierbar**. Seine Halbwertszeit liegt bei 1,5 s, so daß auch **Nebenwirkungen** innerhalb von 15–20 s abgeklungen sind.

Seine **Indikation** ist besonders bei paroxysmalen AV-Knoten- und Sinusknoten-Re-entry-Tachykardien gegeben, da es Erregungskreisen durch Erzeugung eines bidirektionalen Blockes unterbricht.

Das **Nebenwirkungsspektrum** ist vielfältig. Es können Flush, Dyspnoe, Bronchospasmus, Übelkeit, pektanginöse Beschwerden, Arm-, Nacken-, Rückenschmerzen, Schwindelgefühl, Schwitzen und Hitzegefühl, Hyperventilation, Palpitationen, Bradykardie bis zur Asystolie, aber auch Kammertachykardien vom Torsade de pointes-Typ, Kammerflimmern und metallischer Geschmack auftreten.

Es muß darauf geachtet werden, daß die Wirkung von Adenosin durch Dipyridamol potenziert wird. Ein weiterer Gesichtspunkt ist, daß Patienten nach Herztransplantation sehr empfindlich auf die Gabe von Adenosin reagieren.

15.9.15 Atropin

Atropin (Atropinum sulfuricum®, Atropinsulfat®) führt über seine **vagolytische Wirkung** zur Beschleunigung der Sinusfrequenz und Verkürzung der AV-Knoten-Leitung. Da die Ventrikel und die distalen Abschnitte des Erregungsleitungssystems nicht parasympathisch innerviert werden, bleiben die intraventrikuläre Erregungsleitung und -bildung unbeeinflußt. Deshalb ist eine Therapie der digitalis-induzierten Bradykardien damit möglich.

Indikationen:
- vagusbedingte Herzrhythmusstörungen wie Sinusbradykardie
- vagovasales Syndrom
- myokardiale Ischämie oder digitalis-induzierte AV-Blockierungen.

Es wird meist intravenös in einer **Dosierung** von 0,5–1,0 mg verabreicht; 2,0–3,0 mg sind für eine komplette Vagolyse erforderlich. Die Wirkdauer liegt bei 30–60 Minuten.

15.9.16 Orciprenalin und Isoprenalin

Orciprenalin (Alupent®) und Isoprenalin sind Vertreter der β-Sympathomimetika, fördern die Kontraktilität des Myokards und erhöhen die Herzfrequenz über die Stimulation der β-Rezeptoren. Sie **verbessern die Erregungsleitung**:
- im Vorhof
- im AV-Knoten
- in den His-Purkinje-Fasern, und
- heterotope Automatiezentren werden aktiviert.

Orciprenalin und Isoprenalin können oral, intravenös, als Dauerinfusion und im Notfall intrakardial (0,5–1,0 mg) verabreicht werden. Für die orale Behandlung können 60–120 mg/24 Stunden verwendet werden. Die **Wirkdauer** liegt bei 3–4 Stunden.

15.9.17 Proarrhythmische Wirkungen von Antiarrhythmika

Von den Antiarrhythmika ist bekannt, daß sie Herzrhythmusstörungen verstärken oder auch provozieren können. Dabei stützt sich der Verdacht auf eine medikamenten-induzierte Herzrhythmusstörung durch eine sorgfältige Synopsis aller vor und nach Therapie vorhandenen Änderungen des Herzrhythmus (Pfeiffer et al. 1996).

Folgende **proarrhythmische Effekte** sind möglich:
- Auslösung von Bradyarrhythmien
- Auslösung supraventrikulärer Tachyarrhythmien
- Auslösung ventrikulärer Tachykardien *durch* bzw. *ohne* Verlängerung der QT-Zeit
- Zunahme bestehender ventrikulärer Herzrhythmusstörungen.

Die häufigsten toxischen Reaktionen stehen in Beziehung zur Dosis bzw. zum Blutspiegel. Sie beginnen oft sehr kurz nach Therapiebeginn und können durch Reduktion oder Absetzen der Antiarrhythmika gebessert werden.

Fördernd für das Auftreten proarrhythmischer Effekte sind:
- Hypokaliämie
- akute und schwere chronische myokardiale Ischämie
- ursächlich vorhandene potentiell letale Herzrhythmusstörungen
- absolute oder relative Überdosierungen
- herabgesetzte linksventrikuläre Funktion (EF < 35%)
- bereits bekannte proarrhythmische Effekte
- bestehende Herzrhythmusstörungen wie Vorhofflimmern, ventrikuläre Extrasystolie, QT-Zeit-Verlängerung, bekannte Störungen der Automatie und der Erregungsleitung, nichtanhaltende Kammertachykardie.

Am längsten bekannt ist die durch **Digitalis** indu-

Tab. 15.6: Häufigkeit arrhythmogener Effekte bei einigen wichtigen Antiarrhythmika (nach Pfeiffer et al. 1987)

Antiarrhythmikum	Patientenzahl	arrhythmogener Effekt	Häufigkeit (%)
Amiodaron	186	18	9,7
β-Rezeptoren-Blocker	159	18	11,3
Chinidin	380	58	15,3
Lidocain	81	13	16,0
Mexiletin	439	53	12,1
Procainamid	206	28	13,6
Propafenon	80	9	11,3
Verapamil	8117	739	9,1

zierte **Sinusbradykardie**. Aber auch die Klasse-I-Substanzen und Amiodaron rufen sinuatriale Erregungsbildungs- und -leitungsstörungen hervor und können somit ein latent vorhandenes **Sinusknoten-Syndrom** manifest werden lassen.

AV-Überleitungsstörungen werden vor allem von Calciumantagonisten und β-Rezeptoren-Blockern ausgelöst oder verstärkt. Besonders bei nächtlicher Vagotonie können höhergradige AV-Blockierungen auftreten.

Von den supraventrikulären Herzrhythmusstörungen hat vor allem die digitalis-induzierte paroxysmale **Vorhoftachykardie mit AV-Block** klinische Bedeutung, die durch Hypokaliämie weiter verstärkt wird.

Die **ventrikulären Tachykardien** als Folge der **Verlängerung der QT-Zeit** sind bereits seit 1966 durch die Beschreibung der **Torsade-de-pointes-Tachykardie** unter Chinidin bekannt (Desertenne 1966). Diese Form der Tachykardie ist die Ursache der **Chinidin-Synkopen.** Sie treten am häufigsten bei Chinidin-Monotherapie auf. Diese ventrikulären Tachykardien vom Torsade-de-pointes-Typ sind häufiger bei Frauen als bei Männern 1–3 Tage nach Neueinstellung vorhanden. Im EKG findet man eine deutliche QT-Zeit-Verlängerung. Der Kammerkomplex ist von normaler Dauer. Oft ist eine Hypokaliämie nachweisbar.

Neben Chinidin wird auch eine QT-Zeit-Verlängerung durch andere Vertreter der Klasse IA, wie Propafenon, Mexiletin, Procainamid, sowie der Klasse III, wie Sotalol und Amiodaron, induziert (Tabelle 15.6).

Ventrikuläre Tachykardien **ohne QT-Zeit-Verlängerung** treten oft im Zusammenhang mit medikamentöser Neueinstellung auf. Der Beweis ist aber oft dazu nur indirekt zu führen.

Ein sicherer Hinweis auf eine durch Antiarrhythmika induzierte ventrikuläre Tachykardie ist, daß sie durch die sonst erfolgreich anwendbaren medikamentösen und elektrischen Therapiemaßnahmen nicht beendet werden kann. Diese fatalen Arrhythmien sind für Vertreter der Klasse IC wie Encainid, Flecainid, Propafenon und Ethmozin beschrieben (Hohnloser et al. 1988).

Die signifikante Zunahme von bestehenden

- ventrikulären Herzrhythmusstörungen wie ventrikulären Extrasystolen oder
- repetitiven Herzrhythmusstörungen wie Couplets, Salven und nichtanhaltenden ventrikulären Tachykardien

zählt ebenfalls zu den **induzierbaren proarrhythmischen Effekten**. Dabei ist ein eindeutiger Beweis schwierig, da die Tag-zu-Tag-Variation groß sein kann.

In der Arbeitsgruppe Lown wurden folgende Kriterien anhand einer 48stündigen Langzeit-EKG-Registrierung erarbeitet, um durch **Antiarrhythmika induzierte Herzrhythmusstörungen** zu definieren (Podrid et al. 1987):

- VES 4fach häufiger
- Couplets und Salven 10fach häufiger
- anhaltende ventrikuläre Tachykardie oder Kammerflimmern,

die ohne Therapie nicht vorhanden waren (Tabelle 15.7).

Die sich daraus ergebenden **Konsequenzen** für die antiarrhythmische Therapie **in der Praxis** sind:

- individuelle Wahl des Antiarrhythmikums nach sorgfältigem Abwägen der Therapienotwendigkeit
- genügende eigene Erfahrung mit dem Antiarrhythmikum
- Abschätzung des hämodynamischen Zugewinns besonders bei eingeschränkter linksventrikulärer Funktion, da diese Patienten sowohl am häufigsten proarrhythmische Wirkungen zeigen als auch am meisten von der antiarrhythmischen Therapie hinsichtlich der Verhinderung des plötzlichen Herztodes profitieren.

15.9.18 Risiken der Antiarrhythmikatherapie

Unter Kenntnis der Wirkungen und Nebenwirkungen der verschiedenen Antiarrhythmika sind bestimmte **Risiken vermeidbar** (Tabelle 15.8).

Mit **unvermeidbaren Risiken** ist zu rechnen, wenn

- eigene Erfahrungen in der Behandlung von Herzrhythmusstörungen oder mit dem verwendeten Medikament fehlen
- Nebenwirkungen im therapeutischen Bereich oder bislang nicht bekannte auftreten
- sich die Herzrhythmusstörungen bei Anwendungen therapeutischer Dosen verstärken

Tab. 15.7: Wirkungen der Antiarrhythmika auf das Oberflächen-EKG

Medikament	Sinusfrequenz	PQ-Zeit	QRS-Dauer	QT-Dauer
Lidocain	Ø (↓)	Ø (↑)	Ø ↑	Ø
Mexiletil	Ø (↓)	Ø ↑	Ø ↑	Ø
Chinidin	↑	↑	↑	Ø
Procainamid	Ø (↑)	↑	↑	Ø
Disopyramid	↓	↑	↑	↑
Ajmalin	↓	Ø (↑)	↑	Ø
Propafenon	↓	Ø (↑)	↑	Ø
Propranolol	↓	↑	Ø	Ø
Sotalol	↓	↑	Ø	↑
Amiodaron	↓	↑	Ø	↑
Verapamil	↓	↑	Ø	Ø
Digitalis	↓	↑	Ø	Ø
Atropin	↑	↓	Ø	Ø
Orciprenalin	↑	↓	Ø	Ø
Adenosin	↓	↑	Ø	Ø

↓ = gesenkt bzw. verlängert
↑ = erhöht bzw. verkürzt
Ø = unverändert
( ) = gering ausgeprägter Effekt

Tab. 15.8: Vermeidbare Risiken in der Behandlung von Herzrhythmusstörungen

Fehldiagnosen	– Verkennung der Grundkrankheit	• Hyperthyreose • Hypokaliämie
	– Fehldeutung des Ursprungs	• ventrikulär • supraventrikulär
Nichtbeachtung von Kontraindikationen	– Sinusknoten-Syndrom	• fast alle Antiarrhythmika
	– obstruktive Lungenerkrankungen	• β-Rezeptoren-Blocker
	– Prostatahypertrophie	• Disopyramid
	– Präexzitationssyndrom	• Digitalis
	– Niereninsuffizienz	• Chinidin, Digoxin, β-Rezeptoren-Blocker, Disopyramid, Procainamid
	– Schwangerschaft	• alle Antiarrhythmika in den ersten 3 Monaten

- unbekannte oder nicht erwartete Interaktionen mit anderen Medikamenten nachweisbar sind
- die Herzrhythmusstörungen nicht effektiv beeinflußt werden können.

15.10 Elektrotherapie der Herzrhythmusstörungen

Die **Möglichkeiten der Elektrotherapie** der Herzrhythmusstörungen beziehen sich auf folgende Methoden:

- **Herzschrittmachertherapie** (temporär oder permanent)
- **externe Kardioversion** oder **Defibrillation**
- **implantierbares Defibrillator-Stimulator-System**
- **Hochfrequenzstrom-Katheterablation**.

15.10.1 Herzschrittmachertherapie (Z 95.0)

Die erste Implantation eines permanenten asynchronen Ventrikelschrittmachers zur Behandlung bradykarder Herzrhythmusstörungen bei Patienten mit Adams-Stokes-Anfällen erfolgte Ende der 50er Jahre (Zoll et al. 1960, Chardack et al. 1960). Seit dieser Zeit haben die Technologie des Herzschrittmachers sowie die klinische Erfahrung beachtlich zugenommen.

Ungefähr 1 Million Patienten sind in den USA permanente Herzschrittmacherträger. Im Jahr 1993

Tab. 15.9: Herzschrittmachertypen, Funktionen und Codes

Stimulationsort	gesenste Kammer	Arbeitsweise	programmierbar	Tachyarrhythmie-funktion
V = Ventrikel	V	I = inhibiert	P = programmierbar, Frequenz und/oder Ausgang	B = burst
A = Vorhof	A	T = getriggert	M = multiprogrammierbar	O = keine
D = Ventrikel und Vorhof	D	D = vorhofgetriggert, ventrikelinhibiert	O = nicht programmierbar	S = scanning
		O = nicht programmierbar		E = extern

wurden 426 Neuimplantationen pro 1 Million Einwohner vorgenommen, was etwa 80% der Gesamtimplantationen/Jahr entspricht. In der alten Bundesrepublik Deutschland betrug 1986 die Implantationshäufigkeit 421/1 Million Einwohner (Kusumoto et al. 1996). Inzwischen sind mehr als 225.000 Menschen in Deutschland Herzschrittmacherträger. Die Herzschrittmachertherapie behebt nicht nur die **Symptome,** sondern verlängert das Leben auch, so daß die **Sterblichkeit mit** Herzschrittmacher nach 1 Jahr etwa 5%, **ohne** etwa 35–50% beträgt.

Bei der **Entscheidung** zur Herzschrittmachertherapie sind drei Gesichtspunkte zu berücksichtigen:

1. richtige Indikation
2. Verständnis der technischen Prinzipien und Funktion der Herzschrittmachertypen (Tabelle 15.9)
3. sachliches, individuelles Abwägen, welcher Herzschrittmachertyp für welchen Patienten geeignet ist, ohne dabei unnötig teuere Geräte einzusetzen.

➤ Indikationen zur temporären Herzschrittmachertherapie

Indikationen zur temporären Herzschrittmachertherapie sind unter verschiedenen klinischen Bedingungen gegeben. Sie umfassen vor allem bradykarde und teilweise tachykarde Herzrhythmusstörungen und erfüllen dabei sowohl akuttherapeutische als auch prophylaktische Zwecke. Diese **präventive Maßnahme** ist deshalb erforderlich, da die nicht selten eintretende AV-Überleitungsstörung zur Adams-Stokes-Symptomatik führen kann. Die Herzschrittmacherelektrode wird im rechten Ventrikel plaziert und auf Standby eingestellt.

Die **prophylaktische Anlage** einer **Herzschrittmachersonde** ist einzusetzen

- bei Herzkatheterisierung von Patienten mit Linksschenkelblock oder breitem Kammerkomplex
- nach herzchirurgischen Eingriffen
- vor Therapie tachykarder Herzrhythmusstörungen bei bekannter schwerer Myokardschädigung
- bei prämonitorischen Zeichen höhergradiger AV-Blockierungen bei akutem Myokardinfarkt
- als unterstützende Maßnahme in der Therapie der bradykarden Herzinsuffizienz vor der permanenten Herzschrittmacherimplantation sowie bei
- symptomatischen Patienten mit AV-Block III. Grades zur Überbrückung der Asystolie oder
- Bradykardien ohne AV-Blockierung
- medikamentöser oder elektrischer Behandlung tachykarder Herzrhythmusstörungen
- Bradykardie-Tachykardie-Syndrom wegen sich entwickelnder Bradykardien
- Anhebung der Grundfrequenz zur Behandlung ventrikulärer Extrasystolen und Prophylaxe ventrikulärer Tachykardien.

Temporäre Stimulation bei Bradykardien und AV-Überleitungsstörungen bei akutem Myokardinfarkt

Die Bedeutung der **temporären** und besonders der **prophylaktischen Herzschrittmachertherapie** bei akutem Myokardinfarkt mit AV-Überleitungsstörungen I. und II. Grades wird nicht einheitlich bewertet. Patienten mit **AV-Block I. Grades** ohne intraventrikuläre Erregungsleitungsstörung bedürfen keiner dringlichen Herzschrittmacherelektrode, sondern einer intensiveren Beobachtung. Die Entwicklung eines höhergradigen AV-Blocks ist jedoch nicht voraussehbar.

Bei **AV-Block II. Grades** vom Wenckebach-Typ und inferiorem Infarkt ist die Entwicklung zum AV-Block III. Grades ebenfalls nicht zwingend gegeben. Anders sind die Verhältnisse bei AV-Block II. Grades vom Mobitz-Typ und Vorderwandinfarkt. Hier liegt der AV-Blockierung in der Regel eine Störung auf Tawara-Schenkel-Ebene zugrunde, und die Gefahr der totalen Blockierung ist bedeutend größer. Deshalb sollte in diesen Situationen eine Herzschrittmacherelektrode eingeführt werden. Liegt ein AV-Block III. Grades vor, so ist der passagere Herzschrittmachereinsatz die Therapie der Wahl.

Tritt bei Patienten mit **akutem Myokardinfarkt ein bifaszikulärer Block,** meist in der häufigsten Kombination Rechtsschenkelblock mit linksanteriorem oder linksposteriorem Hemiblock oder einem kompletten Linksschenkelblock, oder ein inkompletter trifaszikulärer Block als kompletter Linksschenkelblock mit AV-Block I. Grades oder Rechtsschenkelblock mit linksanteriorem oder linksposteriorem Hemiblock mit AV-Block I. Grades neu auf, oder bestehen sie erst seit kurzer Zeit, ist die Anlage einer Herzschrittmacherelektrode gerechtfertigt, da sich sehr häufig ein kompletter AV-Block entwickelt.

Schenkelblockierungen, die während des **akuten Myokardinfarktes** auftreten, sind oft mit einer Stauungsherzinsuffizienz oder therapierefraktären ventrikulären Arrhythmien und damit erhöhter Letalität verbunden. Auch bei diesen Patientengruppen ist die prophylaktische temporäre Herzschrittmachersonde indiziert.

Temporäre Stimulation bei tachykarden Herzrhythmusstörungen

Die **Anwendung** der temporären Elektrostimulation kann bei folgenden Tachykardieformen zur Terminierung behilflich sein:

- Vorhofflattern
- Tachykardien mit Re-entry-Kreisen unter Einbeziehung des Sinusknotens, AV-Knotens oder akzessorischer Bündel
- einige ventrikuläre Tachykardieformen.

Voraussetzung für diese Therapie sind Tachykardien langsamerer Frequenz und bei denen größere Potentiale, wie grobe Flatterwellen oder gut abgrenzbare R-Zacken, die durch den Herzschrittmacher zu erfassen sind. Daraus ergibt sich, daß diese Methode bei Kammer- und Vorhofflimmern ungeeignet und deshalb nicht indiziert ist.

Die **intrakardiale Elektrostimulation** sollte immer dann in Erwägung gezogen werden, wenn

- die medikamentöse Therapie ineffektiv ist oder schwere hämodynamische Folgen nach sich zieht
- die Kardioversion nicht indiziert ist, z.B. bei Digitalisintoxikation
- durch die Kardioversion nur eine Frequenzreduktion, aber keine Beseitigung der Tachykardie gelingt
- die Herzschrittmacherelektrode bereits liegt.

Indikationen zur permanenten Herzschrittmachertherapie

In Anlehnung an die Empfehlungen des American College of Cardiology und der American Heart Association (Dreifus et al. 1991) wurden von der Deutschen Gesellschaft für Kardiologie – Herz- und Kreislaufforschung (Lemke et al. 1996) Richtlinien zur Herzschrittmachertherapie erarbeitet. Es werden die Indikationen zur Herzschrittmachertherapie für die entsprechenden Herzrhythmusstörungen zusammengefaßt, die wie folgt definiert sind:

Indikation: einheitlich akzeptierte Indikationen.

Relative Indikation: Zustände, bei denen in der Praxis häufig implantiert wird, ohne daß die Indikation eine einheitliche Zustimmung findet. Relativ ist die Indikation auch dann, wenn zwar ein entsprechendes EKG-Bild vorliegt, aber der kausale Zusammenhang mit der Klinik nur vermutet werden kann.

Keine Indikation: Zustände, bei denen eine allgemeine Übereinstimmung besteht, daß keine Implantation notwendig ist.

Daneben müssen der **Allgemeinzustand** des Patienten sowie seine beruflichen und persönlichen Gegebenheiten beachtet werden.

Permanente Stimulation bei Bradykardien und AV-Überleitungsstörungen

Eine **Indikation** zur **permanenten Herzschrittmacherimplantation** ist bei jeder symptomatischen Bradykardie mit und ohne AV-Blockierung gegeben, die **nicht**

- zeitweilig durch eine akute Myokardischämie
- medikamentös (durch Digitalis, β-Rezeptoren-Blocker u.a. bedingt)

hervorgerufen wurde.

Die **Indikation** besteht also bei

- permanentem oder intermittierendem AV-Block III. Grades mit symptomatischer Bradykardie, mit gehäuften VES in Ruhe und unter Belastung, mit einem Ersatzrhythmus < 40/min und spontanen Asystolien > 3 s,
- Ersatzrhythmus mit breitem Kammerkomplex,
- nach AV-Knoten-Ablation
- myotoner Dystrophie.

Weiterhin bei AV-Block II. Grades mit

- symptomatischer Bradykardie,
- bei asymptomatischen Patienten mit AV-Block II. Grades (Mobitz-Block) mit breiten Kammerkomplexen.

Eine **relative Indikation** besteht bei

- asymptomatischen Patienten mit AV-Block II. und III. Grades mit schmalen Kammerkomplexen.

Keine Indikation besteht bei

- AV-Block I. Grades, bei asymptomatischen Patienten mit seltenen AV-Blockierungen II. Grades (Wenckebach-Typ) sowie besonders bei nächtlichen, isolierten Überleitungsblockierungen.

Geeignetes Herzschrittmachersystem ist der DDD-Schrittmacher bei permanentem AV-Block III. Grades.

McComb et al. (1999) fanden in einer retrospektiven Studie eine geringere Morbidität und Mortalität bei Patienten mit AV-Block und Zwei-Kammer-Schrittmacher im Vergleich zu denen mit VVI-Stimulation.

Sinusknoten-Syndrom

In den USA werden etwa über 50% der Erstimplantationen wegen eines Sinusknoten-Syndroms durchgeführt.

Eine **Indikation** ist die

- symptomatische, spontan oder durch erforderliche Medikamente hervorgerufene Sinusbradykardie.

Eine **relative Indikation** ist

- eine dokumentierte Bradykardie bei einem symptomatischen Patienten, bei dem keine direkte

Beziehung zwischen den Symptomen und der Sinusbradykardie gefunden wurde.

Eine Verlaufsbeobachtung ist bei erstmaligem Auftreten gerechtfertigt, da auch Spontanremissionen von Symptomen bekannt sind (Mazuz et al. 1983). Hierzu zählen Patienten mit einer Sinusfrequenz < 40/min, Pausen > 3s, unabhängig von einer medikamentösen Therapie.

Keine Indikation sind

- Pausen und Bradykardien während des Schlafes bei asymptomatischen Patienten.

Zu empfehlende Herzschrittmachertypen bei Sinusknoten-Syndrom sind:

AAI bei normaler AV-Überleitung

AAIR bei normaler AV-Überleitung und fehlender chronotroper Antwort

DDD bei vorhandener AV-Überleitungsstörung

DDDR bei fehlender chronotroper Antwort

DDIR bei nachweisbaren supraventrikulären Tachykardien.

Die **frequenzadaptierten** Systeme sind nur dann mit einer Verbesserung der körperlichen Leistungsfähigkeit verbunden, wenn die Herzfrequenz unter symptomlimitierter Belastung nicht 100–110/min überschreitet oder wenn bei Erreichen der anaeroben Schwelle die Herzfrequenz < 90/min ist.

Andersen et al. (1997) untersuchten die **Langzeitprognose** von Patienten mit Vorhofstimulation im Vergleich zur Ventrikelstimulation bei Sinusknoten-Syndrom über einen Zeitraum von 3,3 Jahren. Bei Vorhofstimulation waren Vorhofflimmern und Thromboembolien signifikant geringer nachweisbar, hingegen war der Unterschied in der Letalität und Herzinsuffizienz nicht signifikant. Ein AV-Block trat mit einem jährlichen Risiko von 0,6% in der Gruppe der Vorhofstimulation auf. Ähnliche Ergebnisse fanden McComb et al. (1999), die im Vergleich von Vorhofstimulation, Doppelkammer- und sogenannter physiologischer Stimulation zur Ventrikelstimulation eine kalkulierte Reduktion des Risikos für Vorhofflimmern um 62% und des Todes um 36%. Bei permanenter VVI-Stimulation hingegen kommt es bei Sinusknoten-Syndrom zu einer Zunahme des linksventrikulären endsystolischen Durchmessers und zu einer Herabsetzung der Auswurffraktion. Der linke Vorhof wird vergrößert und die FS reduziert (Paxinos et al. 1998).

AV-Blockierungen

Der **AV-Block I. Grades** bedarf **keiner** Herzschrittmacherimplantation. Nur in einzelnen Fällen mit stark verlängerter PQ-Zeit und klinischer Symptomatik, die durch die unphysiologische zeitliche Beziehung zwischen der Vorhof- und der Ventrikelaktion entsteht, ist eine Indikation gegeben.

Beim **AV-Block II. Grades Typ I** (Wenckebach-Periodik) liegt die Blockierung im AV-Knoten. Bei klinischer **Symptomatik** ist eine Indikation gegeben. Ein **asymptomatischer** AV-Block vom Wenckebach-Typ bedarf keiner Herzschrittmachertherapie.

Beim **Typ II** (Mobitz-Block) liegt die Blockierung unterhalb des AV-Knotens. Der **symptomatische** Typ II bedarf einer Herzschrittmacherimplantation. Der **asymptomatische** Typ II hingegen ist nicht obligat durch Herzschrittmacher zu behandeln.

Der **AV-Block III. Grades** wird durch eine Herzschrittmacherimplantation behandelt, wenn

- Pausen ≥ 3 s vorhanden sind
- die Frequenz des AV-Knoten-, His- oder Kammerersatzrhythmus ≤ 40/min beträgt
- zusätzlich gehäufte VES in Ruhe oder unter Belastung auftreten
- er Folge einer His-Bündel-Ablation ist.

Ist der Ersatzrhythmus ≥ 40/min und der Patient **asymptomatisch**, ist die Herzschrittmacherimplantation nicht obligat.

Zu **empfehlende Herzschrittmachertypen** bei AV-Blockierungen:

DDD bei erhaltener chronotroper Leistung des Sinusknotens

DDDR oder **VVIR** bei fehlender chronotroper Antwort.

Neurokardiogene Synkopen

Störungen des autonomen Nervensystems bei der Regulierung des Blutdruckes und der Herzfrequenz können eine Synkope verursachen. Diese Störungen sind entweder dem **Karotissinus-Syndrom** oder der **vasovagalen Synkope** zuzuordnen.

Treten rezidivierende Synkopen, die zweifellos im Zusammenhang mit einer Karotissinusreizung durch normale Bewegungen wie Kopfdrehen, Rasieren u. ä. stehen, auf (**kardioinhibitorischer Typ**), und sind bei mit nur geringem Druck ausgeübter Karotissinus-Massage wiederholte Pausen ≥ 3 s nachweisbar, so ist eine Herzschrittmacherimplantation **indiziert**.

Eine **relative Indikation** haben Patienten mit Synkopen ohne nachweisliche Ursachen in den genannten alltäglichen Bewegungen aber mit Nachweis von Pausen ≥ 3 s bei Karotissinus-Massage. Hierunter fallen auch Patienten mit einem Karotissinus-Syndrom vom kardioinhibitorischen und kardiodepressiven Typ (sog. gemischter Typ).

Keine Indikation zum Herzschrittmacher haben Patienten mit wiederholt auftretenden Synkopen ohne kardioinhibitorische Reaktionen sowie mit nachgewiesenem hypersensitivem Karotissinus (Pausen ≥ 3 s) ohne Symptome.

Patienten mit **bedeutsamer Sinusbradykardie** oder **Kammerasystolie** im Rahmen der **vasovagalen Synkope** können ebenfalls vom Herzschrittmacher profitieren. **Symptomatische** Patienten, die nicht auf eine medikamentöse Therapie ansprechen, einen positiven Kipptisch-Test bei 60° innerhalb von 30–45 min mit Entwicklung einer Sinusbradykardie oder eine Sinusbradykardie im Zusammenhang mit Kopfbewegung nach oben haben, profitieren nicht in je-

Tab. 15.10: Richtlinien für die Auswahl des Schrittmachermodus (Lemke et al. 1996)

Diagnose	Optimal	Akzeptal	Ungeeignet
Sinusknoten-Syndrom			
1. ohne tachykarde Phasen	AAI (R) DDD (R) + Spezial-algorithmen[1] DDI (R)	VVI < 45/min[4]	VVI (R) VDD (R)
2. Bradykardie-Tachykardie-Syndrom, intermittierendes Vorhofflimmern	DDD (R) + Mode-Switching[2]	AAI (R)	VVI (R) VDD (R) DDD (R) ohne Mode-Switching[2]
AV-Block			
1. permanent	DDD	VDD	VVI (R)
2. intermittierend	DDD + Spezial-algorithmen[1]	DDD VDD VVI < 45/min[4]	VVI (R) DDI (R)
Binodale Erkrankung			
1. Chronotrope Inkompetenz ohne tachykarde Phasen	DDDR	DDD	VVI (R) VDD (R)
2. Vorhofarrhythmien	DDD (R) + Mode-Switching[2]	VDD (R) + Mode-Switching[2]	VVI (R) DDI (R) VDD (R) VDD (R) ohne Mode-Switching[2]
Bradyarrhythmie bei chronischem Vorhofflimmern	VVI (R)		DDD (R) VDD (R)
Karotissinus-Syndrom **Vasovagales Syndrom**	DDD (+ Spezialalgorithmen[3]) DDI (+ Hysterese) DDD (+ Hysterese)	VVI + Hysterese[5]	AAI (R) VDD (R) VVI (R)

1) z. B. automatischer Wechsel von AAI nach DDD oder AV-Zeit-Hysterese
2) automatischer Moduswechsel, z. B. von DDD nach DDI oder andere frequenzbezogene Algorithmen
3) z. B. spezieller Frequenzanstieg während der Kardioinhibition
4) bei seltenen asystolischen Pausen
5) nur bei fehlender retrograder Leitung während Kardioinhibition und bei niedrig programmierter Interventionsfrequenz

dem Falle von der Herzschrittmacherimplantation und haben deshalb eine **relative** Indikation.

Zu empfehlende Herzschrittmachertypen bei Karotissinus-Syndrom: **DDD** oder **DDI** bei im Vordergrund stehendem kardioinhibitorischem Effekt (Tabelle 15.10).

Intraventrikuläre Erregungsleitungsstörungen (Faszikelblockierungen)

Bei **symptomatischem** oder **asymptomatischem** bi- oder trifaszikulärer Block mit intermittierendem AV-Block II. Grades vom Mobitz-Typ und beim symptomatischen bifaszikulären Block mit intermittierendem AV-Block III. Grades besteht eine **Indikation** zum Herzschrittmacher. Der asymptomatische bifaszikuläre Block ist eine Indikation. **Keine Indikation** besteht beim asymptomatischen bifaszikulären Block mit oder ohne AV-Block I. Grades.

Empfohlene Herzschrittmachertypen bei Faszikelblockierungen:

DDD bei erhaltener chronotroper Leistung des Sinusknotens

DDDR bei fehlender chronotroper Antwort.

Im Prinzip ergeben sich **in Europa** mehr als 50% der Indikationen durch den AV-Block III. Grades und etwa 25% durch das Sinusknoten-Syndrom einschließlich Bradykardie-Tachykardie-Syndrom.

Bradykarde Herzrhythmusstörungen nach herzchirurgischen Eingriffen

Wegen der Häufigkeit von Herzrhythmusstörungen nach Herzoperationen werden die Patienten routinemäßig mit epimyokardialen Schrittmacherelektroden versorgt. Eine Indikation zur permanenten Herzschrittmacherversorgung ist sowohl für AV-Blockierungen als auch Sinusknotenfunktionsstörungen in der Regel erst nach 2 Wochen postoperativ in Erwägung zu ziehen (Lemke et al. 1996). Eine **Indikation** ist gegeben bei chirurgisch bedingten AV-Block II. und III. Grades vor allem nach Aortenklappenersatz, Korrektur eines ASD oder VSD. Bei Sinusknotenfunktionsstörung mit daraus resultierender hämodynamischer Instabilität, die eine Mobilisation und Rehabilitation des Patienten stark beeinträchtigt ist eine **relative Indikation** gegeben. **Keine Indikation** zur Herzschrittmachertherapie besteht bei allen bradykarden Herzrhythmusstörungen im Zusammenhang mit einem Multiorganversagen.

Ein **empfohlener Herzschrittmachertyp** ist der **DDIR** bei Sinusknotenfunktionsstörung bzw. der **VVI** bei AV-Block II. und III. Grades.

Bradykarde Herzrhythmusstörungen nach Herztransplantation

Die Sinusknotenfunktionsstörung sind nach der Herztransplantation die häufigste Herzrhythmusstörung, die noch bis zu 1 Monat danach reversibel sein können. Die **Indikation** ergibt sich aus einer symptomatischen Sinusknotenfunktionsstörung, die länger als 1 Monat anhält. Eine **relative Indikation** ergibt sich bei symptomatischer Sinusknotenfunktionsstörung innerhalb des 1. Monats, die mit hämodynamischer Instabilität einhergeht, die eine Mobilisation und Rehabilitation stark einschränken und medikamentös nicht behandelbar sind.

Wegen der erhaltenen ventrikuloatrialen Erregungsleitung und der chronotropen Inkompetenz ist die **Implantation** ein **DDD-System** nach dieser Zeit indiziert.

Nagele et al. (1998) führten eine vorhofsynchronisierte Stimulation bei 21 Patienten nach Herztransplantation durch, bei dem das Spenderherz ein Sinusknoten-Syndrom aufwies und der Empfänger einen Sinusrhythmus hatte. Die elektromechanische Synchronisation hatte einen positiven Langzeiteffekt bei diesen Patienten.

Bradykarde Herzrhythmusstörungen nach akutem Myokardinfarkt

Zur Bedeutung der Herzrhythmusstörungen als Komplikation des Myokardinfarktes s. Kapitel 12.16.23.

Eine **Indikation** ist bei Patienten mit Vorderwandinfarkt und AV-Block II. und III. Grades gegeben, der länger als 1–2 Wochen besteht. Da bei inferiorem Infarkt die Rückbildungstendenz dieser AV-Blockierungen deutlich besser ist, kann hier ein Zeitraum von 2–4 Wochen abgewartet werden. Eine **relative Indikation** besteht bei einem Vorderwandinfarkt mit Schenkelblockierung und AV-Block II. oder III. Grades. **Keine Indikation** besteht bei linksanteriorem Hemiblock und passagerem AV-Block II. oder III. Grades sowie einem neu aufgetretenem Schenkelblock mit AV-Block I. Grades.

Komplikationen bei Herzschrittmacherimplantation

Klinisch bedeutsame Komplikationen sind bei einem erfahrenen Team **relativ selten**.

Während der Implantation können auftreten:

- Herzrhythmusstörungen wie Kammerflimmern, Asystolie
- Perforation der Herzwand mit Tamponade oder des interventrikulären Septums
- Pneumothorax
- Luftembolie.

Postoperativ können auftreten:

- Elektrodendislokation,
- Reizschwellenerhöhungen
- Myokardpenetration
- Pectoralmuskelzuckungen,
- Zwerchfellzuckungen (Dislokation, Perforation, Penetration)
- Blutungen
- V.-subclavia-Thrombose
- Infektionen
- Aseptische Drucknekrosen an der Schrittmachertasche.

Gerätetechnische Komplikationen beziehen sich auf die **Elektrode**, (z. B. Elektrodenbruch, Elektroden-Aggregat-Unterbrechung) sowie auf das **Aggregat** (z. B. vorzeitige Energieerschöpfung).

Die elektrodenbedingten Komplikationen (Dislokation, Myokard- und Hautperforationen, Reizschwellenerhöhungen, Leitungsunterbrechungen, Elektrodenbruch) werden mit 34% angegeben (Lüderitz 1987).

Frequenzadaptierte Systeme

Ob der Patient ein **frequenzadaptiertes System** benötigt, hängt in erster Linie von seiner Herzfrequenzreaktion unter Belastung ab. Eine **chronotrope Inkompetenz** liegt vor, wenn die **Ruhefrequenz** bereits < 1 min **nach Belastungsende** mit und ohne subjektive Erscheinungen wie Schwindelgefühl, Schweißausbruch u. ä. erreicht wird. Bezogen auf die **Wattzahl**, bedeutet das, daß die Herzfrequenz bei 25 W < 85/min, 50 W < 90/min und 100 W < 100/min ist.

Bevor man sich zu einem frequenzadaptierten Herzschrittmachertyp entschließt, müssen **alle Ursachen** solcher Herzfrequenzreaktionen ausgeschlossen werden, die z. B. bei **Hypothyreose** oder **negativ chronotropen Medikamenten** auftreten. Auch die belastungs- und herzfrequenzbezogene Auslösung von Angina-pectoris-Anfällen muß zuvor ausgetestet werden. Ein weiterer Aspekt ist die adäquate, auf die Herzrhythmusstörungen bezogene **Stimulationsart**. So sollten Patienten mit einem Sinusknoten-Syndrom je nach Beteiligung des AV-Knotens mit einem AAIR- oder DDDR-System und nicht mit einem VVIR-Herzschrittmacher versorgt werden (Stangl et al. 1990).

Die **Herzfrequenzadaptation** verschiedener Systeme ergibt sich aus der schrittmacherinternen Verarbeitung folgender **Signale**:

- Beschleunigung
- Erschütterung
- Zunahme der Körperkerntemperatur

- Zunahme des Atemminutenvolumens
- Abnahme der QT-Zeit

➤ Herzschrittmacher-Syndrom

Das Herzschrittmacher-Syndrom, das etwa mit einer Häufigkeit von 7% angegeben wird (Cohen et al. 1982) ist ein Symptomenkomplex, der bei Patienten bei VVI-Stimulation auftreten kann. Symptome wie Palpitationen, Schwindel, Angst- und Beklemmungsgefühl, Synkopen sowie Bewußtlosigkeit können subjektiv in Erscheinung treten. Hämodynamisch liegt dem eine ausgeprägte Senkung des systolischen Blutdruckes zugrunde. Dazu können der fehlende Beitrag der Vorhofkontraktion zur diastolischen Kammerfüllung, die Vorhofpfropfung und die ventrikuläre Asynchronie eine Rolle spielen. Lüderitz (1987) fand bei einer Kammerstimulationsfrequenz von 70–72/min nur ein um 20% geringes Herzzeitvolumen im Vergleich zur sog. physiologischen Stimulation. Daraus wird geschlußfolgert, daß dies nicht allein die Symptomatik erklären kann. Durch den Übergang zur überwiegenden DDD-Stimulation tritt dieses Phänomen im Prinzip nicht mehr auf.

➤ Langzeitbetreuung von Herzschrittmacherpatienten

Die **ambulante Nachsorge** der Herzschrittmacherpatienten erfolgt gegenwärtig zu etwa 30% durch niedergelassene Kardiologen und zu 70% in den implantierenden Zentren. Die **Funktionskontrolle** des Herzschrittmachers sollte etwa alle 6 Monate, spätestens alle 12 Monate vorgenommen werden. Bei Nachlassen der Batterieleistung sind die Abstände zu verkürzen.

Folgende Daten müssen zur Kontrolle bekannt und auch in der Patientendokumentation notiert sein:

- Herzschrittmachertyp, einschließlich Seriennummer, Elektrodentyp und -nummer
- implantierende Klinik
- Implantationsdatum
- Stimulationsort
- Stimulationsmodus
- programmierte Frequenz und Magnetfrequenz
- Hysterese-Intervall
- Kriterien der Batterieerschöpfung.

Zur Kontrolle gehört eine ausführliche **Anamnese,** bei der das **Allgemeinbefinden** mit allgemeiner Leistungsfähigkeit aber auch Kopfschmerzen, Übelkeit, **kardiale Symptome** wie Dyspnoe und Angina pectoris in Ruhe und bei Belastung, Schwindelgefühl, Synkopen, Herzrhythmusstörungen besonders starke Pulsationen im Hals, **cerebrale Symptome** wie Konzentration, Merkfähigkeit weiterhin abnorme **Zwerchfell**- und **Muskelkontraktionen** im Rhythmus der Herzfrequenz erfragt werden. Zur **klinischen Untersuchung** gehören Blutdruckmessung, Pulspalpation, Auskultation des Herzens und der Lunge, Inspektion der Schrittmachertasche und der Beine hinsichtlich peripherer Ödeme.

Die Ableitung eines normalen 12-Ableitungs-EKG, aus dem **Informationen** über

- **Funktionsort** (Vorhof, Ventrikel, Vorhof und Ventrikel)
- **Funktionszustand** (nur Herzschrittmacherrhythmus, vorwiegend Eigenrhythmus, nur Eigenrhythmus) und
- **Funktionsstörungen** (Beurteilung der Beziehung zwischen den Stimuli und der nachfolgenden Vorhof- bzw. Ventrikelaktion)

gewonnen werden können, ist erforderlich.

Etwa 3 Monate nach Implantation sowie anschließend alle 12–18 Monate ist eine **komplette Funktionsanalyse** der programmierten Funktionsparameter vorzunehmen. Dabei sind der

- Batteriezustand durch Auflage des Magneten,
- telemetrische Abfrage des Schrittmachers mit Erfassung des Batteriezustandes, der Elektrodenimpedanz, Abfrage stattgehabter Herzrhythmusstörungen, Funktionsstörungen etc., Abfrage des Ausgangs- und Endzustandes,
- Überprüfung des Eigenrhythmus,
- Vorhof- und Kammerreizschwelle,
- Vorhof- und Ventrikelwahrnehmungsschwelle,
- Refraktärzeiten auf Ventrikel- und Vorhofebene

zu überprüfen.

Nach Neuimplantation sollte die erste Kontrolle vor Entlassung, die 2. Kontrolle 4 Wochen nach Implantation und die 3. Kontrolle nach 3 Monaten erfolgen. Danach erfolgt die Kontrolle alle 6–12 Monate. Bei frequenzadaptiertem Herzschrittmacher ist zusätzlich eine Ergometrie nach 4 Wochen durchzuführen. Nach unkompliziertem Aggregatwechsel erfolgt die Kontrolle postoperativ oder nach 4 Wochen, ggf. wieder mit ergometrischer Kontrolle.

Aus klinischer Sicht kann es daneben erforderlich sein, ein **Langzeit-EKG** als Kontrolle der Herzschrittmacherfunktion durchzuführen. Ausführlich zum Herzschrittmacher-EKG s. Kap. 2.10.

Liegt nur Eigenrhythmus vor, kann mit Hilfe eines Magneten, der auf das Schrittmacheraggregat aufgelegt wird, das Stimulationsverhalten überprüft werden. Die durch diesen Magnettest ermittelte Frequenz kann von der unteren Funktionsfrequenz des Herzschrittmachers verschieden sein. Je nach Herzschrittmachertyp können niedrigere, höhere oder gleiche Frequenzen gemessen werden. Mit der **Magnetfrequenz** ist ein Parameter zur Erkennung der **Batterieerschöpfung** gegeben. Meist geht mit dem Abfall der Magnetfrequenz auch die Abnahme der Batteriespannung einher.

Da mit dem Magnettest eine **Parasystolie** erzeugt wird, ist, wenn auch äußerst selten beobachtet, die Möglichkeit der Stimulation in der vulnerablen Phase gegeben, so daß die Auslösung einer Kammertachykardie oder eines Kammerflimmerns möglich ist. Neben den durch die **asynchrone Stimulation** induzierten Kammerrhythmusstörungen ist auch die Auslösung einer Kammertachykardie durch die magnetbedingte **Reduzierung** der **Stimulationsrate** bei VVI-Herzschrittmachern nachgewiesen worden (Alt et al. 1996). Deshalb ist für die Herzschrittmacherkontrolle das Vorhandensein eines **Defibrillators** erforderlich.

Die Patienten sind darauf hinzuweisen, daß wegen der elektromagnetischen Interferenz **Handys** nicht in Schrittmachernähe zu tragen sind.

Die Anforderungen sind in den Richtlinien zur Herzschrittmachertherapie (Lemke et al. 1996) und für den ambulanten Bereich von der Kassenärztlichen Bundesvereinigung zum 1. April 1992 in den Qualifikationsvoraussetzungen neu definiert worden.

15.10.2 Externe Kardioversion/Defibrillation

Die **Kardioversion/Defibrillation** ist eine Methode, bei der mit Hilfe externer Elektroden auf dem Thorax über der Herzspitze und kranial rechts parasternal ein Gleichstromstoß von 100–max. 400 J bzw. für Kinder initial 2 J/kg und max. 4 J/kg abgegeben wird. Das entspricht einer initialen Energieentladung von 12 J bei Neugeborenen, 25 J bei Kleinkindern, 50 J bei Schulkindern und 100–150 J bei Jugendlichen. Die Elektroden haben für **Erwachsene** einen Durchmesser von 8–10 cm, für **Säuglinge** und **Kleinkinder** von 4,5 cm und für **ältere Kinder von** 8 cm.

Der Unterschied zwischen **Kardioversion** und **Defibrillation** besteht in der R-Zacken-getriggerten Abgabe des Stromstoßes, z. B. bei der Rhythmisierung einer absoluten Arrhythmie bei Vorhofflimmern oder nicht-getriggerten Abgabe bei Kammerflimmern. Sie ist die effektivste und schonendste Methode zur Wiederherstellung des Sinusrhythmus besonders in **Akutsituationen**, die mit einer hämodynamischen Gefährdung des Patienten verbunden sind. Durch die elektrische Entladung wird die Depolarisation in allen erregten Gebieten des Herzens *sofort* unterbrochen. Dies betrifft sowohl Re-entry-Wege als auch Foci.

Indikationen für eine Kardioversion:

- Vorhofflattern/-flimmern mit schneller Ventrikelfrequenz, das weniger als 12 Monate besteht
- Tachykardien bei Präexzitationssyndromen
- tachykardie-induzierte arterielle Hypotonie und Stauungsherzinsuffizienz, die nicht schnell auf einen medikamentösen Rhythmisierungsversuch ansprechen.

Indikationen für eine Defibrillation:

- ventrikuläre Tachykardien
- Kammerflattern/-flimmern.

Eine Kardioversion sollte nicht durchgeführt werden bei:

- durch Digitalisintoxikation bedingten Arrhythmien
- asymptomatischen Patienten mit normofrequenter absoluter Arrhythmie, die keiner medikamentösen Therapie bedürfen
- Sinusknoten-Syndrom, besonders Bradykardie-Tachykardie-Syndrom
- großem linkem Vorhof (> 50 mm) und länger als 1 Jahr bestehendem Vorhofflimmern
- intermittierendem Vorhofflimmern im Wechsel mit Sinusrhythmus
- Vorhofflimmern bei fortgeschrittener Herzerkrankung mit Stauungsherzinsuffizienz, bei Mitralklappenfehlern oder chronisch-obstruktiven Lungenerkrankungen
- ausgeprägten Nebenwirkungen der Antiarrhythmika und
- vor Herzoperationen.

Bei der **Kardioversion** ist darauf zu achten, daß bei vorangehendem medikamentösem Rhythmisierungsversuch mit Chinidin das Medikament 1–2 Tage zuvor abgesetzt wird. Man beginnt mit kleinsten Energien (100–200 J). Bei der **Defibrillation** hingegen sind meist größere Energien (200–400 J) erforderlich.

Zur Durchführung der Kardioversion ist, im Gegensatz zur Defibrillation, eine **Kurznarkose**, z. B. mit Ketamin (Ketanest® 1–2 mg/kg KG), Propofol (Klimofol® 2,0–2,5 mg/kg KG), erforderlich, die zur Verbesserung der myokardialen Sauerstoffsättigung mit einer 5- bis 10minütigen Sauerstoffgabe eingeleitet wird. Nach der Kardioversion/Defibrillation kommt es sehr schnell zu einer hämodynamischen Verbesserung. Tritt diese nicht ein, so ist an die Vergesellschaftung mit anderen akuten Ereignissen, wie akutem Myokardinfarkt, Embolisierungen u. ä., zu denken.

Bei 70–95% der Patienten stellt sich der Sinusrhythmus nach der Kardioversion/Defibrillation ein. Dieser Anteil variiert in Abhängigkeit vom Typ der Tachyarrhythmie. Nach **einem Jahr** sind aber nur noch etwa 30–50% im Sinusrhythmus. Zur Aufrechterhaltung des Sinusrhythmus ist eine weitere Tachykardie mit Digitalis plus Antiarrhythmika wie Chinidin, Sotalol etc. erforderlich.

Bei der Kardioversion kann es zu folgenden **Komplikationen** kommen:

- Auslösung eines Kammerflimmerns bei ungetriggerter Abgabe des Elektroschocks bei Vorhofflimmern, z. B. durch Fehlbedienung oder technische Fehler,
- ringförmige Verbrennungen infolge unzureichenden Hautkontaktes
- arterielle oder sehr selten Lungenembolien.

Bei Vorhofflimmern länger als 48 Stunden oder unbekannter Dauer ist zur Vermeidung von Thromboembolien eine Antikoagulation von 4 Wochen vor und etwa 6 Wochen nach der Kardioversion jetzt Standardvorgehen. Unter Anwendung des TEE und Gabe von Heparin iv. oder niedermolekular sc. kann die Zeit bis zur Kardioversion verkürzt werden. Anschließend werden orale Antikoagulantien weitergegeben.

15.10.3 Implantierbare Defibrillations-Stimulations-Systeme

Die implantierbaren Defibrillations-Stimulations-Systeme sind eine Form der **palliativ-symptomatischen Behandlung** der tachykarden vor allem ventrikulärer Herzrhythmusstörungen.

Das **Prinzip der internen Defibrillation** wird in 3 Funktionen ausgedrückt (Perings et al. 1996):
- kontinuierliche Überwachung des Herzrhythmus (**Sensingfunktion**)
- **Ausführung** einer Defibrillation bzw. Kardioversion oder Überstimulation
- Gewährleistung einer unteren Grenzfrequenz mit und ohne Frequenzadaptation (**Stimulationsfunktion**).

Die für die interne Defibrillation via Sinus coronarius notwendige Energiemenge ist weit geringer. Sie beträgt bis 30 J und wird z. B. durch Lithiumbatterien erzeugt (Bardy et al. 1990).

➤ Therapieoptionen

Mit Hilfe des ICD können ventrikuläre Tachyarrhythmien durch antitachykarde Überstimulation, durch Kardioversion oder Defibrillation beendet werden.

Die **antitachykarde Überstimulation** setzt bei langsamer ventrikulärer Tachykardie mit rasch aufeinanderfolgenden Stimulationsimpulsen mit geringer Energiemenge zur Beendigung der Herzrhythmusstörungen ein. Subjektiv empfindet der Patient in der Regel diese Energieabgabe nicht.

Mit der **Kardioversion** wird eine ventrikuläre Tachykardie beendet, die auf die Überstimulation nicht anspricht. Subjektiv wird dies wie ein Schlag gegen die Brust empfunden.

Bei der **Defibrillation** zur Beendigung des Kammerflimmerns hingegen wird eine hohe Energiemenge abgegeben. Je nachdem, ob der Patient während des Kammerflimmerns noch bei Bewußtsein ist, wird der Defibrillationsschock subjektiv bemerkt oder nicht.

➤ ICD-Systeme

Seit etwa 1993 werden fast ausschließlich endokardiale Systeme implantiert. Wegen der Verkleinerung der Aggregate kann eine subpektorale Implantation vorgenommen werden. Die Größe der ersten 1980 abdominal implantierten Aggregate lag bei 160 cm^3. Ihre Laufzeit lag bei 2–3 Jahren. Die seit Mitte der 90er Jahre implantierten pektoralen Systeme liegen etwa bei 80 cm^3, ihre Laufzeit beträgt 4–6 Jahre. Sie bieten die Möglichkeit der Unterscheidung zwischen supra- und ventrikulärer Tachykardie, haben eine größere Diagnose- und Speicherkapazität und verbesserte Elektroden, die durch Freisetzung von Steroid die Gewebeentzündung auf ein Minimum reduzieren. Neben der vorhandenen Ein-Kammer-Stimulation sind die neueren Modelle mit einer frequenzadaptiven Zwei-Kammer-Stimulation ausgerüstet.

➤ Indikationen

1998 veröffentlichte die AHA/ACC (Gregoratos et al. 1998) folgende Indikationen zur ICD-Therapie:

Akzeptierte Indikationen:
- Herzstillstand infolge von Kammerflimmern oder einer ventrikulären Tachykardie, die nicht als Folge einer reversiblen oder transitorischen Ursache anzusehen sind
- Spontane anhaltende ventrikuläre Tachykardien
- Unklare Synkopen in Verbindung mit klinisch relevanten, hämodynamisch wirksamen, mittels programmierter Ventrikelstimulation induzierten, anhaltenden ventrikulären Tachykardie oder Kammerflimmern, die medikamentös nicht supprimierbar ist, oder wenn die medikamentöse Therapie nicht toleriert oder bevorzugt wird
- Nicht anhaltende ventrikuläre Tachykardie bei koronarer Herzkrankheit, durchgemachter Myokardinfarkt, Funktionsstörungen des linken Ventrikels und mittels programmierter Ventrikelstimulation induziertes Kammerflimmern oder anhaltende ventrikuläre Tachykardie, die nicht durch ein Klasse-I-Antiarrhythmikum unterdrückbar sind.

Mögliche Indikationen:
- Herzstillstand, vermutlich infolge von Kammerflimmern, wenn elektrophysiologische Tests aus anderen medizinischen Gründen nicht durchgeführt werden können
- Nicht zu tolerierende Begleiterscheinungen, die auf anhaltende ventrikuläre Tachyarrhythmien zurückzuführen sind, während der Patient auf seine Herztransplantation wartet
- Familiär bedingte bzw. erbliche Erkrankungen, die das Auftreten von lebensbedrohlichen ventrikulären Tachyarrhythmien stark begünstigen, wie z. B. das verlängerte QT-Syndrom oder die hypertrophe Kardiomyopathie
- Nicht-anhaltende ventrikuläre Tachykardie bei koronarer Herzkrankheit, durchgemachter Myokardinfarkt, eine Funktionsstörung des linken Ventrikels und durch programmierte Ventrikelstimulation induzierbaren anhaltenden Kammertachykardie oder Kammerflimmern
- Wiederkehrende Synkope mit ungeklärter Ursache bei vorhandener ventrikulärer Funktionsstörung und induzierbaren ventrikulären Arrhythmien während einer elektrophysiologischen Untersuchung, wenn andere Ursachen für das Auftreten der Synkope bereits ausgeschlossen wurden.

Keine Indikation zur Implantation eines ICD wird gesehen bei (Andresen 1996):
- ventrikulärer Tachykardie oder Kammerflimmern innerhalb von 48 Stunden nach Beginn eines akuten Myokardinfarktes
- Auslösung durch behandelbare Ursachen wie Myokardischämie, Elektrolytentgleisung, therapieinduziert

- bei möglichen Indikationen zur Rhythmuschirurgie oder His-Bündel-Ablation.

➤ Elektrophysiologische Untersuchung

Die Entscheidung zu einer Implantation sollte erst nach einer umfassenden nicht-invasiven und evtl. invasiven kardiologischen Diagnostik gefällt werden. Die Notwendigkeit einer **elektrophysiologischen Untersuchung** vor der Implantation eines ICD wird nicht einheitlich beurteilt. Die AVID-Studie (Steinberg et al. 1998) kommt zu dem Schluß, daß die Induzierbarkeit ventrikulärer Tachyarrhythmien bei einer elektrophysiologischen Untersuchung sowohl im ICD-Arm als auch im medikamentös behandelten Arm keine Bedeutung für die Vorhersage der Überlebenschance mit oder ohne Defibrillator gehabt hat.

Eine **elektrophysiologische Untersuchung** sollte bei den Patienten vorgenommen werden, wo andere Therapiealternativen wie Ablationsverfahren in Betracht gezogen werden können. Dies betrifft in erster Linie Patienten mit AV-Knoten-Re-entry-Tachykardien und WPW-Tachykardien, weil bei beiden Erkrankungen die Vorhofarrhythmien auch Kammerarrhythmien auslösen können.

➤ Komplikationen

Die Komplikationen nach ICD-Implantation sind denen der Herzschrittmacherimplantation vergleichbar (s. S. 579).

➤ Medikamentöse Therapie

Die Notwendigkeit einer zusätzlichen medikamentösen antiarrhythmischen Therapie wird unterschiedlich beurteilt (Moss et al. 1996, AVID 1997, Pacifico et al. 1999).

In 2 kontrollierten Studien zum ICD bei symptomatischen Patienten mit ventrikulären Tachyarrhythmien (MADIT–Moss et al. 1996, AVID–Steinberg et al. 1998), bei denen in der medikamentös behandelten Gruppe Amiodaron oder Sotalol nach Wirkung bei elektrophysiologischen und Langzeit-EKG-Untersuchungen gegeben wurde, kommt man zum Schluß, daß der ICD die Gesamtletalität im Vergleich zur medikamentösen Therapie um 54% (MADIT), nach einem Jahr um 39%, nach zwei um 27% und nach drei Jahren um 31% senkt (AVID).

Bei der medikamentösen Therapie ist weiterhin zu beachten, daß es Wechselwirkungen zum ICD geben kann, die die Effektivität des Gerätes beeinträchtigen. Die **Defibrillationsreizschwelle** wird durch Amiodaron und hochdosiertes Lidocain erhöht. Die Frequenz der ventrikulären Tachykardie kann durch Antiarrhythmika gesenkt werden, wodurch eine **Erkennung** durch den ICD erschwert wird. Dazu gehören aus der Klasse I Chinidin, Procainamid, Disopyramid, Klasse IIc Propafenon und Flecainid sowie aus der Klasse III Amiodaron und Sotalol.

In den prospektiven, randomisierten klinischen Studien–MADIT (Moss et al. 1996) und AVID (Steinberg et al. 1998), CIDS (Conolly et al. 1993) und CASH (Siebels et al. 1994) wurde die Wirksamkeit des ICD nachgewiesen. Bei Patienten, die den plötzlichen Herzstillstand überlebten, führte die frühzeitige Implantation eines ICD zur Verbesserung der Überlebensrate von 19–39%.

Für asymptomatische Postinfarkt-Patienten mit einer Auswurffraktion ≤ 35%, die ein erhöhtes Risikoprofil für den plötzlichen Tod hatten, brachte eine prophylaktische ICD-Implantation während der Bypass-Operation hingegen keine Verlängerung der Lebensdauer (Bigger et al. 1997).

Pacifico et al. (1999) konnten in einer Studie an 302 Patienten zeigen, daß die zusätzliche Therapie mit Sotalol zum ICD die Abgabe von Schocks reduziert. Es verhindert auch die Abgabe von falschen Schocks infolge supraventrikulärer Tachyarrhythmien (Hohnloser et al. 1994). Zwei Prozent aller ventrikulären Tachykardien sind darüber hinaus auf adäquate elektrische Impulse des ICD refraktär (Pacifio et al. 1998). Neuere Studien weisen darauf hin, daß auch durch den ICD erfolgreich terminierte Kammerflimmerepisoden die Gefahr von ischämiebedingten myokardialen (Joglar et al. 1999) und cerebralen (de Vries et al. 1998, Murkin et al. 1997) Schäden erhöhen. Es wird empfohlen, Sotalol bei Patienten nach ICD-Implantation zu geben, weil es sowohl bei Patienten mit einer Auswurffraktion über und unter 35% effektiv ist (Pacifico et al. 1999).

Der aktuelle Entwicklungsstand zeigt, daß eine sorgfältige Indikation sowie individuelle Entscheidung zur zusätzlichen medikamentösen Therapie getroffen werden muß.

➤ Prognose

Durch **Langzeitbeobachtungen** von mehr als 10 Jahren konnte gezeigt werden, daß durch ICD der plötzliche Herztod bei Patienten mit Postinfarktzustand, herabgesetzter linksventrikulärer Funktion und ventrikulärer Tachykardie bzw. Kammerflimmern/ -flattern zu 95% verhindert werden konnte (Winkle et al. 1989, Vester et al. 1993). Zu ähnlichen Ergebnissen kommt auch die MADIT-Studie (Moss et al. 1996), bei der die Überlebenschance von Patienten mit ICD im Vergleich zu denen mit medikamentöser antiarrhythmischer Therapie untersucht wurde.

Pacifico et al. (1999a) verglichen die Prognose der ICD-Patienten in Abhängigkeit von der Schockabgabe. Sie fanden, daß die multiple Schockabgabe im Vergleich zu keinem Schock in der Gruppe der Patienten mit einer Auswurffraktion < 35% und < 25% das Risiko des Todes verdoppelt. Vergleicht man die Gruppe mit einer Auswurffraktion ≥ 35% ohne Schockabgabe mit der < 35% und multipler Schockabgabe, so war das Risiko 16fach höher.

➤ Arbeitsfähigkeit

Die Arbeitsfähigkeit wird in erster Linie durch die zugrunde liegende Herzerkrankung bestimmt. Nach der Implantation können die Patienten allmählich wieder ihre Arbeitsfähigkeit erlangen.

➤ Fahrtauglichkeit

Was die Fahrtauglichkeit nach Implantation eines Kardioverter/ Defibrillators anbelangt, so bestehen europaweit keine einheitlichen Handhabungen (Lüderitz et al. 1996). Es wird den Patienten von etwa 50% der betreuenden Ärzte geraten, für ca. 9–12 Monate das aktive Autofahren zu unterlassen. Trotzdem fährt etwa die Hälfte der Patienten nach einem halben Jahr wieder allein Auto. Insgesamt kann man aber davon ausgehen, daß die durch ICD-Schock verursachten Verkehrsunfälle sehr selten sind.

Für die Fahrtauglichkeit wurden auch von der ESC Richtlinien erarbeitet (Jung et al. 1997).

15.10.4 Hochfrequenzstrom-Katheterablation

Die Hochfrequenzstrom-Katheterablation (Radiofrequenzablation) hat sich, bedingt durch technische Verbesserungen der Stromapplikation in den letzten Jahren, zum Therapieverfahren der Wahl bei Patienten mit akzessorischen Leitungsbahnen entwickelt und ist damit für viele Typen von Herzrhythmusstörungen zu einer Alternative zur medikamentösen Therapie geworden. Borggrefe et al. (1987) berichteten als erste Arbeitsgruppe über die erfolgreiche Ablation einer rechts gelegenen und Kuck et al. (1988) einer links gelegenen akzessorischen Bahn.

Dieses Behandlungsverfahren wurde möglich, nachdem die elektrophysiologischen Untersuchungsmethoden so verbessert wurden, daß sie perkutan beim Menschen durchgeführt werden konnten. Scheinman et al. (1982) und Gallagher et al. (1982) abladierten den AV-Knoten mittel Gleichstrom zur Behandlung therapieresistenter supraventrikulärer Tachykardien. 1983 wurden die ersten Untersuchungen veröffentlicht, die über endokardiale Elektrodenkatheter einen Nachweis von Potentialen akzessorischer Bahnen erbrachten (Jackman et al. 1983, Prystowski et al. 1983). Bereits im gleichen Jahr wurden erste Katheterablationen dieser akzessorischen Bahnen mit Hilfe von Gleichstrom durchgeführt. Diese Methode der Stromabgabe führte aber nicht selten zu ernsthaften Komplikationen bis hin zur tödlich verlaufenden Herztamponade. Erst nachdem technisch ein Hochfrequenzwechselstrom mit 300–750 kHz medizinisch anwendbar wurde, fand die Methode eine zunehmende klinische Verbreitung.

➤ Indikationen

Eine Indikation zu diesem Therapieverfahren besteht nur dann, wenn die medikamentöse Therapie nicht effektiv ist oder bedeutsame Nebenwirkungen hervorruft.

Patienten mit folgenden **medikamentös nicht beeinflußbaren** Herzrhythmusstörungen können durch die **Ablation behandelt** werden (Morady 1999):

- *Paroxysmale supraventrikuläre Tachykardie* (AV-Knoten-Re-entry-Tachykardien, Tachykardien bei akzessorischen Bahnen, unifokale Vorhoftachykardien)
- WPW-Syndrom und andere Präexzitationssyndrome
- Vorhofflattern Typ I
- Idiopathische Kammertachykardie
- ventrikuläre Tachykardie durch Erregungskreisen auf der Tawara-Schenkel-Ebene.

Weitere Indikationen können
- atypisches Vorhofflattern
- inappropriate sinus tachycardia und die
- AV-Knoten Tachykardie sein.

Die **Ablation** kann zur **palliativen Verbesserung** der Tachykardie bei
- Vorhofflimmern mit schneller Überleitung auf die Kammern (AV-Knoten-Ablation oder Modifikation)
- anhaltender, hämodynamisch stabiler, monomorpher Kammertachykardie bei Patienten mit koronarer Herzkrankheit oder anderen Herzerkrankungen

eingesetzt werden.

Patienten, die als Folge dieser Herzrhythmusstörungen eine Synkope durchgemacht haben oder reanimiert wurden, haben eine dringliche Indikation zur Katheterablation (Hindricks et al. 1998).

Asymptomatische Patienten mit Präexzitationssyndrom sollten nur unter bestimmten risikobehafteten beruflichen Umständen wie Lokführer, Pilot oder im Freizeitbereich wie Bergsteiger diesem Procedere unterzogen werden.

Die Ablation ist **nicht indiziert** bei
- multifokaler Vorhoftachykardie
- polymorpher ventrikulärer Tachykardie und
- Kammerflimmern.

Bei der multifokalen Vorhoftachykardie kann palliativ eine AV-Knoten-Ablation durchgeführt werden (Morady 1999).

➤ Durchführung

Es wird die elektrophysiologische Untersuchung in der Regel mit der Ablation in einer Sitzung durchgeführt (Duckeck und Kuck 1993). Es werden meist 3–4 venöse multipolare Elektrodenkatheter benötigt, die je nach Handling durch den Untersucher perkutan über die V. femoralis, V. subclavia, V. jugularis eingeführt werden. Zur Ablation wird eine Energiemenge von 50 W über den Ablationskatheter abgegeben. Der üblicherweise dadurch verursachte Gewebedefekt ist im Durchmesser 5–6 mm und 2–3 mm tief (Simmers et al. 1994). Die dabei entstehende Temperatur beträgt etwa 60–75°C (Langberg et al. 1992). Die Gewebezerstörung ist vor allem thermisch bedingt, die elektrisch bedingte Gewebedestruktion leistet möglicherweise auch einen Beitrag (Simmers et al. 1996).

➤ Komplikationen

Im Multicentre European Radiofrequency Survey (MERFS) (Hindricks 1993, 1996) wurden die Akutkomplikationen (besonders kompletter AV-Block) der Methode bei verschiedenen Indikationen erfaßt. Bei der Ablation des Vorhofflimmern /-flattern traten 5%, des AV-Knotens 3,2%, bei Modifikation des AV-Knotens, bei AV-Knoten-Re-entry-Tachykardie 8,0%, einer akzessorischen Bahn 4,4% und einer ventrikulären Tachykardie 7,5% auf.

15.11 Supraventrikuläre Herzrhythmusstörungen

15.11.1 Sinustachykardie (R 00.0)

➤ Definition

Eine Sinustachykardie liegt vor, wenn eine vom Sinusknoten ausgehende Frequenz ≥ 100/min besteht. Die Frequenz liegt zwischen 110 und 130/min, ist regelmäßig und wird durch Ruhe reduziert.

➤ Ätiologie

Bei Kindern, während und nach körperlicher Belastung sowie bei vegetativer Labilität ist sie eine **normale** Erscheinung und hat keine besondere Bedeutung. Sie ist die häufigste Palpitationsform. Gelegentlich besteht eine Hypersensitivität zu Catecholaminen.

Als **pathologisch** ist die Sinustachykardie anzusehen, wenn sie über einen **längeren Zeitraum** besteht oder in der Frequenz **an**- und **abschwellend** auftritt:

- bei hyperkinetischem Herzsyndrom
- bei Hyperthyreose
- während und nach fieberhaften Erkrankungen
- postoperativ
- bei Anämie
- bei Allergien u. a.
- bei inappropriate sinus tachycardia.

Die Sinustachykardie kann auch **Frühsymptom einer Herzerkrankung** wie

- Endomyokarditis
- akuter Myokardinfarkt
- Herzinsuffizienz
- Schock verschiedener Genese sein.

Ihre **Auslösung** durch psychischen Streß, körperliche Belastung, Pharmaka wie Adrenalin, Atropin, Genußmittel wie Tee, Kaffee, Alkohol und Nikotin muß in Betracht gezogen werden.

➤ Klinisches Bild

Der Patient kann beschwerdefrei sein, Palpitationen, herabgesetzte körperliche Leistungsfähigkeit, schnellere Ermüdbarkeit oder Herzschmerzen empfinden. Die Sinustachykardie beginnt und endet in der Regel allmählich (warming up, cooling down). Wenn die Sinustachykardie aber durch ein Sinusknoten-Re-entry-Kreisen bedingt ist, beginnt und endet sie abrupt.

➤ Elektrokardiogramm

Die P-Wellen und QRS-Komplexe sind normal konfiguriert. Die P-Welle wird aber größer und spitzer. Die P-P-Intervalle sind verkürzt. Diese Verkürzung geschieht auf Kosten der Diastole. Bei einer Herzfrequenz über 150/min kann die P-Welle mit der vorangehenden T-Welle zusammenfallen. Zu Beginn des Sinusknoten-Re-entry-Kreisens ist das P-R-Intervall häufig verlängert, weil der AV-Knoten noch nicht an die schnelle Übertragung angepaßt ist.

➤ Therapie

Auslösende Ursachen sollten gemieden werden. Die Gabe von

- Propranolol (Obsidan®) 25–50 mg oral bzw.
- Verapamil (Isoptin®, Falicard®) 40–80 mg **oral** oder selten **intravenös** in entsprechend geringerer Dosierung (Propranolol 5–10 mg i.v., Verapamil 5mg i.v.) sowie
- Sedativa (Diazepam Faustan®) 10 mg oral

kann die Sinusfrequenz reduzieren. Auch eine Flüssigkeitssubstitution bei Fieber und Schock kann die Situation positiv beeinflussen (s. Tabelle 15.13, S. 603).

15.11.2 Sinusbradykardie (R 00.1)

➤ Definition

Eine Sinusbradykardie liegt dann vor, wenn bei normaler Erregungsbildung die Frequenz ≤ 60/min beträgt.

➤ Ätiologie

Die Sinusbradykardie kommt als physiologische Variante bei Sportlern und Vagotonen vor.

Pathologischen Charakter erhält sie im Gefolge von

- cerebralen Prozessen mit Hirndrucksteigerung
- Depressionen
- Ikterus
- Hypothyreose
- Schock
- Erbrechen
- vasovagal ausgelösten Synkopen sowie
- postinfektiös
- und in der Frühphase des akuten, besonders inferioren Myokardinfarktes.

Weiterhin kann sie **medikamentös** durch β-Rezeptoren-Blocker und Calciumantagonisten, Amiodaron, Clonidin u. a. hervorgerufen werden.

➤ Klinisches Bild

Bei physiologischer Sinusbradykardie sind gewöhnlich keine Symptome vorhanden. Es können aber **Schwindelerscheinungen** bis zur Bewußtlosigkeit, **Schweißausbruch, Dyspnoe**, **Angina-pectoris**-Beschwerden oder ein **Schlagvolumenhochdruck** auftreten. Die Sinusbradykardie ist häufig **inkonstant**. Nach **Atropin** oder körperlicher Belastung kommt es zu einem Frequenzanstieg und unter **Vagusstimulation** zu einem weiteren Abfall der Herzfrequenz.

➤ Elektrokardiogramm

Bei der Sinusbradykardie liegt eine normale P-QRS-Folge mit normaler AV-Überleitung vor.

➤ Therapie

Eine **physiologische Sinusbradykardie** benötigt keine Therapie. Sie wird auch von älteren Menschen meist nicht besonders wahrgenommen und ist bei **Sportlern** ein Adaptationsmechanismus. Tritt sie jedoch **im Rahmen einer Grundkrankheit** auf, kann sich eine symptomatische Therapie erforderlich machen. Es sind vor allem Atropin, Ipatropiumbromid (Itrop®) und Orciprenalin (Alupent®) in verschiedener Applikationsform (i.v., Tabletten, Tropfen) verwendbar.

Bei **konstanter Sinusbradykardie** mit Symptomen der Herzinsuffizienz oder des Low-out-Syndroms soll die Möglichkeit der Herzschrittmachertherapie (Vorhof- oder Doppelkammer-Schrittmacher) in Erwägung gezogen werden, da jede medikamentöse Langzeittherapie mit Nebenwirkungen verbunden ist.

15.11.3 Sinusarrhythmie (R 00.8)

➤ Definition

Die Sinusarrhythmie ist gekennzeichnet durch eine variierende Sinuszykluslänge. Sie ist definiert als

maximale Sinuszykluslänge – minimale Sinuszykluslänge = **>120 ms**

oder

$$\frac{\textbf{maximale Sinuszykluslänge – minimale Sinuszykluslänge}}{\textbf{minimale Sinuszykluslänge}} > 10\%$$

➤ Ätiologie

Die Sinusarrhythmie ist die häufigste Form von Herzrhythmusstörungen bei gesunden Jugendlichen oder vegetativ Labilen.

Sie tritt als **respiratorische** Sinusarrhythmie auf, bei der die P-P-Intervalle zyklisch während der Inspiration verkürzt und während der Exspiration verlängert werden. Bei Apnoe ist diese Zyklusvariation nicht vorhanden.

Die **nicht-respiratorisch** bedingte Sinusarrhythmie ist durch Schwankung der Zykluslängen unabhängig von der Atmung charakterisiert. Am häufigsten findet man sie beim **Sinusknoten-Syndrom** oder bei **Digitalisüberdosierung**.

➤ Klinisches Bild

Gewöhnlich fehlen Symptome bei der Sinusarrhythmie. Bei gelegentlich längeren Pausen zwischen den einzelnen Herzaktionen können jedoch Schwindelgefühl und Palpitationen bemerkt werden.

➤ Elektrokardiogramm

Im EKG besteht eine normale P-QRS-Folge. Die Morphologie der P-Wellen ist konstant, die PQ-Zeit ≤ 120 ms. Gelegentlich kann ein wanderndes Schrittmacherzentrum, das durch eine geringe Veränderung der Morphologie der P-Wellen und der PQ-Zeit, die aber 120 ms nicht überschreitet, beobachtet werden.

➤ Therapie

Eine medikamentöse Therapie ist *meist nicht erforderlich*. Es kann durch körperliches Training versucht werden, die Herzfrequenz anzuheben bzw. durch Atropin das Gefühl der Palpitationen zu beseitigen.

15.11.4 Sinusknotenpause (Sinusknotenstillstand) (I 49.5)

➤ Definition

Unter einer Sinusknotenpause oder einem Sinusknotenstillstand versteht man den Ausfall der Sinusknotenaktivität, wobei die asystolische Phase kein Vielfaches der vorangehenden Sinuszykluslänge ist. Die Differenzierung zur Sinusarrhythmie bzw. zum SA-Block kann im Einzelfall schwierig sein.

➤ Ätiologie

Ursachen des Sinusknotenstillstandes können akuter Myokardinfarkt, degenerative fibrotische Veränderungen, besonders im Vorhof, Digitalisintoxikation oder exzessiver Vagotonus sein.

➤ Klinisches Bild

Der vorübergehende Sinusknotenausfall ohne bedeutende Verlängerung der Zykluslänge kann klinisch bedeutungslos sein. Tritt jedoch eine längere Pause ohne Ersatzrhythmus auf, kann es zum synkopalen Anfall kommen.

➤ Elektrokardiogramm

Im EKG ist nach vorangehender Verlängerung des P-R-Intervalls des Sinusrhythmus eine asystolische Phase unterschiedlichen Ausmaßes erfaßbar, die mit den entsprechenden klinischen Erscheinungen einhergehen kann. Gelegentlich ist auch ein Ersatzrhythmus unterschiedlichen Ursprungs zur Überbrückung der Ventrikelasystolie sichtbar (Abbildung 15.2).

Therapie

Die Therapie entspricht der bei Sinusbradykardie. Gegebenenfalls macht sich bei gehäuften Synkopen die Implantation eines Herzschrittmachers erforderlich.

15.11.5 Sinuaurikulärer Block (SA-Block) (I 45.5)

Definition

Der SA-Block ist eine Erregungsleitungsstörung, bei der wegen einer Austrittsblockierung der im Sinusknoten gebildete Impuls den Vorhof nicht oder verzögert erregen kann.

Ätiologie

Einer SA-Blockierung liegt in der Regel eine **organische Schädigung** (akute **Myokarditis,** akuter **Myokardinfarkt)** zugrunde. Inwieweit eine Fibrosierung der Vorhofmuskulatur oder eine exzessive Vagusstimulation ursächlich in Frage kommen, ist im Einzelfall schwer abzuklären. Darüber hinaus können **Medikamente** wie Chinidin, Procainamid oder auch Digitalis einen SA-Block hervorrufen.

Klinisches Bild

Der SA-Block I. Grades erzeugt keine klinischen Symptome. Beim SA-Block II. Grades können gelegentlich Unregelmäßigkeiten des Herzschlages beobachtet werden, und beim SA-Block III. Grades kann es zu Schwindelerscheinungen bis zum Auftreten einer Synkope kommen, wenn die Pause nicht durch einen Ersatzrhythmus beendet wird.

Elektrokardiogramm

Elektrokardiographisch kann der SA-Block I. Grades nicht erfaßt werden, da die Sinusknotenimpulse im Oberflächen-EKG nicht registrierbar sind.

Der SA-Block II. Grades Typ I (Wenckebach-Typ) ist durch eine zunehmende Verkürzung des P-P-Intervalls, die einem Ausfall der Sinusknotenaktivität vorausgeht, gekennzeichnet. Die Dauer dieser Pause ist dann kürzer als zwei P-P-Intervalle. Der Typ II zeigt intermittierende Ausfälle der Sinusknotenaktivität (Ausfall der P-Welle). Die dadurch entstehenden Pausen sind annähernd ein Vielfaches (zweifach, dreifach u.a.) des vorangehenden P-P-Intervalls.

Beim SA-Block III. Grades sind keine P-Wellen nachweisbar. Dies kann plötzlich auftreten und wird dann von einer Asystolie unterschiedlicher Dauer gefolgt, oder es besteht ein supraventrikulärer oder ventrikulärer Ersatzrhythmus.

Therapie

Für asymptomatische Patienten ist die Therapie wie bei Sinusbradykardie (s. Kap. 15.11.2). Bei nachgewiesenen Synkopen sollte eine medikamentöse Anhebung der Herzfrequenz oder eine Herzschrittmachertherapie in Erwägung gezogen werden.

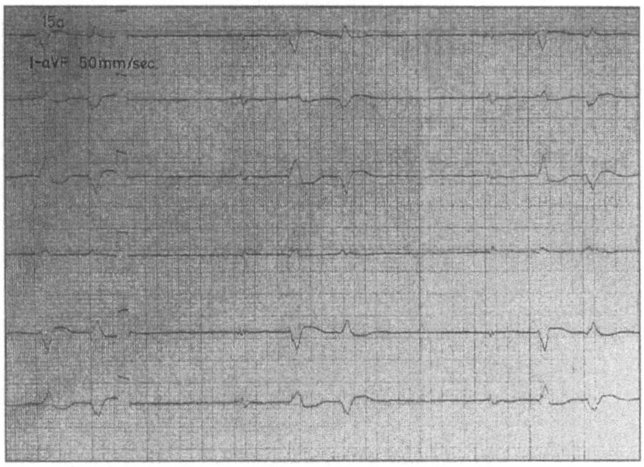

Abb. 15.2: EKG bei Sinusknotenstillstand und polytoper ventrikulärer Extrasystolie

15.11.6 Syndrom des hypersensitiven Karotissinus (G 90.0)

Definition

Das hypersensitive Karotissinus-Syndrom ist als eine durch die Stimulation des Karotissinus bedingte Asystolie von etwa 3 s (**kardioinhibitorischer Effekt**) gekennzeichnet.

Ätiologie

Die Ätiologie ist nicht bekannt. Das Syndrom kommt häufiger bei älteren Patienten und bei ischämischer Herzkrankheit vor.

Mögliche Mechanismen des hypersensitiven Karotissinus-Syndroms können aber in

- hohem Vagotonus in Ruhe,
- Überreaktion auf Acetylcholin und seine vermehrte Ausschüttung
- inadäquater Cholinesteraseaktivität zum Abbau des Acetylcholins bestehen.

Medikamente wie Digitalis, α-Methyldopa, Clonidin und Propranolol verstärken die Hypersensitivität.

Klinisches Bild

Die **häufigsten Symptome** sind **Synkopen** und **Präsynkopen**, die besonders durch mechanische Reizung des Karotissinus durch abrupte Kopfdrehungen, Rasieren u.a. ausgelöst werden.

Daneben können aber auch diese Symptome durch die vasodepressorische Hypersensitivität des Karotissinus mit einem Blutdruckabfall von ≥ 50 mmHg systolisch ohne Verlangsamung der Herzfrequenz hervorgerufen werden.

Bei der **Karotissinus-Massage** als **Provokationstest** können sowohl die **Herabsetzung der Herzfrequenz** als auch der **systolische Druckabfall** weitaus geringer sein. Sie ist eine einfache und oft benutzte Methode, aber trotz richtiger Ausführung nicht immer erfolgreich. **Normalwerte** dieses Provokationstests sind nicht bekannt. Vor dieser Mani-

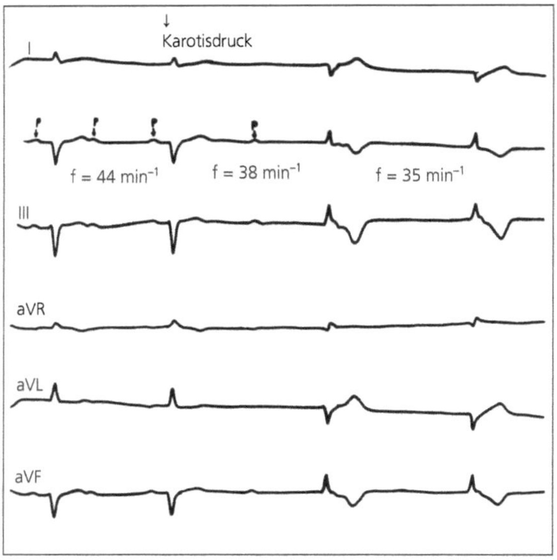

Abb. 15.3: 63jähriger Patient mit hypersensitivem Karotissinus. Nach Karotisdruck ventrikulärer Ersatzrhythmus um 35/min.

pulation sollte man generell, jedoch besonders bei älteren Menschen, die A. carotis auskultieren, um eine bedeutsame A.-carotis-Stenose auszuschließen, die zu cerebralen Komplikationen führen kann.

➤ Elektrokardiogramm

Die häufigsten EKG-Zeichen sind ein Sinusknotenstillstand und eine SA-Austrittsblockierung mit anschließender Kammerasystolie. Ein AV-Block tritt selten in Erscheinung. Diese Kammerasystolie wird dann durch einen supraventrikulären Ersatzrhythmus vom Vorhof oder AV-Knoten oder von einem meist langsamen ventrikulären Ersatzrhythmus überbrückt (Abbildung 15.3). Diese relativ langsamen Ersatzrhythmen weisen auf einen hohen Vagotonus hin.

➤ Therapie

Unter **Atropingabe** ist zwar die Frequenzreduktion bei Karotissinus-Stimulation abzuschwächen, aber die meisten Patienten bedürfen einer **Herzschrittmacherimplantation**. Vor der Implantation eines Vorhofschrittmachers ist genau die AV-Knoten-Leitung zu überprüfen und ggf. ein Doppelkammer-Schrittmacher zu bevorzugen. Bei nach Herzschrittmacherimplantation weiterbestehenden Synkopen ist an die Kombination mit der vasodepressorischen Komponente des Karotissinus-Syndroms zu denken. In diesen Fällen muß eine chirurgische Denervierung des Karotissinus vorgenommen werden.

15.11.7 Sinusknoten-Syndrom (I 49.5)

➤ Definition

Die Störungen der Sinusknotenfunktion sind zwar schon um die Jahrhundertwende beobachtet worden, jedoch wurde der Begriff „Sick-Sinus-Syndrom" erst 1965 von Lown geprägt. Ferrer (1968) faßte die verschiedenen Störungen der sinuatrialen Funktion und ihre unterschiedlichen Erscheinungen in einem einheitlichen Krankheitsbild zusammen.

Sinusknotenfunktionsstörungen sind:

- persistierende, nicht medikamentös bedingte Sinusbradykardie
- Sinuspause oder Sinusknoten-Austrittsblock mit Vorhof- oder Knotenersatzrhythmen
- länger dauernder Sinusknotenstillstand ohne Ersatzrhythmus (Asystolie)
- permanentes oder paroxysmales Vorhofflimmern
- Wechsel zwischen Phasen regelmäßiger und unregelmäßiger Vorhoftachyarrhythmie und Phasen mit langsamer Vorhof- und Ventrikelaktivität (Bradykardie-Tachykardie-Syndrom)
- nicht adäquate Sinusknotenfunktion nach medikamentöser oder elektrischer Kardioversion wegen Vorhofflimmerns.

Synonyme dieses Syndroms sind u.a. lazy sinus syndrome, Bradykardie-Tachykardie-Syndrom, sluggish sinus node syndrome, sick escape pacemaker syndrome, Maladie du sinus, Paralysie auriculaire, Sick Sinus Syndrome, Syndrom des kranken Sinusknotens.

➤ Ätiologie

In vielen Fällen ist die Ätiologie nicht zu klären. In pathologisch-anatomischen Untersuchungen wurden **ischämische, atherosklerotische, rheumatische** und andere **entzündliche** Veränderungen gefunden, die für das Sinusknoten-Syndrom ursächlich verantwortlich sein können. Auch **primär degenerative** Erkrankungen des Sinusknotens, die Hyperthyreose, primäre Kardiomyopathien u.a. wurden diskutiert. Auch ein familiäres Auftreten mit atrioventrikulären Erregungsleitungsstörungen wurde beschrieben (Isobe et al. 1998).

➤ Klinisches Bild

Das klinische Bild des Sinusknoten-Syndroms ist nicht einheitlich.

Subjektive Beschwerden sind Müdigkeit, herabgesetzte Leistungsfähigkeit, Kopfschmerzen, Palpitationen, Angina pectoris, Schwindelzustände und Synkopen.

Bei länger bestehender Sinusbradykardie, bei der die Verringerung der systolischen Auswurfleistung im Vordergrund steht, kann es zur Manifestation einer Herzinsuffizienz kommen.

Der **Verlauf** der Erkrankung ist chronisch progredient und betrifft nicht nur den Sinusknoten, sondern bezieht auch den AV-Knoten, der bei 30–50%

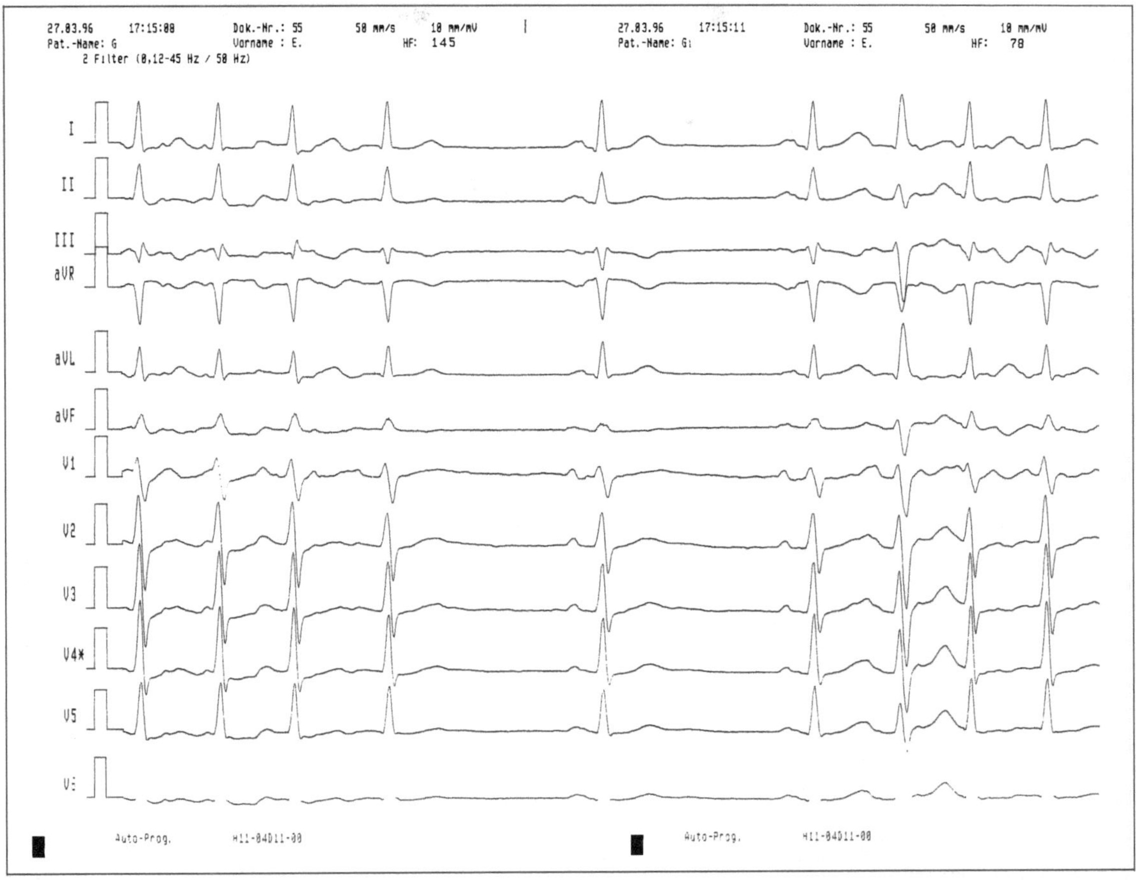

Abb. 15.4: EKG bei Sinusknotensyndrom: Wechsel zwischen Vorhoftachykardie, Sinusrhythmus und heterotoper supraventrikulärer Extrasystolie

der Patienten bereits bei Erstuntersuchung mitbetroffen ist (**binodale Erkrankung**) bzw. das gesamte Erregungsleitungssystem (**panconduction disease**) ein.

Demnach sind vorübergehende Störungen der Sinusknotenfunktion bei Vagotonie, vagovasaler Synkope, im Rahmen des akuten Myokardinfarktes u. a. nicht unter dem Begriff des Sinusknoten-Syndroms einzuordnen.

➤ Diagnostik

Folgende diagnostische Möglichkeiten stehen zur Verfügung:

nicht-invasiv
- Ruhe-EKG
- Langzeit-EKG
- Belastungs-EKG
- Karotissinus-Massage
- Atropintest

invasiv
- artifizielle Vorhofstimulation mit Messung der Sinusknotenerholungszeit und sinuatrialen Erregungsleitungszeiten
- His-Bündel-Elektrographie mit Beurteilung der AV-Überleitung in Ruhe und unter artifizieller Vorhofstimulation.

➤ Elektrokardiogramm

Werden anamnestisch Schwindelerscheinungen, Synkopen und ähnliche Symptome angegeben, ist bei Sinusbradykardie an ein Sinusknoten-Syndrom zu denken. Morphologisch variierende P-Wellen können als Hinweis gewertet werden. Zur Sicherung der Diagnose sind elektrokardiographische Methoden mit und ohne Provokation anwendbar.

Im **Ruhe-EKG** können bereits wesentliche Kriterien wie die Sinusbradykardie, SA-Blockierungen, kombiniert mit und ohne AV-Überleitungsstörungen, absolute Arrhythmie u.a. erfaßt werden (Abbildung 15.4).

Ein normales Ruhe-EKG schließt ein Sinusknoten-Syndrom jedoch nicht aus.

Unter der normalen täglichen Belastung des Patienten sowie auch nachts sind die mit den Symptomen verbundenen Herzrhythmusstörungen durch das **Langzeit-EKG** in der Regel gut erfaßbar. Es bietet

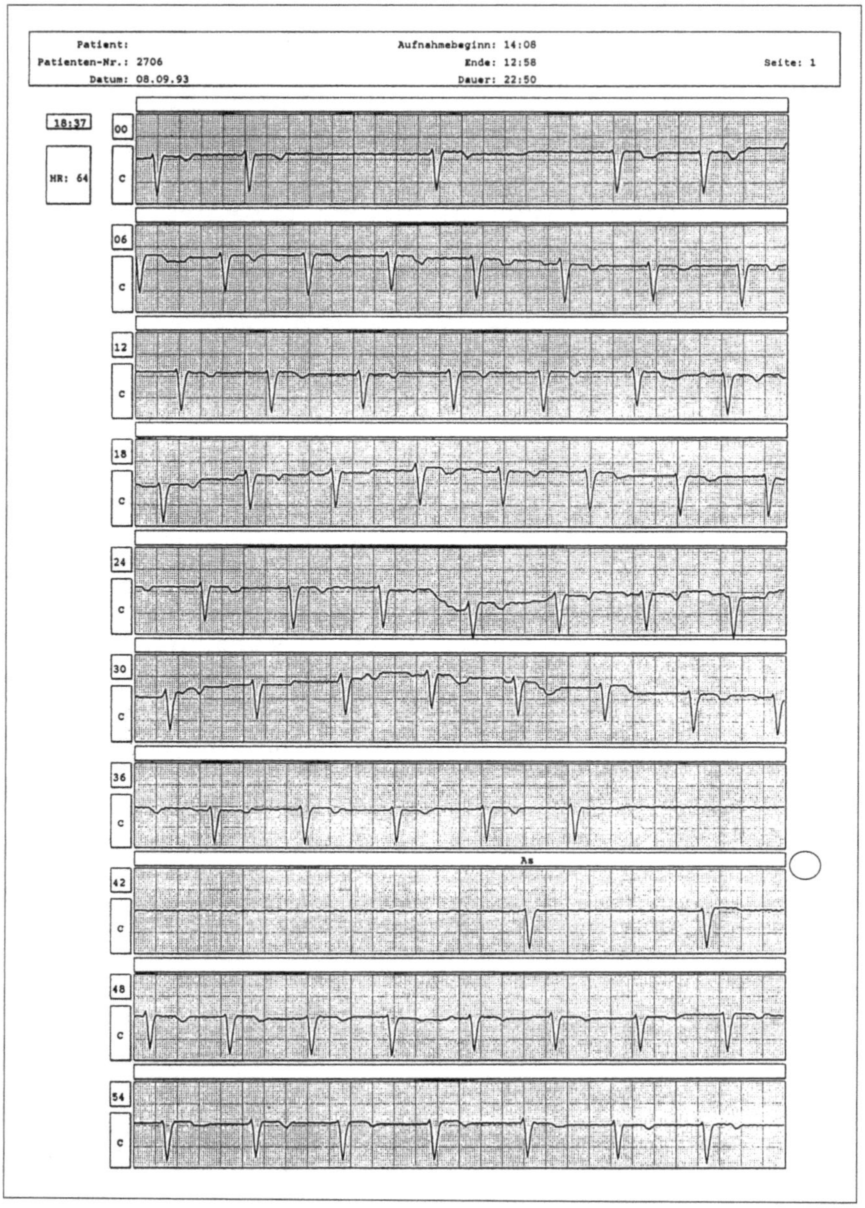

Abb. 15.5: Langzeit-EKG bei Sinusknotensyndrom: präautomatische Pause (AS) beim Wechsel vom Vorhof- zum AV-Knoten-Rhythmus

die Möglichkeit, sowohl den Beginn als auch die Beendigung paroxysmal einsetzender Herzrhythmusstörungen genau zu studieren, die Dauer der präautomatischen Pause (Abbildung 15.5) sowie die Ersatzrhythmen (Abbildung 15.6) zu ihrer Beendigung zu erfassen. Die Dauer der Pause ist ein wesentliches Kriterium für die Indikation zur Herzschrittmachertherapie, da sie unter Provokationsbedingungen oft modifiziert werden kann.

Bei vagotonie-bedingter Sinusbradykardie steigt im **Belastungs-EKG** bei körperlich gut trainierten Personen die Herzfrequenz adäquat. Bei gestörter Sinusknotenfunktion hingegen kommt es zu einer geringen, der Belastung nicht entsprechenden Herzfrequenzsteigerung. Eine Herzfrequenz von 80–90/min wird dabei selten überschritten.

Beim **Atropintest** wird unter EKG-Kontrolle dem Patienten 1 mg Atropin i.v. injiziert. Eine geringere Dosis von 0,5 mg kann eine paradoxe Reaktion hervorrufen und sollte deshalb nicht als Testdosis verwendet werden. Darunter wird normalerweise eine Herzfrequenzsteigerung von mehr als 50–60% erreicht. Ein Anstieg der Herzfrequenz um weniger als 25% bzw. weniger als 90/min ist wie das Auftreten eines AV-Knoten-Rhythmus ein Hinweis für die gestörte Sinusknotenfunktion.

Unter EKG-Kontrolle wird **Karotissinus-Massage** wechselseitig rechts und links durchgeführt. Darun-

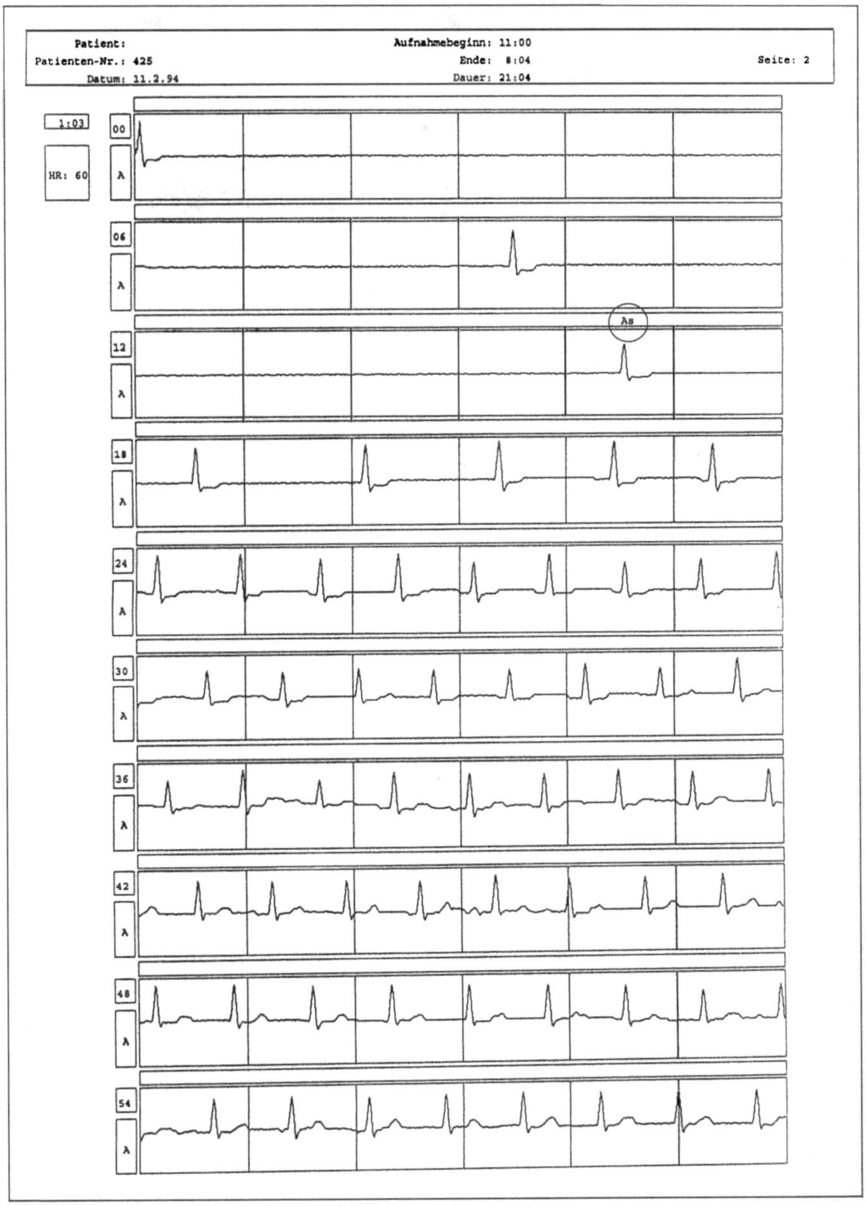

Abb. 15.6: Langzeit-EKG bei Sinusknoten-Syndrom mit binodaler Erkrankung: nächtliche Asystolien (AS) bis zu 9,2 s mit AV-Knoten-Ersatzrhythmus

ter kommt es bei Gesunden zu einer Senkung der Herzfrequenz um etwa 6/min, bei Älteren kann dies jedoch auch mehr sein. Sowohl beim Sinusknoten-Syndrom als auch bei hypersensitivem Karotissinus (s. Abbildung 15.3) ist die Senkung der Herzfrequenz ausgeprägter, und es tritt eine Pause mit oder ohne klinische Erscheinungen auf.

Mit Hilfe der **intrakardialen Elektrokardiographie** und Vorhofstimulation kann eine weitere **Prüfung der Sinusknotenfunktion** vorgenommen werden. Mittels Elektrodenkatheter wird der Vorhof über 30 Sekunden mit einer Frequenz um 100/min oder 20 Impulse über der Grundfrequenz beginnend stimuliert. Die Zeit vom Ende der plötzlich unterbrochenen Stimulation bis zum Beginn der Sinusknotenaktivität ist die **Sinusknotenerholungszeit**. Sie beträgt normalerweise 1000–1500 ms, die auf die Herzfrequenz bezogene **korrigierte Sinusknotenerholungszeit** soll 375–525 ms nicht übersteigen. Sie berechnet sich aus der Differenz der absoluten Sinusknotenerholungszeit und der Zykluslänge bei Spontanrhythmus. Bei Patienten mit Sinusknoten-Syndrom hingegen liegt sie weit darüber (Abbildung 15.7).

Durch die Gabe von 1 mg Atropin i.v. kann die Sinusknotenerholungszeit bei Patienten mit gestörter Sinusknotenfunktion bis zu 200–300% verkürzt werden, bei Gesunden dagegen nur um 10–15%. Neben der Funktionsprüfung des Sinusknotens wird eine **His-Bündel-Elektrographie** mit und ohne Belastungstests durchgeführt, um die Erregungsleitungs-

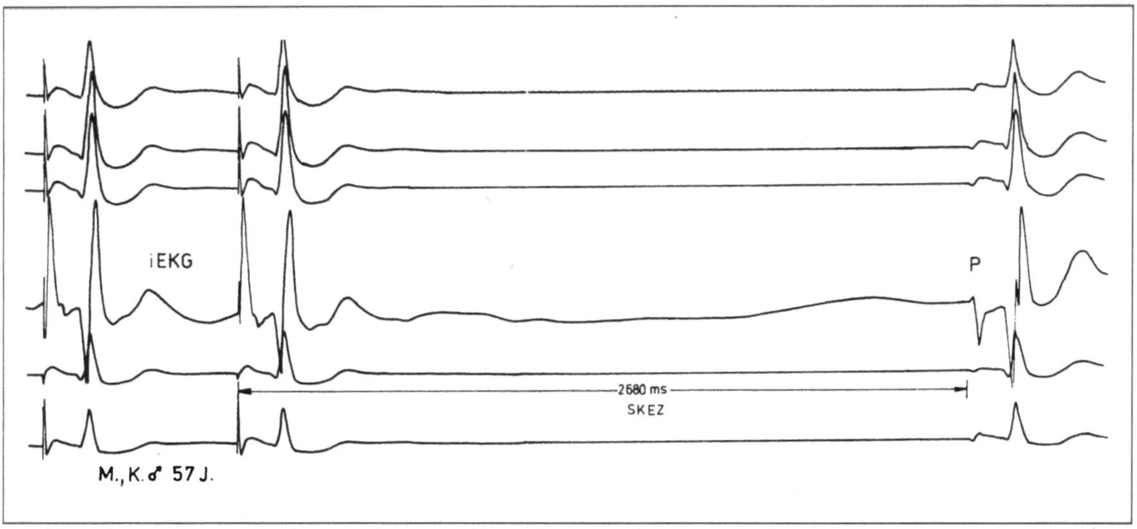

Abb. 15.7: Pathologische Sinusknotenerholungszeit (SkEZ) von 2680 ms bei Sinusknoten-Syndrom nach artifizieller Vorhofstimulation

zeiten im AV-Knoten und auf Ventrikelebene zu beurteilen.

➤ Therapie

Solange keine Symptome auftreten, sind die Patienten lediglich zu kontrollieren. Eine Therapie macht sich aber bei

- Adams-Stokes-Anfällen,
- Herzinsuffizienz
- arteriellen Embolien

dringend erforderlich. Im allgemeinen ist dies dann eine Kombination aus medikamentöser und Herzschrittmachertherapie.

Atropin und **Orciprenalin** können eine gewisse Zeit behilflich sein, führen aber zu Nebenwirkungen (Tachykardien, Sehstörungen, trockener Mund). Die Bradykardie kann z. B. durch Medikamente wie **Digitalis** infolge der Hemmung der intrinsischen Sinusknotenaktivität verstärkt werden, was ein besonderes Problem in der Behandlung des Bradykardie-Tachykardie-Syndroms ist. Da dieser Digitaliseffekt unabhängig von seiner Vagus- und antiadrenergen Wirkung ist, muß Digitalis **besonders vorsichtig** bei Patienten mit Sinusknoten-Syndrom ohne Herzschrittmacher angewendet werden.

Der alleinige Nachweis einer verlängerten Sinusknotenerholungszeit ohne klinische Symptome ist keine Indikation zur prophylaktischen Herzschrittmacherimplantation.

Die Wahl des Herzschrittmachersystems ist abhängig von der Beteiligung des AV-Knotens bei der Erstuntersuchung. Da jedoch das Sinusknoten-Syndrom einen chronisch-progredienten Verlauf zeigt, ist eine Doppelkammer-Stimulation am günstigsten (s. Kap. 15.10.1).

➤ Prognose

Aus **prognostischer** Sicht ist das Sinusknoten-Syndrom im Verlauf durch eine chronische Progredienz gekennzeichnet, das über eine Sinusbradykardie, AV-Knotenersatzrhythmus und Vorhofflimmern in unterschiedlicher Zeit zu klinischen Symptomen führt. Eine prospektive Studie über 10 Jahre konnte nachweisen (Shaw et al. 1980), daß die Überlebensrate vergleichbar der mit normaler Sinusknotenfunktion ist. Es sollte deshalb nur bei symptomatischen Patienten ein Herzschrittmacher implantiert werden. Da aber mit Sicherheit eine Vorhersage eines Adams-Stokes-Anfall nicht möglich ist, soll durch eine engmaschige Überwachung eine Entscheidung zur Implantation rechtzeitig getroffen werden.

15.11.8 Vorhof- und AV-Knoten-Extrasystolie (I 49.1)

➤ Definition

Unter Vorhofextrasystolen bzw. AV-Knoten-Extrasystolen versteht man vorzeitige Kontraktionen des Herzens, die durch eine zusätzliche, vorzeitige Erregung des Vorhofs oder des AV-Knotens ausgelöst werden.

➤ Ätiologie

Die Ursachen dieser **supraventrikulären Extrasystolen** sind oft **neurovegetativer** Art; Alkohol-, Kaffee- und Nikotingenuß, psychischer Streß können sie verstärken. Aber auch **organische** Ursachen, wie allgemeine Infektionskrankheiten oder entzündliche

Prozesse, **starke Vergrößerung** des **linken Vorhofs** bei Mitralklappenstenose oder eine **myokardiale Ischämie**, können vorhanden sein.

➤ Klinisches Bild

Das klinische Bild steht im Zusammenhang mit der auslösenden Ursache. Gelegentlich können supraventrikuläre Extrasystolen, besonders die mit multifokalem Ursprung, Vorboten eines Vorhofflimmerns, einer paroxysmalen Vorhoftachykardie und selten von Kammerrhythmusstörungen sein.

➤ Elektrokardiogramm

Die **Vorhofextrasystolen** sind durch vorzeitig einfallende **P-Wellen** gekennzeichnet, die je nach ihrem Ursprung positiv, biphasisch oder negativ sind. Der **QRS-Komplex** hat meist normale Konfiguration. Das **P-R-Intervall** ist in der Regel länger als 0,12 s. **AV-Knoten-Extrasystolen** zeigen eine normale Konfiguration. Die Stellung der P-Welle zum QRS-Komplex ist ein wesentliches diagnostisches Kriterium. Liegt das **heterotope Zentrum** im **oberen** Anteil des AV-Knotens, geht die P-Welle dem QRS-Komplex voraus und ist in Ableitung II und III negativ. Entsteht die P-Welle im **mittleren** Anteil des AV-Knotens, ist sie im QRS-Komplex, und bei Ursprung im **unteren** Anteil folgt die negative P-Welle dem QRS-Komplex.

➤ Therapie

Supraventrikuläre Extrasystolen sind **in der Regel nicht therapiebedürftig**. Nur wenn sie paroxysmale Tachykardie auslösen, kann die Therapie mit Digitalis, Propranolol oder Verapamil, ggf. bei Therapieversagern mit Chinidin oder Disopyramid versucht werden.

15.11.9 Vorhofflimmern (I 48)

➤ Definition

Vorhofflimmern sind hochfrequente Vorhofaktionen, die keine reguläre Überleitung auf den Ventrikel erlauben **(absolute Arrhythmie)**. Es ist durch **Flimmerwellen (f-Wellen)** mit einer Vorhoffrequenz von 350–700/min charakterisiert. Der ständige Wechsel des Erregungsablaufs bewirkt keine effektive Vorhofkontraktion mehr. Meist besteht eine inkomplette AV-Blockierung. Ist eine regelmäßige Kammerfrequenz vorhanden, so ist an die seltene Kombination mit einem AV-Block III. Grades mit Ersatzrhythmus zu denken.

➤ Häufigkeit und Bedeutung

Vorhofflimmern wird mit einer Häufigkeit von insgesamt 0,4% in der erwachsenen Gesamtbevölkerung, mit 2–4% bei über 60jährigen (Kannel et al. 1982, Petersen et al. 1984, Kehr et al. 1985) und bei über 70jährigen mit 10,2% (Nelson 1984) angegeben. Sie nimmt mit steigendem Alter zu, wie auch eigene Untersuchungen zeigen (Heublein et al. 1974). Seine **Bedeutung** liegt u.a. darin, daß die Apoplexierate mehr als fünfmal und die Letalität zweimal höher liegt als bei Sinusrhythmus.

➤ Elektrophysiologie des Vorhofflimmerns

1962 entwickelte Moe eine Hypothese zur Entstehung des Vorhofflimmerns auf der Basis der **Erregungsfronten** („multiple wavelets"), die wie zufällig durch das Myokard wandern und somit die Herzrhythmusstörung aufrechterhalten. Die Zahl der „wavelets" bestimmt die Form des Vorhofflimmerns. Sind sie viele, ist ein feines, bei wenigeren ein grobes Vorhofflimmern vorhanden. Dabei kommt der **Heterogenität** zwischen den elektrophysiologischen und anatomischen Eigenschaften (Alessie et al. 1976) sowie der **Länge der Exzitationswelle** bei der Auslösung des Re-entry-Mechanismus eine entscheidende Rolle zu. Es ist zu vermuten, daß diese zwei Mechanismen Struktur und Funktion des Vorhofs in einer noch nicht näher untersuchten Weise modifizieren (Lammers et al. 1993).

➤ Ätiologie

Bei etwa 85% der Patienten mit absoluter Arrhythmie bei Vorhofflimmern liegt eine Herzerkrankung oder metabolische Störung vor, die häufig mit einer Vergrößerung des Vorhofes verbunden ist (Murgatroyd et al. 1993). Die Vergrößerung des Vorhofes ermöglicht das Koexistieren von mehreren Re-entry-Kreisen (Janse 1997).

Ein familiäres Auftreten ist selten. Es wurde geschlußfolgert, daß das Vorhofflimmern in den untersuchten Familien durch eine Mutation auf der 10q22-q24 Region autosomal dominant vererbt wird (Brugada et al. 1999).

Die häufigsten **Ursachen** des **akuten Vorhofflimmerns** sind:
- akuter Myokardinfarkt (10–30%)
- nach Herzoperationen und anderen chirurgischen Eingriffen (ca. 25–30%)
- Lungenembolie
- akute Myokarditis.

Weitere Ursachen sind **toxische** und **metabolische** Störungen als Folge von übermäßigem **Alkoholkonsum (holiday atrial fibrillation)**, Kaffeeverbrauch und Nikotingenuß. Aber auch Meteorismus und Zustände, die zu einer überschießenden Reaktion des Vagus oder Sympathikus (Coumel 1990) führen, können Vorhofflimmern auslösen. Bei etwa 10% der Patienten mit Vorhofflimmern kann trotz umfangreicher Diagnostik keine Ursache gefunden werden (**lone atrial fibrillation** oder idiopathisches Vorhofflimmern).

Die häufigsten **Ursachen** des **chronischen Vorhofflimmerns** sind:
- ischämische Herzkrankheit
- hypertone Herzkrankheit
- chronisches Cor pulmonale

- erworbene Herzklappenfehler (Mitralklappenstenose/ Mitralklappeninsuffizienz 60–80%, Trikuspidalklappenfehler)
- rheumatische u.a. entzündliche Herzerkrankungen (Perimyokarditis)
- angeborene Herzfehler
- Herzinsuffizienz
- dilatative und hypertrophe Kardiomyopathie unklarer Genese
- bei Bradykardie-Tachykardie-Syndrom bei Sinusknoten-Syndrom (s. Abschnitt 15.11.7)
- bei Präexzitationssyndrom (s. Abschnitt 15.12)
- Hyperthyreose

➤ Hämodynamik

Aufgrund der unregelmäßigen Kammerfrequenz bei Vorhofflimmern wird das Herzminutenvolumen um etwa 25% reduziert. Darüber hinaus wird sehr häufig eine unökonomische Anpassung der Herzfrequenz an eine körperliche Belastung beobachtet, die zusätzlich hämodynamisch ungünstig wirkt. Besonders bei Herzinsuffizienz ist die Füllung des Ventrikels durch eine normale Vorhoftätigkeit von Bedeutung.

➤ Klinisches Bild

Das Vorhofflimmern kann **paroxysmal, persistierend** oder **permanent** auftreten.

Unter **paroxysmalem Vorhofflimmern** versteht man sich selbst terminierende Episoden, die Sekunden bis Tage anhalten können.

Persistierendes Vorhofflimmern ist dadurch gekennzeichnet, daß es ohne eine medikamentöse oder elektrische Intervention nicht zum Sinusrhythmus zurückkehrt.

Als **permanentes Vorhofflimmern** wird ein Vorhofflimmern bezeichnet, das nicht durch die Kardioversion zum Sinusrhythmus zurückgeführt werden kann.

Paroxysmales Vorhofflimmern kann durch eine vagotone oder sympathikotone Reaktion entstehen (Coumel 1990, Schwartz 1992). An ein durch **Vagotonie ausgelöstes Vorhofflimmern,** das auch als „lone atrial fibrillation" bezeichnet wird (Schwartz 1992), ist elektrokardiographisch durch einen Wechsel von Vorhofflimmern und -flattern gekennzeichnet.

Bei folgenden klinischen Situationen muß man an ein durch Vagotonie ausgelöstes Vorhofflimmern denken:

- Überwiegend bei Männern (Verhältnis von 4 : 1 Männer zu Frauen) im Alter zwischen 40–50 Jahren
- Dem Beginn geht in der Regel eine zunehmende Bradykardie voraus
- Oft regelmäßig wiederkehrend und hält wenige Minuten bis Stunden an
- Bevorzugtes Auftreten in Ruhe, nach Alkohol und Nahrungsaufnahme, besonders nach dem Abendessen
- Meist nachts, wobei die Episode meist morgens endet
- Permanentes Vorhofflimmern ist meist nicht die Folge
- Vagusreize können das Vorhofflimmern auslösen.

Seltener trägt auch eine **gesteigerte Sympathikusaktivität** zur Auslösung des Vorhofflimmerns bei. Diese Form wird weniger häufig beobachtet und tritt gelegentlich bei Hyperthyreose und Phäochromozytom auf. Folgende klinische Zeichen können darauf hinweisen:

- Die Vorhofflimmer-Episoden treten ausnahmslos am Tage, besonders morgens, aber auch im Zusammenhang mit psychischem Streß oder während der Belastung auf.
- Der Beginn fällt mit einer bestimmten Sinusfrequenz zusammen (individuell unterschiedlich, meist aber um 90/min) (Schwartz 1992).
- Polyurie
- Das Vorhofflimmern reagiert gut auf β-Rezeptoren-Blocker.

Die **klinischen Symptome** des Vorhofflimmerns richten sich nach der Grundkrankheit und reichen von Palpitationen bis zu Symptomen der Herzinsuffizienz. Mitunter werden auch Angstgefühl, Müdigkeit, verringerte körperliche Belastbarkeit und Schwächegefühl empfunden.

Bei sehr **schneller Ventrikelfrequenz** kann besonders bei Patienten mit Mitralklappenstenose Atemnot bis hin zum Lungenödem auftreten.

Für das **Vorhofflimmern** ist eine absolute Arrhythmie charakteristisch, die sowohl als **Bradyarrhythmie** mit einer Ventrikelfrequenz < 60/min oder als **Tachyarrhythmie** mit einer Ventrikelfrequenz > 100/min auftreten kann. Die absolute Bradyarrhythmie mit längeren Pausen ist oft mit einer manifesten Herzinsuffizienz oder einer cerebralen Symptomatik verbunden.

Paroxysmale absolute Arrhythmien rufen mehr klinische Beschwerden hervor als länger bestehende. Im Gegensatz zum Vorhofflattern, wo noch eine Restkontraktion des Vorhofs erhalten geblieben ist, treten beim Vorhofflimmern eher Vorhofthromben auf, die mit ernsthaften **embolischen Komplikationen** wie Hirnembolie, peripheren und mesenterialen Embolien einhergehen können.

➤ Elektrokardiogramm

Vorhofflimmern ist als eine schwache irreguläre Undulation um die Grundlinie im EKG (**f-Wellen**) mit einer Frequenz zwischen 350 und 700/min zu erkennen. Die damit verbundene Ventrikelfrequenz ist immer unregelmäßig und kann bei unbehandelten Patienten 100–160/min erreichen.

Ist die Vorhoffrequenz sehr hoch, sind die Flimmerwellen in der Regel nicht mehr mit der üblichen Registriertechnik erfaßbar. Deshalb muß bei unregelmäßiger Kammerfrequenz ohne P-Wellen an ein Vorhofflimmern gedacht werden. Im AV-Knoten liegt

Tab. 15.11: Akuttherapie der Tachyarrhythmia absoluta bei Vorhofflimmern/-flattern

- **Medikamentöse Kardioversion**
  - Sedierung, z.B. Diazepam (Faustan®, Valium®)
  - **Digitoxin**® 0,25–0,5 mg, **Digoxin**® 0,2–0,4 mg verdünnt i.v.
  - **Verapamil** (Isoptin®, Falicard®) 5–10 mg langsam unter EKG-Kontrolle i.v. **oder**
  - **Propranolol** (Obsidan®) 5–10 mg langsam unter EKG-Kontrolle i.v. **oder**
  - **Sotalol** (Sotalex®) 20 mg in 5 min. i.v., nach 20 min Fortsetzung mit 1 mg/min **oder**
  - **Propafenon** (Rytmonorm®) 70–140 mg in 20 ml, entsprechend 1 mg/kg KG, i.v. **oder**
  - **Amiodaron** 5 mg/kg KG in mindestens 3 min unter EKG- und Blutdruckkontrolle
  - **Elektrolytgabe** (Kalium-Magnesium-Adipat® als Infusion 250–500 ml i.v. oder Kalinor® 1 Brausetablette oder Tromcardin forte® 2 Tbl.)
- **Elektrotherapie**
  - Elektrische Kardioversion (100–360 J)
  - Overdring bei Vorhofflattern

eine sog. blockierte Erregungsleitung vor, die den Ventrikel vor einer zu schnellen Frequenz schützt.

➤ Weitere Diagnostik

Es ist bei Patienten mit absoluter Arrhythmie eine **weiterführende Diagnostik** mit Langzeit-, Belastungs-EKG, Echokardiographie und Laboruntersuchungen je nach Grundkrankheit durchzuführen, um die Ursachen (Sinusknoten-Syndrom, Mitralklappenfehler, koronare Herzkrankheit etc.) besser zu differenzieren.

➤ Therapie

Vorhofflimmern mit **kurzen Episoden bei sonst Gesunden ist nicht behandlungsbedürftig**. Sie sind aber in regelmäßigen Abständen zu kontrollieren. Eine Therapie ist dann indiziert, wenn die Episoden häufiger und intensiver werden.

Therapie des Vorhofflimmerns:
- **Notfallkardioversion** (elektrische oder medikamentöse Kardioversion)
- **Elektive Kardioversion** (elektrische oder medikamentöse)
- **Medikamentöse Langzeittherapie**
- Reduktion der Kammerfrequenz in den Normalbereich
- Verhinderung von Thromboembolien
- Aufrechterhaltung des Sinusrhythmus nach Kardioversion.
- **Notfall-Elektrokardioversion**

Die **rasche Wiederherstellung des Sinusrhythmus** bei Vorhofflimmern ist besonders bei **hämodynamisch instabilen** Patienten mit
- systolischem Blutdruck < 90 mmHg
- kühl-feuchter Haut
- Bewußtseinsstörungen
- Angina pectoris und
- Prälungenödem

erforderlich.

Es werden durch die Kardioversion
- die Hämodynamik verbessert
- die subjektiven Symptome gelindert
- thrombembolische Komplikationen verhindert
- ein Übergang von paroxysmalem zu permanentem Vorhofflimmern verzögert.

Die **elektrische Kardioversion** sollte auch durchgeführt werden bei kurzzeitig bestehendem Vorhofflimmern, Größe des linken Vorhofes < 50 mm und hämodynamisch instabilen Patienten mit behandelbarer Grundkrankheit wie Hyperthyreose, Infektion, Lungenembolie, akuter Linksherzinsuffizienz.

Ist der linke Vorhof > 50 mm, die Dauer des Vorhofflimmerns kurz und zu vermuten, daß der Patient von der Wiederherstellung des Sinusrhythmus keinen Nutzen hat, da er auch in kurzer Zeit wieder in Vorhofflimmern umschlagen kann, sollte die Kardioversion **nicht durchgeführt** werden. Bei diesen Patienten ist die medikamentöse Therapie zur Herzfrequenzregulierung vorzuziehen.

Die Erfolgsquote der elektrischen Kardioversion wird mit 79% angegeben (Alt et al. 1997). Bei manchen Patienten mit nicht erfolgreicher erster Kardioversion kann mit einer Vorbehandlung mit einem Antiarrhythmikum der Klasse I, wie Chinidin, ein zweiter Versuch unternommen werden, der erfolgreich sein kann (Lundstrom et al. 1988).

Neben der externen besteht die Möglichkeit der **internen Kardioversion**. Sie kann bei den Patienten in Erwägung gezogen werden, die durch die externe Kardioversion nicht erfolgreich in den Sinusrhythmus kamen bzw. aus anderen Gründen nicht extern kardiovertiert werden können. Die Defibrillationselektroden werden dazu im rechten Vorhof, in der Pulmonalarterie oder im Sinus coronarius plaziert. Während bei externer 313 ± 71 J benötigt werden, beträgt diese Energie nur 5,8 ± 3,2 J für die interne Kardioversion (Alt et al. 1997).

■ Medikamentöse Notfallkardioversion

Bei **symptomatischen, hämodynamisch stabilen** Patienten mit einer Herzfrequenz zwischen 100 und 200/min erfolgt die Notfalltherapie mit Digitalis, Digoxin 0,4 mg i.v., Digitoxin 0,5 mg i.v. und Calciumantagonisten, wie Verapamil 5–10 mg i.v. zur Herabsetzung der Ventrikelfrequenz.

Bei **vagal vermitteltem Vorhofflimmern**, wie bei Sinusknoten-Syndrom, sollten Digitalis und β-Rezeptoren-Blocker vermieden werden.

Besonders bei jüngeren Patienten mit **adrenerg vermitteltem Vorhofflimmern** ist ein β-Rezeptoren-Blocker wie Propranolol (Obsidan®) 5–10 mg i.v., Bisoprolol (Concor®) 5 mg oral oder Metoprolol (Beloc®) 2,5–5,0 mg i.v. zusätzlich zum Digitalis erfolgreich anwendbar, das jedoch nicht zur Reduktion der Vorhoffrequenz, sondern zur Verzögerung der AV-Knoten-Leitung führt.

Diese Medikamente können in etwa 20- bis 30minütigen Abständen in Abhängigkeit von der Frequenzreduktion und des Blutdruckes wiederholt gegeben werden. Das in der **Akutphase angestrebte Ziel** ist vor allem eine Senkung der Herzfrequenz unter 100/min ohne Pulsdefizit.

Die verwendete Kombinationstherapie wird anschließend oral weitergeführt. Die Dosierungen sind dann bei Verapamil 240–480 mg/d, Digoxin 0,1–0,3 mg/d, Digitoxin 0,07–0,14 mg/d, Metoprolol 100–200 mg/d, Bisoprolol 2,5–10 mg/d, Propranolol 50–250 mg/d (Tabelle 15.11).

Je nach Dauer des bestehenden Vorhofflimmerns kann bereits nach 30 min bis 24 Stunden mit der Wiederherstellung des Sinusrhythmus gerechnet werden. Der Rhythmisierungsversuch muß mit Blutdruck- und EKG-Kontrollen im Abstand von 15–30 Minuten begleitet werden.

Neben den genannten Medikamenten kann **Propafenon** in einer Dosierung von 70–140 mg i.v. mit einer Erfolgsrate von 41–96% oder 600 mg oral mit einer Erfolgsrate von 76%, **Flecainid** 50–100 mg i.v. mit einer Erfolgsrate von 57–92%, **Amiodaron** 150–300 mg mit einer Erfolgsrate von 44–92% (Ganz et al. 1997) gegeben werden.

Wesentliche **Probleme der medikamentösen Rhythmisierung** sind u. a. die proarrhythmische Wirkung der Pharmaka, bedeutsame Bradykardien besonders, wenn das Sinusknoten-Syndrom als Ursache des Vorhofflimmerns nicht beachtet wurde. Je nach Dauer des Vorhofflimmerns kann es auch zu thrombembolischen Ereignissen kommen.

Elektive medikamentöse Kardioversion

In der medikamentösen Therapie wurden die Antiarrhythmika der Klasse IA, IC und III ausführlich getestet, die auch für den Erhalt des Sinusrhythmus erfolgreich sind (Podrid et al. 1993, Follath et al. 1993).

Chinidin führt in Kombination mit Digitalis zur Rhythmisierung, was die klassische Methode ist. Die Erhaltungsdosis liegt im allgemeinen bei 0,6–1,0 g/d. Bei Gabe von Chinidin in höheren Dosen sollte besonders bei Frauen auf die Gefahr der Auslösung von ventrikulären Tachykardien vom Torsade-de-pointes-Typ geachtet werden, da 70% dieser Tachykardien bei Frauen beobachtet werden und mit Synkopen (Chinidin-Synkope) einhergehen. Dies ist möglicherweise durch östrogenabhängige verzögerte Repolarisation bedingt (Drici et al. 1996). Trotz kritischer Bewertung in einer Metaanalyse (Coplen et al. 1991), die eine erhöhte Sterblichkeit in der Chinidin-behandelten Gruppe fand, bleibt es das Mittel der Wahl zur Erhaltung des Sinusrhythmus nach Kardioversion und zur Verhinderung von Rezidiven (Prichet 1992), was auch den eigenen Erfahrungen entspricht.

Sotalol ist sowohl für die Akut- als auch Langzeitbehandlung geeignet. In einer Dosierung von 0,5–1 mg/kg KG i.v. kann es bei 30–80% und nach oraler Gabe von 160–640 mg bei etwa 50% der Patienten den Sinusrhythmus wiederherstellen (Follath et al. 1993), wobei unserer Auffassung nach wegen der proarrhythmischen Wirkung unter ambulanten Bedingungen keine hohen Dosierungen dieser Art verwendet werden sollten.

Nach erfolgreicher Rhythmisierung ist die Gabe von Digitalis, Chinidin, Sotalol, Propafenon oder Disopyramid zur Erhaltung des Sinusrhythmus aus klinischer Erfahrung effektiv.

Oft stellt sich die Behandlung des Vorhofflimmerns bei **älteren Menschen** als schwierig dar. Auch hier ist es von Bedeutung, die Dauer des Vorhofflimmerns zu verifizieren. Besteht es länger als 1 Jahr, ist der Rhythmisierungsversuch in der Regel nicht erfolgreich, so daß nur die **Frequenzreduktion das Ziel** der Therapie ist.

Amiodaron sollte den Patienten vorbehalten bleiben, die auf alle anderen Medikamente nicht ansprechen. Hier kommen in erster Linie Patienten mit Kardiomyopathie in Betracht.

Chinidin und **Disopyramid** dürfen nur in Kombination mit Digitalis verwendet werden, da ohne die Reduzierung der Ventrikelfrequenz bei herabgesetzter Vorhoffrequenz eine 1:1-Überleitung auftreten kann, in deren Gefolge dann ein **Kammerflattern** entsteht.

Vorgehen bei elektiver medikamentöser Kardioversion mit Chinidin

Patienten mit Sinusknoten-Syndrom, Präexzitationssyndrom und AV-Überleitungsstörungen ohne Herzschrittmacherversorgung sind von dieser Rhythmisierungsmethode **auszuschließen**. Zur Vorbereitung gehört auch eine orale Antikoagulation mit einem Quick von 15–20% entsprechend INR von 2,5–3, die etwa 4 Wochen zuvor begonnen wird und bis zu 6 Wochen nach Erreichen des Sinusrhythmus fortzuführen ist (s. auch S. 581). Das Serumkalium ist ggf. auszugleichen.

Der Patient ist stationär zu behandeln und einem EKG- und Blutdruck-Monitoring zu unterziehen.

Digitoxin wird am ersten Tag initial 0,5–0,75 mg i.v. und Fortsetzung mit 0,25 mg in 4–6 stündlichen Abständen bis zum Erreichen der Vollwirkdosis (0,8–1,2 mg) oder oral 4–5 Tabletten à 0,07 mg über 3 Tage verabreicht.

Bei Verwendung von **Digoxin** wird am ersten Tag 0,5–0,75 mg initial gegeben, Fortsetzung mit 0,5 mg bis zum Erreichen der Vollsättigung.

Für die weitere Digitalis-Dosierung ist die Herzfrequenzsenkung ein wesentliches Kriterium. Daneben sind das Körpergewicht und der Allgemeinzustand zu berücksichtigen. Die Vollsättigung sollte jedoch nicht überschritten werden. Vor Beginn der Chinidin-Therapie sollte das Glykosid abgesetzt und nach der Rhythmisierung mit Erhaltungsdosis wieder fortgesetzt werden.

Die Chinidin-Therapie wird mit 1 Tablette Chinidin duriles® (250 mg Chinidinhydrogensulfat entspricht 200 mg Chinidinsulfat) als Testdosis begonnen und mit 2 Tabletten alle 4 Stunden bis zur Regularisierung fortgesetzt. Dabei sollte eine Gesamtdosis von 2,0–2,5 g/24 Stunden nicht überschritten werden. Danach erfolgt eine schrittweise Reduzierung unter EKG-Kontrolle bis auf die Erhaltungsdosis von 0,6–1,0 g/d.

Während der Rhythmisierung ist täglich eine Kontrolle des EKG zur besonderen Beurteilung der QT-Zeit und der Elektrolyte durchzuführen.

Alternativ werden auch andere Antiarrhythmika wie Disopyramid, Propafenon, Verapamil oder Sotalol verwendet.

Wenn nach 3–4 Tagen kein Erfolg vorhanden ist oder Nebenwirkungen des Chinidins auftreten, sollte die Therapie unterbrochen werden.

Der Erfolg der Rhythmisierung des Vorhofflimmerns hängt wesentlich von der Erfahrung des Arztes mit dem verwendeten Antiarrhythmikum ab.

Cobbe (1997) stellte Ergebnisse verschiedener Studien aus der Literatur zur Effektivität unterschiedlicher Pharmaka zur medikamentösen Kardioversion des Vorhofflimmerns zusammen. Als hoch effektiv wurden Chinidin, Disopyramid, Flecainid, Propafenon und Amiodaron, als weniger effektiv Sotalol und ineffektiv β-Rezeptoren-Blocker, Calciumantagonisten und Digoxin herausgestellt. Was Calciumantagonisten und Digitalis anbelangt, stimmt diese Einschätzung nicht immer mit der Praxis überein.

Rezidivprophylaxe

Zur Rezidivprophylaxe wird Chinidin in einer Dosierung von 0,6–1,0 g/d gegeben und die Digitalisgabe fortgesetzt. Falls Chinidin nicht gegeben werden konnte, ist das verwendete Antiarrhythmikum in der entsprechenden Dosierung weiter zu geben.

Antikoagulantientherapie

Die Antikoagulantiengabe ist für die Mehrzahl der Patienten mit chronischem Vorhofflimmern zu empfehlen (Dunn et al. 1989).

In der Boston-Studie (1990), in der Kopenhagen-Studie (Petersen et al. 1989) und in der EAFT (1993) konnte gezeigt werden, daß die Apoplexierate unter Antikoagulation deutlich verringert werden konnte.

Bei Kontraindikation zur Antikoagulation und Patienten älter als 80 Jahre sollte dann ASS in einer Dosierung von 100–300 mg/d als Alternative verwendet werden.

Besonders gefährdet für **thrombembolische Ereignisse** sind Patienten (Atwood et al. 1993) mit
- arterieller Hypertonie
- vorausgegangenen embolischen Ereignissen
- vergrößertem linkem Vorhof (> 50 mm)
- Postinfarktzustand
- linksventrikulärer Dysfunktion
- höherem Alter.

Da die Dauerantikoagulation aber nicht ohne Risiken ist, müssen für jeden Patienten auch unter Beachtung der Kontraindikationen individuell die Vor- und Nachteile abgewogen werden. Bei Patienten unter 60 Jahren und lone atrial fibrillation ist die Emboliegefahr sehr gering (Kopecky et al. 1987) und deshalb eine Dauerantikoagulation nicht erforderlich. Patienten über 60 Jahre hingegen sollten prophylaktisch antikoaguliert werden (Laupacis et al. 1992).

Die Patienten mit Vorhofflimmern können je nach **Embolierisiko** in drei Gruppen eingeteilt werden:

Patienten mit **niedrigem Risiko** sind < 60 Jahre, lone atrial fibrillation, keine Risikofaktoren. Sie bedürfen **keiner** Antikoagulation.

Ein **mittleres Risiko** haben besonders weibliche Patienten > 60 Jahre mit einem Vorhof > 50 mm, manifester Herzinsuffizienz oder schwerer linksventrikulärer Funktionsstörung. Auch die arterielle Hypertonie und der Diabetes mellitus erhöhen dieses Embolierisiko. Bei beiden Erkrankungen müssen aber die Kontraindikationen je nach Entwicklungsphase beachtet werden. Es ist hier eine Einstellung auf einen Quick-Wert um 30% entsprechend einer INR um 2,0 vorzunehmen.

Ein **hohes Risiko** ist bei Patienten mit Mitralklappenfehler, Thrombennachweis im linken Vorhof, durchgemachter Embolie vorhanden. Die Einstellung ist hier auf einen Quick-Wert von 15–20% entsprechend 2,5–3,0 INR vorzunehmen.

Bei Patienten mit **chronischem Vorhofflimmern** besteht eine Indikation zur **Langzeit-Antikoagulation** bei folgenden Grunderkrankungen:
- rheumatisch bedingte Mitralklappenerkrankung
- durchgemachte Embolie infolge Vorhofflimmerns
- hypertrophe und dilatative Kardiomyopathie
- Stauungsherzinsuffizienz

Trotz effektiver Antikoagulation können sich bei prädisponierten Patienten Emboliereignisse wiederholen. Insgesamt kann man aber davon ausgehen, daß der Trend der Therapie ist, ein möglichst geringes Risiko einzugehen und die Patienten mit Vorhofflimmern unter Antikoagulation zu belassen (Chun et al. 1993).

Folgendes ist bei der Therapie des Vorhofflimmerns **zu beachten**:
- Langzeittherapie bei Vorhofflimmern heißt nicht unbedingt Verbesserung der Prognose.
- Der Vorhofbeitrag zum Herzminutenvolumen wird gerade bei Patienten mit koronarer Herz-

krankheit, die einen großen Teil der Patienten mit absoluter Arrhythmie ausmachen, überschätzt.
- Die Größe des linken Vorhofs muß bei der Entscheidung berücksichtigt werden. Bei einem Durchmesser > 50 mm ist das Vorhofflimmern schwer zu rhythmisieren und im Sinusrhythmus zu halten (Assey et al. 1989).
- Vielmehr soll bei chronischer absoluter Arrhythmie darauf geachtet werden, daß zur Verhinderung von Embolisierungen eine Antikoagulantientherapie durchgeführt wird.

Bei richtiger Führung kann der Patient mit absoluter Arrhythmie jahrzehntelang unter Erhaltung der Normofrequenz leistungsfähig und komplikationsfrei bleiben.

Herzschrittmachertherapie

Eine **Indikation** zur Herzschrittmacherimplantation ist bei Vorhofflimmern mit langsamer Ventrikelfrequenz oder langen Pausen mit Symptomatik einer cerebralen Minderdurchblutung oder Herzinsuffizienz gegeben.

Hochfrequenzstrom-Katheterablation

Ist die Ventrikelfrequenz nicht durch eine adäquate medikamentöse Therapie zu kontrollieren, ist in einzelnen Fällen mittels Katheterablationstechnik eine Ablation des AV-Knotens möglich. Der Langzeiterfolg dieses Vorgehens liegt bei 98–100% (Trohman et al. 1992). Eine Schrittmacherimplantation ist anschließend bei allen Patienten erforderlich.

Vorhofdefibrillator

Es wurde ein atrioventrikulärer Defibrillator entwikkelt, der zum ersten Male 1997 bei einem 61jährigen Patienten erfolgreich eingesetzt wurde (Jung et al. 1997). Dieses System kommt für Patienten infrage, die sowohl supraventrikuläre als auch ventrikuläre Tachyarrhythmien haben. Die endgültige Wertigkeit dieses Verfahrens in der Therapie des rezidivierenden Vorhofflimmerns ist noch offen (Jung et al. 1998).

Chirurgische Therapie

In **noch selteneren** Fällen als das Ablationsverfahren ist eine operative Therapie des Vorhofflimmerns indiziert.

Williams (1980) führte bei erfolgloser medikamentöser Intervention zur Senkung der Kammerfrequenz bei Vorhofflimmern die chirurgische Isolierung des linken Vorhofs durch.

Durch die **Korridor-Operation** (Guiraudon 1993) bleibt nur ein Geweberest zwischen dem Sinus- und AV-Knoten bestehen; er trennt die freie Wand des rechten und linken Vorhofs vom Septum intraatriale. Zunächst wurden nur Patienten mit „lone atrial fibrillation“ behandelt. Diese chirurgischen Verfahren hatten zum **Ziel**, den Sinusrhythmus und die atriale Transportfunktion wiederherzustellen und systemische Thromboembolien zu verhindern. Alle **drei Funktionen** konnten dadurch **nicht erreicht** werden.

Bei der **Maze-Operation**, die die Unbeständigkeit des Erregungskreisens beachtet, wird der Vorhof multipel inzidiert, um die Entstehung der Erregungskreisbahnen zu verhindern. Bei 59% der operierten Patienten trat Sinusrhythmus ein, etwa 41% wurden anschließend durch einen Vorhofschrittmacher versorgt. Die AV-Überleitung war bei allen Patienten intakt, die wiederhergestellte atriale Transportfunktion konnte nachgewiesen werden (Ferguson et al. 1993). Die Indikation dazu ist kritisch zu stellen.

➤ Prognose

Etwa 90% der Patienten lassen sich durch die Kardioversion in den Sinusrhythmus überführen. Das Vorhofflimmern tritt bei 30–50% innerhalb des ersten Jahres wieder auf, wenn keine zusätzliche medikamentöse Therapie erfolgt. Dabei ist die Chance, im Sinusrhythmus zu bleiben, bei den Patienten größer, bei denen das Vorhofflimmern weniger als 1 Jahr besteht und der Vorhof nicht sehr vergrößert ist.

Bei Patienten mit permanentem normofrequentem Vorhofflimmern und adäquater Antikoagulation wird die Prognose in erster Linie durch die Grundkrankheit bestimmt.

15.11.10 Vorhofflattern (I 48)

➤ Definition

Das **Vorhofflattern** entsteht durch eine größere, regelmäßige Kreiserregung (Makro-Re-entry) und zeichnet sich durch einen schnellen, aber gleichförmigen Erregungsablauf im Vorhof aus (**F-Wellen**). Die Frequenzen liegen zwischen 250 und 350/min. Meistens besteht eine inkomplette AV-Blockierung.

➤ Klinisches Bild

Beim **Vorhofflattern** mit regelmäßiger Übertragung ist der Puls regelmäßig und ein Pulsdefizit nicht vorhanden. Die Kammerfrequenz kann infolge des physiologischen 2:1-AV-Blocks bis zu 125–175/min betragen.

Im wesentlichen stimmen die klinischen Erscheinungen mit denen beim Vorhofflimmern überein, aber die Häufigkeit und die Gefahr von Embolien ist geringer, da noch ein geringer Anteil an Vorhofkontraktion besteht.

Die Kammerfrequenz ist beim Vorhofflattern schwerer zu beeinflussen als beim Vorhofflimmern, was besonders unter Belastung zum Ausdruck kommt und vom Patienten schlechter toleriert wird.

➤ Elektrokardiogramm

Vorhofflattern ist durch eine Frequenz des Vorhofs von 250–350/min gekennzeichnet. Die typischen Flatterwellen (**F-Wellen**) sind negativ, **sägezahnförmig** abgrenzbar und Ausdruck einer Daueraktivität

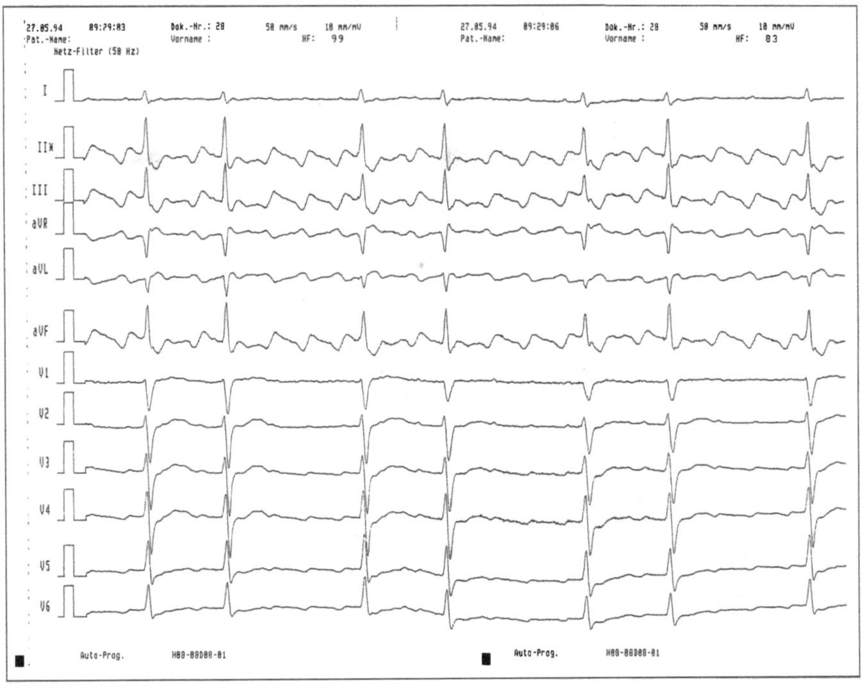

Abb. 15.8: Vorhofflattern Typ I mit unregelmäßiger Übertragung. Sägezahnförmige, negative F-Wellen in II, III, aVF

des Vorhofs. Im EKG sind sie am besten in der inferioren Ableitung II als negative Wellen sowie in V_1 als positive Wellen sichtbar (**Typ I**). Ist die AV-Überleitung infolge eines physiologischen AV-Blocks konstant (2:1-, 3:1-Übertragung usw.), ist die Ventrikelfrequenz regulär. Die Ventrikelfrequenz hängt in erster Linie von der Refraktärperiode und der Erregungsleitungsgeschwindigkeit im AV-Knoten ab. Bei hinzutretendem AV-Block ändert sich die Rhythmik, z.B. ähnlich der der Wenckebach-Periodik des AV-Blocks II. Grades (Abbildung 15.8).

Viel seltener als das typische ist das **atypische Vorhofflattern** mit **positiven** F-Wellen über den inferioren Ableitungen, das auch als **Typ II** des Vorhofflatterns oder ungewöhnliches **(uncommon)** Vorhofflattern genannt wird. Es weist auf eine Aktivierung des rechten Vorhofes im Uhrzeigersinn hin. Die Kammerfrequenz liegt hier bei etwa 340–430/min.

Bei Langzeit-EKG-Aufzeichnungen bei postoperativen Patienten konnte bei 35% der Patienten ein Wechsel zwischen Vorhofflimmern und -flattern nachgewiesen werden (Tunick et al. 1992).

➤ Therapie

Die medikamentöse Akut- und Langzeittherapie entspricht der des Vorhofflimmerns (Tabelle 15.11, S. 595) und bleibt die Hauptsäule der Therapie.

Ein etwa nicht länger als 1 Jahr bestehendes Vorhofflattern Typ I, das durch einen gegen den Uhrzeigersinn verlaufenden Re-entry-Kreis im rechten Vorhof entsteht, kann bis zu 90% durch **Overdriving** rhythmisiert werden. Die Rezidivquote liegt < 10% (Morady 1999). Overdriving ist bei Vorhofflattern Typ II aber weniger effektiv. Beim **Overdriving** wird die Tachykardie durch eine Stimulationsfrequenz von 10–50 Impulsen oberhalb der Tachykardiefrequenz „eingefangen" und durch vorzeitige Depolarisation der Re-entry-Kreis unterbrochen. Die Stimulationsdauer liegt bei 2–20 s, ggf. länger. Die Stimulationssonde liegt dabei je nach Tachykardieursprung im rechten Vorhof oder rechten Ventrikel.

Bei hämodynamisch instabilen Patienten ist wie beim Vorhofflimmern die Beendigung durch eine **Kardioversion** vorzunehmen. Die hierzu notwendige Energie ist niedriger und liegt bei 50–100 J.

Die Durchführung einer **Katheterablation** beim Vorhofflattern Typ I, das durch ein großes, im Uhrzeigersinn verlaufendes Re-entry-Kreisen verursacht wird, ist zu 90% erfolgreich. Wenn ein kompletter Block im Bereich des Isthmus erreicht wurde, ist mit einem Wiederauftreten von weniger als 10% zu rechnen (Cauchemez et al. 1996). Anschließend ist eine medikamentöse Therapie entsprechend der Langzeittherapie bei Vorhofflimmern erforderlich.

Um den endgültigen Stellenwert dieses Therapieverfahrens einzuordnen, müssen weitere Erfahrungen gesammelt werden.

15.11.11 Vorhoftachykardie mit AV-Blockierung (I 47.1)

➤ Definition

Bei der Vorhoftachykardie, die auch unter dem Begriff der Vorhoftachykardie mit AV-Blockierung oder

Tab. 15.12: Klinische und elektrokardiographische Unterschiede zwischen supraventrikulärer und ventrikulärer Tachykardie

Kriterien	supraventrikulär	ventrikulär
Beschwerden	schneller Herzschlag, Schwindelgefühl, Druckgefühl im Hals, Angstzustände	häufig ohne Beschwerden
QRS-Komplex	meist nicht deformiert	schenkelblockartig verbreitert
P-Welle	wenn abgrenzbar, in bestimmter zeitlicher Beziehung zum QRS-Komplex	zeitlich unabhängig vom QRS-Komplex, beweisend für ventrikuläre Tachykardie

paroxysmale Vorhoftachykardie bekannt ist, liegt die Vorhoffrequenz zwischen 100 und 250/min. Sie können durch Re-entry-Kreisen, abnorme Automatie oder durch beide Mechanismen entstehen.

➤ Ätiologie

Die Vorhoftachykardie mit AV-Blockierung ist als **Zeichen einer ernsthaften Herzerkrankung** anzusehen. Am häufigsten kommt sie bei Patienten mit koronarer Herzkrankheit mit und ohne Myokardinfarkt, bei Herzinsuffizienz, dem Cor pulmonale und der Digitalisintoxikation, die durch eine Hypokaliämie begünstigt wird, vor.

➤ Häufigkeit

Die Vorhoftachykardien machen etwa 15% aller supraventrikulären Tachykardien aus (Josephson et al. 1990).

➤ Klinisches Bild

Die wesentlichsten klinischen Symptome werden durch die zugrunde liegende Herzerkrankung bestimmt. Die Patienten empfinden die Anfälle als sehr *unangenehm* und haben starkes Herzklopfen, Angstzustände, Schwindelgefühl, Atemnot sowie eine Urina spastica (Tabelle 15.12).

Bei Karotissinus-Massage wird die AV-Blockierung verstärkt und die Ventrikelfrequenz schrittweise reduziert. Bei mit Digitalis behandelten Patienten ist dieses Manöver mit Vorsicht durchzuführen. Nach der Art des Auftretens differenziert man eine **paroxysmale Vorhoftachykardie** mit plötzlichem Beginn, regelmäßigen R-R-Abständen und ebenso plötzlichem Ende sowie eine **nicht-paroxysmale** Vorhoftachykardie. **Nicht-paroxysmale, permanente Vorhoftachykardien** sind meist durch organische Herzerkrankungen und eine gesteigerte Automatie bedingt.

Automatiebedingte Vorhoftachykardien zeigen häufig eine allmähliche Zunahme der Herzfrequenz (**warming up**) und eine allmähliche Abnahme der Herzfrequenz bei Ende der Tachykardie (cooling down). Bei **automatiebedingten**, **permanenten** („incessant“) Vorhoftachykardien ist eine genaue Diagnose von Bedeutung, da wegen der Gefahr der tachykardiebedingten Herzinsuffizienz oder schon vorhandenen Herzinsuffizienz eine Katheterablationstherapie erforderlich wird.

➤ Elektrokardiogramm

Im EKG findet man in allen Ableitungen gut voneinander abgrenzbare P-Wellen mit einer Frequenz zwischen 100 und 250/min. Bei digitalisbedingter Vorhoftachykardie steigert sich die Vorhoffrequenz unter Fortsetzung der Digitalisgabe, und die PQ-Zeit wird verlängert. Ist die Vorhoffrequenz nicht zu hoch und die AV-Knoten-Leitung nicht durch Digitalis beeinflußt, kann es zu einer 1:1-Überleitung auf den Ventrikel kommen (Abbildung 15.9).

Bei Erhöhung der Vorhoffrequenz und zunehmender Verzögerung der AV-Knoten-Leitung tritt ein AV-Block II. Grades (Typ Wenckebach) hinzu, was unter der **Vorhoftachykardie mit AV-Blockierung** zu verstehen ist. Dadurch wird die Herzfrequenz unregelmäßig. Sie kann durch alle drei Mechanismen, gesteigerte Automatie, Re-entry-Mechanismen und getriggerte Aktivität, verursacht werden.

Anhand der Morphologie der P-Welle ist der Entstehungsort in linken und rechten Vorhof differenzierbar. Eine positive P- Welle in V_1 weist auf einen Fokus im linken Vorhof mit einer Sensitivität von 93% und einer Spezifität von 88% hin. Eine positive oder biphasische P-Welle in aVL hat eine Voraussagekraft für den Fokus im rechten Vorhof mit einer Sensitivität von 88% und einer Spezifität von 79%. Außerdem konnte durch die Bestimmung der P-Wellen-Richtung ein superiore mit positiver P-Welle von einem inferioren Fokus mit negativer P-Welle über den inferioren Ableitungen unterschieden werden (Tang et al. 1995).

Kriterien zur Differenzierung der P-Wellen sind:
- die P-Dauer ist verkürzt,
- die P-Wellen-Amplitude ist erniedrigt,
- die P-Welle ist zeltförmig spitz und unterscheidet sich von den P-Wellen des Vor-EKG,
- das P-P-Intervall ist häufig inkonstant,
- die Kammerfrequenz ist wegen der hinzutretenden höhergradigen AV-Blockierung selten über 100/min.

➤ Therapie

Ist eine Digitalisintoxikation die Ursache, kann durch eine Digitalispause oder Kaliumgabe die Wiederherstellung des Sinusrhythmus erreicht werden. Ist die Vorhoftachykardie nicht digitalisbedingt, kann durch Digitalisierung und zusätzlich Chinidin, Propafenon, Disopyramid, Sotalol, Propranolol oder

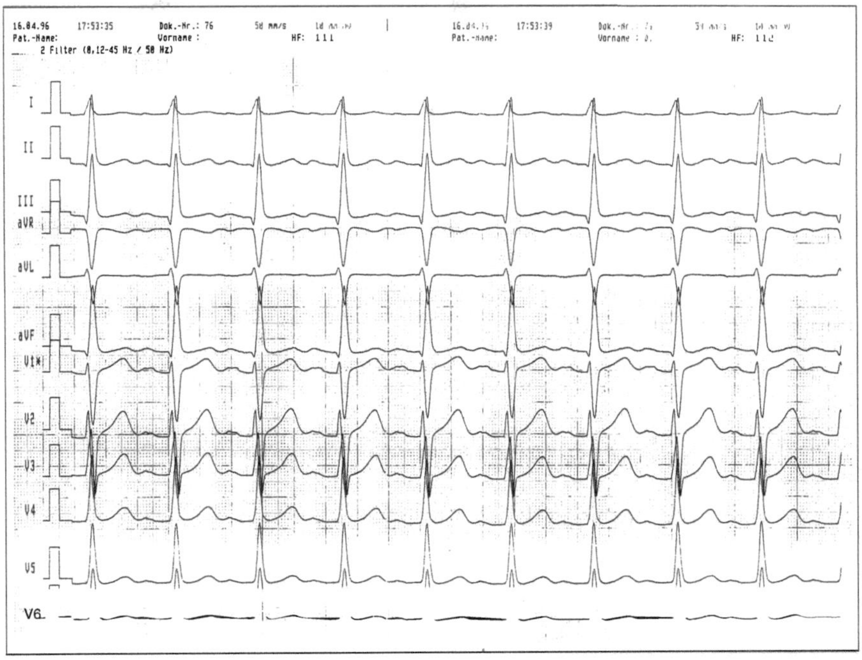

Abb. 15.9: Elektrophysiologisch nachgewiesene permanente ektope Vorhoftachykardie um 111/min bei einem 44jährigen Patienten, Fokus im linken Vorhof

Amiodaron eine **medikamentöse Kardioversion** versucht werden. Die Erfolge sind jedoch nicht sehr groß. Deshalb ist der **elektrischen Kardioversion** der Vorrang zu geben (Tabelle 15.13). Ist danach ein AV-Block III. Grades nachweisbar, so ist eine **Herzschrittmacherimplantation** vorzunehmen. Bei medikamentös nicht beherrschbarer unifokaler Vorhoftachykardie kann auch eine **Hochfrequenzstrom-Katheterablation** durchgeführt werden. Sie ist bei 50–70% der Fälle erfolgreich (Kay et al. 1993). Mit Rezidiven muß gerechnet werden.

15.11.12 AV-Knoten-Re-entry-Tachykardien (I 47.1)

➤ Definition

Am häufigsten liegen den supraventrikulären Tachykardien AV-Knoten-Re-entry-Mechanismen zugrunde. Sie sind durch schmale, regelmäßige Kammerkomplexe mit Kammerendteilveränderungen gekennzeichnet. Die P-Welle ist meist nicht erkennbar und bedingt die Deformierungen des Kammerendteils des vorangehenden QRS-Komplexes.

➤ Ätiologie

Die **Ursache** des Erregungskreisens ist eine **funktionelle Längsdissoziation** des AV-Knotens (Josephson et al. 1993), die durch eine schnell und **eine**, selten **mehrere** langsam leitende AV-Knoten-Bahnen entsteht. Diese AV-Knoten-Bahnen sind nach ihren elektrophysiologischen Eigenschaften und nicht nach anatomischen Gegebenheiten definiert. Dabei wird die Erregung in der Regel antegrad über die langsame und retrograd über die schnelle AV-Knoten-Bahn geleitet, was der sog. **Slow-fast-Form** entspricht. Sie macht mehr als 90% der Re-entry-Tachykardie im AV-Knoten aus (Akhtar et al. 1993). Wird die Erregung atypischer Weise zunächst über die schnelle, dann über die langsame Bahn geleitet, liegt eine sog. **Fast-slow-Form** vor.

➤ Häufigkeit

Diese Tachykardieform ist bei Frauen dreimal häufiger als bei Männern (Josephson et al. 1990).

➤ Klinisches Bild

Der Tachykardiebeginn wird oft im Zusammenhang mit der Änderung der Körperlage von nach vorn gebeugt zu aufrechter Haltung („immer wenn ich von unten hoch komme") beschrieben. Nach Hinlegen kann sie terminiert werden. Die subjektiven Beschwerden der Patienten entsprechen denen bei Vorhoftachykardie mit Palpitationen, Schwindelgefühl, Angstzuständen, Atemnot und Urina spastica. Die Herzfrequenz liegt zwischen 160–180/min. Die Vorhöfe und Ventrikel sind simultan aktiviert.

➤ Elektrokardiogramm

Im EKG kommt es bei der **Slow-fast-Form** zu einer Überlagerung der QRS-Komplexe und P-Wellen, da eine fast gleichzeitige Erregung der Vorhöfe und Ventrikel vorhanden ist (Abbildung 15.10). Wegen der schnellen retrograden Vorhoferregung sind die P-Wellen in der Regel negativ am Ende des QRS-Komplexes nachweisbar. Die Herzfrequenz liegt zwischen 120 und 240/min.

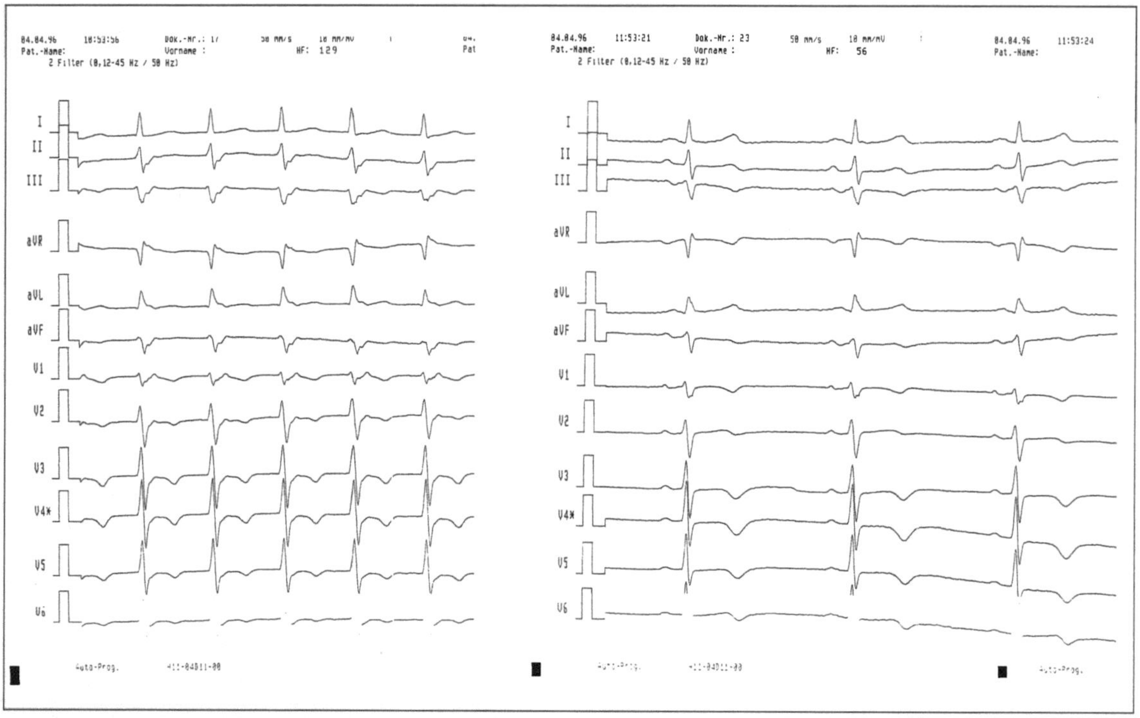

Abb. 15.10: a – EKG einer 56jährigen Frau mit unterer AV-Knoten-Tachykardie mit einer Frequenz um 129/min, b – 50 Minuten nach 0,25 mg Digitoxin i. v. Sinusrhythmus um 56/min mit post Tachykardie bestehender negativer T-Welle

Bei der **Fast-slow-Form** ist eine kurze PQ-Zeit mit einer negativen, dem QRS-Komplex vorausgehenden P-Welle in inferioren Ableitungen vorhanden. Zusätzlich können Störungen der Sinusknotenfunktion, der Vorhof- sowie der His-Faszikel-Leitung gefunden werden (Rostock 1993).

➤ Therapie

Bei einer Reihe von Patienten sistiert die Tachykardie spontan oder kann durch die Auslösung von Vagus-Manöver beendet werden. Bei Tachykardien, die länger anhalten und subjektiv schlecht toleriert werden, ist Adenosin i. v. das Mittel der Wahl. Es beendet bei mehr als 80% die Tachykardie (Camm et al. 1991).

Auch Esmolol kann erfolgreich eingesetzt werden. Auch Verapamil ist effektiv für die Terminierung dieser Tachykardie. Alle genannten Medikamente beeinflussen die langsam leitenden Bahnen, während für die schnell leitende Bahn Natriumkanal- und Kaliumkanalblocker verwendet werden können. Diese Medikamente können auch für die Verhütung der Tachykardieanfälle verwendet werden (Tabelle 15.13).

Neben der medikamentösen Therapie des Tachykardieanfalls ist eine **transvenöse Katheterablation** der langsam und schnell leitenden AV-Knoten-Bahn mit einem Erfolg von mehr als 90% möglich (Haissaguerre et al. 1992).

Aufgrund der engen anatomischen Beziehung der schnell leitenden Bahnen zum AV-Knoten ist die Gefahr der Entstehung eines totalen AV-Blockes mit einer Häufigkeit von 0–10% gegeben. Die Erfolgsrate liegt bei 82–96%, mit einem Wiederauftreten ist bei 5–14% der Patienten zu rechnen. Die Ablation der langsam leitenden Bahnen ist mit einer Erfolgsrate von 98–100% durchführbar, ein Wiederauftreten ist bei 0–2% vorhanden. Ein AV-Block tritt bei 0–1,3% auf (Morady 1999).

15.11.13 Junktionale Tachykardien (I 47.1)

Coumel et al. (1967) beschrieben diese Tachykardie im Zusammenhang mit einer verborgenen akzessorischen Bahn. Sie benutzt den AV-Knoten antegrad und eine langsame akzessorische Verbindung retrograd. Diese Form ist relativ selten.

Die **medikamentöse Therapie** besteht in der Gabe von Calciumantagonisten (Verapamil) zur Beeinflussung des AV-Knotens oder für den langsamen akzessorischen Weg die Natriumkanalblocker (Propafenon). Amiodaron und Sotalol sind ebenfalls für die Therapie geeignet, da sie beide Kanäle beeinflussen. Eine Katheterablation der akzessorischen Bahn wird auch als Therapieoption angesehen (Levy et al. 1997). Die junktionale Tachykardie muß von der atypischen AV-Knoten-Tachykardie und der Vorhoftachykardie aus der Nähe des Sinus coronarius differenziert werden.

Tab. 15.13: Behandlung der supraventrikulären Tachykardie

	Erwachsene	Kinder
mechanische Vagusreizung	• **Bulbusdruckversuch** • **Karotissinus-Massage** • **Valsalva-Preßversuch**	• **Bulbusdruckversuch** • **Karotissinus-Massage (nur in der Klinik)** • **Valsalva Preßversuch**
medikamentös	• **Propranolol** (Obsidan®, Dociton®) 50–75 mg oral oder 5–10 mg verdünnt auf 10 ml isotonische Kochsalzlösung langsam i. v. • **Bisoprolol** (Concor® 2,5–5 mg) oral • **Atenolol** (Atendol® 50–75 mg) oral • **Sotalol** (Sotalex®) 80–120 mg oral, 20 mg verdünnt i. v., ggf. nach 20 min weitere 20 mg nachinjizieren • **Verapamil** (Isoptin®, Falicard®) 40–80 mg oral als Tablette oder Ampulle bzw. 5 mg verdünnt in 10 ml isotonischer Kochsalzlösung langsam i. v. unter EKG-Kontrolle • **Digitalis** (Digitoxin®, Digimerck® 0,25 mg, Digoxin® 0,2–0,4 mg verdünnt i. v.) • **Ajmalin** (Tachmalin®), besonders bei WPW-bedingter Tachykardie 50 mg in 10 ml isotonischer Kochsalzlösung langsam i. v. unter EKG-Kontrolle • **Propafenon** (Rytmonorm®) 150–300 mg oral oder 70 mg in 20 ml, entsprechend 1 mg/kg KG, i. v. • **Flecainid (Tambocor® 50–100 mg oral oder 1,5–2 mg/kg KG i. v.)** • **Amiodaron** (Cordarex®) 5 mg/kg KG in mindestens 3 min unter EKG- und Blutdruckkontrolle • **Elektrolytgabe** (Kalium-Magnesium-Adipat® als Infusion 250–500 ml i. v. oder Kalinor® 1 Brausetablette oder Tromcardin forte® 2 Tbl)	• **Propranolol** (Obsidan®) 1–5 mg/kg KG/d in 3 Einzeldosen oral • **Sotalol**[1] (Sotalex®) 2–7 mg/kg KG/d in 2 Einzeldosen oral oder 0,3 mg/kg KG über 4–5 min i. v. • **Verapamil** (Isoptin®, Falicard®) 0,1 –0,2 mg/kg KG i. v., max. 5 mg • **Propafenon** (Rytmonorm®) 10–20 mg/kg KG/d in 3 Einzeldosen oral oder 0,5–1 mg/kg KG i. v. • **Flecainid*** (Tambocor®) 100–200 mg/m² KOF/d in 2 Einzeldosen oder 0,5–1 mg/kg KG i. v. • **Amiodaron*** (Cordarex®) 10 mg/kg KG/d in 2 Einzeldosen, Erhaltungsdosis 1 × 2,5–5 mg/kg KG/d
Elektrotherapie	• **Kardioversion** (100–360J) • **Overdriving** (besonders bei Vorhofflattern)	• **Kardioversion** (0,5–2 J/kg KG) • **Overdriving** besonders bei Vorhofflattern

[1] Die i.v. Gabe von Sotalol, flecainid und Amiodaron solle kinderkardiologischen Zentren vorbehalten bleiben

15.12 Präexzitationssyndrome (I 45.6)

15.12.1 Definition

Unter Präexzitationssyndrom versteht man ein elektrokardiographisch definiertes Syndrom, das durch eine Abnormalität der Erregungsleitung mit entsprechenden Veränderungen der P-Welle, des QRS-Komplexes, dem Nachweis einer Delta-Welle sowie sekundären ST-T-Veränderungen im Oberflächen-EKG gekennzeichnet ist und mit paroxysmaler Tachykardie einhergeht.

Man unterscheidet das **Wolff-Parkinson-White (WPW)-Syndrom**, das durch eine verkürzte PQ-Zeit, Delta-Welle und verbreiterten QRS-Komplex bei normaler P-J-Dauer gekennzeichnet ist, vom **Lown-Ganong-Levine (LGL)-Syndrom**, bei dem nur eine verkürzte PQ-Zeit ohne Delta-Welle nachweisbar ist.

Das WPW-Syndrom wurde erstmalig mit dem Konzept der Umgehungsbahnen von Wolff, Parkinson und White (1930) beschrieben.

Das WPW-Syndrom kann **konstant** oder **intermittierend** nachweisbar sein. Eine weitere Variante ist, daß sich aus einem normalen EKG-Bild unter zunehmender Verkürzung der PQ-Dauer eine progrediente Verbreiterung des QRS-Komplexes mit immer deutlicherer Delta-Welle entwickelt. Danach tritt langsam wieder eine Normalisierung des QRS-Komplexes ein. Dies wird als **gleitendes** WPW-Syndrom oder synonym „Ziehharmonika-Effekt“, „Concertina-Effekt“ bezeichnet. Unter einer **verborgenen Leitungsbahn** ist die Bahn definiert, die nur retrograd vom Ventrikel zum Vorhof leitet. In diesen Fällen ist das EKG normal.

15.12.2 Ätiologie

Die Präexzitationssyndrome basieren auf angeborenen akzessorischen Bahnen zwischen Vorhof und Ventrikel unter Umgehung des AV-Knotens. Es ist anzunehmen, daß das **LGL-Syndrom** eine Variante des WPW-Syndroms ist. Es kommt vorwiegend bei

Tab. 15.14: Herzrhythmusstörungen und ihre Häufigkeit beim WPW-Syndrom (nach Angaben von Lüderitz 1985)

Herzrhythmusstörung	Häufigkeit
• **Extrasystolen**	insgesamt 25 % supraventrikulär doppelt so häufig als ventrikuläre
• **Supraventrikuläre Tachykardien**	etwa 80 % mit verbreitertem Kammerkomplex Ausnahme: mit normalem Kammerkomplex (durch antegrade Blockierung der akzessorischen Bahn bedingt)
• **Vorhofflimmern**	etwa 10 %
• **Vorhofflattern**	etwa 4 %
• **Kammertachykardie**	sehr selten EKG-Bild muß von Vorhofflattern mit 1:1-Überleitung abgegrenzt werden
• **Kammerflimmern**	sehr selten

herzgesunden Frauen mittleren Alters vor. Die hier benutzte akzessorische Bahn ist meist das **James-Bündel**.

15.12.3 Häufigkeit

Das WPW-Syndrom tritt häufiger bei Männern auf. Seine **Inzidenz** wird mit etwa 1–3 auf 1000 Personen angegeben. Weiterhin kann es mit angeborenen Herzfehlern wie der Ebstein-Anomalie sowie mit dem Mitralklappenprolaps **vergesellschaftet** sein.

15.12.4 Klinisches Bild

Im Vordergrund des klinischen Beschwerdebildes stehen die paroxysmal auftretenden supraventrikulären Tachykardien, denen Erregungskreisen zugrunde liegt (Tabelle 15.14). Ohne sie ist, streng genommen, diese elektrokardiographische Veränderung bedeutungslos.

Bei Patienten mit WPW-Syndrom tritt Vorhofflimmern mit einer Häufigkeit von 10–32% auf. Bei etwa 51% ist eine kurze Refraktärzeit der akzessorischen Bahn vorhanden (Wellens et al. 1974). Durch diese elektrophysiologischen Eigenschaften kann das Vorhofflimmern zur Auslösung von Kammerflattern/-flimmern führen.

15.12.5 Elektrokardiogramm

Das EKG ist die einzige Methode, mit der die Präexzitationssyndrome zu diagnostizieren und zu differenzieren sind (s. Kap. 2.9).

Das WPW-Syndrom ist durch eine PQ-Zeit < 0,12 s, einen trägen Anstieg – zu Beginn des Kammerkomplexes – der Delta-Welle und einen verbreiterten Kammerkomplex von > 0,12 s bei normalem P-J-Intervall gekennzeichnet. Sekundäre ST-T-Veränderungen treten sehr häufig auf.

Dabei haben die von den Erstbeschreibern angenommenen elektrophysiologischen Mechanismen dieses Syndroms bis heute Gültigkeit. Sie nahmen einen erregbaren Fokus innerhalb des Ventrikels an, der durch eine Kontraktion des Vorhofs mechanisch getriggert wird, weiterhin eine beschleunigte Erregungsleitung über ein Segment der normalen AV-Knoten-Leitung und eine AV-Knoten-Umgehungsbahn, gekoppelt an eine Erregungsleitung durch die **Mahaim-Fasern**, **Kent-Bündel** oder **James-Bündel**.

Die **Delta-Welle** ist Ausdruck der Benutzung der Umgehungsbahn. Sie ist der träge Anstieg zu Beginn des Kammerkomplexes und bedingt seine Verbreiterung. Je nachdem, wie groß der Anteil des über den Umgehungsweg aktivierten Ventrikels ist, variiert die Dauer der Delta-Welle von 0,02–0,08 s. Man unterscheidet elektrokardiographisch folgende Varianten des WPW-Syndroms: Typ A, B und C.

Beim Typ A spiegelt die Delta-Welle eine frühe Erregung des posterioren Abschnittes des linken Ventrikels wider, beim Typ B die Erregung des vorderen oberen Abschnittes des rechten Ventrikels. Darüber hinaus wurde ein Typ C mit einer negativen Delta-Welle in den links-lateralen Ableitungen beschrieben.

Der Nachweis mehrerer Varianten des QRS-Komplexes weist auf unterschiedlich benutzte Leitungswege hin.

Die **Interpretation** eines EKG mit WPW-Syndrom kann gelegentlich schwierig sein, da es sowohl einen akuten Myokardinfarkt imitieren als auch maskieren kann. Eine Linksherzhypertrophie kann elektrokardiographisch bei dieser Anomalie ebenfalls nicht sicher diagnostiziert werden.

Fehldiagnosen mit
- Rechts- und Linksschenkelblock,
- Rechtsherzhypertrophie sowie
- ventrikulären Tachykardien kommen vor.

Das **WPW-Syndrom Typ A** ist durch eine positive Delta-Welle in der Ableitung V_1 (**sternal-positiver Typ**) gekennzeichnet. Die benutzte akzessorische Bahn ist meist das linksseitige Kent-Bündel. Der QRS-Komplex hat eine R- oder rsR'-Form, was zur Fehlinterpretation mit der Rechtsherzhypertrophie oder dem Rechtsschenkelblock führen kann.

In der **Frontalebene** ist der QRS-Vektor nach links anterior gerichtet. Dadurch erscheinen in den Ableitungen II, III und aVF tiefe und breite Q-Zacken bei Kriterien des überdrehten Linkstyps. Hierdurch ist die Differentialdiagnose mit einem inferioren Myokardinfarkt gegeben (Abbildung 2.43, S. 64).

Beim **WPW-Syndrom Typ B** ist die Delta-Welle überwiegend negativ, so daß in der Ableitung V_1 und V_2 ein QS-Komplex (**sternal-negativer Typ**) auftritt. Die hier benutzte Bahn ist das rechtsseitige Kent-Bündel (Abbildung 2.44, S. 65).

Beim **WPW-Syndrom Typ C** ist die negative Delta-Welle auf die Ableitungen V_5 und V_6 orientiert und wird dort als Q-Zacke sichtbar. Die S-Zacken sind in den Ableitungen V_5 und V_6 in Analogie zur R-Zacke über V_1 groß.

Die beim WPW- und LGL-Syndrom auftretenden **Tachykardien** sind durch einen **Re-entry-Mechanismus** bedingt. Die Erregung wird über den Umgehungsweg schneller geleitet als über die AV-Knoten-Bahn, benötigt aber eine längere Erholungsphase, d.h., die antegrade Refraktärzeit des Umgehungsweges ist länger als die der AV-Überleitung. Trifft nun eine vorzeitige Erregung zu einem Zeitpunkt ein, zu dem die Umgehungsbahn nicht refraktär ist, beginnt das Erregungskreisen mit Auslösung einer Tachykardie. Sie endet erst, wenn der Impuls durch unterschiedliche Refraktärität blockiert wird.

Durch das 12-Ableitungs-EKG können häufig die Bahn und die Mechanismen der Tachykardie erkannt werden (Wellens et al. 1984).

15.12.6 Therapie

Die Therapie der Wahl zur Unterbrechung der **Tachykardie** ist unserer Erfahrung nach die Gabe von **Ajmalin** i.v. oder oral, da es die Erregungsleitung in der akzessorischen Bahn blockiert. Ist die Tachykardie anhaltend und droht der Patienten hämodynamisch instabil zu werden, ist die **Elektrokardioversion** einzusetzen. Ajmalin kann auch als diagnostischer Test zum Nachweis des Umgehungsweges benutzt werden.

Mit dem **Ajmalin-Test** kann auch eine nicht-invasive Abschätzung der Refraktärzeit der akzessorischen Bahn vorgenommen werden, was prognostische Bedeutung hinsichtlich des Auftretens von Kammerflimmern hat. Es ist vor allem zu erwarten, wenn die Refraktärzeit der akzessorischen Bahn < 250 ms beträgt. Nur bei Patienten mit einer Refraktärzeit > 270 ms gelingt die Unterbrechung der akzessorischen Bahn durch Ajmalin. Nach entsprechender Blockierung erscheint ein normal gestalteter Kammerkomplex, und der Test ist positiv (Wellens et al. 1980). Auch bei der Durchführung des Ajmalin-Tests sind entsprechende Reanimationsmöglichkeiten wegen der Gefahr des AV-Block III. Grades bereitzuhalten.

Es sollte in den meisten Fällen nur eine **Anfallstherapie** vorgenommen werden, da auch durch die Dauertherapie die Tachykardieanfälle nicht verhindert werden können.

Die **Dauertherapie** sollte bei gefährdeten Patienten nur als Überbrückung bis zur Intervention bzw. bei gefährdeten Patienten, die eine Ablation ablehnen, erfolgen (Duckeck und Kuck 1993).

Erfolgreich zu verwendende Medikamente sind auch Procainamid, Propafenon oder Sotalol. Amiodaron und Flecainid wurden ebenfalls verwendet.

Tritt bei WPW-Syndrom Vorhofflimmern auf, sind Digitalis und Verapamil **kontraindiziert**, da sie die AV-Leitung weiter blockieren und die Erregungsleitungsgeschwindigkeit der akzessorischen Bahn nicht verlangsamen. Dadurch wird die Gefahr des Kammerflimmerns noch erhöht.

Die **Hochfrequenzstrom-Katheterablation** ist eine geeignete Methode zur Behandlung symptomatischer Patienten mit Tachyarrhythmien oder Herzstillstand, die über akzessorische (Kent-Bündel) oder seltener atriofaszikuläre Bahnen entstehen (McClelland et al. 1994). Die Früherfolgsrate bei Ablation liegt bei 89–100%, das Wiederauftreten bei 3–9%, der Langzeiterfolg bei 85–100% (Morady 1999). Bei Patienten mit WPW-Syndrom und Vorhofflimmern tritt nach der Katheterablation bei mehr als 90% kein Vorhofflimmern auf (Borggrefe et al. 1992).

Auch nach **chirurgischer Korrektur**, die 1967 erstmals beim WPW-Syndrom durchgeführt wurde (Cobb et al. 1967), und heute aber durch die Katheterablationsverfahren praktisch abgelöst ist, wurden ebenfalls Rezidivraten von 6–10% angegeben (Sharma et al. 1985, Waspe et al. 1986).

Patienten mit dem elektrokardiographischen Bild des WPW-Syndroms, das nicht mit Tachykardien einhergeht, bedürfen keiner medikamentösen bzw. anderer Therapie (Zardini et al. 1994, Ganz et al. 1995). Eine Ausnahme davon bilden jedoch Personen mit Berufen wie Pilot, Busfahrer, Polizist und Feuerwehrmann sowie aktive Sportwettkampfteilnehmer. Bei ihnen sollte eine elektrophysiologische Untersuchung zur Klärung des Risikos von lebensbedrohlicher Tachykardie erfolgen (Ganz et al. 1995).

15.12.7 Prognose

Das Risiko, am plötzlichen Herztod durch eine symptomatische Tachykardie zu sterben, wird mit etwa 0,05–0,5% geschätzt (Hogenhuis et al. 1993).

15.13 Ventrikuläre Herzrhythmusstörungen

Durch die Ergebnisse des Cardiac Arrhythmia Suppression Trial (CAST-Studie; Echt et al. 1991) fanden die Diagnostik und Therapie der Kammerrhythmusstörungen eine Aktualisierung. Es wurden in dieser Studie drei Pharmaka aus der Klasse Ic nach Vaughan Williams (Flecainid, Encainid, Moricizin) für die Behandlung ventrikulärer Arrhythmien bei Postinfarktpatienten eingesetzt. Es scheint, daß bei der Wahl dieser Pharmaka nur die antiarrhythmischen Wirkungen in den Vordergrund gestellt, aber nicht die bis dahin bereits bekannten Nebenwirkungen (Soyka et al. 1986) in Erwägung gezogen wurden.

Obwohl die **nicht-medikamentöse Therapie** mit implantierbarem Kardioverter-Defibrillator, Katheterablation und herzchirurgischen Maßnahmen große Fortschritte gemacht hat, ist jedoch auch angesichts der Häufigkeit der tachykarden Herzrhythmusstörungen die medikamentöse Therapie unverzichtbar.

15.13.1 Ventrikuläre Extrasystolie (I 49.3)

➤ Definition

Ventrikuläre Extrasystolen sind vorzeitig in den Grundrhythmus einfallende Erregungen, die ihren Ursprung in einer vorzeitigen Erregung eines Teils der Ventrikel haben.

➤ Häufigkeit

Die **Häufigkeit** der ventrikulären Extrasystolie steigt mit dem Alter. In einer Untersuchung an einer unselektierten Bevölkerungsgruppe amerikanischer Beschäftigter mittels Langzeit-EKG wurden bei 20% im Alter von 35–40 Jahren und 80% im Alter von 60–65 Jahren ventrikuläre Extrasystolen gefunden.

➤ Ätiologie

Ätiologische Faktoren:

- Myokardischämie
- degenerative Veränderungen des Myokards
- entzündliche (Foci in den Nasennebenhöhlen, Zahngranulome)
- vegetative Einflüsse
- psychischer und physischer Streß
- Kaffee-, Nikotin- und Alkoholgenuß
- Medikamente
- Allgemeinnarkose
- Operationen u. a.

Bei einer Reihe von Patienten wird man keine primäre kardiale Ursache finden.

➤ Klinisches Bild

Die Bedeutung der ventrikulären Extrasystolie variiert mit der ihr zugrunde liegenden Erkrankung. Ist **keine Herzerkrankung** nachweisbar, bestehen keine Einschränkungen für eine körperliche Aktivität. Gelegentlich sind die ventrikulären Extrasystolen unter physischer Belastung nicht mehr nachweisbar. Sie werden als Pause mit einem nachfolgenden außergewöhnlichen Herzschlag empfunden. Manchmal entsteht der Eindruck, daß die Brust für einen Moment leer ist und das Herz stehenbleibt. Andererseits kann es aufgrund ihrer hämodynamischen Wirksamkeit bei kardialer Vorschädigung zum Auftreten einer Angina pectoris oder auch zu meist durch ventrikuläre Salven bedingten Schwindelerscheinungen kommen.

Besondere Bedeutung sollte ihnen bei Männern mittleren Alters beigemessen werden, da sie die ersten Anzeichen einer koronaren Herzkrankheit sein können oder auf ein höheres Risiko des plötzlichen Herztodes hinweisen.

Sogenannte **Warnarrhythmien** haben für Patienten nach akutem Myokardinfarkt Bedeutung für die Auslösung von Kammerflimmern oder einer -tachykardie (Abbildung 15.11). Zu diesen Warnarrhythmien gehören auch sehr vorzeitig einfallende ventrikuläre Extrasystolen, die gehäuft mit > 5/min als Bigeminus auftreten oder multifokalen Ursprungs sind. Aber die Wahrscheinlichkeit der Auslösung eines Kammerflimmerns sowohl mit vorangehenden Warnarrhythmien als auch ohne ist mit 50:50 anzunehmen.

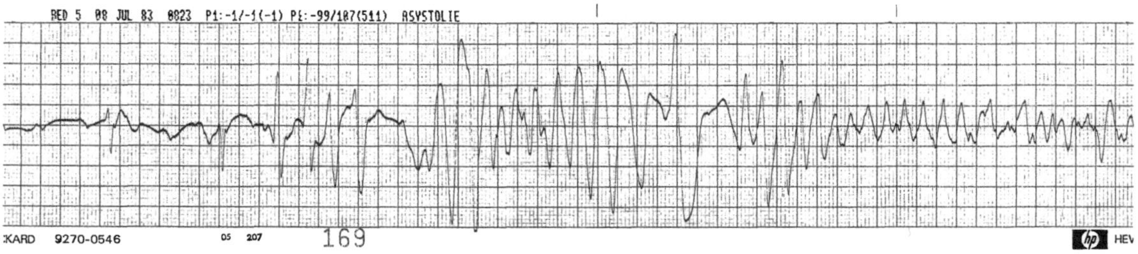

Abb. 15.11: EKG-Monitoring eines Patienten mit akutem Myokardinfarkt. Über 4 heterotope ventrikuläre Extrasystolen (Warnarrhythmie) wird ein Kammerflattern mit Übergang zum Kammerflimmern ausgelöst

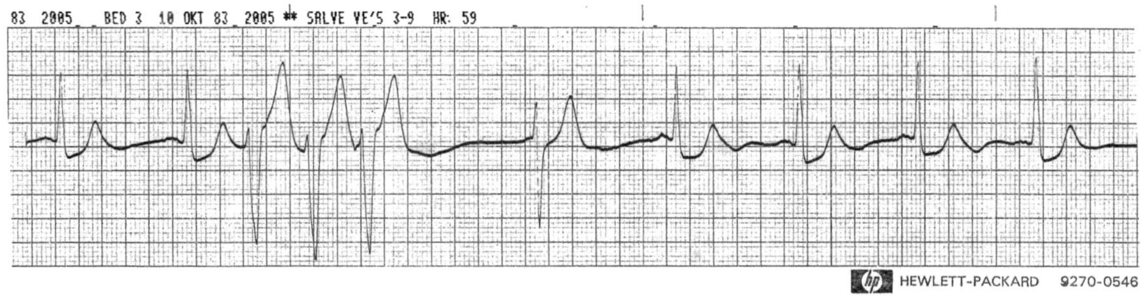

Abb. 15.12: EKG-Monitoring bei einem Patienten mit akutem Myokardinfarkt. Ventrikuläre Salve mit nachfolgender ventrikulärer Extrasystole und Wiederherstellung des Sinusrhythmus

➤ Elektrokardiogramm

Eine ventrikuläre Extrasystolie ist durch einen vorzeitig einfallenden, oft bizarren, verbreiterten Kammerkomplex ohne vorangehende P-Welle gekennzeichnet. Ihr folgt meist eine **vollkompensatorische Pause**, d.h., der Abstand zwischen dem vorangehenden und dem der Extrasystole folgenden Normalschlag ist das Doppelte der Grundfrequenz. Sie kann **unifokalen** oder **multifokalen** Ursprungs sein. Bei **linksschenkelblockartig** deformiertem Kammerkomplex liegt der Ursprung im rechten Ventrikel, bei **rechtsschenkelblockartig** deformiertem Kammerkomplex im linken Ventrikel. Die Dauer des QRS-Komplexes ist >0,16 s (Abbildung 15.12).

Durch das **Langzeit-EKG** können die Häufigkeit und der Schweregrad der ventrikulären Herzrhythmusstörungen verifiziert werden (Tabelle 15.15).

Differentialdiagnostisch müssen ventrikuläre Extrasystolen von einer **Parasystolie** abgegrenzt werden (ausführlich s. Kap. 2.8.1).

Eine weitere Differentialdiagnostik ist zwischen ventrikulären Extrasystolen und einer aberranten ventrikulären Erregungsleitung gegeben. Eine **aberrante ventrikuläre Erregungsleitung** entsteht, wenn ein vorzeitiger Impuls auf partiell refraktäres ventrikuläres Erregungsleitungsgewebe, gewöhnlich den rechten Tawara-Schenkel, trifft. Seine Refraktärperiode ist länger als die des linken Tawara-Schenkels. Je frühzeitiger die supraventrikulären Impulse sind, um so eher tritt eine aberrante ventrikuläre Erregungsleitung auf. Wegen dieser Ungleichheiten in den Refraktärperioden der Tawara-Schenkel nimmt die aberrante ventrikuläre Erregungsleitung die Form eines Rechtsschenkelblocks an. Die Linksschenkelblockform kann auch auftreten, ist aber viel seltener.

Bei folgenden EKG-Veränderungen ist an eine **aberrante ventrikuläre Erregungsleitung** zu denken:

- rSR'- Form des QRS-Komplexes in V_1
- Eine P'-Welle geht dem bizarren QRS-Komplex voraus, sie kann aber auch in der vorangehenden T-Welle verborgen sein
- Dem QRS-Komplex folgt eine nicht-kompensatorische Pause
- Die QRS-Dauer ist < 0,12 s.

➤ Therapie

Ob ventrikuläre Extrasystolen behandlungsbedürftig sind, richtet sich einerseits nach der Ursache, ihrer Form und Häufigkeit, andererseits nach der linksventrikulären Funktion.

Therapiebedürftige ventrikuläre Extrasystolen

- gehäufte VES ≥ 5/min
- gehäufte VES ≥ 10/h bei Postinfarktpatienten
- Bigeminus, Trigeminus, Salvenform
- polytoper Ursprung
- VES mit R-auf-T-Phänomen
- VES ohne fixe Kupplung
- negative T-Wellen nach der VES
- Zunahme der VES bei und nach Belastung
- Dauer des QRS-Komplexes ≥ 0,14 s.

Ventrikuläre Extrasystolen, die bei einem **langsamen Grundrhythmus** vorhanden sind, können durch die medikamentöse Anhebung der Herzfrequenz mit Atropin oder durch Elektrostimulation unterdrückt werden. Bei **schneller Grundfrequenz** ist Lidocain i.v. das Mittel der Wahl. Falls kein Erfolg mit Lidocain trotz adäquater Dosierung zu erzielen ist, sollte Ajmalin, Sotalol oder Propranolol versucht werden.

Ob der Akuttherapie nach überbrückender oraler Therapie immer eine Langzeittherapie anzuschließen ist, ist zur Zeit noch offen und muß individuell entschieden werden.

Tab. 15.15: Einteilung des Schweregrades der ventrikulären Extrasystolie nach Lown

Grad	Merkmal
0	keine VES
I	gelegentlich isolierte VES
II	häufige VES (< 1/min oder 30/Stunden)
III	multiforme VES
IV	wiederholte VES – gekoppelt (gepaart) – Salven
V	frühzeitig einfallende VES (R/T-Phänomen)

➤ Prognose

Die Bedeutung der ventrikulären Extrasystolie hängt von der Grundkrankheit und der linksventrikulären Funktion ab. Sie kann sowohl beim Gesunden als auch bei einer bedeutsamen Herzerkrankung auftreten.

Bei **Herzgesunden** können im Prinzip alle Formen der ventrikulären Herzrhythmusstörungen auftreten, ohne die Prognose damit zu beeinflussen. Bethge et al. (1992) stellten die Ergebnisse von 22 Studien zusammen und fanden bei 2–35% der herzgesunden Probanden polytope ventrikuläre Extrasystolen. 2–3% zeigten fixe Kupplungen in Bigeminusform. Die Häufigkeit der Couplets wird mit 0–23% angegeben.

Geschlechtsunterschiede in der Häufigkeit konnten nicht gefunden werden. Was den **Altersgang** anbelangt, so konnte aus den Studien nicht sicher geschlußfolgert werden, ob der Alterungsprozeß des Herzens an sich oder die Häufigkeit der ventrikulären Extrasystolen durch präklinische Erkrankungen steigt.

Trotz der beschriebenen höhergradigen ventrikulären Extrasystolen traten in der Probandengruppe von Bethge et al. (1982) und Hoffmann et al. (1983) keine Fälle von plötzlichem Herztod auf.

Rechtsventrikuläre Extrasystolen sind in der Regel gutartig, vorausgesetzt, eine rechtsventrikuläre arrhythmogene Kardiomyopathie ist ausgeschlossen. Ventrikuläre Extrasystolen mit breiten, gekerbten QRS-Komplexen sind meist Ausdruck einer bedeutsamen Herzmuskelerkrankung. Ventrikuläre Extrasystolen mit QRS-Komplexen < 0,16 s und ohne Knoten findet man meist bei normaler oder annähernd normaler linksventrikulärer Funktion. Die prognostische Bedeutung der ventrikulären Extrasystolie wurde durch die Lown-Klassifizierung (s. Tabelle 15.15) gegeben, d.h. je höher die Lown-Klasse, um so schwerer sind die dadurch auslösbaren ventrikulären Tachyarrhythmien.

Bei Postinfarktpatienten ist das Risiko des plötzlichen Herztodes bereits erhöht, wenn > 10 ventrikuläre Extrasystolen/Stunde nachweisbar sind. Die 2-Jahres-Sterblichkeit nach Myokardinfarkt beim Nachweis von > 10 Couplets/24 Stunden im Langzeit-EKG wurde mit 22,2% gefunden (Andresen et al. 1990). Das R-on-T-Phänomen hat eine besondere Bedeutung bei akuter Ischämie.

15.13.2 Ventrikuläre Tachykardie (I 47.2)

➤ Definition

Eine ventrikuläre Tachykardie ist definiert als **drei oder mehr** aufeinanderfolgende Erregungen ventrikulären Ursprungs. Die Frequenz liegt meist zwischen 150 und 200/min. Die Dauer kann unterschiedlich lang sein.

➤ Ätiologie

Die **Ursache** einer ventrikulären Tachykardie ist in der Regel eine **organische Herzkrankheit**, am häufigsten:

- Myokardischämie
- infektiös-toxisch,
- entzündlich
- neurovegetativ
- Folge eines Elektrounfalls.

Der ventrikulären Tachykardie liegt meist ein Reentry-Mechanismus zugrunde.

➤ Klinisches Bild

Die ventrikulären Tachykardien sind häufig im Gegensatz zum Ernst ihrer Prognose mit relativ geringen Beschwerden verbunden. Die Frequenz variiert zwischen 150–250/min. Ihr Beginn kann **paroxysmal** oder **nicht-paroxysmal** sein. Weiterhin unterscheidet man eine **anhaltende** (Dauer > 30s) oder **nicht-anhaltende** (Dauer < 30s) **ventrikuläre Tachykardie**.

➤ Anamnese

Die Anamnese kann zu auslösenden Ursachen, Häufigkeit und Dauer der Anfälle, Auftreten von Schwindelerscheinungen, Synkopen, bisherigen Medikamente und ihrer Effektivität etc. Hinweise geben.

➤ Elektrokardiogramm

Die Kammerkomplexe bei ventrikulärer Tachykardie zeigen diskordante ST-T-Abschnitte. Der Erregungsursprung kann unifokal oder multifokal sein, wie durch gleichartige oder unterschiedliche Kammerkomplexe gezeigt wird. Die R-R-Abstände sind überwiegend regulär oder bei multifokalem Ursprung variierend. Die P-Wellen sind in jedem Falle unabhängig von der Ventrikelaktivität und meist nicht im Oberflächen-EKG erfaßbar.

Die 2 häufigsten Formen der idiopathischen ventrikulären Tachykardien unterscheiden sich durch ihr elektrokardiographisches Bild; die eine entsteht im rechtsventrikulären Ausstromtrakt und hat das Bild des Linksschenkelblocks, die andere Form entsteht im inferoapikalen Abschnitt des interventrikulären Septums. Seltener entsteht die ventrikuläre Tachykardie in anderen Orten der Ventrikel.

Außerhalb des Anfalls sind durch wiederholte Aufzeichnungen des 12-Ableitungs-EKG mögliche Ursachen wie die myokardiale Ischämie oder das QT-Syndrom zu erfassen.

➤ Langzeit-EKG

Ein Langzeit-EKG (Abbildung 15.13) ist durchzuführen, um die auslösenden arrhythmogenen Mechanismen und die Formen der ventrikulären Herzrhythmusstörungen quantitativ und qualitativ zu erfassen:

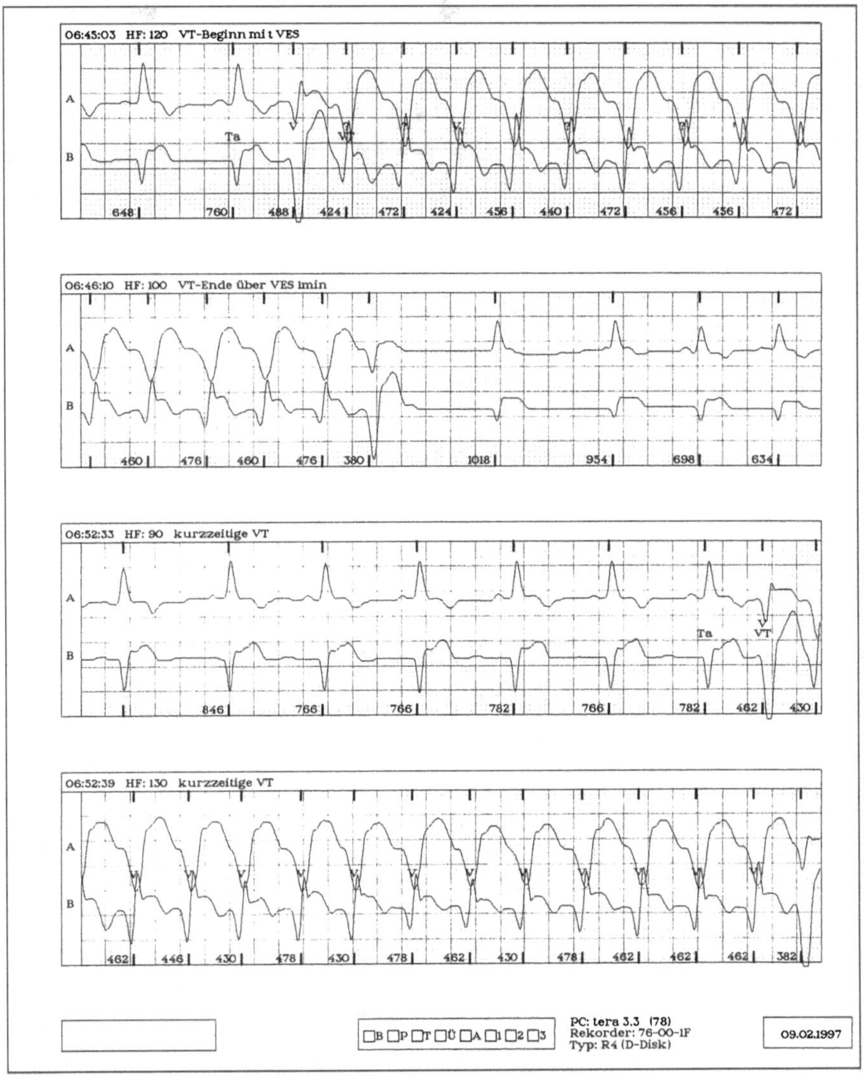

Abb. 15.13: Langzeit-EKG einer 87jährigen Patientin mit morgendlichem Schwindelgefühl. Nachweis rezidivierender ventrikulärer Tachykardien um 130/min

- ventrikuläre Extrasystolie (monotop, heterotop)
- Salven (Dauer)
- subjektive Auswirkungen
- Parasystolie
- Kammertachykardien (z.B. Torsade de pointes)
- Kammerflattern und -flimmern.

Da nicht immer gleich bei der ersten Langzeit-EKG-Ableitung der Nachweis der Triggermechanismen gelingen muß, sind auch hier wiederholte Aufzeichnungen erforderlich.

➤ Belastungs-EKG

Mit dem Belastungs-EKG können sowohl Ursachen wie eine zugrunde liegende koronare Herzkrankheit als auch auslösende Mechanismen wie belastungsinduzierte VES und eine daraus entstehende ventrikuläre Tachykardie identifiziert werden. Meist aber entsteht die ventrikuläre Tachykardie nicht während der Belastung, sondern in der Erholungsphase. Die Ermittlung der maximalen Herzfrequenz während der Belastung ist wichtig für die Programmierung des implantierbaren Kardioverter-Defibrillators bei ausgewählten Patienten mit sehr langsamen ventrikulären Tachykardien, um somit die exakte Schockabgabe zu gewährleisten.

➤ Elektrophysiologische Untersuchung

Die elektrophysiologische Untersuchung mit programmierter Vorhof- und Ventrikelstimulation sollte, obwohl ihre Notwendigkeit kontrovers diskutiert wird, zur Sicherung der Diagnose durchgeführt werden, um somit auch nicht erforderliche Kardioverter-Defibrillator-Implantationen auszuschließen. Sie muß in einem Antiarrhythmika freien Intervall durchgeführt werden.

Die Bedeutung dieser Methode zur Therapieein-

Tab. 15.16: Akutbehandlung ventrikulärer Herzrhythmusstörungen

Medikamentös	• **Lidocain** (Xylocitin®, Xylocain®) 100 mg i.v. • **Ajmalin** (Tachmalin®) 50–100 mg i.v. • **Propranolol** (Obsidan®, Dociton®) 5–10 mg i.v. • **Sotalol** (Sotalex®,Sotalol-rtph®) 20 mg in 5 min. i.v., nach 20 min. Fortsetzung mit 1 mg/min. • **Mexiletin** (Mexitil®) 125–250 mg sehr langsam i.v. oder über Perfusor in 10 min. • **Amiodaron** (Cordarex®) 5 mg/kg KG in mindestens 3 min. unter EKG- und Blutdruckkontrolle • **Procainamid** 0,5–1,0 g i. v.
Elektrotherapie	• Kardioversion (200–300 J) • Defibrillation (300–400 J)

stellung, wie sie noch in der ESVEM-Studie (Klein 1993) dargestellt wurde, wird inzwischen kontrovers gesehen und zunehmend verlassen.

➤ Blutchemische Untersuchungen

Es sollten die Serumelektrolyte einschließlich Magnesium, die Leber- und Nierenfunktionswerte, Blutbild, Rheumastatus, Virustiterbestimmungen, Serumenzyme zum Ausschluß eines akuten Myokardinfarktes und Gerinnungsparameter bestimmt werden.

➤ Weitere Untersuchungen

Eine echokardiographische Beurteilung der Herzgröße, der Pump- und Herzklappenfunktion und der linksventrikulären Kinetik, ggf. auch Belastungs-Echokardiographie sowie evtl. ergänzend eine Röntgen-Thorax-Aufnahme, sind zu veranlassen. Daraus ergeben sich Hinweise, ob weiterführende diagnostische Maßnahmen wie die Koronarangiographie erforderlich sind.

➤ Therapie

Ziel und Wahl der Therapie ventrikulärer Herzrhythmusstörungen müssen einerseits durch die Kenntnis der Ursachen und der sich daraus ergebenden klinischen Bedeutung definiert und realisiert, andererseits durch die elektrophysiologische und hämodynamische Wirkung der Antiarrhythmika bestimmt werden. Das **diagnostisch-therapeutische Vorgehen** wird in erster Linie durch die **klinische Situation** bestimmt.

Eine anhaltende ventrikuläre Tachyarrhythmie bedarf zunächst einer **sofortigen** Therapie und anschließend der Diagnose. Im Gegensatz dazu bedürfen die nicht-anhaltenden ventrikulären Tachykardie keiner Notfalltherapie, sondern einer regulären Diagnostik.

Die Therapie der ventrikulären Tachyarrhythmien kann demnach in 2 Hauptkategorien eingeteilt werden:

Notfalltherapie (medikamentös und elektrisch) und **prophylaktische** Therapie.

■ Notfalltherapie

Alle ventrikulären Tachykardien, die nicht mit einer hämodynamischen Dekompensation einhergehen, können **medikamentös** behandelt werden. Das Mittel der Wahl ist Lidocain (50–100 mg) langsam i.v. Bei Effektivität erfolgt eine Fortsetzung als Dauerinfusion. Ist kein Erfolg damit zu erreichen, können Ajmalin 50 mg, Sotalol (20–40 mg) oder Propranolol (5 mg) langsam i.v. gegeben werden.

Ist **keine Beeinflussung** der ventrikulären Tachykardie trotz adäquater medikamentöser Therapie möglich, treten
- Symptome der Herzinsuffizienz
- cerebrale Mangeldurchblutung sowie
- Angina pectoris auf,

sollte unverzüglich die **Kardioversion** durchgeführt werden (Tabelle 15.16). Danach ist auf jeden Fall eine Fortführung einer antiarrhythmischen Therapie mit Lidocain i.v. als Infusion unter Ausgleich des Säure-Basen-Status erforderlich.

Bei hämodynamisch stabilen Patienten ist auch die Möglichkeit des **Extrastimulus** zur Beendigung der ventrikulären Tachykardie gegeben.

■ Prophylaktische Therapie

Im Prinzip stehen dazu 4 Möglichkeiten zur Verfügung:
- Medikamentöse Therapie
- Implantierbarer Kardioverter-Defibrillator
- Hochfrequenzstrom-Katheterablation
- Chirurgische Therapie.

■ Medikamentöse Therapie

Der erste Schritt ist die Beseitigung von Triggermechanismen, d.h. z.B. eine reduzierte linksventrikuläre Funktion mit einer EF < 40% konsequent mit Digitalis, ACE-Hemmern, Diuretika, Langzeitnitraten und transdermalem Nitroglycerin zu verbessern.

Allen Antiarrhythmika gemeinsam ist ihre quantitativ abgestufte **negativ inotrope Wirkung**. Diese weitere Herabsetzung der linksventrikulären Funktion hat vor allem bei Patienten mit Herzinsuffizienz eine große klinische und prognostische Bedeutung. Außerdem tritt gerade bei dieser Gruppe häufiger ein proarrhythmischer Effekt auf.

Die Wahl des Antiarrhythmikums für *einen Patienten* bleibt in der Regel empirisch und individuell. Sie wird mehr unter Berücksichtigung der Nebenwirkungen und weniger unter der differenziert stärkeren antiarrhythmischen Wirkung gewählt (Zipes 1989). Vor allem der Erfahrung des Arztes bei der Behandlung der Herzrhythmusstörungen und dem Antiarrhythmikum kommt eine entscheidende Bedeutung zu.

Falls eine **Monotherapie** keinen befriedigenden Rückgang der VES und besonders von Couplets und Salven bringt, sollte unter Kontrolle des Langzeit-EKG eine Kombinationstherapie angestrebt werden, da bei diesen Patienten die Gefahr des Kammerflimmerns oder -flatterns besonders groß ist.

Zwei große Studien an Postinfarktpatienten (Julian et al. 1997, Cairns et al. 1997) zeigten, daß das Risiko des plötzlichen Herztodes durch Amiodaron um 35–48,5% gesenkt werden konnte. Es hat aber keinen Einfluß auf die Gesamtmortalität. Im Beta Blokker Heart Attack Trial (BHAT) (1982) wurde unter der Gabe von Propranolol bei Patienten mit akutem Myokardinfarkt die auf plötzlichen Tod zurückzuführende Letalität um 28% und die Gesamtsterblichkeit um 26% gesenkt. Die prophylaktische Therapie mit Sotalol oral bei Patienten mit einer Auswurffraktion ≤ 40% und akutem Myokardinfarkt hatte im Vergleich zum Placebo eine höhere Mortalität zur Folge (5% versus 3,1%; Waldo et al. 1996). Bei älteren Patienten mit oder ohne ischämische Herzkrankheit sollten β-Rezeptoren-Blocker zur Behandlung der ventrikulären Herzrhythmusstörungen eingesetzt werden. Amiodaron bleibt der Therapie lebensbedrohlicher ventrikulärer Tachyarrhythmien vorbehalten, die nicht auf β-Rezeptoren-Blocker ansprechen oder sie nicht tolerieren (Aronow 1999). Unserer Erfahrung nach sollte vor Amiodaron ein Versuch mit Ajmalin unternommen werden. In dieser Patientengruppe kommt der implantierbare Kardioverter-Defibrillator zum Einsatz wenn alle medikamentösen Versuche erfolglos blieben (Aronow 1999).

Implantierbarer Kardioverter-Defibrillator

Der implantierbare Kardioverter-Defibrillator ist die schonendste und sicherste Form der prophylaktischen Therapie bei den meisten Patienten mit polymorpher ventrikulärer Tachykardie nach Ausschluß bedeutsamer Ursachen. Dies betrifft sowohl Patienten mit koronarer Herzkrankheit, mit dilatativer Kardiomyopathie als auch Herzklappenerkrankung. (Ausführlich s. Kap. 15.10.3)

Hochfrequenzstrom-Katheterablation

Ist die medikamentöse Therapie nicht effektiv und die Tachykardie gut lokalisierbar, so ist auch die Hochfrequenzstrom-Katheterablation erfolgreich einsetzbar.

Geeignete Formen für diese Technik sind:

- andauernde ventrikuläre Tachykardie,
- bei Patienten ohne organische Herzerkrankung,
- Schenkelblock-Reentry-Tachykardien
- oder interfaszikuläre ventrikuläre Tachykardien.

Die Langzeiterfolgsrate wird mit 85–100% angegeben, die Komplikationen sind selten (Coggins et al. 1994).

Bei Patienten mit koronarer Herzkrankheit und Postinfarktzustand hingegen sind die ventrikulären Tachykardien meist Folge eines Erregungskreisens im ischämischen Randgebiet des infarzierten Abschnitts des linken Ventrikels. Nur etwa 5–10% dieser Patienten sind deshalb für die Hochfrequenzstrom-Katheterablation geeignet (Morady 1999). Sie sollte vor allem für die in Erwägung gezogen werden, deren Tachykardiefrequenz langsam ist, so daß sie vom ICD nicht erfaßt werden kann oder deren Tachykardie anhaltend ist (Strickberger et al. 1997). Die Langzeitprognose ist aber mit dieser Therapiemethode wegen der hohen Rezidivrate begrenzt. Für alle anderen Formen der ventrikulären Tachykardie ist die Implantation des ICD zu bevorzugen.

Chirurgische Therapie

Die Bedeutung der Rhythmuschirurgie ist wegen der günstigeren Alternativen in den Hintergrund getreten. Bei Patienten mit ischämisch bedingten polymorphen ventrikulären Tachykardien ist die **Koronarbypass-Chirurgie** eine effektive Therapiemethode. Die **Herztransplantation** ist nur bei Patienten mit fortgeschrittener Herzinsuffizienz und nicht behandelbaren malignen Tachyarrhythmien in Erwägung zu ziehen.

➤ Prognose

Die Häufigkeit anhaltender ventrikulärer Tachykardien im ersten Jahr nach akuten Myokardinfarkt liegt unter 5%. Die Überlebenschance der Patienten mit gestörter linksventrikulärer Funktion und ventrikulären Tachykardien ist vor allem durch den implantierbaren Kardioverter-Defibrillator verbessert worden (s. Abschnitt 15.10.3).

Bei Herzgesunden wurden ventrikuläre Salven und monomorphe Kammertachykardien mit einer Häufigkeit von 1–4% im Langzeit-EKG gefunden. Nachfolgend traten während einer durchschnittlichen Verlaufsbeobachtung von 2,0–3,3 Jahre keine plötzlichen Herztodesfälle auf (Bethge et al. 1992). Hieraus und aus den Mitteilungen zur Prognose der ventrikulären Extrasystolie kann geschlußfolgert werden, daß die Bedeutung der ventrikulären Herzrhythmusstörungen in erster Linie von der Grundkrankheit abhängt. Bei Herzgesunden bedeuten die gleichen ventrikulären Arrhythmien nicht die gleiche ungünstige Prognose.

15.13.3 Spezielle ventrikuläre Tachykardien

Idioventrikulärer Rhythmus

Diese ventrikuläre Rhythmusstörung ist durch eine **relativ geringe Herzfrequenz** gekennzeichnet. Charakteristisch dafür ist, daß nach einer frühzeitig eingefallenen ventrikulären Extrasystole innerhalb von

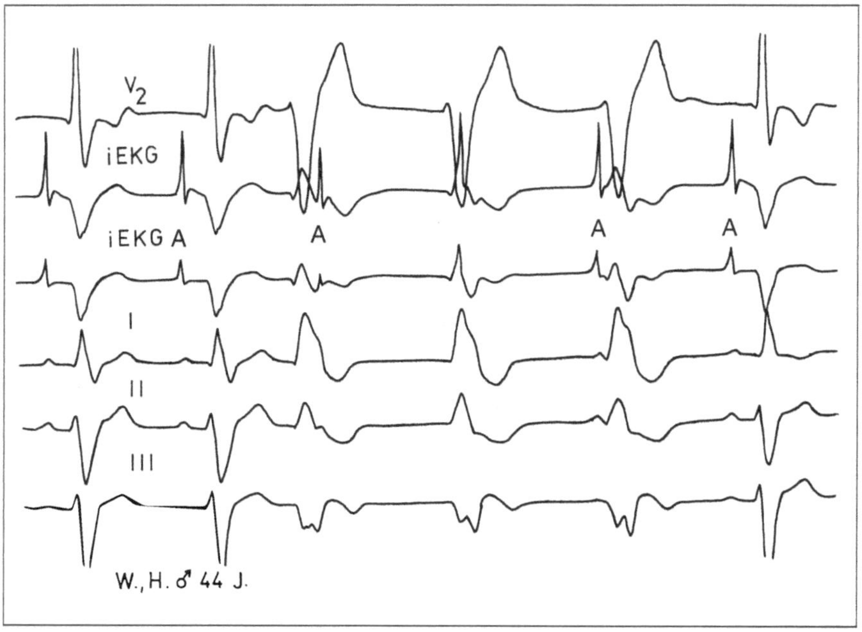

Abb. 15.14: Oberflächen-EKG und intrakardiales EKG eines Patienten mit langsamem idioventrikulärem Rhythmus. Das A-Potential im intrakardialen EKG hat keine Beziehung zum QRS-Komplex.

10 Ventrikelaktionen der ventrikuläre Fokus mit einer Kammerfrequenz von 80–110/min die Führung über den Sinusrhythmus übernommen hat (Abbildung 15.14). Der Beginn dieses ventrikulären Rhythmus ist demnach nicht-paroxysmal. Er tritt vor allem bei einer durch einen SA- oder AV-Block reduzierten Sinusfrequenz auf. Die Herzfrequenz kann regelmäßig oder unregelmäßig sein. Der idioventrikuläre Rhythmus tritt **vorübergehend** oder **intermittierend** bei Patienten mit bedeutender myokardialer Ischämie, z.B. bei akutem Myokardinfarkt, auf.

Die **Entscheidung zur Therapie** bei länger anhaltendem idioventrikulärem Rhythmus ist gegeben bei:
- AV-Dissoziation nach Beendigung der Tachykardie
- Vergesellschaftung mit einer schnelleren ventrikulären Tachykardie
- Auslösung durch eine Extrasystole mit kurzem Kopplungsintervall
- klinischen Symptomen.

Die Therapie der Wahl ist die Gabe von Lidocain, Ajmalin oder Sotalol i.v. Auch die Gabe von Atropin oder eine **artifizielle Vorhofstimulation** zur Erhöhung der Sinusfrequenz kann den idioventrikulären Rhythmus beenden.

Torsade de pointes

Diese Tachykardie, die auch unter dem Begriff der „**Tachykardie mit Spitzenumkehr**" bekannt ist, zeigt elektrokardiographisch eine Drehung der Richtung des QRS-Komplexes um die Isoelektrische. Die Frequenz liegt meist zwischen 200 und 250/min. Diese kombiniert auftretenden Veränderungen sind eher als ein **Syndrom** als nur eine einfache Tachykardie aufzufassen. Dazu gehören eine verlängerte ventrikuläre Repolarisation mit einer QT-Dauer > 0,5 s, eine U-Welle, deren Bedeutung noch nicht geklärt ist, sowie eine auslösende Extrasystole, die in die T-Welle einfällt.

Die Beendigung der Tachykardie kann durch eine zunehmende Zyklusverlängerung sowie durch größere und deutlicher geformte QRS-Komplexe erfolgen, die dann mit der Wiederherstellung des normalen Herzrhythmus verbunden sind. Die mit dieser Tachykardie verbundenen elektrophysiologischen Mechanismen sind noch nicht voll bekannt. Möglicherweise spielen jedoch ventrikuläre Re-entry-Mechanismen eine Rolle.

Prädisponierende auslösende **Mechanismen**:
- vorangehende ausgeprägte Bradykardie
- Kaliumverluste
- Chinidintherapie.

Auch ein Ungleichgewicht zwischen rechts- und linksseitiger sympathischer Innervation soll bei einigen Patienten eine Rolle spielen.

Klinisch ist die Tachykardie immer mit einer **Synkope** verbunden.

Die medikamentöse Therapie ist kompliziert, da die meisten Antiarrhythmika die QT-Dauer weiter verlängern und damit erneute Tachykardien verursachen. Eine **ventrikuläre Elektrostimulation** kann zur Beendigung der Tachykardien herangezogen werden.

Bei länger anhaltenden Tachykardien sollte eine **Kardioversion** durchgeführt werden. Die medikamentöse Therapie der Wahl ist die Infusion von Magnesiumsulfat (Magnesium Verla® Infusionskonzentrat (50%)) in einer Dosierung von etwa 2 g.

Ist **keine QT-Zeit-Verlängerung** als Grundstörung vorhanden, so liegt eine polymorphe ventrikuläre Tachykardie vor. In diesem Fall können die üblichen

Antiarrhythmika (Chinidin, Ajmalin, Disopyramid) verwendet werden.

Langes QT-Syndrom

Der obere Normwert, **ohne** medikamentöse Einflüsse gemessen, der frequenzkorrigierten QT-Zeit beträgt 0,46 s für Männer und 0,47 s für Frauen.

Das lange QT-Syndrom kann genetisch bedingt familiär mit (Jervell-Lange-Nielsen-Syndrom) und ohne Taubheit (Romano-Ward-Syndrom) auftreten. Hier liegt die QT-Zeit > 0,46 s. Es kann aber auch sekundär bedingt sein. Elektrokardiographisch kann sich das Bild mit der Zeit ändern und auch mit einer negativen T-Welle verbunden sein.

- ***Genetisch bedingtes, langes QT-Syndrom***

Das genetisch bedingte familiär gehäuft auftretende QT-Syndrom tritt in zwei Formen in Erscheinung: mit und ohne Taubheit.

Jervell und Lange-Nielsen beschrieben 1957 als erste das nach ihnen benannte **Jervell-Lange-Nielsen-Syndrom**, das mit angeborener Taubheit und plötzlichem Tod verbunden ist. Es wird autosomal rezessiv vererbt. Es ist selten, und die geschätzte Häufigkeit liegt bei 1,6 bis 6 Fälle/Mio (Fraser et al. 1964). **Klinisch** ist das Syndrom durch wiederholte Synkopen, plötzlichen Herztod und eine geringe Lebenserwartung gekennzeichnet. Den Synkopen liegt eine Torsade-de-pointe-Tachykardie oder Kammerflimmern zugrunde.

Das **Romano-Ward-Syndrom** wird autosomal dominant vererbt und geht nicht mit Taubheit einher. Dieses Syndrom wurde von Romano (1963) und Ward (1964) beschrieben. Es ist häufiger (1/10.000 bis 15.000 Geburten; Wang et al. 1995) und geht mit leichteren Symptomen einher.

Die dem QT-Syndrom zugrunde liegende genetische Veränderung betrifft die Mutation der Gene des Natriumkanals (LQT1 und LQT2 Locus) und Kaliumkanals (LQT3 Locus). Die Häufigkeit kardialer Ereignisse ist je nach der Lokalisation der Mutation unterschiedlich.

- ***Sekundäres langes QT-Syndrom***

Ein sekundäres langes QT-Syndrom liegt vor, wenn vor Medikamenteneinnahme die QT-Zeit normal war.

Gründe oder begünstigende Faktoren dieser **sekundären** QT-Zeit-Verlängerung sind:

- Antiarrhythmika (Chinidin, Disopyramid, Ajmalin, Propafenon, Sotalol, Amiodaron)
- Andere Medikamente (trizyklische Antidepressiva, Antihistaminika, Phenothiazine u. a.)
- Bradykarde Grundfrequenz
- Metabolische Störungen (Hypokaliämie, Hypomagnesiämie)
- Veränderungen im zentralen und autonomen Nervensystem
- Koronare Herzkrankheit mit Myokardinfarkt
- Mitralklappenprolaps.

Weitere Diagnostik

Es sollte ein Langzeit-EKG, auch mit Provokationen wie Geräuschen, psychischen Stimuli, Stimulation der Kälterezeptoren, körperlicher Belastung zur Auslösung der ventrikulären Tachykardie, durchgeführt werden.

Mittels DNA-Screening kann bei ca. 90% der Patienten eine entsprechende Mutation gefunden werden (Haverkamp et al. 1999), was auch in der Familienuntersuchung eine Rolle spielt.

Therapie

Die therapeutischen Möglichkeiten sind beschränkt. Die meisten Erfahrungen bestehen in der Therapie mit β-Rezeptoren-Blockern in hohen Dosen (z.B. Propranolol 300–600mg/d). Oft ist diese Dosierung wegen der Bradykardisierung nur mit permanenter **Herzschrittmachertherapie** möglich.

Eine weitere Beeinflussung kann bei fortbestehenden Synkopen auch mit der **Ganglion-stellatum-Blockade** oder chirurgischer **linksseitiger sympathischer Denervation** versucht werden. In seltenen Fällen kann auch eine **Autotransplantation** des Herzens vorgenommen werden (eigene Beobachtung). Nach überlebter Reanimation kann auch ein **Kardioverter-Defibrillator** implantiert werden.

Erste Versuche einer genmutations-orientierten medikamentösen Beeinflussung wurden unternommen (Schwartz et al. 1995, Shimizu et al. 1998), ihr Stellenwert bleibt gegenwärtig noch offen.

Prognose

Die damit verbundenen Tachykardien können in Torsade-de-pointes-Form auftreten. Der plötzliche Herztod tritt oft und auch familiär gehäuft auf. Nach den Ergebnissen des International Long-QT-Syndrome Registry (Zareba et al. 1998) lag die Häufigkeit des plötzlichen Herztodes für Patienten mit Mutationen auf dem LQT1-Locus bei 63%, auf dem LQT2-Locus bei 46% und auf dem LQT3-Locus bei 18%. In den untersuchten Familien wurde gefunden, daß die Sterblichkeit bis zum 40. Lebensjahr unabhängig von Genotyp etwa gleich war. Die Wahrscheinlichkeit, an einem kardialen Ereignis zu sterben, lag bei denen mit Mutationen auf dem LQT3-Locus bei 20%, hingegen bei Mutationen auf dem LQT1- und LQT2-Locus jeweils bei 4%. Für Patienten mit Mutationen auf dem LQT1-Locus wird die Häufigkeit mit 63%, auf dem LQT2-Locus mit 46% und auf dem LQT3-Locus mit 18% angegeben. In den untersuchten Familien wurde gefunden, daß die Sterblichkeit bis zum 40. Lebensjahr gleich war.

15.13.4 Kammerflattern und -flimmern (I 49.0)

➤ Definition

Kammerflattern ist eine lebensbedrohliche Herzrhythmusstörung, die durch eine Frequenz zwischen

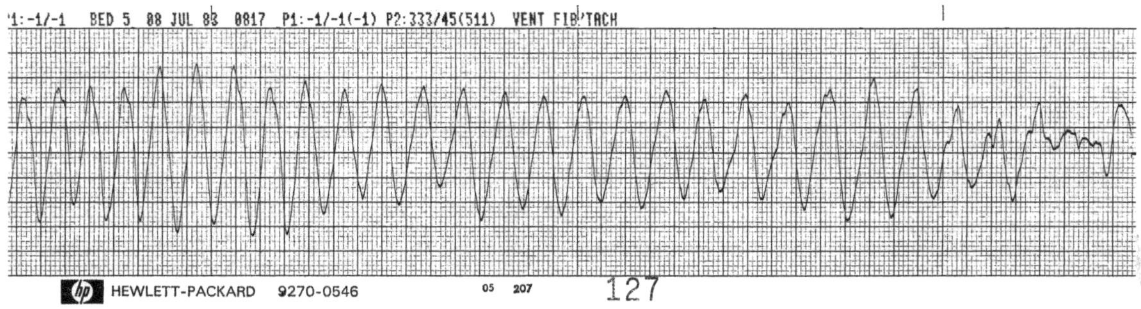

Abb. 15.15: EKG-Monitoring eines Kammerflatterns bei einem Patienten mit akutem Myokardinfarkt

150 und 300/min und abgrenzbare Kammeraktionen gekennzeichnet ist. Beim **Kammerflimmern** treten Frequenzen über 300/min auf. Es ist durch unkoordinierte, irreguläre und hämodynamisch ineffektive Kontraktionen des Ventrikels gekennzeichnet und ist die **hyperdyname Form** des Herz-Kreislauf-Stillstandes.

➤ Ätiologie

Die elektrophysiologische Basis des Kammerflatterns, -flimmerns ist eine **erhöhte Vulnerabilität** des Myokards, die durch die verschiedensten Ursachen bedingt sein kann.

Häufigste Ursachen:
- akute oder chronische **myokardiale Ischämie**
- Medikamente
- Vorhofflimmern
- WPW-Tachykardie
- Elektrolytstörungen wie die Hyperkalzämie und Hypokaliämie
- metabolische Störungen (Azidose)
- psychische Stimuli
- Hypoxie
- Stromunfälle u. a.

➤ Elektrokardiogramm

Im EKG sind oft kombiniert Kammerflatter- und -flimmerwellen zu beobachten. Die Registrierung von **Warnarrhythmien** bzw. der Triggerung des Kammerflimmerns durch ventrikuläre Extrasystolen gelingt oft mittels EKG-Monitoring auf koronaren Wachstationen.

Beim **Kammerflattern** (Abbildung 15.15) findet man große, schenkelblockartig deformierte, nicht abgrenzbare Kammerkomplexe in einer Frequenz von 200–300/min. Das **Kammerflimmern** (Abbildung 15.16) hingegen ist durch kleinere, irreguläre Wellen gekennzeichnet.

➤ Klinisches Bild

Es kommt zur plötzlichen Bewußtlosigkeit mit cerebralem Krampfanfall oder ohne diesen und zum Atemstillstand. Wenn nicht sofortige Reanimationsmaßnahmen einsetzen, tritt der plötzliche Herztod ein. In den seltensten Fällen sistiert das Kammerflimmern unter Wiederherstellung des Sinusrhythmus von selbst. Etwa 3/4 der Patienten mit diesem klinischen Bild haben Kammerflimmern, das auf der Basis einer meist schweren koronaren Herzkrankheit entsteht. 20–30% dieser Ereignisse sind mit einem akuten Myokardinfarkt verbunden. Nach erfolgreicher Reanimation von Patienten mit Kammerflimmern ohne Myokardinfarkt kann dieses Ereignis innerhalb eines Jahres bei 22% und innerhalb von zwei Jahren bei 40% der Patienten erneut auftreten.

Das Kammerflimmern bei akutem Myokardinfarkt wiederholt sich demgegenüber sehr selten (etwa 2%). Das Auftreten von **Warnarrhythmien** ist oft so kurzfristig, daß auch unter klinischen Bedingungen keine prophylaktischen Maßnahmen ergriffen werden können.

➤ Therapie

Die **Therapie der Wahl** ist die Beendigung des Kammerflimmerns mittels **Defibrillation** (s. Kap. 15.10.2) unter gleichzeitiger Wiederherstellung der Atmung sowie einer möglichen Therapie der Ursachen (ausführlich s. Kap. 36). Medikamentöse Versuche mit Lidocain u. a. sind meist erfolglos, da auch durch den Kreislaufstillstand das Medikament nicht bis zum Herzen transportiert wird.

Nach erfolgreicher Reanimation sollte die Rhythmusstabilisierung durch Antiarrhythmika (s. Kap. 15.9) als Übergangsphase bis zur Implantation eines **Kardioverter-Defibrillators** erfolgen.

15.14 Atrioventrikuläre (AV-)Überleitungsstörungen (I 44.3)

15.14.1 Definition

Bei der AV-Überleitungsstörung besteht eine **Verzögerung oder Unterbrechung der Erregungsleitung vom Vorhof auf die Ventrikel**. Sie ist die häufigste

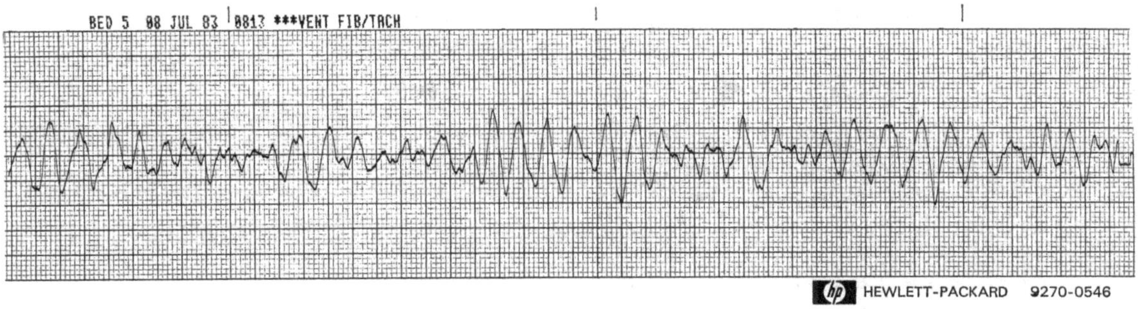

Abb. 15.16: Grobes Kammerflimmern bei einem Patienten mit akutem Myokardinfarkt

Erregungsleitungsstörung oberhalb des His-Bündels und wird in drei Grade eingeteilt.

15.14.2 Ätiologie

Am häufigsten tritt der AV-Block bei älteren Menschen als Folge **degenerativer** Veränderungen des Herzens auf.

Weitere Ursachen:
- entzündlich
- toxisch
- medikamentös
- akuter Myokardinfarkt
- angeboren.

15.14.3 Klinisches Bild

In der Regel haben die Patienten nur geringe Beschwerden, da Bradykardien oft besser toleriert werden als Tachykardien.

Bei Patienten mit vorgeschädigtem Herzen, die unter Belastung zur Herzinsuffizienz neigen, werden diese Symptome bei Bradykardie deutlicher. Bei Absinken der Herzfrequenz unter 30/min treten **Adams-Stokes-Anfälle** auf, die auch mit Krämpfen als Folge der cerebralen Mangeldurchblutung einhergehen. Diese Bewußtlosigkeit, die durch die präautomatische Pause von 5–10 s bedingt ist, wird erst mit dem Einsetzen eines ventrikulären Ersatzrhythmus überbrückt. Diese Pause kann bei älteren Menschen mit Cerebralsklerose auch bei geringerer Dauer zur Bewußtlosigkeit führen. Bei AV-Block III. Grades wird sehr oft ein **hoher systolischer Blutdruck mit großer Amplitude** gefunden, der als Kompensationsmechanismus zur Aufrechterhaltung des Herzminutenvolumens anzusehen ist.

15.14.4 Elektrokardiogramm

Je nach dem Grad der Erregungsleitungsstörung im AV-Knoten zeigt das EKG charakteristische Veränderungen.

Der **AV-Block I. Grades** ist durch eine Verzögerung der Erregungsleitung vom Vorhof auf den Ventrikel charakterisiert. Die PQ-Zeit beträgt ≥ 0,20 s.

Der **AV-Block II. Grades** ist durch eine inkonstante, mit schrittweiser Verlängerung einhergehende (**Typ I**) oder von periodischem Ausfall begleitete Erregungsleitung (**Typ II**) gekennzeichnet. Beim AV-Block II. Grades Typ I (**Wenckebach-Periodik**) nimmt die PQ-Zeit von Schlag zu Schlag zu. Das erste PQ-Intervall der Wenckebach-Periodik ist dabei in der Regel < 0,20 s. Die Länge der Wenckebach-Periodik wird durch die Zahl der P-Wellen und QRS-Komplexe angegeben, z.B. 4:3-Überleitung, d.h., nach jeder vierten P-Welle fällt die Kammererregung aus.

Beim AV-Block II. Grades Typ II (**Mobitz-Block**) kommt es zum Ausfall einer Kammererregung ohne vorangehende Verlängerung des PQ-Intervalls, das normal oder verlängert sein kann. Beim Typ II können auch mehrere Kammeraktionen nacheinander ausfallen, d.h., jeder zweiten, dritten oder vierten Vorhofaktion folgt eine Kammeraktion. Es wird dann wieder als 2:1- usw. Block bezeichnet.

Der **AV-Block III. Grades** ist durch eine völlige Dissoziation der Vorhof- und Kammeraktivität gekennzeichnet. Die Vorhoffrequenz liegt meist zwischen 70 und 80/min, die der Ventrikel in Abhängigkeit von der Frequenz des Ersatzzentrums durchschnittlich um 40/min. Die Kammerkomplexe sind meist schenkelblockartig deformiert. Je breiter sie sind, desto tiefer liegt der Ursprung des Kammerersatzrhythmus. Schlanke Komplexe lassen den Ursprung kurz unterhalb des AV-Knotens im His-Bündel vermuten.

15.14.5 Therapie

Ist die AV-Überleitungsstörung durch Digitalis bedingt, kann durch eine vorübergehende Pause oder Dosisreduzierung die AV-Überleitung u.U. wieder normalisiert werden. Dies trifft in erster Linie für den AV-Block I. Grades und II. Grades Typ I zu.

Bei symptomatischen Patienten mit AV-Block II. Grades Typ II oder III. Grades ist eine **Herzschritt-**

machertherapie meist nicht zu umgehen (s. Abschnitt 15.10.1).

15.15 Intraventrikuläre Erregungsleitungsstörungen (I 45.6)

Den intraventrikulären Erregungsleitungsstörungen liegt eine Verzögerung oder Unterbrechung der Erregungsleitung eines supraventrikulär gebildeten Impulses auf Schenkel- und/oder Faszikelebene zugrunde. Die sich daraus ergebenden Veränderungen sind nur elektrokardiographisch als Rechts- oder Linksschenkelblock erfaßbar und erzeugen per se keine Störungen des Herzrhythmus im Sinne von Unregelmäßigkeiten u.a.

Je nachdem, ob eine Verzögerung oder Unterbrechung vorliegt, wird ein **kompletter** oder **inkompletter Schenkelblock** definiert.

Genauere Kenntnis dieser Erregungsleitungsstörungen kann durch die Anwendung der His-Bündel-Elektrographie gewonnen worden.

In Analogie zu den AV-Blockierungen teilt man auch die intraventrikulären Erregungsleitungsstörungen in solche I., II., III. Grades ein.

15.15.1 Ätiologie

Hauptursachen der intraventrikulären Erregungsleitungsstörungen sind die ischämische Herzkrankheit und die hypertone Herzkrankheit. Aber auch entzündliche, toxische und iatrogene Ursachen wie Herzoperationen sind anzunehmen. Sie sind häufig bei angeborenen oder erworbenen Herzfehlern zu finden.

Die differenzierten Ursachen sind nachfolgend für die einzelnen Schenkelblockformen zusammengestellt, die elektrokardiographischen Kriterien im Kap. 2 erfaßt.

- **Ursachen des inkompletten Rechtsschenkelblocks**
- akutes und chronisches Cor pulmonale
- Vorhofseptumdefekt vom Primum- und Sekundumtyp
- Mitralklappenstenose
- Ventrikelseptumdefekt
- fehlmündende Lungenvenen
- Pulmonalklappeninsuffizienz und -stenose
- Endstadien der dilatativen und hypertrophen Kardiomyopathie
- auch bei Sportlern und Herzgesunden

- **Ursachen des kompletten Rechtsschenkelblocks**
- akutes und chronisches Cor pulmonale
- hämodynamisch bedeutsamer Vorhofseptumdefekt
- Rechtsherzinsuffizienz
- akuter Myokardinfarkt
- toxische oder mechanische Schädigung des rechten Herzens
- auch bei Herzgesunden

- **Ursachen des Linksschenkelblocks**
- ischämische Herzkrankheit und/oder hypertone Herzkrankheit
- Herzklappenfehler wie Aorten- oder kombinierte Aorten-Mitralklappenfehler
- Aortenisthmusstenose
- Myokarditis
- nach herzchirurgischen Eingriffen (besonders Operation der subvalvulären und valvulären Aortenstenose)
- Kardiomyopathie unklarer Genese
- selten bei Herztumoren, Metastasen im Myokard
- Lues
- Amyloidose
- Sarkoidose
- kongenital

15.15.2 Häufigkeit

Die Häufigkeit des **Linksschenkelblocks** wird mit 0,01–1% angegeben, unter dem 25. Lebensjahr ist er jedoch sehr selten. In unserer Untersuchung in Hoyerswerda fanden wir unter 25.746 Personen bei 34 (0,14%) einen Linksschenkelblock (Heublein et al. 1971). Die Häufigkeit des Linksschenkelblocks nimmt im Gegensatz zum **Rechtsschenkelblock** mit dem Alter zu. Insgesamt ist der Rechtsschenkelblock häufiger als der Linksschenkelblock.

15.15.3 Klinische Bedeutung der bifaszikulären Blockformen

Die Bedeutung der bifaszikulären Blockformen liegt vor allem darin, daß sie Vorboten einer trifaszikulären Blockierung sein können, die in der Regel mit einem Adams-Stokes-Anfall einhergeht. Da bei 90% aller Patienten beim AV-Block III. Grades eine intraventrikuläre Unterbrechung der Erregungsleitung vorliegt, sind die Patienten mit bifaszikulärem Block stärker gefährdet. Deshalb sind sie einer engmaschigen ambulanten Kontrolle zu unterziehen, um Schwindelgefühl usw. frühzeitig zu erfassen und eine rechtzeitige Herzschrittmacherimplantation einzuleiten.

15.15.4 Therapie

Die Therapie der intraventrikulären Erregungsleitungsstörungen entspricht der des AV-Blocks II. und III. Grades (s. Kap. 15.14.5).

Eine **Herzschrittmacherimplantation** ist **vorzunehmen**, auch wenn ein bifaszikulärer Block mit intermittierendem komplettem AV-Block oder AV-Block II. Grades (Mobitz-Typ) asymptomatisch ist.

Die Implantation *kann* vorgenommen werden bei einem HV-Intervall ≥ 100 ms oder einem bifaszikulären Block mit Synkopen ohne andere Ursachen. Ein asymptomatischer bifaszikulärer Block oder ein bifaszikulärer Block mit AV-Block auf Knotenebene bedarf *keiner* Implantation.

Zu empfehlende Herzschrittmachersysteme:
DDD bei erhaltener chronotroper Leistung des Sinusknotens,
VVI bei fehlender normaler Vorhofaktivität,
DDDR oder **VVIR** bei fehlender chronotroper Antwort.

15.15.5 Prognose

Die Prognose der Schenkelblockierungen und Hemiblöcke richtet sich nach Art und Ausmaß der Grundkrankheit. Der **linksanteriore Hemiblock** ist mit 9–13% die häufigste Blockform bei Patienten mit akutem Myokardinfarkt, was auch mit einer höheren Letalität einhergeht. Von den **bifaszikulären Blockformen** ist die Kombination des kompletten Rechtsschenkelblocks mit dem linksanterioren Hemiblock bei akutem Myokardinfarkt am häufigsten, was mit einer Sterblichkeit von 36% verbunden ist. Die Kombination von komplettem Rechtsschenkelblock mit dem linksposterioren Hemiblock hat die ungünstigste Prognose. Tritt diese Blockierung im Rahmen des akuten Myokardinfarktes ein, steigt die Letalität bis auf 75% (Parsi et al. 1976).

Eine besondere Stellung nimmt unter den bifaszikulären Blockierungen der **Linksschenkelblock** ein. Die **Prognose** des Patienten mit Linksschenkelblock hängt in erster Linie von der Grunderkrankung des Herzens ab. Tritt er bei **Progredienz** einer Herzerkrankung auf, ist er ein prognostisch ungünstiges Zeichen. Bei sonst **normalem Herzbefund** besteht keine besondere Gefährdung. Dies wird auch als „benigner Linksschenkelblock" bezeichnet. Damit können Patienten jahrzehntelang körperlich leistungsfähig sein. Wir haben Patienten wegen eines Linksschenkelblocks in unserer Betreuung, die seit mehr als 20 Jahren asymptomatisch sind.

15.16 Belastbarkeit und Arbeitsfähigkeit

Keine wesentliche **Einschränkung** der körperlichen Leistungsfähigkeit und der Arbeitsfähigkeit bei Patienten mit Herzrhythmusstörungen liegt dann vor, wenn keine sichere Grundkrankheit und keine Einschränkungen der Pumpleistung des linken Ventrikels existieren, wie z.B. bei vegetativ bedingten supraventrikulären Extrasystolen oder kurzzeitigen supraventrikulären Tachykardien.

Ist eine **bradykarde Herzrhythmusstörung** mittels Herzschrittmacher zu behandeln, bestehen nur **selten** Einschränkungen der Leistungsfähigkeit und Arbeitsfähigkeit (Barmeyer 1992). Berufe mit extremer körperlicher Belastung (Heben oder Pressen) sollten nicht mehr ausgeführt werden.

Bei **tachykarden ventrikulären Herzrhythmusstörungen** ab LOWN III gilt eine **Berufsunfähigkeit** für **Berufe mit erhöhter eigener Verletzungsgefahr** durch drehende Teile oder Absturzgefahr, wie Dachdecker, Maschinenarbeiter, Tischler, Schornsteinfeger u. ä., sowie für **Berufe mit Personenbeförderung** wie Taxifahrer, Busfahrer, Lokführer, Piloten usw. Eine Erwerbsunfähigkeit ist aber nur selten gegeben.

Eine Sonderstellung nimmt der **angeborene AV-Block III. Grades** ein. Eine volle Erwerbs- und Berufsfähigkeit liegt dann vor, wenn ein supraventrikulärer Ersatzrhythmus, eine ausreichende Herzfrequenzsteigerung unter Belastung (Barmeyer 1992) sowie eine normale Pumpfunktion des linken Ventrikels bestehen.

15.17 Fahrtauglichkeit

Patienten mit **Herzrhythmusstörungen** sind anamnestisch, klinisch und elektrokardiographisch, mitunter in kurzfristigen Abständen, spätestens aber alle 6 Monate mittels Langzeit-EKG zu überwachen. Gefährdung besteht bei wechselnden Herzrhythmusstörungen wie paroxysmalen Tachykardien, salvenförmigen Extrasystolen, Kammerflattern und -flimmern und extremen Bradykardien (< 40/ min) sowie bei Vorhofflimmern wegen der Gefahr cerebraler und peripherer Embolien. Ist bereits einmal eine **Synkope** aufgetreten, ist die Fahrtauglichkeit bis zur Beseitigung der Herzrhythmusstörung aufgehoben. Besonders zu achten ist auf Vorboten drohender Komplikationen, z.B. auf den bifaszikulären Block, da sich daraus ein AV-Block III. Grades mit Gefahr eines Adams-Stokes-Anfalls entwickeln kann. Eine Eignung zur Fahrerlaubnis der Klasse 2 und zur Fahrgastbeförderung besteht in der Regel nicht.

Herzschrittmacherträger können für den privaten Gebrauch als fahrtauglich angesehen werden. Eine Fahrtauglichkeit kann auch in den Klassen 1, 3, 4 und 5 gegeben sein, wenn die Herzfunktion über 3 Monate stabil bleibt. Nach Implantation eines **Kardioverter-Defibrillators** sollten die Patienten etwa bis zu 6 Monaten danach auch kein privates Fahrzeug führen.

Die Richtlinien für die Fahrtauglichkeit bei Herzrhythmusstörungen sind in den Schriften des Bundesministeriums für Verkehr (1985) festgelegt.

Literatur

Akhtar, M., M.R. Jazayeri, J. Sra, Z. Blanck, S. Deshpande, A. Dhala: Atrioventricular reentry. Clinical, electrophysiological and therapeutic considerations. Circulation 88 (1993) 282–295.

Allessie, M.A., F.I.M. Bonke, F.J.G. Schopman: Circus movement in rabbit muscle as a mechanism of tachycardia. II. The role of nonuniform recovery of excitability in the occurrence of unidirectional block as studied with multiple microelectrodes. Circulat. Res. 39 (1976) 168–177.

Alt, E., M. Coenen, W. Baedeker, C. Schmitt: Ventricular tachycardia initiated solely by reduced pacing rate during routine pacemaker follow-up. Clin. Cardiol. 19 (1996) 668–671.

Alt, E., R. Ammer, C. Schmitt, F. Evans, G. Lehmann, J. Pasquantonio, A. Schömig: A comparison of treatment of atrial fibrillation with low-energy intracardiac cardioversion and conventional external cardioversion. Eur. Heart J. 18 (1997) 1796–1804

Andersen, H.R., J.C. Nielsen, P.E. Thomsen, P.T. Mortensen, T. Vesterlund, A.K. Pedersen: Long-term follow-up from a randomised trial of atrial versus ventricular pacing for sick-sinus syndrome. Lancet 350 (1997) 1210–1216.

Anderson, J.L., H.E. Rodier, L.S. Green: Comparative effects of beta-adrenergic blocking drugs on experimental fibrillation threshold. Am. J. Coll. Cardiol. 51 (1983) 1196–1202.

Andresen, D., K.P. Bethge, J.P. Boissel, E.R. von Leitner, J.C. Payrieux, R. Schroder, U. Tietze: Importance of quantitative analysis of ventricular arrhythmias for predicting the prognosis in low-risk postmyocardial infarction patients. European Infarction Study Group. Eur. Heart J. 11 (1990) 529–536.

Andresen, D.: Implantierbare Defibrillatoren – derzeitiger Stand der Richtlinien. Anerkannte und mögliche Indikationen–Voraussetzungen. Fortschr. Med. 114 (1996) 128–132.

Aronow, W.S.: Management of the older person with ventricular arrhythmias. J. Am. Geriatr. Soc. 47 (1999) 886–895.

Assey, M.E., B.W. Usher, G.H. Hendrix: Valvular heart disease: Use in invasive and noninvasive techniques in clinical decision-making. Part 2: Mitral valve disease. Modern Concepts Cardiovasc. Dis. 58 (1989) 61–66.

Atwood, J.E., G.W. Albers: Anticoagulation and atrial fibrillation. Herz 18 (1993) 27–38.

Bardy, G.H., M.D. Allen, R. Mehra, G. Johnson, S. Feldman, H.L. Greene, T.D. Ivey: Transvenous defibrillation in humans via the coronary sinus. Circulation 81 (1990) 1252–1259.

Barmeyer, J: Reizbildungs- und Reizleitungsstörungen. In: Fritze, E., B. May (Hrsg.): Die ärztliche Begutachtung. Steinkopff-Verlag, Darmstadt, S. 439–440.

Berkowitz, W.D., A.L. Wit, S.H. Lau, C. Steiner, A.N. Damato: The effect of propranolol on cardiac conduction. Circulation 40 (1969) 855–862.

Beta Blocker Heart Attack Trial (BHAT) Research Group: A randomized trial of propranolol in patients with acute myopcardial infarction. JAMA 247 (1982) 1707–1714.

Bethge, K.P., B.D. Gonska: Langzeit-Elektrokardiographie. Springer Verlag, Berlin, Heidelberg, New York, 2. Aufl. 1992, S. 132–156

Bigger, JT for the Coronary Artery Bypass Graft (CABG) Patch Trial Investigators: Prophylactic use of implanted cardiac defibrillators in patients at high risk for ventricular arrhythmias after coronary artery bypass graft surgery. N. Engl. J. Med. 337 (1997) 1569–1575.

Bjerkelund, C.J., O.M. Orning: The efficacy of anticoagulant therapy in preventing embolism related to DC electrical cardioversion of atrial fibrillation. Am. J. Cardiol. 23 (1969) 208–211.

Borggrefe, M., T. Budde, A. Podczeck, G. Breithardt: High frequency alternating current ablation of an accessory pathway in humans. J. Am. Coll. Cardiol. 10 (1987) 576–582.

Borggrefe, M., K. Seidl, M. Shenasa, W. Haverakmp, G. Hindricks, G. Breithardt: Incidence of atrial fibrillation after successful ablation of accessory pathway. J. Amer. Coll. Cardiol. 19 (1992) 27A–38A.

Boston Area Anticoagulation Trial for Atrial Fibrillation Investigators: The effect of low-dose warfarin on the risk of stroke in patients with nonrheumatic atrial fibrillation. N. Engl. J. Med. 323 (1990) 3449–3453.

Brugada, J., A. Sassine, D. Escande, C. Masse, P. Puech: Effects of quinidine on ventricular repolarization. Eur. Heart J. 12 (1987) 1340–1345.

Brugada, R., T. Tapscott, G.Z., Czernuszewicz, A.J. Marian, A. Iglesias, L. Mont, J. Brugada, J. Girona, A. Gdomingo, L.L. Bachinski, R. Roberts: Identification of a genetic locus for familial atrial fibrillation. N. Engl. J. Med. 336 (1997) 905–911.

Cairns, J.A., S.J. Connolly, R. Robert, M. Gent for the Canadian Amiodarone Myocardial Infarction Arrhythmia Trial Investigators: Randomized trial of outcome after myocardial infarction in patients with frequent or repetitive ventricular premature depolarizations: CAMIAT. Lancet 349 (1997) 675–682.

Camm, A.J., D.E. Ward, V.B. Whitmarsh: The acute electrophysiological effects of intravenous metoprolol. Clin. Cardiol. 5 (1982) 327–331.

Camm, A.J., C.J. Garrett: Adenosine and supraventricular tachycardia. N. Engl. J. Med. 325 (1991) 1621–1629.

Cauchemez, B, M. Haissaguerra, B. Fischer, O. Thomas, J. Clementy, P. Coumel: Electrophysiological effects of catheter ablation of inferior vena cava-tricuspid annulus isthmus in common atrial flutter. Circulation 93 (1996) 284–294.

Chardack, W.M., A.A. Gage, W. Greatbatch: A transistorized, self-contained, implantable pacemaker for the long-term correction of complete heart block. Surgery 48 (1960) 643–654.

Chun, J.G., M.A. Brodsky, B.J. Allen: Modern concepts in atrial fibrillation. Herz 18 (1993) 67–75.

Cobb, F.R., S.D. Blumenschein, W.C. Sealy: Successful surgical interruption of the bundle of Kent in a patient with Wolff-Parkinson-White syndrome. Circulation 38 (1968) 1018–1020.

Cobbe, S.M.: Using the right drug. A treatment algorithm for atrial fibrillation. Eur. Heart J. 18 (1997) (Suppl. C) C33–C39.

Coggins, D.L., R.J. Lee, J. Sweeney, W.W. Chein, G. van Hare, L. Epstein, R. Gonzalez, J.C. Griffin, M.D. Lesh, M.M. Scheinman: Radiofrequency catheter ablation as a cure for idiopathic tachycardia of both left and right ventricular origin. J. Am. Coll. Cardiol. 23 (1994) 1333–1341.

Cohen, S.I., H.A. Frank: Preservation of active atrial transport. An important clinical consideration in cardiac pacing. Chest 81 (1982) 51–54.

Coplen, S.E., E.M. Antman, J.A. Berlin, P. Hewitt, T.C. Chalmers: Efficacy and safety of quinidine therapy for maintenance of sinus rhythms after cardioversion: a meta-analysis of randomized control trials. Circulation 82 (1990) 1106–1116.

Connolly S.J., M. Gent, R.S. Robert, P. Dorian, M.S. Green, G.J. Klein, L.B. Mitchell, R.S. Sheldon, D. Roy: Canadian Implantable Defibrillator Study (CIDS): study design and organization. CIDS Co-Investigators. Am. J. Cardiol. 26 (1993) 103F–108F.

Coumel, P., C. Cabrol, A. Fabiato, R. Gourgon, R. Slama: Tachycardie permanente par rythme réciproque. Arch. Mal. Cœur 60 (1967) 1830–1864.

Coumel, P.: Role of autonomic nervous system in paroxysmal atrial fibrillation. In: Touboul, P., A.L. Waldo (eds.): Atrial arrhythmias. Current concepts and management. Mosby Year Book, St. Louis, 1990, S. 248–261.

Danilo, P., M.R. Rosen: Cardiac effects of disopyramide. Am. Heart J. 92 (1976) 532–536.

De Vries, J.W., P.F. Bakker, G.H. Visser, J.C. Diephuis, A.C. van Huffelen: Changes in cerebral oxygen uptake and cerebral electrical activity during defibrillation threshold testing. Anesth. Analg. 87 (1998) 16–20.

Desertenne, F.: La tachycardie ventriculaire a deux foyers opposés variables. Arch Mal Coeur 59 (1966) 263–271.

Dreifus, L.S.,C. Fisch, J.C. Griffin, P.C. Gilette, J.W. Mason, V. Parsonnet: Guidelines for implantation of cardiac pacemakers and antiarrhythmic devices: a report of American College of Cardiology/American Heart Association Task Force on assessment of diagnostic and therapeutic procedures (Committee on Pacemaker Implantation). J. Amer. Coll. Cardiol. 18 (1991) 1–13.

Drici, M.D., T.R. Burklow, V. Haridasse, R.I. Glazer, R.L. Woosley: Sex hormones prolong the QT interval and downregulate potassium channel expression in the rabbit heart. Circulation 94 (1996) 1471–1474.

Duckeck, W., K.-H. Kuck: Vorhofflimmern bei Wolff-Parkinson-White-Syndrom. Herz 18 (1993) 60–66.

Dunn, M., J. Alexander, R. de Silva, F. Hildner: Antithrombotic therapy in atrial fibrillation. Chest 95 (1989) (Suppl.2) 118S–127S

EAFT (European Atrial Fibrillation Trial) study group. Secondary prevention in non-rheumatic atrial fibrillation after transient ischemic attack or minor stroke. Lancet 342 (1993) 1255–1263.

Edvardsson, N., S.B. Olsson: Effects of acute and chronic beta-receptor blockade on ventricular repolarization in man. Br. Heart. J. 45 (1981) 628–636.

Echt, D.S., P.R. Liebson, E.B. Mitchell, R.W. Peters, D. Obias-Manno, A.H. Barker, D. Arensberg, A. Baker, L. Friedman, H.L. Greene, M.L. Huther, D.W. Richardson and the CAST Investigators: Mortality and morbidity in patients receiving encainide, flecainide, or placebo. The Cardiac Arrhythmia Suppression Trial. N. Engl. J. Med. 321 (1991) 781–788.

Ferguson, T.B. jr., J.L. Cox: Surgical therapy for atrial fibrillation. Herz 18 (1993) 39–50.

Ferrer, J.: The sick sinus syndrome in atrial disease. J. Amer. Med. Ass. 206 (1968) 645–646.

Follath, F., R. Candinas, J. Fielingsdorf: Therapie des Vorhofflimmerns mit Klasse-III-Antiarrhythmika. Herz 18 (1993) 20–26.

Fraser, G.R., P. Frogatt, T.N. James: Congenital deafness associated with electrocardiographic abnormalities, fainting attacks and sudden death: a recessive syndrome. Q. J. Med. 33 (1964) 361–385.

Gallagher, J.J., R.H. Svenson, J.H. Kasell, L.D. Germn, G.H. Bardy, A. Broughton, G. Critelli: Catheter technique for closed-chest ablation of the atrioventricular conduction system: a therapeutic alternative for the treatment of refractory supraventricular tachycardia. N. Engl. J. Med. 306 (1982) 194–200.

Ganz, L.I., P.L. Friedman: Supraventricular tachycardia. N. Engl. J. Med. 332 (1995) 162–173.

Ganz, L.I., E.M. Antman: Antiarrhythmic drug therapy in the management of atrial fibrillation. J. Cardiovasc. Electrophysiol. 8 (1997) 1175–1189.

Gregoratos, G., M.D. Cheitlin, A. Conill et al.: ACC/AHA guidelines for implantation of cardiac pacemakers and antiarrhythmic devices: A report of the ACC/AHA Task Force on Practice Guidelines (Committee on Pacemaker Implantation). J. Am. Coll. Cardiol. 31 (1998) 1175–1209.

Grimm,W., V. Menz, J. Hoffmann, B. Maisch: Elektrokardiographische Differentialdiagnose tachykarder Rhythmusstörungen. Teil I: Tachykardien mit schmalem QRS-Komplex. Herz/Kreisl. 28 (1996) 109–117.

Guiraudon, G.M.: Surgical treatment of atrial fibrillation. Herz 18 (1993) 51–59.

Haissaguerre, M., F. Gaita, B. Fischer, D. Commenges, P. Monserrat, C. d'Ivernois, P. Lemetayer, J.F. Warin: Elimination of atrioventricular nodal reentrant tachycardia using discrete slow potentials to guide application of radiofrequency energy. Circulation 85 (1992) 2162–2175.

Harrison, D. C.: Current classification of antiarrhythmic drugs as a guide to their rational clinical use. Drugs 31 (1986) 93–95.

Haverkamp, W., G. Mönnig, H. Wedekind, E. Schulze-Bahr, M. Borggrefe, G. Assmann, H. Funke, G. Breithardt: Klinik und Molekulargenetik der QT-Syndrome. Dtsch. Med. Wschr. 124 (1999) 972–979.

Heublein, B., K. Pocher, R.A. Parsi: Rhythmusstörungen und Schenkelblöcke – ihre Häufigkeiten bei Befundverdächtigen und Nicht-Befundverdächtigen im Modell Hoyerswerda. Dtsch. Gesundh.wesen 39 (1971) 1820–1823.

Hindricks, G.: The Multicentre European Radiofrequency Survey (MERFS): Complications of radiofrequency catheter ablation of arrhythmias. The Multicentre European Radiofrequency Survey (MERFS) investigators in the Working Group on Arrhythmias of the European Society of Cardiology. Eur. Heart J. 12 (1993) 1644–1653.

Hindricks, G.: Incidence of complete atrioventricular block following attempted radiofrequency catheter modification of the atrioventricular node in 880 patients. Results of the Multicentre European Radiofrequency Survey (MERFS). The Working Group on Arrhythmias of the European Society of Cardiology. Eur. Heart J. 17 (1996) 82–88.

Hindricks, G., H. Kottkamp, M. Borggrefe, G. Breithardt: Hochfrequenzstrom-Katheterablation akzessorischer Leitungsbahnen. Herz 23 (1998) 219–230.

Hoffmann, A., F.R. Bühler, D. Burckhardt: High-grade ventricular ectopic activity and 5-year survival in patients with chronic heart disease and in healthy subjects. Cardiology 70 (1983) 82–87.

Hohnloser, S.H., Meinertz, T., M. Zehender, A. Geibel, H. Just: Auslösung und Verstärkung von Herzrhythmusstörungen durch Antiarrhythmika. Internist 29 (1988) 338–344.

Hohnloser, S.H.,R.L. Woosley: Sotalol. N. Engl. J. Med. 331 (1994) 31–38.

Hogenhuis, W., S.K. Stevens, P. Wang, J.B. wong, A.S. Manolis, N.A. Estes 3rd, S.G. Pauker: Cost-effectiveness of radiofrequency ablation compared with other strategies in Wolff-Parkinson-White syndrome. Circulation 88 (1993) (Suppl. II) II437–II446.

Isobe, M., T. Oka, H. Takenaka, H. Imamura, O. Kinoshita, H. Kanasuki, M. Sekiguchi: Familial sick sinus syndrome with atrioventricular conduction disturbance. Jpn. Circ. J. 62 (1998) 788–790.

Jackman, W.M., K.J. Friday, B.J. Scherlag, M.M. Dehning, E. Schechter, D.W. Reynolds, E.G. Olson, E.J. Berbari, L.A. Harrison, R. Lazzara:: Direct endocardial recording from accessory atrioventricular pathway: Localization of the site of block, effect of antiarrhythmic drugs, and attempt at nonsurgical ablation. Circulation 68 (1983) 906–916.

Janse, M.J.: Why does atrial fibrillation occur? Eur. Heart J. 18 (Suppl. C) (1997) C12 –C18.

Jervell,A., Lange-Nielsen, F.: Congenital deaf-mutism, functional heart disease with prolongation of Q-T interval, and sudden death. Am. Heart J. 54 (1957) 59–68.

Joglar, J.A., D.J. Kessler, P.J. Welch, J.H. Keffer, M.E. Jessen, M.H. Hamdan, R.L. Page: Effects of repeated electrical defibrillations on cardiac troponin I levels. Am. J. Cardiol. 83 (1999) 270–272.

Josephson, M. E., A.R. Caracta, M.A. Ricciutti, S.H. Lau, A.N. Damato: Electrophysiologic properties of procainamide in man. Am. J. Cardiol. 33 (1974) 596–603.

Josephson, M. E., H. J. J. Wellens: Differential diagnosis of supraventricular tachycardia. Clin. Cardiol. 3 (1990) 411–442.

Josephson, M.E., J.M. Miller: Atrioventricular nodal reentry: evidence supporting an intranodal location. PACE 16 (1993) 599–614.

Julian, D.G., Camm, A.J., G. Frangin et al. for the European Myocardial Infarct Amiodarone Trial Investigators: Randomized trial of effect of amiodarone on mortality in patients with left-ventricular dysfunction after recent myocardial infarction: EMIAT. Lancet 349 (1997) 667–674.

Jung, W., B. Lüderitz: Implantation of an arrhythmia management system for patients with ventricular and supraventricular tachyarrhythmias. Lancet 349 (1997) 853–854.

Jung, W., B. Lüderitz: Der atriale Defibrillator. Herz 23 (1998) 251–259.

Kannel, W.B., R.D. Abbott, D.D. Savage, M.M. Patricia: Epidemiologic features of chronic atrial fibrillation. The Framingham Study. N. Engl. J. Med. 306 (1982) 1018–1022.

Kassenärztliche Bundesvereinigung: Neugefaßte Qualifikationsvoraussetzungen für Kernspintomographie, Langzeit-EKG und Herzschrittmacher-Nachsorge. Dt. Ärztebl. 89 (1992) 577–582.

Kay, G.N., F. Chong, A.E. Epstein, S.M. Dailey, V.J. Plump: Radiofrequency ablation for treatment of primary atrial tachycardias. J. Am. Coll. Cardiol. 21 (1993) 901–909.

Kerr, C.R., D.C. Chiung: Atrial fibrillation: fact, controversy and future. PACE 3 (1985) 319–337.

Klein R.C. and the ESVEM Investigators: Comparative efficacy of sotalol and class I antiarrhythmic agents in patients with ventricular tachycardia or fibrillation: results of the Electrophysiologic Study Versus Electrocardiographic monitoring (ESVEM) Trial. Eur. Heart J. 14 (Suppl. H) (1993) 78–84.

Kopecky, S.L., B.J. Gersh, M.D. McGoon, J.P. Whisnant, D.R. Holmes jr., D.M. Ilstrup, R.L. Frye: The natural history of lone atrial fibrillation. A population-based study over three decades. N. Engl. J. Med. 317 (1987) 669–674.

Kraupp, O., G. Raberger, W. Schütz: Pharmakodynamische Beeinflussung von Rhythmik, Kontraktion und Durchblutung des Herzens. In: Forth, W., D. Henschler, W. Rummel, K. Starke (Hrsg.): Allgemeine und spezielle Pharmakologie und Toxikologie. BI Wissenschaftsverlag, Mannheim, Leipzig, Wien, Zürich 1992, S. 345–423.

Kuck, K.H., K.P. Kunze, M. Schlüter: Modification of left-sided accessory pathway by radiofrequency current using bipolar epicardial-endocardial electrode configuration. Eur. Heart J. 9 (1988) 927–933.

Kusumoto, F.M., N. Goldschlager: Cardiac pacing. N. Engl. J. Med. 334 (1996) 89–98.

Ladd, A.D.: Procainamid induced lupus erythematodes. N. Engl. J. Med. 267 (1962) 1357–1358.

Lammers, W.J.E.P., M.A. Allessie: Pathophysiology of atrial fibrillation: current aspects. Herz 18 (1993) 1–8.

Langberg, J.J., H. Calkins, R. el-Atassi, M. Borganelli, A. Leon, S.J. Kalbfleisch, F. Morady: Temperature monitoring during radiofrequency catheter ablation of accessory pathways. Circulation 86 (1992) 1469–1474.

Langberg, J.J., M. Harvey, H. Calkins, R. el-Atassi, S.J. Kalbfleisch, F. Morady: Titration of power output during radiofrequency catheter ablation of atrioventricular nodal reentrant tachycardia. Pacing Clin. Electrophysiol. 16 (1993) 465–470.

Laupacis, A., G. Albers, M. Dunn, W. Feinberg: Antithrombotic therapy in atrial fibrillation. Chest 102 (1992) 4265–4335.

Lemke, B., W. Fischer, H.K. Schulten: Richtlinien zur Herzschrittmachertherapie. Indikation, Systemwahl, Nachsorge. Z. Kardiol. 85 (1996) 611–627.

Lerman, B.B., H.L. Waxman, A.E. Buxton, M.E. Josephson: Disopyramide: evaluation of electrophysiologic effects and clinical efficacy in patients with sustained ventricular tachycardia or ventricular fibrillation. Am. J. Cardiol. 51 (1983) 759–764.

Lévy, S., P. Ricard: Using the right drug: a treatment algorithm for regular supraventricular tachycardias. Eur. Heart. J. 18 (1997) (Suppl. C) C27–C32.

Lüderitz, B.: Störungen der Reizbildung und Erregungsleitung. In: Brüschke, G.: Handbuch der Inneren Medizin, Bd. 1. Gustav Fischer Verlag, Jena 1985, S. 693–735.

Lüderitz, B.: Therapie der Herzrhythmusstörungen. Springer Verlag, Berlin, Heidelberg, New York, 3. Aufl., 1987.

Lüderitz, B., M. Manz: Pharmacologic treatment of supraventricular tachycardia: The German experience. Am. J. Cardiol. 70 (1992) 66A–74A.

Lüderitz, B., W. Jung: Führen eines Kraftfahrzeuges nach Implantation eines Kardioverter/Defibrillators bei malignen Herzrhythmusstörungen. Kriterien zur ärztlichen Beurteilung der Fahrtüchtigkeit in Europa. Dtsch. med. Wschr. 121 (1996) 119–123.

Lundstrom, T., L. Ryden: Chronic atrial fibrillation: long-term results of direct current conversion. Acta Med. Scand. 223 (1988) 53–59

Manolis, A.S., T.F. Deering, J. Cameron, N.A. Estes 3rd: Mexiletine: pharmacology and therapeutic use. Clin. Cardiol. 13 (1990) 349–359.

Manz, M., R. Mletzko, W. Jung, B. Lüderitz: Electrophysiological and hemodynamic effect of lidocaine and ajmaline in the management of sustained ventricular tachycardia. Eur. Heart J. 8 (1992) 1123–1128.

Mazuz, M., H.S. Friedman: Significance of prolonged electrocardiographic pauses in sinoatrial disease: sick sinus syndrome. Am. J. Cardiol. 52 (1983) 485–489.

McClelland, J.H., X. Wang, K.J. Beckman, H.A. Hazlitt, M.I. Prior, H. Nakagawa, R. Lazzara, W.M. Jackman: Radiofrequency catheter ablation of right atriofascicular (Mahaim) accessory pathway guided by accessory pathway activation potentials. Circulation 89 (1994) 2655–2666.

McComb, J.M., G.M. Gribbin: Effect of pacing mode on morbidity and mortality: update of clinical pacing trials. Am. J. Cardiol. 83 (1999) 211D–213D.

Moe, G.K.: On the multiple wavelet hypothesis of atrial fibrillation. Arch. Int. Pharmacodyn. 140 (1962) 183–188.

Morady, F.. Radio-Frequency ablation as treatment for cardiac arrhythmias. N. Engl. J. Med. 340 (1999) 534–544.

Moss, A.J., P.J. Schwartz, R.S. Crampton, D. Tvizoni, E.H. Locati, J. MacCluer, W.J. Hall, L. Weitkamp, G.M. Vincent, A. Garson jr., et al.: The long QT syndrome: prospective longitudinal study of 328 families. Circulation 84 (1991) 1136–1144.

Moss, A.J., J. Hall, D.S. Cannom, J.P. Daubert, S.L. Higgins, H. Klein, J.H. Levine, S. Saksena, A.L. Waldo, D. Wilber, M.W. Brown, M. Heo for the Multicentre Automatic Defibrillator Implantation Trial Investigators: Improved survival with an implanted defibrillator in patients with coronary disease at high risk for ventricular arrhythmia. Engl. J. Med. 335 (1996) 1933–1940.

Murgatroyd, F., A.J. Camm: Atrial arrhythmias. Lancet 341 (1993) 1317–1322.

Murkin, J.M., D.L. Baird, J.S. Martzke, R. Yee: Cognitive dysfunction after ventricular fibrillation during implantable cardioverter/defibrillator procedures is related to duration of the reperfusion interval. Anaesth. Analg. 84 (1997) 1186–1192.

Nagele, H., V. Döring, P. Kalmar, G. Schmidek, H.H. Stubbe, W. Rödiger: Long-term hemodynamic benefit of atrial synchronization with A2A2D or A2A2T pacing in sinus node syndrome after orthotopic heart transplantation. J. Heart Lung Transplant. 17 (1998) 906–912.

Nelson, R.D., M.D. Ezri, P. Denes: Arrhythmias and conduction disturbances in the elderly. In: Messerli, F.H. (ed.): Cardiovascular disease in the elderly. Martinus Nijhoff, 1984, S. 83–107.

Neuss, H., A. Conrad, V. Mitrovic, M. Schlepper: Electrophysiologic effects of an acute beta-blokkade induced by bisoprolol in patients with supraventricular tachycardia as assessed by His-bundle electrograms. J. Cardiovasc. Pharmacol. 8 (Suppl. 11) (1986) 167–170.

Obayashi, K., K. Nagasawa, W.J. Mandel, J.K. Vyden, W.W. Parmley: Cardiovascular effects of ajmaline. Am. Heart J. 92 (1976) 487–496.

Pacifico, A., J.W. Johnson, M.S. Stanton, D.M. Steinhaus, R. Gabler, T. Church, P.D. Henry: Comparison of results in two implantable defibrillators. Jewel 7219D Investigators. Am. J. Cardiol. 82 (1998) 875–880.

Pacifico, A., S.H. Hohnloser, J.H. Williams, B. Tao, S. Saksena, P.D. Henry, E.N. Prystowsky for the d,l-Sotalol Implantable Cardioverter-Defibrillator Study Group: Prevention of implantable-defibrillator shocks by treatment with sotalol. N. Engl. J. Med. 340 (1999) 1855–1862.

Pacifico, A., L.L. Ferlic, F.R. Cedillo-Salazar, N. Nasir jr., T.K. Doyle, P.D. Henry: Shock as a predictor of survival in patients with implantable cardioverter-defibrillators. Am. J. Coll. Cardiol. 34 (1999a) 204–210.

Parsi, E., R.A. Parsi: Elektrophysiologische Wirkungen des Propranolols und Cordanums. Z. Klin. Med. 45 (1990) 1147–1149.

Parsi, R.A., K. Berwing, J. Sima, E. Ludwig: Das interessante EKG: Alternierende Hemiblöcke mit komplettem Rechtsschenkelblock. Dtsch. Gesundh.-Wesen 31 (1976) 1052–1054.

Parsi, R.A., E. Parsi: Hämodynamische und elektrophysiologische Wirkungen von Koronarpharmaka bei Patienten mit ischämischer Herzkrankheit. In: F. Loskot (Hrsg.): Herzerkrankungen. Steinkopff-Verlag, Darmstadt 1986, S. 239–248.

Paxinos, G.D. Katritsis, S. Kakouros, P. Toutouzas, A.J. Camm: Long-term effect of VVI pacing on atrial and ventricular function in patients with sick sinus syndrome. Pacing Clin. Electrophysiol. 21 (1998) 728–734.

Perings, Ch., M. Hennersdorf, R.M. Klein, E.G. Vester, B.E. Strauer: Invasive Differentialtherapie supraventrikulärer und ventrikulärer Tachyarrhythmien. Internist 37 (1996) 60–73.

Petersen, P., J. Godfredsen: Is there a save and highly effective pharmacologic treatment? Circulation 82 (1990) 1106–1116.

Petersen, P., J. Godfredsen, G. Boysen, E.D. Anderson, B. Anderson: Placebo-controlled, randomized trial of warfarin and aspirin for prevention of thrombembolic complications in chronic atrial fibrillation. Lancet 1 (1989) 175–179.

Pfeiffer, D., K: J. Rostock, K. Rathgen, A. Schirdewan, H.J. Kleiner: Arrhythmogene Effekte von Antiarrhythmika. Z. Gesamte Inn. Med. 42 (1987) 390–394.

Pfeiffer, D., B. Lüderitz: Kardiale Nebenwirkungen von Antiarrhythmika. Internist 37 (1996) 53–59.

Podrid, Ph.J.: Class 1 antiarrhythmic agents for therapy of atrial fibrillation. Herz 18 (1993) 9–19.

Podrid, Ph.J., S. Lampert, T.B. Graboys, C.M. Blatt, B. Lown: Aggravation of arrhythmia by antiarrhythmic drugs-Incidence and predictors. Am J. Cardiol. 59 (1987) 38E–44E.

Proclemer, A., R. Gradnik, S. Savonitto, G.A. Feruglio: Electrophysiological effects of bisoprolol. Eur. Heart J. 8 (Suppl. M) (1987) 81–85.

Prystowski, E.N., K.F. Browne, D.P. Zipes: Intracardiac recording by catheter electrode of accessory pathway depolarization. J. Am. Coll. Cardiol. 1 (1983) 468–470.

Remme, W.J., D.C.A. van Hoogenhuyze, X.H. Krauss, A. Hofman, D.A.C.M. Kruyssen, C.J. Storm: Acute hemodynamic and antiischemic effects of intravenous amiodarone. Am. J. Cardiol. 55 (1985) 639–644.

Romano, C., G. Gemme, R. Pongiglione: Aritmie cardiache rare dell'età pediatrica. II. Accessi sincopali per fibrillazione ventricolare parossitica. Clin. Pediatr. 45 (1963) 656–683.

Roos, J.C., A.J. Dunning: Effects of lidocaine on impulse formation and conduction defects in man. Am. Heart J. 89 (1975) 686–699.

Rosen, M.R.: The links between basic and clinical cardiac electrophysiology. Circulation 77 (1988) 251–63.

Rostock, K.-J., H. Schulz: Zur Wirkung verschiedener β-Rezeptorenblocker auf die nomotope Reizbildung des menschlichen Herzens. Dt. Gesundh. Wesen 32 (1977) 1398–1404.

Rostock, K.-J.: Herzrhythmusstörungen in Theorie und Praxis. 2., überarbeitete und erweiterte Auflage, Akademie Verlag 1993.

Scheinman, M.M., F. Morady, D.S. Hess, R. Gonzales: Catheter-induced ablation of the atrioventricular junction to control refractors supraventricular arrhythmias. JAMA 248 (1982) 851–855.

Schriftenreihe des Bundesministeriums für Verkehr: Krankheit und Kraftverkehr. 4.4. Herzrhythmusstörungen. Bonn, Heft 67 (1985) 24–25.

Schwartz, P.J.: Paroxysmal atrial fibrillation and the autonomic nervous system. In: Campbell, R.W.F., M.J. Janse (eds.): Cardiac arrhythmias: The management of atrial fibrillation. Springer Verlag, Berlin, Heidelberg, New York, 1992, S. 1–16.

Schwartz, P.J., S.G. Priori, E.H. Locati, C. Napolitano, F. Cantu, J.A. Towbind, T. Keating, H. Hammoude, A.M. Brown, L.S. Chen, T.J. Colatsky: Long QT syndrome patients with mutations of the SCN5A and HERG genes have differential responses to Na(+) channel blockade and to increases in heart rate: Implications for genspecific therapy. Circulation 92 (1995) 3381–3386.

Sharma, A.D., G.J. Klein, G.M. Guiraudon, S. Milstein: Atrial fibrillation in patients with Wolff-Parkinson-White syndrome after surgical ablation of the accessory pathway. Circulation 72 (1985) 161–169.

Shaw, D.B., R.R. Holman, J.I. Gowers: Survival in sinoatrial disorder (sick-sinus syndrome). Br. Med. J. 280 (1980) 139–141.

Shen, E.N., R.J. Sung, F. Morady, P.J. Schwartz, M.M. Scheinman, L. DiCardlo, W. Shapiro: Electrophysiologic and hemodynamic effects of intravenous propafenone in patients with recurrent ventricular tachycardia. J. Am. Coll. Cardiol. 3 (1984) 1291 -1297.

Shimizu, W., T. Kurita, K. Matsuo, K. Suyama, N. Aihara, S. Kamakura, J.A. Towbin, K. Shimomura: Improvement of repolarization abnormalities by a K^+ channel opener in the LQT1 form of congenital long-QT syndrome. Circulation 97 (1998) 1581–1588.

Siebels, J. K.H. Kuck: Implantable cardioverter defibrillator compared with antiarrhythmic drug treatment in cardiac arrest survivors (the Cardiac Arrest Study Hamburg). Am. Heart J. 127 (1994) 1139–1144.

Simmers, T.A., F.H.M. Wittkampf, R.N.W. Hauer, E.O. Robles de Medina: In vivo ventricular lesion growth in radiofrequency catheter ablation. Pacing Clin. Electrophysiol. 17 (1994) 523–531.

Simmers, T.A., J.M.T. de Bakker, F.H.M. Wittkampf, R.N.W. Hauer: Effects of heating with radiofrequency power on myocardial impulse conduction: Is radiofrequency ablation thermically mediated? J. Cardiovasc. Electrophysiol. 7 (1996) 243–247.

Soyka, L.F.: Safety of encainide for the treatment of ventricular arrhythmias. Am. J. Cardiol. 58 (1986) 96C–103C.

Stangl, K., A. Wirtzfeld: Antibradykarde Stimulation: Prognose, Hämodynamik, Indikationen: In: Stangl, K., H. Heuer, A. Wirtzfeld (Hrsg.): Frequenzadaptierte Herzschrittmacher. Steinkopff Verlag, Darmstadt, 1990, S. 1–74.

Steinbeck,G.: Antiarrhythmika. Wirksamkeit, Unwirksamkeit und proarrhythmische Effekte. Internist 33 (1992) 663–669.

Steinberg, J.S., J.B. Martins, M. Domanski et al. for the AVID Investigators: Antiarrhythmic drug therapy with implantable defibrillators in patients resuscitated from near-fatal ventricular arrhythmias. N. Engl. J. Med. 337 (1997) 1576–1583.

Strickberger, S.A., K.C. Man, E.G. Daoud, R. Goyal, K. Brinkman, C. Hasse, F. Bogun, B.P. Knight, R. Weiss, M. Bahu, F. Morady: A prospective evaluation of catheter ablation of ventricular tachycardia as adjuvant therapy in patients with coronary artery disease and an implantable cardioverter-defibrillator. Circulation 96 (1997) 1525–1531.

Tang, C.W., M.M. Scheinman, G.F. van Hare, L.M. Epstein, A.P. Fitzpatrick, R.J. Lee, M.D. Lesh: Use of P wave configuration during atrial tachycardia to predict site of origin. J. Am. Coll. Cardiol. 26 (1995) 1315–1324.

Teo, K.K., S. Yusuf, C.D. Furberg: Effects of prophylactic antiarrhythmic drug therapy in acute myocardial infarction. An overview of results from randomized controlled trials. JAMA 270 (1993) 1589–1595.

Trohman, R.G., T.W. Simmons, S.L. Moore, M.S. Firstenberg, D. Williams, J.D. Maloney: Catheter ablation of the atrioventricular junction using radiofrequency energy and a bilateral cardiac approach. Am. J. Cardiol. 70 (1992) 1438–1443.

Tunick, P.A., L. McElhinney, T. Mitchell, I. Kronzon: The alternative between atrial flutter and atrial fibrillation. Chest 101 (1992) 34–36.

Vaughan Williams, E.M.: A classification of antiarrhythmic actions reassessed after a decade of new drugs. J. Clin. Pharmacol. 24 (1984) 129–147.

Vester, E.G., S. Kuhls, G. Altenvoerde, Ch. Perings, J. Winter, H.D. Schulte: Up to 10 years follow-up after AICD-Implantation: determinating factors of survival and shock incidence. PACE 18 (1995) II-1144.

Waldo, A.L., A.J. Camm, H. deRuyter, P.L. Friedman, D.J. MacNeil, J.F. Pauls, B. Pitt, C.M. Pratt, P.J. Schwartz, E.P. Veltri for the SWORD Investigators: Effect of d-sotalol on mortality in patients with left ventricular dysfunction after recent and remote myocardial infarction. Lancet 348 (1996) 7–12.

Wang, Q., J. Shen, Z. Li, K. Timothy, G.M. Vincent, S.G. Priori, P.J. Schwartz, M.T. Keating: Cardiac sodium channel mutations in patients with long QT syndrome, an inherited cardiac arrhythmia. Hum. Mol. Genet. 4 (1995) 1603–1607.

Ward, O.C.: A new familial cardiac syndrome in children. J. Ir. Med. Assoc. 54 (1964) 103–106.

Waspe, L. E., R. Brodman, S.G. Kim, J.D. Fisher: Susceptibility to atrial fibrillation and ventricular tachyarrhythmia in Wolff-Parkinson-White syndrome: role of the accessory pathway. Amer. Heart J. 112 (1986) 1141–1152.

Wellens, H.J.J., F.W. Bar, A.P. Gorgels, E.J. Vanagt: Use of ajmalin in identifying patients with Wolff-Parkinson-White syndrome to disclose a short refractory period of their accessory pathway. Am. J. Cardiol. 50 (1980) 130–133.

Wellens, H.J.J., S.H. Braat, P. Brugada, A.P. Gorgels, F.W. Bar: Use of procainamide in patients with the Wolff-Parkinson-White syndrome and a short refractory period of the accessory pathway. Am. J. Cardiol. 50 (1982) 921–925.

Wellens, H.J.J., P. Brugada, W.F. Heddle: Value of the 12 lead electrocardiogram in diagnosing type and mechanism of a tachycardia: a survey among 22 cardiologists. J. Am. Coll. Cardiol. 4 (1984) 176–179.

Williams, J.M., R.M. Ungerleider, G.K. Lofland, J.L. Cox: Left atrial isolation. A new technique for the treatment of supraventricular arrhythmias. J. Thorac. Cardiovasc. Surg. 80 (1980) 373–380.

Winkle, R.A., R.H. Mead, M.A. Ruder, V.A. Gaudiani, N.A. Smith, W.S. Buch, P. Schmidt, T. Shipman: Long-term outcome with the automatic implantable cardioverter-defibrillator. Am. Coll. Cardiol. 13 (1989) 1353–1361.

Wolff, L., J. Parkinson, PD White: Bundle-branch block with short P-R interval in healthy young people prone to paroxysmal tachycardia. Am. Heart J. 5 (1930) 685–687.

Zardini, M., R. Yee, R.K. Thakur, G.J. Klein: Risk of sudden arrhythmic death in the Wolff-Parkinson-White syndrome: Current perspectives. Pacing Clin. Electrophysiol. 17 (1994) 966–975.

Zareba, W., A.J. Moss, P.J. Schwartz, M. Vincent, J.L. Robinson, S.G. Priori, J. Benhorin, E.H. Locati, J.A. Towbin, M.T. Keating, M.H. Lehmann, W.J. Hall for the International Long-QT-Syndrome Registry Research Group: Influence of genotype on the clinical course of the long-QT syndrome. N. Engl. J. Med. 339 (1998) 960–965.

Zipes, D.P.: A consideration of antiarrhythmic therapy. Circulation 15 (1985) 949–956.

Zipes, D.P.: Cardiac electrophysiology: promises and contribution. Am. Coll. Cardiol. 13 (1989) 1329–1352.

Zipes, D.J., E.N. Prystowsky, J.J. Heger: Amiodarone: Electrophysiologic actions, pharmacokinetics and clinical effects. J. Amer. Coll. Cardiol. 3 (1984) 1059–1071.

Zoll, P.M., Linenthal, A.J.: Long-term electrical pacemakers for Stokes-Adams disease. Circulation 22 (1960) 341–345.

16 Kardiomyopathien

16.1 Definition

Als Kardiomyopathie sind **primäre** sowie **sekundäre** bzw. **spezifische** Herzmuskelerkrankungen definiert. Die primäre Kardiomyopathie steht **nicht im Zusammenhang** mit der koronaren Herzkrankheit, der arteriellen Hypertonie, dem Cor pulmonale sowie angeborenen Herzfehlern oder erworbenen Herzklappenfehlern (Richardson WHO/ISFC 1996).

16.2 Ätiologie

Eine Vielzahl von Ursachen (Tabelle 16.1) wird besonders für die Entstehung der sekundären Kardiomyopathie angenommen.

16.3 Primäre Kardiomyopathien

16.3.1 Definition

Eine **primäre** oder **idiopathische** Kardiomyopathie ist eine Erkrankung des Myokards, die durch eine Herzmuskelhypertrophie mit und ohne Dilatation gekennzeichnet ist.

16.3.2 Ätiologie und Einteilung

Ihre Ursachen sind trotz verschiedener Untersuchungsmethoden und Erkenntnisse in den letzten Jahren noch nicht geklärt. Eine genaue **Inzidenz** dieser Erkrankung ist ebenfalls nicht bekannt.

Diese primären Kardiomyopathien werden in **folgende Untergruppen** eingeteilt (Richardson WHO/ISFC 1996; Abbildung 16.1):

- hypertrophe Kardiomyopathie mit und ohne Obstruktion (HCM)
- dilatative Form (DCM)
- restriktive (konstriktive, obliterative) Form (RCM)
- arrhythmogene rechtsventrikuläre Kardiomyopathie (ARVC).

Obwohl diese Einteilung nicht unproblematisch ist, da sie z. B. die hypertrophe der dilatativen Kardiomyopathie gegenüberstellt, was den Eindruck erweckt, daß es bei der dilatativen Kardiomyopathie nicht zur Herzmuskelhypertrophie und damit zu keiner Zunahme des Herzgewichtes kommt, wird sie doch allgemein verwendet. Die von Linzbach (1947)

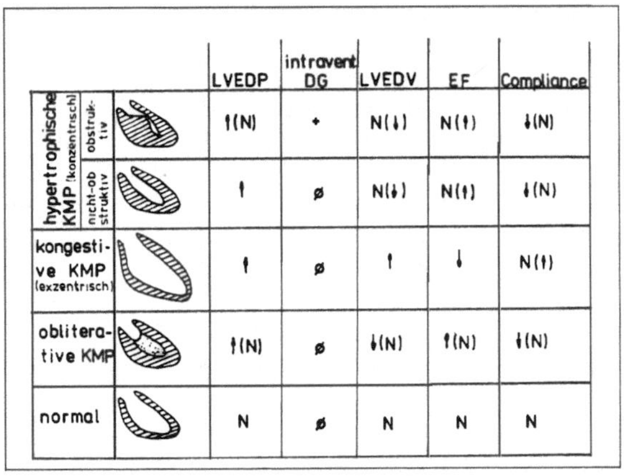

Abb. 16.1: Einteilung der primären Kardiomyopathien nach morphologischen und hämodynamischen Merkmalen

Tab. 16.1: Zu Kardiomyopathien führende Faktoren

entzündlich	• infektiös • nicht-infektiös	• Viren, Protozoen • Kollagenkrankheiten
metabolisch	• ernährungsbedingt • hormonal	• Adipositas • Thyreotoxikose, Akromegalie
toxisch	• chemisch • medikamentös • tierisch	• Cobalt, Alkohol, Kohlenmonoxid • Zytostatika, Catecholamine, Corticoide • Schlangen-, Insektengift
infiltrativ	• Speicherkrankheiten • andere	• Amyloidose, Glykogenspeicherkrankheit • Metastasen, Sarkoidose
fibroplastisch	• Endomyo- und Endokardfibroelastose	
hämatologisch	• Leukosen	
hypersensitiv	• Medikamente • Rejektion nach Herztransplantation	• Penicillin, Tetracycline
genetisch	• hypertrophe Form • neuromuskulär	• obstruktiv, nicht-obstruktiv • Friedreichsche Ataxie
verschiedene	• physikalische Einflüsse • postpartal • Thiaminmangel	• Hitzschlag, Bestrahlung • Beri-Beri-Herz

verwendeten Begriffe **konzentrische Hypertrophie** und **exzentrische Hypertrophie,** die mit einer Dilatation einhergeht, werden diesem Sachverhalt gerechter.

16.3.3 Hypertrophe obstruktive und nicht-obstruktive Kardiomyopathien (I 42.1, 42.2)

➤ Historisches

Strümpell erwähnt bereits 1900 „idiopathische Herzhypertrophien", wo bei der Sektion eine Hypertrophie und Dilatation des Herzens sichtbar werden, sonstige Veränderungen an den Herzklappen aber fehlen. Die Erstbeschreibung einer „muskulösen Conusstenose" erfolgte im Jahre 1907 durch Schmincke. Ein gehäuftes familiäres Vorkommen wurde erstmals 1952 erwähnt. 1958 wurde durch Teare eine pathologisch-anatomische Beschreibung der asymmetrischen Hypertrophie des Herzens bei jungen Erwachsenen gegeben. Der Begriff „Kardiomyopathie" wurde durch Brigden (1957) eingeführt. Wir berichteten erstmals 1965 über dieses Krankheitsbild (Günther, Parsi et al. 1965). 1989 zeigten Jarcho et al., daß ein Gen auf dem Chromosom 14 für diese Krankheit verantwortlich ist.

➤ Definition

Die **hypertrophen Kardiomyopathien** unklarer Genese sind durch die Hypertrophie des linken Ventrikels und des Septum interventriculare mit und ohne Asymmetrien gekennzeichnet.

Bei der hypertrophen Kardiomyopathie **mit asymmetrischer Hypertrophie** können bei 20–25% **Druckgradienten** in unterschiedlichen Abschnitten des linken Ventrikels nachweisbar sein.

➤ Einteilung der hypertrophen Kardiomyopathie

hypertrophe obstruktive Kardiomyopathie
- idiopathische hypertrophe Subaortenstenose
- mittventrikuläre Obstruktion

hypertrophe nicht-obstruktive Kardiomyopathie
- generalisierte Hypertrophie
- asymmetrische Septumhypertrophie
- apikale Hypertrophie.

➤ Häufigkeit

Die wahre **Häufigkeit** der hypertrophen Kardiomyopathie ist schwer festzustellen. Sie ist weltweit verbreitet und scheint unter Schwarzen seltener, hingegen in Japan sehr häufig anzutreffen zu sein. Dabei ist die hypertrophe obstruktive Kardiomyopathie die **häufigste Form** der hypertrophen Kardiomyopathie (Stierle et al. 1986). Eine **familiäre** Häufung bis zu 50% aller Angehörigen ist bei dieser Form bekannt (Hanrath et al. 1977). Die Verteilung Männer: Frauen ist bei der familiären hypertrophen obstruktiven Kardiomyopathie etwa ausgeglichen. Bei der sporadisch auftretenden hingegen sind die Männer häufiger als die Frauen betroffen. Die **mittventrikuläre** Obstruktion ist selten (McKenna et al. 1981), was auch mit unserer Erfahrung übereinstimmt. Die hypertrophe Kardiomyopathie wird mit 1:500 in der allgemeinen Population angegeben (Maron et al. 1995), was u. E. sehr hoch geschätzt ist.

Ätiologie

Die eigentliche Ätiologie ist nicht bekannt. Ob es sich um eine oder mehrere Entitäten und damit um heterogene Krankheitsbilder handelt, ist noch nicht geklärt. Es werden **genetische Faktoren**, wie Fehlbildungen im HLA-System u. a., besonders bei der idiopathischen subvalvulären Aortenstenose, angenommen. Es konnte ein Gen auf dem langen Arm des Chromosoms 14 lokalisiert werden, das für die familiäre hypertrophe Kardiomyopathie verantwortlich ist und **β-MHC-Gen** (β-cardiac **m**yosin **h**eavy-**c**hain-Gen) genannt wird (Jarcho et al. 1989). Später wurde nachgewiesen, daß nur bei etwa 50% dieser Familien das β-MHC-Gen auftritt; bei den anderen sind andere Genorte für die Entstehung der familiären hypertrophen Kardiomyopathie, wie die Gene für das kardiale **Troponin** und **α-Tropomyosin,** verantwortlich. Diese Mutationen im α-Tropomyosin machen nur etwa 3% der Ursachen einer familiären hypertrophen Kardiomyopathie aus. Sie ist durch eine geringe oder leichte Herzmuskelhypertrophie, aber durch eine hohe Inzidenz an plötzlichem Tod gekennzeichnet (Watkins et al. 1995).

Niimura et al. (1998) beschrieben 12 neue Genmutationen des kardialen Myosinbindungsprotein C, das die hypertrophe Kardiomyopathie verursacht. Im Gegensatz zu anderen Mutationen bewirkt sie eine Verzögerung der klinische Manifestation bis nach dem 50. Lebensjahr. Die Prognose der Patienten mit dieser Mutation ist besser. Diese späte Manifestation kann aber den familiären Charakter der Hypertrophie verdecken, da auch andere in diesem Lebensalter häufig auftretende Krankheiten wie die arterielle Hypertonie und das Remodeling nach dem Myokardinfarkt diese Hypertrophie verursachen können.

Die hypertrophe Kardiomyopathie kann **genetisch** autosomal-dominant, autosomal-rezessiv oder polygenetisch übertragen werden.

Die **desorganisierten Myokardfasern** („**fiber disarray**") können auch durch **mechanischen Streß** innerhalb des Septum interventriculare entstehen, doch diese Faserunordnung kann auch häufig unter anderen Bedingungen, z.B. durch eine extreme systolische Druckarbeit, verursacht werden.

Weiterhin wurden **verschiedene Hypothesen** diskutiert, wie

- eine abnorme Sympathikusaktivität,
- veränderte intramurale Koronararterien und eine daraus kompensatorisch bedingte Herzmuskelhypertrophie auf der Grundlage der myokardialen Ischämie und Fibrose.

Auf verschiedene **pathogenetische Aspekte** der hypertrophen Kardiomyopathie, wie Störungen der Myokardstruktur (fiber disarray), inadäquate myokardiale Energieversorgung, pathologisch verändertes Membransystem mit ineffektiver elektromechanischer Kupplung, Adenosinmangel, verändertes Verteilungsmuster der Myosin-Isoenzyme V_1, V_3, erhöhter Calciuminflux, erhöhter Catecholaminstoffwechsel, Proteinsynthese-Stimulationsfaktor sowie auf eine gestörte Rückbildung der fetalen Hypertrophie im Septum interventriculare durch eine abnorme Sympathikusfunktion wurde in diesem Zusammenhang hingewiesen.

Verschiedene Aspekte der hypertrophen Kardiomyopathie sind mit einem **Adenosinmangel** vergleichbar, der u. a. zu Herzmuskelhypertrophie, Herzrhythmusstörungen, Vermehrung der Myokardfibrose und Senkung der Kontraktilität führt. Der endgültige Beweis auch für diese Hypothese steht noch aus.

Anatomisch-pathologische und histologische Befunde

Bei hypertropher Kardiomyopathie findet man neben der Herzmuskelhypertrophie häufig fibrotische Herde bis großflächige Narben. Die epikardialen Koronargefäße sind in der Regel großkalibrig, so daß die Narben nicht durch Koronararterienstenosen verursacht sein können.

Die **histologischen** Untersuchungen zeigen abnorme Anordnungen der Myofibrillen, Verkürzungen und Verdickungen der Herzmuskelfasern, die bei der obstruktiven Form besonders im Septum interventriculare und bei nicht-obstruktiver Form in der freien Wand des linken Ventrikels lokalisiert sind. Dazu haben sie oft noch eine bizarre Form (Tabelle 16.2). Das interstitielle Bindegewebe ist vermehrt. Die Zellkerne sind bizarr gestaltet, und es finden sich perinukleäre Aufhellungen. Die Arteriolen zeigen eine Intimaproliferation.

Tab. 16.2: Pathologisch-anatomische Befunde bei hypertropher Kardiomyopathie (Teare 1958)

Makroskopisch	Mikroskopisch
• Hypertrophie des Ventrikelseptums auf die Vorderwand übergreifend • Verziehung der Mitralklappe	• bizarre Muskelfaser- und -bündelanordnung (fiber disarray)

Hämodynamik

Die Hämodynamik der hypertrophen Kardiomyopathie unterscheidet sich bei **obstruktiver** und **nicht-obstruktiver** Form durch den intraventrikulären oder subaortalen systolischen Druckgradienten. Er entsteht durch die Vorwölbung des hypertrophierten Septum interventriculare und das an das Septum grenzende vordere Segel der Mitralklappe. Ein intraventrikulärer Druckgradient ist bei 65–90% der Patienten mit hypertropher obstruktiver Kardiomyopathie vorhanden und kann bis 175 mmHg betragen. Diese Druckbelastung führt zu einer weiteren Zunahme der linksventrikulären Hypertrophie.

Im **Vordergrund** der veränderten Hämodynamik steht bei beiden Formen die Störung der **diastoli-**

schen Funktion des linken Ventrikels mit Störungen der Relaxation und der Ventrikelfüllung. Die Ventrikelvolumina sind enddiastolisch stark reduziert. Der enddiastolische Druck, der Druck im linken Vorhof und in den Pulmonalvenen sind in der Regel erhöht. Die **Erhöhung des enddiastolischen Druckes** ist das Ergebnis verschiedener Faktoren, die einerseits zur herabgesetzten Relaxation, andererseits zur erhöhten Wandsteifigkeit des linken Ventrikels führen.

Die diastolischen Füllungsstörungen sind weitestgehend unabhängig vom Ausmaß der linksventrikulären Hypertrophie und werden damit in erster Linie von den primären Herzmuskelveränderungen hervorgerufen (Spirito et al. 1990).

Die **systolische linksventrikuläre Funktion** und besonders die Auswurffraktion ist eher erhöht und selten reduziert. Die Auswurfphase wird sehr früh beendet, die systolische Entleerung des Ventrikels ist bei der obstruktiven Form beeinträchtigt.

Neben der Störung der linksventrikulären Funktion kann es auch durch Einengung der Ausstrombahn des rechten Ventrikels auf Grund einer Hypertrophie des Septum interventriculare (**Bernheim-Syndrom**) zu Störungen der rechtsventrikulären Funktion kommen. Meist ist damit eine Erhöhung des Pulmonalarteriendruckes verbunden. Besonders bei der obstruktiven Form tritt häufig eine durch die Verziehung des anterioren Segels bedingte **Mitralinsuffizienz** auf. Die Häufigkeit der Mitralinsuffizienz wird insgesamt mit etwa 25% angegeben. Ist die Obstruktion subvalvulär, steigt die Häufigkeit der Mitralinsuffizienz auf ca. 100%. Das **Venturi-Phänomen** tritt im Bereich des linksventrikulären Ausstromtraktes zwischen dem vorderen Mitralsegel und dem Septum interventriculare auf (Abbildung 16.2). Dadurch kommt es zur Erhöhung der Blutflußgeschwindigkeit bei gleichzeitiger Reduktion des systolischen Druckes.

Eine **primäre**, vorwiegend **rechtsventrikuläre Hypertrophie** ist sehr selten (in unserem Krankengut 0,5%).

Die **linksventrikuläre Wandkinetik** kann in Ruhe oder erst nach Belastung gestört sein. Dabei reicht das Spektrum von einer pathologischen linksventrikulären diastolischen Mechanik bis zu systolischen Funktionsstörungen oder einem transmuralen Myokardinfarkt, der häufig stumm verläuft und mit normalen epikardialen Koronararterien verbunden ist. Durch Muskelbrücken, die zur Kompression besonders des R. interventricularis ant. und der Septumarterie führen, kann eine Angina pectoris ausgelöst werden (Tabelle 16.3).

Diese Abweichungen können auf segmentale kinetische Störungen beschränkt bleiben oder zu einer generalisierten hypokinetischen Kontraktionsstörung mit Dilatation und Symptomen der Herzinsuffizienz fortschreiten.

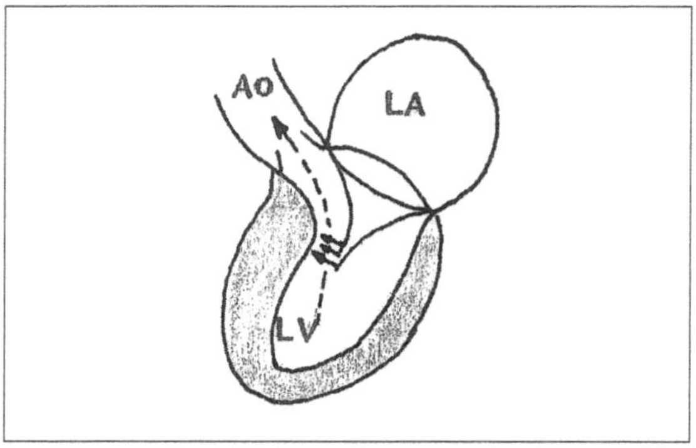

Abb. 16.2: Schematische Darstellung des Venturi-Phänomens (↑↑↑) bei hypertropher obstruktiver Kardiomyopathie in der Frühsystole

Tab. 16.3: Häufigkeit der systolischen Kompression des R. interventricularis ant. und der Septumarterie bei hypertropher Kardiomyopathie

Autoren	RIVA	Septumarterie
Bourmayan et al. (1980)	26,5 %	63,1 %
Angelini et al. (1983)	16 %	–
Kramer et al. (1984)	30 %	71 %
Navarro-Lopez et al. (1986)	22 %	46 %

Tab. 16.4: Häufigkeit klinischer Beschwerden bei 99 Patienten mit hypertropher obstruktiver Kardiomyopathie im eigenen Krankengut

Symptom	Häufigkeit in %
Leistungsminderung	59,5
Dyspnoe	52,5
Herzrhythmusstörungen	50,5
Schwindelgefühl	45,4
atypische Angina pectoris	41,4
typische Angina pectoris	28,2
Synkopen	19,1

➤ Klinische Symptome

Angaben in der **Familienanamnese** über Angehörige mit hypertropher Kardiomyopathie oder plötzlichem Tod sind von besonderer Bedeutung. Im Vordergrund der **Beschwerden** steht die **Dyspnoe** als Zeichen einer beginnenden oder manifesten Herzinsuffizienz, ferner werden **Angina-pectoris-Beschwerden** und **Herzrhythmusstörungen** angegeben (Tabelle 16.4).

Für die obstruktive Form sind darüber hinaus

- Schwindelanfälle, besonders unter Belastung,
- Synkopen oder präsynkopale Zustände, besonders bei schnellem Lagewechsel bis zum
- plötzlichen Herztod charakteristisch.

Das erste Symptom der hypertrophen obstruktiven Kardiomyopathie kann der **plötzliche Herztod** sein.

Davon sind Männer und Kinder häufiger als Frauen betroffen (Maron et al. 1978). Die Ursache dieses plötzlichen Herztodes ist in erster Linie eine **ventrikuläre Tachyarrhythmie**. Aber auch **Bradyarrhythmien** durch eine Funktionsstörung des Sinusknotens oder einen AV-Block können für den plötzlichen Herztod verantwortlich sein.

McKenna et al. (1988) fanden eine altersabhängige Häufigkeit ventrikulärer Herzrhythmusstörungen. Bei **Kindern** zeigten sich *keine* ventrikulären Herzrhythmusstörungen, hingegen bereits bei 18% der 13–18jährigen. Klinisch müssen sie aber nicht in jedem Fall Beschwerden auslösen.

Mögliche **Entstehungsmechanismen** der Herzrhythmusstörungen sind in einer abnormen Zellstruktur, subendokardialer Ischämie, Adenosinmangel, Re-entry-Mechanismen im Septum interventriculare und Veränderungen im Druck-Volumen-Verhältnis zu suchen.

Aus der Art der **Beschwerden** ist eine Differenzierung in obstruktive und nicht-obstruktive Form nicht sicher möglich. Hinweisend kann aber auch das **Lebensalter** beim Auftreten erster Beschwerden sein. Bei der hypertrophen obstruktiven Form sind die Patienten zum Zeitpunkt der Diagnostik bedeutend jünger als bei nicht-obstruktiver Kardiomyopathie. Patienten mit apikaler Hypertrophie sind fast ausschließlich im mittleren Lebensalter und vorwiegend Männer. Die hämodynamische Beeinträchtigung ist nur gering, und dementsprechend sind die Symptome meist nicht ausgeprägt.

Inspektion und **Palpation** des Herzens zeigen einen hebenden, evtl. verbreiterten und nach links verlagerten **Herzspitzenstoß**. Der **Karotispuls** ist bei der nicht-obstruktiven Form palpatorisch unauffällig, bei der obstruktiven schnellend, mit raschem initialem Anstieg. Im Gegensatz dazu findet man bei **valvulärer** Aortenstenose einen Pulsus parvus et tardus. Bei bedeutsamem Druckgradienten kann ein Schwirren über dem 3/4 L 2 palpabel sein.

Bei der **Auskultation** findet sich bei hypertropher obstruktiver Form ein 2/6–4/6 **systolisches Austreibungsgeräusch**, das am deutlichsten über 3 L 2 und 4 L 2 hörbar ist und nicht in die Karotiden fortgeleitet wird. Die **Karotispulskurve** ist doppelgipflig. Die Inzisur fällt mit dem Geräuschmaximum zusammen. Dauer und Intensität dieses Geräusches können durch verschiedene Manöver, wie Valsalva-Preßversuch, hand grip, verstärkt oder abgeschwächt werden. Davon abzugrenzen ist ein Holosystolikum im Bereich der Herzspitze, das in die Axilla fortgeleitet wird und für Mitralklappeninsuffizienz spricht. Ein weiterer fast konstanter Befund ist ein **IV.**, manchmal auch **III. Herzton**, der den Eindruck eines Galopprhythmus vermittelt. Der II. Herzton kann gespalten sein. Bei schwerer Einengung der Ausflußbahn kann auch eine paradoxe Spaltung des **II. Herztones** auftreten. Die Herztöne bei der nicht-obstruktiven Form sind in der Regel normal. Ein **IV. Herzton** als Ausdruck einer linksventrikulären Compliance-Störung ist relativ häufig. Dieser **ventrikuläre Galopprhythmus** ist bei etwa 1/5 bis 1/4 der Patienten vorhanden. Selten ist auch bei nicht-obstruktiver Kardiomyopathie ein Systolikum über der Spitze wahrnehmbar, das durch Turbulenzen bei prominenter Trabekularisierung und dadurch veränderter Auswurfdynamik des linken Ventrikels bedingt ist. Es ist, im Gegensatz zur obstruktiven Form, nicht durch Manöver in seiner Intensität und Dauer beeinflußbar. Der **Blutdruck** ist in der Regel normal oder leicht erniedrigt.

➤ Ruhe-Elektrokardiogramm

Die Patienten mit hypertropher Kardiomyopathie haben fast alle pathologische EKG-Abweichungen (Parsi et al. 1966). Selten findet man auch ein unauffälliges EKG.

Die **häufigsten** EKG-Veränderungen beziehen sich auf die **Hypertrophie** des linken Ventrikels, beider Herzkammern oder sehr selten des rechten Ventrikels. Weiterhin kann man **myokardinfarktähnliche Bilder** mit einer

- W-Form des QRS-Komplexes über den linkspräkordialen Ableitungen (Abbildung 16.3) sowie
- pathologische Q-Zacken finden.

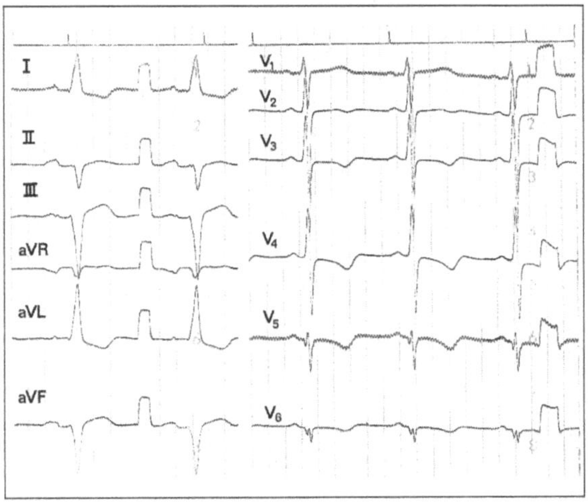

Abb. 16.3: EKG mit T-Wellen-Negativierungen über V_3–V_6, W-Form des Kammerkomplexes über $V_{5,6}$, überdrehter Linkstyp bei einem Patienten mit HOCM

Dieses elektrokardiographische Muster fanden wir bei 8% der Patienten (Heublein et al. 1971).

Auch **AV-Überleitungsstörungen** mit AV-Blockierungen unterschiedlichen Grades, seltener als beim WPW-Syndrom mit Verkürzungen sind zu ermitteln.

Die Zeichen der linksventrikulären Hypertrophie gehen mit ST-Strecken- und T-Wellen-Veränderungen einher. Dabei sind diese Zeichen bei Kindern früher nachweisbar, als im Echokardiogramm die linksventrikuläre Hypertrophie sicher erfaßbar ist (Panza et al. 1989). Es findet sich ein Linkstyp oder auch überdrehter Linkstyp.

Q-Zacken in den inferioren (II, III, aVF) und lateralen Ableitungen (I, aVL, V_5, V_6) sprechen für eine gestörte Depolarisation bei ausgeprägter Hypertrophie des Septum interventriculare.

Extreme negative T-Wellen (**giant negative T waves**) werden in den linkspräkordialen Ableitungen V_3-V_6 neben Zeichen der Linksherzhypertrophie bei der **apikalen** Hypertrophie gefunden (Fujimoto et al. 1998, eigene Beobachtung) (Abbildung 16.4).

AV-Blockierungen I.-III. Grades sind in dieser Patientengruppe relativ selten. Bei mehr als 50% der Patienten treten **ventrikuläre Extrasystolen** mit und ohne tachykarde Episoden auf.

Bei hypertropher **nicht-obstruktiver** Form kann das EKG bis auf Amplitudenkriterien der Linksherzhypertrophie einen normalen Erregungsablauf zeigen. Myokardinfarktähnliche Bilder mit **Reduktionen** oder **Verlusten** der **R-Zacken** in den rechtspräkordialen Ableitungen oder ein **Rechtsschenkelblock** sprechen für ein Fortschreiten der Erkrankung.

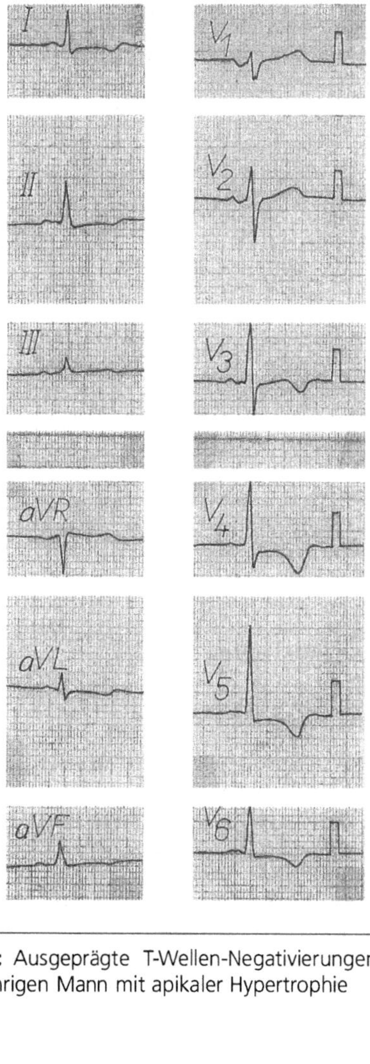

Abb. 16.4: Ausgeprägte T-Wellen-Negativierungen bei einem 57jährigen Mann mit apikaler Hypertrophie

Wir fanden bei diesen Patienten im Vergleich zu der Patientengruppe ohne diese Myokardinfarktzeichen eine deutlich gestörte linksventrikuläre Funktion mit signifikanter Reduktion der Auswurffraktion sowie hypo- bis akinetische Kontraktionsstörungen im Bereich der Vorderwand und des Septum interventriculare. Auch der linksventrikuläre Wandmasse-Index war größer, die diastolische Funktion in der Gruppe mit R-Reduktionen und -Verlusten signifikant gestört. Der LVEDP und der LVDEVI waren deutlich erhöht (Parsi, E. et al. 1990).

6% unserer Patienten hatten eine absolute Arrhythmie bei Vorhofflimmern (Tabelle 16.5).

Tab. 16.5: Häufigste EKG-Veränderungen bei 101 Patienten mit hypertropher Kardiomyopathie im eigenen Krankengut

	Hypertrophe Kardiomyopathie	
	Mit Obstruktion	**Ohne Obstruktion**
Zahl der Patienten	**35**	**66**
Lagetyp		
• Überdrehter Linkstyp	20%	10,6%
• Linkstyp	40%	40,9%
• Indifferenztyp	20%	30,3%
• Steiltyp	5,7%	7,6%
• Rechtstyp	5,7%	6,1%
Vorhofvergrößerung		
• P-sinistroatriale	22,5%	3%
• P-dextroatriale	2,9%	1,5%
AV-Überleitung		
• Verlängert	2,9%	3%
• Normal	97,1%	93,9%
• Verkürzt	–	3%
Rechtsschenkelblock		
• Komplett	2,9%	1,5%
• Inkomplett	–	6,1%
Linksschenkelblock		
• Komplett	2,9%	–
• Inkomplett	17,1%	3,0%
Kammerhypertrophie		
• Linksherzhypertrophie	82,6%	8,5%
• Doppelhypertrophie	5,7%	15,2%
ST-T-Veränderungen	77,4%	83,3%

➤ Langzeit-EKG

Durch das **Langzeit-EKG** können Erregungsbildungs- und -leitungsstörungen sowie stumme myokardiale Ischämieepisoden erfaßt werden, die besondere prognostische Bedeutung haben.

Am häufigsten finden sich **ventrikuläre Extrasystolen** sowie Vorhofflimmern. **Supraventrikuläre Extrasystolen** werden im Langzeit-EKG bei mehr als der Hälfte der Patienten gefunden (Tabelle 16.6).

Tab. 16.6: Herzrhythmusstörungen im 72-Stunden-Langzeit-EKG bei 100 Patienten mit hypertropher Kardiomyopathie (nach McKenna et al. 1984, modifiziert)

Supraventrikuläre Herzrhythmusstörungen	
• Vorhofflimmern	14 %
• Supraventrikuläre Tachykardie/paroxysmales Vorhofflimmern	
1–3 Episoden/d	17 %
> 3 Episoden/d	10 %
Ventrikuläre Herzrhythmusstörungen	
• Ventrikuläre Extrasystolen > 30/Std.	24 %
• Ventrikuläre Tachykardie	
1 Episode/d	13 %
> 1 Episode/d	16 %

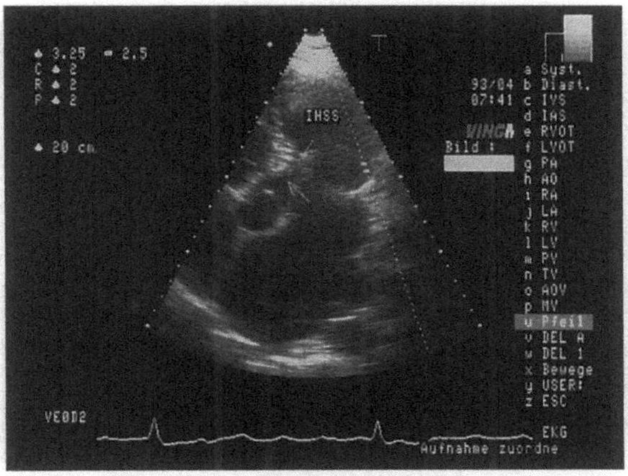

Abb. 16.5: Hypertrophe obstruktive Kardiomyopathie bei einem 47jährigen Patienten. Deutliche Verdickung des basalen IVS (21 mm) mit Ausbildung eines subaortalen DG von 80 mmHg

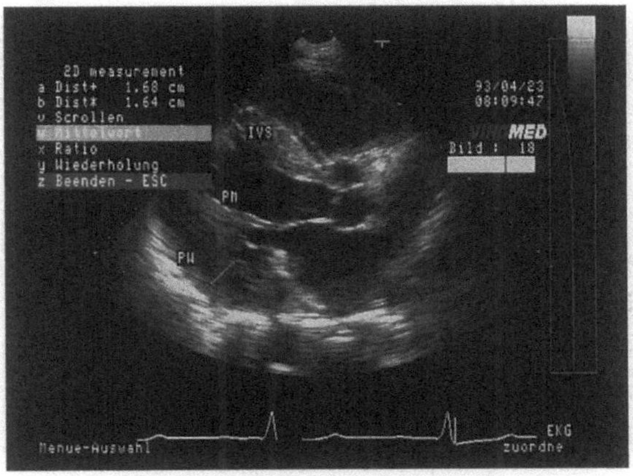

Abb. 16.6: Darstellung einer symmetrischen Hypertrophie des Septum interventriculare und der linksventrikulären Hinterwand (16 mm) in der parasternalen langen Achse bei einem 22jährigen Patienten mit hypertropher nicht-obstruktiver Kardiomyopathie

➤ Belastungs-EKG

Das **Belastungs-EKG** kann eine myokardiale Ischämie als Folge der relativen Koronarinsuffizienz häufig nachweisen. Auch eine vorübergehende **Q-Zacken-Bildung** kann wahrscheinlich als Folge unterschiedlicher elektrophysiologischer Eigenschaften des Septum interventriculare im Vergleich zum geringer hypertrophierten Myokard auftreten. Die eigentliche Ursache ist nicht geklärt. Neben diesen morphologischen Änderungen der EKG-Kurve findet man unter Belastung bei fast allen Patienten supraventrikuläre und ventrikuläre Herzrhythmusstörungen.

Bei Patienten mit hypertropher obstruktiver Kardiomyopathie empfehlen wir, auf eine Belastungsuntersuchung zu verzichten.

➤ Echokardiographie

Der Echokardiographie kommt eine bedeutende Rolle bei der Diagnostik und in der Verlaufsbeurteilung des Patienten sowie auch der Familienangehörigen zu. Das Kardinalzeichen der **obstruktiven Form** ist die asymmetrische linksventrikuläre Hypertrophie mit Einengung der linksventrikulären Ausflußbahn (Abbildung 16.5).

Die maximale Verdickung des interventrikulären Septums ist meist in der Mitte zwischen Apex und Basis lokalisiert. Das Verhältnis von Dicke des Septum interventriculare zur Dicke der freien Hinterwand wurde lange Zeit mit > 1,3 als beweisend für eine hypertrophe Kardiomyopathie angenommen. Man findet dieses Verhältnis aber auch bei arterielle Hypertonie, Aortenklappenstenose u. a. Eine größere **Sensitivität** wird einem Verhältnis von > 1,5 und einer Dicke des Septum interventriculare von > 15 mm beigemessen (Abbildung 16.6). Bei nicht-obstruktiver Form ist dieses Verhältnis meist 1:1.

Die **M-Mode-Echokardiographie** zeigt nicht in jedem Fall die „wahre" Septumdicke, die dann durch die zweidimensionale Darstellung verifiziert werden kann. Bei der **mittventrikulären** Obstruktion findet sich eine auffallende Disproportion in der Septumhypertrophie, die geringer ausgeprägt ist als bei der subvalvulären muskulären Hypertrophie. Dementsprechend ist der Quotient auch geringer. Die Beweglichkeit des Septums ist herabgesetzt und die freie Wand des linken Ventrikels hyperkinetisch (Abbildung 16.7).

Ein weiterer wesentlicher sowohl im M-Mode als auch im 2-D-Bild zu erfassender Befund bei der sub-

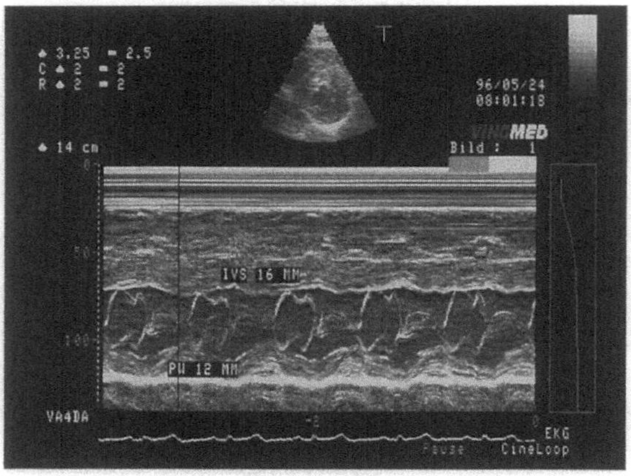

Abb. 16.7: Hypertrophe nicht-obstruktive Kardiomyopathie bei einem 45jährigen männlichen Patienten. M-Mode-Darstellung: Einschränkungen der Wandbewegung im Bereich des Septums interventriculare und kompensatorische Hyperkinesie posterior

valvulären muskulären Hypertrophie ist die gestörte Vorwärtsbewegung des vorderen Mitralsegels (**SAM-Phänomen**). Normalerweise verlaufen das anteriore und posteriore Mitralsegel systolisch entsprechend der Bewegung des Mitralklappenringes mit einer Geschwindigkeit von 20–30 mm/s weitgehend linear nach vorn. Bei der obstruktiven Kardiomyopathie findet man davon abweichend eine systolisch nach anterior konvex gerichtete Bewegung, die in schweren Fällen bis zum Septum interventriculare reichen kann. Obwohl die Bedeutung des SAM in der Ausbildung des Druckgradienten nicht einheitlich beurteilt wird, besteht jedoch eine enge Beziehung zwischen dem Grad des SAM-Phänomens und dem Ausmaß der Ausstromtraktobstruktion. Das SAM-Phänomen ist aber nicht pathognomonisch für die hypertrophe obstruktive Kardiomyopathie, sondern wird auch bei anderen pathologischen Zuständen, wie bei Anämie, hyperkinetischem Herzsyndrom, bei WPW-Syndrom, Perikarderguß sowie auch als Artefakt bei falscher Anlotung der Mitralklappe gefunden.

Eine **mesosystolische Aortenklappenschlußbewegung** („notching") ist in beiden Formen dieser Kardiomyopathie nachweisbar und spricht für eine abnorme Ejektionskinetik.

Weitere echokardiographische Zeichen sind geringe enddiastolische und endsystolische Ventrikeldurchmesser, eine reduzierte Beweglichkeit und Wanddickenzunahme des Septum interventriculare während der Systole, normale oder verstärkte Beweglichkeit der posterioren Wand, ein schmaler linksventrikulärer Ausflußtrakt, eine herabgesetzte Geschwindigkeit der Ventrikelfüllung und der Mitralklappenprolaps.

Die **CW- und Farb-Doppler-Untersuchung** zeigt systolisch erhöhte Flußgeschwindigkeiten im Bereich des LVOT. Auch im rechten Ventrikel kann eine turbulente Strömung nachweisbar sein (Bernheim-Syndrom). Dieser Druckgradient ist im transthorakalen Echokardiogramm infolge des besseren Anlotwinkels besser als im TEE zu erfassen. Im Gegensatz zur valvulären Aortenstenose ist das Flußmaximum bei der hypertrophen Kardiomyopathie spätsystolisch gelegen.

Die **Messung des Druckgradienten** kann für die Verlaufsbeurteilung geeignet sein, jedoch muß in Rechnung gestellt werden, daß es eine untersucherunabhängige **Tag-zu-Tag-Variabilität** des Druckgradienten im Bereich des LVOT auch bei hämodynamisch stabilen Patienten gibt, so daß für eine genauere Ermittlung des Druckgradienten Mehrfachmessungen erforderlich sind (Kizelbash et al. 1998). Durch den **Farbdoppler** können auch andere Lokalisationen der Obstruktion sowie die begleitende Mitralregurgitation erfaßt werden.

Bei der **nicht-obstruktiven Form** liegt kein Druckgradient im LVOT vor. Die linksventrikuläre Hypertrophie, die am besten im B-Bild und im M-Mode in der parasternalen kurzen Achse darstellbar ist, kann sowohl asymmetrisch im Septum als auch symmetrisch oder allein apikal lokalisiert sein (Darstellung im apikalen 4-Kammer-Blick). Regionale Störung der Relaxation und der Wandkinetik, meist in Form von Hypokinesien sind erkennbar. Der linke Vorhof ist in der Regel vergrößert. Der EF-Slope ist als Ausdruck der verminderten Dehnbarkeit reduziert. Die Aorten- und Mitralklappensegel sind zart. Eine Trikuspidalklappeninsuffizienz weist eine sekundäre pulmonale Hypertonie nach.

➤ Röntgenthorax

Weder bei der obstruktiven noch bei der nicht-obstruktiven Kardiomyopathie können wesentliche Veränderungen der Herzgröße und -konfiguration sowie des Lungenbildes gefunden werden. Bei bedeutsamer Mitralinsuffizienz ist der linke Vorhof vergrößert. Der sog. „schulterförmige Herzschatten" ist nicht immer ausgebildet. Verkalkungen besonders des Mitralklappenringes können vorhanden sein.

➤ Nuklearmedizinische Verfahren

Die nuklearmedizinischen Verfahren spielen in der Diagnostik der hypertrophen Kardiomyopathien eine ergänzende Rolle. Mittels der **Thallium-201-Myokardszintigraphie** kann die relative Dicke der posterioren Wand des linken Ventrikels und des Septum interventriculare gemessen werden. Die zusätzliche Belastungsuntersuchung ermöglicht eine Differenzierung dieser Patienten von denen mit Myokardischämie, wobei einschränkend auf die nicht unbedeutende Zahl falsch-positiver und falsch-negativer Befunde hingewiesen sei.

Mit der **Radionuklidventrikulographie** kann die globale und regionale systolische und diastolische Ventrikelfunktion bestimmt werden. Die Patienten mit hypertropher obstruktiver Kardiomyopathie mit und ohne Angina pectoris haben häufig Perfusionsdefekte, die in der Regel nach Belastung auftreten.

Bei herabgesetzter linksventrikulärer Funktion findet man permanente nicht-transmurale, besonders subendokardial und in den Papillarmuskeln, bis transmurale Defekte, die zu regionalen bzw. globalen Störungen der Kinetik, Dilatation und Herzinsuffizienz führen. Nur bei diesen Fällen mit ischämisch bedingter Myokardschädigung kommt es zu einem Übergang von der Hypertrophie zur Dilatation (Maron et al. 1979). Die akute und passagere myokardiale Ischämie kann Tage bzw. Wochen auch nach der Reperfusion des Ischämiegebietes das Phänomen des **„myocardial stunning"** verursachen. **Ursachen** wie Gefäßspasmus, Calciuminflux, Mikrozirkulationsstörungen oder erhöhte Catecholaminkonzentrationen wurden dafür verantwortlich gemacht (Pasternac 1989).

➤ Herzkatheterisierung

Die Links- und Rechtsherzkatheterisierung wird zur Messung des Druckgradienten und Bestimmung seiner Lokalisation durch simultane Druckmessungen im Ein- und Ausstromtrakt in Ruhe und unter **Brokkenbrough-Manöver** (s. Abb. 16.12a, S. 637).

Der Druckgradient kann des weiteren durch **pharmakologische** (β-Rezeptoren-Blocker, Sympathomimetika) oder durch **mechanische Provokationen** (Valsalva-Preßversuch, hand grip, modifiziert werden. Dabei wird mittels Katheter eine ventrikuläre Extrasystolie ausgelöst. Dadurch kommt es trotz vermehrter Füllung und damit auch höherem Druck im linken Ventrikel während der kompensatorischen Pause durch die vorzeitige Obstruktion der linksventrikulären Ausstrombahn mit Zunahme des Druckgradienten zu einer relativen Verminderung des Aortendruckes und Abnahme der arteriellen Blutdruckamplitude (**Brockenbrough-Phänomen**).

Durch die **Kontrastmitteldarstellung** des linken Ventrikels im rechtsanterioren Schrägdurchmesser zeigt sich der hypertrophierte Ventrikel. Charakteristisch ist die Darstellung der deutlich hypertrophierten Papillarmuskeln (Abbildung 16.8a, b). Das Ventrikelkavum ist aufgrund der oft stark reduzierten endsystolischen und enddiastolischen Kammervolumina nur noch bananen- oder **schlitzförmig**. Die **Auswurfphase** erscheint **supernormal**, die durch die hyperdyname Ventrikelkontraktion bedingt ist. Die Regurgitation an der Mitralklappe kann dargestellt werden.

Die **Ventrikelform** ist bei der subvalvulären Aortenstenose (Abbildung 16.9) und bei der mittventrikulären Obstruktion **sanduhrförmig** (Abbildung 16.10). Bei der apikalen Hypertrophie erinnert die Form des Ventrikels an ein **„Kartenherz"** (Abbildung 16.11).

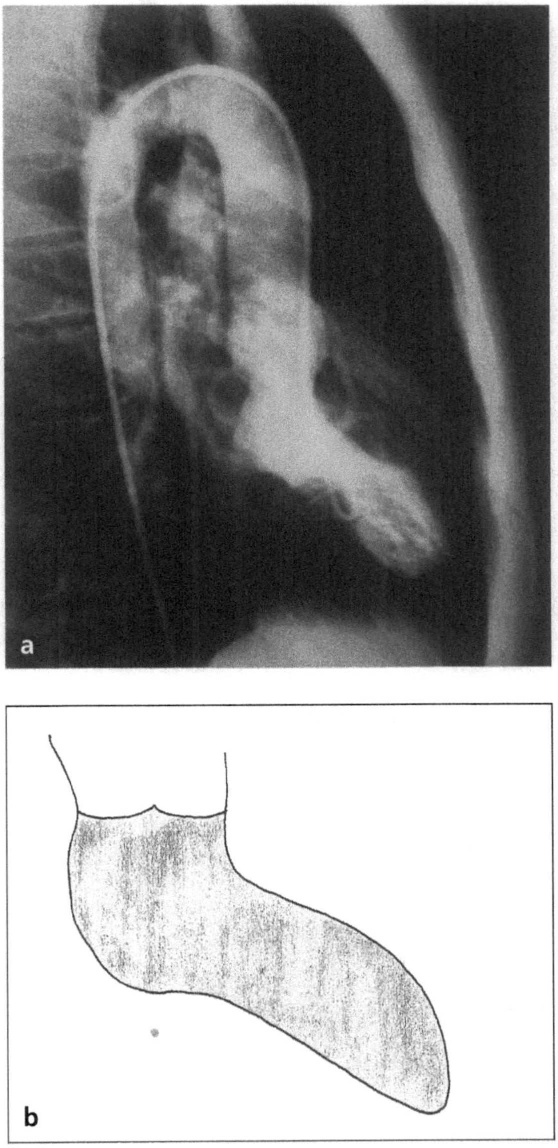

Abb. 16.8: Hypertrophe nicht-obstruktive Kardiomyopathie, Systole. a – im Lävogramm, b – schematisch

Allen Formen der hypertrophen Kardiomyopathie ist gemeinsam, daß die linksventrikuläre Wanddicke und der Wandmasse-Index weit oberhalb des Normalen liegen.

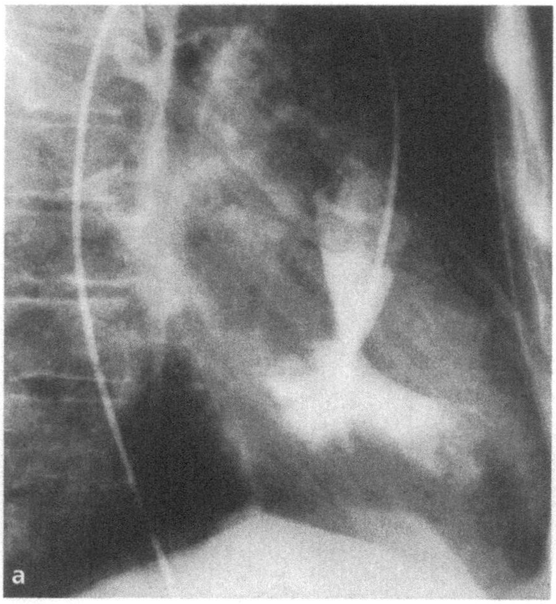

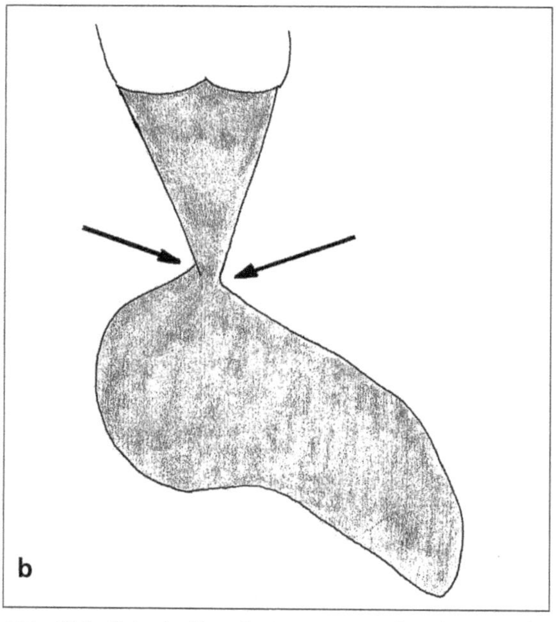

Abb. 16.9: Subvalvuläre Aortenstenose, Systole. a – im Lävogramm, b – schematisch

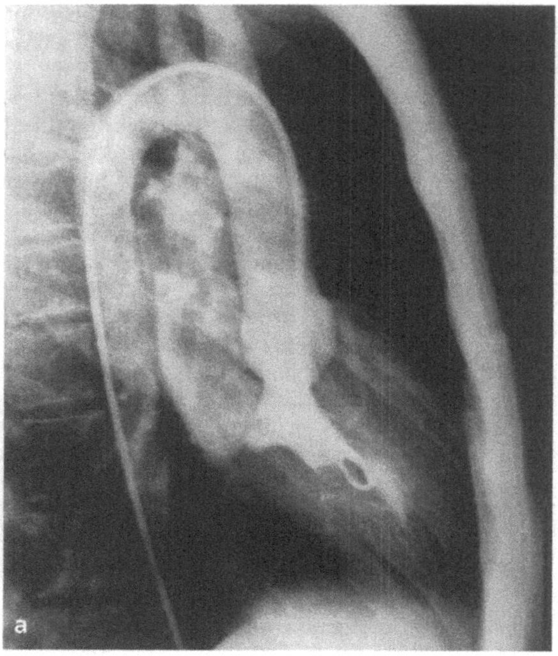

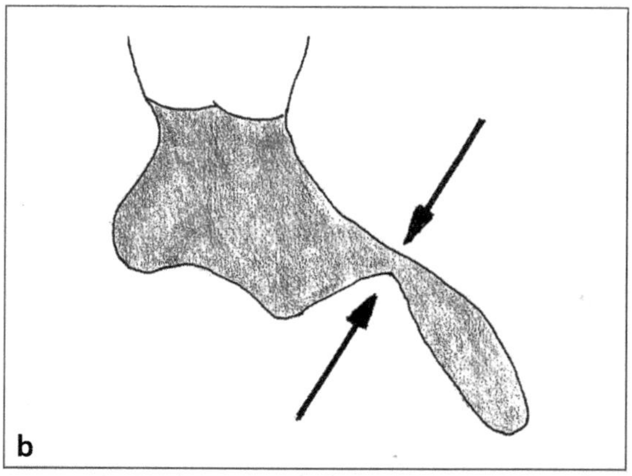

Abb. 16.10: Mittventrikuläre Obstruktion, Systole. a – im Lävogramm, b – schematisch

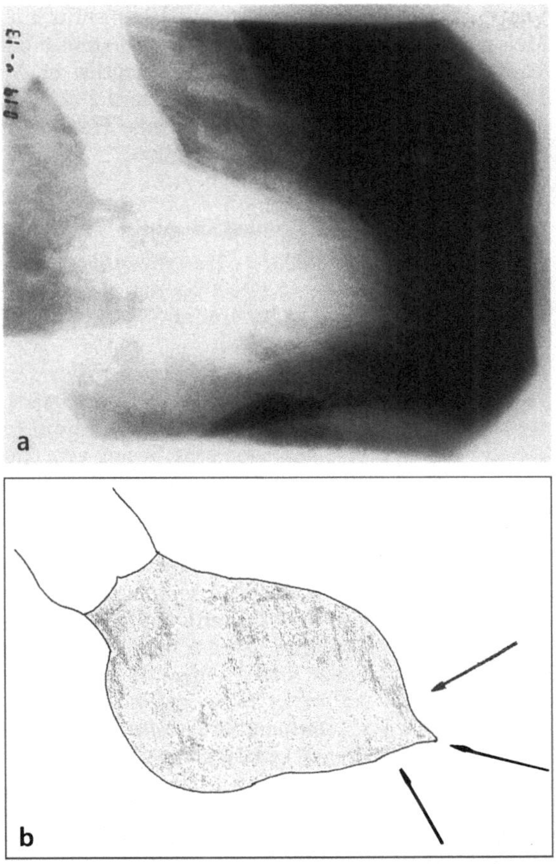

Abb. 16.11: Apikale Hypertrophie, Systole. a – im Lävogramm, b – schematisch

Die **Koronarangiographie** zeigt normale Koronararterien mit weitem Kaliber. Bei 30–50% der Erwachsenen und 28% der Kinder mit hypertropher Kardiomyopathie wird eine Muskelbrücke am R. interventricularis ant. gefunden (Yetman et al. 1998).

➤ Endomyokardbiopsie

Durch die bei der Herzkatheterisierung evtl. mit durchzuführende Endomyokardbiopsie werden histologische, histochemische und immunhistologische Untersuchungen möglich und gleichzeitig dadurch andere die Herzmuskelhypertrophie bedingende Erkrankungen wie die Amyloidose, Glykogenspeicherkrankheit u. a. ausgeschlossen bzw. verifiziert (Sheikhzadeh et al. 1986). Dabei sollte, da es sich um eine Erkrankung des linken Herzens handelt, die linksventrikuläre Endomyokardbiopsie bevorzugt werden (Parsi et al. 1981). Bei klaren klinischen Bildern ist keine Endomyokardbiopsie erforderlich.

➤ Therapie

■ Medikamentöse Therapie

Die **Therapieindikation** richtet sich nach dem Krankheitsbild. **Asymptomatische Patienten**, die meist zufällig entdeckt werden, sind in der Regel nicht medikamentös behandlungs-, sondern nur beobachtungsbedürftig. Dies trifft vor allem für Patienten ohne Druckgradienten zu.

Wegen der schwierigen Einschätzung der Prognose kann man davon ausgehen, daß besonders Patienten mit einem relativ hohen Risiko für den plötzlichen Herztod **konsequent behandelt** werden müssen.

Dazu gehören Patienten, die (Spirito et al. 1997):

- einen Herzstillstand mit dokumentiertem Kammerflimmern überlebt haben
- Episoden von anhaltender Kammertachykardien hatten
- jung sind und den plötzlichen Herztod in der Familienanamnese haben, d.h. zwei oder mehr junge Familienmitglieder daran verstorben sind
- eine hochrisikobehaftete Genmutation aufweisen.

Ein weiteres wesentliches **Ziel** der Therapie ist es, die **myokardiale Ischämie** und ihre Folgen, die **akut** durch eine linksventrikuläre Relaxationsstörung und **chronisch** durch Fibrosierungen und Vernarbungen entstehen, zu verzögern.

Symptomatische Patienten mit obstruktiver als auch nicht-obstruktiver hypertropher Kardiomyopathie werden mit β-Rezeptoren-Blockern und **Calciumantagonisten** behandelt. Die günstige Wirkung der nicht-selektiven β-Rezeptoren-Blocker entsteht in erster Linie durch die Beeinflussung der hyperdynamen Auswurfphase. Ihre positive Wirkung entsteht vor allem durch den myokardialen Schutz vor dem erhöhten Catecholaminspiegel. Weitere Wirkungen sind die Senkung der Nachlast, Verbesserung der linksventrikulären diastolischen Funktion und die Up-Regulation myokardialer β-adrenerger Rezeptoren.

■ Beeinflussung des intraventrikulären Druckgradienten

Durch die Langzeitmonotherapie mit β-Rezeptoren-Blockern (Propranolol-Obsidan®, Dociton®) in einer Dosierung von 160–320 mg/d, werden bei etwa einem Drittel der Patienten die Beschwerden nicht wesentlich reduziert. Obwohl dadurch die Kontraktilität gesenkt und der Druckgradient im Ausstromtrakt erniedrigt werden kann, wird die Relaxation nicht verbessert, und der linksventrikuläre enddiastolische Druck steigt weiter an. Sind β-Rezeptoren-Blocker nicht effektiv oder Kontraindikationen vorhanden, so können alternativ Calciumantagonisten verwendet werden.

Durch die negativ inotrope und negativ chronotrope Wirkung der **Calciumantagonisten (Verapamil** Isoptin®, Falicard® in einer Dosierung von 240–480 mg) wird bei obstruktiver Kardiomyopathie der intraventrikuläre Druckgradient reduziert. Weiterhin verbessert sich durch Verapamil, den am häufigsten in der Therapie eingesetzten Calciumantagonisten, die **diastolische Funktion** durch die Beeinflussung der Relaxation und die diastolische Füllung des linken Ventrikels.

Sie besitzen aber auch einen Hypertrophie reduzierenden Effekt (Kaltenbach et al. 1979), eine direkte Wirkung auf den gestörten Calciumtransport (Lorell et al. 1982) und vermindern die regionale Asynchronie (Bonow et al. 1987). Neben der klinischen Symptomatik scheinen die Calciumantagonisten auch die Prognose zu verbessern, die sich in einer Letalität < 2% bei einer 10jährigen Therapiedauer ausdrückt. Jedoch können sie infolge ihrer vasodilatierenden Eigenschaften im Zusammenhang mit der negativen Inotropie zu Kollapszuständen, Herzinsuffizienz und plötzlichem Herztod bei den Patienten führen, bei denen eine schwere Ausstromtraktobstruktion mit einer linksventrikulären Dysfunktion einhergeht. Dieser Aspekt ist bei der Wahl der Therapie nicht außer acht zu lassen.

Auch **Diltiazem** (Dilzem® in einer Dosierung von 360–540 mg/d) verbessert die diastolische Funktion (Betocchi et al. 1996).

Nifedipin hingegen ist wegen seiner starken vasodilatatorischen Wirkung in dieser Patientengruppe nicht indiziert.

Disopyramid ist wegen seiner negativ inotropen Wirkung ebenfalls geeignet, den intraventrikulären Druckgradienten zu reduzieren (Tokudome et al. 1999). Es sollte dann in Erwägung gezogen werden, wenn die β-Rezeptoren-Blocker kontraindiziert sind.

Therapie der Herzfunktionsstörung

Kommt es zu Symptomen der **Stauungsherzinsuffizienz** bei normaler oder hyperdynamer linksventrikulärer Funktion, so liegt ihr eine **diastolische** Funktionsstörung zugrunde. Die Therapie besteht bei dieser Form der Herzinsuffizienz in der Gabe von Calciumantagonisten und β-Rezeptoren-Blockern, Digitalis, Sympathomimetika und Nitrate sind wegen der Verstärkung des intraventrikulären Druckgradienten kontraindiziert. Diuretika können evtl. unter strenger Kontrolle eingesetzt werden. Aufgrund der relativ niedrigen Blutdruckwerte sind **hypovolämische Zustände** zu vermeiden. **Diuretika** sind auch dann indiziert, wenn es im Zusammenhang mit der β-Rezeptoren-Blocker- oder Calciumantagonisten-Therapie zu Zeichen einer Stauungsherzinsuffizienz kommt.

Bei etwa 10% kommt es durch ein linksventrikuläres Remodeling mit durch Myokardnekrosen verursachter fortschreitender Wandverdünnung auch zu einer **systolischen** Funktionsstörung des linken Ventrikels mit herabgesetzter Auswurffraktion, Verminderung bis zum Verschwinden des intraventrikulären Druckgradienten, zur Größenzunahme des linken Ventrikels und Zeichen der Stauungsherzinsuffizienz. Meist geht dies mit einer absoluten Arrhythmie bei Vorhofflimmern einher. Bei diesen Zuständen ist die Therapie mit Digitalis, ACE-Hemmer und Diuretika erforderlich. Als Ultima ratio kann eine Herztransplantation in Erwägung gezogen werden.

Therapie der Herzrhythmusstörungen

Die komplexen ventrikulären Herzrhythmusstörungen und der plötzliche Herztod können durch Calciumantagonisten und β-Rezeptoren-Blocker meist nicht beeinflußt werden.

Propranolol kann jedoch besonders bei der Behandlung der supraventrikulären Tachykardien wertvoll sein. Neben der Therapie mit β-Rezeptoren-Blockern und Calciumantagonisten liegen günstige Erfahrungen in der Anwendung von **Amiodaron** bei Patienten mit hypertropher Kardiomyopathie vor. Es kann sowohl ventrikuläre als auch supraventrikuläre Extrasystolen und Tachykardien unterdrücken. Die Hämodynamik wird aber dadurch nicht beeinflußt. Die evtl. notwendige Kombination von Calciumantagonisten und Amiodaron scheint nicht wesentlich negativ inotrop zu sein. Eine strenge klinische, elektrokardiographische und echokardiographische Kontrolle ist jedoch erforderlich. Sind klinisch relevante **supraventrikuläre** und **ventrikuläre** Tachykardien nachweisbar, sollte aber zunächst Propranolol verordnet werden. Wir sehen Amiodaron wegen seiner möglichen schwerwiegenden Nebenwirkungen in Übereinstimmung mit anderen Autoren (Gonska 1991) auch nur als Ultima ratio an.

Wegen der gestörten diastolischen Funktion ist der Vorhofbeitrag zur linksventrikulären Füllung in der Spätdiastole bedeutsam. Es sollte deshalb versucht werden, das **Vorhofflimmern** medikamentös oder durch Kardioversion in den Sinusrhythmus zurückzuführen. Im Gegensatz zum üblichen therapeutischen Vorgehen ist bei hypertropher Kardiomyopathie eine **Digitalisierung nur dann** vorzunehmen, wenn β-Rezeptoren-Blocker oder Calciumantagonisten das Vorhofflimmern hinsichtlich der Herzfrequenzregulation nur wenig beeinflussen können.

Bei trotz adäquater antiarrhythmischer Therapie weiterbestehenden Symptomen bei rezidivierenden Tachyarrhythmien ist die Indikation zur Implantation eines **Kardioverter-Defibrillators** gegeben.

Antithrombotische Therapie

Diese Patienten mit Vorhofflimmern haben ein stark erhöhtes Thromboembolierisiko, neigen zur Herzinsuffizienz und plötzlichem Herztod. Deshalb sollte bei sich wiederholendem oder chronischem Vorhofflimmern eine **Antikoagulation** vorgenommen werden (Spirito et al. 1997). Sind Antikaogulantien kontraindiziert ist auch hier eine Therapie mit **Thrombozytenaggregationshemmern** wie ASS, Clopidogrel oder Dipyridamol vorzunehmen.

Endokarditisprophylaxe

Bei obstruktiver Kardiomyopathie sollte eine **Endokarditis-Prophylaxe** bei entsprechenden Eingriffen (s. Kap. 10.3.11) durchgeführt werden, weil sowohl die Mitralklappe als auch die Aortenklappe Prädilektionsstellen für die Ansiedlung bakterieller Vegetationen sind.

Nicht-medikamentöse Therapie

Schwere körperliche Belastungen einschließlich Sport jeglicher Art sind besonders von Patienten mit obstruktiver Form zu vermeiden. Alkoholgenuß erhöht bereits in kleineren Mengen wegen seiner vasodilatierenden Eigenschaft den intraventrikulären Druckgradienten (Paz et al. 1996), so daß diese Patientengruppe davon Abstand nehmen sollte.

Herzschrittmacher-Implantation

Kommt es durch eine adäquate medikamentöse Therapie nicht zur Reduzierung des Druckgradienten im Ausstromtrakt, so kann bei der **hypertrophen obstruktiven Kardiomyopathie** ein **Doppelkammerschrittmacher** mit einem kurzen AV-Intervall implantiert werden. Durch diese Form der Stimulation kommt es zur Reduktion des Druckgradienten im infundibulären Bereich und dadurch zur Verbesserung der Symptomatik und der Hämodynamik (Jeanrenaud et al. 1992). Dieser positive Effekt der Reduktion des Druckgradienten im linksventrikulären Ausflußtrakt wird als Folge der Stimulation von der Spitze des rechten Ventrikels erreicht. Dadurch kommt es wie beim Linksschenkelblock zu einem Erregungsablauf mit einer paradoxen Bewegung des Septum interventriculare.

Embolisation der Septumarterie

Führt eine adäquate medikamentöse Therapie bei **obstruktiver Kardiomyopathie** nicht zur Reduktion der Symptomatik, ist eine katheterinterventionelle **Embolisation** der **Septumarterie** bei ausgewählten Patienten indiziert (Sigwart 1995). Dabei wird der erste Septalast mit einem Ballonkatheter verschlossen und absoluter Alkohol injiziert. Dadurch kommt es zur signifikanten Abnahme des Druckgradienten (Abbildung 16.12), zur Reduktion der Septumdicke und zur Herabsetzung der linksventrikulären Füllungsdruck in Ruhe und unter Belastung. Bei etwa 9,6–17% der Patienten muß mit einem kompletten AV-Block gerechnet werden (Gietzen et al. 1999, Seggewiß et al. 1999). Als akute und mittelfristige **EKG-Veränderungen** nach Embolisation des ersten großen Septumastes des R. interventricularis ant. treten Q-Zacken, Schenkelblockierungen, vorübergehende ST-Strekken-Elevationen in den anterioren Brustwandableitungen, AV-Blockierungen und eine zeitweilige Verlängerung des QT-Intervalls auf (Kazmierczak et al. 1998). Wegen der potentiellen Möglichkeit der Erzeugung eines akuten Myokardinfarktes ist der Patient anschließend überwachungsbedürftig (Seggewiß

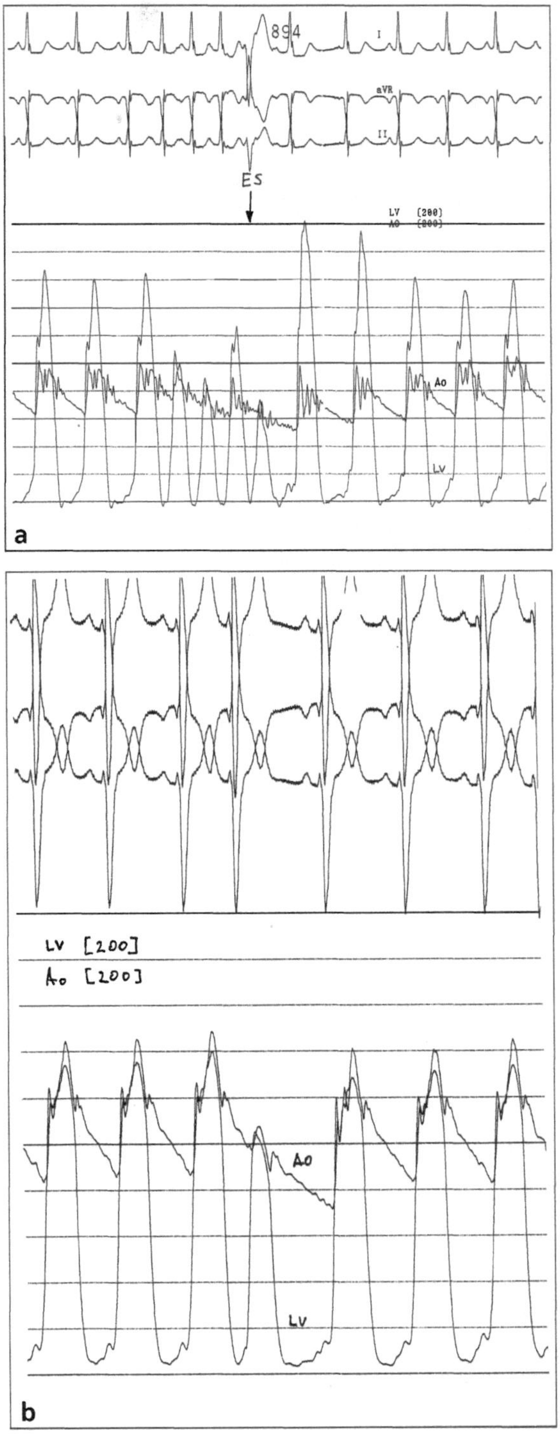

Abb. 16.12: Druckkurve des linken Ventrikels und der Aorta bei hypertropher obstruktiver Kardiomyopathie. a – vor Embolisation der Septumarterie. Druckgradient zwischen dem linken Ventrikel und der Aorta ascendens von 60 mmHg, nach Brockenbrough-Manöver Anstieg des Druckgradienten auf 100 mmHg; b – nach Intervention geringer Restdruckgradient von etwa 10 mmHg

Tab. 16.7: Medikamentöse und nicht-medikamentöse Therapie der hypertrophen Kardiomyopathie

medikamentös	• β-Rezeptoren-Blocker (Propranolol [Obsidan®] 120–480 mg/d) • Calciumantagonisten (Verapamil [Isoptin®, Falicard®] 240–720 mg/d, Diltiazem (Dilzem®) 360–540 mg/d) • Bei Herzrhythmusstörungen – Amiodaron (Cordarex®) 200–600 mg/d – Disopyramid (Rythmodul®) 600 mg/d – Propafenon (Rythmonorm®) 450–900 mg/d
nicht-medikamentös	• Myotomie, Myektomie, ggf. Mitralklappenersatz • Lasermyotomie • Doppelkammerschrittmacher • Embolisierung der Septumarterie

et al. 1999). Die Frühzeitergebnisse sind günstig. Die Ergebnisse einer dreimonatigen Verlaufsbeobachtung bei 89 Patienten zeigten, daß der Druckgradient bei 61% der Patienten reduziert wurde, eine klinische Besserung eintrat und keine kardialen Komplikationen auftraten (Seggewiß et al. 1999).

Chirurgische Therapie

Eine weiteres Verfahren ist die **chirurgische Behandlung** in Form der transaortalen **Myotomie** oder **Myektomie. Indikationen** dazu sind

- positive Familienanamnese, junges Lebensalter sowie Neigung zu Synkopen
- intraventrikulärer Druckgradient > 50 mmHg mit positivem **Brockenbrough-Phänomen**.

Bei hämodynamisch bedeutsamer Mitralinsuffizienz kann damit auch ein Mitralklappenersatz verbunden werden (Tabelle 16.7).

Folgende Komplikationen können auftreten:

- Ventrikelseptumdefekt bei ca. 3%
- Herzinsuffizienz bei ca. 5%
- AV-Blockierung mit Schrittmacherindikation bei ca. 3%, Linksschenkelblock bei etwa 50%.

Das **Ziel** der Operation ist die Verminderung des Druckgradienten und damit bedingt die Verbesserung der diastolischen Funktion. Die Operationsletalität liegt zwischen 5 und 10% (Isner et al. 1984). Die aus der Operation resultierenden hämodynamischen Veränderungen bewirken eine Verbesserung der Lebensqualität mit Nachlassen der durch die Stauungsherzinsuffizienz bedingten Symptome bis zu 70% über einen Zeitraum von etwa 5 Jahren (Maron et al. 1983).

Durch verbesserte präoperative Diagnostik und echokardiographische Diagnostik (einschließlich intraoperativer transösophagealer Echokardiographie) hinsichtlich des Verteilungsmusters der asymmetrischen Septumhypertrophie kann das Risiko eines iatrogenen Ventrikelseptumdefektes reduziert werden. Liegt nur eine geringe Septumhypertrophie (< 18 mm) oder eine heterogene Verteilung der Hypertrophie des Septum interventriculare vor, sollten diese Patienten nur einen Mitralklappenersatz erhalten (McIntosh et al. 1988).

Im Endstadium mit Zeichen der Stauungsherzinsuffizienz im NYHA-Stadium IV kann bei entsprechender Indikation eine **Herztransplantation** vorgenommen werden.

➤ Prognose

Der klinische Verlauf der Erkrankung ist verschieden. Die Lebenserwartung ist insgesamt eingeschränkt. Die jährliche Letalität liegt bei 3,5–4%, im eigenen Krankengut bei 2,2% für die hypertrophe **nicht-obstruktive** und 3,1% für die **hypertrophe obstruktive** Kardiomyopathie. Für Jugendliche und Kinder scheint die Letalitätsrate etwas höher zu sein (bis zu 6%). Sehr häufig tritt ein plötzlicher Herztod ein, was besonders bei männlichen Patienten < 30 Jahre zu beobachten ist (McKenna et al. 1981, Koga et al. 1989).

Man kann aber davon ausgehen, daß nicht *ein* Faktor allein die Gefährdung eines Patienten mit hypertropher Kardiomyopathie anzeigt. Folgende **Faktoren** haben dafür einen voraussagenden Wert:

- LVEDP ≥ 20 mmHg
- prozentuale systolische Verkürzungsfraktion (FS) < 30%
- positive Familienanamnese für hypertrophe Kardiomyopathie und plötzlichen Herztod
- durchgemachte Synkopen
- jugendliches Alter besonders männliches Geschlecht
- schnell fortschreitende Symptome
- Herzvergrößerung
- Rechtsherzbelastung im EKG
- Myokardinfarkt-ähnliche Bilder im EKG
- Troponin-T-Mutationen.

Auch eine Muskelbrücke im Bereich des R. interventricularis ant. ist besonders bei Kindern prognostisch ungünstig wegen des durch Myokardischämie induzierten plötzlichen Herztodes (Yetman et al. 1998).

Treten **Vorhofflimmern** sowie ein **Rechtsschenkelblock** auf, so ist dies nach eigenen Untersuchungen als prognostisch ungünstig anzusehen.

Eine **chirurgische Therapie** bei hypertropher obstruktiver Form kann die Prognose nach bisherigen

Ergebnissen positiv beeinflussen. Die jährliche **Spätletalitätsrate** liegt bei ca. 2%.

Patienten mit **apikaler** Hypertrophie haben eine leichte linksventrikuläre Funktionsstörung und damit eine bessere Prognose (Koga et al. 1984).

Bei Patienten mit **Stauungsherzinsuffizienz** ist die Prognose ungünstig.

➤ Arbeitsfähigkeit

Die Arbeitsfähigkeit hängt in erster Linie von der hämodynamischen Situation ab (Barmeyer 1992). Für Patienten mit hypertropher nicht-obstruktiver Kardiomyopathie sind Berufe mit leichterer und mittlerer körperlicher Belastung ausübbar. Bei hypertropher obstruktiver Form hingegen hängt die Berufsfähigkeit in erster Linie von der Art der Arbeit, von der Höhe des Druckgradienten, vom Auftreten klinischer Symptome wie Schwindelgefühl, Synkopen sowie Vorhofflimmern ab. Sie ist aber prinzipiell nur in Berufen mit leichter körperlicher Belastung ohne Heben und Pressen gegeben.

Bei Belastungsinsuffizienz liegt eine Berufsunfähigkeit für alle Berufe mit körperlicher Belastung vor. Die Erwerbsfähigkeit ist eingeschränkt. Bei bereits in Ruhe auftretenden Zeichen der Herzinsuffizienz liegt Berufs- und Erwerbsunfähigkeit vor.

Da aber unvorhersehbare Ereignisse wie maligne Herzrhythmusstörungen u.ä. kurzfristig und unerwartet auftreten können, sollten diese Patienten etwa in 2jährigem Abstand begutachtet werden.

16.3.4 Dilatative Kardiomyopathie (I 42.0)

➤ Definition

Die dilatative Kardiomyopathie ist eine Herzmuskelerkrankung unklarer Genese, die mit einer Hypertrophie und vor allem Dilatation des Herzens sowie Kontraktilitätsstörungen verbunden ist.

➤ Ätiologie

Die eigentliche Ursache ist unbekannt, oft wird diese Diagnose als eine Ausschlußdiagnose gestellt.

Pathogenetische Faktoren:
- Schädigungen durch Viren und andere Infektionserreger
- metabolische Störungen (z. B. Succinyldehydrogenase-Mangel)
- verschiedene Noxen
- genetisch familiär bedingt
- Defekte in der Immunregulation (z.B. Suppressor-T-Zellfunktion).
- Spasmen und andere Abnormitäten im mikrovaskulären Bereich

Das **histologische** Bild ist gekennzeichnet durch:
- kompensatorische Hypertrophie mit Atrophie der Kardiomyozyten
- Vakuolisation der Muskelfasern
- ausgespannte Muskelfasern mit reduziertem Durchmesser
- Myokardfibrose.

Klinische und experimentelle Befunde sprechen dafür, daß die dilatative Kardiomyopathie Folgezustand oder Endstadium einer evtl. auch anamnestisch nicht bekannten Myokarditis sein kann, die in den gemäßigten Klimazonen meist durch Enteroviren besonders Coxsackie-B-Virus- und in Zentral- und Südamerika durch Trypanosoma cruzi hervorgerufen wird. Die myokardiale Beteiligung im Rahmen der AIDS-Infektion ist steigend.

➤ Häufigkeit

Die Häufigkeit dieser Erkrankung wurde in einer Studie in Malmö mit 5 auf 100.000 Einwohner/Jahr (Torp 1978), später mit 10 auf 100.000 Einwohner/Jahr (Torp 1981) gefunden. Codd et al. (1989) fanden sogar 36,5 auf 100.000 Einwohner. Besonders Männer im mittleren Alter sind 2–3mal häufiger als Frauen betroffen.

Die Häufigkeit des **familiären Vorkommens** bei Patienten mit idiopathischer dilatativer Kardiomyopathie wird mit 7 bis 25% (Mestroni et al. 1990, Michels et al. 1992, Keeling et al. 1995) angegeben, was u.E. sehr hoch ist.

Als verursachende Mutationen einer dilatativen Kardiomyopathie sind bislang nur Mutationen am Dystrophin (Muntoni et al. 1993) und am kardialen Actin (Olsen et al. 1998) bekannt.

Die Mehrheit der Familien mit einer familiären dilatativen Kardiomyopathie zeigen eine autosomal-dominante Vererbung, andere eine autosomal-rezessive. Einige autosomal-dominant vererbte Formen zeigen Zusammenhänge zu Funktionsstörungen des Sinus- und AV-Knotens bzw. zum Mitralklappenprolaps. Neben der X-chromosomal rezessiv vererbten fatalen infantilen dilatativen Kardiomyopathie wurden noch 8 weitere Loci für autosomal-dominante Formen gefunden. Inwieweit diese Vorstellungen, die auch die Heterogenität dieser Krankheit unterstreichen, eine klinisch-praktische Bedeutung haben, ist noch offen.

➤ Pathologisch-anatomische und histologische Befunde

Die **anatomisch-pathologischen Kriterien** für die Diagnostik einer dilatativen Kardiomyopathie sind:
- beide Herzkammern sind dilatiert
- Herzgewicht ist erhöht und beträgt mehr als 350 g bei erwachsenen Frauen und mehr als 400 g bei erwachsenen Männern
- das Lumen der großen Koronararterien ist normal bzw. ohne wesentliche Einengungen
- erweiterter Mitral- und Trikuspidalklappenring ohne pathologische Herzklappenveränderungen
- fokale endokardiale Verdickungen
- murale Thromben

- eine bekannte kardiovaskuläre Ursache ist nicht nachweisbar.

Alle histologischen Befunde sind generell als **unspezifisch** anzusehen. Es werden kompensatorisch hypertrophierte Herzmuskelzellen, eine Atrophie der Kardiomyozyten, ausgedehnte Bezirke von Herzmuskelzellnekrosen, interstitielle und perivaskuläre Fibrose gefunden. Nach dem **Ausmaß** der **interstitiellen Fibrosierung** unterscheidet man 3 Typen: nicht fibrosierend (**Typ A**), diffus fibrosierend (**Typ B**) und fokal fibrosierend (**Typ C**). Gelegentlich sind Kalzifizierungen in der Wand des linken Ventrikels nachweisbar.

➤ Hämodynamik

Es finden sich Zeichen der gestörten **systolischen** (Herabsetzung der Kontraktilitätsparameter, wie dp/dt_{max}, der Auswurffraktion) und **diastolischen** linksventrikulären Funktion (Erhöhung des LVEDP, Herabsetzung von dp/dt_{min}). Als Folge kommt es zur Erhöhung des linksatrialen Druckes, des PC-Druckes, rechtsventrikulären, rechtsatrialen und zentralvenösen Druckes. Die endsystolischen und enddiastolischen Kammervolumina sind deutlich vergrößert.

➤ Klinisches Bild

Die Beschwerden bei dilatativer Kardiomyopathie entwickeln sich allmählich, so daß die Patienten zwar noch asymptomatisch sind, aber bereits eine Herzvergrößerung haben. Dies scheint ein Grund dafür zu sein, daß diese Erkrankung erst relativ spät diagnostiziert wird. Bei der selteneren **fulminanten** Verlaufsform können die Zeichen der Herzinsuffizienz und der Kardiomegalie innerhalb von Stunden bzw. Tagen auftreten. Diese Verlaufsform ist in der Regel die Folge einer akuten Myokarditis.

Das **Durchschnittsalter** der Patienten liegt um das 40. Lebensjahr. Männer sind häufiger betroffen als Frauen. Eine sorgfältige Anamnese zeigt häufig eine fieberhafte Infektion in der Vorgeschichte mit körperlicher **Leistungsminderung**. Das klinische Bild wird dann von den Erscheinungen der Links-, später der Rechtsherzinsuffizienz geprägt.

Es treten Symptome der **Linksherzinsuffizienz** wie Belastungsdyspnoe, Orthopnoe oder paroxysmale nächtliche Dyspnoe, Mattigkeit, Abgeschlagenheit, Leistungsminderung und Inappetenz auf.

Später kommen die Symptome der **Rechtsherzinsuffizienz** mit peripheren Ödemen, Aszites und Hepatomegalie hinzu. In 30–50% der Fälle wird eine **Angina pectoris** angegeben.

Bei der **körperlichen Untersuchung** können die Symptome verschiedener Grade der Herzinsuffizienz erfaßt werden. Der **systolische Blutdruck** ist üblicherweise normal oder niedrig. Der **periphere Puls** ist **klein** und meist als Ausdruck der verminderten Förderleistung gering beschleunigt **palpabel**. Tritt eine schwere Linksherzinsuffizienz auf, so ist ein **Pulsus alternans** vorhanden. Oft ist eine absolute Arrhythmie nachweisbar. Die Jugularvenen sind prall gefüllt, der **hepatojugulare Reflux** ist bei Rechtsherzdekompensation positiv. Der **Herzspitzenstoß** ist hebend, verbreitert und nach links verlagert. Oft sind gleichzeitig **epigastrische Pulsationen** als Zeichen der Rechtsherzbelastung vorhanden.

Bei der **Auskultation** fällt ein gespaltener II. Herzton mit einer durch die pulmonale Hypertonie bedingten Betonung der Pulmonalkomponente auf, der bei Linksschenkelblocks auch paradox gespalten sein kann. Es kann durch den **IV. Herzton** ein **präsystolischer Galopp**, der einer Stauungsherzinsuffizienz vorausgeht, oder ein ventrikulärer **frühdiastolischer Galopp** durch den **III. Herzton** bei manifester Herzinsuffizienz auftreten. Das **systolische Geräusch** über der Spitze ist Folge der Dilatation der linken und/oder rechten Herzkammer und der dadurch veränderten Herzklappengeometrie. Es entspricht der relativen Mitralklappeninsuffizienz und/oder Trikuspidalklappeninsuffizienz. Nicht selten gehören zum klinischen Bild **Thrombembolien** im großen Kreislauf, die ihren Ursprung im dilatierten linken Ventrikel und vergrößerten linken Vorhof haben, sowie auch Lungenembolien, die aus den Venen der unteren Extremitäten oder des Beckens als Folge der Rechtsherzinsuffizienz stammen. Es konnten *keine Unterschiede* in Alter, Geschlecht, Schwere der Erkrankung, Exposition zu verschiedenen Umweltfaktoren, elektrokardiographischen und echokardiographischen Befunden zwischen sporadischer und familiärer dilatativer Kardiomyopathie gefunden werden (Michels et al. 1992).

➤ Elektrokardiogramm

Der Sinusrhythmus besteht lange Zeit. Die P-Welle erfüllt häufig die Kriterien des **P-sinistroatriale**. Das EKG ist unspezifisch verändert, die QRS-Komplexe zeigen die Tendenz zur **Niedervoltage**. Es werden verschiedene Vorhof- und Kammerrhythmusstörungen (bis 90%) sowie AV- und intraventrikuläre Erregungsleitungsstörungen gefunden. Am häufigsten ist der **komplette Linksschenkelblock** (etwa 10%, im eigenen Krankengut 15%) sowie in späteren Stadien die **absolute Arrhythmie** bei Vorhofflimmern, das bei 10–30% der Patienten nachweisbar ist (WHO 1984). Q-Zacken und R-Reduktionen bzw. -Verluste (20–30%) sind als Ausdruck der Fibrosierung des Myokards anzusehen. ST-Strecken- und T-Wellen-Veränderungen sind üblich (im eigenen Krankengut 75%).

➤ Langzeit-EKG

Im Langzeit-EKG werden bei bis zu 94% der Patienten ventrikuläre Herzrhythmusstörungen gefunden (Gonska et al. 1987). Dies betrifft überwiegend nichtanhaltende ventrikuläre Tachykardien und Couplets. Diese ventrikulären Herzrhythmusstörungen wurden bei Patienten, die später eines plötzlichen Herztodes

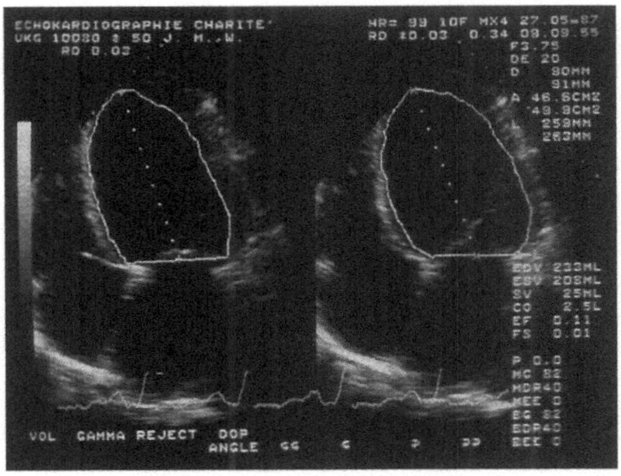

Abb. **16.13:** 2-D-Bild einer schweren dilatativen Kardiomyopathie bei einem 32jährigen Patienten mit Indikation zur Herztransplantation, Auswurffraktion 11 %

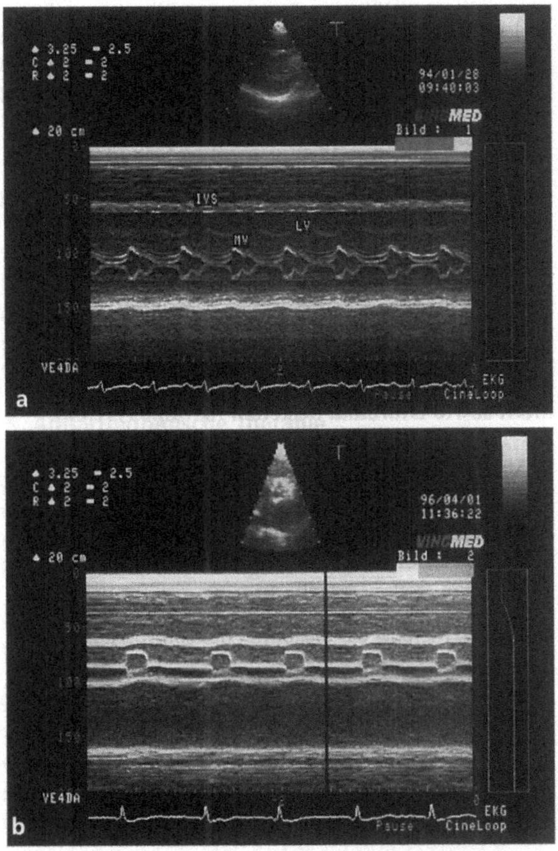

Abb. 16.14: a – M-Mode-Darstellung des linken Ventrikels bei dilatativer Kardiomyopathie. Generalisierte Hypokinesie und behinderte Mitralklappenöffnung infolge des erhöhten linksventrikulären enddiastolischen Druckes, b – M-Mode in der parasternalen kurzen Achse. Darstellung einer geringen Aortenklappenseparation infolge kleinen Schlagvolumens

verstarben, häufiger gefunden. Eine direkte Beziehung jedoch konnte auch von anderen Autoren nicht gefunden werden (Koga et al. 1989). Das Langzeit-EKG ist auch die sensitivste Methode zur Kontrolle der antiarrhythmischen Therapie.

➤ Echokardiographie

Sowohl die **zweidimensionale Echokardiographie** als auch das **M-Mode** sind zur Erfassung der gestörten linksventrikulären Funktion verwendbar (Abbildung 16.13, Abbildung 16.14). Sowohl der linke als auch der rechte Ventrikel sind deutlich vergrößert, die Linksherzhypertrophie ist mäßig. Bei Mitralklappeninsuffizienz ist auch der linke Vorhof vergrößert. Die systolische **Einwärtsbewegung** ist gestört. Der linke Ventrikel ist **generalisiert hypokinetisch**. Daneben können auch **regionale Dyskinesien** gefunden werden. Die Auswurffraktion und die prozentuale systolische Verkürzungsfraktion sind herabgesetzt. Gleichzeitig sind damit Herzklappenfehler und Perikarderkrankungen auszuschließen.

Die Mitralklappenbewegung kann abnormal sein und somit die verminderte linksventrikuläre Compliance und den erhöhten linksventrikulären enddiastolischen Druck widerspiegeln. Ein evtl. vorhandener Perikarderguß kann nachweisbar sein.

Oft sind Thromben im Vorhof und/oder Ventrikel zu finden, die aber im TEE sicherer erfaßbar sind.

Mit Hilfe des **Farb- und CW-Dopplers** kann das Ausmaß der Regurgitation an der Mitral- und/oder Trikuspidalklappe beurteilt werden.

➤ Röntgenthorax

Das Röntgen-Thorax-Bild zeigt die Vergrößerung des linken Ventrikels oder eine biventrikuläre Dilatation (Abbildung 16.15). Der Herz-Thorax-Index ist vergrößert. Hierbei bringt nach unseren Erfahrungen nicht die Bewertung einer Einzelaufnahme, sondern die Verlaufsbeurteilung über Jahre den entscheidenden Informationsgewinn.

Weiterhin findet man Hinweise für eine pulmonale Hypertonie, für ein interstitielles oder auch alveoläres Lungenödem. Pleuraergüsse werden ebenfalls häufig in unterschiedlicher Ausdehnung gefunden. Liegt eine Rechtsherzinsuffizienz vor, sind die V. azygos und die V. cava sup. dilatiert. **Kerley-Linien** sind ebenfalls nachweisbar.

➤ Nuklearmedizinische Verfahren

Die **Thallium-201-Myokardszintigraphie** in Ruhe und unter Belastung ist in der Regel zur Unterscheidung der durch die koronare Herzkrankheit bedingten Ventrikeldilatation von begrenztem Wert, da die Speicherdefekte durch die Fibrosierung ohne Myokardinfarkt bedingt sein können.

Die **Radionuklidventrikulographie** bringt entsprechend der Echokardiographie hämodynamische Befunde. Sie ist nur dann indiziert, wenn der Patient echokardiographisch nicht ausreichend schallbar ist

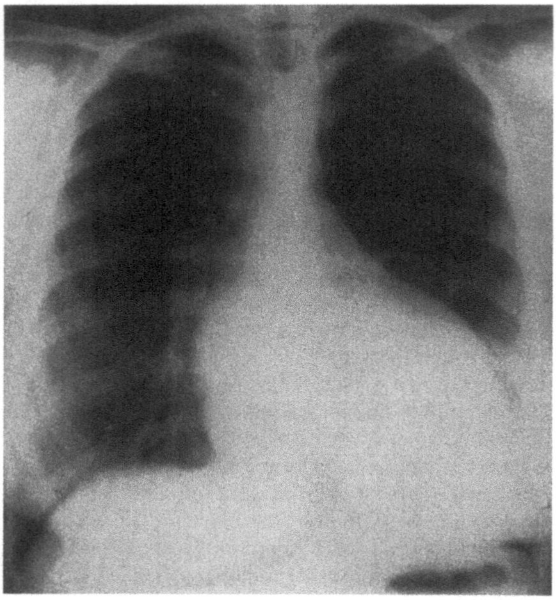

Abb. 16.15: Röntgen-Thorax im dv-Strahlengang. Darstellung der biventrikulären Vergrößerung und einer verstärkten Lungengefäßzeichnung bei dilatativer Kardiomyopathie

und somit keine ausreichenden Befunde erzielbar sind. Bei Verdacht auf eine Myokarditis kann das **Gallium-Scanning** die akut-entzündliche Phase verifizieren.

➤ Herzkatheterisierung

Bei der Links- und Rechtsherzkatheterisierung werden die **Druckwerte** und das **Herzminutenvolumen** gemessen und der **Pulmonalarterienwiderstand** ermittelt. Die **Lävographie** zeigt eine vergrößerte linke Herzkammer mit diffusen hypo- bis akinetischen Kontraktionsstörungen. Als Ausdruck der gestörten **systolischen Funktion** ist das endsystolische Volumen deutlich vergrößert und die Auswurffraktion reduziert. Sie liegt durchschnittlich um 20–30%. Gelegentlich können linksventrikuläre Thromben dargestellt werden. Eine relative Mitral- und Trikuspidalklappeninsuffizienz kann erfaßt werden. Die Erhöhung des **linksventrikulären enddiastolischen Druckes** tritt erst in späteren Entwicklungsstadien auf. Die **Koronarangiographie** zeigt normale, über den dilatierten linken Ventrikel ausgespannte Koronararterien, die jedoch geringeren Kalibers als bei hypertropher Kardiomyopathie sind. Ihre Durchführung ist essentiell, um damit koronarogen bedingte Ursachen der linksventrikulären Funktionsstörungen auszuschließen.

➤ Endomyokardbiopsie

Im Gegensatz zur Endomyokardbiopsie bei der hypertrophen Kardiomyopathie ist sie bei der dilatativen Form nutzbringend und kann Aussagen zur Genese machen. In einer Endomyokardbiopsie-Studie bei 52 Patienten mit dilatativer Kardiomyopathie wurde in 23% der Fälle eine Myokarditis festgestellt (Latham et al. 1989). Dies entspricht auch unseren Erfahrungen. Dabei ist die diagnostische Ausbeute innerhalb von 6 Monaten nach Beginn der Symptome am größten. Es wird angenommen, daß bei Verdacht auf Viruserkrankung die Biopsie des rechten Ventrikels günstiger ist, da er als eine Prädilektionsstelle für den Virusbefall angesehen wird.

Das entnommene Myokard kann morphologisch, virologisch, immunologisch, biochemisch sowie in Herzzellkulturen untersucht werden.

➤ Therapie

Die konservative Standardtherapie bei dilatativer Kardiomyopathie **folgt den üblichen Regeln bei Herzinsuffizienz**. Diese beinhaltet nach den Empfehlungen der Consensus-Konferenz (Strauer 1995):

1. **nicht-medikamentöse Therapie** mit natriumarmer Diät und Einschränkung der physischen Aktivität, Ausschaltung aller kardiotoxischen und kardiodepressiven Substanzen, Einschränkung der Flüssigkeitszufuhr,
2. **medikamentöse Therapie** mit Diuretika, ACE-Hemmern bzw. Nitraten, Herzglykoside (Tabelle 16.8).

Ist ein erhöhter peripherer arterieller Widerstand in Kombination mit den Symptomen des low cardiac output vorhanden, besteht eine Indikation zur arteriellen Vasodilatationstherapie. Dadurch werden der periphere Widerstand und das endsystolische Volumen reduziert, der Herzindex und die Auswurffraktion erhöht.

Das **NYHA-Stadium I** bedarf keiner medikamentösen Therapie. Im **NYHA-Stadium II und III** sollte die Kombinationstherapie aus Digitalis, ACE-Hemmern sowie Diuretika bestehen (s. Kap. 17.10.2).

■ Vasodilatantien

Vasodilatantien mit überwiegend venösen Angriffspunkt sind zur Behandlung der gestörten diastolischen Funktion des linken Ventrikels mit ihren ver-

Tab. 16.8: Therapie der dilatativen Kardiomyopathie

medikamentös	• Herzglykoside • Diuretika • Nitrate • ACE-Hemmer • Thrombozytenaggregationshemmer, Antikoagulantien • Dobutamin, Dopamin bei arterieller Hypotonie • Corticosteroide, Immunsuppressiva • β-Rezeptoren-Blocker
elektrisch	DDD- oder DDDR-Herzschrittmacher
chirurgisch	Herztransplantation

schiedenen Auswirkungen im kleinen Kreislauf, wie der Lungenstauung, indiziert.

β-Rezeptoren-Blocker

β-Rezeptoren-Blocker wurden zur Reduktion des myokardialen Sauerstoffverbrauchs durch Antagonisierung des hohen Catecholaminspiegels eingesetzt. Nach Ergebnissen der MDC-Studie (Waagstein et al.1993) kann Metoprolol, in sehr geringer Dosierung beginnend und bis auf 100–150 mg steigend, die Letalität oder Notwendigkeit der Herztransplantation um 34% senken. Auch die Ergometerbelastungszeit stieg bei den Patienten mit einer EF < 40% als Einschlußkriterium signifikant an. Auch mit Carvedilol sind positive Ergebnisse beschrieben (s. Kap. 17). Da aber auch kardiale Dekompensationen unter der β-Rezeptoren-Blocker-Therapie beobachtet werden, sollten die Präparate nur in kontrollierten Studien und in kleiner Anfangsdosis verwendet werden.

Wachstumshormone

Der Einsatz der Wachstumshormone in der Therapie der dilatativen Kardiomyopathie hat nicht die beschriebenen positiven Wirkungen (Fazio et al. 1996) gebracht, wie in einer randomisierten, doppelblinden und plazebokontrollierten Studie gefunden wurde (Osterziel et al. 1998).

Viruselimination und immunsuppressive Therapie

Beim Nachweis von Virus-RNA kann im Rahmen kontrollierter klinischer Studien auch die Viruselimination bzw. beim alleinigen Nachweis von Autoimmunantikörpern eine immunsuppressive Therapie versucht werden.

Antiarrhythmische Therapie

Neben der medikamentösen Therapie der ventrikulären Tachyarrhythmien mit Amiodaron oder Detajmiumbitartrat ist bei lebensbedrohlichen Herzrhythmusstörungen der implantierbare Kardioverter-Defibrillator zu bevorzugen.

Bei Vorhofflimmern und -flattern wird eine Rhythmisierung durch eine elektrische oder medikamentöse Kardioversion vorgenommen (s. Kap. 15.11.9).

Antikoagulantientherapie

Bei dilatativer Kardiomyopathie findet sich eine sowohl durch das Vorhofflimmern, durch die herabgesetzte Auswurffraktion bei vergrößertem linkem Ventrikel als auch durch Ruhestellung bedingte erhöhte Thromboemboliegefahr. Diese Emboli können einen **arteriellen** (linker Vorhof, linker Ventrikel) oder **venösen** (Bein-, Beckenvenenthrombose) Ursprung haben. Auch bei noch erhaltenem Sinusrhythmus profitieren die Patienten davon, so daß die Antikoagulation durchgeführt werden sollte. Bei Kontraindikationen gegen Antikoagulantien sind Thrombozytenaggregationshemmer zu verwenden.

Herzschrittmacher-Therapie

Durch eine Doppelkammerstimulation mit verkürzter AV-Überleitungszeit kann eine Verbesserung der linksventrikulären Funktion und der Symptome erreichbar sein. Besonders Patienten mit verlängertem PR-Intervall profitieren von dieser Therapie, was auf die Bedeutung einer optimalen PQ-Zeit hinweist. Empfohlene Herzschrittmachertypen sind:

- **DDD** bei erhaltener chronotroper Leistung des Sinusknotens
- **DDDR** bei fehlender chronotroper Antwort.

Herztransplantation

Ist die Herzinsuffizienz nicht ausreichend therapierbar, ist die **Herztransplantation** indiziert (s. Kap. 17.10.2).

➤ Prognose

Die dilatative Kardiomyopathie hat einen sich progressiv verschlechternden Verlauf. Die Mehrzahl der Patienten verstirbt innerhalb von 4 Jahren nach dem Beginn der Symptome. Wie lange aber das präsymptomatische Intervall dauert, ist nicht bekannt. In einer Studie in den USA konnte gezeigt werden, daß 5 auf 100.000 Todesfälle/Jahr durch eine Kardiomyopathie und davon 87% durch die dilatative Kardiomyopathie bedingt sind (Gillum 1986).

Faktoren, wie älter als 55 Jahre, Herz-Thorax-Index > 0,55, Herzindex < 3,0 l/min/m², linksventrikulärer enddiastolischer Druck > 20 mmHg sind mit etwa 85% Letalität verbunden.

Der Grad der linksventrikulären Hypertrophie korreliert mit der **Überlebensrate** (Tabelle 16.9). Bei Patienten mit einem größeren Hypertrophie-Dilatations-Verhältnis und geringerem Wandstress ist die Überlebensrate besser. Im Gegensatz dazu haben die Patienten mit einer zur linksventrikulären Dilatation disproportionierten Hypertrophie wegen des stark erhöhten Wandstresses eine sehr **schlechte Prognose**. Sie hängt auch wesentlich davon ab, in welchem Stadium die Diagnose gestellt wird. Je schlechter der klinische Zustand zum Zeitpunkt der Diagnosestellung, um so schlechter ist die Prognose. Die **Todesursachen** sind bei etwa der Hälfte der Patienten eine progrediente Herzinsuffizienz, sowie zu etwa einem Viertel der plötzliche Herztod und Komplikationen wie Thromboembolien.

Legt man den **Herz-Thorax-Index** als prognostischen Faktor zugrunde, so fand man, daß bei einem Herz-Thorax-Index ≥ 0,55 die 11-Jahres-Überlebensrate bei 14% lag, bei einem Verhältnis < 0,55 betrug die Überlebensrate 60% (Fuster et al. 1981). Was die Zunahme der Herzgröße bei dilatativer Kardiomyopathie anbelangt, konnten wir an 38 Patienten 2 Entwicklungsmuster finden. In der Gruppe mit schwacher Zunahme liegt die 5-Jahres-Überlebenschance bei 100%, bei starker Zunahme (Herz-Thorax-Index > 0,50) bei 21% (Horzetzky 1980; Tabelle 16.9).

Tab. 16.9: 5- und 10-Jahres-Überlebensraten bei dilatativer Kardiomyopathie

Autoren	5 Jahre	10 Jahre
Taliercio et al.(1985)	34 %	–
Fuster et al.(1981)	37 %	–
Kuhn et al.(1978)	65 %	30 %
Ogasawara et al.(1985)	40 %	22 %
eigene Befunde (1984)		28 %

➤ Arbeitsfähigkeit

Patienten mit dilatativer Kardiomyopathie sind trotz geringer oder fehlender Symptome in Berufen mit mittelschwerer und schwerer körperlicher Belastung berufsunfähig. Die Erwerbsfähigkeit ist aber zu diesem Zeitpunkt im allgemeinen noch erhalten. Treten jedoch Symptome der Belastungsinsuffizienz auf, so liegt eine Berufsunfähigkeit für alle Berufe mit körperlicher Belastung vor. Die Erwerbsfähigkeit ist eingeschränkt. Bei Zeichen der Herzinsuffizienz in Ruhe liegt Berufs- und Erwerbsunfähigkeit vor (Barmeyer 1992).

Die Arbeitsfähigkeit von Patienten nach Herztransplantation ist in Abhängigkeit von den Ergebnissen der Belastungsuntersuchungen zu beurteilen. Vor allem Herzrhythmusstörungen wie paroxysmale supraventrikuläre Tachykardien und Vorhofflattern können die Erwerbsfähigkeit einschränken. Jegliche Arbeiten mit erhöhtem Infektionsrisiko können nicht ausgeführt werden (Machraoui et al. 1992).

16.3.5 Restriktive Kardiomyopathie (I 42.5)

➤ Definition

Die restriktive Kardiomyopathie ist eine Myokarderkrankung, die durch meist im Bereich des linken Herzens steife, nicht dehnbare Kammerwände gekennzeichnet ist und Zeichen der diastolischen Füllungsbehinderung eines oder beider Ventrikel zeigt.

➤ Häufigkeit

Sie ist eine **seltene Form** der Kardiomyopathie. Eine genaue Prävalenz ist nicht bekannt. Die Endomyokardfibrose ist weltweit die häufigste Ursache der restriktiven Kardiomyopathie und macht in tropischen Klimazonen, besonders in Westafrika, 10–20% der Todesfälle an Herzerkrankungen aus.

➤ Ätiologie

Die eigentliche Ursache der Erkrankung ist unklar. Man unterscheidet eine **diffuse nicht-obliterierende** und eine **obliterierende** Form.

Die **Endomyokardfibrose** (I 42.3) und die **Löfflersche parietale fibroplastische Endokarditis** (I 42.3), die beide in den Tropen auftreten, sind Vertreter der **obliterierenden** restriktiven Kardiomyopathie, bei der das Endokard und Subendokard fibrosiert (s. Kap. 32.1) sind.

Die **diffusen nicht-obliterierenden** Formen sind durch die **Amyloidose, Sarkoidose** und **Hämochromatose** hervorgerufen.

➤ Histologische Befunde

Bei der histologischen Untersuchung des **Endomyokards** stellen sich Kollagenfasern dar, auf denen eine dicke Schicht hyalinisierten fibrotischen Gewebes mit und ohne Thromben liegt. Vereinzelte Kalzifizierungsherde können vorhanden sein. Die Myokardfasern sind besonders in den Gebieten degeneriert, die an das fibrotische Material angrenzen. Diese Veränderungen können auch zu Funktionsstörungen der Mitral- und Trikuspidalklappe führen. Auch das Auftreten eines AV-Blockes oder intraventrikulärer Erregungsleitungsstörungen ist dadurch zu erklären. Die **Koronararterien** und die großen Gefäße sind nicht einbezogen.

➤ Hämodynamik

Im Vordergrund steht eine diastolische Füllungsbehinderung, die in intrakardialen Druckkurven der Herzkammer einen frühdiastolischen Dip sowie ein mittel- und spätdiastolisches Plateau zeigt. Je höher der enddiastolische Druck im linken Ventrikel, desto deutlicher sind die klinischen Erscheinungen dieser diastolischen Füllungsbehinderung. Diese disproportionale Druckerhöhung grenzt die restriktive Kardiomyopathie von der Pericarditis constrictiva ab (Orie et al. 1986). Dies bedeutet, daß das enddiastolische Plateau bei restriktiver Kardiomyopathie im linken höher als im rechten Ventrikel ist, während bei Pericarditis constrictiva dieses Plateau in beiden Ventrikeln auf gleicher Höhe bleibt.

➤ Klinische Symptome

Die klinischen Symptome richten sich nach der Beteiligung der Herzkammern. Bei etwa 50% der Patienten besteht eine **Rechts-** und **Linksherzbeteiligung**, bei 40% eine isolierte Links- bei 10% eine isolierte Rechtsherzbeteiligung. Liegt eine **biventrikuläre Beteiligung** vor, dominieren in der Regel die Symptome der **rechtsventrikulären Endomyokardfibrose** mit der im Vordergrund stehenden diastolischen Füllungsbehinderung sowie als Ausdruck der Linksherzbeteiligung das Geräusch der Mitralklappeninsuffizienz. Bei **isolierter Linksherzbeteiligung** treten die Symptome der Lungenstauung in Erscheinung. Oft wird die Erkrankung aber auch erst post mortem diagnostiziert. Sie beginnt gewöhnlich schleichend, gelegentlich auch mit einer fieberhaften Erkrankung.

Die Patienten zeigen die Symptome der Rechts- und Linksherzinsuffizienz.

Bei der **körperlichen Untersuchung** findet man je nach bevorzugter Beteiligung des rechten oder linken Herzens:

- gestaute Halsvenen,
- ein Systolikum als Zeichen der **Trikuspidalklappeninsuffizienz**
- einen **Galopprhythmus** am unteren Sternalrand, der für die gestörte rechtsventrikuläre Funktion spricht.

Weiterhin gehören dazu epigastrische Pulsationen, **Hepatosplenomegalie,** Aszites und periphere Ödeme. Auch werden Zyanose und Trommelschlegelfinger beobachtet. Die Genese der Trommelschlegelfinger ist noch unklar. Als Folge der **Trikuspidalklappeninsuffizienz** ist der **rechte Vorhof** oft massiv vergrößert. Ein **Perikarderguß** ist fast immer vorhanden.

Die **linksventrikuläre Beteiligung** zeigt davon ein völlig differentes klinisches Bild. Da die **Endokardfibrose** in der Regel die Spitze, die Chordae tendineae und das posteriore Mitralklappensegel betrifft, entsteht daraus eine **Mitralklappenregurgitation**. Das dabei wahrnehmbare systolische Geräusch kann spätsystolisch, wie bei einer Papillarmuskeldysfunktion, oder pansystolisch auftreten. Weiterhin sind **Rasselgeräusche** über den Lungen als Ausdruck der Lungenstauung, ein gespaltener II. Herzton mit Betonung der Pulmonalkomponente des II. Herztones, ein protodiastolischer Galopp und evtl. ein Diastolikum als Zeichen einer relativen Pulmonalklappeninsuffizienz auskultierbar.

➤ Elektrokardiogramm

Das EKG zeigt bei vorwiegend **rechtsseitiger Beteiligung** periphere und zentrale Niedervoltage, P-dextroatriale, ST-Strecken- und T-Wellen-Veränderungen. Gelegentlich ist **Vorhofflimmern** nachweisbar.

Bei **linksseitiger Beteiligung** sind ein P-biatriale, T-Wellen-Veränderungen, Reduktion der Amplitude des QRS-Komplexes vorhanden. Auch hier kann **Vorhofflimmern** auftreten.

➤ Röntgenthorax

Das Röntgen-Thorax-Bild zeigt ein meist normal großes Herz.

Bei vorwiegend **rechtsseitiger Beteiligung** kommt es zu einer Herzvergrößerung mit Prominenz des rechten Vorhofs und einem Perikarderguß. Die Lungengefäßzeichnung ist normal. Ein kleiner Pleuraerguß kann vorhanden sein.

Bei vorwiegend **linksseitiger Beteiligung** sind eine leichte bis mäßige Vergrößerung des linken Herzens, des linken Vorhofs und zusätzlich die verstärkte Lungengefäßzeichnung bis hin zum alveolären Lungenödem feststellbar.

Kalkeinlagerungen im Bereich der Spitze können sowohl im rechten als auch linken Ventrikel nachweisbar sein.

➤ Echokardiographie

Echokardiographisch werden die Verdickung des Endokards und des interventrikulären Septums mit Obliteration des Ventrikelkavums und besonders der Herzspitze dargestellt. Die Spitze des Ventrikels erscheint im apikalen 4-Kammer-Blick „amputiert". Der Ausstromtrakt ist nicht von der Fibrosierung betroffen. Die Kinetikstörungen des rechten und linken Ventrikels, eine paradoxe Bewegung des Septum interventriculare kann festgestellt werden. Die systolische linksventrikuläre Funktion ist normal. Beide Vorhöfe sind in der Regel dilatiert. Der Perikarderguß ist in der Regel gering.

Im **CW-Doppler** findet man Regurgitationen an der Mitral- und Trikuspidalklappe sowie in Abhängigkeit vom Entwicklungsstadium ein typisches restriktives Flußmuster an der Mitralklappe mit E >> A und E/A > 1.

Die Echokardiographie bringt den entscheidenden Beitrag in der Differentialdiagnose zwischen restriktiver Kardiomyopathie und Pericarditis constrictiva.

➤ Andere bildgebende Verfahren

Die Computertomographie und die Magnetresonanztomographie leisten einen wesentlichen Beitrag zur Differenzierung von Pericarditis constrictiva und restriktiver Kardiomyopathie.

➤ Herzkatheterisierung

Bei vorwiegend **rechtsseitiger Beteiligung** ist in der Kontrastmitteldarstellung des rechten Ventrikels charakteristischer Weise die Spitze nicht sichtbar, da sie durch das fibrotische Endokard obliteriert ist. Als Folge von Thromben können Füllungsdefekte sichtbar werden. Weiterhin kommt der vergrößerte rechte Vorhof zur Darstellung, und die Trikuspidalklappeninsuffizienz kann in ihrem Schweregrad quantitativ eingeschätzt werden.

Bei der Rechts- und Linksherzkatheterisierung wird bei vorwiegend **linksseitiger Beteiligung** eine Erhöhung der Druckwerte in der A. pulmonalis sowie des linksventrikulären enddiastolischen Druckes mit reduziertem Herzindex und Auswurffraktion beobachtet. In der **Lävographie** zeigen sich ausgedehnte Kinetikstörungen sowie die Mitralklappeninsuffizienz. Auch hier kann es infolge von Thromben zu Füllungsdefekten kommen. Die bei der Herzkatheterisierung durchgeführte **Endomyokardbiopsie** kann bei der Diagnosestellung behilflich sein.

➤ Therapie

In den meisten Fällen ist eine kausale Therapie nicht möglich. Mit **Digitalis** sollte bei Zeichen der Herzinsuffizienz Zurückhaltung gezeigt werden, da hier eine besondere Digitalisempfindlichkeit besteht. Eine **Thromboembolieprophylaxe** ist konsequent einzusetzen. Auch **nachlastsenkende Medikamente** sind vorsichtig anzuwenden, da sie zu einer schweren arteriellen Hypotonie führen können. Im Frühstadium der **Löfflerschen Endokarditis** sind Kortikosteroide und Zytostatika die Therapie der Wahl (Lombardi et al. 1995). Bei Stauungsherzinsuffizienz sind ACE-Hemmer und Diuretika zu verwenden. Wegen der ungestörten systolischen Funktion ist Digitalis nicht indiziert. Antikoagulantien sind in jedem Falle zu geben. Wenige Patienten sprechen nicht auf die Standardtherapie an, diese sollten dann mit Interferon behandelt werden (Butterfield et al. 1994). Im Spätstadium, in dem die Endomyokardfibrose vorherrscht, kommt eine **Herztransplantation** infrage.

➤ Prognose

Nach dem Auftreten der Symptome ist meist eine schnell progrediente Verschlechterung vorhanden. Eine Reaktion auf die Therapie ist meist nicht nachweisbar. Die **Überlebensrate** liegt in der Regel weit unter 1 Jahr. Der Tod tritt durch eine progressive Myokardinsuffizienz ein, oft vergesellschaftet mit Lungenödem, Myokardinfarkt oder Infektionen. Der plötzliche Herztod ist nicht ungewöhnlich. Patienten mit isolierter Rechtsherzbeteiligung haben eine bessere Prognose als die mit vorwiegend Linksherzbeteiligung.

16.3.6 Arrhythmogene rechtsventrikuläre Kardiomyopathie (I 42.8)

➤ Definition

Die arrhythmogene rechtsventrikuläre Kardiomyopathie gehört zu den Herzmuskelerkrankungen unklarer Genese, die vor allem durch eine vom rechten Ventrikel ausgehende Elektroinstabilität gekennzeichnet ist. Das rechtsventrikuläre Myokard ist lipomatös **(Typ I)** oder fibrolipomatös **(Typ II)** ersetzt.

➤ Ätiologie

Ätiologisch wurden für die bislang unbekannten Ursachen mehrere **Theorien** (Dalla Volta 1989) aufgestellt. Eine familiäre Anamnese wurde bei etwa 30% der Patienten gefunden, was zur Idenfizierung eines entsprechenden Gens führte (Ahmad et al. 1998).

Die Uhlsche Erkrankung (s. Kap. 9.30) wird als eine dominant autosomal vererbte Variante dieser Kardiomyopathie angesehen, die möglicher Weise als Folge einer Apoptose entsteht (James 1994, Mallat et al. 1996).

Auch ein genetisch bedingter Verlust des Myokards als Folge einer Stoffwechselstörung oder postinfektiös mit fettiger und fibröser Narbenbildung wird angenommen. Histologisch wurden bei 67% der Patienten entzündliche Infiltrate im Myokard beobachtet. Bei 47% war auch der linke Ventrikel betroffen (Basso et al. 1996). In letzter Zeit wurde die infektiöse Ätiologie der Erkrankung durch Enteroviren bei einem großen Teil der Patienten diskutiert.

➤ Klinisches Bild

Das klinisches Bild ist in erster Linie durch **Synkopen** und **Kammertachykardien** geprägt. Zeichen der Rechtsherzinsuffizienz können vorhanden sein.

Die Diagnose ist trotz Einsatz moderner diagnostischer Verfahren wie der Angiokardiographie, rechtsventrikulären Myokardbiopsie, Echokardiographie, NMR oder CT zu Lebzeiten oft nicht eindeutig zu sichern (Peters et al. 1995).

➤ Elektrokardiogramm

Durch Frank et al. (1978) wurden T-Wellen-Negativierungen in den rechtspräkordialen Ableitungen beschrieben. Es treten linksschenkelblockartige Tachykardien auf, deren Abgrenzung zu Tachykardien aus dem Bereich der rechtsventrikulären Ausflußbahn, die auf Verapamil gut ansprechen und durch programmierte Ventrikelstimulation nicht auslösbar sind, schwierig ist.

➤ Echokardiographie

Echokardiographisch können die Dilatation des rechten Ventrikels, die Wanddicke sowie die Wandkinetik bestimmt werden. Im CW- und Farbdoppler kann eine Trikuspidalklappenregurgitation nachweisbar sein.

➤ Therapie

Eine körperliche Schonung ist erforderlich, und besonders sportliche Aktivitäten sind zu vermeiden. Die Rechtsherzinsuffizienz ist symptomatisch zu behandeln. Bei anhaltenden rechtsventrikulären Herzrhythmusstörungen scheint eine Therapie mit Sotalol wirksam zu sein. Die Implantation eines Kardioverter-Defibrillators bleibt einer kleinen Gruppe von Patienten vorbehalten (Breithardt et al. 1994).

➤ Prognose

Die Prognose dieser Patienten ist nicht einheitlich, was möglicherweise auf verschiedene ursächliche Faktoren zurückgehen kann; die meisten leben mit einer antiarrhythmischen Therapie. Besonders bei den Patienten mit Synkopen in der Anamnese ist mit einem arrhythmie-bedingten Tod zu rechnen (Marcus et al. 1989).

16.3.7 Peripartale und postpartale Kardiomyopathie (O 90.3)

Sie ist eine Form der idiopathischen dilatativen Kardiomyopathie, die in den letzten Wochen der Schwangerschaft (**peripartale Kardiomyopathie**) oder in den ersten Monaten nach der Geburt (**postpartale Kardiomyopathie**) auftreten kann. Das pathologisch-anatomische und histologische Bild ist durch eine deutliche Herzvergrößerung, wandständige Thromben sowie eine Degeneration und Fibrosierung der Muskelfasern charakterisiert.

➤ Häufigkeit

Das Auftreten dieser Kardiomyopathie ist selten. Hsieh et al. (1992) berichteten über eine Häufigkeit innerhalb eines 10 Jahreszeitraums von 1 : 6.147 Geburten von insgesamt 36.882 Entbindungen.

➤ Ätiologie

Die **Ätiologie** dieses Krankheitsbildes ist unklar. Sie hat möglicherweise Zusammenhänge mit Faktoren wie Mütter älter als 30 Jahre, mehr als 3 Geburten oder einer Zwillingsschwangerschaft sowie Gestosen. Es wurde auch angenommen, daß diese Patienten eine präexistente dilatative Kardiomyopathie haben, die zuvor nicht diagnostiziert wurde. Mangelernährung kann das Bild zwar verschlechtern, bedingt es aber nicht.

➤ Hämodynamik

Besonders kreislaufbelastende Zeiträume während der Schwangerschaft sind die 28.–34. Schwangerschaftswoche, direkt unter der Geburt und unmittelbar post partum. Das Herzminutenvolumen steigt bei jeder Wehe um etwa 20% an (s. Kap. 26.2.1). Es darf wegen des dramatischen Abfalls der Sauerstoffsättigung nicht gepreßt werden. Es sollte deshalb eine Zangenentbindung oder falls erforderlich eine Sectio caesarea durchgeführt werden.

➤ Klinisches Bild

Das klinische Bild ähnelt dem der dilatativen Kardiomyopathie.

Trotz aller strengen Kontrollen und Vorsichtsmaßnahmen kann sich das Bild schon während der Schwangerschaft verschlechtern.

Bei jeder weiteren Schwangerschaft treten die Symptome der Herzinsuffizienz erneut auf. Aus diesem Grunde sollte von weiteren Schwangerschaften Abstand genommen und ggf. eine Sterilisation durchgeführt werden.

➤ Prognose

Die Prognose hängt wesentlich davon ab, in welchem Umfang und in welcher Zeitdauer die Rekompensation gelingt. Wenn sich die Herzgröße normalisiert, ist eine günstige Prognose zu erwarten. Insgesamt ist sie abhängig vom Grad der Herzfunktionsstörung und der Reaktion auf die Behandlung (Hsieh et al.1992). Patientinnen, bei denen die Herzinsuffizienz länger als 6 Monate anhält, haben eine extrem schlechte Prognose. Man kann von einer 5-Jahres-Letalität von 50% ausgehen.

16.4 Sekundäre Kardiomyopathien

Sekundäre Kardiomyopathien sind Herzmuskelerkrankungen bekannter Genese oder mit Störungen in anderen Organsystemen verbunden.

16.4.1 Alkoholische Kardiomyopathie (I 42.6)

➤ Definition

Über welche Mechanismen der Alkohol oder seine Metabolite diese myokardiale Zellzerstörung bewirken, ist noch unklar (WHO 1980, Richardson et al. 1986). Die ursprüngliche Annahme, daß Alkohol nur über die damit verbundene Mangelernährung die Kardiomyopathie bedingt, ist heute hinlänglich ausgeschlossen. Die alkoholische Kardiomyopathie ist eine sekundäre Form der nicht-ischämischen dilatativen Kardiomyopathie, die sich in einer Herzvergrößerung und einem Low-output-Syndrom zeigt.

➤ Ätiologie

Für die Entwicklung der alkoholischen Kardiomyopathie sind die Dauer und die Menge/Tag von entscheidender Bedeutung. Es ist erfahrungsgemäß ein **chronischer Alkoholkonsum von etwa 100 g/d** über 10 Jahre erforderlich (WHO 1984), diese Kardiomyopathie hervorzurufen, die vor allem in hochindustrialisierten Ländern auftritt. Aber auch bei der Entwicklung dieser Kardiomyopathie sind individuelle Bedingungen für die Manifestation entscheidend. Die alkoholische Kardiomyopathie ist ein komplexer Prozeß, der durch eine Alteration der Proteinsynthese bedingt ist (Richardson et al. 1998).

Alkohol bewirkt durch **drei Grundmechanismen** eine myokardiale Schädigung:

- direkte alkoholtoxische Effekte
- Mangelernährung, die zu Thiaminmangel mit einem Beri-Beri-Herzen führt
- toxische Effekte durch Zusatzstoffe im Alkohol oder Metabolite wie Acetaldehyd.

Löser et al. (1988) beschrieben drei Kinder von schweren Trinkerinnen, die eine **angeborene Alkoholkardiomyopathie** hatten. Zwei Kinder hatten zusätzlich einen Ventrikelseptumdefekt bzw. eine Fallotsche Tetralogie.

➤ Häufigkeit

Es ist davon auszugehen, daß 2/3 der Erwachsenen der europäischen und nordamerikanischen Länder Alkohol regelmäßig in größerem Ausmaß zu sich nehmen und 10% alkoholabhängig sind. Daher ist auch verständlich, daß die alkoholische Kardiomyopathie ein **sozialmedizinisches Problem** ist. Sie ist wie die idiopathische dilatative Kardiomyopathie progredient. Die Prävalenz der alkoholischen Kardiomyopathie bei Männern und Frauen ist vergleichbar, obwohl bei Frauen die Zeitspanne kürzer ist, um diese Kardiomyopathie zu entwickeln (Fernandez-Sola et al. 1997).

➤ Histologische Befunde

Die mikroskopischen Befunde sind nicht als spezifisch anzusehen und entsprechen etwa denen der dilatativen Kardiomyopathie (Regan et al. 1969). Ein Ödem der Gefäßwände sowie eine perivaskuläre Fibrose der intramyokardialen Koronararterien wurden beobachtet. Daraus ist ableitbar, daß die Myokardschädigung bei alkoholischer Kardiomyopathie durch eine von den kleinen intramuralen Koronararterien ausgehende myokardiale Ischämie bedingt ist. Alkohol bewirkt bereits in kleiner Menge eine Schädigung der Mitochondrienstruktur. Die strukturellen Veränderungen des mitochondrialen Retikulums werden als eine Adaptation des mitochondrialen Systems der Myozyten auf die gestörte Myokardfunktion angesehen, die auch für die Herzrhythmusstörungen und Erregungsleitungsstörungen verantwortlich ist (Sudarikova et al. 1997). Im Gegensatz zu den Patienten mit dilatativer Kardiomyopathie ist bei alkoholischer Kardiomyopathie in den Herzmuskelbioptaten eine **Erhöhung** der CK, LDH, MDH, α-HBDH und ASAT zu finden (Richardson et al. 1986).

➤ Hämodynamik

Alkohol führt zu einer akuten und chronischen Senkung der Myokardkontraktilität und bereits bei „normalen" Personen, die Alkohol in den Mengen des sog. „sozialen Trinkens" zu sich nehmen, zu beachtlichen Dysfunktionen des Herzens.

In Hundeversuchen mit einer Alkoholkonzentration von 150 mg/100 ml im Serum, die noch unterhalb der Grenze des Autofahrverbotes liegt, wurde eine deutliche Störung der systolischen Funktion des linken Ventrikels mit Abfall des Herzminutenvolumens und von dp/dt_{max} gefunden.

Ein chronischer Alkoholkonsum modifiziert die hämodynamische Reaktion im Vergleich zur einmaligen Applikation. Größere Alkoholmengen führen bei chronischen Alkoholikern zu bedeutsamen Herzfunktionsstörungen.

➤ Klinische Symptome

Klinische Symptome treten in der Regel zwischen dem 30. und 55. Lebensjahr auf, wenn mindestens 10 Jahre lang Wein, Bier, Whisky oder ähnliche hochprozentige Alkoholika konsumiert wurden.

Man muß davon abkommen, die alkoholische Kardiomyopathie und die alkoholische Leberzirrhose nur bei Randgruppen der Gesellschaft zu suchen. Sie ist häufig auch in mittleren und oberen sozialen Schichten anzutreffen.

Bei Patienten **mit und ohne Symptomen** kann man **zwei** unterschiedliche Reaktionen des Herzens feststellen:

- linksventrikuläre Dilatation mit gestörter systolischer Funktion,
- linksventrikuläre Hypertrophie mit Vergrößerung des Herzens, herabgesetzter Compliance, normalen oder erhöhten Kontraktilität.

Der Beginn der Symptomatik ist **schleichend**. Bei einigen Patienten tritt die Linksherzinsuffizienz plötzlich auf. Ein paroxysmales Vorhofflimmern ist ein relativ häufiges initiales Symptom nach ausgeprägtem Alkoholkonsum. Daraus resultiert auch die Bezeichnung „**holiday atrial fibrillation**" oder „**holiday heart syndrome**". In fortgeschrittenen Stadien treten die Zeichen der biventrikulären Insuffizienz mit Dominanz der Linksherzinsuffizienz und evtl. thrombembolischen Komplikationen auf. **Dyspnoe**, auch nachts, wird häufig beobachtet. **Palpitationen**, durch die meist supraventrikulären Herzrhythmusstörungen bedingt, werden bemerkt.

Bei der **klinischen Untersuchung** fällt als Folge des extrem erhöhten peripheren Widerstandes oft ein diastolisch erhöhter Blutdruck auf. Bei Herzvergrößerung werden ein III. und IV. Herzton auskultiert, der den Eindruck eines protodiastolischen und präsystolischen Galopprhythmus vermittelt. Ein systolisches Geräusch über der Spitze ist Ausdruck einer Mitralklappeninsuffizienz auf der Basis einer Papillarmuskeldysfunktion. Weiterhin sind oft eine verstärkte Jugularvenenfüllung sowie periphere Ödeme zu finden.

➤ Elektrokardiogramm

Dem EKG kommt in der Beurteilung eine besondere Bedeutung zu. EKG-Veränderungen treten beim Alkoholherzen bereits in der präklinischen Phase auf. Häufige **Herzrhythmusstörungen** sind:

- Vorhofflimmern -flattern
- ventrikuläre Extrasystolen.

Daneben treten häufig der AV-Block I. Grades, intraventrikuläre Erregungsleitungsstörungen oder/und Zeichen der Linksherzhypertrophie sowie eine QT-Zeit-Verlängerung auf. ST-Strecken- und T-Wellen-Veränderungen sind nach Abstinenz wieder rückläufig.

➤ Röntgenthorax

Im Röntgen-Thorax ist die Herzvergrößerung nachweisbar. Weiterhin können eine verstärkte Lungengefäßzeichnung bis hin zum alveolären Lungenödem und Pleuraergüsse unterschiedlichen Ausmaßes vorhanden sein.

Die **echokardiographischen** und **hämodynamischen** Befunde entsprechen in der Regel denen bei dilatativer Kardiomyopathie.

Da der Alkoholismus meist auch mit Rauchen verbunden ist, werden besonders bei Patienten mittleren Alters bedeutsame Koronararterienveränderungen bei der **Koronarangiographie** dargestellt.

➤ Therapie

Die Therapie beginnt mit der absoluten Alkoholabstinenz. Episoden der akuten Linksherzinsuffizienz werden entsprechend den medikamentösen Richtlinien therapiert (s. Kap. 17.10.1).

Eine Herztransplantation kommt dann infrage, wenn mindestens nach dreimonatiger totaler Abstinenz kein Rückgang der dilatativen Kardiomyopathie zu verzeichnen ist (Coignard et al. 1998).

➤ Prognose

Der Verlauf der Erkrankung hängt vom Trinkverhalten des Patienten ab. Eine totale Abstinenz in einem frühen Stadium der Erkrankung führt häufig zur Rückbildung der Herzinsuffizienz und Wiederherstellung der normalen Herzgröße (Guillo et al. 1997, Stollberger et al. 1998).

Bei weiterem Alkoholkonsum kommt es jedoch zum Fortschreiten der Myokardzellschädigung und Verstärkung der Herzinsuffizienz mit Therapierefraktärität. Die Prognose ist bei diesen Fällen als schlecht anzusehen. Die Letalität liegt bei 80% innerhalb von drei Jahren. Ab einem gewissen Krankheitsstadium kann die Einstellung des Alkoholverbrauchs lediglich eine Verzögerung des Krankheitsverlaufes bewirken.

Der Tod tritt oft plötzlich durch ventrikuläre Herzrhythmusstörungen, den AV-Block III. Grades, periphere arterielle Embolien oder Lungenembolien ein. Die **Letalitätsrate** für die alkoholische Kardiomyopathie wird mit 40–50% innerhalb von 5 bis 6 Jahren angegeben.

16.4.2 Amyloidherz (I 43.1)

➤ Definition

Der Begriff „Amyloid" wurde von Virchow 1854 eingeführt. Es wurde später anhand der unterschiedlichen Proteine in ein reaktives (sekundäres) sowie primäres eingeteilt.

Die neue Klassifikation des Amyloids nach WHO (1993) basiert auf dem Wesen der Vorläuferproteine, die die Fibrilleneinlagerungen bilden. Als **primäres** Amyloidherz ist die Einlagerung von Amyloid im Herzen im Rahmen einer immunglobulin-assoziierten Amyloidose oder familiär als transthyretin-assoziierte Amyloidose definiert.

Die **sekundäre** Amyloidose entsteht aus dem Serum-Amyloid A, das ein Akutphasen-Protein ist und als Reaktion auf Entzündungen gebildet wird (McAdam et al. 1976). Chronisch-infektiöse Erkrankungen wie Osteomyelitis, Tuberkulose, Bronchiektasen und chronisch-nichtinfektöse Erkrankungen wie die Rheumatoidarthritis, Kollagenosen, unbehandeltes familiäres Mittelmeerfieber führen zur Amyloidbildung. Die Herzbeteiligung bei dieser Form ist relativ selten.

➤ Häufigkeit

Die genaue Häufigkeit ist nicht bekannt. Die altersbezogene Häufigkeit der immunglobulin-assoziierten Amyloidose wird mit 5,1–12,8/Millionen Personenjahre geschätzt, was etwa 1275–3200 neue Fälle/Jahr in den USA ausmacht (Kyle et al. 1992). Die Inzidenz der transthyretin-assoziierten Amyloidose ist geringer als die der immunglobulin-assoziierten Amyloidose.

➤ Ätiologie

Die Ablagerung des primären Amyloids geschieht vorzugsweise in Nieren, Herz und im autonomen Nervensystem; sie ruft somit eine Nieren- und Herzinsuffizienz sowie neurologische Störungen hervor. Die Einbeziehung des Herzens reicht von kleiner, hämodynamisch unbedeutsamer Anlagerung im Bereich der Vorhöfe bis zur Einlagerung in beide Ventrikel mit den Zeichen einer schweren Herzinsuffizienz (Benson 1997).

Die Amyloid-Kardiomyopathie kann auch familiär gehäuft auftreten. Ihr liegt eine Transthyretin Isoleucin 22 Mutation zugrunde. Sie ist die häufigste Mutation bei Schwarzen in den USA (Benson et al. 1996), kommt aber auch in Japan, Portugal und Schweden vor.

➤ Histologische Befunde

Das Amyloid lagert sich zwischen den Myokardfasern und bevorzugt an den Papillarmuskeln ab. Die Untersuchung des Sinus- und AV-Knotens sowie der Tawara-Schenkel zeigt ebenfalls Amyloideinlagerungen, wobei aber die Fibrosierung dieser Strukturen typischer ist. Durch spezielle Färbungen, z. B. Kongorot, kann es sichtbar gemacht werden.

Die **intramuralen Koronararterien** und **-venen** zeigen ebenfalls sehr häufig in der Media und in der Adventitia diese Ablagerungen. Dadurch kommt es zu einer Einengung der Gefäßlumina, die ihrerseits ischämiebedingte Nekrotisierungen nach sich ziehen, woraus die therapierefraktäre Herzinsuffizienz resultiert.

➤ Hämodynamik

Die hämodynamischen Veränderungen entsprechen denen der dilatativen bzw. seltener der restriktiven Kardiomyopathie. Meist stehen die Zeichen der systolischen Funktionsstörung des linken Ventrikels im Vordergrund, später treten die der diastolischen Funktionsstörung hinzu. Bei der restriktiven Form findet man eine diastolische Füllungsbehinderung. Im Gegensatz zur Konstriktion bei Perikarditis besteht eine bedeutsame Störung der frühdiastolischen Füllung des linken Ventrikels als Folge der erhöhten Steifigkeit des linken Ventrikels.

➤ Klinische Symptome

Die Amyloidose des Herzens ist häufiger bei Männern als bei Frauen. Ausgenommen von dieser Geschlechterverteilung ist die Altersamyloidbildung. An das Amyloidherz sollte gedacht werden, wenn bei relativ jungen Patienten ohne Nachweis anderer Herzerkrankungen Symptome der Stauungsherzinsuffizienz auftreten.

Die Amyloidose des Herzens erscheint in **vier unterschiedlichen klinischen Formen.** Die **häufigste** Erscheinungsform, wie sie bei mehr als der Hälfte der Patienten vorliegt, ist die **Stauungsherzinsuffizienz**, die schnell voranschreitet und mit schwerer Dyspnoe, auf der Basis einer systolischen Funktionsstörung einhergeht. Die bei einem Drittel der Patienten vorhandene **Angina pectoris** weist auf die Einbeziehung der Koronararterien hin. Atherosklerotische Veränderungen der Koronararterien sind aber nicht nachweisbar. **Herzvergrößerung** kann vorhanden sein, aber nie massiv. Bei der **zweiten Form** stehen die Symptome der **restriktiven Kardiomyopathie** mit Zeichen der **Rechtsherzinsuffizienz** im Vordergrund. Periphere Ödeme sind sehr häufig. Bei der **dritten Form** stehen **Störungen der Erregungsbildung** und **-leitung** im Vordergrund, die die bei Herzamyloidose oft anzutreffenden Herzrhythmusstörungen und intraventrikulären Erregungsleitungsstörungen verursachen. Etwa 1/3 der Patienten haben Schwindelgefühl oder Synkopen. Tritt eine absolute Arrhythmie auf, besteht eine erhöhte Gefahr der Thromboembolie. Der **plötzliche Herztod** tritt in dieser Gruppe häufiger auf. Bei der **vierten Form** steht eine **orthostatische Hypotonie** im Vordergrund, die durch die Infiltration des Amyloids ins autonome Nervensystem oder in die Blutgefäße bedingt ist. Die zusätzliche Ablagerung im Herzen und in den Nieren kann weiter zu diesem Krankheitsbild beitragen. Die durch das nephrotische Syndrom bedingte Hypovolämie verstärkt die orthostatische Komponente besonders bei Lageänderungen.

Bei der **körperlichen Untersuchung** werden Zeichen der Stauungsherzinsuffizienz gefunden. Das auskultierbare systolische Geräusch entspricht einer Mitral- oder Trikuspidalklappeninsuffizienz. Bei vorherrschender Konstriktion sind Zeichen der Rechtsherzinsuffizienz dominierend.

➤ Elektrokardiogramm

Bei mehr als 50% der Patienten sind ein überdrehter Linkstyp und Niedervoltage vorhanden. Durch die Einbeziehung der intramuralen Koronararterien kommt es zu Zeichen eines **Myokardinfarktes** mit Q-Zacken in den inferioren Ableitungen und R-Zacken-Verlusten in den rechtspräkordialen Ableitungen. **Vorhofflimmern** ist bei etwa 1/5 vorhanden und oft Ausdruck eines Sinusknoten-Syndroms. Wegen der Einbeziehung des Erregungsleitungssystems in die Amyloidablagerungen treten oft **AV-Blockierungen** auf.

➤ Röntgenthorax

Bei der **häufigsten Form** des Amyloidherzens liegt als führendes klinisches Symptom eine **Stauungsherzinsuffizienz** vor. Das Herz ist vergrößert, und Zeichen der Lungenstauung in verschiedener Ausprägung sowie Pleuraergüsse sind vorhanden. Bei der **konstriktiven Form** ist das Herz normal groß, Zeichen der Lungenstauung fehlen. Pleuraerguß kann nachweisbar sein.

➤ Echokardiographie

Die konzentrische Verdickung der Ventrikelwände, die Zunahme der linksventrikulären Masse sowie Kinetikstörungen sind die typischen Zeichen im Echokardiogramm. Die endsystolischen und enddiastolischen Durchmesser des linken Ventrikels sind in der Regel normal oder etwas reduziert. Die Auswurffraktion ist im unteren Normbereich oder reduziert. Die Darstellung der verdickten Kammerwände im 2-D-Bild vermittelt den Eindruck einer **„körnigen" Textur** des Myokards, was als Hinweis auf die Amyloideinlagerung angesehen werden kann. Vorhofthromben können bereits bei noch bestehendem Sinusrhythmus nachweisbar sein. Im CW-Doppler findet sich über der Mitralklappe ein restriktives Flußmuster.

➤ Herzkatheterisierung

Bei der Rechts- und Linksherzkatheterisierung werden durch die Druck- und Volumenparameter die systolische und diastolische Funktion des linken Ventrikels bestimmt. Die links- und rechtsventrikuläre **Endomyokardbiopsie** trägt zur histologischen Sicherung der Diagnose bei. Durch diese Möglichkeit wird die Diagnose im Vergleich zu früher bis zu 80% in vivo gestellt, wo dies nur zu maximal 25% der Fall war.

➤ Therapie

Die Therapie ist generell ineffektiv und die progressive Verschlechterung nach Beginn der Symptomatik nicht aufhaltbar.

Bei **Stauungsherzinsuffizienz** kann zunächst ein Ansprechen der Diuretika nachweisbar sein, aber mit Fortschreiten der Herzinsuffizienz oder Verschlechterung der Niereninsuffizienz sind oft höhere Dosen erforderlich. Calciumantagonisten und β-Rezeptoren-Blocker sind beim Amyloidherz **kontraindiziert**. Oft besteht eine ausgeprägte Empfindlichkeit gegenüber Digitalis, die sich in Symptomen der Digitalisintoxikation bei therapeutischen Dosen und in der Induktion von Herzrhythmusstörungen zeigt. Bei höhergradigen AV-Blockierungen kann eine Herzschrittmacherimplantation vorgenommen werden.

In der Behandlung der **immunglobulin-assoziierten Amyloidose** wurden Chemotherapeutika wie Melphalan (Alkeran®) und Prednison eingesetzt. Es konnte gezeigt werden, daß dieses Therapieregime hinsichtlich der Überlebensdauer dem Colchicin allein überlegen ist (Kyle et al. 1997). Bei etwa 10% der Patienten mit dieser Amyloidoseform steht die Herzbeteiligung klinisch im Vordergrund. Die bei wenigen dieser Patienten durchgeführte **Herztransplantation** zeigte nicht den erhofften Erfolg, da die Amyloidose sich erneut im transplantierten Herzen entwickelte (Hosenpud et al. 1992). In klinischer Erprobung ist die hochdosierte Gabe von Melphalan nach Herztransplantation zur Verbesserung der Ergebnisse (Hall et al. 1994).

Da das Transthyretin vorwiegend in der Leber synthetisiert wird, wurde als Therapie bei der **Transthyretin-assozierten Amyloidose** die Lebertransplantation erfolgreich durchgeführt. Bei einigen Patienten mit zusätzlicher schwerer Herzinsuffizienz wurden vom gleichen Spender Leber und Herz transplantiert (Casey et al. 1996).

➤ Prognose

Die Manifestation der häufigsten Form des Amyloidherzens ist um das 40. Lebensjahr, bei familiären Formen selten früher als 35 Jahre. Der Verlauf ist rasch progredient, so daß der Tod zwischen vier Monaten bis zwei Jahren nach Beginn der Symptome eintritt (Falk et al. 1997). Eine positive Therapiereaktion wird selten beobachtet.

16.4.3 Sarkoidose des Herzens (D 86.8)

➤ Definition

Die Sarkoidose ist eine granulomatöse Systemerkrankung unklarer Genese, die bei 90% die Lunge befällt. Eine kardiale Beteiligung ist bei 10–25% zu finden (Kirsten 1994).

➤ Häufigkeit

Die Häufigkeit wird für die Bundesrepublik Deutschland mit 50/100.000 Einwohner angegeben. Die Inzidenzrate für die USA liegt bei Weißen bei 10,9/100.000 und für Schwarze bei 35,5/100.000 (Rybicki et al. 1997). Die Krankheit tritt am häufigsten zwischen dem 15.–40. Lebensjahr auf.

➤ Ätiologie

Die Ätiologie ist unbekannt. Eine familiäre Häufung als Folge einer genetischen Disposition kann beobachtet werden.

➤ Klinisches Bild der Herzbeteiligung

Schwere kardiale Funktionsstörungen sind bei 5–10% der Patienten zu finden. Auch der plötzliche Herztod kann auftreten.

In einer autoptischen Studie wurde bei 76% eine kardiale Beteiligung festgestellt, die die Hälfte der Todesursachen ausmachte. Ante mortem wurde aber nur bei 29% der Fälle die Diagnose gestellt (Perry et al. 1995).

Das klinische Bild kann durch Zeichen der Stauungsherzinsuffizienz, Perikarditis bzw. eine Papillarmuskeldysfunktion gekennzeichnet sein.

Wegen der Häufigkeit der Lungenbeteiligung ist die Entwicklung eines **chronischen Cor pulmonale** zu beobachten.

➤ Elektrokardiogramm

Bei 50% der Patienten mit kardialer Beteiligung bei **Sarkoidose** findet man Erregungsbildungs- und -leitungsstörungen sowie Repolarisationsstörungen (Newman et al. 1997).

➤ Echokardiographie

Echokardiographisch kann man eine herabgesetzte linksventrikuläre Funktion, eine Aneurysmabildung des linken Ventrikels, einen Perikarderguß sowie Veränderungen des Klappenapparates z.B. bei Papillarmuskeldysfunktion finden. Echokardiographische Zeichen bei Cor pulmonale s. Kapitel 14.3.10.

➤ Myokardszintigraphie

Bei Patienten mit Aufnahme von Gallium-67 bei der Myokardszintigraphie sprachen besser auf die Kortikoid-Therapie an (Okayama et al. 1995).

➤ Therapie

Die Hauptsäule der Therapie bleiben die Kortikosteroide. Dazu werden 30–40 mg Prednison/d für 8–12 Wochen mit einer stufenweisen Reduktion auf 10–20 mg Erhaltungsdosis für 6–12 Monate gegeben.

Wenn die konventionelle Therapie mit Kortikoiden, Antiarrhythmika bei der Herzinsuffizienz sowie Elektrotherapie (Herzschrittmacher, implantierbarer Kardioverter-Defibrillator) nicht wirksam sind, kann eine Herztransplantation durchgeführt werden (Meyer et al. 1999).

16.4.4 Glykogenpeicherkrankheit des Herzens (Morbus Pompe) (E 74.0)

Es kommt durch eine autosomal rezessiv vererbte abnorme Glykogeneinlagerung ins Myokard (Glykogenose Typ II–**Morbus Pompe**) zu einer extremen Herzvergrößerung.

Sie ist im wesentlichen durch die Vergrößerung des linken Ventrikels bedingt. Die Erkrankung manifestiert sich bereits im **Säuglingsalter** mit Zeichen der Herzinsuffizienz, wie Orthopnoe und Tachykardie. Das Auftreten der Glykogenpeicherkrankheit des Herzens wird sehr selten auch bei Erwachsenen beobachtet.

Im **EKG** sind ein Linkstyp sowie in allen Ableitungen ST-Strecken-Senkungen und T-Wellen-Negativierungen vorhanden. In den rechtspräkordialen Ableitungen kommt ein erhöhter Abgang der ST-Strecke zur Darstellung. Im **Röntgen-Thorax-Bild** ist ein enorm vergrößertes Herz von meist kugeliger Gestalt nachweisbar. Der **Endomyokardbiopsie** kommt die entscheidende diagnostische Bedeutung zu.

16.4.5 Fabry-Kardiomyopathie (E 75.2)

Das Fabry-Syndrom, das **Angiokeratoma corporis diffusum universale**, ist eine familiäre Glykolipidspeicherkrankheit mit X-chromosomal-rezessivem Erbgang. Es tritt vor allem bei Männern auf. Dabei sind homozygote Männer am schwersten, heterozygote Frauen weniger stark von der Erkrankung betroffen. Charakteristisch ist die Anhäufung von Ceramidtrihexosid in den kleinen Blutgefäßen der meisten Organe, was durch das Fehlen der α-Galaktosidase verursacht wird. Als **Herz-Kreislauf-Manifestation** kommt es durch den Befall der Nierengefäße zur **arteriellen Hypertonie** und über den Befall der Koronararterien zur **Angina pectoris** bis zum **Myokardinfarkt**, zur **Herzmuskelhypertrophie** und Herzvergrößerung bis hin zur Stauungsherzinsuffizienz.

Im **Elektrokardiogramm** können Zeichen der Linksherzhypertrophie, Postinfarktzustände, Erregungsbildungsstörungen wie SA-Blockierungen, Vorhofflimmern, Erregungsleitungsstörungen wie PQ-Zeit-Verkürzungen, Rechtsschenkelblock oder unspezifische ST-T-Veränderungen zu finden sein.

Echokardiographisch und **röntgenologisch** ist das Herz vergrößert, und eine pulmonale Stauung kann beobachtet werden.

Eine effektive **Therapie** ist nicht bekannt.

16.4.6 Keshan-Krankheit (E 59)

Die unter diesem Begriff zuerst in ländlichen, bergigen, von Nordosten nach Südwesten verlaufenden Regionen Chinas beschriebene dilatative Kardiomyopathie (WHO 1984) ist sehr wahrscheinlich auf einen Selenmangel zurückzuführen. Eine vergleichbare Veränderung des Herzens, bei der ebenfalls Selenmangel nachgewiesen wurde, fand man auch in Neuseeland (Ilkram et al. 1989). Auch Untersuchungen in den USA weisen darauf hin (Goldman et al. 1981).

Klinisch steht das Bild der Stauungsherzinsuffizienz im Vordergrund.

Häufig werden **elektrokardiographisch** ventrikuläre Extrasystolen, Vorhofflimmern, ventrikuläre Tachykardie, AV-Blockierungen oder Schenkelblockbilder beobachtet. Weiterhin sind ST-Strecken-Senkungen und T-Wellen-Negativierungen vorhanden.

16.4.7 Anthracyclin-Kardiomyopathie (I 42.7)

➤ Definition

Die zytostatisch wirkenden Anthracycline haben eine hohe Kardiotoxizität und rufen eine Dilatation des Herzens mit struktureller Schädigung des Myokards hervor.

➤ Klinisches Bild

Daunorubicin (Daunoblastin) und Doxorubicin (Adriamycin) werden u. a. durch ihre kardiotoxischen Eigenschaften in ihrem Einsatz eingeschränkt, da sie eine Herzgrößenzunahme verursachen, die bereits bei Doxorubicin in Dosierungen bis 550 mg/m^2 KOF bei 10% der Patienten auftritt (Hoff et al. 1979). Bei Daunorubicin beginnt dieses kardiotoxische Geschehen bereits bei Dosierungen von 55–220 mg/m^2 KOF (Eltringham et al. 1975). Durch diese Zytostatika werden durch die intravenöse Applikation sowohl myokardiale **Sofortreaktionen** als auch **Spätreaktionen** ausgelöst.

Die **Sofortreaktionen** sind Herzrhythmusstörungen, meist als Sinustachykardie oder ventrikuläre Extrasystolie, Erregungsrückbildungsstörungen mit ST-Strecken-Senkungen und/oder T-Wellen-Negativierungen. Sie bilden sich meist schnell oder innerhalb weniger Tage zurück. Die **Spätreaktionen** sind in erster Linie durch die Entwicklung der Herzdilatation gekennzeichnet, die durchschnittlich 2 Monate nach Therapiebeginn mit den Symptomen der Stauungsherzinsuffizienz klinisch manifest wird. In einer Studie von Hoff et al. (1977) entwickelten 84% der Patienten eine dilatative Kardiomyopathie.

➤ Therapie

Die übliche Therapie der Herzinsuffizienz ist nicht effektiv, Glykoside sprechen nicht an.

➤ Prognose

Die Prognose ist sehr schlecht, da der Tod meist unmittelbar nach Beginn der Herzinsuffizienzsymptome eintritt.

16.4.8 Andere sekundäre Kardiomyopathien

Hierunter sind Veränderungen des Myokards zu verstehen, die als Teil einer Grundkrankheit wie neuromuskuläre Erkrankungen (Friedreichsche Ataxie, progressive Muskeldystrophie, Myotonie), Mucopolysaccharidosen (Morbus Pfaundler-Hurler) auftreten. Ebenfalls treten sie bei Hämochromatose und Vitamin-B_1-Mangel auf.

Eine uncharakteristische, ätiologisch nicht zu klärende **Herzvergrößerung** mit Herzinsuffizienz ist ihnen gemeinsam. Daneben bestehen atypische, meist hochgradig pathologische **EKG-Veränderungen**. Für diese Krankheitsgruppe ist der wichtigste diagnostische Eingriff die **Endomyokardbiopsie**.

Soweit eine **Therapie** überhaupt möglich ist, richtet sie sich nach dem Grundleiden (z. B. Deferoxaminmesilat [Desferal®] sowie Aderlässe bei Hämochromatose, Vitamin B_1 bei Beri-Beri-Herz).

Literatur

Ahmad, F., D. Li, A. Karibe, O. Gom'nzalez, T. Tapscott, D.Weilbaecher, P. Blackie, M. Furey, M. Gardner, L.L. Bachinski, R. Roberts: Localization of a gene responsible for arrhythmogenic right ventricular dysplasia to chromosome 3p23. Circulation 98 (1998) 2791–2795.

Angelini, P., M. Trivellato, J. Donis, R.D. Leachman: Myocardial bridges: a review. Prog. Cardiovasc. Dis. 26 (1983) 75–88.

Barmeyer, J.: 4.3.4 Kardiomyopathien. In: Fritze, E. (Hrsg.) unter Mitarbeit von B. May: Die ärztliche

Begutachtung. Steinkopff Verlag, Darmstadt 1992, S. 435–437.

Benson, M.D., T. Uemichio: Transthyretin amyloidosis. Amyloid 3 (1996) 44–56.

Basso, C., G. Thiene, D. Carrado, A. Angelini, A. Nava, M. Valente: Arrhythmogenic right ventricular cardiomyopathy. Dysplasia, dystrophia, or myocarditis? Circulation 94 (1996) 983–991.

Benson, M.D.: Aging, amyloid and cardiomyopathy. N. Engl. J. Med. 336 (1997) 502–504.

Betocchi, S., F. Piscione, M.A. Losi, L. Pace, M. Boccalatte, P. Perrone-Filardi, Capelli-Bigazzi, C. Briguori, F. Manganelli, Q. Ciampi, M. Salvatore, M. Chiariello: Effects of diltiazem on left ventricular systolic and diastolic function in hypertrophic cardiomyopathy. Am. J. Cardiol. 78 (1996) 451–457.

Bonow, R.O., D.F. Vitale, B.J. Maron, S.L. Bacharach, T.M. Frederick, M.V. Green: Regional left ventricular asynchrony and impaired global left ventricular filling in hypertrophic cardiomyopathy. Effect of verapamil. J. Am. Coll. Cardiol. 9 (1987) 1108–1116.

Bourmayan, C., C. Fournier, R. Mechmeche, F. Fernandez, J. Baragan, C. Lelguen, B. Fond, A. Gerbaux: Effacement systolique des artères septales et pont myocardique dans la myocardiopathie hypertrophique obstructive. Arch. Mal. Coeur Vaiss. 73 (1980) 941–949.

Breithart, G., T.Wichter, W. Haverkamp, M. Borggrefe, M. Block, D. Hammel, H.H. Scheld: Implantable cardioverter defibrillator therapy in patients with arrhythmogenic right ventricular cardiomyopathy, long QT syndrome, or no structural heart disease. Am. Heart J. 127 (1994) 1151–1158.

Brigden, W.: Uncommon myocardial diseases. The non-coronary cardiomyopathies. Lancet II (1957) 1179–1184.

Butterfield, J.H., G.J. Gleich: Interferon-α-treatment of six patients with the idiopathic hypereosinophilic syndrome. Ann Intern. Med. 121 (1994) 648–653.

Casey, R.P.: Fighting for life. Word Publishing, Dallas, 1996.

Codd, M.B., D.D. Sugrue, B.J. Gersh, L.J. Melton III: Epidemiology of idiopathic dilated and hypertrophic cardiomyopathy: a population-based study in Olmsted County, Minnesota, 1975–1984. Circulation 80 (1989) 564–572.

Coignard, E., B.Ba'lanchard, F. Jault, R. Dorent, E. Vaissier, P. Nataf, M. Fontanel, I. Gandjbakhch: Alcoholic cardiomyopathy and heart transplantation. Arch. Mal. Cœur Vaiss. 91 (1998) 45–51.

Dalla Volta, S.: Arrhythmogenic cardiomyopathy of the right ventricle: thoughts of etiology. Eur. Heart J. 10 (Suppl. D) (1989) 2–6.

Eltringham, J.R., L.F. Fajardo, J.R. Stewart: Adriamycin cardiomyopathy: enhanced cardiac damage in rabbits with combine drug and cardiac irradiation. Radiology 115 (1975) 471–472.

Falk, R.H., R.L. Comenzo, M. Skinner: The systemic amyloidosis. N. Engl. J. Med. 337 (1997) 898–909.

Fazio, S.D. Sabatini, B. Capaldo, C. Vigorito, A. Giordano, R. Guida, F. Pardo, B. Biondi, L. Sacca: A preliminary study of growth hormone in the treatment of dilated cardiomyopathy. N. Engl. J. Med. 334 (1996) 809–814.

Fernandez-Sola, J., R. Estruch, J.M. Nicolas, J.C. Pare, E. Sacanella, E. Antunez, A. Urbano-Marquez: Comparison of alcohol cardiomyopathy in women versus men. Am. J. Cardiol. 80 (1997) 481–485.

Frank, R., G.H. Fontaine, J. Vedel, G. Mialat, C. Sol, G. Guiraudon, Y. Grosgogeat: Electrocardiologie de quatre cas de dysplasie ventriculaire droite arrhythmogène. Arch. Mal. Coeur 71 (1978) 963–972.

Fujimoto, S., Y. Komoto, Y. Sakaguchi, R. Mizuno, K, Dohi, H. Nakano: Apical hypertrophy with massive myocardial fibrosis: comparison with electrocardiographic changes. Intern. Med. 37 (1998) 457–462.

Fuster, V., B.J. Gersh, E.R. Guiliani, A.J. Tajik, R.O. Brandenburg, R.L. Frye: The natural history of idiopathic dilated cardiomyopathy. Amer. J. Cardiol. 47 (1981) 525–531.

Gietzen, F.H., C.J. Leuner, U. Raute-Kreinsen, A. Dellmann, J. Hegselmann, C. Strunk-Müller, H.J. Kuhn: Acute and long-term results after transcoronary ablation of septal hypertrophy (TASH). Catheter interventional treatment for hypertrophic obstructive cardiomyopathy. Eur. Heart J. 20 (1999) 1342–1354.

Gillum, R.F.: Idiopathic cardiomyopathy in the United States, 1972–1982. Am. Heart J. 111 (1986) 752–755.

Goldman, J.S., N.E. Kantrowitz: Cardiomyopathy associated with selenium deficiency. N. Engl. J. Med. 305 (1981) 701.

Gonska, B.-D., K.-P. Bethge, H. Kreuzer: Spontanes und stimulusinduziertes Arrhythmieverhalten bei dilatativer Kardiomyopathie. Z. Kardiol. 76 (1987) 546–553.

Gonska, B.-D.: Herzrhythmusstörungen bei hypertropher Kardiomyopathie. Herz&Rhythmus 3 (1991) Heft 2, S. 1–5.

Günther, K.H., R.A. Parsi, W. Geissler, W. Porstmann: Idiopathische Herzhypertrophie. Dtsch. Med. Wschr. 90 (1965) 1241–1245.

Guillo, P., J. Mansourati, B. Maheu, Y. Etienne, K. Provost, O. Simon, J.J. Blanc: Long-term prognosis in patients with alcoholic cardiomyopathy and severe heart failure after total abstinence. Am. J. Cardiol. 79 (1997) 1276–1278.

Hall, R., P.N. Hawkins: Cardiac transplantation for AL amyloidosis. Brit. Med. J. 309 (1994) 1135–1137.

Hanrath, P., P. Schweitzer, W. Bleifeld, R. v. Essen, S. Effert: Familiäre asymmetrische Septumhypertrophie mit und ohne Obstruktion. Klinische Befunde bei echokardiographisch gesicherter Diagnose. Dtsch. Med. Wschr. 102 (1977) 751–755, 761–762.

Heublein, B, J. Witte, R.A. Parsi: Über ein Kriterium zur Diagnostik der idiopathischen Herzmuskelhypertrophie aus dem Elektrokardiogramm. Dtsch. Ges.wesen 26 (1971) 2345–2347.

Hoff, D.D. von, M. Rozencweig, M.W. Layard, M. Slaviak, F.M. Muggia: Daunomycin-induced cardiotoxicity in children and adults. A review of 110 cases. Amer. J. Med. 62 (1977) 200–208.

Hoff, D.D. von, M.W. Layard, P. Basa, H.L. Davis, jr., Hoff, A.L. von, M. Rozencweig, F.M. Muggia: Risk factors for doxorubicin induced congestive heart failure. Ann Intern. Med. 91 (1979) 710–717.

Horzetzky, F.: Die dynamische Entwicklung der Herzgröße bei Patienten mit Kardiomyopathie und ihre Bedeutung für die Prognose. Eine Schirmbild-Verlaufskontrolle. Dissertation A, Medizinische Fakultät (Charité), Humboldt-Universität, 1980.

Hosenpud, J.D., T. DeMarco, O.H. Frazier, B.P. Griffith, B.F. Uretsky, A.H. Menkis, J.B. O'Connell, M.T. Olivari, H.A. Valentine: Progression of systemic disease and reduced long-term survival in patients with cardiac amyloidosis undergoing heart transplantation: follow-up redults of a multicenter survey. Circulation 84 (Suppl. III) (1991) III-338–III-343.

Hsieh, C.C., C.W. Chang, T·T· Hsieh, Y.K. Soong: Peripartum cardiomyopathy. Jpn. Heart J. 33 (1992) 343–349.

Ikram, H., I.G. Corzier, M. Webster, C.J.S. Low: The role of selenium deficiency in occidental dilated cardiomyopathy. NZ Med. J. 102 (1989) 100–102.

Isner, J.M., R.H. Clarke, N.G. Pandian, R.F. Donaldson, D.N. Salem, M.A. Konstam, D.D. Payne, R.J. Cleveland: Laser myoplasty for hypertrophic cardiomyopathy. In vitro experience in human postmortem hearts and in vivo experience in a canine model. Am. J. Cardiol. 53 (1984) 1620–1625.

James, T.N.: Normal and abnormal consequences of apoptosis in the human heart: from postnatal morphogenesis to paroxysmal arrhythmias. Circulation 90 (1994) 556–573.

Jarcho, J.A., W. McKenna, J.A.P. Pare, S.D. Solomon, R.F. Holcombe, S. Dickie, T. Levi, H. Donis-Keller, J.G. Seidman, C.E. Seidman: Mapping a gene for familial hypertrophic cardiomyopathy to chromosome 14ql. N. Engl. J. Med. 321 (1989) 1372–1378.

Jeanrenaud, X., J.J. Goy, L. Kappenberger: Effect of dual-chamber pacing in hypertrophic obstructive cardiomyopathy. Lancet 339 (1992) 1318–1323.

Kaltenbach, M., R. Hopf, G. Kober W.D. Bussmann, M. Keller, Y. Petersen: Treatment of hypertrophic obstructive cardiomyopathy with verapamil. Br. Heart J. 42 (1979) 35–42.

Kazmierczak, J., Z. Kornacewicz-Jach, M. Kisly, R. Gil, A. Wojtarowicz: Electrocardiographic changes after alcohol septal ablation in hypertrophic obstructive cardiomyopathy. Herz 80 (1998) 257–262.

Keeling, P.J., Y. Gang, G. Smith, H. Seo, S.E. Bent, V. Murday, A.L. Caforio, W.J. McKenna: Familial dilated cardiomyopathy in the United Kingdom. Br. Heart J. 73 (1995) 417–421.

Kirsten, D.: Herzsarkoidose. Pneumologie 48 (1994) 737–743.

Kizelbash, A.M., S.H. Heinle, P.A. Grayburn: Spontaneous veriability of left ventricular outflow tract gradient in hypertrophic obstructive cardiomyopathy. Circulation 97 (1998) 461–466.

Koga, Y., Itaya, K., H. Toshima: Prognosis in hypertrophic cardiomyopathy. Am Heart J. 108 (1984) 351–359.

Koga, Y., M. Ogata, K. Kihara, K. Tsubaki, H. Toshima: Sudden death in hypertrophic and dilated cardiomyopathy. Japan. Circul. J. 53 (1989) 1546–1556.

Kramer, J.R., H. Kitazume, D. Krauthamer, N.V. Raju, F.D. Loop, W.L. Proudfit: The prevalence of myocardial bridging and septal squeeze in patients with significant aortic stenosis. Clevel. Clin. Q. 51 (1984) 35–38.

Kuhn, H., G. Breithardt, H. Knieriem, E. Köhler, B. Losse, L. Spiegel: Prognosis and possible presymptomatic manifestations of congestive cardiomyopathy (COCM). Postgrad. Med. J. 451 (1978) 54–60.

Kyle, R.A., A. Linoas, C.M. Beard, R.P. Linke, M.A. Gertz, W.M. O'Fallan, L.T. Kurland: Incidence and natural history of primary systemic amyloidosis in Olmstead County, Minnesota, 1950 through 1989. Blood 79 (1992) 1817–1822.

Kyle, R.A., M.A. Gertz, P.R. Greipp, T.E. Witzig, J.A. Lust, M.Q. Lacy, T.M. Therneau: A trial of three regimes for primary amyloidosis: colchicine alone, melphalan and prednison and melphalan, prednison and colchicine. N. Engl. J. Med. 336 (1997) 1202–1207

Latham, R.D., J.P. Mulrow, R. Virmani, M. Robinowitz, J.M. Moody: Recently diagnosed idiopathic dilated cardiomyopathy: Incidence of myocarditis and efficacy of prednisone therapy. Am Heart J. 117 (1989) 876–882.

Linzbach, A.J.: Herzhypertrophie und kritisches Herzgewicht. Virch. Arch. 314 (1947) 534–540.

Löser, H., H. Themann, W. Welim, H. Dittrich: Angeborene alkoholische Kardiomyopathie bei 3 Kindern. Dtsch. Med. Wochenschr. 113 (1988) 1630–1634.

Lombardi, C., C. Rusconi, P. Faggiano, G. Lanzani, C. Campana, E. Arbustini: Successful reduction of endomyocardial fibrosis in a patient with idiopathic hypereosinophilic syndrome. Angiology 46 (1995) 345–351.

Machraoui, A., E.Fritze: 4.3.2.11. Die Leistungs- und Arbeitsfähigkeit nach Koronarangioplastie (PTCA), aortokoronarer Bypassoperation und Herztransplantation. In: Fritze, E. (Hrsg.) unter

Mitarbeit von B. May: Die ärztliche Begutachtung. Steinkopff Verlag, Darmstadt 1992, S. 432–433.

Mallat, Z., A. Tedgui, F. Fontaliran, R. Frank, M. Durigon, G. Fontaine: Evidence of apoptosis in arrhythmogenic right ventricular dysplasia. N. Engl. J. Med. 335 (1996) 1190–1196.

Marcus, F.I., G.H. Fontaine, R. Frank, J.J. Gallagher, M.J. Reiter: Long-term follow-up with arrhythmogenic right ventricular disease. Eur. Heart J. 10 (Suppl. D) (1989) 68–73.

Maron, B.J., W.C. Roberts, J.E. Edwards, H.A. McAllister, D.D. Foley, S.E. Epstein: Sudden death in patients with hypertrophic cardiomyopathy: Characterization of patients without previous functional limitation. Am J. Cardiol. 41 (1978) 803–810.

Maron, B.J., S.E. Epstein, W.C. Roberts: Hypertrophic cardiomyopathy and transmural myocardial infarction without significant atherosclerosis of the extramural coronary arteries. Am. J. Cardiol. 43 (1979) 1086–1102.

Maron, B.J., S.E. Epstein, A.G. Morow: Symptomatic status and prognosis of patients after operation for hypertrophic obstructive cardiomyopathy: Efficacy of ventricular septal myotomy and myectomy. Eur. Heart J 4 (Suppl. F) (1983) 175–185.

Maron, B.J., J.M. Gardin, J.M. Flack, S.S. Gidding, T.T. Kurosaki, D.E. Bild: Prevalence of hypertrophic cardiomyopathy in a general population of young adults: echocardiographic analysis of 4111 subjects in the CARDIA Study. Circulation 92 (1995) 785–789.

McAdam, K.P.W.J., J.D. Spie: Murine model for human secondary amyloidosis: genetic variability of the acute-phase serum protein SAA response to endotoxins and casein. J. Exp. Med. 144 (1976) 1121–1127.

McIntosh, C.L., B.J. Maron: Current operative treatment of obstructive hypertrophic cardiomyopathy. Circulation 78 (1988) 487–495.

McKenna, W.J., J.E. Deanfield, A. Faruqui, D. England, C. Oakley, J. Goodwin: Prognosis in hypertrophic cardiomyopathy: role of age and clinical, electrocardiographic and hemodynamic features. Am J. Cardiol. 47 (1981) 532–538.

McKenna, W.J., D.M. Krickler, J.F. Goodwin: Arrhythmias in dilated and hypertrophic cardiomyopathy. Med. Clin. North Am. 68 (1984) 983–1000.

McKenna, W.J., R.C. Franklin, P. Nihouyanopoulos, K.C. Robinson, J.E. Deanfield: Arrhythmias and prognosis in infants, children and adolescents with hypertrophic cardiomyopathy. J. Am. Coll. Cardiol. 11 (1988) 147–153.

Mestroni, L., D. Miani, A. Di Lenarda, F. Silvestri, R. Bussani, G. Filippi, F. Camerini: Clinical and pathologic study of familial dilated cardiomyopathy. Am. J. Cardiol. 65 (1990) 1449–1453.

Meyer, A., V. Döring, H. Schäfer, B. Maisch, D. Kirsten: Herztransplantation bei Herzsarkoidose. Untersuchungen am explantierten Herzen. Dtsch. Med. Wschr. 124 (1999) 1131–1134.

Michels, V.V., P.P. Moll, F.A. Miller, A.J. Tajik, J.S. Chu, D.J. Driscoll, J.C. Burnett, R.J. Rodeheffer, J.H. Chesebro, H.D. Tazelaar: The frequency of familial dilated cardiomyopathy in a series of patients with idiopathic dilated cardiomyopathy. N. Engl. J. Med. 326 (1992) 77–82.

Muntoni, F., M. Cau, A. Ganau, R. Congiu, G. Arvedi, A. Mateddu, M.G. Marrosu, C. Cianchetti, G. Realdi, A. Cao et al.: Brief report: Deletion of the dystrophin muscle-promotor region associated with X-linked dilated cardiomyopathy. N. Engl. J. Med. 329 (1993) 921–925.

Navarro-Lopez, F., J. Soler, J. Magrina, E. Esplugues, J.C. Pare, G. Sanz, A. Betriu: Systolic compression of coronary artery in hypertrophic cardiomyopathy. Int. J. Cardiol. 12 (1986) 309–320.

Newman, L.S., C.S. Rose, L.A. Maier: Sarcoidosis. N. Engl. J. Med. 336 (1997) 1224–1234.

Niimura, H., L.L. Bachinski, S. Sangwatanaroj, H. Watkins,A.E. Chudley, W. McKenna, A. Kristinsson, R. Roberts, M. Sole, B.J. Maron, J.G. Seidman, C.E. Seidman: Mutations in the gene for cardiac myosin-binding protein C and late-onset familial hypertrophic cardiomyopathy. N. Engl. J. Med. 338 (1998) 1248–1257.

Ogasawara, S., M. Sekiguchi, M. Hiroe, S. Morimoto, K. Hirosawa: Prognosis of dilated cardiomyopathy. Heart & Vessels 1 (1985) 78–82.

Okayama, K., C. Kurata, K. Tawarahara, Y. Wakabayashi, K. Chioda, A. Sato: Diagnostic and prognostic value of myocardial scintigraphy with thallium-201 and gallium-67 in cardiac sarcoidosis. Chest 107 (1995) 330–334.

Olson, T.M., V.V. Michels, S.N. Thibodeau, Y.S. Tai, M.T. Keating: Actin mutations in dilated cardiomyopathy, a heritable form of heart failure. Science 280 (1998) 750–752.

Orie, J.E., A.J. Liedtke: Cardiomyopathy. 2. Hypertrophic and restrictive/obliterative types. Postgrad. Med. 79 (1986) 95–106.

Osterziel, K.J., O. Strohm, J. Schuler, M. Friedrich, D. Hanlein, R. Willenbrock, S.D. Anker, P.A. Poole-Wilson, M.B. Ranke, R. Dietz: Randomised, double-blind, placebo-controlled trial of human recombinant growth hormone in patients with chronic heart failure due to dilated cardiomyopathy. Lancet 351 (1998) 1233–1237.

Panza, J.A:, B.J. Maron: Relation of electrocardiographic abnormalities to evolving left ventricular hypertrophy in hypertrophic cardiomyopathy during childhood. Am J. Cardiol. 63 (1989) 1258–1265.

Parsi, R.A., K.H. Günther, W. Geissler: Elektrokardiographische und phonokardiographische Veränderungen bei idiopathischer Herzhypertrophie mit und ohne funktionelle Ausflußbahnveränderungen. Dt. Ges.Wesen 21 (1966) 1268–1272.

Parsi R.A., E. Ludwig, H.J. Pech: Transvasale Endomyokardbiopsie-ein modifiziertes Verfahren. Dt. Gesundh.-Wesen 36 (1981) 1097–1099.

Parsi, E., R.A. Parsi: Significance of infarct-related

ECG sign in hypertrophic cardiomyopathy. XVII. Intern. Congr. on Electrocardiol., Florence, 1990, Abstr.

Pasternac, A.: Myocardial stunning in hypertrophic cardiomyopathy? Amer. Coll. Cardiol. 13 (1989) 1419–1421.

Paz, R., R. Jortner, P.A. Tunick, S. Sclarovsky, B. Eilat, J.L. Perez, I. Kronzon: The effect of the ingestion of ethanol on obstruction of the left ventricular outflow tract in hypertrophic cardiomyopathy. N. Engl. J. Med. 335 (1996) 938–941.

Perry, A., F. Vuitch: Causes of death in patients with sarcoidosis: a morphologic study of 38 autopsies with clinicopathologic correlations. Arch. Pathol. Lab. Med. 119 (1995) 167–172.

Peters,S., W.J. McKenna, M.J. Davies, A.J. Camm: Arrhythmogene rechtsventrikuläre Kardiomyopathie/Dysplasie: EKG und Echokardiographie als Screening-Methoden bei rechtsventrikulären Arrhythmien. Herz/Kreisl. 27 (1995) 185–187.

Regan, T.J., G.E. Levinson, H.A. Oldewurtel, M.J. Frank, A.B. Weisse, C.B. Moschos: Ventricular function in noncardiacs with alcoholic fatty liver: Role of ethanol in the production of cardiomyopathy. J. Clin. Invest. 48 (1969) 397–407.

Richardson, P.J., A.D. Wodak, L. Atkinson, J.B. Saunders: Relation between alcohol intake, myocardial enzyme activity and myocardial function in dilated cardiomyopathy. Br. Heart J. 56 (1986) 165–170.

Richardson, P., W. McKenna, M. Bristow et al.: Report of the 1995 World health Organization/International Society and federation of Cardiology Task Force on the Definition and Classification of Cardiomyopathies. Circulation 93 (1996) 841–842.

Richardson, P.J., V.B. Patel, V.R. Preedy: Alcohol and the myocardium. Novartis Found Symp. 216 (1998) 35–45.

Rybicki, B.A., M. Major, J. Popovich jr., M.J. Maliriak, M.C. Ianuzzi: Racial differences in sarcoidosis incidence: A 5-year study in a health maintenance organization. Am. J. Epidemiol. 145 81997) 234–241.

Schmincke, A.: Über linksseitige muskulöse Conusstenosen. Dtsch. med. Wochenschr. 33 (1907) 2082–2083.

Seggewiss, H., L. Faber, U. Gleichmann: Percutaneous transluminal septal ablation in hypertrophic obstructive cardiomyopathy. Thorac. Cardiovasc. Surg. 47 (1999) 94–100.

Sheikhzadeh, A., U. Stierle, K.-W. Diedrich: Primäre Kardiomyopathien. II. Hypertrophische nicht-obstruktive Kardiomyopathie. Herz/Kreislauf 4 (1986) 189–195.

Sigwart, U.: Non-surgical myocardial reduction for hypertrophic obstructive cardiomyopathy. Lancet 346 (1995) 211–214.

Stollberger, C., J. Finsterer: Reversal of dilated to hypertrophic cardiomyopathy after alcohol abstinence. Clin. Cardiol. 21 (1998) 365–367.

Spirito, P., B.J. Maron: Relation between extent of left ventricular hypertrophy and diastolic abnormalities in hypertrophic cardiomyopathy. J. Am. Coll. Cardiol. 15 (1990) 808–813

Spirito, P., Ch.E. Seidman, W.J. McKenna, B.J. Maron: The management of hypertrophic cardiomyopathy. N. Engl. J. Med. 336 (1997) 775–785

Stierle, U., A. Sheikhzadeh, K.-W. Diedrich: Primäre Kardiomyopathien. I. Hypertrophische obstruktive Kardiomyopathie. Herz/Kreislauf 4 (1986) 189–195.

Strauer, B.E.: Consensus-Konferenz Myokarditis–dilatative Kardiomyopathie. Internist 36 (1995) 484–502.

Strümpell, A.: Lehrbuch der speciellen Pathologie und Therapie der inneren Krankheiten. Verlag von F.C.W. Vogel, Leipzig, 13. Aufl., 1. Band, 1900, S. 540–548.

Sudarikova, Y.V., L. E., Bakeeva, V.G. Tsiplenkova: Ultrastructure of mitochondrial reticulum of human cardiomyocytes in alcohol cardiomyopathy. Biochemistry (Moscow) 62 (1997) 989–1002.

Taliercio, C.P., J.B. Seward, D.J. Driscoll, L.D. Fisher, B.J. Gersh, A.J. Tajik: Dilated cardiomyopathy in the young: Clinical profile and natural history. J. Am. Coll. Cardiol. 6 (1985) 1126–1131

Teare, D.: Asymmetrical hypertrophy of the heart in young adults. Br. Heart J. 20 (1958) 1–8.

Tokudome, T., K. Mizushige, T. Ueda, S. Sakamoto, H. Matsuo: Effect of disopyramide on left ventricular pressure gradient in hypertrophic obstructive cardiomyopathy in comparison with propranolol–a case report. Angiology 50 (1999) 331–335.

Torp, A.: Incidence of congestive cardiomyopathy. Postgrad. Med. J. 54 (1978) 435–437.

Torp, A.: Incidence of congestive cardiomyopathy. In: Goodwin, J.F., A. Hjalmarson, EGJ Olson (eds.): Congestive cardiomyopathy. Molndal, AB Hassle, Sweden, 1981, S. 18–22.

Virchow, V.R.: Über eine im Gehirn und Rückenmark des Menschen aufgefundene Substanz mit chemischen Reaktionen der Cellulose. Virchows Arch. Pathol. Anat. 6 (1854) 135–138.

Waagstein, F., M.R. Bristow, K. Swedberg, F. Camerini, M.B. Fowler, M.A. Silver, E.M. Gilbert, M.R. Johnson, F.G. Goss, A. Hjalmarson: Beneficial effects of metoprolol in idiopathic dilated cardiomyopathy. Lancet 342 (1993) 1441–1446.

Watkins, H., W.J. McKenna, L. Thierfelder, H.J. Suk, R.Anan, C.S. Moravec, J.G. Seidman, C.E. Seidman: Mutations in the genes for cardiac troponin T and α-tropomyosin in hypertrophic cardiomyopathy. N. Engl. J. Med. 332 (1995) 1058–1064.

WHO/ISFC: Report on task force on the definition and classification of cardiomyopathies. Brit. Heart J. 44 (1980) 672–673.

WHO-IUIS: Nomenclature Sub-Committee: Nomenclature of amyloid and amyloidosis. Bull. World Health Organ. 71 (1993) 105–112.

Yetman, A.T., B.W.McCrindle, C. MacDonald, R.M. Freedom, R. Gow: Myocardial bridging in children with hypertrophic cardiomyopathy–a risk factor for sudden death. N. Engl. J. Med. 339 (1998) 1201–1209.

17 Herzinsuffizienz

17.1 Definition

Die Herzinsuffizienz ist das **Unvermögen** einer oder beider Herzkammern, eine für die adäquate **Organperfusion** erforderliche Förderleistung zu vollbringen. Das Verhältnis zwischen der zu transportierenden Blutmenge und dem Herzminutenvolumen ist gestört. Das Herzminutenvolumen kann vermindert, normal oder auch erhöht sein, wie z. B. bei Cor pulmonale, Anämie oder Hyperthyreose. Da eine Herzinsuffizienz einerseits zur Kreislaufinsuffizienz führt, andererseits eine periphere Gefäßinsuffizienz Ursache einer Herzinsuffizienz sein kann, sind beide Begriffe stets im Zusammenhang zu sehen.

Die Insuffizienz kann primär den linken oder den rechten Ventrikel oder beide betreffen. Aus diesen Beschreibungen geht eindeutig hervor, daß es sich hierbei nicht um eine nosologische Einheit, sondern um ein **Syndrom** mit unterschiedlichen Ursachen handelt.

17.2 Häufigkeit

Die Herzinsuffizienz ist eine der häufigsten internistisch-kardiologischen Erkrankungen, deren Inzidenz weiter steigt.

Folgende Zahlen weisen auf ihre **Bedeutung** hin: Sie beträgt zwischen dem 50. und dem 59. Lebensjahr 0,8%, bei 80jährigen steigt sie auf 9,2%.

Die **Stauungsherzinsuffizienz** ist die häufigste Diagnose bei **über 65jährigen**.

Männer sind mit einem Verhältnis von 1,5 : 1 häufiger betroffen als Frauen (Kannel et al. 1991).

In Deutschland leiden ca. **2 Millionen** Menschen an Herzinsuffizienz.

In den USA sind jährlich 900.000 Krankenhausaufenthalte wegen Herzinsuffizienz notwendig. Es wird geschätzt, daß mehr als 3,5 Millionen Menschen an Stauungsherzinsuffizienz erkrankt sind. Im Jahre 2030 werden 5,7 Millionen Erkrankte erwartet.

Weltweit gibt es derzeit etwa **15 Millionen** Kranke mit zunehmender Tendenz (Erikson 1995).

Die Häufigkeit der **akuten Herzinsuffizienz** ist schwer erfaßbar. Sie wird etwa mit 0,5%/Jahr in der Gesamtbevölkerung angegeben.

17.3 Physiologische Aspekte der Herzfunktion

Die **normale Ventrikelfunktion** besteht in der Fähigkeit des Ventrikels, sein Herzminutenvolumen innerhalb normaler Ventrikeldruckwerte zu garantieren. Die Herzfunktion kann unter folgenden Aspekten betrachtet werden:

Die Funktion des Herzens **als Pumpe** (**Hämodynamik**) beschreibt Parameter wie das Herzminutenvolumen, das Schlagvolumen, das endsystolische und enddiastolische Volumen des linken Ventrikels und die Herzarbeit.

Die Funktion des Herzens **als Muskel** (**Herzmechanik**) wird durch die Kontraktilitätsparameter der isovolumetrischen Phase gekennzeichnet.

Bei der Beurteilung der Herzfunktion in ihrer Gesamtheit sind folgende physiologische Größen bedeutungsvoll:

Die **Vorlast** (**preload**) ist als enddiastolische Druck-Volumen-Beziehung definiert. Sie wird wesentlich durch das Blutvolumen, den intraperikardialen und intrathorakalen Druck, den Venentonus und den Beitrag der Vorhofkontraktion sowie die Körperhaltung beeinflußt.

Die **Nachlast** (**afterload**) ist als Summe aller der Entleerung des linken Ventrikels entgegenstehenden Kräfte definiert. Sie ist wesentlich abhängig vom peripheren arteriellen Widerstand, dem arteriellen enddiastolischen Druck sowie der Blutviskosität.

Der **kontraktile Zustand** des Myokards, der durch den endsystolischen Abschnitt der Druck-Volumen-Kurve dargestellt wird, kann durch einen erhöhten Sympathikotonus positiv bzw. durch die Hypoxie und Azidose negativ beeinflußt werden.

Die **Dehnbarkeit** (**Compliance**) des linken Ventrikels wird durch die Veränderungen im Ventrikeldruck während der Diastole widergespiegelt.

Durch die **Druck-Volumen-Kurve** wird eine Herzaktion anschaulich gemacht (Abbildung 17.1). Am Ende der **isovolumetrischen Phase** unterschreitet der intraventrikuläre Druck den Druck im linken Vorhof, wodurch sich die Mitralklappe öffnet. Es beginnt die Phase der passiven Ventrikelfüllung durch den Einstrom des Blutes aus dem Vorhof. Kurz vor Ende der Diastole wird durch eine aktive Vorhofkontraktion der Ventrikel weiter gefüllt. Die nun einsetzende elektrische Stimulation des **Ventrikels** bewirkt seine **Systole**. Sie beginnt mit der isovolumetrischen Phase. Nach der Erhöhung des Ventrikeldrukkes schließt sich die Mitralklappe und verhindert somit einen weiteren Einstrom vom Vorhof in den Ventrikel. Steigt nun der Ventrikeldruck weiter an und erreicht Werte oberhalb des diastolischen Aortendruckes, öffnet sich die Aortenklappe, und das Blut wird in die Aorta ausgeworfen. Dadurch wird das linksventrikuläre Volumen verringert, und die Auswurfphase setzt sich so lange fort, bis die elektromechanische Systole abgeschlossen ist und der Ventrikeldruck unter den diastolischen Aortendruck abfällt.

Der Abfall des Ventrikeldruckes zieht den Schluß der Aortenklappe nach sich und startet die **isovolumetrische Relaxation**. Die linksventrikuläre Relaxation bewirkt einen rapiden Abfall des Druckes, bis

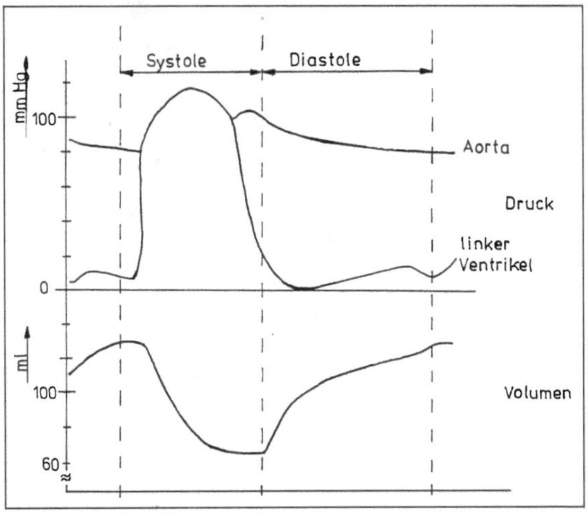

Abb. 17.1: Zeitliche Beziehung zwischen linksventrikulärem Druck und Volumen

der linksventrikuläre Druck niedriger als der linksatriale Druck ist. Zu diesem Zeitpunkt öffnet sich wieder die Mitralklappe, der Herzzyklus beginnt erneut.

Entsprechend dem Herzzyklus kann man die Herzfunktion in die **systolische** und die **diastolische** Herzfunktion einteilen (s. Abbildung 17.1).

17.4 Pathophysiologische Aspekte

Bei gesunden Herzen wird die Steigerung des Schlagvolumens durch die Erhöhung des linksventrikulären enddiastolischen Volumens und Druckes nach dem **Frank-Starling-Mechanismus** erreicht. Ihm liegt eine Empfindlichkeitserhöhung der kontraktilen Proteine für Kalzium zugrunde. Auch bei der Erhöhung des peripheren Widerstandes bis zum Doppelten des Ruhewertes (**Druckbelastung**) ist das Herz in der Lage, das Schlagvolumen aufrechtzuerhalten. Ein weiterer physiologischer Kompensationsmechanismus ist die Zunahme der **Kontraktilität** durch verstärkten Sympathikusreiz. Eine erhöhte **Herzfrequenz**, die mit einer Steigerung der Kontraktilität einhergeht (**Bowditch-Effekt**), wirkt ebenfalls als Kompensationsmechanismus bei gesundem Herzen.

Diese normalen Reaktionsmuster des Herzens können bei einer **primären** (z.B. bei Kardiomyopathien, Myokarditis) oder **sekundären Kontraktilitätsstörung**, die durch eine Steigerung der Vor- und Nachlast (z.B. durch Volumen- und/oder Druckbelastung) bedingt ist, zur Herzinsuffizienz führen.

Durch verschiedene **pathophysiologische Kompensationsmechanismen** wird die gestörte Herzfunktion lange Zeit ausgeglichen, und die Herzinsuffizienz tritt somit klinisch nicht in Erscheinung.

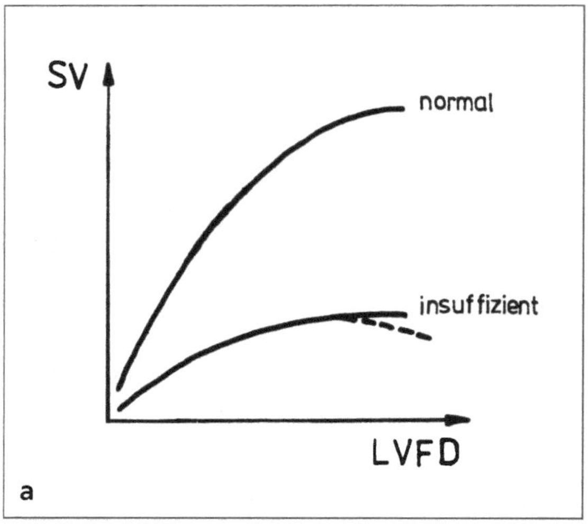

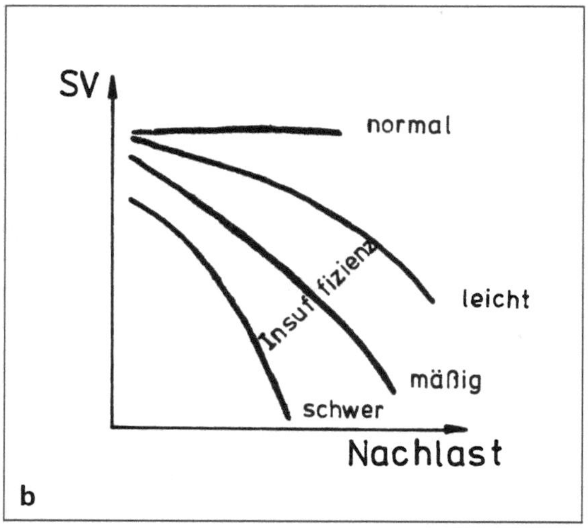

Abb. 17.2: Frank-Starling-Mechanismus. a – Beziehung zwischen dem Schlagvolumen und dem linksventrikulären Füllungsdruck, b – Beziehung zwischen dem Schlagvolumen und der Nachlast

Zu diesen Kompensationsmechanismen gehören:

- Frank-Starling-Mechanismus
- erhöhte sympathische Aktivität
- Reduktion des Vagotonus
- myokardiale Hypertrophie und Dilatation
- Aktivierung humoraler vasokonstriktorischer Systeme.

Jeder dieser Mechanismen führt bei weiterem Bestehen zur Verschlechterung der Herzfunktion. Über eine Steigerung der Vorlast mit Zunahme des LVEDP und des LVEDV versucht der belastete Ventrikel, das Schlagvolumen zu steigern (**Frank-Starling-Mechanismus**). Die Funktionskurve des linken Ventrikels ist abgeflacht und nach rechts verschoben (Abbildung 17.2a). Dieser Vorgang ist andererseits eng mit der Entwicklung einer Herzmuskelhypertrophie und -dilatation verbunden, die zunächst als positiver Kompensationsmechanismus wirkt. Bei weiterem Verlauf führt sie jedoch zu einer Steigerung des Sauerstoffverbrauchs des Myokards durch die erhöhte systolische Wandspannung und später zur Senkung der Kontraktilität und zur Zunahme der Herzinsuffizienz. Hinzu kommt eine myokardiale Mangeldurchblutung aufgrund einer relativen Koronarinsuffizienz beim Überschreiten des **kritischen Herzgewichtes** von 500 g. Bei **Druckbelastung** entsteht eine **konzentrische Hypertrophie**, bei **Volumenbelastung** vor allem eine **exzentrische Hypertrophie** und im Endstadium eine **Gefügedilatation**.

Mit der Vergrößerung des Kammervolumens ist auch eine Zunahme des linksventrikulären enddiastolischen Druckes (LVFD) verbunden. Nach dem **Laplaceschen Gesetz** resultieren daraus eine Zunahme der Wandspannung, eine Erhöhung des Sauerstoffverbrauchs und schließlich eine weitere Abnahme der Kontraktilität, die sich durch **Dilatation** des Herzens zeigt, so daß beide Kompensationsmechanismen im Endeffekt im Sinne eines **Circulus vitiosus** die Herzinsuffizienz verstärken.

Die Veränderung der systolischen und diastolischen **Ventrikelgröße** ist vor allem durch die Umordnung der Myozyten und weniger durch die Verkürzung der kontraktilen Elemente bedingt.

Die ständig fortschreitende Destruktion der Myozyten (Apoptosis) und die daraus entstehende Vernarbung reduziert aber die **Dehnbarkeit** der Muskelfasern.

In der weiteren Entwicklung der Herzinsuffizienz ist eine ständig steigende Kraft zum Auswurf des Schlagvolumens erforderlich. Bei der Entwicklung der Dilatation steigt bei jeder Höhe des intrakavitären Druckes die endsystolische und enddiastolische Wandspannung. Die Dilatation und die erhöhte Kammerwandspannung stimulieren wieder die Ausbildung der Ventrikelhypertrophie.

Der verstärkte **Sympathikusreiz**, der sich in einer vermehrten Catecholaminausschüttung widerspiegelt, und die Reduktion des Vagotonus führen zur Vergrößerung des Schlagvolumens und zur Erhöhung der Herzfrequenz.

Ursachen der erhöhten sympathischen Aktivität bei Herzinsuffizienz sind:

- Störung der Barorezeptorenempfindlichkeit und zentraler Kreislaufreflexe,
- Aktivierung des Sympathikus durch andere vasopressorische Systeme, z.B. das Renin-Angiotensin-Aldosteron-System,
- verminderte Elimination der Catecholamine.

Je höher der Catecholaminspiegel, desto schlechter ist die Herzfunktion und damit die Prognose des Patienten. Durch die Störung der Myokardfunktion, d.h. Reduktion des Schlagvolumens und der Auswurffraktion, kommt es zur Minderdurchblutung der Nieren. Die Folge ist eine Aktivierung des **Renin-Angiotensin-Aldosteron-Systems**.

Tab. 17.1: Wirkung neurohumoraler Faktoren

Faktoren	kurzfristige, positive Wirkung	langfristige, negative Wirkung
Noradrenalin	• Herzfrequenz ↑ • Linksventrikuläre Funktion ↑ • Perfusionsdruck ↑ • Hypertrophie der Myozyten • Wandspannung ↑	• Nekrose der Myozyten • β-Rezeptoren ($\beta_1 > \beta_2$) • linksventrikuläres Remodelling
Angiotensin II	• Perfusionsdruck ↑ • Freisetzung von Noradrenalin • Hypertrophie der Myozyten • Konstriktion des Vas efferens • Intraglomerulärer Druck ↑	• Vasokonstriktion • Freisetzung von Aldosteron • Retention von Na^+ und Wasser • linksventrikuläres Remodelling • Aktivität des Sympathikus ↑ • Nekrose der Myozyten
Vasopressin	• Perfusionsdruck ↑ • Hypertrophie der Myozyten	• Vasokonstriktion
Dopamin	• Natriurese ↑ • renaler Blutfluß ↑	
ANF	• Natriurese ↑	

Angiotensin II bewirkt:

- über vermehrte Ausschüttung von Aldosteron eine Erhöhung des intravasalen Blutvolumens und damit eine **Zunahme der Vorlast,**
- eine direkte und über die Stimulation des Sympathikus verursachte Vasokonstriktion indirekte **Steigerung der Nachlast.**

Diese Kompensationsmechanismen dienen zwar der Aufrechterhaltung der Herzfunktion, bewirken aber strukturelle und funktionelle Veränderungen, die zur weiteren Verschlechterung der Herzfunktion führen.

Die gestörte Herzfunktion entwickelt sich in folgendem **Circulus vitiosus**: **Herzinsuffizienz** → reduziertes Schlagvolumen, erhöhter linksventrikulärer enddiastolischer Druck → **Kompensationsmechanismen** → Erhöhung der Vorlast, Nachlast und des Blutvolumens →**Herzinsuffizienz**.

Auf **zellulärer Ebene** bewirkt die **Bindung von Angiotensin II an die Kardiomyozyten und die glatten Gefäßmuskelzellen** eine Veränderung der Genexpression und Signalübertragung zwischen den einzelnen Zellen. Die daraus folgende Steigerung der Proteinsynthese führt zur quantitativen Zunahme und qualitativen Veränderung des interstitiellen und perivaskulären Bindegewebes, zum **linksventrikulären Remodeling**. Das heißt, daß nicht nur die ursächliche Druck- oder Volumenbelastung, sondern auch der erhöhte Angiotensin-II- und Catecholaminspiegel die linksventrikuläre Hypertrophie bedingen. Weiterhin kommt es zu einer vermehrten Ausschüttung von **Vasopressin,** was zur Steigerung des Perfusionsdruckes führt, der zur Aufrechterhaltung der Durchblutung der lebenswichtigen Organe notwendig ist. Negative Wirkungen sind die Entwicklung einer Hypertrophie der Myozyten sowie die Steigerung des peripheren Widerstandes. Auf die Dauer gesehen, haben diese neurohumoralen Wirkungen negative Folgen, die u.a. zu einem Lungenödem, Hyponatriämie, erhöhte Nach- und Vorlast und ein kardiales Remodeling führen (Schrier et al. 1999). Angiotensin-II, Noradrenalin, und die nervale Stimulation der Nieren erhöhen die Synthese der gefäßerweiternden Prostaglandine, die dann den Effekt dieser drei vasokonstriktorischen Stimuli reduzieren (Satoh et al. 1981). Außerdem kommt es zu einer erhöhten Produktion von **Endothelin**, einem starker Vasokonstriktor. Endothelin ist bei manchen Patienten mit Herzinsuffizienz mit NYHA III und IV im Plasma erhöht, was mit einer schlechten Prognose einhergeht (Pacher et al. 1996). Endothelin trägt aber wahrscheinlich zur systemischen und renalen Vasokonstriktion mehr über lokale (autokrine) als über systemische (endokrine) Wirkungen bei (Sakai et al. 1996). Auch der **Tumornekrosefaktor** ist bei Herzinsuffizienz erhöht, der die Myokardfunktion ebenfalls negativ beeinflußt.

Im Frühstadium einer Herzinsuffizienz kann eine erhöhte Ausscheidung des **natriuretischen Peptids** aus dem Vorhof und dem Gehirn die systemische und renale Vasokonstriktion, die Konstriktion der Venen mit Erhöhung der Vorlast und die renale Natriumretention abmildern oder verzögern. Über die Hemmung des Renin-Angiotensin-Aldosteron-Systems wirken sie vasodilatatorisch, natriuretisch und diuretisch. Mit zunehmender Herzinsuffizienz erhöht sich ihre Konzentration im Blut. Die **Down-Regulation** der renalen natriuretischen Peptidrezeptoren im Zusammenhang mit einer erhöhten Konzentration an Angiotensin II und Noradrenalin reduziert die positive Wirkung dieser Peptide. Tabelle 17.1 zeigt die Wirkung neurohumoraler Faktoren.

Weitere Kompensationsfaktoren sind die erhöhte Sauerstoffausschöpfung in der Peripherie, die kompensatorische Polyglobulie u. a.

Nach den hämodynamischen und herzmechani-

Tab. 17.2: Hämodynamische Veränderungen bei Herzinsuffizienz

Parameter	Linksherzinsuffizienz	Rechtsherzinsuffizienz
Herzfrequenz	↑	↑
Füllungsdruck • linker Ventrikel • rechter Ventrikel	 ↑↑ normal, ↑	 normal ↑↑
Blutdruck • großer Kreislauf • kleiner Kreislauf	 normal, ↓ ↑↑	 ↓ ↑, ↑↑
Herzminutenvolumen	↓	↓
Schlagvolumen	↓↓	↓↓

erhöht↑, deutlich erhöht ↑↑, gesenkt ↓, deutlich gesenkt ↓↓

schen Veränderungen unterscheidet man **zwei Formen oder Stadien der Herzfunktionsstörungen**: die Myokardinsuffizienz und die Pumpinsuffizienz.

Die **Myokardinsuffizienz** drückt sich in der verminderten Kraft und Geschwindigkeit der Kontraktion des Herzmuskels aus.

Die **Pumpinsuffizienz** ist durch die Reduktion des Schlagvolumens und des Herzminutenvolumens gekennzeichnet.

Reaktionen der Peripherie auf die Verminderung des Herzminutenvolumens sind die Erhöhung des venösen Druckes und die Stauung im kleinen Kreislauf (Tabelle 17.2).

Betrachtet man die vorangegangenen Veränderungen, verläuft die Entwicklung der Herzinsuffizienz auf **3 Ebenen**, der metabolischen, hämodynamischen und klinischen.

17.5 Ätiologie

Unter Berücksichtigung pathogenetischer Faktoren kann folgende Einteilung vorgenommen werden:

1. **Herabsetzung der Kontraktionskraft durch primäre Myokardveränderungen** wie ischämische, entzündliche, toxische Myokardveränderungen, primäre Kardiomyopathien, metabolische Myokardveränderungen (Hyper- und Hypothyreose, Vitaminmangel, Elektrolytstörungen, Amyloidose u.a.).
2. **Mechanische Belastungen des Myokards** durch erhöhte Druckbelastung (Herzklappenstenosen, Hypertonie im großen und kleinen Kreislauf), erhöhte Volumenbelastung (Regurgitation bei Herzklappeninsuffizienz, Herz- und Gefäßmißbildungen mit Shunt), Kontraktionsbehinderungen (Pericarditis constrictiva und Perikarderguß), Endokardveränderungen (Endokardfibroelastose), Veränderungen der Geometrie des Ventrikels (Ventrikelaneurysma).
3. **Chronische Myokardüberlastung durch erhöhten Blutbedarf (high output failure)** durch Hyperthyreose, Anämie, arterio-venöse Fisteln, hyperkinetisches Herzsyndrom, Schwangerschaft, besonders bei vorbestehender Herzerkrankung, chronischer Sauerstoffmangel bei Lungenemphysem und anderen Lungenerkrankungen.
4. **Herzrhythmusstörungen** wie Asystolie, Kammerflattern, -flimmern, extreme Tachy- oder Bradykardien.

Je nachdem, ob die systolische oder diastolische Funktion gestört ist, wird auch die Herzinsuffizienz als **systolisch** oder **diastolisch** definiert.

Die Klärung der Ätiologie der Herzinsuffizienz ist für eine erfolgreiche kausale Therapie eine wesentliche Voraussetzung. Häufigste Ursachen sind die arterielle Hypertonie und die koronare Herzkrankheit. Der Anteil der arteriellen Hypertonie beträgt 24 %, der der koronaren Herzkrankheit 14 % und in ihrer Kombination 40 % (Hoppe et al. 1998). Wichtige Hinweise dazu können auch das **Erkrankungsalter** des Patienten (Tabelle 17.3) bzw. die **Dauer der Entwicklung** (Tabelle 17.4) der Herzinsuffizienz geben.

Tab. 17.3: Zusammenhang zwischen Erkrankungsalter und Ursache der Herzinsuffizienz

Alter der Patienten	ursächliche Erkrankungen
erste Lebensmonate	• ausschließlich angeborene Herzmißbildungen
erste Lebensjahre	• angeborene Herzfehler • entzündliche Herzerkrankungen • Herzrhythmusstörungen
bis 15. Lebensjahr	• akute rheumatische Myokarditis • akute Glomerulonephritis • Ventrikelseptumdefekt • Vorhofseptumdefekt vom Primumtyp • Ductus arteriosus persistens
frühes Erwachsenenalter	• rheumatische Herzklappenfehler • Myokarditis • Endokarditis • Ductus arteriosus persistens • Ventrikel- und Vorhofseptumdefekt
älter als 40 Jahre	• Koronaratherosklerose • Myokardinfarkt • arterielle Hypertonie • Herzklappenfehler • Lungenerkrankungen mit Cor pulmonale • fibrotische Veränderungen des Myokards
älter als 50 Jahre	• Ursachen wie bei 40 Jahren • kalzifizierte Aortenstenose

Tab. 17.4: Zusammenhang zwischen Entwicklungsdauer und Ursache der Herzinsuffizienz

Zeitraum der Entwicklung	innerhalb von Minuten bis Tagen	innerhalb von Tagen bis Monaten
ursächliche Erkrankung	• akuter Myokardinfarkt • Komplikationen des akuten Myokardinfarktes, wie Papillarmuskeldysfunktion oder -ruptur, Herzwandruptur mit Perikardtamponade, Ventrikelseptumdefekt • Bradykarde und tachykarde Herzrhythmusstörungen • Hypertone Krise • Lungenembolie • Myokarditis • akute Aorten- oder Mitralklappenregurgitation • Zufuhr großer Flüssigkeitsmengen • erhebliche physische und psychische Belastungen	• Postinfarktzustände, Herzrhythmusstörungen • rezidivierende Lungenembolien • Pneumonien • akutes rheumatisches Fieber • bakterielle Endokarditis • Hyperthyreose • Anämien • Hepatitis • Schwangerschaft • Corticosteroid- und Östrogenbehandlung • große physische und psychische Belastungen • Niereninsuffizienz

Auslösende Faktoren einer Herzinsuffizienz können Infekte, Operationen, Herzrhythmusstörungen, körperliche, psychische oder diagnostische Belastungen sein.

17.6 Klinische Formen

Je nach Schnelligkeit der Entwicklung unterscheidet man eine **akute** und eine **chronische Herzinsuffizienz**.

Akute Herzinsuffizienz
Diese rapide Funktionsstörung des **linken Herzens** innerhalb weniger Stunden, die mit hoher Letalität verbunden ist, kann als Folge von akuten Ereignissen wie des großen akuten Myokardinfarktes, der Papillarmuskelruptur sowie der diastolischen Füllungsbehinderung bei Herztamponade vorkommen. Faktoren wie Infektionen, Operationen, inadäquate Compliance des Patienten in bezug auf die Tabletteneinnahme, Volumenbelastung wie erhöhte Flüssigkeitsaufnahme, akute und chronische Niereninsuffizienz, Anämie sowie Schilddrüsenfunktionsstörungen können bei einer chronischen Herzinsuffizienz zu einer akuten Krise führen. Auch die Rejektion nach Herztransplantation, Nierenerkrankungen wie Glomerulonephritis sowie toxische Wirkungen von Noxen und Pharmaka können diese akute Herzinsuffizienz auslösen. Im Bereich des **rechten Herzens** kann das akute Herzversagen Folge einer massiven Lungenembolie sein. Ebenfalls können Herzrhythmusstörungen Ursache eines akuten Herzversagens sein (s. Tabelle 17.4).

Chronische Herzinsuffizienz
Diese entwickelt sich im Laufe einer länger bestehenden Herz- und Gefäßerkrankung, und die oben beschriebenen Kompensationsmechanismen kommen zur Wirkung. Die chronische Herzinsuffizienz kann in verschiedenen Formen auftreten.

Latente Herzinsuffizienz
Zeichen der Herzinsuffizienz treten nur unter Belastung und Provokationstests auf. In Ruhe ist die Herzfunktion voll kompensiert.

Manifeste Herzinsuffizienz
Schon in Ruhe sind die Symptome der Herzinsuffizienz nachweisbar.

Vorwärtsinsuffizienz (systolische Herzinsuffizienz)
Aufgrund eines ungenügenden Herzminutenvolumens kommt es zur Mangelversorgung in der Peripherie (Leistungsminderung, Konzentrationsschwäche, Funktionsstörung verschiedener Organe).

Rückwärtsinsuffizienz (diastolische Herzinsuffizienz)
Es kommt zur venösen Stauung und zu erhöhtem Venendruck hinter dem insuffizienten Ventrikel, was durch eine Entleerungsbehinderung des insuffizienten Ventrikels bedingt ist.
Je nachdem, welcher Ventrikel insuffizient ist, kann es zu einer relativen Mitral- oder Trikuspidalinsuffizienz kommen. Die Rückwärtsinsuffizienz ist die **häufigste** Form der Herzinsuffizienz.

Linksherzinsuffizienz
Die Linksherzinsuffizienz ist das Unvermögen des linken Ventrikels, eine adäquate Pumpfunktion zu gewährleisten. Daraus entstehen die Erhöhung des Pulmonalvenendruckes und die Lungenstauung bis zum Lungenödem mit Orthopnoe als Leitsymptome.

Rechtsherzinsuffizienz
Die Rechtsherzinsuffizienz ist das Unvermögen des rechten Ventrikels, eine normale Zirkulation zu gewährleisten. Infolge dessen kommt es zur Erhöhung des venösen Druckes im großen Kreislauf, der zu Hepatomegalie, peripheren Ödemen und Aszites führt.

Stauungsherzinsuffizienz
Unter Stauungsherzinsuffizienz (congestive heart failure) versteht man eine durch Linksherzbelastung bedingte Rechtsherzinsuffizienz. Sie ist die häufigste Form der Rechtsherzinsuffizienz. Ihre Charakteristika sind ein reduziertes Herzminutenvolumen und verkürzte Kreislaufzeiten. Bei älteren Patienten (mittleres Alter 82 Jahre) wurde bei 34% der Männer und 56% der Frauen im Rahmen der Stauungsherzinsuffizienz eine normale systolische Funktion des linken Ventrikels (Auswurffraktion ≥ 50%) gefunden (Aronow et al. 1998).

17.7 Klinisches Bild

17.7.1 Anamnese

Die Anamnese ist der Grundpfeiler für weitere diagnostische und therapeutische Verfahren. Aus ihr können folgende Schlüsse gezogen werden:
- Hinweise auf ätiologische Faktoren, wie rheumatische Herzkrankheit, arterielle Hypertonie, IHK etc.
- Angaben über Art und Verlauf der Erkrankung, wie latente, manifeste Herzinsuffizienz, akute, chronische Herzinsuffizienz, erneute Dekompensation einer chronischen Herzinsuffizienz Hinweise auf hauptsächlich betroffene Herzabschnitte wie Linksherzinsuffizienz, Rechtsherzinsuffizienz oder Insuffizienz beider Ventrikel (Globalinsuffizienz).

17.7.2 Linksherzinsuffizienz (I 50.1)

Die Linksherzinsuffizienz tritt meist als primäre Insuffizienz des Herzens auf und ist durch folgende Symptome gekennzeichnet:

Die **Dyspnoe** tritt bei Belastung (**Belastungsdyspnoe**), in Ruhe (**Orthopnoe**) oder als Dyspnoe bei Lagewechsel (**Treptopnoe**) auf. Die Ursachen dafür liegen in einem ungenügenden Herzminutenvolumen mit Mangeldurchblutung u. a. des Atemzentrums, in einer Lungenstauung sowie Erhöhung des pCO_2 und Senkung des pO_2 im Blut. Der **Belastungsdyspnoe** ist besondere Beachtung zu schenken, da sie als Frühsymptom anzusehen ist. Manchmal ist sie nur durch subtile Befragung zu verifizieren. Ihre Beurteilung wird durch die subjektive Natur der „leichten Dyspnoe" erschwert, wobei sie durch mangelnde Selbstbeobachtung und -bewertung des Patienten maskiert wird, der seine reduzierte Leistungsfähigkeit nicht registriert oder infolge sitzender Beschäftigung oder Bettlägerigkeit mangelhaft oder nicht exponiert ist.

Der **Husten** mit Auswurf tritt infolge der Stauung der Bronchialschleimhaut (**Stauungsbronchitis**) und vor allem auch nachts als Reizhusten ohne Auswurf durch eine erhebliche Zunahme des intrapulmonalen Druckes bei Horizontallage des Oberkörpers bzw. bei körperlicher Belastung auf.

Cerebrale Erscheinungen sind in erster Linie durch die Reduktion des Herzminutenvolumens und die damit verbundene Minderperfusion des Gehirns bedingt. Die Symptome können **Schwindelerscheinungen, Unruhe, Konzentrationsschwäche** und **Schlaflosigkeit** sein. Diese Zeichen der Vorwärtsinsuffizienz sind vor allem bei älteren Patienten zu beachten.

Das **Gefühl** der **körperlichen Schwäche** resultiert aus der ungenügenden Blutversorgung der Muskulatur.

Als **Asthma cardiale** ist eine paroxysmale Dyspnoe definiert, die 1–2 Stunden nach Liegen, nach Belastung oder ohne jeglichen ersichtlichen Grund auftreten kann. Zwischen diesem Asthma-cardiale-Anfall und dem Lungenödem besteht nur ein quantitativer Unterschied. Zum Asthma cardiale gehören solche Symptome wie Husten, Unruhe, Angstgefühl und Rasseln in der Brust. Durch den Charakter des Atemgeräusches ist eine sichere Unterscheidung zum Asthma bronchiale gegeben. Der Patient nimmt eine aufrecht sitzende Haltung mit herabhängenden Beinen ein.

Das **Lungenödem** ist eine schwere Form der Linksherzinsuffizienz. Es kommt zum Flüssigkeitsaustritt aus den Lungenkapillaren in das Interstitium bzw. in die Alveolen. Die häufigsten **kardialen Ursachen** sind:
- hypertone Herzkrankheit
- akuter Myokardinfarkt und seine Komplikationen
- koronare Herzkrankheit
- Mitral- oder Aortenklappenstenose
- Myokarditis
- Kardiomyopathien unklarer Genese.

Extrakardiale Ursachen sind:
- Viruspneumonie
- Ertrinken
- akute Glomerulonephritis
- Aufenthalt im Hochgebirge
- Urämie, die zur Flüssigkeitslunge führt
- Inhalation toxischer Gase wie Chlorgas, Phosgen, Stickstoff-Lost u. a.

Das Auftreten eines **Lungenödems** hängt von drei prinzipiellen **pathophysiologischen Faktoren** ab:
- der hydrostatische Druck übersteigt infolge einer venösen Druckerhöhung im kleinen Kreislauf (Druckanstieg in den Pulmonalvenen) den onkotischen Druck,
- die Kapillarpermeabilität ist infolge toxischer und anderer Einwirkungen gestört,
- der onkotische Druck ist durch Eiweißverluste verschiedener Ursache reduziert.

Die erst genannte Ursache spielt die größte Rolle in der täglichen Praxis.

Die Symptome beim **alveolären Lungenödem** sind eine sich rasch bis zur Orthopnoe steigernde Atem-

Tab. 17.5: Differentialdiagnose der peripheren Ödeme

Beiderseitige Ödeme	Einseitige Ödeme
• Nierenerkrankungen (akute Glomerulonephritis, Nephrosen) • Lebererkrankungen • Hypoproteinämie (Alkoholismus, exsudative Enteropathie, schwere Verbrennungen, Hunger) • Adipositas • Schwangerschaft • generalisierte Allergie • Folge einer Steroidtherapie • retroperitonealer Tumor • Hypothyreose • Herzinsuffizienz • idiopathisch • Lipödem	• lokal bedingte Stauungen bei Varikosis, Thrombophlebitis, Phlebothrombose des Unterschenkels, chronisch venöse Insuffizienz • Filariose • unspezifische Lymphadenitis • Lymphgefäßanomalien nach Operation oder Bestrahlung • retroperitonealer Tumor • lokale Allergien

not, die mit Angstgefühl, Husten, Halsveneneinflußstauung und erhöhter Herz- und Atemfrequenz einhergeht. Das Rasseln und Röcheln sind ohne Auskultation bereits auf Distanz zu hören („**kochende Lunge**"). Oft wird reichlich weißlich-rötliches, schaumiges Sputum expektoriert. Weiterhin ist der Patient zyanotisch und hat kalten Schweiß. Der Blutdruck kann systolisch und diastolisch erhöht sein. Das Lungenödem ist gelegentlich mit einer Schocksymptomatik verbunden.

17.7.3 Rechtsherzinsuffizienz (I 50.0)

Die Symptome der Rechtsherzinsuffizienz leiten sich aus der Venendruckerhöhung im großen Kreislauf ab. Ein Hauptsymptom sind **Ödeme** in den abhängenden Partien (Knöchel, Unterschenkel) bis zur Anasarka. Periphere Ödeme sind nicht nur Zeichen der Rechtsherzinsuffizienz, sondern noch bei anderen pathologischen Zuständen vorhanden (Tabelle 17.5). Eine **Zyanose** tritt bei mehr als 5 g% reduziertem Hämoglobin infolge einer erhöhten peripheren Sauerstoffausnutzung auf. Weitere Zeichen sind die **Hepatomegalie** mit Druckgefühl und Kapselspannungsschmerz, **gastrointestinale Erscheinungen** wie Völlegefühl, Flatulenz, Aszites, Nausea, Erbrechen, Druckgefühl im Epigastrium als Folge der Stauungsgastritis. Der Aszites ist ein Transsudat mit einem spezifischen Gewicht <1012. Als Folge der Flüssigkeitseinlagerung kommt es zur **Gewichtszunahme**. Unter absoluten Ruhebedingungen wie in der Nacht ist das Herz in der Lage, seine Funktion zu verbessern, was sich durch eine erhöhte Filtrationsrate und damit verbundenen erhöhten Urinproduktion (**Nykturie)** ausdrückt. Einen **Pleuraerguß** findet man vornehmlich rechtsseitig (s. Tabelle 17.5).

Bei der **Auskultation** gilt sowohl bei der Links- als auch der Rechtsherzinsuffizienz als wichtigstes Zeichen ein protodiastolischer **Galopprhythmus**, der durch einen III. Herzton hervorgerufen wird. Als Ausdruck der Erhöhung des Pulmonalarteriendrukkes ist die Pulmonalkomponente des II. Herztones betont und meist lauter als die aortale Komponente. Ein systolisches Geräusch über der Herzspitze bzw. 4 R 2 kann als Ausdruck einer relativen **Mitral**- oder **Trikuspidalinsuffizienz** auftreten. Nach Rekompensation ist dieses Geräusch dann nicht mehr nachweisbar.

Die **Herzfrequenz** ist in der Regel erhöht. **Herzrhythmusstörungen** verschiedenster Art können vorhanden sein.

Bei der **Pulspalpation** kann bei schweren Formen der myokardialen Herzinsuffizienz ein Pulsus alternans erfaßt werden.

Temperaturerhöhungen bis etwa 38 °C können als Folge der gestörten Temperaturregelung bei eng gestellter Peripherie auftreten. Mit Verbesserung der Herzfunktion sind sie rückläufig. Sind jedoch höhere oder länger anhaltende Temperaturen vorhanden, ist an eine gleichzeitige Endokarditis, Pneumonie u. a. zu denken.

Bei lang bestehender chronischer vor allem Rechtsherzinsuffizienz entwickeln die Patienten eine **kardiale Kachexie**, die durch eine reduzierte Nahrungsaufnahme infolge der gastrointestinalen Stauung bedingt ist. Diese gastrointestinale Stauung führt zur verminderten Resorption und zu einer, wenn auch selten, Proteinverlustenteropathie. Eine weitere Komponente ist ein gesteigerter Metabolismus, der durch einen erhöhten myokardialen Sauerstoffverbrauch, eine forcierte Atemarbeit sowie die Temperatursteigerung bedingt ist. Das Ungleichgewicht zwischen verminderter Kalorienaufnahme und einem gesteigerten Kalorienverbrauch führt somit zur Reduktion des Körpergewichts.

Als **pathologischer Atemtyp** kann oft die Cheyne-Stokes-Atmung beobachtet werden. Sie ist Ausdruck einer Schädigung des Atemzentrums, die oft durch cerebralsklerotische Veränderungen bei reduzierter Vorwärtsleistung verstärkt wird.

Tab. 17.6: Einteilung der Herzinsuffizienz nach funktionell-hämodynamischen Gesichtspunkten

Stadium	Insuffizienzform	Hämodynamik
I	**Muskelinsuffizienz**	
	in Ruhe	Pumpfunktion normal, LVEDP (PAEDP) ≤ 12 mm Hg
	bei Belastung	Herzzeitvolumenanstieg adäquat, LVEDP (PAEDP) ≥ 20 mm Hg
II	**Pumpinsuffizienz**	
II a	**latente Herzinsuffizienz**	
	in Ruhe	Pumpfunktion normal, LVEDP (PAEDP) ≤ 12 mm Hg
	bei Belastung	Herzzeitvolumenanstieg inadäquat, LVEDP (PAEDP) > 20 mm Hg
II b	**manifeste Herzinsuffizienz**	
	in Ruhe	Herzindex < 2,5 l/min/m^2, LVEDP (PAEDP) > 12 mm Hg

Tab. 17.7: Einteilung der Herzinsuffizienz nach NYHA

Stadium	Kriterien
NYHA I	Herzerkrankungen ohne körperlichen Einschränkung. Alltägliche körperliche Belastung verursacht *keine* ungewöhnliche Erschöpfung, Herzrhythmusstörungen, Luftnot oder Angina pectoris.
NYHA II	Patienten mit Herzerkrankung und leichter Einschränkung der körperlichen Leistungsfähigkeit. Keine Beschwerden in Ruhe, alltägliche körperliche Belastung verursacht Erschöpfung, Herzrhythmusstörungen, Luftnot oder Angina pectoris.
NYHA III	Patienten mit Herzerkrankung und höhergradiger Einschränkung der körperlichen Leistungsfähigkeit. Keine Beschwerden in Ruhe, geringe körperliche Belastung verursacht Erschöpfung, Herzrhythmusstörungen, Luftnot oder Angina pectoris.
NYHA IV	Patienten mit Herzerkrankung. Beschwerden bei allen körperlichen Aktivitäten und in Ruhe.

Tab. 17.8: Schweregradeinteilung der Herzinsuffizienz nach der maximalen Sauerstoffaufnahme unter körperlicher Belastung (Weber et al. 1982)

Schweregrad	Einschränkung der körperlichen Leistungsfähigkeit	O_2-Aufnahme (ml/kg KG×min)	Anaerobe Schwelle (ml/kg KG×min)
A	leicht	> 20	> 14
B	leicht bis mäßig	16–20	11–14
C	mäßig bis schwer	10–16	8–11
D	schwer	< 10	< 8

17.8 Beurteilung des Schweregrades

Eine für klinische Belange wertvolle Klassifizierung der Herzinsuffizienz nach funktionell-hämodynamischen Kriterien gestattet eine Einschätzung der Schweregrade sowie damit verbunden der körperlichen Leistungsfähigkeit (Tabelle 17.6).

In Anlehnung an die New York Heart Association (NYHA) werden vier Stadien unterschieden, die aber sowohl von seiten des Arztes als auch des Patienten subjektive Momente enthält (Tabelle 17.7).

Trotz der Subjektivität haben sich diese und modifizierte Einteilungen, wie die AHA-Klassifikation oder die kanadische Einteilung, bewährt. Sie korrelieren annähernd mit Einteilungen nach objektiven Befunden.

Eine Methode zur Beurteilung der kardiopulmonalen Belastbarkeit ist die **Spiroergometrie.** Diese kann als Fahrrad- oder Laufbandbelastung durchgeführt werden. Gleichzeitig erfolgt die kontinuierliche Analyse der Atemgase über eine Mund-Nasen-Maske sowie die Durchführung einer BGA. Wesentliche Meßgrößen sind (Wasserman et al. 1999):

- maximale Sauerstoffaufnahme (VO_{2max} in ml/kg KG/min)
- Sauerstoffaufnahme an der anaeroben Schwelle (VO_{2AT} in ml/kg KG/min)
- Atem- und Herzfrequenz (AF, HF in 1/min)
- exspiratorisches Minutenvolumen (VE in l/min)
- endexspiratorischer O_2- und CO_2-Partialdruck ($petO_2$, $petCO_2$ in mmHg)
- CO_2-Abgabe (VCO_2 in ml/kg KG/min)
- VE/VCO_2-slope als Parameter der Atemeffizienz.

Tab. 17.9: Einteilung der Herzinsuffizienz nach hämodynamischen Parametern

Stadium	Parameter	Verhalten
NYHA I	LVEDP HZV	bei Belastung ↑ normal
NYHA II	LVEDP HZV	bei Ruhe und Belastung ↑ normal
NYHA III	LVEDP HZV	bei Ruhe und Belastung ↑ bei Belastung ↓
NYHA IV	LVEDP HZV	in Ruhe ↑ in Ruhe ↓

Tab. 17.10: Diagnostische Möglichkeiten zur Erfassung der Herzinsuffizienz

Routine	Zusatzuntersuchungen
• Anamnese • Klinik • Röntgen-Thorax (ap und seitlich) • EKG, Langzeit-EKG • Echokardiographie und Doppler • Lungenfunktion • klinisch-chemisches Labor	• Spiroergometrie • Radionuklid-ventrikulographie • Einschwemmkatheter • Angiokardiographie • Koronarangiographie

Mit Hilfe der Spiroergometrie kann eine Differenzierung zwischen kardialer und pulmonaler Limitierung der Belastbarkeit erfolgen.

Weber et al. (1982) teilten die Herzinsuffizienz nach der Sauerstoffaufnahme ein (Tabelle 17.8). Es handelt sich hierbei um Richtwerte, da die Sauerstoffaufnahme von Alter und Geschlecht abhängig ist.

Eine Klassifizierung auf der Basis hämodynamischer Parameter zeigt Tabelle 17.9.

17.9 Weitere diagnostische Methoden

Zur qualitativen und quantitativen Erfassung der Herzfunktionsstörungen stehen verschiedene Verfahren zur Verfügung, die nach Notwendigkeit stufenweise eingesetzt werden können (Tabelle 17.10).

17.9.1 Laborchemische Befunde

Die **Blutsenkungsgeschwindigkeit** ist durch die Verminderung des Fibrinogenspiegels reduziert, wodurch zusätzlich bestehende entzündliche Prozesse nicht erkannt werden können. Sie steigt mit zunehmender Rekompensation an.

Die **Serumelektrolyte** sind in der Regel normal. Es kann sich durch eine natriumarme Diät und durch Diuretika zusätzlich zur Hyponatriämie eine Hypokaliämie einstellen.

Der **Kreatininwert** kann infolge der Nierenstauung und der arteriellen Mangelversorgung bei arterieller Hypotonie sowie vorbestehender Nierenerkrankungen gering bis mäßig erhöht sein.

Durch die Leberstauung und den **zirrhotischen Umbau der Leber** (Cirrhose cardiaque) bei chronischer Dekompensation steigen die **Serumenzyme** ALAT und ASAT leicht an, desgleichen kann ein Sklerenikterus entstehen. Damit verbunden ist meist auch eine Verlängerung der **Prothrombinzeit**. Eine **Hypalbuminämie** kann sowohl durch eine Synthesestörung in der Leber als auch alimentär bedingt sein. Das **spezifische Harngewicht** liegt bei einer Stauungsproteinurie >1026.

17.9.2 Elektrokardiogramm

Elektrokardiographische Hinweise auf eine **akute** Herzinsuffizienz sind in erster Linie durch die Erfassung der Myokardischämie, eines akuten Myokardinfarktes oder durch den Nachweis der verursachenden Herzrhythmusstörung gegeben.

In bezug auf die **chronische** Herzinsuffizienz ist die Aussage des EKG gering. Es gibt jedoch Hinweise auf die Grunderkrankung, z.B. Postinfarktzustand, Herzmuskelhypertrophie und ihr Entwicklungsstadium, besonders bei Herzklappenfehlern (s. Kap. 11). Etwa 90% der Patienten mit manifester Herzinsuffizienz haben pathologische EKG-Veränderungen. Ein **Linksschenkelblock** tritt meist bei Patienten mit dilatativer Kardiomyopathie und koronarer Herzkrankheit auf. AV-Blockierungen deuten ebenfalls auf eine koronare Herzkrankheit hin, wenn nicht eine Überdigitalisierung vorliegt. Bei Mitralklappenfehlern, dilatativer Kardiomyopathie und koronarer Herzkrankheit kann eine **absolute Arrhythmie** bei Vorhofflimmern auftreten.

Durch die Dilatation des Herzens kommt es zur **Reduktion** der Amplitude und **Verbreiterung** des **QRS-Komplexes**, was nur durch Verlaufsbeobachtung zu verifizieren ist. **Belastungs-** und **Langzeit-EKG** liefern ebenfalls Informationen über Ursachen der Herzinsuffizienz (myokardiale Ischämie, Herzrhythmusstörungen).

17.9.3 Röntgenthorax

Der Röntgenthorax nimmt eine wichtige Stellung in der Stufendiagnostik der Herzinsuffizienz ein. Zur besseren Beurteilbarkeit und Vergleichbarkeit sollten die dv- und linksseitlichen Aufnahmen möglichst im Stehen durchgeführt werden. Es kommt zur Vergrößerung des Herzens sowie zu stauungsbedingten Veränderungen im kleinen Kreislauf. Durch die Form der Herzsilhouette können Informationen über die zugrunde liegende Herzerkrankung gewonnen werden.

Da eine absolute Herzgrößenbestimmung nicht möglich ist, hat sich die Berechnung des **Herz-Tho-**

rax-Indexes (auch transversaler Herzdurchmesser) in der Praxis durchgesetzt. Er beträgt beim gesunden Erwachsenen im Mittel 44% und ist ab 60% als pathologisch anzusehen (Glover et al. 1973). Nur in Ausnahmefällen findet sich bei einer deutlichen Herzvergrößerung keine Herzinsuffizienz. Andererseits schließt ein nicht vergrößertes Herz eine Herzinsuffizienz, z.B. bei akutem Myokardinfarkt oder restriktiver Kardiomyopathie, nicht aus.

Ist ein normaler Pulmonalkapillar- und Venendruck in aufrecht stehender Position vorhanden, sind die basalen Abschnitte der Lungen besser durchblutet als die oberen. Mit Erhöhung des linksatrialen Pulmonalvenen- und PC-Druckes entstehen die Zeichen des interstitiellen oder perivaskulären Lungenödems, was in der Lungenbasis aufgrund des hydrostatischen Druckes ausgeprägter ist als in den oberen Partien. Das Gefäßbild zwischen den basalen und apikalen Lungenfeldern läßt einen gewissen Rückschluß auf den Pulmonalkapillardruck zu. Rechtsseitige oder beidseitige Pleuraergüsse verschiedenen Ausmaßes sind besonders bei der Stauungsherzinsuffizienz nachweisbar. Auch auf Verbreiterung des Mediastinums und im Einzelfall auch auf Kalkablagerungen in den Koronararterien ist zu achten.

Röntgenologisch kann man bei der **Linksherzinsuffizienz** eine oft schmetterlingsförmige, fleckige alveoläre Verschattung finden , die vom Hilus zur Peripherie hin abnimmt. Die Verschattung ist nicht immer symmetrisch. Im Gegensatz zum alveolären Lungenödem ist das **interstitielle** auskultatorisch stumm, so daß die röntgenologischen Veränderungen den klinischen meist vorangehen. Typische Zeichen sind die Trübung der Lunge, der Hilus ist unscharf verbreitert. Die Lungengefäße sind erweitert. Es finden sich im Ober- und Mittellappen **Kerley-A-Linien**, die durch die Verdichtung der interlobulären Septen hervorgerufen werden. Diese verlaufen radiär und hiluswärts. Im Unterfeld treten **Kerley-B-Linien** auf, die horizontal verlaufen. Da andere interstitielle Lungenerkrankungen, wie z.B. die Lungenfibrose, dieses Phänomen ebenfalls hervorrufen, ist der Nachweis von Kerley-Linien nicht beweisend für ein interstitielles Lungenödem.

Bei **Rechtsherzinsuffizienz** ist meist eine Verbreiterung des Herzschattens nach rechts durch Vergrößerung des rechten Vorhofs bei relativer Trikuspidalinsuffizienz vorhanden. Es finden sich bei reiner Rechtsherzinsuffizienz keine Zeichen einer venösen Lungenstauung. Die Dilatation der Pulmonalisgabel, distale Kalibersprünge, scharfe Hilusabgrenzung sind Zeichen der **pulmonalarteriellen Hypertonie**. Letztere Veränderungen können ebenfalls bei der Linksherzinsuffizienz als Zeichen der chronischen pulmonalvenösen Hypertonie auftreten.

17.9.4 Echokardiogramm

Die Echokardiographie und besonders die Farbdoppler-Echokardiographie sind wertvoll zur Beurteilung der **zugrunde liegenden Herzerkrankung**, der **Funktion des Herzens**, zur Erkennung **intrakavitärer Thromben**, zur **Verlaufsbeurteilung** und **Beurteilung der Therapieeffektivität** (s. Kap. 5).

Im Vordergrund steht die Beurteilung der Diameter der Herzkammern, der linksventrikulären Funktion mit regionalen oder globalen Kinetikstörungen, der Funktion der Papillarmuskeln, der Erfassung der Linksherzhypertrophie (symmetrisch, asymmetrisch), Beurteilung der Aorta ascendens (Dissektion) sowie auch des rechten Herzens (akute Lungenembolie, pulmonale Hypertonie).

Es können die kardialen Ursachen der **Linksherzinsuffizienz**, wie Postinfarktzustand, Herzklappenfehler, Perikarderguß, Herztumor etc. erfaßt werden. Der linke Ventrikel ist vergrößert, zeigt eine meist generalisierte Störung der linksventrikulären Wandkinetik. Die Auswurffraktion und die prozentuale systolische Verkürzungsfraktion (FS) sind herabgesetzt. Die FS ist <30%. Sie korreliert in etwa mit der angiographisch ermittelten Auswurffraktion. Im CW- und Farbdoppler kann eine Mitralklappenregurgitation nachweisbar sein.

Bei **Rechtsherzinsuffizienz** sind meist beide Herzkammern vergrößert. Die Ursache der Rechtsherzinsuffizienz, wie z.B. die akute Lungenembolie, kann dadurch diagnostiziert werden. Im CW- und Farbdoppler findet man eine Trikuspidalregurgitation.

17.9.5 Nuklearmedizinische Verfahren

Die Radionuklidventrikulographie kann u.U. als Bedside-Verfahren zur Beurteilung der Herzfunktion, zur Verlaufsbeurteilung und zur Einschätzung des Therapieerfolges herangezogen werden.

17.9.6 Herzkatheterisierung

Über den zur Therapie benötigten zentralvenösen Katheter sollte in regelmäßigen Abständen oder kontinuierlich der **zentralvenöse** und besser noch der **PC-Druck** besonders bei vorherrschender Linksherzinsuffizienz sowohl aus therapeutischer Sicht (z.B. Dosierung von Vasodilatantien) als auch zur Verlaufskontrolle über eine Wassersäule oder apparativ mittels Druckwandler gemessen werden. Durch die Messung der **Herzzeitvolumina** können weitere diagnostische und therapierelevante Informationen gewonnen werden.

Die Durchführung einer **Koronarangiographie** und einer **Ventrikulographie** ist nur bei unmittelbar sich daraus ableitender herzchirurgischer Konsequenz (z.B. akuter Herzklappenersatz bei infarktbedingter Papillarmuskeldysfunktion, Verschluß eines

Tab. 17.11: Wichtigste Befunde bei Links- und Rechtsherzinsuffizienz

	Linksherzinsuffizienz	Rechtsherzinsuffizienz
Allgemein-symptome	• Kardiale Dyspnoe – Belastungsdyspnoe – Ruhedyspnoe – Orthopnoe – Asthma cardiale – Cheyne-Stokessche Atmung • Husten • Lungenödem • Hämoptoe • Zyanose	• Anstieg des Venendruckes im großen Kreislauf (> 13 cm Wassersäule) oder erhöhter zentraler Venendruck • Hals- und Armvenenstauung • Hepatomegalie • Anasarka • Aszites • Zyanose • Pleuraerguß
Physikalischer Befund	• Rasselgeräusch über der Lunge (basal) • Akzentuierter II. P • Protodiastolischer Galopp • Präsystolischer Galopp • Pulsus alternans	
Weitere Befunde	• Herz – Erhöhter enddiastolischer Druck des linken Ventrikels – Erhöhtes enddiastolisches Volumen – Erniedrigte Auswurffraktion – Herabsetzung von dp/dt • Lunge – Abnahme der Vitalkapazität und des Atemgrenzwertes • Röntgenologische Zeichen der Stauungslunge	• Leber – Verstärkte Druckempfindlichkeit – Ikterus – Anstieg des Serumbilirubins – Urobilinogenurie – Hypalbuminämie – Hyperglobulinämie • Niere – Nykturie – Oligurie – abnormes Verhalten des spezifischen Gewichts des Harns – Proteinurie – Kreatinin-Erhöhung • Magen-Darm-Trakt – Meteorismus – Obstipation – Völlegefühl – Diarrhoe – Anorexie – Splenomegalie – Nausea – Erbrechen • Elektrolytstörungen (Na, K) • Röntgenologische Zeichen der Rechtsherzinsuffizienz

infarktbedingten Ventrikelseptumdefektes und ähnliche Situationen) indiziert.

Es gilt aber nach wie vor, daß die Diagnose der Herzinsuffizienz in erster Linie aus der Anamnese und der klinischen Untersuchung des Patienten gestellt wird.

Tabelle 17.11 zeigt die wichtigsten Befunde bei Rechts- und Linksherzinsuffizienz.

17.9.7 Endomyokardbiopsie

Ihr Stellenwert bei der ätiologischen Klärung einer myokardialen Herzinsuffizienz ist umstritten, da sich nur bei wenigen Herzmuskelerkrankungen eine unmittelbare therapeutische Konsequenz ergibt; sie ist also weitgehend von wissenschaftlichem Interesse.

Die **Indikation** sollte streng gestellt werden. Sie ist nur bei der Diagnostik und Kontrolle folgender Zustände

- Transplantatabstoßung
- kardiale Sarkoidose
- Riesenzellmyokarditis
- Hypereosinophilie-Syndrom mit Herzbeteiligung
- Endomyokardfibrose
- beginnende Anthracyclintoxizität

aus heutiger Sicht sinnvoll.

17.10 Therapie

Das **Ziel** der Therapie besteht in der Wiederherstellung und Verbesserung der Herzfunktion und der Lebensqualität, Verhinderung der Komplikationen und Erreichung einer besseren Prognose.

Maßnahmen dazu sind:

- Beseitigung der Ursachen oder begünstigender Faktoren

Tab. 17.12: Therapieprinzipien bei Herzinsuffizienz

Reduktion der Herzarbeit	Bettruhe Vasodilatatortherapie
Verbesserung der Pumpfunktion	Glykoside, Sympathomimetika, nicht-glykosidische positiv inotrope Substanzen, temporärer oder permanenter Schrittmacher
Beseitigung der Wasser- und Natriumretention	natriumarme Diät, Diuretika, mechanische Beseitigung von Flüssigkeitsansammlungen (Pleurapunktion, Hämofiltration)
Beseitigung der Ursachen	Operation des Herzklappenfehlers Bypass-Operation etc.
Prävention der Komplikationen	z. B. Antikoagulantientherapie, evtl. Infektionsprophylaxe, dosiertes körperliches Training

- Reduktion der Herzarbeit
- Unterstützung der Kontraktilität
- Reduktion von Natrium- und Flüssigkeitszufuhr
- Prävention der Komplikationen der Herzinsuffizienz
- Herztransplantation.

Dazu ist die **nicht-medikamentöse, medikamentöse** und **instrumentell-chirurgische Therapie** kombiniert und ergänzend einsetzbar (Tabelle 17.12).

Für die Behandlung der Herzinsuffizienz wurden Empfehlungen durch die Deutsche Gesellschaft für Kardiologie - Herz- und Kreislaufforschung (Hoppe et al. 1998), die Task Force of European Society of Cardiology (1997) und US-Richtlinien für die klinische Praxis (Konstam et al. 1995) erarbeitet.

17.10.1 Therapie der akuten Herzinsuffizienz

➤ Linksherzinsuffizienz

Die **Therapie des akuten Lungenödems** umfaßt die folgenden Maßnahmen:

- Oberkörper hoch-, Beine tieflagern, Atemwege frei machen, ggf. absaugen
- O_2-Gabe (2–8 l/min) über Maske oder Sonde
- Nitroglycerin 2 Sprühstöße sublingual, dann über Perfusor (1 Amp. = 50 mg auf 50 ml mit 0,9% NaCl), max. 6–10 mg/h (cave: arterielle Hypotonie!)
- Bei starker Unruhe und Dyspnoe: Morphium 5–10 mg i.v., Diazepam 2–10 mg i.v.
- Furosemid 40–80 mg langsam i.v., Urindauerkatheter zur Flüssigkeitsbilanzierung, Flüssigkeitsrestriktion (Trinkmenge 750 ml täglich)
- **Dobutamin**: 2–40 µg/kg/min, mit kleiner Dosis (2 µg/kg/min) beginnen, schrittweise erhöhen und wegen Wirkverlust nicht länger als 2–3 Tage anwenden. **Dopamin**: ca. 1–5 µg/kg/min (Nierendosis), ca. 8–10 µg/kg/min (inotrope Dosis), > 10–20 µg/kg/min (vasokonstriktorische Dosis). **Dopexamin** 0,5–4 µg/kg/min in ein- und auschleichender Dosierung.
- Digitalisierung besonders bei tachykardem Vorhofflimmern, keine Anwendung bei akutem Myokardinfarkt
- Behandlung auslösender Faktoren: z. B. Tachyarrhythmie, arterielle Hypertonie, Hypoxie, Azidose
- Bei therapierefraktärem Verlauf kontrollierte Beatmung (CPAP), intraaortale Ballonpumpe besonders zur Überbrückung bis zur herzchirurgischen Versorgung, temporäre Schrittmachertherapie bei bradykarder Herzrhythmusstörung.
- Ggf. Ultrafiltration

Therapie des **kardiogenen Schocks** s. Kapitel 18.7.

➤ Rechtsherzinsuffizienz

Therapie des **akuten Cor pulmonale** s. Kapitel 14.1.18, des rechtsventrikulären Myokardinfarktes s. S. 465.

17.10.2 Therapie der chronischen Herzinsuffizienz

➤ Nicht-medikamentöse Therapie

Ein wesentlicher Bestandteil ist die Reduktion der Herzarbeit durch **körperliche Schonung**. Eine strenge **Bettruhe** ist nur noch bei akuter oder dekompensierter Herzinsuffizienz angezeigt. Die NYHA teilte nach der körperlichen Belastbarkeit die Patienten in die folgenden therapeutischen Gruppen ein (Tabelle 17.13).

Tab. 17.13: Einteilung der therapeutischen Gruppen nach NYHA

Gruppe	Therapiemaßnahme
A	Keine Einschränkung der körperlichen Aktivität notwendig
B	Schwere körperliche Belastungen sind untersagt
C	Mäßige Einschränkung der normalen körperlichen Betätigung
D	Erhebliche Einschränkung der körperlichen Betätigung
E	Bettruhe erforderlich

Eine **individuell orientierte, dosierte Bewegungstherapie,** wie für KHK-Patienten schon lange bekannt ist, erscheint auch für den Herzinsuffizienten sinnvoll. Ursächlich für die Symptome der Herzinsuffizienz ist nicht nur die reduzierte Herzleistung, sondern auch ein jahrelanger, sekundär bedingter Bewegungs- und Trainingsmangel. Durch ein gezieltes Training kann positiv in den Circulus vitiosus der neurohumoralen Dysregulation eingegriffen werden. Auch die trainingsbedingte Reduktion der Herzfrequenz hat positive Auswirkung auf die Herzfunktion. Auch eine Verbesserung der Endothelfunktion wird angenommen. Nicht zuletzt sind die **psychosozialen Effekte** der Konditionierung positiv.

Es sollte mehrfach/Woche unter ärztlicher Aufsicht ein regelmäßiges körperliches Training wie Radfahren, Schwimmen oder Laufen mit einer Dauer von 20–45 Minuten mit einer Belastung von 40–80 % der maximalen Herzfrequenz unter Beachtung der individuellen Situation angestrebt werden. Rein isotonische Belastungen sind zu vermeiden.

Die Einschränkung der Natrium- und Wasserzufuhr, die durch eine **natriumarme Diät** sowie durch die strenge Kontrolle der Aus- und Einfuhr realisiert werden kann, trägt wesentlich zur Entlastung des Herzens bei. Die Natrium-Zufuhr sollte 500 mg/d nicht überschreiten (z. B. 100 ml Milch enthalten 50 mg Natrium). Die Flüssigkeitszufuhr ist auf 750–1000 ml/Tag zu beschränken. Diese Menge sollte auch durch zusätzliche Therapiemaßnahmen nicht wesentlich überschritten werden. Die **Kost** soll leicht und vitaminreich sein, in mehreren kleineren Portionen verabreicht werden und nicht blähend (z. B. Kohl, Hülsenfrüchte) sein. Günstig wirken sich Obst- und Reistage aus.

Bei Adipositas ist eine **Gewichtsreduktion** anzustreben.

Das **Rauchen** ist auch wegen der vasokonstriktorischen Effekte des Nikotins unbedingt zu unterlassen. **Kaffee** und **Alkohol** sind in kleinen Mengen in der Phase der Rekompensation gestattet.

Besonders bei akuter Linksherzinsuffizienz ist die Gabe von **Sauerstoff** über eine Nasensonde oder als Sauerstoffdusche zur Verbesserung der Blutgase hilfreich.

➤ Medikamentöse Therapie

Die **Pharmakotherapie** der Herzinsuffizienz stützt sich auf **drei** Pfeiler:

- positiv inotrop wirksame Substanzen (Herzglykoside, Sympathomimetika, PDE-III-Hemmer)
- Diuretika (Thiazide, Schleifendiuretika, Aldosteronantagonisten)
- Vasodilatatoren (ACE-Hemmer, Nitrate, vasoselektive Calciumantagonisten).

Tabelle 17.14 zeigt Medikamentengruppen nach ihren hämodynamischen und neurohumoralen Wirkungsmechanismen.

Tab. 17.14: Medikamentöse Therapie bei chronischer Herzinsuffizienz

Senkung der Vor- und Nachlast	Diuretika Vasodilatantien ACE-Hemmer
Steigerung der Kontraktilität	Digitalis andere positiv inotrope Pharmaka (?)
Verlängerung der diastolischen Füllungszeit	Digitalis, besonders bei Vorhofflimmern Verapamil
Hemmung von Gegenregulationsmechanismen	Aldosteronantagonisten ACE-Hemmer β-Rezeptoren-Blocker (?)
Kombination von 1–4	+ Antikoagulantien

■ Positiv inotrope Substanzen

- **Herzglykoside**

Die Herzglykoside sind die wichtigste Arzneimittelgruppe zur Behandlung der Herzinsuffizienz. Sie wurden erstmals von Withering 1775 in der Praxis angewendet. Sie bestehen aus einem Steroid, dem Genin oder Aglykon, und jeweils einem charakteristischen Zuckerrest. Dieser hemmt die Hydroxylierung und stabilisiert so den Verbleib im Organismus. Man unterscheidet das **Digoxin** und seine Derivate sowie das **Digitoxin** als Vertreter der Digitalisglykoside auf der einen und das **Strophanthin** auf der anderen Seite. Strophanthin wird nur noch selten bei der Therapie der Herzinsuffizienz eingesetzt.

Das **Ziel** der Digitalistherapie besteht darin, der Herabsetzung der myokardialen Kontraktilität entgegenzuwirken und günstigere Bereiche der Frank-Starling-Kurve zu erreichen. Das gewünschte Resultat ist ein **höheres Schlagvolumen bei niedrigerem Füllungsdruck**. Deshalb sind Glykoside dann indiziert, wenn die klinischen Symptome der Stauung durch die Kontraktilitätsminderung verursacht sind.

Wirkungsweise und Pharmakokinetik. Der **Wirkungsmechanismus** der Herzglykoside beruht auf dem Eingriff in den interzellulären Natrium-, Kalium- und Calcium-Stoffwechsel und der Permeabilität der Zellmembran. Ein enzymatisches Transportsystem, die **Na/K-ATPase**, dient an der Zelloberfläche als Digitalisrezeptor. Die digitalisbedingte Hemmung der Na/K-ATPase führt zu einer Nettozunahme an intrazellulärem Natrium und zu einer Senkung des intrazellulären Kaliums. Am Herzmuskel binden sich die Glykoside an unspezifische Rezeptoren.

Die Glykoside zeichnen sich durch folgende **Wirkungen** aus:

- Erhöhung der Kontraktilität
- Verlängerung der Diastole
- Erhöhung des Schlagvolumens

- Verzögerung der AV-Überleitung, Verlängerung der Refraktärzeiten
- Verminderung der Herzfrequenz durch Vagusreizung
- Anregung heterotoper Erregungsbildung.

Die Wirkung von Herzglykosiden bei herzinsuffizienten Patienten und Herzgesunden ist teilweise unterschiedlich. Während bei herzinsuffizienten Patienten der periphere Widerstand und der O_2-Verbrauch durch Glykoside nicht beeinflußt werden, kommt es bei Herzgesunden zur Steigerung dieser Parameter. Das Herzminutenvolumen steigt bei Herzinsuffizienz an, bei Herzgesunden hingegen fällt es ab.

Günstige Digitaliswirkungen sind zu erwarten bei:

- Herzvergrößerung
- Jugularvenenstauung
- Galopprhythmus
- vorwiegend systolischer Funktionsstörung
- Linksherzinsuffizienz
- tachykardem Vorhofflimmern
- früherer Wirksamkeit.

Bei der Therapie mit Herzglykosiden treten große interindividuelle Unterschiede hinsichtlich der **pharmakokinetischen Parameter** (Resorption, Abklingquote etc.) auf.

Die Herzglykoside unterscheiden sich lediglich in ihrer Resorptions- und Abklingquote sowie in der Kumulationsrate. Nach Aufnahme von Glykosiden stellt sich ein Gleichgewicht zwischen der Konzentration von freiem und an Plasmaproteine gebundenem Glykosid im Körpergewebe und im Herzmuskelgewebe ein.

Digitoxin wird zum überwiegenden Teil in der Leber metabolisiert, wobei einer der **Metaboliten Digoxin** ist. Es durchläuft im wesentlichen den enterohepatischen Kreislauf. Zum großen Teil werden deshalb die Metaboliten des Digitoxins über den Stuhl ausgeschieden. Dies hat Bedeutung für die Therapie der Digitalisintoxikation, da durch Cholestyramin der enterohepatische Kreislauf durchbrochen und große Mengen von Digitoxinabbauprodukten ausgeschieden werden können.

Neben dem enterohepatischen Kreislauf trägt auch die hohe Plasmaeiweißbindung zur langen Verweildauer dieses Glykosids im Organismus bei.

Digoxin wird zu etwa 70% unverändert über die Niere ausgeschieden und nur zu ca. 10% in der Leber metabolisiert. Da Digoxin ungefähr die gleiche Clearance wie Kreatinin besitzt, kommt es auch bei forcierter Diurese nicht zur verstärkten Ausscheidung.

Strophanthin wird unverändert und vollständig renal eliminiert.

Dieses Verhalten von Digoxin und Strophanthin ist besonders zu beachten, wenn die **Nierenfunktion beeinträchtigt** ist. In diesem Fall ist Digitoxin zu bevorzugen. Bei einer glomerulären Filtrationsrate unter 10 ml/min sollten nicht mehr als 50–60% und unter 10–20 ml/min etwa 70% der normalen Dosis verabreicht werden. Deshalb sind die Serumelektrolyte wie Kalium, Calcium und Magnesium, Kreatinin und Harnstoff regelmäßig zu kontrollieren.

Die individuelle **Glykosiddosis** ist genau vorauszuberechnen, es gibt aber klinische Situationen, in denen durch veränderte Glykosidempfindlichkeit weniger oder mehr von der durchschnittlichen Dosis benötigt wird.

Bei folgenden Zuständen muß mit einer **höheren Glykosidempfindlichkeit** und entsprechend **geringerem Bedarf** gerechnet werden:

- Altersherz
- Myokardinfarkt (in den ersten 3 Tage)
- SA-, AV-Überleitungsstörungen
- Pericarditis constrictiva
- Hypothyreose und Myxödem
- Niereninsuffizienz
- Endstadium einer Herzerkrankung
- Cor pulmonale
- Hyperkalzämie
- Hypomagnesiämie
- bakterielle Endokarditis
- akute Myokarditis
- Hypoxie
- Hypokaliämie: dadurch Verstärkung der positiv inotropen Wirkung und der heterotopen Erregungsbildung bei Diuretika, Durchfall und Erbre-

Tab. 17.15: Interaktionen von Digitoxin und Digoxin mit einigen Medikamenten

Medikament	Interaktion
Amilorid Hydrochlorothiazid Spironolacton Triamteren Furosemid	herabgesetze der Wirksamkeit vermehrte Nebenwirkungen durch Hypokaliämie verminderte Wirksamkeit verminderte Wirksamkeit vermehrte Nebenwirkungen durch Hypokaliämie
Amiodaron Chinidin Sotalol Propafenon	herabgesetzter Metabolismus erhöhtes Arrhythmierisiko erhöhtes Arrhythmierisiko erhöhtes Arrhythmierisiko
Atenolol Metoprolol Oxprenolol	AV-Blockierungen
Calciumantagonisten • Nifedipin-Typ • Verapamil-Typ	 verzögerte Elimination verzögerte Elimination, AV-Blockierungen
Clonidin Dihydralazin	erhöhtes Arrhythmierisiko beschleunigte Elimination
Heparin Isoprenalin Nitroprussid-Natrium Theophyllin	erhöhter Plasmaspiegel erhöhtes Hypokaliämierisiko beschleunigte Elimination Verstärkung aktiver Heterotopien

chen, Corticosteroide, Lebererkrankungen, Conn-Syndrom.
- Hyperkaliämie: dadurch Verstärkung der negativ dromotropen Wirkung bei kaliumsparenden Diuretika.

Mit einer **geringeren Glykosidempfindlichkeit** und entsprechend **höherem Bedarf** kann gerechnet werden bei:
- dekompensierter arterieller Hypertonie
- Fieber
- körperlicher Belastung
- vergrößertem Herz
- Hyperthyreose
- Hyperkaliämie: dadurch Hemmung der positiv inotropen Wirkung
- Tachyarrhythmia absoluta bei Vorhofflimmern.

Es muß auch auf eine eventuelle Interaktion mit gleichzeitig gegebenen Medikamenten geachtet werden (Tabelle 17.15).

Zur Verstärkung der negativ dromotropen und negativ chronotropen Wirkung kommt es durch gleichzeitige Anwendung von Antiarrhythmika, Calciumantagonisten und β-Rezeptoren-Blocker. Außerdem hemmen diese Substanzklassen die positiv inotrope Wirkung. β-Agonisten wie Adrenalin und Methylxanthine wie Coffein oder Theophyllin verstärken die heterotope Erregungsbildung.

Erhaltungs- und Sättigungsdosen werden wie folgt berechnet:

Vollwirkdosis =

$$\frac{\text{Erhaltungsdosis (mg)} \times \text{Resorptionsquote (\%)}}{\text{Abklingquote (\%)}}$$

Erhaltungsdosis =

$$\frac{\text{Vollwirkdosis (mg)} \times \text{Abklingquote (\%)}}{\text{Resorptionsquote (\%)}}$$

In Tabelle 17.16 sind die Pharmakokinetik, Darreichungsformen und Dosierungen von Digitoxin, Digoxin und Strophanthin zusammengestellt. Weiterhin sind β-Acetyldigoxin (Novodigal®, β-Acetyldigoxin-ratio) und β-Methyldigoxin (Lanitop®) im Gebrauch. Die enterale Resorptionsquote liegt für β-Acetyldigoxin bei 80 %, die mittlere Abklingquote bei 20 %. Als Erhaltungsdosis ist 0,2–0,3 mg/d erforderlich. Analog dazu liegen diese Werte für β-Methyldigoxin bei >90 % und 20 %. Die tägliche Dosierung beträgt 0,1–0,2 mg. Die Vollwirkdosis wird für beide jeweils nach 3–5 Tagen mit 1,0–1,5 mg/d erreicht.

Nach der Resorptions- und Abklingquote werden **drei Gruppen** von Glykosiden unterschieden:

Glykoside mit **schnellem Wirkungseintritt, geringer Resorptionsquote** (0–5 %) und **hoher Abklingquote** (40–50 %) wie Strophanthin

Glykoside mit **mittelschnellem Wirkungseintritt, mittlerer Resorptionsquote** (40–70 %) und **mittlerer Abklingquote** (15–30 %) wie Digoxin

langwirksame Glykoside mit **hoher Resorptionsquote** (90–100 %) und **geringer Abklingquote** (7–10 %), d.h. starker Kumulation wie Digitoxin.

Tab. 17.16: Pharmakokinetik von Digitoxin, Digoxin und Strophanthin

	Digitoxin		Digoxin		Strophanthin
	i.v.	oral	i.v.	oral	i.v.
Vollwirkdosis	2,0 mg	2,0 mg	2,0 mg	3,0 mg	0,6 mg
Erhaltungsdosis (ED)	0,15 mg/d	0,07–0,1 mg/d	0,4 mg/d	0,25–0,375 mg/d	0,25 mg/d
Abklingquote	7 %/d		20 %/d		40 %/d
Persistenzquote	93 %/d		80 %/d		60 %/d
Resorptionsquote		100 %		90 %	
Plasma-Halbwertzeit	144–192 h		30–36 h		18–25 h
Elimination	hepatisch > renal		renal > hepatisch		renal
Wirkdauer	21 d		7 d		3 d
Wirkeintritt	30 min	120–240 min	15–30 min	120 min	5–10 min
Wirkmaximum	6–12 h		4–6 h		½–2 h
Plasmaspiegel • therapeutischer • toxischer	20–30 ng/ml > 40 ng/ml		1,0–1,4 ng/ml > 2 ng/ml		
mittelschnelle Sättigung, oral	0,3 mg über 3 Tage, danach ED		0,4 mg/d i.v., 0,5 mg/d oral über 3 Tage, danach ED		
langsame Sättigung, oral	0,07–0,1 mg/d (Vollsättigung nach 5–10 Tagen erreicht)		0,25 mg/d (Vollsättigung nach 5–7 Tagen erreicht)		

Die **Abkling- und Resorptionsquote** bestimmen die **Kumulation** eines Herzglykosids und davon abhängig die Langzeitwirkung und die Zeitdauer bis zur vollständigen Elimination nach dem Absetzen.

Man kann davon ausgehen, daß jede Herzinsuffizienz mit jedem Glykosid behandelbar ist. Nach der Zeitdauer von Therapiebeginn bis zum Erreichen der Vollwirkdosis unterscheidet man 3 Formen der Sättigung:

Schnellsättigung (innerhalb von 48 Stunden)

mittelschnelle Sättigung (innerhalb von 3–5 Tagen)

langsame Sättigung (etwa innerhalb von 5–10 Tagen je nach verwendetem Glykosid).

Die **schnelle Sättigung** hat man heute wegen der höheren Intoxikationsrate im allgemeinen zugunsten der mittelschnellen bzw. langsamen Sättigung verlassen. Wir bevorzugen die langsame Sättigung (Dosierungsanleitung s. Tabelle 17.16). Bei schwerer Herzinsuffizienz sollte bis zum Erreichen der Rekompensation das Glykosid intravenös verabreicht werden, da die enterale Resorption in der Regel gestört ist.

Indikationen. Eine Glykosidtherapie ist bei jeder Form (latent, manifest) der durch eine herabgesetzte myokardiale Kontraktilität bedingten Herzinsuffizienz unabhängig von ihrer Ursache indiziert.

In den letzten Jahren wurde die klassische Indikation für Glykoside von einigen Arbeitskreisen in Frage gestellt und nur bei Herzinsuffizienz in Verbindung mit tachykarden Herzrhythmusstörungen verwendet. Die RADIANCE-Studie (Packer et al. 1993), die PROVED-Studie (Uretsky et al. 1993) und DIG-Studie (1997) bestätigten jedoch die Wirksamkeit der Herzglykoside bei Herzinsuffizienz. Sie zeigen, daß das Absetzen von Digoxin ein Risiko bei Patienten mit chronischer Herzinsuffizienz mit sich bringt und die systolische Herzfunktion verschlechtert. Die Patienten blieben klinisch stabil, während sie Digoxin und einen ACE-Hemmer erhielten. Unter Digitalistherapie ist die Hospitalisierungsrate reduziert und ein negativer Effekt auf die Letalität konnte nicht gezeigt werden. Eine **weitere Indikation** ist die Behandlung supraventrikulärer Tachykardien.

Bei restriktiver Kardiomyopathie, Amyloidose und Hämochromatose konnte keine ausreichende Wirkung von Digitalis nachgewiesen werden.

Tab. 17.17: Wichtige hämodynamische und elektrophysiologische Wirkungen der Glykoside

Hämodynamische Wirkungen	Elektrophysiologische Wirkungen
• PAEDP gesenkt • LVEDP gesenkt • LVEDVI vermindert • LVESVI vermindert • EF erhöht • HI mäßig erhöht	• HF gesenkt • AH-Zeit verlängert • HV-Zeit verlängert • Automatie des His-Purkinje-Systems erhöht

Kontraindikationen

- Aortenaneurysma
- obstruktive Kardiomyopathie
- Karotissinus-Syndrom
- Digitalisintoxikation
- AV-Überleitungsstörungen
- Sinusknoten-Syndrom
- ventrikuläre Extrasystolie und Tachykardien mit Ausnahme der durch myokardiale Insuffizienz hervorgerufenen.

Die wichtigsten hämodynamischen und elektrophysiologischen Wirkungen der Glykoside sind in der Tabelle 17.17 zusammengestellt.

Digitalisintoxikation. Die Digitalisintoxikation ist eine **häufige Nebenwirkung.** Nach Literaturangaben tritt sie bei 5–20% der hospitalisierten Patienten >60 Jahre auf. Nach eigenen Erfahrungen sind diese Zahlen zu hoch. Bei ambulant behandelten Patienten muß mit dieser Nebenwirkung noch seltener gerechnet werden. In der Tat wird eher unterdosiert. Dies konnten wir selbst in einer Studie nachweisen (Herling et al. 1969). Storstein et al. (1977) fanden in einer Untersuchung die Digitalisintoxikation nur bei 6% der Patienten.

Die Digitalisintoxikation kann **kardiale** (ca. 70%) und **extrakardiale** (ca. 30%) Symptome hervorrufen.

Die häufigsten **kardialen Intoxikationszeichen** sind Erregungsbildungs- und -leitungsstörungen.

Die Genese der glykosidbedingten **Herzrhythmusstörungen** hängt teilweise von ihrer Wirkung auf die elektrische Aktivität der Herzmuskelzelle ab. Es kommt zur Veränderung der Refraktärperioden, der Impulsleitung und der Automatie des Myokards und zu Veränderungen in der Sympathikus-Vagus-Aktivität.

Es können alle Herzrhythmusstörungen durch die Glykoside ausgelöst werden, am **häufigsten** sind jedoch eine Bradykardie, ventrikuläre Extrasystolen (meist als Bigeminus), AV-Blockierungen I.–III. Grades sowie Vorhoftachykardien.

Das **EKG** kann sowohl Hinweise über die **Effektivität der Therapie** als auch **Intoxikationserscheinungen** geben.

Die Normalisierung einer tachykarden Herzfrequenz und meist muldenförmigen ST-Strecken-Senkung in den präkordialen Ableitungen ist Zeichen einer effektiven Therapie. Kommt es zu Extrasystolien, besonders als Bigeminus oder Salven, ist der **toxische Bereich** erreicht. Dies gilt auch für AV-Blokkierungen I.–III. Grades. Deshalb ist eine engmaschige EKG-Kontrolle von entscheidender Bedeutung.

Etwa 25% der **extrakardialen Nebenwirkungen** betreffen den Gastrointestinaltrakt, ca. 5% das zentrale Nervensystem. Oft werden die extrakardialen Nebenwirkungen überschätzt, da die Symptome der Intoxikation nicht spezifisch sind. **Gastrointestinale Symptome** wie Inappetenz, Übelkeit und Erbrechen werden wahrscheinlich durch die Reizung von Chemorezeptoren, die sich in der Area postrema der Medulla oblongata befinden, weniger durch die direkte Reizung des Gastrointestinaltraktes durch Digitalis selbst, ausgelöst.

Neurologische Symptome sind Kopfschmerzen, Mattigkeit, Unwohlsein, Neuralgien, Desorientierung, Konfusionen bis zum Delirium, selten Krampfanfälle. Daneben treten Augenflimmern, Skotome sowie Störungen des Farbsehens auf. Die genauen Mechanismen dieser zentralnervösen Wirkung der Glykoside sind nicht bekannt.

Andere Zeichen, vor allem bei **chronischer Intoxikation**, sind

Gynäkomastie und die Störung der Sexualfunktion bei Männern.

Allergische Erscheinungen der Haut sind aber extrem selten.

Der Schlüssel zum Erfolg der **Therapie der Digitalisintoxikation** ist die frühzeitige Zuordnung von Symptomen zu dieser Erscheinung!

Folgende Maßnahmen sind durchzuführen:

- **Besteht der Verdacht auf eine Intoxikation, ist das Glykosid umgehend abzusetzen.**
- Gabe **spezifischer Digitalis-Antikörper** (Fab-Antikörperfragmente, Digitalis-Antidot BM®). Diese IgG-Antikörper haben eine höhere Affinität zu Digoxin und Digitoxin als der Glykosidrezeptor selbst. Die Glykosid-Antikörper-Komplexe werden renal ausgeschieden. Um den **Digitoxinspiegel** um 10 ng/ml und den **Digoxinspiegel** um 1 ng/ml zu senken, benötigt man ca. 80 mg Antidot. Die Wirkung setzt nach 30–120 min ein. Die Therapie sollte mit 180 mg Antidot begonnen und je nach Bedarf nach 60 min mit 80–160 mg weitergeführt werden.
- **Kalium** wird je nach Serumspiegel als Kaliumchlorid (60–80 mval als Infusionslösung, nicht mehr als 20 mval/h), als Kalium-Magnesium-Aspartat-Infusion und wenn die gastrointestinalen Erscheinungen mit Erbrechen u. a. nicht zu ausgeprägt sind, auch oral (2 g/Tag) substituiert. Dabei ist unbedingt auf die Entwicklung von Erregungsleitungsstörungen zu achten!
- **Phenytoin:** 100 mg i. v. in 3–5 Minuten und Wiederholung der Injektion bis zur Reduktion der ventrikulären Herzrhythmusstörungen. Anschließend werden 400–600 mg/Tag als Erhaltungsdosis bis zum völligen Abklingen der Intoxikationserscheinungen verabreicht.
- **Lidocain:** 100 mg i. v. alle 3–5 Minuten bis zur Reduktion der akuten ventrikulären Herzrhythmusstörungen, dann kontinuierliche Gabe mit 15–50 μg/kg KG/min.
- Bei AV- bzw. SA-Blocks III. Grades und anhaltender Bradykardie sollte ein **temporärer transvenöser Schrittmacher** zur Anwendung kommen.

Danach kann die Therapie mit einer entsprechend niedrigeren Erhaltungsdosis weitergeführt werden. Es sollen Faktoren oder Krankheiten, die zu einer Verstärkung der **Digitalissensibilität** führen, nicht außer acht gelassen werden.

Sollten Herzglykoside in **suizidaler Absicht** eingenommen worden sein, muß der erste Behandlungsschritt eine Magen- und/oder Darmspülung sein.

- **Sympathomimetika**

Catecholamine und andere sympathomimetische Amine haben eine starke positiv inotrope Wirkung durch ihre Interaktion mit den myokardialen β_1-adrenergen Rezeptoren. Ihr Einsatz erfolgt bei den Patienten, bei denen die üblichen konservativen Maßnahmen nicht eindeutige Erfolge bewirken.

Die zwei in der Praxis bewährten Sympathomimetika sind Dopamin und Dobutamin.

Dopamin (Dopamin-Giulini®) ist ein körpereigenes sympathomimetisches Amin und stimuliert die myokardiale Kontraktilität durch seine direkte Wirkung auf die β_1-adrenergen Rezeptoren und indirekt über die Freisetzung von Noradrenalin in den sympathischen Nervenendigungen, das seinerseits dann die β_1-adrenergen Rezeptoren stimuliert. Alle kardialen Effekte des Dopamins sind durch β-Rezeptoren-Blocker, besonders durch Propranolol, zu beheben. Andere Wirkungen des Dopamins, wie seine vasodilatatorischen Eigenschaften, die sich besonders in den Gefäßen der Niere, des Mesenteriums, des Herzens und des Gehirns auswirken, sind nicht durch β-Rezeptoren-Blocker aufzuheben. Dopamin wird in **Dosierungen** von 1–10 μg/kg/min verabreicht, wobei die kleinste den Blutdruck stabilisierende Dosierung gegeben werden sollte.

Die unter Dopamin auftretende Diuresesteigerung ist sowohl durch die positiv inotrope Wirkung als auch durch die direkte Steigerung der Nierendurchblutung bedingt. Diese positiven Wirkungen treten vor allem bei geringeren Dosierungen auf, höhere Dosen wirken sogar negativ. **Kontraindikationen** sind u. a. die Thyreotoxikose, Phäochromozytom, Engwinkelglaukom, Blasenentleerungsstörung besonders bei Prostataadenom, koronare Herzkrankheit, tachykarde Herzrhythmusstörungen und Schwangerschaft. Die unter Dopamin beobachteten **Nebenwirkungen**, wie Induktion von Herzrhythmusstörungen, Angina pectoris, Übelkeit und Erbrechen, treten vor allem bei höherer Dosierung auf.

Dobutamin (Dobutrex®) ist ein synthetisches, kardioaktives, sympathomimetisch wirksames Amin, das die $ß_1$-, $ß_2$- und α-adrenergen Rezeptoren stimuliert. Der vasokonstriktorische und positiv chronotrope Effekt ist gering. Im Gegensatz zum Dopamin wird durch Dobutamin die Nierendurchblutung in keiner Dosierung beeinträchtigt. Es bewirkt aber eine Umverteilung des Herzminutenvolumens zugunsten der Koronar- und Skelettmuskeldurchblutung und zu Ungunsten der Mesenterial- und Nierendurchblutung. Als hämodynamischer Effekt resultiert ein Anstieg des Herzindexes bei geringer Herzfrequenzer-

Tab. 17.18: In der Herzinsuffizienztherapie verwendbare Diuretika (modifiziert nach Cohn 1996)

Medikament	Dosierung (in mg/d)
Hydrochlorothiazid (HCT Isis®)	25–50
Furosemid (Furanthril®, Ödemase®)	20–250
Torasemid (Unat®)	5–100
Amilorid (Esmalorid®)	5–10
Spironolacton (Jenaspiron®, Aldactone®)	25–100

höhung. Es wird in einer **Dosierung** von 2,5–10 µg/kg KG/min verwendet.

Kontraindikationen für Dobutamin sind die diastolische Füllungsbehinderung, Obstruktion der linksventrikulären Ausstrombahn, hypovolämische Zustände, MAO-Hemmer-Therapie und Schwangerschaft. Seine **Nebenwirkungen** entsprechen etwa denen des Dopamins.

Dopexamin (Dopacard®) stimuliert die dopaminergen Rezeptoren. Dabei wegen die β2-Rezeptoren stärker als die ß1-Rezptoren aktiviert. Es hat nur eine gering positiv inotrope Wirkung. Im Vordergrund des Wirkprofils steht die Vasodilatation, die zu einer Zunahme des Herzminutenvolumens bei geringerer Steigerung des myokardialen Sauerstoffverbrauches als unter Dobutamin. Es wird mit 0,5–4 µg/kg/min in ein- und auschleichender **Dosierung** infundiert. Dabei sollten 7 mg/24 nicht überschritten werden. Die **Indikation** zum Dopexamin ist bei schwerer Linksherzinsuffizienz gegeben, die auf die anderen Medikamente nicht genügend anspricht. **Kontraindikation** für Dopexamin sind Volumenmangel, die Aortenklappenstenose, die hypertrophe obstruktive Kardiomyopathie, Lungenembolie, instabile Angina pectoris, septischer Schock, Phäochromozytom, MAO-Hemmer-Therapie sowie eine Thrombozytopenie < 100.000/cm^3. **Nebenwirkungen** sind in höherer Dosierung eine arterielle Hypotonie und Steigerung der Herzfrequenz. Als Folge der β_2-adrenergen Aktivität kann es zur Hypokaliämie und zur Hyperglykämie kommen. Lokale Nebenwirkungen am Infusionszugang können Phlebitiden sein.

Die **oralen Sympathomimetika** sind stärker positiv inotrop als die Glykoside. Weiterhin sind sie positiv lusitrop, dromotrop und chronotrop. Xanoterol, Pirbuterol, Prenalterol u. a., vor allem in der Langzeittherapie, haben die in sie gesetzten optimistischen Erwartungen nicht erfüllt. Ursache dafür ist ein rascher Wirkungsverlust durch noch weiter zunehmende Desensibilisierung der β-Rezeptoren.

• Phosphodiesterase-III-Hemmer

Bekannte Vertreter dieser Gruppe sind das Amrinon, Enoximon, Milrinon und neuerlich auch das Vesnarinon, die sowohl vasodilatatorisch als auch sympathomimetisch wirken. Sie führen zur Erhöhung der Kontraktilität (kardiales cAMP) und zur Vasodilatation (Gefäß-cAMP). Unter intravenöser Anwendung bewirken sie eine kurzzeitige Steigerung des Herzindexes, der Auswurffraktion sowie eine Senkung des LVEDP und PAEDP bei akuter Verschlechterung einer Herzinsuffizienz (Anderson 1991). Eine kontinuierliche oder intermittierende Gabe bis zu 3 Wochen kann als Überbrückung zur Herztransplantation hilfreich sein (O'Connell 1991).

Unter **Amrinon** treten toxische Nebenwirkungen, z.B. die Thrombozytopenie, eine kardiale Dysfunktion und ventrikuläre Tachykardien gehäuft auf. Es wurde nachgewiesen, daß die Todesrate in dieser Gruppe höher ist als bei Vergleichsgruppen ohne Amrinon. Für das Vesnarinon wurde eine dosisabhängige Wirkung hinsichtlich der Letalität gefunden (Cohn et al. 1998), d.h., in kleinen Dosierungen treten keine wesentlichen hämodynamischen Effekte auf, aber die Verbesserung der Überlebenschance erfolgt über Antizytokinin-Mechanismen (Packer 1993).

Insgesamt sollten aber die PDE-III-Hemmer als Therapie der letzten Wahl nur im Stadium IV nach NYHA für maximal 14 Tage gegeben werden.

■ Diuretika

Es werden vor allem Thiazide und Schleifendiuretika niedrig dosiert eingesetzt (Tabelle 17.18). Alle Diuretika bewirken eine Abnahme des zirkulierenden Blutvolumens und damit des linksventrikulären Füllungsdruckes. Schleifendiuretika wie **Furosemid** zeichnen sich zusätzlich durch eine Vasodilatation an den Kapazitätsgefäßen aus. Sie werden generell bei eingeschränkter Nierenfunktion sowie ab NYHA III eingesetzt. Innerhalb der ersten 1–2 Wochen nach Therapiebeginn nehmen die subjektiven Beschwerden des Patienten ab. Wenn bei **Dosierungen** von 250 mg Furosemid keine effektive Wirkung erzielt wird, kann die Dosis bis auf 4000 mg/d erhöht werden (Gerlag et al. 1988). Dabei infundiert man etwa 170 mg/h. Einige Patienten benötigen bis zu 1000 mg/d, um Ödemrezidive zu vermeiden. Diuretika eignen sich, durch ihren Wirkmechanismus limitiert, nicht für eine Monotherapie. Es bieten sich Kombinationen mit Herzglykosiden oder ACE-Hemmern an. Der Vorteil der ACE-Hemmer besteht in einer Verhinderung von Kaliumverlusten.

Die H-HeFT-I-Studie (Cohn et al. 1986) konnte nachweisen, daß durch Diuretika die Lebenserwartung verbessert werden kann. Die Patienten sollten sich täglich wiegen bzw. besser den Bauchumfang messen und bei einer Gewichtsreduktion von mehr als 0,5 kg innerhalb von 24 Stunden den Arzt aufsuchen. Eine überschießende Diurese ist unbedingt zu vermeiden, insbesondere bevor ACE-Hemmer eingesetzt werden. Volumenreduktion kann zur arteriellen Hypotonie oder Niereninsuffizienz führen.

Für die **Aldosteronantagonisten** konnten Pitt et al. (1999) in der RALES-Studie zeigen, daß die Gabe von Spironolacton in einer **Dosierung** von 12,5–25 mg/d in Kombination mit ACE-Hemmern, Schleifendiuretika und Digitoxin zu einer deutlichen Re-

Tab. 17.19: In der Herzinsuffizienztherapie eingesetzte ACE-Hemmer (modifiziert nach Cohn 1996)

Medikament	Dosierung (in mg)	Einnahmeschema	Empfohlene Dosierung zur Verbesserung der Überlebenschance
Captopril (Lopirin®, Acenorm®)	6,25–150	3x/d	3×50 mg/d
Enalapril (Xanef®, Benalapril®)	2,5–20	2x/d	2×10 mg/d
Lisinopril (Acerbon®)	2,5–40	1x/d	2×10 mg/d
Ramipril (Delix®)	2,5–10	1–2x/d	2×5 mg/d
Quinapril (Accupro®)	5–20	2x/d	nicht bekannt
Trandolapril (Gopten®)	0,5–2	1x/d	1×4 mg/d

duktion der Morbidität und Mortalität bei schwerer Herzinsuffizienz führt. Ihre Bedeutung für die Therapie ergibt sich daraus, daß die ACE-Hemmer nur eine vorübergehende Blockierung der Aldosteronproduktion bewirken (Staessen et al. 1981). Durch die zusätzliche Gabe von Spironolacton kommt es zu einer Senkung der Konzentration des atrialen diuretischen Peptids. Eine Hyperkaliämie (Serumkalium >6.0 mmol/l) wird dadurch nicht hervorgerufen (Pitt et al. 1999). Eine sorgfältige Kontrolle der Kalium- und Kreatininwerte ist jedoch erforderlich.

Vasodilatatoren

- **ACE-Hemmer**

Die ACE-Hemmer zeichnen sich durch Hemmung des Renin-Angiotensin-Aldosteron-Systems und damit verbunden durch eine starke Vasodilatation aus. Die Tabelle 17.19 zeigt die bei der Herzinsuffizienz eingesetzten ACE-Hemmer. Die Wirkung beschränkt sich allerdings nicht nur auf eine Reduktion der Vor- und Nachlast, sondern sie greifen auch in das dysregulierte Renin-Angiotensin-Aldosteron-System ein und hemmen die Effekte der kompensatorisch erhöhten Catecholamine.

Wie die CONSENSUS-Studie (1987) und die SAVE-Studie (Pfeffer et al. 1992, John Sutton et al. 1997) zeigten, konnte durch Enalapril bzw. Captopril die Letalität, Morbidität sowie die Dilatation den Herzens nach akutem Myokardinfarkt deutlich gesenkt werden. Im Vergleich zur Kombinationstherapie von ISDN und Dihydrazalin wurde für die ACE-Hemmer eine größere Lebenserwartung durch die V-HeFT II-Studie (Cohn et al. 1991) nachgewiesen. Sie verzögern das Auftreten des symptomatischen Stadiums der Herzinsuffizienz und senken die notwendigen Krankenhausaufenthalte.

Kontraindikationen sind anamnestisch bekannte Unverträglichkeit oder Nebenwirkungen, Serumkalium >5,5 mmol/l, die Nierenarterienstenose, die Aortenklappenstenose und die symptomatische arterielle Hypotonie.

Wie aus den Ergebnissen des Präventionsarmes der SOLVD-Studie (1992) hervorgeht, verbessert Enalapril die linksventrikuläre Funktion und trägt somit dazu bei, daß es nicht zur Aktivierung des Renin-Angiotensin-Systems und zum Umbau des Herzens (**Remodelling**) kommt. Die Gabe von ACE-Hemmern senkt sowohl die Inzidenz an Herzinsuffizienz (37% weniger als in der Placebogruppe) als auch die damit verbundenen Krankenhausaufenthalte (20% weniger als in der Placebogruppe). Darüber hinaus war ein Trend zur geringeren kardiovaskulär bedingten Sterblichkeit (12% geringer) nachweisbar. Der ACE-Hemmer sollte deshalb mit einer **geringen Dosis begonnen** und bis zur hämodynamischen Stabilisierung einschleichend gesteigert werden. Die effektive Beeinflussung der Herzfunktion ist nach 4–8 Wochen zu erwarten.

- **Angiotensin-II -Rezeptor Typ 1 (AT_1)-Antagonisten**

Da die Angiotensin-II-Wirkung im Herzen durch die ACE-Hemmer wegen der Aktivität lokaler Enzyme, wie der Chymase, allein nicht blockiert werden kann, könnte die direkte Blockierung des AT_1-Rezeptors die günstigere Möglichkeit zur Hemmung der myokardialen Angiotensin-II-Wirkungen sein (Johnston 1995).

Der noch einzige **AT_1-Rezeptor-Blocker** für die Therapie der Herzinsuffizienz ist das **Losartan** (Lorzaar®). In der ELITE-Studie (Pitt et al. 1997) wurde sowohl eine bessere Verträglichkeit als auch eine geringere Gesamtletalität unter Losartan im Vergleich zum Captopril gezeigt. Es sollte bei Patienten mit einer EF <40%, die Kontraindikationen für ACE-Hemmer haben oder einen ACE-Hemmer-Husten aufweisen, eingesetzt werden. Die **Dosierung** soll einschleichend mit 12,5 mg beginnen und wöchentlich um 12,5 mg auf max. 50 mg/d gesteigert werden. Der endgültige Stellenwert der AT_1-Rezeptor-Antagonisten in der Therapie der Herzinsuffizienz bleibt gegenwärtig noch offen.

- **Hydralazin**

Durch die Umverteilung des Blutes in die venösen Kapazitätsgefäße kommt es zur Senkung des linksventrikulären enddiastolischen Druckes, Reduzierung des enddiastolischen Volumens und dadurch zur Senkung des enddiastolischen Wandstresses, des Pulmonalkapillardruckes und des Blutvolumens in der Lunge.

Die V-HeFT II-Studie (Cohn et al. 1991) verglich

Tab. 17.20: Änderung der Hämodynamik unter Pharmakotherapie der Herzinsuffizienz

	Nitrate	ACE-Hemmer	Prazosin	Hydrazalin
LVEDP	↓	↓	↓	–
PAP	↓	↓	↓	–
HMV	–	↑	↑	↑
PVR	–	↓	↓	↓

die Effektivität von Enalapril mit der Kombination aus Hydralazin und Isosorbiddinitrat auf die Letalität von Patienten mit Herzinsuffizienz zusätzlich zur Basismedikation von Glykosid und Diuretikum. Dabei wurde gefunden, daß durch die Zugabe der Vasodilatatoren die Letalität geringer gesenkt werden konnte als durch die Kombination mit Enalapril. Die EF und die Sauerstoffaufnahme aber verbesserten sich unter Vasodilatatoren mehr als unter Enalapril.

Dem Mechanismus nach unbekannt, senkt Dihydrazalin in einer Dosierung von 100–200 mg/d durch selektive Dilatation der Widerstandsgefäße die Nachlast. Für die Kombination mit ISDN wurden eine Senkung der Sterblichkeit nachgewiesen. Allerdings kommt es durch Gegenregulation zur Steigerung von Schlagvolumen und Herzfrequenz, was wiederum die Dysregulation des RAAS begünstigt.

• **Nitrate**

Durch die Gabe von Nitroglycerin, ISDN o. ä. kommt es zur Dilatation der venösen Kapazitätsgefäße (Tabelle 17.20). Vorlast und pulmonaler Kapillardruck werden gesenkt. In höherer Dosierung (>0,8 mg) kommt es auch zur Senkung des peripheren Widerstandes und Senkung des arteriellen Druckes. Nitroglycerin wird in einer Dosierung von 0,2–0,8 mg sublingual (Wirkdauer etwa 45 min) oder ISDN 2,5–10 mg p.o (Wirkdauer ca. 120 min) verabreicht. Günstig ist auch die Anwendung von Nitropflaster 5–10 mg (Minitrans®, Nitroderm®).

• **Calciumantagonisten**

Calciumantagonisten der 1. Generation werden wegen ihrer negativ inotropen Wirkung bei Herzinsuffizienz prinzipiell nicht angewendet (Packer 1991). Die Wirkungen der neueren Calciumantagonisten wie Amlodipin (Norvasc®) und Felodipin (Modip®) beschränkt sich in erster Linie auf die Gefäßwand. Die verstärkte vasodilatatorische Wirkung dieser zwei Calciumantagonisten in Kombination mit ACE-Hemmern wurde in zwei Multicenter-Studien geprüft (Cohn et al. 1995, O'Connor et al. 1998). Erste Ergebnisse zeigen keine nachteiligen Wirkungen hinsichtlich des Langzeitverlaufs oder der Sterblichkeit bei Herzinsuffizienz, wie auch die PRAISE-Studie (Packer et al. 1996) für Amlodipin als Langzeiteffekt (durchschnittliche Beobachtungsdauer 13,8 Monate) zeigte.

Weitere Pharmaka

• **β-Rezeptoren-Blocker**

Es wurden in mehreren Studien β-Rezeptoren-Blokker zur Therapie der Herzinsuffizienz eingesetzt. Der Wirkungsmechanismus wird über eine Zunahme der Rezeptordichte der down-regulierten β-Rezeptoren erklärt. Die doppelblind randomisierte MDC-Trial-Studie (Waagstein et al. 1993) zeigt, daß die Kombination des β-Rezeptoren-Blockers **Metoprolol** mit Digitalis, Diuretika und ACE-Hemmern einen positiven Einfluß auf die Morbidität zu haben scheint. In der MERIT-HF-Studie (1999) konnte für Metoprolol zusätzlich zur Standardtherapie eine deutlich geringere Letalität und eine geringere Zahl von plötzlichem Herztod sowie Tod durch Verschlechterung der Herzinsuffizienz gefunden werden.

Die CIBIS-Studie (1994) untersuchte den Effekt von **Bisoprolol** bei Patienten mit chronischer Herzinsuffizienz in den Stadien III und IV. Alle erhielten Diuretika und ACE-Hemmer. Fazit dieser Studie ist, daß allmählich ansteigende Dosen von Bisoprolol bei schwerer Herzinsuffizienz, insbesondere bei nichtischämischer Kardiomyopathie, eine Steigerung der Leistungsfähigkeit bringen. In der CIBIS-II-Studie (1999) wurde gezeigt, daß es unter Bisoprolol zu einer Senkung der Gesamtmortalität von 32% kam. Der Rückgang der Letalität durch den plötzlichen Herztod lag sogar bei 45%. Auch die Anzahl der Klinikeinweisungen wegen erneuter Herzinsuffizienz ging um 30% zurück. Von der Bisoprolol-Therapie haben vor allem Patienten mit stabiler Herzinsuffizienz profitiert. Auf die schwere Herzinsuffizienz NYHA IV oder Patienten mit instabiler Herzinsuffizienz sind diese Ergebnisse nicht übertragbar.

Carvedilol (Dilatrend®) ist ein β-Rezeptoren-Blokker mit vasodilativen und antioxidativen Wirkungen. Durch die Gabe von Carvedilol neben ACE-Hemmern, Digoxin und Diuretikum konnte die Letalität bei der symptomatischen Herzinsuffizienz um 65% gegenüber der Basistherapie gesenkt werden (Packer et al. 1996a).

In einer placebokontrollierten Doppelblindstudie fanden Krum et al. (1995) unter Carvedilol in Kombination mit ACE-Hemmern, Digitalis und Diuretika einen signifikanten Anstieg der EF, des Schlagvolumens sowie eine signifikante Senkung des PC-Drukkes, des mittleren rechtsatrialen Druckes sowie arteriellen Gefäßwiderstandes. Neben diesen hämodynamischen Änderungen kam es zum Rückgang von Symptomen, zur Verbesserung der funktionellen

Klasse sowie zur Steigerung der submaximalen Belastungsgrenze.

Diese Ergebnisse weisen darauf hin, daß Carvedilol in der Zukunft in der Basistherapie der Herzinsuffizienz besonders bei Patienten mit arterieller Hypertonie und peripherer arterieller Verschlußkrankheit eingesetzt werden könnte.

Bei der Therapie mit β-Rezeptoren-Blockern muß man sich jedoch bewußt sein, daß eine deutliche Bradykardie, Myokarddepression und Verschlechterung der Herzinsuffizienz auftreten können (Task Force der ESC 1997). Eine breitere Indikation für β-Rezeptoren-Blocker ist deshalb ambulant nur bei Patienten mit NYHA I und II, nach Myokardinfarkt besonders mit arterieller Hypertonie und Tachykardie gegeben.

- **alpha$_1$-Rezeptoren-Blocker**

α_1-Rezeptoren-Blocker wie das Prazosin bewirken eine Senkung der Vor- und Nachlast durch eine generalisierte Gefäßdilatation und Hemmung des Sympathikus. Die **Dosis** mit 4 × 1–5 mg/d ist höher als bei der Behandlung der arteriellen Hypertonie.

- **Orale Antikoagulantien und Thrombozytenaggregationshemmer**

Niedrig dosierte **orale Antikoagulantien** (INR 2,5–3) haben bei bereits stattgehabter Thromboembolie, bei Auswurffraktion <40%, nachgewiesenen intrakardialen Thromben sowie bei absoluter Arrhythmie eine günstige Wirkung. Ausgeschlossen davon sollten Patienten >80 Jahre und anderen Kontraindikationen zur oralen Antikoagulation sein (s. S. 537).

Das Risiko von intrakraniellen und gastrointestinalen Blutungen steht in keinem Verhältnis zu der relativ niedrigen Inzidenz von Thromboembolien in dieser Altersgruppe. Deshalb ist eine generelle Einstellung auf Antikoagulantien bei Älteren nicht zu empfehlen.

Hinweise für eine prognostisch günstige Beeinflussung durch **Thrombozytenaggregationshemmer** fehlen noch. Eine Interferenz zwischen ASS und ACE-Hemmer (Enalapril) in bezug auf die Letalität wird kontrovers diskutiert (SOLVD-Investigators 1992, Cleland et al. 1995, Katz et al. 1997).

➤ Neuere therapeutische Ansätze

In der Behandlung der Herzrhythmusstörungen bei Herzinsuffizienz wird vor allem **Amiodaron** wegen seiner nicht negativ inotropen Wirkung bei oraler Gabe bevorzugt (Massie et al. 1995, Nul et al. 1997). Es scheint auch die Letalität nicht negativ zu beeinflussen (Pinto et al. 1997). Bei der Gabe der Antiarrhythmika Klasse I ist besonders auf diesen negativ inotropen Effekt zu achten, wobei hier Tachmalin unserer Erfahrung nach ausgenommen werden sollte.

Der Einsatz der **Statine** zur Verhinderung der Progression der Koronaratherosklerose als Hauptursache der Herzinsuffizienz, von **Endothelin-Rezeptor-Antagonisten**, **Antioxidantien**, Medikamente mit Verhinderung der **Apoptosis**, **Zytokinininhibitoren** sind in Erprobung. Die Anwendung metabolischer Verbindungen wie Koenzym **Q10** und Taurin brachte nur einen geringen positiven Effekt, der endgültige Stellenwert ist nicht klar (Tasc Force der ESC 1997).

Für Patienten im NYHA-Stadium II wurde durch **Crataegus-Extrakt** eine Verbesserung über einen Zeitraum von 24 Wochen angegeben (Tauchert et al. 1999). Zur symptomatischen und/oder prognostischen Wirkung dieses Medikamentes zusätzlich zur Basistherapie mit ACE-Hemmern liegen keine Ergebnisse vor. Nach dem bisherigen Kenntnisstand kann es aber nicht zur Therapie der Herzinsuffizienz empfohlen werden (Hoppe et al. 1998).

➤ Instrumentell-chirurgische Maßnahmen

Revaskularisation

Da die koronare Herzkrankheit eine der häufigsten Ursachen der Herzinsuffizienz ist, bietet die **Revaskularisierung** eine kausale Therapiemöglichkeit. Dies gilt für Patienten, bei denen noch lebensfähiges Myokard von hochgradig stenosierten Gefäßen versorgt wird. Dieses Verfahren, das bei Erfolg eine verbesserte Lebensqualität ermöglicht, ist jedoch bei Patienten mit Herzinsuffizienz mit einer signifikant höheren Letalität verbunden. Deshalb sollte die Indikation nur bei schwerer oder limitierender Angina pectoris gestellt werden. Man kann davon ausgehen, daß ca. 75% der Patienten mit Herzinsuffizienz und ausgeprägter Angina pectoris operabel sind. Für Patienten, die weder Angina pectoris noch einen Myokardinfarkt bzw. keine Angina pectoris, aber einen Myokardinfarkt in der Anamnese haben, konnte bis jetzt nicht nachgewiesen werden, daß eine Revaskularisierung Vorteile bringt.

Herzschrittmacher und Kardioverter-Defibrillator

Eine **Herzschrittmacherimplantation** ist bei bradykarder Herzinsuffizienz indiziert. Dabei sollte, falls kein Vorhofflimmern vorliegt, die Doppelkammer-Stimulation bevorzugt werden.

Die Implantation eines **Kardioverter-Defibrillators** verbessert besonders bei Postinfarktpatienten mit Herzinsuffizienz und ventrikulärer Tachykardie die Überlebenschance.

Ultrafiltration

Die Ultrafiltration kann bei Patienten mit unzureichendem Effekt der medikamentösen Therapie zur Beseitigung des Lungenödems und der Stauungsherzinsuffizienz eingesetzt werden (Rimondini et al. 1987). Da bei schwerer Herzinsuffizienz durch die Ultrafiltration nur eine passagere Besserung zu erwarten ist, kann sie als Überbrückungsmöglichkeit zur Herztransplantation Verwendung finden.

Mechanische Kreislaufhilfen

Droht ein totales Herzversagen, was den Tod des Patienten zur Folge hätte, und besteht eine Indikation zur chirurgischen Therapie bzw. zur Herztransplantation, kann zur Überbrückung eine mechanische Kreislaufhilfe eingesetzt werden. Dazu stehen verschiedene Varianten zur Verfügung. Die **intraaortale Gegenpulsation (IABP)** kann perkutan eingeführt werden.

Weiterhin ist der Einsatz eines temporären **Linksherz-Assist-Systems** oder eines **künstlichen Herzens** möglich, die mit extrakorporaler Energieversorgung sowie nach neuester Entwicklung auch implantierbarem Generator versehen sind.

Es bestehen aber größere Komplikationsmöglichkeiten, so daß insgesamt ihre Indikation sehr eingeschränkt wurde. Die häufigsten **Komplikationen** sind Blutungen, neurologische Störungen, Multiorganversagen, akutes Nierenversagen, Sepsis sowie cerebrale und arterielle Embolisierungen (Minami et al. 1992, Korfer et al. 1995, Schmid et al. 1998).

Herztransplantation

Die Herztransplantation, die 1967 erstmals durch Christiaan Barnard klinisch angewendet wurde, hat seit der Einführung des Ciclosporins 1980 und durch zunehmende Erfahrung in der Diagnostik der Abstoßungsreaktionen einen starken Aufschwung erfahren. Durch die Etablierung der **Dreifach-Immunsuppression** mit **Ciclosporin, Azathioprin** und **Prednisolon** kam es zur weiteren Verbesserung der Prognose nach Herztransplantation.

Die 1-Jahres-Überlebensrate lag zwischen 1968–1979 bei nur 50%, zwischen 1985–1990 hingegen stieg sie auf ca. 79%. Die 5-Jahres-Überlebensrate liegt bei ca. 68%, und es kann mit einer 10-Jahres-Überlebensrate von ca. 56% gerechnet werden.

Die Herztransplantation ist heute als Therapieverfahren besonders bei Patienten mit therapierefraktärer Herzinsuffizienz akzeptiert.

Die **Indikation zur Herztransplantation** besteht nur bei Patienten mit **terminaler Herzinsuffizienz** im NYHA-Stadium IV und der therapeutischen Klasse D/E, deren **Überlebenschance** aufgrund ihrer Herzerkrankung unter maximaler medikamentöser Therapie zwischen 6 und 12 Monaten eingeschätzt wird. Weitere Bedingungen sind

- ausgeschöpfte chirurgische Therapie
- Herzindex $<2{,}0$ l/min/m^2
- Auswurffraktion <20%
- maximalem Sauerstoffverbrauch unter Belastung mit <10–12 ml/kg/min und Umstellung auf einen anaeroben Stoffwechsel unter Belastung
- pathologischer PAEDP bereits in Ruhe.

Der **Empfänger** muß darüber hinaus noch andere Bedingungen erfüllen. Dies sind stabile psychosoziale Verhältnisse und eine hohe Compliance des Patienten. In diesem Zusammenhang soll auf die Bedeutung einer psychologischen Betreuung vor und nach der Operation hingewiesen werden (Kugler et al. 1994).

Geeignete Grunderkrankungen der Herzinsuffizienz für die Herztransplantation sind (Hummel et al. 1991):

- Dilatative Kardiomyopathie
- Koronare Herzkrankheit
- Hypertrophe obstruktive Kardiomyopathie
- Herzklappenfehler
- Angeborene Herzfehler
- Primäre Amyloidose
- Herztumoren.

Folgende **relative und absolute Kontraindikationen** für die **Herztransplantation,** insbesondere Erkrankungen, die unter Immunsuppression eine Exazerbation oder prognostische Verschlechterung erfahren, sind zu beachten:

1. **Absolute Kontraindikationen:**

- schwere pulmonale Hypertonie (6–8 Wood Einheiten)
- bestehende irreversible Erkrankungen von Lunge, Leber, Niere
- akute und chronische Infektionen
- Lungenembolien von weniger als 3 Wochen
- Ulcus ventriculi oder duodeni
- insulinpflichtiger Diabetes mellitus mit manifesten Folgeschäden
- schwere periphere arterielle Durchblutungsstörungen
- maligne Tumorerkrankungen, auch behandelte mit einer Remission <5 Jahre
- akute psychiatrische Erkrankungen
- Drogen- oder Alkoholsucht
- Fehlende Kooperationsbereitschaft
- Blutgruppenunverträglichkeit, positiver Lymphozytenkreuztest, Körpergewichtsunterschied zwischen Spender und Empfänger von mehr als 20%.

2. **Relative Kontraindikationen**

- Lebensalter >65 Jahre
- chronisch-obstruktive Lungenerkrankung
- periphere und zentrale Gefäßerkrankungen
- kurativ behandelte Tumorerkrankungen
- behandelte psychiatrische Erkrankungen
- insulinpflichtiger Diabetes mellitus ohne Folgeschäden
- psychosoziale Instabilität.

Die obere Altersgrenze von 65 Jahren kann in Ausnahmefällen überschritten werden, wenn das biologische Alter sowie die Gesamtpersönlichkeit des Patienten dieses rechtfertigen.

Nach dem Krankheitsbild unterscheidet man drei **Dringlichkeitsstufen**:

- Patienten mit höchster Dringlichkeit bei akuter Abstoßungsreaktion eines Herztransplantats
- Patienten, die elektiv zur Transplantation angemeldet werden
- Patienten mit einer passageren Kontraindikation.

In der Regel wird eine **orthotope Herztransplanta-**

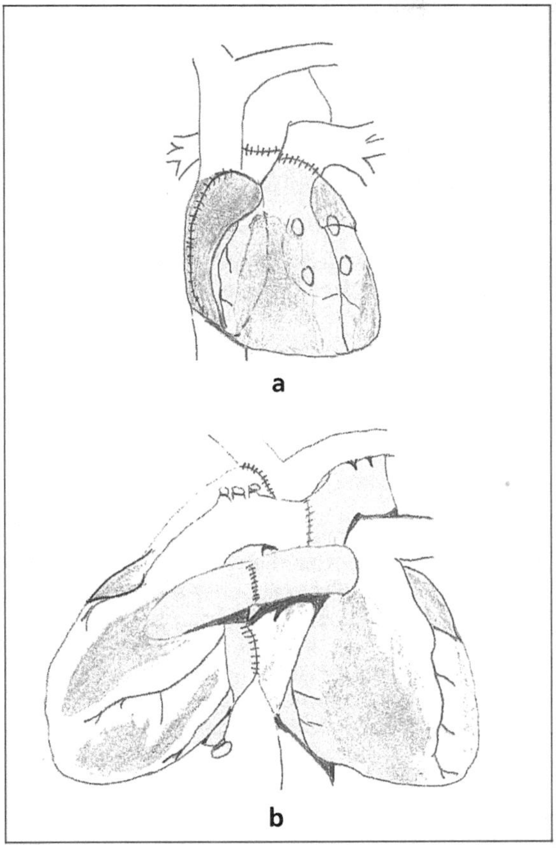

Abb. 17.3: Schematische Darstellung einer a: orthotopen, b: heterotopen Herztransplantation

tion durchgeführt, bei der das Herz des Spenders an die Stelle des erkrankten Herzens gepflanzt wird. Eine weitere Methode ist die **heterotope Herztransplantation**, die auch als „Huckepackherz" bekannt ist. Hierbei wird das Eigenherz belassen und das neue parallel hinzugepflanzt, mit Anastomosen zwischen den beiden rechten Vorhöfen, den Pulmonalarterien, den linken Vorhöfen und der Aorta (Abbildung 17.3).

Als **Spender** kommen Patienten bis zum 35. Lebensjahr in Frage, die in erster Linie infolge eines Hirntodes durch einen nicht metastasierenden Hirntumor, Subarachnoidalblutung, Schädel-Hirn-Trauma infolge Unfalls versterben, keine weitere gravierende Erkrankung und eine AB0-Kompatibilität zum Empfänger aufweisen.

Besonderes Augenmerk muß auf die **Nachsorge** gelegt werden, in deren Mittelpunkt mögliche **Abstoßungsreaktionen** und Nebenwirkungen der **immunsuppressiven Therapie** stehen. Die Immunsuppression wird heute mit einer **Dreifachkombination** mit folgendem Therapieschema durchgeführt:

- Ciclosporin 2–4 mg/kg KG (angestrebter Serumspiegel 150–200 ng/ml)
- Azathioprin 0,5–1,5 mg/kg KG
- Prednisolon 0,15 mg/kg KG.

Effektiv können ca. 60% der Patienten mit einer Kombination von Azathioprin und Ciclosporin ohne Anwendung von Corticosteroiden behandelt werden. Dabei wird zusätzlich die Wahrscheinlichkeit der koronaren Herzkrankheit gesenkt.

Antilymphozyten-Antikörper (ATG) werden postoperativ in den ersten 14 Tagen prophylaktisch verwendet, für die Langzeit- bzw. intermittierende Therapie konnte kein positiver Effekt nachgewiesen werden. Bedeutung haben sie jedoch für die Therapie der corticosteroidrefraktären, schweren Abstoßungsreaktion.

Im Falle einer akuten **Abstoßungsreaktion** wird

- bei **leichter** bis **mittelschwerer** Verlaufsform mit 5–15 mg mg/kg KG Methylprednisolon i.v. über 3 Tage,
- bei **mittelschwerem** bis **schwerem** Verlauf zusätzlich mit Antithymozytenglobulin in einer Dosis von 1,5 mg/kg KG über 3–7 Tage therapiert.
- OKT 3 in einer Dosis von 5 mg/d über 10 Tage bleibt nur **schweren** Fällen vorbehalten.
- Neuerdings wird auch Daclizumab (Zenapax®), ein monoklonaler Antikörper, zur Interleukin-2-Rezeptorblockade bei Herztransplantation erfolgreich eingesetzt (Beniaminovitz et al. 2000).

Pravastatin (Pravasin protect®) wird bei Herztransplantierten nicht nur wegen der Prophylaxe der Koronaratherosklerose, sondern auch zur Verminderung der Abstoßungsrate und Erhöhung der Überlebenschance verwendet (Kobashigawa et al. 1995). Gleichzeitig sollte ein Thrombozytenaggregationshemmer gegeben werden.

Nebenwirkungen der immunsuppressiven Therapie:

- Bei 90% der Patienten tritt unter **Ciclosporin A** innerhalb der ersten 6 Monate eine ciclosporininduzierte arterielle Hypertonie auf. Weiterhin ist eine starke Nephrotoxizität bekannt. Unter Ciclosporin treten wahrscheinlich eine tubulointerstitielle Fibrose und Glomerulosklerose auf.
- Bekannt sind unter **ATG** eine erhöhte Infektionsrate durch Zytomegalieviren und damit verbunden das Auftreten von Lymphomen.

Die chronische Immunsuppression führt zu einem gehäuften Auftreten von Malignomen. Hartmann (1994) gibt eine Inzidenz von 6% an. Besonders häufig werden Karzinome der Haut, EBV-assozierte Lymphome sowie Kaposi-Sarkome beobachtet. **Infektionen** unter immunsuppressiver Therapie sind für die Langzeitergebnisse von großer Bedeutung (Tabelle 17.21).

Abstoßungsreaktionen treten bei fast allen Herztransplantierten im Durchschnitt 1,7–1,9 mal/Patient und Jahr auf. Zusammen mit Infektionen gehören sie zu den häufigsten Todesursachen nach Herztransplantation.

Diagnostik der Abstoßungsreaktionen:

- Myokardbiopsie: In den ersten 3 Monaten alle 1–2 Wochen, dann vierteljährlich

Tab. 17.21: Häufige Infektionen bei immunsuppressiver Therapie

Infektion	Bakterien	Viren	Pilze	Protozoen
Häufigkeit	46 %	40 %	7 %	5 %
Erkrankungen bzw. Erreger	• Pneumonie • Harnwegsinfekt • Kathetersepsis	• Zytomegalie • Herpes simplex	• Candida • Aspergillen	• Toxoplasma gondii • Pneumocystis carinii

- EKG
- Echokardiographie
- zytoimmunologisches Monitoring
- Myokardszintigraphie mit Indium-markierten monoklonalen Antimyosin-Antikörpern bzw. Thalliumszintigraphie
- Koronarangiographie jährlich
- intravaskulärer Ultraschall.

Die immunologisch bedingte **Transplantatvaskulopathie** tritt bei bis zu 50% der Patienten innerhalb von 5 Jahren nach Herztransplantation auf. Sie befällt im Gegensatz zur Koronaratherosklerose diffus vor allem distale Gefäßabschnitte. Deshalb ist eine jährliche Kontrolle der Koronararterien notwendig, da es durch die Denervierung des Herzens nicht zu Angina-pectoris-Anfällen kommt.

Im fortgeschrittenen Stadium bleibt nur die **Retransplantation** als therapeutische Möglichkeit, die aber mit einer um 20–30% niedrigeren Überlebensrate als die Ersttransplantation verbunden ist (Wahlers et al. 1996). Im Langzeitverlauf ist eine meist subklinisch verlaufende **Abnahme der rechtsventrikulären Funktion** zu beobachten. Ursache sind rezidivierende Abstoßungsepisoden, verminderte Abstützung des rechten Ventrikels durch das dilatierte Perikard sowie Trikuspidalinsuffizienz.

Herz-Lungen-Transplantation

Erfahrungen mit der **Herz-Lungen-Transplantation** bestehen seit 1981. Von 1981–1996 wurden insgesamt 1954 Herz-Lungen-Transplantationen durchgeführt. Die Zahl der Operationen lag 1995 bei 137 (Hosenpud et al. 1996).

Die **Indikation** zur **Herz-Lungen-Transplantation** besteht vor allem bei Patienten mit **irreversibler Schädigung des Herzens und der Lungen.** Dies sind vor allem Patienten mit **primärer oder sekundärer pulmonaler Hypertonie**, terminaler Rechtsherzinsuffizienz und schwerer Trikuspidalklappeninsuffizienz.

Die Erfahrung zeigte, daß eine Rechtsherzinsuffizienz allein keine Kontraindikation auch für eine **bilaterale Lungentransplantation** ist, da sich die rechtsventrikuläre Funktion wieder normalisieren kann, wenn dies auch nicht mit Sicherheit vorauszugesagen ist. Unter diesen Bedingungen würde sich dann die Indikation zur Herz-Lungen-Transplantation nur noch bei Patienten mit **Eisenmenger-Reaktion** als Folge angeborener Herzfehler ergeben (Wagner et al. 1996).

Für die Herz-Lungen-Transplantation sind die Ergebnisse noch nicht sehr befriedigend, da die Rejektion der Lunge größere therapeutische Probleme bereitet als die des Herzens.

Die **Ein-Jahres-Überlebenschance** liegt bei 60%, für 3 Jahre bei ca. 40% (Hosenpud et al. 1996). Hannover ist in Deutschland das Zentrum mit den größten Erfahrungen in der Herz-Lungen-Transplantation. Die 1-Jahres-Überlebensrate wird mit 79%, die für 3 Jahre mit 72% angegeben (Wagner et al. 1996).

Komplikationen nach Herz-Lungen-Transplantation sind auch hier **Abstoßungsreaktionen**. Da isolierte kardiale Abstoßungen hier sehr selten sind, hat die Endomyokardbiopsie eine nur untergeordnete Bedeutung. Wichtiger sind bei diesen Patienten eine **bronchoalveoläre Lavage** zur gleichzeitigen Diagnostik von Infektionen sowie die **transbronchiale Biopsie**, mit deren Hilfe die histologischen Kriterien der Abstoßung mit perivaskulären und perialveolären Zellinfiltrationen nachgewiesen werden können. In seltenen Fällen kann bei Diskrepanz zwischen Klinik und histologischem Ergebnis eine **offene Lungenbiopsie** durchgeführt werden.

Darüber hinaus findet man hier spezielle **bronchiale Komplikationen**, die im Zusammenhang mit der Bronchus- und Trachealanastomosierung stehen und Veränderungen bis hin zu Stenosen oder Dehiszenzen verursachen können. Beeinträchtigungen der Lungenfunktion wie durch die **Bronchiolitis obliterans** beeinflussen entscheidend das Langzeitergebnis. Diese tritt bei 30–50% der Transplantierten auf. Da die Retransplantation eine schlechtere Prognose als die Ersttransplantation hat, ist sie nicht als ernsthafte Alternative anzusehen.

- **Probleme der Transplantation**

Die Ergebnisse der Herztransplantation haben sich aber in den letzten Jahren, vor allem durch die verbesserte **Immunsuppression** und größere Erfahrungen der Zentren, deutlich verbessert. Die 5-Jahres-Überlebensrate liegt nach Herztransplantation zwischen 70 und 80%, ohne Transplantation bei 5%.

Weitere mit der Transplantation verbundene Probleme sind, neben Spendermangel, daß die Transplantation sowohl im Hinblick auf die Kurzzeit- als auch die Langzeittherapie eine relativ kostenaufwendige Therapiemethode ist. Darüber hinaus können durch die chronische Einnahme von Immunsuppressiva auch Malignome mit einem Risiko von 5–10% auftreten. Weiterhin können unter immunsuppressiver Therapie Infektionen, die Akzeleration der Atherosklerose sowie eine arterielle Hypertonie hervorgerufen werden.

Mit dem am 1. 12. 1997 in Kraft getretenen Transplantationsgesetz wurde die gesetzliche Grundlage dieses Therapieverfahrens gegeben.

Andere chirurgische Verfahren

Der Stellenwert anderer chirurgischer Verfahren, wie die linksventrikuläre partielle Ventrikulektomie (**Batista-Operation**) oder die **passive Kardiomyoplastie** (Arcon-Herznetz) in der langzeitigen Verbesserung der klinischen Symptomatik und der Auswurffraktion bringen, ist gegenwärtig noch offen. Das Verfahren der **linksventrikulären Reduktionschirurgie** ist eine weitere Möglichkeit zur Behandlung der Herzinsuffizienz im Endstadium. Bisher liegen dazu nur wenige Erfahrungen vor. Die mitgeteilten Ergebnisse (Konertz et al. 1999) zeigen eine signifikante Verbesserung des Herzindexes, des Schlagvolumenindexes sowie der Auswurffraktion. Langzeitergebnisse stehen jedoch noch aus.

17.10.3 Stufentherapie

Stufe I

Am Beginn der Therapie der Herzinsuffizienz steht die Kombination von ACE-Hemmern mit Diuretika. Die Monotherapie mit Diuretika ist nicht zu empfehlen, weil diese zwar zu einer symptomatischen Besserung führt, jedoch negativ in den neurohumoralen Regelkreis eingreift.

Stufe II

Spätestens im Stadium II nach NYHA ist die Kombination von ACE-Hemmern, Diuretika und Herzglykosiden indiziert. Die RADIANCE-Studie (Packer et al. 1993) konnte nachweisen, daß Patienten mit einer Herzinsuffizienz des Schweregrades NYHA II-III und Sinusrhythmus von der Digitalisierung profitieren, sofern sie unter der Kombinationstherapie aus ACE-Hemmern und Diuretikum nicht völlig beschwerdefrei werden.

Stufe III

Kommt es unter gegebener Therapie zur rezidivierenden Dekompensation, wird die intermittierende Gabe positiv inotroper Substanzen, wie Dopamin oder Dobutamin i.v., PDE-III-Hemmer i.v. empfohlen.

Umstritten bleibt der generelle Einsatz der β-Rezeptoren-Blocker.

Stufe IV

Ist die medikamentöse Therapie erfolglos, stehen der Einsatz der intraaortalen Gegenpulsation, Kunstherz-Assist-Systeme und die Herztransplantation zur Verfügung (Tabelle 17.22).

Tab. 17.22: Stufentherapie bei Herzinsuffizienz

NYHA II	Belastungseinschränkung Natriumrestriktion Diuretika Vasodilatantien (vor allem ACE-Hemmer) (Herzglykoside)
NYHA III und NYHA IV	zusätzlich zu NYHA II • **medikamentös** – Dobutamin, Dopamin, PDE-III-Hemmer – Peritonealdialyse • **chirurgisch** – mechanische Kreislaufhilfen – Herztransplantation

17.10.4 Therapiemöglichkeiten der diastolischen Herzinsuffizienz

Die Diuretika- und Nitratgabe ist wegen der Vorlastsenkung begrenzt. Eine Optimierung der Herzfrequenz mit Esmolol oder Verapamil ist indiziert. Weitere Möglichkeiten sind der Einsatz der PEEP-Beatmung und der Hämofiltration.

17.10.5 Therapierefraktäre Herzinsuffizienz

Kann die Herzinsuffizienz trotz intensiver medikamentöser Therapie nicht beherrscht werden, spricht man von einer therapierefraktären Herzinsuffizienz. Liegt eine solche Situation vor, muß als erster Schritt geprüft werden, ob die Herzinsuffizienz nicht durch Faktoren und Erkrankungen bedingt ist, die durch andere Maßnahmen beeinflußbar sind. In Betracht zu ziehen sind: durch welche chirurgischen Maßnahmen wie Herzklappenersatz, Aneurysmektomie, Verschluß eines infarktbedingten Ventrikelseptumdefektes, Perikardektomie eine Verbesserung zu erzielen ist welche zusätzlichen Faktoren, z.B. Hyperthyreose, Phäochromozytom, AIDS, Infektionen, Endomyokarditis, eine Verschlechterung der kardialen Grunderkrankung bewirken

- ob ein Herztumor oder eine Metastasierung ins Perimyokard vorliegt
- ob Pharmaka mit kardiodepressiver Wirkung, z.B. β-Rezeptoren-Blocker, Chinidin, Reserpin, in einer höheren Dosierung verabreicht wurden
- hat der Patient eine klinisch nicht entdeckte Lungenembolie durchgemacht (die damit verbundenen Symptome wie Tachykardie, Dyspnoe, Angstzustände können ebenso Ausdruck der Herzinsuffizienz sein)
- ob die Beschränkung der Flüssigkeitszufuhr eingehalten wird oder unbekannte Mengen an Wasser, Fruchtsaft u. a. getrunken werden.

Scheiden alle diese zusätzlichen Faktoren aus, ist die Herztransplantation bei geeigneten Patienten in Erwägung zu ziehen.

17.10.6 Therapiefehler bei Herzinsuffizienz

Wegen der Komplexität des pathophysiologischen Geschehens der Herzinsuffizienz und der Variabilität der Therapiemöglichkeiten wird dem Arzt eine schwere Entscheidung überlassen.

Werden Schwindelgefühl und Dyspnoe angegeben und ist das Herz röntgenologisch normal groß, so kann die Herzinsuffizienz **übersehen** werden. Es ist deshalb bei diesen Patienten eine sorgfältige echokardiographische Untersuchung zur Beurteilung der systolischen und diastolischen linksventrikulären Funktion, ggf. auch eine Messung des venösen Drukkes in Ruhe und unter Belastung, erforderlich.

Auch **inadäquate Dosierungen von ACE-Hemmern, Digitalis und Diuretika** können sich negativ auswirken. Wird eine zu geringe Menge verabreicht, können über die weiterbestehende Herzvergrößerung der Myokardstoffwechsel und die Herzfunktion verschlechtert werden. Bei einer zu hohen Dosierung kommt es zur Herabsetzung des Blutvolumens und dadurch zur Senkung des Herzminutenvolumens. Bei mangelndem Therapieeffekt ist auch an eine Hypokaliämie und Hyponatriämie zu denken.

Nach Möglichkeit sollten alle **potentiell die Herzfunktion herabsetzende Medikamente**, wie nichtsteroidale Antiphlogistika (z.B. Indometazin, Diclofenac), Calciumantagonisten (außer Amlopidin und Felodipin), Antiarrhythmika (außer Amiodaron, Tachmalin), trizyklische Antidepressiva, Lithium und Corticosteroide vermieden werden.

17.11 Prognose der Herzinsuffizienz

Die Lebenserwartung herzinsuffizienter Patienten ist trotz neuer Pharmaka weiterhin deutlich eingeschränkt. Die Letalität liegt auch mit den heute akzeptierten Therapiemöglichkeiten immer noch bei ca. 40% innerhalb von 4 Jahren nach Diagnosestellung (SOLVD-Investigators 1991).

Im Vergleich zur Framingham-Studie (McKee et al. 1971), die eine 1-Jahres-Letalität von 21% und eine 5-Jahres-Letalität von 62% für Männer und 14% bzw. 33% für Frauen nachwies, konnte jedoch in den letzten Jahren die Letalität um 20–30% gesenkt werden. Trotzdem bleibt die Letalitätsrate für Männer etwa 25% höher als bei Frauen. Die 1-Jahres-Sterblichkeit an schwerer Herzinsuffizienz liegt in den letzten 10 Jahren bei etwa **50–60%.** Etwa **400 000** Patienten sterben jährlich an einer Herzinsuffizienz, davon **35–50%** an plötzlichem Herztod.

Senni et al. (1999) zeigten in einer epidemiologischen Studie an einem 1981 bzw. 1991 eingeschlossenen Patientenkollektiv, daß die Gesamtinzidenz in beiden Gruppen gleich hoch lag (3,0 bzw. 2,8/1000 Personenjahre). In beiden Gruppen kam es zu einem exponentiellen Anstieg mit steigendem Lebensalter. Männer waren dabei ab dem 70. und Frauen ab dem 80. Lebensjahr besonders betroffen. Die 1-Jahres-Überlebensrate betrug 72% bzw. 77%, die 5-Jahres-Überlebensrate 40% bzw. 33%.

Eine prognostische Bedeutung wird auch neurohumoralen Faktoren, wie dem Endothelin-1 zugeschrieben. Nach Ergebnissen von Pousset et al. (1997) war ein erhöhter Plasmaspiegel dieses vasokonstriktiv wirkenden Peptids mit einer schlechten Prognose bei leichter oder mäßiger Herzinsuffizienz verbunden.

In der Praxis haben sich die Auswurffraktion, rezidivierende Kammertachykardien und die körperliche Belastbarkeit als wichtige prognostische Faktoren bewährt (Wagdi 1999).

Die **Prognose** der **akuten Herzinsuffizienz** ist schlecht, Letalität kann höher als 35% im ersten Jahr nach Diagnosestellung liegen. Mehr als 50% der Patienten mit akutem Myokardinfarkt entwickeln entweder eine akute oder chronische Herzinsuffizienz.

17.12 Prävention

Die Prävention der Herzinsuffizienz ist das wichtigste Therapieziel. Sie beinhaltet somit u.a. die adäquate Therapie der arteriellen Hypertonie, des akuten Myokardinfarktes, Beseitigung der Risikofaktoren der koronaren Herzkrankheit, Vorbeugung eines Reinfarktes und den rechtzeitigen Herzklappenersatz. Bei bereits bestehender linksventrikulärer Dysfunktion sind die zugrunde liegenden Ursachen wie Koronararterienstenosen, Hyperthyreose, Ausschaltung toxischer Substanzen wie Alkohol, Medikamente etc. möglichst zu beseitigen.

Darüber hinaus umfaßt die Prävention verschiedene andere Aspekte, die von einer Einschränkung der Natriumzufuhr mit der Ernährung bis zur individuellen beruflichen Beratung hinsichtlich der körperlichen Belastung reichen.

Auch die Erfassung der **Frühsymptome** wie Belastungsdyspnoe und Schwindelgefühl und die medikamentöse Behandlung der asymptomatischen Herzinsuffizienz (Herzvergrößerung, Auswurffraktion ≤35%) ist eine wesentliche präventive Maßnahme.

Eine **Fokussanierung** und **Behandlung** von **Atemwegsinfekten** sowie **Impfungen** gegen Influenza und Pneumokokken sollten bei gefährdeten Patienten durchgeführt werden.

17.13 Nachsorge

Besonderes Augenmerk sollte auf Aspekte wie körperliche und psychische Leistungsfähigkeit, Schlafstörungen, Arbeitsfähigkeit, Teilnahme am sozialem Leben u.a. gerichtet sein. Oft können Familienangehörige wichtige Informationen über den Patienten und seine Compliance geben und somit eine wichtige

Rolle in der Therapie spielen. Eine Konsultation bei einem Psychologen oder einer Diätberaterin kann ggf. nützlich sein.

Es konnte gezeigt werden, daß nach **Herztransplantation** ein frühzeitiges körperliches Training zu einer Verbesserung der Lebensqualität führt (Kobashigawa et al. 1999), so daß dies ein fester Bestandteil der postoperativen Betreuung sein sollte.

17.14 Fahrtauglichkeit

Patienten mit **chronischer Herzinsuffizienz** jeder Genese bleiben bedingt fahrtauglich, solange durch ärztliche Maßnahmen eine Kompensation der Herzfunktion erzielt werden kann.

Bei Auftreten von **Ruheherzinsuffizienz** liegt eine Fahruntauglichkeit für das Führen von Fahrzeugen der Klasse 2 sowie für Personenbeförderung vor. Bei **Belastungsherzinsuffizienz** ist ebenfalls eine Untauglichkeit für das Führen von Fahrzeugen der Klasse 2 sowie für Personenbeförderung vorhanden. Für die Klassen 1, 3, 4 und 5 liegt unter bestimmten **Einschränkungen** und Auflagen, wie regelmäßige ärztliche Untersuchung, Nachuntersuchungen in bestimmten Abständen, Beschränkung auf den Fahrzeugtyp, Umkreis- und Tageszeitbeschränkungen, eine Eignung vor.

17.15 Arbeitsfähigkeit

Die Arbeitsfähigkeit hängt in den Frühstadien der Herzinsuffizienz auch von der zugrunde liegenden Erkrankung ab. Patienten im NYHA Stadium I und II sind in körperlich nicht belastenden Berufen arbeitsfähig. Im NYHA-Stadium III und IV besteht Erwerbsunfähigkeit.

Nach **Herztransplantation** wird der Verlauf wesentlich von der Effektivität der immunsuppressiven Therapie, hinzutretenden Infektionen und Rejektionsepisoden bestimmt. Die körperliche Leistungsfähigkeit wird trotz der operationsbedingten Denervierung des Herzens wesentlich verbessert (Schell et al. 1990).

Die Arbeitsfähigkeit richtet sich nach den Ergebnissen des Belastungs-EKG, der Echokardiographie, der Myokardbiopsie sowie evtl. auftretender Komplikationen der immunsuppressiven Therapie wie Myalgien. Auch auftretende Herzrhythmusstörungen können die Arbeits- und Erwerbsfähigkeit einschränken. Arbeitsplätze mit erhöhtem Infektionsrisiko kommen nicht in Betracht (Machraoui et al. 1992).

Literatur

Anderson, J.L.: Hemodynamic and clinical benefits with intravenous milrinone in severe chronic heart failure. Results of a multicenter study in the United States. Am. Heart J. 121 (1991) 1956–1964.

Aronow, W.S., C. Ahn, I. Kronzon: Normal left ventricular ejection fraction in older persons with congestive heart failure. Chest 113 (1998) 867–869.

Beniaminovitz, A., S. Itescu, K. Lietz, M. Donovan, E.M. Burke, B.D. Groff, N. Edwards, D.M. Mancini: Prevention of rejection in cardiac transplantation by blockade of the interleukin-2 receptor with a monoclonal antibody. N. Engl. J. Med. 342 (2000) 613–619.

CIBIS Investigators and Committees: A randomized trial of beta-Blockade in heart failure. The Cardiac Insufficiency Bisoprolol Study (CIBIS). Circulation 90 (1994) 1765–1773.

Cardiac Insufficiency Bisoprolol Study II (CIBIS-II): a randomized trial. Lancet 353 (1999) 9–13.

Cleland, J.G.F., C.J. Bulpitt, R.H. Falk: Is aspirin safe for patients with heart failure? Br. Heart J. 74 (1995) 215–219.

Cohn, N.J., D.G. Archibald, S.M. Ziesche, J.A. Franciosa, W.E. Harston, F.E. Tristani, W.B. Dunkman, W. Jacobs, G.S. Francis, K.H. Flohr et al.: Effect of vasodilator therapy on mortality in chronic congestive heart failure. Results of a Veterans Administration Cooperative Study. N. Engl. J. Med. 314 (1986) 1547–1552.

Cohn, J.N., G. Johnson, S. Ziesche, F. Cobb, G. Francis, F. Tristani, R. Smith, W.B. Dunkman, H. Loeb, M. Wong: A comparison of enalapril with hydralazine-isosorbide dinitrate in the treatment of chronic congestive heart failure. N. Engl. J. Med. 325 (1991) 303–310.

Cohn, J.N., S.M. Ziesche, L.E. Loss, G.F. Anderson, V-HeFT-Study Group: Effect of felodipine on short-term exercise and neurohormone and long-term mortality in heart failure: results of V-HeFT-III. Circulation 92 (Suppl. I) (1995) I-143 (Abstr.).

Cohn, J.N.: The management of chronic heart failure. N. Engl. J. Med. 335 (1996) 490–498.

Cohn, J.N., S.O. Goldstein, B.H. Greenberg, B.H. Lorell, R.C. Bourge, B.E. Jaski, S.O. Gottlieb, F. McGrew III,D.L. DeMets, B.G. White for the Vesnarinone Trial Investigators: A dose-dependent increase in mortality with vesnarinone among patients with severe heart failure. N. Engl. J. Med. 339 (1998) 1810–1816.

Concise Guide to the management of heart failure. World Health Organization, 1995.

CONSENSUS Trial Study Group: Effect of enalapril on mortality in severe congestive heart failure. Results of the Cooperative North Scandinavian Enalapril Survival Study (CONSENSUS). N. Engl. J. Med. 316 (1987) 1429–1435.

Dietz, R. Herzinsuffizienz. Springer Verlag, 1992.

Digitalis Investigation Group (DIG): The effect of digoxin on mortality and morbidity in patients with heart failure. N. Engl. J. Med. 336 (1997) 525–533.

Erikson, H.: Heart failure: a growing public health problem. J. Intern. Med. 237 (1995) 135–141.

Furberg, C.D., B.M. Psaty, J.V.Meyer: Nifedipine. Dose-related increase in mortality in patients with coronary heart disease. Circulation 92 (1995) 1326–1331.

Gerlag, P.G.G., J.J. van Mejel: High-dose furosemide in the treatment of refractory congestive heart failure. Arch. Intern. Med. 148 (1988) 286–291.

Glover, l, W.A. Baxley, H.T. Dodge: A quantitative evaluation of heart size measurements from chest roentgenograms. Circulation 47 (1973) 1289–1296.

Hartmann, A., Olbrich, H. G., Cieslinski, G., Schacherer, C., Beyersdorf, F., Satter, P.: Herztransplantation–Indikationsstellung und Nachbehandlung, Herzkreislauf 7–8 (1994) 231–235.

Herling, M., P. Oehme, R.A. Parsi: Aktuelle Probleme der Pharmakotherapie. VII. Aspekte einer ambulanten Glykosidtherapie. Dt. Gesundh. Wesen. 24 (1969) 2305–2309.

Hoppe, U.C., E. Erdmann: Leitlinien zur Therapie der Herzinsuffizienz. Z. Kardiol. 87 (1998) 645–661.

Hosenpud, J.D., R.J. Novik, L.E. Bennett, B. Keck, B. Fiol, O. P.Daily: The Registry of the International Society for Heart and Lung Transplantation: thirteenth official report–1996. Heart Transpl. 15 (1996) 655–674.

Hummel, M., H. Warnecke, S. Schüler, K. Lüding, R. Hetzer: Therapie der terminalen Herzinsuffizienz durch Herztransplantation. Klin. Wschr. 69 (1991) 495–505.

Johnston, C.I.: Angiotensin receptor antagonists: focus on losartan. Lancet 346 (1995) 1403–1407.

John Sutton, St., M.A. Pfeffer, L. Moye, J.L. Rouleau, G. Lamas, J. Rouleau, J.O. Parker, M.O. Arnold, B. Sussex, E. Braunwald: Cardiovascular death and left ventricular remodeling two years after myocardial infarction: baseline predictors and impact of long-term use of captopril: information from the Survival and Ventricular Enlargement (SAVE) trial. Circulation 96 (1997) 3294–3299.

Just, H., H. Drexler, G. Hasenfuss: Pathophysiology and treatment of congestive heart failure. Cardiology 84 (Suppl.2) (1994) 99–107.

Kannel, W.B., A.J. Belanger: Epidemiology of heart failure. Am. Heart J. 121 (1991) 951–957.

Katz, S.D., T.H. Lejemtel, M. Radin, R. Mirage, T. Graves, C. Hauck, A. Block: Aspirin does not inhibit the vasodilating effects of enalapril in the skeletal muscle circulation of patients with heart failure. Circulation 96 (1997) I-20.

Kobashigawa, J.A., S. Katznelson, H. Laks, J.A. Johnson, L. Yeatman, X.M. Wang, D. Chia, P.I. Terasaki, A. Sabad, G.A. Cogert, K. Trosian, M.A. Hamilton, J.D. Moriguchi, N. Kawata, A. Hage, D.C. Drinkwater, L.W. Stevenson: Effect of pravastatin on outcomes after cardiac transplantation. N. Engl. J. Med. 333 (1995) 621–627.

Kobashigawa, J.A., D.A. Leaf, N. Lee, M.P. Gleeson, H.H. Liu, M.A. Hamilton, J.D. Moriguchi, N. Kawata, K. Einhorn, E. Herlihy, H. Laks: A controlled trial of exercise rehabilitation after heart transplantation. N. Engl. J. Md. 340 (1999) 272–277.

Konertz, W., A. Khoynezhad, A. Sidiropoulos, V. Borak, G. Baumann: Early and intermediate results of left ventricular reduction surgery. Eur. J. Cardiothorac. Surg. 15 (Suppl.1) (1999) S26–S30.

Konstam, M.A., K. Dracup, D.W. Baker, M.B. Bottorff, N.H. Brooks, R.A. Dacey, S.B. Dunbar, A.B. jackson, M. Jessup, J.C. Johnson et al.: Heart failure: Evaluation and care of patients with left ventricular systolic dysfunction. J. Card. Fail. 1 (1995) 183–187.

Korfer, R., A. el-Banayosy, H. Posival, Minami, K., M.M. Korner, L. Arusoglu, T. Breymann, L. Kizner, D. Seifert, H. Kortke et al.: Mechanical circulatory support: the Bad Oeynhausen experience. Ann. Thorac. Surg. 59 (Suppl. 2) (1995) S56–S62

Krum H., J.D. Sackner-Bernstein, R.L. Goldsmith, M.L. Kukin, B. Schwartz, J. Penn, N. Medina, M. Yushak, E. Horn, S.D. Katz, H.R. Levin, G.W. Neuberg, G. DeLong, M. Packer: Double-blind Placebo-controlled study of the long-term efficacy of carvedilol in patients with severe chronic heart failure. Circulation 92 (1995) 1499–1506.

Kugler, J., G. Tendrich, P. Stahlhut, H. Posival, M.M. Körner, R. Korfer, G.M. Kruskemer: Emotional adjustment and perceived locus of control in heart transplant patients. Psychsom. Res. 38 (1995) 403–408.

Machraoui, A., E. Fritze: Die Leistungs- und Arbeitsfähigkeit nach Koronarangioplastie (PTCA), aortokoronarer Bypassoperation und Herztransplantation. In: Fritze, E., B. May (Hrsg.): Die ärztliche Begutachtung. Steinkopff Verlag Darmstadt, 1992, S. 432–433.

Massie, B.M., S.G. Fisher, P.C. Deedwania, B.N. Singh, R.D. flechter, S.N. Singh for the CHF-STAT Investigators: Effect of amiodarone on clinical status and left ventricular function in patients with congestive heart failure. Circulation 93 (1996) 2128–2134.

McKee, P.A., W.P. Castelli, P.M. McNamara, W.B. Kannel: The natural history of congestive heart failure: the Framingham study. N Engl. J. Med. 285 (1971) 1441–1446.

MERIT-HF: Effect of metoprolol CR/XL in chronic heart failure: Metoprolol CR/XL randomised intervention trial in congestive heart failure (MERIT-HF). Lancet 353 (1999) 2001–2007.

Minami, K., A. el-Banayosy, H. Posival, H. Seggewiss, E. Murray, M.M. Korner, R. Korfer: Improvement of survival rate in patients with cardiogenic shock by using nonpulsatile and pulsatile ventricular assist device. Int. J. Artif. Organs 15 (1992) 715–721.

Nul, D.R., H.C. Doval, H.O. Grancelli, S.D. Varini,

S. Soifer, S.V. Perrone, N. Prieto, O. Scapin: Heart rate is a marker of mortality reduction in severe heart failure. The GESICA-GEMA Investigators. Grupo de Estudio de la Sobrevida en la Insuficiencia cardia en Argentina-Grupo de Estudios Multicentricos en Argentina. J. Am. Coll. Cardiol. 29 (1997) 1199–1205.

O'Connel, J.B.: A bridge to heart transplantation. The Utah experience. J. Heart Lung Transplant. 10 (1991) 477–481.

O'Connor, C.M., P.E. Carson, A.B. Miller, M.L. Pressler, R.N. Belkin, G.W. Neuberg, D.J. Fried, A.B. Cropp, S. Anderson, J.H. Wertheimer, D.L. DeMets: Effect of amlodipine on mode of death among patients with advanced heart failure in the PRAISE trial. Am. J. Cardiol. 82 (1998) 881–887.

Pacher, R., B. Stanek, M. Hulsmann, J. Koller-Strametz, R. Berger, M. Schuller, E. Hartter, E. Ogris, B. Frey, G. Heinz, G. Maurer: Prognostic impact of big endothelin-I plasma concentrations compared with invasive hemodynamic evaluation of severe heart failure. J. Am. Coll. Cardiol. 27 (1996) 633–641.

Packer, M.: Calcium channel blockers in chronic heart failure: the risks of „physiologically rational" therapy. Circulation 82 (1990) 2254–2257.

Packer, M., M. Gheorghiade, J.B. Young, P.J. Constantini, K.F. Adams, R.J. Cody, L.K. Smith, L. van Voorhees, L.A. Gourley, M.K. Jolly for the RADIANCE study: Withdrawal of digoxin from patients with chronic heart failure treated with angiotensin-converting-enzyme inhibitors. N. Engl. J. Med. 329 (1993) 1–7

Packer, M.: The search for an ideal positive inotropic agent. N. Engl. J. Med. 329 (1993) 201–202.

Packer, M.,C.M. O'Connor, J.K. Ghali, M.L. Pressler, P.E. Carson, R.N. Belkin, A.B. Miller, G.W. Neuberg, D. Frid, J.H. Wertheimer, A.B. Cropp, D.L. DeMets for the Prospective Randomized Amlodipine Survival Evaluation Study Group: Effect of amlodipine on morbidity and mortality in severe chronic heart failure. N. Engl. J. Med. 335 (1996) 1107–1114.

Packer, M., M.R. Bristow, J.N. Cohn, W.S. Colucci, M.B. Fowler, E.M. Gilbert, N.H. Shusterman for the U.S. Carvedilol Heart Failure Study Group: The effect of carvedilol on morbidity and mortality in patients with chronic heart failure. N. Engl. J. Med. 334 (1996a) 1349–1355.

Parsi, R.A.: Stellenwert invasiver Verfahren bei der Diagnostik der Herzinsuffizienz. Z. gesamte inn. Med. 12 (1990) 337–340.

Pfeffer, M.A., E. Braunwald, L.A. Moye, L. Basta, E.J. Brown jr., T.E. Cuddy, B.R. Davis, E.M. Geltman, S. Goldman, G.C. Flaker et al.: Effect of captopril on mortality and morbidity in patients with left ventricular dysfunction after myocardial infarction. Results of the survival and ventricular enlargement trial. The SAVE Investigators. N. Engl. J. Med. 327 (1992) 669–677.

Pinto, J.V. jr., K. Ramani, S. Neelagaru, M. Kown, M. Gheorghide: Amiodarone in chronic heart failure and myocardial infarction: a review of the mortality trials with special attention to STAT-CHF and the GESICA trials. Grupo de Estudio de la Sobrevida en la Insuficiencia cardia en Argentina. Prog. Cardiovasc. Dis. 40 (1997) 85–93.

Pitt, B., B. Segal, F.A. Martinez, G. Meurers, A.J. Cowley, I. Thomas, P.C. Deedwania, D.E. Ney, D.B. Snaveley, P.I. Chang: Randomised trial of losartan versus captopril in patients over 65 years with heart failure (Evaluation of Losartan in Elderly Study, ELITE). Lancet 349 (1997) 747–752.

Pitt, B., F. Zannad, W.J. Remme, R. Cody, A. Castaigne, A. Perez, J. Palensky, J. Wittes for the Randomized Aldactone Evaluation Study Investigators: The effect of spironolactone on morbidity and mortality in patients with severe heart failure. N. Engl. J. Med. 341 (1999) 709–717.

Pousset, F., R. Isnard, P. Lechat, H. Kalotka, A. Carayon, G. Maistre, S. Escolano, D. Thomas, M. Komajda: Prognostic value of plasma endothelin-1 in patients with chronic heart failure. Eur. Heart J. 18 (1997) 254–258.

Rimondini, A., C.M. Cipolla, P. Della Bella, S. Grazi, E. Sisillo, G. Susini, M.D. Guazzi: Hemofiltration as a short-term treatment for refractory congestive heart failure. Am. J. Med. 83 (1987) 43–48.

Sakai, S., T. Miyaauchi, M. Kobayashi, I. Yamaguchi, K. Goto, Y. Sugishita: Inhibition of myocardial endothelin pathway improves long-term survival in heart failure. Nature 384 (1996) 353–355.

Satoh, S., Y. Ohyama, M. Hayashi: Effects of renal nerve stimulation, norepinephrine and angiotensin II on renal blood flow in relation to release of PG-like substances in anaesthetized dogs. Arch. Int. Pharmacodyn. Ther. 254 (1981) 304–316.

Schell, J., M. Meyer, C. Marconi, M Rieu, P. Cerreteli, C. Cabrol: Kardiovaskuläre Anpassung an körperliche Arbeit nach Herztransplantation. Atemw.-Lungenkrkh. 16 (1990) 441–444.

Schmid, C., M. Weyand, D.G. Nabavi, D. Hammel, M.C. Deng, E.B. Ringelstein, H.H. Scheld: Cerebral and systemic embolization during left ventricular support with the Novacor N100 device. Ann. Thorac. Surg. 65 (1998) 1703–1710.

Schrier, R.W., W.T. Abraham: Hormones and hemodynamics in heart failure. N. Engl. J. Med. 341 (1999) 577–585.

Senni M., C.M. Tribouilloy, R.J. Rodeheffer, S.J. Jacobsen, J.M. Evans, K.R. Bailey, M.M. Redfield: Congestive Heart Failure in the Community. Arch. Intern. Med. 159 (1999) 29–34.

SOLVD-Investigators: Effect of enalapril on survival in patients with reduced left ventricular ejection fraction and congestive heart failure. N. Engl. J. Med. 325 (1991) 293–302.

SOLVD investigators: Effect of enalapril on mortality and the development of heart failure in asymptomatic patients with reduced left ventricular ejection fractions. N. Engl. J. Med. 327 (1992) 685-691.

Staessen, J., P. Lijnen, R. Fagard, L.J. Verschueren, A. Amery: Rise in plasma concentrations of aldosterone during long-term angiotensin III suppression. J. Endocrinol. 91 (1981) 457-465.

Storstein, O., V. Hansteen, L. Hatle, L. Hillestad, L. Stortein: Studies on digitalis XIII. A prospective study of 649 patients on maintenance treatment with digoxin. Am. Heart. J. 93 (1977) 434-443

Tauchert, M., A. Gildor, J. Lipinski: Einsatz des hochdosierten Crataegusextraktes WS 1442 in der Therapie der Herzinsuffizienz Stadium NYHA II. Herz 24 (1999) 465-474.

Task Force of the Working Group on Heart Failure of the European Society of Cardiology: The treatment of heart failure. Eur. Heart J. 18 (1997) 736-753.

Uretsky, B.F., J.B. Young, F.E. Shadidi, L. G. Yellen, M.C. Harrison, M.K. Jolly: Randomized study assessing the effect of digoxin withdrawal in patients with mild to moderate chronic congestive heart failure: results of the PROVED trial. PROVED Investigative Group. J. Am. Coll. Cardiol. 22 (1993) 955-962.

Waagstein, F., M.R. Bristow, K. Swedberg, F. Camerini, M.B. Fowler, M.A. Silver, E.M. Gilbert, M.R. Johnson, F.G. Goss, A. Hjalmarson: Beneficial effects of metoprolol in idiopathic dilated cardiomyopathy. Lancet 342 (1993) 1441-1446.

Wagdi, Ph.: Praxisorientierte Diagnose, Behandlung und Prognosestellung bei chronischer Herzinsuffizienz. Dtsch. med. Wschr. 124 (1999) 291-295.

Wagner, T.O.F., H.G. Borst: Lungen- und Herz-Lungen-Transplantation. Internist 37 (1996) 272-282.

Wahlers, Th., K. Pethig, H.G. Fieguth, S. Demertzis, B. Hausen, A. Mügge, K. Wolpers, B. Heublein, H.G. Borst: Herztranplantation. Internist 37 (1996) 283-288.

Wasserman, K., J.E. Hansen, D.Y. Sue, R. Casaburi, B.J. Whipp: Principles of Exercise Testing and Interpretation. Lippincott, Williams & Wilkins, 3rd ed. Philadelphia - Baltimore 1999.

Weber, K.T., G.T. Kinasewitz, J.S. Janicki, A.P. Fishman: Oxygen utilization and ventilation during exercise in patients with chronic cardiac heart failure. Circulation 69 (1982) 1213-1223.

18 Schock

18.1 Definition

Schock ist das Unvermögen des kardiovaskulären Systems, ein dem peripheren Bedarf angepaßtes Herzminutenvolumen aufrechtzuerhalten. Er ist gekennzeichnet durch eine hypoxische Schädigung des Zellstoffwechsels, kompensatorische Kreislaufzentralisierung und Störung der Mikrozirkulation.

18.2 Ätiologie

Grundsätzlich kommen die **Herzinsuffizienz, die primäre Gefäßinsuffizienz und die absolute oder relative Hypovolämie** als Ursachen der Kreislaufinsuffizienz in Betracht. Zum Schock kann das Auftreten mindestens einer dieser Faktoren führen.

Ursachen der Kreislaufinsuffizienz:

I. akute Verminderung des venösen Rückstroms
- **infolge Blut- oder Plasmaverlustes**

bei und nach Operationen, Verbrennungen, Blutungen, Trauma
- **durch Dehydratation und Natriumverlust infolge**

Erbrechen und Diarrhöe, diabetischer Azidose, Morbus Addison oder Hitzschlag
- **Blutdeponierung in kleinen Gefäßen (Vasodilatation)**

neurogen, vasogen, toxisch, reflektorisch, infektiös, bei Druckentlastung sowie akuter diffuser Peritonitis, akuten Infektionen, anaphylaktischer Reaktion, abdominalem und testikulärem Trauma, Perforation intestinaler Hohlorgane, Spinalanästhesie, Bauchpunktion, Sepsis, akuter Pankreatitis, Intoxikationen.

II. Akute Störung der kardialen Füllung
- **Mechanische Behinderung**

Durch plötzliches Hämoperikard, akuten Perikarderguß, Spannungspneumothorax, rechtsventrikulären Myokardinfarkt, Lungenembolie
- **Hochgradige Tachykardie mit verkürzter Diastole**

III. Akute Entleerungsstörung des Herzens
- **Myokardschädigung**

Durch Myokardinfarkt, Papillarmuskel- oder Herzklappensegelabriß, Ventrikelseptumruptur, viralen oder rheumatischen Myokardschaden, toxisch (z.B. Diphtherie)
- **Mechanische Behinderung**

Bei massiver Lungenembolie, Thrombosen oder Tumoren des linken Vorhofs, schwerer Mitralklappenstenose, schwerer Aortenklappenstenose
- **Tachykarde und bradykarde Herzrhythmusstörungen**

> Im Endeffekt führen alle erwähnten Ursachen *über eine Verminderung des venösen Rückstroms zur Reduktion des Herzminutenvolumens und zur arteriellen Hypotonie.*

Das Verhältnis zwischen peripherem Bedarf und Herzminutenvolumen bestimmt den Eintritt der Dekompensation des Schocks. Der Schockablauf wird entscheidend negativ beeinflußt, wenn der kardiale Auswurf den kritischen Wert von 1,75 l/min/m^2 KÖF in Verbindung mit einem LVEDP > 17 mmHg unterschreitet.

18.3 Pathophysiologie

Die **Verengung der peripheren Gefäße** durch massive Catecholaminausschüttung ist ein Schutzmechanismus, der zur **Zentralisation** des Kreislaufs führt. So werden die lebenswichtigen Organe Herz, Hirn und Lunge ausreichend mit Blut versorgt. Andere Organe, u. a. die Nieren, erfahren eine Mangeldurchblutung.

Diese herabgesetzte Durchblutung führt zu einer **gestörten Mikrozirkulation,** deren Folge wiederum eine erhebliche Beeinflussung des Schockablaufs ist. In den Kapillaren kommt es infolge der Verlangsamung des Blutstroms und der Erhöhung der Blutviskosität zur Thrombozyten- und Erythrozytenaggregation mit Entstehung von Mikrothromben, die zu einer Obstruktion der Gefäße führen können (**Sludge-Phänomen**).

Zusätzlich kommt es durch Zellzerfall und Endotoxineinschwemmung zur Anhäufung gerinnungsaktiver Substanzen, die im Zusammenspiel mit dem Sludge-Phänomen zur **disseminierten intravasalen Gerinnung** (DIG) führen. Weiterhin nimmt schockbedingt die Clearance des retikulo-endothelialen Systems ab, was seinerseits zur Anhäufung gerinnungsaktiver Substanzen beiträgt.

Sekundär kommt es durch den Verbrauch der Gerinnungsfaktoren zu einer **Verbrauchskoagulopathie**.

Als Folge der peripheren Mangeldurchblutung stellen sich **Störungen des Stoffwechsels** ein, die ebenfalls den Ablauf des Schocks negativ beeinflussen. Die **Gewebshypoxie** verursacht durch Einsetzen der anaeroben Glykolyse und Verminderung der Nierenausscheidung zur Anhäufung saurer Stoffwechselprodukte und damit zu einer **metabolischen Azidose**. Diese wiederum führt gemeinsam mit der Hypoxie zu Gefäßschädigungen und Volumenverlusten in das Gewebe und durch Einfluß auf das Myokard zu einer Leistungsminderung des Herzens. Durch Abnahme des Blut-pH-Wertes verlieren die Catecholamine an Wirksamkeit, die präkapillären Arteriolen erweitern sich, und es kommt zur **Dezentralisation** des Kreislaufs und damit zur **sekundären Hypovolämie**. Dieser **Circulus vitiosus** führt schließlich zum totalen Kreislaufzusammenbruch und zum Bild des **irreversiblen Schocks**.

Als Folge des Schocks können sekundäre Organschäden (**Schockniere, Schocklunge**) entstehen. Sie sind bei nicht rechtzeitigem Erkennen eine zusätzliche vitale Gefährdung für den Patienten.

18.4 Schockablauf

Nach tierexperimentellen Untersuchungen ist der Ablauf des Schocks im Modell in zwei Stadien zu unterteilen.

Die ***erste Phase*** ist das **Stadium des kompensierten Schocks,** in dem die körpereigenen Regulationsmechanismen die Wiederherstellung normaler Herzzeitvolumina und die Stabilisierung des Kreislaufs erreichen. Dies geschieht durch Vasokonstriktion und Flüssigkeitseinstrom aus den Geweben sowie durch eine rechtzeitige adäquate Therapie.

Die ***zweite Phase*** (**Stadium des dekompensierten Schocks**) ist durch die erwähnten Stoffwechselstörungen gekennzeichnet. Da die körpereigenen Regulationsmechanismen zur Normalisierung des Kreislaufs nicht mehr ausreichen, kommt es bei inadäquater Therapie zur Unterschreitung des kritischen Herzzeitvolumens. Die Veränderungen von Stoffwechsel und Hämodynamik führen zur Verstärkung der auslösenden Ursachen. Im Endeffekt kommen alle für die Entstehung des Schocks möglichen **Mechanismen** wie Volumenverlust, Vasodilatation, verminderte Herzleistung gemeinsam zum Tragen, auch wenn nur ein Faktor das Krankheitsbild ausgelöst hat.

18.5 Klinisches Bild

Das klinische Bild des Schocks bietet gewöhnlich **drei Phasen**:

1. Die **kalte, hypotone Bradykardie** (**vasovagale Reaktion**) ist durch kalte Akren, Bradykardie und Blutdruck systolisch < 100 mmHg charakterisiert. Diese Phase muß als überwiegend **reflektorisch** bedingt angesehen werden. Sie stellt sich kurz nach Beginn des Schockgeschehens ein, tritt relativ selten auf und führt meist zur zweiten Phase.
2. Die **kalte, normotone Tachykardie** ist durch kalte Akren, einen systolischen Blutdruck > 100 mmHg und eine Pulsfrequenz von 100–120/min gekennzeichnet. Dies ist die häufigste Schockphase, die dem **Stadium des kompensierten Schocks** entspricht und die der Zeitpunkt des Therapiebeginns sein muß, da sich sonst die dritte Phase entwickeln kann.
3. Die **kalte, hypotone Tachykardie** entspricht dem Stadium des dekompensierten Schocks. Klinisch findet man kalte Akren, schweißige Haut, zyanotische Lippen, eine Pulsfrequenz zwischen 120 und 150/min, eine arterielle Hypotonie systolisch < 80 mmHg, eine Oligurie bzw. Anurie.

Neben den erwähnten Symptomen sind
- die Hautfarbe (Blässe, Zyanose)
- Zirkulationsverhältnisse (Farbe des Nagelbettes)
- der Füllungszustand der Venen,
- Höhe des Venendruckes sowie
- die Tiefe und Frequenz der Atmung

zur Erfassung und Beurteilung der Schockentwicklung von Bedeutung. Das Bild der sog. „Schockniere" mit Oligurie und Anurie ist ein besonders ernstes Symptom, das häufig das Schicksal des Patienten bestimmt. Die Menge der Urinausscheidung ist halbstündlich zu messen, die stündliche Urinausscheidung muß mindestens 30 ml betragen!

Schockindex nach Allgöwer: Pulsfrequenz je Minute/systolischer Blutdruckwert. **Normalwert**: 0,54, bei Volumenmangelschock: 1,5; ein Wert >1,0 weist auf beginnende Kreislaufinsuffizienz hin.

18.6 Diagnostische Methoden

- EKG, Röntgenthorax, Echokardiographie, Ultraschall Abdomen
- Bestimmung des Blutvolumens durch Isotopenverfahren
- Kreatinin und Harnstoff
- Hämatokritwert
- Gerinnungsparameter: Thrombozytenzahl, Quick- bzw. INR-Wert, PTT, TZ
- Infarktspezifische Enzyme: CK, CK-MB, Troponin
- Blutgasanalyse und Laktat

18.7 Kardiogener Schock (R 57.0)

18.7.1 Definition

Der **kardiogene Schock** ist die schwerste Form der Herzinsuffizienz, der mit bedeutsamen morphologischen, hämodynamischen und metabolischen Veränderungen einhergeht. Er wird meist durch eine primäre Einschränkung des vom Herzen ausgeworfenen Blutvolumens hervorgerufen und liegt *nicht* vor, wenn der linksventrikuläre Füllungsdruck vermindert ist. Ein kardiogener Schock ist manifest, wenn folgende Merkmale nachweisbar sind:
- Nicht-invasiv gemessener systolischer Druck <90 mmHg bzw. <80 mmHg bei Normotonen oder <80 mmHg unter dem Ausgangsdruck bei Hypertonikern über mehr als 30 min
- Reduktion der Organdurchblutung und Zentralisierung des Kreislaufs
  - Urinausscheidung <20 ml/Stunde mit geringem Natriumgehalt
  - periphere Vasokonstriktion mit feucht-kalter Haut
  - sensorische Störungen.

18.7.2 Ätiologie

Der kardiogene Schock wird durch eine akute Kontraktilitätsstörung des von der Ischämie betroffenen Myokards und der Gegenregulation des Organismus bewirkt. Er wird vor allem durch einen akuten Myokardinfarkt ausgelöst, der **mehr als 40% der Muskelmasse des linken Ventrikels** ausmacht.

18.7.3 Häufigkeit

Die Häufigkeit des kardiogenen Schocks bei akutem Myokardinfarkt wird mit 7–10% angegeben. Die Letalität liegt bei 70–80% (Killip et al. 1967, Goldberg et al. 1991).

18.7.4 Pathophysiologie

Im Gegensatz zu den übrigen Schockformen besteht beim kardiogenen Schock eine **primäre, akut einsetzende Verminderung des Herzminutenvolumens** mit nachfolgender ungenügender Gewebs- und Organperfusion unter Verlust des kardiovaskulären Zusammenspiels (Tabelle 18.1).

Folge der mangelnden Pumpfunktion ist ein erhöhter linksventrikulärer enddiastolischer Druck.

Durch den Rückstau des Blutes im kleinen Kreislauf kommt es zur Erhöhung des pulmonalarteriellen Druckes und zum Lungenödem. Dadurch ist der Gasaustausch erschwert, die **Hypoxie** der Peripherie nimmt weiter zu. Die **Hypoxämie** führt ihrerseits zur Verschlechterung der kardialen Funktion. Die kompensatorische Tachykardie unterstützt dies durch eine verkürzte Diastole und die damit verbundene Verkürzung der Füllungszeit des Herzens.

Die starke Herabsetzung der Förderleistung des Herzens führt zu einer Kettenreaktion, die im allgemeinen aus vier Komponenten besteht:
- **Makrohämodynamische Veränderungen** (hämodynamische Veränderungen des Herzens und ihre Wirkung auf den Kreislauf)
- **Mikrohämodynamische Veränderungen** (Veränderungen der Mikrozirkulation)
- **Veränderungen des Gewebestoffwechsels** (Veränderungen auf der Zellebene)
- **Allgemeine Stoffwechselveränderungen** (Veränderungen im Kohlenhydrat-, Eiweiß- und Fettstoffwechsel).

Der Umfang und die Wechselwirkung dieser Faktoren bestimmen die Entwicklung und den Ausgang des kardiogenen Schocks.

18.7.5 Klinisches Bild

Für den klinischen Gebrauch, besonders dann, wenn technische Möglichkeiten nicht gegeben sind, ist ein beginnender Schock anzunehmen, wenn der systoli-

Tab. 18.1: Hämodynamische Veränderungen bei verschiedenen Schockformen

Schockform	kardiogen	hämorrhagisch	anaphylaktisch	septisch
arterieller Blutdruck	↓	↓	↓	↓
Herzfrequenz	↑	↑	↑	↑
Herzminutenvolumen	↓	↓	↓	↑↑
Zentraler Venendruck	↑	↓	↓	↓
systemischer + pulmonaler Widerstand	↑	↑	↑	↓ (↓)

sche Blutdruck unblutig gemessen <90 mmHg absinkt, die Blutdruckamplitude sich verkleinert und die Pulsfrequenz ansteigt. Für Hypertoniker sind entsprechend höhere systolische Blutdruckwerte anzusetzen (s. Kap. 18.7.6).

Daneben sind noch folgende Symptome bei akutem Myokardinfarkt besonders zu beachten, da sie **Prodromi** eines kardiogenen Schocks sein können:

- Zeichen einer Vorwärtsinsuffizienz (erniedrigter Blutdruck und Herzindex zwischen 2,0 und 2,5 l/min/m²)
- Rasselgeräusche über der Lunge
- PAEDP bzw. LVEDP >20 mmHg
- kontinuierliche Abnahme der stündlichen Urinausscheidung
- Hypoxie (Abnahme der pO_2-Werte, Störung der Mikrozirkulation)
- Tachykardie und Arrhythmie.

Mit diesen hämodynamischen Veränderungen gehen Änderungen der Peripherie, gekennzeichnet durch kalte, feuchte Haut, und des Sensoriums einher.

Folgende hämodynamische und laborchemische Veränderungen weisen auf einen **kardiogenen Schock** hin:

- Herzindex <2,0 l/min/m²
- LVEDP bzw. PAEDP >20 mmHg
- arterielle Sauerstoffsättigung <90%
- metabolische Azidose (pH-Wert <7,2)
- Blutlaktatspiegel >2 mmol/l
- erhöhte Transaminasen
- Erhöhung der harnpflichtigen Substanzen
- Erhöhung der Serumelektrolyte, besonders Kalium
- Steigerung der Blutviskosität und des Hämatokrits
- Initiale Hyperglykämie, später normal bzw. erniedrigt.

Zur **Beurteilung des Schocks** und seiner Entwicklung ist die komplexe Betrachtung mehrerer Parameter notwendig, da ein einzelner Parameter keine genaue Beurteilung der Schocksituation erlaubt.

➤ Kardiogener Schock bei akutem Myokardinfarkt und Ventrikelseptumruptur

Der akute Myokardinfarkt ist die häufigste Ursache des kardiogenen Schocks. Selten stellt sich als Spätkomplikation eine **Ventrikelseptumruptur** ein.

Anamnestisch ist oft eine koronare Herzkrankheit bekannt. Zu den Symptomen des akuten Myokardinfarktes treten die Schockzeichen hinzu. Der Patient ist tachykard und hypoton.

Auskultatorisch sind ein Galopprhythmus mit III. und IV. Herzton, eine Mitralklappeninsuffizienz bei Papillarmuskelabriß und feuchte Rasselgeräusche in beiden Unterfeldern der Lunge feststellbar. Bei Ventrikelseptumruptur ist ein neu aufgetretenes, rauhes systolisches Geräusch auffällig.

Das **EKG** zeigt gewöhnlich das Bild eines großen Myokardinfarktes mit und ohne Herzrhythmusstörungen.

➤ Kardiogener Schock bei Herzrhythmusstörungen

Herzrhythmusstörungen treten meist als Folge kardialer Erkrankungen (koronare Herzkrankheit, akuter Myokardinfarkt, erworbene oder angeborene Herzfehler, Kardiomyopathien) auf. Bedeutende tachykarde Herzrhythmusstörungen sind das Kammerflimmern, die Tachyarrhythmia absoluta oder die supraventrikuläre Tachykardie. Unter den bradykarden Herzrhythmusstörungen sind AV- und SA-Blockierungen häufig.

Klinisch treten neben Schwindel, Synkopen, Dyspnoe und Schockzeichen bei Tachykardien das Gefühl des Herzrasens und als Folge einer Minderperfusion des Myokards eine Angina-pectoris-Symptomatik auf.

➤ Kardiogener Schock bei Myokarditis und Kardiomyopathie

Unter den myokardial bedingten akuten Störungen der Pumpfunktion sind die Myokarditis und die Kardiomyopathie selten. Die Entwicklung des kardiogenen Schocks ist bei diesen Erkrankungen ein allmählicher Prozeß und bedeutet bei der Kardiomyopathie das Finalstadium.

Liegt dem kardiogenen Schock eine **Myokarditis** zugrunde, ist anamnestisch auf vorausgegangene fieberhafte Infektionen und allgemeine Leistungsminderung zu achten. Neben der Schocksymptomatik kann durch Einflußstauung und Herzrhythmusstörungen Atemnot vorhanden sein. Differentialdiagnostisch ist ein akuter Myokardinfarkt auszuschließen. Bei **Kardiomyopathie** ist die Herzerkrankung bekannt. Sie ist immer mit einer Dyspnoe verbunden. Oft ist im EKG ein **Linksschenkelblock** zu finden.

➤ Kardiogener Schock bei Lungenembolie

Die häufigste Ursache der Pumpfunktionsstörung des Herzens aufgrund mechanischer Behinderung ist die Lungenembolie (s. Kap. 14.1). Aus meist völliger Gesundheit treten die Zeichen der Lungenembolie auf. Anamnestisch ist, auf prädisponierende Faktoren zu achten. Es finden sich Zyanose, Tachykardie und als Zeichen der Rechtsherzbelastung häufig der Rechtsschenkelblock. **Lebensbedrohlich** können rezidivierende Lungenembolien und die Entwicklung von Kammerflimmern, selten eines Lungenödems, sein.

18.7.6 Therapie des kardiogenen Schocks

➤ Allgemeine Maßnahmen

Durch eine Zufuhr von Sauerstoff über Nasensonde von 2–8 l/min kann der O_2-Gehalt der Einatmungsluft auf 40% und der O_2-Partialdruck im Blut auf das Doppelte gesteigert werden. Die Anwendung von 100%igem Sauerstoff ist ungünstig, weil es dadurch zu einem Abfall des Herzminutenvolumens und zur peripheren Vasokonstriktion kommt. Eine **Sedierung** ist oft notwendig (Tabelle 18.2).

➤ Vasopressorische Substanzen

Sinkt der arterielle Blutdruck (unblutig gemessen <90 mmHg bzw. invasiv gemessen <80 mmHg bei Normotonen bzw. bei Hypertonikern 80 mmHg unter den Ausgangswert und länger als 30 min), ist der

Tab. 18.2: Therapie des kardiogenen Schocks bei akutem Myokardinfarkt

Medikament	Dosierung und Applikationsform
I. Sedierung und Schmerzbeseitigung	
• Morphin • Diazepam • Fentanyl • Dipidolor	0,01–0,02 mg s. c. oder i. m. 10 mg i. v. 0,1–0,15 mg i. v., i. m. 15–45 mg/d s. c., i. m.
II. Volumenzufuhr	
• Dextrane • HAES • Blutplasma	500 ml/4–5 h (evtl. mehr) i. v., Dosierung je nach: • ZVD (< 15 cm H2O) • Hämokonzentration(> 46 Vol. %) • Füllungsdruck des LV < 24 mmHg Nicht pauschal anwenden!
III. Kardiale Stimulation und periphere Vasokonstriktion	
• Dopamin • Dobutamin	2–10 µg/kg KG/min 2–40 µg/kg KG/min
IV. Medikamentenkombinationen	
• Dopamin und Nitroglycerin	1–5 µg/kg KG/min Dopamin i. v. 2–6 mg/h Nitroglycerin i. v. (Anwendung zeitlich abgestimmt unter hämodynamischer Kontrolle)
V. Azidoseausgleich	
• Natriumbicarbonat • TRIS-Puffer	Basenbedarf in mval = Basendefizit (neg. BE) × 0,3 × kg KG i. v. ml THAM 0,3molar = Basendefizit×kg Körpergewicht i. v.
VI. Gerinnungshemmung, Fibrinolyse	
• Heparin • Streptokinase	40000–60000 E/24 h i. v. als Infusion oder 4- bis 6- stündliche Injektion Initial z. B. 250000 E in 10 min i. v. (+ 50 mg Prednisolon), danach 100000–200000 E/h in 5 %iger Fructose- oder Glucoselösung i. v.
VII. Sauerstoffapplikation	
• Sauerstoff • Respiratorbeatmung	4–8 l/min O_2 per Nasensonde Einsatz bei PaO_2 < 60 mm Hg und $PaCO_2$ > 60 mm Hg zu diskutieren
VIII. Mechanische und chirurgische Maßnahmen	
• intraaortale Ballonpumpe • perkutane Herz-Lungen-Maschine • PTCA oder Bypass-Operation	

Einsatz vasopressorischer Medikamente gerechtfertigt. In Frage kommen dabei vor allem **Dopamin** und **Dobutamin**. In schweren Fällen können die Substanzen kombiniert angewendet werden. Dabei werden üblicherweise Dopamin und Dobutamin mit 2–10 (15) µg/kg KG/min in 5%iger Fructoselösung gegeben.

Günstig ist auch die Kombination von Dopamin und Nitroglycerin. Dadurch gelingt eine Senkung des Füllungsdruckes des linken Ventrikels, des ZVD und die Anhebung des mittleren arteriellen Druckes. Der Herzindex steigt ebenfalls an. Der arterielle Druck ist auf etwa 80–90 mmHg zu stabilisieren.

➤ Senkung der Vor- und Nachlast

Auch Medikamente mit peripher vasodilatatorischer Wirkung werden beim Schock eingesetzt. Dazu gehören Nitrokörper wie Nitroglycerin (Nitrangin®) und Diuretika.

Besonders bei Patienten mit einem linksventrikulären Füllungsdruck >15 mmHg, einem systolischen Druck >100 mmHg und einem Herzindex <2,5 l/min/m^2 ist in erster Linie diese Therapie mit **Nitroglycerin** einzusetzen. Dabei sollte die Initialdosis bei etwa 10 µg/min mit einer Dosiserhöhung um 5 µg/min alle 10 min liegen. Steigt unter dieser Therapie der Herzindex, und sind die Schocksymptome rückläufig, sollte diese effektive Dosierung von Nitroglycerin beibehalten werden.

➤ Volumenausgleich

Nur bei erniedrigtem zentralem Venendruck (Pulmonalkapillardruck < 12 mmHg), arterieller Blutdruck < bzw. ≥ 90 mmHg, fehlender Lungenstauung, bei Hämokonzentration mit einem Hämoglobinwert >20 g% sowie einem Hämatokritwert >46% ist eine Volumensubstitution indiziert. Dabei sollte ein Ansteigen des zentralen Venendruckes auf >15 cm Wassersäule vermieden werden. Zur Volumenauffüllung und zur Verbesserung der Mikrozirkulation eignen sich Blutplasma, Albuminlösung, Plasmaexpander und Zuckerlösungen. Zu beachten ist, daß z.B. durch die Infusion vasopressorischer Substanzen bereits größere Flüssigkeitsmengen intravenös verabreicht werden.

➤ Glykoside

Eine Digitalisierung ist beim kardiogenen Schock nicht angezeigt. Wegen einer durch die Hypoxie, Azidose und Elektrolytverschiebungen veränderten Elimination durch Leber- und Nierenfunktionsstörung kommt es zur erhöhten Digitalistoxizität.

➤ Azidoseausgleich

Die metabolische Azidose ist schnell auszugleichen, da sie die Catecholaminwirkung reduziert, die Mikrothrombenbildung begünstigt, Herzrhythmusstörungen auslöst und die Myokardleistung reduziert.

Natriumbicarbonat ist gut zu handhaben, da molare Lösungen bei Verdacht auf Azidose auch ohne Blutgaswerte gefahrlos bis zu 150 ml infundiert werden können. **Vorsicht** ist wegen der pulmonalen Elimination bei respiratorischer Insuffizienz und Herzinsuffizienz mit Lungenödem geboten. Auch kann **TRIS-Puffer** verwendet werden. **Vorteile** sind ein größerer alkalisierender Effekt, die antiarrhythmische sowie die osmodiuretische und positiv inotrope Wirkung. **Nachteilig** wirken sich Atemdepression, Hyperkaliämie, Hypoglykämie und arterielle Hypotonie aus. Bei **paravenöser** Injektion sind Gewebsnekrosen möglich.

➤ Antithrombotische Therapie

Falls nicht schon bei der Behandlung des Myokardinfarktes eine Behandlung mit Antikoagulantien eingeleitet wurde, ist eine **Heparinisierung** wegen der Störung der Mikrozirkulation und zur Vermeidung einer Verbrauchskoagulopathie durchzuführen (Dosierung und Überwachung s. Kap. 12.16.24). **Streptokinase** hat besondere Wirkung auf schockbedingte periphere Mikrothromben (Kontraindikationen s. Kap. 12.16.24).

➤ Mechanische und chirurgische Maßnahmen

Wenn durch die medikamentöse Therapie keine Verbesserung der Kreislaufsituation erreicht wird, empfiehlt sich der Einsatz der **intraaortalen Ballonpumpe** oder einer **Assist-Zirkulation** (s. Kap. 17.10).

Mit dieser Unterstützung kann eine notfallmäßige koronare Bypass-Operation bzw. PTCA vorgenommen werden. In der SHOCK-Studie (Hochman et al. 1999) wurde gezeigt, daß die 30-Tage-Letalität nach aortokoronarer Bypass-Operation bei Patienten mit kardiogenem Schock nicht wesentlich reduziert wurde. Ähnliche Ergebnisse wurden auch für die PTCA mitgeteilt (Urban et al. 1999). Auch die Verwendung von Stents und/oder die Gabe von GP IIb/IIIa-Rezeptorantagonisten hatte keinen Einfluß auf die Letalitätsrate (Hochman et al. 1999). Die Letalität nach 6 Monaten jedoch war in der revaskularisierten Gruppe geringer als in der mit medikamentöser Therapie. **Kombiniert** man aber mit der IABP eine Thrombolyse und PTCA oder Bypass-Operation, war die Hospitalletalität signifikant niedriger (39% vs. 78% ohne Revaskularisation) (Sanborn et al. 2000).

Tabelle 18.3 zeigt die Therapie des kardiogenen Schocks unterschiedlicher Ätiologie.

18.8 Hypovolämischer Schock (R 57.1)

18.8.1 Pathophysiologie

Ursache des hypovolämischen Schocks sind akute Blut-, Plasma- oder Wasserverluste durch Blutungen,

Tab. 18.3: Therapie des kardiogenen Schocks unterschiedlicher Ätiologie

Kardiogener Schock bei	Therapie
akutem Myokardinfarkt	• halbsitzende Lagerung und O_2-Gabe • Morphin 5–10 mg • bei VES: Xylocain • Dopamin bei reinem Vorwärtsversagen, Dobutamin bei Globalinsuffizienz • bei Lungenödem: nach Dobutamin Nitrokörper • evtl. Intubation und Beatmung
Ventrikelseptumruptur	• Therapie des Myokardinfarktes • Dobutamin • rasche chirurgische Versorgung
Herzrhythmusstörungen	• bei Kammertachykardie: Xylocain und Kardioversion • bei Tachyarrhythmie: Digitalis, Isoptin • bei SV-Tachykardien: Isoptin, (Digitalis) • AV-Block: Alupent, evtl. temporärer PM • SA-Block: Atropin
Myokarditis und Kardiomyopathie	• halbsitzende Lagerung und O_2-Gabe • Dobutamin • evtl. Antiarrhythmika
Lungenembolie	• halbsitzende Lagerung, körperliche Ruhe und O_2-Gabe • evtl. Morphin • Heparin 10 000 I.E. i.v. • evtl. Intubation und Beatmung

Verbrennungen, Pankreatitis, Polyurie unterschiedlicher Genese und akute Enteritis.

Durch den akuten Volumenverlust sinkt der arterielle und zentralvenöse Druck. Kompensatorisch werden Catecholamine ausgeschüttet, die zu einer Widerstandserhöhung im kleinen und großen Kreislauf, damit zur Zentralisation des Kreislaufs und Tachykardie führen.

18.8.2 Klinische Zeichen

Die Symptome des Volumenmangels durch Blutung, Erbrechen oder massive Vasodilatation stehen im Vordergrund. Die oberflächlichen Venen sind kollabiert, die externen Jugularvenen füllen sich selbst in flacher Lagerung nicht. Der Blutdruck ist erniedrigt oder nicht meßbar, der Puls klein, flach und tachykard.

18.8.3 Therapie

Wichtigste therapeutische Maßnahme ist die **Volumenzufuhr.** Je nach Art des Flüssigkeitsverlustes sollten möglichst über einen zentralen Zugang Plasmaersatzmittel, Proteinlösungen, Erythrozytenkonzentrat oder Vollblut verabreicht werden. Wegen der bereits hohen körpereigenen Ausschüttung von Catecholaminen sind alle vasokonstriktorisch wirksamen Pharmaka kontraindiziert.

Initial werden 500–1000 ml Plasmaexpander (Rheomacrodex® 10%, Macrodex® 6%, HAES-steril® 10% oder 6%) infundiert. Die Dextrane haben einen hohen Volumeneffekt durch den Einstrom extravasaler Flüssigkeit in die Gefäße. Weiterhin wirken sie dem Sludge-Phänomen entgegen und sind antithrombotisch wirksam. Selten tritt eine anaphylaktische Reaktion auf. Die vorherige Gabe von monovalentem Dextran mit einem Molekulargewicht von 1000 (Promit®) reduziert das Auftreten allergischer Reaktionen und ist deshalb obligat zuvor zu injizieren.

Der weitere Flüssigkeitsbedarf kann dann mit isotoner Salzlösung (Ringerlösung®) ausgeglichen werden. Ist ein großer Blutverlust vorhanden, sollte Erythrozytenkonzentrat gegeben werden. Bei anhaltenden Blutungen ist Frischplasma oder Frischblut indiziert.

Der Nachteil von Erythrozytenkonzentraten, Humanalbumin und anderen Plasmapräparaten sowie Frischblut liegt in der Infektionsgefahr in erster Linie mit HIV, EBV, CMV, Hepatitisviren, Parvovirus u. a.

Die metabolische Azidose ist entsprechend mit Bicarbonatpuffer auszugleichen. Der Nierenfunktion ist eine besondere Aufmerksamkeit zu schenken, deshalb ist die Anlage eines Blasenkatheters erforderlich. Kommt es zur Schocklunge, ist eine PEEP-Beatmung indiziert.

18.9 Anaphylaktischer Schock (T 78.2)

18.9.1 Pathophysiologie

Nach Sensibilisierung gegen ein bestimmtes Antigen kann es bei erneutem Kontakt zu einem anaphylaktischen Schock kommen.

Ursachen sind häufig die Reaktion auf Insektengifte, z. B. nach Wespenstich, die Arzneimittelunverträglichkeit (besonders Penicillin, jodhaltige Kontrastmittel), Transfusionszwischenfälle oder Reaktionen nach mehrmaligen Fremdeiweißinjektionen.

Aus den Mastzellen und Histiozyten wird massiv Histamin freigesetzt, was zu einer Vasodilatation und Störung der Membranpermeabilität und damit zum perivaskulären Ödem führt.

Deshalb ist der anaphylaktische Schock durch einen

- *relativen*, bedingt durch die Vasodilatation, und einen
- *absoluten*, bedingt durch den Flüssigkeitsaustritt ins Gewebe,

Volumenmangel gekennzeichnet.

18.9.2 Klinische Zeichen

Beim anaphylaktischen Schock ist anamnestisch, auf Kontakt mit Allergenen, Quaddeln und Erytheme an der Haut sowie auf allergisches Asthma und Bronchospasmus zu achten.

18.9.3 Therapie

Zunächst sollte, soweit möglich, die weitere **Antigenzufuhr** unterbrochen werden. **Adrenalin** (0,1 mg verdünnt auf 10 ml i. v., evtl. Wiederholung auch über Tubus intratracheal möglich) hat sich wegen seiner sofortigen α- und β-rezeptorstimulierenden Wirkung als Mittel der Wahl durchgesetzt. Zusätzlich hemmt es die weitere Histaminfreisetzung aus den Mastzellen. Ein **Volumenersatz** sollte bei kardial nicht dekompensierten Patienten mit Plasmaexpandern (z. B. HAES-steril) von mindestens 1000–3000 ml/30 min erfolgen, sonst ist eine geringere Menge zu verwenden. **Glucocorticoide** (500–1000 mg Methylprednisolon i.v.) zeichnen sich durch einen membranstabilisierenden Effekt aus. Auch die Gabe von **Histaminantagonisten** wie Clemastin (Tavegil® 4 mg i. v.) am besten in Kombination mit Cimetidin (Altramet®, H_2-Blocker-ratio 400 mg i.v.). Ein Bronchospasmus wird mit β_2-Sympathomimetika als Spray (z. B. Adrenalin-Medihaler® oder Alupent®, Arubendol®, Berotec®) oder **Theophyllin** (0,24–0,48 g als Kurzinfusion i.v.) ggf. auch fortgesetzt mit 10 mg/kg über 24 Stunden therapiert. Dopamin ist mit einer initialen Dosierung von 35 μg/kg/min bei weiterem Fortbestehen des Schocks zu verwenden.

18.10 Septischer Schock (A 41.9)

18.10.1 Pathophysiologie

Die Besonderheiten des septischen Schocks sind ein erhöhtes Herzminutenvolumen und ein verminderter peripherer Widerstand, was zur Bezeichnung **hyperdynamer Schock** führte (Abbildung 18.1).

Ursache für diese Kreislaufveränderungen sind Bakterien-Endotoxine meist gramnegativer Bakterien, die in die Blutbahn eingeschwemmt werden und zur Eröffnung von arterio-venösen Shunts führen. Der Großteil des Blutes fließt entlang dieser Umgehungskreisläufe, das Gewebe wird nicht mehr ausreichend perfundiert, es kommt zur Gewebshypoxie. Da sich diese Shunts auch in der Lungenstrombahn ausbilden, resultiert ein verminderter pO_2. Die kompensatorische Hyperventilation führt zur respiratorischen Alkalose. Neben dem Endotoxin hat der Tumornekrosefaktor, die Interleukine-1 und -2, Histamin, Kinine und die aktivierte Komplementkaskade eine direkte **kardiodepressive Wirkung**. Innerhalb von 48 Stunden nach Beginn des septischen Schocks findet man bei den meisten Patienten eine Dilatation beider Ventrikel sowie eine verminderte EF bei ausreichendem Schlagvolumen. Weiterhin kommt es zur endotoxin-induzierten disseminierten intravasalen Gerinnung und Verbrauchskoagulopathie.

Ohne therapeutische Maßnahmen geht der hyperdyname in den **hypodynamen** Schock mit den bereits beschriebenen Kreislaufverhältnissen über.

18.10.2 Klinische Zeichen

Aufgrund der bakteriellen Infektion und Sepsis treten Fieber, Mikrothromben und petechiale Blutungen auf. Die Haut ist gerötet, warm und trocken.

18.10.3 Therapie

Auch hier muß die Endotoxinzufuhr durch **Behandlung der Grundkrankheit** unterbunden werden. Weitere Maßnahmen sind eine kalkulierte Antibiose, die bei unbekanntem Erreger immer mit einem **Breitbandantibiotikum** nach Abnahme einer oder mehrerer Blutkulturen begonnen werden muß (Tabelle 18.4). Die **Volumensubstitution** ist nach Bedarf zur Verhinderung des Übergangs in den hypodynamen Schock wie beim hypovolämischen Schock vorzunehmen. **Heparin** mit 1000 I. E./h i.v. zur 2–3fachen Verlängerung der Thrombinzeit zur Prophylaxe der Verbrauchskoagulopathie. Der AT-III-Spiegel ist zu kontrollieren und ggf. auszugleichen. Noradrenalin, **Dopamin** oder **Dobutamin** sind zur Kreislaufstabilisierung einzusetzen. **Glucocorticoide,** medikamentöse Antipyrese und Fiebersenkung durch Kühlung können erforderlich sein.

18.11 Andere Schockformen

Weitere Ursachen:

- **Toxic shock syndrome (TSS),** das durch ein Exotoxin von Staphylococcus aureus hervorgerufen

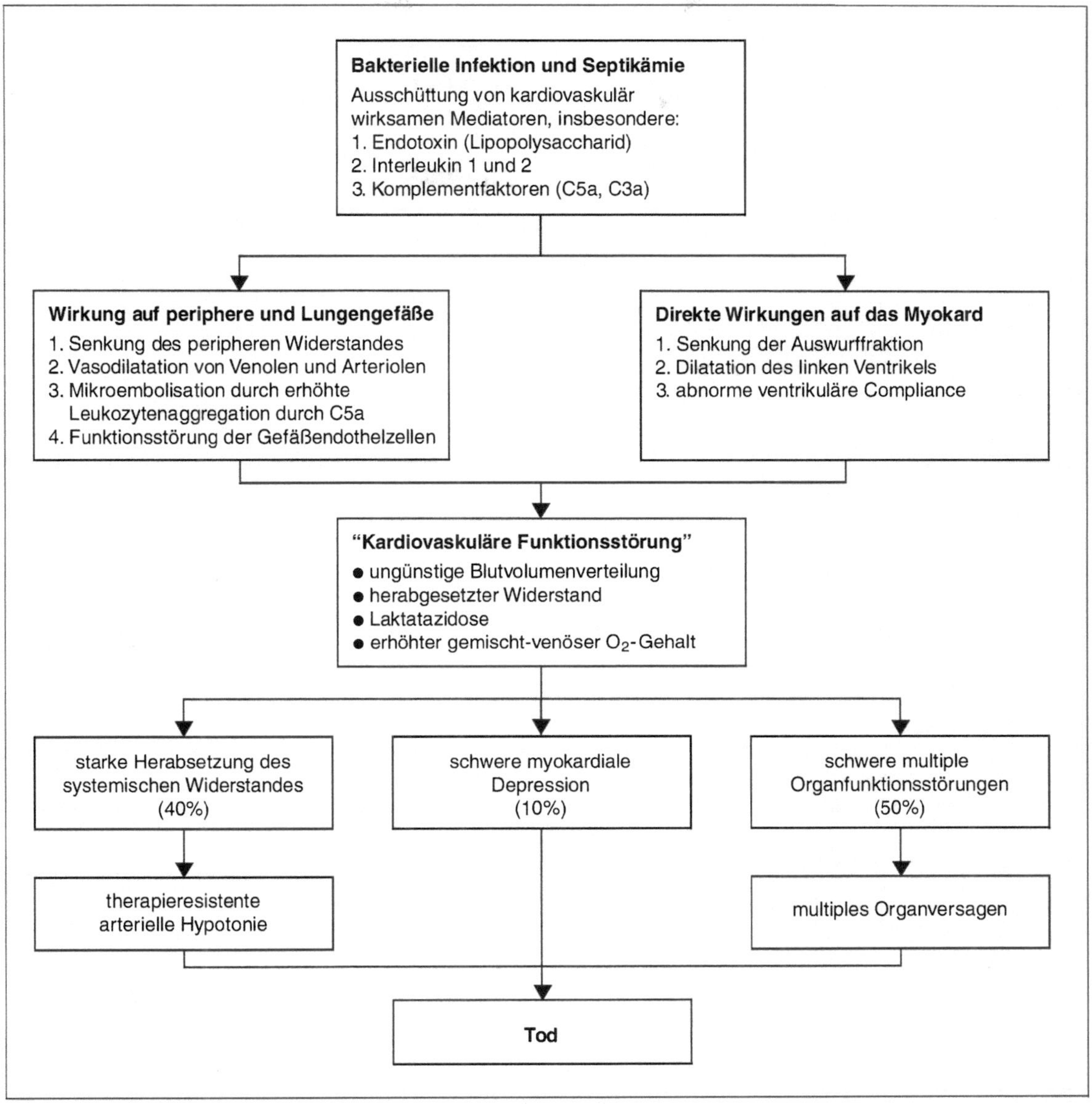

Abb. 18.1: Zum Tode führende Pathomechanismen des septischen Schocks (nach Cunnion und Parrillo 1989)

wird. Neben den Zeichen des hypovolämischen Schocks treten hohes Fieber, Haut- und Schleimhautveränderungen wie scarlatiformes Exanthem, Petechien, palmoplantare Desquamation, Konjunktivitis, weiterhin eine Hypokalzämie, Leber- und Niereninsuffizienz, Erbrechen und Durchfälle auf. Dieses 1978 erstmals beschriebene Syndrom trat bei Frauen auf, die Tampons aus synthetischem Material benutzten. Die Einnahme von Kortikosteroiden, Antibiotika oder Immunsuppressiva, aber auch invasive Untersuchungen insbesondere nach Staphylokokkeninfektion können ein solches Bild hervorrufen.

- **Neurogener Schock:** Der neurogene Schock ist selten und Folge einer gestörten Kreislaufregulation, z.B. nach Trauma von Hirnstamm und Rükkenmark, Spinal- und Periduralanästhesie und Intoxikationen durch Medikamente (Barbiturate, Narkotika, Tranquilizer).
- **Endokriner Schock:** Komatöse Stoffwechselentgleisungen treten bei Diabetes mellitus als ketoazidotisches und hyperosmolares Koma, Nebennierenrindeninsuffizienz, Hyper- und Hypothyreose oder Hyperparathyreoidismus auf.
- **Metabolisch-toxischer Schock:** Eine globale respiratorische Insuffizienz, Schwermetallvergiftungen, dekompensierte Leberzirrhose und die Urämie können zum Schock führen.

Tab. 18.4: Hinweise für die Behandlung von Patienten mit septischem Schock (nach Parrillo 1993)

Befund	Therapeutisches Ziel	Maßnahmen
Infektion	Beseitigung der Infektion	Antibiotikagabe, evtl. Drainage
Hypotonie	arterieller Mitteldruck von mind. 60 mm Hg, PC-Druck von 14–18 mm Hg	Intensivüberwachung, Volumenexpansion, Vasopressoren
Gewebsminderperfusion	Hb > 10g/dl, SaO_2 > 92 %, normales Blutlaktat, HI > 4 l/min/m2 (septischer Schock)	Intensivüberwachung, Volumenexpansion, inotrope Substanzen, Vasopressoren, Sauerstoffzufuhr
Funktionsstörung einzelner Organsysteme	Normalwerte bei folgenden Parametern • Niere: Harnstoff, Serumkreatinin, Ausscheidung • Leber: Serumbilirubin • Lunge: alveolär-arterieller Gradient • Herz/Kreislauf: arterieller Mitteldruck, Herzindex • ZNS: mentaler Status	Intensivüberwachung, Volumenexpansion, inotrope Substanzen, Vasopressoren
Mediatoren mit toxischem Effekt	Beseitigung der Vergiftung	Mediatorinhibitoren (in Erprobung)

18.12 Prognose

Die Prognose ist abhängig von der Ursache des Schocks, seiner Dauer und den sekundären Organschäden.

Der **kardiogene** Schock tritt bei 7–10% der Patienten mit akutem Myokardinfarkt auf. Seine Bedeutung wird dadurch unterstrichen, daß die Letalität 70–80% beträgt. Die Letalität in den ersten 24 Stunden beträgt 74%.

Die Letalität des **septischen** Schocks ist ähnlich hoch und liegt bei 60–80%.

Der **anaphylaktische** Schock hat die beste Prognose mit einer Letalität unter 1%.

Die Prognose des **hypovolämischen** Schocks ist stark abhängig von der Ursache und kann nicht verallgemeinert werden.

Literatur

ACC/AHA Guidelines for the early management of patients with acute myocardial infarction. Circulation 82 (1990) 664–707.

Cunnion R.E., J.E. Parrillo: Myocardial dysfunction in sepsis. Chest 95 (1989) 941–945.

Goldberg, R.J., J.M. Gore, J.S. Alpert, V.Osganian, J. de Groot, J. Bade, Z. Chen, D. Frid, J.E. Dalen: Cardiogenic shock after acute myocardial infarction: incidence and mortality from a community-wide perspective, 1975 to 1988. N. Engl. J. Med. 325 (1991) 1117–1122.

Grosser, K.-D.: .Leitsymptomatik-kardiocirculatorische Störungen: kardiogener Schock, Synkopen. In: Ahnefeld, F.W., W. Dick, J. Kilian, H.-P. Schuster (Hrsg.): Notfallmedizin. 2. Aufl., Springer 1990.

Hochman, J.S., L.A. Sleeper, J.G. Webb, T.A. Sanborn, H.D. White, D. Talley, D. Talley, C.E. Buller, A.K. Jacobs, J.N. Slater, J. Col, S.M. McKinlay, T.H. LeJemtel for the SHOCK Investigators: Early revascularization in acute myocardial infarction complicated by cardiogenic shock. N. Engl. J. Med. 341 (1999) 625–634.

Killip, T.III, J.T. Kimball: Treatment of myocardial infarction in a coronary care unit: a two year experience with 250 patients. Am. J. Cardiol. 20 (1967) 457–464.

Kretz, F.-J., J. Schäffer, K. Eyrich: Anästhesie, Intensivmedizin, Notfallmedizin, Schmerztherapie. 2. Aufl., Springer, 1996.

Parrillo, J.E.: Pathogenic mechanisms of septic shock. N. Engl. J. Med. 328 (1993) 1471–1477.

Sanborn, T.A., L.A. Sleeper, E.R. Bates, A.K. Jacobs, J. Boland, J.K. French, J. Dens, V. Dzavik, S.T. Palmeri, J.G. Webb, M. Goldberger, J.S. Hochman: Impact of thrombolysis, intraaortic Balloon pump counterpulsation, and their combination in cardiogenic shock complicating acute myocardial infarction: a report from the SHOCK Trial Registry. **Sh**ould we emergently revascularize **O**ccluded **C**oronaries for cardiogenic shoc**K**? J. Am. Coll. Cardiol. 36 (2000) (Suppl. A) 1123–1129.

Urban, P., J.C. Stauffer, D. Bleed, N. Khatchatrian, W. Amann, O. Bertel, M. van den Brand, N. Danchin, U. Kaufmann, B. Meier, J. Machecourt, M. Pfisterer: A randomized evaluation of early revascularization to treat shock complicating acute myocardial infarction: the (Swiss) multicentre trial of angioplasty for shock-(S)MASH. Eur. Heart J. 20 (1999) 1030–1038.

Zeymer, U., M. Reissig, K.L. Neuhaus: Einsatz einer perkutan anschließbaren Herz-Lungen-Maschine unter Reanimationsbedingungen im kardiogenen Schock bei akutem Myokardinfarkt. Dtsch. Med. Wschr. 118 (1993) 1755–1758.

19 Herztumoren

Primäre Herztumoren sind relativ selten, dennoch wegen ihrer Operationsmöglichkeit klinisch bedeutsam. Eine Metastasierung in das Herz ist hingegen viel häufiger. Durch die Entwicklung der modernen kardiologischen Diagnostik wie Herzkatheterisierung, Echokardiographie Computertomographie und Magnetresonanztomographie hat die Zahl der an Lebenden diagnostizierten Fälle deutlich zugenommen. Die Herztumoren sind in **primäre und sekundäre** einzuteilen.

19.1 Häufigkeit

In einem über 15 Jahre zusammengestellten pädiatrischen Krankengut (Beghetti et al. 1997) war der häufigste Tumor das Rhabdomyom (78%), es folgten die Fibrome (11%), das perikardiale Teratom, das epikardiale Lipom und ein multizystisches Hamartom mit je 2% und unspezifische Tumoren mit 5%. Beurteilt man die Inzidenz in verschiedenen zeitlichen Abschnitten, so läßt sich eine steigende Tendenz nachweisen: 0,06% zwischen 1980–1984, 0,22% zwischen 1985 und 1989 sowie 0,32% zwischen 1990–1995.

Für Deutschland wurde eine Häufigkeit von 0.32% aller Herz-Lungen-Maschinen-Eingriffe für Herztumoren angegeben. Daraus wird eine Häufigkeit von weniger als 3/Million Einwohner/Jahr angegeben (Reyen et al. 1998).

19.2 Primäre Herztumoren (D 48.7)

19.2.1 Benigne Tumoren (D 15.1)

➤ Häufigkeit

Etwa 75% aller kardialen Raumforderungen sind benigne Tumoren, 50% davon endokardialen Ursprungs. **Myxome** machen 35–50% aller benignen Herztumoren aus. Sie sind zu 75% im Bereich des linken Vorhofs lokalisiert und nicht selten verkalkt. Sie gehen von den Endothelzellen der Fossa ovalis aus. Es erkranken vor allem Erwachsene, das Rhabdomyom tritt eher bei Kindern auf.

Fibrome, Lipome, Angiome, Papillome, Teratome, Leiomyome und Xanthome sind selten. Primäre Tumoren des Kindesalters sind fast stets benigne.

➤ Klinisches Bild

Myxome bilden den Hauptanteil der benignen Tumoren. Sie können im Rahmen eines Syndroms oder sporadisch auftreten. Das **Myxom-Syndrom** ist ein seltener Symptomenkomplex, der bei etwa 5–7% nachweisbar ist. Es ist charakterisiert durch:

- seit Kindheit bestehende Hautpigmentveränderungen, besonders um die Augen- und Mundpartie
- zusätzliche, nicht-kardiale Tumoren
- Vergesellschaftung mit endokrinen Tumoren
- atypische Lokalisationen des Myxoms im Herzen und Tumorrezidive
- Erkrankungsalter < 40 Jahre
- familiäre Prädisposition
- Gleichverteilung auf die Geschlechter.

So wurden in den 80er Jahren verschiedene Manifestationen des Myxom-Syndroms beschrieben:

NAME (Naevi, atrialès Myxom, mukokutanöses Myxom und Epheliden) (Vidaillet et al. 1984),

LAMB (Lentigines, atriales Myxom, mukokutanöses Myxom, blaue Naevi) (Rhodes et al. 1984).

Die Angehörigen ersten Grades von Patienten mit Myxom-Syndrom sollten vorsorglich untersucht werden. Dazu gehören die körperliche Untersuchung, besonders des Herz-Kreislauf-Systems, der Haut im Tages- und UV-Licht sowie die Palpation der Testes. Eine Echokardiographie sollte durchgeführt werden. Weiterhin ist die Bestimmung von Cortisol im 24-Stunden-Urin vorzunehmen.

Falls sich nur diskrete oder keine Anhaltspunkte

für eine Erkrankung ergeben, sollte eine jährliche Verlaufskontrolle durchgeführt werden.

Im Gegensatz dazu sind Frauen dreimal häufiger als Männer vom **sporadischen Typ** betroffen. Der Erkrankungsgipfel liegt zwischen dem 30. und 60. Lebensjahr. Nach Exzision kommt es nicht zu Rezidiven. Annähernd zwei Drittel der Myxome sind in Beziehung zum Vorhofseptum, ca. ein Drittel atypisch lokalisiert.

Die **Klinik** hängt in erster Linie von der Lokalisation und der Wachstumsart des Tumors ab. Bei überwiegendem intramuralem Wachstum können Kardiomegalie und/oder Herzrhythmusstörungen sowie eine Herzinsuffizienz vorliegen. Bei intrakavitärem Wachstum imponiert der Tumor als Ein- und Ausflußbehinderung, mit Embolien und deren Folgeerscheinungen. Bei Lokalisation des Myxoms im linken Vorhof können sie eine **Mitralklappenstenose**, im rechten eine **Trikuspidalklappenstenose** vortäuschen.

Rhabdomyome und onkozytäre Tumoren verursachen im Kindesalter **Präexzitationssyndrome** und supraventrikuläre Tachykardien. Es können makroskopische oder mikroskopische akzessorische Verbindungen bestehen (Mehta 1993). Back et al. beschrieben 1988 einen Fall von kongenitalem Fibrom in Kombination mit einer Spaltbildung des primären und sekundären Gaumens und einer kompletten Lippenspalte.

➤ Differentialdiagnose

Folgende Merkmale erleichtern die **Differentialdiagnose**:

- keine rheumatische Anamnese
- plötzliches Auftreten des Symptomenkomplexes
- alternierende, lagebedingte Auskultationsphänomene
- Diskrepanz zwischen röntgenologischen, klinischen und elektrokardiographischen Kriterien
- lageabhängige Synkopen
- Fehlen des Mitralöffnungstones bzw. keine Korrelation zwischen MÖT und Schweregrad des klinischen Bildes
- Unterschiede im Echokardiographiebild.

19.2.2 Maligne Tumoren (C 38.0)

➤ Häufigkeit

Primäre maligne Tumoren des Herzens sind extrem selten und machen nur 0,0017–0,28% des Obduktionsgutes aus (Perrocchio und Caponetto 1992). Sie sind fast ausschließlich **Sarkome** und stellen etwa 25% aller primären Herztumoren dar. Sie treten in jedem Alter bei beiden Geschlechtern gleich häufig auf und befallen Vorhöfe und Kammern gleichermaßen. Meist gehen sie vom Endo- und Peri-, nur selten vom Myokard aus. Pathologisch-anatomisch überwiegen die Rund- und Spindelzellsarkome. Mehr als 30% bilden Fernmetastasen, am häufigsten in der Lunge, der Pleura, seltener im Mediastinum, tracheobronchial, in den retroperitonealen Lymphknoten, in den Nebennieren, der Niere und der Leber sowie im Schultergelenk (eigene Beobachtung). Auch Angiosarkome treten sehr häufig als primäres Neoplasma des Herzens auf und metastasieren mit einer Häufigkeit von 66–89% (Pomper et al. 1998).

➤ Klinisches Bild

Das klinische Bild wird durch eine therapierefraktäre Herzinsuffizienz mit Herzvergrößerung, die nicht durch andere Ursachen erklärbar ist, geprägt. Daneben kommt es zu Hämoperikard, Herztamponade, Herzrhythmusstörungen, Schmerzen im Thoraxbereich und gelegentlich zum plötzlichen Tod. Die Geräuschphänomene sind vom Sitz des Tumors abhängig. Kardiale Symptome fehlen hingegen beim Angiosarkom völlig.

19.3 Sekundäre (metastatische) Herztumoren

An eine metastatische Beteiligung des Herzens ist zu denken, wenn ein Tumorpatient ohne andere Ursache kardiale Erscheinungen zeigt. Bei ca. 90% verläuft eine Herzmetastasierung jedoch in Abhängigkeit von Größe und Sitz symptomarm.

Metastatische Tumoren des Herzens treten 16- bis 40mal häufiger als primäre Tumoren und vorwiegend im 5. bis 7. Lebensjahrzehnt auf. Ausgangsort sind meist Bronchial- und Mammakarzinome, aber auch Wilms-Tumoren. Sie machen 0,1–6,4% des nicht selektierten Autopsiematerials und 1,5–20,6% der an Malignomen Verstorbenen aus. Silvestri et al. (1997) fanden bei 8,4% aller an Malignomen Verstorbenen eine kardiale Metastasierung mit signifikanter Abnahme der Häufigkeit mit steigendem Lebensalter. Es wurden auch Unterschiede bezüglich der **kardialen Metastasierung** zwischen Männern und Frauen gefunden. Die häufigste Herzbeteiligung bei Männern wurde beim Mesotheliom (100%), Melanom (50%) und Lungenkarzinom von 31% gefunden. Bei Frauen lag die Herzbeteiligung insgesamt niedriger und betraf das Melanom mit 45%, Lungentumoren mit 26% und Nierenkarzinome mit 20%. Die häufigste Perikardmetastasierung zeigten Mesotheliome (100%), Adenokarzinome (82%), anaplastische Kleinzellkarzinome der Lunge (74%) und Mammakarzinome (73%).

19.4 Diagnostik

Moderne diagnostische und therapeutische Methoden machen die benignen Tumoren zu einer meist heilbaren Herzerkrankung. Dies trifft aber noch nicht für die malignen Tumoren des Herzens zu. Die

Prognose bessert sich jedoch durch frühe Diagnostik und Behandlung.

Durch die **Anamnese** können Hinweise wie abgelaufene Embolien, familiäre Häufung und Synkopen erfragt werden.

Bei der **klinischen Untersuchung** kann bei klappennaher Lokalisation ein Herzgeräusch nach dem II. Herzton („tumor plop") auskultierbar sein.

Die transthorakale und transösophageale **Echokardiographie** bietet gute Möglichkeiten, kardiale Tumoren zu diagnostizieren. Dadurch können **Aussagen** zur **Struktur** (z. B. gestielt, zystisch, homogen) und eine Beurteilung hinsichtlich der **Malignität** mit intramuralem Wachstum, multipler Lokalisation und zum Perikarderguß erfolgen. Obwohl die transösophageale Echokardiographie eine Technik mit einer sehr niedrigen Komplikationsrate ist, beschrieben Cavero et al. (1998) eine letal verlaufende Lungenembolie als Folge einer Absprengung von Material von einem rechtsatrialen Myxom.

Folgende **elektrokardiographische** Befunde können bei kardialen Raumforderungen auftreten (modifiziert nach Cates et al. 1986):

- ST-T-Veränderungen in Form von T-Inversion und ST-Strecken-Senkung > 1 mm
- ST-Elevation
- PQ-Segment-Veränderungen
- Vorhofarrhythmien, z. B. Vorhoftachykardien
- Niedervoltage
- Zeichen der ventrikulären Hypertrophie
- Schenkelblockierungen
- Ventrikuläre Präexzitationssyndrome und Tachykardien.

Besonders bei Patienten mit **bekanntem Primärtumor** sollte man bei **plötzlichen EKG-Veränderungen** an eine Metastasierung denken.

Nuklearmedizinische Methoden haben ebenfalls beim Nachweis einer myokardialen Raumforderung eine Bedeutung. So konnte bei einem Patienten mit primärem Bronchialkarzinom, der ein infarkttypisches EKG aufwies, mittels ^{201}Thallium-Scan eine perikardiale und myokardiale Infiltration diagnostiziert werden (Lubell et al. 1980).

Weitere diagnostische Methoden sind die **Computertomographie**, die **Magnetresonanztomographie** (Abbildungen 19.1 und 19.2), die Angiokardiographie und die Koronarangiographie, mit der maligne Gefäßformationen nachgewiesen werden können.

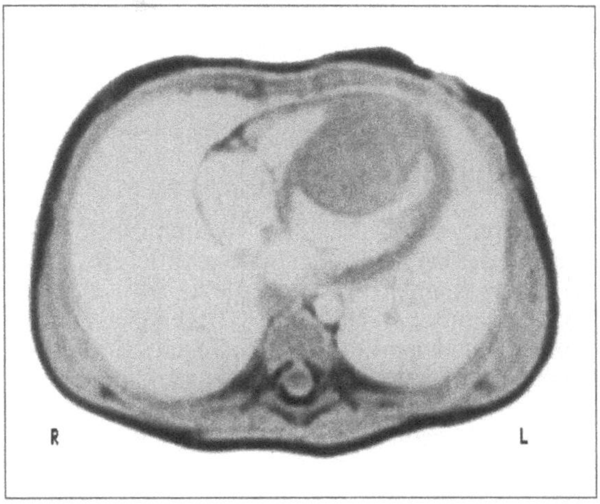

Abb. 19.1: MRT-Bild eines Herztumors, Ausdehnung vom Septum und von der Vorderwand in Richtung Cavum, SE-Technik

19.5 Therapie

Benigne Tumoren sind häufig gut resezierbar und rezidivieren selten. Bei Tumoren im Vorhof werden der Tumor und die tumorbasisnahen Anteile des Vorhofseptums entfernt und der Defekt evtl. mit einem Dacron-Patch gedeckt. Sind zusätzlich die Herzklappen infiltriert, ist eine plastische Korrektur oder ein Herzklappenersatz möglich. Die Operationsletalität beträgt ca. 3%, die Prognose ist gut. Die chirurgische Therapie der **Malignome** ist selten erfolgreich, außer zur Stellung der histologischen Diagnose. Eventuell kann eine postoperative Bestrahlung (Cham et al. 1975) oder Chemotherapie von Vorteil sein.

Bei inoperablen primären Herztumoren ist eine orthotope **Herztransplantation** nach radikaler Entfernung möglich.

Goldstein et al. (1995) berichteten über 8 Patienten, von denen 4 einen malignen und 4 einen lokalinvasiven Tumor hatten. Bei 6 Patienten wurde die Kardiektomie bei tumorfreien Schnitträndern durchgeführt. Diese überlebten ohne Tumorwiederkehr im Mittel 14–78 Monate. Ein Patient starb nicht tumorbedingt. Die Patienten, bei denen die Schnittränder nicht frei von Tumorgewebe waren, starben 14 oder 15 Monate nach der Operation.

Patienten mit einem benignen, nicht resezierbaren kardialen Tumor scheinen von einer Kardiektomie

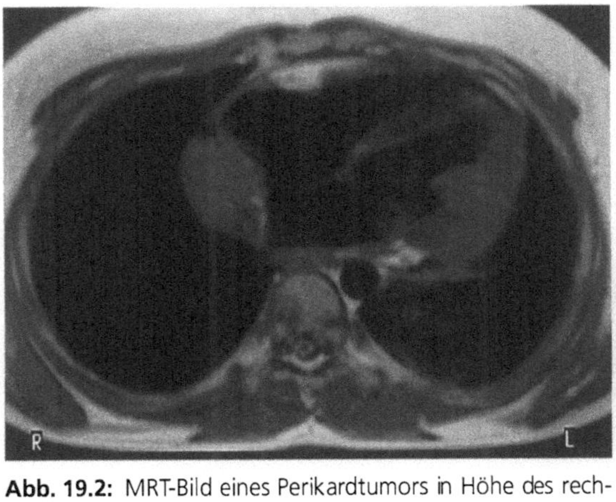

Abb. 19.2: MRT-Bild eines Perikardtumors in Höhe des rechten und linken Vorhofs, SE-Technik

und Herztransplantation zu profitieren. Die Rolle der Herztransplantation bei malignen Tumoren bleibt unklar.

19.6 Schlußfolgerungen

Bisher sind etwa 5–10% aller Herztumoren klinisch diagnostizierbar. Selbst bei fortgeschrittenem Tumorwachstum können nur minimale klinische Erscheinungen auftreten. Schwere, therapierefraktäre, schnell zunehmende kardiale Dekompensationserscheinungen sind die Hauptmerkmale kardialer Tumoren. Ein Hämoperikard ist ein weiteres wichtiges Symptom. Thromboembolien ohne bakterielle Endokarditis sind verdächtig auf einen Herztumor. Infarktähnliche elektrokardiographische Bilder sowie verschiedene Herzrhythmusstörungen und AV-Blokkierungen ohne andere kardiale Ursachen deuten auf Tumorbefall des Herzens hin.

Literatur

Back, L.M., A.S. Brown, L.R. Barot: Congenital cardiac tumors in association with orofascial clefts. Ann. Plast. Surg. 20 (1988) 558–561.

Beghetti, M., R.M. Gow, I. Haney, J. Mawson, W.G. Williams, R.M. Freedom: Pediatric primary benign cardiac tumors: a 15-year review. Am. Heart J. 134 (1997) 1107–1114.

Cavero, M.A., C. Cristobal, M. Gonzalez, J.C. Gallego, J.F. Oteo, M. Artaza: Fatal pulmonary embolization of a right atrial mass during transesophageal echocardiography. J. Am. Soc. Echocardiogr. 11 (1998) 397–398.

Cham, W.C, A.H. Freimann, P.H. Carstens, F.C. Chu: Radiation therapy of cardiac and pericardial metastases. Radiology 114 (1975) 701–704.

Goldberger, A.L., M. Ludwig: Metastatic atrial tumor: case report with electrocardiographic–pathologic correlation. J. Electrocardiol. 11 (1978) 297–300.

Goldstein, D.J., M.C. Oz, E.A. Rose, P. Fisher, R.E. Michler: Experience with heart transplantation for cardiac tumors. J. Heart Lung Transplant. 14 (1995) 382–386.

Lubell, D.L., C.R. Goldfarb: Metastatic cardiac tumor demonstrated by ^{201}Thallium scan. Chest 78 (1980) 98–99.

Mehta, A.V.: Rhabdomyoma and ventricular preexcitation syndrome. A report of two cases and review of literature. Am. J. Dis. Child 147 (1993) 669–671.

Perrocchio, M., S. Caponetto: Tumori cardiaci maligni primitivi. Minerva Cardioangiol. 40 (1992) 179–193.

Pomper, G.J. R. Gianani, R.J. Johnston, M.N. Rizeq: Cardiac angiosarcoma: an unusual presentation with cutaneous metastases. Arch. Pathol. Lab. Med. 122 (1998) 273–276.

Reyen, K., U. Rober, W.G. Daniel, R. Henssge, S. Schuler: Herzoperationen für Herztumore in Deutschland–Ergebnisse von 1996. Z. Kardiol. 87 (1998) 331–335.

Rhodes, A.R., R.A. Silverman, T.J. Harrist, A.R. Perez-Atayde: Mucocutaneous lentigines, cardiomucocutaneous myxomas, and multiple blue nevi: the LAMB syndrome. J Am Acad. Dermatol. 10 (1984) 72–82.

Silvestri, F., R. Bussani, N. Pavletic, T. Mannone: Metastases of the heart and pericardium. G. Ital. Cardiol. 27 (1997) 1252–1255.

Vidaillet, H.J., J.B. Sewart, E. Fyke, A.J. Tajik: NAME syndrome (nevi, atrial myxoma, myxoid neurofibroma, ephelides): a new and unrecognized subset of patients with cardiac myxoma. Minn. Med. 67 (1984) 695–696.

20 Herz und Ernährung

Die Ernährungsgewohnheiten haben sich in Deutschland seit dem 2. Weltkrieg grundsätzlich verändert. Der Anteil der Kohlenhydrate in der Nahrung wurde zugunsten des Fettanteils verringert (Hauner 1995). Der Fettanteil macht so seit einigen Jahren ca. 60% der Gesamtenergieaufnahme aus. Ungünstig wirkt sich außerdem der zu hohe Anteil an gesättigten Fettsäuren aus. Auch die Polysaccharid- und Ballaststoffzufuhr nahm stetig ab.

Die heutigen Ernährungsgewohnheiten in Mitteleuropa kann man zusammenfassen: **Man ißt zu viel, zu fett, zu süß, zu salzig und zu wenig Ballaststoffe** (Pudel et al. 1995).

Die Ernährung und ihre Beziehung zu kardiovaskulären Erkrankungen stehen zunehmend im Mittelpunkt des Interesses. Der Ernährung kommt in der Entwicklung dieser Krankheitsgruppe die größte Bedeutung zu. Andere Faktoren wie körperliche Inaktivität, Rauchen und Streßbewältigung dürfen aber nicht außer acht gelassen werden. 1994 wurden die Behandlungskosten für direkt oder indirekt ernährungsabhängige Erkrankungen auf 100 Mrd. DM geschätzt (Bundesministerium für Gesundheit 1994). Die Kosten für die Adipositas an sich beliefen sich in den USA 1995 auf 70 Mrd. Dollar (Colditz 1999).

20.1 Nahrungszusammensetzung

20.1.1 Fette

Den Fetten kommt als **primärer pathogenetischer Faktor** von Gesundheitsstörungen besondere Bedeutung zu. Eine vermehrte Zufuhr von Eiweiß und Kohlenhydraten wird durch eine gesteigerte Oxidation kompensiert. Dies trifft für Fette nur bedingt zu. Die De-novo-Lipogenese schaltet sich erst nach extremer Aufnahme an Kohlenhydraten ein. Deshalb ist chronische Überernährung fast nur durch eine **positive Fettbilanz** möglich. Für die Aufnahme und Metabolisierung von Kohlenhydraten und Eiweiß werden ca. 20–30% der enthaltenen Energie verbraucht, für Fett sind dies nur 3%. Der **Sättigungseffekt** von Fett ist deutlich geringer als der der anderen Makronährstoffe, was zu einer übermäßigen Kalorienaufnahme verleitet.

Durch fettreiche Nahrung kommt es auch zu einer erhöhten Aufnahme von gesättigten Fettsäuren. Damit steigt der Gesamtcholesteringehalt, aber auch das LDL- und das HDL-Cholesterin.

Der wichtigste Ansatzpunkt zur **Verhinderung der Atherosklerose** ist deshalb die Senkung des Anteils an **gesättigten Fettsäuren** in der Nahrung. Einfach ungesättigte Fettsäuren und in stärkerem Maße die **mehrfach ungesättigten Fettsäuren** senken den Cholesterinspiegel, wenn sie anstelle von gesättigten Fettsäuren isokalorisch aufgenommen werden. Der Quotient aus dem Anteil der mehrfach ungesättigten Fettsäuren zu den gesättigten Fettsäuren beträgt bei durchschnittlicher westeuropäischer Ernährung rund 0,45.

Eine besondere antiatherosklerotische Wirkung kommt den ungesättigten **Fischölen** zu, wie aus den Inzidenzraten an koronarer Herzkrankheit von vor allem sich von Seefischen ernährenden Populationen (Japaner, Eskimos) ableitbar ist. Diese Omega-3-Fettsäuren können bei reichlicher Zufuhr den Triglycerid- und VLDL-Spiegel senken. Der Cholesterinspiegel wird wenig beeinflußt. Sie hemmen zusätzlich die Thromboxansynthese, stimulieren die Produktion von Prostacyclin (PGI3) und wirken damit der Aggregation und Adhäsion der Thrombozyten entgegen.

Sie verbessern die Blutviskosität und Erythrozytenverformbarkeit.

Der **Cholesteringehalt** der Nahrung beeinflußt, wenn auch in einem individuell sehr unterschiedlichen Maße, die Konzentration an Gesamt- und LDL-Cholesterin. Das Fett in der Nahrung erfüllt jedoch auch physiologisch **wichtige Funktionen**.

Nur gemeinsam mit Fett können die **fettlöslichen Vitamine** oder Provitamine wie Vitamin A, D, E und K resorbiert werden. Phospholipide sind wesentliche Membranbausteine. Besonders wichtig ist der Gehalt an **essentiellen, ungesättigten Fettsäuren**. Zu ihnen gehören die Öl-, Linol-, Linolen- und Arachidonsäure. Sie sind Bestandteile komplexer Lipide und durch den Körper nicht produzierbare Vorläufer der **Prostaglandine**. Von der Funktion her ist das wichtigste Prostaglandin das **Prostacyclin**, das in den Gefäßwänden, speziell auch den Herzkranzgefäßen, gebildet wird. Im Tierversuch führt es zur bisher stärksten Koronargefäßerweiterung und zur Thrombozytenaggregationshemmung. Ein anderes Stoffwechselprodukt der gleichen essentiellen Fettsäuren, das sog. **Thromboxan A_2**, ist in der Wirkung als Antagonist des Prostacyclins aufzufassen. Wird die Prostacyclinbildung gehemmt oder verhindert, kommt es zu verstärkter Thrombozytenaggregation. Nicht zuletzt hat Fett eine geschmacksverstärkende Wirkung.

Lange suchte man nach **Fettersatzstoffen**. Die heute schon gebräuchlichen Ersatzstoffe aus Stärke, Cellulose und Eiweiß erfüllen diese Forderung nur teilweise, da sie nicht ausreichend hitzebeständig sind.

Die neu entwickelte synthetische Verbindung aus Rohrzucker und 8 Fettsäuren von Sojabohnen-, Mais- und Baumwollsaatöl (z.B. **Olestra**) scheint einige Vorteile zu besitzen. Dieses Molekül kann nicht von Lipasen verdaut werden und ist somit kalorienfrei. Olestra ist hitzebeständig und erfüllt die geschmacklichen Anforderungen. Nachteil können Nebenwirkungen wie Diarrhoe und eine verminderte Resorption von fettlöslichen Vitaminen sein. Unklar ist, welche Reaktionen evtl. resorbierte Moleküle im Körper haben und welche ökologische Folgen sich durch die unverdaute Ausscheidung ergeben. Eastwood et al. (1995) stellten fest, daß bei Normalpersonen 24 g Olestra/Tag Verdauung und Darmbesiedlung nicht beeinflussen.

Die amerikanische FDA hat 1996 Olestra zunächst für die Zubereitung von Kartoffelchips u.ä. zugelassen. Weiterhin müssen kompensatorisch ausreichende Mengen der fettlöslichen Vitamine A, D, E, K zugefügt werden. Die Verwendung von Olestra muß auf der Verpackung deklariert sein (Blackburn 1996).

20.1.2 Eiweiß

Eiweiß ist ein wichtiger Bestandteil der Nahrung, der den Körper mit einem Gemisch aus Aminosäuren versorgt, die zur endogenen Proteinsynthese und auch als Energieträger benötigt werden.

Die Wertigkeit des Proteins wird durch den Gehalt an essentiellen Aminosäuren bestimmt. Hochwertig sind Milch, Eier und Fleisch, von geringem Wert pflanzliches Eiweiß, z.B. aus Hirse, Mais oder Reis. Essentielle Aminosäuren sind für den Menschen u.a. Methionin, Lysin, Valin. Als Vergleichswert wurde für das Ei eine Wertigkeit von 100 festgelegt. Wichtige Größen im Eiweiß- und Stickstoffhaushalt sind das Bilanzminimum und das endogene Minimum. Das **Bilanzminimum** ist die Menge an zugeführtem Protein, bei dem Stickstoffaufnahme gleich der Stickstoffausscheidung ist. Bei Überschreiten dieses Wertes, gleichbedeutend mit einer positiven Bilanz, kommt es zur vermehrten Stickstoffausscheidung, da der Körper keine Möglichkeit hat, zusätzliches Eiweiß zu speichern. Nimmt der Körper weniger als das Bilanzminimum auf, kommt es zum effektiven Stickstoffverlust. Bei einer Nulldiät würden dem Körper/Tag 2,4 g Stickstoff verlorengehen.

Empfohlen wird eine tägliche **Eiweißaufnahme** von ca. 1 g/kg KG bei einer biologischen Wertigkeit von ca. 80. Durch den ersatzweisen Verzehr von pflanzlichem Eiweiß, z.B. aus der Sojabohne, kann bei Patienten mit Hypercholesterinämie eine Reduktion sowohl des Gesamt- als auch des LDL-Cholesterins erreicht werden.

20.1.3 Kohlenhydrate

Kohlenhydrate werden in Mono-, Di- und Polysaccharide eingeteilt. Insgesamt werden zu wenig Kohlenhydrate und in falscher Zusammensetzung aufgenommen. Der Verbrauch an Reinzucker ist also zu hoch und der an Stärke zu gering. Folge sind Blutzuckerspitzen nach zuckerreichen Mahlzeiten, die eine Hyperinsulinämie und Insulinresistenz fördern. Die Zufuhr von Stärkeprodukten wirkt hingegen einer Hyperinsulinämie entgegen. Ein Normalgewichtiger produziert am Tag ca. 30–32 Einheiten Insulin, beim Übergewichtigen sind dies dagegen 100–110 Einheiten. Die verspätete postprandiale Insulinausschüttung ist meist so groß, daß es zum Abfall des Glucosespiegels unter den Nüchternwert und damit zum Hungergefühl kommt. Kohlenhydrate werden im Körper als Glykogen vor allem in der Leber gespeichert; es dient der Aufrechterhaltung des Glucosespiegels bei Hunger. Besteht ein Mangel an Kohlenhydratkalorien, werden Aminosäuren über den Weg der Glukoneogenese als Energielieferanten verwendet, was über längere Zeit zu einem Muskelabbau führt. Wichtig ist auch ein ausreichender Anteil an **Ballaststoffen,** wie sie in pflanzlichen Nahrungsmitteln vorkommen. Hierbei handelt es sich um faserreiche, unverdauliche Stoffe, die u.a. die Darmmotilität anregen, einem raschen postprandialen Blutzuckeranstieg entgegenwirken und das Gesamtcholesterin senken. Das im Apfel enthaltene Pektin in einer Menge von 2–50 g/d senkt auch bei normalem Ausgangswert das Cholesterin um 2–15%.

20.1.4 Andere Nahrungsbestandteile und Genußmittel

➤ Kaffee

Es gibt eine Reihe von Arbeiten, die sich mit dem Einfluß von Kaffee auf den Cholesterinspiegel und die koronare Herzkrankheit beschäftigen (Larson et al. 1990). Tverval et al. (1990) fanden eine Erhöhung des Serumcholesterins um 13,1% für Männer und um 10,9% für Frauen im Vergleich der Gruppen mit dem niedrigsten (<1 Tasse/d) und dem größten (>9 Tassen/d) Kaffeekonsum.

In der Evans County Study (Heyden et al. 1979) wurde eine Interaktion zwischen Rauchen und Kaffee und der Gesamtmenge an LDL-Cholesterin gezeigt. Kaffee konnte aber nicht als eigenständiger Risikofaktor identifiziert werden. Die Framingham-Studie (Dawber et al. 1974) zeigte eine zwar statistisch signifikante Erhöhung der Gesamtsterblichkeit in Abhängigkeit von der Höhe des Kaffeekonsums, aber auch hier war das Rauchen als Risikofaktor eingeschlossen. Das Ergebnis der Studie ist, daß das unter der Bevölkerung übliche Kaffeetrinken kein Risikofaktor für die Entwicklung einer atherosklerotischen kardiovaskulären Erkrankung ist. Die Behauptung, Kaffee sei ein Risikofaktor für Herz-Kreislauf-Erkrankungen, ist insgesamt nicht bewiesen.

➤ Alkohol

Es wird angenommen, daß durch den täglichen Konsum von alkoholischen Getränken, besonders Rotwein, die Entwicklung der Atherosklerose und der koronaren Herzkrankheit verzögert wird. Dies ist in Frankreich und anderen Mittelmeerländern, wo der Wein zu den Mahlzeiten getrunken wird, festgestellt worden. Ein wichtiger Mechanismus ist hierbei die Hemmung der Thrombozytenaggregation. Experimentell konnte gezeigt werden (Demrow et al. 1995), daß Rotwein in kleinen Mengen den gleichen aggregationshemmenden Effekt wie größere Mengen reines Ethanol hat. Rotwein und Traubensaft enthalten Tannine, Fungizide, Anthocyanin und Flavonoide, die diesen Effekt vermitteln sollen. Im Weißwein finden sich diese Stoffe in nicht so hoher Konzentration.

Durch Alkohol wird das HDL-Cholesterin erhöht. Die HDL_3- und die antiatherogene HDL_2-Unterfraktion hingegen werden erst in sehr hohen Dosen erhöht; deshalb kann Alkohol nicht in der Prävention der koronaren Herzkrankheit eingesetzt werden. Normalgewichtige Männer, die regelmäßig ein alkoholisches Getränk täglich zu sich nahmen, hatten einen durchschnittlichen Anstieg des Blutdruckes um 1 mmHg. Diese Tendenz potenzierte sich bei Übergewichtigen mit steigendem täglichem Alkoholkonsum und erhöht das Risiko der Apoplexie (s. Kap. 12.10.11 und 13.5.3).

➤ Kochsalz

Kochsalz sollte in einer Menge von nicht mehr als 6 g/d aufgenommen werden. Diese Konzentration wirkt sich in der Regel positiv auf den Blutdruck und Gefäßveränderungen aus. Die individuelle Salzsensitivität ist entscheidend für den Einfluß des Salzes auf den Blutdruck. Daneben scheint es eine quantitative Schwelle zu geben, bei deren Überschreiten es zum Blutdruckanstieg kommt.

➤ Antioxidantien

Durch eine erhöhte Zufuhr von Antioxidantien, wie Vitamin E und β-Caroten, die auch im Rotwein enthalten sind, konnte in epidemiologischen Untersuchungen eine Verringerung der Inzidenz an koronarer Herzkrankheit gefunden werden (Gaziano et al. 1994). Andere Untersucher hingegen fanden keinen Einfluß von β-Caroten auf die Häufigkeit kardiovaskulärer Erkrankungen, Malignomen oder Tod jeder Ursache (Hennekens et al. 1996). Bei Frauen in der Postmenopause soll die Einnahme von Vitamin E sogar mit einer höheren Sterblichkeit an koronarer Herzkrankheit verbunden sein (Kushi et al. 1996).

Es ist aber anzumerken, daß in jedem Fall die Antioxidantien nur zusätzlich, nie aber alternativ, zur Bekämpfung der Hauptrisikofaktoren der koronaren Herzkrankheit beitragen können (Hennekens 1997).

➤ Kaliumzufuhr

Durch erhöhte **Kaliumzufuhr** in Verbindung mit einer Natriumbeschränkung kommt es zu einer blutdrucksenkenden Wirkung, die auch Folgen wie die Apoplexie reduziert.

20.2 Überernährung

20.2.1 Adipositas

➤ Definition

Adipositas ist eine krankhafte, über das normale Maß hinausgehende Vermehrung des Fettgewebes. Daraus ergeben sich Gesundheitsstörungen des gesamten Organismus oder einzelner Organsysteme. Der **Körpermasseindex** (BMI) und der **Taille-Hüfte-Quotient** werden heute als die besten Parameter zur Diagnostik der Adipositas bewertet.

Der **BMI** ist der Quotient aus Körpergewicht und Körpergröße zum Quadrat in kg/m². Der Idealwert liegt bei *22 kg/m²*. Bei einem BMI zwischen 18,5–25 kg/m² wird Normalgewicht angenommen, Übergewicht besteht ab einem BMI >25 kg/m². Eine **Adipositas Grad I** wird mit einem BMI von 30–35 kg/m² und **Grad II** bei einem BMI 35–40 kg/m² definiert. Ab einem BMI >40 kg/m² besteht eine extreme Adipositas (**Grad III**).

Um das Fettverteilungsmuster zu erfassen, wurde der Taille-Hüfte-Quotient (waist-hip-ratio, WHR) entwickelt. Am stehenden Patienten wird der Taillenumfang in der Mitte zwischen Rippenbogen und Beckenkamm, der Hüftumfang in Höhe des Trochanter minor gemessen. Ein erhöhtes Risiko besteht bei Frauen ab einer WHR von 0,85 und bei Männern ab 1,0. Prinzipiell ist das Fettverteilungsmuster geschlechtsspezifisch verschieden. Männer neigen eher zu einer stammbetonten, abdominellen Fettansammlung (sog. **„Apfelform", androide Form**). Frauen hingegen lagern Fett vor allem an der Hüfte und an den Oberschenkeln an. Dies bezeichnet man als **„Birnenform"** (**gynoide Form**). Das Gesundheitsrisiko ist, besonders für Frauen, bei androider Fettlokalisation wesentlich größer. Eine Ursache dafür kann die höhere Stoffwechselaktivität der abdominellen Fettzellen im Vergleich zu Fettzellen an anderen Orten sein.

Entscheidend für das Fettverteilungsmuster scheinen die Sexualhormone zu sein. So traten bei Männern unter Östrogentherapie vermehrt gluteofemorale Fettdepots auf. Zigarettenrauchen soll die androide Fettverteilung verstärken.

Unter Angabe des **Körperfettanteils** liegt eine Adipositas vor, wenn mehr als das Doppelte der idealen Körperfettmasse nachweisbar ist. Normwerte liegen für Männer bei 12–15%, für Frauen bei 15–20%. Die Ermittlung des Körperfettanteils kann mit der Körperimpedanzmessung erfolgen.

➤ Ätiologie

Die Adipositas ist Folge einer dem Bedarf nicht angepaßten, zu hohen Energiezufuhr und kann als physiologische Adaptation zum Ausgleich der chronisch positiven Energiebilanz gedeutet werden. Durch Zunahme des Körpergewichts kommt es zum Anstieg des Ruheumsatzes und so zur Ausbildung eines Gleichgewichts auf höherem Niveau.

Die folgenden Faktoren spielen bei der Entstehung der Adipositas eine Rolle.

■ Genetische Faktoren

In Zwillingsstudien konnte festgestellt werden, daß der genetische Einfluß bei der Entstehung einer Adipositas von großer Bedeutung ist (Bouchard 1995). Heute geht man von einer polygenen Vererbung aus. Eine Gewichtsreduktion ist aber dennoch möglich. Auch die Insulinempfindlichkeit ist weitestgehend genetisch determiniert (Martin et al. 1992). Im Rahmen genetisch bedingter Syndrome (z.B. **Prader-Willi-Syndrom)** kommt es zu einer teilweise massiven Fettsucht.

■ Endokrine und metabolische Faktoren

Mit der Adipositas ist häufig eine Hyperinsulinämie verbunden. Durch vorübergehende Kalorienbeschränkung kommt es zu Gewichtsverlust und zum Anstieg der Insulinempfindlichkeit der Zellen. Werden wieder vermehrt Kalorien aufgenommen, steigt das Körpergewicht durch den anabolen Effekt des Insulins rasch an.

■ Soziale Faktoren

Bei Frauen haben diese einen besonders großen Einfluß. In den USA tritt die Adipositas 6mal häufiger bei Frauen der unteren sozialen Schichten auf als bei Frauen aus der Oberschicht. Darüber hinaus werden Kinder von Übergewichtigen auch zu einem entsprechenden Lebensstil erzogen. Zudem haben Kinder, die vernachlässigt und nicht gut gepflegt wurden, als Jugendliche häufig Übergewicht, unabhängig von Geschlecht, sozialem Status oder Vollständigkeit der Familie (Lissau et al. 1994).

■ Psychische Faktoren

Bei vielen Adipösen finden sich emotionale Störungen, die aber häufig auch Folge der Fettsucht sind. Das geflügelte Wort des „Kummerspecks" deutet auf mögliche seelische Ursachen hin.

■ Entwicklungsabhängige Faktoren

Man unterscheidet eine **hyperplastische Adipositas** (Zunahme der Anzahl der Fettzellen, vor allem bei Beginn in der Kindheit) und eine **hypertrophe Adipositas** (Größenzunahme der Fettzellen, bei Beginn im Erwachsenenalter). Die Reduktion des Fettgehalts ist nur begrenzt möglich, die damit verbundenen Vorgänge der Zellmembran können der Gewichtsreduktion eine natürliche Grenze setzen. Deshalb sollte man besonders der Adipositas in der Kindheit vorbeugen. Die American Heart Association empfiehlt, ab dem 2. Lebensjahr die Richtlinien für die Nahrungszusammensetzung einzuhalten.

■ Körperliche Inaktivität

Trotz Abnahme der körperlichen Arbeit in Beruf und Freizeit werden durchschnittlich noch 3500 kcal/d aufgenommen. Im Umkehrschluß kann die sportliche Aktivierung den Effekt einer Kalorienreduzierung unterstützen und verstärken.

➤ Häufigkeit

In bestimmten Altersklassen sind bis zu 80% übergewichtig. Bei ca. 40% der Bevölkerung liegt ein therapiebedürftiges Übergewicht vor. Unter einer Adipositas Grad II leiden ca. 16% der Bevölkerung und ca. 1% unter extremer Adipositas (Grad III).

Die Adipositas ist ein wesentlicher Bestandteil des **metabolischen Syndroms** (s. Kap. 13.14). 60% aller Hypertoniker in Europa und Nordamerika sind übergewichtig. Weitere 20% liegen 15% über ihrem Normalgewicht. Epidemiologische Untersuchungen, z.B.

die Framingham-Studie (Lamon-Fava et al. 1996), bestätigen den Zusammenhang zwischen Fettsucht und Koronarerkrankungen. So bedeutet nach der Albany-Studie (Gordon et al. 1988) ein Anstieg des Körpergewichts um mehr als 25% des im 25. Lebensjahr vorhandenen Gewichts eine Verdoppelung des Koronarerkrankungsrisikos.

Das Risiko, unter einer Adipositas eine arterielle Hypertonie zu entwickeln, ist 4,3fach gesteigert. Für eine KHK ist das Risiko um das 3,3fache und für einen Diabetes mellitus sogar um das 16,7fache erhöht (Colditz 1992).

➤ Klinisches Bild

Das Herz ist infolge der Gewichtszunahme einer Mehrarbeit ausgesetzt, die im Laufe der Zeit zu krankhaften Veränderungen, z. B. **Herzinsuffizienz,** führen kann. Weitere **extrakardiale Folgeerscheinungen** sind Karzinome, Gicht, Gallensteinleiden, Varicosis und degenerative Skeletterkrankungen. Die Adipositas führt zu einem Zwerchfellhochstand. Durch die damit verbundene Verlagerung des Herzens kommt es zu Fehldeutungen z. B. im EKG mit linkstypischer **Herzachse.** Auch im **Röntgenbild** wird eine Linksbelastung des Herzens, die teils durch eine Querlage, teilweise auch durch ein Fettpolster bedingt ist, diagnostiziert. Dieses Fettpolster ist im Perikard, auf der Herzoberfläche, insbesondere im Bereich des rechten Ventrikels und im Sulcus interventricularis, lokalisiert. In der **Echokardiographie** findet sich eine Verbreiterung des rechtsventrikulären Ausflußtraktes als Zeichen der Rechtsherzbelastung. Trotzdem ist die **Fettinfiltration** selten Ursache einer Herzerkrankung.

➤ Folgen der Adipositas

Die Beziehung zwischen Körpergewicht und Mortalität wurde vielfach diskutiert. Akzeptiert ist, daß die schwere Adipositas mit einer erhöhten Mortalität verbunden ist. Manson et al. (1995) fanden daß Frauen mit einem BMI ≥ 32 kg/m^2, die nie geraucht haben, ein hohes Risiko für den Koronartod und Tod durch Krebs hatten. Auch in der Manitoba Study (Rabkin et al. 1977) wurde für Männern das Übergewicht als unabhängiger Risikofaktor gefunden, der nach 16 Jahren wirksam wurde. Auch die Zunahme von mehr als 5 kg Gewicht bei Männern über 60 Jahre innerhalb von 10–15 Jahren ist mit einem erhöhten Koronarrisiko verbunden (Lee et al. 1992). Das Todesrisiko für alle Ursachen bei einem hohen BMI ist für Weiße größer als für Schwarze (Calle et al. 1999). Dies trifft auch für Männer und Frauen zwischen 30–44 Jahren im Vergleich zu älteren (65–74 Jahre) zu (Stevens et al. 1998).

Ein besonderes Krankheitsbild stellt in diesem Zusammenhang die **obstruktive Schlafapnoe** und insbesondere das **Pickwick-Syndrom** dar. Es ist durch eine extreme Adipositas, Somnolenz, Polyzythämie, Hypoventilation und Cor pulmonale gekennzeichnet.

Der Zusammenhang dieses Krankheitsbildes mit der Adipositas wird besonders durch mögliche Therapieerfolge ersichtlich. Gelingt es frühzeitig, das Gewicht zu reduzieren und die durch den Zwerchfellhochstand verursachte Hypoventilation zu beseitigen, ist die Prognose nicht ungünstig. Die Beschwerden der Adipösen, wie Atemnot, Neigung zu Ödemen, sind meist nicht kardialer Genese, da z. B. die Ödeme der unteren Extremitäten durch das Gewicht und lokale Faktoren bedingt sind.

Bislang wurde die durch das Übergewicht induzierte Insulinresistenz als Ursache der metabolischen Risikofaktoren angesehen. Es scheint dabei aber der Metabolismus des Adipozyten eine vergleichbar große Rolle zu spielen. So konnte gefunden werden, daß eine vermehrte Expression des Tumornekrosefaktors-α im Adipozyten für den Grad der Insulinresistenz, Hyperkoagulabilität und Dyslipoproteinämie verantwortlich ist (Halle et al. 1999).

20.2.2 Hyperlipoproteinämie und Atherosklerose

Die atherosklerotisch bedingten kardiovaskulären Erkrankungen stehen im engen Zusammenhang mit Ernährungsfaktoren. Hierbei kommt dem Fettverzehr, vor allem mit einem hohen Anteil gesättigter, mittellangkettiger Fettsäuren, eine besondere Bedeutung zu. Durch die alimentäre Hyperlipidämie kommt es einerseits infolge Absinkens der Heparinaktivität und Anstiegs des Prothrombinwertes, andererseits durch Hemmung der Fibrinolyse zu einer erhöhten Gerinnungsbereitschaft, die den Myokardinfarkt durch Koronarthrombose begünstigt. In diesem Zusammenhang steht auch das Sludge-Phänomen. Bei erblichen Lipomatosen, wie der **Hand-Schüller-Christianschen**, der **Niemann-Pickschen** und der **Gaucherschen Krankheit,** sind diätetische Maßnahmen erfolglos.

20.2.3 Therapie

Die wichtigste Maßnahme zur Therapie der Folgeerkrankungen der Adipositas und besonders der Hyperlipoproteinämie ist die Gewichtsreduktion. Die **Indikation** dazu besteht dringlich bei einer Adipositas Grad II (BMI >30 kg/m^2).

Liegt ein BMI zwischen 25 und 30 kg/m^2 vor, sollte bei gleichzeitigem Bestehen von Gesundheitsstörungen sowie von Erkrankungen, die durch eine Adipositas verschlechtert werden, bei androider Fettverteilung und erheblichem psychosozialem Leidensdruck, das Gewicht reduziert werden. Das sollte **durch Änderung der Eßgewohnheiten** und Zunahme der **körperlichen Aktivität** angestrebt werden. Unbedingt zu vermeiden sind **kurzfristige Gewichtsabnahmen** mit nachfolgender Gewichtszunahme. Entscheidende Voraussetzung für jede Ge-

Tab. 20.1: Gebräuchlichste Diäten zur Gewichtsreduktion

Art	kcal/d	Nahrungszusammensetzung	Kommentar
extrem hypokalorische Diät	450–700	50 g Eiweiß 45 g Kohlenhydrate 7 g Fett	Substitution von Mikronährstoffen, strenge ärztliche Kontrolle, Dauer max. 4–6 Wochen
Formuladiät	700–1000	90 g Kohlenhydrate 50 g Eiweiß 7 g Fett	kommerzielle Produkte sollten §14 der Diätverordung entsprechen, 1. Phase der Gewichtsreduktion
kalorienreduzierte Mischkost	1000–1500	50–55 % Kohlenhydrate 30–35 % Fett 15–20 % Eiweiß	2. Phase der Gewichtsreduktion, Schulung des Eßverhaltens, meist schlechte Compliance und Langzeitergebnisse

wichtsreduktion ist die **Motivation** des Patienten. Eine Übersicht über die heute gebräuchlichen Diäten gibt Tabelle 20.1.

Wichtig ist, daß der Patient anstelle von Proteinen und Körperwasser Fett verliert. Dies ist durch eine kohlenhydrat- und eiweißreiche Nahrung und **körperliche Betätigung** zu erreichen. Besonders gut geeignet sind Sportarten wie Radfahren, Laufen und Schwimmen. Auf eine ausreichende Flüssigkeitszufuhr und Substitution der Mikronährstoffe wie Vitamine, Spurenelemente und Mineralstoffe muß geachtet werden. Zur Gewichtsreduktion ist eine Kalorienzufuhr von ca. 1000 kcal/d geeignet, die zur Hälfte zum Frühstück und in jeweils zwei Portionen von ca. 250 kcal im Abstand von 5–6 Stunden gegessen werden sollten. Der Hauptanteil dieser Mittags- und Abendmahlzeit sollte Eiweiß sein, da es sonst zum beschriebenen Verlust an Magermasse kommt.

Eine kausale **medikamentöse Therapie** ist z.Z. nicht möglich, da die Regulationsmechanismen der Nahrungsaufnahme im einzelnen nicht vollständig geklärt sind. Sie sollte nur ab einem BMI >30 kg/m^2 und als unterstützende Maßnahme neben einer Diät- und Verhaltenstherapie eingesetzt werden.

Die früher oft verwendeten **Amphetamine** sind wegen der erheblichen Herz-Kreislauf-Nebenwirkungen nicht zu empfehlen. Sie führen zu Tachykardien, pulmonaler Hypertonie und sind potentielle Suchtstoffe. Besonders bei Hypertonikern sollten sie wegen des catecholaminergen Effekts der Blutdrucksteigerung nicht angewendet werden. Desgleichen sollten auch **Schilddrüsenhormone** nicht mehr verwendet werden. Im Einsatz ist heute ein **Serotoninagonist**, das Dexfenfluramin. Es soll das Sättigungsgefühl verstärken, dadurch die Gesamtenergiezufuhr verringern und zu einer signifikanten Gewichtsreduktion führen (Guy-Grand et al. 1989). Hinsichtlich seiner Nebenwirkungen kann das Medikament noch nicht ausreichend eingeschätzt werden. Eine mögliche Hilfe ist durch das **Orlistat** (Xenical®) gegeben, das in Verbindung mit einer hypokalorischen Kost für Adipöse ab einem BMI ≥ 28 kg/m^2 mit begleitenden Risikofaktoren empfohlen wird.

20.3 Unterernährung

Die Unterernährung spielte nicht nur in Kriegs- und Krisenzeiten eine Rolle, sondern ist auch heute noch in einem großen Teil der Welt ein Problem. Sie ist weltweit die häufigste Gesundheitsstörung. In den Industrieländern ist die Unterernährung meist Folge chronischer Erkrankungen, wie Encephalitis, Darm- oder Tumorerkrankungen, Alkoholismus. Sie führt zur kardialen Hypotrophie, bezogen auf das Gesamtkörpergewicht, durch Reduktion der Myokardfasern und später sich einstellender brauner und fettiger Degeneration.

Das Herzminutenvolumen und die Herzarbeit sind hierbei reduziert. Bei schweren Formen der Unterernährung können sich Sinusbradykardie, arterielle Hypotonie, blasse, kalte Extremitäten und evtl. Akrozyanose einstellen. Dies hat klinisch Schwindelanfälle und Kollapszustände besonders nach längerem Stehen zur Folge. *Trotzdem zeigen sich keine kardialen Dekompensationserscheinungen.* Die später auftretenden Ödeme sind im wesentlichen Folge des Eiweißmangels. **Therapeutisch** ist vor zu massiver Kalorien- und Flüssigkeitszufuhr zu warnen, da erst dadurch eine kardiale Dekompensation ausgelöst werden kann. **Elektrokardiographisch** fallen außer der Bradykardie eine Niedervoltage sowie ST-Strecken- und T-Wellen-Veränderungen, AV-Blockierungen und Schenkelblockbilder auf.

Neben den genannten Ursachen der Mangelernährung in der Dritten Welt führen in den Industrieländern, vor allem bei Jugendlichen und jungen Erwachsenen, psychische Störungen über die Entwicklung einer **Anorexia nervosa** oder einer **Bulimie** zu den beschriebenen körperlichen Veränderungen.

20.4 Mangelernährung

Ein Mangel kann prinzipiell an allen essentiellen Nährstoffen bestehen und ist Folge von Fehlernährung durch falsches Ernährungsverhalten oder Mangel an hochwertigen Lebensmitteln.

Besondere Bedeutung hat der in den Entwicklungsländern herrschende Proteinmangel. Unter den Vitaminmangelerscheinungen mit Folgen am kardiovaskulären System ist der Vitamin-B_1-Mangel zu nennen.

20.4.1 Kwashiorkor (E 40)

Kwashiorkor ist ein Proteinmangelsyndrom, das hauptsächlich im Kindesalter auftritt. Das Wort Kwashiorkor bedeutet in der Sprache des Ga-Stammes „Krankheit des älteren Säuglings, wenn das neue Baby geboren wurde". Die Symptome treten nach dem Abstillen auf. Aufgrund des Mangels an hochwertigem Protein wird das Kind dann mit der faserreichen, kohlenhydratarmen Kost der Erwachsenen ernährt. Der Bedarf an Eiweiß oder bestimmten Aminosäuren ist von der Energiezufuhr abhängig. Bei ausreichender Energieversorgung durch Kohlenhydrate und Fette wird der Großteil der Aminosäuren zur Proteinsynthese verwendet. Bei chronischem Energiemangel dient das Eiweiß über die Glukoneogenese als Energieträger. Deshalb macht mangelnde Energiezufuhr besonders gegen Proteinmangelerscheinungen anfällig. Tritt zu dem Eiweißmangel ein Energiemangel, bezeichnet man die Erkrankung als **Marasmus**. Beide unterscheiden sich im Krankheitsbild wenig.

Das **Krankheitsbild** wird durch Hypoproteinämie, Anasarka, Fibrosis hepatis und evtl. degenerative Myokarderkrankungen, die vorwiegend den linken Ventrikel betreffen, charakterisiert. Das Wachstum ist verzögert. Tritt die Erkrankung in den ersten beiden Lebensjahren auf, ist die Myelinisierung des ZNS vermindert, was geistige Retardierung zur Folge hat. Darüber hinaus sollen Anämien, Infektionen und Elektrolytstörungen die Entwicklung der Krankheit begünstigen. Das **Elektrokardiogramm** kann neben einer Niedervoltage Veränderungen des ST-Segmentes und der T-Welle sowie der U-Welle aufweisen. Die **afrikanische Endokardfibroelastose** wird unter anderem auch auf chronischen Eiweißmangel zurückgeführt.

20.4.2 Beriberi (E 51.1)

Die Beriberi als Folge von Vitamin-B_1-Mangel tritt im Orient bei einseitiger Ernährung mit geschältem und poliertem Reis oder weißem Mehl, in Europa und in den USA durch Alkohol- und Medikamentenabusus auf.
Man unterscheidet:

- **Akute Säuglingsberiberi**: Bei brustgestillten Kindern von Müttern mit Vitamin-B_1-Mangel kommt es zur Herzinsuffizienz mit häufig letalem Ausgang.
- **Chronische oder feuchte Form**: Sie ist durch Ödeme, periphere Neuritis und Herzinsuffizienz gekennzeichnet.
- **Cerebrale (trockene) Beriberi**: Im Vordergrund steht die neurologische Symptomatik wie die Wernicke-Enzephalopathie.

Die **klinische Untersuchung** ergibt neurologisch-pathologische Befunde, Galopprhythmen, Tachykardien und gelegentlich systolische Geräusche als Ausdruck einer Mitral- bzw. Trikuspidalinsuffizienz. Die Blutdruckamplitude ist infolge des hyperkinetischen Zustandes erhöht, das Herz häufig vergrößert.

Bei **folgenden Symptomen** sollte an ein **Beriberi-Herz** gedacht werden: vergrößertes Herz bei Sinusrhythmus, Ödeme, erhöhter Venendruck, periphere Neuritis oder Pellagra, Mangelernährung für mindestens 3 Monate. Keine andere Ursache einer Herzerkrankung konnte gefunden werden, und es tritt eine Besserung der Symptomatik nach Vitamin-B_1-Therapie ein. Das **Elektrokardiogramm** ergibt ST-Strecken- und T-Wellen-Veränderungen, QT-Zeit-Verlängerungen und eine Niedervoltage. Im Vordergrund der **Therapie** stehen die Gabe von Vitamin B_1 in einer Dosierung von 300 mg/die, adäquater Eiweißausgleich und vorsichtige diuretische Behandlung. Eine Digitalisierung ist ineffektiv, solange nicht eine Vitamintherapie für eine ausreichende Energiebereitstellung gesorgt hat. Daneben werden auch Vitamin C und K zur Behandlung empfohlen.

20.5 Vegetarische Ernährung

Durch die vegetarische Ernährung werden ein geringeres Körpergewicht, ein niedriges Gesamt- und LDL-Cholesterin sowie niedrigere Blutdruckwerte erreicht (Ritter et al. 1995). Durch diese Faktoren sowie eine damit verbundene geänderte Lebensweise mit vermehrter körperlicher Aktivität, geringerem Alkoholverzehr und Rauchen liegt die Gesamtmortalitätsrate bei Vegetariern um ca. 30% niedriger.

Negative Auswirkungen sind besonders bei **Veganern**, die gar keine tierischen Produkte verzehren, für Eisen, Vitamin B_{12} und Calcium zu erwarten. Um die Eisenresorption zu verbessern, sollten vermehrt Vitamin-C-haltige Lebensmittel zu sich genommen werden (z.B. Orangensaft). Da Vitamin B_{12} ausschließlich in tierischen Lebensmitteln enthalten ist, tritt bei erhöhtem Vitamin-B_{12}-Bedarf (z.B. Schwangerschaft, Stillzeit) ein Mangel ein. Dieser wird lange Zeit durch die ausreichende Versorgung mit Folsäure klinisch nicht relevant. Erstmanifestation kann die funikuläre Myelose sein. Die einzige Quelle von Vitamin B_{12} kann eine bakterielle Besiedlung des Dünndarms sein.

20.6 Optimale Ernährung

Bei der Änderung der Ernährungsgewohnheiten geht es um die Steigerung des Anteils an Obst und Gemüse, Brot und anderen Backwaren sowie die Senkung des Fettverzehrs. Diese Änderung sowohl in der Gesamtbevölkerung im allgemeinen als auch speziell bei Patienten mit Hypercholesterinämie, Adipositas oder metabolischem Syndrom ist eine sehr schwierige und konfliktreiche Aufgabe für den Arzt. Dabei spielen traditionelle, soziale und psychologische Aspekte eine entscheidende Rolle.

Die von der **Europäischen Atherosklerose-Gesellschaft** empfohlene **Nahrungszusammensetzung** (Schauder und Okenschläger 1999) ist nicht identisch mit den in den westlichen Industrieländern üblichen Nahrungsgewohnheiten:

Kohlenhydrate	50–60%
Eiweiß	10–20%
Fett	<30%
• einfach ungesättigte Fettsäuren	10–15%
• mehrfach ungesättigte Fettsäuren	7–10%
• gesättigte Fettsäuren	7–10%
Cholesterin	<300 mg/d
Ballaststoffe	35 g/d
Kochsalz	< 6 g/d

Als **Faustregel** gilt, daß die Reduktion des Serumcholesterins von etwa 12 mg/dl zu erreichen ist, wenn man 100 mg Cholesterin/1000 kcal weniger zu sich nimmt. Eine optimale Ernährung ist nicht nur von der Kalorienzufuhr, sondern auch von der körperlichen Aktivität, dem aktuellen Körpergewicht, dem Vorliegen einer Erkrankung sowie dem Alter abhängig. Die Forderung, möglichst nicht mehr als 1 g Fett/kg KG/d sowie mindestens 1–1,5 g Eiweiß/kg KG zu sich zu nehmen, kann nur als Richtwert gelten. Die Nahrung darf nicht zu kalorienreich sein, muß ausreichend Vitamine und Mineralien enthalten. Liegen Herzerkrankungen vor, ist der Kalorienbedarf zu errechnen. Es ist eine Kost in leicht verdaulicher Form, in kleineren Portionen und vitaminreich anzubieten. Hält sich die Kochsalzzufuhr in Grenzen, braucht die Flüssigkeitsmenge nicht wesentlich eingeschränkt zu werden (optimal ca. 2 l/d). Alkohol und Bohnenkaffee sind in mäßigen Mengen erlaubt. Kommt es zur kardialen Dekompensation, ist eine Kochsalzbeschränkung zu fordern, die man am besten durch Saft- oder Teefasten-, Obst-, Kompott- oder Reistage erreicht. Besonderes Augenmerk ist auch hier auf eine ausreichende Vitaminzufuhr zu richten. Bei der stets notwendigen diuretischen Therapie ist auf ausreichende Kaliumzufuhr zu achten. Dazu geeignet sind Bananen, getrocknete Früchte wie Aprikosen und Kartoffeln.

Im Rahmen der **Prävention** ergeben sich darüber hinaus weitere Gesichtspunkte. Das Verhältnis von gesättigten zu ungesättigten Fettsäuren in der Nahrung sollte dabei zugunsten der Fette mit hohem Anteil mehrfach ungesättigter Fettsäuren verschoben werden.

Literatur

Blackburn, H.: Olestra and the FDA. N. Engl. J. Med. 334 (1996) 984–986.

Blume, E.: The trials of olestra: is a fat free lunch to costly? J. Natl. Cancer Inst. 87 (1995) 1741–1743.

Bundesministerium für Gesundheit: Die Kosten ernährungsabhängiger Erkrankungen. Bonn 1994.

Bouchard, C.: Genetics and the metabolic syndrome. Int. J. Obesity 19 (Suppl.1) (1995) 52–59.

Colditz, G.A.: Economic costs of obesity and inactivity. Med. Sci. Sports Exerc. 31 (1999) 663–667.

Calle, E.E., M.J. Thun, J.M. Petrelli, C. Rodriguez, C.W. Heath: Body-mass index and mortality in a prospective cohort of U.S. adults. N. Engl. J. Med. 341 (1999) 1097–1105.

Dawber, T.R., W.B. Kannel, T. Gordon: Coffee and cardiovascular disease. Observations from the Framingham Study. N. Engl. J. Med. 291 (1974) 871–874.

Demrow, H.S., P.R. Slane, J.D. Folts: Administration of wine and grape juice inhibits in vivo platelet activity and thrombosis in stenosed canine coronary arteries. Circulation 91 (1995) 1182–1188.

Deutsche Gesellschaft für Ernährung: Empfehlung für die Nährstoffzufuhr. 5. Überarbeitung, 1991, Umschau, Frankfurt/M.

Deutsche Gesellschaft für Ernährung: Ernährungsbericht der Deutschen Gesellschaft für Ernährung 1992.

Eastwood, M.A., G.S. Allgood: The effect of olestra on breath gas production and faecal microbial counts. Eur. J. Clin. Nutr. 49 (1995) 627–639.

Gaziano, J.M., J.E. Manson, C.H. Hennekens: Natural antioxidants and cardiovascular disease: Observational epidemiologic studies and randomized trials. In: B. Frei (ed.): Natural antioxidants in human health. Academic Press Inc., San Diego, 1994, S. 387–409.

Gordon, T., J.T. Doyle: Weight and mortality in men: the Albany-Study. Int. J. Epidemiol. 17 (1988) 77–81.

Guy-Grand, B., M. Apfelbaum, G. Crepaldi, A. Gries, P. Lefebvre, P. Turner: International trial of long-term dexfenfluramine in obesity. Lancet 2 (1989) 1142–1145.

Halle, M., A. Berg, J. Keul: Übergewicht als Risikofaktor kardiovaskulärer Erkrankungen und die mögliche Bedeutung als Promotor einer gesteigerten Entzündungsreaktion. Dtsch. med. Wschr. 124 (1999) 905–909.

Hauner, H.: Ernährung und metabolisches Syndrom. Internist 36 (1995) 1040–1045.

Hennekens, C.H., J.E. Buring, J.E. Manson, M. Stampfer, B. Rosner, N.R. Cook, C. Belanger, F. LaMotte, J.M. Gaziano, P.M. Ridker, W. Willett, R. Peto: Lack of effect of long-term supplementation with beta carotene on the incidence of malignant neoplasms and cardiovascular disease. N. Engl. J. Med. 334 (1996) 1145–1149.

Hennekens, C.H.: Antioxidant vitamins and cardiovascular disease: current perspectives and future directions. Eur. Heart J. 18 (1997) 177–179.

Heyden, S., G. Heiss, C. Manegold; H.A. Tyroler, C.G. Hames, A.G. Bartel, G. Cooper: The combined effect of smoking and coffee drinking on LDL and HDL cholesterol. Circulation 60 (1979) 22–25.

Kushi, L.H., A.R. Folsom, R-J- Prineas, P.J. Mink, Y. Wu, R.M. Bostick: Dietary antioxidant vitamins and death from coronary heart disease in postmenopausal women. N. Engl. J. Med. 334 (1996) 1156–1162.

Lamon-Fava, S., P.W. Wilson, E.J. Schaefer: Impact of body mass index on coronary heart disease risk factors in men and women. The Framingham Offspring Study. Arterioscler. Thromb. Vasc. Biol. 16 (1996) 1509–1515.

Lee, I.M., R.S. Pfaffenberger: Change in body weight and longevity. JAMA 268 (1992) 2045–2049.

Lissau, I., T.I.A. Sorensen: Parental neglect during childhood and increased risk of obesity in young adulthood. Lancet 343 (1994) 324–327.

Manson, J.E., W.C. Willett, M.J. Stampfer, G.A. Colditz, D.J. Hunter, S.E. Hankinson, C.H. Hennekens, F.E. Speizer: Body weight and mortality among women. N. Engl. J. Med. 333 (1995) 677–685.

Martin, B.C., J.H. Warram, B. Rosner, S.S. Rich, J.S. Soeldner, A.S. Krolewski: Familial clustering of insulin sensitivity. Diabetes 41 (1992) 850–854

Pudel, V., T. Ellrott: Ernährungsverhalten in Deutschland. Internist 36 (1995) 1032–1039.

Rabkin, S. W., F. A.L. Mathewson, P.H. Hsu: Relation of body weight to development of ischemic heart disease in a cohort of young north American after a 26 year observation period: The Manitoba Study. Am. J. Cardiol. 39 (1977) 452–458.

Ritter, M.M., W.O. Richter: Gesundheitliche Auswirkungen einer vegetarischen Lebensweise. Fortschr. Med. 116 (1995) 239–242.

Schauder, P., G. Ollenschläger: Ernährungsmedizin. Urban und Fischer, München 1999, S. 138.

Stevens, J., J. Cai, E.R. Pamuk, D.F. Williamson, M.J. Thun, J.L. Wood: The effect of age on the association between body-mass index and mortality. N. Engl. J. Med. 338 (1998) 1–7.

Tverdal, A., I. Stensvold, K. Solvoll, O.P. Foss, P. Lund-Larson, K. Bjartveit: Coffee consumption and death from coronary heart disease in middle aged Norwegian men and women. Br. Med. J. 300 (1990) 566–569.

Vandongen, R.: Coffee and heart disease: the hypothesis re-examined. Med. J. Austr. 148 (1988) 161–162.

Wechseler, G.: Therapie der Adipositas. Internist 36 (1995) 1063–1069.

21 Herz und Alter

Die durchschnittliche Lebenserwartung eines Mitteleuropäers betrug zu Beginn unseres Jahrhunderts 50 Jahre. Nach Angaben des Statistischen Bundesamtes von 1994 liegt die mittlere Lebenserwartung für Frauen bei 78,7 Jahren, für Männer bei 72,1 Jahren. Die Lebenserwartung einer 75jährigen Frau beträgt heute weitere 10,5 Jahre, die eines 75jährigen Mannes 8,2 Jahre. Der Anteil der älteren Bevölkerung wird im Jahr 2020 voraussichtlich 20% betragen.

Mit steigendem Alter nehmen die Häufigkeit der kardiovaskulären Erkrankungen und die Sterblichkeit an diesen Erkrankungen zu. Kardiovaskuläre Erkrankungen bleiben die häufigsten Todesursachen bei den über 65jährigen und verursachen die größte Morbidität und die meisten Krankenhausaufenthalte in diesem Alter. Das bedeutet, daß der Arzt in der täglichen Praxis häufiger mit den Problemen älterer Patienten konfrontiert wird. Daher ist auch die Geriatrie nicht als Spezialgebiet, sondern als Aufgabengebiet eines jeden Arztes zu betrachten.

Die WHO definierte als „älter" Menschen, die 65 Jahre und älter sind. Diese Grenze ist künstlich gewählt und entspricht in vielen Ländern dem Berentungsalter.

21.1 Ätiologie

Aus morphologischer Sicht besteht der Alterungsprozeß der Zellen in einer zunehmenden Störung der genetisch vorbestimmten Zytosynthese. Die altersbedingte **Störung der Zytosynthese** manifestiert sich in der Abnahme funktionsfähiger Makromoleküle im Zellkern und im Zytoplasma. Es wird vermutet, daß in jedem Zellkern die Zeitdauer der Zellexistenz vorprogrammiert ist. Diese effektive „**Lebensuhr**" der Zelle würde dann automatisch den Tod der Zelle und des Organismus auslösen. Die Verminderung der Zytosynthese führt zu **Störungen der Zellfunktion**. Weiterhin ist das Verhalten der **Bindegewebszelle** für die Alterung der Organe und des Gesamtorganismus von Bedeutung. Das Bindegewebe ist für Auf- und Abbau der Zwischensubstanzen verantwortlich. Im Alter kommt es zu einer Zellzahlverminderung im Bindegewebe und zur Synthesestörung der Bindegewebszelle. Diese theoretischen Kenntnisse sind für das Verständnis des **Alterungsprozesses am Herz-Kreislauf-System** wichtig.

Dennoch wird das morphologische Bild modifiziert durch

- die Unterschiedlichkeit der Gefäßwandstruktur,
- die Beziehung zwischen Gefäßwand und Blutstrom,
- immunreaktive Prozesse und Umwelteinflüsse auf das kardiovaskuläre System.

21.2 Alterungsprozeß der Gefäße

Im **Kapillarbereich** kommt es vorwiegend zur **Zunahme des präkapillaren Bindegewebes**. Im Bereich der Arteriolen findet eine **Verminderung der glatten Muskelzellen** und ihr Ersatz durch Bindegewebsfibrillen mit fließendem Übergang in eine **Atherosklerose** statt. In den **Arterien** und der **Aorta** vollzieht sich ohne besondere pathogene Faktoren eine Alterung des intramuralen Bindegewebes. Besondere Bedeutung bei der **Alterung der Arterien und der**

Aorta kommt dem **Perfusionsstrom** und der **Blutviskosität** zu. Es bleibt die Frage, welche Beziehungen zwischen dieser sog. **Physiosklerose** und der **krankhaften Atherosklerose** bestehen. Von den bis jetzt beschriebenen ca. 280 Faktoren, die eine Atherosklerose fördern sollen, sind die **Hauptrisikofaktoren** Hyperlipidämie, Zigarettenrauchen und arterielle Hypertonie. Bei Vorliegen der drei Hauptrisikofaktoren steigt das Risiko für eine koronare Herzkrankheit auf das 15fache.

Die Honolulu Heart Study (Benfante et al. 1990) konnte zeigen, daß bei Männern im Alter zwischen 65 und 74 Jahren, die über einen Zeitraum von 12 Jahren beobachtet wurden, ein unabhängiger Zusammenhang zwischen Cholesterinwert und Risiko für eine KHK bestand. Was das Zigarettenrauchen und die arterielle Hypertonie anbelangt, konnte ein Einfluß auf die Morbidität und Mortalität an Herz-Kreislauf-Erkrankungen auch im Alter nachgewiesen werden. Die SHEP-Studie (1995) zur Behandlung der isolierten systolischen Hypertonie von Personen über 60 Jahre konnte eine Reduktion von Schlaganfällen um 36%, von koronarer Herzkrankheit um 13% zeigen.

Die peripheren arteriellen Durchblutungsstörungen auf der Basis einer diffusen Atherosklerose können mit und ohne Arterienverschluß und daraus folgend unterschiedlichen klinischen Symptomen auftreten.

In der Media der **Venen** werden die elastischen Fasern und Muskelfasern durch kollagene Fibrillen ersetzt, und es kann eine fibröse Intimaverdickung vorkommen. Daraus resultiert ein Elastizitätsverlust der Venenwand mit entsprechenden Folgen.

21.3 Alterungsprozeß des Herzens

Hier gelten die gleichen Grundsätze der Zellalterung, wobei Einflüsse der veränderten Koronardurchblutung hinzukommen.

- Die Alterung der Herzmuskelzellen ist unter dem Begriff der **braunen Atrophie** bekannt.
- Die Zunahme des Bindegewebes im Herzmuskel äußert sich in einer Verbreiterung der präkapillaren Transitstrecke.
- Die Koronardurchblutung hat auf die Funktion und Struktur einen großen Einfluß. So hinterläßt eine passagere Koronarinsuffizienz besonders in schlecht kapillarisierten Bereichen perivaskuläre Schwielen. Normalerweise enthält der Herzmuskel 9–13% Bindegewebe. Erhöht sich dieser Anteil auf 20–30%, ist das morphologische Äquivalent einer drohenden tödlichen Herzinsuffizienz gegeben.
- Darüber hinaus unterliegt das Herz komplexen Einflüssen, z. B. des Mineralhaushalts, des Endokriniums usw.

Früher wurden als das eigentliche morphologische Substrat des Altersherzens die Koronaratherosklerose und ihre Folgen am Myokard betrachtet (Linzbach 1974). Die bisherigen Ergebnisse weisen jedoch darauf hin, daß trotz der Bedeutung der **Koronaratherosklerose** im Alter die eigenständige **Alterung der Herzmuskelzellen** nicht außer acht gelassen werden darf.

21.4 Funktionswandel des Kreislaufs im Alter

21.4.1 Ätiologie

Die beschriebenen morphologischen Veränderungen beeinflussen in folgender Weise die Funktion des Herzens und des Kreislaufs, wobei der Funktionsknick etwa um das 55. Lebensjahr liegt:

- Durch Elastizitätsminderung und Starrheit des arteriellen Systems wird insbesondere das linke Herz einer erhöhten Widerstands- und Druckbelastung ausgesetzt. Dies führt bis zum 50. Lebensjahr zu einer Anpassung durch Zunahme der Herzmuskelmasse, nimmt in höherem Alter aber wieder ab.
- Die Alterung der Herzzelle sowie die Atherosklerose bewirken eine latente Herzinsuffizienz.
- Eine koronare Durchblutungsstörung als Folge der Koronaratherosklerose führt zu Muskelnekrosen und -schwielen und stört die kontraktile Funktion des Herzens.

Krankheitswert erlangt das gealterte Herz-Kreislauf-System nur bei Belastungen (übermäßige Muskelarbeit, Infektionen, Einfluß toxischer Stoffe u.a.). Dadurch kann die latente Leistungsminderung, die sog. physiologische **Altersinsuffizienz**, ein lebensbedrohliches Ausmaß erlangen.

Die Transportkapazität des Kreislaufs, gemessen an der maximalen Sauerstoffaufnahme, hat mit 20–25 Jahren ihren Höchstwert, der bei stetem Rückgang mit 60–75 Jahren etwa nur noch die Hälfte des Ausgangswertes beträgt. **Ursachen** dafür sind:

- **verminderte Förderleistung des Herzens** infolge Reduzierung des Schlagvolumens und der maximalen Herzfrequenz, so daß das Herzminutenvolumen mit Zunahme des Alters in Ruhe und unter Belastung abnimmt.
- **Abnahme des Wirkungsgrades der Skelettmuskulatur**.

Von dem noch „normalen Altersherzen“ bestehen fließende Übergänge zur Kardiosklerose, der Herzerkrankung im Alter. Die morphologischen Unterschiede sind lediglich quantitativer Art. Die Begriffe Myodegeneratio cordis und Kardiosklerose werden häufig synonym gebraucht, ohne daß sie eine spezifische Aussage haben.

Die **Myodegeneratio cordis** geht pathologisch-anatomisch meist mit einer braunen Atrophie der Herzmuskelzellen sowie mit einer Vermehrung des interstitiellen Bindegewebes einher. Bei der **Kardiosklerose** liegen neben besonders ausgeprägten schwieligen Veränderungen des Myokards bisweilen auch degenerative Endokardveränderungen vor. Vor allem die Herzklappen des linken Herzens können durch Endokardsklerose starrer werden, verkalken und zur Ausbildung hämodynamisch meist unbedeutender degenerativer Herzklappenfehler führen. Seltener werden extreme Kalzifizierungen und Fibrosen gefunden, die zu einer Funktionseinschränkung des Herzens führen. AV-Blockierungen sowie Schenkelblockbilder deuten auf degenerative Veränderungen des Septumendokards hin.

21.4.2 Klinische Untersuchungsbefunde

➤ Auskultation

Nicht selten kann das **systolische Geräusch über der Herzbasis (2 R 2)** als Ausdruck der Aortensklerose bei verkalktem Aortenklappenring auskultiert werden. Über der **Herzspitze** kann das Geräusch der Mitralklappeninsuffizienz als Folge der Endokardsklerose bzw. das diastolische Geräusch der Mitralklappenstenose im Rahmen der Verkalkung des Mitralklappenringes hinzukommen. Die aortale Komponente des II. Herztones ist im Gegensatz zur nichtsklerosierten valvulären Aortenstenose, besonders bei arterieller Hypertonie, betont. Sonst können die Herztöne infolge diffuser Myokardveränderungen und bei Lungenemphysem abgeschwächt sein.

➤ Elektrokardiogramm

Das EKG kann bis ins hohe Alter normal sein; es wird bei Veränderungen vom Ort und Grad der pathologischen Herzmuskelveränderungen bestimmt. Eine relative **Niedervoltage** ist nicht selten. **T-Wellen-Abflachungen** sind nicht unbedingt als pathologisch zu werten. Häufig sieht man P-Wellen-Verbreiterungen über 0,1 s und Verlängerungen der Überleitungszeit über 0,2 s sowie AV-Block I. bis III. Grades. **AV-Überleitungsstörungen** oder **intraventrikuläre Erregungsleitungsstörungen** gehen mit Verbreiterungen des Kammerkomplexes bis zu Schenkelblockbildern einher, die Vorzeichen des totalen AV-Blocks sein können. Deutliche ST-Strecken- Senkungen und T-Wellen-Negativierungen sind als pathologisch zu bewerten. Gehäufte **Vorhofextrasystolen** und **polymorphe P-Wellen** sind oft Vorboten einer **absoluten Arrhythmie**, die mit zunehmendem Alter häufiger auftritt. Erregungsbildungs- und -leitungsstörungen sollten an degenerative myokardiale Prozesse denken lassen. Spezifische Veränderungen für die Kardiosklerose gibt es nicht.

➤ Röntgenthorax

Röntgenologisch erscheint das nicht dekompensierte Altersherz nicht vergrößert, jedoch täuscht die häufig vorhandene elongierte Aorta formal eine Linksbelastung des Herzens vor.

➤ Echokardiographie

Zur Beurteilung der Herz- und Herzklappenfunktion dienen die Echokardiographie und die Doppler-Technik.

21.5 Herzkrankheiten im Alter

21.5.1 Arterielle Hypertonie (I 10)

➤ Prävalenz

Der Blutdruck nimmt mit dem Alter zu. Dies wurde in verschiedenen Studien, besonders auch in den 70er Jahren in den USA nachgewiesen. 5% der Männer im Alter von 60 Jahren sind Hypertoniker. Der prozentuale Anteil steigt im 70. Lebensjahr auf 13% und beträgt bei 80jährigen und älter fast 25%. Diese Angaben treffen zu, wenn die arterielle Hypertonie mit Werten von systolisch >160 mmHg und diastolisch <90 mmHg definiert wird. Bei einer Grenze von 160/95 mmHg findet man bei 60–69jährigen zu 28%, bei den 70–79jährigen zu 41% und bei 80jährigen und älter zu 27% eine arterielle Hypertonie. Senkt man in der gleichen Gruppe die Grenze der arteriellen Hypertonie auf >140/90 mmHg, so steigern sich die Anteile deutlich: 46%, 60% und 49%. Ungeachtet der Unterschiede in diesen Studien kann eine Tendenz zur Steigerung des Blutdruckes mit dem Alter generell nachgewiesen werden, so daß je nach Definition des „Alters" und Höhe des „Blutdruckes" die Prävalenz der arteriellen Hypertonie mit durchschnittlich 60% angegeben wird.

Der Framingham-Studie ist zu entnehmen, daß die arterielle Hypertonie bei über 65jährigen als Risikofaktor eine höhere Bedeutung hat als bei Jüngeren. Für ältere Patienten wurde als obere Grenze des normalen Blutdrucks 160/95 mmHg angesehen. In den Studien EWPHE (Amery et al. 1985), STOP (Dahlöf et al. 1991), SHEP (1995), MRC II (1992) konnten durch die medikamentöse Behandlung über einen Zeitraum von 5 Jahren 40 kardiovaskuläre Todesfälle pro 1000 Patienten mit arterieller Hypertonie im Alter sowie 49 Schlaganfälle pro 1000 ältere Hypertoniker pro Jahr verhindert werden.

Mit Fortschreiten des Alters nehmen häufig die Konzentration an Plasmaangiotensin II und Aldosteron sowie die Aktivität des Renins ab. Durch das starre Gefäßsystem reagieren ältere Menschen empfindlicher auf minimale Veränderungen des Plasmavolumens. Die herabgesetzte arterielle Elastizität kann auch die Funktionsfähigkeit der Barorezeptoren beeinflussen. Die Konzentration an Vasopressin ist niedrig und steigt bei Hypovolämie weniger stark und bei Hyperosmolarität stärker an als bei Jüngeren. Bemerkenswert ist, daß trotz dieser kompensatorischen Maßnahmen der Blutdruck im Alter steigt.

➤ Therapie

Nach langer, kontroverser Diskussion über die antihypertensive Therapie bei über 60jährigen zeigen neuere Untersuchungen, daß die Behandlung der systolischen oder der systo-diastolischen Hypertonie im hohen Alter indiziert und sogar effektiver als im mittleren Alter ist (Holzgreve 1993). Inwieweit diese Aussage auch für über 80jährige Patienten zutrifft, ist nicht geklärt. Das zu erreichende Ziel bei der Behandlung der arteriellen Hypertonie im Alter sollte ein systolischer Wert von 150 mmHg und ein diastolischer Wert von 85 mmHg sein. Dennoch sollte der **individuell** für eine ausreichende Perfusion notwendige Blutdruck, der durch pathologische Gefäßveränderungen und längere Adaptationszeit an den hohen Blutdruck bestimmt wird, nicht unterschritten werden. Ob, wann und mit welchen Dosen ein Hochdruck im Alter medikamentös zu senken ist, ist eine schwierige Entscheidung, die nicht schematisch getroffen werden darf. So ist die Ansicht, jeder systolische Blutdruckwert über 160 mmHg muß behandelt werden, u. U. nicht begründet. Liegt der Blutdruck nicht konstant über 160/90 mmHg, treten keine Beschwerden wie Kopfschmerzen, Schwindelgefühl, Ohrensausen usw. auf, bestehen keine Zeichen der Linksherzinsuffizienz, ist nach unserer Auffassung keine Indikation zu einer medikamentösen antihypertensiven Therapie gegeben.

Mit der Behandlung ist erst nach einem Blutdruckprofil durch eine Langzeitblutdruckmessung und nach Messung im Liegen und im Stehen zu beginnen. Es ist zu beachten, daß bei älteren Patienten die Regulationsmechanismen des Blutdruckes verzögert sind, so daß bei normalen Aktivitäten bedeutende Komplikationen wie Synkopen oder Angina pectoris auftreten können. Auslösende Faktoren können schnelles Aufstehen, Mahlzeiten und Defäkation sein. Der Blutdruckabfall nach einer Mahlzeit ist bei Älteren deutlich ausgeprägt, während bei Jüngeren der Blutdruck sich nicht verändert oder ansteigt. Bei der Wahl der Antihypertensiva sollten folgende Aspekte berücksichtigt werden:

- Die Patienten sind häufig multimorbid, und die Wirkung auf Begleiterkrankungen muß beachtet werden.
- Der Perfusionsdruck darf nicht unter den für das Herz und Gehirn minimal erforderlichen Druck gesenkt werden (Gefahr von Enzephalomalazie und akutem Myokardinfarkt).
- Auf eine latente Leber- und Niereninsuffizienz ist zu achten.
- Die Compliance wird durch die Reduktion der Tablettenzahl verbessert. Deshalb sollten Kombinationspräparate verwendet werden.

Der Blutdruck sollte systolisch nicht um 50 mmHg, diastolisch nicht um 30 mmHg unter den Ausgangswert gesenkt werden. Wegen des blutdrucksenkenden Effekts des Kaliumcitrats sollten älteren Hypertonikern Obst und Gemüse als regelmäßiger Bestandteil der Ernährung empfohlen werden. Eine auch nur kurzfristige zu **starke Kochsalzrestriktion** hingegen verursacht in dieser Altersgruppe zusätzlich eine Einschränkung der kognitiven Leistungen, besonders im Kurzzeitgedächtnis und in der Konzentration.

Die Deutsche Liga zur Bekämpfung des hohen Blutdruckes empfiehlt folgendes Vorgehen:

- Vorsichtige, langsame (evtl. über Wochen und Monate) Therapie, d. h. Behandlungsbeginn mit niedrigen Dosen und bei unzureichender Wirkung nur allmähliche Dosissteigerung oder Übergang auf niedrigdosierte Kombinationen.
- Möglichst einfaches Dosisschema.
- Regelmäßige Blutdruckkontrollen, auch im Stehen. Wenn der Blutdruck im Stehen deutlich niedriger ist als im Sitzen, sollte die Dosierung der Antihypertensiva in Abhängigkeit von den Werten im Stehen erfolgen. Der orthostatische Blutdruckabfall sollte 30 mm Hg keinesfalls überschreiten.
- Regelmäßige Kontrolluntersuchungen, mit Fragen nach subjektiven Nebenwirkungen der Therapie und Laborkontrollen, vor allem von Kalium, Glucose und Kreatinin im Serum.
- Verzicht auf Blutdrucknormalisierung bzw. Änderung oder Beendigung der medikamentösen Therapie bei Störung des Allgemeinbefindens unter Behandlung oder Auftreten von Nebenwirkungen.

21.5.2 Angina pectoris

Eine Angina pectoris ist bei der Häufigkeit der Koronaratherosklerose im Alter keine Seltenheit, wenngleich sich auch bei stenosierender Koronaratherosklerose nicht immer typische Angina-pectoris-Beschwerden einstellen.

21.5.3 Akuter Myokardinfarkt (I 21.9)

Der akute Myokardinfarkt bei über 65jährigen verläuft oft mit atypischen Leitsymptomen, was auch zu Fehldiagnosen führen kann. Diese Leitsymptome sind:

- fortschreitende Herzinsuffizienz, Lungenödem
- kardiogener Schock
- psychische Symptome
- periphere Embolien.

Meist steht eine plötzlich auftretende oder sich verstärkende **Dyspnoe** im Vordergrund des klinischen Bildes. Sie ist oft Ausdruck der akuten **Linksherzinsuffizienz**, die nicht selten zum **Lungenödem** führt. Wir fanden bei unseren Untersuchungen eine deutliche Reduktion des Schlagvolumenindexes bei Patienten über 60 Jahre mit akutem Myokardinfarkt. Eine **Rechtsherzinsuffizienz** ist vor allem bei Patienten mit durchgemachtem Myokardinfarkt zu erwarten. Daneben ist **Schwächegefühl** ein wichtiges Symptom, daß auch längere Zeit anhalten kann, of verbunden mit **Schwitzen** und **Husten**. **Thoraxschmerzen** zeigen weniger als 25% der Patienten. Diese Beobachtung ist in Übereinstimmung mit eigenen Erfahrungen. Die genaue Anamneseerhebung ist bei älteren Patienten, besonders bei denen mit zerebrovaskulärer Insuffizienz, erschwert. Stellt man diese Unsicherheit in Rechnung, kann man davon ausgehen, daß etwa 60% der akuten Myokardinfarkte schmerzlos verlaufen.

Faktoren, die die Schmerzempfindlichkeit im Alter bei akutem Myokardinfarkt beeinflussen, sind z. B.:

- Herabsetzung der Schmerzempfindlichkeit
- allmähliche Einengung der Koronararterien (Kollateralbildung)
- gleichzeitig bestehende Herzinsuffizienz
- durchgemachte Myokardinfarkte
- Ischämie der sog. stummen Areale des Myokards
- rezidivierende leichtere, nicht schmerzhafte myokardiale Ischämien, die sukzessive zum Myokardinfarkt führen.

Auch bei akut auftretenden **psychischen Veränderungen, Schwindelanfällen und Synkopen** ist an Myokardinfarkt zu denken. Bei inferiorem Myokardinfarkt ist eine rechtsventrikuläre Beteiligung zu erwägen, da dies mit einer erhöhten Inzidenz an kardiogenem Schock und einer erhöhten Letalität einhergeht (Bueno et al. 1997, Bueno et al. 1998). Bei Patienten mit rechtsventrikulärer Beteiligung trat im Vergleich zu denen ohne diese Einbeziehung der kardiogene Schock bei 32% vs. 5%, der AV-Block III. Grades bei 32% vs. 9% und mechanische Komplikationen bei 13% vs. 5% auf. Besonders deutlich war der Unterschied bei der Ventrikelseptumruptur mit 9% gegen 0% ohne rechtsventrikuläre Beteiligung. Auch anhaltende Kammertachykardien traten häufiger auf (12% vs. 4%).

Eine **Apoplexie kann** durch Reduktion des cerebralen Perfusionsdruckes als Folge des herabgesetzten Herzminutenvolumens entstehen. Beide akute Ereignisse haben oft nur ein Intervall von 48 Stunden oder weniger. Bei etwa 1/3 der Patienten mit schmerzlosem Myokardinfarkt können verschiedene **Herzrhythmusstörungen** festgestellt werden. Der plötzliche Herztod tritt aber in dieser Altersgruppe weniger häufig als bei Jüngeren mit akutem Myokardinfarkt auf.

21.5.4 Herzrhythmusstörungen (I 49.9)

➤ Häufigkeit

Die oft von älteren, klinisch als gesund angesehenen Menschen angegebenen Symptome wie Schwindelgefühl, Palpitationen oder kurze Bewußtlosigkeit zeigen keinen sicheren Zusammenhang mit im Langzeit-EKG gefundenen Herzrhythmusstörungen. Ebenfalls ist bekannt, daß Extrasystolen und Tachyarrhythmien bei älteren Menschen häufig vorkommen.

Camm et al. (1980) fanden bei 106 Probanden über 75 Jahre bei 69% ventrikuläre Rhythmusstörungen. Wenige (< 10/Stunden) ventrikuläre Extrasystolen traten bei 42% auf, bei 14% 10–100 VES/h, bei 12% > 100 VES/h. Multiforme Extrasystolen zeigten 22%, Couplets 4%, einen Bigeminus 5%, Salven 2% und Kammertachykardien 4%. Fraglich bleibt, ob alle Untersuchten frei von Herz-Kreislauf-Erkrankungen waren, da nur die Anamnese Grundlage der Studie war. Konstantes Vorhofflimmern war bei 7%, paroxysmales Vorhofflimmern bei 3% und ein Sinusrhythmus bei 93% nachweisbar. Nelson et al. (1984) fanden bei 1238 Patienten im Langzeit-EKG zu 57,2% einen normofrequenten Sinusrhythmus, bei 80% SVES und bei 73% VES verschiedener Schweregrade. AV-Blockierungen I. Grades traten bei 13,6% auf. Nach eigenen Untersuchungen (Heublein et al. 1970) nahmen die ventrikulären Extrasystolien und AV-Blockierungen sowie Schenkelblöcke bei über 60jährigen (61–80 Jahre) kontinuierlich zu.

➤ Therapie

Werden bei älteren Menschen zufällig asymptomatische paroxysmale **ventrikuläre Tachykardien** oder andere bedeutsame **ventrikuläre Arrhythmien** beobachtet, sind sie nicht behandlungsbedürftig.

Bei klinischen Symptomen der ischämischen oder hypertonen Herzkrankheit sind β-Rezeptoren-Blokker oder Ajmalin (auch in Kombination) zu empfehlen. Liegt den ventrikulären Herzrhythmusstörungen eine latente oder manifeste Herzinsuffizienz zugrunde, ist die Behandlung vor allem mit ACE-Hemmern vorzunehmen. **Morgagni-Adams-Stokes-Anfälle** können im Gefolge von AV- Blockierungen II. und III. Grades sowie einer bradykarden absoluten Arrhythmie auftreten. Vor der Schrittmacherimplantation müssen alle anderen Ursachen des Schwindelgefühls und der Synkopen sorgfältig ausgeschlossen werden.

21.5.5 Akutes Cor pulmonale (Lungenembolie) (I 26.0)

Lungenembolien treten bei Älteren wegen nicht selten vorhandener Atherosklerose, Rechtsherzdekompensation, Rekompensationsmaßnahmen wie diuretische Therapie, Herzrhythmusstörungen, Hyperkoagulabilität, herabgesetzter Fibrinolyse, Varizen und mangelnder körperlicher Aktivität häufiger auf. Operative Eingriffe, Kollapszustände sowie Adipositas sind zusätzliche Belastungen. Herzinsuffizienz begünstigt das Auftreten von Lungenembolien deutlich. Wegen der erhöhten **Thromboemboliebereitschaft** im Alter sind besonders bei bettlägerigen Patienten eine gewissenhafte **Kontrolle von Gerinnungsparametern** und prophylaktische antithrombotische Maßnahmen notwendig.

21.5.6 Chronisches Cor pulmonale (I 27.9)

Die Veränderungen des rechten Herzens sind einerseits Folge der Alterung des Herzens, andererseits Folge der Veränderungen des Lungenkreislaufs, z. T. durch Altersemphysem bedingt. Diese Faktoren führen zur latenten Rechtsherzinsuffizienz, die erst unter Belastung sowie pulmonalen Infektionen manifest wird.

21.5.7 Angeborene und erworbene Herzfehler

➤ Häufigkeit

Herzklappenfehler werden auch im höheren Alter nicht selten beobachtet. Es handelt sich dabei sowohl um rheumatisch als auch durch Endokardsklerose bedingte Vitien. Die Kalzifizierung des Mitral- sowie Aortenklappenringes und die daraus resultierende Funktionsstörung der Klappe sind sehr häufig. Die Auskultation von systolischen bzw. diastolischen Geräuschen über der Mitralis weist im hohen Alter auf Klappenringkalzifizierungen hin.

In einer Studie mit 529 Personen (392 Frauen und 137 Männer) mit einem Durchschnittsalter von 82 ± 8 Jahren (von 62–103 Jahre) wurde das Auftreten von Klappenringkalzifizierungen und Geräuschphänomenen verglichen. In dieser unselektierten Patientengruppe hatten 57% der Frauen und 50% der Männer eine Kalzifizierung des Mitralklappenringes. Ein systolisches Geräusch über der Spitze wird von verschiedenen Autoren bei 16%–100% der Patienten mit Klappenringkalzifizierungen angegeben. Diastolische Geräusche traten bei 10% der Patienten mit Anulusfibrose und nur in 1% bei Patienten ohne Kalzifizierung auf. Ist ein systolisches Geräusch wahrnehmbar, liegt mit 85%iger Wahrscheinlichkeit und bei dem diastolischen Geräusch der Mitralklappenstenose mit 90%iger Wahrscheinlichkeit eine Klappenringkalzifizierung vor (Aronow et al. 1987).

Wie in jüngeren Jahren finden sich die Mitralklappenstenose und eine Kalzifizierung des Mitralklappenringes auch im Alter bei Frauen häufiger. Selbst eine bedeutsamere Mitralklappenstenose kann klinisch oft unauffällig sein, da diese Patienten in der Regel keiner großen körperlichen Belastung ausgesetzt sind (Geissler und Parsi 1963). Da das Altersherz einerseits infolge verschiedener Veränderungen und Dekompensation vielfältige auskultierbare Geräusche hat, andererseits den für Jüngere mit Vitien typischen Herzumbau nicht immer ausgeprägt zeigt, ist die Diagnostik deutlich erschwert.

Angeborene Herzfehler wie Aortenisthmusstenose, Vorhofseptumdefekt, Ebstein-Anomalie, Ductus Botalli sind im höheren Alter zwar selten anzutreffen, werden aber doch hin und wieder beobachtet.

➤ Therapie

Durch die weitere Entwicklung der Herzchirurgie, vor allem durch den Einsatz von Bioprothesen, kardioprotektive Maßnahmen während der Operation und größere Erfahrung in der Vor- und Nachsorge älterer Patienten und damit durch die Abnahme der perioperativen Letalität ist die Altersgrenze für eine Operation in den letzten Jahren ständig nach oben verschoben worden.

Der Anteil der über 65jährigen Patienten an Herzklappenoperationen liegt bei ca. 65%. Heute werden zunehmend auch 70- und 80jährige mit einem Herzklappenersatz versorgt. Die **Letalität** liegt bei ca. 8–9%. Es gibt Berichte über erfolgreiche Ballonvalvuloplastie bei kalzifizierter Aortenklappenstenose, die isoliert oder kombiniert mit einer Koronarangioplastie durchgeführt wurde. Auch hier muß die Indikation streng gestellt werden und der Nutzen für den Patienten im Vordergrund stehen. Das erhöhte **Operationsrisiko** sollte bei Älteren beachtet werden. Bei 80jährigen liegt die Frühletalität bei ca. 31%, die Gesamtmortalität bei ca. 51%. Ein Mehrfachklappenersatz hat eine noch höhere Letalität und postoperative Komplikationsrate zur Folge.

In einer Studie an über 80jährigen wird bei elektiven Eingriffen über eine **Frühletalität** von 5,3% berichtet (Deiwick et al. 1996). Hierbei handelte es sich an erster Stelle um KHK und an 2. Stelle um Patienten mit Aortenklappenstenose. Niereninsuffizienz, chronisch-obstruktive Lungenerkrankungen, ein erhöhter LVEDP und ein vorausgegangener akuter Myokardinfarkt sind Risikofaktoren (Cane et al. 1995, Williams et al. 1995).

In einer Untersuchung von Bouma et al. (1998) konnte beim Vergleich von chirurgischer und medikamentöser Therapie bei Patienten mit Aortenklappenstenose gezeigt werden, daß die Letalität bei unter 80jährigen innerhalb von 30 Tagen bei 2% lag. Die 3-Jahres-Überlebensrate lag bei 80% vs. 49% in der medikamentös behandelten Gruppe. Besonders bei systolisch gestörter Funktion bietet die Operation eine bessere Überlebenschance. Für die Mitralklappe hingegen konnte gezeigt werden, daß die Operation bei ≥ 70jährigen mehr als das Alter zu einem schlechten Ausgang beiträgt (Lee et al. 1997).

Trotzdem sollten folgende Gesichtspunkte bei der **Indikation** für eine Operation in hohem Alter berücksichtigt werden:

- genaues Abwägen von Nutzen und Risiko der Operation
- Abschätzen der weiteren Lebenserwartung und Lebensqualität.

Arzt und Patient sollten sich über das hohe Risiko einer Herzoperation in diesem Alter bewußt sein.

Zukünftiges Augenmerk sollte auf die Entwicklung medikamentöser Interventionsmöglichkeiten gelegt werden, die die degenerativen Herzklappenerkrankungen im Lebensgang verlangsamen oder aufhalten (Hinchman et al. 1999).

21.5.8 Bakterielle Endokarditis (I 33.0)

Die bakterielle Endokarditis hat im Alter vor allem als Endocarditis lenta im Rahmen von Erkrankungen mit allgemeiner Resistenzschwäche Bedeutung und wird infolge ihrer Symptomarmut oft übersehen. Sie kommt nicht selten vor, und es sollte mehr daran gedacht werden. Die **akute rheumatische Karditis** ist im Alter selten und verläuft häufig atypisch.

21.5.9 Herzinsuffizienz (I 50.9)

➤ Häufigkeit

Die **Prävalenz** der Herzinsuffizienz steigt exponentiell mit dem Alter, beginnt mit der 5. Dekade und verdoppelt sich alle 10 Jahre bei den Männern und alle 7 Jahre bei den Frauen. Bei den 65–74jährigen ist sie 6mal häufiger als bei 45–55jährigen.

Sie ist die häufigste Indikation zur Hospitalisierung von Patienten über 65 Jahre (Rich et al. 1995).

➤ Klinisches Bild

Alte Patienten werden überwiegend durch arterielle Hypertonie, Koronaratherosklerose und Kardiosklerose herzinsuffizient.

Daraus wird ersichtlich, daß die Linksherzinsuffizienz vorrangig Ursache einer Herzinsuffizienz im Alter überhaupt ist und daß die Symptome der Vorwärtsinsuffizienz im großen Kreislauf die Stauungszeichen überwiegen. Die druckpassive Organdurchblutung alter Menschen führt **bei Absinken der Auswurfleistung** des Herzens zu cerebralen Durchblutungsstörungen mit Schwindelgefühl, Kopfschmerzen, Konzentrations- und Schlafstörungen, Ohrensausen, Verwirrtheitszuständen, Ohnmachten, Demenz und Apoplexien. Am Myokard selbst kann sich die **Vorwärtsinsuffizienz** durch Auslösen einer Angina pectoris, eines Myokardinfarktes oder von Herzrhythmusstörungen auswirken. Desgleichen finden sich renale sowie stärkere periphere Durchblutungsstörungen.

Die im Alter nachlassende Pufferkapazität der Lungenvenen gegenüber einer Volumenzunahme begünstigt das Auftreten von Asthma cardiale und Lungenödem als Folge der **Rückwärtsinsuffizienz** des linken Herzens. Symptome der Rechtsherzinsuffizienz können ursächlich außer vom linken Herzen auch von einer akuten Widerstandserhöhung im kleinen Kreislauf als Folge pulmonaler Infektionen oder mehrzeitiger Lungenembolien auftreten.

Besonders häufig sind **Herzrhythmusstörungen** im Alter. Sie können sowohl Ursache als auch Folge einer Herzinsuffizienz sein.

Die herabgesetzte Adaptationsfähigkeit des Organismus kann im Alter bei normalen Betätigungen, z.B. Aufstehen, Einnahme von Mahlzeiten, Miktion oder Stuhlgang, zu Kollapszuständen führen. Anamnestisch soll deshalb auf diese möglichen Symptome eingegangen werden.

➤ Therapie

Herzglykoside

Auch in dieser Altersgruppe haben die Herzglykoside einen entscheidenden Platz. Eine orale Therapie wird mit **Digoxin** oder **Digitoxin** durchgeführt. Digitoxin ist wegen seiner starken **kumulativen Wirkung** einerseits sowie andererseits wegen der **besonderen Glykosidempfindlichkeit des Altersherzens** nicht so geeignet. Eine Ausnahme ist eine stärkere Einschränkung der Nierenfunktion. Zwischen den Glykosiden gibt es keine prinzipiellen Unterschiede. Mit jedem Herzglykosid ist unter Berücksichtigung der Resorptions- und Abklingquote sowie der individuellen Empfindlichkeit eine optimale Therapie möglich. Voraussetzung jeder Glykosidtherapie aber ist, daß noch eine genügende Kontraktilitätsreserve des Herzmuskels besteht. Die besondere **Glykosidempfindlichkeit** des Altersherzens verbietet wegen der Gefahr einer Intoxikation eine schnelle Sättigung. Daher ist eine mittelschnelle oder langsame Sättigung vorzuziehen. Wir bevorzugen 75% der Vollsättigung bei älteren Patienten. Mitunter bewirken bereits kleine Glykosiddosen Überdosierungserscheinungen, so daß regelmäßige klinische und elektrokardiographische Kontrollen der Therapie bei älteren Patienten zu fordern sind. Teilweise ist die Intoleranz gegenüber Glykosiden durch intrazellulären Kaliumverlust bedingt, so daß eine Kalium-Magnesium-Substitution, die gleichzeitig antiarrhythmisch wirkt, eine Besserung herbeiführt.

ACE-Hemmer

Die Plasmarenin-Aktivität nimmt im Alter ab. Deshalb ist die Wirksamkeit von ACE-Hemmern häufig vermindert, und es kommt zur Unterdosierung. Trotzdem ist die Effektivität von ACE-Hemmern bei älteren Patienten mit Herzinsuffizienz bzw. milder Hypertonie belegt. Die Nierenfunktion und das Fortschreiten einer chronischen Nierenerkrankung werden nicht beeinflußt. Als besonders effektiv hat sich Lisinopril bei älteren Patienten in der Behandlung der arteriellen Hypertonie, Stauungsherzinsuffizienz und des akuten Myokardinfarktes gezeigt. Auch Patienten mit diabetischer Nephropathie profitieren davon (Langtry et al. 1998).

Diuretika

Ab dem 30. Lebensjahr muß mit einer Perfusionsminderung der Niere und Leber um jährlich 1% gerechnet werden. Das bedeutet, daß ein 75jähriger nur noch über 55% seiner Nierenfunktion verfügt. Etwa 50–60% aller Diuretika werden für Patienten über 65 Jahre verordnet. Es muß in dieser Altersgruppe eine Überdosierung vermieden und die Indikation für Diuretika streng gestellt werden. **Schleifendiuretika** haben den Nachteil des schnellen und intensiven Wirkungseintritts und damit der Gefahr der Hämokonzentration sowie der vermehrten Ausscheidung von

Calcium. Geeignete Retardpräparate stehen noch nicht zur Verfügung. Vorteil ist im Gegensatz zu den Thiaziden eine nicht herabgesetzte glomeruläre Filtrationsrate. Wegen des langsameren Wirkungseintritts, der längeren Wirkungsdauer und der Calciumretention ist der Einsatz von **Thiaziden** bei Älteren **günstig**.

Nachteil ist eine flache Dosis-Wirkungs-Kurve, d.h., selbst mit steigender Dosis nimmt die Wirkung nicht ausreichend zu.

Kaliumsparende Diuretika sollten wegen der Gefahr der Hyperkaliämie nur in Kombination mit Saluretika gegeben werden.

21.6 Prophylaxe des alternden kardiovaskulären Systems

Hier bieten sich im wesentlichen drei Möglichkeiten an:

- Von Jugend an ist ein tägliches körperliches Training von ca. 10 min durchzuführen, das eine Pulsfrequenzsteigerung auf etwa 120/min bewirkt. So vermögen 60jährige die körperliche Leistung 40jähriger zu erbringen. Sporadisch massive körperliche Belastungen alter Menschen sind zu vermeiden. Über einen Zeitraum von 12 Jahren konnten Hakim et al. (1998) zeigen, daß die Mortalität an allen Ursachen bei Menschen zwischen 61–81 Jahren, die täglich etwa 3 km liefen, geringer war als bei weniger aktiven innerhalb von 7 Jahren.
- Gleichfalls muß eine kontinuierliche, bewußte Ernährung zur Vermeidung alimentär bedingter Risikofaktoren erfolgen.
- Eine antithrombotische Therapie bei koronaren und peripheren Durchblutungsstörungen ist zu empfehlen.

21.7 Rehabilitation

Die Rehabilitation multimorbider älterer Patienten, bei denen Erkrankungen des Herz-Kreislauf-Systems im Vordergrund stehen, wird in Zukunft immer mehr in den ambulanten Sektor verlagert, so daß auch diese Problematik eingehender Untersuchungen bedarf.

Literatur

Amery, A., W. Birkenhager, P. Brixko, C. Bulpitt, D. Clement, M. Deruyttere, A. de Schaepdryver, C. Dolery, R. Fagard, F. Forette: Mortality and morbidity results from the European Working Party on high blood pressure in the elderly trial. Lancet 1 (1985) 1349–1354.

Aronow, W.S., K.S. Schwartz, M. Koenigsberg: Correlation of murmurs of mitral stenosis and mitral regurgitation with presence or absence of mitral annular calcium in persons older than 62 in a long-tern health care facility. Am. J. Cardiol. 59 (1987) 181–182.

Benfante, A., D. Reed: Is elevated serum cholesterol level a risk factor for coronary heart disease in elderly? JAMA 263 (1990) 393–396.

Bouma, B.J., R.B. van den Brink, J.H. van der Meulen, H.A. Verheul, E.C. Cheriex, H.P. Hamer, E. Dekker, K.I. Lie, J.G. Tijssen: To operate or not on elderly patients with aortic stenosis: the decision and its consequences. Herz 82 (1999) 143–148.

Bueno, H., R. Lopez-Palop, J. Bermejo, J.L. Lopez-Sendon, J.L. Delcan: In-hospital outcome of elderly patients with acute inferior myocardial infarction and right ventricular involvement. Circulation 96 (1997) 436–441.

Bueno, H., R. Lopez-Palop, E. Perez-David, J. Garcia-Garcia, J.L. Lopez-Sendon, J.L. Delcan: Combined effect of age and right ventricular involvement in acute inferior myocardial infarction prognosis. Circulation 98 (1998) 1714–1720.

Camm, A.J., K.E. Evans, D.E. Ward, A. Martin: The rhythm of the heart in active elderly subjects. Amer. Heart J. 99 (1980) 598–603.

Cane, M., C. Chen, B.M. Bailey, J. Fernandez, G.W. Laub, W.A. Anderson, L.B. McGrath: CABG in octogenarians: Early and late events and actuarial survival in comparison with a matched population. Ann. Thorac. Surg. 60 (1995) 1033–1037.

Dahlöf, B., L.H. Lindholm, L. Hansson, B. Schersten, T. Ekbom, P.O. Wester (STOP-Hypertension): Morbidity and mortality in the Swedish trial in old patients with hypertension. Lancet 338 (1991) 1281–1285.

Deiwick, M., R. Tandler, T. Möllhoff, H.H. Scheld: Darf die Herzchirurgie dem alten Menschen vorenthalten werden? Fortschr. Med. 114 (1996) 77–81.

Deutsche Liga zur Bekämpfung des hohen Blutdrucks: Therapie der Hypertonie in der Praxis. Geriatrie Praxis 1 (1993) 45–47.

Erdmann, E.: Herzrhythmusstörungen im Alter. Fortschr. Med. 109 (1991) Ausgabe Ost, 488–491.

Geissler, W., R.A. Parsi: Mitralstenose im Alter. Dt. Gesundh.-Wesen. 18 (1963) 675–677.

Hakim, A.A., H. Petrovitch, C.M. Burchfiel, W. Ross, B.L. Rodriguez, L.R. White, K. Yano, D. Curb, R.D. Abbott: Effects of walking on mortality among nonsmoking retired men. N. Engl. J. Med. 338 (1998) 94–99.

Heublein, B., R.A. Parsi, K. Pocher, J. Witte, R. Seidel: Zur Häufigkeit von Rhythmusstörungen im Alter. Dt. Gesundh.-Wesen. 25 (1970) 1101–1105.

Hinchman, D.A., C.M. Otto: Valvular disease in elderly. Cardiol. Clin. 17 (1999) 137–158.

Holzgreve, H., M. Middeke: Treatment of hypertension in the elderly. Drugs 46 (Suppl. 2) (1983) 24–31.

Langtry, H.D., A. Markham: Lisinopril. A review of its pharmacology and clinical efficacy in elderly patients. Drugs Aging 10 (1997) 131–166.

Lee, E.M., J.N. Porter, L.M. Shapiro, F.C. Wells: Mitral valve surgery in the elderly. J. Heart Valve Dis. 6 (1991) 22–31.

Linzbach, A.J.: Altern und Polypathie am Beispiel des menschlichen Herzens. Med. Klin. 69 (1974) 1915–1926.

MRCII Working Group: Medical research council trial of treatment of hypertension in older adults: principal results. Brit. Med. J. 304 (1992) 405–412.

Nelson, R.D., M.D. Ezri, P. Denes: Arrhythmias and conduction disturbances in the elderly. In: Messerli, F.H. (Ed.): Cardiovascular diseases in elderly. Martinius Nijhoff, 1984, 241–256.

Poulter, N.R.: Risk factor for cardiovascular disease: „Clustering" in the older hypertensive man. Brit. J. Clin. Pract. Suppl. 74 (1994) 4–7.

Rich, M.W., V. Beckham, C. Wittenberg, C.L. Leven, K.E. Freedland, R.M. Carney: A multidisciplinary intervention to prevent the readmission of elderly patients with congestive heart failure. N. Engl. J. Med. 333 (1995) 1190–1195.

SHEP Cooperative Research Group: Prevention of stroke by antihypertensive drug treatment in older persons with isolated systolic hypertension. Final results of the systolic hypertension in elderly program (SHEP). JAMA 265 (1991) 3255–3302.

WHO Study Group: Epidemiology and Prevention of cardiovascular diseases in elderly people. WHO technical Report Series 853 (1995).

Wei, J.Y.: Age and the cardiovascular system. New Engl. J. Med. 327 (1992) 1735–1739.

Williams, D.B., R.G. Carrillo, E.A. Traad, C.H. Wyatt, R. Grahowski, S.H. Wittels, G. Ebra: Determinants of operative mortality in octogenarians undergoing coronary bypass. Ann. Thorac. Surg. 60 (1995) 1038–1043.

22 Herz und Sport

Regelmäßige sportliche Betätigung steigert nicht nur das Wohlbefinden, sondern kann auch Erkrankungen des Herz-Kreislauf-Systems und des Bewegungsapparates vorbeugen bzw. deren Manifestation verzögern. So konnten z.B. eine Vergrößerung des Durchmessers der Koronararterien und die Halbierung der Inzidenz von Herz-Kreislauf-Erkrankungen bei 2maligem Training pro Woche nachgewiesen werden (Morris et al. 1993). Dem Leistungsabbau im Alter kann damit gezielt entgegengetreten werden. Die sportliche Betätigung als gesundheitsfördernde Maßnahme muß vom Leistungssport differenziert betrachtet werden.

22.1 Physiologische Veränderungen beim Ausdauertraining

Das Herz-Kreislauf-System des sportlich Aktiven zeichnet sich durch Merkmale aus, die durch ständiges körperliches Training erworben werden. Es führt zu einer Reihe von Herz-Kreislauf-Anpassungen, wie die Vagotonie, ein erhöhtes Herzvolumen und eine größere Herzmasse.

Eine Beurteilung des Sportlerherzens ist nur bei Kenntnis der als Adaptation an das **Ausdauertraining** erworbenen Besonderheiten möglich. Wichtig ist die Masse der aktivierten Muskulatur. Wenn weniger als **1/6 der Gesamtmuskulatur** beansprucht wird, kommt es vor allem zu lokalen und nicht zu den gewünschten systemischen Anpassungsreaktionen.

Bereits nach einigen Tagen körperlichen Trainings nimmt die **Herzfrequenz** in Ruhe ab. Auch nach Belastung steigt sie weniger an, obwohl telemetrische Untersuchungen bei Hochleistungssportlern sehr hohe maximale und mittlere Herzfrequenzen während einer sportlichen Übung ergaben (180–200/min). Das gleiche konnte bei psychischer Anspannung ohne wesentliche körperliche Belastung beobachtet werden. Als Folge des vagotonen Adaptationsmechanismus kann es zum **Absinken der Pulsfrequenz** in Ruhe bis unter 40/min kommen, ohne daß Kreislaufstörungen auftreten, wie sie bei Untrainierten zu erwarten wären.

Die **Kapillarisierung und Kollateralisierung der Muskulatur** und der Gehalt an Myoglobin nehmen nach Training zu, so daß die maximale Ausschöpfung für Sauerstoff aus dem arteriellen Blut größer wird. Dies gilt sowohl für die Herz- als auch für die periphere Muskulatur, deren **Wirkungsgrad** durch die Durchblutung erhöht wird. Es kommt zur Ökonomisierung der Herzarbeit. Der Trainierte erreicht eine höhere arterio-venöse Sauerstoffdifferenz als der Untrainierte. Weiterhin nimmt der periphere Widerstand ab. Durch die Erhöhung des Vagotonus sinkt der **Blutdruck**, der im Liegen bis auf Werte < 100 mmHg bei kleiner Amplitude zurückgehen kann. Es kommt zur Abnahme des systolischen Ruhe- und Belastungsblutdruckes. Das Herz paßt sich der vermehrten **Volumenbelastung** an, so daß es zur **„regulativen Herzdilatation“** kommt. Das befähigt das Herz nach dem Frank-Starling-Mechanismus, ein größeres Schlag- und Herzminutenvolumen auszuwerfen. Hinzu kommt eine Hypertrophie des Herzmuskels. Wie pathologisch-anatomische Untersuchungen ergeben haben, überschreitet das hypertrophierte und dilatierte Herz das „kritische Herzgewicht“ von 500 g nicht (Linzbach 1974). Daher fehlen auch makroskopische und histologische Zeichen einer Schädigung. Außer der Steigerung der Herzminutenvolumenreserve kommt es zu einer **Steigerung der Druckreserve**. Dies führt unter Belastung zunächst zu einem nur geringen Blutdruckanstieg, der erst bei maximaler Leistung systolische Gipfelwerte über 200 mmHg erreicht. Die Langzeitfolgen und die Bedeutung dieses linksventrikulären Remodelings des Sportlerherzens sind noch nicht bekannt (Pelliccia et al. 1999).

Die körperliche Aktivität hat auf das **sensible hämostatische Gleichgewicht** Einfluß. Faktoren wie eine erhöhte Laktatkonzentration, Vermehrung spezifischer Gerinnungsfaktoren und Zunahme der Thrombozytenzahl bedingen eine **erhöhte Koagulabilität**. Demgegenüber steht beim Gesunden eine überproportionale Aktivierung des **Fibrinolysesystems**. Thromboembolien sind also nicht zu erwarten. Es konnte nachgewiesen werden, daß ein gemäßigtes Ausdauertraining bei Gesunden und Koronarpatienten das hämostatische Gleichgewicht günstig beeinflußt. Es kommt dadurch zur Verringerung der **Blutviskosität**.

Bei Ausdauertrainierten kann ein Anstieg des **HDL-Spiegels** und ein Abfall des **LDL-** und **Triglycerid-Spiegels** beobachtet werden. In der National Runners' Health Study (Williams 1997) wurden an 8283 Freizeit-Läufern, die wöchentlich eine Strecke ≥ 80 km zurücklegten, eine Zunahme des HDL-Spiegels auf ≥ 60 mg/dl, etwa 50% Reduktion der arteriellen Hypertonie, 50% Senkung der Medikamente zur Blutdrucksenkung und zur Normalisierung der Blutfette gemessen. Das geschätzte altersbezogene 10-Jahres-KHK-Risiko war um 30% niedriger bei den Läufern, die durchschnittlich 64 km/Woche im Vergleich zu denen, die wengier als 16 km/Woche liefen. Eine Steigerung um 16 km in der wöchentlichen Distanz bis auf 65–79 km/Woche war mit einem signifikanten Anstieg des HDL, signifikanter Abnahme der Adipositas, der Triglyceride und des geschätzten KHK-Risikos verbunden.

Lai et al. (1998) untersuchten den Einfluß des Angiotensins bei Baseballspielern im Vergleich zu gleichaltrigen Normalpersonen. Sie fanden keinen Unterschied in der Aktivität des Angiotensin-Systems einschließlich der Plasma-Renin-Aktivität, dem Plasma-Aldosteron und der Aldosteronkonzentration im 24-Stunden-Sammelurin. Die Ergebnisse dieser Studie wiesen darauf hin, daß das echokardiographisch beurteilte normale Füllungsprofil, das teilweise durch die normale Angiotensin-Aktivität vermittelt wird, in keiner Beziehung zu den vergrößerten Dimensionen und der Masse des linken Ventrikels bei Leistungssportlern steht.

Da Sportler unter gleichen Trainingsbedingungen ein unterschiedliches Ausmaß an linksventrikulärer Masse entwickeln, wurde angenommen, daß genetische Faktoren die Herzgröße beeinflussen. Karjalainen et al. (1999) fanden, daß ein Polymorphismus des Angiotensinogen-Gens M235T mit einer unterschiedlich ausgeprägten linksventrikulären Hypertrophie bei Ausdauersportlern verbunden ist. Dabei haben Sportler, die homozygot bei T-Allelen sind, die größten Herzen.

22.2 Veränderungen des Herz-Kreislauf-Systems beim Leistungssportler

Ausgeprägte Sportlerherzen führen kaum zu Herzbeschwerden, wenngleich Extrasystolen bei großen Herzen fast ausnahmslos auftreten und bisweilen mit Unruhe und Angstempfindungen einhergehen.

Diese **Herzbeschwerden** äußern sich nur in Ruhe und treten nicht während sportlicher Betätigung auf. Nach **allmählicher** Aufgabe des Trainings verschwinden die Beschwerden in der Regel. Es handelt sich um vegetativ ausgelöste Extrasystolen ohne pathologische Bedeutung. Wird ein jahrelang betriebenes Leistungstraining abrupt abgebrochen, können als **„akutes Entlastungssyndrom"** bekannte Herzbeschwerden auftreten. Sie haben ihre Ursache im Fehlen von Belastungsreizen, die das kardiovaskuläre System benötigt, um die als Trainingsfolge zustande gekommenen Anpassungsvorgänge zu kompensieren. Das akute Entlastungssyndrom oder auch Abstinenzsyndrom tritt mit einer Latenz von 4–14 Tagen nach Abbruch des Trainings auf und äußert sich durch Druck und Stiche in der Herzgegend, lästig empfundene Extrasystolen, allgemeine Mattigkeit, Schlaf- und Appetitstörungen, Schweißausbrüche usw. Diese das Wohlbefinden und manchmal auch die Arbeitsfähigkeit beeinträchtigenden Symptome können in wechselnder Stärke monate- und jahrelang bestehenbleiben und sind Ausdruck der Rückbildung der Adaptation. Daher ist ein **„Ausschleichen"** der sportlichen Betätigung, d.h. ein „Abtrainieren" über mehrere Jahre, zur Verminderung dieser Erscheinungen zu fordern. Am besten ist jedoch eine weitere sportliche Betätigung während des gesamten Lebens. Interessant sind in diesem Zusammenhang auch die Erfahrungen, daß Hochleistungssportler selbst mit zunehmendem Alter im allgemeinen hinsichtlich ihres Herz-Kreislauf-Systems überdurchschnittlich leistungsfähig bleiben.

Nicht immer gehen jedoch Herzleistung und Zunahme der peripheren Muskelmasse infolge Trainings parallel. Dies trifft besonders für Sportarten zu, die kein allseitiges körperliches Training verlangen, sondern sich auf Übungen einzelner Muskelgruppen beschränken. Beim **Bodybuilding** kommt es zu keiner adäquaten Adaptation des Herz-Kreislauf-Systems. Vor Fehleinschätzungen entsprechender Beschwerden bei einem großen Sportlerherzen und mannigfaltigen EKG-Veränderungen ist nochmals zu warnen, da eine nicht indizierte Ruhigstellung eines Sportlers die Erscheinungen des akuten Entlastungssyndroms und damit entsprechende Beschwerden verstärken kann.

22.3 Methoden zur Beurteilung des Sportlerherzens

Klinisch kann die erwähnte Herzvergrößerung durch Palpation und Perkussion nachgewiesen werden. Die **Auskultation** kann evtl. mit einem durch erhöhtes Schlagvolumen bedingten systolischen Geräusch zur Fehldiagnose eines Herzklappenfehlers führen.

Das **Elektrokardiogramm** ist gerade beim Sportlerherzen oft die Quelle für Fehlinterpretationen. Die EKG-Veränderungen sind auf die vagotone Umstellung, die erhöhte Herzmasse und erhöhtes Herzvolumen zurückzuführen.

Eine **Niedervoltage** in den Standardableitungen ist nicht selten. Ihre Ursache ist in **extrakardialen** (kräftige Thoraxmuskulatur, tiefer Thoraxdurchmesser usw.) sowie **kardialen** Faktoren (Veränderungen der elektrischen Position des Herzens im Sinne einer Drehung um die Transversalachse) zu sehen. Die erhöhte Herzmasse führt aber in der Regel zu einer Zunahme des Sokolow-Lyon-Indexes > 3,5 mV.

Flache, biphasische oder spitz-negative **T-Wellen,** besonders über den linkspräkordialen Ableitungen, treten auf. Während einer geringen Trainingsintensität waren die T-Wellen positiv und bis zu 130% bei Männern und 100% bei Frauen erhöht (Spataro et al. 1998). Prominente **U-Wellen** können nachweisbar sein. Auch solche Befunde sind keine Seltenheit und normalisieren sich mitunter nach Belastung oder nach Abtrainieren. Ein inkompletter oder kompletter **Rechtsschenkelblock** kann häufig beobachtet werden. Ursache ist eine Hypertrophie des rechten Ventrikels und der Herzspitze. Zwischen der Dauer des QRS-Komplexes und der Zunahme des Herzvolumens besteht eine positive Korrelation.

Weiterhin wurden frühe Repolarisationen und eine verlängerte QT-Zeit (Holly et al. 1998) festgestellt. Mayet et al. (1999) fanden hingegen: Die Linksherzhypertrophie als Folge des Trainings scheint nicht mit einer großen Verlängerung der QT-Dauer oder QT-Dispersion verbunden zu sein.

Bei **Übertraining** kann es zu AV-Blockierungen I. und II. Grades kommen. Aufgrund des erhöhten Vagotonus sind die Sinusbradykardie, Sinusarrhythmie und Extrasystolen beim Sportlerherzen ebenfalls keine Seltenheit. Es kann auch zu atemabhängigen einfachen AV-Dissoziationen kommen. Auch ventrikuläre Ersatzrhythmen sind möglich. In Langzeit-EKG-Aufzeichnungen wurden bei Hochleistungs-Langstreckenläufern nächtliche Herzfrequenzen <30/min sowie Sinuspausen >2 s gefunden. Damit verbunden ist auch eine höhere Herzfrequenzvariabilität, besonders in der Time Domain pNN50 und rMSSD, die eine starke Vagotonie widerspiegelt (Jensen-Urstad et al. 1997).

Wichtig für die Beurteilung der Herzrhythmusstörungen ist das Verhalten unter Belastung. Da diese meist funktionellen Charakter haben, verschwinden sie bei körperlicher Belastung. Über die Bedeutung der EKG-Veränderungen kann nur individuell eine Aussage durch die Verlaufsbeobachtung gemacht werden. Entzündliche Prozesse und andere Ursachen, die ähnliche Veränderungen hervorrufen können, dürfen differentialdiagnostisch nicht außer acht gelassen werden.

Brune et al. (1992) fanden bei 9 von 35 untersuchten Hochleistungssportlern (26%) **ventrikuläre Spätpotentiale**, die als Zeichen eines erhöhten Risikos für maligne ventrikuläre Tachyarrhythmien gewertet werden. Bei allen Sportlern mit Spätpotentialen traten ebenfalls elektrokardiographische und röntgenologische Zeichen der Linksherzhypertrophie auf, dagegen wiesen nur 5 der 26 Untersuchten ohne Spätpotentiale eine Linksherzhypertrophie auf.

Röntgenologisch ist das große Herz eines Leistungssportlers oder Schwerarbeiters oft nicht von einem pathologisch allseits vergrößerten Herzen zu unterscheiden. Hinzu kommt, daß infolge der allgemeinen Zunahme des Blutvolumens auch die Lungenhili bei trainierten Herzen stärker blutgefüllt, also verdichtet sind. Da der linke Vorhof nicht selten weiter als normal vorgewölbt ist, verführt ein systolisches, nicht organisch bedingtes Geräusch zur Diagnose einer Mitralklappeninsuffizienz.

Die Echokardiographie dient der Größenbestimmung des Herzens und der Funktionseinschätzung.

In einer Multivarianzanalyse wurden echokardiographische Parameter von 947 Hochleistungssportlern aus 27 verschiedenen Sportarten untersucht. 38% der Sportler hatten einen diastolisch vergrößerten linken Ventrikel, nur 1,7% zeigten eine Wandverdickung. Entscheidend für die bemerkenswerten Größenunterschiede des Herzens war die trainierte Sportart. Radfahrer, Schwimmer und Ruderer hatten die größten diastolischen linksventrikulären Dimensionen und Wanddicken. Bei Sportarten mit isometrischer Belastung wie Gewichtheben und Ringen war die Wand im Verhältnis zur Kammergröße relativ dick, wobei die absolute Wanddicke normal blieb (Spirito et al. 1994). Bei älteren Sportlern fanden Di Bello et al. (1993) im Vergleich zu Normalpersonen lediglich eine größere linksventrikuläre Masse. Der enddiastolische Diameter, die Dicke des interventrikulären Septums und der Hinterwand unterschieden sich nicht.

Eine **hypertrophe Kardiomyopathie** muß sorgfältig ausgeschlossen werden. Sie ist wahrscheinlich der häufigste Grund für den plötzlichen Herztod besonders bei jungen Sportlern (Maron et al. 1994).

Bei trainierten Personen konnten Herzminutenvolumina bis zu 35 l/min und Schlagvolumina bis zu 180 ml beobachtet werden. Diese systolische Leistungsreserve ergibt sich daraus, daß das endsystolische Kammervolumen in Ruhe doppelt so groß ist wie das Schlagvolumen und sich im Vergleich zum normalen Herzen verdoppelt bis vervierfacht hat.

22.4 Rolle des Sports in der präventiven Kardiologie

Zur Verbesserung der Herz-Kreislauf-Leistung müssen für jeden Patienten die Sportart, die Belastungsintensität und -dauer und die notwendige Mineralsalz- und Nährstoffversorgung *individuell* ermittelt werden. Dazu muß er zuvor eingehend körperlich untersucht und eine Fahrradergometrie durchgeführt werden. Für den Gesunden ist eine Belastungsintensität von 50–60% der Maximalleistung anzustreben. Für die bei normaler Herz-Kreislauf-Regulation angestrebte Trainingsfrequenz sollte als Faustregel gelten:

Trainingsfreqeuenz = (180 – Lebensalter)

Beim Schwimmen als Trainingsart sollte die Herzfrequenz 20/min niedriger als beim Laufen sein.

Wichtig für die Effektivität des Trainings ist weiterhin die **anaerobe Schwelle,** die individuell verschieden ist und im allgemeinen bei einer **Laktatkonzentration** im Blut > 4 mmol/l erreicht ist. Die Hemmung der für die Muskelkontraktionen notwendigen chemischen Reaktionen und damit die vorzeitige Ermüdung sind Folge hoher lokaler Milchsäurekonzentration.

Parallel zur Laktatkonzentration steigt die Konzentration der **Catecholamine** an. Diese verschlechtern die myokardiale O_2- Versorgung und haben eine arrhythmogene Wirkung. Sie führen zur Aktivierung letzter Energiereserven, steigern aber nicht die Ausdauerleistung. Durch Ausdauertraining verschiebt sich die anaerobe Schwelle in höhere Leistungsbereiche: Der Trainierte kann ca. 80–85% der sportartspezifischen Leistung aerob bestreiten, der Untrainierte nur 50–60%.

22.5 Trainingsziel

Das **Ziel** der Herz-Kreislauf-Optimierung wird meist durch ein jeden zweiten Tag durchgeführtes Ausdauertraining erreicht. Beim **Fahrradfahren** sollte mit 1–1,5 W/kg KG begonnen und auf 2 Watt/kg KG gesteigert werden. Auch hier gilt, daß die Belastung ohne Atemnot durchgeführt wird. Es sollten mindestens 60 km/Woche absolviert werden. Um ein körperliches Training durch **Schwimmen** zu erzielen, müssen etwa 2- bis 4mal/Woche 30–45 Minuten hintereinander langsam geschwommen werden. Weniger belastbare Patienten können eine Verbesserung ihrer Situation bereits durch 10- bis 20minütiges Schwimmen 2- bis 4mal/ Woche erreichen. Für alle Ausdauersportarten gilt der Grundsatz: **besser lange und langsam als kurz und schnell.**

22.6 Probleme und Gefahren bei sportlicher Betätigung

Die hauptsächlichen Gefahren sportlicher Betätigung sind der **akute Myokardinfarkt** und der **plötzliche Herztod**. Dadurch kommt es jährlich zu etwa 800–1000 Todesfällen. Warum die Symptome verzögert bzw. plötzlich einsetzen, ist ungeklärt. Es ist jedoch anzunehmen, daß Sport eine wesentliche auslösende Ursache für den plötzlichen Herztod bei Patienten mit bekannter oder bei Personen mit unbekannter, asymptomatischer schwerer koronarer Herzkrankheit ist.

In pathologisch-anatomischen Studien wurden am häufigsten schwere, meist exzentrische Obstruktionen der Koronararterien gefunden. Koronararterienverschlüsse waren sehr selten. Hypothetisch kann man annehmen, daß für den plötzlichen Herztod während des Sports eine Plaqueruptur, die zu einem Koronarspasmus mit nachfolgender Koronarthrombose (oder ohne solche) führt, verantwortlich sein kann (Ciampricotti et al. 1989). Bei jüngeren Sportlern können auch Thrombusbildungen innerhalb von Muskelbrücken zum akuten Myokardinfarkt führen (Agirbasli et al. 1997). **Nach** dem Sport ist hingegen am ehesten eine **Herzrhythmusstörung** als Folge der Reperfusion ischämischer Areale als Ursache anzunehmen. Ältere männliche Sportler (Durchschnittsalter 73,2 Jahre), die ihr Leben lang Sport trieben, scheinen mehr komplexe Herzrhythmusstörungen und bedeutsame Bradyarrhythmien zu haben als vergleichbare ältere nicht trainierte Personen, was mit einer Erhöhung des Risikos für den plötzlichen Herztod einhergehen kann (Jensen-Urstad et al. 1998).

Da in den letzten Jahren verschiedene hämostaseologische Faktoren als Risikofaktoren der koronaren Herzkrankheit erkannt wurden, rückte das Verhalten des Gerinnungssystems bei Risikopatienten unter körperlicher Belastung in den Mittelpunkt der Überlegungen. Bei koronarer Herzkrankheit kommt es schon bei geringen Leistungen zur **Aktivierung des Gerinnungssystems**. Erklärung für die eingeschränkte fibrinolytische Aktivität kann ein erhöhter Triglyceridspiegel sein. Einmalige körperliche Anstrengungen, besonders nach Überschreitung der anaeroben Schwelle, stellen für Untrainierte und KHK-Patienten ein **thrombogenes Risiko** dar (Röcker 1993).

Zur Vermeidung bzw. Minimierung dieser schwerwiegenden Gefahren sollten bestimmte Regeln beachtet werden. Dazu gehört in erster Linie, daß der **Trainingseffekt** durch eine Verlängerung der Strecke und nicht durch eine Erhöhung des Tempos zu erreichen ist. Es dürfen dabei weder Atemnot noch Herzschmerzen auftreten. Der Trainingspuls ist dabei nicht in jedem Falle zu ermitteln, z.B. beim Schwimmen, bzw. wird durch Medikamente nicht immer erreichbar sein. Am sichersten hat sich die **Trainingssteuerung über die Atmung** zur Vermeidung von

Komplikationen erwiesen. Der Trainierende soll seine Belastung so wählen, daß er sich gerade noch unterhalten kann. Eine tiefe Ausatmung ist zur Abgabe der verbrauchten Luft wichtig. Eine Dyspnoe kann durch eine körperliche Erschöpfung, bei Angina pectoris, schweren Herzrhythmusstörungen sowie auch als Folge eines sog. Belastungsasthmas auftreten. Diese Zeichen sind je nach Schwere Hinweis zur Verringerung der Trainingsintensität bzw. ein Abbruchkriterium.

Zu **traumatischen** Veränderungen bei Sportlern s. Kapitel 25.

Wegen juristischer Probleme der Zulassung zum Amateursport aus medizinischer Sicht gab in den USA eine Konsensus-Konferenz (26th Bethesda-Konferenz) Empfehlungen zur medizinischen Eignung für 70 kardiovaskuläre Anomalien (Maron et al. 1994a).

Literatur

Agirbasli, M., G.S. Martin, J.B. Stout, H.S. Jennings 3rd, J.W. Lea 4th, J.H. Dixon jr.: Myocardial bridge as a cause of thrombus formation and myocardial infarction in a young athlete. Clin. Cardiol. 20 (1997) 1032–1036.

Brune, S., L. Tronike, B.-D. Gonska, H. Kreuzer, U. Tebbe: Ventrikuläre Spätpotentiale bei Sportlern. Z. Kardiol. 81 (1992) 669–672.

Ciampricotti, R., M.I.H. El Gamal, J.J. Bornier, T.H.F.M. Relik: Myocardial infarction and sudden death after sport. Cathet and Cardiovascular Diagn. 17 (1989) 193–197.

Di Bello, V., F. Lattanzi, E. Picano, L. Talarico, M.T. Caputo, C. Di Muro, G. Santoro, M. Lunardi, A. Distante, C. Guisti: Left ventricular performance and ultrasonic myocardial quantitative reflectivity in endurance senior athletes: an echocardiographic study. Eur. Heart. J. 14 (1993) 358–363.

Ernst, E.: Ausdauertraining als antihypertensives Therapieprinzip. Herz/Kreisl. 25 (1993) 56–60.

Holly, R.G., J.D. Shaffrath, E.A. Amsterdam: Electrocardiographic alterations associated with the hearts of athletes. Sports Med. 25 (1998) 139–148.

Jensen-Urstad, K., B. Saltin, M. Ericson, N. Storck, M. Jensen-Urstad: Pronounced resting bradycardia in male elite runners is associated with high heart rate variability. Scand. J. Med. Sci. Sport 7 (1997) 274–278.

Jensen-Urstad, K., F. Bouvier, B. Saltin, M. Jensen-Urstad: High prevalence of arrhythmias in elderly male athletes with a lifelong history of regular strenuous exercise. Herz 79 (1998) 161–164.

Karjalainen, J., U.M. Kujala, A. Stolt, M. Mantysaari, M. Viitasalo, K. Kainulainen, K. Kontula: Angiotensinogen gene M235T polymorphism predicts left ventricular hypertrophy in endurance athletes. J. Am. Coll. Cardiol. 34 (1999) 494–499.

Lai, Z.Y., N.C. Chang, M.C. Tsai, C.S. Lin, S.H. Chang, T.C. Wang: Left ventricular filling profiles and angiotensin system activity in elite baseball players. Int. J. Cardiol. 67 (1998) 155–160.

Linzbach, A.J.: Altern und Polypathie am Beispiel des menschlichen Herzens. Med. Klin. 69 (1974) 1915–1926.

Maron, B.J., Klues, H.G.: Surviving competitive athletics with hypertrophic cardiomyopathy. Am. J. Cardiol. 73 (1994) 1098–1104.

Maron, B.J., Mitchell, J.H. eds. 26th Bethesda Conference: Recommendations for determining eligibility for competition in athletes with cardiovascular abnormalities, January 6 and 7, 1994. J.Am. Coll. Cardiol. 24 (1994a) 845–899.

Mayet, J., P. Kanagaratnam, M. Shabi, R. Senior, M. Doherty, N.R. Poulter, P.S. Severs, C.E. Handler, S.A. Thom, R.A. Foale: QT dispersion in athletic left ventricular hypertrophy. Am. Heart J. 137 (1999) 678–681.

Morris, C.K., V.F. Froelicher: Cardiovascular benefits of improved exercise capacity. Sports Med. 16 (1993) 225–236.

Pelliccia, A., F. Culasso, F.M. Di Paolo, B.J. Maron: Physiologic left ventricular cavity dilatation in elite athletes. Ann. Intern. Med. 130 (1999) 23–31.

Röcker, L.: Einfluß körperlicher Leistung auf das Hämostasesystem. Dt. Med. Wschr. 118 (1993) 348–354.

Spatarom A., G. La Mura, G. Marcello, A. Alabiso, D. Naccari, A. Pelliccia: The electrocardiographic T wave changes in highly trained athletes during training. An old problem revisited. J. Sports Med. Phys. Fitness 38 (1998) 164–168.

Spirito, P., A. Pelliccia, M.A. Proschan, M. Granata, A. Spataro, P. Bellone, G. Caselli, A. Biffi, C. Vecchio, B.J. Maron: Morphology of the „athlete's heart" assessed by echocardiography in 947 elite athletes representing 27 sports. Am. J. Cardiol. 74 (1994) 802–806.

Williams, P.T.: Relationship of distance run per week to coronary heart disease risk factors in 8283 male runners. The National Runners' Health Study. Arch. Intern. Med. 157 (1997) 191–198.

23 Herz, Elektrolyte und Säure-Basen-Haushalt

Für die biologischen Funktionen des Organismus und die vitalen Funktionen auf der Zellebene ist eine ausgeglichene intra- und extrazelluläre Elektrolytbilanz Voraussetzung. Dieses Gleichgewicht kann durch verschiedene pathologische Zustände sowie durch Behandlungsmaßnahmen wie Hämodialyse, Infusionstherapie usw. gestört werden. Die Funktion des Herzens steht zum Elektrolythaushalt in enger Beziehung. So werden die Erregungsbildung und -leitung, die Kontraktilität, die Repolarisation und die Rhythmizität beeinflußt.

Die Elektrolyte, das Säure-Basen-Gleichgewicht und das Wasser garantieren den geordneten Ablauf der Funktionen des Organismus und beeinflussen sich gegenseitig regulativ. Störungen des Kalium-, Calcium- und Magnesiumhaushaltes sind in der Kardiologie von besonderer praktischer Bedeutung.

23.1 Störungen des Kaliumhaushaltes

Der wichtigste intrazelluläre Elektrolytbestandteil ist Kalium mit 90–150 mmol/l. Die extrazelluläre bzw. Serumkonzentration beträgt 3,5–5 mmol/l. Zwischen intra- und extrazellulärem Kaliumgehalt besteht keine lineare Beziehung. Erythrozyten besitzen eine hohe Kaliumkonzentration, so daß bei Hämolyse oder durch unsachgemäßes langes Stauen bei der Blutabnahme fälschlich erhöhte Kaliumwerte resultieren. Für die myokardiale Kontraktion ist eine normale extra- und intrazelluläre Kaliumkonzentration notwendig. Am isolierten Herzen neutralisiert Kalium die Calciumwirkung. Bei erniedrigtem Calciumspiegel kann es zum Herzstillstand kommen.

23.1.1 Hypokaliämie (E 87.6)

Eine Hypokaliämie liegt vor, wenn das Serumkalium <3,5 mmol/l ist. Kaliummangel, besonders im Zusammenhang mit einer Digitalistherapie, erhöht die Bereitschaft zu **Herzrhythmusstörungen**. Ursachen können **gastrointestinal** (starkes Erbrechen, Diarrhöe), **iatrogen** (nicht-kaliumsparende Diuretika, aber auch eine Glukokortikoid-, Penicillintherapie oder Amphotericin-B-Gabe), **renal** (akutes Nierenversagen, osmotische Diurese), **endokrin** (Hyperaldosteronismus, M. Cushing, Leberzirrhose) oder **alkalotisch** sein. Auch exzessives Lakritzeessen führt zur Hypokaliämie (Erikssson et al. 1999)

Hyperaldosteronämie, Cortisolismus und Insulinmangel in Verbindung mit der osmotischen Diurese führen ebenfalls zu einem Kaliumverlust. Auch kann aus einem Magnesiummangel ein Kaliummangel folgen.

Anatomische Herzmuskelveränderungen mit myokardialer Fibrose und Herdnekrose wurden sowohl tierexperimentell als auch bei Patienten mit Hypokaliämie gefunden. Bei Hypokaliämie finden sich eine Erhöhung des Ruhepotentials sowie eine Verlängerung des Aktionspotentials. Das **EKG** weist vor allem Veränderungen im Kammerendteil auf. Dennoch geht selbst eine **ausgeprägte Hypokaliämie** oft nicht mit deutlichen elektrokardiographischen Veränderungen parallel (Martinez-Vea et al. 1999). Es verändert sich sicher erst bei Serumkaliumwerten **<2–3 mmol/l**. Kaliummangel bewirkt **elektrokardiographisch** (Abbildung 23.1):

- eine Abflachung bzw. Inversion der T-Welle
- Senkung der ST-Strecke >0,5 mm
- eine T-U-Verschmelzungswelle
- Auftreten einer erhöhten (>1 mm) und breiten biphasischen U-Welle, die möglicherweise für eine scheinbare QT-Verlängerung verantwortlich ist

- P-Wellen-Erhöhung und gelegentlich Verlängerung des PQ-Intervalls.

Klinisch treten sowohl Brady- als auch Tachykardien auf, die in der Regel mit einer arteriellen Hypotonie vergesellschaftet sind. Diese Tachykardien können mitunter vom Torsade des pointes-Typ sein (Eriksson et al. 1999). Liegt eine arterielle Hypertonie vor, so ist an endokrin bedingte Ursachen wie Hyperaldosteronismus oder M. Cushing zu denken.

23.1.2 Hyperkaliämie (E 87.5)

Eine Hyperkaliämie liegt vor, wenn der Serumkaliumspiegel >5,5 mmol/l ist. Klinische Auswirkungen hat ein Serumkaliumwert >7,0 mmol/l.

Ursachen können **renale** Funktionseinschränkungen und Störungen der intra- und extrazellulären Kaliumverteilung infolge Trauma, Operation etc. (**Verteilungshyperkaliämie**), **iatrogen** durch kaliumsparende Diuretika, Kaliumgabe oder durch Fehler bei der **Blutabnahme** (zu langes Stauen, verspätete Bearbeitung im Labor etc.) sein. Sie führt zur Herabsetzung des Ruhepotentials sowie der Anstiegsgeschwindigkeit und der Dauer des Aktionspotentials. Dadurch kommt es zur Verbreiterung des QRS-Komplexes. Es gilt: Je breiter der QRS-Komplex, desto höher ist der Serumkaliumspiegel. Eine **Kaliumintoxikation** ist im **EKG** frühzeitig erkennbar, sogar zuverlässiger als mit einer Serumkaliumbestimmung. Es stellen sich dabei folgende Veränderungen ein:

- frühzeitige zeltförmige T-Wellen-Erhöhung
- Asymmetrie und Verbreiterung des QRS-Komplexes durch vorzeitigen ST-Strecken-Anstieg, was infarktähnliche Bilder verursacht. Bereits bei diesen Veränderungen ist eine entsprechende Therapie einzuleiten.
- Verbreiterung und Abflachung der P-Welle
- zunehmende Verbreiterung des QRS-Komplexes mit QT-Verlängerung und T-Wellen-Erhöhung in Abhängigkeit von Dauer und Zunahme der Hyperkaliämie
- AV-Block I.-III. Grades
- Asystolie
- Kammerflattern und –flimmern.

Klinisch stehen neben den Herzrhythmusstörungen Symptome wie Parästhesien, Lähmungserscheinungen, Hypo- oder Areflexie im Vordergrund. Liegt parallel eine Störung im Natrium- und Calciumhaushalt vor, werden die Symptome verstärkt.

23.2 Störungen des Calciumhaushaltes

23.2.1 Hypokalzämie (E 83.5)

Eine Herabsetzung des Calciums im Serum ist bei Werten <2,2 mmol/l gegeben. Eine Hypokalzämie

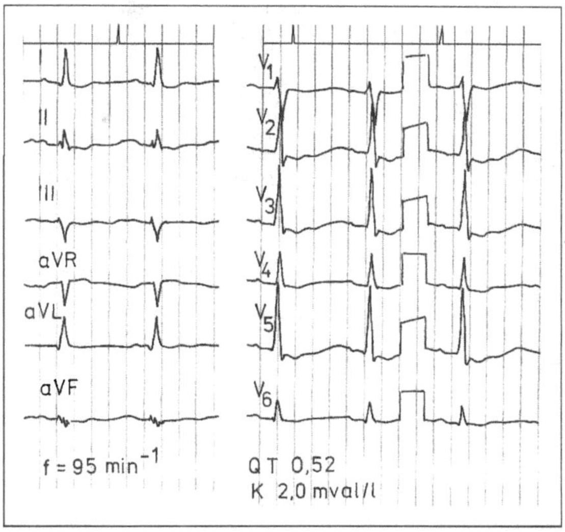

Abb. 23.1: EKG bei Hypokaliämie

kommt bei Hypoparathyreoidismus, intestinalem Malabsorptionssyndrom, bei Vitamin-D-Stoffwechselstörungen, chronischem Alkoholabusus und akuten Nierenversagen vor und führt zu einer Herabsetzung der Myokardkontraktilität und zur Verlängerung der elektromechanischen Systole. **Elektrokardiographisch** finden sich ausgeprägte QT-Verlängerungen, die vor allem durch Verlängerung des ST-Segments ohne QRS- und T-Wellen-Veränderungen bedingt sind. Die **klinische** Symptomatik ist durch tetanische Anfälle geprägt.

23.2.2 Hyperkalzämie (E 83.5)

Eine Hyperkalzämie liegt bei Konzentrationen >2,8 mmol/l vor. Sie ist selten ein kardiovaskuläres Problem und bei **endokrinen** Abweichungen wie dem Hyperparathyreoidismus, Hyperthyreose und M. Addison zu erwarten. Ätiologisch wird die **supravalvuläre Aortenstenose** mit der Hyperkalzämie in Zusammenhang gebracht. Es treten eine Erhöhung der Myokardkontraktilität, eine Verkürzung der elektromechanischen Systole und eine Senkung der Myokardautomatie auf.

Eine Hyperkalzämie ändert das EKG wenig. Kommt es zu **elektrokardiographischen Veränderungen**, so betrifft dies unbedeutende

- Verkürzungen des PR-Intervalls
- QRS-Verbreiterungen
- Verkürzungen des ST- und QT-Intervalls.

Die Herabsetzung der Erregungsleitungsgeschwindigkeit und die kürzere Refraktärperiode prädisponieren zum Auftreten von Herzrhythmusstörungen.

23.3 Störungen des Magnesiumhaushaltes

Um den Einfluß des Magnesiums auf die Mortalität an akutem Myokardinfarkt zu untersuchen, wurden in Nordwestengland dem Trinkwasser verschiedene Konzentrationen Magnesium zugesetzt. In dieser Untersuchung wurde kein Einfluß auf die Letalität an akutem Myokardinfarkt gefunden (Maheswaran et al. 1999). Bei der Analyse der Magnesiumkonzentration im Serum konnte jedoch gefunden werden, daß sie negativ proportional mit der Mortalität an ischämischer Herzkrankheit und allen anderen Todesursachen verbunden ist. Das bedeutet also, je höher die Magnesiumkonzentration im Serum, um so besser die Überlebenschancen (Ford 1999).

23.3.1 Hypomagnesiämie (E 83.4)

Obwohl aus Tierversuchen u.a. Myokardnekrosen, Kalzifikationen, Fettstoffwechselstörungen und Gerinnungsstörungen durch Magnesiummangel bekannt sind, gibt es keine klinisch-kardiologischen und elektrokardiographischen Bilder einer Hypomagnesiämie.

Magnesiummangel kann experimentell der Hypokalzämie ähnelnde elektrokardiographische Veränderungen bewirken. Magnesium kann bei der Therapie einiger Herzrhythmusstörungen, wie der Tachykardie vom Torsade-de-pointes-Typ, wertvoll sein. Diese Tachykardieform entsteht oft beim Alkoholiker, da diese zum Magnesiummangel neigen. Auch die Entstehung des paroxysmalen Vorhofflimmerns oder die Auslösung der Koronarspasmen bei Prinzmetal-Angina nach Alkoholgenuß kann darauf zurückführbar sein (Späth 1988). Die Erfassung des Magnesiummagels ist problematisch, da nur etwa 1–2% des Gesamtmagnesiums im Serum nachweisbar ist.

Ursache der Hypomagnesiämie können langfristige parenterale Ernährung, Laktation, proteinarme Malnutrition, Malabsorptionssyndrom und chronischer Alkoholismus sein. Die eventuellen Veränderungen im **EKG** werden durch die gleichzeitig auftretende Hypokaliämie und Hypokalzämie verursacht.

23.3.2 Hypermagnesiämie (E 83.4)

Magnesium in hohen Dosen hat einen curare-ähnlichen Effekt und senkt die neuromuskuläre Übertragung. Eine durch Vasodilatation bedingte arterielle Hypotonie und verschiedene Grade der Myokarddepression werden bereits bei Serumkonzentrationen von 2,5 mmol/l, sicher aber ab 5 mmol/l beobachtet. Im **EKG** sind Erregungsleitungs- und Repolarisationsstörungen mit Verlängerung des PQ-Intervalls, Verbreiterung des QRS-Komplexes, QT-Zeit-Verlängerungen vorhanden. Die P-Welle ist abgeflacht. Diese Veränderungen sind jedoch unspezifisch.

23.3.3 Therapeutische Anwendung des Magnesiums

Bei therapeutischer Anwendung des Magnesiums bei Patienten mit chronischem Vorhofflimmern konnte kein Einfluß auf die Herzfrequenz oder die Herzfrequenzvariabilität gefunden werden (Frick et al. 1999). Bei herzgesunden Probanden wurde nach intravenöser Magnesiumgabe eine signifikante Verlängerung des PR-Intervalls, des AH-Intervalls, der effektiven Refraktärperiode des AV-Knotens und der sinuatrialen Leitungszeit gefunden (Kulick et al. 1988). Shechter et al. (1999) konnten in einer Doppelblind-Studie zeigen, daß die orale Magnesium-Therapie die thrombozytenabhängige Thrombosierung bei Patienten mit stabiler koronarer Herzkrankheit hemmt. Es wird angenommen, daß dieser Effekt unabhängig von der Plättchenaggregation oder P-Selectin-Expression ist. Er ist auch trotz Aspirin-Therapie nachweisbar.

23.4 Störungen des Säure-Basen-Haushaltes (E 87.2, E 87.3)

Intrazelluläre pH-Veränderungen können die Myokardkontraktilität beeinflussen. Dabei ist der kardiodepressive Effekt der Azidose stärker als der der Alkalose. Bei **Azidose** steigt die Ansprechbarkeit des Myokards für Catecholamine. Die Kammerflimmerschwelle sinkt ab. Die **elektrophysiologischen** Veränderungen bei **Azidose** und **Alkalose** scheinen nicht direkt dem pH-Wert zu entsprechen, sondern den Veränderungen des Kalium- und Calciumhaushalts. Bei einer pH-Änderung von ± 0,1 steigt bzw. fällt das Serumkalium um 0,5 mmol/l.

Im **EKG** findet man bei **Azidose** eine T-Wellen-Erhöhung, bei Alkalose kommt es zur Sinustachykardie mit T-Wellen-Abflachung, die QT-Zeit ist verlängert, und der T-Welle folgt unmittelbar die P-Welle (sog. T-P-Phänomen).

Bei schwerer metabolischer **Alkalose** kann es auch zu einem Herz-Kreislauf-Stillstand kommen (Mennen et al. 1988). Auch schwere metabolische Azidosen verlaufen meist letal. Ein Patient mit einem pH-Wert von 6,46 überlebte das Ereignis (Hick et al. 1999).

Literatur

Eriksson, J.W., B. Carlberg, V. Hillorn: Life-threatening ventricular tachycardia due to liquorice-induced hypokalaemia. J. Intern. Med. 245 (1999) 307–310.

Ford, E.S.: Serum magnesium and ischemic heart disease: findings from a national sample of US adults. Int. J. Epidemiol. 28 (1999) 645–651.

Frick, M., J. Ostergren, M. Rosenqvist: Effect of intravenous magnesium on heart rate and heart rate variability in patients with chronic atrial fibrillation. Am. J. Cardiol. 84 (1999) 104–108, A9.

Hick, J.L., S.W. Smith, M.T. Lynch: Metabolic acidosis in restraint-associated cardiac arrest: a case series. Acad. Emerg. Med. 6 (1999) 239–243.

Kulick, D.L., R. Hong, E. Ryzen, R.K. Rude, J.N. Rubin, U. Elkayam, S.H. Rahmitoola, A.K. Bhandari: Electrophysiologic effect of intravenous magnesium in patients with normal conducting system and no clinical evidence of significant cardiac disease. Am. Heart J 115 (1988) 367–373.

Maheswaran, R., S. Morris, S. Falconer, A. Grossinho, I. Perry, J. Wakefield, P. Elliot: Magnesium in drinking water supplies and mortality from acute myocardial infarction in Northwest England. Herz 82 (1999) 455–460.

Martinez-Vea, A., A. Bardaji, C. Garcia, J.A. Oliver: Severe hyperkalemia with minimal electrocardiographic manifestations: a report of seven cases. J. Electrocardiol. 32 (1999) 45–49.

Mennen, M., C.M. Slovis: Severe metabolic alkalosis in the emergency department. Ann. Emerg. Med. 17 (1998) 354–357.

Shechter, M., C.N. Merz, M. Paul-Labrador, S.R. Meisel, R.K. Rude, M.D. Molloy, J.H. Dwyer, P.K. Shah, S. Kaul: Oral magnesium supplementation inhibits platelet-dependent thrombosis in patients with coronary heart disease. Am. J. Cardiol. 84 (1999) 152–156.

Späth, G.: Magnesium in der Kardiologie. Wien. Med. Wschr. 138 (1988) 382–415.

24 Herz und Operation

Eine wichtige Aufgabe des Internisten und Kardiologen besteht darin, die **Operations- und Narkosefähigkeit** der Patienten in bezug auf das Herz-Kreislauf-System zu beurteilen. Diese Beurteilung ist deshalb schon von wesentlicher Bedeutung, da die Zahl der chirurgischen Eingriffe zunimmt. In den USA z. B. unterziehen sich 27 Millionen jedes Jahr einer Operation. Etwa 8 Millionen davon haben eine koronare Herzkrankheit oder Risikofaktoren für Herz-Kreislauf-Erkrankungen. 1 Million hat perioperativ kardiovaskuläre Komplikationen, was mit einem Kostenaufwand von annähernd 20 Milliarden Dollar für Krankenhaus und Langzeitpflege verbunden ist (Mangano 1990).

Die Forderung nach einer eingehenden Untersuchung ergibt sich aus der Tatsache, daß die Operation eine zusätzliche Belastung darstellt und verschiedene Komplikationen ohne adäquate Vorbehandlung gefährliche Konsequenzen haben können. So ist die individuelle Vorbereitung der Patienten von entscheidender Bedeutung. Wichtig bei der Beurteilung sind auch die Dringlichkeit und Notwendigkeit der Operation. **Komplikationen** können einerseits durch die **Operation**, andererseits durch die **Narkose** ausgelöst werden. Im Rahmen einer Operation wird der Patient psychischen und physischen Stressoren ausgesetzt, die zu pathophysiologischen Veränderungen führen. Hinzu kommen die Effekte verschiedener Pharmaka, deren Aktion und Interaktion beachtet werden müssen.

Bei einer Operation können Blutungen, Kreislaufschock, Herzrhythmusstörungen, akuter Myokardinfarkt, Herzinsuffizienz, Thromboembolien, lokale und generalisierte Infektionen, Nieren-, Atem- oder cerebrale Insuffizienz, anästhesiebedingte Komplikationen, Entgleisungen im Kohlenhydratstoffwechsel, Säure-Basen-, Wasser- und Elektrolythaushalt als **Komplikationen** auftreten (Reifferscheid 1989). Unter Beachtung dieser Komplikationen hängt die Entscheidung zur Frage der **Operationsfähigkeit** von folgender Überlegung ab: Steht das Operationsrisiko in einem günstigen Verhältnis zur Überlebenschance ohne Operation, liegt also eine relative oder absolute Operationsindikation vor?

Von Goldman et al. (1977) wurde ein Index zur Einschätzung des kardialen Risikos an 1001 unselektierten Patienten > 40 Jahre mit koronarer Herzkrankheit, Stauungsherzinsuffizienz, Herzrhythmusstörungen und Herzklappenerkrankungen mit nichtkardialer Operation (intraperitoneal, intrathorakal, Aortenoperation, Notfall-Operation) entwickelt (s. Tabelle 24.2). Dieser Index wurde durch Detsky et al. (1986) und Larsen et al. (1987) modifiziert.

Von ACC/AHA wurden 1996 Richtlinien für perioperative Untersuchungen für Patienten, die nichtkardialen Operationen unterzogen werden sollen, erarbeitet.

24.1 Entscheidung zur Operation

Präoperativ sind hinsichtlich des Herz-Kreislauf-Systems folgende Fragen zu klären:

- Liegt überhaupt eine Herzerkrankung vor?
- Sind anamnestisch Anhaltspunkte für eine Angina pectoris oder einen Myokardinfarkt gegeben?
- Ist eine Herzvergrößerung klinisch, elektrokardiographisch, echokardiographisch oder röntgenologisch nachweisbar?
- Lassen sich klinische Symptome der Herzinsuffizienz feststellen?
- Besteht eine Herzrhythmusstörung (AV-Blockierung, absolute Arrhythmie etc.)?

- Liegt eine arterielle Hypertonie oder eine orthostatische Hypotonie vor?
- Bestehen Symptome cerebraler Insuffizienz oder Synkopen?
- Finden sich Zeichen chronischer Lungenerkrankungen?
- Kam es innerhalb der letzten 6 Monaten zu thromboembolischen Ereignissen?
- Gibt die Anamnese Hinweise auf eine Therapie mit Kardiotonika, Antihypertensiva o. ä.?
- Sind Allergien besonders gegenüber Antibiotika bekannt?
- Liegt eine latente oder manifeste Niereninsuffizienz oder eine Harnstauung (Prostatahypertrophie) vor?
- Liegt eine progrediente chronische Lebererkrankung (z. B. Hepatitis) vor?
- Welche Operationen wurden bei dem Patienten bereits durchgeführt?
- Gab es Komplikationen während der Narkose oder postoperativ?

Um den **aktuellen Zustand** des Patienten ausreichend abklären zu können, ist eine **klinisch-kardiologische Untersuchung** zur Beurteilung des Herz-Kreislauf-Systems notwendig. Dies setzt neben der sorgfältigen Erhebung einer **Anamnese** eine **klinische Gesamtuntersuchung**, die Anfertigung eines Elektrokardiogramms in mindestens 12 Ableitungen, eine röntgenologische Beurteilung des kardiopulmonalen Systems, eine Lungenfunktionsprüfung sowie eine hämatologisch-hämostaseologische Untersuchung als Minimalforderung voraus.

Das **Grundprogramm** setzt sich zusammen aus:

1. Anamnese
- qualitativ
- quantitativ

2. Klinischer Untersuchung
- Inspektion
- Palpation (besonders Pulse)
- Perkussion
- Auskultation (besonders Herz und Gefäße)
- Blutdruckmessung

3. EKG (12 Ableitungen)

4. Röntgen-Thorax

5. Echokardiographie bei Patienten mit Herzerkrankungen

6. Laboruntersuchungen
- komplettes Blutbild
- Quick- (INR-)Bestimmung und PTT
- Ionogramm (vor allem Kalium)
- Kreatinin
- Urinstatus
- Enzyme (SGOT, SGPT, LDH)
- BSR, Fibrinogen, CrP
- Nüchternblutzucker

7. Lungenfunktionsprüfung.

Nach dem Ergebnis dieser Untersuchungen wird entschieden, ob zusätzliche diagnostische Maßnahmen notwendig sind.

Im Prinzip ergeben sich so **zwei Gruppen** von Patienten:
- Patienten **ohne** erkennbare **kardiovaskuläre Krankheiten** und manifeste kardiale Dekompensation,
- Patienten **mit kardiovaskulärer Erkrankung**.

24.2 Patienten ohne kardiovaskuläre Erkrankungen

Folgende Faktoren sind zu beachten:

- **Alter des Patienten**

Neue Forschungsergebnisse und Erfahrungen zeigen, daß bei älteren Patienten (ab 5. Lebensjahrzehnt) häufig eine latente Herzinsuffizienz vorliegt, die durch die Operationsbelastung manifest werden kann. Daraus ergibt sich eventuell die Notwendigkeit einer prophylaktischen Glykosidbehandlung unter möglichst mittelschneller bis langsamer Sättigung bis 75% der Vollsättigung. Auf die mögliche Wechselwirkung mit Anästhetika, z. B. Succinylchlorid oder Cyclopropan, ist zu achten.

- **Allgemeinzustand des Patienten**

Hier sind Adipositas sowie Kachexie und zusätzliche, nichtkardiale Erkrankungen zu berücksichtigen und Maßnahmen zu ihrer Korrektur (Gewichtsreduktion, Eiweißmangelausgleich, Elektrolytbilanzierung) zu ergreifen.

- **Derzeitige medikamentöse Therapie**

Insbesondere sind die pharmakologischen Wirkungen der aktuellen Therapie auf die Herzfunktion und das Gerinnungssystem zu beachten.

Bei Patienten **ohne** koronare Herzkrankheit, mit guter linksventrikulärer Funktion sind außer dem 12-Ableitungs-EKG und dem Röntgen-Thorax keine weitere Diagnostik sowie keine spezielle perioperative Therapie erforderlich (Mangano et al. 1995).

Ist der **Allgemeinzustand** nicht-kardial bedingt **schlecht** und ist eine koronare Herzkrankheit nicht bekannt oder unklar, mit keinen oder wenigen Risikofaktoren, erfolgt keine perioperative kardiale Diagnostik oder Behandlung. Liegen unter den gleichen Bedingungen multiple Risikofaktoren vor, so wird je nach Zumutbarkeit eine nicht-invasive Diagnostik durchgeführt. Ist der Test negativ, wird eine konservative Therapie mit Fortsetzung der etwaigen Medikation, postoperative EKG-Kontrolle am 1. Tag danach sowie vor Krankenhausentlassung zum Ausschluß eines akuten Myokardinfarktes und anderer Ereignisse durchgeführt (Mangano et al. 1995).

Nach ACC/AHA (1996) sind folgende Operationen mit einem **hohen**, oft >5% liegenden Risiko für einen kardial bedingten letalen Ausgang oder nichttödlichen Myokardinfarkt einzustufen: große Notfalloperationen besonders bei Älteren, Aorten- und andere Operationen an großen Gefäßen, periphere Gefäßoperationen, länger dauernde Operationen mit bedeutenden Elektrolytverschiebungen und/oder Blutverlust, mit **mäßigem** **<5%** behaftetem Risiko: Endarteriektomie der A. carotis, Hals- und Kopfoperationen, intraperitoneale, intrathorakale und orthopädische Operationen sowie der Prostata. Operationen mit einem **niedrigen Risiko (<1%)**, die keine besonderen präoperativen kardialen Untersuchungen erfordern, sind endoskopische Eingriffe, oberflächliche Eingriffe, Katarakt- und Brustoperationen.

24.3 Patienten mit kardiovaskulärer Erkrankung

24.3.1 Ischämische Herzkrankheit

Die koronare Herzkrankheit ist das größte Risiko im Hinblick auf eine Operation jenseits des 40. Lebensjahres. Sie kann asymptomatisch und damit unerkannt verlaufen. Bei einem großen Teil der Fälle jedoch äußert sie sich durch Angina pectoris oder Myokardinfarkt.

Knapp et al. (1962) fanden bei rund 9000 männlichen Patienten über 50 Jahre ohne bekannte Koronaranamnese bei 0,7% einen postoperativen Koronarverschluß mit einer Letalität von 18%. Patienten mit einer Koronaranamnese wiesen eine Erkrankungshäufigkeit von 6% mit einer Letalität von 58% auf. Tarhan (1972) fand unter 32.877 durchgeführten Operationen an über 30jährigen Patienten, daß 422 Patienten einen Myokardinfarkt durchgemacht hatten. 6,6% der Patienten erlitten in der 1. postoperativen Woche einen Reinfarkt.

Das **Ruhe-EKG** kann Hinweise auf einen Postinfarktzustand und auf Herzrhythmusstörungen geben. Eine latente Koronarinsuffizienz kann durch ein **Belastungs-EKG** aufgedeckt werden.

Wichtige Schlußfolgerungen sind ferner aus einer genauen Analyse der Angina-pectoris-Form zu ziehen. Bereits im Ruhezustand oder bei geringster Belastung auftretende Angina pectoris ist prognostisch weitaus ungünstiger als die nur bei schwerer körperlicher Belastung manifeste Angina pectoris. Bei stabiler Angina pectoris liegt das Risiko für die Anästhesie und große chirurgische Eingriffe zwischen 1 und 3%. Bei Ruhe-Angina und zunehmender Instabilität ist das Risiko bedeutend größer. Vor einem elektiven Eingriff ist eine **instabile Angina pectoris** medikamentös zu stabilisieren. Dies ist bei 95% unter stationären Bedingungen möglich. Nach einem Myokardinfarkt ist ein elektiver operativer Eingriff erst nach etwa 6 Monaten anzuraten, ausgenommen davon sind lebensbedrohliche Zustände.

Die Gefährdung des **Postinfarktpatienten** ist vom Ausmaß der linksventrikulären Funktionsstörung abhängig, die wiederum durch die Größe und Lokalisation des Myokardinfarktes sowie von der Störung der linksventrikulären Wandkinetik bestimmt wird. Lag der akute Myokardinfarkt weniger als 2 Jahre zurück, beträgt die Reinfarktrate in dieser Gruppe 46%.

Das Verhältnis von myokardialem O_2-Angebot und O_2-Verbrauch muß auch während der Anästhesie konstant gehalten werden. Der O_2-Verbrauch hängt von Koronardurchfluß und O_2-Angebot ab.

Faktoren, die das **myokardiale O_2-Angebot erniedrigen**, sind:
- arterielle Hypotonie
- Tachykardie > 120/min
- Hypoxämie
- Verschiebung der Hb-Dissoziationskurve nach links
- Erhöhung der Blutviskosität.

Die **Erhöhung des myokardialen O_2-Verbrauchs** wird durch
- arterielle Hypertonie
- Tachykardie
- ein vergrößertes Herzvolumen und durch
- vermehrte Kontraktilität

bewirkt.

Führen emotionale Faktoren zur Auslösung von Angina-pectoris-Anfällen, sind die Patienten vorrangig mit **Nitroglycerin**, **β-Rezeptoren-Blockern** und **Sedativa** zu behandeln. Außerdem sollte eine gute psychische Vorbereitung durch den behandelnden Arzt erfolgen. Eine **Glykosidtherapie** ist präoperativ in Abhängigkeit vom Alter und klinischen Befund einzuleiten. Unmittelbar nach der Operation sollte der Patient eine Intensivüberwachung erhalten. Eine Therapie mit oralen **Antikoagulantien** muß präoperativ durch Heparin ersetzt werden, so daß der Quick-Wert am Operationstag auf etwa 60% angehoben ist. Auch **Thrombozytenaggregationshemmer** sind je nach Eingriff bereits 3–5 Tage präoperativ abzusetzen und ggf. durch eine Heparin-Therapie weiterzuführen. Thrombose- und emboliegefährdete Patienten sollten unter Beachtung der Kontraindikationen ebenfalls **niedermolekulares Heparin** erhalten. Die erneute optimale Einstellung auf Antikoagulantien nach der Operation richtet sich nach der **Art und Größe des operativen Eingriffs** und wird
- sofort wie nach Zahnextraktion
- nach 2 Tagen (z. B. nach Appendektomie) oder erst
- nach 14 Tagen (z. B. nach Operationen am Gehirn)

eingeleitet.

Die koronare Herzkrankheit ist nach den geltenden Regeln (s. Kap. 12.12.17) zu behandeln. Bei Koronarpatienten ist eine optimale prä- und postoperative Schmerzbekämpfung und Beruhigung von besonderer Bedeutung.

Bei bekannter koronarer Herzkrankheit mit guter linksventrikulärer Funktion sind außer einem 12-Ableitungs-EKG und einem Röntgen-Thorax keine Untersuchungen erforderlich. Es erfolgt die Fortsetzung der medikamentösen Therapie. Am 1. postoperativen Tag sowie vor Krankenhausentlassung ist ein EKG zum Ausschluß eines akuten Myokardinfarktes abzuleiten.

Bei bekannter koronarer Herzkrankheit und unbekanntem Funktionszustand ist eine nicht-invasive Diagnostik mit, wenn möglich, einem Belastungs-EKG oder alternativ mit Dipyridamol-Thalliumszintigraphie, Belastungs-Echokardiographie oder Langzeit-EKG zur Aufdeckung der Myokardischämie (Mangano et al. 1995) durchzuführen. Ist der Test negativ, wird die medikamentöse Therapie fortgesetzt. Bei positivem Test wird die medikamentöse Therapie hinsichtlich der koronaren Herzkrankheit und der Risikofaktoren optimiert oder falls indiziert eine Koronarangiographie und Revaskularisation durchgeführt.

Bei bekannter koronarer Herzkrankheit und schlechtem kardialem Funktionszustand ist keine perioperative Diagnostik, jedoch eine intensive medikamentöse vorbereitende Therapie oder evtl. eine Koronarangiographie erforderlich (Mangano et al. 1995).

24.3.2 Arterielle Hypertonie

Selbst hohe präoperative Blutdruckwerte erhöhten die Operationsgefahr nicht. Das eigentliche Risiko ist die häufig begleitende koronare Herzkrankheit. In der Regel sollte die antihypertensive Behandlung weitergeführt werden, da es nach Absetzen der Medikation während der Anästhesie oft zum Blutdruckanstieg kommt und größere Probleme als bei Weiterführung entstehen. Treten während der Operation **Hochdruckkrisen** auf, ist an ein Phäochromozytom zu denken und Nitroglycerin i.v. oder Phentolamin i.v. anzuwenden. **Atropin** und **Anästhetika** wie Halothan und Trichlorethylen können zu Hyperkapnie führen, das Myokard gegenüber Catecholaminen sensibilisieren und damit die Gefahr ventrikulärer Herzrhythmusstörungen erhöhen.

Bei linksventrikulärer Funktionsstörung und Herzvergrößerung sind **Glykoside** prä- und postoperativ indiziert. Vor kritikloser Zufuhr großer Flüssigkeitsmengen ist ebenso wie bei Koronarkranken wegen der Gefahr eines Lungenödems zu warnen.

Die meisten Arbeitsgruppen betrachten heute die medikamentös behandelten Hypertoniker als sog. „Good-risk"-Patienten für eine Anästhesie.

24.3.3 Herzrhythmusstörungen

➤ Erregungsbildungsstörungen

Ventrikuläre Extrasystolen können auch durch Angst bedingt sein. Sie sind nur therapiebedürftig, wenn mehr als 5/min auftreten. **Vorhofflimmern** und **-flattern** mit normaler Kammerfrequenz kann unter Narkosebedingungen zu einer Beschleunigung der Kammerfrequenz führen, die mit Herzglykosiden sehr gut zu beherrschen ist. Bei nicht ausreichender Antikoagulation muß mit Thromboembolien gerechnet werden.

➤ Erregungsleitungsstörungen

AV-Blockierungen, vor allem mit Adams-Stokes-Anfällen, sind vor der Operation durch Implantation eines **Herzschrittmachers** zu versorgen. Die Bedeutung eines Links- oder Rechtsschenkelblocks hängt von der zugrunde liegenden Herzerkrankung ab. Eine **Schenkelblockierung** per se erhöht das Operationsrisiko nicht. Bei Patienten < 40 Jahren kann der Schenkelblock ohne jegliche Zeichen einer Herzerkrankung vorhanden sein (Rotman et al. 1975). Bei **Herzschrittmacherpatienten** muß daran gedacht werden, daß es bei Thorax- oder Abdominalchirurgie zur Dislokation der Elektroden und damit zum Verlust einer effektiven Stimulation kommen kann. Folgende Aspekte sind bei der perioperativen Überwachung und Betreuung von Patienten mit **Herzrhythmusstörungen** zu beachten:

- Bei Rechtsschenkelblock und linksanteriorem Hemiblock mit und ohne PQ-Verlängerung und Schwindel und Synkopen in der Anamnese ist eine **temporäre Schrittmachersonde** zu legen.
- Bei komplettem symptomatischem AV-Block ist eine **permanente Herzschrittmacher-Implantation** voranzustellen oder mit einer **temporären Schrittmachersonde zu überbrücken.**
- Bei permanentem Schrittmacher ist durch einen Counter eine Interferenz besonders **bei thoraxchirurgischen Eingriffen** möglich.

24.3.4 Erworbene Herzklappenfehler

Das Operationsrisiko ist relativ gering, soweit es sich um leichtere Mitralklappenstenosen handelt. Lediglich Schweregrade NYHA III und IV neigen in der Regel eher zum Lungenödem. Eine kompensierte Mitralklappeninsuffizienz ist in der Regel keine Gefahr. Aortenklappenfehler können in den NYHA-Stadien II–IV zum plötzlichen Herztod durch Kammerflimmern führen.

Bei allen Herzklappenfehlern ist die Zufuhr größerer Flüssigkeitsmengen zu vermeiden, vor allem wenn es sich um kochsalzhaltige Lösungen handelt. Präoperative Kalium-Magnesium-Asparaginat-Gaben sind besonders bei Aortenklappenfehlern zur Arrhythmieprophylaxe von Nutzen. Eine **antibiotische Therapie** zur **Endokarditis-Prophylaxe** mit Penicillin oder halbsynthetischen Penicillinen sollte stets durchgeführt werden.

24.3.5 Prothetischer Herzklappenersatz

In Vorbereitung auf eine Operation muß die orale Antikoagulation abgesetzt werden. Dabei ist je nach Art und Ausmaß des operativen Eingriffes zu entscheiden, ob eine kurzzeitige Gabe von niedermolekularem Heparin ausreicht oder eine intravenöse Heparin-Therapie erforderlich ist. Nach einer Untersuchung von Douketis et al. (1999) wird prä- und postoperativ die i.v. Gabe von Heparin bevorzugt. Dabei beeinflußt das Thromboembolierisiko und nicht die Blutungsgefahr die Intensität der Antikoagulation. Betrachtet man die Blutungsgefahr, so bestimmt sie postoperativ den Beginn der Heparinisierung.

Das weitere Vorgehen bei diesen Patienten entspricht den unter 24.3.4 genannten Prinzipien.

24.3.6 Angeborene Herzfehler

Kompensierte Herzfehler mit Links-Rechts-Shunt bringen in der Regel kein erhöhtes Operationsrisiko mit sich. Sogar Kinder mit Fallotscher Tetralogie tolerieren operative Eingriffe gut. Es ist allerdings darauf zu achten, daß eine durch Vasodilatation bedingte Verminderung der Nachlast und damit die Zunahme des Rechts-Links-Shunts verhindert wird. Andererseits muß eine Erhöhung des Pulmonalarteriendrukkes, z. B. durch PEEP-Beatmung, vermieden werden. Periphere Vasokonstriktoren verkleinern den Rechts-Links-Shunt und erhöhen somit den arteriellen pO_2. Auch bei Patienten mit angeborenen Herzfehlern ist eine **Antibiotikagabe** wegen der Gefahr einer bakteriellen Endokarditis angezeigt.

24.3.7 Stauungsherzinsuffizienz

Liegt eine kompensierte Herzinsuffizienz vor, so steigt das Operationsrisiko gering an. Ab dem NYHA-Stadium III ist mit einem erhöhten Operationsrisiko zu rechnen.

Bei chronischer Herzinsuffizienz findet man häufig eine Hyponatriämie, verbunden mit deutlich gesteigertem Gewebenatriumgehalt und Überwässerung. Zusätzlich besteht oft ein totales Defizit an Kalium bei normalem Calciumspiegel. Zu beachten sind hier vor allem daraus entstehende Herzrhythmusstörungen.

Ein herzinsuffizienter Patient sollte präoperativ nicht vollständig entwässert werden, da die Gefahr der Hypokaliämie und der Reduktion der Herzfunktion durch verminderten Füllungsdruck besteht. Durch stark vermindertes Plasmavolumen kann es bei der Einleitung der Narkose zu einer arteriellen Hypotonie kommen. Als Folge der verminderten Gewebsperfusion kann eine Laktatazidose auftreten. Sinkt der pH-Wert unter 7,1, ist die Myokardkontraktilität um 50% reduziert. Es folgen Herzrhythmusstörungen, die bis zum Kammerflimmern gehen können.

Eine präoperative Digitalisierung sollte einige Tage vor der Operation begonnen werden und ist indiziert bei:

- anamnestisch bekannter Stauungsherzinsuffizienz
- Zeichen der manifesten Herzinsuffizienz
- Angina pectoris nocturna
- Vorhofflimmern und -flattern
- anamnestisch bekannten Vorhof- und AV-Knoten-Tachykardien
- Patienten > 60 Jahren mit einer asymptomatischen Herzvergrößerung.

Weitere Informationen, besonders zu Zuständen mit erhöhter und verminderter Digitalisempfindlichkeit, s. Kap. 17.10.2.

24.3.8 Cor pulmonale

Patienten mit pulmonalen Erkrankungen und einem latenten oder manifesten Cor pulmonale sind in erhöhtem Maße durch die Anästhesie und postoperative Komplikationen gefährdet. Zur Beurteilung kann eine **körperliche Belastung** herangezogen werden. Wird von den Patienten eine Belastung von etwa 75 Watt gut toleriert, sind kaum Komplikationen zu erwarten. Starke Raucher sowie Patienten mit chronischer Bronchitis neigen aufgrund vermehrter Bronchialsekretion und von erhöhtem Bronchialspasmus besonders postoperativ zu Pneumonie und Atelektasenbildung. Aus diesem Grunde hat das **Rauchen** bereits einige Wochen vor der Operation zu unterbleiben.

Die **präoperative Behandlung** ist mit Sekretolytika, Bronchodilatatoren, Antibiotika, Glykosiden und Atemgymnastik durchzuführen. Wird die Vorbehandlung in dieser Form gehandhabt, kann auf Atropingaben mit ihren unerwünschten Nebenwirkungen verzichtet werden. Bei Emphysematikern ist wegen der Gefahr der Atemdepression von Barbiturat- und Morphingaben Abstand zu nehmen.

24.4 Peri- und postoperative Thromboembolieprophylaxe

Die Notwendigkeit der Thromboembolieprophylaxe ergibt sich sowohl bei vorhandenen Risikofaktoren als auch bei Patienten mit bekannten Gerinnungsstörungen (ACC/AHA 1996).

Die Therapie mit niedermolekularem Heparin ist aufgrund des günstigen Profils zum Mittel der Wahl geworden. Es sollte 2–12 Stunden vor dem operativen Eingriff begonnen werden.

In der **Allgemeinchirurgie** hat sich die Einmalgabe von niedermolekularem Heparin bewährt. Für **orthopädische Eingriffe** wie den elektiven Hüftgelenkersatz hingegen ist rekombinantes Hirudin (Desirudin, Revasc®) in einer Dosierung von 2 × 15 mg/d überlegen. Es wird 30 min vor der Operation begonnen und mindestens 8 Tage postoperativ gegeben (Eriksson et al. 1997, Eriksson et al. 1997a). Niedermolekulares Heparin (Enoxaparin) sollte anschließend mindestens über 3 Wochen weitergegeben werden, da es unter Enoxaparin zu einer signifikant geringeren Häufigkeit von tiefen Beinvenenthrombosen im Vergleich zum Placebo kam (7,1% vs. 19,3%) (Planes et al. 1997). Diese Therapie scheint auch wegen der Verhinderung der Komplikationen kosteneffektiv zu sein (Detournay et al. 1998).

Bei **neurochirurgischen Eingriffen** sollte die Prophylaxe erst 24–36 Stunden postoperativ beginnen.

24.5 Einfluß von Narkotika auf das Herz-Kreislauf-System

Bei der Allgemeinanästhesie muß die Wirkung der Narkotika auf das Herz-Kreislauf-System besonders bei Patienten mit kardiovaskulären Erkrankungen beachtet werden.

Die Narkotika können inhalativ bzw. intravenös verabreicht werden.

24.5.1 Inhalationsnarkotika

Verwendete inhalative Narkotika sind Halothan, Enfluran, Isofluran, Sevofluran, Desfluran.

Ihnen gemeinsam ist eine dosisabhängige **kardiodepressive Wirkung**, die zu einem Blutdruckabfall führen kann. Auch Lachgas (N_2O) hat kardiodepressive Wirkungen (Hohner et al. 1994). Sie scheinen auch die diastolische Funktion herabzusetzen, was besonders für Halothan gilt (Humphrey et al. 1990). Deshalb ist auf die additive Wirkung mit anderen negativ inotropen und negativ chronotropen Pharmaka zu achten. Tierexperimentell wurde nachgewiesen, daß die postischämische Erholung durch inhalative Narkotika beschleunigt wird, die möglicher Weise durch eine pharmakologische Präkonditionierung bedingt ist (de Peppo et al. 1999). Unter Anwendung dieser Narkotika können infolge einer Herabsetzung der Sinusknoten-Automatie bei 60–90% der Patienten Herzrhythmusstörungen, wie wandernder Vorhofschrittmacher oder AV-Knoten-Rhythmen auftreten. Bei hohen Dosierungen können AV- und SA-Blockierungen entstehen. Eine weitere gemeinsame Eigenschaft dieser Pharmaka ist die Erhöhung der Sensitivität des Myokards auf Catecholamine, die ebenfalls Herzrhythmusstörungen hervorrufen können. Sie führen weiterhin zu einer leichten bis mäßigen Herabsetzung des peripheren Widerstandes (Lowe et al. 1996). Andererseits haben sie einen geringen Effekt auf den Koronararterientonus.

24.5.2 Intravenöse Narkotika

➤ Barbiturate

Alle schnell- und kurzwirksamen Barbiturate führen auch zu einer **Herabsetzung der myokardialen Kontraktilität, Herabsetzung des Blutdruckes** und des **Herzminutenvolumens**.

➤ Etomidat

Etomidat, ein Imidazol-Abkömmling, scheint von allen intravenösen Narkotika die Hämodynamik am wenigsten negativ zu beeinflussen. Der arterielle Druck wird bei linksventrikulärer Dysfunktion u. a. durch die Erhöhung des peripheren Gesamtwiderstandes konstant gehalten (Pagel et al. 1998).

➤ Propofol

Propofol erzeugt eine geringere Herabsetzung der myokardialen Kontraktilität als Barbiturate in äquipotenten Dosierungen. Die unter Propofol auftretende arterielle Drucksenkung scheint mehr durch direkte vaskuläre oder zentrale Wirkungen bedingt zu sein (Belo et al. 1994). Es kann auch bei Patienten mit deutlich reduzierter linksventrikulärer Funktion sicher angewendet werden (Lehmann et al. 1999). Unter Propofol kommt es zur Senkung der Herzfrequenz durch Beeinflussung der Baroreflexe.

➤ Ketamin

Die Hauptwirkung des Ketamins ist eine **indirekte Erhöhung der Sympathikusaktivität** über die Hemmung der neuronalen und extraneuronalen Wiederaufnahme der Catecholamine. Deshalb zeigt Ketamin eine potentiell negative kardiovaskuläre Wirkung bei Patienten mit catecholaminabhängiger Herzinsuffizienz. Es sollte deshalb auch nicht zur Langzeitsedierung bei Patienten mit gestörter Herzfunktion verwendet werden (Christ et al. 1997). Bei Patienten ohne Störungen des sympathischen Nervensystems hingegen verursacht Ketamin keine Herabsetzung der myokardialen Kontraktilität. Bei Patienten mit koronarer Herzkrankheit und Mitral- und Aortenklappenfehler führt es jedoch über eine arterielle Hypertonie und Tachykardie zu einer Erhöhung des myokardialen Sauerstoffverbrauches.

➤ Benzodiazepine

Benzodiazepine reduzieren dosisabhängig die myokardiale Kontraktilität. Bei der Narkoseeinleitung mit einer höheren Dosis kommt es zu einer mäßigen Senkung des Schlagvolumens und des arteriellen Druckes sowie zu einem leichten Anstieg der Herzfrequenz. Bei der Anwendung von Diazepam in einer Dosierung von $< 0{,}1$ mg/kg tritt nur eine leichte kardiovaskuläre Funktionssenkung ein.

➤ Opioide

Da Morphin in höheren Dosierungen über eine Histaminausschüttung zur Hypotonie über eine Vasodilatation führt, wurden synthetische Derivate wie **Fentanyl** und Opioidrezeptor-Antagonisten wie **Alfentanil** und **Sufentanil** entwickelt. Sie haben einen geringen kardiodepressiven Effekt und beeinflussen den Koronarkreislauf nicht.

Tab. 24.1: Patienten mit geringem und hohem Risiko für Allgemeinanästhesie

Patienten mit geringem Risiko	Patienten mit hohem Risiko
1. akuter Myokardinfarkt > 1–2 Jahren 2. geringfügige Herzrhythmusstörungen (AV-Block I. Grades, nomotope VES < 1 %) 3. unspezifische Repolarisationsstörungen im EKG 4. Herzerkrankungen ohne Herzvergrößerung oder Symptome 5. Schenkelblockierung ohne Herzvergrößerung	1. akuter Myokardinfarkt < 6 Monate 2. instabile Angina pectoris 3. Herzinsuffizienz 4. Cor pulmonale – pulmonale Insuffizienz 5. klinische Beschwerden nach NYHA IV 6. schwere Herzrhythmusstörungen 7. schwere Aortenklappenstenose oder -insuffizienz mit Symptomen wie Angina pectoris oder Synkopen 8. kompletter AV-Block ohne Herzschrittmacher

Tab. 24.2: Kardialer Risikoindex für nicht-kardiochirurgische Eingriffe (nach Goldman et al. 1977)

Faktor	Punktbewertung
Anamnese	
• Alter > 70 Jahre	5
• akuter Myokardinfarkt < 6 Monate	10
physikalische Untersuchung	
• III. Herzton	11
• V. jugularis – Stauung	11
• Aortenklappenstenose	3
EKG	
• kein Sinusrhythmus	7
• > 5 VES/min	7
Allgemeinzustand	
• paO_2 < 60 mmHg	
• paO_2 > 50 mmHg	
• Ca < 3 mmol/l	
• HCO_3 < 20 mmol/l	
• Harnstoff > 8 mmol/l	
• Kreatinin > 250 µmol/l	
• abnorme ASAT/Lebererkrankung	
• bettlägeriger Patient	3
Art der Operation	
• intraperitoneal, thorakal, Aorta	3
• Notfalloperation	4
Summe möglicher Risikopunkte	54
Bewertung: • < 25 Pkt. – Letalität 0,2–2,0 % • > 25 Pkt. – Letalität ≥ 50 %	

24.6 Abschließende Betrachtungen

Für eine gute Betreuung des Herz-Kreislauf-Kranken ist eine gemeinsame Beratung des behandelnden Arztes, Anästhesiologen und Chirurgen erforderlich. Wichtig ist der selektive Gebrauch von β-Rezeptoren-Blockern, eine adäquate Analgesie, Kontrolle der arteriellen Hypertonie und eine angepaßte Volumentherapie besonders bei Patienten mit vorbestehender Stauungsherzinsuffizienz und Herzklappenerkrankungen. Postoperative Lungenkomplikationen sind häufig bei vorbestehenden Lungenerkrankungen, nach Thorax- und Oberbauchchirurgie und Adipositas (Nierman et al. 1999).

Die Tabellen 24.1 und 24.2 fassen das Narkoserisiko von Patienten mit Herz-Kreislauf-Krankheiten wie den kardialen Risikoindex zusammen.

Literatur

ACC/AHA task force report. Special report: Guidelines for perioperative cardiovascular evaluation for noncardiac surgery. Report of the American College of Cardiology/American Heart Association Task Force on practice guidelines (Committee on Perioperative Cardiovascular Evaluation for Noncardiac Surgery). J. Cardiothorac. Vasc. Anesth. 10 (1996) 540–552.

Belo, S.E., R. Kolesar, C.D. Mazer: Intracoronary propofol does not decrease myocardial contractile function in the dog. Can. J. Anaesth. 41 (1994) 43–49.

Christ, G., G. Mundigler, C. merhaut, M. Zehetgruber, C. Kratochwill, G. Heinz, P. Siostrzonek: Adverse cardiovascular effects of ketamin infusion in patients with catecholamine-dependent heart failure. Anaesth. Intensive Care 25 (1997) 255–259.

De Peppo, A.P., P. Polisca, F. Tomai, R. de Paulis, F. Turani, E. Zupancich, L. Sommariva, P. Pasqualetti, L. Chiariello: Recovery of LV contractility in man is enhanced by preischemic administration of enflurane. Ann Thorac Surg. 68 (1999) 112–118.

Detournay, B., A. Planes, N. Vochelle, F. Fagnani: Cost effectiveness of a low-molecular-weight heparin in prolonged prophylaxis against deep vein thrombosis after total hip replacement. Pharmacoeconomics 13 (1998) 81–89.

Detsky, A.S., H.B. Abrams, J.R. McLaughlin, D.J. Drucker, Z. Sasson, N. Johnston, J.G. Scott, N. Forbath, J.R. Hilliard: Predicting cardiac complications in patients undergoing non-cardiac surgery. J. Gen. Intern. Med. 1 (1986) 211–219.

Douketis, J.D., M.A. Crowther, S.S. Cherian, C.B. Kearon: Physician preferences for perioperative anticoagulation in patients with a mechanical heart valve who are undergoing elective noncardiac surgery. Chest 116 (1999) 1240–1246.

Eriksson, B.I., P. Wille-Jorgensen, P. Kalebo, P. Mouret, N. Rosencher, P. Bosch, M. Baur, S. Ekman, D. Bach, S. Lindbratt, P. Close: A comparison of recombinant hirudin with a low-molecular-weight heparin to prevent thromboembolic complications after total hip replacement. N. Engl. J. Med. 337 (1997) 1329–1335.

Eriksson, B.I., S. Ekman, S. Lindbratt, M. Baur, D. Bach, C. Torholm, P. Kalebo, P. Close: Prevention of thromboembolism with use of recombinant hirudin. Results of a double-blind, multicenter trial comparing the efficacy of desirudin (Revasc) with that of unfractionated heparin in patients having a total hip replacement. J. Bone Joint Surg Am. 79 (1997a) 326–333.

Goldman, L., D.L. Caldera, S.R. Nussbaum, F.S. Southwick, D. Krogstad, B. Murray, D.S. Burke, T.A. O'Malley, A.H. Goroll, C.H. Caplan, J. Nolan, B. Carabello: Multifactorial index of cardiac risk in noncardiac surgical procedures. N. Engl. J. Med. 297 (1977) 845–850.

Hohner, P., C. Backman, G. Diamond, A. Friedman, S. Haggmark, G. Johansson, K. Karp, S. Reiz: Anaesthesia for abdominal aortic surgery in patients with coronary artery disease, Part II: Effects of nitrous oxide on systemic and coronary hemodynamics, regional ventricular function and incidence of myocardial ischemia. Acta Anaesthesiol. Scand. 38 (1994) 793–804.

Humphrey, L.S., D.C. Stinson, M.J. Humphrey, R.S. Finney, P.A. Zeller, M.R. Judd, T.J. Blanck: Volatile anesthetic effects on left ventricular relaxation in swine. Anesthesiology 73 (1990) 731–738.

Knapp, R.P., M.J. Tokins, J.F. Artusio: The cerebrovascular accident and coronary occlusion in anesthesia. JAMA 182 (1962) 332–334.

Larsen, S.F., K.H. Olesen, E. Jacobsen, H. Nielsen, A.L. Nielsen, O.J. Jensen, F. Pedersen, J. Waaben, H. Kehlet et al.: Prediction of cardiac risk in noncardiac surgery. Eur. Heart J. 8 (1987) 179–185.

Lehmann, A., J. Boldt, C. Zeitler, E. Thaler, C. Werling: Total intravenous anaesthesia with remifentanil and propofol for implantation of cardioverter-defibrillators in patients with severely reduced left ventricular function. J. Cardiothorac. Vasc. Anesth. 13 (1999) 15–19.

Lowe, D., D.A. Hettrick, P.S. Pagel, D.C. Warltier: Influence of volatile anesthetics on left ventricular function afterload in vivo. Differences between desflurane and sevoflurane. Anesthesiology 85 (1996) 112–120.

Mangano, D.T.: Perioperative cardiac morbidity. Anesthesiology 72 (1990) 153–184.

Mangano, D.T., L. Goldman: Preoperative assessment of patients with known or suspected coronary disease. N. Engl. J. Med. 333 (1995) 1750–1756.

Nierman, E., K. Zakrzewski: Recognition and management of preoperative risk. Rheum. Dis. Clin. North Am. 25 (1999) 585–622.

Pagel, P.S., D.A. Hettrick, J.R. Kersten, J.P. Tessmer, D. Lowe, D.C. Warltier: Etomidate adversely alters determinants of left ventricular afterload in dogs with dilated cardiomyopathy. Anesth. Analg. 86 (1998) 932–938.

Planes, A., N. Vochelle: The post-hospital discharge venous thrombosis risk of the orthopedic patient. Orthopedics 20 (Suppl.) (1997) 18–21.

Reifferscheid, M.: Operationsvorbereitung und Operationsrisiken. In: Reifferscheid, M., S. Waller: Chirurgie. Thieme Verlag, Stuttgart, New York 1989, 121–130.

Rotman, M., J.H. Triebwasser: A clinical and follow-up study of right and left bundle branch block. Circulation 51 (1975) 447–484.

Tarhan, S., E.A. Moffitt, W.F. Taylor, E.R. Giuliani: Myocardial infarction after general anesthesia. JAMA 220 (1972) 1451–1554.

25 Herz und Trauma

Traumatische Schädigungen des Herzens und der großen Gefäße sind im Rahmen von Arbeits-, Verkehrs- und Sportverletzungen häufige Krankheits- und Todesursachen. Man kann davon ausgehen, daß Herzverletzungen bei 20% aller Verkehrstoten nachweisbar sind. Schädigung der Aorta thoracica und des Aortenbogens findet man bei ca. 15% (Prêtre und Chilcott 1997). Auch Reanimationen oder herzchirurgische Eingriffe können Herzschädigungen bis hin zur Ruptur nach sich ziehen.

25.1 Definition

Unter einem **Herztrauma** versteht man Herzfunktionsstörungen, die als Folge kurzzeitig einwirkender Gewalt wie Stoß, Schlag, Schuß, Stich, Druck oder elektrischer Strom hervorgerufen wird. Weitere Ursachen können kurzzeitige außergewöhnliche körperliche oder psychische Belastungen sein. Ein Zusammenhang zwischen einer Herzschädigung und dem Trauma besteht dann, wenn zwischen beiden Ereignissen nicht mehr als 24 Stunden liegen.

Im Hinblick auf das Herz sind **penetrierende Verletzungen** des Thorax und **nicht-penetrierende** (stumpfe) Traumen zu unterscheiden.

25.2 Nicht-penetrierende, stumpfe Herztraumen (S 26)

25.2.1 Häufigkeit

Nicht-penetrierende Herztraumen sind etwa bei einem Drittel aller Verunfallten nachweisbar. In Autopsiestudien konnten bei Opfern von Autounfällen eine Herzkontusion bei 15–17% und bei schweren Ganzkörpertraumen sogar bei 76% nachgewiesen werden (Prêtre und Chilcott 1997).

25.2.2 Pathogenese

Plötzliche Beschleunigung oder Bremsen aus einer Bewegung kann das Herz gegen das Sternum oder die Wirbelsäule schleudern, z. B. Lenkradaufprall bei Verkehrsunfällen ohne Sicherheitsgurt.

Das Herz kann zwischen Sternum und Wirbelsäule durch die Wirkung einer plötzlich auftretenden Kraft komprimiert werden. Durch den plötzlichen Anstieg des Blutdruckes werden besonders die Herzklappen, die Ventrikelwand oder das Ventrikelseptum verletzt. Beispiele hierfür sind **Verschüttung** und **fehlerhafte Reanimationsmaßnahmen**.

Auch plötzliche Erhöhungen des **intrathorakalen** oder **abdominellen Druckes**, z.B. bei Explosionen, spielen eine Rolle.

Zug- und Drehkräfte wirken sich am meisten an den Verbindungsstellen von Herz und Gefäßen aus. Häufig betroffen sind der Ansatz der V. cava und der Vv. pulmonales am Vorhof, der Aortenklappenring, Abgang der großen Gefäße vom Aortenbogen, der Aortenisthmus und der Hiatus aortae.

Die **Verletzbarkeit der Herzklappen** hängt auch vom Herzzyklus ab. In der frühen Diastole ist die Aortenklappe besonders gefährdet, da sie gerade geschlossen ist und durch den leeren linken Ventrikel nicht unterstützt werden kann. In der frühen Systole hingegen können die **schlußfähigen** AV-Klappen durch die Erhöhung das Ventrikeldruckes beschädigt werden.

Alle diese Verletzungen können ohne Frakturen

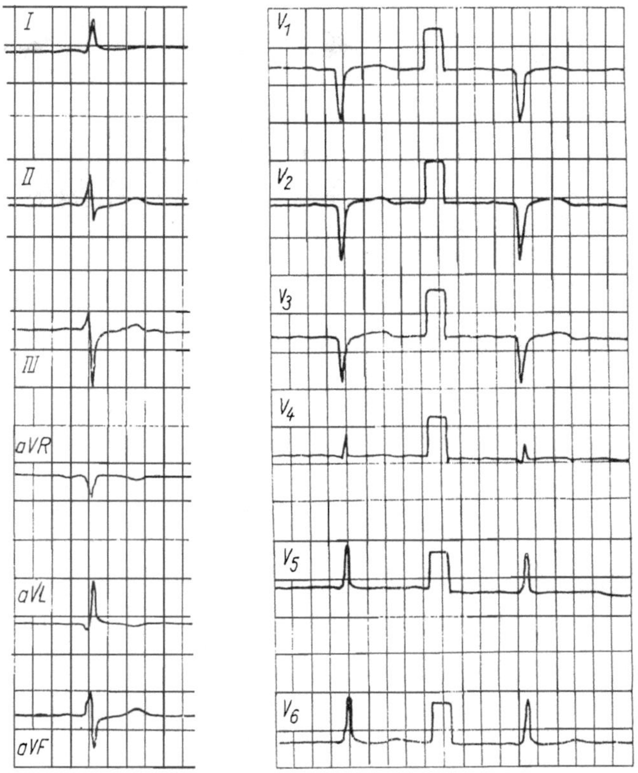

Abb. 25.1: Traumatischer Myokardinfarkt bei einem 38jährigen Patienten nach stumpfem Thoraxtrauma während des Fußballspielens. Im EKG Zeichen eines abgelaufenen Anteroseptalinfarktes

des knöchernen Thorax auftreten. Mitentscheidend für die Auswirkung des Traumas ist, ob die Gewalteinwirkung auf ein gesundes oder bereits vorgeschädigtes Herz trifft.

25.2.3 Commotio cordis (S 26.8)

Die Commotio cordis hat vor allem einen **funktionellen Symptomenkomplex** zur Folge, der ohne pathologisch-anatomische Folgezustände bleibt. Typisch dafür ist eine rasche Zurückbildung der aufgetretenen Störungen wie passagere Herzrhythmusstörungen oder flüchtiges Perikardreiben. Selten tritt der plötzliche Tod als Folge mechanisch ausgelöster Herzrhythmusstörungen ein. Durch Base- und Hokkeybälle bzw. Pucks kann es zum plötzlichen Herztod besonders bei Kindern und Jugendlichen kommen. Dabei treten keine strukturellen Verletzungen des Thorax oder des Herzens auf. Man nimmt an, daß es durch den Aufprall während der vulnerablen Phase der Herzaktion zu Kammerflimmern kommt (Maron et al. 1995). Plötzliche Todesfälle wurden auch durch den Aufprall eines Fußballs bei über 35jährigen beschrieben (Raschka et al. 1993). Die Commotio cordis ist darüber hinaus wahrscheinlich für einen bedeutenden Prozentsatz an plötzlichen Todesfällen bei Sportlern verantwortlich (Links et al. 1999). Links et al. (1998) vermuteten nach klinischen, angiographischen und hämodynamischen Untersuchungen bei einem Überlebenden nach einer Commotio cordis, daß die Folge dieses Traumas nicht nur das Kammerflimmern ist, sondern auch Koronarspasmen oder segmentale Veränderungen in der Myokardkontraktilität eine Rolle spielen.

25.2.4 Contusio cordis (S 26.8)

Bei der Contusio cordis kommt es zur Ausbildung von Kontusionsherden unterschiedlichen Ausmaßes wie Infarzierungen, Klappen- und Gefäßeinrissen sowie Hämoperikardbildung, die zu bleibenden pathologischen Veränderungen führen und sich besonders negativ bei bereits bestehenden Herzerkrankungen auswirken. Wir beobachteten Patienten, die durch den Aufprall eines Fußballs auf den Brustkorb (Abbildung 25.1) bzw. durch den Lenkradaufprall einen akuten Myokardinfarkt erlitten (Parsi 1981).

Ursachen für eine Contusio cordis können sein:
- Lenkradaufprall
- Begleiterscheinungen bei Gewalteinwirkungen auf das Abdomen und die Extremitäten, deren Druckwirkung intravasal herzwärts fortgeleitet wird (**indirektes Herztrauma**)
- Bauch- und Thoraxdurchschüsse

Tab. 25.1: Folgen nicht-penetrierender Herztraumen

Perikardverletzungen	Myokardverletzungen
• Hämoperikard • Ruptur oder Einriß • Perikarditis mit und ohne Erguß • Perikarditis constrictiva	• Contusio cordis • Commotio cordis • Einriß • Ruptur der freien Wand bzw. des Septums • Herzwandaneurysmabildung
Koronararterienverletzungen	**Verletzungen der großen Gefäße**
• Einriß mit und ohne Myokardinfarkt • Thrombose mit und ohne Myokardinfarkt • koronararterio-venöse Fisteln	• Einriß, Ruptur, Abriß • Aneurysmabildung, besonders der Aorta • thrombotischer Verschluß
Klappenverletzungen	**Erregungsbildungs- und -leitungsstörungen**
• Einriß, Kontusion, Ruptur, Abriß • Papillarmuskel- und Chordae-tendineae-Verletzungen	• vielfältig

- Explosionen und Detonationen
- iatrogen durch Reanimation, invasive Diagnostik, operative Eingriffe.

Im Vordergrund der pathologisch-anatomischen Veränderungen stehen herdförmige Blutungen, die von Petechien bis zum Vollbild der Blutung reichen. Diese Hämorrhagien gehen meist vom Endokard aus, können dort begrenzt bleiben oder das gesamte Herz erfassen. Endo- und Perikardeinrisse können vorkommen, die dann zu Herzwandthromben bzw. zum Hämoperikard neigen. Bei der Kontusion kommt es zur Schädigung des Myokards, die von der Quetschung bis zur Ruptur der Muskelfasern reicht. Dadurch ist der Untergang des entsprechenden Myokardbezirkes möglich.

Die Gefäßschädigungen sind meist auf das Kapillarbett beschränkt. Beim Auftreten eines **Schenkelblocks im EKG** sind oft Blutungen im Ventrikelseptum nachweisbar. Durch nicht-penetrierende Thoraxtraumen können die in Tabelle 25.1 aufgeführten Verletzungen des Herzens und der großen Gefäße auftreten.

Die funktionellen Störungen zeigen nicht immer das Ausmaß der anatomischen Beeinträchtigung des Herzens, aber das klinische Bild ist in der Regel abhängig vom Grad und Ausmaß sowie von der Lokalisation der Schädigung. Das **führende Symptom** ist der **Schmerz**, der sofort oder innerhalb von 24 Stunden einsetzt, der dem ischämisch bedingten Schmerz in Lokalisation, Charakter und Ausstrahlung entspricht. Er zeigt eine geringe oder keine Beeinflussung durch Nitropräparate, spricht jedoch gut auf Sauerstoffgabe an. Je nach Schwere der Schädigung kommt es zu **Dyspnoe, arterieller Hypotonie, Elektroinstabilität** oder **Herzinsuffizienzerscheinungen,** die jedoch selten sind. Bei mehr als 50% der Patienten tritt ein Perikarderguß auf. Als **Spätkomplikationen** können die Spätruptur der Herzwand oder die Aneurysmabildung in Erscheinung treten (Murray et al. 1989).

Bei der **Auskultation** nimmt man ein Perikardreiben wahr, das mit dem Geräusch der Papillarmuskeldysfunktion oder Klappenfehlern kombiniert sein kann.

Im **EKG** sind am häufigsten:

- Veränderungen des Kammerkomplexes (intraventrikuläre Erregungsleitungsstörungen, akuter Myokardinfarkt)
- Vorhofflimmern
- komplexe ventrikuläre Herzrhythmusstörungen
- ST-Strecken-Senkung oder -Hebung
- T-Wellen-Überhöhung.

Bei der Ausbildung eines Perikardergusses kommt es zur **Niedervoltage**. Supraventrikuläre und ventrikuläre Extrasystolen sind häufig. Die EKG-Kontrolle sollte in täglichen Abständen erfolgen. Beziehen nekrotische oder hämorrhagische Bezirke das Erregungsleitungssystem mit ein, so treten AV-Blockierungen und intraventrikuläre Erregungsleitungsstörungen auf.

Die **Serumenzyme** sind in der Regel durch die Beteiligung der Leber, Lunge und Skelettmuskel erhöht, so daß ihre Aussagekraft besonders bei polytraumatisierten Patienten in bezug auf die Herzbeteiligung eingeschränkt ist. Ist diese Serumenzymerhöhung, besonders der CK und ihres Isoenzyms MB, der ASAT oder auch der SHBDH, mit ST-T-Veränderungen im EKG vergesellschaftet, so ist eine Myokardbeteiligung wahrscheinlich. Auch Serumenzymerhöhung ohne gleichzeitige EKG-Veränderungen sind auf eine Myokardbeteiligung verdächtig, da Erregungsrückbildungsstörungen, wie auch experimentell nachgewiesen, rasch rückläufig sein können. Im Gegensatz zum koronarogenen Myokardinfarkt sind die CK und die ASAT bereits nach 1 Stunde deutlich erhöht. So erreicht die CK ihr Maximum innerhalb der ersten 24 Stunden, die ASAT und die SHBDH erreichen es innerhalb von 48 Stunden.

Die **Röntgen-Thorax-Aufnahme** kann Hinweise auf das Vorliegen eines Hämatothorax, Pneumothorax oder eines Perikardergusses bringen. Auch eine akute, traumatisch bedingte Herzdilatation wurde beschrieben.

Eine **angiographische Untersuchung** sollte in dem Stadium nicht durchgeführt werden.

Jeder Patient mit dem Verdacht auf eine traumatische Herzbeteiligung ist stationär zu überwachen, nach Möglichkeit unter EKG-Monitoring. Dies gilt insbesondere für ältere Patienten.

Die **Therapiemaßnahmen** richten sich im wesentlichen nach den im Vordergrund stehenden Symptomen. Zur **Schmerzbekämpfung** sind möglichst Analgetika und Sedativa einzusetzen. Die Therapie entspricht sonst der des akuten Myokardinfarktes. Mit der Gabe von Antikoagulantien sollte man jedoch zurückhaltend sein, da die Gefahr der intramyokardialen oder intraperikardialen Blutung bzw. Einblutung in andere verletzte Organe besteht.

Die **Prognose** des Patienten hängt im wesentlichen vom Ausmaß der Schädigung sowie von vorbestehenden Erkrankungen wie Koronaratherosklerose, arterieller Hypertonie usw. ab.

25.2.5 Herzwandruptur (S 26.0)

Der linke Ventrikel ist mit 28,9% am häufigsten, der rechte Ventrikel mit 28,4%, der rechte Vorhof mit 25,4% und der linke Vorhof mit 17,3% betroffen.

In der **klinischen Symptomatik** stehen die Zeichen eines Volumenmangelschocks und der Herzbeuteltamponade im Vordergrund, d.h., der arterielle Druck sinkt ständig ab, der venöse steigt kontinuierlich an. Es kommt zu zunehmender Dyspnoe und Unruhe, die Halsvenen sind gestaut, eine Tachykardie tritt kompensatorisch auf. Je nach Lokalisation der Ruptur können Geräusche neu auftreten und dann auskultatorisch erfaßt werden. An eine Herzwandruptur muß gedacht werden, wenn bei einem Patienten mit schwerem Thoraxtrauma Zeichen der Herzinsuffizienz oder der Herztamponade auftreten. Die diagnostischen Möglichkeiten in dieser Akutsituation sind stark eingeschränkt.

Im **EKG** ist eine Niedervoltage sichtbar, ein M-förmiger QRS- Komplex kann nachweisbar werden. Bei Rupturen im Bereich des Vorhofs finden sich vor allem supraventrikuläre Arrhythmien sowie Zeichen eines Vorhofinfarktes mit Pt_a-Segment-Senkung bzw. -Hebung.

Mit der **Echokardiographie** kann die Ruptur lokalisiert und eine Herztamponade dargestellt werden. Zur Vermeidung der tödlichen Herztamponade ist unverzüglich eine **Perikardiozentese** oder eine **Perikarddrainage** anzulegen, um die Zeit bis zur Operation zu überbrücken. Bei der schwierigen Unterscheidung des aspirierten Blutes nach seinem Ursprung kann folgendes **physiologisches Verhalten** genutzt werden:

- Ist das aspirierte Blut in vitro nicht gerinnbar, so ist es mit großer Wahrscheinlichkeit der Perikarderguß, da bereits eine Defibrinierung eingetreten ist.
- Gerinnt das Blut, so ist anzunehmen, daß es aus einer Herzhöhle stammt.

25.2.6 Ventrikelseptumruptur (S 26.8)

Die Ventrikelseptumruptur tritt selten isoliert auf. Häufig ist sie die Folge einer Myokardkontusion im Septumbereich. Manifestieren kann sich die Ruptur noch bis zu 2 Wochen nach dem Unfall. An erster Stelle stehen bei den **Ursachen** Schlag- und Stoßverletzungen des Thorax, wie sie beim Aufprall auf das Lenkrad vorkommen. Die Diagnose wird vor allem durch die **Anamnese** sowie durch die Auskultation gestellt. Es ist ein Holosystolikum auskultierbar sowie häufig ein Schwirren **über 4/5 parasternal** palpabel. Die **Rechtsherzkatheterisierung** bringt Aufschlüsse über die Druckwerte im kleinen Kreislauf, die vom Shuntvolumen abhängen. Symptomatik und Verlauf sind abhängig von der Größe des Shuntvolumens im rechten Ventrikel und kleinen Kreislauf. Durch die Beteiligung des **Erregungsleitungssystems** kommt es zu Herzrhythmusstörungen, die je nach Ausmaß klinische Bedeutung gewinnen. Die operative Korrektur ist die **Therapie** der Wahl.

25.2.7 Herzklappentraumen (S 26.8)

Rupturen am Herzklappenapparat stehen an erster Stelle der Herzklappentraumen. Autoptisch gelingt aber auch bei Thoraxtraumen der Nachweis von Endotheleinrissen, Blutungen sowie Rupturen der Herzklappensegeln. Durch präkordiale Stoßwirkungen, indirekte Gewalteinwirkungen sowie intensive oder exzessive körperliche Belastung erreicht das Blut **Sprengwirkung**. Besonders deutlich wird diese Wirkung bei Hypertonikern mit atherosklerotischer Vorschädigung der Aorta. Die Ruptur tritt dabei während der stärksten Druckbelastung im Verlauf des Herzzyklus ein: an der Aorta zum **Ende** der Systole, an der Mitral- und Trikuspidalklappe zu **Beginn** der Systole. Meist liegt eine Vorschädigung der Herzklappe durch akute entzündliche Prozesse, Reste einer bakteriellen Endokarditis oder Atherosklerose vor.

Dodd et al. (1987) berichteten über den Fall eines 9jährigen Jungen, der nach einem Autounfall mit stumpfem Thoraxtrauma eine schwere Mitral- und Trikuspidalklappeninsuffizienz entwickelte.

25.2.8 Aortenruptur (S 25.0)

Die Aortenruptur kann auch Spätfolge eines Thoraxtraumas sein (Said et al. 1998). Das führende Symptom ist ein schwerer, von Dyspnoe begleiteter **Schmerz** im Thorax und in der Mitte der Skapula.

Der **Puls** ist flach und klein, hypertone Blutdruckwerte sind an den oberen Extremitäten nachweisbar. Daneben findet man, wenn auch nicht häufig, Heiserkeit, Zeichen des V.-cava-superior-Syndroms, eine Paraplegia und eine Anurie. Im **Röntgen-Thorax-Bild** ist eine Verbreiterung des oberen Mediastinums vorhanden. Der Aortenknopf ist nicht nachweisbar. Der linke Hauptbronchus ist nach unten, die Trachea nach links verlagert. **Diese röntgenologischen Zeichen sind beweisend für eine Aortenruptur.** Weiterführende Untersuchungen wie CT, MRT oder eine Aortographie sind oft nicht erforderlich. Die **chirurgische Therapie** ist Mittel der Wahl.

25.2.9 Verlauf nicht-penetrierender Herztraumen

Um den Zusammenhang zwischen Trauma und Herzschädigung, z.B. einen akuten, traumatisch bedingten Myokardinfarkt, lückenlos nachweisen zu können, sind **vergleichbare Befunde** aus der prätraumatischen, traumatischen und posttraumatischen Phase erforderlich. Neben dem Auftreten von **Spätkomplikationen** im Sinne der Ruptur verschiedener Herzstrukturen oder des Herzklappenapparates, denen meist Blutungen in diesem Bereich vorausgingen, ist die Entwicklung **kardialer Spätschäden** als Traumafolge abzugrenzen. Dazu zählen in erster Linie Pleura- und Perikardverschwartungen bis hin zur Entwicklung einer **Pericarditis constrictiva** sowie Verziehungen des Zwerchfells und des Mediastinums. Die Auswirkungen des Herztraumas sind um so stärker, je schwerer die vorbestehenden Veränderungen waren. Hierbei kommt der Koronaratherosklerose eine besondere Bedeutung zu.

Ein Zusammenhang zwischen einer bleibenden Herzschädigung und dem Unfall ist dann anzunehmen, wenn beide Ereignisse in unmittelbarem Zusammenhang stehen, d.h., es sollten nicht mehr als etwa 24 Stunden zwischen dem Trauma und den Symptomen vergangen sein.

Für die **klinische Praxis** ergibt sich daraus, daß Patienten mit Thoraxtraumen auch ohne vordergründige kardiale Symptomatik einer engmaschigen Kontrolle des EKG, der Serumenzyme, der Echokardiographie sowie des Röntgen-Thorax bedürfen. Daraus sind Entscheidungen zur Therapie bzw. späterer gutachtlicher Probleme zu begründen. Eine Kontusion des Thorax bei Unfällen kann ebenfalls zur Ruptur des Herzens und der großen Gefäße führen, ohne daß sich äußerlich Anhaltspunkte dafür finden.

Ein vorgeschädigtes Herz ist für Komplikationen eher prädisponiert. Bisweilen bildet sich ein Herzwandaneurysma aus. Auch Endokardthrombosen und Hirnembolien können Folge von Herzkontusionen sein.

Die Frage des Zusammenhangs zwischen Herztrauma und Koronarthrombosen bzw. Myokardinfarkt ist u.a. von **gutachtlicher Bedeutung**. Im allgemeinen muß eine Koronaratherosklerose vorausgesetzt werden. Durch die Kontusion kann es zu Blutungen in die atherosklerotischen Plaques kommen und dadurch ein Myokardinfarkt ausgelöst werden.

Für alle Phasen sind folgende **Befunde** von größter Bedeutung:

- Anamnese bes. Koronaranamnese, Risikofaktoren, Herzinsuffizienzerscheinungen, bisherige Therapie
- 12-Ableitungs-EKG
- Röntgen-Thorax-Aufnahme
- Echokardiographie
- Laborbefunde (besonders Serumenzyme).

In der **traumatischen** und **posttraumatischen** Phase ist eine engmaschige Kontrolle dieser Befunde notwendig. Soll ein Zusammenhang zwischen Myokardinfarkt und Trauma als bewiesen gelten, darf auch hier die *Zeit zwischen dem Trauma und dem Myokardinfarkt nicht mehr als etwa 24 Stunden* betragen.

Zu den **Folgen stumpfer Thoraxtraumen**, die sich erst im weiteren Verlauf oder nach einer Latenzzeit entwickeln, gehören seltene Fälle von späteren Herzrupturen, Ventrikelseptumdefekt und Läsionen des Herzklappenapparates, denen primär Blutungen in diesem Bereich vorausgingen. Bei diesen Schädigungen ist die Gefahr in der posttraumatischen Phase, etwa ein bis zwei Wochen nach dem Trauma, am größten. **Hämodynamische Auswirkungen** können mitunter erst spät nach anfänglicher Beschwerdefreiheit bei einer körperlichen Belastung manifest werden. Darüber hinaus ist die Entwicklung kardialer Spätschäden als Folge stumpfer Thoraxtraumen möglich, wenn es infolge Rippenfrakturen mit Pneumo- oder Hämatothorax zu

- Verschwartungen der Pleura,
- Perikardverschwartungen bis zur Pericarditis constrictiva und
- Verschwartungen des Zwerchfells mit Verziehungen des Mediastinums und nachfolgendem Lungenemphysem

kommt. Dieser Mechanismus kann bis zur Entwicklung eines **chronischen Cor pulmonale** führen.

Wichtigste **Symptome des Herztraumas** sind:

- Herzschmerzen (wahrscheinlich das häufigste Symptom)
- allgemeine Schwäche, die durch ein vermindertes Herzminutenvolumen, z.B. bei Papillarmuskeldysfunktion, ausgelöst sein kann
- Symptome der Herzinsuffizienz
- Palpitationen
- Herzrhythmusstörungen, wie Sinusarrhythmie, absolute Arrhythmie mit Vorhofflattern und -flimmern, Schenkelblockbilder, AV-Blockierungen
- perikarditische Erscheinungen.

Das **EKG** kann im Sinne einer Perikarditis oder eines Myokardinfarktes verändert sein (Abbildung 25.2).

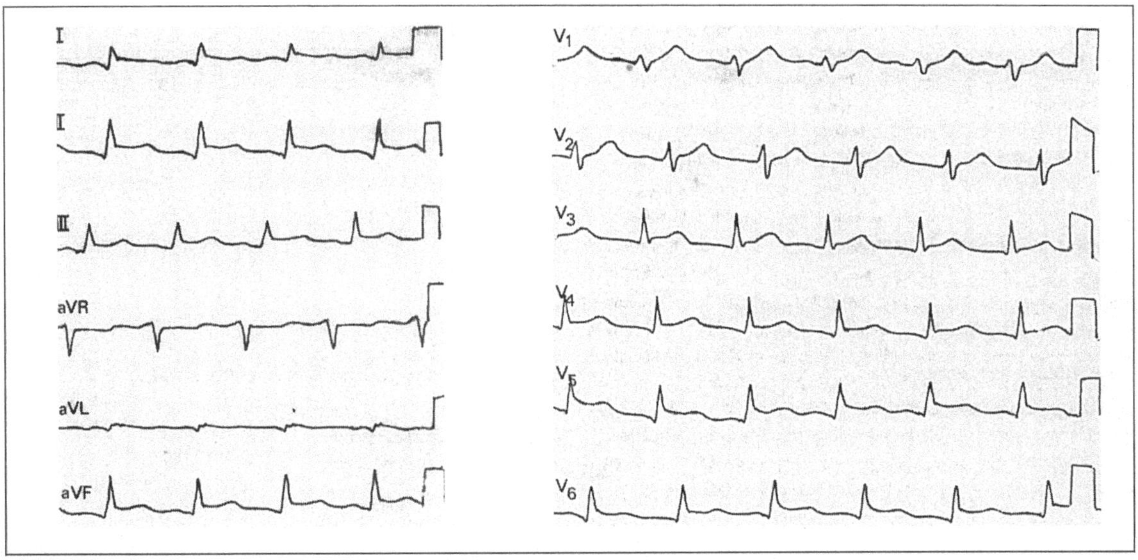

Abb. 25.2: EKG bei Pericarditis traumatica nach Motorradunfall mit nicht-penetrierendem Thoraxtrauma. Entwicklung eines Hämoperikards, das die periphere Niedervoltage und die ST-Elevation in I – III, aVF und V_3–V_6 hervorgerufen hat

Die **Echokardiographie** hat besondere Bedeutung bei der Verlaufsbeurteilung nicht-penetrierender Traumen. Die **Prognose** ist vom Ausmaß und von der Lokalisation der Schädigung sowie von der Vorschädigung abhängig. Primär Herzgesunde und flüchtige klinische und elektrokardiographische Erscheinungen haben eine günstige Prognose. Lag z.B. bereits eine Koronaratherosklerose zum Zeitpunkt des Traumas vor, verringert sich mit Zunahme des zeitlichen Abstandes vom Unfall die Wahrscheinlichkeit, daß die Herzschädigung Unfallfolge ist.

Die **Belastbarkeit** der Patienten nach schweren kontusionsbedingten Herzschäden richtet sich nach den hämodynamischen Folgen und ist individuell nach klinischem Befund und den Ergebnissen der Belastungstests festzulegen. Mitunter sind die Betroffenen längere Zeit, d.h. für Monate oder sogar dauerhaft, nicht belastungsfähig.

25.3 Penetrierende Verletzungen des Thorax (S 26)

Penetrierende Verletzungen werden durch Schuß- und Stichverletzungen oder Punktionen hervorgerufen und sind oft mit Wunden im Bereich des Präkordiums, des Nackens oder des oberen Abdomens verbunden. Mögliche **Folgen** penetrierender Herzverletzungen sind in Tabelle 25.2 zusammengefaßt.

Die Lokalisation betrifft den rechten Ventrikel mit 40%, den linken Ventrikel mit 30%, den rechten und linken Vorhof, die linke Koronararterie mit 5%, die isolierte Perikardbeteiligung mit 8%, große Gefäße intraperikardial mit 7%.

Besteht eine offene Verbindung zwischen den Herzhöhlen und dem Thorax, so kommt es zur Bildung eines **Hämatothorax** (S 27.1). Ist die Perikardwunde verschlossen, z.B. als Folge von Koagulationen, Fettgewebe, so kann das Blut aus der Herzkammer nicht in den Pleuraspalt ablaufen, und es kommt zur **Herztamponade**.

Penetrierende Herztraumen können wie folgt eingeteilt werden:

- großflächige Einrisse oder Einschüsse durch großkalibrige Waffen. Durch diese Verletzungen tritt unter dem Bild des Blutungsschocks rasch der Tod ein.
- Kleinere Verletzungen durch Messerstiche u.ä. führen zur Ausbildung einer Herztamponade, die oft überlebt wird, da auf die blutende Herzwand ein Druck ausgeübt wird. Dadurch wird die Blutung weitgehend eingedämmt.

Das **klinische Bild** ist durch die Symptome des hämorrhagischen Schocks, des Hämatothorax bzw. der Herztamponade gekennzeichnet. Kommt es zu Verletzungen des Herzklappenapparates oder des Ventrikelseptums, können klinische Bilder wie bei den entsprechenden Herzklappenfehlern bzw. des Ventrikelseptumdefektes entstehen. Dabei versterben 60–80% der Patienten unmittelbar an den Folgen dieses Traumas. Der zentrale Venendruck bzw. der Druck in der A. pulmonalis ist erhöht, der arterielle stark gesenkt.

Wichtig bei der Beurteilung des Zustandes ist, daß der Schweregrad der Verletzung nicht immer dem Zustand des Patienten bei Einlieferung ins Krankenhaus entspricht.

Als Ursachen für den **frühen oder sofortigen Tod** kommen Verbluten, Herzbeuteltamponade und Schädigung des Erregungsleitungssystems in Frage.

Tab. 25.2: Folgen penetrierender Herztraumen

Perikardverletzungen	Myokardverletzungen
• Einrisse • Hämoperikard (einschl. Herzbeuteltamponade) • Perikarderguß • Pneumoperikard • Perikarditis	• Einrisse • Penetration oder Perforation • Ruptur • strukturelle Defekte (Aneurysmabildung, Septumdefekte, aorto-kardiale Fisteln)
Koronararterienverletzungen	**Embolie**
• Einriß mit und ohne Myokardinfarkt • Thrombose mit und ohne Myokardinfarkt • Koronararterienaneurysma	• Fremdkörperembolie • Thrombus (steril oder septisch)
Herzklappenverletzungen	**Erregungsbildungs- und -leitungsstörungen**
• Klappensegelverletzungen • Einrisse oder Ruptur der Papillarmuskeln oder Chordae tendineae	**Bakterielle Endokarditis**

Spätursachen sind Sepsis, Hirnembolie, kardiale Dekompensation und Pericarditis constrictiva.

Herzbeuteltamponade (S 26.0)

Die Herzbeuteltamponade ist teils **Selbstbehandlung,** teils auslösende Ursache einer Schocksymptomatik mit nachfolgendem Exitus letalis. Es kommt zur Einschränkung des venösen Rückstroms durch einen erhöhten intraperikardialen Druck, dessen Folge die Erhöhung des rechtsventrikulären enddiastolischen Druckes ist. Das Schlagvolumen und die Auswurffraktion sind herabgesetzt. Dadurch sinkt der arterielle Druck, was mit einer Verminderung der Koronardurchblutung einhergeht. Die dadurch bedingte Hypoxie des Myokards unterstützt das Auftreten einer Herzinsuffizienz. Durch die Herabsetzung des Herzminutenvolumens kommt es zur generalisierten Vasokonstriktion. Durch die Erhöhung des peripheren Widerstandes kann dann der arterielle Druck über längere Zeit konstant gehalten werden.

Bei der **Auskultation** findet man leise, dumpfe Herztöne. Klinisch wichtige Hinweise sind der nicht meßbare oder ständig sinkende arterielle Druck und die Zunahme der Halsveneneinflußstauung. Die Atmung ist tief seufzend, die Atembewegung unregelmäßig. Weiterhin sind Dyspnoe, Durstgefühl und Unruhe vorhanden.

Im **Röntgen-Thorax,** besonders im **ap-Bild,** ist der Herzschatten zeltförmig verbreitert, auch ein Hämatothorax oder Pneumothorax kann nachweisbar werden.

In der **Therapie** steht die Schockbekämpfung im Vordergrund. Die sofortige Perikardpunktion, besser noch die Perikarddrainage, verhindert die tödlichen Folgen der **Herzbeuteltamponade** (s. Kap. 10, S. 297). Eine Thorakotomie mit **chirurgischer Versorgung** der Verletzung ist möglichst unverzüglich anzuschließen.

25.4 Elektrounfälle

Elektrounfälle können als Sonderform der nicht-penetrierenden Herztraumen aufgefaßt werden. Elektrounfälle kommen meist durch unsachgemäße Benutzung elektrischer Geräte, als Betriebsunfälle u.a. vor. Sie machen etwa 1% aller Unfälle aus. Die Zahl der tödlichen Elektrounfälle wird in Deutschland auf jährlich etwa 400 geschätzt.

25.4.1 Unfälle mit technischen Geräten (T 75.4)

Das Ausmaß der Schädigung hängt beim Elektrounfall von der Stromstärke und der Dauer des Stromflusses ab. Obgleich Elektrounfälle mit **Niederspannungsstrom** (< 1 kV) absolut häufiger sind, liegt die Letalität bei nur etwa 10%. Bei **Hochspannungsstrom** liegt sie bei 30% und bei **Blitzschlag,** bei dem Spannungen bis zu einigen Millionen Volt auftreten, sogar bei 25–50%. Die Stromstärke ist zum Widerstand indirekt proportional. Daraus erklärt sich auch der akut tödliche Ausgang bei Elektrounfällen in der **Badewanne,** da der Hautwiderstand mit 10^2 Ohm unter diesen Bedingungen im Vergleich zur trockenen Haut von 10^4–10^5 Ohm deutlich geringer ist. Neben der Stromstärke und dem Hautwiderstand ist auch die Wechselstromfrequenz für die Gefährdung von Bedeutung. Dabei sind die üblicherweise anliegenden 50-Hz-Frequenzen hinsichtlich der Induktion von Herzrhythmusstörungen etwa viermal gefährlicher als Gleichstrom (0 Hz).

Die Gefahr für das Herz besteht bei Niederspannungsunfällen zu 70% in **Kammerflimmern,** zu 30% in Asystolie. Bei Hochspannungsunfällen und Blitzschlag soll dagegen die **Asystolie** häufiger sein (Fontanarosa 1993). Bei leichteren Fällen sind Vorhofflimmern oder -flattern, AV-Blockierungen oder Extrasystolen zu beobachten.

Neben den kardialen Folgen ist bei der Versorgung von Patienten mit Elektrounfällen oder nach Blitzschlag auch auf **cerebrale Folgen** mit Atemlähmung, Bewußtseinsstörungen, Krämpfen und anderen neurologischen Störungen sowie auf **Haut- und Gewebsläsionen** wie Strommarken oder Gewebsnekrosen zu achten.

Die Letalität bei Auftreten einer **Rhabdomyolyse** liegt bei ca. 20%. Deshalb ist auf folgende **Symptome** besonders zu achten:

- akute Muskelschmerzen
- Muskelschwellung
- Braunfärbung des Urins.

Indiziert ist dann eine forcierte Diurese mit Elektrolytausgleich und intensivmedizinischer Überwachung.

Kommt der Patient nach einem entsprechenden Unfall ohne kardiale Symptomatik in ärztliche Behandlung, kann sich bei vorgeschädigtem Herzen durch die vorübergehend ungünstige hämodynamische Situation auch später noch eine myokardiale Ischämie entwickeln. *Daher sind diese Patienten mehrere Tage klinisch, laborchemisch und elektrokardiographisch zu kontrollieren.* Der zeitliche Zusammenhang zwischen Herzschädigung und Elektrounfall kann noch nach drei Wochen anerkannt werden.

25.4.2 Blitzschlag (T 75.0)

Etwa 30% aller Blitzschläge enden tödlich oder schädigen das kardiovaskuläre System lebensbedrohlich. Bei direktem Blitzschlag kommt es zu starker Verbrennung, Anstieg der CK-MB, zu Verlängerungen der QT-Zeit und Hebungen der ST-Strecke als Zeichen der myokardialen Schädigung (Lichtenberg et al. 1993). Kammerflimmern oder Asystolie ist nicht selten.

In der **Echokardiographie** können ein Perikarderguß oder ventrikuläre Funktionsstörungen nachweisbar werden.

Die **Prognose** bei jungen, herzgesunden Patienten ist bei intensiven Reanimationsmaßnahmen insgesamt nicht schlecht.

Literatur

Dodd, D.A., J.A. Johns, T.P. Graham: Transient serve mitral and tricuspid regurgitation following blunt chest trauma. Amer. Heart J. 114 (1987) 652–654.

Fontanarosa, P.B.: Electrical shock and lightning strike. Ann. Emerg. Med. 22 (1993) 378–387.

Lichtenberg, R., D. Dries, K. Ward, W. Marshall, P. Scanlon: Cardiovascular effects of lightning strikes. J. Am. Coll. Cardiol. 21 (1993) 531–536.

Links, M.S., B. Olshansky, N.A. Estes 3rd: Cardiac arrhythmias and the athlete. Curr. Opin. Cardiol. 14 (1999) 24–29.

Links, M.S., S.H. Ginsburg, P.J. Wang, J.B. Kirchhoffer, C.I. Berul, N.A. Estes 3rd, Y.M. Paris: Commotio cordis: cardiovascular manifestations of a rare survivor. Chest 114 (1998) 326–328.

Maron, B.J., L.C. Poliac, J.A, Kaplan, F.O. Mueller: Blunt impact to the chest leading to sudden death from cardiac arrest during sport activities. N. Engl. J. Med. 333 (1995) 337–342.

Murray, N.H., M.J. Goldberg: Traumatic left ventricular aneurysm: report of a case with normal coronary arteries. Int. J. Cardiol. 24 (1989) 377–379.

Parsi, R.A.: Ischämische Herzkrankheit. Akademie-Verlag, Berlin, 1981, S. 536–540.

Prêtre, R., M. Chilcott: Blunt trauma of the heart and the great vessels. N. Engl. J. Med. 336 (1997) 626–632.

Raschka, C., G. Schreiner, T. Bonzel, C.-H. Hammar, H. Gläser, H. de Marées: Der kardiale Zwischenfall auf dem Fußballplatz. Herz/Kreisl. 25 (1993) 235–238.

Said, S.A., L.M. Keeris, G. van Ingen: A soccer victim: late rupture of the ascending aorta after violent physical trauma. Int. J. Cardiol. 63 (1998) 309–312.

26 Herz-Kreislauf-System und Schwangerschaft

26.1 Physiologische Aspekte

Die Schwangerschaft ist eine besondere Belastung für das mütterliche Herz-Kreislauf-System. Ein bis vier Prozent der Schwangeren zeigen Symptome von Herz-Kreislauf-Krankheiten, die einen großen Teil der Müttersterblichkeit verursachen. Die **Sterblichkeit** herzkranker Mütter wird bis 3,9% angegeben, die kindliche Sterblichkeit liegt zwischen 2 und 9%.

Im Verlauf der Schwangerschaft gibt es **drei Höhepunkte** der Belastung des mütterlichen Kreislaufs:

- 28.–32. Schwangerschaftswoche (Maximum der Gesamtblutvolumenzunahme, Zunahme des Herzminutenvolumens und der Herzarbeit)
- Austreibungsperiode
- Nachgeburtsperiode (Kreislaufumstellung durch Wegfall des Plazentakreislaufs).

Die für den mütterlichen Kreislauf bedeutendsten Veränderungen sind die **Zunahme des Herzminutenvolumens** um 30–40%, bedingt durch die **Zunahme der Herzfrequenz** bis zu 15 Schlägen/min, und die **Zunahme des Schlagvolumens**.

Die Körperhaltung hat einen entscheidenden Einfluß; so ist z.B. die Herzfrequenz im Liegen höher als im Sitzen. Das Herzminutenvolumen sinkt durch das Gewicht des Uterus und der dadurch bedingten Kompression der V. cava inferior besonders im Liegen bis zu 27% ab. Der **Blutdruck** bleibt in den ersten zwei Trimena meist konstant, nur im letzten Drittel kommt es zu einem geringen Anstieg, wobei ein Anstieg um 10 mmHg bereits als pathologisch angesehen wird. Es ist jedoch zu beachten, das ein Orthostaseversuch in den ersten zwei Trimena zu einer ausgeprägten arteriellen Hypotonie führen kann, die gerade die in dieser Zeit häufig auftretende Kollapsneigung erklärt. Diese Veränderung findet man bei bis zu 30% aller Graviden.

Die **Durchblutung** besonders der Niere steigt in der Frühschwangerschaft um 30%, der Durchfluß im Gehirn und in der Leber ist unverändert. Der Druck in der A. pulmonalis und der Pulmonalgefäßwiderstand sind fast gleichbleibend.

In der **unteren Körperhälfte** kommt es zu einem langsamen Anstieg des venösen Druckes, der mit einem reduzierten Rückstrom einhergeht. Daher kann es während der Schwangerschaft zu Varizen kommen.

Das mütterliche **Blutvolumen** steigt bis zu 40%. Dabei erhöht sich das Plasmavolumen früher und mehr als das Volumen der roten Blutzellen, woraus eine physiologische Anämie resultiert. Der Hämatokrit sinkt um ca. 10–15%, die Blutviskosität um ca. 10%. Von einer **Schwangerschaftsanämie** spricht man bei Werten unter 11,2 g%. Ab 13. Woche beginnt ein Ausgleich dieser Anämie. Schwangere neigen zu einer durch den Anstieg der Faktoren VII, VIII, IX und X uns Abfall des AT III bedingten **Hyperkoagulabilität**.

Bei Einlingsschwangerschaft ist die hämodynamische Auswirkung wesentlich geringer als bei Zwillings- oder Mehrlingsschwangerschaften.

Unter der Geburt kommt es durch die Wehentätigkeit in Verbindung mit der Bauchpresse zu einem Anstieg des peripheren Widerstandes und durch die Entleerung des Plexus uteri zu einem vermehrten venösen Rückstrom. **Postpartal** fällt der intraabdominelle Druck stark ab, und das Blut versackt im Splanchnikusbereich, wodurch sich die Umstellung des mütterlichen Kreislaufs dringend erforderlich macht. Der Plazentarkreislauf, der hämodynamisch im Sinne einer **arterio-venösen Fistel** wirkt und zu einem **Absinken des peripheren Widerstandes** führt, ist ebenfalls herz- und kreislaufbelastend. Im letzten Schwangerschaftsmonat geht diese Belastung zurück und erlangt fast normale Werte, um unter der **Geburt** und unmittelbar **post partum** im Wochenbett neue Höchstwerte zu erreichen. Die **größte Gefahr** bringt die Umstellung nach erfolgter Entbindung mit sich. Hier findet sich auch der höchste Gipfel der Müttersterblichkeit.

26.2 Kardiovaskuläre Folgen der Schwangerschaft und Entbindung

26.2.1 Frühkomplikationen

Zu den Frühkomplikationen gehören:

- Lungenembolien aus Becken- oder Beinvenenthrombosen bzw. Fruchtwasserembolien
- Progredienz der bestehenden Herzerkrankung
- Thrombosierung der Becken- und Beinvenen
- Embolien im großen Kreislauf
- Erregungsbildungsstörungen, besonders supraventrikulär
- Herzinsuffizienzerscheinungen
- akuter Myokardinfarkt
- peripartale Kardiomyopathie
- Auftreten eines Umkehrshunts.

Die Lungenembolie ist ein wichtiger, aber potentiell verhinderbarer Grund der Müttersterblichkeit in Nordamerika und Europa (Valentine 1999). Die Häufigkeit von **venösen Thromboembolien** in der Schwangerschaft und im Wochenbett ist nach einer dänischen Studie (Andersen et al. 1998) 1,23/1000 Geburten. In einer Untersuchung von 268.525 Entbindungen fanden Gherman et al. (1999) 1 venöse Thromboembolie/1627 Geburten. Die meisten Venenthrombosen befanden sich im linken Unterschenkel, wobei etwa ¾ dieser Fälle während der Schwangerschaft und besonders im 1. Trimenon auftraten. Die **Lungenembolie** hingegen trat am häufigsten postpartal bei den Patientinnen auf, die eine Kaiserschnittentbindung hatten (19 von 36.470 im Vergleich zu 4 von 232.032 Spontangeburten). Um thromboembolische Komplikationen zu verhindern bzw. behandeln, sollten unfraktioniertes oder niedermolekulares Heparin verwendet werden, da es nicht plazentagängig ist. Orale Antikoagulantien hingegen sind plazentagängig und führen zur Entwicklung einer Warfarin-Embryopathie, zu Anomalien im zentralen Nervensystem und fetalen Blutungen (Bates et al. 1997). Da es während der Schwangerschaft zu einer erhöhten renalen Ausscheidung von Enoxaparin kommt, ist eine Dosiserhöhung erforderlich (Casele et al. 1999).

Die **peripartale Kardiomyopathie** (s. Kap. 16.3.7) ist selten und manifestiert sich innerhalb von 3 Monaten nach der Geburt. Sie tritt sowohl bei Primiparae als auch bei Multiparae auf und ist mit einer Letalität bis zu 60% unter alleiniger medikamentöser Therapie verbunden (Aziz et al. 1999). Die **Ätiologie** bleibt meist unklar, eine begleitende **Myokarditis** kann sich spontan und ohne Funktionseinschränkungen des linken Ventrikels zurückbilden. Die immunsuppressive Therapie bei Patientinnen mit Myokarditis und eingeschränkter linksventrikulärer Funktion kann die Prognose verbessern (Midei et al. 1990). Cunningham et al. (1986) fanden bei 106.000 Entbindungen in einem 12-Jahres-Zeitraum 28 Frauen, die postpartal eine Herzinsuffizienz entwikkelten. Nur bei 7 davon konnte keine Ursache gefunden werden. Im Vergleich zu den 21 Patientinnen mit nachweisbarer Ursache der Herzinsuffizienz (arterielle Hypertonie, Mitralklappenstenose, extreme Adipositas) war bei den 7 die Prognose schlecht: Bei 6 blieben die Herzvergrößerung und die Herzinsuffizienz bestehen, 4 verstarben innerhalb von 4 Monaten bis zu 8 Jahren.

Häufig treten **Erregungsbildungsstörungen,** besonders supraventrikuläre und ventrikuläre Extrasystolen, oft als Bigeminus und auch paroxysmale supraventrikuläre Tachykardien, auf. Eine Therapie erfordert nur die persistierende oder häufig wiederkehrende **supraventrikuläre Tachykardie**.

Auch ein **akuter Myokardinfarkt** kann während der Schwangerschaft beobachtet werden. Die bei diesen Patientinnen postpartal durchgeführte Koronarangiographie zeigt gewöhnlich keine pathologischen Veränderungen an den Herzkranzarterien. Der akute Myokardinfarkt scheint bei älteren Multiparae häufiger zu sein.

Das **V.-cava-Okklusionssyndrom** ist ein klassisches Bild, das im letzten Trimenon der Schwangerschaft auftritt und mit den Zeichen einer Herzinsuffizienz einhergeht. Die **Ursache** dieses Syndroms ist die Kompression der V. cava **durch** den **graviden Uterus in Rückenlage**. Dadurch kommt es zur Reduktion des Herzminutenvolumens um ca. 13%, des Schlagvolumens um 10% und zur Zunahme des peripheren Widerstandes um 13%. Der venöse Druck in der V. cava inferior steigt auf 18–24 mmHg. Daneben kommt es zur Verminderung der Uterusdurchblutung, da der Perfusionsdruck am Uterus die Druckdifferenz zwischen dem arteriellen Mitteldruck und dem Druck in der V. uterina ist, woraus Beeinträchtigungen des Fetus folgen können. Der Fetus reagiert bei 11% der Graviden auf die Minderdurchblutung des Uterus durch gesteigerte Bewegungen, die fetale Herzfrequenz fällt ab. Die **Häufigkeit** steigt mit der Zahl der Schwangerschaften. Erstgebärende haben zu 28,7% Beschwerden bei Rückenlage, 4,7% können keine Rückenlage einnehmen.

Als **Komplikationen** treten die vorzeitige Ablösung der Plazenta und die Fruchtwasserembolie auf.

Die **Symptome** beginnen in Rückenlage schleichend. Sie sind gekennzeichnet durch Unwohlsein, Schwindelgefühl, Herzklopfen, diffuse abdominelle Schmerzen, Atemnot bis Erstickungsgefühle.

Daneben treten Übelkeit und Erbrechen auf. Blässe und Schweißausbruch sind die Zeichen der schwersten Form dieses Syndroms. **Bewußtlosigkeit** kann auftreten. **Krämpfe** kommen nur selten vor. Die **Therapie** besteht im Lagewechsel auf die linke Seite. Nur z. B. bei vorzeitiger Ablösung der Plazenta ist eine operative Entbindung erforderlich.

26.2.2 Spätkomplikationen

Durch amerikanische Langzeitstudien, die auch die Erfahrungen von 28 Jahren Framingham-Studie enthalten, wurde festgestellt, daß die Letalität an Herz-Kreislauf-Erkrankungen bei Frauen, die 6 oder mehr Kinder geboren haben, signifikant höher lag als bei Frauen, die nie geboren hatten.

Die **koronare Herzkrankheit** spielt dabei eine besondere Rolle.

Als Gründe für die häufigere Entwicklung einer koronaren Herzkrankheit werden ein während der Schwangerschaft erhöhter Blutzucker sowie erhöhte Blutfette angenommen. Die dem zugrunde liegende erhöhte Insulinresistenz ist ebenfalls ein wesentlicher Risikofaktor bei Frauen in der Perimenopause. Dabei ist die Insulinresistenz höher bei Multiparae als bei Frauen mit wenigen Geburten. Möglicherweise gründet sich dies auf die postpartal veränderte Körperfettverteilung. Weiterhin sollen Frauen noch Jahre nach der Geburt einen niedrigeren HDL-Spiegel haben (Ness et al. 1993). Als **Spätkomplikation** können auch die **Apoplexie** oder **intrazerebrale Blutungen** bis 6 Wochen nach Entbindung auftreten (Kittner et al. 1996). Diese Ereignisse werden mit einer Häufigkeit von 17,7/100.000 Geburten für die Apoplexie und 11,4/100.000 Geburten für die intrakranielle Venenthrombose angegeben. Im Vergleich zur Peripartalperiode treten sie etwa 50% häufiger während der gesamten Schwangerschaft und im Wochenbett auf (Lanska und Kryscio 1998).

26.3 Herzkrankheiten bei Schwangeren

26.3.1 Häufigkeit

Unter Berücksichtigung pathophysiologischer Aspekte sind Frauen mit Herzkrankheiten während der Schwangerschaft und während der Entbindung besonders gefährdet. In den USA beträgt der Anteil herzkranker Schwangerer 1,2–3,7%. 80–90% davon sind rheumatischer Genese, vor allem die Mitralklappenstenose, kombinierte Mitralklappenfehler und kombinierte Mitral-Aortenklappenfehler. Die Angaben über den Anteil der angeborenen Herz- und Gefäßanomalien variieren zwischen 3 und 19%. Daraus ergibt sich die Notwendigkeit der Mitbetreuung herzkranker Schwangerer durch den Kardiologen.

26.3.2 Angeborene Herzfehler (Q 24.9)

Unter den angeborenen Herzfehlern spielen besonders **Vorhofseptumdefekt**, **Ventrikelseptumdefekt** und **offener Ductus Botalli** eine Rolle.

Die **Komplikation** bei diesen Herzfehlern machen ca. ein Fünftel aller mütterlichen Todesfälle aus. Dabei kommt es vor allem zur Verstärkung der **pulmonalen Hypertonie** und zur **kardialen Dekompensation**. Die unmittelbare Gefahr liegt postpartal in einer **Shuntumkehr** durch den erhöhten venösen Rückstrom und Senkung des arteriellen Druckes. Es empfiehlt sich deshalb eine Entwicklung mit Vakuumextraktion oder Forceps mit ausreichender Schmerzbekämpfung.

Prophylaktisch sollten Gefährdete mit einer Tropfinfusion mit Noradrenalin oder Dopamin zur Aufrechterhaltung eines systolischen Blutdruckes zwischen 120 und 130 mmHg versorgt werden. Damit wird eine Shuntumkehr vermieden.

Bei der **Einschätzung des Zustandes** dieser Schwangeren sind zu beachten:

- Herzinsuffizienzerscheinungen im ersten Trimenon
- Alter der Patientin
- Anzahl der Schwangerschaften
- Zeichen der Rechtsherzhypertrophie
- Zeichen der pulmonalen Hypertonie im EKG.

Insgesamt ist die mütterliche Prognose, wenn keine pulmonale Hypertonie vorliegt, gut. Es können aber in einem relativ hohen Prozentsatz (30%) mütterliche Komplikationen, wie bakterielle Endokarditis, Herzrhythmusstörungen und Herzinsuffizienz auftreten. Wegen dieser Komplikationen ist die fetale Prognose wegen einer hohen Spontanabortrate und geringen Geburtsgewichts schlecht. Etwa nur 40% der Babys überleben.

26.3.3 Erworbene Herzfehler

Häufigster erworbener Herzklappenfehler ist die **Mitralklappenstenose** (I 05.0). Die bisher beschriebenen Veränderungen in der Hämodynamik des mütterlichen Kreislaufs gewinnen bei vorgeschädigtem Herzen eine noch größere Bedeutung. Deshalb sollte ein Stadium II der funktionellen Klassifikation der Herzkrankheiten zu Beginn der Schwangerschaft nicht überschritten sein. Durch die Schwangerschaft kommt es zu einer weiteren Erhöhung des Druckes im kleinen Kreislauf, besonders in den Pulmonalkapillaren. Diese Druckerhöhung, in deren Gefolge ein **Lungenödem** stehen kann, ist durch eine mechanische Obstruktion des Blutflusses und nicht durch eine Herzinsuffizienz bedingt.

Herzinsuffizienz während der Schwangerschaft ist selten.

Eine sorgfältige präpartale Überwachung aller wichtigen Parameter (Herzfrequenz, Blutdruckverhalten, Körpergewicht usw.) hat entscheidende Bedeutung für den Ausgang der Geburt.

26.3.4 Herzklappenersatz (Z 95.2)

Da diese Patientinnen in der Regel unter oralen Antikoagulantien stehen, sind diese wegen der Komplikationen für den Fetus in den ersten drei Monaten und in den letzten drei Wochen vor dem Geburtstermin abzusetzen und durch **Heparin** zu ersetzen.

Falls die Mutter nicht stillt, kann bald nach der Geburt mit der Fortführung der Antikoagulantientherapie begonnen werden. Die Gefahren für Mutter und Kind sind jedoch in diesem Falle höher als bei Frauen ohne künstliche Herzklappe.

Bei **prothetischem Herzklappenersatz** liegt die Müttersterblichkeit zwischen 2–8%. Die kindliche Sterblichkeit wird mit 28%, die Spontanabortrate mit 30% angegeben.

Bioprothesen erfahren durch die Schwangerschaft keine Verschlechterung ihrer Funktionsfähigkeit. Es wird eher davon ausgegangen, daß die schnellere Funktionseinschränkung aufgrund des jugendlichen Alters stattfindet (Salazar et al. 1999).

26.3.5 Bakterielle Endokarditis (I 33.0)

Bei Frauen mit organischer Herzerkrankung ist die Gefahr der bakteriellen Endokarditis groß.

Es konnte in bakteriologischen Untersuchungen festgestellt werden, daß 50 Kaiserschnitt-Patientinnen postpartal 20% positive Blutkulturen hatten. Als Prophylaxe wird deshalb die Gabe von 1,2 Mio. E Penicillin in Kombination mit 1 g Streptomycin 3 Tage post partum empfohlen.

26.3.6 Hypertensive Erkrankungen (O 13)

Zur Feststellung einer arteriellen Hypertonie bei Schwangeren ist die Beurteilung des diastolischen Druckes von entscheidender Bedeutung. Von der WHO und der Britischen Hypertonie-Gesellschaft wurde vorgeschlagen, zur Bestimmung des diastolischen Druckes das Leiserwerden (Phase IV der Korotkoff-Töne) und nicht den Druck zum Zeitpunkt des völligen Verschwindens (Phase V) anzugeben. Bei ca. 10% der Schwangeren gibt es zwischen diesen beiden diastolischen Werten eine größere Diskrepanz, so daß dann der Wert der Phase IV verwendet wird (Cunningham et al. 1992).

Zur Beurteilung der Höhe des diastolischen Blutdruckes muß beachtet werden, daß zur Mitte der Schwangerschaft der diastolische Blutdruck um etwa 10 mmHg sinkt. Deshalb müssen bereits Patientinnen mit diastolischen Werten über **75 mmHg** im zweiten Trimenon und von **85 mmHg** im dritten Trimenon konsequent beobachtet werden.

Neueste Erkenntnisse weisen auf eine Genmutation am Mineralocorticoid-Rezeptor als Ursache der Schwangerschaftshypertonie hin (Geller et al. 2000).

Nach dem Vorschlag des American College of Obstetricians and Gynecologists sollten **vier Kategorien** der arteriellen Hypertonie bei Schwangerschaft unterschieden werden:

- Präeklampsie und Eklampsie
- bekannte essentielle arterielle Hypertonie
- Präeklampsie bei essentieller arterieller Hypertonie (Pfropfgestose)
- vorübergehende arterielle Hypertonie.

➤ Präeklampsie und Eklampsie (O 14.9, O 15.9)

Die Präeklampsie tritt am häufigsten bei Erstgebärenden auf und beginnt meist nach der 20. Schwangerschaftswoche oder um den Geburtstermin herum.

Zeichen einer Präeklampsie:

- Arterielle Hypertonie systolisch ≥ 160 mmHg und diastolisch ≥ 100 mmHg (cave: Veränderungen des zirkadianen Rhythmus)
- Proteinurie ≥2 g/24 Stunden oder ≥ 100 mg/dl (cave: graviditätsbedingter Anstieg der Proteinurie bei chronischen Nierenerkrankungen)
- Ödeme: Gewichtszunahme > 1 kg/Woche
- Nierenfunktionsstörung: Kreatinin > 177 µmol/l, Histologie: glomeruläre Endotheliose, ischämische Tubulusschädigung, partielle Nierenrindennekrose
- Harnsäure im Serum > 300 µmol/l
- Blutgerinnungsstörungen
- Thrombozyten < 100.000/mm^3
- Nachweis von Fragmentozyten
- Abfall der AT-III-Konzentration
- Leberfunktionsstörungen: Schmerz in der Lebergegend und Transaminasenanstieg, HELLP-Syndrom, Histologie: Leberzellnekrosen und Einblutungen

- Abnahme des intravasalen Volumens: Anstieg des Hämatokrits
- kardiale und pulmonale Dekompensation: Lungenödem gehäuft bei bestehenden Herzfehlern und hypertoner Herzkrankheit
- ZNS-Beteiligung: Kopfschmerzen, Sehstörungen (Rindenblindheit)
- Retinaveränderungen: Exsudate, Blutungen, Papillenödem, Netzhautablösungen
- Fetales Syndrom: intrauterine Wachstumsretardierung, intrauteriner Fruchttod.

Bei der **Eklampsie** treten zu den genannten Störungen noch **tonisch-klonische Krämpfe, Zyanose, Apnoe** und **Bewußtlosigkeit** hinzu. Je früher der Beginn der Präeklampsie, um so eher ist sie einer essentiellen oder sekundären arteriellen Hypertonie aufgepfropft. Die Präeklampsie wurde nach der Schwere der arteriellen Hypertonie und nach dem Grad der Proteinurie in **leicht** oder **schwer** eingeteilt. Dies ist aber irreführend, da die Präeklampsie in jedem Falle eine potentielle Gefahr für Mutter und Kind ist.

➤ Bekannte essentielle oder sekundäre arterielle Hypertonie (O 10.0)

In der Regel verläuft die Schwangerschaft bei Frauen mit bekannter **essentieller** arterieller Hypertonie komplikationslos.

Liegt jedoch eine **sekundäre** arterielle Hypertonie bei **Nierenerkrankungen, Nierenarterienstenose** oder **endokrinen Erkrankungen** vor, so verschlechtert sich der Zustand dieser Patientinnen während der Schwangerschaft. Durch die Exazerbation eines **Cushing-Syndroms** z.B. ist die Prognose für den Feten schlecht. Auch ein **Phäochromozytom** ist mit einer erhöhten mütterlichen (50%) und fetalen Sterblichkeit verbunden, wenn es unerkannt bleibt und es zu Verwechslung mit einer Präeklampsie kommt. Wird die Diagnose rechtzeitig gestellt, kann durch eine medikamentöse Therapie bis zur Geburt und anschließende Resektion die Prognose wesentlich verbessert werden. Im allgemeinen können aber 85% der Frauen mit chronischer arterieller Hypertonie mit einer unkomplizierten Schwangerschaft rechnen.

➤ Präeklampsie bei essentieller arterieller Hypertonie (O 14.9)

Diese Form der Präeklampsie, die aufgepfropft auf eine bekannte arterielle Hypertonie oder Nierenerkrankung auftritt, hat oft fatale Komplikationen für die Mutter und für den Feten zur Folge. Die **Pfropfgestose** ist schwerer zu beeinflussen und deshalb gefährlicher als die genuine Gestose.

➤ Vorübergehende arterielle Hypertonie (O 13)

Die vorübergehende arterielle Hypertonie tritt in der Regel in der letzten Hälfte der Schwangerschaft und meist vor dem Geburtstermin oder im frühen Wochenbett auf. Die **Blutdruckerhöhung ist mild**; innerhalb weniger Wochen postpartal kommt es zu einer Normalisierung. Sie tritt aber in den nachfolgenden Schwangerschaften wieder auf. Es scheint auch, daß diese Frauen im späteren Leben eine essentielle Hypertonie entwickeln.

26.3.7 Herzrhythmusstörungen (I 49.9)

Supra- und ventrikuläre Herzrhythmusstörungen können während der Schwangerschaft manifest werden. Sowohl mütterliche als auch fetale Herzrhythmusstörungen können das Leben von Mutter und Kind beeinträchtigen.

26.3.8 Nach Herztransplantation (I 42.0)

Die körperliche Belastbarkeit nach Herztransplantation liegt etwa bei 2/3 eines Gesunden. Nach einer Herztransplantation ist die Fertilität normal, so daß eine Schwangerschaft sowohl nach einer Herztransplantation als auch Herz-Lungen-Transplantation eintreten kann. Eine Spontangeburt ist auch unter diesen Bedingungen möglich, obwohl die Häufigkeit der Kaiserschnittentbindung bei diesen Patientinnen um etwa 33% liegt.

Nach eingetretener Schwangerschaft besteht **mütterlicherseits** das Risiko in erster Linie in der Entwicklung einer arteriellen Hypertonie, die mit 42% angegeben wird (Hertwig et al. 1999). Eine Präeklampsie tritt mit 22% vierfach häufiger im Vergleich zu anderen Schwangeren auf. Die immunsuppressive Therapie kann unverändert fortgeführt werden, und die Abstoßungsreaktionen sind nicht häufiger. Branch et al. (1998) fanden eine gering erhöhte Abstoßungsrate bei Frauen, die mehr als 1 Geburt hatten. Auch vermehrte Infektionen sind nicht bekannt. In der Untersuchung von Troche et al. (1998) trat ein Kaposi-Sarkom der Zervix auf. Bisherige Erfahrungen weisen darauf hin, daß nach der Herztransplantation es nicht zum Wiederauftreten der postpartalen Kardiomyopathie, der häufigsten Indikation in dieser Altersgruppe, kommt.

Die Risiken auf Seiten des **Feten** liegen in erster Linie darin, daß es mit 45–60% zur Frühgeburt durchschnittlich in der 35.–36. SSW kommt. Auch das Geburtsgewicht ist herabgesetzt (Branch et al. 1998). Es wird mit durchschnittlich 1990 g angegeben, und bei 50% der Neugeborenen liegt das Geburtsgewicht < 10. Percentile (Troche et al. 1998). Ab 75 mg Cortisol/d ist mit einer fetalen Nebennierensuppression zu rechnen. Die ebenfalls eingesetzten Immunsuppressiva hingegen haben keine bislang bekannten teratogenen Auswirkungen auf den Feten. Sie treten auch nicht bei Kindern herztransplantierter Väter auf. Eine intrauterine Wachstumsretardierung wird bei ca. 10% und eine erhöhte Sepsisrate bei 7% gesehen.

Bei der Beratung der Patientinnen zur Problematik

der Schwangerschaft nach Herztransplantation ist neben der Überlebensdauer von nicht mehr als 10–15 Jahren, das Alter der Patientin, die möglichen fetalen Schädigungen, das soziale Umfeld und damit auch die Entwicklung des Kindes nicht außer acht zu lassen.

26.4 Risiken verschiedener Herzerkrankungen während der Schwangerschaft

• **Herzerkrankungen mit geringem Risiko**
Herzerkrankung, wie Herzklappeninsuffizienz mit normaler linksventrikulärer Funktion, angeborene Herzfehler wie M. Fallot oder Shuntvitien mit mittlerem Shuntvolumen, leichte Aorten- und Pulmonalklappenstenose, asymptomatische hypertrophe, nicht obstruktive Kardiomyopathie, während der Schwangerschaft haben ein geringes Risiko. Die Letalität liegt < 1% und das Risiko für fetale und mütterliche Komplikationen < 10%. Diese Patientinnen sollten während der Schwangerschaft alle 2 Monate dem Kardiologen vorgestellt werden. Eine Endokarditisprophylaxe sollte 1 Stunde vor der Geburt mit Amoxicillin und Gentamicin durchgeführt werden.

• **Herzerkrankungen mit mittlerem Risiko**
Bei mäßiger bis schwerer Mitralklappenstenose, prothetischem Herzklappenersatz, Postinfarktzustand, zyanotischen Herzfehlern ohne pulmonale Hypertonie und Kardiomyopathien besteht ein mittleres Risiko. Die Müttersterblichkeit liegt hier < 1–7% und die Komplikationsrate mütterlicherseits < 10–30%. Diese Patienten bedürfen einer kontinuierlichen kardiologischen Mitbetreuung.

• **Herzerkrankungen mit hohem Risiko**
Wegen der hohen mütterlichen Letalität sollte wegen des hohen Risikos bei Herzinsuffizienz NYHA III–IV, kurz vor oder während der Schwangerschaft durchgemachtem akuten Myokardinfarkt, primärer oder sekundärer pulmonaler Hypertonie (Eisenmenger-Syndrom), schwerer Obstruktion im linksventrikulären Ausstromtrakt (HOCM, Aortenklappenstenose), Marfan-Syndrom mit bedeutsamen Dilatation der Aorta ascendens mit und ohne Aortenregurgitation eine **Schwangerschaftsunterbrechung** empfohlen werden.

26.5 Klinisch-kardiologische Untersuchung

26.5.1 Schwangere ohne Herzkrankheiten

➤ Auskultation

Die Herztöne können akzentuiert sein, und Tachykardien erschweren die Beurteilung des Auskultationsbefundes. Nicht selten wird ein **III. Herzton** registriert. Ferner können **extrakardiale Geräusche** besonders in den letzten Schwangerschaftsmonaten hinzukommen. Im wesentlichen handelt es sich um **zwei Typen**:

- ein systolisches Geräusch, das in den Ästen der A. mammaria entsteht, sowie ein
- systo-diastolisches Geräusch über 2 L 2, das venösen Ursprungs ist und leicht mit einem offenen Ductus Botalli verwechselt werden kann.

Der bereits beschriebene hyperdyname Zustand während der Schwangerschaft kann systolische Geräusche über dem Herzen hervorrufen, die zu Fehldiagnosen führen können.

➤ Elektrokardiogramm

Elektrokardiographisch ist eine Drehung des QRS-Vektors in der Frontalebene nach links infolge Zwerchfellhochstandes zu erwarten.

26.5.2 Schwangere mit Herzkrankheiten

➤ Auskultation

Hier dominieren die Geräuschphänomene der Grundkrankheit. Dabei überwiegt die rheumatisch bedingte Mitralklappenstenose. Aber auch angeborene Herzfehler wie der Vorhof- oder Ventrikelseptumdefekt, der Ductus Botalli persistens oder die valvuläre Pulmonalstenose können gelegentlich, meist in hämodynamisch geringerem Schweregrad, vorhanden sein.

➤ Komplikationen bei erworbenen und angeborenen Herzfehlern

Eine besondere Gefahr ergibt sich bei Mitralklappenstenose durch die Lungenstauung, pulmonale Hypertonie und Lungenödem.

Von den **angeborenen Herzfehlern** überwiegt der Vorhofseptumdefekt, der ebenso wie der offene Ductus Botalli und der Ventrikelseptumdefekt mit großem Links-Rechts-Shunt zur Dekompensation sowie zur Ausbildung und Verstärkung einer pulmonalen Hypertonie führen kann. Unmittelbar nach der Entbindung besteht eine erhöhte Gefahr zur **Shuntumkehr** infolge stärkeren venösen Rückstromes und Blutdrucksenkung im großen Kreislauf. **Besonders gefährdet** sind Patientinnen mit bereits in den ersten Monaten der Gravidität nachweisbaren Zeichen einer **Herzinsuffizienz**. Aber auch Patientinnen mit elektrokardiographischen Zeichen der Rechtsherzhypertrophie und der pulmonalen Hypertonie sind einem höheren Risiko ausgesetzt.

Ferner sind Alter der Schwangeren über 30 Jahre, die Zahl der bisherigen Schwangerschaften, ihr zeitlicher Abstand, familiäre und soziale Belastung in Rechnung zu stellen.

Liegt bereits ein Rechts-Links-Shunt, also ein Umkehrshunt vor, ist die Gefahr für die Mutter ungleich größer und zwingt zur Interruptio.

➤ Echokardiographie

Bei den Patienten mit bekannten Herzerkrankungen ist eine regelmäßige echokardiographische Verlaufsbeurteilung erforderlich, um Veränderungen frühzeitig therapieren zu können.

26.6 Herzoperation während der Schwangerschaft

Prinzipiell ist eine Herzoperation bei Schwangeren eine große Belastung. Ist sie jedoch unumgänglich, sollte sie zum besten Zeitpunkt und nach sorgfältiger Vorbereitung durchgeführt werden. Der günstigste Zeitraum ist die 18.–28. Schwangerschaftswoche, besser noch vor der 20. und möglichst nicht nach der 24. Woche.

Zum anderen sind die Chancen einer komplikationslosen Entbindung bei Links-Rechts-Shunt leichten bis mittleren Grades gut, so daß aus dieser Krankheitsgruppe lediglich Patientinnen mit **großem Shuntvolumen ohne pulmonale Hypertonie** während der Gravidität operiert werden sollten. Daher bedeutet eine **Schwangerschaftsunterbrechung**, selbst jenseits des 3. Monats, eine geringere Belastung des mütterlichen Herz-Kreislauf-Systems als die Herzoperation. Anders liegen die Verhältnisse beim offenen **Ductus Botalli,** der auch mit großem Shuntvolumen ohne besonderes Risiko operiert werden kann. Ein Umkehrshunt ist jedoch eine absolute **Kontraindikation** zum Verschluß des Ductus Botalli persistens. Patientinnen mit valvulärer **Pulmonalstenose** leichteren bis mittleren Grades können ebenfalls mehrere Schwangerschaften gut tolerieren. Beim **Eisenmenger-Komplex** ist dagegen die Gefahr sehr groß, so daß auch hier unbedingt eine Interruptio durchgeführt werden muß.

Die **Ballonvalvuloplastie** der Mitralklappenstenose Stadium III und IV während der Gravidität bedeutet nur eine geringgradige Mortalitätserhöhung gegenüber des Eingriffes außerhalb der Schwangerschaft (Zobel et al. 1999). Die **Indikation** wird durch die Überlebenschance sowie durch die absolute Notwendigkeit bestimmt. Operationen mittels Herz-Lungen-Maschine, z. B. prothetischer Herzklappenersatz, sind nur außerhalb der Schwangerschaft zu empfehlen.

Eine Schwangerschaft nach Herzoperationen sollte individuell beurteilt und von einer kardiologischen Begutachtung abhängig gemacht werden.

26.7 Therapie herzkranker Schwangerer

Der **psychischen Führung** Herzkranker kommt während der Schwangerschaft und unter der Geburt große Bedeutung zu.

Um unnötige Belastungen des Herz-Kreislauf-Systems zu vermeiden, ist während der Geburt eine ausreichende **Schmerzbekämpfung** durch eine Periduralanästhesie notwendig.

Ist der herzkranken Schwangeren das Pressen unter der Geburt nicht zuzumuten, ist eine **Geburtserleichterung** durch Vakuumextraktion oder Sectio caesarea vorzunehmen.

Da der **Vitaminbedarf** Schwangerer erhöht ist, empfiehlt sich die Verabreichung besonders von Vitamin C und B-Komplex.

Meist ist eine **Reduktionskost** zur Vermeidung einer postpartaler Adipositas anzuraten.

26.7.1 Angeborene und erworbene Herzfehler

Je nach Schweregrad des Herzfehlers und Herzinsuffizienz ist **zur Entlastung Bettruhe** angezeigt. Die Bettruhe kann wochenweise intermittierend, während der gesamten Schwangerschaft oder 3–4 Wochen vor dem Entbindungstermin zur Einleitung einer kardialen Behandlung gefordert werden.

Eine **Rekompensation** oder prophylaktische Behandlung von Herzkranken mit Herzglykosiden und Diuretika ist, leichte Schweregrade ausgenommen, notwendig. Die Behandlung mit Diuretika muß besonders vorsichtig und möglichst kurz sein. Von einer Dauertherapie ist abzuraten, da es zu Wachstumsretardierungen des Feten kommen kann.

26.7.2 Arterielle Hypertonie

Bei Auftreten einer **leichten bis mittelschweren Gestose** beginnt man die Therapie mit einer Ernährungsumstellung auf eiweiß- und vitaminreiche, kohlenhydratarme Kost bei körperlicher Schonung. Reichen diese Maßnahmen nicht aus, sollten Antihypertensiva wie Methyldopa, Guanethidin oder Dihydrazalin gegeben werden (Klaus 1995). β_1-selektive Rezeptoren-Blocker sind ebenfalls anwendbar.

Die Gabe von ACE-Hemmern in der Schwangerschaft ist **kontraindiziert. Ein zu starker Blutdruck-**

abfall ist wegen der möglichen Gefährdung des Feten zu vermeiden.

Bei einer **Präeklampsie und Eklampsie** muß die Schwangere intensivmedizinsch überwacht werden. Wichtig sind eine Sedierung, z. B. mit Diazepam, eine antikonvulsive Therapie, z. B. mit Magnesium i.v., die Gabe von Dihydrazalin i.v. und die Thromboseprophylaxe. **Das Therapieziel ist ein Blutdruck von 160/90.** Die Entbindung sollte so schnell wie möglich angestrebt werden. Der **Mineralhaushalt,** vor allem das **Serumkalium**, ist zu überprüfen und auszugleichen.

26.7.3 Herzrhythmusstörungen

Werden die Herzrhythmusstörungen gut toleriert, und zeigen die Patientinnen keine oder nur geringe Symptome, sollte die **nicht-medikamentöse Therapie** mit Ruhe und Vagusmanöver behandelt werden.

Bei symptomatischen Herzrhythmusstörungen ist eine **antiarrhythmische Therapie** indiziert. Kein Antiarrhythmikum ist jedoch in der Schwangerschaft absolut sicher, die meisten werden gut vertragen und haben ein relativ geringes Risiko (Joglar und Page 1999). Eine engmaschige Kontrolle des subjektiven Befindens und der Serumkonzentration ist wichtig. **Nach Möglichkeit sollte keine medikamentöse Therapie im ersten Trimenon erfolgen.**

Supraventrikuläre Tachykardien sprechen gut auf Adenosin an. Durch Digoxin können sowohl mütterliche als auch fetale Tachykardien behandelt werden. Es ist eines der sichersten Medikamente während der Schwangerschaft.

Ventrikuläre Tachyarrhythmien sind meist nicht Folge einer strukturellen Herzerkrankung und medikamentös gut behandelbar (Page 1995).

Chinidin wird seit langem während der Schwangerschaft angewandt und im allgemeinen gut vertragen. Procainamid sollte für die Akuttherapie von Tachykardien mit breiten Kammerkomplexen verwendet werden. Beide Medikamente sollte aber wegen ihres proarrhythmischen Potentials im Krankenhaus eingestellt werden. Lidocain kann sowohl als Lokalanästhetikum als auch als Antiarrhythmikum währen der Schwangerschaft eingesetzt werden. β-Rezeptoren-Blocker können ebenfalls Anwendung finden, verursachen aber wahrscheinlich beim Feten eine Wachstumretardierung. Amiodaron verursacht fetale Abnormitäten und sollte deshalb nur beim Versagen anderer Therapiemaßnahmen bei lebensbedrohlichen Herzrhythmusstörungen nach dem 1. Trimenon verwendet werden. Von der Verwendung von Phenytoin sollte wegen der kindlichen Schädigungen und der begrenzten Wirksamkeit als Antiarrhythmikum Abstand genommen werden

Eine temporäre oder permanente **Herzschrittmachertherapie** kann durchgeführt werden. Die temporäre Stimulation kann sowohl transvenös als auch transösophageal erfolgen. Bei angeborenem AV-Block III. Grades wird eine temporäre Herzschrittmachersonde während der Spontangeburt empfohlen (Dalvi et al. 1992).

Bei implantierten nicht-frequenzadaptierten Systemen kann es während der Schwangerschaft und unter der Geburt zur Beeinträchtigung der kardiovaskulären Anpassung kommen (Terhaar und Schakenbach 1991). Die Implantation eines Zweikammerschrittmachers kann auch unter transösophagealer Echokardiographie-Kontrolle erfolgen (Antonelli et al. 1999). Aber auch thromboembolische Komplikationen, die von einer Schrittmachersonde ausgingen, wurden während der Schwangerschaft beobachtet (Bilge et al. 1999). Eine Spontangeburt ist bei implantiertem Herzschrittmacher möglich.

Die **kardiopulmonale Wiederbelebung** ist ebenfalls in bezug auf den Feten kompliziert, der ab der 25. Woche lebensfähig sein kann (Page 1995). Falls erforderlich, kann aber eine **Kardioversion** zur Terminierung von Tachyarrhythmien durchgeführt werden (Joglar und Page 1999). Implantierbare **Kardioverter-Defibrillatoren** sollten bei lebensbedrohlichen ventrikulären Herzrhythmusstörungen auch bei Frauen im gebärfähigen Alter eingesetzt werden, da sie eine nachfolgende Schwangerschaft nicht beeinträchtigen (Dubin et al. 1996).

26.7.4 Atemwegsinfektionen

Besondere Beachtung verdienen **Infektionen des Respirationstraktes,** da eine Infektion die kardiale Belastung der durch Volumenzunahme begünstigten Lungenstauung erheblich verstärkt.

26.7.5 Andere Erkrankungen

Bei **Anämie** durch Eisenmangel ist eine ausreichende Substitution durchzuführen.

Eine **Hyperthyreose** ist wegen der bei Schwangeren physiologischen Frequenzsteigerung rechtzeitig zu behandeln. Dabei ist das Thyreostatikum, z.B. Methimazol, in Monotherapie niedrig zu dosieren, um beim Feten keine Hypothyreose oder Struma zu induzieren. Falls eine Therapie im ersten Trimenon unumgänglich ist, ist eine sorgfältige Überwachung von Mutter und Kind erforderlich, da in der 10.–14. Woche die fetale Hormonproduktion beginnt. Bei **Hypothyreose** in der Schwangerschaft und in der Stillzeit ist die Dosierung dem größten Bedarf mit Steigerung der L Thyroxin-Dosis bis zu 25–50 µg/d unter Kontrolle von T_3 und T_4 anzupassen. Diese Parameter sollten dann im Normbereich liegen. Unter diesen Bedingungen verläuft die Schwangerschaft dann meist normal. Reicht die Jodzufuhr in der Ernährung nicht aus, sollte besonders im Hinblick auf den Feten eine zusätzliche Gabe von etwa 100 µg/d verordnet werden. Das Neugeborene ist besonders

Tab. 26.1: Wirkung verschiedener Arzneimittel auf den gestillten Säugling

Arzneimittel	Störungen beim Säugling
• Benzothiadiazin-Derivate	Hypokaliämie, Thrombozytopenie
• Propranolol u. ä.	Bradykardie, Hypotonie
• Amiodaron	Schilddrüsenfunktionsstörungen
• Reserpin	nasale Obstruktion
• Theophyllin	Tachykardie, Unruhe
• Ergotamin	Erbrechen, Diarrhoen, Krämpfe

auf Schilddrüsenerkrankungen und ihre Entwicklung zu untersuchen und zu beobachten (Meng 1992).

26.7.6 Schädigung des Feten durch Arzneimittel

In der **Blastemphase** (von der Befruchtung bis zum 14.Tag) kommt es beim Einwirken von Noxen zu einer Alles-oder-nichts-Reaktion. Bei ausreichend starker Schädigung stirbt die Frucht ab. Eine lokale Schädigung kann durch die übrigen polyvalenten Blastemfelder noch vollständig kompensiert werden. Besonders sensibel ist die **Embryonalperiode** zwischen der 2. Woche bis zum 4. Schwangerschaftsmonat. Schädigungen durch Arzneimittel manifestieren sich je nach dem Zeitpunkt der Einwirkung als Mißbildungen und/oder Funktionsstörungen der sich gerade ausbildenden Organe. Voraussetzung für derartige **teratogene Effekte** ist die spezifische organotrope Wirkung des Medikamentes und die zeitgerechte Einwirkung des schädigenden Agens während der Determinationsphase des Organs.

Nach dem 4. Schwangerschaftsmonat, d.h. in der **Fetalperiode**, kommt es nach Einwirken einer Noxe zu unspezifischen Reaktionen, wie funktionellen Störungen oder Beeinträchtigung des Wachstums.

Im folgenden soll eine kurze Übersicht über **mögliche Schädigungen** durch Arzneimittel und Noxen im Zusammenhang mit Herz-Kreislauf-Erkrankungen gegeben werden.

1. **Fruchttod und Abort**
- Vitamin-K-Antagonisten (infolge Blutungen)
- ACE-Hemmer
- Amiodaron
- bei Raucherinnen: doppelte Abortrate und erhöhte perinatale Mortalität

2. **Mißbildungen**
- Vitamin-K-Antagonisten: Schädel-, ZNS- und Skelettanomalien
- ACE-Hemmer
- sog. embryofetales Alkoholsyndrom

3. **Funktionsstörungen und Organschäden**
- Salicylate: Blutungsneigung
- ACE-Hemmer: Anurie des Neugeborenen
- Vitamin-K-Antagonisten

4. **Wachstumsbeeinträchtigungen**
- Dauerbehandlung mit Diuretika
- Propranolol: Hypoglykämie, Ventilationsstörungen
- bei Alkoholikerinnen und Raucherinnen

5. **Adapationsstörungen**
- Reserpin
- β-Rezeptoren-Blocker
- Amiodaron.

26.7.7 Arzneimittel in der Stillperiode

Wie in der Schwangerschaft sollte man auch in der Stillperiode auf Arzneimittel möglichst verzichten. Falls eine Therapie notwendig ist, sind Risiken zu beachten und ist das Aufgeben des Stillens anzuraten (Tabelle 26.1).

26.8 Interruptio und Antikonzeption (O 04.9)

Herzkranke im Herzleistungsstadium I und II nach NYHA können die Schwangerschaft ohne erhöhtes Risiko austragen.

Die **Interruptio** sollte dann vorgenommen werden, wenn bereits im ersten Trimenon bei Patientinnen mit Herzklappenfehlern trotz adäquater medikamentöser Therapie Lungenstauungen nachweisbar sind (NYHA III und IV). Weiterhin sollte sie bei pulmonaler Hypertonie, Marfan-Syndrom, bei Frauen, die bereits eine peripartale Kardiomyopathie durchgemacht haben, und bei persistierender Herzvergrößerung vorgenommen werden. Auch Patientinnen mit nachweisbarem Umkehrshunt sollten wegen der größeren Gefahren unter der Geburt einer Interruptio unterzogen werden.

Indikationen zur Interruptio bei Herzkrankheiten sind:
- Alter über 35 Jahre
- arterielle und pulmonale Embolie in der Anamnese
- akuter Myokardinfarkt oder Postinfarktzustand
- aktiver Rheumatismus
- pulmonale Hypertonie
- Umkehrshunt
- Marfan-Syndrom
- schwer einstellbare arterielle Hypertonie
- peripartale Kardiomyopathie mit Kardiomegalie in der Anamnese
- schwerer Diabetes mellitus
- Niereninsuffizienz
- aktive Tuberkulose.

Nach Möglichkeit sollten orale Antikonzeptiva bevorzugt werden.

26.9 Prophylaxe

Um Komplikationen zu verhüten und Gefährdungen frühzeitig zu erkennen, muß jede herzkranke Gravide durch den Gynäkologen und den Kardiologen gemeinsam betreut werden. Dabei ist besonders auf bereits bei geringer Belastung oder nachts auftretende Dyspnoe, pulmonale Affektionen im Sinne der Stauungsbronchitis, Venenstauung besonders am Hals und an den oberen Extremitäten, Hepatomegalie, übermäßige Gewichtszunahme, Palpitationen u. ä. zu achten, um frühzeitig therapeutische Entscheidungen treffen zu können. Die **medikamentöse Therapie** richtet sich nach den vorhandenen Symptomen. Bettruhe spielt als Mittel zur Entlastung eine wesentliche Rolle in der Therapie. Die Entbindung sollte so schonend wie möglich vorgenommen werden.

Die Indikation zur Operation wird nur durch die absolute Notwendigkeit und die Erhöhung der Überlebenschance gestellt.

Neben der Betreuung während der Schwangerschaft kommt der postpartalen eine besondere Bedeutung zu, da diese **dritte Phase** die wichtigste für die Gefährdung der Mutter ist. Etwa 50–60% der Todesfälle treten in dieser Zeit ein. Eine ständige Kreislaufüberwachung ist deshalb unumgänglich.

Komplikationen sind jetzt vor allem wegen des vermehrten venösen Rückstromes das **Lungenödem** und die Entwicklung einer **Schocksymptomatik**. Weitere Komplikationen in dieser Phase sind die **bakterielle Endokarditis** sowie **Thrombosierung** und **Embolien**. Eine retrospektive Analyse der Phlebographien von Patientinnen ergab eine Häufigkeit von 0,13/1000 ante partum und 0,61/1000 im Wochenbett (Kiergegaard 1983).

Außer der nicht-medikamentösen **Thromboseprophylaxe** sollten bei stark gefährdeten Patientinnen ab der 15. Schwangerschaftswoche 2 × 5000 E Heparin s. c. oder einmalig niedermolekulares Heparin gegeben werden. Niedermolekulares Heparin ist zu bevorzugen, da es länger wirkt und weniger Nebenwirkungen (Osteoporose, Thrombozytopenie, lokale Hämatome) hervorruft.

Im Zusammenhang mit erhöhtem Gestoserisiko sind Thrombozytenaggregationshemmer (60–100 mg ASS/d) nach der 12. Schwangerschaftswoche zu empfehlen. Weitere **Indikationen**:

- positive Familienanamnese
- fetale Entwicklungsstörungen
- Präeklampsie in früheren Schwangerschaften
- Mehrlingsschwangerschaften
- Diabetes mellitus
- Erstgebärende mit gering erhöhtem systolischem Blutdruck.

Gegen das Stillen ist bei Herzleistungsstadium I und II nichts einzuwenden.

Die **Prognose** verbessert sich in allen Phasen der Behandlung und Betreuung herzkranker Schwangerer, wenn Gynäkologen und Kardiologen eng zusammenarbeiten und abgestimmt vorgehen.

Literatur

Andersen, B.A., F.H. Steffensen, H.T. Sorensen,. G.L. Nielsen, J. Olsen: The cumulative incidence of venous thromboembolism during pregnancy and puerperium - an 11 year Danish population-based study of 63.300 pregnancies. Acta Obstet. Gynecol. Scand. 77 (1998) 170–173.

Antonelli, D., L. Bloch, T. Rosenfeld: Implantation of permanent dual chamber pacemaker in a pregnant women by transesophageal echocardiographic guidance. Pacing. Clin. Electrophysiol. 22 (1999) 534–535.

Aziz, T.M., M.I. Burgess, N.N. Acladious, C.S. Campbell, A.N. Rahman, N. Yonan, A.K. Deiraniya: Heart transplantation for peripartum cardiomyopathy: a report of three cases and literature review. Cardiovasc. Surg. 7 (1999) 565–567.

Bates, S.M., J.S. Ginsberg: Anticoagulants in pregnancy: fetal effects. Baillières Clin. Obstet. Gynaecol. 11 (1997) 479–488.

Bilge, M., N. Guler, B. Eryonucu: Recurrent pulmonary emboli and thrombus attached to a permanently implanted pacemaker wire in pregnancy. Acta Cardiol. 54 (1999) 97–99

Branch, K.R., L.E. Wagoner, C.H. McGrory, J.D. Mannion, J.S. Radomski, M.J. Moritz, L. Ohler, V.T. Armenti: Risk of subsequent pregnancies on mother and newborn in female heart transplant recipients. J. Heart Lung Transplant 17 (1998) 698–702.

Casele, H.L., S.A. Laifer, D.A. Woelkers, R. Venkataramanan: Changes in pharmacokinetics of the low-molecular-weight heparin enoxaparin sodium during pregnancy. Am. J. Obstet. Gynecol. 181 (1991) 1113–1117.

Cunningham, F.G., J.A. Pritchard, G.D. Hankins, P.L. Anderson, M.J. Lucas, K.F. Armstrong: Peripartum heart failure: idiopathic cardiomyopathy or compounding cardiovascular event? Obstet. Gynecol. 67 (1986) 157–168.

Cunningham, F.G., M.D. Lindheimer: Current concepts: Hypertension in pregnancy. N. Engl. J. Med. 326 (1992) 927–933.

Dalvi, B.V., A. Chaudhuri, H.L. Kulkarni, P.A. Kale: Therapeutic guidelines for congenital complete heart block presenting in pregnancy. Obstet. Gynecol. 79 (1992) 802–804.

Dubin, A.M., W.P. Batsford, R.J. Lewis, L.E. Rosenfeld: Quality-of-life in patients receiving implantable cardioverter defibrillators at or before age 40. Pacing Clin. Electrophysiol. 19 (1996) 1555–1559.

Geller, D.S., A. Farhi, N. Pinkerton, M. Fradley, M. Moritz, A. Spitzer, G. Meinke, F.T. Tsai, P.B. Sigler, R.P. Lifton: Activating mineralocorticoid receptor mutation in hypertension exacerbated by pregnancy. Science 289 (2000) 119–123.

Gherman, R.B., T.M. Goodwin, B. Leung, J.D. Byrne, R. Hethumumi, M. Montoro: Incidence, clinical characteristics, and timing of objectively diagnosed venous thromboembolism during pregnancy. Obstet. Gynecol. 94 (1999) 730–734.

Hertwig, K., J.W. Dudenhausen: Beratung vor und in der Schwangerschaft. Folge 4: Schwangerschaft bei Lebererkrankungen und nach Leber- und Herztranplantation. MMW-Fortschr.Med. 141 (1999) 822–824.

Joglar, J.A., R.L. Page: Treatment of cardiac arrhythmias during pregnancy: safety considerations. Drug Saf. 20 (1999) 85–94.

Kiergegaard, A.: Incidence and diagnosis of deep venous thrombosis associated with pregnancy. Acta Obstet. Gynecol. Scand. 62 (1983) 239–243.

Kittner, S.L., B.J. Stern, B.R. Feeser, J.R. Hebel, D.A. Nagey, D.W. Buchholz, C.J. Early, C.J. Johnson, R.F. Macko, M.A. Sloan, R.J. Wityk, M.A. Wozniak: Pregnancy and the risk of stroke. N. Engl. J. Med. 335 (1996) 768–774.

Klaus, W.: Besonderheiten der Arzneimitteltherapie in Schwangerschaft und Stillperiode. In: Füllgraf, G., Palm, D. (Hrsg.): Klinische Pharmakologie. Gustav Fischer Verlag, Stuttgart, Jena, New York 1995.

Lanska, D.J., R.J. Kryscio: Stroke and intracranial venous thrombosis during pregnancy and puerperium. Neurology 51 (1998) 1622–1628.

Meng, W.: Erworbene Hypothyreose. In: W. Meng: Schilddrüsenerkrankungen. Gustav Fischer Verlag Jena, Stuttgart, 1992, S. 227–255.

Midei, M., S.H. DeMent, A.M. Feldman, G.M. Hutchins, K.L. Baughman: Peripartum myocarditis and cardiomyopathy. Circulation 81 (1990) 922–928.

Ness, R.B., T. Harris, J. Cobb, K.M. Flegal, J.L. Kelsey, A. Balanger, A.J. Stunkard, R.B. d'Agostino: Number of pregnancies and the subsequent risk of cardiovascular disease. N. Engl. J. Med. 328 (1993) 1528–1533.

Page, R.L.: Treatment of arrhythmias during pregnancy. Am. Heart J. 130 (1995) 871–876.

Salazar, E., N. Espinola, L. Roman, J.M. Casanova: Effect of pregnancy on the duration of bovine pericardial bioprostheses. Am. Heart. J. 137 (1999) 714–720.

Terhaar, M., L. Schakenbach: Care of the pregnant patient with a pacemaker. J. Perinat. Neonatal. Nurs. 5 (1991) 1–12

Troche, V., Y. Ville, H. Fernandez: Pregnancy after heart or heart-lung transplantation: a series of 10 pregnancies. Br. J. Obstet. Gynaecol. 105 (1998) 454–458.

Valentine, K.A.: Treatment and prevention of venous thromboembolic disease in pregnancy. Curr. Opin. Pul. Med. 5 (1999) 238–243.

Zobel, C., H.J. Deutsch, M. Lindner, H.W., Höpp, E. Erdmann: Perkutane venöse Mitralvalvuloplastie bei einer schwangeren Patientin. Dtsch. med. Wschr. 124 (1999) 556–560.

27 Herz und Endokrinopathien

27.1 Schilddrüse

27.1.1 Hyperthyreose (E 05.9)

Der **Überschuß** von Schilddrüsenhormonen erhöht die **Myokardkontraktilität**, reduziert den **systemischen Gefäßwiderstand** und hat einen **positiv chronotropen Effekt**. Vermittler dieser Effekte ist das **Triiodthyronin (T_3)**, welches durch die Regulation der herzspezifischen Gene einerseits und Veränderungen der Hämodynamik andererseits wirkt. Die Verabreichung von T_3 steigert die linksventrikuläre Kontraktilität vor allem durch die Stimulierung der Transkription der schweren α-Myosinkette und Inhibierung der schweren β-Myosinkette. Beim Menschen wirkt es direkt und indirekt auf die Ventrikelproteine. Patienten, die **Thyroxin (T_4)** verabreicht bekommen, haben einen erhöhten linksventrikulären Masse-Index sowie eine erhöhte linksventrikuläre Kontraktilität. Zusätzlich ist die periphere Wirkung der Catecholamine durch Vermehrung der β-Rezeptoren im Myokard verstärkt (Brent 1994).

Die meist unökonomische **Steigerung des Herzminutenvolumens** um 50–100% wird durch eine hohe **Frequenz** bei häufig niedrigem **Schlagvolumen** erreicht. Allerdings ist nicht selten ein erhöhtes Schlagvolumen zu beobachten. Es kommt zur Steigerung des Koronardurchflusses und zur Beschleunigung der Kreislaufzeit um 30–70%. Die diastolische und systolische Funktion des linken Ventrikels sind negativ beeinflußt. Die diastolische Füllungszeit ist reduziert, die diastolische Relaxation und der LVEDV sind erhöht. Der periphere Widerstand ist als Folge der Gefäßdilatation niedrig, so daß es zu einer Erhöhung des systolischen Blutdruckes und Vergrößerung der Blutdruckamplitude kommt (high-output failure). Diese Veränderungen können mit einem **Kapillarpuls**, **Pulsus celer et altus** und **peripheren Gefäßgeräuschen** einhergehen. Der periphere Stoffwechsel und die Gewebeperfusion werden nicht gleichmäßig erhöht. Während die Durchblutung der Leber mäßig gesteigert ist, erhöht sie sich bei Haut, Gehirn, Herz und Muskulatur um das Mehrfache.

Bei der **Auskultation** über der Schilddrüse kann ein kontinuierliches systo-diastolisches Geräusch wahrgenommen werden. Dieses kann auch tastbar sein. Am linken Sternalrand kann ein systolisches Kratzen wahrnehmbar sein, das durch den Kontakt der dilatierten A. pulmonalis mit der Thoraxwand entsteht. Die Atemnot hat in kompensierten Stadien mehr psychoneurotischen Charakter und tritt zusammen mit präkordialen Schmerzen vorwiegend in Ruhe auf.

Herzrhythmusstörungen bei Schilddrüsenüberfunktion werden durch einen Überschuß an Schilddrüsenhormon und Catecholaminen erklärt. Der genaue Funktionsmechanismus ist jedoch noch unklar. Es kann angenommen werden, daß Schilddrüsenhormone und Catecholamine auf verschiedenem Wege dieselben Effekte auf zellulärer Ebene verursachen, z. B. Steigerung der Herzfrequenz. Auf der anderen Seite gibt es ausreichend Befunde, die für die überlappende Wirkung beider Hormongruppen sprechen.

Kardiale Symptome infolge Hyperthyreose beobachtet man vor dem 40. Lebensjahr seltener, so daß bei entsprechender Symptomatik in diesen Altersgruppen stets an eine Kombination mit einer Herzerkrankung gedacht werden sollte. Bei älteren Patienten oder bei vorgeschädigtem Herzen kann es auch zur Herzdilatation mit Herzinsuffizienz kommen.

Folgende Befunde lassen **hyperthyreotisch bedingte Kreislaufstörungen** annehmen (Wober 1992):

- paroxysmales oder persistierendes Vorhofflimmern, besonders wenn diese Herzrhythmusstörungen nicht durch Digitalis beeinflußt werden können
- Herzinsuffizienz ohne sonstige kardiale Ursache, die sich therapieresistent gegenüber Glykosiden verhält
- größere Blutdruckamplituden durch Anstieg des systolischen Wertes.

Nicht immer stellt sich eine Hyperthyreose typisch mit allen Symptomen dar, sondern tritt häufig **monosymptomatisch** auf. Bei unklaren Tachykardien und atypischen Herzbeschwerden, besonders bei Patienten < 60 Jahre, soll an eine Hyper- oder Hypothyreose gedacht und abgeklärt werden.

Obwohl das **EKG** kein spezifisches Bild bietet, können jedoch folgende Zeichen auf eine Hyperthyreose hinweisen:

- Sinustachykardie
- betonte P-Wellen, besonders in den Ableitungen II und III
- überhöhte T-Welle in II, III, V_5 und V_6
- T-Wellen-Negativierung und ST-Strecken-Senkung
- Vorhofflimmern, seltener -flattern
- supraventrikuläre Extrasystolen
- Vorhoftachykardie
- AV-Blockierungen I.-III. Grades.

Unter thyreostatischer oder nach chirurgischer Therapie können sich die EKG-Veränderungen zurückbilden. Je nach Schwere der Entwicklung zeigt das **Echokardiogramm** eine Hyperkinesie, eine erhöhte Auswurffraktion, Vergrößerung aller 4 Herzhöhlen bis zu einer Verminderung der Herzfunktionsparameter.

Die **Therapie** ist ursächlich durchzuführen, d.h. mit Thyreostatika in Verbindung mit β-Rezeptoren-Blockern. Die Dosierung muß individuell so gewählt werden, daß eine Normofrequenz eintritt.

β-Rezeptoren-Blocker wie Propranolol (Obsidan®) sind auch bei der Behandlung von supraventrikulären Herzrhythmusstörungen, z.B. bei Vorhofflimmern und hyperkinetischer Herzinsuffizienz, effektiv. Die Verbesserung der klinischen Symptome unter der Therapie mit β-Rezeptoren-Blockern zeigt, daß eine erhöhte Catecholaminwirkung vorhanden ist. Bei Kontraindikation für β-Rezeptoren-Blocker wie dem Asthma bronchiale können Calciumantagonisten wie Verapamil und Diltiazem verwendet werden. Auch während der **Schwangerschaft** kann eine niedrigdosierte thyreostatische Therapie durchgeführt werden. Bei bereits eingetretener **kardialer Dekompensation** sind Herzglykoside ebenfalls indiziert. Führen diese Maßnahmen nicht zum Erfolg oder liegt eine Thyreotoxikose vor, ist ein operatives Vorgehen bzw. eine Radiojodtherapie anzustreben.

27.1.2 Hypothyreose (Myxödem) (E 03.9)

Die erste Beschreibung eines Myxödemherzens geht auf Zondek im Jahre 1918 zurück, der bei einem Patienten mit Herzvergrößerung, Bradykardie und elektrokardiographischen Veränderungen durch Thyroxingabe eine Normalisierung erzielte.

Das **Myxödem** ist durch eine Reduktion des basalen Metabolismus, d.h. eine Herabsetzung des Sauerstoffverbrauchs der Gewebe um 20–40% des Normalen, charakterisiert. Daraus resultiert die Kälteempfindlichkeit der Patienten. Histopathologisches Korrelat sind ödematöse Schwellungen des Myokards mit Einlagerung von Mucopolysacchariden und fibrinoider Degeneration.

Der **Mangel** an Schilddrüsenhormonen führt zur Herabsetzung der Myokardkontraktilität, zur Senkung der Herzfrequenz, des Herzindexes und zur Steigerung des arteriellen Gefäßwiderstandes. Unter Belastung erhöht sich der Herzindex ohne gleichzeitige Erhöhung des linksventrikulären enddiastolischen Druckes oder der Herzfrequenz.

Die Hypothyreose ist vergesellschaftet mit einer verlängerten diastolischen Relaxation des Herzens. Die Druckwerte in der A. pulmonalis und im rechten Vorhof sind normal. Der Pathomechanismus läuft über die Beeinflussung der Myokardproteine durch T_3 und T_4 ab. Das **Myxödemherz** kann in jedem Lebensalter auftreten, überwiegend jedoch bei Frauen nach dem 40. Lebensjahr. Darüber hinaus besteht ein positiver Zusammenhang zwischen Myxödem und Atherosklerose im allgemeinen bzw. Koronaratherosklerose im speziellen.

Die **Beschwerden** der Patienten sind häufig gering und äußern sich neben allgemeiner körperlicher und geistiger Leistungsschwäche, Trägheit mitunter in Präkordialschmerzen oder Herzinsuffizienzsymptomen.

Für eine **Herzbeteiligung bei Myxödem** sprechen:

- ausgeprägte Sinusbradykardie (gelegentliche Fehlindikation zur Herzschrittmacher-Implantation!)
- arterielle Hypotonie, oft auch arterielle Hypertonie besonders bei Älteren
- Herzvergrößerung
- klinische, echokardiographische oder röntgenologische Zeichen eines Perikardergusses
- Hypercholesterinämie
- diffuse Wassereinlagerung ohne kardiale Grunderkrankung, teigige Haut
- Normalisierung der Befunde nach Therapie mit Thyroxin.

Die **klinischen Symptome** in bezug auf das Herz werden durch die je nach Schweregrad ausgeprägten Zeichen der Herzinsuffizienz geprägt. Therapieresistente Ödeme müssen u.a. an eine Hypothyreose denken lassen. Parallel mit der allgemeinen Wassereinlagerung geht eine Perikardergußbildung einher, die bis 1000 ml betragen kann. Die Ursachen der Herzvergrößerung ohne Perikarderguß können aber auch mukoide Einlagerungen und/oder tonogene Dilatation sein. Die **Herztöne** sind abgeschwächt. Die **Bradykardie** als ein Hauptsymptom soll in Ruhe beurteilt werden, da sie unter Belastung maskiert werden kann.

Das **EKG** zeigt:
- Sinusbradykardie
- zentrale und periphere Niedervoltage vor allem der P- und T-Wellen
- abgeflachte oder negative T-Welle
- PQ- und QT-Verlängerung bei relativer Bradykardie sowie
- AV-Block I.–III. Grades.

Auch diese Veränderungen sind nach Therapie reversibel.

Durch die **Echokardiographie** können die Herzvergrößerung, ein eventueller Perikarderguß sowie die linksventrikuläre Funktion beurteilt werden.

Bei der **Therapie** steht die Gabe von Schilddrüsenhormonen im Vordergrund. Sie sollte besonders bei älteren und Patienten mit koronarer Herzkrankheit mit kleinen Dosen mit 25–50 µg/d **L-Thyroxin** einschleichend begonnen werden, um nicht eine myokardiale Ischämie durch den erhöhten Sauerstoffverbrauch zu provozieren. Darüber hinaus sind besonders bei älteren Patienten **Herzglykoside** und **Diuretika** indiziert. Mitunter muß eine hypotone Regulationsstörung behandelt werden.

27.2 Hypophyse

27.2.1 Akromegalie (E 22.0)

Der Überschuß an Wachstumshormon hat mannigfaltige metabolische Wirkungen, die sich am Herzen besonders durch die Retention von Natrium, Kalium, Stickstoff und Phosphat sowie durch Hemmung der peripheren Insulinwirkung bemerkbar machen.

Die Akromegalie hat eine Herzhypertrophie mit einem Herzgewicht von 500 g und mehr zur Folge. Es kommt zur Erhöhung des Myokardstoffwechsels und zur arteriellen Hypertonie. Ebenso werden Myokardverkalkungen beschrieben. Desgleichen tritt die Koronaratherosklerose bei diesem Krankheitsbild häufiger in Erscheinung.

Klinisch können sich ausgeprägte Dyspnoe und Angina-pectoris-Anfälle zeigen. Die Ursache von Thoraxschmerzen ist aber gelegentlich auch ein komprimierter Spinalnerv. Ein Viertel der Patienten hat eine arterielle Hypertonie. Herzrhythmusstörungen, vor allem ventrikuläre Extrasystolen und Vorhofflimmern- und flattern, findet man bei ca. 20% der Patienten. Im allgemeinen ist die Schwere der kardiovaskulären Beteiligung nicht vom Grad des Wachstumshormonspiegels abhängig.

Das **EKG** zeigt meist eine Linksherzhypertrophie mit intraventrikulären Erregungsleitungsstörungen. Der **Rechtsschenkelblock** ist eine häufige Erregungsleitungsstörung bei Akromegalie. Das **Röntgenbild** ist nicht charakteristisch verändert. Die **Echokardiographie** gibt Informationen über die strukturelle und funktionelle Entwicklung des Herzens bei dieser Erkrankung. Die kardiale **Therapie** richtet sich nach der Symptomatik.

27.2.2 Simmondssche Kachexie (E 23.0)

Die Simmondssche Kachexie ist durch Hypophysenvorderlappeninsuffizienz bedingt. Das Herz ist in die allgemeine Organatrophie einbezogen und zeigt pathomorphologisch eine braune Atrophie und Degeneration der Muskelfibrillen.

Im klinischen Bild gehen die kardialen Symptome in der Allgemeinsymptomatik unter.

Das **EKG** zeigt eine Niedervoltage, ST-Strecken-Senkungen und T-Wellen-Negativierungen. Sämtliche elektrokardiographischen Veränderungen können sich nach **Behandlung** mit Kortikoiden normalisieren. Für die kardiale Therapie ergeben sich keine speziellen Behandlungsrichtlinien.

27.3 Nebennierenrinde

27.3.1 Hyperkortisolismus (Morbus Cushing) (E 24.0)

Der klinisch-kardiologisch wichtigste Befund ist die arterielle Hypertonie, die zu einer Herzmuskelhypertrophie und in Verbindung mit der diabetischen Stoffwechsellage zu einer Gefäßsklerose führt. Neben der Behandlung des Grundleidens erfolgt die kardiale Therapie nach den üblichen Gesichtspunkten.

27.3.2 Hyperaldosteronismus (Conn-Syndrom) (E 26.0)

Natriumretention und vermehrte Kaliumelimination führen zur arteriellen Hypertonie, Hypokaliämie und Alkalose. Die **Hypokaliämie** ist Ursache schwerer Herzrhythmusstörungen bis zum Kammerflimmern und zur hypokaliämischen Alkalose (Abdo et al. 1999).

Dementsprechend kann das **EKG** Zeichen der Hypokaliämie in Form von QT-Veränderungen und T-Wellen-Abflachungen aufweisen (s. Kap. 23.1.1).

27.3.3 Hypokortikoidismus (Morbus Addison) (E 27.1)

Leitsymptom der Herz-Kreislauf-Störungen ist die **arterielle Hypotonie** mit ausgeprägter Orthostaseneigung. Auch eine Herzhypotrophie kann nachweisbar sein. Als Komplikation kann sich eine bakterielle Endokarditis einstellen.

Das **EKG** zeigt Bradykardie, Niedervoltage, PQ- und QT-Zeit-Verlängerungen sowie Verbreiterungen des QRS-Komplexes. Ferner kann es zu ST-Strecken-Senkungen und U-Wellen kommen. Die EKG-Veränderungen sind unspezifisch und durch das intrazelluläre Elektrolytungleichgewicht, die Veränderungen der Extrazellularflüssigkeit, die Herabsetzung des Grundstoffwechsels oder anatomische Veränderungen im Myokard bedingt. In der **Addison-Krise** sind Veränderungen im Sinne der Hyperkaliämie nachweisbar.

27.4 Nebennierenmark

Beim **Phäochromozytom** kommt es durch die erhöhte Catecholaminausschüttung zur arteriellen Hypertonie und dadurch zu einer Belastung des linken Ventrikels. Durch mechanische Reizung, z.B. intraoperativ, kann es zur exzessiven Freisetzung von Catecholaminen und als Folge dessen zur akuten Linksherzinsuffizienz kommen. Gelegentlich wird eine Verdickung der Intima und Media der kleinen und mittelgroßen Koronararterien beobachtet. Der myokardiale Sauerstoffverbrauch ist erhöht, so daß **klinisch** und **elektrokardiographisch** die Zeichen der Linksherzhypertrophie, myokardialen Ischämie und Myokardinfarktbilder auftreten können. Daneben können Herzrhythmusstörungen, besonders supra- und ventrikuläre Extrasystolen, Vorhofflimmern und die Sinusarrhythmie nachweisbar sein.

27.5 Keimdrüsen

27.5.1 Hypofunktion von Testes und Ovarien

Eine klinische Erscheinungsform des männlichen Hypogonadismus, das **Noonan-Syndrom** (auch männliches Turner-Syndrom genannt), geht mit angeborenen Herz- und Gefäßmißbildungen, wie Pulmonalstenose, Vorhofseptumdefekt und Aortenisthmusstenose einher.

Die Hormonreduktion führt bei Frauen zu Beginn der **Menopause** zu vasomotorisch-funktionellen Störungen des Herz-Kreislauf-Systems in Form von Erröten, Schweißausbrüchen, Palpitationen, Tachykardien, Angina pectoris etc. Psychische Faktoren spielen eine wesentliche Rolle. Mitunter entwickelt sich eine arterielle Hypertonie. Das **EKG** kann ST-Strecken-Senkungen sowie T-Wellen-Abflachungen zeigen, die durch Östrogenpräparate beeinflußbar sind. Vorsicht ist bei pektanginösen Beschwerden während des Klimakteriums geboten, da in dieser Phase Myokardinfarkte häufiger auftreten.

27.5.2 Kontrazeptiva

Beschrieben wurden Beobachtungen über einen möglichen Zusammenhang zwischen Kontrazeptiva und koronarer Herzkrankheit (s. auch Kap. 12 S. 464), vasomotorischem Kopfschmerz, cerebraler Apoplexie und Thrombosierungen in verschiedenen Gefäßgebieten.

Diskutiert werden für die arterielle Hypertonie vor allem die durch die Östrogenkomponente hervorgerufenen Veränderungen im Renin-Angiotensin-Aldosteron-System. Östrogene stimulieren die Angiotensinsynthese in der Leber. Dadurch steigen die Plasmareninaktivität und die Aldosteronexkretionsrate. Dies führt zu einer Salz- und Wasserretention.

Im Gegensatz zu der aldosteronantagonistischen Wirkung des natürlichen Progesterons bewirken seine synthetischen Derivate eine Salzretention, da ihnen der Anti-Aldosteron-Effekt fehlt.

Weitere hypertonieauslösende Ursachen können die progesteronbedingte Natriumretention, die durch Östrogene ausgelöste, hyperkoagulabilitätsbedingte Gefäßwandschädigung mit Entstehung einer Nephrosklerose sowie eine genetische Disposition sein.

Die **Hyperkoagulabilität** führt daneben zu thrombotischen Ereignissen der Bein- und Lebervenen, der Hirn- und Koronararterien mit Entstehung transmuraler Myokardinfarkte ohne Gefäßveränderungen. Bei Einnahme der neuen Kontrazeptiva ist ein erhöhtes Risiko für die koronare Herzkrankheit und Venenthrombosen im Vergleich zu den älteren nicht gegeben.

Literatur

Abdo, A., R.A. Bebb, G.E. Wilkins: Ventricular fibrillation: an extreme presentation of primary hyperaldosteronism. Can. J. Cardiol. 15 (1999) 347–348.

Brent, G.A.: The molecular basis of thyroid hormone action. New Engl J Med 331 (1994), 847–853.

Wober, K.A.: Thyreotoxicosis and the heart. N. Engl. J. Med. 2 (1992) 94–98.

28 Herz und Biorhythmus

Unter Biorhythmus versteht man rhythmische Schwankungen biologischer Funktionen mit unterschiedlicher Periodendauer. Bekannt sind Rhythmen innerhalb eines Jahres, der Jahreszeiten, innerhalb der Woche und vor allem im Laufe eines Tages (**zirkadian**).

Die Synchronisation von Biorhythmen, speziell des 24-Stunden-Rhythmus, richtet sich nach der **Erdrotation** sowie **externen Zeitgebern**. Die Erforschung der zirkadianen Rhythmik hat eine lange Geschichte. Schon die alten Griechen beschäftigten sich mit der Bedeutung von Zeitzyklen.

28.1 Zirkadiane Rhythmen

Die 24-Stunden-Rhythmik ist beim Menschen stark ausgeprägt. Sie dient der Homöostase im Organismus. So hat z. B. der frühmorgendliche Anstieg des Plasmacortisols für die Leistungsfähigkeit am Morgen große Bedeutung. In Isolationsversuchen zeigte sich, daß die zirkadiane Rhythmik auch ohne externe Zeitgeber erhalten bleibt, aber einen Mittelwert von 25,0 ± 0,5 Stunden aufweist. Dies wird als Zeichen für eine endogene Herkunft der Rhythmen gedeutet.

28.1.1 Einfluß auf das Herz-Kreislauf-System

Folgende Parameter zeigen eine für das Herz-Kreislauf-System bedeutsame Variabilität innerhalb von 24 Stunden:

- der arterielle Blutdruck steigt zum Morgen an und sinkt am Abend ab
- Maximum der Aggregationsneigung der Blutplättchen am Morgen
- Absinken der Herzfrequenz in der Nacht und Anstieg am Morgen
- Minimum der tPA-Aktivität in der Nacht und am Morgen, Maximum im den frühen Abendstunden
- Maximum des Plasmacortisolspiegels gegen 8 Uhr morgens mit Minimum in der Nacht
- Zunahme des koronaren Blutflusses im Laufe des Tages
- Anstieg des Plasmanoradrenalins bis zum Mittag mit Minimum in der Nacht und am Morgen.
- Auch die korrigierte QT-Dispersion zeigt besonders bei Patienten mit koronarer Herzkrankheit eine zirkadiane Variation mit Anstieg zu den Morgenstunden. Dies weist auf die Rolle des sympathischen Nervensystems für das Auftreten von akuten kardialen Ereignissen und plötzlichem Herztod zu diesem Zeitabschnitt hin (Batur et al. 1999).

Es ist seit langem bekannt, daß die myokardiale Ischämie, der Myokardinfarkt, der plötzliche Herztod sowie der Schlaganfall besonders in den frühen Morgenstunden auftreten.

Triggermechanismen spielen bei etwa 20% der akuten Koronarereignisse eine Rolle. So haben körperliche Belastung, Wutausbrüche und sexuelle Aktivität ein Triggerpotential. Aber auch Erdbeben, Kriegsgefahr und klimatische Faktoren können mögliche auslösende Faktoren sein (Willich 1999). Epidemiologische Studien beweisen eine solche tageszeitliche Häufung kardiovaskulärer Ereignisse. In der ISAM-Studie (Willich et al. 1989b) zeigte sich unabhängig von Infarktlokalisation und -größe und epidemiologischen Daten der Patienten ein erhöhtes Myokardinfarktrisiko zwischen 8 und 11 Uhr. In der TIMI-Studie (Cannon et al. 1997) lag dieser Beginn zwischen 6 und 12 Uhr.

Patienten unter β-Rezeptoren-Blocker-Therapie wiesen kein erhöhtes morgendliches Risiko auf. Unter β-Rezeptoren-Blockern kommt es bei Patienten mit koronarer Herzkrankheit zu einer Beeinflussung des zirkadianen Rhythmus der Herzfrequenzvariabilität, die Ausdruck einer signifikanten Erhöhung der parasympathischen Aktivität ist (Burger und Kamalesh 1999). Die ISIS-2-Studie (1988) bestätigte anhand der Daten von 17 187 Patienten dieses Ergebnis. In anderen Studien (z.B. MILIS-Studie; Muller et al. 1988) wurde ein zweiter, kleinerer Gipfel gegen 20 Uhr gefunden. Ursachen könnte eine veränderte zirkadiane Rhythmik durch extreme Arbeitszeit oder exogene Faktoren sein.

Allerdings scheint nicht die Tageszeit an sich, sondern der Zeitpunkt des Erwachens entscheidend für den Anstieg des Herz-Kreislauf-Risikos zu sein. So ist in den ersten 2–3 Stunden nach dem Aufwachen mit einem 2–3fachen relativen Risiko für einen Myokardinfarkt im Vergleich zu anderen Tageszeiten zu rechnen. Die Ergebnisse der TRIMM-Studie (Willich et al. 1989a) bestätigen dies und deuten darauf hin, daß neben den endogenen zirkadianen Faktoren auch exogene Faktoren das Risiko für einen Myokardinfarkt bestimmen. Bei Zeitverschiebungen, z.B. bei Schichtarbeitern, müßte es deshalb zu einem erhöhten kardialen Risiko in Abhängigkeit zur Aufwachzeit kommen. Da aber im Normalfall der endogene Schlaf-Wach-Rhythmus mit exogenen Zeitgebern synchronisiert ist, kann die Bedeutung der einzelnen Faktoren nur schwer differenziert werden.

Für die Pathogenese des akuten Myokardinfarktes am Morgen scheinen mehrere Faktoren bedeutsam zu sein:

- **Zunahme der Thromboseneigung**

Die erhöhte Thromboseneigung ist die Folge einer vermehrten Thrombozytenaggregabilität, des Anstiegs der Blutviskosität und einer verminderten endogenen fibrinolytischen Aktivität. Dieser Prozeß beginnt mit der Entwicklung einer vulnerablen Plaque, die durch innere Kräfte oder durch externe hämodynamische oder vasokonstriktorische Veränderungen rupturieren kann (Muller 1999).

- **Erhöhtes Risiko einer Plaqueruptur**

Ursache hierfür sind der Anstieg der Herzfrequenz und des Blutdrucks, Erhöhung des Gefäßtonus und damit Verminderung des Koronarflusses, vermittelt durch einen erhöhten Plasmacatecholaminspiegel.

Die große Bedeutung des sympathischen Nervensystems bei der Risikomodulation spiegelt sich in der Abnahme der Häufigkeit des Myokardinfarktes und des plötzlichen Herztodes unter β-Rezeptoren-Blokker-Therapie wider (Willich et al. 1989, Muller et al. 1991). β-Rezeptoren-Blocker und Aspirin können diese morgendliche Ereignisgipfel verhindern bzw. abschwächen (Johnstone et al. 1996). Deshalb ist eine ausreichende kardioprotektive Medikation am Morgen besonders wichtig. Es muß individuell entschieden werden, ob die abendliche Gabe von Retardpräparaten oder die morgendliche Gabe von schnell wirksamen Darreichungsformen dieses Ziel am besten erreicht.

28.1.2 Einfluß auf andere Organsysteme

Innerhalb einer Tag-Nacht-Periode erfährt die zelluläre bzw. organtopische Verteilung von Enzymen und Substraten eine beträchtliche Änderung. So ist auch erklärlich, daß die Sensibilität des Organismus gegenüber Pharmaka, Röntgenstrahlen und anderen Eingriffen sowie Medikamentenwirkung, besonders von Hormonen und Zytostatika, wesentlich von Zirkadianrhythmen bestimmt wird.

Die **Toxizität** von Pharmaka kann im Tierexperiment Mortalitätsunterschiede zwischen 0 und 100% zeigen, wenn die entsprechenden Medikamente zwar mit gleicher Dosierung, aber zu verschiedenen Tages- und Nachtzeiten appliziert werden.

28.2 Andere Rhythmen

Die geschilderte Zirkadianrhythmik unterliegt zusätzlich einer **saisonalen** Modifikation. Dies auch, wenn künstlich gleichbleibende Bedingungen, wie konstanter Licht-Dunkel-Wechsel, geschaffen werden. Dieses Phänomen und andere rhythmogene Verhaltensweisen sind Ausdruck einer starken endogenen Verankerung der Rhythmik.

Ornato et al. (1990) untersuchten anhand von mehrjährigen Mortalitätsstatistiken den jahreszeitlichen Einfluß auf die Sterblichkeit an Herz- Kreislauf-Krankheiten in den USA und Australien. In den Sommermonaten war die Mortalität um 20–40% geringer als in den Wintermonaten.

Über die Verteilung akuter kardiovaskulärer Ereignisse innerhalb der Woche liegen noch keine ausreichenden Untersuchungen vor.

Literatur

Batur, M.K., S. Aksoyek, A. Oto, A. Yildirir, N. Ozer, E. Atalar, K. Aytemir, G. Kabakci, K. Ovunc, F. Ozmen, S. Kes: Circadian variations of QTc dispersion: is it a clue to morning increase of sudden death? Clin. Cardiol. 22 (1999) 103–106.

Burger, A.J., M. Kamalesh: Effect of beta-adrenergic blocker therapy on the circadian rhythm of heart rate variability in patients with chronic stable angina. Am. J. Cardiol. 15 (1999) 596–598.

Cannon, C.P., C.H. McCabe, P.H. Stone, M. Schactman, B. Thompson, P. Theroux, R.S. Gibson, T. Feldman, N.S. Kleinman, G.H. Tofler, J.E. Muller, B.R. Chaitman, E. Braunwald: Circadian variation in the onset of unstable angina and non-Q-wave acute myocardial infarction (the TIMI III Registry and TIMI IIIB). Am. J. Cardiol. 79 (1997) 253–258.

ISIS-2 (Second International Study of Infarct Survival) Collaborative Group. Randomized trial of intravenous streptokinase, oral aspirin, both or neither among 17.187 cases of suspected myocardial infarction: ISIS-2. Lancet II (1988) 350–360.

Johnstone, M.T., M. Mittleman, G. Tofler, J.E. Muller: The pathophysiology of the onset of morning cardiovascular events. Am. J. Hypertens. 9 (1996) 22S–28S

Muller, J.E., R.E. Rude, E. Braunwald, T.D. Hartwell, R. Roberts, B.E. Sobel, C. Ritter, C.B. Parker, A.S. Jaffe, P.H. Stone, D.S. Raabe, J.T. Willerson, T. Robertson and the MILIS Study Group: Myocardial infarct extension: Occurrence, outcome and risk factors in the multicenter investigation of limitation of infarct size. Ann Intern. Med. 108 (1988) 1–6.

Muller, J.E., G.H. Tofler: Circadian variation and cardiovascular disease. N. Engl. J. Med. 325 (1991) 1038–1039.

Muller, J.E.: Circadian variation and triggering of acute coronary events. Am. Heart J. 137 (1999) S1–S8.

Ornato, J.P., L. Siegel, E.L. Craren, N. Nelson: Increased incidence of cardiac death contributed to acute myocardial infarction during winter. Coronary Artery Disease 1 (1990) 199–203.

Willich, S.N, S. Pohjola-Sintonen, S.J.S. Bhatia, T.L. Shook, G.H. Tofler, J.E. Muller, D.G. Curtis, G.H. Williams, P.H. Stone: Suppression of silent ischemia by metoprolol without alteration of the morning increase of platelet aggregability in patients with stable coronary artery disease. Circulation 79 (1989) 557–565.

Willich, S.N, H. Löwel, M. Lewis, R. Arntz, A. Löwe, R. Schröder, TRIMM Study Group: Two-fold risk of acute myocardial infarction in the 3 hours following awakening. Circulation 82 (Suppl.III) (1989a) III-281.

Willich, S.N, T. Linderer, K. Wegscheider, A. Leizorovicz, I. Alamercery, R. Schröder, ISAM Study Group: Increased morning incidence of myocardial infarction in the ISAM Study: Absence with prior beta-adrenergic blockade. Circulation 80 (1989b) 853–858.

Willich, S.N.: Zirkadiane Variation akuter koronarer Herzerkrankungen: Forschungsperspektive und klinische Bedeutung. Z Kardiol 80 (1991) 479–486.

Willich, S.N.: Circadian variation and triggering of acute cardiovascular events. Vasc. Med. 4 (1999) 41–49.

29 Herz und Temperatureinflüsse

29.1 Wirkungen von Kälte

Hypothermie wird als Absinken der **Körperkerntemperatur** unter 35 °C definiert. Die Körperkerntemperatur sollte mit elektronischen Thermometern rektal, ösophageal oder in der Harnblase gemessen werden. Bei Temperaturen unter 35 °C beginnt das thermoregulatorische System zu versagen. Die zentralen Anteile sind in den präoptischen thalamischen Kernen lokalisiert.

Kälteeinwirkungen sind bei gesunden Personen und im größeren Maße bei Patienten als Streß für das Herz-Kreislauf-System anzusehen. Bei einer Wassertemperatur von 5–10 °C ist nach 10–20 min bereits die Hypothermie erreicht, bei Umgebungstemperaturen von +5 bis −2 °C, hoher Windgeschwindigkeit und durchnäßter Kleidung dauert es ca. 30–40 min. Wird ein unbekleideter Mensch für 2 Stunden einer Temperatur von 5 °C ausgesetzt, so kommt es im Vergleich zu normalen Temperaturen zu einer signifikanten Steigerung des Herzminutenvolumens, des Schlagvolumens, des mittleren Blutdruckes und der Wärmeproduktion.

Patienten mit **koronarer Herzkrankheit** haben unter Kälteeinwirkung z. B. eine Zunahme der Angina-pectoris-Anfälle. Hierbei wird die myokardiale Ischämie durch die Erhöhung des peripheren Widerstandes mit Erhöhung des mittleren arteriellen Blutdrucks und Koronarspasmen hervorgerufen. Die klinischen Erscheinungen sind in Tabelle 29.1 dargestellt.

Liegt eine dem Grad der Hypothermie inadäquate Tachykardie vor, so ist stets an eine zusätzliche Hypovolämie, Hypoglykämie oder Intoxikation zu denken. Weitere Veränderungen sind:

- Verschiebung der O_2-Bindungskurve nach links
- Anstieg des Hämatokrits um 2%/1 °C Abnahme der Körperkerntemperatur
- metabolische Azidose durch Kältezittern
- Mißverhältnis zwischen Ventilation und Perfusion
- kälteinduzierte renale Glukosurie
- Gerinnungsstörungen durch
  - kälteinduzierte Hemmung der Gerinnungskaskade
  - Abnahme der Plättchenaktivität aufgrund der temperaturabhängigen Thromboxan-B_2-Produktion
  - kälteinduzierte Thrombozytopenie
  - Heparinfreisetzung aus den Mastzellen
  - Hyperkoagulation mit thrombembolischen Ereignissen.

Faktoren, die zu einer **erhöhten Thermoinstabilität** führen, sind eine **herabgesetzte Wärmeproduktion** wie bei endokrinen Erkrankungen wie Hypothyreose oder Substratmangel, z.B. bei Hypoglykämie, **vermehrte Wärmeabgabe** durch Vasodilatation, Verbrennungen, iatrogen und **abnorme Thermoregulation** durch zentrale oder periphere Erkrankungen. **Weitere Ursachen** können ein Polytrauma, Schock, Azidose, Infektionen u. a. sein. Alkohol führt zur Vasodilatation, Barbiturate und Phenothiazide unterdrücken das Muskelzittern. Bei alten Menschen kann eine sog. **akzidentelle Hypothermie** auftreten. Kinder sind aufgrund ihres ungünstigen Volumen-Oberflächen-Verhältnisses besonders gefährdet. Ab einer Körperkerntemperatur von ca. 32 °C kommt es zu **EKG-Veränderungen**, die sich in

- PQ- und QT-Zeit-Verlängerungen
- QRS-Komplex-Verbreiterung
- ST-Strecken-Hebung
- Osborn-Welle unter 30 °C
- Erregungsbildungs- und -leitungsstörungen

zeigen.

Die Verschmelzung des ST-Segments mit der T-Welle bildet die **Osborn-Welle oder J-Welle**, die für die Hypothermie als charakteristisch bezeichnet wird (Abbildung 29.1). Neuere experimentelle Untersuchungen bestätigen die Hypothese, daß eine heterogene Distribution des Aktionspotentials durch die Ventrikelwand die Ursache dieser J-Welle ist (Yan und Antzelevitch 1996). Es kommt bei diesen Temperaturen zu verschiedenen Erregungsbildungs- und -leitungsstörungen, wie Sinusbradykardie, Vorhofflimmern, AV-Blockierungen verschiedener Grade oder auch Kammerflimmern.

Ein Patient mit Hypothermie darf nicht für klinisch tot erklärt werden!

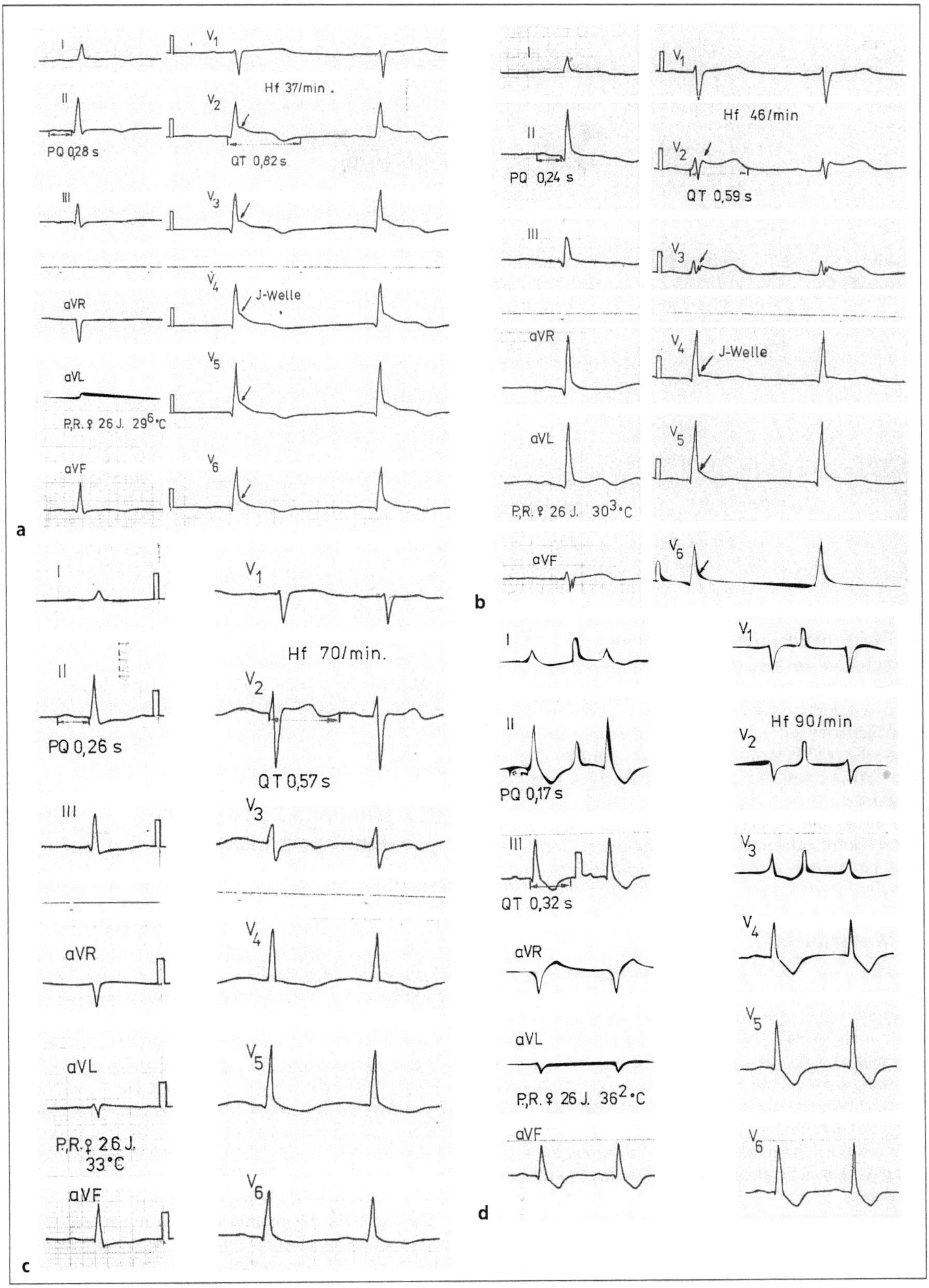

Abb. 29.1: EKG mit PQ- und QT-Zeit-Verlängerung bei einer 26jährigen Patientin: a: bei einer Körpertemperatur von 29,6 °C mit Osborn-Welle, b: bei 30,3 °C, c: bei 33,0 °C, d: bei 36,2 °C.

Tab. 29.1: Pathophysiologische und klinische Befunde bei Hypothermie (modifiziert nach Danzl et al. 1994)

Grad	ZNS	Herz und Kreislauf	Atmung	Niere und Endokrinium
mild (35–32,2 °C)	lineare Absenkung des Hirnstoffwechsels, Amnesie, Apathie, Dysarthrie, herabgesetzte Urteilsfähigkeit, unangemessenes Verhalten	Tachy-, dann zunehmende Bradykardie, Vasokonstriktion, Anstieg des HMV und des Blutdruckes	erst Tachypnoe, dann Abnahme des Atemminutenvolumens, Abnahme des O_2-Verbrauchs, Bronchospasmus	Kältediurese, Anstieg des Catecholamin-, Trijodthyronin- und Thyroxinspiegels, durch Kältezittern Anstieg des Stoffwechsels
mäßig (32,3–28 °C)	EEG-Veränderungen, fortschreitender Bewußtseinsverlust, Mydriasis, Halluzinationen	Abnahme des HMV und der Pulse, vermehrte (supra)-ventrikuläre Arrhythmien, Osborn-Welle, verlängerte Systole	Hypoventilation, 50 %ige Senkung der CO_2 Produktion pro 8 °C Abnahme der Temperatur, keine protektiven Atmungsreflexe mehr, 50 %iger Abfall des O_2-Verbrauchs	50 %iger Anstieg des renalen Blutflusses, noch intakte renale Autoregulation, keine Insulinaktivität
schwer (< 28 °C)	Verlust der zerebrovaskulären Autoregulation, Abnahme des zerebralen Blutflusses, Abnahme der Aktivität im EEG	weiterer Abfall des HMV, des Blutdruckes und der Herzfrequenz, herabgesetzte ventrikuläre Arrhythmieschwelle, Asystolie	Lungenstauung und -ödem, 75 %iger Abfall des O_2-Verbrauchs, Apnoe	durch Abnahme des HMV reduzierter renaler Blutfluß, Oligurie, Poikilothermie, 80 %ige Abnahme des Grundumsatzes

➤ Nicht-medikamentöse Therapie

Die **passive Erwärmung** sollte bei gesunden Patienten mit milder Hypothermie angewendet werden. Einem weiteren Temperaturverlust durch Strahlung und Konvektion u. a. kann durch eine ausreichend hohe Raumtemperatur vorgebeugt werden. Die **aktive Erwärmung** hat dann Vorrang, wenn eine mäßige oder schwere Hypothermie vorliegt, der Patient kardiovaskulär instabil ist, wenn zur Thermoinstabilität prädisponierende Risikofaktoren vorhanden sind oder eine vorangehende passive Erwärmung nicht erfolgreich war.

➤ Medikamentöse Therapie

Durch eine herabgesetzte Körperkerntemperatur kommt es zum Abfall des Leberstoffwechsels bei gleichzeitigem Anstieg der Proteinbindung. Deshalb sind auch große Mengen von proteingebundenen Pharmaka, z. B. Insulin oder Digoxin, bei niedriger Körperkerntemperatur wirkungslos. Sie können aber bei der Wiedererwärmung Zeichen der Überdosierung hervorrufen.

Exzessive pharmakologische Manipulation am Herz-Kreislauf-System sollte unbedingt vermieden werden.

Bei einer dem Grad der Hypothermie nicht entsprechenden arteriellen Hypotonie sind niedrigdosiert Catecholamine indiziert. Vorhoftachykardien treten häufig auf und verschwinden spontan.

Antiarrhythmika der Klasse III, wie Amiodaron, heben die Kammerflimmerschwelle an. Bei ventrikulärer Tachykardie wird eine Initialdosis von 5 mg/kg KG Amiodaron als Bolus empfohlen.

Wichtig für Neugeborene, ältere und immuninsuffiziente Patienten ist eine antibiotische Abschirmung.

29.2 Wirkungen von Wärme und Feuchtigkeit

Hyperthermie liegt bei einer Körperkerntemperatur über 40,6 °C vor. Durch verstärkte Wärmebildung oder -zufuhr und/oder verringerte Wärmeabgabe kommt es zur Erhöhung der Körperkerntemperatur. Wenn eine körperliche Arbeit unter Wärmeeinfluß ausgeführt wird, ist das Herz-Kreislauf-System einer größeren Belastung ausgesetzt. Semenza et al. (1996) untersuchten die Auswirkungen der Hitzewelle auf die Bevölkerung im Juli 1995 in Chicago, USA. Sie fanden, daß besonders Patienten mit vorbestehenden Krankheiten, die sozial isoliert lebten und keinen Zugang zu klimatisierten Räumen hatten, das größte Mortalitätsrisiko aufwiesen. Dabei hatten die durch Hitze Verstorbenen Risikofaktoren, die denen der Herz-Kreislauf-Krankheiten ähneln.

Die **zentrale Hyperthermie** ist durch eine Sollwertverstellung durch Pyogene oder lokale Reizung, z. B. durch Tumorwachstum, gekennzeichnet. Die **maligne Hyperthermie** ist äußerst selten. Ursache ist ein erblicher Defekt an den Ionenkanälen, durch die Ca^{2+}-Ionen bei der elektromechanischen Ankopplung aus dem sarkoplasmatischen Retikulum freigesetzt werden. Durch die Applikation von Pharmaka wie Succinylcholin oder Inhalationsnarkotika kommt es zum exzessiven Anstieg von Ca^{2+}-Ionen und damit zu Kontrakturen der großen Muskeln mit starkem Energieverbrauch und Erhöhung der Körperkerntemperatur.

➤ Hämodynamische Veränderungen

Die Herzfrequenz wird deutlich erhöht und das Schlagvolumen reduziert. Auch die zentralen Blutvolumina sind reduziert. Je nach dem Grad der Wärmeeinwirkung kommt es zum Anstieg bzw. Abfall des Herzminutenvolumens. Der Grundumsatz steigt um 7%, wenn sich die Körperkerntemperatur um 1 °C erhöht. Das Blutvolumen ist vermindert und der Hämatokrit entsprechend erhöht. Der pulmonale Widerstand ist ebenfalls gesteigert.

Patienten mit einer leichten Stauungsherzinsuffizienz können unter Hitze- und Feuchtigkeitseinwirkung zu einem akuten Linksherzversagen kommen. Unter Hitzebedingungen und körperlicher Arbeit tritt ein größerer Kaliumverlust als normal ein, so daß bei Patienten mit Digitalistherapie darauf geachtet werden muß.

Bei größerer exogener Wärmeeinwirkung kann **Hitzschlag** eintreten. Die **myokardialen Veränderungen** bei Hitzschlag zeigen sich im **EKG** mit Erregungsleitungsstörungen, ST-Strecken- und T-Wellen-Veränderungen, die auch mit Serumenzymerhöhungen einhergehen können. Daneben treten Bewußtlosigkeit, Verwirrtheit, eine verminderte oder völlig sistierende Schweißproduktion auf.

Hitzekrämpfe sind die Folge von Elektrolytverschiebungen. Der **Hitzekollaps** ist eine orthostatische Dysregulation aufgrund eines Mißverhältnisses zwischen Blutvolumen und Volumenkapazität des Kreislaufs.

➤ Nicht-medikamentöse Therapie

Zunächst sollten Faktoren, die zu einer weiteren Temperatursteigerung führen, beseitigt werden. Der Patient sollte zur Hyperventilation zwecks Bekämpfung der Hypoxie veranlaßt werden.

➤ Medikamentöse Therapie

Dantrolen, ein myotropes Muskelrelaxans, ist das wichtigste Mittel gegen die maligne Hyperthermie, da es die Freisetzung von Ca^{2+}-Ionen im Sarkoplasma bremst. Die Initialdosis sollte 2,5 mg/kg KG betragen. Weiterhin sollte Natriumbicarbonat zur Bekämpfung der Azidose infundiert werden.

29.3 Sauna

Beim **Saunabaden** kommt es zu einer Wärmeaufladung des Körpers über den Normalbereich. Dabei steigt die Körperkerntemperatur um 0,5–1,0 °C und die Hauttemperatur um 10 °C. Dies entspricht einer körperlichen Leistung von etwa 50–75 Watt. Nach Verlassen der Sauna werden in kurzer Zeit wieder Normalwerte erreicht. In der **Wärmephase** nimmt der periphere Widerstand um etwa 42–46% ab. Die **Blutströmungsgeschwindigkeit** ist auf etwa das Doppelte erhöht. Die **Herzfrequenz** steigt um 50% und das Herzminutenvolumen um 80%. Bei Hypertonikern kommt es unter Saunabedingungen zu einer Senkung des Blutdrucks, während er bei Hypotonen steigt. Bei Gesunden konnten keine pathologischen **Erregungsbildungs-** und **-leitungsstörungen** während des Saunabadens festgestellt werden. Bei Patienten mit koronarer Herzkrankheit, die regelmäßig in die Sauna gehen, kommt es zu einer Steigerung des Vagotonus. Zusätzliche Belastungen, wie plötzlicher Lagewechsel, Muskelarbeit während oder kurz nach der Sauna sowie zu reichliche Nahrungszufuhr müssen Patienten mit Herz-Kreislauf-Krankheiten vermeiden.

Indikationen für das Saunabaden bei Erkrankungen des Herz-Kreislauf-Systems:

- Blutdruckregulationsstörungen (arterielle Hypertonie Stadium I–II, arterielle Hypotonie)
- periphere arterielle Durchblutungsstörungen (Fontaine-Stadium I–II, [III])
- ischämische Herzkrankheit (stabile Angina pectoris, Postinfarktzustand nach 6 Monaten)
- Herzfunktionsstörungen (rekompensierte Herzinsuffizienz).

Kontraindikationen:

- akute entzündliche Herzerkrankungen
- instabile Angina pectoris
- arterielle Hypertonie Stadium III–IV
- nicht rekompensierte Herzinsuffizienz
- Mitralklappenstenose.

Im allgemeinen soll man die **Indikation** zum Saunabaden individuell stellen. Eine generelle Indikation oder Kontraindikation kann nicht gegeben werden.

Literatur

Danzl, D.F., R.S. Pozos: Accidental Hypothermia. N. Engl. J. Med. 331 (1994) 1756–1760.

Semenza, J.C., C.H. Rubin, K.H. Falter, J.D. Selanikio, W.G. Flanders, H.L. Howe, J.L. Wilhelm: Heat-related deaths during the July 1995 heat wave in Chicago N. Engl. J. Med. 335 (1996) 84–90.

Yan, G.X., C. Antzelevitch: Cellular basis for the electrocardiographic J wave. Circulation 93 (1996) 372–379.

30 Herz und Thoraxdeformierungen

30.1 Trichterbrust (Q 67.6)

Die Trichterbrust, Pectus excavatum, ist eine kongenitale Thoraxanomalie, die isoliert, aber auch kombiniert mit anderen Fehlbildungen, wie bei Mitralklappenprolaps-Syndrom (Bon Tempo et al. 1975) vorkommen kann. Ist die Thoraxdeformierung stark ausgeprägt, führt sie über eine diastolische Füllungsbehinderung zur Einschränkung der Herzfunktion. Eine hämodynamisch wirksame Trichterbrust ist anzunehmen, wenn der posteriore-anteriore Durchmesser des Thorax weniger als 16,5 cm beträgt. Diese Anomalie ist insofern interessant, als das sie häufig mit Herzgeräuschen einhergeht, die Anlaß zur Verwechslung mit Herzklappenfehlern geben. Dabei kann der Verdacht röntgenologisch scheinbar bestätigt werden, da das Herz im dv-Strahlengang durch die Kompression vergrößert und pathologisch verändert erscheint. Die Aufnahme im seitlichen Strahlengang bringt oft eine Klärung. Die Geräusche sind meist systolisch und über 2 R 2 am lautesten.

Eine **operative Korrektur** der Trichterbrust ist dann indiziert, wenn eine diastolische Füllungsbehinderung vorliegt. Sie sollte dann so früh wie möglich durchgeführt werden. Gering ausgeprägte Formen haben lediglich kosmetische Bedeutung.

30.2 Hühnerbrust (Q 67.7)

Die Hühnerbrust, Pectus carinatum, ist oft ein Teil angeborener Syndrome und verschiedener Mucopolysaccharidosen mit bedeutsamen Wirbelsäulen- und Extremitätenveränderungen, denen auch Herz- und Gefäßmißbildungen vergesellschaftet sind.

Dazu gehören u.a. das **Currarino-Silverman-Syndrom** mit Veränderungen der Mitralklappe und Aortenisthmusstenose (Chidambaram und Mehta 1992).

Beim **Hurler-Syndrom** besteht bei 80% der Patienten eine Herzbeteiligung, symptomatisch aber sind weniger als die Hälfte. Man findet ein systolisches Geräusch über der Spitze als Ausdruck einer Mitralregurgitation mit Ausstrahlung in die Axilla oder ein Diastolikum im 4. ICR li. parasternal als Hinweis auf eine Aortenklappeninsuffizienz. Es kann aber auch eine Herzvergrößerung ohne Geräusch vorhanden sein (Krovetz et al. 1965). Die kardiale Beteiligung zeigt sich auch in Verschlüssen der Koronararterien infolge der Mucopolysaccharidakkumulation. Bei schweren Formen der Erkrankung kann der Tod in den ersten beiden Lebensjahrzehnten auftreten.

Beim **Hurler-Scheie-Syndrom** findet man als kardiale Beteiligung eine Mitralklappenringverkalkung mit dem Auskultationsphämomenen der Mitralklappenstenose (Schieken et al. 1975). Die kardiale Beteiligung beim **Morquio-Syndrom** besteht in Aortenklappeninsuffizienz, Herzmuskelhypertrophie und Verdickung der Mitralklappensegel.

30.3 Kyphoskoliose (I 27.1)

Eine ausgeprägte Kyphoskoliose hat für das Herz große Bedeutung. Es erhält mitunter eine stark veränderte Silhouette. Das Cor cyphoscolioticum läßt eine genaue Beurteilung hinsichtlich zusätzlicher Herzfehler kaum zu. Bei der Mehrzahl der Fälle bildet sich durch die Einschränkung der Atemfunktion ein **Cor pulmonale** aus. Aber auch eine biventrikuläre Hypertrophie sowie eine isolierte Linksherzhypertrophie wurden beobachtet. Eine Therapie ist in jedem Falle erforderlich und sollte so zeitig wie möglich beginnen. Die medikamentöse kardiale Behandlung richtet sich nach den üblichen Gesichtspunkten.

Literatur

Bon Tempo, C.P., J.A. Ronan jr., A.C. de Leon jr., H.L. Twigg: Radiographic appearance of the thorax in systolic click-late systolic murmur syndrome. Am. J. Cardiol. 36 (1975) 27–31

Chidambaram, B., A.V. Mehta: Currarino-Silverman syndrome (pectus carinatum type 2 deformity) and mitral valve disease. Chest 102 (1992) 780–782.

Krovetz, L.J., A.E. Lorincz, G.L. Schiebler: Cardiovascular manifestations of the Hurler syndrome: Hemodynamic and angiographic observations in 15 patients. Circulation 31 (1965) 132–135.

Schieken, R.M., R.E. Kerber, V.V. Ionasescu, H. Zellweger: Cardiac manifestations of mucopolysaccharidoses. Circulation 52 (1975) 700–705.

31 „Funktionelle" Herzbeschwerden

Häufig suchen die Patienten den Arzt auf, weil sie Herzschmerzen, Atemnot, Herzklopfen, Schlafstörungen sowie eine Leistungsminderung bei sich feststellen. Untersuchungen zeigen jedoch, daß keine organischen Veränderungen diesen Symptomen zugrunde liegen, sondern psychischen Ursprungs sind. Synonyma für diese funktionellen Herzbeschwerden sind „Herzphobie", „Soldatenherz", „Da Costa-Syndrom", „Kardiale Neurasthenie" und „Nervöses Herz", „Herzneurose".

31.1 Definition

Die **Herzneurose** (F 45.3) ist eine spezielle Form der Phobie. Sie äußert sich **somatisch** (Herzbeschwerden), **phobisch** (Angst) und **hypochondrisch**. Im Mittelpunkt der Beschwerden steht die **Angst vor der unerkannten Herzkrankheit**.

31.2 Häufigkeit

Im Gegensatz zu anderen Neurosen sind **Männer** häufiger betroffen als Frauen. Der Erkrankungsgipfel liegt im 30–40. Lebensjahr.

Zur **Häufigkeit** sind keine genauen Angaben vorhanden, da auch die Diagnostik uneinheitlich ist (Tölle 1991).

31.3 Klinisches Bild

Dieses Krankheitsbild ist die umschriebenste Phobie, die sich auf den eigenen Körper bezieht (Hofmann und Hochapfel 1995). Die Anamnese ist insofern typisch, als die subjektiven Beschwerden äußerst wechselnd sind. Das klinische Bild ist von den vegetativen Begleiterscheinungen der Angst geprägt und hat kein somatisches Korrelat.

Druck im Hals, Herzklopfen, Extrasystolie, Schmerzen in der Herzgegend, das Gefühl der Atemnot, Schweißausbrüche, Kopfdruck, allgemeine Schwäche, Konzentrationsschwäche und Potenzstörungen sind häufige und mit gewisser Regelmäßigkeit wiederkehrende Angaben. Die ängstliche Beobachtung und subjektive Überbewertung von Herz-Kreislauf-Sensationen, ein dramatisierendes Verhalten des Patienten sowie Abklingen der Symptomatik bei Eintreffen des Arztes können weitere Hinweise für eine psychisch bedingte Erkrankung geben. Eifert et al. (1996) fanden, daß Patienten mit einer Herzphobie stärker um Herzschmerzen und Palpitationen besorgt waren als Patienten mit bekannten Herzerkrankungen. Auch litten sie darunter stärker und benötigten im Vergleich zu den Herzpatienten häufiger den ärztlichen Notdienst. Auch berichteten sie mit größerer Überzeugung und Informiertheit von ihrer Herzkrankheit und protektiven Maßnahmen für ihr Herz als chirurgische Patienten und Normalpersonen.

Unterschiedlich ist die Intensität der Angst. Während der Herzhypochonder lediglich Sorgen und Befürchtungen um seine Herzfunktion hat, kommt es beim Herzphobiker zu panikartigen Angstattacken. Ein solcher Anfall kann bis zu 2 Stunden dauern. Symptome, die bei diesen Panikattacken auftreten, sind u. a. Dyspnoe, Herzklopfen, Schmerzen und Beklemmungsgefühl in der Brust, Benommenheit, Schwindel, Parästhesien mit Kribbeln in Händen und Füßen, Schweißausbruch.

Nach Richter et al. (1994) kann die Herzneurose in 2 Typen eingeteilt werden:

- *Typ A*: gekennzeichnet durch ein depressiv-anklammerndes Verhalten und Konzentration auf die Symptomatik, entspricht wahrscheinlich dem Herzhypochonder.
- *Typ B*: neigt zu verleugnender Aktivität, neigt zum

Überspielen der Krankheit, entspricht mehr dem Herzphobiker.

Die offensichtliche Diskrepanz zwischen Befinden und Befund des Patienten erschwert die Arbeit des Arztes beträchtlich. Es bürdet ihm um so mehr die Verantwortung auf, nicht durch sein Verhalten und seine diagnostischen Maßnahmen zu einer Fixierung der Symptomatik beizutragen.

Neben dem Auftreten dieser Panikstörungen bei Herzgesunden können sie aber auch bei Patienten mit bekannten Herzerkrankungen in einer Häufigkeit von 12,5% als zusätzliche Störungen auftreten. Im Vordergrund der Symptome stehen in dieser Patientengruppe Palpitationen (Morris et al. 1997).

Bisherige Ergebnisse aller Untersuchungen und Erfahrungen zeigen, daß eine rechtzeitige Diagnose und geeignete psychosomatische Therapiemaßnahmen von entscheidender Bedeutung sind (Tabelle 31.1).

31.4 Psychogenese

Psychologische Aspekte und Beschwerden der Patienten mit Herzangst und nicht kardial bedingten Thoraxschmerzen werden häufig mißverstanden (Eifert et al. 1996). Erklärungsmodelle dafür ziehen beobachtendes Lernen, elterliche Herzkrankheiten und Trennungserfahrungen als Schlüsselfaktoren in der Ätiologie heran (Eifert und Forsyth 1996a). Krankheitsauslösend sind auch oft der Verlust eines Bekannten oder Vorbildes durch Herztod oder Situationen von realem oder phantasiertem Verlassenwerden und Trennung, akute Konflikte und Überforderung. Diese Faktoren sind allerdings nur das auslösende Moment in einer langen neurotischen Fehlentwicklung, die häufig bis in die Kindheit zurückreicht (Tölle 1991). Eifert und Forsyth (1996a) untersuchten 421 Studenten mit Hilfe von Fragebögen. 2–3% der Befragten zeigten eine übermäßige Herzangst. Studenten mit hohem Punktwert im Herzangst-Fragebogen berichteten häufiger über elterliche Herz- und andere Erkrankungen sowie elterliche Trennungen als die mit geringem Punktwert.

Prägend scheint also auch ein ambivalenter Trennungskonflikt zu der verwöhnenden, aber gleichzeitig bestimmenden Mutter zu sein. Oft sind Einzelkinder oder jüngste Geschwister betroffen, die sich in ihrer Unselbständigkeit in starker Abhängigkeit der Mutter befinden. Der Konflikt zwischen Liebeserwartung und Autonomiewünschen steht im Vordergrund. Ein unbewußter ambivalenter realer oder phantasierter Trennungseffekt kann oft als Trigger für kardiovaskuläre Symptome beobachtet werden (Langkafel und Senf 1999).

Nach dem ersten Anfall setzt ein Circulus vitiosus ein, indem der Patient in ständiger Angst vor dem nächsten Anfall und in Angst vor dem erwarteten Tod ist. Er vermeidet Situationen mit körperlicher Anstrengung, was zu einer Einschränkung seines Lebens bis hin zur Arbeitsunfähigkeit führen kann.

Warum gerade das Herz im Mittelpunkt des persönlichen Interesses steht, hat verschiedene Ursachen. Diese sind teils in der absoluten Zunahme der Herztodesfälle, teils in der banalen, aber jedem einleuchtenden Erkenntnis, daß der Tod primär durch den Herzstillstand charakterisiert wird, aber auch in der Lage und im Mythos des Herzens begründet.

31.5 Diagnostik

Die Diagnose darf nicht nur allein durch gewissenhaften Ausschluß organischer Herzerkrankungen gestellt werden, sondern es müssen darüber hinaus eindeutig psychische und somatische Zeichen vorliegen. Auf jeden Fall ist es ein Fehler, Patienten ohne eingehende Untersuchung lediglich als nervös oder hysterisch zu bezeichnen.

Eine sorgfältig erhobene **Anamnese** gewinnt in diesem Zusammenhang besondere Bedeutung. Das Gespräch sollte in ruhiger Atmosphäre und ohne Zeitdruck stattfinden. Durch solche **offene Fragen** „Wie geht es Ihnen heute?“ wird der Patient dazu veranlaßt, die Beschwerden mit eigenen Worten darzustellen. **Geschlossene oder Suggestivfragen** sollten vermieden werden. Beachtenswert sind ebenfalls die nicht-verbale Kommunikation und die Frage, was der Patient dem Arzt mit seiner Gestik und Mimik mitteilen möchte.

Ein wichtiger Bestandteil der Arzt-Patienten-Beziehung ist die positive oder negative **Übertragung** im Sinne der Freudschen Vorstellung. Deshalb sollte man sich immer darüber im klaren sein, welche Gefühle und Stimmungen der Patient in sich trägt und durch Verhalten und Äußerungen in dem Gespräch zum Ausdruck bringt (Hofmann und Hochapfel 1995).

Folgende Bestandteile der psychosomatischen Anamnese sollten Klarheit über Symptomatik, aktuelle Lebenssituation und Lebensgeschichte bringen:

- aktuelle Symptomatik, Probleme, Bezugspersonen
- Zeitpunkt des ersten Auftretens der Symptome und Begleitumstände
- Beeinflußbarkeit der Symptome
- Liegen weitere psychische Erkrankungen wie Depressionen, Suchtverhalten vor?
- Lebensgeschichte besonders in bezug auf: Verhältnis zu Eltern, Geschwistern, Lebenspartner, Kinder, Erziehung, sexuelle Entwicklung, Arbeitsverhältnisse
- Einfluß der Erkrankung auf die Lebensgestaltung des Patienten und das soziale Umfeld
- Abklärung des Krankheitsverständnisses und der -einsicht
- evtl. Erfahrung mit bisher behandelnden Ärzten und Therapien.

Bei objektiven pathologischen Befunden ist zu be-

Tab. 31.1: Hinweise zur Differenzierung organisch und nicht organisch bedingter Herzbeschwerden

	Organisch	Nicht organisch
Leitsymptom	• Schmerz	• Angst
Alter	• meist > 40 Jahre	• meist < 40 Jahre
Atemnot	• abhängig von körperlicher Belastung	• spontane Tachy- bzw. Dyspnoe meist in Ruhe, disproportioniert zur Belastung • Druckgefühl im Hals, Angst, Erstickungsgefühle • Thoraxatmung, wenig diaphragmale Atmung • „Hyperventilationssyndrom"
Schmerzen	• bei Belastung typisch, wie Angina pectoris • Lokalisation hinter Sternum oder linke Thoraxseite	• über Herzspitze, unter Mamma • ohne besondere Ausstrahlung • durch erhöhten Tonus der Interkostalmuskulatur bedingt • Procainquaddel effektiv
Tachykardie	• deutliche Belastungsabhängigkeit	• bei Aufregung, z. B. ärztlicher Untersuchung • Gefühl, das Herz zu spüren, oft ohne Herzrhythmusstörungen • gelegentlich Extrasystolen und supraventrikuläre Tachykardie
Müdigkeit	• nimmt bei körperlicher Belastung zu	• besonders morgens, nimmt im Verlauf des Tages ab
Symptom-schilderung	• dissimulierend, bagatellisierend	• aggravierend, hypochondrisch
EKG	• konstanter Befund, nach Belastung Ischämiezeichen • keine Lageabhänigkeit	• im Liegen normal • im Stehen evtl. pathologisch • mit Ergotamin, β-Rezeptoren-Blockern und Sedativa gut beeinflußbar

rücksichtigen, daß der Nachweis eines Herzklappenfehlers oder einer koronaren Herzkrankheit die neurovegetative Genese des geschilderten Unbehagens nicht ausschließt. Das **Elektrokardiogramm** zeigt gelegentlich T-Wellen-Abflachungen oder -Negativierungen und ist hier besonders nur nach mehrfacher Kontrolle und unter Berücksichtigung des klinischen Gesamtbildes und der individuellen Risikofaktoren zu bewerten.

31.6 Therapie

Grundvoraussetzung für eine erfolgversprechende Therapie ist vor allem die Herstellung eines Vertrauensverhältnisses. Nur so ist auch der Patient zu aktiver Mitarbeit anzuregen. Entscheidend ist eine **frühzeitige Psychotherapie,** möglichst nach dem ersten Anfall beginnend, mit deren Hilfe die weitere phobische Entwicklung verhindert werden kann. Eine erst später einsetzende Therapie ist schwieriger und langwieriger.

Therapie der Wahl ist die analytische Psychotherapie, Training des Selbstbewußtseins, Entspannungstherapie wie autogenes Training, progressive Muskelrelaxation etc.

Der Arzt muß hier mit Bestimmtheit die organische Ursache des Beschwerdekomplexes ablehnen, andererseits aber Verständnis für die Situation des Patienten aufbringen. Er sollte ihn, soweit möglich, über die Entstehungsmechanismen und die Harmlosigkeit der Sensationen aufklären und im Hinblick auf eine eventuelle Veränderung der Umwelt- und Lebenssituation beraten. Die Beratung sollte mehr **Vorschläge** als **Verbote** enthalten.

Der neurovegetativ stigmatisierte Patient neigt stets zu einer **ängstlichen körperlichen Schonung**, da die Wahrnehmung von Herzklopfen angstauslösend ist. Deshalb ist besonderer Wert auf ein individuell angepaßtes lustbetontes Terraintraining zu legen. Des weiteren erweisen sich halbaktive physiotherapeutische Maßnahmen wie Saunabaden, Gymnastik, Bäder und Massagen als therapeutisch wertvoll. Erst an letzter Stelle steht die Verordnung von Medikamenten. Auf keinen Fall sind herzwirksame Glykoside o. ä. zu rezeptieren. Sie nützen nicht nur nichts, sondern schaden dem Patienten insofern, als er damit sein angenommenes Herzleiden bestätigt glaubt. Man wird also primär bestrebt sein, die überschießenden Reaktionen der Betroffenen in Form von Unruhe, Schlaflosigkeit usw. mit leichten Anxiolytika oder Tranquilizern zu dämpfen. Stehen Tachykardien oder hyperkinetische Zustände im Vordergrund der Beschwerden, sind β-Rezeptoren-Blocker indiziert. Bei älteren Patienten ist darüber hinaus eine Therapie der Risikofaktoren der koronaren Herzkrankheit angezeigt.

31.7 Prognose

Je früher mit einer Psychotherapie begonnen wird, desto besser ist die Prognose. Dennoch leiden 20 Jahre nach dem ersten Anfall noch ca. 50% der Patienten unter dieser Symptomatik, wenn auch in abgeschwächter Form. Eine Frühinvalidisierung ist nicht selten.

Literatur

Eifert, G.H., S.E. Hodson, D.R. Tracey, J.L. Seville, K. Gunawardane: Heart-focused anxiety, illness beliefs, and behavioral impairment: comparing healthy heart-anxious patients with cardiac and surgical inpatients. J. Behav. Med. 19 (1996) 385–399.

Eifert, G.H., J.P. Forsyth: Heart-focused and general illness fears in relation to parental medical history and separation experiences. J. Behav. Med. 34 (1996a) 735–739.

Hofmann, S.O., G. Hochapfel: Neurosenlehre, Psychotherapeutische und Psychosomatische Medizin. Schattauer Verlag, 5. Aufl. Stuttgart 1995.

Langkafel, M., W. Senf: Diagnose der funktionellen Herzbeschwerden vom psychosomatischen Standpunkt. Herz 24 (1999) 107–113.

Morris, A., B. Baker, G.M. Devins, C.M. Shapiro: Prevalence of panic disorders in cardiac outpatients. Can. J. Psychiatry 42 (1997) 185–190.

Richter, H.E., D. Beckmann: Herzneurose. Thieme Verlag, 4.Aufl. Stuttgart 1994.

Tölle, R.: Psychiatrie. Springer Verlag, 9. Aufl., Berlin–Göttingen 1991.

32 Herz, tropische, infektiöse und von Parasiten übertragene Krankheiten

32.1 Endomyokardfibrose (I 42.3)

32.1.1 Definition

Bei der Endomyokardfibrose kommt es zu einer teilweise massiven Verdickung des Endokards unterhalb der AV-Klappen-Ebene bis hin zur Ventrikelspitze. Häufig treten wandständige Thromben auf. Unter Aussparung des vorderen Mitralklappensegels führt die Erkrankung zur Raffung der Chordae tendineae mit nachfolgender Mitral- und Trikuspidalklappeninsuffizienz. Im Gegensatz zu den häufig massiv dilatierten Vorhöfen bleiben die Ventrikel normal groß.

32.1.2 Vorkommen

Die **Endomyokardfibrose** ist sehr selten und kommt in tropischen und subtropischen Gegenden Afrikas, besonders beim Rwanda-Stamm in Uganda und in Nigeria, vor. Sie ist eine relativ **häufige Ursache der Herzinsuffizienz** (ca. 10%) und macht etwa 1/4 aller kardial bedingten Todesursachen in Äquatorialafrika aus. Aber auch in anderen subtropischen und tropischen Regionen der Erde, wie Indien, Sri Lanka, Brasilien und Kolumbien, ist die Endomyokardfibrose vor allem bei Menschen aus niedrigeren sozialen Schichten festzustellen.

Die Erkrankung tritt häufig bereits im Kindesalter und bei jungen Erwachsenen auf. Die Altersspanne liegt bei 4–70 Jahre. Bei Schwarzen ist die Erkrankung häufiger.

32.1.3 Ätiologie

Ein möglicher Zusammenhang zwischen der Krankheit und dem übermäßigen Verzehr von **Bananen**, die einen hohen Serotoningehalt haben, wird vermutet. Parallel dazu bestehen Beobachtungen bei Patienten mit Karzinoidsyndrom, bei denen ähnliche fibrotische Veränderungen des Herzens auftreten. Diese **Hypothese** ist jedoch wie auch die, die u.a. Infektionen mit Bakterien oder Protozoen, Mikrofilarien (Andy et al. 1998), Proteinmangel (Sezi 1996) annimmt, nicht bewiesen. Die Ursache dieser Erkrankung ist nach wie vor unklar.

32.1.4 Klinisches Bild

Im Vordergrund stehen die Symptome der Links- bzw. Rechtsherzinsuffizienz mit Mitral- und Trikuspidalklappenregurgitation. Rezidivierende monomorphe ventrikuläre Tachykardien als einziges Symptom wurden beschrieben (Mohan et al. 1993). Vorhofflimmern ist eine häufige Herzrhythmusstörung bei diesen Patienten (Baretto et al. 1998). Häufig liegt zusätzlich ein ausgeprägter **Perikarderguß** vor.

32.1.5 Diagnostik

Das **EKG** ist im Prinzip unspezifisch. Bei überwiegendem Befall des rechten Ventrikels findet man eine periphere Niedervoltage und einen inkompletten Rechtsschenkelblock mit qr bzw. qs in V_1 (Tobias et al. 1992). Bei überwiegendem Befall des linken Ventrikels können ein linksanteriorer Hemiblock, große R-Zacken in den linkspräcordialen Ableitungen und evtl. ein Linksschenkelblock nachweisbar sein. Weiterhin findet man Zeichen der Vergrößerung der Vorhöfe bis zur absoluten Arrhythmie bei Vorhofflimmern. **Echokardiographisch** ist eine Obliteration des rechten und/oder linken Ventrikelkavums unter Bevorzugung der Ventrikelspitze nachweisbar (Stierle et al. 1990, Saraclar et al. 1992). Das linksventrikuläre Endokard- und Subendokardecho ist verstärkt. Meist ist ein mäßiger bis massiver Perikarderguß vorhanden. Auch Thromben im rechten Vorhof können vorhanden sein (Rashwan et al. 1995). Die Regurgitation an den AV-Klappen kann mit dem CW- und Farbdoppler erfaßt werden. **Angiokardiographisch** und **computertomographisch** kann die Diagnose weiter unterstützt werden. Zur **histologischen Sicherung** ist die **Endomyokardbiopsie** notwendig. Da jedoch die Endomyokardfibrose ein **fokales Geschehen** ist, können auch „normale“ Proben entnommen werden. Ein weiteres methodisches Problem ist, daß bei genereller Durchführung der rechtsventrikulären Biopsie die isolierte linksseitige Endomyokardfibrose nicht erfaßt werden kann. Deshalb sollten bei diesen Patienten stets **links- und rechtsventrikuläre Proben** entnommen werden. Auf die Möglichkeit, der Ablösung von Thromben aus den Ventrikeln ist zu achten. **Differentialdiagnostisch** ist eine Löfflersche Endokarditis auszuschließen, die durch eine hohe Eosinophilie gekennzeichnet ist.

32.1.6 Therapie

Die medikamentöse Therapie der Endomyokardfibrose ist in der Regel nicht nur schwierig, sondern auch erfolglos. **Digitalis** kann zur Senkung der Kammerfrequenz bei absoluter Arrhythmie bei Vorhofflimmern behilflich sein. Eine Beeinflussung der Herzinsuffizienz gelingt jedoch weder durch Glykoside noch durch Diuretika. Zusätzlich ist eine **Antikoagulation** zur Verhinderung der intrakavitären Thrombenbildung sinnvoll. Eine **chirurgische Therapie** mit Exzision des fibrotischen Endokards in Kombination mit einem Mitral- oder Trikuspidalklappenersatz kann zu einer entscheidenden symptomatischen Verbesserung führen. Sie hat jedoch nur einen palliativen Charakter und ändert nicht die progressive Entwicklung der Erkrankung. Sie ist aber für Patienten mit Herzinsuffizienzsymptomen die einzige Hoffnung auf Überleben (Moraes et al. 1999). Die Operationsletalität liegt bei etwa 20%. Die Endomyokardfibrose ist auch eine Indikation zur **Herztransplantation**. Nur dadurch kann eine kausale Besserung erreicht werden.

32.1.7 Prognose

Nach dem Beginn der Symptomatik tritt eine rapide Verschlechterung ein. Eine Reaktion auf die Therapie ist oft nicht vorhanden. Meist ist der Verlauf rasch progredient, und die **Überlebensrate** liegt weit unter 1 Jahr. Selten dauert die Erkrankung mehrere Jahre. Der Tod tritt durch eine progressive Herzinsuffizienz ein, oft vergesellschaftet mit Lungenödem, Myokardinfarkt oder Infektionen. Vorhofflimmern ist häufiger bei Patienten mit Beteiligung des rechten Ventrikels. Es ist auch mit einer höheren Inzidenz an Herzinsuffizienz vergesellschaftet. Das Vorhofflimmern ist insgesamt mit einer schlechten Prognose verbunden (Baretto et al. 1998). Der **plötzliche Herztod** ist nicht ungewöhnlich. Patienten mit isolierter **Rechtsherzbeteiligung** haben eine bessere Prognose als die mit vorwiegender **Linksherzbeteiligung**.

32.2 Löfflersche parietale fibroplastische Endokarditis (I 42.3)

Die Löfflersche parietale fibroplastische Endokarditis wurde 1936 von Löffler beschrieben. Sie ist sehr **selten** und geht **klinisch** mit einer progressiven kongestiven therapieresistenten **Herzinsuffizienz, Eosinophilie** und multiplen **Embolien** in unterschiedlichen Organen einher. Das Herz ist normal groß oder nur gering vergrößert. **Hämodynamisch** stehen eine diastolische Füllungsbehinderung und eine systolische Auswurfminderung im Vordergrund. Das **EKG** zeigt unspezifische ST-Strecken- und T-Wellen-Veränderungen sowie eine Niedervoltage. **Histologisch** findet man bei der **akuten Form** Arteriitiden und entzündliche Zellinfiltrationen im Mesenchym des Herzmuskels und anderer Organe. Die **chronische Form** ist charakterisiert durch grau-weiße, derbe Endokardnarben vorwiegend im Bereich des linken Ventrikels, die ein rigides Ventrikelkavum von fast konstanter Größe bewirken. Obwohl als Genese auch eine Immunreaktion angenommen wird, führt die **Kortikoidtherapie** zu keinem überzeugenden Ergebnis. Da sich andererseits Arsenpräparate als wirksam erwiesen haben, wurde ursächlich auch die **Filariosis** in Betracht gezogen.

32.3 Chagas-Krankheit (B 57.0)

32.3.1 Definition

Die Erkrankung wird durch Infektion mit dem Parasiten Trypanosoma cruzi hervorgerufen und ist ein großes gesundheitspolitisches Problem in Mittel- und Südamerika, da ca. 24 Mio. Menschen daran erkrankt sind.

32.3.2 Infektionsweg

Überträger sind Raubwanzen (Reduviiden), die in Mittel- und Südamerika vorkommen. Die Erreger befinden sich im Kot der Wanzen, gelangen über die Stichwunde oder die Schleimhaut der Augen in den Körper und dringen vor allem in die Herz- und Extremitätenmuskulatur ein.

32.3.3 Klinisches Bild

Die kardiale Beteiligung bei der Chagas-Krankheit ist selten, aber immer mit fatalen Komplikationen vergesellschaftet (Atilgan et al. 1996).

➤ Akute Phase

Meist tritt diese nur bei Kindern auf und kann subklinisch verlaufen. **Typisch** dafür sind Fieber, Schwitzen und Muskelschmerzen, Hepatosplenomegalie und Lymphknotenschwellung. Es kann eine fulminante **Myokarditis** auftreten. Durch Myofibrillenrupturen kann das Erregungsbildungs- und -leitungssystem geschädigt werden. Bei Endokardbeteiligung sind Thrombusbildungen möglich.

➤ Latenzphase

Zwischen Infektion und Auftreten der chronischen Chagas-Krankheit liegt eine asymptomatische Phase von 10–30 Jahren.

➤ Chronische Phase

Das klinische Bild der chronischen Phase ist vielfältig und reicht vom asymptomatischen Patienten mit EKG-Veränderungen über Belastungsdyspnoe bis zum Herzversagen. Meist tritt jedoch eine **Kardiomegalie** mit Bevorzugung des rechten Herzens auf. Häufig sind auch Mitral- und Trikuspidalklappenregurgitation und apikale Pseudoaneurysmen nachweisbar. Das klinische Bild einer Herzbeuteltamponade kann ebenfalls vorkommen. Das Erregungsbildungs- und -leitungssystem ist in dieser Phase durch Infiltration und Fibrose gefährdet. **Histologisch** zeigen sich fokale Degeneration und Nekrose der Myofibrillen. Bei Patienten mit chronischer Chagas-Krankheit und Herzrhythmusstörungen konnte eine hohe Prävalenz von Antikörpern gegen β_1- und β_2-Rezeptoren nachgewiesen werden.

Eine abnorme endothelabhängige Vasodilatation kann zu **Angina pectoris** und **Myokardinfarkt** bei nicht atherosklerotisch veränderten Koronararterien führen. Wahrscheinlich führen Veränderungen des autonomen Nervensystems, Autoimmunmechanismen und Mikroangiopathien zur Chagas-Kardiomyopathie (Rossi et al. 1995).

Neben den kardialen Veränderungen kommt es zu Megabildungen des Magen-Darm-Traktes (Megaösophagus, Megakolon).

32.3.4 Diagnostik

In der akuten Phase lassen sich die Parasiten im Dicken Tropfen oder mit der Giemsa-Färbung nachweisen. Im chronischem Stadium empfiehlt sich eine Serodiagnostik mit Latextest und indirektem Immunfluoreszenstest. Der Nachweis der kardialen Veränderungen kann mit Hilfe des **EKG**, der **Echokardiographie** und evtl. **Myokardbiopsie** erfolgen. Das **EKG** ist wie bei Myokarditis unspezifisch verändert. Die **Magnetresonanztomographie** bietet neben der Herzbeurteilung auch die Möglichkeit zur Einschätzung des Befalls der Lungen und der Pulmonalarterien (Kotoulas et al. 1996).

32.3.5 Therapie

Eine Therapie ist nur im akuten Stadium sinnvoll und erfolgt mit Nifurtimox und Benznidazol für 3–6

Wochen. In der letzten Zeit wurde die Herzschrittmachertherapie zur Verbesserung der linksventrikulären Funktion angewendet. *Wichtig ist die Verhinderung der Übertragung.* Wegen der intrakardialen Thrombenbildung ist eine Antikoagulantientherapie empfehlenswert.

32.3.6 Prognose

Der Titer von Glykolipidautoantikörpern gegen Herz- und Skelettmuskel ist bei Patienten mit Herzinsuffizienz signifikant höher als bei den Chagas-Patienten ohne Herzinsuffizienz oder EKG-Veränderungen. Diese Autoantikörper haben einen Voraussagewert für das Auftreten einer Herzinsuffizienz (Laguens et al. 1994). Die Prognose der kardialen Chagas-Krankheit ist meist infaust. Ein Prädiktor für den plötzlichen Herztod bei Patienten mit chronischer Chagas-Kardiomyopathie und ventrikulären Herzrhythmusstörungen ist das Auftreten von ventrikulären Tachykardien im Belastungs-EKG.

32.4 Malaria (B 54)

32.4.1 Definition

Die Malaria ist eine Protozoeninfektion mit chronisch-rezidivierendem Verlauf, die durch Schüttelfrost, Fieber, Anämie und Splenomegalie gekennzeichnet ist.

Erkrankung, Rückfall und Tod sind meldepflichtig.

32.4.2 Infektionsweg

Erreger sind Plasmodium vivax und P. ovale für die **Malaria tertiana**, Plasmodium falciparum für die **Malaria tropica** und Plasmodium malariae für die **Malaria quartana. Überträger** ist die Anopheles-Mücke. Die Inkubationszeit beträgt 10–35 Tage.

32.4.3 Verbreitung

Die meisten Endemiegebiete liegen in den Tropen oder Subtropen. In den Industrieländern ist sie jedoch selten. Durch Reisende in und aus den Endemiegebieten tritt sie sporadisch auf. Jedoch insgesamt ist in den letzten Jahren die Zahl der Erkrankungen weltweit wieder gestiegen. Jährlich finden 300 bis 500 Millionen neue Plasmodien-Infektionen statt, und 1,5 bis 2,7 Millionen/Jahr sterben an Malaria in den Entwicklungsländern. Malaria ist die größte Bedrohung für Reisende, das US Militär hat mehr Verluste durch Malaria als durch Schußverletzung in allen Kampfgebieten des 20. Jahrhunderts in den Malariaregionen (Beadle und Hoffman 1993).

32.4.4 Klinisches Bild

Das klinische Bild variiert je nach Erreger. Bei der **Malaria tertiana** tritt alle 48 Stunden ein Schüttelfrostanfall mit Fieber auf, der 1–8 Stunden dauert. Im anfallsfreien Intervall fühlt sich der Patient wohl. **Malaria quartana** ist durch die Wiederkehr des Fiebers alle 72 Stunden gekennzeichnet. Sie beginnt oft mit einem akuten Anfall. Die gefährlichste Form ist die **Malaria tropica**. Hierbei treten meist nur Fröstelanfälle auf, die 20–36 Stunden andauern. **Hauptsymptom** ist der Kopfschmerz. Im Intervall von 36–72 Stunden fühlt sich der Patient schlecht und hat leichtes Fieber. Eine **Komplikation** ist die **cerebrale Malaria** mit schweren Kopfschmerzen, Fieber über 40 °C, Delirium, Verwirrung und meist tödlichem Ausgang. **Kardiale Symptome** werden vor allem durch die medikamentöse Therapie der Malaria ausgelöst.

32.4.5 Diagnostik

Neben der typischen Symptomatik ist entscheidendes diagnostisches Kriterium der Nachweis der Erreger im Dicken Tropfen. Während der akuten Phase sind **EKG-Veränderungen** bei etwa 20% nachweisbar (Franzen et al. 1992). Im weiteren Verlauf bilden sie sich aber wieder zurück.

32.4.6 Therapie

Chlorochin ist Mittel der Wahl. Bei Chlorochin-resistenten P.-falciparum-Stämmen sollten Chinin, Pyrimethamin und ein Sulfonamid als Kombinationstherapie verwendet werden. Neue Enwicklungen sind Halofantrin und Mefloquin.

Die Anwendung dieser Medikamente kann mit folgenden kardialen Nebenwirkungen verbunden sein:

- Chlorochin: Negativierung der T-Welle, Verlängerung der QT-Zeit (Sowunmi et al. 1999)
- Chinin: Verbreiterung des QRS-Komplexes
- Mefloquin: bradykarde und tachykarde Herzrhythmusstörungen
- Halofantrin: Verlängerung der PQ- und QT-Zeit (Sowunmi et al. 1999), ventrikuläre Extrasystolen.

32.4.7 Prognose

Die unbehandelte Malaria tertiana und quartana enden spontan innerhalb von 12–30 Tagen, wobei Rezidive in verschiedenen Intervallen wieder auftreten können. Die unbehandelte Malaria tropica hat eine Sterblichkeit von etwa 20%. Vergesellschaftung mit anderen Erkrankungen verschlechtert die Prognose für jede Malaria-Form. Verlaufsbeobachtungen mit EKG und Echokardiographie zeigen aber, daß bleibende kardiale Schädigungen selten zu sein scheinen

(Franzen et al. 1992). Arrhythmogen bedingte Todesfälle sind auch bei schwerer Malaria selten (Bethell et al. 1996).

32.5 Echinokokkose (B 67.9)

32.5.1 Definition

Diese Erkrankung wird durch die Aufnahme von Larven des Echinococcus granulosus (Hundebandwurm) hervorgerufen.

32.5.2 Infektionsweg

Hauptwirt sind Hunde, Wölfe (z.B. in Alaska und im westlichen Kanada) oder andere Caniden, der häufigste **Zwischenwirt** ist das Schaf bzw. der Elch. Die Infektion, die oft durch Kinder beim Spielen mit infizierten Hunden erworben wird, ist also am häufigsten in Regionen mit Schaf- und Rinderzucht anzutreffen.

32.5.3 Verbreitung

Der Hundebandwurm kommt weltweit vor, häufiger in den Mittelmeerländern, Australien, Südafrika, Australien, Neuseeland. Nach oraler Aufnahme der Eier durchwandern die Embryonen die Darmwand und gelangen über den Pfortaderkreislauf in die Leber. Dort entwickelt sich am häufigsten (60%) aus der Larve die **Hydatide**, eine flüssigkeitsgefüllte Zyste mit Wurmköpfen (Scolices), Brutkapseln und Tochterzysten.

Die Lungen können bei 25% der Patienten, das Gehirn und selten das Herz (0,5–2%) von den bis zu kindskopfgroßen Zysten befallen sein.

32.5.4 Klinisches Bild

Die Symptome werden durch das raumfordernde Wachstum der Zyste hervorgerufen und sind meist uncharakteristisch. In der Leber können sie eine Ruptur der Gallengänge hervorrufen und zum Ikterus führen. Folge einer Zystenruptur kann eine anaphylaktische Reaktion mit tödlicher Folge sein.

Bei **Befall des Herzens** sind die Zysten

- im Bereich der Herzspitze
- im Septum interventriculare
- selten in der Wand des rechten Ventrikels oder
- multilokulär lokalisiert.

Echinokokkus-Zysten können auch ein Vorhofmyxom vortäuschen (Dutka et al. 1990). Sie führen u.a. zur Beeinträchtigung der Hämodynamik, des Erregungsbildungs- und -leitungssystems, oder es besteht Beschwerdefreiheit.

32.5.5 Diagnostik

Die Diagnostik erfolgt vor allem mit **bildgebenden Verfahren** wie Röntgen, Ultraschall des Abdomens, Echokardiographie, MRT und evtl. Herzkatheterisierung. Im **EKG** sind häufig ein Rechtsschenkelblock und linksanteriorer Hemiblock, ventrikuläre Extrasystolen und eine T-Wellen-Negativierung zu finden. **Serologisch** können z.B. mittels ELISA Antikörper nachgewiesen werden. Die **Punktion der Zysten** mit feinen Kanülen und unter Ultraschallkontrolle reduziert die Gefahr der Verschleppung von infektiösem Material und ermöglicht einen **mikroskopischen Nachweis**.

32.5.6 Therapie

Wenn möglich, sollte die Zyste im ganzen **chirurgisch** entfernt werden. Bei Inoperabilität kann eine **Langzeitchemotherapie** mit Mebendazol oder Albendazol angewendet werden.

32.5.7 Prognose

Unter der Therapie wird etwa ein Drittel geheilt, etwa 75% sind subjektiv gebessert ohne Hinweise darauf, daß die Zysten eliminiert sind. Oft tritt der Tod infolge thromboembolischer Komplikationen oder als plötzlicher Herztod durch Herzstillstand ein.

32.6 Toxoplasmose

32.6.1 Definition

Die Toxoplasmose ist eine weltweit sehr verbreitete Infektion mit Toxoplasma gondii.

Nur die angeborene Toxoplasmose ist meldepflichtig.

32.6.2 Infektionsweg

Die Infektion entsteht durch die Aufnahme von zystenhaltigem rohem Fleisch oder ungewaschenem Salat und Gemüse oder Kontakt mit oozystenhaltigem Katzenkot. Auch eine transplazentare Infektion des Fetus ist möglich. Besonders risikoreich ist die Erstinfektion der Mutter während der Frühschwangerschaft.

32.6.3 Häufigkeit

Die Seropositivität ist nach Altersgruppen unterschiedlich. In den USA lag sie bei den 10–19jährigen bei ca. 5–30% und bei über 40jährigen um 50%. Eine

Herzbeteiligung ist bei immunkompetenten Personen selten (Lesenne et al. 1996). Bei AIDS-Patienten hingegen kommt die Toxoplasmose gehäuft vor.

32.6.4 Klinisches Bild

➤ Angeborene Toxoplasmose (P 37.1)

Bei Generalisierung der Erkrankung nach der seltenen **frühen Fetusinfektion** kann es zu Hepatosplenomegalie, Ikterus, **Myokarditis** und Pneumonien kommen. Eine Encephalitis mit Hydrocephalus, Chorioretinitis und intrakranieller Verkalkung ist möglich. Bei der häufigeren **späten Fetusinfektion** kommt es zu postencephalitischen Schäden, z. B. Intelligenzdefekten.

➤ Erworbene Toxoplasmose (B 58.9)

Häufig verläuft die Infektion mit Toxoplasma gondii asymptomatisch. Je nach Verlauf kann die mit Symptomen verbundene Infektion in 3 Formen eingeteilt werden. Die **leichte, lymphatische Form**, auch Lymphknotentoxoplasmose genannt, ist besonders durch nuchale und axilläre Lymphknotenschwellung, Kopfschmerzen und Fieber gekennzeichnet.

Bei immunsupprimierten Patienten tritt die **fulminante, dissemierte Toxoplasmose** auf. Der schwere Verlauf ist durch Hirntoxoplasmose und eventuelle Sepsis mit Befall von **Herz (Myokarditis)**, Leber und Milz geprägt.

Die **chronische Verlaufsform** äußert sich durch eine Retinochorioiditis und Allgemeinsymptome wie Schwäche, Gewichtsverlust und Durchfall.

32.6.5 Diagnostik

Nachgewiesen wird die Toxoplasmose durch den Nachweis von **IgG- und IgM-Antikörpern** durch den Sabin-Feldman-Test, den indirekten Hämagglutinationstest oder die Komplementbindungsreaktion. Der direkte Erregernachweis wird bei konnataler Toxoplasmose oder Encephalitis durchgeführt. Das **EKG** ist bei etwa 10% der seropositiven Patienten verändert (Schenone et al. 1992). Diese EKG-Veränderungen sind unspezifisch und zeigen ST-Strecken- und T-Wellen-Veränderungen. AV- und intraventrikuläre Erregungsleitungsstörungen können auftreten. Auch infarktähnliche Bilder wurden beschrieben (Lesenne et al. 1996).

32.6.6 Therapie

Eine **antibiotische Therapie** mit Pyrimethamin (und Folinsäure) und Sulfadiazin oder Clindamycin ist nur bei symptomatischer Toxoplasmen-Infektion, Erstinfektion in der Schwangerschaft (vor der 20. Schwangerschaftswoche sollte Spiramycin verwendet werden) sowie immunsupprimierten Patienten erforderlich.

32.6.7 Prognose

Die Prognose der angeborenen Toxoplasmose ist schlecht. Die erworbene Toxoplasmose hat hingegen eine gute Prognose. Nur bei Patienten mit Immunschwäche endet sie in der Regel tödlich.

32.7 AIDS (B 23.8)

Die Einbeziehung des Herzens in die AIDS-Krankheit ist sehr häufig. Symptome treten jedoch bei Erwachsenen im Vergleich zu Kindern relativ selten auf.

Die HIV-Infektion verursacht am Myokard sowohl direkte zelluläre Schäden als auch indirekte entzündliche Veränderungen durch kardiotrope Viren und atypische Erreger **(AIDS-Myokarditis)**. Weiterhin sind die Kenntnisse über die pathologisch- histologischen und pathophysiologischen Vorgänge im Herz-Kreislauf-System im Vergleich zu anderen Organsystemen relativ gering.

32.7.1 Häufigkeit

Bei 20- bis 64% der Patienten liegt eine Herzbeteiligung vor. Die eigentliche Prävalenz der Kardiomyopathie bei AIDS ist aber nicht bekannt (Himelman et al. 1989). Die Angaben schwanken wahrscheinlich wegen der Erfassung unterschiedlicher Phasen der AIDS-Erkrankung.

32.7.2 Klinisches Bild

Bei Erwachsenen sind die kardialen Symptome meist durch die Symptome an anderen Organen wie Hirn und Lungen überlagert. Kardiale Symptome werden bei etwa 64% der Patienten gefunden (Ewig et al. 1994). Die häufigsten Befunde sind ein Perikarderguß, die Myokarditis, die dilatative Kardiomyopathie und/oder Endokardbeteiligungen (Milei et al. 1998). Eine weitere Schwierigkeit bei der Beurteilung der Auswirkungen von AIDS am Herzen besteht darin, daß diese Patienten oft multifaktoriell, wie durch intravenöse Drogenabhängigkeit, bakterielle Mischung bei Endokarditis u.a. belastet sind. Somit kann die spezifische Beeinträchtigung des Myokards nicht immer verifiziert werden. Die Dilatation der Ventrikel in der frühen Phase der HIV-Infektion, besonders des rechten Ventrikels, ist häufig nur vorübergehend. Andere Ursachen dieser Herzvergrößerung, wie die Therapie mit Zidovudin, Infektionen mit Toxoplama gondii oder Zytomegalie-Viren scheinen dafür nicht verantwortlich zu sein (Jacob et al. 1992). Die Erkennung der kardialen Beteiligung ist auch deshalb wichtig, weil für die Therapie mit Trimethoprim-Sulfamethoxazol große Volumenmengen benötigt werden, die die Symptome der **Herzinsuffizienz** auslösen oder verstärken können.

Findet man einen **Perikarderguß**, muß auch an AIDS-assoziierte Erkrankungen wie Tuberkulose oder Non-Hodgkin-Lymphome (Sanna et al. 1998) gedacht werden. Symptome der **Rechtsherzinsuffizienz** sind mehr im Sinne des **Cor pulmonale** nach durchgemachten Pneumocystis-Pneumonien zu finden. Eine wesentliche Rolle im klinischen Bild spielen kardiotoxische Effekte der Immunmodulatoren und Medikamente gegen opportunistische Infektionen.

Eine Herzbeteiligung bei HIV-infizierten **Kindern** wird mit etwa 18% angegeben (Plein et al. 1999). Sie ist durch die durch das Virus hervorgerufene Herz-Kreislauf-Symptomatik eindrucksvoll ausgeprägt. Das klinische Bild kann gekennzeichnet sein durch:
- progrediente Herzinsuffizienz
- lebensbedrohliche tachykarde Herzrhythmusstörungen
- Herzbeuteltamponade
- Apoplexien
- plötzlichen Herztod.

32.7.3 Diagnostik

Zur Erfassung von Frühstadien der kardialen Veränderungen ist eine regelmäßige Kontrolle des EKG und der Echokardiographie empfehlenswert. Im **EKG** findet man unspezifische Veränderungen wie bei Myokarditis. Häufige **echokardiographische** Befunde sind:
- Dilatation beider Ventrikel mit linksventrikulärer Funktionsstörung
- Perikarderguß bei fibrinöser Perikarditis mit monströsen Fibrinflocken
- Endokarditis des rechten Herzens, die mit thrombotischen Auflagerungen und Embolisierungen einhergeht.

Die Dilatation der Ventrikel wird mit einer Häufigkeit von etwa 11% angegeben (Anderson et al. 1988, Himelman et al. 1989). Etwa auch 11% haben einen Perikarderguß (Heidenreich et al. 1995). Die Metastasen des **Kaposi-Sarkoms** beziehen das Epi- oder Myokard ein, wodurch echokardiographisch Verdikkungen erfaßt werden.

32.7.4 Endomyokardbiopsie

Die Endomyokardbiopsie muß nicht durchgeführt werden, da sie meist nur unspezifische zelluläre Veränderungen bringt.

32.7.5 Therapie

Neben der AIDS-orientierten Therapie ist eine intensive Therapie der opportunistischen Infektionen erforderlich, da durch gehäufte pulmonale Infektionen eine Belastung des rechten Ventrikels auftritt. Dies ist auch eine wichtige Maßnahme zur Prophylaxe der Herzinsuffizienz (Silva-Cardoso et al. 1998).

32.7.6 Prognose

Die Prognose ist im Rahmen der Grundkrankheit nicht günstig.

32.8 Lyme-Krankheit (A 69.2)

32.8.1 Definition

Die Lyme-Krankheit ist eine durch Zecken übertragene und durch eine Spirochäte, Borrelia burgdorferi, verursachte Erkrankung, die zunächst mit einer lokalen Hautrötung, dem Erythema chronicum migrans, einhergeht. Nach einer Latenz von Wochen bis Monaten können neurologische, kardiale und Gelenkbeschwerden folgen.

32.8.2 Vorkommen

Die Lyme-Krankheit ist seit 1975 bekannt, nachdem in der Stadt Lyme, Connecticut, USA, eine Häufung dieser Symptome auftrat. Das Wild ist der bevorzugte Wirt der erwachsenen Zecken. Aber auch z.B. Hunde können einerseits zufälliger Wirt sein und andererseits an der Lyme-Krankheit erkranken. Sie beginnt in der Regel im Sommer und Frühherbst, ist bei allen Lebensaltern und beiden Geschlechtern zu finden. Am häufigsten sind Kinder und junge Erwachsene in waldreichen Gegenden betroffen.

32.8.3 Häufigkeit

Die Häufigkeit einer kardialen Beteiligung wird mit 4–10% angegeben (McAllister et al. 1989).

32.8.4 Klinisches Bild

Neben der **lokalen Erscheinung** des Erythema chronicum migrans meist am Oberschenkel, Gesäß- und Genitalbereich oder in der Axilla kommt es nach einer Latenz von Tagen bis 6 Wochen zu leichtem Fieber, Krankheitsgefühl, Mattigkeit, Kopfschmerzen und Nackensteifigkeit.

Neurologische Störungen entwickeln sich Wochen bis Monate nach dem Erythem bei ca. 15% der

Patienten. Sie treten als lymphozytäre Meningitis, Meningoencephalitis, kraniale Neuritis, sensorische und motorische Radiculoneuropathien isoliert oder kombiniert auf.

Arthritische Beschwerden können bis zu 2 Jahre nach dem Zeckenstich mit Rötung, Hitze und Schwellung auftreten und mit Abgeschlagenheit, Mattigkeit und leichter Temperaturerhöhung einhergehen.

Die **kardiale Beteiligung** zeigt sich in der Regel 3–6 Wochen nach dem Beginn der Erkrankung durch AV-Blockierungen I.- III. Grades (McAllister et al. 1989). Sie bleiben etwa 10 Tage bestehen (Allal et al. 1986) und sind sowohl oberhalb als auch im His-Bündel gelegen. Auch Vorhofflimmern oder AV- Knotentachykardien können beobachtet werden (Hassler et al. 1987). Neben den Herzrhythmusstörungen kann auch eine Perimyokarditis mit linksventrikulärer Dysfunktion auftreten. Klinisch stehen Belastungsdyspnoe, Palpitationen, Schwindel und Synkopen im Vordergrund.

32.8.5 Diagnostik

Die Diagnose hängt in erster Linie von der klinischen Erkennung des systemischen Charakters der Lyme-Krankheit und dem natürlichen Verlauf der Herzbeteiligung ab. Serologische Tests mit Borrelien-Antikörpern werden erst nach Wochen positiv.

32.8.6 Therapie

Unter antibiotischer Therapie sind die kardialen Symptome vollständig rückläufig, so daß keine permanente, sondern nur eine temporäre Herzschrittmacherimplantation erforderlich ist.

Es werden in der Frühphase oral Doxycyclin 2 × 100 mg, 2 × 250 mg Tetracyclin oder 4 × 500 mg Amoxicillin/d über 10–21 Tage verabreicht. Anstelle von Tetracyclin und Amoxicillin kann auch Cefixim 2 × 200 mg/d oral oder Ceftriaxon 2 g/d i.v. über 14 Tage verwendet werden. Bei Schwangeren wird 3 × 500 mg Amoxicillin/d oral über 21 Tage empfohlen.

Für die frühe Lyme-Krankheit und die Lyme-Arthritis ist die Effektivität der oralen und intravenösen Therapie vergleichbar und die orale noch kostengünstiger (Eckmann et al. 1997). Bei Arthritis, neurologischen und kardialen Manifestationen der Lyme-Krankheit wurde nur bei 32% intravenös mit Ceftriaxon und 68% mit Doxycyclin oral behandelt (Strickland et al. 1994). Was die Entwicklung der Neuroborreliose anbelangt, so konnte gezeigt werden, daß das kumulative Risiko unter Ceftriaxon nur die Hälfte des Doxycyclins war. Auch Patienten, die einen schnelleren Effekt der antibiotischen Therapie benötigen, wie bei AV-Block III. Grades, einer Baker-Zyste mit Rupturgefahr oder einer nicht auf die orale Antibiotikagabe ansprechende Arthritis, sollten intravenös behandelt werden (Eckmann et al. 1997).

32.8.7 Prognose

Die Prognose bei kardialer Beteiligung ist günstig. Eine vollständige Heilung kann eintreten.

32.9 Brucellose (A 23.9)

32.9.1 Definition

Hierbei handelt es sich um eine Anthropozoonose, die weltweit verbreitet ist. Erreger sind gramnegative, unbewegliche Stäbchen, die sich intrazellulär vermehren. Am häufigsten ist das **Maltafieber** mit dem Erreger Brucella melitensis. Erregerreservoir sind Schafe und Ziegen, vor allem im Mittelmeerraum und in Südamerika. Weitere Formen sind der **Morbus Bang** (Brucella abortus, Reservoir Rinder in gemäßigten und tropischen Gebieten) sowie die **Schweinebrucellose** (Brucella suis, überwiegend in Nordamerika). In Deutschland treten lediglich durch den Tourismus importierte Krankheitsfälle auf.

Die Brucellose gehört zu den meldepflichtigen Erkrankungen (Erkrankung und Tod).

32.9.2 Infektionsweg

Die Erreger gelangen als Kontaktinfektion über die Haut bzw. Schleimhaut in den Organismus. Ebenso ist eine Aufnahme der Ereger über den Gastrointestinaltrakt durch verseuchte Milch und Milchprodukte möglich.

32.9.3 Klinisches Bild

Nach einer Inkubationszeit von wenigen Wochen (Br. melitensis) bis zu Monaten (Br. abortus und suis) kommt es zur epitheloidzelligen Granulomatose des Retikulohistiozytären Systems und der Gefäßwände. Es werden folgende Stadien durchschritten:

- Prodomalstadium mit uncharakteristischen Allgemeinerscheinungen
- Generalisationsstadium: Fieber ohne Tachykardie, Hepatosplenomegalie, Lymphknotenschwellung, Perikard- und Pleurabeteiligung
- Organstadium: Granulombildung im RHS, Knochen.

Als mögliche kardiale Komplikationen kann es zu einer Endo- und Myokarditis (Lubani 1986) kommen.

32.9.4 Diagnostik

Nachweismethoden sind die Blutkultur bzw. der Erregernachweis in anderen Körperflüssigkeiten, der Antikörpernachweis im Blut sowie die Histologie aus Organpunktaten.

32.9.5 Therapie

Die antibiotische Therapie sollte aus einer Kombination aus Doxycyclin und Streptomycin bestehen. Beim Auftreten einer Endokarditis sollte frühzeitig über einen Herzklappenersatz diskutiert werden, da nur bei wenigen Patienten unter alleiniger Antibiose eine vollständige Heilung zu erreichen ist (Cohen 1997).

32.9.6 Prognose

Die Letalität beträgt ca. 2%. Chronische Verläufe mit Reaktivierung der Erkrankung sind möglich.

Literatur

Allal, J., D. Coisne, P. Thomas, C. Vieyres, J.F. Gallimard, B. Becq-Giraudon, P. Foullon, R. Barraine: Manifestations cardiaques de la maladie de Lyme. Ann. Méd. Interne Paris 137 (1986) 372–374.

Anderson, D.W., R. Virmani, J.M. Reilly, T. O'Leary, R.E. Cunnion, M. Robinowitz, A.M. Macher, U. Punkja, S.T. Villaflor, J.E. Parrillo: Prevalent myocarditis at necropsy in the acquired immunodeficiency syndrome. J. Am. Coll. Cardiol. 11 (1988) 792–799.

Andy, J.J., P.O. Ogunowo, N.A. Akpan, C.O. Odigwe, I.A. Ekanem, R.A. Esin: Helminth associated hypereosinophilia and tropical endomyocardial fibrosis (EMF) in Nigeria. Acta trop. 69 (1998) 127–140.

Atilgan, D., S. Demirel, V. Akkaya, F. Korkut: Left ventricular hydatic cyst: an unusual location of Echinococcus granulosus with multiple organ involvement. J. Am. Soc. Echocardiogr. 9 (1996) 212–215.

Baretto, A.C., C. Mady, A. Nussbacher, B.M. Ianni, S.A. Oliveira, A. Jatene, R.A. Ramires: Atrial fibrillation in endomyocardial fibrosis is a marker of worse prognosis. Int. J. Cardiol. 67 (1998) 19–25.

Beadle, C., S.L. Hoffman: History of malaria in the United Naval Forces at war: World war I through the Vietnam conflict. Clin. Infect. Dis. 16 (1993) 320–329.

Bethell, D.B., P.T. Phuong, C.X. Phuong, F. Nosten, D. Waller, T.M. Davis, N.P. Day, J. Crawley, D. Brewster, S. Pukrittayakamee, N.J. White: Electrocardiographic monitoring in severe falciparum malaria. Trans. R. Soc. Trop. Med. Hyg. 90 (1996) 266–269.

Cohen, N., A. Golik, I. Alon, R. Zaidenstein, V. Dishi, J. Karpuch, I. Zyssman, D. Modai: Conservative treatment for Brucella endocarditis. Clin. Cardiol. 20 (1997) 291–294.

Dutka, D.P., G.K. Morris: Intracardiac thrombus formation in association with hydatic disease. Eur. Heart J. 11 (1990) 1120–1123.

Eckman, M.H., A.C. Steere, R.A. Kalish, S.G. Pauker: Cost effectiveness of oral as compared with intravenous antibiotic therapy for patients with early Lyme disease or Lyme arthritis. N. Engl. J. Med. 356 (1997) 357–363.

Ewig, S., W. Fehske, H. Omran, J.K. Rockstroh, B. Lüderitz: Kardiale Manifestationen bei fortgeschrittener HIV-Infektion. Dtsch. Med. Wochenschr. 119 (1994) 683–689.

Franzen, D., J.M. Curtius, W. Heitz, H.W. Hopp, V. Diehl, H.H. Hilger: Cardiac involvement during and after malaria. Clin. Invest. 70 (1992) 670–673.

Hassler, D., G. Zipperle, R. Ackermann, U. Lembke, F. Heinrich: Kardiale Beteiligung bei der europäischen Erythema migrans Borreliose. Dtsch. Med. Wschr. 112 (1987) 1506–1508.

Heidenreich, P.A., M.J. Eisenberg, L.L. Kee, C.A. Somelofski, H. Hollander, N.B. Schiller, M.D. Cheitlin: Pericardial effusions in AIDS. Circulation 92 (1995) 3229–3234.

Himelman, R.B., W.S. Chung, D.N. Chernoff, N.B. Schiller, H. Hollander: Cardiac manifestations of human immunodeficiency virus infection: A two-dimensional echocardiographic study. Am. Coll. Cardiol. 13 (1989) 1030–1336.

Jacob, A.J., G.R. Sutherland, A.G. Bird, R.P. Brettle, C.A. Ludlam, A. McMillan, N.A. Boon: Myocardial dysfunction in patients with HIV: prevalence and risk factors. Br. Heart J. 68 (1992) 549–553.

Kotoulas, G.K., G.L. Magoufis, A.D. Gouliamos, A.K. Athanassopoulou, A.C. Roussakis, D.P. Koulocheri, A. Kalovidouros, L. Vlohos: Evaluation of hydatid disease of the heart with magnetic resonance imaging. Cardiovasc. Intervent. Radiol. 19 (1996) 187–189.

Laguens, R.P., M.I. Argel, J. Chambo, R. Storino, P.M. Cabeza Meckert: Presence of antiheart and antiskeletal muscle glycolipid autoantibodies in the sera of patients with chagasic cardiopathy. Can. J. Cardiol. 10 (1994) 769–776.

Lesenne, M., P. Asseman, B. Fortier, P. de Groote, J.J. Bauchart, A. Millaire, Y. Haftel, C. Thery: Acute myocarditis caused by toxoplasmosis simulating infarction. Apropos of a case. Arch. Mal. Coeur Vaiss. 89 (1996) 923–925.

Lubani, M., D. Shara, I. Helin: Cardiac manifestations in brucellosis. Arch. Dis. Child. 61 (1986) 569–572.

McAllister, H.F., P.T. Klementowicz, C. Andrews, J.D. Fisher, M. Feld, S. Furman: Lyme carditis: an important cause of reversible heart block. Ann. Intern. Med. 110 (1989) 339–345.

Milei, J., D. Grana, G. Fernandez Alonso, L. Matturri: Cardiac involvement in acquired immunodeficiency syndrome–a review to push action. The Committee for the Study of Cardiac Involvement in AIDS. Clin. Cardiol. 21 (1998) 465–472.

Mohan, J.C., R.K. Jain, J.A. Khan: Endomyocardial fibrosis presenting as recurrent monomorphic ventricular tachycardia as the sole manifestation. Int. J. Cardiol. 42 (1993) 89–91.

Moraes, F., C. Lapa, S. Hazin, E. Tenorio, C. Gomes, C.R. Moraes: Surgery for endomyocardial fibrosis revisited. Eur. J. Cardiothorac Surg. 15 (1999) 309–312.

Plein, D., G. van Camp, B. Cosyns, A. Alimenti, J. Levy, J.L. Vandenbossche: Cardiac and autonomic evaluation in a pediatric population with human immunodeficiency virus. Clin. Cardiol. 22 (1999) 33–36.

Rossi, M.A., R.B. Bestetti: The challenge of chagasic cardiomyopathy. The pathologic roles of autonomic abnormalities, autoimmune mechanisms and microvascular changes, and therapeutic implications. Cardiology 86 (1995) 1–7.

Rashwan, M.A., M. Ayman, S. Ashour, M.M. Hassani, A.A. Zeina: Endomyocardial fibrosis in Egypt: an illustrated review. Br. Heart J. 73 (1995) 284–289.

Sanna, P., F. Bertoni, E. Zucca, E. Roggero, E. Passega Sidler, G. Fiori, E. Pedrinis, G. Mombelli, F. Cavalli: Cardiac involvement in HIV-related non-Hodgkin's lymphoma: a case report and short review of the literature. Ann. Hematol. 77 (1998) 75–78.

Saraclar, M., S. Ozer, F. Oztunc, A. Celiker: Echocardiographic findings in endomyocardial fibrosis. Turk. J. Pediatr. 34 (1992) 47–53.

Schenone, H., M. Contreras, P. Salinas, L. Sandoval, J. Perez-Olea, A. Rojas, F. Solis, F. Villarroel: Electrocardiographic alterations in persons with a positive serology for toxoplasmosis. Bol. Chil. Parasitol. 47 (1992) 84–85.

Sezi, C. L.: Effect of protein deficient cassava diet on Cercopithecus aethiopis hearts and its possible role in the aetiology and pathogenesis of endomyocardial fibrosis in man. East Afr. Med. J. 73 (1996) S11–S16.

Silva-Cardoso, J., B. Moura, A. Ferreira, L. Martins, D. Bravo-Faria, A. Mota-Miranda, F. Rocha-Goncalves, H. Lecour, M. Cerqueira-Gomes: Predictors of myocardial dysfunction in human immunodeficiency virus-infected patients. J. Card. Fail. 4 (1998) 19–26.

Sowunmi, A., F.A. Fehintola, O.A. Ogundahunsi, A.B. Ofi, T.C. Happi, A.M. Oduola: Comparative cardiac effects of halofantrine and chloroquine plus chlorpheniramine in children with acute uncomplicated falciparum malaria. Trans. R. Soc. Trop. Med. Hyg. 93 (1999) 78–83.

Stierle, U., S. Tarbiat, I. Nazarian, I. Arynpur, A. Sheikhzadeh: Right ventricular endomyocardial fibrosis. Diagnosis and management. Jpn. Heart J. 31 (1990) 329–339.

Strickland, G.T., I. Caisley, M. Woubeshet, E. Israel: Antibiotic therapy for Lyme disease in Maryland. Public Health Rep. 109 (1994) 745–749.

Tobias, N.M., P.J. Moffa, C.A. Pastore, A.C. Barretto, C. Mady, E. Arteaga, G. Bellotti, F. Pileggi: The electrocardiogram in endomyocardial fibrosis. Arq. Bras. Cardiol. 59 (1992) 249–253.

33 Erkrankungen der Arterien

33.1 Pathogenese der Atherosklerose

Die Pathogenese der Atherosklerose durchläuft drei Stadien:

- **Stadium 1 – Entwicklung eines Intimaödems und von Fettstreifen**
Durch die Wirkung von Risikofaktoren wie der arteriellen Hypertonie, der Hypercholesterinämie, Rauchen und Diabetes mellitus kommt es zu einer Endothelschädigung mit nachfolgendem Intimaödem sowie zur Abscheidung von Lipoproteinen und Fibrinogen.

- **Stadium 2 – Fibröse Plaquebildung**
Dieses Stadium ist durch die Proliferation des Bindegewebes und der glatten Muskulatur und die gesteigerte Synthese von sauren Mukopolysacchariden, Kollagen und Elastin gekennzeichnet. Es bilden sich in den Gefäßen atherosklerotische Beete, an denen sich Gerinnungsvorgänge abspielen und Thrombozytenaggregationen gebildet werden.

- **Stadium 3 – Klinisch manifeste Folgeerkrankungen**
Die fibrösen Plaques werden bindegewebig organisiert und verkalken. Es entstehen Stenosen und Gefäßverschlüsse, die je nach Lokalisation entsprechende klinische Symptome hervorrufen.

33.2 Pathologische Anatomie der Atherosklerose

Diese pathogenetischen Vorgänge bei der Entstehung der Atherosklerose haben makroskopische und mikroskopische Korrelate, die pathologisch-anatomisch nachweisbar sind. **Makroskopisch** finden sich große, z.T. milchig glasige Platten.

Mikroskopisch werden folgende Phasen durchlaufen:

- **Phase 1:** Sie ist durch eine Durchsetzung der Intima mit Blutplasma (**Intimainsudation**) gekennzeichnet. Die Mukopolysaccharide sind stark angereichert. Eine Thrombosierung gehört nicht unbedingt dazu, sie ist auch nicht der primär entscheidende Vorgang.
- **Phase 2:** Es werden Neutralfette und Lipoide sowohl ins Interstitium als auch in Phagozyten (**Atheromatose**) abgelagert. Später kommt es zum Zerfall.
- **Phase 3:** Es kommt zum Zellzerfall und Hinzutreten von Plasma. Das Bindegewebe unterliegt einer starken Neubildung. Die Media ist atrophisch, die Elastica interna aufgesplittert.
- **Phase 4:** Dies ist die Phase der Verkalkung. Es kommt zum Auftreten von Kalkplatten (dystrophische Verkalkung).
- **Phase 5:** Durch ungenügende Ernährung der atherosklerotisch veränderten Gebiete tritt ein Gewebszerfall ein, und es findet eine Geschwür- und Thrombenbildung statt. Es können an diesen Stellen gleichzeitig sekundär entzündliche Infiltrationen vorhanden sein.

33.3 Pathophysiologie der obliterierenden Gefäßprozesse

Das Auftreten von Symptomen einer Mangeldurchblutung am Versorgungsorgan hängt bei einer Stenosierung in erster Linie vom Grad der Strombahneinengung ab. Daneben spielen die Entstehung und Funktionstüchtigkeit von Kollateralkreisläufen eine entscheidende Rolle.

Die Strömungsdynamik in den Arterien verhält sich nach dem **Hagen-Poiseuilleschen Gesetz**, wonach das Volumen proportional dem Druck und der vierten Potenz des Radius und indirekt proportional der Länge der Strombahneinengung und dem Viskositätskoeffizienten ist.

$$LV = \frac{p \times r^4}{l \times k}$$

l = Länge der Strombahneinengung
r = Radius
k = Viskositätskoeffizient
V = Volumen
p = Druck

Die Peripherie bzw. der poststenotische Gefäßab-

33 Erkrankungen der Arterien

schnitt weisen einen Abflußwiderstand auf, der dem Endstromwiderstand entspricht und von der Durchblutungsgröße der Peripherie bzw. des Versorgungsorgans abhängt.

Die **klinische Bedeutung** einer Gefäßstenose wird auch wesentlich vom peripheren Widerstand bestimmt, d.h. daß z.B. bei einem niedrigen Abflußwiderstand schon eine geringe Stenosierung den Durchfluß vermindern kann. Durch Muskelarbeit wird der periphere Widerstand infolge der Vasodilation herabgesetzt. Dadurch kann eine in Ruhe asymptomatische Einengung des Gefäßes wirksam werden, und es kommt zur **Claudicatio intermittens**. Im normalen Gefäßsystem führt erst eine etwa 50%ige Stenosierung zur Verminderung des Durchflusses.

Ähnliche Mechanismen wie bei den Extremitäten haben auch für den Hirnkreislauf Bedeutung, jedoch mit der Einschränkung, daß eine weitgehend **funktionsunabhängige Durchblutung des Gehirns** vorhanden ist und demzufolge keine durch Belastung bedingte **Frühsymptome** auftreten können.

Liegt die O_2-Aufnahme in einem Bereich zwischen 100 und 50%, so ist der **Funktionsstoffwechsel** der Gehirnzelle noch gewährleistet. Sinkt diese Rate unter 50%, bleibt lediglich der **Strukturstoffwechsel** erhalten, und die spezifischen Vorgänge in der Gehirnzelle sind erloschen. Jetzt kommt es zum Auftreten **neurologischer und psychischer Ausfallerscheinungen**, die wesentlich von der Lokalisation, Intensität und Funktion des betroffenen Hirnabschnittes abhängen. Erfolgt in diesem Stadium eine Sauerstoffzufuhr, so ist die Nervenzelle in der Lage, den Funktionsstoffwechsel wieder aufzunehmen, was sich durch die **Reversibilität der Ausfallerscheinung** nachweisen läßt. Beträgt die Sauerstoffzufuhr weniger als 15–20%, kommt es innerhalb von 3–4 Minuten zum **Untergang** von **Hirnzellen** und damit zum Auftreten **irreversibler Erscheinungen**.

Die Bedeutung einer Gefäßeinengung oder eines Verschlusses ist nur im Zusammenhang mit dem sich bildenden Kollateralkreislauf zu verstehen.

Tritt ein Gefäßverschluß plötzlich auf, und sind nur wenige Kollateralen vorhanden, kommt es zu ischämischen Schädigungen. Geht dieser Prozeß langsam vor sich, so wird der aus dem Gefäßverschluß resultierende Funktionsausfall durch die Öffnung von Kollateralkreisläufen verhindert.

Da diese Umgehungsbahnen im Falle eines Gefäßverschlusses eine funktionelle Umwandlung erfahren, zeigt sich diese auch in strukturellen Veränderungen wie Vergrößerung des Gefäßlumens, Längenzunahme, Zunahme der Wandmasse bei relativer Abnahme der Wanddicke. Die durch die Einengung bzw. den Verschluß bewirkte Herabsetzung des peripheren Widerstandes führt zu einer Erhöhung der Strömungsgeschwindigkeit in den Kollateralen, die zu einer weiteren Entwicklung dieser Gefäße beiträgt.

Wird die **Strombahneinengung oder -verlegung** wieder aufgehoben, bilden sich die Kollateralen zurück. Ihre Ausbildung hängt im wesentlichen vom Zustand der Umgebungsgefäße ab, d.h. daß nicht atherosklerotische Gefäße diesen Anforderungen eher gerecht werden können als degenerativ veränderte.

Die wichtigsten **klinischen Manifestationen** der **Atherosklerose** sind die
- cerebrovaskuläre Insuffizienz
- periphere arterielle Verschlußkrankheit
- ischämische Herzkrankheit.

33.4 Cerebrovaskuläre Insuffizienz (G 45.9)

33.4.1 Definition

Einschränkung bzw. Aufhebung der Hirnfunktion durch eine partielle oder totale, chronische oder akute Unterbrechung oder Verminderung der Hirndurchblutung.

33.4.2 Häufigkeit

Etwa 300 000 Menschen erleiden jährlich in Deutschland einen Schlaganfall, 85 000 davon sterben. Mehr als 60 000 Menschen haben bleibende Behinderungen.

In den neuen Bundesländern wird für Mecklenburg-Vorpommern die Schlaganfall-Sterblichkeit mit 140/100 000 Einwohner pro Jahr angegeben. In den alten Bundesländern und in den übrigen neuen Bundesländern liegt sie hingegen zwischen 90 und 100/100 000. Eine „wahre" Häufigkeitsstatistik ist schwer zu erstellen. In der **Todesursachenstatistik** steht der Schlaganfall an dritter Stelle.

33.4.3 Ätiologie und Lokalisation der obliterierenden Gefäßprozesse

Folgende Ursachen können zugrunde liegen:
- Atherosklerose
- cerebrale Embolie
- Gefäßanomalien
- Traumen
- Kompressionen von außen
- Endangiitis obliterans
- Takayasu-Arteriitis
- fibromuskuläre Hyperplasie
- spezifische Entzündungen
- Panarteriitis nodosa
- Riesenzellarteriitis.

In erster Linie ist die **Atherosklerose** (80–90%) dafür

Tab. 33.1: Häufigkeitsverteilung supraaortaler Astverschlüsse

Lokalisation	Häufigkeit
Sinus caroticus	56 %
A. carotis communis	9 %
A. vertebralis	10 %
A. subclavia	16 %
Truncus brachiocephalicus	9 %

verantwortlich. Die **obliterierende Atherosklerose** verläuft meistens sehr langsam. Häufig liegt nur ein segmentaler Befall vor.

Sie hat besondere **Prädilektionsstellen**. Für das **extrakranielle Gefäßsystem** sind es der **Aortenbogen** und die Gabeln der A. carotis externa und interna (Tabelle 33.1).

Seltener führt sie zur **Ektasie** und **Aneurysmabildung**. Diese Form gewinnt nur durch die daraus resultierenden Komplikationen wie Rupturen, Thrombosierungen und Embolien an Bedeutung. Große Aneurysmen können die Atemwege oder benachbarte Organe so stark verdrängen oder komprimieren, daß es dadurch zur Entwicklung lebensbedrohlicher Zustände kommen kann.

Als **Ursache** eines obliterierenden Gefäßprozesses spielt die **Endangiitis** für die **intrakraniellen Gefäße** eine größere Rolle als für die extrakraniellen Gefäße. Die Angaben über die Häufigkeit der Veränderungen im **extrakraniellen System**, die zu einer cerebrovaskulären Insuffizienz führen, sind unterschiedlich. Durch angiographische Untersuchungen wurde nachgewiesen, daß der Prozentsatz der Beteiligung des extrakraniellen Gefäßsystems an der Entstehung der cerebrovaskulären Insuffizienz 18,6–41% beträgt. Auf thrombotische Veränderungen gehen etwa 66–76%, auf embolische 24–34% zurück. Davon sind vor allem Personen zwischen dem 38. und 64. Lebensjahr betroffen.

Über die Häufigkeit eines kombinierten Vorkommens von extra- und intrakraniellen Prozessen liegen nur wenige statistische Angaben vor.

Neben den genannten Ursachen findet man die **fibromuskuläre Hyperplasie**, die vor allem bei der Entstehung der renovaskulären Hypertonie bedeutungsvoll ist. Weiterhin werden **Gefäßanomalien** im extrakraniellen Gefäßabschnitt zunehmend für dieses Krankheitsbild verantwortlich gemacht. Das pathologisch-anatomische Substrat dafür sind besonders Schlingenbildungen und Abknickungen sowie Schlängelungen und Schleifenbildungen der Arterien.

Traumatische Gefäßveränderungen durch stumpfe und indirekte Traumen führen in der Regel zu Intimaeinrissen, die ebenfalls von Thrombosierungen gefolgt sein können.

Gelegentlich können die Symptome der cerebrovaskulären Insuffizienz auch durch **Kompression von außen** (Hyperostosen der Halswirbelsäule, Halsrippe, Tumoren) hervorgerufen werden.

Auch **spezifische Entzündungen** wie Lues und Tuberkulose sind in Betracht zu ziehen, spielen heute aber keine größere Rolle mehr. Eine zahlenmäßig geringere Bedeutung haben die **Panarteriitis nodosa** und die **Riesenzellarteriitis**. Auf den Rest der Ursachen entfallen 10–20%. Dem cerebralen **Insult** liegen bei 80% eine akute Mangeldurchblutung bzw. arterielle Thrombosen zugrunde. Nur ca. 15% haben eine intrakranielle Blutung, 5% entfallen auf andere Ursachen.

33.4.4 Anatomie der intra- und extrakraniellen Gefäße

Aufgrund der klinischen Erscheinungen und der sich daraus ergebenden therapeutischen Konsequenzen können die Hirnarterien in **drei Etagen** (Abbildung 33.1) eingeteilt werden.

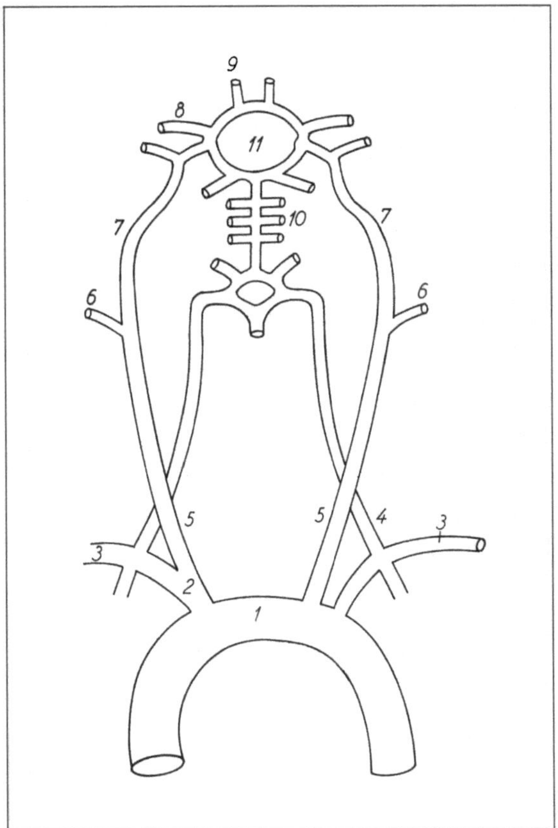

Abb. 33.1: Anatomie des Aortenbogens (modifiziert nach Kappert 1976)
1 = Aorta thoracica; 2 = Truncus brachiocephalicus; 3 = A. subclavia; 4 = A. vertebralis; 5 = A. carotis communis; 6 = A. carotis externa; 7 = A. carotis interna; 8 = A. cerebri media; 9 = A. cerebri anterior; 10 = A. basilaris; 11 = Circulus arteriosus Willisii

Zur **ersten (distalen) Etage** zählen die Versorgungsarterien des Gehirns im engeren Sinne, die in ihrem gesamten Verlauf intrakraniell liegen. Es gehören dazu die Aa. cerebri anterior, media, posterior, kleine Äste der A. carotis interna und der A. basilaris. Kommt es zu einem Verschluß der A. carotis int., wird intrakraniell das Versorgungsgebiet von der kontralateralen A. carotis int. über die **A. communicans ant.** und die **A. communicans post.** von der A. vertebralis übernommen. Bei beidseitigem Verschluß entstehen Kollateralkreisläufe über die Aa. carotis ext. mit Hauptversorgung über Vertebralarterien bzw. die A. basilaris.

Zur **zweiten (mittleren) Etage** gehören die Zubringerarterien, die A. carotis int. sin. und dext., beide Aa. vertebrales und ihre Fortsetzung, die A. basilaris sowie der Circulus arteriosus Willisii. Die Arterien verlaufen teilweise innerhalb und teilweise außerhalb des knöchernen Schädels.

Die Arterien der **dritten Etage** sind die sog. Aortenbogenäste (s. Kap. 33.8).

33.4.5 Pathophysiologische Bemerkungen zur cerebrovaskulären Insuffizienz

Atherosklerotische Veränderungen verursachen bis zu 80% der psychischen Störungen im höheren Alter. Betrachtet man die Struktur der Hirnarterien, so wird auch die besondere Reaktion der Gewebe auf die atherosklerotischen Veränderungen erklärlich. Der größte Teil der **Hirnarterien** ist vom **elastischen Typ**, bei dem die Vasokonstriktion eine untergeordnete Rolle spielt. Ein weiteres Merkmal ist, daß nur wenige Kapillaren, dafür aber zahlreiche Anastomosen vorhanden sind und eine erhöhte Blutstromgeschwindigkeit besteht. Für die Regulation des Gehirngefäßwiderstandes gelten die gleichen Mechanismen, die in anderen Gefäßen mit glatter Muskulatur wirksam werden. Nur 40% des arteriellen Gefäßwiderstandes entfallen auf größere Hirngefäße mit einem Durchmesser ab 300 µm, der größte Teil der Regulation erfolgt durch Gefäße mit kleinerem Durchmesser.

Die Durchblutung des Gehirns ist kontinuierlich und im Prinzip unabhängig von seinem Funktionszustand, da die Ganglienzellen einen hohen Sauerstoffbedarf haben. Ein gesundes Gehirn erhält im Durchschnitt 55–60 ml Blut/100 g/min. Das bedeutet etwa 800 ml/min für das gesamte Gehirn und entspricht annähernd 15% des Herzminutenvolumens, obwohl das Gehirngewicht nur 2% des Körpergewichtes ausmacht. Dies spricht für die Bevorzugung des Gehirns innerhalb der Blutversorgung des Organismus. Sie entspricht seiner komplizierten Funktion und auch seiner genetischen Determinierung mit 3.195 Genen. Im Vergleich zu anderen Organen ist dies die höchste Genzahl pro Organ.

Eine Grundeigenschaft des funktionell ungestörten Gehirns ist die Aufrechterhaltung der kontinuierlichen Eigendurchblutung durch einen **Autoregulationsmechanismus.** Das bedeutet, daß bei veränderte Blutdruck und peripherem Widerstand die Durchflußmenge konstant bleibt. Die Autoregulation ist in einem Schwankungsbereich von 60–180 mmHg wirksam. Um dieses Phänomen zu bewahren, müssen die Gefäße in der Lage sein, ihren Durchmesser auf metabolische und nervale Reize hin zu verändern.

Ursachen der irreversiblen Schädigung des Gehirns durch Störung der Autoregulation können sein:

- atherosklerotische Veränderungen
- hoher peripherer Widerstand
- Folge des Hirnödems bei erhöhtem intrakraniellem Druck.

Nach dem **Grad der Durchblutungseinschränkung** können folgende **Stadien** durchlaufen werden:

- Verminderung der Durchblutung unter den Normalwert, der für die Funktion der Nervenzellen notwendig ist. In diesem Stadium sind reversible funktionelle Störungen vorhanden.
- Verminderung der Durchblutung unter einen Wert, der für die metabolische Grundfunktion der Nervenzelle notwendig ist. Hierbei kann es zu reversiblen organischen Schädigungen kommen.
- Wird diese notwendige Menge so reduziert, daß der Bedarf für einzelne Zellorganellen nicht ausreicht, resultieren Gewebsuntergang und damit irreversible Veränderungen.

Die Hypoxie ist bei einer Herabsetzung des Hirndurchflusses unter 50% reversibel, während eine Reduktion unter 15% zu einer irreversiblen Schädigung und ischämischen Nekrosen führt.

Zwischen diesen Grenzen liegen die therapeutischen Möglichkeiten.

33.4.6 Stadien der cerebrovaskulären Insuffizienz

Die Stadieneinteilung der cerebrovaskulären Insuffizienz ist nicht einheitlich. Nach dem Ausmaß der **klinischen Erscheinungen** kann man die cerebrovaskuläre Insuffizienz in **vier Stadien** einteilen:

- asymptomatisches Stadium
- intermittierende cerebrale Ischämie
- drohender Insult („progressive stroke")
- Vollbild des Insults („complete stroke").

Auch eine **6-Stadien-Einteilung** wird mit entsprechenden pathophysiologischen Äquivalenten verwendet.

- **Stadium I (asymptomatisches Stadium)**

Verschlußprozesse an den extrakraniellen Arterien sind nachweisbar, es liegen aber keine Zeichen der Mangeldurchblutung des Gehirns vor. Stenosen mit einer Lumeneinengung <70% sind meistens asymptomatisch. Die O_2-Aufnahme liegt über 50% des Normalumsatzes. Die Diagnose wird meist zufällig bei klinischer Untersuchung durch Erfassung von Gefäßgeräuschen oder anderen diagnostischen Maßnahmen gestellt.

• **Stadium II (intermittierende cerebrale Ischämie)**
Hier treten intermittierende neurologische Symptome auf, wie **Seh-, Hör-, Gleichgewichtsstörungen, Aphasien, Paresen, Bewußtseinsstörungen** (drops), die O_2-Versorgung liegt unter 50% des Normalen. In diesem Stadium werden nach Dauer und Intensität des Durchblutungsmangels weitere Gruppen zusammengefaßt, die vielfach fließend sind, die klinischen Erscheinungen entsprechen nicht immer dem morphologischen Substrat.

- **Transitorische Ischämieattacke (TIA) (G 45.9):** Dies entspricht einer rein klinischen Diagnose, deren Häufigkeit mit 10–20% angegeben wird. Sie dauert mindestens 30 Sekunden. Die Symptomatik bildet sich fast immer innerhalb von 20–30 Minuten, selten bis zu 2 Stunden zurück. Kürzer anhaltende Sehstörungen z.B. sind sicher nicht als TIA-Symptomatik zu bewerten. Das Risiko einer Apoplexie im ersten Jahr nach einer transitorischen Ischämieattacke ist 13mal höher als im Bevölkerungsdurchschnitt. Etwa 30% der Betroffenen erleiden innerhalb von 5 Jahren einen kompletten Schlaganfall.
- **Reversibles ischämiebedingtes neurologisches Defizit (RIND) (G 45.9):** Das neurologische Defizit bildet sich etwa innerhalb einer Woche funktionell zurück.

Ursachen beider Symptomenkomplexe sind wahrscheinlich Mikrothromben aus thrombotischen Ablagerungen der atherosklerotisch veränderten extrakraniellen Gefäße. Durch Öffnung von Kollateralkreisläufen wird dieser Zustand wieder reversibel.

• **Stadium III (chronische cerebrale Ischämie)**
Die O_2-Versorgung beträgt konstant zwischen 20 und 50%. Dadurch besteht im betroffenen Gehirnabschnitt ein Strukturstoffwechsel mit reversiblem Ausfall der spezifischen Nervenzellfunktion.

Nicht in jedem Fall ist jedoch zu entscheiden, ob ein länger bestehender Gehirnfunktionsausfall auf einer reversiblen oder irreversiblen Veränderung beruht. Normalisiert sich z. B. eine geschädigte Hirnfunktion nach der operativen Korrektur der Obliteration, kann dieses Stadium angenommen werden.

Ein **stummer Hirninfarkt** ist ein Stadium zwischen einer transitorischen Ischämieattacke und einem definitiven Schlaganfall. Er bleibt häufig, z. B. während des Schlafes, unbemerkt. Dauert dieser Zustand zwischen 2 und 4 Stunden, kann dies zu einem Hirninfarkt führen, der zwar keine klinischen Zeichen hinterlassen hat, aber im CT entsprechende morphologische Ausfälle erkennen läßt.

• **Stadium IV (akuter Schlaganfall)**
Dieses Stadium ist der akute Schlaganfall (acute stroke). Seine charakteristischen Symptome sind in einem relativ kurzen Zeitraum auftretende neurologische Ausfallerscheinungen, die mit Bewußtseinsstörungen kombiniert sein können. Im Vordergrund der neurologischen Ausfallerscheinungen stehen Aphasien, Paresen bzw. Plegien. Die O_2-Versorgung sinkt unter 20–15%. Damit kommt es zum irreversiblen Zelltod (**Hirninfarkt**).

Wenn sich diese Symptomatik in einer Zeit **bis 6 Stunden entwickelt und relativ stationär** bleibt, sollte vom akuten Schlaganfall gesprochen werden.

• **Stadium V (fortschreitender Schlaganfall, „progressive stroke")**
Hierunter wird der allmählich auftretende Schlaganfall verstanden. Neurologische Ausfälle bilden sich über einen Zeitraum von Tagen, Wochen bis Monaten aus, bis dann das klinische Bild eines akuten Schlaganfalls besteht.

• **Stadium VI („complete stroke")**
Dieses Vollbild des Schlaganfalls verändert sich über einen Zeitraum von Wochen wenig oder zeigt nur geringe Besserung.

33.4.7 Klinik der cerebrovaskulären Insuffizienz

Die klinischen Erscheinungen der cerebrovaskulären Insuffizienz können von asymptomatischen bis zu dramatischen, letal ausgehenden Formen reichen.

➤ Asymptomatische Karotisstenose (I 65.2)

Definition

Da die Patienten mit dieser Form der Gefäßstenosierung klinisch unauffällig sind, wird die Diagnose meist bei allgemeinen Untersuchungen durch die Auskultation der Halsgefäße gestellt und durch eine Gefäß-Doppler-Untersuchung verifiziert. Die Auskultation der Halsgefäße sollte routinemäßig ab dem 40. Lebensjahr erfolgen. Eine langbestehende arterielle Hypertonie, eine Hypercholesterinämie und Rauchen sind bedeutsame Risikofaktoren einer Karotisstenose für ältere Menschen (Wilson et al. 1997).

Klinik

Mehr als die Hälfte der Patienten mit asymptomatischer Karotisstenose bleiben über einen Zeitraum von etwa 10 Jahren asymptomatisch. Etwa ein Drittel entwickelt eine TIA-Symptomatik, bei ca. 20% kommt es zu einen schweren Schlaganfall. Damit ereignen sich im Vergleich zu Männern ohne asymptomatische Karotisstenose nicht signifikant mehr cerebrovaskuläre Ereignisse.

Interessanter Weise wurde aber die größte Häufigkeit der TIA-Symptomatik und Apoplexien bei Männern mit asymptomatischer Verengung der Beinarterien gefunden. Dabei war das **Blutdruckverhältnis** von Unterschenkel zum Oberarm von weniger als 0,9 ein guter prädiktiver Faktor für das Auftreten einer Apoplexie.

Die auskultierten **Geräusche über den Halsgefäßen** sind differentialdiagnostisch zu unterscheiden von:

- physiologischen Geräuschen
- venösen Strömungsgeräuschen
- arterio-venösen Fisteln
- Gefäßanomalien
- intrakraniellen Tumoren
- Hyperthyreose
- Anämie
- fortgeleiteten Herzgeräuschen wie bei Aortenklappenstenose.

Prognose

Die Lebenserwartung wird in dieser Patientengruppe mehr durch die koronare Herzkrankheit als durch die asymptomatische Karotisstenose bestimmt. Deshalb ist eine kritische Abwägung zur Indikation der gefäßchirurgischen Rekonstruktion bzw. PTA für die asymptomatische Karotisstenose erforderlich. Diese Therapieverfahren sind erst bei Einengungen der A. carotis int. ab 70% individuell orientiert in Erwägung zu ziehen.

Chronische cerebrovaskuläre Insuffizienz (I 67.8)

Krankheitsbild

Die klinischen Erscheinungen treten meist nach dem 55. Lebensjahr auf und können zuerst mit **Schwindelgefühl, Ohrensausen, Schlafstörungen** und **allgemeiner Leistungsabnahme** einhergehen. Sie sind oft vergesellschaftet mit **anderen Manifestationsformen** der Atherosklerose wie **Angina pectoris, arterieller Hypertonie und Claudicatio intermittens**.

Daneben sind **psychische Auffälligkeiten,** wie Nachlassen der Merkfähigkeit und besonders des Kurzzeitgedächtnisses, affektive Verstimmungszustände, Depressionen mit Suizidgefahr, nächtliche Verwirrtheitszustände, die oft im Gefolge einer **atherosklerotischen Demenz** vorkommen, zu beobachten. **Neurologisch** finden sich anfangs nur geringe **Reflexdifferenzen**, selten Pyramidenbahnzeichen.

Prognose

Wegen der hervorstechenden psychischen Veränderungen ist **gutachtlich** die Frage der Geschäftsfähigkeit und der strafrechtlichen Zurechnungsfähigkeit zu beantworten. Die **Demenz** tritt bei gefäßabhängiger Hirnatrophie immer mehr in den Vordergrund. Möglich sind auch vorübergehende Bewußtseinstrübungen, evtl. ein **Korsakow-Syndrom**. Schließlich kann es zusammen mit neurologischen Veränderungen zu schwerem Siechtum kommen.

Intermittierende cerebrale Insuffizienz (kleiner Schlaganfall) (G 45.8)

Definition

Form der cerebralen Durchblutungsstörung, die durch folgende **drei Merkmale** gekennzeichnet ist:

- **Fokale neurologische Ausfallerscheinungen** bilden sich spätestens innerhalb von 24 Stunden spontan und vollständig zurück, meist sind sie nur wenige Sekunden oder Minuten, bei einem Drittel der Fälle über mehrere Stunden nachweisbar.
- **Intermittierende ischämische Ereignisse** treten in verschiedenen zeitlichen Abständen erneut auf.
- Übergang in **irreversible Störungen** als Vorboten eines Hirninfarktes.

Ätiologie

Ursache sind in erster Linie **degenerative Gefäßveränderungen** sowie **Gefäßspasmen**, wodurch es zu akuten hämodynamischen Störungen kommt. Auch werden **Mikroembolien** in atherosklerotischen Plaques und Ulzera der großen Halsgefäße diskutiert.

Krankheitsbild

Die klinische Symptomatik unterscheidet sich nur durch den **flüchtigen Charakter** vom Hirninfarkt. Die neurologischen Ausfallerscheinungen lassen eine **Lokalisation** des betroffenen Gefäßabschnittes zu. Tritt z. B. eine Durchblutungsstörung im Versorgungsbereich der A. carotis auf, findet man kontralaterale **motorische und sensible Ausfälle**, eine flüchtige gleichseitige Erblindung (**Amaurosis fugax**) und **Gesichtsfeldausfälle**.

Prognose

Verlaufsbeobachtungen lassen vermuten, daß diese Patienten eine verkürzte Lebenserwartung haben. Intermittierende cerebrale Ischämien können in einen Hirninfarkt übergehen. Die Prognose ist dann von der Größe und der Lokalisation des betroffenen Gebietes abhängig.

Akute cerebrovaskuläre Insuffizienz (apoplektischer Insult, Schlaganfall) (I 64)

Definition

Ausfall eines Teils oder der gesamten Hirnfunktion durch plötzliche Zerstörung des Hirngewebes, die durch eine Thrombose, Hirnembolie, flüchtige Minderdurchblutung bedingte **Ischämie** oder eine **Blutung** hervorgerufen wird.

Häufigkeit und Bedeutung

Die Apoplexie ist die **dritthäufigste Todesursache** in Deutschland, von der überwiegend Männer betroffen sind, und hat eine **Inzidenz** von 110–290/100.000 Einwohner und Jahr. Die **Prävalenz** wird mit 300–497 Insultpatienten/100.000 Einwohner angegeben, wobei Alters- und Geschlechtsunterschiede zu berücksichtigen sind.

Die **Sterblichkeit** durch Schlaganfall ist in verschiedenen Ländern unterschiedlich. Von 1990 bis 1992 war die Sterblichkeitsrate mit 253/100.000 bei Männern und 208/100.000 bei Frauen in Portugal am höchsten und in den USA mit 59 und 57/100.000 am niedrigsten. In vielen Ländern wie in den USA hat die durch Schlaganfall bedingte Sterblichkeit abgenommen.

Eine Langzeitstudie in Rochester (USA) konnte eine Reduktion der Inzidenz um 5% pro Jahr nachweisen (Petty et al. 1998). Den größten Beitrag für diese Reduktion wird der Veränderung des Lebensstils zugeschrieben (Bronner et al. 1995). Diese Ergebnisse weisen darauf hin, daß auch hier durch Beeinflussung der Risikofaktoren eine günstigere Langzeitentwicklung möglich ist. Ursache der Apoplexie ist zu 70–80% eine Ischämie, bei 15–20% eine cerebrale Blutung und zu 2–5% eine Subarachnoidalblutung.

Die **Ursachen** eines **ischämischen Infarktes** (Enzephalomalazie) sind vielfältig:

- **arterielle:** Stenose, Thromboembolie, Arteriitis, arterielle Dissektion, fibromuskuläre Dysplasie, Vasospasmen
- **venöse:** paradoxe Embolie (häufig bei Jüngeren mit Foramen ovale apertum und Vorhofseptumdefekt), Sinus-cavernosus-Thrombose
- **kardiale:** Embolisierung bei bakterieller Endokarditis, Herzinsuffizienz, Thromben im linken Ventrikel bei akutem Myokardinfarkt und Postinfarktzuständen, Vorhofflimmern, künstlichen Herzklappen, Mitralklappenprolaps
- **hämatologische:** Hyperviskositätssyndrom, Thrombozytose, Protein-C- und -S-Mangel, Lupus-Antikörper, Sichelzellanämie.

Krankheitsbild

Eine genaue Anamnese und klinische Untersuchung ermöglichen bei etwa 80% eine vorläufige Diagnose zur Lokalisierung und Art des Ereignisses. Allerdings handelt es sich meist um eine Fremdanamnese.

Die **Familienanamnese** ist in bezug auf atherosklerotische Erkrankungen des cerebrovaskulären Systems, der Koronararterien und der unteren Extremitäten von großer Bedeutung. Daneben sind familiäre Fettstoffwechselstörungen, Diabetes mellitus und arterielle Hypertonie zu beachten. Diese Erkrankungen sind auch in der **Eigenanamnese** zu erfragen. Auch Angaben über Kopfschmerzen, Brechreiz, psychische Alterationen, Schlafstörungen sowie das sog. **pseudoneurasthenische Syndrom** können Hinweise geben. Besonders wichtig ist ein bereits durchgemachtes cerebrovaskuläres Ereignis mit passageren oder permanenten Erscheinungen.

Zeichen der Herzinsuffizienz, der arteriellen Hypotonie, **bestimmte Kopfhaltungen** u. a. weisen eher auf eine **cerebrale Ischämie** hin. Wesentlich ist die Einschätzung der **akut aufgetretenen Symptome**.

Liegt eine leichtere Form der cerebralen Ischämie vor, treten Herdsymptome ohne Bewußtseinsverlust auf. Ein Rückgang dieser intermittierenden Symptome nach Minuten oder Stunden ist wie auch die Entwicklung eines ischämischen Insults möglich. *Bei etwa 30% besteht eine akute Bewußtlosigkeit, bei 70% eine Hemiplegie und bei 10% eine Déviation conjugée der Bulbi.*

Arterielle Hypotonie, Herzinsuffizienz sowie **Herzrhythmusstörungen** können solche Infarzierungen begünstigen. Der **Blutdruck** ist bei enzephalomalazischen Insulten normal oder gering erhöht.

➤ Cerebrale Thromboembolie (I 74.9)

Etwa 15% aller Patienten mit Schlaganfall haben Vorhofflimmern (Wolf et al. 1987). Eine emboliedingte cerebrale Ischämie ist anzunehmen, wenn Symptome mit einer initialen Bewußtseinsstörung **plötzlich**, meist während des Tages und bei jüngeren Patienten eintreten. Vergesellschaftet oder vorausgegangen können diesem Ereignis auch periphere Embolien sein.

Ein **hohes Embolierisiko** geht dabei vom Vorhofflimmern mit Thromben im linken Vorhof, nach Herzklappenersatz, von akuter bakterieller Endokarditis, von Thromben im linken Ventrikel, nach Myokardinfarkt, Dilatation des linken Ventrikels mit deutlich reduzierter Funktion sowie dem Vorhofmyxom aus. Dem **nicht-rheumatisch bedingten Vorhofflimmern** kommt die größte Bedeutung als Emboliequelle zu. Bis zu 5% aller 60jährigen haben eine absolute Arrhythmie. Sie haben nach den Ergebnissen der Framingham-Studie (Wolf et al. 1987) im Vergleich zur Normalbevölkerung ein 5–6mal höheres Risiko für eine cerebrale Ischämie.

An die **Möglichkeit der Embolisierung** ist zu denken bei:

- Vorhofseptumdefekt
- offenem Foramen ovale (und tiefer Beinvenenthrombose)
- Aneurysma des Septum interatriale
- linksatrialem Spontankontrast im Echokardiogramm
- komplexem Atherom im Bereich der Aorta ascendens.

Je nach Ursache der Emboliequelle ist darüber hinaus eine entsprechende Therapie einzuleiten.

Cerebrale Blutung (Enzephalorrhagie, Hämorrhagischer Infarkt) s. S. 798 und Tabelle 33.2.

33.4.8 Diagnostisches Vorgehen bei cerebrovaskulärer Insuffizienz

Bei cerebrovaskulären Ereignissen sind ein **Basisprogramm** (Anamnese, klinische, neurologische Untersuchung) und **spezielle Untersuchungen** durchzuführen.

➤ Klinische Untersuchungen

Bereits die **Inspektion** bietet gewisse Anhaltspunkte über die mögliche Ursache des cerebrovaskulären Ereignisses. So weisen z. B. **Petechien** auf eine mögliche hämorrhagische Diathese oder Mikroembolien auf eine bakterielle Endokarditis hin. **Zyanose** und **Trommelschlegelfinger** können einen Hinweis auf

Tab. 33.2: Unterscheidungsmerkmale zwischen ischämischem Insult, zerebraler Massenblutung und Subarachnoidalblutung

Ischämischer Infarkt	Hämorrhagischer Infarkt	Subarachnoidalblutung
• ca. 80 % der Fälle	• ca. 15 % der Fälle	• ca. 5 % der Fälle
• erhaltenes Bewußtsein	• initiale Bewußtlosigkeit	• initiale Bewußtlosigkeit mit Meningismus
• Eintritt der Symptomatik häufig in der Nacht, meist ohne Kopfschmerzen	• Beginn der Symptomatik bei körperlicher Belastung	• Auftreten bei hoher körperlicher Belastung
• absolute Arrhythmie	• niedriger Quick-Wert (cave: unter Antikoagulantientherapie)	• Alter > 70 Jahre
• TIA in der Anamnese	• erhöhte PTT oder Thrombozytopenie	• relativ geringe neurologische Ausfälle
• Risikofaktoren für eine Atherosklerose – Hypercholesterolämie – arterielle Hypertonie – Rauchen – Diabetes mellitus	• akut einsetzende neurologische Symptomatik und Kopfschmerzen bei einem Hypertoniker (cave: Ischämien im Posterior-Versorgungsgebiet können zu starken Kopfschmerzen führen) • bei bekannter Gefäßanomalie	• initial heftigster Kopfschmerz ohne Kopfschmerzanamnese • blutiger Liquor

eine Hirnembolie bei angeborenen Herzfehlern mit Rechts-Links-Shunt geben. Eine **Plethora** kann für eine Polyzythämie bzw. arterielle Hypertonie hinweisend sein. **Hämangiome** der Haut können wiederum auf die Ruptur eines Hämangioms der Hirngefäße deuten. **Atemstörungen,** z. B. Cheyne-Stokes-Atmung, sowie Bewußtlosigkeit weisen in der Regel auf massive Hirnblutung hin. Eine **zentral bedingte Hyperthermie** ist hierbei zu beobachten. Sie kann jedoch auch bei einer Ischämie mit generalisiertem Hirnödem vorkommen.

Die **Untersuchung des Herzens** kann Hinweise auf kardiale Ursachen des cerebralen Ereignisses wie Mitralklappenfehler mit absoluter Arrhythmie, verminderte Förderleistung bei Herzinsuffizienz geben. Eine Sinusbradykardie kann als Hirndruckzeichen auftreten.

Die der **Palpation** und **Auskultation** zugänglichen extrakraniellen Gefäße werden sorgfältig auf pathologische Abweichungen hin untersucht. Wichtig ist die Abgrenzung gegenüber fortgeleiteten kardial bedingten Geräuschen, z. B. bei Aortenklappenstenose. *Die Lautstärke des Geräusches ist proportional dem Schweregrad der Stenose, wobei bei subtotaler und totaler Obliteration die Geräuschintensität abnimmt bzw. nicht hörbar ist.* Der dann nicht palpable Puls unterstützt diesen Auskultationsbefund.

Der **Auskultation** der Arterien soll größte Bedeutung beigemessen werden, da eine etwa 85%ige Übereinstimmung mit dem angiographischen Befund vorhanden ist. Die Auskultation der extrakraniellen Arterien ist für die Früherfassung der cerebrovaskulären Insuffizienz so bedeutend, daß sie eigentlich Bestandteil jeder Untersuchung sein muß. **Die Messung des arteriellen Blutdruckes** im Seitenvergleich kann Rückschlüsse auf Stenosierungen im Bereich der A. subclavia bzw. des Truncus brachiocephalicus geben.

Die **neurologische Untersuchung** umfaßt die genaue Einschätzung der **Bewußtseinslage** und evtl. **psychischer Veränderungen**, die Prüfung der **Hirnnerven**, der Motorik, der Sensibilität, der Tiefensensibilität sowie des seitenunterschiedlichen Verhaltens der **Eigen- und Fremdreflexe**. Schließlich werden pathologische Reflexe, insbesondere **Pyramidenbahnzeichen** an den unteren und oberen Extremitäten, geprüft. Damit ist in der Regel eine ausreichende Lokalisation der Schädigung zu erreichen.

➤ Spezielle Untersuchungen

Dazu gehören:
- Computertomographie bzw. Magnetresonanztomographie
- Doppler- und Duplex-Sonographie der extrakraniellen Gefäße
- Echokardiogramm, wenn möglich transösophageal
- EKG evtl. Langzeit-EKG
- Augenhintergrundbeurteilung
- Elektroenzephalographie
- brachiocephale Karotisangiographie
- Positronen-Emissions-Tomographie

Durch **nicht-invasive Methoden** können folgende Informationen gewonnen werden:
- Elektrokardiogramm, evtl. Langzeit-EKG bezüglich der Fragestellung akuter Myokardinfarkt, Postinfarktzustand, Herzrhythmusstörungen
- Inspektion des Augenhintergrundes auf Veränderungen durch arterielle Hypertonie
- Erfassung der cerebrovaskulären Mikroangiopathie durch Computertomographie und Magnetresonanztomographie
- transkranielle Doppler-Sonographie zur Erfassung okkludierender Makroangiopathien der intrakraniellen großen Hirnarterien und der extrakraniellen hirnversorgenden Halsgefäße
- Beurteilung der Herzfunktion, insbesondere Aus-

Tab. 33.3: Unterscheidungsmerkmale bei zerebraler Massenblutung, ischämischem Insult, Thrombose und Embolie

	zerebrale Massenblutung	ischämischer Insult, andere zerebrale Kreislaufstörungen	Thrombosen	Embolie
Alter des Patienten	40–80 Jahre	50–85 Jahre	45–80 Jahre	20–70 Jahre
Anamnese	arterielle Hypertonie, meist bei Atherosklerose	überwiegend Herzinsuffizienz mit geringer Förderleistung	Anomalien, degenerative oder entzündliche Veränderungen der extrakraniellen Gefäße, zuvor oft flüchtige Insulte	Mitralklappenfehler mit absoluter Arrhythmie, sonstige absolute Arrhythmie, bakterielle Endokarditis
auslösende Faktoren	hypertone Krise durch psychische und physische Belastungen	hypotoniebedingt	Hypotonie, Traumen in der Halsgegend	in Ruhe oder nach physischer Belastung
Art des Auftretens	meist plötzlich	allmählich, besonders nachts	allmählich, manchmal schubweise	plötzlich
Bewußtseinsstörungen	rasch eintretend, schwer und anhaltend	selten, wenig ausgeprägt	gelegentlich vorhanden, auch schwere Formen	abhängig vom betroffenen Gebiet
meningeale Zeichen	häufig	keine	selten	keine
Hirndruckzeichen	häufiger	selten oder leicht	meist keine	wenig
Liquor	blutig, später xanthochrom	selten geringe Eiweißverschmelzung mit Erythrozyten	selten geringe Befunde	selten geringe Befunde

schluß kardialer Emboliequellen mit transthorakaler bzw. transösophagealer Echokardiographie mit und ohne Kontrastmittelgabe

- Nachweis einer Hirnfunktionsstörung im EEG bei Ischämie (cerebraler Blutfluß <15–18 ml/100 g Hirngewicht/min)
- Positronen-Emissions-Tomographie zur Darstellung von morphologischen Veränderungen und der Stoffwechselaktivität

Je nach der vermuteten Ursache der cerebrovaskulären Insuffizienz sind die Untersuchungsmethoden differenziert einzusetzen.

Liegt ein cerebraler oder cerebellarer **ischämischer Infarkt** vor, so zeigt das CT in den ersten 12–24 Stunden, das MRT nach 12–24 Stunden die entsprechenden Befunde. Bei einer **TIA** kann das MRT lacunare und andere kleine Läsionen identifizieren. Die Duplex-Sonographie der Karotiden und ggf. die Magnetresonanzangiographie bringen weitere Informationen (Gilman 1998).

Differentialdiagnostische Unterscheidungsmerkmale sind in Tabelle 33.3 aufgelistet.

33.4.9 Behandlung des apoplektischen Insults

Die Therapie der cerebrovaskulären Insuffizienz basiert auf pathophysiologischen Veränderungen, die bei einem obliterierenden Prozeß auftreten.

Distal der Stenosierung sind die **Gefäße erweitert**, da es als Folge des herabgesetzten intravasalen Druckes über den **Bayliss-Effekt** zur Vasodilatation kommt. Weiterhin wirkt die **Gewebsazidose** als Folge der Laktatanhäufung selbst vasodilatierend.

Poststenotisch kommt es auch zur Strömungsverlangsamung, die zur Zellaggregation und Stase in den Kapillaren und Venolen führt, woraus ein **lokales Hirnödem** resultiert. Dieses Hirnödem wird durch eine als Folge der lokalen Hypoxie gesteigerte Kapillarpermeabilität gefördert. Dadurch kommt es zu einer lokalen Hämokonzentration mit Erhöhung der **Blutviskosität**, die wiederum zur Entwicklung eines **Circulus vitiosus** beiträgt, aus dem eine kontinuierliche Verschlechterung der Durchblutung resultiert.

Besonders durch **krisenhafte Blutdrucksteigerungen** kommt es zu Schädigungen der Kapillarmembran mit Austritt von Plasma, Eiweiß und Blutzellen. Daraus entsteht ein lokalisiertes oder generalisiertes Hirnödem mit und ohne Purpura.

Die cerebrale Mangeldurchblutung wird durch das Fortschreiten des atherosklerotischen Prozesses, durch Embolisierungen, Plättchenaggregationen und Thrombosierungen, subintimale Blutungen und Massenblutungen negativ beeinflußt.

In Anbetracht dieser pathophysiologischen Mechanismen muß das **Ziel der Therapie** der cerebralen Mangeldurchblutung sein, *die Zellaggregation, die Thrombose, die Stase, die erhöhte Blutviskosität und das Hirnödem zu verhindern sowie den Perfusionsdruck zu verbessern.*

Analog zum akuten Myokardinfarkt verläuft die Therapie des akuten Schlaganfalls in **3 Phasen**: Prähospitalphase, Hospitalphase, Posthospitalphase.

➤ Prähospitalphase

In dieser Phase ist eine schnelle Einweisung zur stationären Behandlung von größter Bedeutung. Mayer-Reichenauer et al. (1999) untersuchten bei 261 Patienten mit akutem Schlaganfall die Probleme der Prähospitalphase. Die durchschnittliche Zeit von den ersten Symptomen bis zum Rufen des Arztes lag bei 42 ± 212 min, die Zeit bis zum Eintreffen im Krankenhaus betrug weitere 150 ± 224 min. Um die Zeit von den Erstsymptomen bis zum Krankenhaus zu verkürzen, ist sowohl intensive Aufklärungsarbeit zu leisten als auch die Behandlung auf Krankenhäuser zu erweitern, die sowohl personell als auch apparativ-technisch dafür ausgerüstet sind. Die wichtigsten **therapeutischen Maßnahmen** sind in dieser Phase die Freihaltung der Atemwege, Sauerstoffzufuhr, Anlage eines stabilen venösen Zuganges, Therapie der evtl. vorhandenen Herzrhythmusstörungen und Blutdrucküberwachung. Die Einweisung sollte in ein Krankenhaus mit intensivtherapeutischen Möglichkeiten erfolgen.

➤ Hospitalphase

Eine wirksame Behandlung der cerebralen Ischämie, die zur Begrenzung der Infarktgröße und damit der neurologische Ausfälle führt, muß in den ersten Stunden nach Eintritt der Symptome stattfinden. Deshalb ist jeder Zeitverlust zu vermeiden. Nach der Untersuchung von Mayer-Reichenauer et al. (1999) betrug innerhalb des Krankenhauses die Zeit bis zum Therapiebeginn 50 ± 28 min. Bei 92,3% der Patienten wurde vor Therapiebeginn ein CT angefertigt. Was die Therapie anbelangt, so sind viele bisherige Vorstellungen nicht unproblematisch. Ungeachtet dessen muß ein Katalog von Maßnahmen entsprechend der Symptomatik eingeleitet werden.

■ Allgemeine Maßnahmen

In der Regel ist die Gabe von **Sauerstoff** über eine Nasensonde bzw. bei Bewußtlosen über die kontrollierte Beatmung notwendig. Die Fortsetzung dieser Therapie ist dann abhängig von den Ergebnissen der Blutgasanalyse. Ein **12-Ableitungs-EKG** ist zum Ausschluß eines akuten Myokardinfarktes und von Herzrhythmusstörungen erforderlich. Ein **venöser Zugang** zur Infusionstherapie sollte, falls prähospital nicht bereits erfolgt, angelegt werden. Zur **Überwachung** der Herz-Kreislauf-Situation dient ein EKG- und Blutdruck-Monitoring. Auch die **Flüssigkeitsein- und -ausfuhr** muß bilanziert werden. Dies gilt insbesondere für Patienten mit Herz- und Niereninsuffizienz. Anlage einer **Magensonde** bei Schluck- und Bewußtseinsstörungen zur Verhinderung der Aspiration, ggf. parenterale Ernährung bei Erbrechen. Als **Laboruntersuchung** sind der Säure-Basen-Status, Serumenzyme des akuten Myokardinfarktes, Blutzucker, Elektrolyte, Kreatinin, Harnstatus zu bestimmen. Wichtig sind mindestens 2mal täglich **klinische Untersuchungen** zur frühzeitigen Erkennung von Hirndrucksymptomen und **Konsultation** mit den Neurologen bzw. Neurochirurgen. Zur **Thromboseprophylaxe** wird niedermolekulares Heparin (z.B. Fraxiparin® 0,3, s.c.) gegeben. Eine Antibiotikaprophylaxe zur Verhinderung pulmonaler und urogenitaler Infektionen sollte besonders bei multimorbiden Patienten vorgenommen werden. Bei **Fieber** ist die Prognose des apoplektischen Insults verschlechtert. Deshalb sollte es auf medikamentösem oder physikalischem Wege gesenkt werden.

Vom ersten Tag an kommt **pflegerischen** und **rehabilitativen** Maßnahmen eine große Bedeutung zu. Die Rehabilitation beginnt also, bevor der Patient sein Bewußtsein wiedererlangt hat. Dazu gehören regelmäßiger Lagewechsel, Dekubitusprophylaxe, ggf. Blasenkatheter, Kontrakturprophylaxe, Krankengymnastik 2 × täglich mit Frühmobilisierung, logopädische Übungen bei Aphasie.

■ Spezielle Maßnahmen

- **Beeinflussung der zentralen Dysregulation**

Durch die **zentrale Dysregulation** treten Störungen besonders im Kreislauf, bei der Atmung und Körpertemperatur, im Protein-, Kohlenhydrat- und Lipidstoffwechsel sowie im Wasser-, Elektrolythaushalt und Säure-Basen-Status auf. In ihrer Gesamtheit sind sie neurohumoral mit der allgemeinen Streßreaktion des Organismus verknüpft und beeinflussen sich in Abhängigkeit von Art, Schwere, Lokalisation, Alter, Vorschädigung usw. wechselseitig. In der Therapie ist u.a. der Regulation des Säure-Basen-Haushalts und des Kohlenhydratstoffwechsels unter Berücksichtigung des auf 200–300% gesteigerten Kalorienbedarfs auf 3000–5000 kcal/Tag und evtl. der Herabsetzung der Körpertemperatur Rechnung zu tragen.

- **Optimierung des Blutdruckes**

Bei akutem cerebralem Insult ist eine Blutdrucksenkung nicht indiziert. Eine **arterielle Hypertonie** während des cerebralen Insults geht nach einigen Stunden spontan zurück. Beträgt der Blutdruck nach etwa 8 Stunden systolisch mehr als 200 mmHg und diastolisch mehr als 100 mmHg, sollte er vorsichtig und um nicht mehr als 20% des Ausgangswertes gesenkt werden. Zentral wirksame Vasodilatatoren oder Pharmaka, die das Hirnödem verstärken, sollten nicht angewendet werden.

Ist die Ursache der **arteriellen Hypotonie** eine Exsikkose, macht sich eine Volumenauffüllung notwendig. Bei zentralen Blutdruckregulationstörungen sind Catecholamine zu verabreichen.

- **Hyperglykämie**

Da die Hyperglykämie die Prognose verschlechtert, sollten in den ersten 24 Stunden keine hochkonzentrierten Glucoselösungen gegeben werden. Bei hohen Blutzuckerwerten ist Altinsulin erforderlich. Daher ist bei Gabe von Glycerol zur Therapie des

Hirnödems der Blutzucker in regelmäßigen, kurzen Abständen zu kontrollieren.

- **Therapie des Hirnödems**

Bei einer akuten cerebralen Ischämie tritt das Hirnödem sofort auf und kann bis zum dritten Tag zunehmen. Folgende Therapiemaßnahmen stehen bei erhöhtem intrakraniellem Druck zur Verfügung:

1. **mechanische Maßnahmen**: Oberkörperhochlagerung von 30°, Geradelagerung des Kopfes;
2. **optimale Ventilation**: frühzeitige Intubation und mäßige Hyperventilation (pCO_2 25–30 mmHg) bei starker intrakranieller Druckerhöhung;
3. **osmotisch wirksame Substanzen**: Glycerol oder Mannitol bei radiologischen oder klinischen Zeichen eines raumfordernden Insults: Ausgangsdosis 2 × 50 g, maximale Dosis 4 × 50 g; bei sehr hohem Hirndruck hält die Wirkung von 50 g Mannitol 3–4 Stunden an, die von Glycerol 1,5 Stunden. Die Bolusgabe oder Kurzinfusion reduziert das Risiko des Rebound-Effekts. **Cave**: bei Dosissteigerung und diabetischer Stoffwechsellage hyperosmolares Koma, Glycerol kann auch zu Hämolysen führen.

Die Hirnödemtherapie mit hyperosmolaren Lösungen bedarf einer strengen Überwachung, und besonders bei manifester Herzinsuffizienz ist bei Anwendung von Plasmaexpandern Vorsicht geboten.

Im Gegensatz zum entzündlich bedingten Hirnödem ist die Therapie mit Corticosteroiden hier nicht erfolgreich und in ihrer Wirksamkeit nicht bewiesen.

Weiterhin sollten zur primären Hirnprotektion Diuretika, Barbiturate, zentral wirksame Vasodilatatoren oder -konstriktoren und sog. Nootropika **nicht verwendet** werden.

Medikamentöse Therapie

- **Calciumantagonisten**

Calciumantagonisten wie Nimodipin (Nimotop®) und Flunarizin (Sibelium®) werden seit einiger Zeit klinisch getestet. Es liegen noch keine Beweise dafür vor, daß durch Calciumantagonisten das neurologische bzw. funktionelle Defizit reduziert und die Letalität gesenkt wird.

- **Vasokonstriktive, blutdrucksteigernde Pharmaka**

Bei normalem Blutdruck haben diese Substanzen keinen Einfluß auf den Hirnkreislauf, da er einer Autoregulation unterliegt. Bestehen jedoch eine arterielle Hypotonie, d.h. ein systolischer Wert < 100 mmHg und diastolisch < 60 mmHg bei Normotonen, sowie etwas höhere Werte bei Patienten mit arterieller Hypertonie, führt die Anhebung des arteriellen Druckes zu einer Verbesserung der Hirndurchblutung. Bei normotonen Patienten mit cerebraler Mangeldurchblutung sollte der arterielle Mitteldruck nicht < 90 mmHg, bei Hypertonikern nicht < 110 mmHg liegen.

Bei sekundärer Hypotonie, z.B. im Fieber und Schock, ist bei Symptomen einer cerebralen Mangeldurchblutung die Anhebung des arteriellen Druckes mittels Volumensubstitution bzw. vasopressiver Substanzen erforderlich.

- **Blutdrucksenkende Pharmaka**

Erst ein deutlicher Abfall des Blutdruckes auf einen Mitteldruck von etwa 70 mmHg verursacht bei Normotonen eine cerebrale Minderdurchblutung. Diese kritische Schwelle ist individuell sehr unterschiedlich. Die Autoregulation kann in ischämischen Gebieten gestört sein, so daß auch ein geringerer Blutdruckabfall hämodynamische Konsequenzen hat.

Wegen der negativen Auswirkungen der arteriellen Hypertonie sowohl auf den atherosklerotischen Grundprozeß als auch auf akute hämorrhagische zerebrale Ereignisse ist eine **behutsame Blutdrucksenkung** ab Werten von 200/110 mmHg erforderlich, die eine Verbesserung der Lebenserwartung mit sich bringt. Der Blutdruck sollte etwa um 20% gesenkt werden, jedoch nicht unter 160–170/90–100 mmHg liegen.

- **Herzglykoside**

Durch die Verbesserung der Herzleistung, Steigerung des Herzminutenvolumens und des arteriellen Blutdruckes, Verminderung der Lungenstauung und des Venendruckes usw. kommt es zu einer Verbesserung der Hirndurchblutung. Eine direkte Wirkung auf die Hirngefäße haben die Herzglykoside nicht. Da bei fast der Hälfte der Patienten mit akuten Hirninfarkten gleichzeitig eine Herzinsuffizienz festgestellt wurde, gehören die Glykoside zur Therapie der cerebrovaskulären Insuffizienz.

- **Plasmaexpander**

Bei **gestörter Autoregulation** ist die Hirndurchblutung passiv von Blutdruck und Herzminutenvolumen abhängig. Durch die Anwendung von Plasmaexpandern steigt die Hirndurchblutung bei Patienten mit normalen oder deutlich verminderten Ausgangswerten an, was anhand von Hirndurchblutungsmessungen nachgewiesen werden konnte. Dabei sinken das Hämatokrit, das Fibrinogen und die Sauerstofftransportkapazität ab. Der Optimalwert des Hämatokrits bleibt noch offen. Theoretische Vorstellungen sprechen aber für eine Senkung auf 38–40%. Die Erythrozytenformbarkeit wird günstig beeinflußt. Daher kann dieser positive Effekt nicht nur durch die Senkung des Hämatokrits, sondern auch durch die Volumensubstitution und damit Steigerung des Herzminutenvolumens erklärt werden. Von einer hypo- oder isovolämischen Hämodilution ist Abstand zu nehmen.

Die frühzeitige **hypervolämische Hämodilution,** die auch zur Steigerung der Herzfunktion beiträgt, ist unter hämodynamischer Kontrolle ein geeignetes Behandlungsverfahren zur Verbesserung des Funktionszustandes der ischämischen Gehirnzelle. Dazu werden 2 × 500 ml Hydroxyethylstärke (HES steril 10%®)/d in 4–6 Stunden infundiert. Zusätzlich ist ein gleiches Volumen an Elektrolytlösung zu applizieren.

- **Antikoagulantien**

Patienten mit nicht-valvulär bedingter absoluter Arrhythmie, mit Zustand nach akutem Myokardinfarkt sowie mit peripherer arterieller Verschlußkrankheit profitieren von einer Therapie mit Antikoagulantien (Barnett et al. 1995). Voraussetzung dafür ist eine sorgfältige Überwachung des Quick-Wertes, der zwischen 30 und 35% (entsprechend INR 1,7–2,0) liegen sollte. Diese Therapie hat mehr **prophylaktische** Bedeutung. Antikoagulantien sind jedoch nicht in jedem Stadium der cerebrovaskulären Insuffizienz indiziert.

Bei intermittierender cerebraler Ischämie, besonders bei inoperablen Gefäßstenosen oder Emboliegefahr, sollte eine Antikoagulation vorgenommen werden.

Nicht so eindeutig sind die Resultate bei fortschreitendem und abgeschlossenem Schlaganfall. Mit einer Symptomatik von etwa 72 Stunden sind sie **wegen großer Blutungsgefahr kontraindiziert**. Deswegen darf eine Antikoagulantientherapie u.a. nicht früher als 3–4 Wochen nach Hirninfarkt begonnen werden.

- **Thrombozytenaggregationshemmer**

Thrombozytenaggregationshemmer sind bei Patienten mit atherosklerotischen Veränderungen und Thromboseneigung zu empfehlen. Bei Patienten mit TIAs in der Anamnese reduzierte sich darunter die Anzahl der Gefäßereignisse um 22% und die der nicht-tödlichen Schlaganfälle um 23%. Es werden **100 -300 mg Acetylsalicylsäure**/d verabreicht.

Tiklopidin (Tiklyd®) 2 × 250mg oder Clopidogrel (Plavix®, Iscover®) 1x 75 mg kann bei ASS-Unverträglichkeit alternativ gegeben werden. Nebenwirkungen des Tiklopidins wie passagere und permanente Durchfälle, Knochenmarkdepression, Leukopenie und Rash sind bei Clopidogrel seltener.

- **Thrombolytische Therapie**

Eine allgemeine Empfehlung zur thrombolytischen Therapie ist nicht zu geben. Die Ergebnisse einer europäischen randomisierten Multicenter-Studie zeigen, daß die Behandlung der akuten ischämiebedingten Apoplexie mit Streptokinase zu einer erhöhten Letalität innerhalb der ersten 10 Tage sowie bis zu 6 Monaten führt. Die Einblutung ins infarzierte Gebiet war die häufigste Todesursache in der frühen Phase (MAST 1996). Patienten mit einem Infarkt im vertebrobasilären Bereich sollten nur in Zentren behandelt werden, die Erfahrungen mit der Lyse von Verschlüssen der vertebrobasilären Arterien haben. Hierzu wird wegen der geringeren Blutungsgefahr die Thrombolyse mit t-PA 6%, (rt-PA Stroke Study Group 1995) bevorzugt (Blutungsrate bei Streptokinase 21,3% MAST 1996). Die Lysetherapie muß innerhalb von 3 Stunden nach Symptombeginn bei entsprechender Indikation eingeleitet werden.

Folgende klinische und computertomographische Kriterien müssen als **Kontraindikationen** zur Thrombolysetherapie bei Schlaganfall streng beachtet werden.

- **Klinische Kriterien**
  - unbekannter Beginn des akuten Ereignisses
  - schwere neurologische Ausfälle mit Koma, Stupor, Hemiplegie und Blickabweichung
  - nur sehr diskrete neurologische Ausfälle
  - durchgemachter cerebraler Insult.

- **Computertomographische Befunde**
  - Nachweis einer Subarachnoidalblutung oder Blutung
  - Ödem der betroffenen Hemisphäre mit verstrichener Zeichnung der Rindenfurchen, Kompression von Seitenventrikel oder perimesenzephaler Zisterne
  - mehr als ein Drittel des Mediastromgebietes einnehmende Hypodensität.

Vasodilatantien

Im Ergebnis der in den letzten Jahren durchgeführten Hirndurchblutungsmessungen nach Gabe verschiedener Vasodilatantien (Euphyllin, Nicotinsäurepräparate, Hydergin, Papaverin u.a.) und der vasodilatativen Reaktion auf die Ischämie mit ihren Folgen ist man von ihrer Anwendung abgekommen.

Tab. 33.4: Therapiemaßnahmen bei cerebraler Ischämie bzw. Blutung

Therapiemaßnahmen	Ischämie	Blutung
Allgemeine Maßnahmen	+	+
• adäquate Lagerung		
• Freihalten der Atemwege		
• passive Bewegungsübungen		
• Dekubitusprophylaxe		
Medikamente		
• Corticosteroide	–	–
• antihypertensive Therapie	–	+
• antihypotensive Therapie	+	–
• Herzglykoside	+	+
• antiarrhythmische Therapie	+	+
• Hirnödemtherapie	+	(+)
• Plasmaexpander	+	–
• Antikoagulantien	+	–
• Thrombozytenaggregationshemmer	+	–
• fibrinolytische Therapie	(+)	–
• Vasodilatantien	–	–
Rehabilitation		
• physische und psychische	+	+

➤ Behandlung von Begleiterkrankungen

Mehr als die Hälfte dieser Patienten hat Erregungsbildungs- und -leitungsstörungen und/oder Zeichen der Herzinsuffizienz. Aufgrund ihrer negativen hämodynamischen Auswirkungen auf die Hirndurch-

Tab. 33.5: Therapie des apoplektischen Insults

Symptom	Therapie
arterielle Hypotonie	bei primärer: vasopressorische Substanzen zur Steigerung der Hirndurchblutung bei sekundärer: bevorzugt Volumensubstitution
arterielle Hypertonie	arterieller Druck sollte nicht < 170/100 mmHg unterschreiten
manifeste oder latente Herzinsuffizienz	Herzglykoside zur Steigerung der Herzleistung mit Verbesserung der Hirndurchblutung
Herzrhythmusstörungen	konsequente Therapie, dadurch Verbesserung der Förderleistung des Herzens
Hirnödem	Sorbitol- und Mannitolinfusion, Glycerol, Plasmaexpander

blutung sind sie konsequent zu behandeln, was zu einer Verbesserung der Förderleistung des Herzens und damit auch der Hirndurchblutung führt. Bei Patienten mit Diabetes mellitus ist eine Normalisierung des Blutzuckerspiegels anzustreben, da eine Hyperglykämie mit einem erhöhten intrakraniellen Druck einhergehen kann.

➤ Chirurgische Therapie

Das Ziel des chirurgischen Vorgehens besteht vor allem in der Verhinderung von Schlaganfällen.

Die **Hauptindikation** für eine elektive Operation besteht im Stadium II (intermittierende cerebrale Ischämie) bzw. bei akutem thrombotischem Karotisverschluß als Notfalloperation. Letztere sollte nicht durchgeführt werden, wenn der Patient bewußtlos oder schwer bewußtseinsgetrübt ist bzw. die Okklusion länger als 6 Stunden zurückliegt.

Kontraindikationen sind Verschlüsse, die älter als 12 Stunden sind, das Stadium V („progressive stroke“) mit schneller Entwicklung und bedeutenden neurologischen Ausfällen sowie akute Schlaganfälle mit rascher Rückbildung der Symptomatik. Als Operationstechnik kommen vor allem die Endarteriektomie sowie die Anlage eines Bypass in Frage.

Die **Endarteriektomie** reduziert das Risiko des Schlaganfalls bei Patienten mit schwerer (70–99%) Karotisstenose über einen Zeitraum von 3 Jahren um ca. 50% (ECST Collaborative Group 1991, NASCET Collaborators 1991). Bei geringgradigen Karotisstenosen (30–69%) hingegen ist dieser Vorteil nicht sicher nachgewiesen (Rothwell et al. 1997).

Im Rahmen der Qualitätssicherung zur Karotischirurgie wurden die Ergebnisse von 158 gefäßchirurgischen Zentren in Deutschland an 15 116 operativen Eingriffen ausgewertet (Torsello 1999). Die Hauptindikation waren Patienten im Stadium I (38,2%) und Stadium II (41%). 4,4% wurden in der Frühphase und 15,7% 6 Wochen nach Apoplexie operiert. Als Operationstechnik wurde die **Endarteriektomie** in der offenen Technik mit 54,8% und in der Eversionstechnik mit 42,1% durchgeführt. Ein kompletter Ersatz der A. carotis interna fand bei 3,4% statt. Ein intraoperatives Stenting nach nicht erfolgreicher Eversionstechnik an der A. carotis interna wurde berichtet (Melissano et al. 1999).

Die operationsbezogene Schlaganfall-/Todesrate wird mit 0,8% angegeben (Hill et al. 1999).

➤ Angioplastie und Gefäßstent

Das Stenting der A. carotis ist ein perkutan durchführbares, minimal-invasives Verfahren zur Behandlung der A.-carotis-interna-Stenose. Es **eignet** sich auch für ältere und multimorbide Patienten (New et al. 1999). In einer europäischen Studie (Bergeron et al. 1999) wurden 99 symptomatische oder asymptomatische Patienten (≥ 65 Jahre) mit einer A.-carotis-interna-Stenose von ≥ 70% und einer Länge von ≤ 2 cm mit einem Palmaz-Stent behandelt. Die Prozedur wurde unter chirurgischem Standby durchgeführt. Der direkte Zugang vom Hals aus wurde bei 97% gewählt. Bei 6 (6%) der Patienten traten **Komplikationen** auf: 1 Arterienspasmus, 2 Dissektionen, 1 Halshämatom, 2 Reststenosen. Bei einem Patienten trat innerhalb von 7 Tagen ein kleiner Schlaganfall und bei 4 eine TIA auf, die innerhalb von 24 Stunden reversibel war. In einem Beobachtungszeitraum von 13 Monaten traten 1 asymptomatischer Verschluß und 3 asymptomatische nicht-flußlimitierende Stenosen auf. Die Öffnungsrate lag bei 98%.

Auch bei einem dissezierenden Aneurysma der A. carotis interna (Castellan et al. 1999) und bei vertebrobasilärer Ischämie (Malek et al. 1999) wurde das Stenting erfolgreich angewendet. Allerdings wurde über eine auch von der Endarteriektomie der A. carotis interna bekannte Komplikation, das Hyperperfusionssyndrom, mit letalem Ausgang berichtet (McCabe et al. 1999).

➤ Posthospitalphase

■ Rehabilitation

Die in der Hospitalphase begonnenen Rehabilitationsmaßnahmen werden dann mit aktiven Bewegungsübungen fortgesetzt und leiten zur Mobilisation und Ergotherapie sowie einer Elektro- und Hydrotherapie über, die komplex angewendet werden. Die logopädische Behandlung der **Aphasie** muß, falls erforderlich, fortgesetzt werden. Das **Ziel der rehabilitativen Maßnahmen** besteht in der Wiedererlangung vor allem der sensomotorischen Funktionen, besonders der Körperkontrolle, Beweglichkeit der Extremitäten im Raum, Minderung der Spastik, in einer möglichst umfassenden Wiederherstellung der Selbständigkeit für die alltäglichen Bedürfnisse und Tätigkeiten und einer beruflichen Wiedereingliederung (Tabelle 33.6). Bei der Beurteilung des Rehabilitationserfolges ist zu berücksichtigen, daß die Beweglichkeit ehemals gelähmter Körperteile sich innerhalb von 2 Jahren nach dem Beginn der Lähmung noch bessern kann.

Tab. 33.6: Therapieschwerpunkte in der Rehabilitation (Weimann 1994)

• **Krankengymnastik**
– reflexhemmende Lagerungen – Sitz-, Steh- und Transferübungen – Bahnungen physiologischer Bewegungen – Gleichgewichts- und Koordinationsübungen
• **Gehübungen**
ohne und mit Hilfsmitteln
• **Ergotherapie**
– Selbsthilfetraining etc. – Sensibilitäts- und Wahrnehmungsübungen – Konzentrationsübungen
• **Logopädie**
• **Psychologische Behandlung**
– Hirnleistungstraining – Krankheitsverarbeitung
• **Vorbereitung sozialer Hilfestellungen**

33.4.10 Prognose

Die Prognose hängt wesentlich von Ausmaß und Lokalisation der Hirnschädigung sowie hinzutretenden kardiopulmonalen Komplikationen ab. Die **Hospitalletalität** des ischämischen Insults liegt bei 3,7 % (Baptista et al. 1999). Für > 85jährige beträgt sie 27 % gegenüber 13,5 % bei < 85jährigen (Arboix et al. 2000). Kinder haben eine bessere Prognose. **Voraussagewert** für den letalen Ausgang haben dabei folgende Faktoren: klinische Verschlechterung innerhalb von 48 Stunden, Bewußtseinsverlust von Beginn an, Alter, kompletter motorischer Ausfall, vorangegangene Herzinsuffizienz, Lakunarsyndrom, Rezidivschlaganfall, Körpertemperatur > 37,5 °C. Die **5-Jahres-Letalität** wird für Patienten mit ischämischem Insult als Folge einer Atherosklerose mit Stenosierung der großen Zervikal- oder intrakraniellen Gefäße mit 32,2 %, mit kardialen Embolien mit 80,4 %, mit Lakunarinfarkt mit 35,1 % und unklarer Genese mit 48,6 % angegeben (Petty et al. 2000).

33.4.11 Prophylaxe des Schlaganfalls

Da keine gesicherte effektive Therapie des Schlaganfalls zur Verfügung steht, haben die Prophylaxe und sekundärpräventive Maßnahmen große Bedeutung. Im WHO-Programm „Gesundes Volk 2000" ist als Ziel gesetzt, die Sterblichkeit an Schlaganfall von 26,8/100.000 1991 auf 20/100.000 zu reduzieren. Dies ist nur durch die Bekämpfung der Risikofaktoren und Änderung der Lebensweise mit gesunder Ernährung, Alkohol nur in kleinen Mengen, Streßabbau u. a. möglich. Die Aufgabe des Rauchens kann die Gefahr eines Schlaganfalls um 30–40 %, ein aktiver körperlicher Lebensstil um 30 % reduzieren. Bronner et al. (1995) fanden einen direkten Zusammenhang zwischen Körperfettverteilung und Voraussagen für die Apoplexie. Deswegen ist bei der Prophylaxe des Schlaganfalls die Vermeidung von Übergewicht von großer Bedeutung.

Was die Behandlung des Bluthochdruckes anbelangt, weisen randomisierte und metaanalytische Studien darauf hin, daß die Senkung des diastolischen Blutdruckes um 5–6 mmHg eine 42%ige Reduktion des Schlaganfallrisikos zur Folge hat. Die Senkung des systolischen Blutdruckes um 11 mmHg und des diastolischen um 3 mmHg bei Patienten mit isolierter systolischer Hypertonie führt zu einer 36%igen Senkung des Schlaganfallrisikos (SHEP Cooperative Research Group 1991).

Die medikamentöse Therapie der Fettstoffwechselstörungen sowie die Therapie der Begleiterkrankungen müssen konsequent weitergeführt werden. Bei Vorhofflimmern ist zur Sekundärprophylaxe wegen der geringeren Blutungsgefahr die INR auf 1,5–2,1 bei < 80jährigen einzustellen.

33.5 Cerebrale Blutung (I 61.9)

Der **hämorrhagische Insult** (Enzephalorrhagie) hat das häufigste Manifestationsalter zwischen dem 45. und 65. Lebensjahr.

33.5.1 Ätiologie

Bei 70 % ist eine **essentielle Hypertonie** vorhanden, jedoch sind auch **sekundäre Hypertonieformen** dafür verantwortlich. Als hauptsächlich **auslösender Faktor** kommt ein plötzlicher Blutdruckanstieg in Frage, der bevorzugt zu einer **Ruptur** im Gebiet der **A. lenticulo-striata** führt, wodurch es zu massiven Blutungen in die Stammganglien, die Capsula interna und Capsula externa sowie gelegentlich zur Ventrikeltamponade durch Einbruch in die Seitenventrikel kommt. Daneben sind Arterien der **Brücke** und des **Kleinhirns** weitere **Prädilektionsstellen** der cerebralen Blutung.

33.5.2 Krankheitsbild

Je nach Lokalisation treten spezifische Symptome auf. Bei der **lobären Blutung** kommt es zum plötzlichen Eintreten der Symptome sowie häufig zum Anstieg des intrakraniellen Druckes mit lokalen neurologischen Symptomen. Sie stellt eine **Indikation zur chirurgischen Entlastung** dar und hat eine gute Prognose. Wenn der **Thalamus** der dominanten Hemisphäre betroffen ist, kommt es zu einer Aphasie, bei der nicht-dominanten Hemisphäre zu Neglect bzw. Anosognosie. Die Prognose ist vom Ausmaß der Blutung abhängig.

Für die Blutung im **Putamen** sind der plötzliche Beginn der Beschwerden, Kopfschmerz, Erbrechen und Schläfrigkeit typisch. Häufig ist eine Hemihypästhesie mit Blicklähmung und Hemianopsie vergesellschaftet. Abhängig von Ausmaß und Lokalisation, kann diese auch zu einer Aphasie führen.

Auch für die **pontine Blutung** ist der meist plötzliche Beginn charakteristisch. Es treten Symptome wie tiefes Koma, Tetraparese, Tetraplegie und Streckkrämpfe. Seltener findet man isolierte, homolaterale Hirnnervenausfälle und kontralaterale Paresen.

Bei der **cerebellären Blutung** kommt es nicht akut vor allem zu Kopfschmerz, Schwindel, Erbrechen und Gangstörungen. Später treten eine verwaschene, bulbäre Sprache (Dysarthrie), Rumpfataxie und Hirnstammzeichen hinzu. Außer einer Blicklähmung nach oben finden sich meist keine weiteren Lähmungserscheinungen. Bei **Einbruch in den Hirnstamm** ist diese nicht mehr von der pontinen Blutung zu unterscheiden. Führt diese Blutung nicht plötzlich zum Tode, entwickelt sich ein **perifokales Hirnödem**. In ca. 60% kommt es zu einer **Hemiplegie,** die zunächst **paralytisch** ist und dann in eine **spastische** Form übergeht. Eine Déviation conjugée tritt bei etwa 50% der Patienten auf. Fast immer ist **Bewußtlosigkeit** vorhanden. Wegen der zentralen Fazialisparese findet man das sog. **Tabakblasen.** Treten **Streckkrämpfe** auf, weist das auf einen **Ventrikeleinbruch** hin. Der **Augenhintergrund** ist meist im Sinne eines **Fundus hypertonicus** verändert, bei einigen Patienten findet sich eine Stauungspapille.

33.5.3 Diagnostik

Bei cerebraler oder cerebellarer **Blutung** ist das CT schon innerhalb der ersten 24 Stunden, das MRT nach 24 Stunden aussagekräftig. Bei Verdacht auf arterio-venöse Gefäßmißbildungen sollte neben dem MRT eine BCAG durchgeführt werden (Gilman 1998).

33.5.4 Therapie

Die Basistherapie entspricht der des ischämischen Insults (s. Kap. 33.4.9) einschließlich der Thromboseprophylaxe. Treten epileptische Anfälle auf, ist Diazepam (Faustan®, Valium®) 10 mg i.v. zur Coupierung zu injizieren. Tritt eine zunehmende Eintrübung des Sensoriums oder eine Zunahme der neurologischen Ausfälle ein, so ist eine Hirnödemtherapie einzuleiten.

Indikationen zu einem **operativen Vorgehen** sind bei sekundärer Eintrübung des Sensoriums infolge von Blutungen im Bereich des Frontal-, Temporal- oder Okzipitallappens sowie bei Kleinhirnblutungen von mehr als 3 cm Durchmesser gegeben. Von einer Operation sollte **Abstand genommen** werden, wenn die Blutungen im Thalamus, Putamen, in der Brücke oder im Hirnstamm lokalisiert sind.

Tritt die Blutung als Folge einer Antikoagulantientherapie auf, so ist **PPSB** je nach Quick-Wert zu dosieren (1 E/kg KG erhöht den Quick-Wert um 0,5–1%), ggf. Zugabe von **Vitamin K** (Konakion®) 20 mg langsam i.v.

33.5.5 Prognose

Die durchschnittliche Letalität bei cerebraler Blutung liegt bei 14,4% (Baptista et al. 1999). Bei massiver Blutung mit arterieller Hypertonie kann sie bis auf 80% steigen.

33.6 Subarachnoidalblutung (I 60.9)

33.6.1 Definition

Blutung in den Subduralraum mit Bewußtseinsstörungen verschiedener Schweregrade und anderen neurologischen Symptomen. Hunt et al. (1968) und Yasargil (1984) teilen die Subarachnoidalblutung nach den Kriterien Bewußtseinszustand, neurologische Ausfälle, Kopfschmerz und Meningismus ein (Tabelle 33.7).

Tab. 33.7: Einteilung der Subarachnoidalblutung nach Hunt et al. (1968) und Yasargil (1984)

Grad I	• Patient wach • minimaler Kopfschmerz • evtl. leichter Meningismus
Grad II	• Patient wach • mittelschwere bis starke Kopfschmerzen • eindeutiger Meningismus
Grad III	• Patient somnolent oder desorientiert
Grad IV	• Patient soporös bis komatös • ausgeprägte fokale Ausfälle (Hemisyndrom, Dysphagie) oder beginnende Dezerebrationserscheinungen • Pupillenreaktion vorhanden
Grad V	• Patient tief komatös • Dezerebration, evtl. Einklemmungserscheinungen • keine Pupillenreaktion
Grad I – III werden zusätzlich unterteilt: A: keine neurologischen Ausfälle B: fokale neurologische Ausfälle	

33.6.2 Ätiologie

Die Subarachnoidalblutung ist zu ca. 60% die Folge der Ruptur eines intracerebralen, arteriellen, **sackförmigen, meist kongenitalen Aneurysmas** im Bereich des Circulus arteriosus Willisii. **Arterio-venöse Mißbildungen,** z.B. in Form eines Hämangioms, treten überwiegend bei jüngeren Patienten auf und machen ca. 10% aus. Bei etwa 20% liegen eine chronische arterielle Hypertonie, hämorrhagische Diathesen wie Morbus Werlhof, Leukosen, Tumoren, Vaskulitis, Amyloidangiopathie, sehr selten eine Meningoenzephalitis oder eine Thrombophlebitis zugrunde. Etwa 10% sind idiopathisch.

Auslösende Faktoren sind meist starke physische und psychische Belastungen, selten traumatisch sowie innere Erkrankungen, die zu einer Erhöhung des intrakraniellen Druckes führen, wie Urämie oder verschiedene Ikterusformen.

33.6.3 Krankheitsbild

In der Regel sind jüngere und mittlere Jahrgänge betroffen. Es kommt zu plötzlich auftretenden, **heftigen Kopfschmerzen, Erbrechen**, allen Graden der **Bewußtseinsstörungen,** Bewußtlosigkeit bei ca. 38%, **psychomotorischer Unruhe, deliranten Zuständen, Meningismus** und **zerebralen Störungen** (Schwindelgefühl und Doppelbilder unterschiedlicher Art und Intensität). Die neurologischen Ausfälle erlauben Rückschlüsse auf die Lokalisation.

33.6.4 Diagnostik

Nach der internistischen und neurologischen Untersuchung ist die **Computertomographie** für die Lokalisationsbeurteilung sowie zur Therapiewahl entscheidend. Präoperativ sind die brachiozephale **Karotisangiographie** und **transkranielle Dopplersonographie** notwendig. Bei der Untersuchung des **Augenhintergrunds** sind retinale Blutungen nachweisbar. Der **Liquor** ist in den ersten Tagen makroskopisch blutig, dann bräunlich-hell, später gelblich. Zu achten ist in diesem Zusammenhang auf artifizielle Blutungen.

33.6.5 Therapie

Operative Therapie dient vor allem der Vermeidung von Rezidivblutungen. Aufgrund der Frühletalität und der Rezidivblutungsrate ist bei nachgewiesener Aneurysmaruptur und abhängig vom neurologischen Befund (Grad I-V) die Operation bis zum 3. Tag anzustreben. Bei Vasospasmen ist die Operation bis nach dem 14. Tag zu verschieben. Tritt neben der Subarachnoidalblutung eine intrazerebrale, raumfordernde Rezidivblutung mit beginnender Einklemmung auf, ist die Indikation zur Hämatomausräumung und Klippung des Aneurysmas sofort gegeben.

Die **konservative Therapie** besteht bei fehlender Operationsindikation (Grad V) in der Aufrechterhaltung der vegetativen Funktionen, vorsichtiger Hirnödemtherapie, Flachlagerung und Ruhigstellung des Patienten. Zur **Thromboseprophylaxe** werden für 4 Wochen passive krankengymnastische Übungen und anschließend die Mobilisierung durchgeführt.

Initial sind Analgetika, Sedativa und Laxantien notwendig. Calciumantagonisten werden zur Blutdrucksenkung sowie zur Prophylaxe und Therapie des Vasospasmus eingesetzt. Die antifibrinolytische Therapie (**z.B. Tranexamsäure,** Anvitoff®) verringert zwar die Rezidivblutungsrate, erhöht allerdings das Risiko für Ischämie, tiefe Beinvenenthrombose und Lungenembolie.

33.6.6 Prognose

Die schnell einsetzende **physiologische Fibrinolyse** ist die Ursache für die häufigen Rezidivblutungen, die zu 20% in den ersten beiden Wochen (die Hälfte davon schon am ersten Tag) auftreten. Im Gegensatz zur ersten Subarachnoidalblutung bricht die Rezidivblutung fast immer in die Hirnsubstanz ein. 20–30% der Patienten **sterben** als Folge der ersten Blutung. Bei der zweiten sind es doppelt so viele, die dritte überleben die meisten nicht. 10% der Patienten mit Subarachnoidalblutung sterben bereits vor Eintreffen im Krankenhaus. Die **Letalität** in der ersten Woche beträgt ca. 25%, nach 2 Wochen ist die Hälfte der Patienten tot. 30% der Überlebenden werden erwerbsunfähig, weitere 30% behalten leichtere neurologische und psychopathologische Symptome. Ausgeprägte Vigilanzstörungen, neurologische Herdsymptome, hervorgerufen durch zusätzliche intracerebrale Blutungen oder Ischämien sowie Rezidivblutungen, verschlechtern die Prognose.

33.7 Posttraumatische akute bzw. subakute cerebrovaskuläre Insuffizienz

33.7.1 Definition

Neurologische Ausfallerscheinungen treten direkt im Anschluß an einen Unfall mit Kopfverletzung oder nach einem symptomfreien Intervall auf. Kopfverletzungen und ihre Folgen sind die hauptsächliche Todesursache bei Jungen und Männern unter 35 Jahren.

33.7.2 Ätiologie

Als Ursache sind perforierende oder nicht-perforierende Verletzungen der extrakraniellen Arterien bzw.

intrakraniellen Gefäße anzusehen. Es besteht keine Korrelation zur Schwere der Gewalteinwirkung. Dazu gehören das subdurale Hämatom sowie das epidurale Hämatom. Die Symptomatik beim **subduralen Hämatom** tritt unmittelbar als Unfallfolge oder mit einem freien Intervall bis zu 2 Monaten auf. Im Vordergrund stehen zunehmende Bewußtseinsstörungen und psychische Veränderungen; kaum Nachweis von Herdsymptomen. Die Blutung beim **epiduralen Hämatom** stammt am häufigsten aus einer Ruptur der A. meningea media. Ohne freies Intervall kommt es zur Ausbildung schwerer Symptome der akuten Hirnkompression.

33.7.3 Diagnostik

Die Diagnose eines **akuten** subduralen Hämatoms kann durch ein CT oder MRT gesichert werden. Das **chronische** subdurale Hämatom wird in erster Linie durch MRT und BCAG diagnostiziert. Das CT ist hier nicht verläßlich. Bei Verdacht auf ein epidurales Hämaton sollte ebenfalls ein CT, MRT oder eine BCAG durchgeführt werden.

33.7.4 Therapie

Bei **subduralem Hämatom** ist die Entleerung des Hämatoms durch Bohrlöcher bzw. Kraniotomie die Therapie der Wahl. Bei **epiduralem Hämatom** sollte eine möglichst rasche Ligatur des blutenden Gefäßes, das meist die A. meningea media ist, erfolgen.

33.8 Aortenbogensyndrom (M 31.4)

Obwohl das Aortenbogensyndrom auch Symptome der cerebralen Insuffizienz verursacht, soll es wegen seiner relativen Eigenständigkeit gesondert besprochen werden.

33.8.1 Definition

Das Aortenbogensyndrom ist ein **Symptomkomplex**, der sich aus erworbenen oder angeborenen Stenosierungen bzw. Obliterationen im Aortenbogenbereich und der von dort ausgehenden Arterien (Truncus brachiocephalicus, Aa. carotes comm., Aa. subclaviae) ergibt. Diese Stenosierungen bewirken eine Kombination cerebrovaskulärer Insuffizienzsymptome mit Erscheinungen der Durchblutungsstörungen der oberen Extremitäten.

Als **Synonyma** werden dafür auch die Begriffe „Thrombarteriitis obliterans subclavia“, „Takayasu-Syndrom“ oder „pulsless disease“, „Umgekehrte Coarctation“, „Subclavian-steal-Syndrom“ u.a. in der Literatur verwendet.

33.8.2 Ätiologie

Die häufigste Ursache ist die **Atherosklerose**, sie führt jedoch meist nur zu einem unvollständigen Krankheitsbild. Daneben kommen **entzündliche Veränderungen** im Rahmen von Kollagenosen, bei Rheumatismus, bei Endangiitis obliterans, Riesenzellarteriitis unklarer Genese, Takayashu-Arteriits, bei Tuberkulose und bei Lues vor. Aneurysmen, kongenitale Mißbildungen der Aorta, Embolien und Kompressionen der Aorta von außen können ferner zum Aortenbogensyndrom führen. **Anatomisch** gesehen, wird die **dritte (proximale) Etage** durch die sog. **Aortenbogenäste** gebildet. Hierzu gehören die A. carotis comm., die A. subclavia bis zum Abgang der A. vertebralis und der Truncus brachiocephalicus.

Die **normale** (häufigste) **Astabgangsfolge** ist:
- Truncus brachiocephalicus
- linke A. carotis communis
- linke A. subclavia.

Diese Abgangsvariante kommt bei 80% vor. Bei ca. 10% entspringt auch die linke A. carotis communis vom Truncus brachiocephalicus, bei 1–2% besteht beiderseits ein Truncus brachiocephalicus, und bei 0,2–1% entspringt dem Aortenbogen nur ein Truncus brachiocephalicus communis, von dem dann die vier Aortenbogenäste abgehen. Diese **Abgangsvarianten** sind der Grund für das nicht einheitliche klinische Bild des Aortenbogensyndroms.

Die Arterien des Aortenbogens (**dritte oder proximale Etage**) verhalten sich in der Regel nicht wie Endarterien. Weder beim akuten noch chronischen Verschluß einer dieser Arterien geht Hirngewebe zugrunde. Sogar der langsame Verschluß aller Aortenbogenäste hat keinen umschriebenen Gewebsuntergang zur Folge. Voraussetzung dafür ist jedoch die Bildung einer Kollateralzirkulation zwischen Spenderarterien aus der Aorta descendens und dem Körperstamm und den Ästen der Hirn-, Hals- und Kopfarterien. Die Aufrechterhaltung der normalen Hirndurchblutung ist unter diesen Bedingungen nur durch die Ausnutzung der **cerebralen Zirkulationsreserve** möglich, d.h. durch die Erweiterung der cerebralen Endstrombahn. Wird die Hirndurchblutung zunehmender Obliteration unter bestimmten kritischen Bedingungen, z.B. Orthostase, weiter gesenkt, so kommt es zu unterschiedlichen, neurologisch meist nicht abgrenzbaren reversiblen cerebralen Ausfällen.

Zwischen dem pathophysiologisch differenzierten Verhalten der Arterien der ersten und dritten Etage liegt das Verhalten der Arterien der mittleren Etage. Sind die drei übrigen Zubringerarterien normal durchgängig und der Circulus Willisii adäquat ausgebildet, so wird der Verschluß in dieser Etage kompensiert. Ist jedoch eine der Bedingungen nicht erfüllt, so kommt es als Folge des Verschlusses zur cerebralen Erweichung im entsprechenden Versorgungsgebiet.

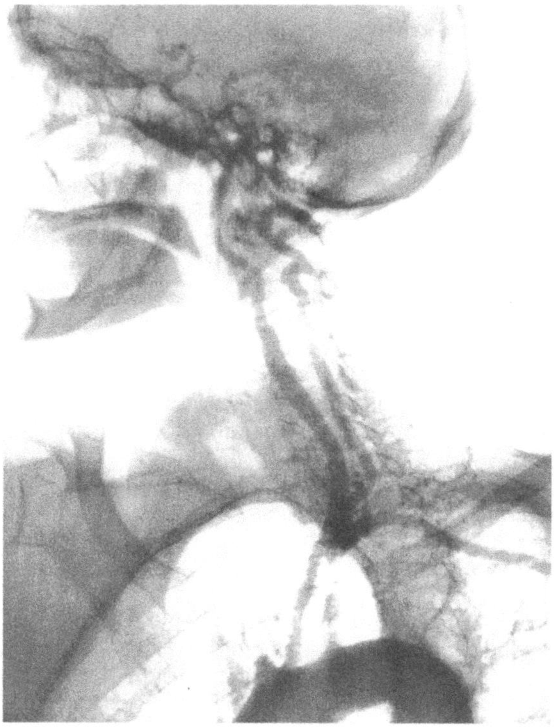

Abb. 33.2: Verschluß des Truncus brachiocephalicus und Stenose der A. subclavia sinistra

Je näher der Verschluß einer Arterie zum Erfolgsorgan liegt, um so deutlicher und weniger reversibel sind die neurologischen Ausfallerscheinungen.

33.8.3 Krankheitsbild

Das klinische Bild beim Aortenbogensyndrom richtet sich nach der jeweils betroffenen Arterie (siehe Tabelle 33.1) und den damit verbundenen Ausfallerscheinungen bzw. Funktionsstörungen.

Besondere Bedeutung hat die **A. subclavia-Stenose,** ein am Anfangsteil der A. subclavia gelegener Einengungsprozeß, in den die A. vertebralis noch nicht einbezogen ist. Dadurch gelangt Blut aus der A. vertebralis in die A. subclavia, d.h., es ist zu einer Strömungsumkehr in der gleichseitigen A. vertebralis gekommen. Über diesen Mechanismus entnimmt die A. subclavia dem Hirnkreislauf Blut (**Subclavian-steal-Syndrom**), und es kommt zu einer **Hirnminderdurchblutung**. Diese Symptome können bereits in Ruhe vorhanden sein bzw. sich unter Belastung des entsprechenden Armes entwickeln. *Die „Anzapfung" des Hirnkreislaufs kann von der gegenseitigen A. vertebralis bzw. dem A.-carotis-interna-Gebiet über die A. communicans posterior und die A. basilaris erfolgen.* Aufgrund dieser Stromverteilung unterscheidet man einen **vertebro-vertebralen** und einen **carotido-basilar-vertebralen** Typ. Abbildung 33.2 zeigt den Verschluß des Truncus brachiocephalicus und eine Stenose der A. subclavia sinistra.

Liegt hingegen ein einseitiger A.-subclavia-Verschluß (Abbildung 33.3) vor, so kommt es zu einer **intermittierenden Durchblutungsinsuffizienz** im vertebrobasilären Versorgungsgebiet des Gehirns. Diese Insuffizienz entsteht durch Umkehr der Blutstromrichtung in der verschlußseitigen A. vertebralis. Der Arm zapft das Gehirn an. Besonders unter Belastung kommt es zu einem Steal-Effekt und damit zu den Symptomen eines vertebrobasilären Durchblutungsmangels.

Beim **Aortenbogenvollsyndrom** (d.h. Aortenbogensyndrom mit Verschluß von drei oder vier Aortenbogenästen) ist die Ausbildung von Herdsymptomen selten. Es kommt vielmehr zu einer meist erst zeitweisen, später andauernden diffusen Mangeldurchblutung des Gehirns mit **Schwindelerscheinungen, Schwarzwerden vor den Augen, allen Graden der Bewußtseinsstörung und Kopfschmerzen**.

Diese Beschwerden treten vorwiegend in aufrechter Körperhaltung auf und lassen sich durch Hinlegen sofort beseitigen. Durch Überstreckung und Drehung von Kopf und Hals können diese Symptome wahrscheinlich durch die dabei auftretende Kompression, Knickung oder Streckung der verbleibenden Gefäße und Kollateralbahnen provoziert werden. Deshalb nimmt der Patient eine **Schonhaltung** mit leicht vorwärts geneigtem Kopf ein, um die bewegungsbedingten klinischen Erscheinungen zu vermeiden.

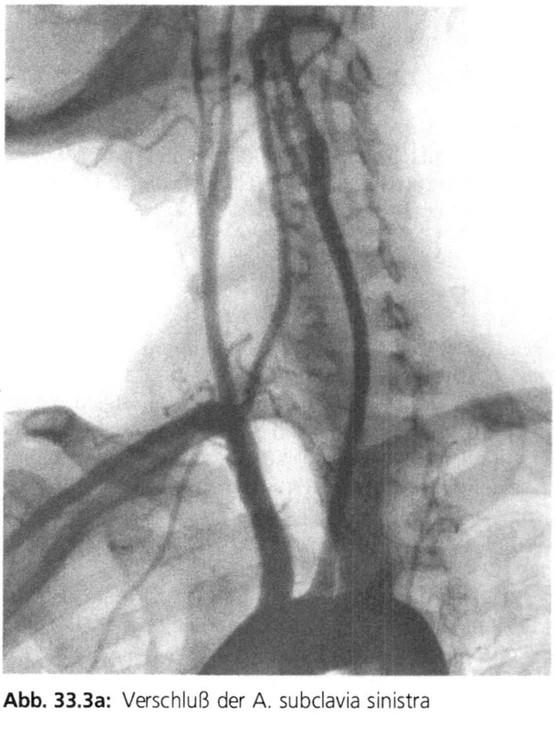

Abb. 33.3a: Verschluß der A. subclavia sinistra

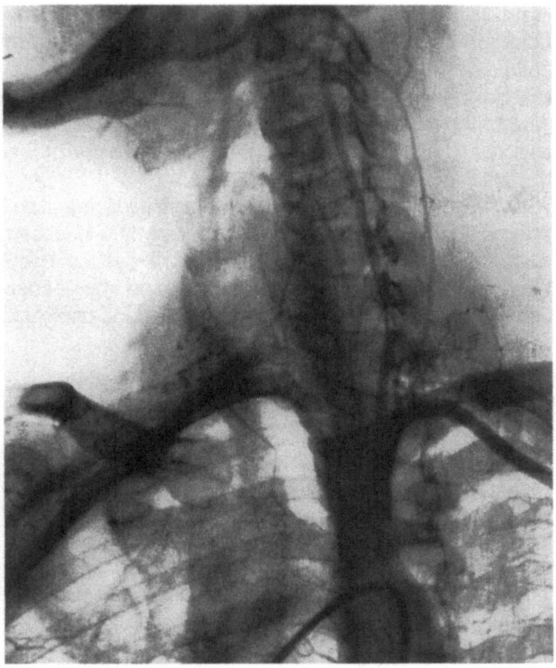

Abb. 33.3b: Auffüllung des Gefäßes retrograd über die A. vertebralis sinistra

Orthostatische Synkopen klingen in der Regel ohne Residuen ab, sie können jedoch mit generalisierten oder herdförmigen **epileptiformen Krampfanfällen** einhergehen, die aber ohne Einnässen oder Zungenbiß verlaufen und zusammen mit der Synkope aufhören. Diese Anfälle treten fast nie im Liegen oder im Schlaf auf, da die Hirndurchblutung in der Horizontallage noch ausreicht. Beim weiteren Fortschreiten kommt es zu einem allmählichen **Nachlassen der geistigen Fähigkeiten, der Konzentrationsleistung und des Kritikvermögens**. Im Spätstadium kann eine Demenz auftreten. Gelegentlich fallen ischämische **Schädigungen von Hirnnerven**, besonders des **N. vestibulocochlearis**, auf. Die Symptome sind hier besonders Schwindel und Synkopen sowie das Nachlassen oder Erlöschen der Sehkraft (**Amaurosis fugax**) aufgrund einer vorübergehenden Mangeldurchblutung der Retina. Manchmal besteht eine **Photophobie**. Analog zu den Synkopen treten auch die amaurotischen Phasen, besonders beim raschen Aufstehen oder nach längerem Gehen **(visuelle Claudicatio)**, auf. Auch sie lassen sich in der Regel durch rasches Hinlegen beseitigen. Die **Claudicatio masticatoria** ist das typische Zeichen der Mangeldurchblutung des Schädels. In späteren Entwicklungsphasen kommt es zu **trophischen Störungen der Haut**, zu **Haarausfall** sowie zur Resorption des subkutanen und retrobulbären Fettgewebes. Bei Zunahme des Schweregrades kann es zu **Nekrosen** an der Nasenspitze, an Lippen, Ohren, am Gaumen sowie an der Haut von Stirn und Schädel kommen.

33.8.4 Diagnostik

Erste diagnostische Hinweise erhält man durch die vergleichende Palpation der A. radialis und A. carotis, durch die Abschwächungen bzw. Aufhebung der Pulsationen festgestellt werden können. Ein wichtiger Hinweis ist ein **nicht meßbarer oder deutlich seitendifferenter Blutdruck an den Armen**. Neben der Palpation und der Blutdruckmessung gibt die Auskultation an der **Karotisgabel**, über der **A. subclavia** und an anderen der Auskultation zugänglichen Stellen Aufschluß über Stenosegeräusche und damit vorhandene Einengungen der Blutstrombahn. Die Intensität der Stenosegeräusche ist annähernd proportional dem Stenosegrad, das Geräuschmaximum kann sich bis in die späte Pulssystole hinein verlagern. Bei hochgradigen Stenosen nimmt die Geräuschintensität wieder ab. Ist kein Geräusch hörbar, kann eine gesunde oder völlig verschlossene Arterie vorliegen. An das **Auftreten von Kollateralgeräuschen**, z.B. über dem Augapfel oder im Nacken, sollte gedacht werden. Die Untersuchung des **Augenhintergrundes** muß in jedem Fall wegen einer möglichen Ophthalmopathia hypotonica durchgeführt werden.

Eine diagnostische Möglichkeit ist die Anwendung der **Duplex-Sonographie** zur Lokalisation und Quantifizierung der Stenosierungen im Bereich des Aortenbogens.

Zu den **weiteren diagnostischen Verfahren** zählt die **MRT** und **Computertomographie** (Tabelle 33.8). Auch pathologische Veränderungen im Bereich des Mediastinums, der Lunge und Pleura werden dadurch zugänglich. Eine gesonderte Vorbereitung des Patienten für die computertomographische Untersuchung ist nicht erforderlich. Es wird unmittelbar vor oder während der Untersuchung Kontrastmittel in

Tab. 33.8: Diagnostik des Aortenbogensyndroms

Anamnese	je nach Lokalisation unterschiedliche Ausprägung der Leistungsminderung, Merkschwäche, Kopfschmerzen und neurologische Erscheinungen
Palpation	Abschwächung oder Aufhebung der A. carotis, A. radialis im Seitenvergleich
Blutdruck-messung	> 30 mmHg Druckunterschied im Seitenvergleich
Auskultation	systolische Stenosegeräusche über der A. carotis, A. subclavia sowie Kollateralgeräusche über dem Augapfel
Doppler, Duplex, CT, MRT	Lokalisation und Ausmaß des Verschlusses
Arteriographie	Lokalisation des Verschlusses, Beurteilung der Operationsindikation

einer Dosierung von 1,5–2,0 ml/kg KG intravenös injiziert.

Die normale Aorta stellt sich als ein kreisrundes Gebilde dar, wobei der Querschnitt der Aorta ascendens etwas größer ist als der der Aorta descendens. Sind Vergrößerungen des Aortenquerschnitts nachweisbar, so ist in erster Linie an ein Aortenaneurysma zu denken. Durch die intravenöse Gabe von Kontrastmittel gelingt eine bessere Abgrenzung der verschiedenen Strukturen. Die **Aortoarteriographie** ist zur Klärung der Lokalisation und Ausdehnung der Verschlüsse sowie zur Überprüfung der Operationsmöglichkeiten unentbehrlich. Eine selektive Darstellung der noch offenen Äste sollte zusätzlich vorgenommen werden.

Differentialdiagnostisch sind andere zu diesem Syndrom führende Krankheiten wie die Aortitis luetica, das Takayashu-Syndrom, die Riesenzellarteriitis, Kompressionen durch Tumoren, durch Halsrippen, Hämatome sowie eine überschießende Kallusbildung abzugrenzen.

33.8.5 Therapie

Sie sollte vor allem auf die **auslösende Ursache** gerichtet sein. Dies trifft besonders für die Riesenzellarteriitis, unspezifische Arteriitiden und andere entzündliche Erkrankungen zu. Hier sind in erster Linie Corticosteroide indiziert.

Liegen jedoch irreversible postentzündliche, degenerative sowie angeborene Gefäßveränderungen vor, sollten bei entsprechender Indikation gefäßrekonstruktive **Operationen** vorgenommen werden.

33.9 Periphere arterielle Durchblutungsstörungen (I 73.9)

33.9.1 Häufigkeit

Die periphere arterielle Verschlußkrankheit ist neben der ischämischen Herzkrankheit die häufigste Lokalisation der atherosklerotischen Gefäßkrankheit. 60% der Betroffenen sind Männer, 40% Frauen. Für Männer über 34 Jahre wurde eine Prävalenz von 13,7 nachgewiesen. Sie macht nach epidemiologischen Studien etwa 3–4% aus, d.h., in Deutschland gibt es schätzungsweise ca. 3,3 Mio. Erkrankte (Schulenburg et al. 1995). 90% der Verschlußlokalisationen befinden sich im Bereich der unteren Extremitäten und nur 10% in den oberen Extremitäten.

33.9.2 Risikofaktoren

Die Risikofaktoren der peripheren arteriellen Durchblutungsstörungen entsprechen weitestgehend denen der koronaren Herzkrankheit. Allerdings konnten mehrere Studien zeigen, daß die **Hypertriglyzeridämie** bei der peripheren Gefäßerkrankung häufiger und Diabetes mellitus ein wichtiger Faktor ist. Im Durchschnitt tritt die Erkrankung bei **Diabetikern** früher auf und kommt fünfmal häufiger als bei Nichtdiabetikern vor. Im Verlauf von 5 Jahren war die Amputationsrate viermal höher. Bei **Hypertonikern** tritt der Befall der peripheren Gefäße zweimal häufiger als der der Koronargefäße auf.

Es besteht ein deutlicher Zusammenhang zwischen Rauchen und dieser Erkrankung. Die Inzidenz der Claudicatio war bei **Rauchern** doppelt so hoch wie bei Nichtrauchern. Außerdem stand die Menge der gerauchten Zigaretten in Korrelation zur Inzidenzrate.

33.9.3 Andere Ursachen

Neben diesen Risikofaktoren kommen folgende Ursachen in Betracht:

- Thrombangiitis obliterans
- Kollagenkrankheiten
- Riesenzellarteriitis
- Amyloidose
- Thrombozytose
- Drogenabusus
- iatrogen (Injektionen, Arterienpunktion, Katheterisierung, Tumorbestrahlung)
- kongenital (Subclavia-Stenose bei Aortenisthmusstenose).

33.9.4 Anatomie der Arterien der unteren Extremitäten

Die A. femoralis, die aus der A. iliaca communis entspringt, ist die den Oberschenkel bis zum Adduktorenschlitz versorgende Arterie. Nach dem Austritt aus dem Adduktorenkanal setzt sie sich als A. poplitea fort. Sie gibt einige kleinere Äste zur Versorgung des Knies ab. Während man wegen der zahlreichen Kollateralen die A. femoralis unterbinden darf, ist dieses Vorgehen an der A. poplitea als Fehler anzusehen, da ihr Kollateralkreislauf zu gering ist, Unterschenkel und Fuß weiter ausreichend zu durchbluten. Der A. poplitea entspringen die beiden das Schienbein versorgenden Arterien: A. tibialis posterior und anterior. Die A. tibialis anterior setzt sich in die A. dorsalis pedis fort, die A. tibialis posterior teilt sich erst im Bereich der Fußsohle in die A. plantaris medialis und lateralis.

33.9.5 Pathophysiologische Aspekte

Vom funktionellen Standpunkt aus können die peripheren Arterien in große Arterien, präkapillare Widerstandsarterien, präkapillare Sphinkteren und Kapillaren eingeteilt werden.

Die großen Arterien vom elastischen Typ haben die Hauptfunktion, den Blutstrom in einen kontinuierlichen Fluß umzuwandeln. **Die Arterien der Extremitäten sind vom muskulären Typ.** Die Kontraktion der Muskulatur kann das Lumen dieser Arterien wesentlich beeinflussen. Normalerweise ist der **Strom in den Arterien der Extremitäten laminar.** Erhöht sich die Blutströmungsgeschwindigkeit, oder ist das Lumen der Arterien durch **pathologische Zustände** verengt, so entsteht eine **turbulente Strömung**. Dabei werden die Einzelbestandteile nicht mehr in der gleichen Geschwindigkeit fortgeleitet. Diese turbulente Strömung ist ungünstig, da sie weitere pathologische Veränderungen der Arterienwand unterstützt. Die Wandspannung der Arterien unterliegt dem Laplaceschen Gesetz.

Die **präkapillaren Widerstandsgefäße** sind anatomisch Arterien vom muskulären Typ. In ihnen überwiegt die glatte Muskulatur. Die Hauptfunktion dieses Abschnittes der Gefäßbahn ist die Regulation des örtlichen Durchflusses und damit auch des peripheren Gefäßwiderstandes. Im Zusammenhang mit dieser Funktion sind sie auch stark innerviert. Der Eintritt des Blutes in die Kapillaren erfolgt durch die **präkapillaren Sphinkteren**. Je nach dem aktuellen Bedarf kontrahiert oder relaxiert sich dieser Kapillarsphinkter. Dadurch erfolgt eine Regulation sowohl des Durchflusses als auch des Eintrittes in die Kapillarmembranen.

Die eigentlichen **Kapillaren** haben keine Kontraktionsfähigkeit.

Der Eintritt der Blutflüssigkeit in das Gewebe findet durch das Zusammenspiel einer Reihe von Faktoren statt: *Der Blutdruck beträgt am Anfang der Kapillaren etwa 32 mmHg, am Ende etwa 15 mmHg.*

Da der **kolloidosmotische Druck** ca. 25 mmHg beträgt, ist ein kontinuierlicher Eintritt der Flüssigkeit vom arteriellen Schenkel in die Gewebe und vom Gewebe in den venösen Schenkel gegeben. Die Fließeigenschaften des Kapillarblutes sind für den Stoffaustausch von entscheidender Bedeutung. Wichtige rheologische Faktoren sind dabei die **Viskosität** und die **Erythrozytenflexibilität.** Die **Viskosität** ist umgekehrt proportional der Strömungsgeschwindigkeit und damit in Kapillaren unter 1 mm besonders gering. Aufgrund der Flexibilität der Erythrozyten besteht die Möglichkeit zur Passage der kleinsten Gefäßquerschnitte. Die Kapillardurchströmung ist weitgehend unabhängig vom aktuellen Hämatokrit, und die Aggregation von Erythrozyten („Geldrollenbildung") wird über die in dieser Flüssigkeit wirkenden Schwerkräfte verhindert. In der Haut existieren auch direkte Verbindungen zwischen Arteriolen und Venolen, die als arterio-venöse Anastomosen bekannt sind. Sind diese Verbindungen eröffnet, z.B. durch thermische Einflüsse, fließt eine größere Blutmenge unter Umgehung der Kapillaren von den Arterien in die Venen. Der Blutdurchfluß in einem Gefäß korreliert mit dem Druckgradienten innerhalb des Gefäßes. Der Gefäßwiderstand ist proportional der vierten Potenz des Radius.

Normalerweise wirkt der arterielle Druck vorwärts und auf die laterale Gefäßwand. Die Summe beider Druckkomponenten ist konstant. Bei Erhöhung der Blutgeschwindigkeit erhöht sich die Vorwärtskomponente des Druckes, während die nach lateral wirkende Komponente kleiner wird. Diese veränderte Druckwirkung liegt bei arterieller Stenosierung vor. Es kann sogar zu Negativwerten des lateralen Druckes kommen, wodurch weitere Stenosierungen begünstigt werden. Zwischen proximalem und distalem Gefäßabschnitt besteht ein Druckgefälle von 10 mmHg. Je ausgeprägter der Schweregrad ist, um so geringer wird der distale Druck, d.h., das Druckgefälle nimmt zu. Der mittlere arterielle Druck beträgt im Liegen etwa 100 mmHg, er kann jedoch im Stehen bis auf 200 mmHg ansteigen. Ohne solche Kompensationsmechanismen, wie die **orthostatische Vasokonstriktion der Haut,** führt diese Druckerhöhung zu einer um vieles erhöhten Kapillarfiltration, die Ödeme der Extremitäten verursachen kann. Dieser Kompensationsmechanismus ist auch bei denervierten Extremitäten vorhanden, so daß eine überwiegend humorale Regulation anzunehmen ist. Auch bei ischämischen Erkrankungen der unteren Extremitäten findet man über längere Zeit die orthostatische Vasokonstriktion. In späteren Phasen hebt sich dieser Mechanismus durch die Anhäufung von Metaboliten mit vasodilatatorischer Wirkung auf. Dann wird der Durchfluß nur durch den Druck reguliert. Stehen sowie Herabhängen der Beine führen zu einem erhöhten Durchfluß und damit zur besseren Durchblutung. Diese Körperhaltungen werden auch von den Patienten mit ischämischen Erkrankungen der unteren Extremitäten automatisch eingenommen, um eine Linderung der Beschwerden zu erreichen.

Steigt die Metabolitkonzentration im von dem verengten Gefäß versorgten Gewebe, z.B. durch Muskelarbeit oder intensive lokale Erwärmung, und ist der entsprechende Kollateralkreislauf nicht adäquat, kommt es zum ischämischen Schmerz. Nach einer gezwungenermaßen eingenommenen Pause werden die angehäuften Metabolite abgebaut, die Schmerzen sind rückläufig, und der Patient kann seine Bewegung fortsetzen. In späteren Entwicklungsphasen der Krankheit geht die intermittierende, zunächst nur bei Belastung auftretende Ischämie in eine Dauerischämie über. Diese geht mit Ruheschmerzen und trophischen Veränderungen der Haut bis zur Gangrän einher.

Die Gefäße der unteren Extremitäten werden durch nervale und humorale Faktoren kontrolliert. Im Hautbereich kommt deutlich der vasokonstriktorische Effekt des Sympathikus zum Ausdruck. Schaltet man diesen sympathischen Einfluß aus, so resultiert daraus eine Vasodilatation. Im Muskelbereich hingegen ist der Sympathikuseffekt unbedeutend. Der Durchmesser der Muskelgefäße wird in erster Linie humoral über Metabolite mit vasodilatatorischer Wirkung, die als Folge der Muskelarbeit oder der Ischämie entstehen, reguliert. Einen gleichsinnigen Effekt hat Adrenalin. Auf diesen Erkenntnissen beruht die Indikation zur Sympathektomie, die also nur eine Vasodilatation der Hautgefäße bewirkt und

Tab. 33.9: Stadieneinteilung der peripheren arteriellen Verschlußkrankheit

Stadium	Beschwerden	Kompensation	Objektiver Befund
I	keine, gelegentlich atypische Mißempfindungen vorwiegend bei extremen Muskelleistungen	vollständig	evtl. Gefäßgeräusch
II	nach Belastung auftretender Schmerz, Gehleistung herabgesetzt (Claudicatio intermittens)	mehr oder weniger eingeschränkte Durchblutung	Stenose oder Verschluß, Belastungsprobe pathologisch
IIa	Gehleistung noch ausreichend für berufliche und private Anforderungen	relativ gute Kompensation	
IIb	hinderliche Claudicatio, Arbeitsunfähigkeit	schlechte Kompensation	
III	Ruheschmerz	schlecht entwickelter Kollateralkreislauf, Hautdurchblutung beeinträchtigt!	Verschluß: fehlende Pulse, oszillographisch reduzierte oder aufgehobene Pulse
IV	Nekrosen	fehlende Kompensation, umschriebene Ischämie und Läsion	fehlende Pulse, Oszillogramm: aufgehobene Kurvenform, Nekrosen

daher in der Therapie der Claudicatio intermittens nicht indiziert ist.

Hautgefäße reagieren empfindlich auf Temperaturveränderungen, d.h., bei Kälte kommt es zur Vasokonstriktion, bei Wärme zur Vasodilatation. Deshalb sollten diese Patienten sich nicht in kalter und feuchter Umgebung aufhalten. Eine übermäßige Aufwärmung der Haut führt hingegen zu einer Erhöhung des Sauerstoffverbrauchs und damit zur Verstärkung der Ischämie, da das O_2-Defizit nicht über einen erhöhten Durchfluß kompensiert werden kann. Deshalb sind alle Maßnahmen, die zu einer stärkeren Temperaturerhöhung führen, z. B. heiße Bäder, starke Sonnenbestrahlung, Wärmedecken, bei peripheren Durchblutungsstörungen kontraindiziert.

33.9.6 Krankheitsbild

Je nach Sitz der Obliteration unterscheidet man:

- Aortentyp
- Beckentyp
- Oberschenkeltyp
- Unterschenkeltyp.

Das Leitsymptom der peripheren arteriellen Durchblutungsstörungen ist ein **ischämisch bedingter Schmerz: die Claudicatio intermittens.** Er ist belastungsabhängig, dauert 5–10 Minuten und zeigt krampfartigen Charakter.

Diese Symptomatik findet man bei 1,8% der unter 60jährigen, bei 3,7% bei 60- bis 70jährigen und bei 5,2% der über 70jährigen. Inzidenz und Prävalenz sind bei Männern fast doppelt so hoch wie bei Frauen. Ein deutlicher Zusammenhang besteht zwischen Rauchen und Claudicatio intermittens.

Außerdem gilt: 65% der Patienten über 40 Jahre haben eine femoropopliteale Lokalisation, während bei jüngeren Patienten die aortoiliakale Lokalisation häufiger ist.

Die Claudicatio intermittens ist analog der Angina pectoris bei ischämischer Herzkrankheit und wird auch als **„Schaufensterkrankheit"** bezeichnet. Um nicht andere auf ihre Beschwerden aufmerksam zu machen, sehen sich diese Patienten wegen der Schmerzen in den unteren Extremitäten Schaufenster an.

Je nach dem Ort der Claudicatio intermittens sind Rückschlüsse auf den Sitz der Obliteration möglich. Bei 90% der Patienten tritt dieser Schmerz in der Wade auf.

Symptome der peripheren arteriellen Verschlußkrankheit sind

- Schmerzen,
- Temperaturdifferenzen,
- Empfindungsstörungen,
- Farbveränderungen der Haut (insbesondere Blässe),
- Abschwächung oder Aufhebung der Pulse,
- Gewebszerstörung (Nekrosen) u.a.

Zur Beurteilung der Entwicklung des Krankheitsbildes wird die **Claudicatio-Distanz** angegeben, also die Gehstrecke bis zum Auftreten des Schmerzes. **Schweregrade** der peripheren arteriellen Durchblutungsstörungen: Je nach der Belastung, bei der die Claudicatio intermittens auftritt, werden **vier Stadien nach Fontaine** unterschieden (Tabelle 33.9).

Tab. 33.10: Differentialdiagnose von Schmerzen in den Beinen

Erkrankungen	Symptome
Gonarthrose, Coxarthrose	Anlaufschmerz, Krepitation der Gelenke, Bewegungseinschränkung der Hüft- und Kniegelenke, Pulse gut tastbar
Arthrosen von Sprung- und Fußgelenken, **Senk-** und **Spreizfuß, Hallux valgus**	Schmerzen sind meist nur im Fuß lokalisiert – häufig eine Blickdiagnose
Erkrankungen der Venen (Varizen, Thrombophlebitis, postthrombotisches Syndrom)	Ruheschmerz, Besserung der Beschwerden durch Bewegung und Hochlagerung der Beine – häufig eine Blickdiagnose
Neuritis	Schmerzen bei Ruhe und Bewegung, Verstärkung durch Wärme
LWS-Syndrom	Lasègue-Zeichen positiv, schmerzhafte Druckpunkte entlang des N. ischiadicus, Fußpulse gut tastbar

Bei der Diagnostik der Schmerzen in den Beinen sind neben dem typischen, ischämisch bedingten Schmerzkomplex mehrere Differentialdiagnosen zu beachten (Tabelle 33.10).

Beim **Aortentyp** findet man einen Verschluß unterhalb des Nierenarterienabganges. Diese Form ist nur für 3–6% der Obliterationen der unteren Extremitäten verantwortlich (Abbildung 33.4).

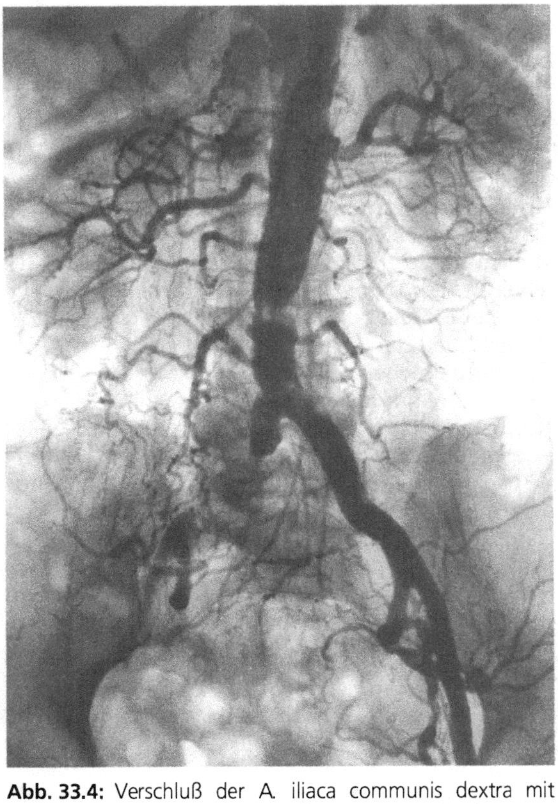

Abb. 33.4: Verschluß der A. iliaca communis dextra mit einem Kollateralkreislauf und infrarenale Stenose der Aorta abdominalis

Bei folgenden klinischen Kennzeichen ist an einen **segmentalen Verschluß** der **aortoiliakalen Region** zu denken:

- junger Patient (<50 Jahre)
- Claudicatio intermittens der Hüften, des Gesäßes und des Rückens
- gute Trophik
- minimale Farb- und Temperaturveränderungen
- Femoralarterienpuls schwach palpabel
- alle peripheren Pulse fehlen.

Über einen Steal-Effekt tritt beim Laufen eine Angina abdominalis (**Dysbasia abdominalis Ortner**) auf.

Durch gute Kollateralentwicklung kommt es erst zum Auftreten subjektiver Symptome, wenn ca. 75% des Gefäßlumens verschlossen sind. Dabei gilt, daß die Kollateralentwicklung um so besser ist, je höher der Verschluß liegt (Abbildung 33.5).

Die häufigste Variante des Aortentyps ist die sog. **Bifurkationsstenose** (Leriche-Syndrom).

Das **Leriche-Syndrom** ist durch folgende **Symptome** gekennzeichnet:

- Atrophie der Beinmuskulatur
- ausgeprägte Schwäche beider Beine ohne wesentliche trophische Hautveränderungen
- Claudicatio intermittens der Hüfte (Beckenklammer)
- Erektionsschwäche oder Verlust der Erektionsfähigkeit
- elfenbeinartige Verfärbung der Haut
- Fehlen der Leistenpulse.

Diese Symptome sind auch ohne typische Claudicatio intermittens verdächtig auf eine Stenosierung im Bereich der Bauchaorta. Die **Potenzschwäche** kommt nur dann hinzu, wenn eine Obliteration der Aa. iliacae communis oder internae bzw. bei Endangiitiden der A. spermatica oder der A. dorsalis penis vorliegt.

Beim **Beckentyp** liegen die Verschlußprozesse am häufigsten im Bereich der A. iliaca externa, commu-

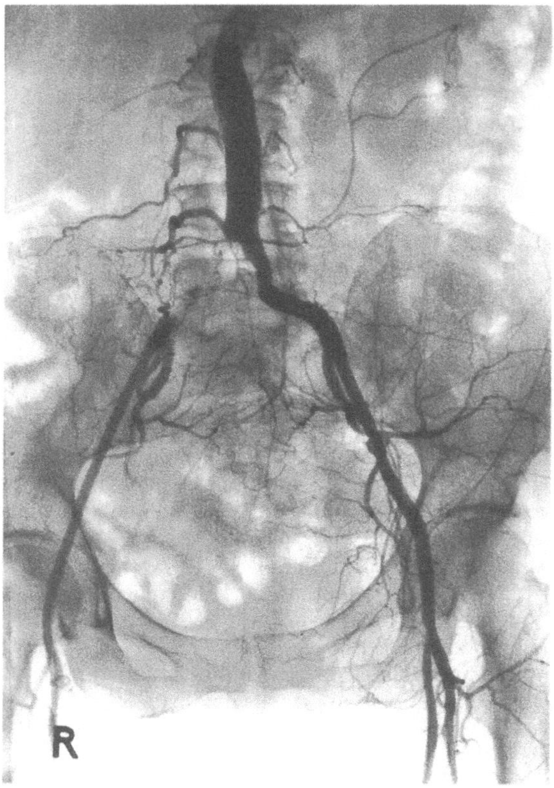

Abb. 33.5: Obliteration der A. iliaca communis dextra, die durch Kollateralen überbrückt wird

nis und/oder interna. Diese Lokalisation findet sich bei 10%–35% aller Gefäßobliterationen der unteren Extremitäten. Auch hier besteht ein **Claudicatio-Schmerz** im **Hüftbereich** und in den **Oberschenkeln, selten** in den **Waden**. Klinische Symptome treten erst auf, wenn 70–80% des Lumens eingeengt sind. Ruheschmerzen und Nekrosen sind selten und dann erst im Spätstadium vorhanden. Bevorzugt betroffen sind Männer um das 50. Lebensjahr.

Der **Oberschenkeltyp** ist durch Verschlüsse im Bereich der A. femoralis superficialis und der A. profunda femoris bedingt. Er ist mit etwa 50% der häufigste Verschlußtyp und betrifft meist Patienten über 60 Jahre. Der Verschluß ist anfangs meist einseitig lokalisiert. Im weiteren Verlauf greift der Prozeß auf die kontralaterale Seite oder auf die Beckengefäße über. Die Obliterationen der Oberschenkelarterien sind am häufigsten mit den Risikofaktoren arterielle Hypertonie und Diabetes mellitus vergesellschaftet. Die **Claudicatio intermittens** der **Wade** ist das wichtigste Symptom. Die Trophik ist meist gut oder ausreichend. Es treten nur mäßige Farb- und Temperaturveränderungen auf. Die Pulse unterhalb der Femoralarterie sind nicht tastbar. Liegen jedoch multiple segmentale Verschlüsse auf aortoiliakaler und femoropoplitealer Ebene vor, finden sich zumeist klinische Kennzeichen (Tabelle 33.11).

Beim **Unterschenkeltyp** finden sich die Obliterationen in der A. poplitea, A. tibialis posterior und der A. fibularis anterior. Diese Obliterationsform tritt am häufigsten isoliert auf. Insgesamt macht er etwa 15% der peripheren Verschlüsse aus. Das **Leitsymptom** ist auch hier die **Claudicatio intermittens**, die sich besonders im **Fußgewölbe** bzw. in den **Zehen** zeigt. Die nur ungenügende Kollateralbildung kann zu **Nagelwachstumsstörungen** sowie **Nekrosen an den Endphalangen** führen. Die **peripheren Pulse fehlen**. Nicht jeder fehlende Puls an der A. dorsalis pedis weist auf eine arterielle Obliteration hin, da oft anatomische Varianten vorliegen können bzw. das Tasten des Pulses durch bestehende Ödeme erschwert sein kann. Tabelle 33.12 zeigt den Schmerzort und die Beziehung zur Verschlußlokalisation.

33.9.7 Diagnostik

➤ Nicht-invasive Verfahren

■ Anamnese und klinische Untersuchung

Eine große Bedeutung in der Diagnostik der peripheren arteriellen Durchblutungsstörungen kommt der **Anamnese** zu, die Rückschlüsse über Dauer, mögliche Lokalisation und Entwicklungsstadium des Krankheitsprozesses gibt. In der **Eigenanamnese** sind besonders **Risikofaktoren**, wie Rauchen, Fettstoffwechselstörung, arterielle Hypertonie, Diabetes mellitus, Bewegungsmangel und **Erkrankungen**, wie koronare Herzkrankheit, cerebrovaskuläre Ereignisse, Hyperthyreose und Gicht zu erfragen. Auch in der **Familienanamnese** sollte nach arterieller Hypertonie, koronarer Herzkrankheit, cerebrovaskulären Erkrankungen, peripherer arterieller Verschlußkrankheit gefragt werden.

Inspektion, Palpation, Auskultation und **Blutdruckmessung** – besonders im Seitenvergleich – bringen Hinweise auf Arterienverschlüsse. Weiterhin ist auf Gangrän, Amputationen, Venenleiden, Farb- und Temperaturunterschiede der Haut zu achten.

Tab. 33.11: Klinische Kennzeichen multipler segmentaler Verschlüsse

aortoiliakale Verschlüsse	aortoiliakale und femoropopliteale Verschlüsse
• schwere Claudicatio intermittens • gute Trophik • leichte bis mäßige Temperaturunterschiede • kein Ruheschmerz	• schwere Claudicatio intermittens • schlechte Trophik • große Temperaturunterschiede • Ruheschmerz, Geschwürbildung, Gangrän

Tab. 33.12: Schmerz- und Verschlußlokalisation bei arterieller Verschlußkrankheit

Schmerzort	Verschlußlokalisation
Gesäß, Kreuzbein	A. abdominalis
Oberschenkel	A. iliaca
Wade	A. femoralis, A. poplitea
Fußsohle	A. tibialis posterior
Zehen	Fußsohlenarterien
Arm	A. subclavia

Mit einer eingehenden klinischen Untersuchung allein ist bereits die Diagnose einschließlich der Lokalisation des Verschlusses zu stellen. Einem nicht palpablen Puls liegt eine Gefäßeinengung ab 90% zugrunde. Ist ein **systolisches Strömungsgeräusch** auskultierbar, so liegt eine Gefäßeinengung von etwa 75% vor.

Lagerungsprobe nach Ratschow

Der Patient wird aufgefordert, beide Beine zur Senkrechten zu erheben. Notfalls kann der Untersucher die Beine durch Gegenhalten an den Waden stützen. In dieser Stellung soll der Kranke dann die Füße rollen. Während der Gesunde mehr als 10 min ohne Beschwerden diese Übung ausführen kann und bei ihm auch keine Hautveränderungen auftreten, verspürt der Kranke mit Gefäßverengungen schon nach wenigen Drehbewegungen Schmerzen. Die Beine werden leichenblaß, und zwar je schwerer die Veränderungen, desto früher die Beschwerden.

Aus den **Abblassungszonen** kann man direkt das Ausmaß der gestörten Durchblutung ablesen. Die in Horizontallage noch fühlbaren Pulse können hierbei verschwinden. Sind derartige Veränderungen feststellbar, fordert man den Kranken zum **Hinsetzen und Herabhängenlassen der Beine** auf. Normalerweise müßten nach 1–2 s eine lebhafte Rötung der Gliedmaßen und nach spätestens 5 s eine Auffüllung der Venen zu beobachten sein.

Bei Störung der arteriellen Blutzufuhr bleibt vorerst die Blässe bestehen, die Nachröte ist verzögert oder bleibt ganz aus und wird bei Miterkrankung der Endstromgefäße fleckförmig. Auch die Wiederauffüllung der Venen setzt verspätet ein. Sind die Venen vor Auftreten der Nachröte gefüllt, liegen Durchblutungsstörungen der Hautgefäße vor.

Die Verzögerung der Nachröte ist der Schwere des krankhaften Prozesses direkt proportional und kann bis 2 min betragen. Kommt es zur Zyanose, kann auf organischen arteriellen Gefäßverschluß geschlossen werden!

Als **Fehlerquellen** dieser Methode können verlängerte Zeitwerte bei unterkühlten Extremitäten mit erhöhtem arteriellem Tonus auftreten. Daneben verändern eine Sympathektomie und die venöse Insuffizienz die Normalwerte bei Hyperämie und der Wiederauffüllungszeit. Auch durch Ödeme und entzündliche Hautveränderungen ist die Beurteilung erschwert.

Laufbandtest

Der Laufbandtest ist ein Arbeitsversuch, der zur Ermittlung der **Claudicatio-intermittens-Distanz** dient. Das Laufband wird auf eine Geschwindigkeit von 4–5 km/Stunde mit einer Steigung bis zu 10% eingestellt, so daß sich dann aus der Dauer die zurückgelegte Wegstrecke ermitteln läßt.

Beurteilt werden

1. der Claudicatio-Beginn,
2. der Beginn des Schongangs mit Tendenz zur Tempoverlangsamung,
3. das durch Claudicatio intermittens bedingte Anhalten,
4. das Second-wind-Phänomen (s. Kap. 12.12.3).

Je nach Länge der schmerzfreien Gehstrecke kann eine funktionelle Stadienzuordnung bei arteriellen Durchblutungsstörungen vorgenommen werden. Mit dem Test ist eine Quantifizierung des Ausgangsstadiums bzw. des Therapieerfolges möglich.

Bei wiederholter Durchführung des Tests ist ein gewisser Trainingseffekt in Betracht zu ziehen. Auch geht die Verbesserung der Gehleistung nicht immer mit einer gesteigerten Durchblutung parallel. **Kontraindikationen** entsprechen denen der Fahrradergometrie (s. Kap. 2.20.2). Ein einfacher **Gehtest** mit einem Tempo von etwa 120 Schritten/min kann ebenfalls zur Ermittlung der Claudicatio-Distanz dienen.

Doppler- und Duplex-Sonographie

Bei der **Dopplersonographie** wird mit Hilfe einer Blutdruckmanschette und einer Dopplersonde der Blutdruck an den oberen (A. radialis, A. ulnaris) und unteren (A. tibialis posterior, A. dorsalis pedis) Extremitäten ermittelt. Daraus errechnet sich der **Dopplerindex**. Er ist der Quotient aus dem Knöchelverschlußdruck (RR am Bein) und dem systolischen Druck (RR am Arm). Diese Untersuchung kann in Ruhe und nach Belastung (z.B. Wippen) durchgeführt werden. Normalerweise ist der Blutdruck der unteren Extremitäten höher als an den oberen (s. Kap. 1.3.2). Daraus ergibt sich ein Dopplerindex >1 als Normalwert. Ist er = 1, so ist er nicht sicher pathologisch. Bei Werten zwischen 0,9 und 0,75 liegt eine leichte, bei <0,75–0,5 eine mittelschwere periphere arterielle Verschlußkrankheit vor. Bei einem Quotienten <0,5 besteht Amputationsgefahr.

Eine weitere Möglichkeit ist die Anwendung der **Duplex- und Farbduplex-Sonographie.** Mit der Duplex-Sonographie können direkt hochfrequente, pulssynchrone Ultraschall-Doppler-Signale, die für die Durchgängigkeit einer Arterie beweisend sind, unter Kontrolle des B-Bildes erfaßt werden. Poststenotisch ist ein niederfrequentes, weniger stark pulssynchrones Geräuschsignal ohne diastolische Rückflußkomponente aufzuzeichnen.

Je schwerer die Gefäßstenose, um so kontinuierlicher wird das Signal über der erkrankten Arterie (Abbildung 33.6).

In der farbkodierten Duplex-Sonographie werden sowohl die Flußrichtung als auch Einengungen des Gefäßlumens durch Farbumschlag (Änderung der laminaren Strömung mit blauer bzw. roter Kodierung in eine turbulente Strömung mit grün-gelber Kodierung) dargestellt.

Oszillographie

Die Oszillographie, die die arteriellen Pulswellen aufzeichnet, wird als **mechanische** mit der Apparatur nach Gesenius-Keller und als **elektronische** Oszillographie durchgeführt.

Da die mechanische Oszillographie verschiedene Fehlerquellen, wie ungleich angelegte Manschetten, unterschiedliche Muskeldicke und ähnliche Nachteile hat (kein Nachweis von Verschlüssen der Digitalarterien, kleine Amplitudenausschläge am Fußrücken ohne diagnostische Wertigkeit), wird die akrale Oszillographie jetzt am häufigsten auf elektronischer Grundlage mit geringem apparativem Aufwand durchgeführt. Es werden elektronische Pulsabnehmer mit Kondensatormikrophon und einer Frequenzbreite von 0,03–1200 Hz an die Zehen bzw. Finger oder andere distale Extremitätenpartien angelegt. Die Kurven werden dann über ein EKG-Gerät mit einer Papiergeschwindigkeit von 25 mm/s registriert.

Die gewonnenen Kurven werden nach Amplitudengröße, Kurvenform und Zeitwerten ausgewertet. Mit dieser Methode kann eine Differenzierung zwischen funktioneller und organischer Arterienerkrankung vorgenommen werden. Auch die Frühdiagnostik stenosierender Gefäßprozesse kann dadurch erfolgen.

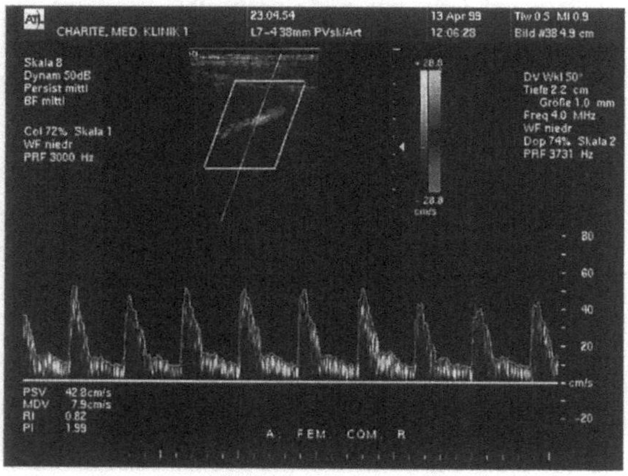

Abb. 33.6: Deutliche Reduktion des Gefäßkalibers im Bereich der A. femoralis comm. durch wandständiges, echoarmes Material. Poststenostisch monophasischer Fluß bei einer 45jährigen Patientin

Fehldiagnosen sind bei Verschluß oder Stenosierung einzelner großer Beckenarterien möglich. In diesen Fällen sind die Belastungsoszillographie, die Plethysmographie sowie die Bestimmung des Knöchelarteriendruckes mit dem Ultraschall-Doppler-Prinzip erforderlich.

Kapillaruntersuchungsmethoden

Zur Prüfung der Kapillarfunktion gehören die Untersuchung der Kapillarfragilität (z.B. Stautest nach Rumpel-Leede), die Untersuchung der Kapillarpermeabilität (z.B. Methode nach Landis), die direkte Beobachtung der Kapillaren und ihrer Strömung sowie die Kapillardruckmessung.

Venenverschlußplethysmographie

Die Anwendung dieses Verfahrens (s. Kap. 34.5.1, S. 834) bringt Hinweise auf die Durchblutungsverhältnisse in den Extremitäten.

Transkutane Messung des Sauerstoffpartialdruckes

Der transkutane Sauerstoffpartialdruck entspricht normalerweise dem kapillären pO_2. Liegt eine periphere arterielle Durchblutungsstörung vor, so sinkt der Sauerstoffpartialdruck, und es kann das Risiko von auftretenden trophischen Störungen abgeschätzt werden. Der Normalwert des pO_2 beträgt im Liegen 64 ± 10 mmHg. Im Sitzen liegt der Wert um 30 mmHg höher. Bei der arteriellen Verschlußkrankheit im Stadium II ist der pO_2 im Liegen bei > 10 mmHg, im Stadium III < 10 mmHg.

Thermographie

Bei der Thermographie wird die Wärmeabstrahlung des Körpers als diagnostisches Kriterium der Durchblutung benutzt. Beim M. Raynaud z.B. können dadurch Informationen gewonnen werden, insgesamt ist die Methode in der Praxis ohne wesentliche Bedeutung.

Laborchemische Untersuchungen

Zu den zu untersuchenden Parametern gehören in erster Linie der Fettstatus, die Harnsäure, Kreatinin, Blutzucker, ggf. auch mit Tagesprofil und HbA1, das Blutbild, die Blutsenkung, Quick-Wert (INR), PTT und das Fibrinogen.

➤ Invasive Methoden

Bei den chronischen arteriellen Durchblutungsstörungen der Extremitäten sind die invasiven Untersuchungsmethoden nur dann indiziert, wenn die voll ausgeschöpfte konservative Therapie erfolglos blieb und die Operabilität des Patienten gegeben ist.

Aortoarteriographie

Die Aortoarteriographie beinhaltet die Darstellung der Bauchaorta sowie der Becken- und Beinarterien durch Kontrastmittel. Dabei werden über einen Ka-

Tab. 33.13: Diagnostisches Vorgehen bei arterieller Verschlußkrankheit

Anamnese	Schmerzen: Dauer, Entwicklungsstadium, Gehstrecke Familienanamnese andere Manifestationen der Atherosklerose (Angina pectoris, Myokardinfarkt, zerebrovaskuläre Insuffizienz) Risikofaktoren der Atherosklerose wie Rauchen, Fettstoffwechselstörung, arterielle Hypertonie, Diabetes mellitus
Palpation	Palpation der Arterien der Arme und Beine im Seitenvergleich
Auskultation	Auskultation aller zugänglichen Arterien auf Stenosegeräusche
nicht-invasive Methoden	Lagerungsprobe nach Ratschow, Gehtest, Laufband, Hautthermometrie, Ultraschall-Doppler-Duplex-Methode, Oszillographie
invasive Methoden	Aortographie, DSA, Beinarteriographie

theter das Kontrastmittel in die Aorta injiziert und mittels konventioneller Serienangiographie bzw. intravenöser oder intraarterieller digitaler Subtraktionsangiographie Aufnahmen vom Abdomen bis zum Unterschenkel angefertigt. Dadurch können eine genaue Lokalisierung sowie Länge und Stenosierungsgrad des Verschlusses und auch Aussagen über **Kollateralkreisläufe** getroffen werden. Die Untersuchung ist **präoperativ sowie für postoperative Verlaufskontrollen** bei organisch bedingten arteriellen Durchblutungsstörungen indiziert.

■ Beinarteriographie

Die Darstellung der Arterien kann auch als Beinarteriographie allein erfolgen, wenn es sich um Veränderungen der Arterien der unteren Extremitäten handelt. **Indikationen** sind vor allem Aneurysmen, arterio-venöse Fisteln, Gefäßtraumen, Tumoren und die transarterielle Beinphlebographie.

■ Digitale Subtraktionsangiographie

Die DSA kann sowohl intraarteriell als auch intravenös angewendet werden. Ihr Vorteil gegenüber der konventionellen Arteriographie ist, daß kleinere Kontrastmittelmengen erforderlich sind und auch kleinere Gefäße gut dargestellt werden können. Sie ist die am **meisten angewendete Untersuchungsmethode.**

Auch mittels **CT** und **MRT** sind exzellente angiographische Bilder zu erhalten.

➤ Angiographische Verschlußmuster

Folgende **angiographische Muster** der atherosklerotischen Verschlüsse sind zu unterscheiden:

1. **segmentaler Verschluß**
- aortoiliakal
- femoropopliteal

4. **multiple segmentale Verschlüsse**
- multipel aortoiliakal
- aortoiliakal und femoropopliteal

5. **nichtsegmentaler Verschluß (ohne Wiederauffüllung)**
- nur femoropopliteal

6. **diffuser Befall**
- alle Lokalisationen

7. **akuter Verschluß (Thrombose oder Embolie)**
- aortoiliakal
- femoropopliteal
- popliteale Aneurysmen.

Zusammenfassend ist die Diagnostik bei der arteriellen Verschlußkrankheit in Tabelle 33.13 dargestellt.

33.9.8 Differentialdiagnose der Claudicatio intermittens

Differentialdiagnostisch müssen in erster Linie **orthopädische** Erkrankungen wie der Bandscheibenprolaps der LWS, Coxarthritis oder -arthrose, Gonarthritis, Fußdeformitäten, Erkrankungen des **rheumatischen** Formenkreises mit Myositis, Arthritis, **Venenerkrankungen** wie Phlebothrombose, diabetische **Mikroangiopathie** in Betracht gezogen werden. Wertvoll ist dabei die anamnestische Angabe, daß der **arteriell** bedingte Schmerz erst während der Belastung und der **orthopädisch, rheumatisch** oder **neurologisch** bedingte meist zu Beginn einer Belastung oder im Zusammenhang mit einer Bewegung auftritt.

33.9.9 Therapie der peripheren arteriellen Durchblutungsstörungen

Bei der arteriellen Verschlußkrankheit handelt es sich in der Regel um ein progredientes Leiden. Je nach Entwicklungsstadium und Lokalisation des obliterierenden Prozesses ist die optimale Therapie zu wählen. Die entsprechenden Maßnahmen können ambulant oder stationär durchgeführt werden. **Vorwiegend stationär** ist ein Patient zu behandeln, wenn die Gehstrecke unter 50 m liegt, Ruheschmerzen, Nekrosen oder ein akuter Schub einer Endangiitis obliterans vorhanden sind. Demzufolge haben die **sekundäre Prävention** im Sinne der Behandlung und Bekämpfung der Risikofaktoren und palliative chirurgische und Behandlungsmethoden mittels Katheter den Vorrang.

➤ Allgemeine Maßnahmen

Hierzu gehören die Ausschaltung fördernder und auslösender Faktoren (Rauchen, Kälte- und Wärmeexposition u.a.). Daneben sollte eine fettarme, eiweiß- und vitaminreiche **Nahrung** verordnet werden. Der Behandlung von **Begleiterkrankungen**, vor allem der Fettstoffwechselstörungen mit Fibraten und CSE-Hemmern, sowie der Therapie der Herzinsuffizienz, kommt eine besondere Bedeutung zu. **β-Rezeptoren-Blocker,** z. B. zur Behandlung der arteriellen Hypertonie, sind wegen der Herabsetzung der Muskeldurchblutung nicht anzuwenden.

Der Lagerung der unteren Extremitäten mit **Beintieflage** zur Erhöhung des hydrostatischen Druckes (besonders nachts) ist große Aufmerksamkeit zu schenken. Wichtig ist auch eine sorgfältige tägliche Fußpflege; der Patient sollte bequemes **Schuhwerk** tragen sowie möglichst mehrfach am Tag die Schuhe wechseln. **Fußschweiß** sollte mittels Puder oder Mulleinlagen zwischen den Zehen vermieden oder vermindert werden. **Fußpilz** muß behandelt werden. Vorsicht ist auch beim **Nägelschneiden** und Barfußgehen wegen der Verletzungsgefahr geboten. Wechselbäder sind kontraindiziert. Bedeutungsvoll ist die **Fokussanierung** bei Endangiitis obliterans. Die Bildung der Kollateralen wird in erster Linie durch ein **Muskeltraining** durch Gehen, Fahrradfahren etc. angeregt, das mindestens 1–2 Stunden/Tag unterhalb der Schmerzgrenze durchgeführt werden soll. Kohlensäurebäder, Segment- und Bindegewebsmassagen unterstützen dieses Training, das auch als Kurortbehandlung durchgeführt werden kann. Diese Behandlungsmaßnahme ist jedoch nur möglich, wenn Ruheschmerzen und Nekrosen fehlen.

➤ Medikamentöse Therapie

■ Vasodilatantien

Vasodilatantien können nur bei Verschlüssen im Unterschenkelbereich intraarteriell verwendet werden, jedoch nicht dann, wenn Verschlüsse im Bereich der A. femoralis bzw. im Becken-Oberschenkel-Bereich bestehen.

Von einer intravenösen Gabe sollte Abstand genommen werden, da hierdurch Steal-Effekte durch die Dilatation der Haut- und der gesunden Gefäße und dadurch Förderung der Mangeldurchblutung im betroffenen Gebiet provoziert werden können.

Bei der Anwendung der **Vasodilatantien** sollten folgende Bedingungen erfüllt sein:
- Vorhandensein eines Kollateralkreislaufs,
- Rekompensation einer vorher bestehenden Herzinsuffizienz,
- Zunahme des Herzminutenvolumens mit Abfall des Aortendruckes unter Vasodilatantiengabe, die eine hämodynamische Untersuchung voraussetzt.

■ Antikoagulantien

Antikoagulantien sind dann zu erwägen, wenn gleichzeitig kombinierte Obliterationstypen oder multiple Stenosierungen vorliegen. Auch im Anschluß an gefäßchirurgische Eingriffe sollten Antikoagulantien verabreicht werden (Kontraindikationen s. Kap. 14.1.18, S. 537).

■ Thrombozytenaggregationshemmer

Thrombozytenaggregationshemmer (ASS, Asasantin®) werden als Langzeittherapie verordnet. Die Dosierung der Acetylsalicylsäure wird unterschiedlich gehandhabt. Es sollte aber eine Dosierung von 100–300 mg/d eingesetzt werden. Bei ASS-Unverträglichkeit ist Tiklyd 2 × 250 mg/d bzw. Clopidogrel (Plavix®, Iscover®) 75 mg/d zu verabreichen. Die Gabe von **Prostaglandin** E_1 (Alprostadil) und **Prostaglandinderivaten** (Iloprost) führen neben einem vasodilatierenden Effekt auch zu einer kombinierten Thrombozyten- und Erythrozytenaggregationshemmung.

■ Rheologische Therapie

Sie dient der Verminderung der Erythrozytensteifigkeit und -aggregation. Diese liegen bei 70–80% der Patienten mit peripherer arterieller Verschlußkrankheit vor.
Zur Vefügung stehen dazu:

– Isovolämische Hämodilution
Ziel ist die Verbesserung der Mikro- und Makrozirkulation durch Senkung der Blutviskosität. Ist der Hämatokrit >45–50%, sollte dieser auf den optimalen Wert von 38–40% gesenkt werden. Dazu werden 500 ml Blut gegen Gelatinelösung oder Hydroxyethylstärke (HES-steril 5%®) ausgetauscht und dieser Vorgang bei Reduktion der Austauschmenge bis zum Erreichen des Optimalhämatokrits alle 2 Tage wiederholt.

– Hypervolämische Hämodilution
Hierzu werden 500 ml Hydroxyethylstärke (HES-steril 5%®) ohne vorherigen Aderlaß infundiert. Bei Herzinsuffizienz und Polyglobulie ist dieses Vorgehen kontraindiziert.

– Pentoxifyllin
Pentoxifyllin (Trental®) wird in einer Dosierung von 1200 mg/d zur Erhöhung der Erythrozytenverformbarkeit gegeben. **Cave:** Steal-Effekt wegen Vasodilatation.

■ Weitere Maßnahmen

Bei **Nekrosen** und **Gangränbildung** stehen die Trokkenbehandlung mit Puder und die gleichzeitige Antibiotikaabschirmung im Vordergrund. Salbenverbände sollten keine Anwendung finden. Wichtig sind ebenfalls Bettruhe und adäquate Lagerung der Extremitäten.

➤ Rekanalisierung

Die Rekanalisationsverfahren mit Kathetertechnik wurden 1964 durch Dotter und Judkin in die Klinik eingeführt. Ein wesentlicher Fortschritt war die Entwicklung des Ballonkatheters durch Grüntzig und Hopff (1974). Heute wird ausschließlich der Ballonkatheter für die Dilatation verwendet.

Es gibt die **Dilatation** mit übereinandergeschobenen Kathetern (Dotter-Technik) sowie die Ballonkathetermethode nach Grüntzig. Das Prinzip besteht darin, mittels perkutan eingebrachter Katheter transvasal das Lumen der Arterien im Stenosebereich zu dilatieren und somit die Strombahn wiederherzustellen. Hierbei wird das atheromatöse und thrombotische Material an die Gefäßwand gedrückt. Dabei können Intimaeinrisse entstehen, die eine neuerliche Gefahrenstelle für Verkalkungen darstellen. Die PTA wird heute bei über 50% der Patienten mit Beinarterienstenosen eingesetzt und hat einen festen Platz im Bereich der Becken- und Beinarterien.

Indikationen sind vor allem:

- hämodynamisch wirksame Stenosen
- kurzstreckige Stenosen bis zu 10 cm, die nicht unmittelbar in der Nähe des Punktionsortes lokalisiert sind
- keine bereits im Röntgen-Nativbild sichtbaren Verkalkungen
- ältere Patienten, bei denen man auf einen operativen Eingriff verzichten möchte
- Fontaine-Stadium II zur Verbesserung der Gehleistung
- Fontaine-Stadium III/IV zur Erhaltung der Extremität.

Die **Komplikationen** bei PTA der unteren Extremität treten in 3,8–34,1% der Fälle auf (Menger et al. 1989). Sie reichen vom Hämatom an der Punktionsstelle bis zur ausgeprägten Dissektion und Ruptur des dilatierten Gefäßes. Je nach Lokalisation ist mit einem Primärerfolg von 70–96% bei PTA im aortoiliakalen Bereich bzw. 53–90% bei femoropoplitealer Lokalisation und einer Letalität von 0,1–0,3% zu rechnen.

In 25–30% der Fälle treten **Restenosierungen** auf.

Die Notwendigkeit einer **notfallchirurgischen Versorgung** wird mit 0,3–8% angegeben. Bei der PTA im aortoiliakalen Bereich werden über eine **Durchgängigkeitsrate** nach 1 Jahr von 34–80%, mit zusätzlichem Stent von 96% und nach 5 Jahren von 46–85% berichtet. Bei der femoropoplitealen PTA sind nach 1 Jahr noch 60–85%, nach 5 Jahren 25–80% der Gefäße offen.

Der Schlüssel zum Erfolg liegt in einer sorgfältigen Indikationsstellung für PTA einerseits und der Erfahrung des Operateurs andererseits. Voraussetzung ist die Zusammenarbeit von Kardiologen/Angiologen, Radiologen und Chirurgen. Vorteil dieser Methode ist die mögliche Kombination mit anderen Verfahren.

Bei der **Rotationsangioplastie** wird mit einem mechanischen Bohrer der atherosklerotische Kalk entfernt und anschließend abgesaugt. Über den eingebrachten Katheter kann eine **örtliche Lysetherapie** mit fibrinolytischen Substanzen (Urokinase, Streptokinase, rtPA) durchgeführt werden. Um das Gefäß nach einer Angioplastie dauerhaft offen zu halten, ist die Implantation eines **Stents** möglich, und zunehmend wird davon Gebrauch gemacht. Mit der nur in wenigen Zentren durchgeführten **Laserangioplastie** wird atherosklerotischer Kalk mit dem Laser geschmolzen. Die Excimer-Lasertechnik wird bei ca. 15–20% der Patienten mit Becken- oder Beinarterienstenosen als unterstützendes Verfahren für die PTA verwendet.

➤ Chirurgische Verfahren

Der Einsatz der chirurgischen Therapie erfolgt nach dem klinischen und angiographischen Bild. Zur Auswahl stehen dazu **verschiedene Methoden**.

Die **Sympathektomie** wird hauptsächlich bei distalen Gefäßverschlüssen bei der Endangiitis obliterans sowie zusätzlich zu gefäßrekonstruierenden Eingriffen durchgeführt, da sie nur eine Verbesserung der Hautdurchblutung bewirkt. Die Sympathektomie kann auch durch eine CT-gesteuerte Injektion von hochprozentigem Alkohol in den Grenzstrangbereich erfolgen.

Wesentliche gefäßrekonstruierende Eingriffe sind die **Thrombendarteriektomie** sowie die **Bypass-Operation.** Voraussetzung ist, daß

- ein ausreichender Abfluß distal des Verschlusses vorliegt,
- das Kaliber des anzuschließenden Gefäßes 5 mm nicht unterschreitet. Deshalb sind auch keine gefäßplastischen Eingriffe an den Unterschenkelarterien möglich.

Mit der **Thrombendarteriektomie (TEA)** können in kurzer Narkosezeit Verschlüsse bis zu 10 cm Länge entfernt werden. Dazu wird das Gefäß eröffnet, die verkalkte Intima im Bereich des Verschlusses oder der Stenose herauspräpariert und das Gefäß wieder verschlossen.

Der **Venenbypass** kann zur Überbrückung eines längeren Verschlusses eingesetzt werden. Dabei wird meist die V. saphena magna entnommen und in umgekehrter Richtung als Bypass wieder eingesetzt.

Der **Kunststoffprothesen-Bypass** dient der Überbrückung langstreckiger, meist abdomineller Verschlüsse und kann in Verbindung mit einer Profunda-Erweiterungsplastik (Y-Prothese) durchgeführt werden. Diese Operation ist die aufwendigste und erfordert lange Narkosezeiten.

Die **ultima ratio** ist die **Amputation**, die bei 5–15% notwendig wird (Tabelle 33.14).

Bei der TEA liegen die 5-Jahres-Durchgängigkeitsraten je nach Lokalisation bei 75–90%. Bei den verschiedenen Bypassverfahren ist nach 1 Jahr mit ca. 60–90% und nach 5 Jahren mit 36–86% Öffnungsraten zu rechnen. Gute Langzeitergebnisse sind im aortoiliakalen Bereich mit 70–80% Öffnungsrate be-

Tab. 33.14: Stadieneinteilung der Claudicatio intermittens und abgeleitete Therapiemaßnahmen

Stadium	Therapiemaßnahmen
I	prophylaktische und indirekte (allgemeine) Maßnahmen
II a b	zunächst konservative Therapie, relative Indikation für Femoralisgabel-, Profundaplastie absolute Indikation für aortoiliakale Lokalisation und Femoralisgabel-, Profundaplastie, relative für femoropopliteale Lokalisation dann allgemeine Maßnahmen: Gefäßtraining, Vasodilatantien
III und IV	dringliche Indikation für konventionelle Operation oder PTA bei jeglicher Lokalisation Verbesserung der rheologischen Eigenschaften des Blutes: 1. Erhöhung der Erythrozytenflexibilität 2. Senkung der Plasmaviskosität (Streptokinase) 3. Senkung der Vollblutviskosität (Hämodilution, niedermolekulares Dextran) 4. Hemmung der Thrombozytenadhäsivität bzw. – aggregation (ASS, Thienopyridine) 5. Watteverbände mit Tieflagerung der Extremitäten 6. Bewegungsübungen sind kontraindiziert!
IV	Reine Vasodilatoren sind kontraindiziert! Infektkontrolle Revaskularisation Sympathektomie (bei feuchter, septischer Gangrän kontraindiziert) Antikoagulantien bzw. Streptokinase Amputation

richtet worden. Das **Operationsrisiko** liegt seit einigen Jahren bei 1–5%. Bei der femoropoplitealen Lokalisation sind das präoperative Ischämiestadium, die intraoperative Rekonstruktionsmöglichkeiten und die postoperative Nachsorge für die Langzeitergebnisse entscheidend. Die **5-Jahres-Durchgängigkeitsrate** liegt bei 40–85%, bei kruralen Rekonstruktionen bei 23–76%. Die Überlebenswahrscheinlichkeit nach 5 Jahren beträgt 44%, nach 10 Jahren 24%. Dies liegt vor allem am hohen Lebensalter der Betroffenen und den damit verbundenen zusätzlichen Operationsrisiken durch Begleitkrankheiten (koronare Herzkrankheit, Herzinsuffizienz, Herzrhythmusstörungen).

Die **Nachsorge** ist besonders wichtig, da sie über die Langzeitergebnisse der peripheren Gefäßrekonstruktionen entscheidet. So sollten alle Patienten eine **antithrombotische Therapie** mit Thrombozytenaggregationshemmern erhalten, in regelmäßigen Abständen klinisch und dopplersonographisch untersucht werden, um Spätverschlüsse rechtzeitig zu erkennen.

33.9.10 Prognose

Die Prognose der arteriellen Verschlußkrankheit hängt in erster Linie davon ab, ob es gelingt, die Risikofaktoren zu beseitigen. Die Lebenserwartung dieser Patienten ist durchschnittlich 10 Jahre geringer als ohne arterielle Verschlußkrankheit. Ein weiterer Aspekt ist das klinische Stadium sowie das Vorliegen von Manifestationen der Atherosklerose in anderen Gefäßbereichen (Herz, Gehirn). Diese Patienten haben ein 6fach erhöhtes Risiko, zusätzlich kardiale Erkrankungen zu entwickeln. Dabei kann davon ausgegangen werden, daß mit der Schwere der peripheren Verschlußkrankheit die Wahrscheinlichkeit der Koronargefäßveränderungen steigt. Die meisten Patienten (ca. 70%) versterben demzufolge auch an den Folgen der koronaren Herzkrankheit, ca. 5% am ischämischen Insult.

33.9.11 Arbeitsfähigkeit und Begutachtung

Ein wesentliches Kriterium ist die Beurteilung der **Gehstrecke**, für die aus gutachtlicher Sicht die **relative Schmerzgrenze** besser als die **absolute** zu verwerten ist. Auch die **muskuläre Ischämiereaktion** läßt sich durch die ischämisch bedingte Verhärtung z. B. der Wade sowie die verzögerte Relaxationsphase des Achillessehnenreflexes erfassen.

Der **Gehtest** ist in der Regel gut durchführbar. Nur bei Patienten mit zusätzlicher Angina pectoris, Herzinsuffizienz oder Lungenfunktionsstörungen sind Einschränkungen gegeben. Zusammenhänge zwischen Gehleistung und Arbeits- und Erwerbsfähigkeit sind in Tabelle 33.15 wiedergegeben.

33.10 Entzündliche Gefäßerkrankungen (Angiitis, Vaskulitis)

33.10.1 Endangiitis obliterans (I 73.1)

➤ Definition

Die Endangiitis obliterans (Thrombangiitis obliterans v. Winiwarter-Buerger) ist eine entzündliche Gefäßerkrankung, die besonders bei Männern zwischen dem 20. und 45. Lebensjahr vorkommt, arterielle und

Tab. 33.15: Grad der peripheren arteriellen Durchblutungsstörungen und Auswirkung auf die Arbeits- und Erwerbsfähigkeit (nach Bönner 1992)

Stadium nach Fontaine	Arbeits- und Erwerbsfähigkeit
I	keine Einschränkung
IIa	Arbeitsweg ca. 1000 m, erwerbsfähig
IIb	individuell einschätzen, Arbeitsweg weniger als 1000 m, erwerbsfähig
III und IV	keine geregelte Erwerbstätigkeit

venöse Gefäßverschlüsse zur Folge hat und vorwiegend bei kleineren und mittleren Arterien (Unterschenkel, Hand und Fuß) zur segmentalen Strombahnverlegung mit schneller Gangränbildung führt.

➤ Häufigkeit

Die Häufigkeit der Erkrankung ist geographisch unterschiedlich. Sie variiert bei allen Patienten mit peripheren arteriellen Erkrankungen zwischen 0,5–5,6 % in Westeuropa, 45–63 % in Indien, 16–66 % in Korea und Japan sowie 80 % in Israel bei den askenazischen Juden (s. Olin 2000).

➤ Ätiologie

Ursächlich wird eine spezifische Reaktionsform auf verschiedene endogene (Herdinfekte) und exogene (Nikotin) Noxen angenommen. Die eigentliche Ursache ist noch unklar, jedoch sind Rauchen, allergische Reaktionen sowie chronische Infekte als wichtige Faktoren bei der Entstehung anzusehen. Bis zu 99% der Patienten sind Raucher! Es kommt zu primären Endothelläsionen auf der Basis einer infektiös-toxischen oder hyperergisch entzündlichen Genese. In späteren Stadien ist regelmäßig eine sekundäre Atherosklerose aufgepfropft. Die Berechtigung zu dieser Diagnose besteht nur dann, wenn neben der typischen Lokalisation **histologisch** auch eine **Thrombophlebitis saltans** nachweisbar ist.

➤ Krankheitsbild

Am Beginn stehen häufig Thrombophlebitiden, die besonders als **Phlebitis migrans** auftreten und als Zeichen der Aktivität der Krankheit anzusehen sind. Es kommt zu **geröteten, erhabenen, schmerzhaften Knoten bzw. Flächen**, die einige Millimeter bis Zentimeter erreichen. *Ist eine Phlebitis migrans nicht nachweisbar, ist die Diagnose Endangiitis obliterans nicht sicher.*

In den frühen Stadien der noch nicht obliterierenden Endangiitis wird die Diagnose wegen der fehlenden ischämischen Zeichen selten gestellt und nur ausnahmsweise histologisch gesichert. In den späteren Stadien der Atherosklerose ist die Diagnose der Endangiitis nicht immer objektiv nachweisbar, da etwaige akut entzündliche Erscheinungen nicht allein durch die Arterienentzündung, sondern auch sekundär durch die Gewebsischämie verursacht sein können. Ca. ¾ aller Patienten haben bei der Erstvorstellung eine ischämische Nekrose.

➤ Laboruntersuchungen

Die BSG und das GP sind erhöht, der γ-Globulin-Anteil beträgt mehr als 20%. Diese Veränderungen sind nur im akuten Schub nachweisbar und auch nicht obligat.

➤ Farbduplex-Sonographie

Durch die Farbduplex-Sonographie können Lokalisation und Ausmaß der segmentalen Arterienverschlüsse bestimmt werden.

➤ Aortoarteriographie

Bei der Endangiitis obliterans findet man folgende angiographische Kriterien:

- multilokuläre segmentale Arterienverschlüsse
- vorwiegend peripherer Befall
- nicht erkrankte Gefäße zeigen eine normale Morphologie *oder* multiple kleine Einschnürungen der Gefäßwand proximal der erkrankten Gefäße
- ausgeprägte Kollateralisation mit unterschiedlichen Mustern (parallel zum Gefäß verlaufend – korkenzieherartig, bis in die Peripherie reichend – baumwurzelartig)
- evtl. vasospastische Erscheinungen.

➤ Therapie

Der wichtigste Schritt ist die **Einstellung des Rauchens.** Therapiemaßnahmen mit PGE_1 (Alprostadil® Ilomedin), Thrombozytenaggregationshemmern oder evtl. einer Sympathektomie werden durchgeführt. Sie haben aber eine geringere Effektivität.

➤ Prognose

Die Krankheit **verläuft in Schüben**, die mit neuen Obliterationen einhergehen. Der zeitliche Abstand zwischen den Schüben hat prognostische Bedeutung. Die Prognose ist schlechter als bei der atherosklerotisch bedingten Angiopathie. Vorwiegend liegt ein nur einseitiger Befall vor. In etwa einem Drittel besteht eine Beteiligung der oberen Extremitäten und auch der Gefäße innerer Organe (Gehirn, Pankreas, Herz, Darm). Prognostisch **am ungünstigsten sind kombiniert auftretende Obliterationstypen**.

33.10.2 Takayasu-Arteriitis (M 31.4)

➤ Definiton

Die Takayasu-Arteriitis ist eine entzündliche, obliterierende Gefäßerkrankung unklarer Genese und besonders am Aortenbogen und an seinen Gefäßabgängen lokalisiert. Sie führt zu einer Gefäßobliteration mit fehlenden peripheren Pulsen. Der japanische Ophthalmologe Mikito Takayasu veröffentlichte einen Fall von ischämischer Retinopathie und wurde damit Namensgeber dieser Erkrankung. **Synonyma** sind pulsless disease, Arteriitis brachiocephalica oder Arteriitis of the aorta of young women.

➤ Häufigkeit

Die Inzidenz in den USA wird auf 2,6 Fälle/ 1.000.000 Einwohner pro Jahr geschätzt. In Europa ist diese Erkrankung seltener. Meist tritt sie bei jungen Mädchen im Fernen Osten auf (Brass et al. 1992).

➤ Krankheitsbild

Das klinische Bild verläuft in 2 Phasen. In der **präokklusiven Phase** sind besonders bei Heranwachsenden Fieber, Myalgien, Arthralgien, Gewichtsverlust und pleuroperikardiale Ergüsse typisch. Diese Symptome werden jedoch meistens übersehen. In der **okklusiven Phase** sind die **Hauptkriterien** ein renovaskulär bedingter Hochdruck, Blutdruckdifferenzen an den oberen Extremitäten mit Pulslosigkeit und kalten Händen.

Sind die Karotiden beteiligt, treten **cerebrovaskuläre** Erscheinungen hinzu. Weiterhin können die **retinalen** Gefäße betroffen sein.

Man unterscheidet **vier Typen** (Tabelle 33.16).

➤ Diagnostik

Neben der klinischen Untersuchung, besonders die seitenvergleichende Pulspalpation und Auskultation, helfen in der **Diagnostik** die Duplex-Sonographie sowie die Aortographie zur Lokalisation und Quantifizierung der Gefäßprozesse.

➤ Therapie

Eine stadienbezogene **Therapie** dieser entzündlichen Gefäßveränderungen ist nicht ausgewiesen. Es wird wie bei anderen **Vaskulitiden** eine **Prednisontherapie** in abfallender Dosierung empfohlen, die mit 60 mg/d beginnt und auf 5 mg/d reduziert wird. Dabei wird die Dauer der Therapie nicht einheitlich durchgeführt. Eine Dosierung von 5–10 mg/d über einen Zeitraum von 1–2 Jahren wird empfohlen (Brass et al. 1992).

Aber auch hier stehen neben der medikamentösen Therapie die desobliterierende **Gefäßoperation** sowie die **perkutane transluminale Angioplastie (PTA)** zur Verfügung. Die arterielle Hypertonie muß medikamentös entsprechend konsequent eingestellt werden. Die Kontraindikationen für den Einsatz der ACE-Hemmer müssen hier besonders streng beachtet werden, da auch bilaterale Nierenarterienstenosen auftreten können.

➤ Prognose

Die Prognose hängt im wesentlichen vom Typ und Ausmaß der arteriellen Hypertonie und ihrer Folgen ab. Prognostisch **ungünstig** sind:
- primär schwere Form der Aortoarteriitis
- schwere arterielle Hypertonie
- kardiale Beteiligung mit Herzvergrößerung und ausgeprägter Linksherzhypertrophie.

33.10.3 Arteriitis temporalis (M 31.6)

Die **Arteriitis temporalis** ist eine überwiegend bei älteren Menschen vorkommende Sonderform der Panarteriitis nodosa. Die Entzündung kann auch auf andere Kopfarterien übergreifen und zur Erblindung führen. **Klinisch** stehen auch hier Fieber, Leukozytose, stark beschleunigte BSG, Schmerzen sowie Verhärtungen im Bereich der A. temporalis und anderer Gefäße im Vordergrund. Koronar- und Abdominalgefäße können beteiligt sein. Die **Therapie** besteht in der Exzision der A. temporalis sowie in Gabe von Glucocorticoiden, Antibiotika und Antirheumatika. Die **Prognose** ist günstig. Spontane Rückbildungen kommen vor.

33.10.4 Panarteriitis nodosa (M 30.0)

Bei der **Panarteriitis (Periarteriitis) nodosa** sind histologisch zellige Infiltrationen und Veränderungen der Grundsubstanz aller Wandschichten der mittleren und kleineren Arterien vorhanden, wobei auch knötchenförmige Narben in der Adventitia auftreten können. Die **Ätiologie** ist unklar, wahrscheinlich ist sie allergischer Natur. **Paraklinisch** ist eine Leukozytose mit relativer Eosinophilie, die bis zu 80% betragen kann und bei anderen Krankheiten in dieser Höhe kaum beobachtet wird, das führende Symptom. Besonders betroffen sind jüngere Menschen. Da

Tab. 33.16: Einteilung der Takayasu-Arteriitis

Typ 1	Beschränkung auf den Aortenbogen und dessen Gefäßäste
Typ 2	Beschränkung auf die thorakale und abdominale Aorta und ihre Gefäßäste
Typ 3	ausgedehnte Gefäßläsionen der Aorta descendens und des Aortenbogens
Typ 4	Gefäßläsionen der Typen 1–3 mit Involvierung der Pulmonalarterien

Tab. 33.17: Art der Gefäßverletzung und klinisches Bild

Verletzung	Klinisches Bild
geschlossene Arterienverletzung	arterielle Pseudoembolie oder Thrombose
offene Arterienverletzung mit unterschiedlichen Graden der Kontinuitätsunterbrechung	akute Ischämie im darunter gelegenen Abschnitt, Schocksymptomatik, direkte Blutung oder Hämatombildung, am häufigsten: A. brachialis, A. femoralis und A. poplitea
posttraumatische Nervenschädigung	vasomotorische Fehlregulation
Kausalgie	periphere vasomotorische Fehlregulation mit nach distal ausstrahlenden heftigen Schmerzen
Sudeck-Syndrom	vasomotorische Fehlregulation mit fleckförmiger Osteoporose und Schmerzen
Phantomschmerz	schmerzhafter Amputationsstumpf (oft Neurinom)

praktisch alle Organe befallen sein können, ist das **klinische Bild** vielgestaltig. Es finden sich schwere fieberhafte Zustände, schnelle Gewichtsabnahme, Polyneuritis, Polymyositis, Nephritis und arterielle Hypertonie, Herzrhythmusstörungen, Magen-Darm- und Lungensymptome, häufig Milzschwellung. Die **Behandlung** besteht in erster Linie in der Gabe von Glucocorticoiden, evtl. in Kombination mit Zytostatika, Antimetaboliten und Immunsuppressiva. Der **Verlauf** kann foudroyant sein oder sich über Jahre hinziehen. Die **Prognose** ist ungünstig. Ohne Therapie überlebt nur 1/3 der Patienten 1 Jahr. Der Tod tritt infolge von Multiorganversagen bzw. opportunistischer Infektionen ein.

33.10.5 Kawasaki-Krankheit

S. Kapitel 10.6.

33.10.6 Weitere Krankheiten

Klinische Manifestationen von Vaskulitiden im Bereich der kleinen Gefäße sind u.a.:

- die **Wegener-Klinger-Granulomatose** (nekrotisierende Vaskulitis im Nasen-Rachen-Raum beginnend mit Übergreifen auf Lunge und Nieren, meist bei Männern zwischen dem 30. - 50. Lebensjahr)
- das **Churg-Strauss-Syndrom** (granulomatös-nekrotisierende Vaskulitis mit bevorzugter Manifestation an Lungen und Haut)
- die **Purpura Schoenlein-Henoch** (allergische Vaskulitis auf Arzneimittel, Nahrungsmittel, Infekte, evtl. Autoimmunreaktion)

33.11 Diabetische Mikroangiopathie (E 14.5)

Die diabetische Mikroangiopathie ist die Erkrankung der kleinen Arterien (small vessel disease). Es kommt zum Verschluß der terminalen Hautgefäße und zur Gangränbildung, obwohl die Arterien, z.B. die A. dorsalis pedis, tastbar sind. Für die Endstrombahn wirkt sich zusätzlich negativ aus, wenn die großen Arterien durch die Atherosklerose noch obliteriert werden. Die **diabetische Gangrän ist meist** aufgrund einer diabetischen Polyneuropathie **schmerzlos.**

33.12 Durchblutungsstörungen nach Verletzungen (S 75, S 85)

Traumatische Wandschädigung größerer Arterien und Venen mit Kontusionen, Ruptur u. ä. mit nachfolgenden Nervenläsionen, die sich in peripheren vasomotorischen Störungen zeigen (Tabelle 33.17).

Spätfolgen der Arterienverletzungen:

- Volkmann-Syndrom (arterielle Mangeldurchblutung, Muskelatrophie, Beugekontrakturen)
- Parästhesien, Ulzerationen
- ischämisches Spätsyndrom als Folge peripherer Embolien
- Gangränbildung.

Die **Therapie** richtet sich nach der Art und den möglichen Komplikationen der Verletzung.

33.13 Durchblutungsstörungen nach Kälte- und Nässeeinwirkung (T 35, T 69)

Als Folge von Nässe- und Kälteeinwirkung auf distale Extremitätenteile kommt es zu direkten Gewebeschädigungen, zur Ausbildung eines hyperergischen Ödems, zu thrombotischen Verschlüssen kleiner und größerer Arterien sowie Wandveränderungen. Dazu gehören z. B. Frostbeulen, lokale Erfrierungen der Grade I-IV (Grad I: Erythem, Grad II: Blasenbildung, Grad III: Nekrose und Gangrän, Grad IV: Thrombenbildung und Gefäßverschlüsse), das Kältesensitivitätssyndrom, das Kälteagglutininsyndrom und die Kryoproteinämie.

Die **Therapie** besteht im akuten Stadium vor allem in einer sorgfältigen Allgemein- und Lokalbehandlung mit Lagerung der betroffenen Extremität im Watteverband zum langsamen Auftauen zwecks Vermeidung eines Wiedererwärmungsschadens, in der intravenösen Gabe von ca. 40 °C warmer Ringer-Lösung zur Erwärmung von 1 °C/Stunde, ggf. Kardiotonika, im Azidoseausgleich nach Säure-Basen-Status sowie in der Überwachung auf einer Intensivstation. Weitere Therapiemaßnahmen richten sich nach dem Grad der allgemeinen und lokalen Symptome.

33.14 Ulcus arteriosum

Das Ulcus arteriosum ist ein Gewebsverlust als Folge arteriell bedingter trophischer Störungen. Nur ca. 10% der Ulzera der unteren Extremitäten sind durch Veränderungen im arteriellen System bedingt. Das **Ulcus arteriosum** tritt auf bei **atherosklerotisch bedingten AVK**. Diese Geschwüre sind häufig im Bereich zyanotischer oder schwärzlich nekrotischer Hautpartien vorhanden. Es hat keine typische Lokalisation, bevorzugt aber die Knöchelgegend und andere druckabhängige Partien sowie die Schienbeinkante. Betroffen sind meist ältere Patienten im Stadium III–IV. Neben dieser Genese findet man das Ulcus bei arterieller **Embolie** und **Thrombose**, bei entzündlich-hyperergischen Arteriitiden, bei diabetischer Mikro- und Makroangiopathie sowie nach Traumen, Kälte- und Nässeeinwirkung u. a.

33.15 Akute periphere arterielle Ereignisse

33.15.1 Definition

Unter akuten peripheren arteriellen Ereignissen, embolisch oder thrombotisch bedingt, sind alle plötzlich eingetretenen und sich dramatisch entwickelnden Zustände als Folge einer Unterbrechung der arteriellen Strombahn zu verstehen. Ihnen liegen entweder eine Ischämie infolge eines akuten arteriellen Verschlusses, eine Blutung nach Trauma, Aneurysmenruptur oder die Kombination beider zugrunde. Bei 75% dieser Ereignisse liegt eine Embolie und bei 25% eine Thrombose vor.

Die Symptome hängen im wesentlichen von der Lokalisation, der Schnelligkeit des Verschlusses und damit auch vom Zustand der Kollateralgefäße ab.

33.15.2 Akute arterielle Embolie (I 74.9)

Bis zu 90% der Embolien entstehen aus Herzthromben, insbesondere bei **absoluter Arrhythmie**, z. B. bei Mitralklappenstenose, Mitralklappeninsuffizienz und Herzwandaneurysmen. Weiterhin kommen die **bakterielle Endokarditis** sowie das **Bauchaortenaneurysma** als Emboliequelle infrage. Atherosklerotische Plaques sind seltener der Ursprung. Auch paradoxe Embolien können vorkommen.

Prädilektionsstellen sind Aufzweigungen der Abdominalaorta, der A. iliaca communis, der A. femoralis und der A. poplitea. Bei schnellem Verschluß besteht keine Möglichkeit, Kollateralgefäße zu bilden. Es kommt dann im Versorgungsgebiet der Arterie zu einer Ischämie. Der Verschluß kleiner Arterien durch sekundäre Thrombosen zeigt sich etwa 8–12 Stunden nach dem akuten Ereignis.

➤ Krankheitsbild

Das Krankheitsbild wird von **starken Schmerzen** im ischämischen Gebiet beherrscht. Bei Verschluß der Aortenbifurkation (**Leriche-Syndrom**) sind beide untere Extremitäten betroffen. Die anfänglich intensiven Schmerzen nehmen allmählich ab und gehen in einen kontinuierlichen Ruheschmerz über, der unter Belastung zunimmt. Allmählich geht die Oberflächen- und Tiefensensibilität verloren, die aktive und passive Beweglichkeit ist eingeschränkt. Daneben sind **Kälte, Blässe** und eine **verminderte venöse Füllung** nachweisbar. Der arterielle **Puls** ist unterhalb des Verschlusses nicht mehr palpabel.

An einen **unvollständigen Verschluß** ist zu denken, wenn vordergründig über eine starke Claudicatio-Symptomatik beider Beine, Potenzstörungen und heftige Schmerzen im unteren Rektum und in der Analgegend geklagt wird.

➤ Therapie

■ Prähospitale Maßnahmen

Bereits bei Embolieverdacht muß ein **sofortiger Transport** in eine stationäre Einrichtung erfolgen, die sowohl über Möglichkeiten zur gefäßchirurgischen Behandlung als auch zur Lysetherapie verfügt. **Die durchgeführten Sofortmaßnahmen sind vom erstversorgenden Arzt schriftlich der Klinik mitzuteilen.**

Im Vordergrund steht die **Schmerzbekämpfung** (ggf. Kombination mit Diazepam (Faustan®). Eine leichte **Tieflagerung der ischämischen Extremität** im Watteverband oder Wolltuch sowie Lagerungskontrollen zur Vermeidung von Drucknekrosen sind erforderlich. Zur Verhütung einer Appositionsthrombose sollten **15000–20000 IE Heparin** i.v. verabreicht werden. Bei Zeichen der Herzinsuffizienz sowie Tachyarrhythmia absoluta ist Digitoxin (0,25 g i.v.) das Mittel der Wahl.

Absolut zu vermeiden sind:
- Beinhochlagerung
- örtliche Wärmeanwendung durch Heizkissen, Wärmflasche, Einreibungen
- Depot-Heparin
- wegen der Operationsvorbereitung orale Nahrungs- und Flüssigkeitszufuhr.

■ Hospitalmaßnahmen

In den ersten 10 Stunden sollte unter Beachtung der Kontraindikationen (s. Kap. 14.1.18) Streptokinase oder Urokinase über einen Katheter intraarteriell **lokal** oder **intravenös** appliziert werden. Die zur **Lyse** notwendige Dosis bei intraarterieller Gabe beträgt etwa 1000–10000 IE/Stunde mit einer Initialdosis von 25000 IE, d.h. etwa 1/10 der bei intravenöser Gabe üblichen Dosis. Anschließend erfolgt eine Heparintherapie mit fortgesetzter Antikoagulantiengabe. Sind die beschriebenen Symptome nicht innerhalb weniger Stunden rückläufig, ist eine Angiographie zur Lokalisationsbestimmung und Klärung der Operationsindikation durchzuführen.

Die **Embolektomie** kann chirurgisch bzw. mittels Fogarty-Katheter vorgenommen werden.

Posthospitale Maßnahmen

In der Posthospitalphase ist die begonnene Antikoagulantientherapie nach den entsprechenden Richtlinien (s. Kap. 14.1.18) fortzusetzen. Dazu gehört weiterhin die Behandlung des zur Embolisierung führenden Grundleidens. Falls eine Amputation erforderlich wurde, sind spezifische Rehabilitationsmaßnahmen einzuleiten.

33.15.3 Arterielle Pseudoembolie

Arterielle **Spasmen** infolge von Traumen, intravenöser oder intraarterieller Injektionen oder **Thrombosen** können eine komplette oder inkomplette passagere Ischämie mit klinischen Zeichen einer Embolie vortäuschen.

33.15.4 Arterielle Thrombose (I 74.9)

Eine akute Thrombosierung tritt meist an bereits degenerativ oder entzündlich veränderten Arterien auf.

Das **klinische Bild** ist häufig kaum von der arteriellen Embolie zu unterscheiden.

Die Ausbildung der totalen Ischämie vollzieht sich jedoch bei der Thrombose langsamer.

Auch der Schmerz ist nicht derartig vernichtend, da es in der Regel bereits wegen der vorher bestehenden Gefäßstenosierung zur Ausbildung von Kollateralen gekommen ist. Das Vorhandensein von peripheren Durchblutungsstörungen vor dem akuten Ereignis läßt in erster Linie an eine Thrombosierung denken.

Die **Therapie** erfolgt wie bei arterieller Embolie.

33.15.5 Akute Ischämie der unteren Extremitäten durch Schock oder Herzinsuffizienz

Die bei einem **Schock** oder einer **Herzinsuffizienz** auftretende Hypoperfusion der Peripherie führt nur dann zu Symptomen der akuten Ischämie der unteren Extremitäten, wenn bereits Stenosierungen vorhanden sind, die in Ruhe noch eine ausreichende Durchblutung gewährleisten, bei Hypoperfusion jedoch hämodynamisch wirksam werden. Nach Beseitigung des Schockzustandes sind auch die klinischen Erscheinungen der Ischämie reversibel.

33.15.6 Durchblutungsstörungen der Mesenterialarterien

➤ Mesenterialarterienstenose

Die Mesenterialarterienstenose führt zu von der Nahrungsaufnahme abhängigen Schmerzen im Abdomen, die auch als **Angina abdominalis** bezeichnet werden. Verbunden damit sind in der Regel weitere gastrointestinale Erscheinungen (unregelmäßiger Stuhlgang, Neigung zu Durchfällen, Fett- und Eiweißverdauungsstörungen). *Aus einer Stenosierung kann sich ein kompletter Verschluß der Arterie entwickeln.*

➤ Mesenterialarterienverschluß (K 55.0)

Dem Verschluß können sowohl eine **Embolie** als auch eine **Thrombose**, meist der A. mesenterica superior, zugrunde liegen. Ursächlich kommen auch hier alle zur arteriellen Embolie und Thrombose führenden Grundkrankheiten in Frage. 7–10% aller Embolien betreffen die Mesenterialarterien.

Krankheitsbild

Das klinische Bild ist in erster Linie durch einen schwer lokalisierbaren **Schmerz im Abdomen**, der jedoch am häufigsten im **Epigastrium** und im **Mittelbauch** angegeben wird, gekennzeichnet. Der zunächst intermittierend auftretende Schmerz geht in einen anhaltenden über und strahlt oft in den Rükken aus. Relativ rasch bildet sich das Bild eines **akuten Abdomens mit Schocksymptomatik** aus. Das Abdomen ist jedoch weich und wenig druckempfindlich, so daß eine auffällige Diskrepanz zwischen den objektiven Untersuchungsbefunden und den subjektiven Angaben des Patienten besteht.

Hinweisend auf den Mesenterialarterienverschluß ist ein im Zusammenhang mit der akuten Bauchsymptomatik blutiger Stuhlgang.

Diagnostik

Bei ausreichendem Allgemeinzustand ist eine Zöliakographie zur Lokalisierung der Verschlußstelle durchzuführen.

Therapie der Mesenterialarterienembolie

Liegt der Verschluß im Bereich des Hauptstammes der A. mesenterica, bietet eine **Sofortoperation (Embolektomie)** innerhalb von 6–12 Stunden nach Beginn der Symptomatik noch reelle Überlebenschancen. Bei segmentalen Verschlüssen ist eine Resek-

Tab. 33.18: Ätiologie der Aneurysmen

• Angeborene Aneurysmen			
Angeborene Fehlbildungen		**Angeborene Stoffwechselstörungen**	
• solitär oder multipel ohne andere Fehlbildungen (Bonnet-Dechaume-Blanc-Syndrom)		• Marfan-Syndrom	
• zusammen mit anderen Mißbildungen (Nierenzysten)		• Pseudoxanthoma elastica	
		• Ehlers-Danlos-Syndrom Typ IV, (Sack-Barabas-Syndrom)	
• Erworbene Aneurysmen			
Stoffwechselstörungen	**Entzündung**	**Trauma**	**Andere**
• idiopathische Medianekrose (Erdheim-Gsell)	• Periarteriitis nodosa	• innere und äußere Unfallverletzungen (Schuß-, Stich-, Schnittwunden u. a.)	• Arrosion (Tumor, Fremdkörper, Abszeß, Verkäsung)
• Atherosklerose	• andere Periarteriitiden	• hämodynamische Belastung (poststenotisch, arteriovenöser Shunt)	
	• mykotisch – primär: Septikämie – sekundär: eitrig-embolisch	• iatrogen (Katheter, Angiographie, Gefäßchirurgie)	
	• Lues		

tionsbehandlung auch noch nach mehr als 12 Stunden möglich.

Therapie der Mesenterialarterienthrombose

Je nach Grad und Ausdehnung der Darmwandschädigung kann eine **Thrombendarteriektomie** bzw. eine **aorto-mesenteriale Bypass-Operation** durchgeführt werden.

33.16 Aneurysma (I 72.9)

33.16.1 Definition

Ein Aneurysma ist eine lokal begrenzte Ausweitung des Gefäßlumens auf der Basis einer angeborenen vaskulären Wandschädigung oder Folge einer Gefäßwanderkrankung. Aneurysmen der Aorta sind von großer klinischer Bedeutung, da die Gefahr einer Ruptur besteht.

33.16.2 Hämodynamik

Die aneurysmatische Ausweitung bzw. veränderte Blutstrombahn verursacht eine Stömungsverlangsamung und begünstigt damit die Thrombenbildung, die einerseits zum Verschluß der Gefäße führen und andererseits Quelle einer Embolie sein kann.

33.16.3 Ätiologie

Aneurysmen sind entweder **angeboren** oder **erworben** (Tabelle 33.18).

Arterielle Aneurysmen **atherosklerotischer, entzündlicher, traumatischer, iatrogener** (durch Arterienpunktion, Katheterisierung u. a.), **mykotischer** Genese u. a. können zum Ausgangspunkt peripherer Durchblutungsstörungen werden bzw. zu einer Ruptur führen. Sie haben bei unterschiedlicher Grundkrankheit bevorzugte **Lokalisationen** (Tabelle 33.19).

Man unterscheidet drei Formen von Aneurysmen:

- **Aneurysma verum**

Es betrifft alle Schichten der Gefäßwand. Man unterscheidet nach dem Entstehungsmechanismus:
- Aneurysma sacciforme: lokalisierte Ausweitung der Gefäßwand durch den erhöhten Blutdruck
- Aneurysma fusiforme: ein größerer Abschnitt einer Arterie ist von der Ausweitung betreffen.

Tab. 33.19: Lokalisation der Aneurysmen bei unterschiedlichen Grunderkrankungen

Aneurysma	Lokalisation
atherosklerotisches Aneurysma	Abdominalarterien, A. femoralis, A. poplitea
endangiitisches Aneurysma	A. poplitea, A. axillaris
kongenitales Aneurysma	A. carotis int., Circulus arteriosus Willisii
luetisches Aneurysma	Aorta ascendens, Aortenbogen
mykotisches Aneurysma	A. pulmonalis

- **Aneurysma dissecans**

Bei dieser Form des Aneurysmas entsteht zwischen Adventitia und Media durch einen Intimariß ein neues Lumen. Dies führt zu einer Stase des Blutflusses. Bei weitergehendem Einriß der Intima bekommt das Dissekat wieder Anschluß an das ursprüngliche Gefäß, so daß ein **zweiter Blutkanal** entsteht.

- **Aneurysma spurium (Pseudoaneurysma)**

Das Pseudoaneurysma tritt nach einem traumatischen Defekt aller Schichten der Arterienwand (Unfallfolge) oder iatrogen auf. Es entsteht durch Verbindung mit dem Gefäßlumen ein pulsierendes Hämatom. Auf dieser Grundlage entwickelt sich das Aneurysma spurium, das nicht von Gefäßwandschichten, sondern durch komprimiertes Gewebe der Umgebung bzw. bindegewebig organisierte Thromben begrenzt wird. Im weiteren Verlauf ist eine Verkalkung möglich.

33.16.4 Perforation eines Aortenaneurysmas (I 71.0) und eines Aneurysmas der A. iliaca (I 72.3)

➤ Krankheitsbild

Die Entwicklung eines Aneurysmas in diesen Gefäßabschnitten kann langsam vor sich gehen und längere Zeit klinisch unbemerkt bleiben. **Die Erstmanifestation kann die Ruptur sein.** Partielle Rupturen können durch Thrombosierungen verschlossen werden. Diese in der Regel retroperitoneale Blutung kann eine der Nierenkolik, der Ischialgie oder des akuten Abdomens ähnliche Symptomatik hervorrufen. Selten ist die Blutung einmalig, so daß entsprechende Symptome häufiger auftreten.

Prodromi der Ruptur eines Aortenaneurysmas sind einige Tage anhaltende Rücken- und Oberbauchschmerzen. Der häufigste Zeitpunkt der Ruptur wird mit 8:00 Uhr und 20:00 Uhr angegeben (Manfredini et al. 1999). Ist die Ruptur eingetreten, kommt es zur **Ausbildung einer Schocksymptomatik** mit heftigen Schmerzen im Oberbauch, Rücken und in der Flanke, die gelegentlich in die Leistengegend und Testes ausstrahlen. Im Abdominalbereich ist ein schmerzhafter pulsierender Tumor tastbar. Es kommt zu einer Leukozytose. Hämoglobin und Hämatokrit sind anfangs normal.

➤ Diagnostik

Die Diagnose wird sonographisch mit Farbduplex-Sonographie bzw. MRT gestellt.

➤ Therapie

Zur Vermeidung von Komplikationen und besonders bei eingetretener Ruptur ist die Resektion des Bauchaortenaneurysmas das Mittel der Wahl. Die Rupturgefahr ist bei einem Aortenaußendurchmesser >5 cm erhöht. Die Operationsletalität liegt in der akuten Phase bei 50%. Erfolgt keine chirurgische Therapie, beträgt sie 100%. Deshalb sollte der gefäßchirurgische Eingriff sofort nach der Diagnosestellung, auch ohne klinische Symptome, durchgeführt werden. Bei Hochrisikopatienten kann auch versucht werden, das infrarenal gelegene Bauchaortenaneurysma über die Implantation eines **Stents** auszuschalten (Blum et al. 1997). Dieser Stent kann nach distal verlängert werden und ist somit auch für Bifurkationsaneurysmen einsetzbar.

➤ Prognose

Unbehandelt liegt zwischen der Ruptur und dem Eintritt des Todes ein Zeitraum von etwa 10 Stunden. Ist die Diagnose eines Bauchaortenaneurysmas gestellt und folgt keine chirurgische Intervention, rupturieren ca. 80% innerhalb von 2 Jahren. Die Rupturgefahr steigt mit dem Aortenaußendurchmesser: Bei >5 cm liegt sie bei ca. 10%/Jahr, bei <5 cm ca. bei 3%/Jahr.

33.16.5 Perforation eines Aneurysmas der Arterien der unteren Extremitäten (I 72.4)

Die Aneurysmen der unteren Extremitäten sind meist atherosklerotischer Ursache. In erster Linie sind die A. femoralis und die A. poplitea (Abbildung 33.7) betroffen.

➤ Krankheitsbild

Durch die Perforation des Aneurysmas kommt es zur Kompression der Arterien und Venen im betroffenen Gebiet, so daß es sowohl zu Ischämiezeichen als auch zu Stauungserscheinungen kommt. Die Umgebung der Perforation ist deformiert. Die **Palpation** eines pulsierenden Tumors, meist in der Leistenbeuge oder Kniekehle, gestattet die Diagnose. Ein **systolisches Geräusch** ist nur so lange auskultierbar, wie keine Thromben vorliegen. Durch die Kompression von Nerven bzw. der A. poplitea können Beschwerden entstehen. Die daraus resultierende arterielle Durchblutungsstörung kann sich chronisch oder akut ausbilden.

➤ Therapie

Auch hier steht die Resektion des aneurysmatischen Arterienstückes im Vordergrund, um eine nachfolgende Ischämie u.a. zu verhindern.

33.16.6 Aneurysma dissecans (I 71.0)

Die erste Beschreibung eines Aneurysma dissecans findet sich bei Giovanni Battista Morgagni (1761), der die heute noch gültige klassische Beschreibung dieser Erkrankung gab.

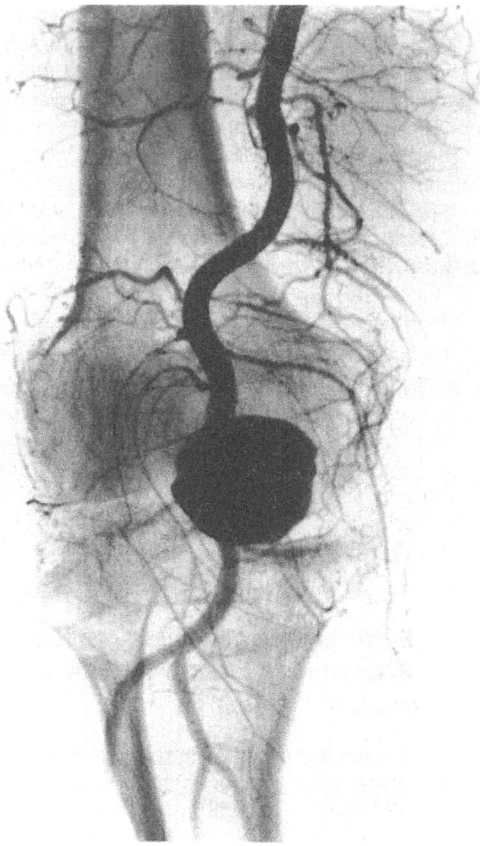

Abb. 33.7: Aneurysma der A. poplitea

➤ Definition

Es handelt sich um ein **intramurales Hämatom bei zystischer Medianekrose Erdheim-Gsell.** Die Intima wird durch eindringendes Blut oder die Ruptur eines Vas vasorum abgetrennt, so daß über eine bestimmte Strecke ein doppelläufiger Blutkanal entsteht.

Die Inzidenz des Aneurysma dissecans wird auf 10–20 Fälle/ Jahr/1 Million Einwohner geschätzt.

➤ Ätiologie

Es liegt eine Medianekrose verschiedener Genese, z.B. bei Marfan-Syndrom, Turner-Syndrom oder Lues, ursächlich zugrunde. 25% der dissezierenden Aortenaneurysmen treten im Zusammenhang mit kardiovaskulären Mißbildungen und besonders der **bikuspidalen Aortenklappe** auf, bei der die Gefahr der Ruptur 9mal höher ist als bei normaler Aortenklappe. Prädisponierend sind die **arterielle Hypertonie**, die Aortensklerose sowie Unfallfolgen.

➤ Lokalisation

Bei über 50% der Fälle liegt die Intimaruptur im Bereich der Aorta ascendens kurz oberhalb der Aortenklappe. Weitere 25% haben eine Ruptur des Ligamentum arteriosum distal der linken A. subclavia.

➤ Klassifikation

Die Einteilung des **Aneurysma dissecans nach De-Bakey** (1982) beruht auf den Kriterien der Eintrittspforte und der Ausdehnung der Dissektion (Tabelle 33.20). Die **Stanford-Einteilung** (Miller et al. 1980) geht vom Befall der Aorta ascendens aus. Es kann ferner zwischen akuter und chronischer Dissektion unterschieden werden, was mit „**ac**“ für akut und „**ch**“ für chronisch der Typbezeichnung vorangestellt wird. Dabei entspricht der Typ A dem De Bekey-Typ I und II sowie der Typ B dem Typ III (Abbildung 33.8).

➤ Krankheitsbild

Männer mit arterieller Hypertonie werden am häufigsten betroffen. Die Art der Beschwerden wechselt nach der Lokalisation. In etwa 25% der Fälle finden sich abdominelle Symptome. Der weitere Verlauf hängt u. a. davon ab, wohin sich das Blut bei vollständiger Ruptur ergießt, z.B. in das Perikard, oder ob die Ruptur unvollständig bleibt.

Verdächtig auf ein Aneurysma dissecans sind **plötzlich auftretende, initial intensive Schmerzen in der Brust**, besonders nach Heben und anderer, oft abrupter oder schwerer körperlicher Belastung, **ausstrahlend ins Genick, ins Abdomen, in den Rücken oder in die Beine**.

Der Schmerz ist bei mehr als 90% vorhanden. Er wird als schneidend, zerreißend oder messerstichartig von den Patienten empfunden und kann mit der Lokalisation der Dissektion wandern.

Am häufigsten ist der Schmerz im vorderen Brustkorb oder im oberen Teil des Rückens lokalisiert, was auf eine Dissektion Typ A der Stanford-Einteilung hinweist.

Bei Lokalisation der Schmerzen mehr im unteren Rückenbereich, in der Flanke und im LWS-Bereich sowie sehr selten suprapubisch liegt eher eine Dissektion vom Typ B vor. Ferner können **akute Ischämiezeichen** und **Paresen** der unteren Extremitäten infolge der Ischämie des Rückenmarks, Verwirrtheit,

Tab. 33.20: Einteilung des Aneurysma dissecans nach DeBakey (Typ I–III) und Stanford (Typ A und B)

Typ I	Eintrittsöffnung in der Aorta ascendens mit Ausdehnung auf den Aortenbogen oder die gesamte Aorta bis zur Bifurkation
Typ II	Eintrittsöffnung in der Aorta ascendens, begrenzt bis zum Abgang des Truncus brachiocephalicus
Typ III	Eintrittsöffnung in der Aorta descendens distal der linken A. subclavia mit Fortsetzung in die Aorta abdominalis oder darüber hinaus
Typ A	Befall der Aorta ascendens von der Dissektion
Typ B	Kein Befall der Aorta ascendens von der Dissektion

Erbrechen, ileusartige Bilder, Sehstörungen, Nierensymptome, Fieber, Leukozytose, Hämaturie, Anämie und Ikterus hinzutreten. Meist führt das Aneurysma dissecans rasch zum **Schock** und zur Bewußtlosigkeit. Nur selten kann es längere Zeit auch ohne lokale Erscheinungen bestehen.

Diagnostisch wertvoll sind die anamnestischen Angaben einer arteriellen Hypertonie, Nachweis einer Schocksymptomatik sowie Blutdruckdifferenzen an den oberen Extremitäten oder das Verschwinden der Pulse innerhalb von Stunden bei meist uncharakteristischem EKG. **Pulslosigkeit**, laute **systolische** und in 10% der Fälle **diastolische Geräusche** infolge der akut entstandenen Aortenklappeninsuffizienz über 2 R 2 sind weitere Befunde.

Differentialdiagnostisch sind ein akuter Myokardinfarkt mit Schock sowie die Lungenembolie abzugrenzen (s. Tabelle 12.26).

➤ Komplikationen

Die Überlebenschance der Patienten mit Aneurysma dissecans hängt letztlich von den **Komplikationen** ab:

- akute Aorteninsuffizienz
- Aortenruptur
- Pulslosigkeit
- neurologische Ausfälle

- Hämoperikard mit oder ohne Herzbeuteltamponade
- Hämatothorax
- Hämoperitoneum
- akute Nekrose der Nierentubuli.

➤ Elektrokardiogramm

Im EKG finden sich oft Veränderungen, die differentialdiagnostisch vom akuten Myokardinfarkt abgegrenzt werden müssen.

➤ Echokardiographie

Die **transthorakale** Echokardiographie ist für die Diagnostik der akuten Aortendissektion nicht in jedem Falle aussagefähig. Es sollte deshalb die **transösophageale** Echokardiographie unbedingt bevorzugt werden. Sie ist besonders zur Darstellung der **Aorta descendens** die Methode der Wahl. Die transthorakale Echokardiographie hat mit einer **Sensitivität** von 59,3% und einer **Spezifität** von 83% gegenüber 97,7% und 76,9% eine geringere Aussagefähigkeit gegenüber der transösophagealen Echokardiographie.

Gelingt die transthorakale Darstellung, so ist in der Frühphase der Ruptur ein intramurales Hämatom sichtbar. Beim Aneurysma dissecans der Aortenwurzel fällt in der **parasternalen langen Achse im M-Mode** eine Verbreiterung der vorderen und/oder hinteren Aortenwand sowie ein vergrößerter Durchmesser der Aortenwurzel auf. Ebenfalls findet man eine Parallelbewegung der um mindestens 10 mm separierten Wandteile, die am Mitralklappenring ineinander übergehen. Das M-Mode reicht wegen der möglichen falsch-positiven oder falsch-negativen Beurteilung nicht aus.

Durch die **2-D-Echokardiographie** kann man eine Aortenwurzeldissektion transthorakal oder besser transösophageal zuverlässig diagnostizieren (Abbildung 33.9). Dabei sind die Doppelkontur der vorderen und/oder hinteren Aortenwand, die Eintrittsstel-

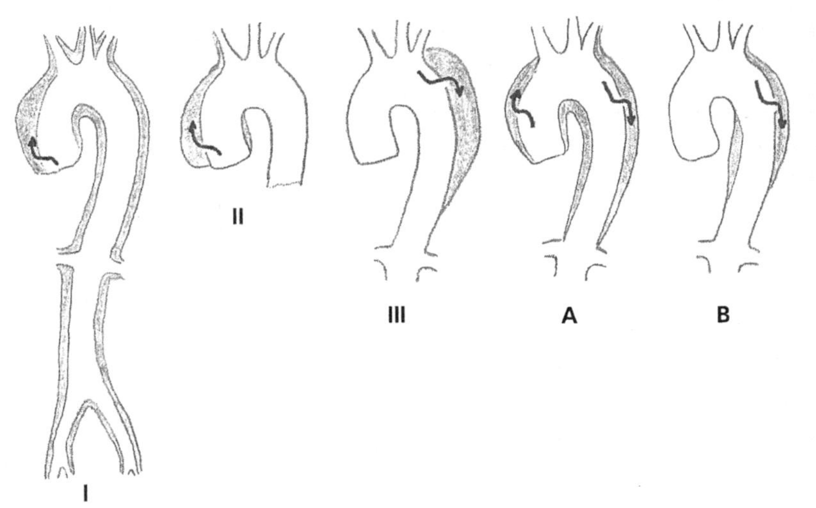

Abb. 33.8: Schematische Darstellung der Einteilung nach DeBakey, I, II, III und Stanford A, B (s. Tabelle 33.20)

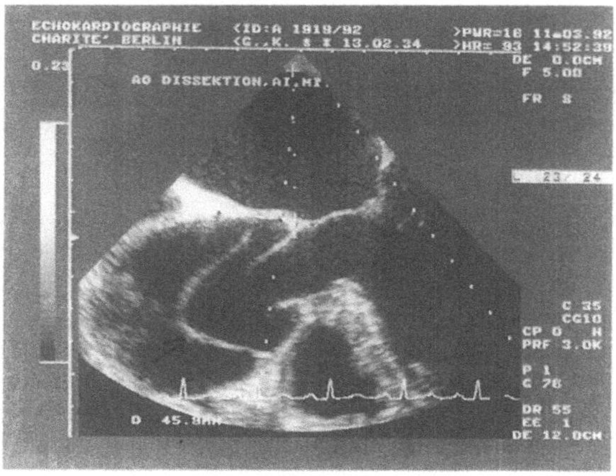

Abb. 33.9: Transösophageales Echokardiogramm einer Aortenwurzeldissektion; Darstellung des breiten Dissekates sowie der Dissekatmembran in der Aorta ascendens

len, flottierende Intimamembranen oder Spontanechos im Dissekat nachweisbar.

Durch die CW-, PW- und Farbdoppler-Echokardiographie können der Blutfluß im falschen und echten Lumen (**Pendelfluß**) sowie die akut entstandene Aortenregurgitation dargestellt werden. Die biplane und besonders die omniplane **transösophageale Echokardiographie** sollte bevorzugt bei hämodynamisch instabilen, bereits intubierten Patienten oder bei Kontraindikationen zum MRT (implantierte Metalle, Patienten mit Klaustrophobie) durchgeführt werden. Sie liefert innerhalb von maximal 15 Minuten die entscheidenden diagnostischen Informationen, um eine schnelle chirurgische Therapie einzuleiten.

➤ Röntgen

Als weitere diagnostische Hilfe steht das Röntgenbild in p.a. und seitlicher Projektion zur Verfügung, das bei sachkundiger Betrachtung Diagnose und Verlaufsbeurteilung ermöglicht. Die Aussagefähigkeit erhöht sich durch den Vergleich mit Voraufnahmen (Abbildung 33.10).

➤ Computertomographie und Magnetresonanztomographie

Computertomographie und **Magnetresonanztomographie** sind aussagefähiger für die Aorta ascendens und den Aortenbogen. Die Magnetresonanztomographie hat mit 98,3% bzw. 97,8% die größte Sensitivität und Spezifität bei der Diagnostik des Aneurysma dissecans. Der Nachweis im CT gelingt mit einer Sensitivität von 93,8% bzw. einer Spezifität von 87,1%.

Die Magnetresonanztomographie zeigt, wie auch die transösophageale Echokardiographie, neben der Dissektion auch die Eintrittspforte und den Grad der Aortenregurgitation. Auch eine bereits eingetretene Thrombosierung des falschen Lumens kann durch diese beiden Methoden gut erfaßt werden.

Die Magnetresonanztomographie ist gegenüber der transösophagealen Echokardiographie für den Patienten weniger belastend und bietet einen Gesamtüberblick über den Gefäßverlauf. Der Vorteil gegenüber der Computertomographie ist die fehlende Kontrastmittel- und Strahlenexposition.

Durch das **Spiral-CT** wurden das Auflösungsvermögen und die Bildqualität wesentlich verbessert, so daß die Erkennung der Dissektionen mit dieser Gerätegeneration der Magnetresonanztomographie vergleichbar sein dürfte. Beide Methoden haben den Nachteil gegenüber der transösophageale Echokardiographie, daß sie nicht intraoperativ oder bei beatmeten Patienten auf der Intensivstation einsetzbar sind. In Tabelle 33.21 sind die Sensitivität und Spezifität der transthorakalen Echokardiographie, trans-

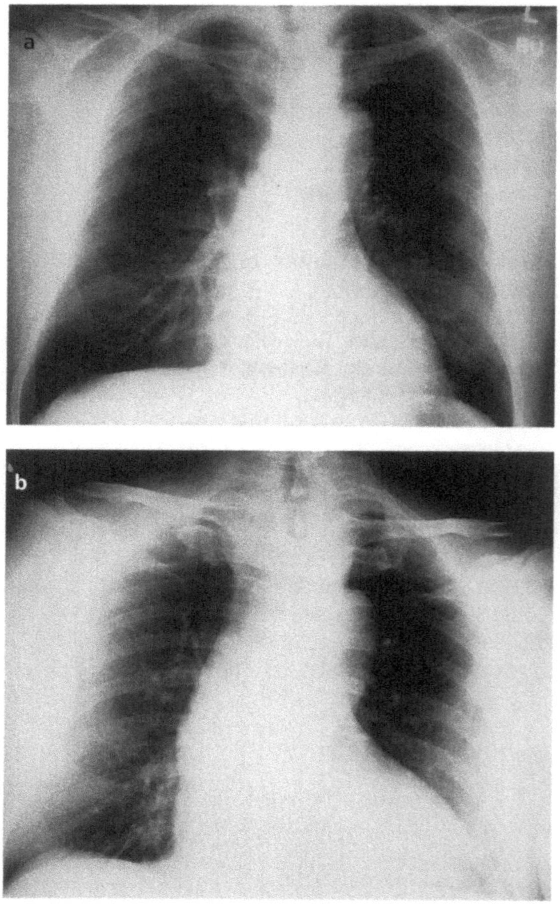

Abb. 33.10: Röntgen-Thorax eines Aneurysma dissecans der Aorta in der Verlaufsbeurteilung eines 1931 geborenen Mannes mit arterieller Hypertonie und Postinfarktzustand.
a – dv-Strahlengang aus dem Jahre 1988, betonter linker Ventrikel, Aorta descendens leicht randbildend, b – im Jahr 1992, Vergrößerung des linken Ventrikels und deutliche Vorwölbung der Aorta ascendens, die zur Ruptur führte

Tab. 33.21: Sensitivität und Spezifität diagnostischer Methoden zur Erfassung des Aneurysma dissecans (nach Nienaber und von Kolodtisch 1994)

Stanford-Klassifikation	verwendete Methode	Sensitivität (%)	Spezifität (%)
Typ A	transthorakale Echokardiographie	78	87
	transösophageale Echokardiographie	96	86
	Computertomographie	83	100
	Magnetresonanztomographie	100	97
Typ B	transthorakale Echokardiographie	10	100
	transösophageale Echokardiographie	100	96
	Computertomographie	96	89
	Magnetresonanztomographie	96	100

ösophagealen Echokardiographie, Computertomographie und Magnetresonanztomographie zur Erfassung des Aneurysma dissecans zusammengestellt.

➤ Aortographie

Auf die Aortographie und die damit verbundene Kontrastmittelgabe kann heute weitestgehend zugunsten der modernen Röntgenverfahren verzichtet werden.

33.16.7 Therapie

➤ Medikamentöse Therapie

Die **stationäre** Therapie richtet sich nach der Symptomatik der Patienten. Die **medikamentöse Therapie** muß, noch bevor die Diagnose vollständig gesichert ist, bereits beim Verdacht auf eine Aortendissektion beginnen, da unbehandelte Patienten eine hohe Frühletalität haben. **Ziel** ist, durch die medikamentös **kontrollierte Senkung des Blutdruckes** auf systolisch um 100 mmHg oder tiefer ohne Zeichen einer Kreislaufinsuffizienz zur Verhinderung einer Erweiterung der Dissektion beizutragen. Dazu gehört weiterhin die Kontrolle der Pulsfrequenz, des PC-Druckes und der Urinausscheidung.

Geeignet sind dazu Infusionen von Nitroglycerin oder Natriumnitroprussid. Bei der Anwendung von Natriumnitroprussid ist aber bei länger als 48stündiger Infusion die Kontrolle des Thiocyanat-Spiegels erforderlich. Wegen der Steigerung der Kontraktilität ist auch ggf. die Gabe von β-Rezeptoren-Blockern und hier besonders Propranolol (Obsidan®) in einer Dosierung von 0,15 mg/kg KG unter hämodynamischer Kontrolle notwendig. Liegen Kontraindikationen für β-Rezeptoren-Blocker vor, sollten Calciumantagonisten, besonders Verapamil (Isoptin®), wegen seiner negativ chronotropen Wirkung Anwendung finden.

Daneben ist die **Bekämpfung der Schmerzen** und der Unruhe eine wesentliche Säule der Therapie. Hierzu sollte wegen seines sehr guten analgetischen Effektes sowie seiner negativ inotropen Wirkung Haloperidol angewendet werden. Nach der Stabilisierung sollte die diagnostische Methode gewählt werden, die die Nutzen-Aufwand-Relation für den Patienten am besten gewährleistet.

➤ Chirurgische Therapie

Die definitive Therapie ist für Typ A und B nach Stanford-Einteilung unterschiedlich. Die **Indikation** zur dringlichen oder elektiven chirurgischen Behandlung muß nach dem Ausmaß der Dissektion in enger Zusammenarbeit mit Herz- und Gefäßchirurgen gestellt werden. Die chirurgische Therapie ist in jedem Fall eine große Herausforderung an das technische Können des Chirurgen.

Das **Typ-A-Aneurysma** ist als **chirurgischer Notfall** zu behandeln. Erreicht die Dissektion den Aortenbogen, darf nur ein sehr erfahrener Chirurg operieren. Bis auf wenige Ausnahmen ist die dringliche chirurgische Intervention erforderlich. Sollten die Vitalfunktionen nicht medikamentös stabilisierbar sein, erhöht sich die Dringlichkeit weiter. Das wichtigste Ziel ist die Verhinderung der Perforation des Aneurysmas in das Perikard mit der Gefahr der Herztamponade. Ist es zu einer Herztamponade gekommen, muß unverzüglich punktiert werden.

Die **klassische Methode** besteht in der Resektion des Teils des dissezierten Gefäßes einschließlich der gerissenen Intima und Verklebung mit Teflonfilz und biologischem Kleber. Bei Einbeziehung der Aortenklappe mit Ausbildung einer Aorteninsuffizienz ist die Implantation eines klappentragenden Aortenkonduits mit Reimplantation der Koronararterien erforderlich.

Typ-B-Aneurysmen können medikamentös behandelt werden, da die Überlebenschance bei bis zu 90% liegt. Diese Patienten sind meist älter, schlechtere Operationskandidaten und sollten solange medikamentös behandelt werden, bis eine der folgenden Komplikationen auftritt, die zur Operation zwingen kann:

- Ruptur des Aneurysma dissecans
- sackförmige Aneurysmavergrößerung
- Progression des Dissekates
- ungenügende Schmerz- und Blutdruckkontrolle.

33.16.8 Postoperative Betreuung

Weder die chirurgische noch die medikamentöse ist eine kausale Therapie. In der medikamentösen Langzeittherapie steht die Kontrolle des Blutdruckes an der möglichst unteren Grenze, die vom Patienten gerade noch toleriert wird, an erster Stelle.

33.16.9 Prognose

Die Prognose ist insgesamt schlecht, da das Aneurysma dissecans oft in wenigen Minuten zum Tode führen kann. Die Diagnose wird also klinisch selten innerhalb dieser kurzen Zeit gesichert. Ohne chirurgische Versorgung sterben 80–90% der Patienten.

Die **perioperative Letalität** ist wegen der verbesserten präoperativen medikamentösen Therapie, der Verfügbarkeit eines biologischen Klebers und verbesserter Operationstechniken heute geringer als in der Vergangenheit. Sie liegt aber durchschnittlich noch bei 25–30% für den akuten Typ A.

Unabhängige **Risikofaktoren** für die Erhöhung der Letalität sind:
- Nierenfunktionsstörungen
- Herztamponade
- Verzögerung der Operation

Die **postoperative Kontrolle** des Operationsergebnisses, besonders im Anastomosenbereich, ist wichtig, da bei den Aneurysmen vom Typ I und III nach DeBakey die Dissektionsmembran fast immer verbleibt und es sekundär zu einer zusätzlichen Aufweitung des falschen Lumens kommen kann. Die Patienten sind durch die Ruptur des falschen Lumens weiterhin gefährdet.

Es kann zur Re-Dissektion, zur Aortenklappeninsuffizienz sowie zu einem großen Postdissektionsaneurysma kommen.

33.17 Arterio-venöse Fisteln (I 77.0, Q 27.3)

33.17.1 Definition

Arterio-venöse Fisteln sind angeborene (Q 27.3), meist multiple, oder erworbene (I 77.0), solitäre Kurzschlußverbindungen zwischen größeren bzw. kleineren Arterien und Venen. Die kongenitalen Formen sind oft mit Hämangiomen kombiniert und treten multipel auf.

33.17.2 Pathophysiologie

Größere Shunts führen zu einer Volumenbelastung des Herzens. Im unterhalb der Fistel gelegenen venösen Abschnitt besteht eine erhöhte Sauerstoffsättigung. **Kongenitale** arterio-venöse Fisteln sind häufig mit einem M. Osler vergesellschaftet und finden sich meist im Gefäßgebiet der A. cerebri media und anterior, der A. carotis externa und der A. pulmonalis. Die **erworbenen** Formen sind vorwiegend im Bereich der Aorta, der V. cava sowie der Extremitäten lokalisiert.

33.17.3 Krankheitsbild

Angeborene arterio-venöse Fisteln machen meist erst nach dem 30. Lebensjahr Beschwerden. Die betreffende Extremität ist wärmer, häufig dicker, die Venen sind prall gefüllt. Der Kapillarbereich ist dagegen ischämisch, **Claudicatio intermittens** und Nekrose in der Peripherie können die Folge sein. Bei längerem Bestehen sind Zeichen einer **venösen Insuffizienz mit Venendrucksteigerungen, Ödemen, Varicen** und **Ulcera crura** vorhanden. Über der Fistel ist ein **kontinuierliches Geräusch** hör- und tastbar, das durch Kompression unterdrückt werden kann.

33.17.4 Komplikationen

Je nach Lokalisation und Größe der arterio-venösen Fistel kommt es zur Ausbildung einer zunächst Rechtsherz-, später Linksherzinsuffizienz. Weiterhin kann es zur Ruptur der Fistel infolge einer Gefäßwanddegeneration kommen.

33.17.5 Therapie

Bei hämodynamisch wirksamer arterio-venöser Fistel ist eine operative Korrektur anzustreben. Die Folgezustände (z.B. Herzinsuffizienz) werden konservativ behandelt.

33.18 Sogenannte funktionelle Durchblutungsstörungen

33.18.1 Definition

Hierunter sind Zustände zu verstehen, die durch abnorme Antworten des Gefäßsystems auf physiologische Reize gekennzeichnet sind. Synonyma dafür sind: „Angioneurose“, „Neurozirkulatorische Dystonie“, „Gefäßlabilität“ u.a.

33.18.2 Pathophysiologische Grundlagen

Das **Charakteristikum** dieser „angiopathischen“ Reaktionslage besteht darin, daß auf alle Reize hin die Weitenreaktion der Arteriolen überwertig erfolgt. Pathologische Abweichungen sind dabei weder in den Gefäßnerven und ihren Ganglien noch in den Gefäßwänden, weder im Blut noch im Gewebestoffwechsel erkennbar. Ein Leitsymptom ist die **Akroparästhesie**.

33.18.3 Akrozyanose (I 73.8)

Die Akrozyanose ist die Folge eines gestörten Vasomotorensystems, und zwar liegen sowohl eine Arteriolenkonstriktion als auch eine Erweiterung der Kapillaren und Venolen vor. Sie ist die häufigste Form der funktionellen peripheren Durchblutungsstörungen.

➤ Krankheitsbild

Hände und Füße sowie Nase und Ohren sind bei Umgebungstemperaturen bis zu 20 °C ständig livide verfärbt. Daneben bestehen teigige Schwellung und starke Schweißabsonderung.

Betroffen sind vor allem **Jugendliche in der Pubertät** (Jungen und Mädchen gleich häufig). Im Erwachsenenalter sind die Störungen häufiger bei Frauen als bei Männern. Werden die Extremitäten über die Horizontale hinaus hochgehoben, gehen die Veränderungen sofort zurück. Der gleiche Effekt tritt bei einer Erwärmung über 20 °C auf. Es kann allerdings auch zu nässenden, schmerzenden Nekrosen kommen. Kälte verschlechtert den Zustand.

➤ Therapie

Therapeutisch kommt in erster Linie ein Gefäßtraining in Frage, das besonders Wechselbäder, Bürstenmassagen sowie sportliche Betätigung umfaßt. Nekrosen erfordern eine entsprechende Lokalbehandlung.

➤ Prognose

Bei der Mehrzahl der Patienten geht die Symptomatik nach der Pubertät spontan zurück. Dauert die Erkrankung über diesen Zeitpunkt an, ist dies auf äußere Einflüsse wie Kälte, auf den Allgemeinzustand, auf bestehende Erkrankungen sowie besonders physische und psychische Belastungen zurückzuführen.

33.18.4 Digitus mortuus (Reilscher toter Finger) (I 73.9)

➤ Definition

„Absterben" eines oder mehrerer Finger infolge eines Spasmus der arteriellen Fingergefäße.

➤ Pathophysiologie

Der Spasmus der arteriellen Fingergefäße erfaßt auch die Endstrombahn und die Venen. Wo die Störung exakt lokalisiert ist (Gefäßwand selbst bzw. entsprechendes Ganglion), ist noch nicht bekannt.

➤ Krankheitsbild

Betroffen sind meist Jugendliche in der Pubertät (Jungen und Mädchen gleich häufig). Ab zweitem Dezennium sind die Frauen häufiger befallen. Ausgelöst werden die Anfälle überwiegend durch Kälteeinwirkungen. Psychische Einflüsse sind selten dafür verantwortlich. Meist tritt der Spasmus am II.–IV. Finger, nur selten an einem, auf. An den unteren Extremitäten besteht ein eisiges Kältegefühl. Die Finger sind anfangs leichenblaß und kalt, die Pulse tastbar. Die Störung dauert in der Regel nur kurz, kann aber auch über Stunden anhalten. Anschließend kehrt die normale Hautfarbe zurück.

➤ Therapie

Spezielle medikamentöse Maßnahmen sind nicht erforderlich. Ein intensives physikalisches Training der Gefäße kann jedoch in Verbindung mit einer Psychotherapie die Störung weitgehend bessern.

33.18.5 Morbus Raynaud (I 73.0)

➤ Definition

Unter Raynaud-Syndrom versteht man anfallsartige ischämische Attacken der Finger, die durch Kälte oder Emotionen ausgelöst werden. Man unterscheidet zwischen einem primären, rein vasospastischen Raynaud-Syndrom (Morbus Raynaud) und einem sekundären Raynaud-Syndrom als Ausdruck verschiedener Grunderkrankungen, die zu organischen Veränderungen der Finger führen.

➤ Ätiologie

Die Ursache des **primären Raynaud-Syndroms** wird in erster Linie in einem erhöhten, zentralvenös ausgelösten Gefäßtonus gesehen. In den Frühstadien findet man keine pathologisch-anatomischen Veränderungen, später sind Intimaverdickungen der Fingerarterien vorhanden. Es sind vor allem Frauen nach der Pubertät mit ca. 5% fast doppelt so häufig wie Männer betroffen. Meist klingen die Beschwerden nach der Menopause ab. Familiäre Häufung wird oft beobachtet.

Grunderkrankungen beim **sekundären Raynaud-Syndrom** sind z. B. arterielle Gefäßobliterationen, Schäden nach Traumen (Vibrationen) oder Operationen, bei Kompressionen der oberen Thoraxapertur (**thoracic outlet syndrome**), neurogene Schäden (z. B. Halsrippe), Intoxikationen, aber auch bei Lupus erythematodes visceralis, Sklerodermie, Thrombangiitis obliterans und das Sjögren-Syndrom u. a. Meist sind Patienten höheren Alters betroffen (oft >50 Jahre). **Symptomatisch** kann ein Raynaud-Syndrom auch bei der Behandlung mit β-Rezeptoren-Blockern oder Mutterkornalkaloiden (Ergotamin, Dihydroergotamin, Bromocriptin) auftreten.

➤ Krankheitsbild

Der Gefäßspasmus ist durch Kälte oder emotionale Faktoren auslösbar. Der Anfall, der phasenhaft Blässe, Zyanose und Rötung durchläuft (Trikolore-Phänomen), betrifft in den Frühstadien nur die Fingerspitzen, später die Finger unter Aussparung des Daumens, dann die ganze Hand. Das typische Trikolore-Phänomen ist jedoch nicht obligat. In schweren

Tab. 33.22: Unterscheidungsmerkmale zwischen primärem und sekundärem Raynaud-Syndrom (nach Creutzig 1993)

Kriterien	primär	sekundär
Erkrankungsalter	10–45 Jahre	abhängig vom Grundleiden
Befall der Finger	symmetrisch, D 2-D 5	asymmetrisch
Organmanifestation	nie vorhanden	abhängig vom Grundleiden
akrale Nekrosen	nie	häufig
serologische Veränderungen	keine	abhängig vom Grundleiden möglich
akrale Phlethysmographie nach Nitro-Applikation	normal	häufig pathologisch
Kapillarmikroskopie	keine Veränderungen der Morphologie	häufig Kapillaranomalitäten
Handarteriographie	Vasospasmen, keine organischen Veränderungen	organische Arterienveränderungen, Vasospasmen

Fällen des sekundären Raynaud-Syndroms können auch Nekrosen an den Fingerspitzen nachweisbar werden. Schmerzen sind nicht obligat, eher treten Akroparästhesien auf (Tabelle 33.22).

➤ Diagnostik

Diagnostische Möglichkeiten:
- Provokationstests mit eiskaltem Wasser
- Kapillarmikroskopie der Nagelfalzkapillaren (Auftreten von Riesenkapillaren, avaskulären Feldern, Hämorrhagien)
- Doppler-Ultraschall der Hand- und Fingergefäße nach lokaler Kälteexposition oder arterieller Okklusion
- Fingerphlethysmographie
- Serologische Untersuchungen
- Arteriographie.

➤ Therapie

Im Vordergrund steht der Schutz vor Kälte, Nässe und Verletzungen. Indirekte Erwärmungen über heiße Getränke und Fußbäder sowie physikalische Maßnahmen wirken sich günstig aus.

Für die Behandlung des Raynaud-Syndroms haben sich Calciumantagonisten (z.B. Nifedipin) als Mittel der ersten Wahl oder die Anwendung von Nitroglycerinsalbe oder Nitropräparaten oral erwiesen.

Das Raynaud-Syndrom sollte in Form einer Stufentherapie behandelt werden (nach Creutzig 1993a):

1. Ausschaltung lokaler Triggermechanismen, Rauchverbot, Entspannungsübungen
2. Nifedipin 10–30(–80) mg/d *oder* 2%ige Nitroglycerinsalbe
3. Diltiazem 180 mg/d *oder* Prazosin 3 mg/d *oder* Captopril bis 75 mg/d,

Bei trophischen Störungen zusätzlich Prostaglandin E_1 (Prostavasin®) i.v. einmal täglich 60 µg über 3 Stunden *oder* zweimal täglich 40 µg über 2 Stunden.

Literatur

Arboix, A., L. Garcia-Eroles, J. Massons, M. Oliveres, C. Targa: Acute stroke in very old people: clinical features and predictors of in-hospital mortality. J. Am. Geriatr. Soc. 48 (2000) 36–41.

Baptista, M.W., G. van Melle, J. Bogousslavsky: Prediction of in-hospital mortality after first-ever stroke: the Lausanne Stroke Registry. J. Neurol. Sci. 166 (1999) 107–114.

Barnett, H.J.M., M. Eliasziw, H.E. Meldrum: Drug Therapy: Drugs and Surgery in the Prevention of Ischemic Stroke. N. Engl. J. Med. 332 (1995) 238–248.

Bergeron, P., J.P. Becquemin, J.M. Jausseran, G. Biasi, J.M. Cardon, L. Castelli, R. Martinez, P. Fiorani, P. Kniemeyer: Percutaneous stenting of the internal carotid artery: the European CAST I Study. Carotid Artery Stent Trial. J. Endovasc. Surg. 6 (1999) 155–159.

Blum, U., G. Voshage, J. Lammer, F. Beyersdorf, D. Töllner, G. Kretschmer, G. Spillner, P. Poletrauer, G. Nagel, T. Holzenbein, S. Thurnher, M. Langner: Endoluminal stent-graft for infrarenal abdominal aortic aneurysms. N. Engl. J. Med. 336 (1997) 13–20.

Bönner, C.: Angiologische Funktionsprüfungen und Untersuchungsmethoden. In: Fritze, E., B. May: Die ärztliche Begutachtung. Steinkopff Verlag Darmstadt, 1992, S. 236 -244.

Brass, H., T. Schleiffer, J. Giesinger: Takayasu-Aortoarteriitis. Med. Klin. 87 (1992) 155–257.

Bronner, L.L., D.S. Kanter, J.A. Manson: Primary prevention of stroke. N. Engl. J. Med. 333 (1995) 1392–1440.

Castellan, L., A. Casasco, V. Toso, L. Bernardi: Stenting of the extracranial internal carotid artery for dissecting aneurysm. Itasl. J. Neurol. Sci. 30 (1999) 251–253.

Creutzig, A.: Diagnostik des Raynaud-Syndroms. Dtsch med. Wschr. 118 (1993) 1449–1454.

Creutzig, A. : Therapie des Raynaud-Syndroms. Dtsch med. Wschr. 118 (1993a) 1487–1490.

DeBakey, M.E., Ch.H. McCollum, E.St. Crawford, G.C. Morris, J. Howell, G.P. Noon, G. Lawrie: Dissection and dissecting aneurysms of the aorta. Twenty years follow-up of 527 patients treated surgically. Surgery 92 (1982) 1118–1134.

(ECST) European Carotid Surgical Trialists Collaborative Group, MRC European Carotid Surgical Trial: Interim results for symptomatic patients with severe (70–99%) or with mild (0–29%) carotid stenosis. Lancet 337 (1991) 1235–1243.

Gilman, S.: Imaging the brain. N. Engl. J. Med. 338 (1998) 812–820.

Grüntzig, A., H. Hopff: Perkutane Rekanalisation chronischer arterieller Verschlüsse mit einem neuen Dilatationskatheter. Dtsch. med. Wschr. 99 (1974) 2502–2505.

Hill, B.B., C. Olcott, R.L. Dalman, E.J. Harris jr., C.K. Zarins: Reoperation for carotid stenosis is as safe as primary carotid endarterectomy. J. Vasc. Surg. 30 (1999) 26–35

Hunt, W.E., R.M. Hess: Surgical risk as related to time of intervention in the repair of intracranial aneurysms. J. Neurosurg. 28 (1968) 14–19.

Kappert, A.: Lehrbuch und Atlas der Angiologie. Huber, Bern-Stuttgart-Wien 1976.

Malek, A.M., R.T. Higashida, C.C. Phatouros, T.E. Lempert, P.M. Meyers, D.R. Gress, C.F. Dowd, V.V. Halbach: Treatment of posterior circulation ischemia with extracranial percutaneous balloon angioplasty and stent placement. Stroke 30 (1999) 2073-2085.

Manfredini, R., F. Portaluppi, P. Zamboni, R. Salmi, M. Gallerani: Circadian variation in spontaneous rupture of abdominal aorta. Lancet 353 (1999) 643–644.

(MAST): Thrombolytic therapy with streptokinase in acute ischemic stroke. Multicenter Acute Stroke Trial-Europe Study Group. N. Engl. J. Med. 335 (1996) 145–150.

Mayer-Reichenauer, M., A. Dachenhausen, P. Bosak, G. Funk, S. Schwarz, M. Aichinger-Steiner, A. Seiser, M. Brainin: Zeitliche Verzögerung von ischämischen Insulten an einer Stroke Unit. Dtsch. med. Wschr. 124 (1999) 1226–1229.

McCabe, D.J., M.M. Brown, A. Clifton: Fatal cerebral reperfusion hemorrhage after carotid stenting. Stroke 30 (1999) 2483–2486.

Melissano, G., R. Chiesa, I. Sheiban, A. Colombo, D. Astore: Intraoperative stenting of the internal carotid artery after unsuccessful eversion endarterectomy. J. Vasc. Surg. 30 (1999) 355–356.

Menger, M.D., S. Jäger, K. Scherer, P. Walter, B. Kramann : Die Bedeutung der gefäßchirurgischen Behandlung von Komplikationen nach perkutaner transluminaler Angioplastie der unteren Extremität. VASA 18 (1989) 215–220.

Miller, D.C., E.B. Stinson, N.E. Shumway: Realistic expectations of surgical treatment of aortic dissection. The Stanford experience. World J. Surg. 4 (1980) 571–578.

Morgagni, G.B.: De sedibus et causis morborum. Venedig 1761.

Nienaber, Ch.A., Y. von Koloditsch: Diagnostik der akuten thorakalen Aortendissektion. Fortschr. Med. 112 (1994) 451–453.

(NASCET) North American Symptomatic carotid Endarterectomy Trial Collaborators: Beneficial effect of carotid endarterectomy in symptomatic patients with high-grade carotid stenosis. N. Engl. J. Med. 325 (1991) 445–453.

New, G., G.S. Roubin, S.S. Iyer, J.J. Vitek: Carotid artery stenting: rationale, indications, and results. Compr. Ther. 25 (1999) 438–445.

Olin, J.W.: Thromboangiitis obliterans (Buerger's Disease). N. Engl. J. Med. 343 (2000) 864–869.

Petty, G.W., R.D. Brown jr., J.P. Whisnant, J.D. Sicks, W.M. O'Fallon, D.O. Wiebers: Survival and recurrence after first cerebral infarction: a population-based study in Rochester, Minnesota, 1975 through 1989. Neurology 50 (1998) 208–216.

Petty, G.W., R.D. Brown jr., J.P. Whisnant, J.D. Sicks, W.M. O'Fallon, D.O. Wiebers: Ischemic stroke subtypes: a populationbased study of functional outcome, survival, and recurrence. Stroke 31 (2000) 1062–1068.

Rothwell, P.M., C.P. Warlow: Carotid endarterectomy in patients with recently symptomatic moderate (30–69%) carotid stenosis: no overall benefit. Europ. Heart J. 18 (1997) 355–356.

rt-PA Stroke Study Group. The National Institute of Neurological Disorders and Stroke. Tissue plasminogen activator for acute ischemia. N. Engl. J. Med. 333 (1995) 1581–1587.

Schulenburg, J.M. Graf v. d., H.-D. Klimm, I. Schulenburg: Behandlungskosten und Lebensqualität von Patienten mit pAVK. vasomed 11–12 (1995) 456–460.

SHEP Cooperative Research Group: Prevention of stroke by antihypertensive drug treatment in older persons with isolated systolic hypertension. Final results of Systolic Hypertension in the Elderly Program (SHEP). J. Amer. Med. Ass. 265 (1991) 3255-3264.

Torsello, G.: Wie gut sind Deutschlands Karotischirurgen? MMW-Fortschr.Med. 141 (1999) 28–32.

Wilson, P.W.F., J.M. Hoeg, R.B. D'Agostino, H. Silershatz, A.M. belanger, H. Poehlman, D. O'Leary, P.A. Wolf: Cumulative effects of high cholesterol levels, high blood pressure, and cigarette smoking in carotid stenosis. N. Engl. J. Med. 337 (1997) 516–522.

Weimann, G.: Strategien der Rehabilitation nach Schlaganfall. Fortschr. Med. 112 (1994) 101–105.

Wolf, P.A., R.D. Abbott, W.B. Kannel: Atrial fibrillation. A major contributor to stroke in elderly. Arch. Intern. Med. 147 (1987) 1561–1564.

Yasargil, M.G.: Microneurosurgery. Vol. II. Georg Thieme Verlag, Stuttgart 1984, S. 7ff.

34 Erkrankungen der Venen

34.1 Häufigkeit

Die Venenerkrankungen haben aufgrund ihrer Häufigkeit den Charakter einer Volkserkrankung.

Eine **Varicosis** wurde bei mehr als 50% der in Allgemeinarztpraxen und Krankenhäusern untersuchten Patienten festgestellt, wobei der Anteil der Frauen 17–72% und der der Männer 4,2–38% betrug (Wienert 1999). In einer Edinburgher Querschnittsstudie (Evans et al. 1999) wurde ein Anteil der Männer mit Stammvaricen von 40% und der Frauen von 32% gefunden. Die **primäre** Varicosis macht insgesamt 95%, die **sekundäre** Varicosis nur 5% aus. Die Prävalenz der **chronisch venösen Insuffizienz** lag in dieser Studie bei Männern bei 9% und bei Frauen bei 7%. Insgesamt liegt der Anteil bei 15% der Bevölkerung (Marshall 1993).

Thrombophlebitis und **Thrombosen** kommen mit einer durchschnittlichen Häufigkeit von 3,3% vor (4,6% bei Frauen, 1,9% bei Männern). Etwa 1,5 Mio. Deutsche leiden unter einem **Ulcus cruris**. Die größere Inzidenz von Venenleiden bei Frauen, die mehrheitlich in der Literatur zu finden ist, wird in erster Linie durch das weibliche Sexualhormon bedingt, welches zur Auflockerung der Venenwände beiträgt. Eine höhere Inzidenz wird für die europäischen Länder mit hohem Lebensstandard sowie für Nordamerika angegeben. Die Häufigkeit in afrikanischen und asiatischen Ländern beträgt hingegen etwa ein Zehntel. Genaue Ursachen dieser Differenzen sind jedoch noch nicht geklärt. Ob auch hier, wie bei der Atherosklerose, sog. Zivilisationsfaktoren eine Rolle spielen, bleibt offen. Die Häufigkeitszunahme ist u.a. auch mit ein Ergebnis der verbesserten Diagnostik sowie der Verlängerung der Lebenserwartung. Bei älteren Patienten findet man Thrombosierungen der Unterschenkelvenen nach größeren Operationen von 20–40%, nach Oberschenkel- und Oberschenkelhalsfrakturen von 60–70% und bei akutem Myokardinfarkt von 20%.

34.2 Anatomie der Venen der unteren Extremitäten

Die Struktur der Venen ähnelt im Prinzip der der Arterien, d.h., ihre Wand wird aus drei Schichten gebildet. Ein für die Venen charakteristisches Zeichen ist die Klappenbildung durch das Endothel. Diese **Venenklappen** sind meist bikuspidal. Dem Venenklappenapparat kommt eine große Bedeutung beim Rückstrom des Blutes zum Herzen zu. Die größten Venenklappen finden sich in den distalen Abschnitten der Venen der unteren Extremitäten. Die Media besteht aus Zellen der glatten Muskulatur, die spiralförmig angeordnet sind. Daneben enthalten sie Kollagen und elastische Fasern. In den distalen Venenabschnitten der unteren Extremitäten ist die Muskelschicht am stärksten. Die Wanddicke ist dem Venendruck im betreffenden Gebiet proportional, die sich in Abhängigkeit von der Venendruckhöhe im Lebensgang verändert. Die Adventitia besteht aus Kollagen und elastischen Fasern sowie stellenweise aus longitudinal angeordneten Muskelzellen. In der Adventitia verlaufen die Vasa vasorum und Endnerven der sympathischen Fasern.

Das venöse System der unteren Extremitäten besteht aus dem **oberflächlichen** und dem **tiefen System**. Am Fußrücken befindet sich ein *oberflächliches* ausgedehntes **Venennetz**. Aus ihm gehen die zwei großen Venenstämme – die V. saphena magna und parva – hervor. Die **V. saphena parva** entsteht am lateralen Fußrand und zieht sich von dort auf die Rückseite des Unterschenkels bis kurz unterhalb der Kniekehle. Sie mündet in die V. poplitea. Die **V. saphena magna** bildet sich am medialen Fußrand und zeigt von dort zur Innenseite des Unterschenkels. Sie verläuft dann weiter an der Innenfläche des Oberschenkels und mündet schließlich in die **V. femoralis**. Die **tiefen Venen** entsprechen den Arterien; sie sind von der Peripherie bis einschließlich zu den drei Hauptästen des Unterschenkels paarig oder mehrfach. Nur die V. poplitea und die V. femoralis sind unpaarige Gefäße. Die Hautvenen verlaufen ohne Zuordnung zu den Arterien. Sie sind mit den tiefen Venen durch multiple Anastomosen verbunden. Durch die Muskelarbeit wird der Rückstrom des Blutes gewährleistet.

34.3 Physiologie der Venen

34.3.1 Venen als Blutreservoir

Das venöse System kann 70% des gesamten Blutvolumens aufnehmen, das entspricht einer Menge von ca. 4 l Blut bei einem Körpergewicht von 70 kg. Die Venen haben damit mehr als das Doppelte an Kapazität. Dieser Unterschied betrifft vor allem die Mikrozirkulation. Der größte Teil des Blutes ist in Gefäßen unter 200 μm Durchmesser enthalten.

34.3.2 Dehnbarkeit der Venen

Wegen ihrer größeren Elastizität sind Venen bedeutend dehnbarer als Arterien. Deshalb können Venen große Blutmengen ohne wesentliche Druckveränderungen aufnehmen. Ein Beispiel dafür ist die z.T. kollabierten Venen auf dem Herzniveau. Auch Querschnittsveränderungen allein können zusätzlich zur Aufnahme größerer Blutmengen führen. Der Querschnitt wird entweder oval, einer partiellen Füllung entsprechend, oder rund, was einer vollständigen Füllung entspricht. Die Elastizität des Gefäßes zeigt sich erst dann, wenn bereits ein runder Querschnitt vorliegt und die Vene weiter gedehnt wird. Die Dehnbarkeit eines jeden Hohlorgans ist durch die Druckänderung definiert, die durch eine schrittweise Volumensteigerung eintritt. Aus Versuchen zur Druck-Volumen-Beziehung bei Venen ergibt sich, daß nur bei niedrigem Druck Venen dehnbarer sind als Arterien, für höhere Druckbereiche trifft diese Feststellung nicht zu. Die Schwerkraft bedingt den hydrostatischen Druck, der in den Venen unterhalb des Herzniveaus zu einer Erweiterung, oberhalb zum Kollabieren beiträgt. Fällt die Schwerkraft weg, werden die Venen im Körper- und Lungenkreislauf nur noch von einem geringen hydraulischen Druck von ca. 2 cm Wassersäule offen gehalten.

34.3.3 Venöse Vasomotorenregulation

Der **Gefäßtonus**, der als Kontraktionsgrad der glatten Gefäßwandmuskulatur definiert werden kann, wird überwiegend über eine α-adrenerge Stimulation bestimmt, die vor allem auf neuralem, weniger auf humoralem Wege vermittelt wird. Der myogen bedingte Eigentonus ist jedoch bei den Venen von untergeordneter Bedeutung. Er scheint sich lediglich auf die postkapillären Venolen zu beschränken. Auf der venösen Seite dominieren die neuralen vasokonstriktorischen Einflüsse so sehr, daß sie alle lokalen vasodilatatorischen Faktoren völlig überdecken würden. Eine Stimulierung des Sympathikus unter klinischen oder experimentellen Bedingungen führt zu folgenden Effekten:

- Es kommt zu einer **Venokonstriktion**, die eine Mobilisierung des Blutes aus seinen Reservoiren zur Folge hat.
- Es kommt zu einer **präkapillaren Vasokonstriktion** mit verstärktem Abfall des venösen Druckes und nachfolgender Erniedrigung des Kapillardrukkes, was zu einer vermehrten Absorption von extravasaler Flüssigkeit führt.

Die Bedeutung des erhöhten Sympathikotonus läßt sich daraus ermessen, daß dadurch rund ein Drittel des regionalen Blutvolumens mobilisiert werden kann. Diese Tatsache, in die auch die sympathische Stimulation des Herzens einbezogen ist, ist eine wesentliche Phase der Notfallreaktion.

Die Mobilisation des venösen Blutes auf diese Reaktion kommt durch die Wirkung **zweier Mechanismen** zustande:

1. die aktive Venokonstriktion,
2. den passiven venösen Wandkollaps.

Diese aktive Vasokonstriktion bewirkt nur eine geringfügige Verminderung der venösen Kapazität. Die passive Entleerung der Venen, die durch ihr Kollabieren bedingt ist, ist bei niedrigerem Venendruck ausgeprägter. Die Blutentleerung erfolgt durch die Konstriktion der Präkapillaren sekundär auf die Abnahme des Venendruckes hin.

34.3.4 Venöses Stromvolumen

Die Venen werden in einem größeren Maße von extravasalen Kräften beeinflußt als die Arterien. Deshalb gewinnt die Bestimmung des transmuralen Druckes an Bedeutung, der die Differenz aus dem intravasalen Druck und dem Gewebsdruck ist. Nimmt der transmurale Druck ab, so verändert sich auch der Gefäßquerschnitt von der Kreis- bis zur Spaltform. Über diesen Mechanismus wird der venöse Widerstand kontinuierlich angepaßt, so daß unter normalen Bedingungen ein konstanter Blutstrom erhalten bleibt. Übersteigt jedoch der venöse Druck den Gewebsdruck, so kommt es zum Absinken des Stromvolumens proportional zur Abnahme des arterio-venösen Druckgradienten, da sich die Venen nicht stärker erweitern können.

Der Strömungswiderstand in einem Gefäßabschnitt ist im wesentlichen vom **Reibungswiderstand** an der Gefäßwand und von der inneren Reibung abhängig, die auf den **Scherkräften** in der Flüssigkeit beruht. Diese Größe wird auch **Viskosität** genannt, die der zweite Faktor ist. Die *langsame Strömung und damit auch die höchste Viskosität ist auf der venösen Kreislaufseite*. Die Venenklappen, die in den Extremitäten besonders gut ausgebildet sind, wandeln extramurale Kräfte mit ihrer gerichteten Stromwirkung in Strömungsenergie um. Dort, wo Venenklappen fehlen, begünstigen Kompressionskräfte, besonders die Wadenmuskelpumpe, die zentripetale Strömung zum rechten Vorhof. Dieser Vorgang beruht auf der physikalischen Gesetzmäßigkeit, daß der Widerstand gegen eine rückläufige Strömung größer ist als der Widerstand gegen vorwärts gerichtete Strömungen. *In den unteren Extremitäten ist die Strömungsgeschwindigkeit während der Exspiration am größten*. Dieses physiologische Verhalten kann bei der Diagnostik der Venenklappeninsuffizienz und von Thrombosierungen genutzt werden, da z. B. die Schwankungen der Strömungsgeschwindigkeit dann abgeschwächt bzw. aufgehoben sind, was mit der Ultraschall-Doppler-Methode erfaßt werden kann.

34.4 Pathomorphologische Aspekte der chronischen venösen Insuffizienz

Morphologische Hauptmerkmale der chronisch venösen Insuffizienz (Tabelle 34.1):

- Varicosis
- Venenwandveränderungen im Sinne der Wandfibrose (Phlebosklerose)
- Venenklappenveränderungen (Venenklappenfibrose, Schrumpfungen)
- Veränderungen am venösen Abschnitt der Endstrombahn.

Bei der **Varicosis** konnte in pathologisch-anatomischen Studien nachgewiesen werden, daß die **erste faßbare krankhafte Veränderung die Aussackung der Wand ist,** die **eine Venenklappeninsuffizienz nach sich zieht.** Das trifft vor allem bei primärer Wandschwäche infolge konstitutioneller Bindegewebsschwäche und bei hormonal bedingter Atonie der glatten Venenwandmuskulatur zu.

Neben diesen Veränderungen gibt es auch eine **primäre Aplasie** oder **Hypoplasie** der Venenklappen, zu denen dann sekundär Wandveränderungen hinzutreten. Ferner kann eine **Stammvaricosis der V. saphena magna** oder **parva** vorliegen, bei der ursächlich eine primäre Schwäche der Haupt- oder Mündungsklappen besteht. Dies betrifft vor allem jede Form der tubulären Venektasie der V. saphena magna, bei der die ersten klinisch erkennbaren Symptome am oberen Drittel des Oberschenkels auftreten.

Die Mehrzahl der Varicosisfälle beginnt jedoch an den Unterschenkeln und schreitet von dort nach proximal weiter, bis auch die Hauptklappen anatomischen Veränderungen unterliegen.

Neben der Dilatation ist eines der ersten Symptome die **Schlängelung.** Es konnte nachgewiesen werden, daß dieser sog. **Mäander-Effekt** aufgrund physikalischer Gesetze als Folge der Strömungsturbulenz entsteht.

Die Wandpartien, die einem vermehrten Druck der Strömung ausgesetzt sind, entwickeln eine **Arbeits-**

Tab. 34.1: Morphologische Veränderungen bei chronisch venöser Insuffizienz

	chronische Veneninsuffizienz	postthrombotische chronische Veneninsuffizienz
tiefe Venen	am Anfang unverändert	Lumeneinengung, Klappenzerstörung, Fibrose und Verkalkung der Venenwand, schwere Intimasklerose
Vv. communicantes	Dilatation, Mediafibrose, evtl. Intimasklerose, sekundäre Klappenfibrose	Dilatation, Mediafibrose, evtl. Intimasklerose, sekundäre Klappenfibrose
oberflächliche Venen	Dilatation, Schlängelung, Media-Adventitia-Fibrose, evtl. Intimasklerose, sekundäre Klappenfibrose	Lumeneinengung, Klappenzerstörung, Wandfibrose, schwere Intimasklerose, Wandverkalkung

hypertrophie der Muskulatur, an den entlasteten Stellen kommt es zur **Atrophie**. Das Frühbild der Varicosis wird also durch eine **Dilatation, Schlängelung und Atrophie bzw. Hypertrophie der Gefäßwand** gekennzeichnet.

Histologisch ist dieses Bild von einer polster- und beetartigen Verdickung aus zartem mesenchymalem Bindegewebe und eingelagerten elastischen Fasern gekennzeichnet. Erst bei Fortschreiten der Varicosis tritt eine Media- und Adventitiahypertrophie hinzu. Eine Intimasklerose kann bei der Varicosis fehlen. Ist sie jedoch vorhanden, so zeigt sie sich nicht als gleichmäßige Intimaverdickung, sondern als unregelmäßiges Polster, Gefäße fehlen. In der varicös veränderten Venenwand kommt es zur Vermehrung des Kollagens, und der Elastingehalt nimmt ab (Venturi et al. 1996). Dadurch kommt es zu einem Elastizitätsverlust mit reduzierter Zugfestigkeit (**Remodeling** der varicösen Venenwand). Die **Venenklappen** werden im Verlauf der zunehmenden Wandfibrose miterfaßt. Sie beginnen sich zu verdicken, und kollagene Fasern lagern sich ein. Zur gleichen Zeit schwinden die elastischen Fasern der Klappe. Eine besonders wichtige Rolle spielen die **Vv. communicantes.** Auch bei ihnen ist das primäre pathologische Geschehen die Veränderung der Gefäßwand. An ihrer Mündungsstelle in die Oberflächenvenen lassen sich polsterartige Intimafibrosen nachweisen.

Auch die **Kapillaren** der venösen Endstrombahn sind mitbetroffen. Aufgrund des **venösen Rückstaus kommt es zu einer erhöhten Kapillardurchlässigkeit,** zur Verbreiterung und Aufsplitterung der Basalmembran mit Einlagerung von Mucopolysacchariden sowie zur Bildung einer perikapillären Fibrose. Die erhöhte Kapillarpermeabilität ist nicht entzündlich, sondern wahrscheinlich mechanisch bedingt. Es bildet sich ein eiweißreiches Ödem der Umgebung, das die Proliferation von Fibroblasten anregt. Der Endzustand ist die subkutane und kutane Sklerose, die den trophischen Störungen der Haut vorangeht (Parakeratose, Dermo-Epidermitis, Ulcus cruris).

Tierexperimentell fand man, daß die durch **weibliche Sexualhormone** ausgelösten Venenwandveränderungen (Atonie und Dilatation der Venenwand, Ödeme) den prinzipiellen Mechanismus der erhöhten Kapillarpermeabilität zeigen, der wahrscheinlich dem der chronisch venösen Insuffizienz analog ist.

34.5 Diagnostik der Venenerkrankungen

34.5.1 Nicht-invasive Methoden

➤ Anamnese

In der **Eigenanamnese** ist nach dem Alter zu Beginn der Varicosis und Begleitumstände wie stehende oder sitzende Tätigkeit, Gewichtszunahme, Ovulationshemmer, Schwangerschaft, nach durchgemachten Thrombophlebitis, Unfälle, Operationen, Gipsverband, Lungenembolien, Ödeme bei längerem Stehen u. a. zu fragen. In der **Familienanamnese** sind Varicosis, Ulcus cruris, Thromboseneigung usw. bei Angehörigen ersten Grades zu eruieren. Häufige **Symptome**, die den Patienten zum Arzt führen, sind Schwere- und Spannungsgefühl in der/den betroffenen Extremität(en) besonders im Sitzen und Stehen, Wadenkrämpfe, ziehende Beinschmerzen und Ödemneigung in den Extremitäten. Gelegentlich wird auch über ein unruhiges Bein (restless leg) meist beim Einschlafen und nachts berichtet. Zu den speziellen klinischen Untersuchungsmethoden bei Phlebothrombose s. Kap. 34.7.2, S. 841.

➤ Klinische Untersuchung

Im Rahmen des Ganzkörperstatus sollten die zu untersuchenden Extremitäten vollständig entkleidet sein und die Inspektion und Palpation am stehenden und liegenden Patienten von vorn und hinten vorgenommen werden. Die zu beachtenden Befunde sind in den jeweiligen Krankheitsbildern in diesem Kapitel geschildert.

➤ Nicht-apparative Methoden

■ Venenleerlauf- und Venenwiederauffüllungszeit

Normalerweise bleiben die Venen bis 40–100 mm Wassersäule über der Herzhöhe gefüllt. Die Entleerungszeit beträgt 2–5 s. Einen erhöhten Venendruck findet man bei Einflußbehinderungen. Eine Verlängerung der Leerlaufzeit entsteht durch venöse Strombahnhindernisse wie Thrombose, Phlebitis, Kompression sowie durch Störung des arteriellen Blutzuflusses bei arteriellen Durchblutungsstörungen.

■ Trendelenburg-Versuch

Mit dieser Untersuchungsmethode wird die Funktion der Klappen der V. saphena magna geprüft. Am horizontal gelagerten Patienten wird die V. saphena magna ausgestrichen und anschließend mit den Daumen o. a. eine Kompression dicht unterhalb der Mündungsstelle der V. saphena magna in die V. femoralis angelegt. Unter dieser Kompression steht der Patient auf. Dabei wird die Wiederauffüllung der V. saphena magna beobachtet. **Normalerweise füllt sich die Vene von distal binnen etwa 2 s**. Erfolgt diese Füllung sehr rasch, so liegt eine **Klappeninsuffizienz der Vv. communicantes** vor. Kommt es jedoch zu keiner Wiederauffüllung, und füllt sie sich erst nach Lösung der Kompression von proximal, so liegt eine **Insuffizienz der Klappen der V. saphena magna** vor. Bei dieser Probe muß beachtet werden, daß weder durch eine zu starke Kompression die arterielle Zufuhr blockiert noch durch eine zu lockere Anlage das Ergebnis verfälscht wird.

■ Perthes-Probe

Mit dieser Probe wird die Funktionstüchtigkeit der Klappen der Vv. communicantes und die Durchgängigkeit der tiefen Venen geprüft. Dabei wird dem stehenden Patienten mit Hilfe eines Stauschlauchs eine oberflächliche Stauung angelegt, wodurch die Füllung der V. saphena magna von proximal verhindert wird. Der Patient beginnt nun umherzugehen, und es wird beobachtet, ob sich die anfänglich gestauten Venen des Unter- und Oberschenkels entleeren. Sind die Klappen der Vv. communicantes funktionstüchtig und die tiefen Venen durchgängig, so fließen die Venen leer und füllen sich auch nicht wieder auf. **Liegt eine Insuffizienz der Venenklappen ohne Durchgängigkeit der tiefen Venen vor, so fließt das Blut nicht ab.**

Lowenberg-Test

Die Prüfung des **Schmerzphänomens entlang der Venenstämme** kann mit diesem Test erfolgen. Dazu legt man an den betreffenden Abschnitt der zu untersuchenden Extremität eine Blutdruckmanschette an und erzeugt einen Druck. Liegt keine Phlebitis oder Phlebothrombose vor, so werden 180 mmHg oder mehr toleriert. Bei krankhaften Veränderungen kommt es jedoch zum Auftreten eines Schmerzes direkt unter der Manschette bereits bei 80–120 mmHg. Dieser Test kann sogar 1–2 Tage vor der klinischen Manifestation der pathologischen Veränderungen positiv sein.

Trotz der diagnostisch sicheren modernen nichtinvasiven Verfahren, wie Doppler-, Duplex- und Farbduplex etc. sollen diese einfachen Funktionstests bei der Untersuchung des Patienten nicht außer acht gelassen werden.

➤ Apparative Methoden

Plethysmographie

Die **Venenverschlußplethysmographie** ist ein Verfahren, das die venösen Volumenänderungen an den Extremitäten erfaßt. Man unterscheidet die Impedanz-, Luft-, Wasser-, Kapazitäts-, Photo-, Dehnungsmeßstreifenplethysmographie.

Bei der **Impedanzplethysmographie** (Rheographie) wird zwischen 2 Elektroden an der Wade die Impedanz bestimmt. Dazu wird am Oberschenkel über eine Manschette ein Druck angelegt. Die Impedanz fällt bei venösem Verschluß proximal der Elektroden, und der Anstieg der Impedanz nach Entlüften der Manschette ist verzögert. Während der Atemphase kann ebenfalls eine Obliteration, besonders im Bereich der Vv. iliacae und femorales, festgestellt werden. Das bedeutet, daß bei venösen Obliterationen im Vergleich zum Normalen keine atemphasenabhängigen Veränderungen nachweisbar sind.

Die Sensitivität der Impedanzplethysmographie ist bei proximalen Thrombosen nicht so groß, wie man früher annahm. Dies liegt daran, daß Thromben, die das Lumen nicht vollständig verschließen, übersehen werden können. Da raumfordernde Prozesse des Beckens, die zu einer Obliteration von Venen führen, als intravenöse Thromben verkannt werden können, nimmt die Spezifität ab.

Mit der **Dehnungsmeßstreifenplethysmographie (Strain-gauge-Phlethymographie)** werden die Venendrainage und die venöse Kapazität erfaßt. Dabei liegt die normale **Venendrainage** bei 60 ml/100 ml Gewebe je min. Sie ist bei Thrombose und postthrombotischem Syndrom auf <40 ml/100 ml Gewebe je min verringert und bei Varicosis auf >85 ml/100 ml Gewebe je min erhöht. Die **venöse Kapazität** hat einen Normalwert bei 3,5 ml/100 ml Gewebe. Sie liegt bei Thrombosen um 2,5 ml/100 ml Gewebe, bei Varicosis >4,5 ml/100 ml Gewebe (Marshall et al. 1999). Diese Methode hat eine Sensitivität von 96% und eine Spezifität von 88%.

Ultraschallverfahren

Die verwendeten Ultraschallverfahren sind die **Doppler-Untersuchung**, die **Duplex-Sonographie ohne und mit Farbe** (s. Kap. 5.14).

Falsch-negative Untersuchungsergebnisse findet man bei der Doppler-Untersuchung vor allem bei Verschlüssen kleiner Venen. Wichtig ist dies im Bereich der V. poplitea, einer häufigen Lokalisation tiefer Beinvenenthrombosen. Ursachen können anatomische Variationen, z. B. eine doppelläufige V. poplitea, sein. Die Sensitivität und Spezifität werden mit 88% angegeben (Weinmann und Salzman 1994).

Die **Duplex-Sonographie** hat eine Sensitivität von annähernd 100% bei Patienten mit symptomatischen proximalen tiefen Beinvenenthrombosen (Elias et al. 1987). Sie gibt die Möglichkeit der Beurteilung der Kompressibilität der Vene, von Binnenechos und Flußphänomenen. Funktionelle Schäden des venösen Systems sind in anatomisch definierten Gefäßsegmenten zu diagnostizieren. Durch den Farbdoppler können umspülte Thromben und Kollateralen auch im Bereich des Beckens und des Retroperitoneums erfaßt werden. Der Vorteil der Methode besteht auch darin, daß flottierende Thromben erkennbar sind. Die fehlende Komprimierbarkeit der Vene bei systematischer Anlotung im Querschnittsbild gibt einen sicheren Hinweis auf die Thrombose. Die Duplex-Sonographie ist im Bereich der V. poplitea, V. femoralis, V. iliaca der Phlebographie in Spezifität und Sensitivität vergleichbar. Die Sensitivität und Spezifität werden mit 97% angegeben (Weinmann und Salzman 1994).

Computertomographie und Magnetresonanztomographie

Die **Computertomographie** hat besondere Bedeutung bei der Erkennung von Thrombosen im Abdomen und Becken. Sie ist besser zur Darstellung der großen Venen, zum Identifizieren von intraluminalen Thromben, zur Unterscheidung alter und neuer Thromben geeignet als die konventionelle Phlebographie. Ein weiterer Vorteil besteht in der Darstellbarkeit von extravasalen, lumeneinengenden Prozessen. Ihre Sensitivität wird für die unteren Extremitäten mit 100% und die Spezifität mit 96% angegeben. Die Anwendung der Methode ist aber durch die höheren Kosten und die Strahlendosis begrenzt (Zontsich et al. 1998). Für die **Magnetresonanztomogra-**

phie konnten eine 100%-Spezifität und 96%-Sensitivität bei der Erkennung von proximalen Beinvenenthrombosen nachgewiesen werden (Carpenter et al. 1993, Evans et al. 1993). Für die Erkennung der Unterschenkelthrombosen liegt die Sensitivität bei 87% und die Spezifität bei 97% (Spritzer et al. 1993).

Isotopenphlebographie

Bei der Isotopenphlebographie wird durch ^{99m} Technetium-markierte Albumin-Mikrosphären der Abstrom gemessen. Dadurch gelingt die Darstellung der proximalen Beinvenen, der V. iliaca sowie der V. cava inferior. Mit dieser Methode kann gleichzeitig eine Lungenszintigraphie durchgeführt werden.

Radio-Fibrinogen-Test

Dieser Test beruht auf der Ablagerung des ^{125}Jod- oder Technetium-plasmin-markierten Fibrinogens am Ort der Thrombosierung, der mit einem Detektor von der Oberfläche der Extremitäten aus erfaßt werden kann. Mehr als 20% Unterschied im Uptake ist als pathologisch anzusehen. Besonders für Unterschenkelthrombosen hat das Verfahren eine hohe Sensitivität und Spezifität.

Thermographie

Das Prinzip dieser Methode besteht in der Erfassung der von der Oberfläche des Körpers ausgehenden Infrarotstrahlen. Diese Methode hat jedoch auch aus ökonomischen Gründen keine Verbreitung gefunden.

Gerinnungsstatus und Thrombozytenfunktion

Trotz vieler Bemühungen gibt es bis jetzt keinen sicheren Test, jede Thrombose zu erfassen. Ein Hinweis ist die Erhöhung des **Plasma-D-Dimers** (s. Kap. 14.1.15). Die Konzentration von Plasma-D-Dimer ist bei venöser Thrombosierung und Lungenembolie erhöht. Die Sensitivität dieses ELISA-Tests wird mit 97% angegeben. Ist die Konzentration nicht erhöht, ist das Vorliegen einer Thrombose unwahrscheinlich (Bounameaux et al. 1994). Sind die D-Dimere positiv und andere Ursachen, wie postoperativ, Verbrauchskoagulopathie oder Tumor ausgeschlossen, sind weitere diagnostische bildgebende Verfahren zur Verifizierung des thrombotischen Geschehens erforderlich (Goldhaber und Morpurgo 1992).

34.5.2 Invasive Methoden

➤ Phlebographie

Die Methode der Kontrastmitteldarstellung der Venen wurde von Bauer 1940 eingeführt und gilt heute als Standardtest für die Beurteilung der Venen. Sie wird als **direkte Phlebographie**, d.h. direktes Einspritzen von Kontrastmittel in eine Vene, durchgeführt. Dazu wird für die Darstellung der Beinvenen die V. hallucis dorsalis und für die Armvenen eine Handrückenvene punktiert.

Zur Darstellung der Beinvenen hat sich die sog. **Funktionsphlebographie** durchgesetzt, bei der durch eine direkte Darstellung der Venen unter physiologischer Belastung, z.B. Wippen, Insuffizienzen und Verschlüsse der tiefen bzw. oberflächlichen Venen nachgewiesen werden können.

Indikationen zur Phlebographie sind:

untere Extremitäten:
- präoperative Diagnostik und postoperative Kontrolle bei Venenoperationen
- chronisch venöse Insuffizienz der tiefen Venen
- Stauungssyndrome unklarer Genese
- Postthrombotisches Syndrom.

Bauch- und Beckenvenen:
- Verdacht auf „Beckenvenensperre“
- Thrombose der V. femoralis
- Kontrolle der Fibrinolysetherapie
- Ausschluß von Thromben bei gynäkologischen und urologischen Tumoren

obere Extremitäten:
- Budd-Chiari-Syndrom
- Einflußstauung im Bereich der oberen Extremitäten
- Unklare Verbreiterungen des Mediastinums
- Zustand nach Subclavia-Katheterisierung und transvenöser Schrittmacherimplantation
- Einseitige Einflußstauung nach Mammaamputation.

Zeichen einer Thrombose im Phlebogramm sind ein persistierender Füllungsdefekt, abrupter Kontrastmittelstop, keine oder mangelhafte Kontrastdarstellung einiger oder aller tiefer Venen, Darstellung von Venenkollateralen.

Mögliche **Komplikation** der Phlebographie ist eine bei ca. 2–3% der Untersuchten durch Kontrastmittel ausgelöste Thrombose der peripheren Venen. Kontrastmittelallergien können auftreten.

Die Sensitivität und Spezifität der Methode liegen bei 100%.

➤ Periphere Venendruckmessung (Phlebodynamometrie)

Zur Messung des peripheren Venendruckes wird eine Fußrückenvene (z.B. V. hallucis dorsalis) punktiert und die Punktionskanüle anschließend über eine Wassersäule mit einem Druckmeßwandler verbunden. Der Druck wird im Stehen und unter Belastung (z. B. 10mal Zehenstand) fortlaufend registriert. Der periphere Venendruck im Stehen liegt normalerweise **um 90 mmHg**. Zur Beurteilung des Venenzustandes hat der Druckabfall unter Belastung die größte Bedeutung. Ihre **Indikation** ist eine Funktionsbeurteilung des oberflächlichen und tiefen Venensystems, Abklärung unklarer Ödeme und Venenbefunde sowie die Beurteilung insuffizienter Vv. perforantes (Tabelle 34.2).

Patienten, bei denen man eine tiefe Beinvenenthrombose vermutet und im Ultraschall bei mehrmaliger Untersuchung ein normaler Befund erhoben

Tab. 34.2: Diagnostisches Vorgehen bei Venenerkrankungen

Anamnese	positive Familienanamnese, durchgemachte Entzündungen, Thrombosen, Embolien, Krankheitsdauer, Erstsymptome, Grad der Hautveränderungen, Pigmentierungen, Ulzerationen u. a.
Palpation	Temperatur der Haut, postphlebitische Venenstränge, Ödeme
Nicht-invasive Methoden	Venenleerlauf- und Wiederauffüllungszeit, Trendelenburg-Versuch, Homans-Zeichen, Lowenberg-Test, Plethysmographie, Ultraschall-Doppler- und Duplex-Methode D-Dimere, AT III u. a.
Invasive Methoden	Phlebographie, Phlebodynamometrie

wurde, benötigen keine Therapie. Bei pathologischem Befund ist eine Therapie gerechtfertigt (Weinman und Salzman 1994). Das Screening von asymptomatischen Patienten mit den zur Verfügung stehenden nicht-invasiven Methoden ist nicht immer befriedigend.

34.6 Primäre Varicen (I 83.9)

34.6.1 Definition

Primäre Varicen sind sackförmige Erweiterungen, Schlängelungen und Wandverdickungen der Venen, *die nie die tiefen Venen betreffen*. Zu den primären Varicen gehört nicht die Erweiterung der kleinen Venen, die sog. **Phlebektasie**. Erweiterte und ausgesackte Venen im Bereich des Abdomens, des Thorax und der oberen Extremitäten sind Kollateralen bei Thrombosen der tiefen Venen und demzufolge als Varicen zu bezeichnen.

34.6.2 Ätiologie

Die **Hauptursache** der primären Varicen sind erbliche Faktoren. Das Auftreten von Varicen bei Kindern, deren Eltern an Varicen leiden, bei Geschwistern sowie bei Zwillingen weist auf diese Tatsache hin. In Familien, in denen beide Elternteile diese Erkrankung haben, leiden die Töchter etwa zu 78% und die Söhne zu 61% an Varicen. Bei ihnen tritt die Varicosis auch früher auf als bei Personen ohne familiäre Belastung. Die Erbanlage liegt in einer Bindegewebsschwäche der Venenwand. Diese Vererbung ist multifaktoriell, d.h., die Anlagen sind in mehreren Genen vorhanden. Neben endogenen spielen exogene Faktoren, wie stehende und schwere körperliche Arbeit sowie Schwangerschaft, eine Rolle oder können den Zustand verschlechtern.

Die Störung trifft nicht nur die unteren Extremitäten, sondern sie ist eine generalisierte Erscheinung. Die **Prädilektionsstellen** sind jedoch wegen des hohen venösen Druckes die unteren Extremitäten. Die metabolische Störung der Kollagenfasern führt zu einer Erweiterung der Venen und diese wiederum zur **Venenklappeninsuffizienz**, der Störungen des venösen Kreislaufs folgen (Tabelle 34.2).

Im Stehen und Liegen sind die Venenklappen geöffnet. Der Venendruck gleicht im Stehen und Liegen bei Patienten mit varicösem Syndrom dem von Gesunden.

Die Venenklappeninsuffizienz wird manifest beim **Aufstehen**. Das Blut fließt dann in den insuffizienten Venen retrograd und führt zu einer schnellen Erhöhung des venösen Druckes. Die bei der Muskelarbeit entleerten Venen werden bei der Relaxation erneut retrograd gefüllt, so daß der venöse Druck beim **Gehen** nicht ausreichend abfällt. Bei **erhöhtem intrathorakalem** oder **intraabdominellem Druck** pflanzt er sich in die insuffizienten Venen fort, woraus ebenfalls ein erhöhter Venendruck resultiert.

Alle diese Mechanismen führen zu einer **venösen Hypertonie**, die selbst eine Erweiterung der Venen im Sinne eines Circulus vitiosus bewirkt.

34.6.3 Krankheitsbild

Oft besteht eine Diskrepanz zwischen der Ausprägung der Varicen und den Beschwerden. Besonders in warmer Umgebung oder nach längerem Stehen kommt es zu einem

- Schwere- und Spannungsgefühl in den Beinen,
- abendlichen Knöchelödemen,
- Unruhegefühl,
- Parästhesien,
- Juckreiz,
- nächtlichen Fuß- und Wadenkrämpfen.

Diese Beschwerden werden durch Umherlaufen und Hochlagern gelindert. **Prämenstruell** treten diese Symptome verstärkt auf. Auch akut schmerzhafte Zustände werden gelegentlich beobachtet. Bei ausgeprägter Varicosis verursacht Stehen **zusätzlich** Beschwerden, wie Müdigkeit, Schwindel, Sehstörungen u.a., die durch das Versacken des Blutes in den Varicen bedingt sind. Weitere Symptome sind Besenreiser, Stauungsflecken, De- und Hyperpigmentierungen und in schweren Fällen Ekzeme oder Ulzera.

Weitere Formen der Varicosis sind die chronisch venöse Insuffizienz und die Schwangerschaftsvaricosis, bei der eine spontane Rückbildung in den ersten 2–3 Monaten post partum möglich ist.

34.6.4 Komplikationen

Chronisch varicöses Ekzem, Ulcus cruris als Ausdruck der Durchblutungsstörungen und Lymphstau-

Tab. 34.3: Formen der primären Varicosis (Marshall 1993, modifiziert)

Erscheinungsform	betroffener Abschnitt des Venensystems
• Teleangiektasien, Pinselfiguren	Oberster Hautvenenplexus
• Besenreiser	Größere Hautsammelvenen
• Retikuläre Varicosis (ca. 15 % der Makrovarizen)	Venen an der Subkutisgrenze mit Verbindungsvenen zum Saphena-System
• Ast- und Stammvaricosis (zu 70 %)	V. saphena magna und ihre Seitenäste, Perforansvenen
• „tiefe Varicose", Leit- und Muskelvenenentzündung	Leit- und Muskelvenen, Perforansvenen
• Anlageanomalien (Klippel-Trénaunay-Syndrom, Gefäßektasien)	Extrafasziale Venen, distale Extremitätenvenen

ung mit chronischen Ödemen bis zur Elephantiasis, Blutungsgefahr, Thrombose, Thrombophlebitis.

34.6.5 Therapie der Varicosis

➤ Allgemeine Maßnahmen

Wichtig ist ein **Muskeltraining**, z.B. durch Fahrradfahren und Treppensteigen. Längeres Stehen und Sitzen sollte vermieden, und die Beine so oft wie möglich hoch gelagert werden. Die Beine sollten nicht übereinanderschlagen werden. Bei **Adipositas** ist eine Gewichtsreduktion anzustreben. **Entstauungsübungen** wie Fußkreisen und Zehenstand sind täglich durchzuführen. 2- bis 3mal am Tag sind die Beine nach Möglichkeit für 3–5 Minuten kalt zu duschen. Starke **Wärmeexposition** wie bei Wannenbad und Sauna ist zu vermeiden.

➤ Spezielle Therapiemaßnahmen

■ Kompressionstherapie

Bei der Initialtherapie sowie bei Komplikationen ist ein **Kompressionsverband** aus kurzziehenden, kräftigen Binden mit einem von proximal nach distal abnehmenden Druck indiziert. Durch den Verband, der wie eine zweite Faszie wirkt, werden die Venen eingeengt, einzelne Venenklappen schließen sich wieder, und der Rücktransport des Blutes wird normalisiert. Es sei aber nicht unerwähnt, daß die Anlage dieses Verbandes erlernt werden muß, da es sonst zur Stauung kommt, die am besten durch die Zyanose der Zehe erkannt werden kann.

Zur Langzeitbehandlung sind **Kompressionsstrümpfe** am besten geeignet. Ob eine Kompressionsbehandlung das Auftreten einer primären Varicosis bzw. deren Progredienz verhüten kann, ist bisher nicht sicher bewiesen.

Vor der Verordnung dieser Kompressionsstrümpfe muß neben den Kontraindikationen auch geklärt sein, ob der Patient sowohl gewillt ist diese Strümpfe oder die Strumpfhose zu tragen als auch in der Lage ist, sie allmorgendlich anzuziehen. Besonders Adipöse und bewegungsbehinderte Patienten können dadurch auf die Hilfe anderer angewiesen sein.

Je nach Symptomen und Befund ist die **Kompressionsklasse** festzulegen.

Kompressionsklasse I:
Leichte Kompression, ca. 20 mmHg in der Fesselgegend.
Bei Schwere- und Müdigkeitsgefühl in den Beinen, geringer Varicosis ohne wesentliche Ödeme, beginnende Schwangerschaftsvaricosis

Kompressionsklasse II:
Mittlere Kompression, ca. 30 mmHg in der Fesselgegend.
Subjektiv stärkere Beschwerden, ausgeprägte Varicosis mit Ödemneigung, nach kleinerem Ulcus cruris, nach Thrombophlebitis, nach Sklerosierungstherapie, nach Varicenoperation, Atrophie blanche, Siderosklerose, ausgeprägtere Schwangerschaftsvaricosis

Kompressionsklasse III:
Kompression, ca. 40 mmHg in der Fesselgegend.
Folgezustände der konstitutionellen oder postthrombotischen Veneninsuffizienz, schwere Ödemneigung, sekundäre Varicosis, nach Abheilung schwerer rezidivierender Ulzera

Kompressionsklasse IV:
Kompression, ca. 60 mmHg in der Fesselgegend.
Lymphödem und Elephantiasis

Darüber hinaus ist festzulegen, ob ein Konfektionsstrumpf oder eine Maßanfertigung und wie die Befestigung des Strumpfes erforderlich ist.

Kontraindikationen sind die periphere arterielle Verschlußkrankheit, besonders im Stadium III und IV, stark nässende Stauungsdermatose, Herzinsuffizienz und Allergien gegen das Verbandsmaterial.

■ Sklerotherapie

Ziel der Therapie ist es, durch i.v. Applikation von Sklerosierungsmitteln die Intima der Vene so zu schädigen, daß ein Abscheidungsthrombus entsteht und im Idealfall die Venenlichtung vollständig verschließt. Letztlich kommt es zur Umwandlung der Venen in einen bindegewebigen Narbenstrang. Verwendet werden alkoholische Lösungen von Polidocanol (0,5–4%) oder Iod-Natriumiodid-Lösungen (2–12%) sowie hypertone Natriumchlorid-Lösungen.

Besenreiservaricen können erfolgreich mit dieser Methode behandelt werden. *Allerdings ist bei einem Drittel der Patienten bei der Erstbehandlung mit einem ungenügenden Ergebnis zu rechnen.* Auch bei den **retikulären Varicen** kann in 90% der Fälle ein gutes Ergebnis erzielt werden. Die Rezidivrate beträgt etwa 50% innerhalb von 5 Jahren.

Im Anschluß an die Behandlung muß der Patient für ca. 2–4 Tage einen **Kompressionsverband** und nachfolgend für 4–6 Wochen einen **Kompressionsstrumpf** tragen.

Chirurgische Therapie

Als chirurgische Maßnahmen stehen die **Krossektomie**, das **Stripping** und die **Exhairese** einzelner Varicenäste zur Verfügung. Diese können bei primärer Varicosis und beim postthrombotischen Syndrom angewendet werden. Die **Indikation** wird bei ausgeprägter Krosseninsuffizienz, der Kombination von Krossen- und Saphenainsuffizienz, bei Magnateilstreckeninsuffizienz und bei ausgeprägten Astvaricenkonvoluten gestellt. Voraussetzung ist die Durchgängigkeit des tiefen Venensystems. Die **Rezidivrate** bei gründlicher Operation liegt unter 5%. Die Operationsletalität beträgt etwa 0,02%.

Eine gesicherte effektive **medikamentöse Therapie** für die Varicosis ist nicht gegeben.

34.7 Entzündlich-thrombotische Venenerkrankungen

Unter entzündlich-thrombotischen Venenerkrankungen versteht man einen partiellen oder totalen Verschluß von Venen durch eine Thrombosierung, begleitet von verschiedenen Stufen entzündlicher Reaktion in der Venenwand und ihrer Umgebung. Die **Phlebothrombose** der tiefen und die **Thrombophlebitis** der oberflächlichen Venen entstehen auf der Basis eines ähnlichen Mechanismus. Eine oberflächliche Thrombophlebitis kann durch eine Ausdehnung in die tiefen Venen zur Thrombosierung führen. Histologisch unterscheiden sich beide nur im Grad der Entzündung.

Diese **Definition** wird nicht einheitlich gehandhabt, so daß einige Autoren unter Thrombophlebitis den thrombotischen Verschluß eines Venenabschnittes mit entzündlichen Gefäßwandveränderungen und unter Phlebothrombose den thrombotischen Verschluß ohne primär entzündliche Reaktion verstehen.

Je nachdem, in welchem Venensystem die Thrombosierung erfolgte, spricht man von einer **Thrombophlebitis (oberflächliches System)** bzw. einer **Phlebothrombose (tiefes System).**

34.7.1 Thrombophlebitis (I 80.9)

➤ Ätiologie

Die Thrombophlebitis ist eine oberflächliche Venenentzündung.

Besondere Bedeutung bei ihrer Entstehung haben Strömungsverlangsamungen und Turbulenzen sowie Venenwandveränderungen. Auslösend sind oft lokale (Mikro-) Traumen, Inaktivität oder Immobilisierung. Sehr selten wird ein Übergreifen auf das tiefe Venensystem beobachtet. Lymphabflußstörungen bestehen nicht. Soweit die Perforans-Venen nicht betroffen sind, heilt die Krankheit ohne hämodynamische Folgen aus.

➤ Klinisches Bild

Die Thrombophlebitis geht einher mit **Rötung** des betroffenen Gebietes, **Wadenkrämpfen, Druck- oder Spontanschmerz** im Bereich der oberflächlichen, **als verhärtete Stränge tastbaren Venen,** jedoch ohne Allgemeinsymptome. Zu mehr als 90% sind varicöse Venenabschnitte (Varicophlebitis) betroffen.

➤ Diagnostik

Die Diagnose der Thrombophlebitis kann allein durch die klinische Untersuchung gestellt werden. Tabelle 34.6 (S. 841) zeigt die Unterscheidungsmerkmale zwischen Thrombophlebitis und Phlebothrombose.

➤ Sonderformen der Thrombophlebitis

Sehr selten tritt die Thrombose in nicht varicös veränderten oberflächlichen Venen auf. Sie kommt im Zusammenhang mit Neoplasien vor, insbesondere bei Prostata- und Pankreaskarzinomen. Weiterhin können schwere Allgemeinerkrankungen und arterielle Gefäßerkrankungen Ursache sein.

Septische Thrombophlebitis

Die septische Thrombophlebitis ist eine entzündliche Veränderung mit eitriger Einschmelzung. Sie tritt auf bei Thrombophlebitis nach paravenöser Injektion bzw. Infusion, als ulzerierende bzw. nekrotisierende Thrombophlebitis sowie Mikrophlebitis.

Spezifische Phlebitis bei Lues, Tuberkulose.

Mondorsche Krankheit (I 80.8)

Diese Erkrankung gehört zu den sog. **Eisendrahtthrombophlebitiden** („Phlebite de fil de fer"). Meist handelt es sich um eine idiopathische Entzündung der V. thoracico-epigastrica. Sie geht mit derben, „eisenharten" Venensträngen an der seitlichen Thoraxwand einher. Weitere Manifestationsorte dieser Erkrankung können der Penis und Finger sein. Die Patienten sind beschwerdefrei, die Erkrankung heilt von selbst aus.

Thrombophlebitis saltans (migrans) (I 82.1)

Diese rezidivierende und die Lokalisation sprunghaft wechselnde Thrombophlebitis ist per definitionem im nicht varicös veränderten kutanen bzw. subkutanen Venennetz lokalisiert. Meist sind Männer betroffen. Im Rahmen von Allgemeinerkrankungen kommt es zu allergisch-hyperergischen Venenwandreaktionen. Diese können durch Zerfallsprodukte von Malignomen oder fokaltoxisch hervorgerufen werden. Zusammenhänge mit immunologischen Erkrankungen (Lupus erythematodes oder Periarteriitis nodosa) und Gerinnungsstörungen (AT-III-Mangel, Protein-C- der -S-Mangel) sind noch weitgehend ungeklärt. Sie kann auch das Frühstadium einer Thrombangiitis obliterans (M. Winiwarter-Buerger) sein.

➤ Therapie

Die Therapie besteht in der Analge von **Kompressionsverbänden** und in täglichem **Gehtraining** von 3 × 30 min. Langes Stehen oder Sitzen sollte vermieden werden. **Bettruhe ist kontraindiziert**, da die Entzündung auf die tiefen Venen übergreifen kann.

Gabe von **Antiphlogistika** wie Diclophenac (Rewodina®) oder Indometacin sowie das Hochlagern der Beine während der Nachtruhe unterstützen diese Maßnahmen. Durch **Stichinzision** in Lokalanästhesie kann das Gerinnsel entleert werden. Bei bettlägerigen Patienten und Thrombophlebitis im Bereich der V. saphena magna ist eine Therapie mit niedermolekularem Heparin durchzuführen.

Bei einer Thrombophlebitis infolge eines infizierten Venenkatheters am Arm sollte eine lokale desinfizierende Behandlung vorgenommen werden. Tritt Fieber auf, so ist ein Staphylokokken-wirksames Antibiotikum zu verabreichen.

34.7.2 Phlebothrombose (I 82.9)

➤ Definition

Die Phlebothrombose ist durch einen kompletten oder inkompletten thrombotischen Verschluß einer Leitvene der Extremitäten, des Beckens, der V. cava bzw. der Halsvenen gekennzeichnet.

➤ Häufigkeit

In den USA wird die Inzidenz von erstmaligen Thrombosen mit 48, für rezidivierende Thrombosen mit 36 und für Lungenembolien mit 23 Fällen/100.000/Jahr angegeben. Man schätzt, daß in den USA ca. 600.000 Fälle/Jahr auftreten und viele davon wegen mangelnder Diagnostik nicht erkannt werden (Anderson et al. 1991). Zur Häufigkeitsverteilung der Phlebothrombose im Bereich der unteren Extremität s. Tabelle 34.4.

Tab. 34.4: Häufigkeitsverteilung der Thrombosen im Bereich der V. cava inferior

Lokalisation	Häufigkeit
Wadenvenen	82,0 %
V. femoralis	43,8 %
kleine Beckenvenen	33,9 %
V. iliaca comm.	10,4 %
V. iliaca int.	9,6 %
V. iliaca ext.	6,7 %
V. cava inf.	5,2 %
V. renalis	2,1 %

➤ Entstehung eines Thrombus

Trotz vieler neuer Arbeiten auf dem Gebiet der Thrombophlebitis und Phlebothrombose bleiben die schon seit Rokitansky und Virchow bekannten Ursachen **(Virchowsche Trias)** die **Hauptgründe** für diese Erkrankung:

- Strömungsverlangsamung
- Wandveränderungen
- Hyperkoagulabilität.

Ein **erhöhtes Thromboserisiko** besteht bei Übergewichtigen. Sie erleiden ca. dreimal häufiger Thrombosen und achtmal häufiger Embolien als Normalgewichtige. **Rauchen,** besonders in Kombination mit oralen Kontrazeptiva, erhöht das Risiko (s. Kap. 14.1.3).

Ein Thrombus kann isoliert an einem bestimmten Venenabschnitt entstehen, z. B. besonders häufig in den venösen Sinus des M. soleus. Die **Thrombenbildung** beginnt meist an den Venenklappentaschen und entwickelt sich von dort aus proximal und distal weiter. Wichtig scheint auch das Vorliegen eines **„Beckenvenensporns"**, der bei ca. 1/5 der Erwachsenen vorkommt. Darunter versteht man eine Intimawucherung der V. iliaca communis sin., die durch mechanische Beanspruchung entsteht. Deshalb treten Thrombosen der unteren Extremität fast **doppelt so häufig links als rechts auf.** Der thrombotische Verschluß führt zur venösen **Drainageinsuffizienz** und damit zum Ödem. Je weiter zentral der Thrombus lokalisiert ist, desto stärker ist das Ödem. Bei V. iliaca- bzw. femoralis-Thrombose tritt ein starkes subfasziales und subkutanes Ödem auf. Bei Befall der V. poplitea zeigt sich hingegen ein leichtes subfasziales Ödem unter Aussparung des Unterschenkels. Das spätere interstitielle Ödem führt zu spannungsbedingten Schmerzen in der Muskulatur. Letztlich kommt es zur Dekompensation des Lymphsystems mit Ausbildung einer massiven Schwellung.

Die **klinische Thrombosediagnostik** ist für eine erfolgreiche Therapie besonders wichtig. Die Thrombose als Bestandteil der Thrombosekrankheit kann erst dann festgestellt werden, wenn es zu reaktiven Gefäßwandveränderungen gekommen ist. Daraus ergibt sich, daß in dieser ersten Phase, in der eine besonders hohe Emboliegefahr besteht, sie nicht diagnostiziert werden kann (Tabelle 34.5).

Tab. 34.5: Aussagekraft der verwendeten Untersuchungsmethoden bei der Diagnostik der tiefen Beinvenenthrombose (nach Weinmann 1994)

Untersuchungs-methode	symptomatische tiefe Beinvenenthrombose		asymptomatische tiefe Beinvenenthrombose		Lokalisation	Kommentar
	Sensitivität (in %)	Spezifität (in %)	Sensitivität (in %)	Spezifität (in %)		
Phlebographie	Standard für Vergleich		Standard für Vergleich		Becken, Ober-, Unterschenkel, Knie	invasiv, zweideutige Ergebnisse bei rezidivierender tiefer Beinvenenthrombose, nicht einfach wiederholbar
Impedanzplethysmographie	92	95	22	98	Unterschenkel, Knie	dient der vorläufigen Diagnose der proximalen tiefen Beinvenenthrombose, nicht sensitiv für Unterschenkelthromben und nichtproximale okklusive Thromben
Ultraschall						
• **Doppler**	88	88	–	–	Unterschenkel, Knie	subjektive Interpretation, erfahrungsabhängig, auch bei Verband anwendbar
• **Duplex**	97	97	59	98	Unterschenkel, Knie	sensitivster Bestätigungstest für die symptomatische tiefe Beinvenenthrombose
MRT	96	100	–	–	V. cava inferior, Becken, Oberschenkel	Unterscheidung zwischen akutem und chronischem Verschluß möglich, nicht-invasiv, teuer, begrenzte Verfügbarkeit

➤ Risikofaktoren und Ursachen

Wichtigste Risikofaktoren und Ursachen der Phlebothrombose sind

- hohes Alter
- allgemein- und thoraxchirurgische Eingriffe 30%
- Schwangerschaft, postpartal, gynäkologische Operationen ca. 25%,
- posttraumatisch ca. 53%, (nach Hüftfrakturen 60%, nach Unterschenkelfrakturen 77%)
- neurochirurgische Eingriffe 25%
- transvesikale Prostataresektion 40%
- Gerinnungsdefekte (AT-III-Mangel, Protein-C- und -S-Mangel, APC-Resistenz)
- Heparininduzierte Thrombozytopenie Typ II
- erhöhte Blutviskosität nach großem Flüssigkeitsverlust
- andere zur Immobilisation führende Ursachen, z.B. Herzinsuffizienz, Karzinom.

Bei 20–30% der Patienten mit Venenthrombosen fand man auch eine familiäre Häufung, so daß mindestens 1 Verwandter eine Thrombose hatte (Bertina et al. 1998). Bei **Schwangerschaftskomplikationen** wie schwere Präeklampsie, vorzeitige Plazentalösung, fetale Wachstumsretardierung und Totgeburt liegt eine **intervillöse** oder **Spiralarterienthrombose** bzw. eine inadäquate Plazentaperfusion vor. Es fanden sich bei 52% dieser Frauen Mutationen im Faktor-V-Gen, im Prothrombin-Gen sowie Protein-S, -C-, AT-III-Mangel oder Antikardiolipin-Antikörper (Kupferminc et al. 1999).

➤ Klinisches Bild der Phlebothrombose der unteren Extremität

Nicht selten verläuft die Phlebothrombose symptomlos und wird zufällig entdeckt. Oft entwickelt sich nach Bagatelltraumen der unteren Extremität eine Thrombose. Sie beginnt etwa in der Hälfte der Fälle subakut, d.h., die Symptome entwickeln sich über Tage und Wochen (Tabelle 34.6).

Hinweisend sind **uncharakteristische Frühsymptome** wie **Schweregefühl** in den Beinen und **Wadenkrämpfe**. Diese Symptome sind besonders bei

Tab. 34.6: Unterscheidungsmerkmale zwischen Thrombophlebitis und Phlebothrombose

	Thrombophlebitis	Phlebothrombose
betroffenes Venensystem	oberflächlich	tief
Beginn	schnell	über Tage bis Wochen
Entzündungszeichen über der Thrombose	ja	nein
Umfangszunahme der Extremität	nein	ja
Pulsbeschleunigung	nein	ja
subfebrile Temperaturen	nein	ja
Homans-Zeichen	negativ	positiv
Lowenberg-Zeichen	negativ	positiv
Frühkomplikationen	Übergreifen auf das tiefe System	Lungenembolie
Spätkomplikationen	keine	postthrombotisches Syndrom

Gefährdeten zu beachten! Ein häufiges hinweisendes Symptom ist der **Schmerz** im Ober- oder Unterschenkel und im Unterbauch, der bei **Bewegung, Druck oder auch spontan** auftreten kann. An der unteren Extremität ist er besonders in **Fußsohle, Wade (sog. Kulissenschmerz)** und Oberschenkeln lokalisiert. Oft ist die Extremität in ihrer Beweglichkeit eingeschränkt.

Die **wichtigsten Allgemeinsymptome** sind die **Pulsbeschleunigung** (Mahler-Zeichen) und **subfebrile Temperaturen** (Michaelis-Zeichen), die ohne erkennbare Ursachen auftreten. Der Anstieg von Puls und Temperatur entwickelt sich hierbei über einige Tage. Damit verbunden sind eine erhöhte BSG sowie die Linksverschiebung im Differentialblutbild. Die betroffene Extremität ist ödematös und kann zyanotisch verfärbt sein. Wegen des begleitenden Ödems helfen wiederholte Umfangsmessungen bei der Diagnosefindung. Bei der tiefen Beinvenenthrombose besteht die Gefahr der Aszension und einer Beckenvenenthrombose.

➤ Diagnostik

Die meisten Thrombosen sind zu dem Zeitpunkt, wo sie durch objektive Methoden erfaßbar wären, klinisch stumm. Dies liegt zum einen an möglichen Kollateralkreisläufen, zum anderen an einem nicht vollständigen Verschluß der Vene.

Obwohl eine Reihe von klinischen Zeichen auf eine Phlebothrombose des Beins hindeuten, liegen sie aber nur bei ca. 1/3 der Patienten in der klassischen Form vor. Diese Zeichen sind:

Homans-Zeichen: Schmerz in der Wade und im Kniegelenk bei Dorsalflexion des Fußes.

Lowenberg-Test: s. Kap. 34.5.1.

Payr-Zeichen: Druckschmerz der Innenseite der Fußsohle im Bereich der medialen Plantarmuskulatur.

Tschmarke-Zeichen: Druckschmerz der betroffenen Venenstränge.

Ducuing-Zeichen: Schmerz bei Schüttelbewegung der Wade.

Prattsche Warnvenen: Über der Tibiakante bilden sich epifasziale Kollateralen zu den Vv. tibiales ant.

Rielander-Zeichen: Druckschmerz im Bereich der Leiste.

Louvel-Zeichen: beim Husten Schmerzen im Bein.

Meyersche Druckpunkte: handbreit unter dem Kniegelenk, medial der Tibia.

Regelmäßig sollte der **Beinumfang** kontrolliert werden. Wichtig dabei ist die Festlegung der Meßpunkte. Üblich ist die Messung supramalleolär, 10 cm unterhalb des unteren Patellarandes und 10 cm oberhalb des oberen Patellarandes. Eine Umfangsdifferenz von 2 cm deutet auf eine Thrombose hin. Differenzen bis 12 cm sind bei ausgeprägter Phlebothrombose möglich. Es besteht eine erhöhte Hauttemperatur auf der erkrankten Seite.

Neben der klinischen Untersuchung sind verschiedene **apparative Untersuchungsverfahren** von Bedeutung (s. Tabelle 34.5).

Der **Kompressionsultraschall** ist das diagnostische Verfahren der ersten Wahl (Reimer et al. 1998, Pini et al. 1999), da seine Sensitivität und Spezifität besonders für proximale tiefe Venenthrombosen hoch sind. Ist das Ergebnis negativ, sollte der Test nach 1 Woche wiederholt werden, da seine Sensitivität für Unterschenkelthrombosen gering ist. Bei diskrepanten Befunden zwischen Klinik und Ultraschall sind zusätzlich D-Dimere zu bestimmen und/oder eine Phlebographie durchzuführen (Pini et al. 1999; Abbildung 34.1, s. Farbtafel, S. 870).

➤ Sonderformen der Phlebothrombose

■ Thrombosen der oberen und unteren Hohlvene (V.-cava-Syndrom) (I 82.2)

Sie sind am häufigsten durch Malignome bedingt und führen zu ausgedehnten Einflußstauungen, Ödemen, Ausbildung eines auf der Haut sichtbaren Kollateralkreislaufs und Ulzera, die je nach Lokalisation des Verschlusses auf dem Ober- bzw. Unterkörper vorhanden sind.

Akute Beckenvenenthrombose (I 80.8)

Sie ist durch Bewegungsschmerz des Uterus, lumbale und rektale Schmerzen und verstärkte subkutane Venenzeichnung oberhalb des Ligamentum inguinale gekennzeichnet.

Armvenenthrombosen (V. axillaris oder V. subclavia – Paget v. Schroetter-Syndrom) (I 82.8)

Eine mögliche Ursache ist das **Schultergürtel-Kompressionssyndrom**. Das Endothel der V. subclavia wird durch die ständige mechanische Beanspruchung zwischen 1. Rippe und Schlüsselbein verändert. Im Gefolge einer Überlastung der Arme oder der Schulter (z.B. Fensterputzen, Malerarbeiten) bilden sich dann Thromben. Meist kommen diese Thrombosen bei Gesunden und Jugendlichen vor. Auch **Subclavia-Dauerkatheter** können zu Thrombosen führen. Bei atypisch lokalisierter Thrombose muß auch an eine **Paraneoplasie** gedacht werden.

Der entsprechende Arm schwillt infolge der venösen Stauung an, wird zyanotisch, ist mäßig schmerzhaft und in der Beweglichkeit eingeschränkt. Bei Subclavia-Thrombose treten im Bereich des M. pectoralis die Hautvenen als Zeichen eines Kollateralkreislaufs hervor. Es sollten eine Kompressionstherapie für 3–4 Wochen und eine Antikoagulantientherapie für 6 Monate durchgeführt werden.

Organvenenthrombosen

Sie verlaufen häufig unter dem Bild eines akuten Abdomens und sind diagnostisch weitaus schwieriger. Typische Vertreter dieser Thrombosierungen sind die **Mesenterialvenenthrombose** (K 55.0) und die **Milzvenenthrombose** (I 82.8). In Europa ist die Sichelzellanämie als Ursache selten.

Reisethrombose

Darunter ist eine Thrombosierung meist in den unteren Extremitäten als Folge längeren Sitzens mit abgewinkelten Knien, Exsikkose und Hypoxie zu verstehen. Diese Thrombosierung soll bei jedem Fünften die Ursache des plötzlichen Todes nach Langstrekkenflug infolge Lungenembolie sein (Sarvesvaran 1986). Betroffen kann jeder Erwachsene bei mehrstündigen, mit Bewegungsmangel einhergehenden Reisen sein.

Eine Einteilung in drei Risikostufen wurde vorgenommen (Simon 1996). **Niedriges Thromboserisiko** haben alle Erwachsenen ohne prädisponierende Faktoren. Hier genügen Verhaltenshinweise wie häufige Pausen, Fußwippen, genügende Flüssigkeitszufuhr, aber kein Alkohol, kein Schlafmittelgebrauch.

Ein **mittleres Thromboserisiko** ist bei Reisenden über 40 Jahre, mit größeren Varicen, chronisch venöser Insuffizienz, Übergewicht, Schwangerschaft, Herzinsuffizienz und oralen Kontrazeptiva zu sehen. Für diese Gruppe wird neben den Verhaltenshinweisen das Tragen von Kompressionsstrümpfen der Klasse I oder II empfohlen.

Ein **hohes Thromboserisiko** haben Reisende auf Langstrecken, die bereits thromboembolische Ereignisse durchgemacht haben. Weiterhin gilt dies für Patienten mit Malignomen, Thrombophilie, nach durchgemachten Traumen mit und ohne Gipsverband sowie nach Operationen mit erhöhtem Thromboserisiko. In dieser Gruppe sollte wegen seiner langen Halbwertszeit und geringen Komplikationsmöglichkeiten ein niedermolekulares Heparin einmal täglich s.c. kurz vor Reiseantritt bis zur Rückkehr injiziert werden.

➤ Therapie

Ziel der Therapie der tiefen Beinvenenthrombose ist
- Vermeiden einer Aszension der Thrombose nach proximal
- Vermeiden von Lungenembolien
- Vermeiden des postthrombotischen Syndroms.

Antikoagulantien und Thrombolyse, bei Unterschenkelthrombosen auch die Kompressionstherapie, verhindern weitgehend die **Ausbreitung** der Thrombose nach proximal.

Antikoagulantien können in ca. 98% der Fälle **Lungenembolien** und Reembolien vermeiden. Kompressionsverbände haben bei Unterschenkelthrombosen einen positiven Einfluß. Für die Thrombolyse konnte bisher nachgewiesen werden, daß es allenfalls nicht zu einer erhöhten Häufigkeit von Lungenembolien unter der Therapie gekommen ist. Nach unseren Erfahrungen kam es in den meisten Fällen zu einer fast vollständigen Rekanalisierung, wie durch die Phlebographie bestätigt werden konnte.

Größte Bedeutung bei der Verhinderung des **postthrombotischen Syndroms** hat wahrscheinlich die **frühzeitige Thrombolyse** oder die **Thrombektomie**. Kompressionsverbände und Antikoagulantien sind von untergeordneter Bedeutung.

Folgende Faktoren sind bei der Therapieentscheidung von Bedeutung:
- **Alter des Patienten:** Eine Thrombolyse sollte bei Patienten über 70 Jahren nicht mehr durchgeführt werden, da eine Latenz zwischen Thrombose und postthrombotischem Syndrom von bis zu 20 Jahren auftreten kann. Gegen eine Antikoagulantientherapie spricht das Alter nicht.
- **Alter des Thrombus:** Das Alter des Thrombus ist nicht immer genau zu bestimmen. Die Thrombolyse ist am erfolgreichsten, wenn der Thrombus nicht älter als 7 Tage ist. Die Gabe von Antikoagulantien ist jedoch noch bei einer mehrere Wochen (< 4 Wochen) alten Thrombose gerechtfertigt, da auch zu diesem Zeitpunkt Progression und Embolisation möglich sind.
- **Lokalisation und Ausdehnung:** Entscheidend für eine Thrombolyse ist auch, ob die Thrombose über die V. poplitea hinausreicht. Bei Thrombosen der oberen Extremität sollte diese wegen der geringen

Gefahr eines postthrombotischen Syndroms nicht durchgeführt werden.

- Wichtig ist im Gegensatz zur Thrombophlebitis strenge Bettruhe mit **Ruhigstellung** und **Hochlagerung** der Extremität sowie Kompressionsverbänden für 2–3 Wochen. Zur weiteren Unterstützung sollten Kompressionsstrümpfe nach Maß getragen, so oft wie möglich das Bein hoch gelagert sowie längeres Stehen und Sitzen vermieden werden. Weiterhin sind Bewegungsübungen, Gymnastik, Schwimmen und ggf. Gewichtsreduktion zu empfehlen.

Antithrombotische Therapie

Erste Maßnahme für Patienten mit proximaler oder distaler, tiefer Beinvenenthrombose sollte die antithrombotische Therapie sein. Hierfür wird Heparin verwendet, da seine antithrombotische Wirkung sofort einsetzt. Wird der therapeutische Bereich vom 1,5–2fachen des Normwertes der PTT eingehalten, besteht kein Unterschied in der Effektivität zwischen der kontinuierlichen intravenösen und der subkutanen Applikation. **Intravenös** sollten 1000–1500 IE/ Stunde bzw. alle 12 Stunden 7500 IE s.c. gegeben werden. Die Therapie wird bis zum 7.–14. Tag fortgesetzt. Gleichzeitig beginnt 3 Tage vor Absetzung des Heparins die zusätzliche Gabe von **Antikoagulantien** (z.B. Phenprocoumon, Falithrom® Marcumar®) in der üblichen Dosierung (Kontraindikationen s. Kap. 14.1.18). Der therapeutische Bereich des Quick-Wertes liegt um 20–25% (INR 2,3–2,5). Bei Patienten mit komplikationsfreiem Verlauf sollte die Antikoagulantientherapie **3 Monate** durchgeführt werden. Tritt zusätzlich eine Lungenembolie auf, ist eine Verlängerung auf **6 Monate**, bei Rezidiven eine **lebenslange Therapie** zu empfehlen.

In randomisierten Studien wurde die Effektivität von **niedermolekularem Heparin** bei der ambulanten Therapie der proximalen Beinvenenthrombose mit der Standardtherapie verglichen. Es wurde gezeigt, daß die Gabe von niedermolekularem Heparin durchführbar, effektiv und sicher ist (Koopman et al. 1996, Schafer 1996). In der ambulanten Therapie sollte 1 mg Enoxaparin (Clexane®)/kg KG zweimal/d subkutan injiziert werden (Levine et al. 1996).

Indikation und **Voraussetzung** für eine zu Hause durchführbare Therapie mit niedermolekularem Heparin sind jedoch, daß eine Lungenembolie klinisch sicher ausgeschlossen und der Patient kreislaufstabil ist. Sein Einverständnis für diese Therapieform ist nach Aufklärung über mögliche Komplikationen und die alternative stationäre Behandlung einzuholen. Kontraindikationen für eine Antikoagulantientherapie müssen ebenfalls ausgeschlossen sein. Die Anwendung des Heparins nach Anweisung und einer Unterweisung muß durch den Patienten oder seine Angehörigen sicher durchgeführt werden. Auch eine engmaschige Kontrolle durch den Arzt sowie eine Notfallversorgung zu jederzeit einschließlich nachts und Wochenende müssen gewährleistet sein.

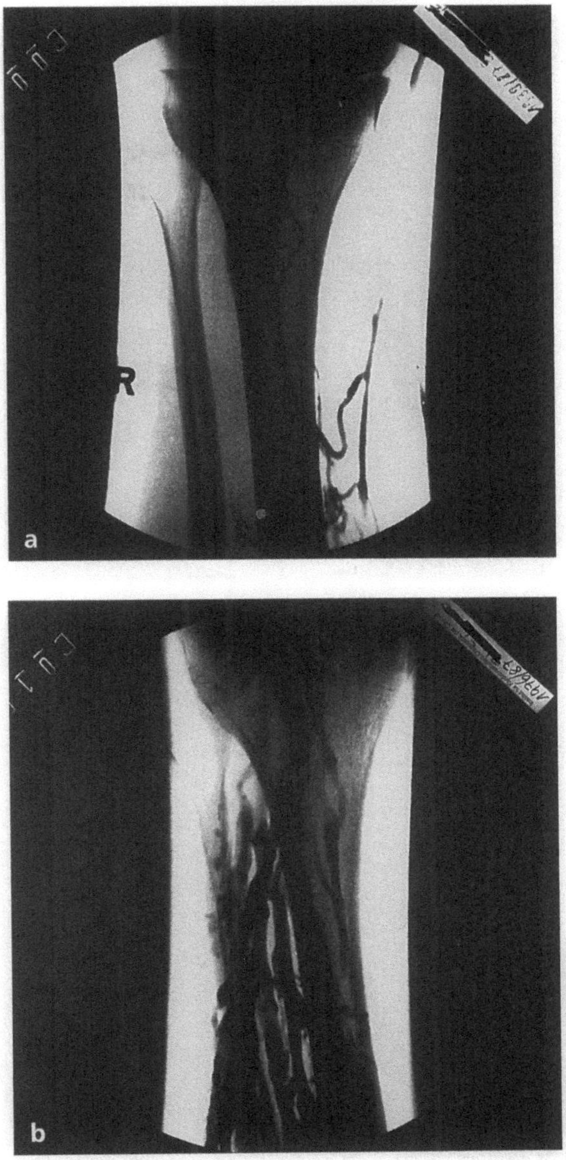

Abb. 34.2: Phlebographie einer tiefen Beinvenenthrombose; a – vor fibrinolytischer Therapie, b – nach fibrinolytischer Therapie

Decousus et al. (1998) fanden in einer randomisierten Studie mit 400 Patienten mit tiefer Beinvenenthrombose allerdings keinen Unterschied in der Verhinderung der Lungenembolie zwischen unfraktioniertem und niedermolekularem Heparin.

Thrombolytische Therapie

Verwendet werden Streptokinase, APSAC, Pro-Urokinase, rPA (Reteplase) oder nPA (Lanoteplase) mit einer nachfolgenden antithrombotischen Therapie. Im Vergleich zur alleinigen Heparintherapie hat die thrombolytische Therapie folgende Vorzüge:

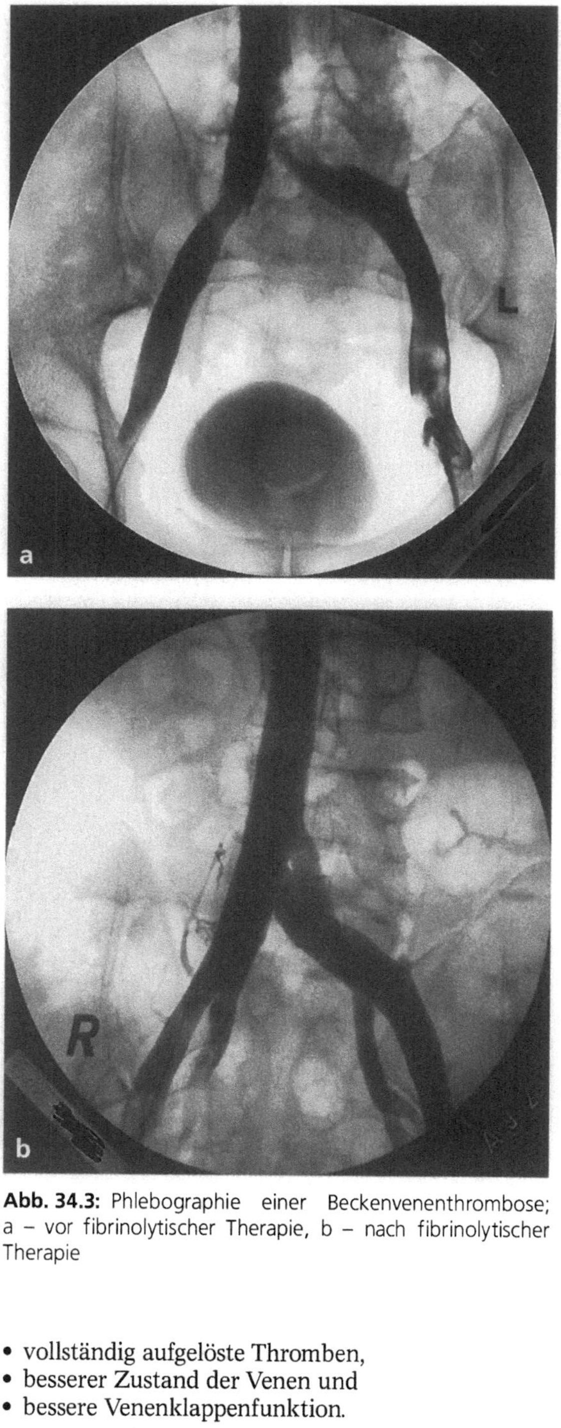

Abb. 34.3: Phlebographie einer Beckenvenenthrombose; a – vor fibrinolytischer Therapie, b – nach fibrinolytischer Therapie

- vollständig aufgelöste Thromben,
- besserer Zustand der Venen und
- bessere Venenklappenfunktion.

Sie bringt jedoch keinen größeren Schutz gegenüber Lungenembolien. Weiterhin ist die Gefahr intrakranieller Blutungen bei Streptokinasetherapie größer. Sie treten mit einer Häufigkeit von 0,7% auf. Letal verlaufen davon 0,5–1%. Das Antidot bei schweren Blutungskomplikationen ist Aprotinin (Trasylol®) oder Tranexamsäure (Anvitoff®, Ugoral®).

Streptokinase wird in einer Initialdosis von 250.000 I.E. i.v. gegeben und anschließend mit 100.000 I.E./h über 3–5 Tage fortgeführt. Alternativ kann auch eine ultrahohe Streptokinase-Kurzzeitlyse mit 9 Mio. E über 6 Stunden durchgeführt werden, die u.U. am nächsten Tag wiederholt werden kann. Bei Kontraindikationen zur Streptokinase wird **Urokinase** (s. Kapitel 14.1.18) verwendet.

Am 4. Tag erfolgt die Kombination mit 20.000 IE Heparin/24 h. Diese Dosis wird für weitere 3 Tage auf 40.000–50.000 IE Heparin/24 Stunden erhöht. Auch hier beginnt man 2–3 Tage vor Absetzen des Heparins mit der oralen Antikoagulation. Zur Durchführung dieser Therapie ist die Bestimmung und Kontrolle der im Kapitel 14.1.18 angeführten Parameter erforderlich (Abbildung 34.2, Abbildung 34.3).

Chirurgische Therapie

Bei Kontraindikation für eine thrombolytische Therapie oder Versagen dieser Therapie sind chirurgische Maßnahmen indiziert. Indikationen sind (Walter et al. 1997):

- Phlegmasia coerulea dolens (3-Etagen-Befall)
- Flottierender Thrombus
- Frische Beckenvenenthrombose
- Verschluß des Leistenverteilers
- Massive Lungenembolie.

Bei der **Thrombektomie** wird in Lokalanästhesie mit einem Ballonkatheter nach Forgaty eine möglichst vollständige Ausräumung des Thrombus vorgenommen. Besonders bei Thrombosierungen im Oberschenkel-Becken-Bereich und insbesondere bei der **Phlegmasia coerulea dolens** ist diese Methode indiziert. Sie sollte jedoch einem ausgewählten Patientengut vorbehalten bleiben. Bei vollständiger Entfernung des Thrombus können sehr gute Ergebnisse erreicht werden. Gelingt diese vollständige Entfernung nicht, ist ein Wiederverschluß der Vene möglich. Dieser Wiederverschluß kann dann eine Faszienspaltung oder gar die Amputation der Extremität zur Folge haben kann.

Weiterhin kommt eine **totale Okklusion** der V. cava inf. durch Ligatur oder Klippung infrage. Eine weitere Möglichkeit ist die Bildung von Kanälen (**Kompartimentierung**) von ca. 3 mm im Durchmesser. Sie wird der Unterbindung vorgezogen, da es seltener zu zirkulatorischen Instabilitäten kommt und paradoxerweise Lungenembolien etwas seltener sind.

Filter in die V. cava können als Ultima ratio perkutan transvasal implantiert werden. Der anfänglich positive Effekt der Verhinderung der Lungenembolie wird aber überlagert durch sehr häufige Rezidive der tiefen Beinvenenthrombose. Ein Unterschied in der Letalität bei Patienten mit und ohne V.-cava-Filter konnte nicht nachgewiesen werden (Decousus et al. 1998; Abbildung 34.4). Ausführlich s. Kapitel 14.1.19.

➤ Komplikationen der Phlebothrombose

■ Frühkomplikationen

Eine Frühkomplikation ist die **Lungenembolie**, die bei ca. 14% als meist tödlich verlaufendes Erstsymptom in Erscheinung tritt. Das größte Lungenembolierisiko besteht zwischen dem 1. und 5. Tag nach Beginn der Phlebothrombose. Durch die beginnende Fibroblasteneinsprossung und Fixierung des Thrombus sinkt das Embolierisiko. Besonders häufig werden Lungenembolien bei Mehr-Etagen-Thrombosen, z. B. Ileofemoralvenenthrombosen, beobachtet.

Die **Phlegmasia coerulea dolens** ist eine tiefe periphere Phlebothrombose mit vollständiger Blockade des venösen Rückstroms und stasebedingter Ischämie. Die Extremität ist bei dieser Erkrankung bedroht. Sie ist durch eine ausgeprägte **Zyanose** bis **Schwarzfärbung**, **Ödeme**, heftige **Schmerzen** sowie **Nekrosen** (Zehen- und Vorfußgangrän) gekennzeichnet. Das Ödem ist anfänglich weich, später „holzig". Die oberflächlichen Venen sind gestaut, es entwickelt sich eine Thrombophlebitis. Die Meyerschen Venendruckpunkte sind überempfindlich. Die peripheren arteriellen Pulse fehlen oder sind abgeschwächt. Der Krankheitsverlauf wird oft durch die Entwicklung eines hypovolämischen Schocks mit zunehmender Anämie kompliziert. Die Phlegmasia coerulea dolens kann sich aus der Phlegmasia alba bzw. rubra dolens entwickeln.

Unter einer **Phlegmasia alba dolens** („Milchbein") versteht man ein hochgradiges, blasses, sehr berührungsschmerzhaftes Ödem der Extremität bei Oberschenkel- oder Beckenvenenthrombose. Die Haut ist bis über das Leistenband und bei fettarmen Bauchdecken auch darüber hinaus stark gespannt und blaß. Wegen der großen Schmerzhaftigkeit und der Gefahr der Thromboseauslösung sollte auf eine Palpation verzichtet werden. Die **Phlegmasia rubra dolens** tritt bei ausgedehnten Venenthrombosen mit Periarteriitis auf. Die Extremität ist schmerzhaft geschwollen und rot verfärbt.

■ Spätkomplikationen

Als Spätkomplikation der Phlebothrombose und Thrombophlebitis wird das **postthrombotische Syndrom** beobachtet. Bei ca. 20% aller Bein- oder Beckenvenenthrombosen muß damit gerechnet werden. Man schätzt, daß ca. 5% der Bevölkerung Deutschlands an diesem Krankheitsbild leiden. Durch den thrombotischen Verschluß der tiefen Venen kommt es über die Perforans-Venen zu einem Kollateralfluß in die oberflächlichen Venen und dadurch zu Venektasien. Es entwickeln sich Varicen. Die klinische Symptomatik wie Induration, Atrophie und Pigmentierung tritt mit einer Latenz von 1–30 Jahren auf. Entscheidend für die Latenzzeit ist neben der rechtzeitigen suffizienten Behandlung der Thrombose die Etagenlokalisation. Bei Patienten mit Mehr-Etagen-Lokalisation tritt das PTS schon innerhalb der ersten 5 Jahre auf.

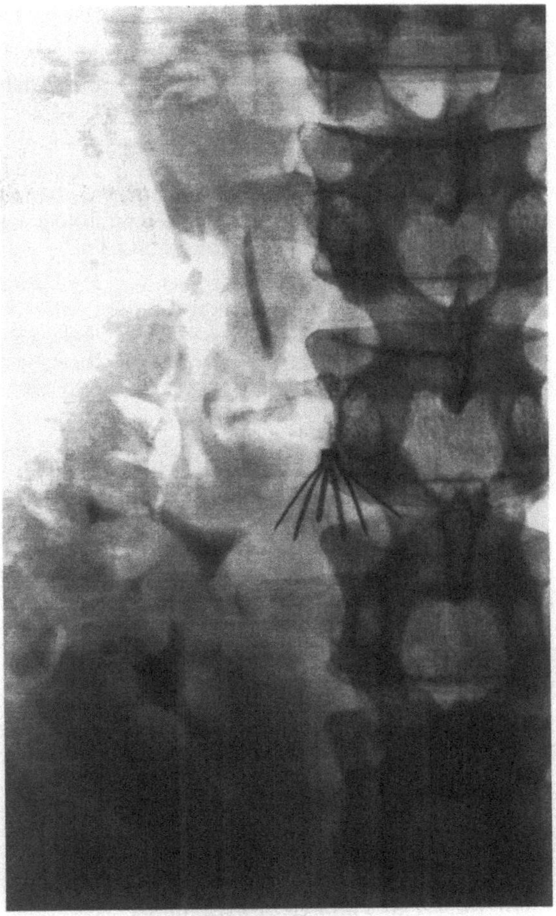

Abb. 34.4: Implantierter Vena-cava-Filter

Man unterscheidet je nach Ausprägung die ödematöse, varicöse, trophisch-ulzerierende und die gemischte **Verlaufsform**. Isolierte Beckenvenenthrombosen neigen mehr zur ödematösen Form, während ausgedehnte Venenverschlüsse am Unterschenkel zur trophisch-ulzerierenden Form führen.

➤ Differentialdiagnose

Differentialdiagnostisch ist zu denken an:

- arterielle Embolie
- dekompensiertes postthrombotisches Syndrom
- Ischialgie
- Weichteilentzündung (Erysipel, Phlegmone, Tendovaginitis)
- beginnende Lymphangitis
- Kompression der Venen durch raumfordernde Prozesse im kleinen Becken oder in der Kniekehle (Baker-Zyste)

Bei im Vordergrund stehenden **Schmerzen** sind auch andere Erkrankungen differentialdiagnostisch in Erwägung zu ziehen.

Tab. 34.7: Thromboserisiko bei chirurgischen, gynäkologischen, geburtshilflichen Eingriffen und internistischen Erkrankungen (nach Partsch et al. 1997)

Risikokategorie	chirurgischer, gynäkologischer, geburtshilflicher Eingriff	internistische Erkrankung
hohes Risiko	• Operationen > 45 min, Alter > 60 Jahre • Operationen > 45 min, Alter 40–60 Jahre, bei Malignomen oder früheren Thromboembolien • Fraktur oder orthopädische Operation > 45 min an Becken, Hüfte, Beinen	• Apoplexie, Alter > 70 Jahre • Herzinsuffizienz, Schock verschiedener Genese • anamnestisch bekannte Thromboembolie • Thrombophilie
mittleres Risiko	• Operationen > 45 min, Alter 40–60 Jahre, keine weiteren Risikofaktoren • Operationen < 45 min, Alter < 60 Jahre • Operationen < 45 min, Alter 40–60 Jahre, mit früheren Thromboembolien oder Östrogentherapie, > 60 Jahre	• Immobilisation • Herzinsuffizienz
niedriges Risiko	• Operationen > 45 min, Alter < 40 Jahre ohne Risikofaktoren • Operationen < 45 min ohne Risikofaktoren • Operationen < 45 min ohne Risikofaktoren, Alter 40–60 Jahre, • kleinere Traumen	• leichtere internistische Erkrankungen

Bei Schmerzen im **Oberschenkelbereich** müssen vertebragene, lokale ossäre, Ausstrahlung aus anderen Bereichen wie Urogenitalsystem, Muskelerkrankungen wie Muskelfaserruptur, Myalgien, Myositis, Erkrankungen des peripheren, wie Polyneuritis, oder zentralen Nervensytems, wie Syringomyelie u.a. abgegrenzt werden.

Bei isoliertem **Unterschenkelschmerz** sind Muskelerkrankungen wie die Myositis, Myogelosen, Knochenerkrankungen wie Arthrose, Entzündungen, Tumor, Polyneuritis sowie bei **Fußschmerz** Fußstatikveränderungen wie Senk-, Spreiz- oder Knickfuß und die Polyneuritis in Erwägung zu ziehen.

➤ Thromboseprophylaxe

Besonders bei chirurgischen Eingriffen verschiedener Art oder internistischen Erkrankungen besteht ein unterschiedliches Thromboserisiko (Tabelle 34.7).

■ Heparin

Die s.c. Gabe von 5000 IE Depot-Heparin als **low-dose** alle 8 bzw. 12 Stunden mit der Initialgabe ca. 2 Stunden präoperativ reduziert die Thromboserate von 25 auf 10%, die letale Lungenembolie von 0,7 auf 0,2% (Partsch und Blättler 1997). Die Low-dose-Gabe ist für orthopädische Eingriffe, Tumorchirurgie und in der Traumatologie ungenügend. Heparin kann auch subkutan **PTT-kontrolliert** gegeben werden. Dazu werden alle 8 Stunden 3.500 E injiziert, auch unter Dosisanpassung, so daß erhöhte Normalwerte erreicht werden.

Alternativ wird zunehmend **niedermolekulares Heparin** verabreicht (s. Kap. 14.1.18). Die Gabe von 40 mg Enoxaparin/d s.c. ist sicher und wirksam. Sie reduziert das Risiko der venösen Thromboembolie bei Patienten mit akuten internistischen Erkrankungen (Samana et al. 1999). Kostensparend sind dabei die geringere Laborkontrolle, frühere Krankenhausentlassung und die Möglichkeit der ambulanten Therapie (Martineau und Tawil 1998).

■ Thrombozytenaggregationshemmer

Auch Thrombozytenaggregationshemmer wie Acetylsalicylsäure, Clopidogrel (Plavix®) oder Dipyridamol können gegeben werden.

Die Prophylaxe muß aber mindestens 3 Monate durchgeführt und kann auch erst wegen der Blutungskomplikationen postoperativ begonnen werden. Ihre Wirksamkeit ist als mäßig einzuschätzen.

■ Orale Antikoagulantien

Die Gabe oraler Antikoagulantien ist nur sinnvoll, wenn es sich postoperativ um eine längere Immobilisation, z.B. mit Gipsverband nach Beinfrakturen, handelt. Durchführung und Kontraindikationen s. Kap. 14.1.18.

■ Physikalische Maßnahmen

Durch die physikalischen Maßnahmen der Thromboseprophylaxe wird eine Reduktion des venösen Poolings in den Unterschenkeln und damit eine Erhöhung der Flußgeschwindigkeit erreicht.

Bewährt haben sich dazu die **Thromboseprophylaxestrümpfe**. Weiterhin gehören die **Frühmobilisation**, aktive und passive Sprunggelenkbewegungen, Beinhochlagerungen und Atemübungen dazu.

34.8 Chronisch venöse Insuffizienz (I 87.2)

34.8.1 Definition

Der **Symptomkomplex Ödem, Induration** und **Pigmentierungen** der Haut, **Ekzem, Ulcus cruris,** der als Folge der Obliteration der tiefen Venen oder der Insuffizienz der Venenklappen, hauptsächlich der Vv. communicantes, auftritt, wird als **chronische Veneninsuffizienz** bezeichnet. Am häufigsten ist die Gegend des inneren Knöchels betroffen. Eine **chronische Veneninsuffizienz** kommt meist als

- Folge der Venenthrombosen, d.h. als **postthrombotisches** Syndrom, nach Entzündungen der oberflächlichen Venen (**postphlebitisches** Syndrom),
- gelegentlich auch als Folge einer ausgeprägten Insuffizienz der oberflächlichen Venen allein (primäre Varicen)

vor.

Ein bis zwei Jahre nach einer unzureichend behandelten tiefen Venenthrombose bildet sich bei ungefähr 80% der Patienten eine chronisch venöse Insuffizienz im Bereich der unteren Extremitäten aus. Sie ist bei ca. 2,6% der Bevölkerung festzustellen (Abbildung 34.5).

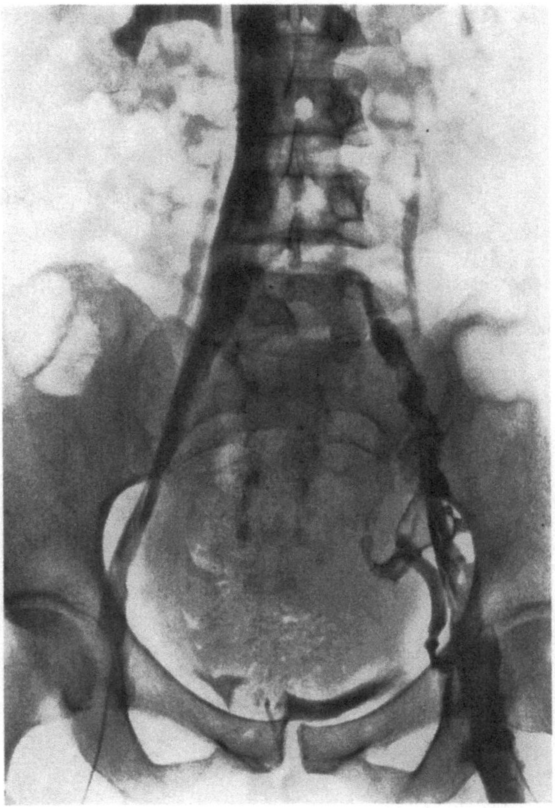

Abb. 34.5: Linksseitiger Verschluß der V. iliaca comm. mit Übergreifen auf die Oberschenkelvenen bei einer Patientin mit postthrombotischem Syndrom

34.8.2 Ätiologie

Durch die abgelaufenen Venenthrombosen kommt es zur Zerstörung und Funktionsuntüchtigkeit der Venenklappen. Oft treten persistierende Verschlüsse der tiefen Venen bei unvollständiger Rekanalisation auf. Der Rückstrom des venösen Blutes, durch die insuffizienten Klappen bedingt, führt zu einer steigenden Belastung der Vv. communicantes und damit zur Entwicklung **sekundärer Varicen.** *Diese Störungen der Makrozirkulation haben eine Störung in der Mikrozirkulation zur Folge.* Das postthrombotische Syndrom ist zu 80% die Ursache chronisch venöser Insuffizienz. Primäre Varicen oder arterio-venöse Fisteln sind nur zu 20% daran beteiligt.

34.8.3 Pathophysiologie

Das pathologische Äquivalent der chronisch venösen Insuffizienz ist eine relative oder zeitweilige Erhöhung des Venendruckes, der bei der Belastung bis zu den Kapillaren fortgesetzt wird; sie führt zu einer Schädigung der Kapillaren und Venolen der Haut und dadurch zu kleinen Blutungen, Ablagerungen von Hämosiderin und Pigmentierung. Gleichzeitig können Indurationen auftreten. Bei weiteren mechanischen Belastungen kann es an dieser Stelle zur Ulkusbildung kommen. Die trophischen Veränderungen der Haut führen vielfach zur Ekzembildung (*variköses Ekzem*). Der Grund dieser Veränderungen ist weder eine Verminderung des arteriellen Durchflusses noch eine gestörte lymphatische Zirkulation.

34.8.4 Krankheitsbild

Nach längerem Gehen oder Stehen treten **Schmerzen** in den Beinen auf, verbunden mit einem Schweregefühl. Hinzu kommen **Beinödeme**, die tagsüber zunehmen, nachts anfangs noch ausgeschwemmt werden, insgesamt aber zur Induration führen. Die subkutanen Venen werden varikös erweitert, die Haut wird zyanotisch, und es bilden sich **Stauungsdermatosen** aus. Daneben finden sich **Hyper- und Depigmentierungen sowie Hämosiderinablagerungen.** Bei Fortschreiten der Krankheit kommt es zu trophischen Störungen der Haut, deren Endstadium das **Ulcus cruris postthromboticum** mit schlechter Heilungstendenz und großer Rezidivneigung ist (Tabelle 34.8).

Differentialdiagnostisch sind folgende Ursachen in Betracht zu ziehen:

- Ödeme anderer Genese
- chronische Dermatosen

Tab. 34.8: Stadieneinteilung der chronisch venösen Insuffizienz nach Marshall (1993)

Stadium	Symptome
Ia	Corona phlebectatica paraplantaris, „Stauungsflecken", latentes Ödem, Juckreiz, Spannungsgefühl, schwere, müde Beine, Beinschmerzen
Ib	Corona phlebectatica paraplantaris, „Stauungsflecken", klinisch imponierendes Ödem
II	Sideroskierose, Ödem in unterschiedlicher Ausprägung, Sonderform mit Atrophie blanche
IIIa	Abgeheiltes Ulcus cruris (Ulkusnarbe)
III b	Florides Ulcus cruris

- primäre Varicosis
- Ulzera anderer Genese.

34.8.5 Therapie

Zu Beginn der Therapie sollte die Ursache der Stauung, z. B. Varicen, beseitigt werden. Dann schließt sich die Kompressionstherapie (s. Kap. 34.6.5) an. Diese kann bei funktionell gleichem Ergebnis als Alternative zur operativen oder sklerosierenden Therapie der primären Varicen, als alleinige Therapie einer chronisch venösen Insuffizienz I.-II. Grades oder als zusätzliche Therapiemaßnahme eingesetzt werden (Tabelle 34.9).

Tab. 34.9: Therapeutisches Vorgehen bei Patienten mit Venenerkrankungen

Klinik	Therapie
1. Gefährdete Patienten • familiäre Prädisposition • Adipositas • statische Belastung	• Gewichtsreduktion • Gymnastik • Lagerung • Kaltwasseranwendungen • Berufshinweise
2. Varicen und Venektasien	• wie bei 1. • zusätzlich Kompressionsbehandlung und Venotonika • ggf. Sklerosierung oder Chirurgie
3. Ödembildung, Venenklappeninsuffizienz	• wie bei 2. • zusätzlich kurzfristige diuretische Therapie

Eine **medikamentösen Therapie** der chronisch-venösen Insuffizienz mit Ödemprotektiva bzw. antiödematöse Venentherapeutika ist nur dann zusätzlich zu verordnen, wenn alle nicht medikamentösen Maßnahmen (Operation, Sklerosierung, Kompression) ungenügende Ergebnisse brachten oder Kontraindikationen gegen die Kompressionstherapie bestehen.

➤ Diuretika

Bei einer forcierten Diurese steigt der kolloidosmotische Druck des Plasmas und entzieht dem Gewebe solange Wasser, bis es zur Steigerung des interstitiellen kolloidosmotischen Druckes kommt. Damit wird der weitere Abstrom von Wasser aus dem Gewebe (Nettoabsorption) gestoppt. Falls die Endothelbarriere durchlässig geworden ist, tritt dieser Effekt nicht ein. Dadurch verschlechtert sich sogar der Zustand. Die Therapie mit Diuretika sollte nur **kurzfristig** 2x wöchentlich und möglichst mit schwach wirksamen Diuretika durchgeführt werden. Bewährt hat sich die Kombination von Thiazid mit kaliumsparenden Diuretika (Dehydrosanol tri®).

➤ Ödemprotektive Substanzen

Hauptvertreter dieser Arzneimittelgruppe sind halbsynthetische pflanzliche Glykoside, z.B. das Saponin **Aescin** aus der Roßkastanie, **Flavonoide** und **Ruscus aculeatus** (Mäusedorn). Die Wirkung besteht in einem Schutz des Endothels vor Noxen, die die Endothelbarriere für Eiweiß schädigen. Dieser endothelprotektive Effekt ist unspezifisch und entfaltet sich in Kapillaren und arteriellen bzw. venösen Gefäßen. Neben dem protektiven ließ sich im Tierversuch auch ein kurativer Effekt nachweisen. Letzterer beschränkt sich vor allem auf akute Ereignisse, z.B. traumatische Ödeme. Die therapeutische Dosis liegt bei den meisten Flavonoiden und bei Ruscusglykosiden bei 0,35–1,4 g/d. Aescin wird mit 0,07–0,7 g/d dosiert.

➤ Venentonisierende Pharmaka

Die venentonisierende Therapie zielt insbesondere auf die Verbesserung der Fließeigenschaften des Blutes, da es mit steigendem Durchmesser der Gefäße zur Abnahme der Fließgeschwindigkeit und zum Anstieg der Viskosität kommt. Vertreter sind das **Dihydroergotamin (DHE)** und **Ruscus-aculeatus-Glykoside.** Für beide ist ein stärkerer Effekt auf die Venen nachgewiesen. Empfohlen wird für DHE eine morgendliche Gabe von 2,5–7,5 mg/d.

➤ Lokale Anwendung

Eine sichere Wirkung von Venotonika und Ödemprotektiva in Form von Salben, Lotionen und Gels ist nicht nachgewiesen.

Tab. 34.10: Ätiologie des Ulcus cruris

Genese	Häufigkeit
Ulcus postthromboticum	65 %
Ulcus varicosum	20 %
Ulcus arteriosum	10 %
Ulcus anderer Genese	5 %

34.8.6 Ulcus cruris (I 83.0)

➤ Definition

Das Ulcus cruris ist ein Substanzverlust durch spontanen Gewebsuntergang infolge venös bedingter trophischer Störungen.

Begünstigend treten allgemeine Faktoren wie Adipositas, Herzinsuffizienz, orthopädische Erkrankungen u. a. hinzu. Am häufigsten ist das Ulkus durch Veränderungen im Venensystem bedingt (Tabelle 34.10).

➤ Häufigkeit

In Deutschland leiden etwa 1,5 Mio Menschen unter einem Ulcus cruris. Zwei Drittel der Betroffenen sind Frauen. Etwa 50% der Fälle treten zwischen dem 30. und 60. Lebensjahr auf. Etwa 1% der erwachsenen Bevölkerung hat im Laufe seines Lebens ein Ulcus cruris. Die Hälfte davon ist Folge des postthrombotischen Syndroms (Partsch et al. 1997).

- **Einteilung**

Zu den Ulcera venosa gehören:
- Ulcus cruris varicosum
- Ulcus cruris postthromboticum.

➤ Ulcus cruris varicosum (I 83.0)

Dem Ulcus cruris aricosum liegt **ätiologisch** meist die Insuffizienz der Vv. communicantes zugrunde.

Die Größe des Ulkus variiert je nach der Zahl der betroffenen Vv. communicantes. Es ist relativ wenig schmerzhaft, was jedoch auch vom Sitz der Ulzeration abhängig ist. Über Knochenprominenzen tritt verstärkte **Schmerzempfindlichkeit** auf. Schmerzhafte Schübe können durch eine hinzutretende Mikrophlebitis ausgelöst werden. Die Ränder des Ulkus sind flach oder kallös, es kann im Grund sezernierend oder trocken sein. Gelegentlich sind gelbliche Beläge vorhanden, was auf eine Sekundärinfektion hinweist. Das Ulkus neigt zu bakteriellen bzw. häufiger zu mykotischen Superinfektionen. Die umgebende Haut zeigt trophische Störungen, die durch die venöse Stase bedingt sind. Die **Lokalisation** ist am häufigsten um den Knöchel bzw. medial hinter dem Knöchel, auch im weiteren Bereich der sog. „Gamaschenzone" des distalen Unterschenkels. Auch am Fuß- und Zehenrücken kann es ausnahmsweise vorkommen.

➤ Ulcus cruris postthromboticum (I 80.3)

Die beim postthrombotisch bedingten Ulcus cruris auftretenden trophischen Störungen, das lokale Ödem sowie Größe und Schmerzhaftigkeit sind ausgeprägter und stärker als beim Ulcus cruris varicosum. Die Lokalisationen sind ähnlich, jedoch kommt es auch über der Tibiakante sowie lateral am Knöchel vor.

Sonderformen:
- Ulkus nach Mikrophlebitis infolge Insektenstichen in trophisch gestörtem, stark gerötetem Hautgebiet,
- Ulkus unter Gipsverband („Gamaschenulkus").

➤ Therapie

Grundsätzlich sollte eine **Drei-Phasen-Therapie** durchgeführt werden:
- Reinigung,
- Granulationsförderung und
- Epithelisierung.

Zu Beginn jeder Therapie sollte das Ulkus durch **Bäder** mit Zusatz von Kaliumpermanganat oder mit Wasserstoffperoxid bzw. durch das Anlegen von Hydrokolloidverbänden von oberflächlichen Belägen **gereinigt** werden. Ebenfalls müssen alte **Krusten** und **Salbenrückstände** von der Ulkusumgebung entfernt werden. Da die Entfernung hartnäckiger, meist nekrotischer Beläge am Ulkusgrund mit dem scharfen Löffel sehr schmerzhaft ist, werden vielfach Salben verwendet, die denaturiertes Kollagen abbauen, ohne gesundes Gewebe anzugreifen. Diese enthalten Enzyme wie Trypsin, Chymotrypsin, Streptokinase, Kollagenase u. a.

Bei **bakterieller Superinfektion** sollten nach Antibiogramm parenteral Antibiotika appliziert und auf eine lokale Therapie verzichtet werden. Bei der häufigen **mykotischen Infektion** wird eine lokale Therapie mit Polyvinylpyrrolidon-Iod (Betaisodona Salbe®) empfohlen.

Um die Umgebung des Ulkus zu schützen, wird diese mit Zinkpaste abgedeckt.

Um die **Granulation** zu fördern, kann man **Salben** und **Puder** sowie **Kollagen**- und **Kunststoffplatten** verwenden. Weiterhin hat sich **Silikonschaum** bei gut gesäuberten, tiefen Ulzerationen bewährt.

Irritative Maßnahmen wie mechanisches Auffrischen, Applikation kristalliner Substanzen, Metallauflagen aus Silber oder Aluminium oder Harnstoffverbindungen haben granulationsfördernden Effekt. Weiterhin werden Mirfulan Salbe® (ungesättigte Fettsäuren plus Vitamin A) und Bepanthen Salbe (Vitamin B) verordnet. Bei Ulkuspatienten sollte man besonders auf **allergische Reaktionen** gegen die applizierten Lokaltherapeutika achten.

Zur **Epithelisierung** werden Arzneimittel (Actovegin, Kälberblut, Bepanthen u. a.) verwendet. Eine weitere Möglichkeit ist das Abdecken mit **Fibrinklebern**, Folienverbänden, Kunststoffauflagen, Kollagenplatten sowie Silikonschaum.

In allen Phasen ist die Anlage eines adäquaten **Kompressionsverbandes** unter Abpolsterung des Ulkus erforderlich. Tritt keine Heilung ein, sollte der Hautarzt konsultiert werden. Letztlich ist auch die **chirurgische Ulkusdeckung** mit Voll- oder Spalthaut zu erwägen.

Literatur

Anderson, F.A. jr., H.B. Wheeler, R.J. Goldberg, D.W. Hosmer, N.A. Patwardhan, B. Jovanovic, A. Forcier, J.E. Dalen: A population-based perspective of the hospital incidence and case-fatality of deep vein thrombosis and pulmonary embolism: the Worcester DVT study. Arch. Intern. Med. 151 (1991) 933–938.

Bertina, R.M., F.R. Rosendaal: Venous thrombosis–the interaction of genes and environment. N. Engl. J. Med. 338 (1998) 1840–1841.

Bauer, G.A.: A venographic study of thrombembolic problems. Acta Chir. Scand 84 (1940) (Suppl 61) 1–75.

Bounameaux, H., P. de Moerloose, A. Perrier, G. Reber: Plasma measurement of D-dimer as diagnostic aid suspected venous thromboembolism: an overview. Thromb. Haemost. 71 (1994) 1–6.

Carpenter, J.P., G.A. Holland, R.A. Baum, R.S. Owen, J.T. Carpenter, C. Cope: Magnetic resonance venography for the detection of deep venous thrombosis: comparison with contrast venography and duplex Doppler ultrasonography. J. Vasc. Surg. 18 (1993) 734–741.

Decousus, H., A. Leizorovicz, F. parent, Y. page, B. tardy, P. Girard, S. Laporte, R. Faivre, B. Charbonnier, F.G. Barral, Y. Huet, G. Simonneau: A clinical trial of vena cava filters in the prevention of pulmonary embolism in patients with proximal deep-vein thrombosis. Prevention du Risque d'Embolie Pulmonaire par Interruption Cave Study Group. N. Engl. J. Med. 338 (1998) 409–415.

Elias, A., G. Le Corff, J.L. Bouvier, M. Benichou, A. Serradimigni: Value of real time B mode ultrasound imaging in the diagnosis of deep vein thrombosis of the lower limbs. Int. Angiol. 6 (1987) 175–182.

Evans, A.J. H.D. Sostman, M.H. Knelson, C.E. Spritzer, G.E. Newman, S.S. Paine, C.A. Beam: 1992 ARRS Executive Council Award. Detection of deep venous thrombosis: prospective comparison of MR imaging with contrast venography. AJR Am J. Roentgenol. 161 (1993) 131–139.

Evans, C.J., F.G. Fowkes, C.V. Ruckley, A.J. Lee: Prevalence of varicose veins and chronic venous insufficiency in men and women in the general population: Edinburgh Vein Study. J. Epidemiol. Community Health 53 (1999) 149–153.

Goldhaber, S.Z., M. Morpurgo: Diagnosis, treatment, and prevention of pulmonary embolism: report of the WHO/International Society and Federation of Cardiology Task Force. JAMA 268 (1992) 1727–1733.

Koopman, M.M.W., P. Prandoni, F. Piovella, P.O. Ockelford, D.P.M. Brandjes, J. van der Meer, A.S. Gallus, G. Simonneau, C.H. Chesterman, M.H. Prins, P.M.M. Bossuyt, H. de Haes, A.G.M. van den Belt, L. Sagnard, P. D'Azemar, H. R. Büller for the Tasman Study Group: Treatment of venous thrombosis with intravenous unfractionated heparin administered in the hospital as compared with subcutaneous low-molecular-weight heparin administered at home. N. Engl. J. Med. 334 (1996) 682–687.

Kupferminc, M.J., A. Eldor, N. Steinman, A. Many, A. Bar-Am, A. Jaffa, G. Fait, J.B. Lessing: Increased frequency of genetic thrombophilia in women with complications of pregnancy. N. Engl. J. Med. 340 (1999) 9–13.

Levine, M., M. Gent, J. Hirsh, J. Leclerq, D. Anderson, J. Weitz, J. Ginsberg, A.G. Turpie, C. Demers, M. Kovacs, W. Geerts, J. Kassis, L. Desjardins, J. Cusson, M. Cruickshank, P. Powers, W. Brien, S. Haley, A. Willan: A comparison of low-molecular weight heparin administered primarily at home with unfractionated heparin administered in the hospital for proximal deep-vein thrombosis. N. Engl. J. Med. 334 (1996) 677–681.

Martineau, P., N. Tawil: Low-molecular-weight heparins in the treatment of deep-vein thrombosis. Ann. Pharmacother. 32 (1998) 588–598.

Marshall, M.: Therapie von Varikosis und CVI. Therapiewoche 43, 34/35 (1993) 1725–1743.

Marshall, M., Therapie. Hertel: III–3.1.2 Apparative Diagnostik. In: M. Marshall, F.X. Breu (Hrsg): Handbuch der Angiologie. Ecomed, 1999

Partsch, H., W. Blättler: Leitlinien der Deutschen Gesellschaft für Phlebologie zur Thromboembolieprophylaxe. vasomed 9 (1997) 232–237.

Pini, M., L. Marchini, A. Giordano: Diagnostic strategies in venous thromboembolism. Haematologica 84 (1999) 535–540.

Reimer, P., P. Landwehr: Non-invasive vascular imaging of peripheral vessels. Eur. Radiol. 8 (1998) 858–872.

Samana, M.M., A.T. Cohen, J.Y. Darmon, L. Desjardins, A. Eldor, C. Janbon, A. Leizorovicz, H. Nguyen, C.G. Olsson, A.G. Turpie, N. Weisslinger: A comparison of enoxaparin with placebo for the prevention of venous thromboembolism in acutely ill medical patients. Prophylaxis in medical patients with Enoxaparin Study Group. N. Engl. J. Med. 341 (1999) 793–800.

Schafer, A.I.: Low-molecular-weight heparin–an opportunity for home treatment of venous thrombosis. New Engl. J Med. 334 (1996) 682–683.

Sarvesvaran,R.: Sudden death associated with commercial air travel. Med. Sci. Law 26 (1986) 35–38.

Simon, R.: Die Reisethrombose – ein Epiphänomen

des Massentourismus. Vasomed 8 (1996) 336–340.

Spritzer, C.E., J.J. Norconk, jr., H.D. Sostman, R.E. Coleman: Detection of deep venous thrombosis by magnetic resonance imaging. Chest 104 (1993) 54–60.

Venturi, M., L. Bonavina, F. Annoni, L. Colombo, C. Butera, A. Peracchia, E. Mussini: Biochemical assay of collagen and elastin in the normal and varicose vein wall. J. Surg. Res. 60 (1996) 245–248.

Walter, M., H. Erasmi: Die chirurgische Therapie der tiefen Bein-Beckenvenenthrombose. Herz/Kreisl. 29 (1997) 116–120.

Weinmann, E.E., Salzman, E.W: Deep-Vein thrombosis. New Engl. J Med. 24 (1994) 1630–1641.

Wienert, V.: Epidemiologie und Risikofaktoren der Venenerkrankungen. In: M. Marshall, F.X. Breu (Hrsg): Handbuch der Angiologie. Ecomed, 1999.

Zontsich, T., K. Turetschek, M. Baldt: CT-Phlebographie. Eine neue Methode zur Diagnose der Venenthrombose der oberen und unteren Extremitäten. Radiologe 38 (1998) 586–590.

35 Lymphgefäßerkrankungen

35.1 Physiologische Aspekte des Lymphgefäßsystems

Das Lymphsystem besteht aus den Lymphknoten und dem Lymphgefäßsystem, das ein Teil des Kreislaufes ist. Seine wesentliche Funktion besteht in der Volumenregulation der Körperflüssigkeiten. Dazu ist es in der Lage, die Lymphbildung und Transportgeschwindigkeit dem aktuellen Bedarf anzupassen. Die Lymphe wird in den Lymphgefäßen aus der Gewebsflüssigkeit, die eiweiß- und zellhaltig ist, gebildet. Die Zusammensetzung der Lymphflüssigkeit wird am stärksten in den Lymphknoten verändert. Hier wird der Lymphe bis zu 70% ihres Wassers entzogen (Földi 1999). Der normale Druck in den Lymphgefäßen beträgt ca. 8 mmHg, im Lymphödem steigt er auf etwa 15 mmHg (Dörffler-Melly et al. 1994).

35.2 Lymphangitis (I 89.1)

35.2.1 Unspezifische Lymphangitis

➤ Definition

Die unspezifische Lymphangitis ist eine entzündliche Veränderung des Lymphgefäßsystems als Folge von entzündlichen Veränderungen im Zuflußgebiet.

➤ Ätiologie

Streptokokken, Staphylokokken und andere Erreger dringen durch Wunden in die Lymphbahnen ein.

➤ Krankheitsbild

Es kommt zu einer streifenförmigen Rötung der Haut entlang der Lymphgefäße bis hin zur eitrigen Einschmelzung und Ausbildung lymphangitischer Abszesse. Die regionären Lymphknoten sind schmerzhaft geschwollen. Ebenfalls können Allgemeinsymptome wie Fieber, Schüttelfrost und Leukozytose auftreten.

➤ Therapie

Die Therapie besteht in der kausalen Behandlung der peripher gelegenen Infektion mit Antibiotika und/ oder chirurgischer Intervention.

35.2.2 Spezifische Lymphangitis

➤ Definition

Eine spezifische Lymphangitis ist eine Entzündung der Lymphgefäße durch Verbreitung spezifischer Krankheitserreger, vor allem Tuberkulosebakterien, im Gesamtorganismus.

➤ Krankheitsbild

Die spezifische Lymphangitis spielt besonders in der Primärperiode der Tuberkulose eine Rolle. Die Lymphgefäße können hierbei miterkranken. Vor allem der Ductus thoracicus ist bei der Tuberkulose mitbefallen.

➤ Therapie

Sie richtet sich auf die Behandlung der Tuberkulose.

Tab. 35.1: Stadieneinteilung des primären Lymphödems

Stadium	Symptome
I	latentes Lymphödem: nur szintigraphische Veränderungen der Lymphgefäße
II	reversibles Lymphödem: nächtliche Rückbildung
III	irreversibles Lymphödem: keine nächtliche Rückbildung
IV	Elephantiasis

35.3 Lymphödem (I 89.0)

35.3.1 Definition

Das eiweißreiche Lymphödem entsteht durch Unterbrechung der Lymphzirkulation. Ihm liegt eine Lymphangio- bzw. Lymphnodopathie zugrunde. Klinisch zeigt sich eine subkutane, teigige Schwellung, die uni- oder bilateral auftreten kann. Das Lymphödem kann **primär** oder **sekundär** bedingt sein. Einen ersten Hinweis auf die Ursache des Lymphödems kann seine Ausbreitung geben: Das primäre Lymphödem breitet sich distal nach proximal, das sekundäre meist von proximal nach distal aus.

35.3.2 Primäres Lymphödem

Dem primären Lymphödem kann eine **angeborene** Entwicklungsstörung (Hypoplasie, Aplasie, Ektasie) der Lymphgefäße zugrunde liegen. Sehr selten werden Kinder bereits mit einem ödematösen Bein geboren (familiär-kongenitaler **Typ Nonne-Milroy**). Etwas häufiger ist die Manifestation in der Pubertät (**Typ Meige**).

Am häufigsten tritt das Lymphödem jedoch ohne genetische Ursache sporadisch auf. Die Familienanamnese ist in diesen Fällen „leer". Das primäre Lymphödem betrifft fast nur Frauen (80–95%) bis zum 35. Lebensjahr (**Lymphoedema praecox**). Diese Lymphödemform ist primär benigne, jedoch muß auch hier ein Malignom ausgeschlossen werden. Seltener kommt es zur Erstmanifestation nach dem 35. Lebensalter (**Lymphoedema tarda**). Hierbei muß aber auch differentialdiagnostisch ein sekundäres, neoplastisch bedingtes Lymphödem ausgeschlossen werden.

Das Lymphödem ist durch eine blasse, schmerzlose, relativ derbe, schwer eindrückbare Schwellung der Extremität(en) gekennzeichnet. Es **verstärkt** sich nach **langem Stehen** und ist meist **wetterabhängig**. Zumeist sind die Veränderungen zuerst einseitig. Später wird bei 50% der Fälle auch die kontralaterale Seite einbezogen. Die Haut läßt sich an der Grundphalanx der 2. Zehen nicht in Falten abheben (**Stemmersches Zeichen**). Je nach dem Schweregrad der Erkrankung kennt man die in Tabelle 35.1 aufgeführten **Stadien**.

Im Stadium IV kommt es zu grotesken Vergrößerungen der Extremität(en) mit Bewegungsbehinderungen. Die ödematöse Schwellung ist infolge sekundärer Induration derb, bräunliche Pigmentierungen können beobachtet werden.

35.3.3 Sekundäres Lymphödem

Das sekundäre Lymphödem ist meist Folge eines Tumors bzw. einer Infektion. Es werden spontane und iatrogene Formen unterschieden (Tabelle 35.2).

Tab. 35.2: Einteilung des sekundären Lymphödems nach den Entstehungsursachen

Spontane Formen		Iatrogene Formen
entzündlich	**nicht entzündlich**	
hämolysierende Streptokokken	parasitär neoplastisch traumatisch trophisch artifiziell	postoperativ diagnostisch

➤ Entzündliches Lymphödem

Das Erysipel wird in der Regel durch rezidivierende Schübe einer Lymphangitis infolge hämolysierender Streptokokken charakterisiert. Der Beginn ist plötzlich und geht mit einer schweren Allgemeinreaktion einher, bei der Temperaturen bis zu 41 °C auftreten können. Häufig findet man das entzündliche Lymphödem bei Thrombophlebitis, chronischer venöser Insuffizienz oder bei Hautrhagaden. Es beginnt oft mit einer geröteten Stelle, die sich rasch vergrößert. Die Extremität ist heiß, geschwollen und druckempfindlich. Die regionären Lymphknoten sind ebenfalls in Mitleidenschaft gezogen.

➤ Nichtentzündliches Lymphödem

Am häufigsten führen thrombotische Zustände, Tumoren des kleinen Beckens wie gynäkologische, Blasen-, Prostata- und Rektumkarzinome, Mammakarzinome, maligne Lymphknotenaffektionen, Traumen sowie Bestrahlungen in der Leisten- und Beckengegend zur Bildung eines sekundären, nicht entzündlich bedingten Lymphödems. Beim Nachweis von Symptomen wie asymmetrisches Ödem der Extremitäten, d.h. die proximalen Anteile sind deutlicher geschwollen als die distalen, kommt es zu schnellem Fortschreiten mit zunehmenden starken Schmerzen, tastbaren Lymphknoten, Lähmungserscheinungen sowie Ulzerationen.

Auch ein Parasitenbefall, besonders die **Filariasis**, kann durch die Verkalkung der Parasiten oder als Folge einer durch sie bedingten chronisch obliterierenden Lymphangitis zum Verschluß der Gefäße führen. Dadurch entwickelt sich über einen längeren Zeitraum eine Elephantiasis.

Iatrogene Ursachen können **postoperativ** nach Lymphknotenausräumung mit Nachbestrahlung und nach Venenstrippung in Erscheinung treten. Eine mögliche Komplikation der **Lymphographie** durch Verwendung fettlöslicher Kontrastmittel ist ein Lymphgefäßverschluß mit nachfolgendem Lymphödem. Durch Abschnürung der Extremität kann ein **artifizielles Lymphödem** hervorrufen werden. Daran ist besonders bei gutachtlichen Fragen zu denken. Ausschließen kann man dieses manipulationsbedingte Ödem durch eine kurzzeitige stationäre Aufnahme und nächtliche Beobachtung (nach Entfernen des Verbandes verschwindet die Schwellung!).

35.3.4 Diagnostik des primären und sekundären Lymphödems

Die Diagnose des Lymphödems ist häufig bereits aus dem klinischen Bild zu stellen.

Zur weiteren Abklärung werden folgende Methoden verwendet:

- **Isotopenlymphographie**
  - Abtransport radioaktiv ^{99m}Tc-markierter Kolloide, Albumin oder Dextran, die subkutan oder intramuskulär injiziert werden. Durch standardisierte körperliche Belastung (Fahrradergometrie) erfolgt eine Beschleunigung des Lymphtransportes. Frühaufnahmen zur Darstellung der drainierenden Lymphgefäße, Spätaufnahmen für Lymphknotenbeurteilung (Methode der Wahl)
- **indirekte Lymphographie**
  - Darstellung peripherer Lymphgefäße durch subepidermale Injektion eines wasserlöslichen Kontrastmittels, regionäre Lymphknoten selten darstellbar

Der **Patentblautest** ist wegen seiner ungenügenden diagnostischen Sicherheit sowie der Auslösung allergischer Reaktionen verlassen worden. Auch die **ölige Lymphographie** wurde wegen eines erhöhten Risikos verlassen. Beide Methoden gehörten in früheren Jahren zu den Standardverfahren der Diagnostik.

35.3.5 Differentialdiagnose

Zur Differentialdiagnose der **Beinödeme** siehe Tabelle 1.7., S. 10.

Es ist aber nicht außer acht zu lassen, daß auch kombinierte Formen vorkommen können.

Bei den Ödemen der **oberen Extremitäten** ist die Armvenenthrombose oder Lipomatose abzugrenzen.

35.3.6 Komplikationen

Komplikationen des Lymphödems wie Erysipel oder Mykosen können auftreten.

35.3.7 Therapie des primären und sekundären Lymphödems

In erster Linie sollte eine **ursächliche** Therapie angestrebt werden, die chirurgisch, antibiotisch, tuberkulostatisch, zytostatisch usw. sein kann. Bei rezidivierendem Erysipel empfiehlt sich eine Antibiotika-Langzeitprophylaxe. Ist dies nicht möglich, muß systematisch versucht werden, die Folgen der Lymphabflußstörungen zu bessern. Im Mittelpunkt steht die „**komplexe physikalische Entstauungstherapie**“. Begonnen wird mit einer Kompressionsbehandlung zunächst mit festen, unelastischen Kompressionsverbänden, dann mit maßgefertigten Kompressionsstrümpfen der Klasse III. Hinzu kommen apparative Druckwellenmassagen und manuelle Lymphdrainagebehandlung. Durch eine regelmäßige **Hautdesinfektion** sollen Erysipele verhindert werden. Auch die Verabreichung ödemprotektiver Substanzen (dehydrosanol tri®) kann die Therapie unterstützen.

Chirurgische Möglichkeiten sind die autologe Lymphknoten- und die autologe Lymphgefäßtransplantation, die mit unterschiedlichem Erfolg durchgeführt werden. In der Regel ist, auch unter Anwendung aller therapeutischer Möglichkeiten, eine vollständige Ausheilung bis heute nicht zu erreichen.

35.3.8 Prävention des Lymphödems

Wesentliche präventive Maßnahmen sind die konsequente antibiotische Behandlung sowie die Antibiotikaprophylaxe des Erysipels. Was die Entstehung des Lymphödems als Folge einer chirurgischen Malignomtherapie anbelangt, so muß die Entscheidung quoad vitam gelegentlich auch unter Inkaufnahme dieser Lymphabflußstörungen fallen.

35.4 Tumoren der Lymphgefäße

Die häufigsten Neubildungen der Lymphgefäße sind die **Lymphangiome**, die oft in Kombination mit Hämangiomen auftreten. Eine größere Rolle spielen die Lymphgefäße bei der Metastasierung von bösartigen Tumoren. Es kann somit zu einem Bild der

Lymphangiosis carcinomatosa kommen, die sich z. B. in der Pleura manifestiert. Auch der Ductus thoracicus kann durch Krebsabsiedlungen völlig verschlossen werden und einen Ascites chylosus entwickeln.

Literatur

Földi, E: IV. Lymphgefäße. In: M. Marshall, F.X. Breu (Hrsg): Handbuch der Angiologie. Ecomed, 1999.

Dörffler-Melly, J., I. Hering, M Schiesser, U.K. Franzeck, A. Bollinger: Fluctuation of skin lymphatic capillary pressure in controls and in patients with primary lymphedema. Int. J. Microvasc. 14 (1994) 139–143.

Weissleder, H, Schuchardt, C.: Erkrankungen des Lymphgefäßsystems. 2. Aufl. Karger Kommunikation, Bonn 1996.

36 Kardiovaskuläre Notfälle

36.1 Akuter Herz-Kreislauf-Stillstand (I 46.9)

36.1.1 Definition

Nach Safar (1958) ist das akute Ereignis des Herz-Kreislauf-Stillstandes folgendermaßen definiert: *„Der Herzstillstand ist das klinische Bild des Kreislaufstillstandes bei einem Patienten, dessen Tod zu diesem Zeitpunkt nicht erwartet wurde"*.

Unter diesem Begriff werden Asystolie und Kammerflimmern zusammengefaßt. In beiden Fällen ist die Herzauswurfleistung gleich Null. Durch die abrupte Unterbrechung des Kreislaufs wird die Sauerstoffversorgung der Gewebe, vor allem des Gehirns, gestört. Wenn die Unterbrechung der Hirndurchblutung mehr als 3–4 min dauert, kommt es bei Normothermie zu irreversiblen Hirnschädigungen. Nicht in jedem Fall jedoch sind auch über diese Zeitspanne hinaus durchgeführte Reanimationsmaßnahmen erfolglos, da verschiedene Faktoren den Eintritt der Schädigung beeinflussen. Es sind dies:

- das Alter (das Neugeborene verträgt erheblich größeren Sauerstoffmangel als der Erwachsene)
- die Körpertemperatur zum Zeitpunkt des Kreislaufstillstandes (künstliche Hypothermie bei Operationen, Ertrinken im Eiswasser etc. verlängern die Wiederbelebungsfähigkeit des Gehirns)
- hypoxämische Zustände vor dem Kreislaufstillstand (sie verkürzen die Wiederbelebungsfähigkeit).

Bei der Wiederherstellung einer optimalen Zirkulation kann sogar nach 10 min Kreislaufstillstand eine Wiederbelebung erfolgreich sein. Demnach sind weitere Veränderungen des Gehirns nach der Wiederbelebung auch von der Funktion des Herzens abhängig.

36.1.2 Ätiologie des Herz-Kreislauf-Stillstandes

Dem akuten Herz-Kreislauf-Stillstand können folgende Ursachen zugrunde liegen:

1. **Herzversagen**
- akute Füllungsbehinderung (Herztamponade, Tachykardie)
- akut verminderte Förderleistung (Myokardinfarkt, Myokarditis, Bradykardie, Herzklappenperforation)

2. **Volumenmangel**
- Blutverlust (Verletzungen, innere Blutungen)
- Plasmaverlust (Verbrennungen, Peritonitis, Pankreatitis, erhöhte Kapillarpermeabilität durch Entzündung)

3. **Vasodilatation**
- reflektorisch (emotional, Vagusreiz, Schmerz)
- zentral (Schädel-Hirn-Trauma, Encephalitis)
- infektiös-toxisch (Narkotika, Bakterientoxine, Histamin, Ganglienblocker)
- anaphylaktisch
- regulativ (Schmerz, Stehen)

4. **Kombinierte Formen**
- Vasodilatation und Volumenmangel

• Vasodilatation, Volumenmangel und Herzversagen (schwere Infektionskrankheiten).

36.1.3 Diagnose des Kreislaufstillstandes

Die **Diagnose** muß wegen der notwendigen Reanimationsmaßnahmen **binnen weniger Sekunden** gestellt werden. Ein Kreislaufstillstand liegt vor bei:

- Bewußtlosigkeit (bereits wenige Sekunden nach Kreislaufunterbrechung)
- Pulslosigkeit an A. femoralis und A. carotis
- Atemstillstand oder Schnappatmung (ca. 60 s nach Beginn des Kammerflimmerns)
- weiten Pupillen
- grau-zyanotischer Hautfarbe
- Krampferscheinungen (besonders bei AV-Block III. Grades)

36.1.4 Indikationen zur Wiederbelebung

Sie ist gegeben, wenn nach dem Wesen der Grunderkrankung eine Reanimation Erfolg verspricht. Sie ist nicht gegeben, wenn es zum Herzstillstand infolge einer tödlichen Grunderkrankung kommt (z.B. Tumorleiden, Herzinsuffizienz), wenn die Ursache des Herzstillstandes nicht zu beseitigen (z.B. Schädel-Hirn-Trauma) oder der ausdrückliche Wille des Patienten bekannt ist.

36.1.5 Wiederbelebungsmaßnahmen

Wiederbelebungsmaßnahmen führen nur bei koordiniertem sofortigem Einsatz zum Erfolg. Das setzt den Ablauf nach einem standardisierten System voraus. Safar hat eine alphabetische Gliederung der notwendigen Maßnahmen entsprechend der Reihenfolge ihres Ablaufes angegeben, die gleichzeitig als Gedächtnisstütze dienen kann.

Man unterscheidet **drei Phasen** der Wiederbelebung:

1. dringliche Sauerstoffzufuhr des zentralen Nervensystems,
2. Wiederherstellung der spontanen Blutzirkulation,
3. Langzeitwiederbelebung.

Während die Phase 1 an jedem Ort und von jeder Hilfsperson sofort eingeleitet werden muß, sind die Phasen 2 und 3 an eine apparative Ausstattung und an erfahrene Ärzte gebunden.

Alphabetische Gliederung der Wiederbelebungsmaßnahmen:

A. Atemwege
Die Freihaltung der Atemwege steht am Anfang der Wiederbelebungsversuche. Dies wird erreicht durch:

1. Reinigen von Mundhöhle und Rachen, Entfernung der Zahnprothese
2. Überstrecken des Kopfes nach hinten,
3. Vorwärtsziehen des Unterkiefers (**Esmarch-Handgriff**).

Diese Maßnahmen können durch Anwendung verschiedener Beatmungstuben oder eine endotracheale Intubation erleichtert werden.

B. Beatmung
Auch die Beatmung kann ohne Geräte erfolgen. Beatmungsmethoden:

1. Mund-zu-Mund-Beatmung
2. Mund-zu-Nase-Beatmung (bei Kindern Mund-zu-Nase-und-Mund-Beatmung)
3. Beatmung mit Hilfe eines Tubus
4. Beatmung mit einer Maske und einem Atembeutel
5. apparative Beatmung.

Die Technik der **Mund-zu-Mund-Beatmung** ist einfach. Der Patient liegt auf dem Rücken, seine Nase wird durch Zeigefinger und Daumen bzw. durch die Wange des neben seinem Kopf befindlichen Atemspenders während jeder Atemspende verschlossen. Der Helfer atmet tief ein und bläst seine Ausatmungsluft durch den leicht geöffneten Mund des Patienten in dessen Luftwege. Der Effekt der Spende ist am Heben des Thorax abzulesen. Es ist auf guten Verschluß des Patientenmundes, durch die Spenderlippen zu achten. Aus hygienischen Gründen sollte ein Taschentuch oder Mull auf den Mund des Patienten gelegt werden. Die Frequenz der Beatmung soll etwa 15–20mal/min betragen.

Die **Mund-zu-Nase-Beatmung** wird ähnlich durchgeführt. Hierbei wird die Luft durch die Nase des Patienten geblasen, während der Mund zugehalten wird.

Da bei diesen Methoden relativ leicht Luft in den Magen gelangen kann, muß der Magen von Zeit zu Zeit durch Druck auf den Oberbauch entleert werden.

Muß der Atemspender gleichzeitig die externe Herzdruckmassage vornehmen, verabfolgt er nach 18–20 Herzdruckmassagen jeweils 3–4 Atemspenden.

C. Circulation
Nach den ersten fünf Atemspenden ist sofort die **extrathorakale Herzdruckmassage** mit dem Ziel der Wiederherstellung zumindest einer Minimalzirkulation anzuwenden.

Das Prinzip besteht darin, das Herz durch äußeren Druck auf das Sternum zwischen Brustbein und Wirbelsäule zusammenzupressen und dadurch das Blut aus dem Herzen in die Aorta zu massieren. Durch das Zurückschnellen des Sternums entsteht im Herzen ein Unterdruck, der die erneute Füllung begünstigt. Mitunter kann ein reflektorischer Herzstillstand auch durch einen **präkordialen Faustschlag** behoben werden.

Technik der Herzdruckmassage s. Abschnitt 36.3.3.

D. Drugs
Bei Wiederbelebungsmaßnahmen werden folgende **Medikamente** eingesetzt. Dazu ist die Anlage eines **stabilen venösen Zuganges,** am sichersten über eine zentrale Vene wie V. jugularis, V. subclavia oder V. femoralis, eine der wichtigsten Sofortmaßnahmen.

• **Adrenalin**
3–5 ml einer Lösung 1:1000 (1 mg in 10 ml) i.v. oder endotracheal 2 ml, evtl. wiederholt alle 3–5 min.

Adrenalin bewirkt u. a. durch Erhöhung der Frequenz und Kontraktionskraft eine Steigerung des Herzminutenvolumens. Gleichzeitig steigt der Blutdruck durch Erhöhung des peripheren Widerstandes an. Durch die Wirkung auf die Erregungsbildung und -leitung können vom Sinusknoten gesteuerte Kontraktionen wieder einsetzen. Obwohl diese Wirkung auch zu gehäuften Extrasystolen und Kammerflimmern führen kann, ist bei der Wiederbelebung die Erhöhung der Kontraktionskraft durch Adrenalin erwünscht, so daß auch bei Kammerflimmern durch Vergrößerung der Flimmerwellen eine Defibrillation erleichtert wird. **Noradrenalin** wird beim Herzstillstand wegen seines überwiegend peripheren Angriffspunktes nicht verwendet.

• **Orciprenalin**
0,1–0,2 mg i.v., evtl. wiederholt alle 3–5 min, möglichst in Verdünnung 1:10.

Orciprenalin (Alupent®) erhöht ebenfalls die Kontraktionskraft und Frequenz des Herzens. Der Gefäßwiderstand hingegen wird durch periphere Vasodilatation erniedrigt und dadurch eine bessere Durchblutung der Peripherie erreicht. Auch erhöht es im Gegensatz zum Adrenalin nicht den Serumkaliumspiegel. Zwar fördert Orciprenalin als Adrenalinabkömmling auch die Erregungsbildung und -leitung, doch führt es selten zu Kammerflimmern.

• **Atropin**
Atropin 2 mg i.v., evtl. Wiederholung nach 5 min.

Die Gabe von Atropin hat sich bei Bradykardie, Synkopen oder Bewußtlosigkeit bei erhöhtem Vagotonus bewährt.

• **Lidocain**
Lidocain (Xylocitin®, Lidocain®) 100 mg i.v. als Bolus, evtl. Wiederholung nach 10 min.

Lidocain sollte nach der Defibrillation und Wiederherstellung eines Spontanrhythmus gegeben werden. Anschließend wird Lidocain mit 2–4 mg/min infundiert.

• **Amiodaron**
Amiodaron (Cordarex®) als Bolus 5 mg/kg KG über 3 min, dann über Perfusor 450 mg auf 50 ml 5% Glucose-Lösung mit 2 ml/Stunden, später Fortführung als orale Dauertherapie mit 200–400 mg/d.

• **Ajmalin**
Ajmalin (Tachmalin®) 0,5 mg/kg KG über 2 min i.v., dann Fortsetzen mit 15 μg/kg KG/min über Perfusor, Anwendung bei rezidivierendem Kammerflimmern

• **β-Rezeptoren-Blocker**
Bei weiter persistierendem Kammerflimmern kann Pindolol i.v. vor weiterer Defibrillation injiziert werden.

• **Calcium**
Calciumthiosulfat 10–20 ml i.v., Calcium kann als Antagonist des Kaliums besonders dann Bedeutung erlangen, wenn infolge Kaliumintoxikation, z.B. nach Zufuhr kaliumreicher Blutkonserven, Niereninsuffizienz, Kaliumsubstitutionstherapie, ein Herzstillstand eintrat. Calcium erhöht ebenfalls die Kontraktionskraft des Herzens, kann jedoch in höherer Dosierung Kammerflimmern auslösen.

• **Magnesium**
Kalium-Magnesium-Aspartat 4–8 mmol i.v. als Bolus, evtl. Wiederholung.

Magnesium ist indiziert bei rezidivierendem Kammerflimmern und ventrikulären Tachykardien vom Torsade-de-pointes-Typ.

• **Puffersubstanzen**
Durch den Herzstillstand kommt es zum Abfall des pH-Wertes und damit zur Azidose. Zum Ausgleich kann blind 0,5–1 mval/kg KG **Natriumbicarbonat** gegeben werden. In Zuständen, bei denen eine Natriumzufuhr kontraindiziert ist, wie z.B. Herzinsuffizienz und respiratorische Globalinsuffizienz, kann **Trispuffer** in 0,3molarer Lösung bis 500 ml i.v. zur Korrektur verwendet werden. Nach erfolgreicher Reanimation erfolgt der Azidoseausgleich nach Blutgasanalyse.

E. Elektrokardiogramm
Durch die Möglichkeit der Anwendung von Defibrillation und Elektrostimulation im Rahmen der Wiederbelebung gewinnt die EKG-Diagnostik besondere Bedeutung (EKG-Monitoring).

F. Flüssigkeitstherapie
Bei Herz-Kreislauf-Stillstand sind Glucose- und Elektrolytlösungen, Plasmaexpander, Vollblut oder Plasma bei Hypovolämie, niedermolekulares Dextran zur Verbesserung der Mikrozirkulation und Mannitol zur Anregung der Nierenfunktion zu infundieren.

36.1.6 Fehler bei der Reanimation

Fehler bei der Reanimation:
- Auf Einzelmanipulationen wie Pulspalpation, Auskultation, Blutdruckmessung, EKG-Beurteilung und Intubation wird zu viel Zeit verwendet.
- Der Patient liegt auf einer weichen, federnden Unterlage.
- Die Herzdruckmassage erfolgt nicht aus dem unteren Sternum, sondern links lateral in der Gegend der Herzdämpfung.
- Die Frequenz der Herzmassage ist zu hoch oder zu gering (optimal 60–80/min).
- Bei Kammerflimmern wird nicht sofort defibril-

liert. Der Defibrillationserfolg liegt nach 1 min bei 90%, nach 3 min nur noch bei 30%.

- Die künstliche Beatmung ist durch einen ungenügend reklinierten Kopf oder undichte Beatmungsmaske unzureichend.
- Die Einzelmaßnahmen werden nicht koordiniert.

36.2 Andere kardiologische Notfälle

➤ Lungenödem, s. S. 664
➤ Lungenembolie, s. S. 528
➤ Akuter Myokardinfarkt, s. S. 425
➤ Kardiogener Schock, s. S. 691
➤ Hypertone Krise, s. S. 516
➤ Aneurysma dissecans, s. S. 821
➤ Akute periphere arterielle Embolie, s. S. 818
➤ Schlaganfall, s. S. 790
➤ Herzbeuteltamponade, s. S. 297
➤ Kontrastmittelallergie, s. S. 162

36.3 Techniken in der Intensivkardiologie

36.3.1 Beatmungstechniken

➤ Mund-zu-Mund- und Mund-zu-Nase-Beatmung

s. Kap. 36.1.5.

➤ Guedel-Tubus

Hierbei ist darauf zu achten, daß der Tubus zur Beatmung in den Mund umgekehrt zur beabsichtigten Lage eingeführt wird. Es erfolgt also im Mund eine Drehung in der Längsachse um 180°, die Nase wird zugehalten und dadurch eine Abdichtung des Mundes um den Tubus erzielt.

➤ Orotubus, Orospirator

Der Orotubus, ein Mundstück für den Patienten, ist mit einem Schlauch und einem Mundstück für den Atemspender gekoppelt. Diese Einheit bildet den Orospirator. Der Orotubus ist für den Mund des Patienten gegen Verschluß durch Kieferkrampf durch eine Metalleinlage verstärkt. Durch zwei seitliche Griffe wird der Verschluß des Patientenmundes gewährleistet. Bei Ansetzen des Orospirators wird das Mundstück am anderen Ende durch den Helfer an Gummifortsätzen mit den Zähnen festgehalten. In der Mitte des Verbindungsschlauches befindet sich ein Ventil, durch das Frischluft vom Spender angesaugt werden kann. Die Ausatmungsluft des Patienten entweicht direkt hinter den Orotubus. Der Schlauch ist so lang, daß fast nur die im Schlauch befindliche Frischluftsäule, die vom Einatmungsventil bis zum Orotubus reicht, eingeatmet wird. Die Einatmungsluft kann mittels eines entsprechenden Anschlusses zusätzlich mit Sauerstoff angereichert werden.

➤ Beatmung mit Maske und Beutel

Die Maske ist mit Daumen und Zeigefinger der linken Hand fest über Mund und Nase anzudrücken. Mit den übrigen drei Fingern wird der Kopf am Kinn nach oben gezogen, um die Verlegung des Rachens durch die Zunge zu verhindern (**Esmarch-Handgriff**). Der „Ruben“-Beutel wird rhythmisch betätigt. Neben dem Ventil des Beutels ist ein Anschluß für Sauerstoffzufuhr vorhanden.

➤ Maschinelle Beatmung

Die maschinelle Beatmung kommt erst in der Phase nach der Wiederbelebung in Betracht, wenn der Patient weiterhin bewußtlos bleibt, sowie bei Funktionsstörungen der Atemmuskulatur, z.B. Myasthenie, und bei Störungen der Lungenfunktion, die eine ausreichende Ventilation aus eigener Kraft nicht mehr gestatten wie bei Asthma bronchiale, Aspirationspneumonie u.a. Ist über einen längeren Zeitraum die maschinelle Beatmung erforderlich, muß der Patient tracheotomiert werden. Nach Reanimation ist die Beatmung über einen endotrachealen Tubus möglich.

Die Entscheidung zur künstlichen Beatmung stützt sich auf die Krankenbeobachtung, volumetrische und blutgasanalytische Daten.

36.3.2 Intubation

Die Intubation ist die erste Maßnahme bei allen akut einsetzenden Störungen der Atmung. Sie ist grundsätzlich nur dann vorzunehmen, wenn die Beatmung unterbrochen wird. Mit der Intubation ist

- eine Ventilation schnell und gut dosierbar durchzuführen,
- eine Aspiration zu vermeiden,
- die Gefahr des Erbrechens oder der Regurgitation von Mageninhalt infolge Luftfüllung des Magens durch Mund-zu-Mund-Beatmung zu beseitigen.

Bei jeder Dauerbeatmung ist eine regelmäßige Bronchialtoilette unbedingte Voraussetzung. Um einem Herzstillstand vorzubeugen, ist eine **Prämedikation mit Atropin** vorzunehmen.

Das zur Intubation notwendige **Besteck** besteht aus:

1. dem Intubationsspatel (McIntosh, Miller oder Jackson-Wisconsin),
2. dem Trachealtubus (Magil oder Woodbridge),
3. einigen Absaugkathetern.

Das Lumen des Tubus sollte möglichst groß gewählt werden, um die Atmung so wenig wie möglich zu behindern. Man wählt deshalb möglichst Charrière 38 für Männer und Charrière 36 für Frauen.

Der Kopf des Patienten sollte überstreckt sein (**Schnüffelstellung**). Liegt der Patient wegen der Herzmassage auf dem Boden, so ist eine Decke, ein zusammengerolltes Kissen o.ä. unter die Schultern zu schieben, da nur in dieser Lage die laryngoskopische Einstellung der Trachea gelingt. Das Laryngoskop wird in die linke Hand genommen, während die rechte den Mund des Patienten soweit wie möglich öffnet. Nun führt man das Laryngoskop vom rechten Mundwinkel aus ein und schiebt dabei die Zunge auf die linke Seite. Beim weiteren Vorschieben des Spatels ist darauf zu achten, daß die Epiglottis nicht aufgeladen wird. Befindet sich die Spatelspitze vor der Epiglottis, wird in Richtung des Spatelgriffs kräftig gezogen, und die Stimmritze wird frei einsehbar. Auf keinen Fall darf an den Zähnen gehebelt werden, um ein Ausbrechen zu verhindern. Ist der Patient nicht bewußtlos, empfiehlt sich die Einbringung eines Lokalanästhetikums in Larynx und Trachea. Der Tubus wird dann mit der rechten Hand unter laryngoskopischer Sicht so weit eingeführt, daß der Cluff unter den Stimmbändern zum Liegen kommt. Das Laryngoskop wird nun vorsichtig entfernt, ohne den Tubus in seiner Position zu verändern.

Um die richtige Lage des Tubus zu kontrollieren, achtet man auf eine seitengleiche Exkursion des Thorax und das auskultatorische Geräusch bei der Inspiration. Anschließend muß der Cluff mit Luft gefüllt werden. Auf zu hohe Cluff-Drücke ist wegen der Gefahr von Schleimhautschäden in der Trachea zu achten.

Bei der **Extubation** müssen alle zur Re-Intubation notwendigen Gegenstände griffbereit liegen. Vor Entfernen sollten der Pharynx und die Trachea von Sekreten befreit werden.

Komplikationen bei der Intubation:
- lokale Traumatisierung
- Herzrhythmusstörungen
- einseitige bronchiale Ventilation
- Aspiration von Mageninhalt
- ösophageale Intubation.

36.3.3 Extra- und intrathorakale Herzdruckmassage

Der Patient ist bei der **extrathorakalen Herzdruckmassage** mit erhöhten Beinen (venöser Rückfluß) auf harter Unterlage (Brett, Fußboden) auf den Rücken zu lagern. Der Ballen einer Hand wird bei gestreckten Fingern auf das untere Drittel des Sternums aufgesetzt und die andere Hand darübergelegt. Die Finger der unteren Hand sollten immer vom Magen weg zeigen.

Unter Zuhilfenahme des Körpergewichtes wird mit gestreckten Armen das Sternum 60–80mal in der Minute etwa 4–5 cm gegen die Wirbelsäule gedrückt. Die Wirksamkeit der Massage hängt u.a. von der Beschaffenheit des Thorax (bei Jugendlichen elastisch, bei Emphysem starr) ab.

Bei Kindern genügt zur Thoraxkompression eine Hand, **bei Säuglingen** sogar der Druck des Daumens auf das Sternum gegen die übrigen Finger als Widerlager im Rücken. Beim **Kleinkind** ist eine Frequenz von 80–100/min, bei **Säuglingen** von 100–120/min anzustreben.

Wirksamkeit der Herzdruckmassage zeigt sich durch:
- Verengung der Pupillen und ihre Reaktion auf Licht
- Veränderung der Hautfarbe (Wechsel von grau zu zyanotisch und rot)
- Tastbarwerden des Pulses
- Einsetzen der Spontanatmung
- Meßbarwerden des Blutdruckes (über 100 mmHg systolisch)
- Anstieg des partiellen pO_2 und Abfall des arteriellen pCO_2.

Komplikationen der externen Herzmassage:
- Rippen- und Sternumfrakturen
- Knochenmarkembolien
- Leberrisse und subkapsuläre Leberhämatome
- Herzverletzungen
- Lungenrisse mit Hämato- und Pneumothorax
- Blutungen aus Interkostalarterien.

Die **Indikationen** und **Kontraindikationen** für die **extrathorakale Herzmassage** sind in Tabelle 36.1 angegeben.

Indikationen zur **intrathorakalen Herzmassage**:
- Herz-Kreislauf-Stillstand vor und während einer Thorakotomie,
- nach schweren Traumen mit Verdacht auf intrathorakale Blutungen.

36.3.4 Elektrische Defibrillation

Die elektrische Defibrillation ist bei Kammerflimmern die Methode der Wahl. Bei Kammerflimmern aufgrund unzureichender Sauerstoffversorgung muß gleichzeitig eine ausreichende Beatmung durchgeführt werden. Des weiteren müssen Elektrolytstörungen und Veränderungen des Säure-Basen-Haushalts als Ursache ausgeschlossen werden.

Ist der Patient nicht sofort bewußtlos, wird die Defibrillation unter ausreichender Sedierung oder Kurznarkose durchgeführt. Verwendet werden Diazepam (Faustan®), Midazolam (Dormicum®), Thiopental (Trapanal®), Etomidat (Hypnomidate®) oder Propofol (Disoprivan®).

Am Defibrillator muß der Synchronisationsschalter auf „aus" geschaltet werden. Gewöhnlich ist beim Erwachsenen die Anwendung einer Energie von 100–200 J/Schock ausreichend, nur selten müssen bei erfolglosem erstem Versuch höhere Energien (bis 360 J) aufgewendet werden. Gelingt die Defibrillation beim ersten Versuch nicht, können in kurzen Abständen 10–max. 12 Wiederholungen mit 360 J mit zwischenzeitlicher Herzdruckmassage und Beutelbeatmung folgen.

Das Aufsetzen der Elektroden, die zur Verringerung des Hautwiderstandes mit Elektrodenpaste zu

Tab. 36.1: Indikationen und Kontraindikationen zur extrathorakalen Herzmassage

Indikationen	Kontraindikationen
• **Hypoxischer Herzstillstand durch** – Erstickung – Blutung außerhalb des Thorax bei Volumenersatz nach Blutstillung – kindlichen Herzstillstand unter der Geburt • **Toxischer Herzstillstand durch** – Überdosierung kardiodepressiver Medikamente – Tetanus • **Reflektorischer Herzstillstand durch** – Bolus-Tod – Anflutung von Inhalationsnarkotika – peritonealer Schock – akute Koronarinsuffizienz • **Elektrischer Herzstillstand** – Asystolie	• **absolute** → Sternumfraktur → sternumnahe Rippenserienfraktur → Brustwirbelsäulenverletzung mit drohendem oder bestehendem Querschnittssyndrom → Blutungen größerer intrathorakaler Gefäße und des Herzens – Schuß – Stich – postoperative Nahtinsuffizienz → Herzbeuteltamponade nach – diagnostischer Punktion – Ruptur eines Herzwandaneurysmas • **relative** – Herzstillstand bei eingenähten internen Schrittmacherelektroden – Faßthorax – Kyphoskoliose der Brustwirbelsäule

bestreichen sind, erfolgt unter kräftigem Druck an der Herzbasis über 2 R 2 sowie über der Herzspitze bei 5 L 8 entsprechend der EKG-Ableitung V_6. Die Defibrillation kann medikamentös unterstützt werden.

Bei der Defibrillation von **Schrittmacherträgern** ist zu berücksichtigen, daß die Elektroden in einem genügenden Abstand (10–15 cm) vom Schrittmacheraggregat plaziert werden.

Wichtig ist, daß kein Kontakt zwischen Bett oder Patient zum Arzt besteht. Bei der einsetzenden Defibrillation müssen alle Helfer vom Bett zurücktreten.

Eine **Komplikation** ist Hautverbrennung durch Funkenbildung bei ungenügendem Andruck.

36.3.5 Kardioversion

Indikationen für eine Kardioversion sind Vorhofflimmern und -flattern sowie therapieresistente ventrikuläre und supraventrikuläre Tachykardien.

Kontraindiziert ist die Kardioversion bei supraventrikulärer Tachykardie durch Digitalisintoxikation.

Der Patient wird an das EKG des Defibrillators angeschlossen und der Synchronisationsschalter auf „an" geschaltet. Nicht bewußtlose Patienten müssen ausreichend sediert oder kurznarkosiert werden (s. Kap. 36.3.4). Zur Kardioversion von Vorhofarrhythmien genügen meist 40–50 J, bei ventrikulären Tachykardien 100 J.

Auch hier werden die Elektroden unter kräftigem Druck an der Herzbasis über 2 R 2 sowie über der Herzspitze bei 5 L 8 entsprechend der EKG-Ableitung V_6 aufgesetzt.

Komplikationen der Kardioversion:
- Auslösen von Kammerflimmern durch Stromfluß während der vulnerablen Phase
- Paralyse des linken Vorhofs nach Kardioversion von Vorhofflimmern mit nachfolgendem Lungenödem
- periphere Embolien durch Ablösen intrakardialer Thromben.

36.3.6 Temporärer Herzschrittmacher

Die temporäre Stimulation des Herzens mit **transvenös** eingebrachten intrakardialen Elektroden ist die Methode der Wahl zur Behandlung des hypodynamen Adams-Stokes-Anfalls. Weitere Indikationen sind der AV-Block II. Grades, der AV-Block III. Grades sowie die symptomatische Sinusbradykardie.

Hierzu sind Elektrodenkatheter im Gebrauch. Der Elektrodenkatheter wird nach Punktion einer Vene durch eine Hülse eingeführt und unter EKG-Kontrolle im rechten Ventrikel plaziert. Am günstigsten ist die Einführung über die V. subclavia oder V. jugularis interna.

Die temporäre Stimulation kann tage- bis wochenlang durchgeführt werden. **Komplikationen** können sein:
- Myokardperforation
- Katheterdislokation (besonders bei Zugang über die Ellenbeuge)
- Zwerchfellstimulation
- vermehrte ventrikuläre Extrasystolen.

Alternativ kann die **transkutane** Stimulation erfolgen. Auch hierzu ist ein EKG-Monitoring erforderlich. Dabei werden über zwei Klebeelektroden, die präkordial (negativer Pol) und am Rücken unter der Skapula (positiver Pol) angebracht. Zunächst werden am externen Schrittmachergerät die gewünschte Stimulationsfrequenz (um 90/min), Impulsdauer (meist 40 ms) und Stromstärke (80–100 mA) eingestellt und dann langsam die Stimulationsenergie gesteigert, bis eine Kammerantwort im EKG dokumentiert werden kann. Meist ist die Stimulation für den wachen Pa-

Tab. 36.2: Indikationen zur Katheterisierung der V. subclavia und der V. jugularis int.

Kardiologische Indikationen	Nicht-kardiologische Indikationen
• Elektrostimulation als Belastungstest • intrakardiales EKG • Rechtsherzkatheterisierung zur Druckmessung und Kontrastmitteldarstellung • Zeitvoluminabestimmung • Therapie kardialer Notfälle • langfristige Infusionstherapie • bei Thrombosierungen der peripheren Venen, z. B. durch wiederholte Infusionen und Transfusionen	• lebensbedrohliche Zustände mit notwendiger, schneller Volumensubstitution

tienten sehr unangenehm. Daher sollte eine ausreichende Sedierung erfolgen. Tritt keine palpable Pulswelle trotz Schrittmacheraktion auf, so ist Adrenalin 1 mg (1:10 verdünnt) bis max. 3 mg in kleinen Mengen i. v. und endotracheal zu verabreichen.

Kommt es nach **Elektrotherapie** (Defibrillation/Kardioversion, Stimulation) zwar zu einer elektrischen Aktivität im EKG (z. B. idioventrikulärer Rhythmus, elektromechanische Entkopplung), ohne daß aber ein Puls palpabel ist, so kann dies u. a. durch eine Hypoxie infolge ungenügender Sauerstoffzufuhr, Hyperkaliämie, Azidose, Herzbeuteltamponade, Lungenembolie, akuten Myokardinfarkt bedingt sein.

36.3.7 Katheterisierung der V. subclavia

Punktion und Katheterisierung der V. subclavia erfolgen nach der Seldinger-Technik. Indikationen zur Katheterisierung sind in Tabelle 36.2 genannt.
Kontraindikationen:
- Blutgerinnungsstörungen
- Antikoagulantientherapie
- schwere Thoraxdeformierungen
- extreme Kachexie bzw. Adipositas
- Schultergürtelfrakturen
- ausgeprägtes Lungenemphysem.

Der Patient wird auf dem Rücken und in Tieflagerung des Oberkörpers gelagert. Durch die Verschiebung der Schulter nach oben bzw. nach unten kann die Punktion erleichtert werden. Der Kopf des Patienten soll zur Gegenseite gedreht sein, um ein größeres steriles Arbeitsfeld zu erhalten.

Nach evtl. notwendiger Rasur der Punktionsseite, Hautdesinfektion und steriler Abdeckung erfolgt die Lokalanästhesie mit 1%igem Lidocain lateral der MCL etwa 2–3 cm unterhalb der Clavicula. Die Lokalanästhesienadel ist hinter die Clavicula auf das Sternoklavikulargelenk gerichtet. Der Stichkanal wird nach kranial von der Clavicula und nach kaudal von der 1. Rippe begrenzt.

Danach führt man das Punktionsset durch diesen Hautschnitt in einem Winkel von 30–45° hinter die Clavicula in die Richtung auf das Sternoklavikulargelenk ein. Kanüle und Spritze werden unter ständiger Aspiration langsam und vorsichtig nach vorn geschoben, bis die V. subclavia erreicht ist. Das kontinuierliche Aspirieren von dunkelrotem Blut weist auf die erfolgreiche Punktion hin. Erscheint hellrotes, mit hohem Druck spritzendes Blut, was besonders deutlich wird bei der Trennung der Spritze von der Kanüle, wurde die A. subclavia getroffen. In diesem Falle ist es unbedingt erforderlich, die Punktionskanüle zu entfernen und diese Stelle einige Minuten zu komprimieren. Der erneute Punktionsversuch erfolgt dann von derselben Stelle aus, jedoch mehr nach kaudal und medial der vorangegangenen Punktionsrichtung. Wurde die Kanüle zu schnell nach vorn geschoben, sollte sie unter ständiger Aspiration langsam zurückgezogen werden, da hierdurch oft eine erfolgreiche Punktion ermöglicht wird.

Nach der Punktion wird durch die liegende Kanüle ein Führungsdraht ohne Widerstand langsam vorgeschoben (etwa 10–15 cm) und anschließend die Kanüle entfernt. Inzwischen sollte der zentrale Venenkathether mit heparinisierter NaCl-Lösung gespült werden und die Distanz zwischen Inzisionsstelle und V. cava sup. auf dem Thorax abgeschätzt und markiert werden. Nachdem der Katheter über den Draht eingeführt ist, wird der Draht entfernt, der Katheter an eine Spritze angeschlossen und Blut aspiriert. Der Führungsdraht muß sich problemlos zurückziehen lassen. Die Fixierung des Katheters an der Haut kann mit 2 Nähten am Fixierflügel erfolgen. Zum Schluß erfolgt eine **Röntgen-Thorax-Aufnahme** zur Kontrolle der Katheterlage und zum Ausschluß eines Pneumo- oder Hämatothorax.

Bei exakter Technik lassen sich **Komplikationen** wie Pneumo- oder Hämatothorax sowie Luftembolien weitgehend vermeiden. Um eine Fehlplazierung des Führungsdrahtes oder des Katheters in der V. jugularis interna zu vermeiden, sollte der Kopf beim Vorschieben des Führungsdrahtes zur ipsilateralen Seite gedreht werden, wodurch sich der Winkel zwischen V. subclavia und V. jugularis interna verkleinert. Bei ersten Anzeichen einer **Katheterinfektion** bzw. bei unklarem Fieber ist der Katheter sofort zu entfernen und eine Blutkultur abzunehmen.

Tab. 36.3: Notfallmedikamente

Wirkstoff	Dosierung	Wirkstoff	Dosierung
Catecholamine		**Parasympatholytika**	
Adrenalin	1–3 mg i.v., endotracheal (1:10 verdünnt)	Atropin	0,5–1,5 mg i.v.
Noradrenalin	0,04 µg/kg/min	**Herzglykoside**	
Dopamin	10–15 µg/kg/min[1]	Digitoxin	0,4–0,8 mg i.v.
Dobutamin	2,5–10 µg/kg/min[1]	Digoxin	0,25 mg i.v.
Orciprenalin	0,5 mg verdünnt i.v.	**Antiarrhythmika**	
Puffersubstanzen		Lidocain	50–100 mg i.v.
Na_2CO_3	8,4 %, 20 mmol i.v.	Ajmalin	25–50 mg i.v., 5 mg/min
Calcium	10 %, 2,25 mmol i.v.	Amiodaron	300 mg/250 ml Glucose 5 %[1]
Glucose	5 %, 250 oder 500 ml[1]	Verapamil	5 mg i.v.
Ringer-Laktat-Lösung	500 ml[1]	Propafenon	35–70 mg i.v.
HES	10 %, 500 ml[1]	Sotalol	20 mg i.v. in 5 min
Theophyllin		Metoprolol	5 mg i.v., 1 mg/min
Aminophyllin	120–240 mg i.v.	**Corticosteroide, Antihistaminika**	
Antithrombotika		Prednisolon	50 mg i.v.
Streptokinase	250.000 E/30 min	Dexamethason	4×4–8 mg/d i.v. oder oral
Heparin	5000–10000 IE i.v.	Tavegil	2 mg i.v.
Sedativa, Hypnotika, Analgetika		**Vasodilatantien, Antihypertensiva**	
Dipidolor	7,5–15 mg i.v.	Nitroglycerin	1–3 mg/h verdünnt i.v.
Morphin	5–10 mg i.v.	ISDN	1–2 Sprühstöße, 0,5–1 mg i.v.
Fentanyl	0,3–0,7 mg i.v.	Urapidil	50–100 mg i.v., 2 mg/min[2]
Midazolam	5 mg i.v.	Clonidin	0,15–0,3 mg verdünnt s.c.
Diazepam	5–20 mg i.v.	Furosemid	20–40 mg i.v.

[1] als Infusion
[2] als Kurzinfusion

36.3.8 Katheterisierung der V. jugularis interna

Eine Übersicht über die **Indikationen** zur Katheterisierung der V. jugularis interna gibt Tabelle 36.2.

Die Punktion sollte nicht durchgeführt werden, wenn als **Kontraindikationen** Blutgerinnungsstörungen, vorangegangene Operationen im Halsgebiet, Verletzungen oder Tumoren im Bereich der Punktionsstelle sowie eine extreme Adipositas vorliegen.

Nach Lagerung, Desinfektion und steriler Abdekkung erfolgt die Lokalanästhesie. Dazu wird die Kreuzungsstelle der V. jugularis externa mit dem Hinterrand des M. sternocleidomastoideus (oder alternativ 3 Querfinger über der Clavicula am Hinterrand des M. sternocleidomastoideus) aufgesucht. Die Punktion erfolgt in Richtung der Fossa jugularis. Bei Vorschieben sollte vorsichtig aspiriert werden. Das weitere Vorgehen entspricht der Katheterisierung der V. subclavia (s. Kap. 36.3.7).

Komplikationen wie Pneumo- oder Hämatothorax treten im Vergleich zur V.-subclavia-Katheterisierung relativ selten auf. Um eine Verletzung des Ductus thoracicus zu vermeiden, sollte die Punktion möglichst auf der rechten Seite durchgeführt werden.

36.3.9 Perikardpunktion

Die Perikardpunktion dient der notfallmäßigen Entlastung einer Herzbeuteltamponade, der Drainage sowie Diagnose und ätiologischen Abklärung eines Perikardergusses. Ausführlich siehe Kap. 8.5.

36.3.10 Pneumothoraxpunktion

Die gefährlichste Form eines Pneumothorax mit der Gefahr eines plötzlichen Todes durch Blockierung des kleinen Kreislaufs stellt der **Spannungspneumothorax** dar. Zur Beseitigung wird in der mittleren

Axillarlinie in Höhe des 3. ICR die Kanüle des Pneumothoraxpunktionsbestecks eingestochen. Auf die Gefahr der Punktion der A. mammaria interna ist zu achten. Auch eine großlumige Flügelkanüle kann verwendet werden. Um den Ventilmechanismus zu unterbinden, wird am Kopf der Kanüle ein Gummifingerling, dessen blindes Ende angeschnitten wird, befestigt. Damit kann zwar die Luft aus dem Thoraxraum entweichen, jedoch nicht von außen durch die Kanüle einströmen. Die Kanüle kann bis zur endgültigen Versorgung mit einer Thoraxdrainage unter Aufsicht belassen werden.

36.4 Ausrüstung für Notfälle in der Kardiologie

36.4.1 Medikamente zur Injektion

Beim Herz-Kreislauf-Stillstand ist prinzipiell nur die intravenöse Gabe von Medikamenten möglich. Intramuskuläre Injektionen sollten wegen einer später evtl. notwendigen Gerinnungshemmung unterbleiben. Eine Übersicht der gebräuchlichsten Notfallmedikamente gibt Tabelle 36.3.

36.4.2 Instrumentarium

Notwendige Geräte und Materialien für Wiederbelebungsmaßnahmen:

- EKG-Sichtgerät
- Blutdruckapparat
- externer Herzschrittmacher
- Defibrillator
- Oro- und Nasopharyngealtuben
- Intubationsbesteck
- evtl. Tracheotomiebesteck
- Beatmungsbeutel mit Masken verschiedener Größe
- Kanülen für intravenöse Anwendung und Injektionsspritzen, Staubinden
- Besteck zur Subclavia- bzw. Jugularis-Katheterisierung
- bipolare Elektroden zur intrakardialen Herzschrittmachertherapie.

36.4.3 Notfallkoffer

Die Ausrüstung der Notfallkoffer ist nach DIN genormt und garantiert somit eine Grundausstattung und Kompatibilität der verwendeten Geräte. Verschiedene Ausstattungen, wie für „Atmung", „Kreislauf", „Schwangere – Neugeborene – Kinder", sind im Handel. Abwandlungen davon sind nach den örtlichen Gegebenheiten sinnvoll. Als Beispiel sei der Inhalt des *„Ulmer Notarztkoffers"* (in alphabetischer Reihenfolge) angeführt (Tabelle 36.4).

Tab. 36.4: Inhalt des Ulmer Notarztkoffers

Material	Anzahl
Absaugkatheter	Je 3
Alkoholtupfer	20
Beatmungsbeutel	1
Beatmungsmasken, schwarz, Gr. 3 und 5	Je 1
Beatmungsmasken, hell, Gr. 0–3	Je 1
V.-cava-Katheter	1
Dreiwegehahn	2
Guedeltubus Gr. 1–4	Je 1
Gummihandschuhe, unsteril	6
Infusionsbesteck	2
Installagel	1
Kanülen Gr. 1 und 3	Je 5
Kanülenpflaster	6
Kanülenstöpsel	10
Kleiderschere	1
Laryngoskop	1
Larungoskopspatel Gr. 1–4	Je 1
Leukoplast-Rolle, breit und schmal	Je 1
Magilzange für Erwachsene und Kinder	Je 1
Mullbinde	1
Sauerstoffinsufflationskatheter	1
Skalpell Nr. 10	
Spritzen, 2, 5 und 10 ml	Je 4
Stauschlauch	2
Stethoskop	1
Tuben Gr. 3, 4 und 5 ohne Blockung	Je 1
Tuben Gr. 6, 7 und 8 mit Blockung	Je 1
Venenverweilkanülen 20G und 22G	Je 3
Venenverweilkanülen 16G und 18G	Je 3

Literatur

Adult advanced cardiac life support: The European Resuscitation Council Guidelines 1992 (abridged). European Resuscitation Council Working Party. Brit. Med. J. 306 (1993) 1589–1593.

Ahnefeld, F.W., W. Dick, J. Kilian, H.-P. Schuster (Hrsg.): Notfallmedizin. 2. Aufl. Springer, 1990.

Kretz F.J., J. Schäffer, K. Eyrich (Hrsg.): Anästhesie, Intensivmedizin, Notfallmedizin, Schmerztherapie. Springer, 1995.

Safar, P.: Ventilatory efficacy of mouth-to-mouth artificial respiration. J. Amer. Med. Ass. 167 (1958) 335.

Van der Salm, T.J., B.C. Cutler, H.B. Wheeler (Hrsg): Invasive Techniken am Krankenbett. Ed. Medizin, VCH, Weinheim 1991.

a
b
c
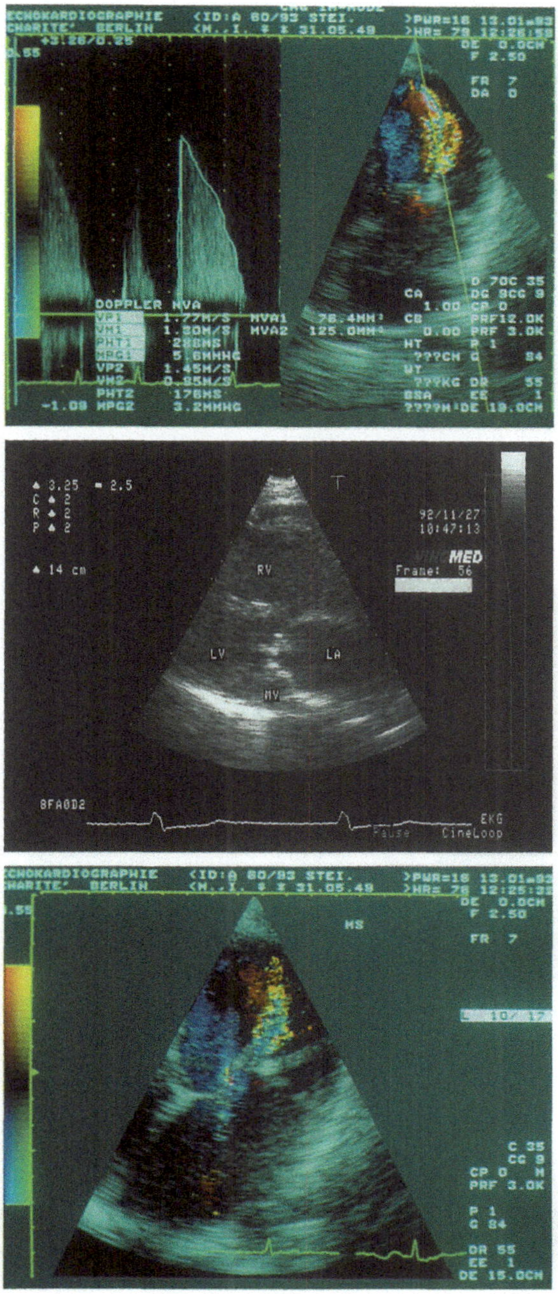

Abb. 11.3: Mitralklappenstenose III. Grades. a – Bestimmung der Mitralklappenöffnungsfläche mittels Druckhalbwertszeit, b – verdicktes anteriores und posteriores Mitralklappensegel in parasternaler langer Achse, c – im Farbdoppler turbulente Strömung, leichte Mitralregurgitation

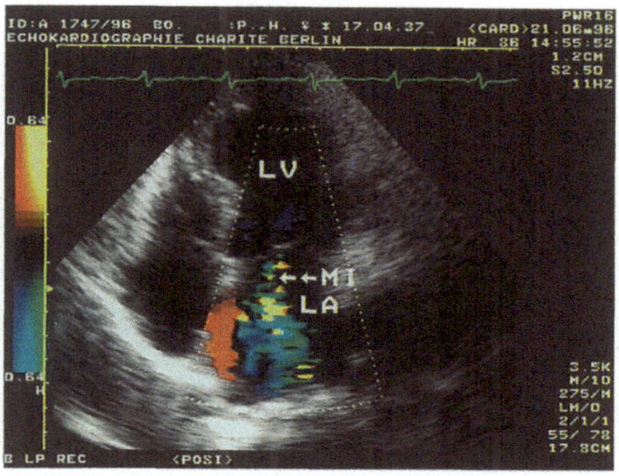

Abb. 11.11: Farbdoppler-Darstellung einer schweren Mitralinsuffizienz, deren Regurgitationsjet partiell bis zum Dach des linken Vorhofs reicht

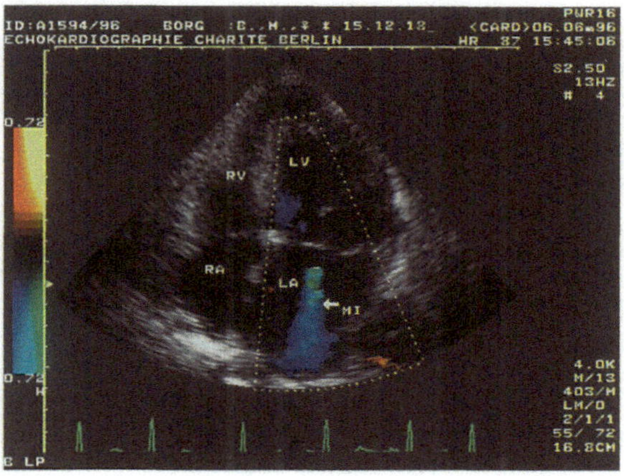

Abb. 11.12: Farbdoppler-Echokardiogramm einer relativen Mitralregurgitation als Folge der linksventrikulären Vergrößerung, deren Regurgitationsjet zentral gelagert ist

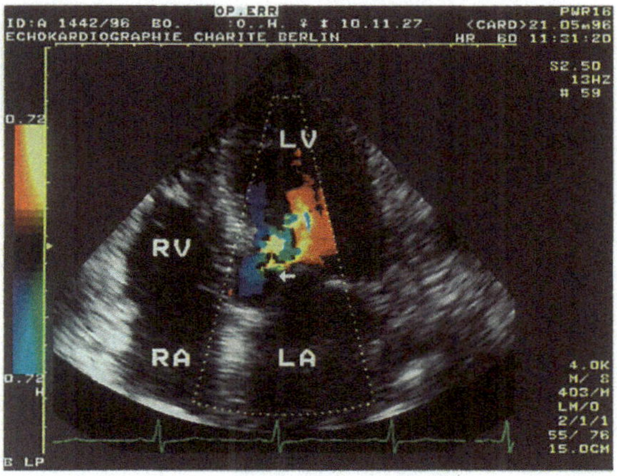

Abb. 11.19: Farbdoppler-Darstellung einer leichten Aorteninsuffizienz

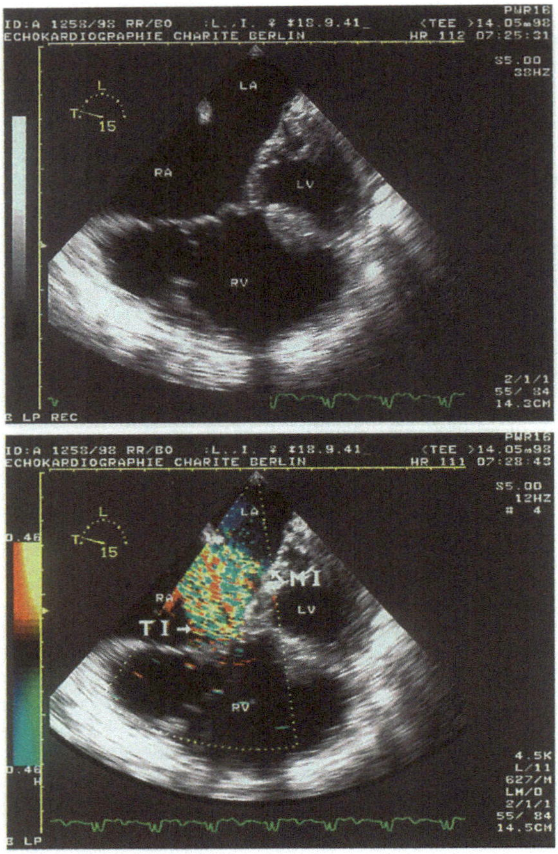

Abb. 9.4: Transösophageale Echokardiographie bei Vorhofseptumdefekt vom Primum-Typ. a – Darstellung des Defektes im B-Bild, vergrößerter rechter Ventrikel, b – Farbdoppler-Darstellung mit Nachweis einer leichten Trikuspidal- und Mitralregurgitation

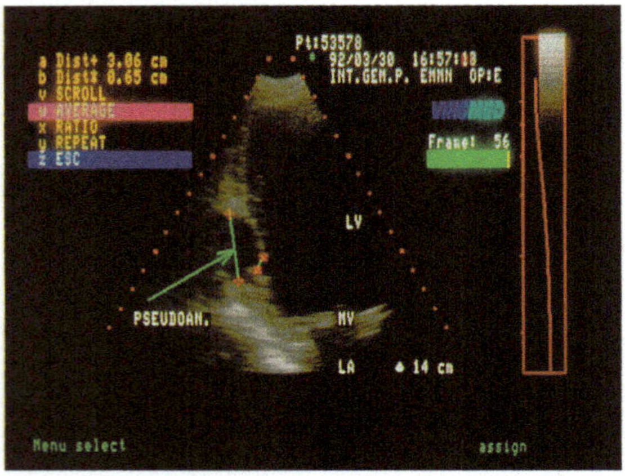

Abb. 9.13: Echokardiographische Darstellung eines Pseudoaneurysmas im Bereich der Pars membranacea im Vier-Kammer-Blick

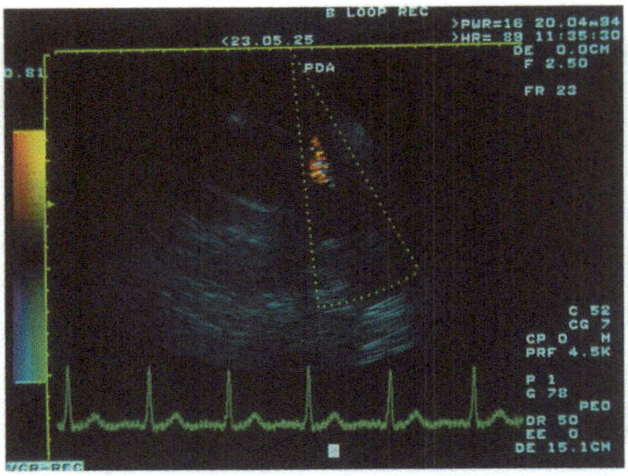

Abb. 9.16: Echokardiographische Darstellung eines Ductus arteriosus persistens, turbulente Strömung im Farbdoppler von der Aorta in Richtung A. pulmonalis

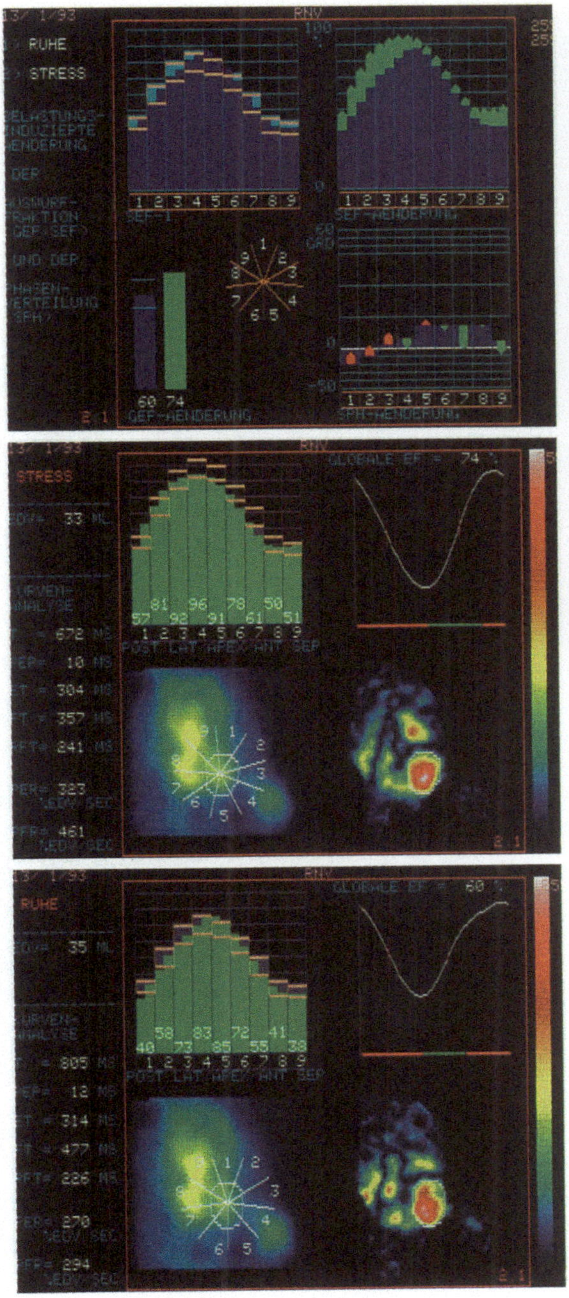

Abb. 6.4: Normales Radionuklidventrikulogramm mit Darstellung des linken und rechten Ventrikels; unten – in Ruhe, Mitte – unter Belastung, oben – Vergleich der EF sowie der Phasenänderung zwischen Ruhe und Belastung

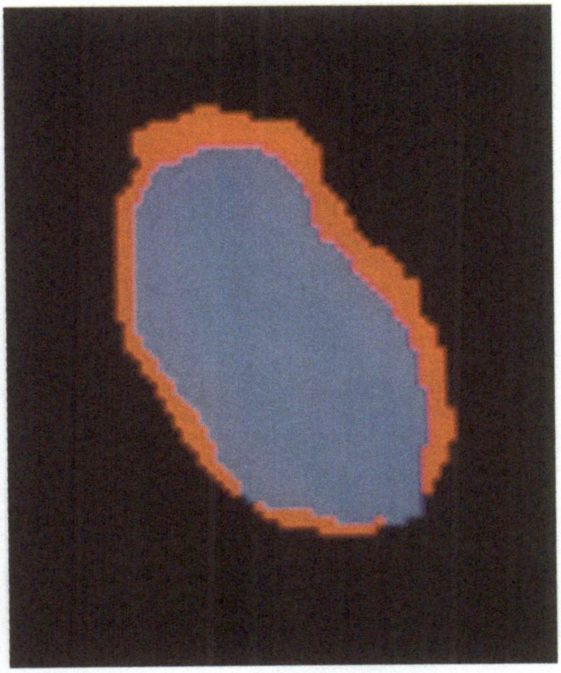

Abb. 6.5: Beurteilung der linksventrikulären Wandkinetik in der EKG-getriggerten Darstellung. Diastole – rot, Systole – blau. Vergrößerter linker Ventrikel mit herabgesetzter Wandkinetik und apikaler Akinesie (aufgehobener Randsaum)

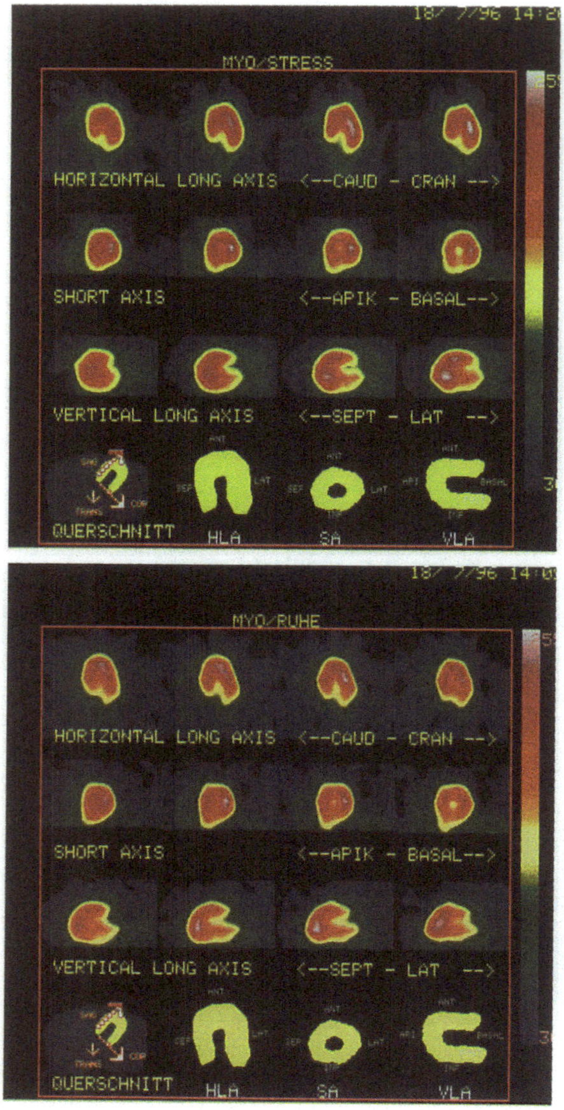

Abb. 6.2: Normales Myokardszintigramm. ECT-Schnittbilder in den üblichen Schnittrichtungen. HLA- horizontale lange Achse, SA – kurze Achse, VLA – vertikale lange Achse. a – Frühszintigramm, b – Spätszintigramm

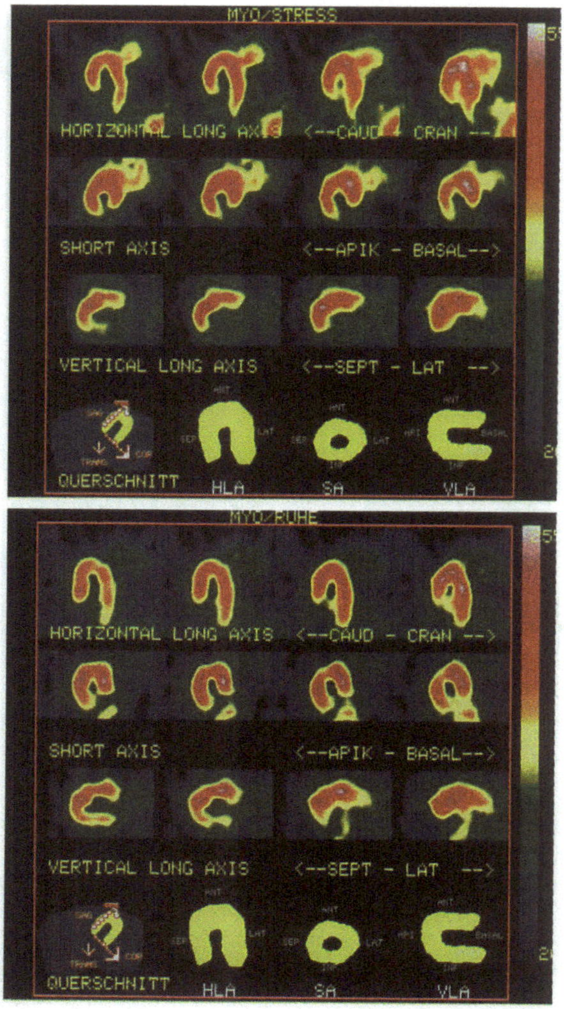

Abb. 6.3: Myokardszintigraphischer Nachweis belastungsunabhängiger myokardialer Durchblutungsminderungen im posterioren Segment, die überwiegend Narben zuzuordnen sind, sowie einer belastungsabhängigen myokardialen Ischämie postero-septal und posterolateral bei einem 56jährigen Patienten mit Zustand nach großem Hinterwandinfarkt. HLA: horizontale lange Achse, SA: kurze Achse, VLA: vertikale lange Achse

Farbabbildungen zu den Kapiteln 1–36

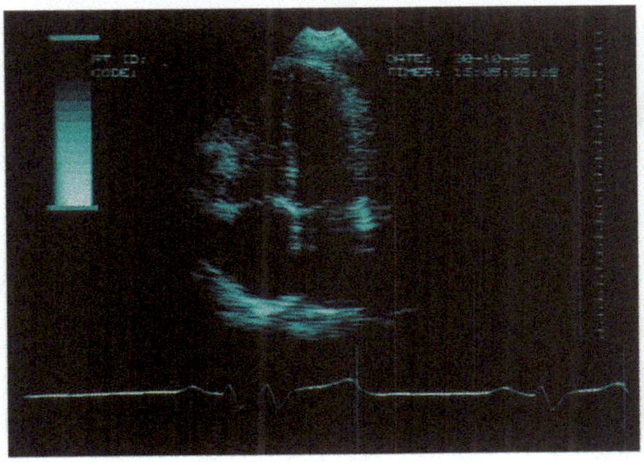

Abb. 5.9: Vier-Kammer-Blick

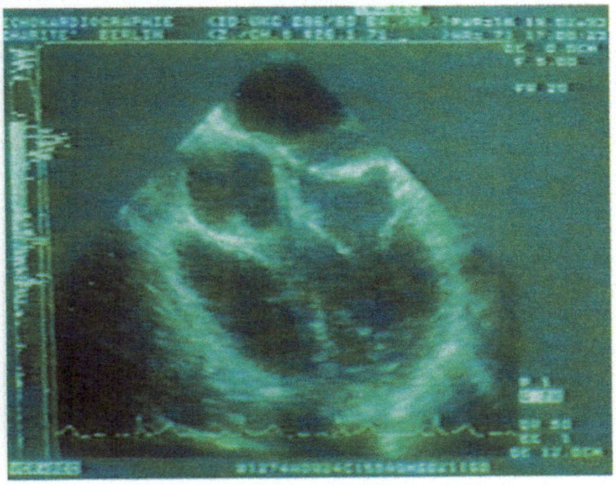

Abb. 5.16: Normales TEE im Vier-Kammer-Blick

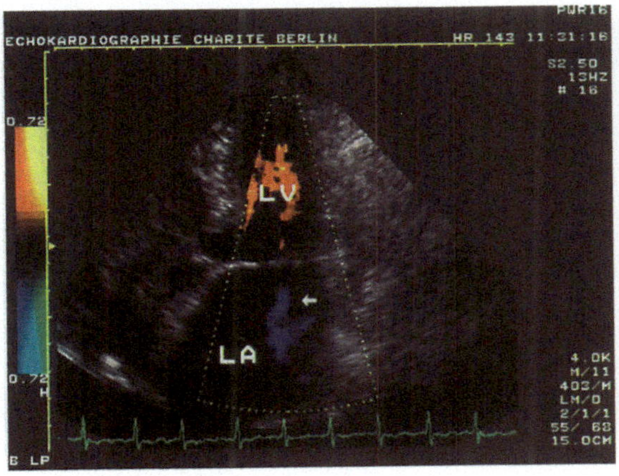

Abb. 5.13: Darstellung der Flußrichtungen im Farbdoppler-Echokardiogramm an der Mitralklappe

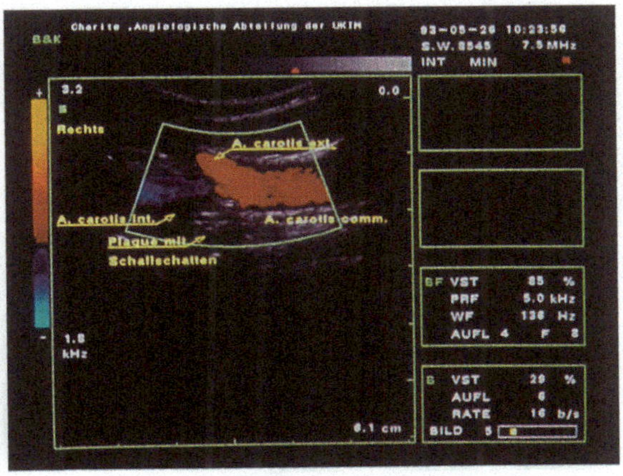

Abb. 5.18: Farbkodierte Duplexsonographie der A. carotis

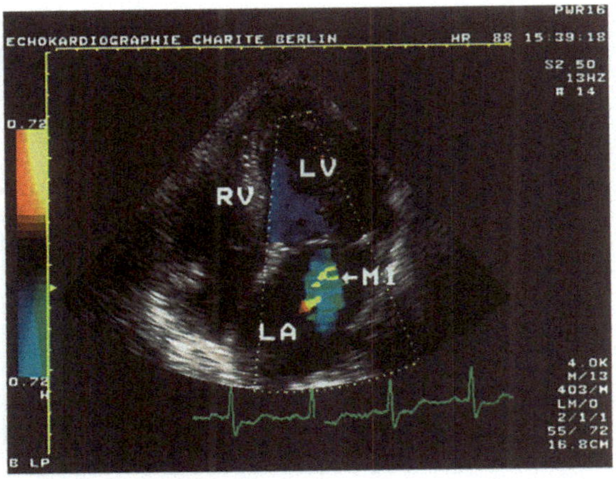

Abb. 5.14: Farbdoppler-Darstellung eines turbulenten Flusses im linken Vorhof bei Mitralklappenregurgitation

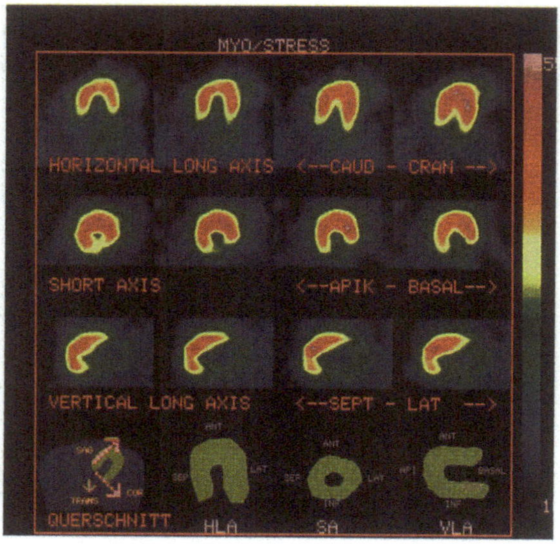

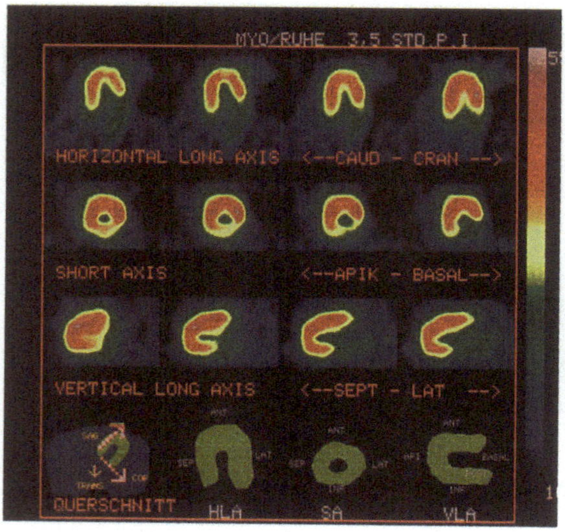

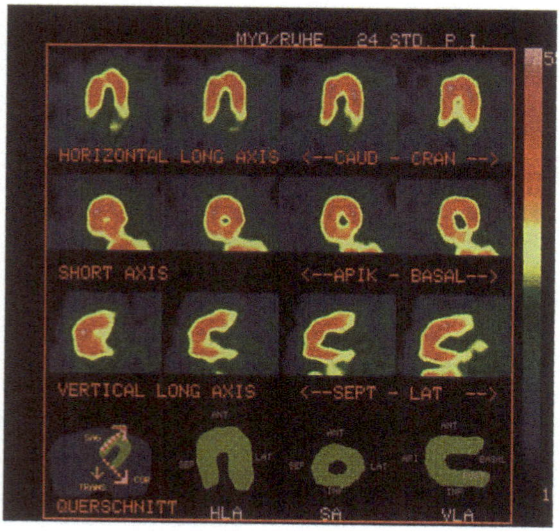

Abb. 12.10: a – Myokardszintigraphischer Nachweis einer belastungsabhängigen Ischämie anteroseptal, die in Ruhe (b) rückläufig und erst nach 24 Stunden (c) nicht mehr nachweisbar ist

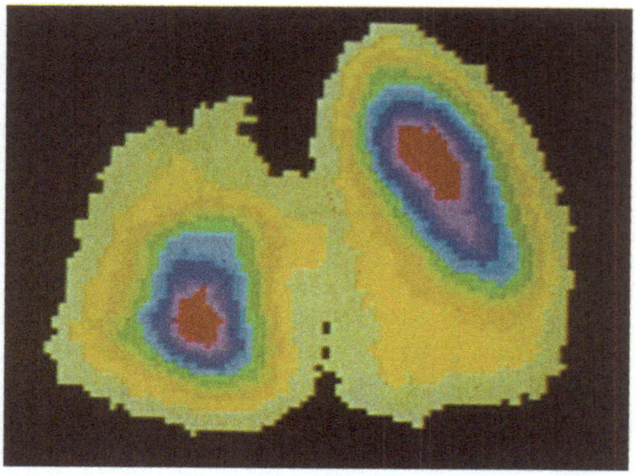

Abb. 14.2: Lungenperfusionsszintigramm bei akuter Lungenembolie. Perfusionsausfall rechter Oberlappen

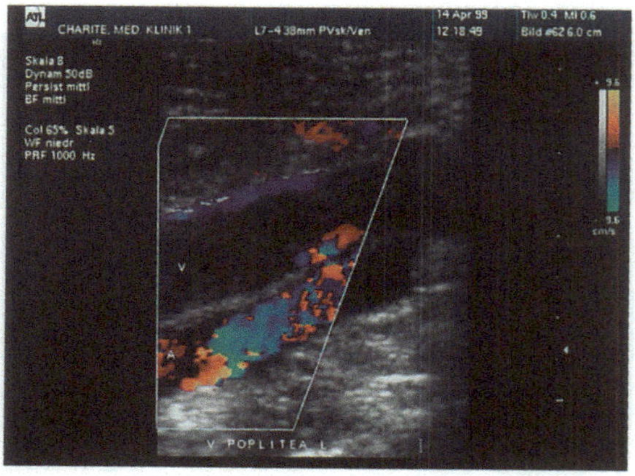

Abb. 34.1: Farbduplexsonographische Darstellung einer Thrombosierung der V. poplitea links mit beginnender Teilrekanalisierung bei einer 60jährigen Patientin

Meilensteine der Kardiologie[1]

1669	Lower	Beschreibung der Pericarditis constrictiva
1680	Lower	Beschreibung des Cor pulmonale
1749	Sinac	Abhandlung über Herzkrankheiten
1761	Auenbrugger	Einführung der Perkussion
1768	Heberden	Beschreibung der Angina pectoris
1775	v. Haller	Beschreibung des Lungeninfarkts
1819	Laennec	Entwicklung des Stethoskops, „Traité de l' auscultation médiate"
1856	Virchow	Thrombose-Trias
1856	Wicks	Sekundäre Kardiomyopathie bei Amyloidose und Beriberi
1862	Raynaud	Beschreibung der Raynaudschen Krankheit
1887	Waller	Ableitung des ersten EKG beim Menschen
1890	Riva Rocci	Einführung der Blutdruckmessung
1903	Einthoven	Einführung der Elektrokardiographie
1905	Korotkoff	Beschreibung der Töne bei Blutdruckmessung
1907	Trendelenburg	Thorakotomie bei Lungenembolie
1909	Obrastzow/Straschenko	Beschreibung des akuten Myokardinfarkts
1910	Moritz/Tabora	Venendruckmessung
1921	Laubry/Pezzi	erstes Lehrbuch über kongenitale Herzmißbildungen
1931	White	erstmals Begriff Cor pulmonale benutzt
1942	Dussik	erste Anwendung des Ultraschalls in der Kardiologie
1947	Taussig	Lehrbuch der angeborenen und erworbenen Herzfehler auf der Basis der Pathophysiologie als Grundlage der korrektiven Chirurgie
1954	La Due/Wroblewski	Serumenzyme (SGOT, SGPT);
1954	Edler/Herz	Anwendung des Ultraschalls bei Mitralklappenstenose

[1] Hauptquelle: Illustrierte Geschichte der Medizin, Bd. 1 – 6. Dt. Ausgabe, R. Toellner (Hrsg.) Andreas & Andreas, Verlagsbuchhandel Salzburg, 1986.

1958	Soulié/Degeorges/ Caramanian/Joly	endgültige Definition der Kardiomyopathie

Entwicklung der invasiven Diagnostik der Herz- und Gefäßkrankheiten

1927/ 1928	Moniz/ Dos Santos	Extremitätenarteriographie
1929	Forssmann	Rechtsherzkatheterisierung
1931	Moniz/Carvalho/Lima	Angiokardiographie
1940	Bauer	Einführung der Phlebographie
1941	Cournand	Weiterentwicklung der Kathetertechnik und Anwendung der Fickschen Formel
1942 1945	Castellanos Radmer	erste Koronarangiographien
1946	Chavez	selektive Angiokardiographie mit Cournand-Sonde
1949	Fitzpatrick	Einschwemmkatheter
1950	Lenègre/Hatt	Einführung der Pulmonalisangiographie
1953	Seldinger	retrograde Linksherzkatheterisierung
1963	Sones	selektive Koronarangiographie via A. brachialis
1967	Judkins	selektive Koronarangiographie via A. femoralis
1968	Scherlag	intrakorporale Elektrographie
1963	Konno	transvasale Endomyokardbiopsie
1989	Tobis	intravasaler Ultraschall

Entwicklung der Interventionskardiologie

1967	Porstmann	perkutaner Verschluß des Ductus Botalli
1975	Rashkind	perkutaner Verschluß des Ductus Botalli
1964	Dotter	periphere Gefäßdilatation ohne Ballon
1972	Porstmann	periphere Gefäßdilatation mit Ballon
1976	Chasow	intrakoronare Thrombolyse
1977	Grüntzig	koronare Gefäßdilatation mit Ballon
1981	Rentrop	intrakoronare Thrombolyse, kombiniert mit mechanischer Rekanalisation
1985		Directional coronary atherectomy (DCA)

Elektrotherapie der Herzrhythmusstörungen

1889	Trévost/Batelli	erster experimenteller Elektroschock
1961	Alexander Bouvrain/Jouve	Wechselstrom-Defibrillation/Kardioversion
1962	Lown	Gleichstrom-Defibrillation/Kardioversion
1952	Zoll	transthorakale Stimulation

1958	Furman	transvenöse Stimulation
1960	Chardak/Zoll	erste intrakardiale Elektrodenimplantation, His-Bündel-Ablation

Entwicklung direkter Revaskularisationsverfahren

1967	Favaloro	End-zu-End- und End-zu-Seit-Anastomose der rechten Koronararterie
1967	Kolesov	Mammaria-interna-Anastomose

Therapie der angeborenen und erworbenen Herz- und Gefäßmißbildungen

1896	erste Herznaht durch Rehn
1902	operative Behandlung der Pericarditis constrictiva mit Rippenresektion durch Brauer
1925	Mitralkommissurotomie durch Souttar
1938	Ductus-Unterbindung durch Gross
1944	Operation der Aortenisthmusstenose durch Crafoord
1944	palliative Operation des M. Fallot nach Blalock und Taussig
1944	Operation der Aortenisthmusstenose durch Crafoord
1948	Sprengung der Pulmonalklappenstenose durch Brock
1948	geschlossene Mitralkommissurotomie durch Bailey und Harken
1952	ASD-Korrektur durch Lewis
1953	ASD-Korrektur durch Swan
1955–1960	Hypothermie und Entwicklung des extrakorporalen Kreislaufs
1960	Herzklappenersatzoperation durch Harken und Starr an Aorten- und Mitralklappe
1967	Herztransplantation durch Barnard

Entdeckung wichtiger Herz-Kreislauf-Pharmaka

1785	Withering	Digitalisglykoside
1867	Brunton	Amylnitrit
1879	Murrell	Trinitroglycerin
1914	Wenckebach/Frey	Chinidin
1916	McLean	Heparin
1918	Frey Howell	Chinidin Heparin untersucht
1919	Vogel	Quecksilber als Diuretikum
1924	McLean/Howell	Heparin

1928		Mercurophyllin
1929	Best	Heparin untersucht
1938	Jorpes/Murray	Heparin am Menschen eingesetzt
1941/1942	Shapiro	Dicumarin
1956		Thiazide
1958	Kleinsorge/Zipf	Ajmalin, ab 1960 in Kardiologie verwendet
1959	Fletcher	Fibrinolytika
1964	Prichard/Gillam	ß-Rezeptoren-Blocker
1964	Fleckenstein	Calciumantagonisten
1969	Charlier	Amiodaron
1977	Ondetti	ACE-Hemmer

Sachregister

Halbfett gedruckte Seitenzahlen verweisen auf ausführlichere Textstellen, kursive auf Abbildungen und Tabellen

Kolibri 360 GmbH
Ferdinand-Jühlke-Straße 7
99095 Erfurt, Deutschland
produktsicherheit@kolibri360.de